Die Kopfschmerzen

Springer

*Berlin
Heidelberg
New York
Hongkong
London
Mailand
Paris
Tokio*

Hartmut Göbel

Die Kopfschmerzen

Ursachen, Mechanismen, Diagnostik
und Therapie in der Praxis

2., bearbeitete und aktualisierte Auflage

Mit 366 Abbildungen
und 45 Tabellen

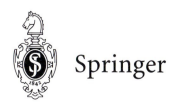

Prof. Dr. med. Dipl.-Psych. Hartmut Göbel
Migräne- und Kopfschmerzzentrum Kiel
Telefon: 07 00-56 73 72 46
Email: hg@kopfschmerzzentrum.de
Internet: www.kopfschmerzzentrum.de

ISBN 3-540-61160-6 Springer-Verlag Berlin Heidelberg New York

Bibliographische Information der Deutschen Bibliothek
Die Deutsche Bibliothek verzeichnet diese Publikation in der Deutschen Nationalbibliografie, detaillierte bibliografische Daten sind im Internet über <http://dnb.ddb.de> abrufbar

Dieses Werk ist urheberrechtlich geschützt. Die dadurch begründeten Rechte, insbesondere die der Übersetzung, des Nachdrucks, des Vortrags, der Entnahme von Abbildungen und Tabellen, der Funksendung, der Mikroverfilmung oder der Vervielfältigung auf anderen Wegen und der Speicherung in Datenverarbeitungsanlagen, bleiben, auch bei nur auszugsweiser Verwertung, vorbehalten. Eine Vervielfältigung dieses Werkes oder von Teilen dieses Werkes ist auch im Einzelfall nur in den Grenzen der gesetzlichen Bestimmungen des Urheberrechtsgesetzes der Bundesrepublik Deutschland vom 9. September 1965 in der jeweils geltenden Fassung zulässig. Sie ist grundsätzlich vergütungspflichtig. Zuwiderhandlungen unterliegen den Strafbestimmungen des Urheberrechtsgesetzes.

Springer-Verlag
ist ein Unternehmen von Springer Science+Business Media

© Springer-Verlag Berlin Heidelberg 2004

springer.de

Printed in Germany

Die Wiedergabe von Gebrauchsnamen, Handelsnamen, Warenbezeichnungen usw. in diesem Werk berechtigt auch ohne besondere Kennzeichnung nicht zu der Annahme, daß solche Namen im Sinne der Warenzeichen- und Markenschutz-Gesetzgebung als frei zu betrachten wären und daher von jedermann benutzt werden dürften.

Produkthaftung: Für Angaben über Dosierungsanweisungen und Applikationsformen kann vom Verlag und Autor keine Gewähr übernommen werden. Derartige Angaben müssen vom jeweiligen Anwender im Einzelfall anhand anderer Literaturstellen auf ihre Richtigkeit überprüft werden.

Planung: Ulrike Hartmann
Deskediting: Gisela Schmitt
Herstellung: PRO EDIT GmbH, Heidelberg
Einbandgestaltung und Layout: Design & Production GmbH, Heidelberg
Satz: K. Detzner, Speyer
Gedruckt auf säurefreiem Papier   22/3160/ML   5 4 3 2 1 0

Vorwort zur 2. Auflage

Seit Erscheinen der 1. Auflage haben sich vielfältige Fortschritte im Verständnis der Mechanismen, der Klassifikation, der Diagnostik und in der Behandlung von Kopfschmerzen ergeben. Diese umfangreichen und neuen Entwicklungen wurden in das Buch aufgenommen. Sie schließen die Berücksichtigung der 2. Auflage der Kopfschmerzklassifikation der Internationalen Kopfschmerzgesellschaft, neue Krankheitsbilder wie chronische Migräne, MELAS, CADASIL, BACNS, schlafgebundener Kopfschmerz, Hemicrania continua, aktuelle pathophysiologische Erkenntnisse und mannigfaltige Fortschritte in der Therapie ein.

Die Kopfschmerzen sind ein zentrales Gesundheitsproblem, welches Menschen am häufigsten zum Arzt führt und eine Behandlung erforderlich macht. Die Kopfschmerzforschung der jüngsten Jahre konnte dieser Bedeutung Rechnung tragen und sie gehört zu den erfolgreichsten Feldern der neurologischen Forschung. Die Kopfschmerztherapie hat sich international als eine Kerndisziplin der Neurologie etabliert. Insbesondere Patienten mit komplizierten, häufigen, lang anhaltenden und schweren Kopfschmerzerkrankungen benötigen eine speziell organisierte und multidisziplinäre Kopfschmerzbehandlung. Diese 2. Auflage soll mit dazu beitragen, Therapeuten und Kopfschmerzpatienten das aktuelle Wissen zur erfolgreichen Behandlung verfügbar zu machen.

Kiel, im November 2003
Hartmut Göbel

Danksagung

Ich danke meiner Frau Gerdi und meinen Kindern Anna und Carl für das Verständnis und die Zeitentbehrung, die sie während der Überarbeitung des Textes liebevoll aufbrachten. Dr. Katja Heinze-Kuhn und Dr. Axel Heinze darf ich besonders danken; sie haben vielfältige Anregungen zur Überarbeitung gegeben und bei der Aktualisierung der Klassifikation maßgeblich geholfen. Viele Kolleginnen und Kollegen aus Kliniken und Praxen haben durch ihre Hinweise zu einer Verbesserung des Textes beigetragen, wofür ich sehr danke. Auch danke ich besonders allen Patientinnen und Patienten sowie allen Mitarbeiterinnen und Mitarbeitern: Sie haben mich stetig motiviert und unterstützt, an der Weiterentwicklung der Schmerztherapie zu arbeiten.

Schließlich gilt mein besonderer Dank dem Lektorats- und Herstellungsteam des Springer-Verlages, die das Buch in bewährter Weise vorzüglich ausgestattet und stets engagiert kooperiert haben.

Hartmut Göbel

Inhaltsverzeichnis

1. Klassifikation von Kopfschmerzen **1**

Notwendigkeit der operationalisierten Klassifikation 1
Aufgaben der Klassifikation und der Diagnostik 1
Grundlagen der Kopfschmerzklassifikation 2
Entstehung moderner Kopfschmerzklassifikationssysteme 6
Struktur der Klassifikation der Internationalen
Kopfschmerzgesellschaft 9
Struktur der ICD-10 9
Verbindungswege zwischen ICD-10
und der Kopfschmerzklassifikation der IHS 10
Die 2. Auflage der Internationalen Kopfschmerzklassifikation
aus dem Jahre 2003 11
Klassifikation von Kopfschmerzen durch Patienten 24
Praktischer Einsatz der internationalen Kopfschmerzklassifikation 26

2. Diagnostik von Kopfschmerzen **29**

Grundsätzliches zur Kopfschmerzsprechstunde 29
Wie man den Patienten anleitet, exakt über die Kopfschmerzen
zu berichten 29
Hilfsmittel zur Kopfschmerzdiagnose 31
Das Kieler Kopfschmerzinterview 37
Allgemeine Anamnese 52

3. Klinische Untersuchung bei Kopfschmerzen **55**

Erfassung sekundärer Kopfschmerzen 55
Allgemeine körperliche Untersuchung 55
Untersuchung des Nervensystems 59
Untersuchung der Hirnnerven 65
Neurologische Untersuchung der oberen Extremitäten 77
Neurologische Untersuchung des Körperstammes 85
Neurologische Untersuchung der unteren Extremität 86
Ergänzende Untersuchungen 92

4. Epidemiologie von Kopfschmerzen **111**

Wissenschaft von dem, was über das Volk kommt 111
Prävalenz von Kopfschmerzen in der Bevölkerung 115
Zusammenhang mit soziodemographischen Variablen 117

Interpretation der Prävalenzdaten 120
Vergleich mit internationalen Daten 121
Die Kopfschmerzen – das große Gesundheitsproblem! 123
Konsequenzen für die medizinische Versorgung 124
Sozioökonomische Folgen 124
Verbesserungsbedarf 125

5. Migräne 141

IHS-Klassifikation (Code 1) 141
Einleitung 141
1.1 Migräne ohne Aura 142
1.2 Migräne mit Aura 143
1.3 Periodische Syndrome in der Kindheit,
    die im allgemeinen Vorläufer einer Migräne sind 147
1.4 Retinale Migräne 148
1.5 Migränekomplikationen 148
1.6 Wahrscheinliche Migräne 150
Aggravierende Faktoren 150
Triggerfaktoren (Auslöser) 150
Fallschilderungen 150
Klinisches Bild 152
Vorbotensymptome 154
Auraphase der Migräneattacke 155
Kopfschmerzphase 172
Rückbildungsphase 178
Migräneintervall 178
Wahrscheinliche Migräne 178
Repräsentative Daten zur Migräne in Deutschland 184
Historische Migränetheorien 196
Trigeminovaskuläres System 203
Serotonin (5-Hydroxytryptamin, 5-HT) 211
Migräne und 5-HT 219
5-HT$_{1C}$-Rezeptor-Aktivierung als Migräneauslöser? ... 221
Zusammenhang zwischen Migräne, Thrombozyten und 5-HT ... 223
Weitere biochemische Befunde 227
Migräne als allergische Reaktion? 227
Zerebrale Hämodynamik 229
Exzitatorische Aminosäuren 239
Neurophysiologische Untersuchungen 241
Psychologische Migränetheorien 247
Triggerfaktoren 255
Traumen als Migräneauslöser 259
Heredität und Genetik 260
Genetische Mutationen bei Migräne 262
Die neurogene Migränetheorie – Versuch einer Integration ... 263
Differentialdiagnose 267
Verlauf und Prognose 272
Nichtmedikamentöse Therapie der Migräne 273
Die medikamentöse Therapie des Migräneanfalls 300
Prophylaxe der Migräne 326
Unkonventionelle Behandlungsverfahren 346
Spezielle Therapie bei verschiedenen Migränesubformen ... 348
Migräne und Kindheit 351
Migräne im Leben der Frau 363

6. Kopfschmerz vom Spannungstyp ... **369**

2 Kopfschmerz vom Spannungstyp (Code 2)	369
Einleitung	370
2.1 Sporadisch auftretender episodischer Kopfschmerz vom Spannungstyp	370
2.2 Gehäuft auftretender episodischer Kopfschmerz vom Spannungstyp	371
2.3 Chronischer Kopfschmerz vom Spannungstyp	372
2.4 Wahrscheinlicher Kopfschmerz vom Spannungstyp	374
Fallschilderungen	374
Die Schwierigkeit der Wissenschaft mit dem „gemeinen Schädelweh"	376
Klinisches Bild	379
Zeitlicher Verlauf und Chronifizierung	383
Perikraniale Muskelschmerzempfindlichkeit	386
Ursächliche Faktoren	390
Kombiniertes Auftreten mit anderen Kopfschmerzformen	394
Repräsentative Daten zum Kopfschmerz vom Spannungstyp in Deutschland	394
Kopfschmerz und perikraniale Muskulatur	404
Exterozeptive Suppression der Aktivität des Musculus temporalis	411
Oromandibuläre Dysfunktion	427
Biochemische Untersuchungen	430
Intrazerebraler Blutfluß bei Kopfschmerz vom Spannungstyp	433
Genetik	433
Psychologische Theorien zur Pathophysiologie	433
Diagnose	435
Differentialdiagnose	438
Grundsätzliches zur Therapie des Kopfschmerzes vom Spannungstyp	440
Grundlagen der Therapieentscheidung	444
Kontrolle des Medikamentenkonsums	445
Verhaltensmedizinische Verfahren	445
Physiotherapie	450
Therapie bei oromandibulärer Dysfunktion	459
Manualtherapie und Halswirbelsäule	464
Medikamentöse Therapie des episodischen Kopfschmerzes vom Spannungstyp	468
Medikamentöse Therapie des chronischen Kopfschmerzes vom Spannungstyp	477
Botulinumtoxin	481

7. Selbstmedikation bei Migräne und Kopfschmerz vom Spannungstyp ... **487**

Die Apotheke als primäre Anlaufstelle für Kopfschmerzpatienten	487
Nichtmedikamentöse oder medikamentöse Behandlung von Kopfschmerzen?	487
Bedeutung der Beratung in der Apotheke	487
Abgabesituation in der Apotheke	487
Kriterien für die Verantwortbarkeit der Selbstmedikation	488
Differenzierung von Kopfschmerzen in der Apotheke	488
Allgemeine Regeln für die Selbstmedikation	493
Selbstmedikation bei Migräne	494

Selbstmedikation bei episodischen Kopfschmerz
vom Spannungstyp 496
Verhalten bei chronischem Kopfschmerz vom Spannungstyp 497
Repräsentative Daten zur Selbstmedikation bei Kopfschmerzen .. 498

8. Clusterkopfschmerz und andere trigemino-autonome Kopfschmerzerkrankungen 505

IHS-Klassifikation (Code 3) 505
Einleitung 505
3.1 Clusterkopfschmerz 505
3.2 Paroxysmale Hemikranie 507
3.3 Short-lasting Unilateral Neuralgiform headache attacks
   with Conjunctival injection
   and Tearing (SUNCT) 507
3.4 Wahrscheinliche trigemino-autonome
   Kopfschmerzerkrankung 508
Namengebung und Einteilung 508
Epidemiologie 510
Klinik 511
Genetik 514
Begleit- und Vorerkrankungen 514
Physische und psychische Merkmale 514
Diagnosestellung 515
Verlauf 517
Pathophysiologie des Clusterkopfschmerzes 517
1.1 Bildgebende Verfahren 519
Zusammenfassendes Modell zur Pathophysiologie
des Clusterkopfschmerzes 528
Therapie des Clusterkopfschmerzes 529
Auswahl der medikamentösen Therapie 531
Medikamente zur Prophylaxe 532
Behandlung der akuten Clusterkopfschmerzattacke 535
Operative Maßnahmen 536
Unwirksame bzw. obsolete Therapieverfahren 536

9. Paroxysmale Hemikranie, SUNCT 539

Klinik 539
Verlaufsformen 539
Neurologische Begleitstörungen 539
SUNCT-Syndrom 540
Cluster-tic-Syndrom
(Japs-and-jolts-Syndrom) 540
Epidemiologie 540
Verlauf 541
Pathogenese 541
Differentialdiagnose 542
Therapie 542

10. Verschiedenartige Kopfschmerzformen ohne strukturelle Läsion ... 545

IHS-Klassifikation (Code 4) ... 545
Einleitung ... 545
4.1 Primärer stechender Kopfschmerz ... 545
4.2 Primärer Hustenkopfschmerz ... 546
4.3 Primärer Kopfschmerz bei körperlicher Anstrengung ... 546
4.4 Primärer Kopfschmerz bei sexueller Aktivität ... 547
4.5 Aufwachkopfschmerz ... 547
4.6 Primärer Donnerschlagkopfschmerz ... 548
4.7 Hemicrania continua ... 548
4.8 Neu aufgetretener Dauerkopfschmerz ... 549
Primärer stechender Kopfschmerz ... 549
Kopfschmerz durch äußeren Druck ... 550
Kältebedingter Kopfschmerz ... 550
Primärer Hustenkopfschmerz ... 550
Primärer Kopfschmerz durch körperliche Anstrengung ... 551
Primärer Kopfschmerz bei sexueller Aktivität ... 551

11. Sekundäre Kopfschmerzen ... 553

Kopfschmerzursachen und Kopfschmerztypen ... 553
Einleitung Sekundäre Kopfschmerzen ... 554
Die Bedeutung des ätiologischen Faktors ... 556

12. Kopfschmerz zurückzuführen auf ein Kopf- und/oder HWS-Trauma ... 557

IHS-Klassifikation (Code 5) ... 557
Einleitung ... 557
5.1 Akuter posttraumatischer Kopfschmerz ... 558
5.2 Chronischer posttraumatischer Kopfschmerz ... 558
5.3 Akuter Kopfschmerz nach HWS Beschleunigungstrauma ... 559
5.4 Chronischer Kopfschmerz nach HWS-Beschleunigungstrauma ... 559
5.5 Kopfschmerz zurückzuführen auf ein traumatisches intrakraniales Hämatom ... 560
5.6 Kopfschmerz zurückzuführen auf ein anderes Kopf- oder HWS-Trauma ... 560
5.7 Kopfschmerz nach Kraniotomie ... 561
Akuter posttraumatischer Kopfschmerz ... 561
Chronischer posttraumatischer Kopfschmerz ... 565
Halswirbelsäulenschleudertrauma ... 573

13. Kopfschmerz zurückzuführen auf Gefäßstörungen im Bereich des Kopfes und des Halses ... 575

IHS-Klassifikation (Code 6) ... 575
Einleitung ... 576
6.1 Kopfschmerz zurückzuführen auf einen ischämischen Infarkt oder transitorische ischämische Attacken ... 576
6.2 Kopfschmerz zurückzuführen auf eine nicht-traumatische intrakraniale Blutung ... 577

6.3 Kopfschmerz zurückzuführen
    auf eine nicht-rupturierte Gefäßfehlbildungen 577
6.4 Kopfschmerz zurückzuführen auf eine Arteriitis 579
6.5 A. carotis- oder A. vertebralis-Schmerz 580
6.6 Kopfschmerz zurückzuführen auf eine Hirnvenenthrombose . 582
6.7 Kopfschmerz zurückzuführen
    auf andere intrakraniale Gefäßstörungen 582
Akute ischämische zerebrovaskuläre Störungen 583
Intrazerebrales Hämatom 585
Sub- und epidurale Hämatome 588
Subarachnoidalblutung 588
Arteriovenöse Malformationen 593
Riesenzellarteriitis 593
Systemischer Lupus erythematodes (LE) 598
Primär intrakranielle Arteriitis 598
Arteria-carotis- oder Arteria-vertebralis-Schmerz 600
Hirnvenenthrombose 602
CADASIL 604
MELAS (mitochondriale Enzephalopathie, Laktatazidose,
schlaganfallähnliche Episoden) 605
Primäre Angiopathie des ZNS 606
Hypophyseninfarkt 606

14. Kopfschmerz zurückzuführen
    auf nichtvaskuläre intrakranielle Störungen **609**

IHS-Klassifikation (Code 7) 609
Einleitung 610
7.1 Kopfschmerz zurückzuführen auf eine Liquordrucksteigerung 610
7.2 Kopfschmerz zurückzuführen auf einen Liquorunterdruck ... 611
7.3 Kopfschmerz zurückzuführen
    auf nichtinfektiöse entzündliche Erkrankungen 612
7.4 Kopfschmerz zurückzuführen
    auf ein intrakraniales Neoplasma 613
7.5 Kopfschmerz zurückzuführen auf eine intrathekale Injektion . 614
7.6 Kopfschmerz zurückzuführen
    auf einen zerebralen Krampfanfall 614
7.7 Kopfschmerz zurückzuführen
    auf eine Chiari-Malformation Typ I 615
7.8 Syndrom der vorübergehenden Kopfschmerzen
    und neurologischen Defizite mit Liquorlymphozytose 616
7.9 Kopfschmerz zurückzuführen
    auf eine andere nichtvaskuläre intrakraniale Störung ... 616
Idiopathische intrakranielle Drucksteigerung 616
Hochdruckhydrozephalus 618
Postpunktioneller Kopfschmerz 622
Kopfschmerz bei Liquorfistel 632
Spontanes (idiopathisches) Liquorunterdrucksyndrom 633
Intrakranielle Sarkoidose
und andere nichtinfektiöse Entzündungsprozesse 633
Kopfschmerz nach intrathekaler Injektion 634
Intrakranielle Neubildungen 634

15. Kopfschmerz zurückzuführen auf eine Substanz oder deren Entzug ... 643

IHS-Klassifikation (Code 8) ... 643
Einleitung ... 644
8.1 Kopfschmerz induziert durch akuten Substanzgebrauch oder akute Substanzexposition ... 644
8.2 Kopfschmerz bei Medikamentenübergebrauch ... 649
8.3 Kopfschmerz als Nebenwirkung zurückzuführen auf eine Dauermedikation ... 651
8.4 Kopfschmerz zurückzuführen auf den Entzug einer Substanz . 651
Kopfschmerz bei akutem Substanzgebrauch ... 652
Kopfschmerz hervorgerufen durch Stickoxyddonatoren ... 652
Kopfschmerz zurückzuführen auf chronischen Substanzgebrauch . 657
Kein Hinweis für analgetikainduzierte Kopfschmerzen bei Einsatz retardierter Opioide ... 666

16. Kopfschmerz zurückzuführen auf eine Infektion ... 667

IHS-Klassifikation (Code 9) ... 667
Einleitung ... 667
9.1 Kopfschmerz zurückzuführen auf eine intrakraniale Infektion ... 668
9.2 Kopfschmerz zurückzuführen auf eine systemische Infektion . 669
9.3 Kopfschmerz zurückzuführen auf HIV/AIDS ... 670
9.4 Chronischer postinfektiöser Kopfschmerz ... 670
Kopfschmerz bei intrakranieller Infektion ... 671
Intrakranielle Sarkoidose und andere nichtinfektiöse Entzündungsprozesse ... 675
Kopfschmerz nach intrathekaler Injektion ... 676

17. Kopfschmerz zurückzuführen auf eine Störung der Homöostase ... 679

IHS-Klassifikation (Code 10) ... 679
Einleitung ... 680
10.1 Kopfschmerz zurückzuführen auf eine Hypoxie und/oder Hyperkapnie ... 680
10.2 Dialysekopfschmerz ... 681
10.3 Kopfschmerz zurückzuführen auf eine arterielle Hypertonie . 681
10.4 Kopfschmerz zurückzuführen auf eine Hypothyreose ... 683
10.5 Kopfschmerz zurückzuführen auf Fasten ... 684
10.6 Kopfschmerz zurückzuführen auf eine kardiale Erkrankung . 684
10.7 Kopfschmerz zurückzuführen auf eine andere Störung der Homöostase ... 684
Höhenkopfschmerz ... 685
Hypoxischer Kopfschmerz ... 686
Hyperkapnie ... 687
Hypoglykämie ... 688
Hämodialyse ... 688
Kopfschmerz bei anderen metabolischen Störungen ... 688
Arterieller Hochdruck ... 689

18. Kopf- oder Gesichtsschmerz zurückzuführen auf Erkrankungen des Schädels sowie von Hals, Augen, Ohren, Nase, Nebenhöhlen, Zähnen, Mund oder anderen Gesichts- oder Schädelstrukturen 695

IHS-Klassifikation (Code 11) 695
Einleitung 696
11.1 Kopfschmerz zurückzuführen auf Erkrankungen der Schädelknochen 696
11.2 Kopfschmerz zurückzuführen auf Erkrankungen des Halses . 697
11.3 Kopfschmerz zurückzuführen auf Erkrankungen der Augen . 698
11.4 Kopfschmerz zurückzuführen auf Erkrankungen der Ohren . 699
11.5 Kopfschmerz zurückzuführen auf eine Rhinosinusitis 699
11.6 Kopfschmerz zurückzuführen auf Erkrankungen der Zähne, Kiefer und benachbarter Strukturen 700
11.7 Kopf- oder Gesichtsschmerz zurückzuführen auf Erkrankungen des Kiefergelenkes (OMD) 700
11.8 Kopfschmerzen zurückzuführen auf andere Erkrankungen des Schädels sowie von Hals, Augen, Ohren, Nase, Nebenhöhlen, Zähnen, Mund oder anderen Gesichts- oder Schädelstrukturen 700
Kopfschmerz zurückzuführen auf Erkrankungen des Schädels ... 701
Kopfschmerz zurückzuführen auf Erkrankungen der Halswirbelsäule 701
Zervikale Dystonien 705
Wirkmechanismen von Botulinumtoxin A bei Schmerzen 706
Das sog. Zervikalsyndrom 710
Retropharyngeale Tendinitis 715
Kopfschmerz zurückzuführen auf Erkrankungen des Auges 715
Kopfschmerz zurückzuführen auf Erkrankungen der Ohren, Nase und Nebenhöhlen 717
Kopfschmerz zurückzuführen auf Erkrankungen der Zähne, der Kiefer und der benachbarten Strukturen 719

19. Kopfschmerzen zurückzuführen auf psychische Störungen 723

IHS-Klassifikation (Code 12) 723
Einleitung 723
12.1 Kopfschmerz zurückzuführen auf eine Somatisierungsstörung 724
12.2 Kopfschmerz zurückzuführen auf eine psychotische Störung 726
Somatoforme Störungen 726
ICD-10 und DSM-IV-Definition der somatoformen Störung 727
DSM-IV-Kriterien für die Somatisierungsstörung 728
Verhaltensmedizinische Therapie 729
Angst und Kopfschmerzen 733
Depression 733
Kopfschmerz als Konversionsreaktion 733

20. Kraniale Neuralgien und zentrale Ursachen von Gesichtsschmerzen 735

IHS-Klassifikation (Code 13) 735
Einleitung 735
13.1 Trigeminusneuralgie 736

13.2   Glossopharyngeusneuralgie 736
13.3   Intermediusneuralgie 737
13.4   Laryngeus-superior-Neuralgie 737
13.5   Nasoziliarisneuralgie 738
13.6   Supraorbitalisneuralgie 738
13.7   Neuralgien anderer terminaler Äste 738
13.8   Okzipitalisneuralgie 738
13.9   Nacken-Zungen-Syndrom 738
13.10   Kopfschmerz durch äußeren Druck 739
13.11   Kältebedingter Kopfschmerz 739
13.12   Anhaltender Schmerz verursacht durch Kompression,
        Irritation oder Distorsion eines Hirnnervens oder einer der
        oberen zervikalen Wurzeln durch eine strukturelle Läsion . 739
13.13   Optikusneuritis 740
13.14   Okuläre diabetische Neuropathie 740
13.15   Kopf- oder Gesichtsschmerz zurückzuführen
        auf einen Herpes zoster 740
13.16   Tolosa-Hunt-Syndrom 741
13.17   Ophthalmoplegische „Migräne" 741
13.18   Zentrale Ursachen von Gesichtsschmerzen 741
13.19   Andere kraniale Neuralgien
        oder andere zentral vermittelte Gesichtsschmerzen 743
Kopf- und Gesichtsneuralgien – zur Begriffsbestimmung 743
Trigeminusneuralgie 745
Glossopharyngeusneuralgie 761
Nervus-intermedius-Neuralgie 762
Nervus-laryngicus-superior-Neuralgie 762
Okzipitalneuralgie 763
Kopfschmerz zurückzuführen auf äußeren Druck 763
Kältebedingter Kopfschmerz 763
Kompression oder Distorsion von Hirnnerven
oder der 2. oder 3. Zervikalwurzel 763
Demyelinisierende Erkrankungen von Hirnnerven 764
Hirnnerveninfarkt 765
Akuter Herpes zoster766
Chronische postherpetische Neuralgie 770
Tolosa-Hunt-Syndrom 773
Nacken-Zungen-Syndrom 774
Anaesthesia dolorosa 776
Thalamusschmerz 777
Anhaltender idiopathischer Gesichtsschmerz 784

21. Andere Kopfschmerzen, kraniale Neuralgien, zentrale oder primäre Gesichtsschmerzen 787

IHS-Klassifikation (Code 14) 787
Einleitung 787
14.1   Kopfschmerz nicht anderweitig klassifiziert 787
14.2   Kopfschmerz nicht spezifiziert 787

22. Bisher nicht ausreichend validierte Kopfschmerzformen . 789

A1. Migräne 789
A2. Kopfschmerz vom Spannungstyp 792

A3.	Clusterkopfschmerz und andere trigemino-autonome Kopfschmerzerkrankungen	792
A6.	Kopfschmerz zurückzuführen auf Gefäßstörungen im Bereich des Kopfes oder des Halses	793
A7.	Kopfschmerz zurückzuführen auf nichtvaskuläre intrakraniale Störungen	794
A8.	Kopfschmerz zurückzuführen auf eine Substanz oder deren Entzug	796
A9.	Kopfschmerz zurückzuführen auf eine Infektion	796
A10.	Kopfschmerz zurückzuführen auf eine Störung der Homöostase	797
A11.	Kopf- oder Gesichtsschmerz zurückzuführen auf Erkrankungen des Schädels sowie von Hals, Augen, Ohren, Nase, Nebenhöhlen, Zähnen, Mund oder anderen Gesichts- oder Schädelstrukturen	798
A12.	Kopfschmerz zurückzuführen auf eine psychiatrische Störung	799
A13.	Kraniale Neuralgien und zentrale Ursachen von Gesichtsschmerzen	802

Anhang 1: Übersicht über wichtige Wirkstoffe in der Therapie von Kopfschmerzen 803

Darreichungsformen und Dosierungen 804
Relative Wirkstärke von Opioidanalgetika 805
Vorgehen bei akuten vs. chronischen Schmerzen 805
Segmentschema zur Behandlung von nichtmalignen Schmerzen .. 806

Anhang 2: Der Kieler Kopfschmerzfragebogen 807
Anhang 3: Patienteninformationen zum Migränepass 807

Literatur 809

Stichwortverzeichnis 833

1. Klassifikation von Kopfschmerzen

Der Patient, der an Kopfschmerzen leidet, findet sich häufig in der Situation eines medizinischen Waisenkindes. Er kann sich glücklich schätzen, wenn sein Kopfschmerz vorübergehend ist. Ist dies nicht der Fall, befindet er sich auf einer Exkursion beim Augenarzt, Hals-, Nasen- und Ohrenarzt, Neurologen, Zahnarzt, Psychiater, Orthopäden, Apothekern und den neuesten Massagepraxen. Er wird geröntgt, mit Brillen ausgestattet, psychoanalysiert, stimuliert, es werden die Zähne gezogen, er wird eingerenkt und die Nasenmuscheln werden operiert. Und zumeist bleiben die Kopfschmerzen bestehen. (Russell C. Packard)

Notwendigkeit der operationalisierten Klassifikation

! Die exakte Klassifikation von Kopfschmerzerkrankungen ist der entscheidende Schritt für die Aufschlüsselung der Pathophysiologie, der Symptomatik und für die Einleitung einer wirkungsvollen Kopfschmerztherapie. Es ist keineswegs so, daß man die Klassifikation von Kopfschmerzen als langweiliges Kapitel einfach überschlagen kann und sich gleich an therapeutischen Rezepten versucht. Ohne eine klare Struktur in der Kopfschmerzdiagnostik und ohne differenzierte Einteilung der verschiedenen Kopfschmerzerkrankungen und Erhebung der einzelnen Kopfschmerzsymptome bleibt jede Kopfschmerztherapie ein Zufallsprodukt.

Leider war die Kopfschmerzdiagnostik selbst noch in der jüngsten Vergangenheit sehr verwirrend. Viele moderne Begriffe und traditionelle Beschreibungen von Kopfschmerzerkrankungen wurden gleichzeitig benutzt. Zudem wurden identische Termini in ganz unterschiedlichen Bedeutungen verwendet. So wurde z. B. die Diagnose „*klassische Migräne*" von einigen im Sinne einer *Migräne mit neurologischen Begleitstörungen* benutzt. Andere verstanden darunter eine *Migräne mit den typischen Kopfschmerzsymptomen*. Wieder andere gebrauchten das Wort für Attacken, die *mit Erbrechen* einhergehen. Manche Ärzte waren der Meinung, daß man diesen Ausdruck nur dann einsetzen sollte, wenn als neurologische Begleitstörungen *sensible* oder *motorische neurologische Defizite* zu verzeichnen waren.

Darüber hinaus existierte z. B. auch die Benennung „*typische Migräne*". Darunter wurde verstanden, daß die Migräne nach *Lehrbuchbeschreibungen* abläuft. Zudem wurde hierfür auch die Vokabel einer „gewöhnlichen Migräne" eingesetzt. In diesem Wirrwarr sind Ärzte kaum in der Lage, Fortbildungsveranstaltungen zu folgen oder auch Übersichtsartikel zu verstehen, da selbst die Autoren häufig diese Kategorien nicht konsistent benutzen.

Die für die Migräne genannte Unschärfe ist nur ein kleines Beispiel für das Problem. Allein die Konfusion der Termini „*Muskelkontraktionskopfschmerz*", „*zervikogener Kopfschmerz*", „*vertebragener Kopfschmerz*", „*Spannungskopfschmerz*" bzw. „*HWS-Syndrom*" verdeutlicht, welche Terminologiedefizite in der Vergangenheit bestanden.

Solange nicht eine *klar operationalisierte Wenn-dann-Beziehung* zwischen der Symptomatik und der Krankheitsbeschreibung bzw. Diagnose vorliegt, können weder Medizinstudenten noch klinisch tätige Ärzte noch Grundlagenwissenschaftler sich präzise mit Kopfschmerzerkrankungen auseinandersetzen.

Aufgaben der Klassifikation und der Diagnostik

MERKE

Ohne Kenntnis einer Kopfschmerzklassifikation und ohne klares Konzept der Differenzierung der verschiedenen Symptome ist eine Kopfschmerzdiagnose nicht möglich, sondern allenfalls eine klinische Beschreibung isolierter Symptome.

Aufgabe der Klassifikation von Kopfschmerzerkrankungen ist es, *eine Ordnung* in die vielfältigen Erscheinungsweisen von Kopfschmerzen zu bringen.

Eine Kopfschmerzklassifikation ist also ein Instrument, mit dem die verschiedenen Kopfschmerzerkrankungen *möglichst spezifisch und trennscharf* in verschiedene Kategorien differenziert werden können. !

Die *Kopfschmerzklassifikation* darf keinesfalls mit der *Kopfschmerzdiagnose* verwechselt werden. Die Kopfschmerzdiagnostik beschreibt *den Vorgang*, wie die Erkrankung *bei einem gegebenen Patienten* bestimmt und dann in die verschiedenen Kategorien der Kopfschmerzklassifikation eingeordnet werden kann.

Das heißt, die Kenntnis der Kopfschmerzklassifikation ermöglicht den Vorgang der Diagnostik überhaupt erst, da der Diagnostiker durch die Klassifikation in die Lage versetzt wird, gezielt die verschiedenen Erscheinungsweisen zu erheben und zu erfragen, die für die Einordnung der Erkrankung in das Klassifikationssystem notwendig sind.

Grundlagen der Kopfschmerzklassifikation

Die Ätiologie als Grundlage der Kopfschmerzklassifikation

Eine Kopfschmerzklassifikation kann auf ganz unterschiedlichen Grundlagen basieren. Nach dem medizinischen Krankheitsmodell wird eine *spezifizierbare Krankheitsursache* als Klassifikationsgrundlage bevorzugt herangezogen. Kann eine solche Krankheitsursache bestimmt werden, z. B. eine Infektion durch einen bestimmten Krankheitserreger oder das Vorliegen eines erkennbaren Krankheitsmechanismus, dann ist ein Erkrankungsbild eindeutig einzuordnen.

! Die Klassifikation nach der Krankheitsursache hat den bedeutenden Vorteil, daß eine therapeutische Vorgehensweise gebahnt ist.

So wird man bei einer Infektion mit einem bestimmten Bakterium etwa eine spezifische und gezielte antibiotische Therapie einleiten. Bei vielen Erkrankungen zeigte jedoch die Geschichte, daß die pathophysiologischen Ansichten und die ätiologischen Konzepte sich im Laufe der Zeit grundlegend gewandelt haben. Mit anderen Worten ist die Validität der Annahme, daß eine bestimmte Krankheitsursache auch tatsächlich zu der Erkrankung führt, gerade bei komplexen Erkrankungen nicht immer eindeutig gegeben. Außerdem ist bei vielen Erkrankungen eine spezifizierbare Ursache überhaupt nicht bekannt.

Die Phänomenologie als Grundlage der Kopfschmerzklassifikation

Als eine Alternative zur ätiologisch orientierten Klassifikation kann die deskriptive Erfassung der Erkrankungssymptomatik als Klassifikationsgrundlage dienen.

- Es kommt dann darauf an, die verschiedenen Ausdrucksweisen der Erkrankungen präzise zu erfassen und zu beschreiben.
- Eine solche Vorgehensweise ist wesentlich zeitaufwendiger und störanfälliger als die ätiologische Klassifikation.

Wenn aber klare ätiologische Konzepte nicht ! vorliegen, ist es erforderlich, eine phänomenologische Beschreibung heranzuziehen. Diese Klassifikationsstrategie ermöglicht natürlich keine unmittelbare therapeutische Konsequenz.

Ein Beispiel für ein therapeutisch irreführendes deskriptiv-ätiologisches Konzept ist der Begriff „Muskelkontraktionskopfschmerz". Der Begriff impliziert, daß die Kopfschmerzerkrankung durch eine zu lang andauernde oder zu intensive Anspannung der Muskulatur entsteht. Die Folge dieser Begriffsbildung war, daß viele Ärzte diesen Kopfschmerztyp durch muskelentspannende Maßnahmen zu behandeln versuchten.

Forschungsergebnisse zeigen jedoch einerseits, daß eine erhöhte Muskelanspannung bei unterschiedlichen Kopfschmerzerkrankungen auftreten kann. Andererseits kann bei vielen Patienten, die an den entsprechenden Kopfschmerzsymptomen leiden, eine völlig normale Muskelanspannung gefunden werden. Das ätiologische Konzept führt hier zu einer inadäquaten Behandlung und letztlich auch zu inadäquaten Fragestellungen bei Grundlagenuntersuchungen.

Ein weiteres Problem einer deskriptiven Klassifikationsgrundlage ist, *daß unterschiedliche Krankheitsursachen zu ganz ähnlichen Krankheitserscheinungsweisen führen können*. Bei einer deskriptiven Klassifikation können daher z. B. zwei unterschiedliche Erkrankungen mit unterschiedlichen pathophysiologischen Mechanismen mit einem gleichen Namenscode versehen werden.

Bei vielen Kopfschmerzerkrankungen kann jedoch ! ein klarer ätiologischer Faktor nicht angegeben werden. Bei diesen Erkrankungen muß immer eine deskriptive Vorgehensweise für die Klassifikation als Grundlage dienen. Dies gilt insbesondere für die häufigsten Kopfschmerzerkrankungen, die Migräne und den Kopfschmerz vom Spannungstyp.

Bei anderen Kopfschmerzerkrankungen ist eine eindeutige ätiologische Beziehung zum Kopfschmerzsymptom herzustellen. Dies gilt z. B. bei Kopfschmerzen im Rahmen von Neubildungen, bei Kopfschmerz im Zusammenhang mit toxischen Substanzen usw.

Grundlagen der Kopfschmerzklassifikation

> **MERKE**
>
> Die Kopfschmerzklassifikation wird immer dann, wenn ein ätiologischer Faktor abzugrenzen ist, ein entsprechendes ätiologisches Vorgehen einschlagen, steht ein solcher Faktor jedoch aus, dann wird eine deskriptive Vorgehensweise erforderlich sein (Abb. 1.1).

Die deskriptive Vorgehensweise ist auch der notwendige erste Schritt, um in Zukunft eine ätiologische Klassifikation aufstellen zu können. Durch eine Untersuchung von Kopfschmerzerkrankungen mit gleicher Ausprägungsweise können die pathophysiologischen Konzepte, die zu der Kopfschmerzerkrankung führen, genau analysiert und spezifiziert werden. Nur so ist die Entwicklung und Anwendung selektiver Therapiemaßnahmen möglich.

Komplexität von Klassifikationssystemen

Klassifikationssysteme können *ganz unterschiedlich komplex* aufgebaut sein. Kopfschmerzerkrankungen können z. B. ganz allgemein mit einem Überbegriff wie z. B. „Kopfweh" bezeichnet werden. Bei einer solchen Vorgehensweise ist natürlich weder eine diagnostische noch eine therapeutische, geschweige denn eine pathophysiologische Spezifität möglich.

! Obwohl aus medizinischer Sicht eine solche Vorgehensweise nicht vorstellbar erscheint, ist es jedoch wichtig zu erwähnen, daß *der größte Teil der Bevölkerung* ein solches Klassifikationssystem hat. Die Folge ist, daß die meisten Menschen keine klaren Handlungsstrategien bei den verschiedenen Kopfschmerzerkrankungen ergreifen, sondern bei allen Kopfschmerzerkrankungen ganz unspezifisch vorgehen.

Das Gegenstück einer unspezifischen Kopfschmerzklassifikation ist die maximale Aufspaltung der verschiedenen Kopfschmerzerkrankungen in möglichst viele Kategorien. So enthält die Kopfschmerzklassifikation der Internationalen Kopfschmerzgesellschaft die Möglichkeit, mehr als 500 Diagnosen abzugrenzen, wenn man das Klassifikationssystem komplett bis auf alle Kodierungshierarchien ausnutzt.

Ideal wäre eine Klassifikation dann, wenn sie in der Lage wäre, *sowohl Überbegriffe für die Praxis abzugrenzen als auch spezielle Kopfschmerzentitäten für die Wissenschaft genauer zu spezifizieren.* Dieses System könnte sowohl in der klinischen Praxis eingesetzt werden als auch in der wissenschaftlichen Analyse von Kopfschmerzmechanismen.

- Für die klinische Praxis sollte ein System möglichst einfach sein, damit es in der klinischen Routine möglichst sicher und problemlos zu handhaben ist und dadurch eine möglichst hohe Zuverlässigkeit erreicht wird. !
- *Für die wissenschaftliche Analyse sollte ein System möglichst präzise und spezifisch sein,* so daß höchstmögliche und genaueste Differenzierungsfähigkeit für die weiterführende Forschung möglich ist.

Für beide Zwecke ist eine hohe Zuverlässigkeit erstrebenswert, die impliziert, daß die Anwendung innerhalb eines Nutzers (intraindividuelle Reliabilität) als auch zwischen verschiedenen Nutzern (interindividuelle Reliabilität) zu möglichst konstanten Ergebnissen führt.

- Um eine möglichst hohe Reliabilität zu erreichen, müssen klare Handlungsanweisungen für die Beobachtung verschiedener Krankheitserscheinungen, die Art, wie diese Erscheinungsweisen beobachtet und registriert werden müssen, die Feststellung der Ausprägung der verschiedenen Merkmale der Beobachtung und die Einordnung in dem Klassifikationssystem gegeben sein. Die entsprechenden Regeln können dann von unterschiedlichen Beobachtern zu unterschiedlichen Zeitpunkten als auch an unterschiedlichen Orten in gleicher Weise eingesetzt werden.

Dies ist die Voraussetzung, damit Kopfschmerzerkrankungen überall auf der Welt reproduzierbar diagnostiziert werden können, die unterschiedli-

Primäre Kopfschmerzen:	Primäre Erkrankung
Kopfschmerz ist die Erkrankung selbst!	Kopfschmerz als sekundäres Symptom

Abb. 1.1. Die meisten Kopfschmerzen entstehen ohne eine nachweisbare strukturelle Läsion. Diese werden als primäre Kopfschmerzen bezeichnet. Bei der Klassifikation und Diagnostik muß man sich bei diesen Kopfschmerzen allein auf die phänomenologische Erscheinungsweise stützen. Bei den sog. sekundären Kopfschmerzen lassen sich strukturelle Läsionen nachweisen, die als Kopfschmerzursache herangezogen werden können. Bei diesen Kopfschmerzen ist die nachweisbare strukturelle Läsion Klassifikationsgrundlage

chen Therapiestrategien eindeutig hinsichtlich ihrer therapeutischen Wirksamkeit und Verträglichkeit spezifisch untersucht und dann für die Allgemeinheit empfohlen werden können (Abb. 1.2).

Operationalisierung der Diagnostik

- Ein Klassifikationssystem, das solche eindeutigen Regeln vorgibt, basiert auf sogenannten *operationalisierten Kriterien.*
- Es wird nicht nur beschrieben, was man häufig oder typischerweise oder in der Regel beobachtet hat, sondern es wird auch ganz genau vorgegeben, wie zu beobachten ist.

Moderne diagnostische Klassifikationssysteme kennzeichnen sich durch solche präzisen, operationalisierten Kriterien. Sie ermöglichen zudem, daß sehr schnell wissenschaftliche Beobachtungen aus dem Grundlagenbereich mit klinischen Erscheinungsweisen und der klinischen Praxis in Beziehung gesetzt werden können.

- Operationalisierte Kriterien können *Einschlußkriterien* sein. Solche Einschlußkriterien zeigen an, ob für die Diagnose einer Erkrankung eine bestimmte Erscheinungsweise heranzuziehen ist.
- *Ausschlußkriterien* dagegen dienen dazu anzuzeigen, welche Erscheinungsweisen bei einer bestimmten Erkrankung nicht vorhanden sein dürfen.

Am Beispiel des Kopfschmerzes vom Spannungstyp wäre etwa ein Einschlußkriterium der beidseitige dumpfdrückende Kopfschmerz, ein Ausschlußkriterium das Erbrechen.

Diagnostische Kriterien in Klassifikationssystemen ermöglichen überhaupt erst eine wissenschaftliche und klinische Kommunikation. Sie sind die Grundlage dafür, daß in der Aus-, Weiter- und Fortbildung klar wird, bei welchen klinischen Symptomen eine bestimmte Therapiestrategie eingeschlagen werden soll. Daß z. B. an den Universitäten eine spezifische Kopfschmerzausbildung in der Regel bisher nicht existierte bzw. nur in Ansätzen vorhanden war, hängt sicherlich damit zusammen, daß eine definierte Kommunikationsmöglichkeit für die Lehre im Bezug auf Kopfschmerzerkrankungen bis vor wenigen Jahren nicht vorhanden war. Die Ausführungen zeigen, wie essentiell eine intensive Beschäftigung mit der Kopfschmerzklassifikation ist. *Ohne Kenntnis der operationalisierten Kopfschmerzklassifikation kann man an den Möglichkeiten der modernen Kopfschmerztherapie nicht teilnehmen.*

Kritik an Kopfschmerzklassifikationssystemen

Zur Klassifikation von Kopfschmerzerkrankungen gibt es unterschiedliche Ansichten. Dies hängt damit zusammen, daß die Benutzung von operationalisierten Kriterien für die Kopfschmerzklassifikation natürlich auch besondere Anforderungen an den Benutzer stellt.

Die wesentliche Voraussetzung ist, daß die operationalisierten diagnostischen Kriterien bekannt sind. Neben der *Kenntnis* ist auch die *Übung* und die *Erfahrung bei der Anwendung* solcher diagnostischer Kriterien wichtig auf dem Weg zu einer Kopfschmerzdiagnose.

Das klare „Wenn-dann-Vorgehen" bei der Benutzung von operationalisierten Kriterien führte zu dem Vorwurf, daß dadurch *eine blinde, kochbuchartige Diagnostik* gefördert würde, ohne daß gesunder Menschenverstand und klinische Erfahrung mit in die Diagnose einfließen könnten.

Auch wenn gesunder Menschenverstand und Erfahrung das Leben zweifelsfrei gelegentlich erleichtern können, heißt das noch lange nicht, daß diese Werkzeuge zu adäquaten und korrekten Diagnosen führen. Gesunder Menschenverstand und Erfahrung waren beispielsweise die Voraussetzung der Ablehnung der Ansicht, daß die Erde eine Kugel sei.

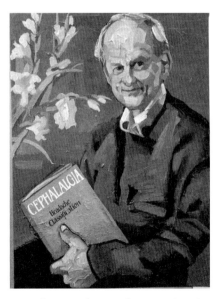

Abb. 1.2. Der Neurologe Prof. Jes Olesen, Universität Kopenhagen, leitete als Vorsitzender des Klassifikationskomitees die Erarbeitung der internationalen Kopfschmerzklassifikation

Grundlagen der Kopfschmerzklassifikation

> **MERKE**
> - *Gesunder Menschenverstand und klinische Erfahrung sind fragwürdige Instrumente für die Kopfschmerzdiagnostik.*
> - In der Regel sind sie nicht mehr und nicht weniger als die *Summe aller Vorurteile*, die man sich im Laufe seines Klinikerlebens erwirbt.
> - Um also solchen Vorurteilen nicht zu unterliegen, ist es in erster Linie wichtig, sich mit operationalisierten diagnostischen Kriterien vertraut zu machen.

Ein wichtiger Einwand gegen die Benutzung von operationalisierten diagnostischen Kriterien ist, daß für das eine oder andere Kriterium *eine klare empirische Grundlage nicht bzw. noch nicht existiert*. Wird aber dennoch ein solches diagnostisches Kriterium festgeschrieben, kann dies dazu führen, daß Patienten inadäquat behandelt werden oder aber pathophysiologische Konzepte entweder verhindert oder fehlinterpretiert werden.

Aus diesem Grunde ist es erforderlich, daß sowohl Grundlagenwissenschaftler als auch Kliniker sich ständig bewußt sind, daß an solchen diagnostischen Kriterien gearbeitet werden muß und *die Berechtigung solcher Kriterien ständig durch empirische Befunde bestätigt oder widerlegt werden muß*. Andererseits führen solche diagnostischen operationalisierten Kriterien überhaupt erst dazu, daß eine klare präzisierbare und untersuchbare Fragestellung für wissenschaftliche Studien dargelegt und diskutiert werden kann.

! - Operationalisierte diagnostische Kriterien schließlich führen dazu, daß natürlich *die diagnostischen Anstrengungen erhöht* werden müssen und man von alten diagnostischen Vorlieben abrücken muß.
- Dies bedingt, daß von Ärzten, die sich mit solchen neuen Dingen nicht vertraut machen wollen, präzise operationalisierte Kriterien abgelehnt werden. Häufig hört man dann das Argument, daß solche Systeme zu *komplex* für die klinische Anwendung sind und im klinischen Alltag nicht adäquat umgesetzt werden können.

Außerdem sehen sich operationalisierte diagnostische Kriterien auch einer gewissen „Zwickmühle" ausgesetzt, die darin besteht, daß sie sowohl die Anforderungen von Kopfschmerztherapeuten als auch von Kopfschmerzgrundlagenwissenschaftlern erfüllen sollen. Für die Praxis werden möglichst einfache Kriterien gefordert, für die Grundlagenwissenschaft und die klinische Forschung dagegen möglichst umfassende Kriterien, die zu jedem notwendigen Grad spezifiziert werden können.

Mögliche operationalisierte diagnostische Ein- und Ausschlußkriterien

Als wichtigste Grundlage für die Bildung von *Einschlußkriterien* kann *die Symptomatologie der Erkrankung* herangezogen werden. Die Erkrankung charakterisiert sich im wesentlichen durch

- *erlebte Symptome*,
- *körperlich neurologische Befunde* und
- *zusätzliche apparative diagnostische Parameter*.

Dazu gehört auch, *wie lange und wie häufig die Erkrankung auftritt*. Entsprechend kann eine minimale oder auch maximale Zeitspanne für die Erkrankungsepisoden angegeben werden.

! Die unterschiedlichen Zeitverläufe können für ganz unterschiedliche Erkrankungsmerkmale angegeben werden, das heißt also, es können hiermit genau quantifizierbare und qualitativ angebbare Merkmale zueinander in Beziehung gesetzt werden.

Verlaufsparameter der Erkrankung, wie z. B. die zeitliche Nähe des Auftretens von Kopfschmerzanfällen zu bestimmten Ereignissen, können ebenfalls als operationalisierte Parameter herangezogen werden. Dies gilt z. B. für die Tageszeit, für körperliche Funktionen wie die Menstruation oder aber auch für andere Phänomene, wie z. B. den Zusammenhang einer Kopfschmerzerkrankung mit einem Unfall. Auch die *Ausprägungsintensität von verschiedenen Symptomen und deren Charakter* können eindeutig operationalisiert werden, beispielsweise die Kopfschmerzintensität und die Qualität der Kopfschmerzen. *Neben den einzelnen Kriterien können verschiedene Kriterien zu Hauptkriterien zusammengefaßt werden*. So kann gefordert werden, daß von mehreren Kriterien eine minimale oder maximale Anzahl vorhanden sein muß, das heißt z. B. von den Kriterien Erbrechen, Übelkeit, Lärm- und Lichtempfindlichkeit mindestens eines präsent sein muß.

Ausschlußkriterien haben ebenfalls eine wesentliche Bedeutung für die Operationalisierung der Klassifikation von Erkrankungen.

! Von besonderer Wichtigkeit sind Ausschlußkriterien, um die gleichzeitige Einordnung einer Erkrankung in verschiedene Kopfschmerzdiagnosen zu begrenzen.

Tritt beispielsweise eine Migräne seit der Jugend auf und ereignet sich im 40. Lebensjahr ein Autounfall mit einer Schädelverletzung, ohne daß sich die phänomenologischen Merkmale der Migräne ändern, ist es nicht sinnvoll, nun eine neue Kopfschmerzdiagnose zu kreieren und die Kopfschmerzerkrankung mit dem Unfall in Verbindung zu bringen. Es müssen hier Ausschlußkriterien geschaffen werden, damit die Diagnose einer Migräne weiterhin gestellt werden kann, obwohl ein nicht regelgerechter neurologischer Befund vorliegt.

Aus diesem Grund ist es auch erforderlich, daß in operationalisierten Klassifikationssystemen eine bestimmte *diagnostische Hierarchie* eingeführt wird, um bei Neuauftreten von klinischen Merkmalen in verwandter aber dennoch eigenständiger Ausprägung eine eindeutige diagnostische Zuordnung zu ermöglichen.

! So können z. B. hierarchisch operationalisierte diagnostische Kriterien verhindern, daß eine Kopfschmerzerkrankung aufgrund der zeitlichen Auftretensweise einer anderen Kopfschmerzdiagnose zugeordnet wird, wenn sie während des zeitlichen Verlaufes einer später aufgetretenen Erkrankung eingeordnet wird.

Auch die fehlerhafte diagnostische Zuordnung von Kopfschmerzen aufgrund *der alleinigen Phänomenologie bei faßbaren Störungen* kann durch Ausschlußkriterien verhindert werden. Beispielsweise wird Kopfschmerz nach Alkoholeinnahme mit einer klar bestimmbaren Blutalkoholkonzentration nicht als episodischer Kopfschmerz vom Spannungstyp diagnostiziert, obwohl die Kopfschmerzmerkmale die gleichen sein können.

Entstehung moderner Kopfschmerzklassifikationssysteme

Frühere Klassifikationssysteme

Die Vorläufer moderner Klassifikationssysteme sind dadurch gekennzeichnet, *daß operationalisierte Klassifikationskriterien nicht vorhanden waren.*

! Entsprechend versuchte man, entweder ätiologische Konzepte ausschließlich einzubeziehen, oder aber eine Vielzahl verschiedener Klassifikationsmerkmale ohne operationalisierte Vorgehensweisen aneinanderzureihen.

Bis zum Jahre 1960 gab es weltweit überhaupt keine internationale, akzeptierte und einheitlich verwendete Klassifikationsgrundlage von Kopfschmerzen.

Erst im Jahre 1962 schließlich publizierte ein *Ad-hoc-Komitee des National Institute of Health* erstmalig in der Menschheitsgeschichte eine Klassifikation von Kopfschmerzerkrankungen. Damit war der erste bedeutsame Schritt hin zu einer klaren Sprachregelung in der Klassifikation und Diagnostik von Kopfschmerzen getan.

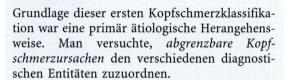

Grundlage dieser ersten Kopfschmerzklassifikation war eine primär ätiologische Herangehensweise. Man versuchte, *abgrenzbare Kopfschmerzursachen* den verschiedenen diagnostischen Entitäten zuzuordnen.

Die Kopfschmerzerkrankungen waren durch kurze Glossardefinitionen charakterisiert. Der generelle Nachteil solcher Glossardefinitionen ist, daß sie einer *subjektiven Interpretation* bedürfen.

Beispielsweise war die Migräne definiert als eine Erkrankung, die mit „*wiederholten Attacken von Kopfschmerzen einhergeht, welche eine breite Variation hinsichtlich ihrer Intensität, Häufigkeit und Dauer aufweisen. Die Attacken treten normalerweise einseitig auf, sie sind gewöhnlich begleitet von Appetitlosigkeit und manchmal von Übelkeit und Erbrechen. Einige Attacken werden durch vorausgehende oder gleichzeitige sensorische, motorische und affektive Störungen gekennzeichnet. Sie sind oft familiär gehäuft vorhanden*".

Das Hauptproblem dieser Glossardefinitionen war die *Interpretationsbedürftigkeit*. Nirgends ist festgelegt, was mit entscheidenden Begriffen wie „große Variation", „breit", „gewöhnlich", „im allgemeinen", „einige", „oft" und „typisch" gemeint ist. An keiner Stelle wird präzise festgelegt, ob ein Symptom vorhanden sein muß oder nicht, um eine Diagnose aufstellen zu können. Weder die Anzahl noch die Ausprägung noch die Dauer wird eindeutig beschrieben.

Aufgrund dieser Limitierungen der Klassifikation des Ad-hoc-Komitees war diese von Anfang an sehr umstritten. Da es allerdings keine Alternative gab, wurde sie zunächst weltweit eingesetzt. Viele Kritiker aus dem Wissenschaftsbereich versuchten, einzelne Aspekte dieser Klassifikation zu optimieren, indem sie versuchten, für Kopfschmerzerkrankungen operationalisierte Kriterien aufzustellen.

Dies war notwendig, da im Bereich der Forschung !
sehr schnell klar wurde, daß man Ergebnisse nur vergleichen und reproduzieren konnte, wenn anderen Untersuchern *genaue Kriterien* für die Diagnosen der untersuchten Population mitgeteilt

werden konnten. Allerdings wurden solche diagnostischen Kriterien niemals international abgestimmt und allgemein eingeführt.

Neben solchen glossarischen Beschreibungen von Kopfschmerzerkrankungen wurde, was nicht verwundert, in der klinischen Praxis weitgehend ungeordnet vorgegangen. Da eine klare diagnostische Einordnung nicht möglich war, faßte man Kopfschmerzen häufig als

- „multifaktoriell" und
- „mehrdimensional bedingt"

auf.

Entsprechend wurde teilweise versucht, in der Diagnose eine *Beschreibung dieser Mehrfachdetermination* von Kopfschmerzen darzulegen. Dabei wird natürlich die individuelle Interpretation des Kopfschmerzbildes maßgeblich herangezogen, und eine intersubjektiv überprüfbare Klassifikation ist nicht möglich. Ein Beispiel für eine solche Vorgehensweise ist die von *Barolin* beschriebene Kopfschmerzdiagnostik, die **„mehrfachdeterminierte Diagnose"**.

Barolin versucht in der mehrfachdeterminierten Diagnose, eine phänomenologische Hauptcharakterisierung der Kopfschmerzen, die pathophysiologischen Grundstörungen, die eigentliche Ätiologie sowie zusätzliche Kriterien wie Begleitphänomene, Auslöser etc. in die Diagnose miteinzubeziehen. Als Ergebnis einer solchen Vorgehensweise werden beispielsweise folgende „Diagnosen" beschrieben:

- „genetisch betonte, primär idiopathische Migräne mit Chronifizierungstendenz und Medikamentenabusus bei deutlich faßbarer, endogen mitbedingter depressiver Komponente";
- „Cephalea bei höhergradigen vorzeitigen Degenerationserscheinungen der HWS und Vasolabilitätszeichen";
- „Dauerkopfschmerz mit gelegentlichen vasomotorischen Schwindelattacken bei Vasolabilität und vordergründiger depressiver Verstimmung im Rahmen eines massiven exogenen Belastungsfeldes".

Bei dieser multidimensionalen Vorgehensweise ist jedes Kopfschmerzproblem verbal zu beschreiben, und jeweils die *von dem Untersucher als relevant erachteten Kennzeichen* der Erkrankung bzw. die als relevant erachteten ätiologischen Faktoren müssen in die Beschreibung einbezogen werden.

Für die Anwendung durch einen individuellen Kopfschmerzexperten mag dieses Vorgehen präzise funktionieren. Eine derartige Diagnostik ist jedoch *weder zuverlässig kommunizierbar noch lehrbar*, da die einzelnen Begriffe einer *individuellen Interpretation* bedürfen, die folglich bei unterschiedlichen Ärzten ganz unterschiedlich vorgenommen wird. Beispielsweise muß interpretiert werden,

- was „*genetisch betont*" bedeuten soll,
- was eine „*Chronifizierungstendenz*" ist,
- was „*deutlich faßbar*" meint,
- was unter „*mitbedingt*" verstanden werden soll,
- was „*höhergradig*" ausdrücken soll etc.

Eine ideale Kopfschmerzklassifikation sollte *eine klare und nachvollziehbare Ordnung* in das Chaos der Kopfschmerzausprägungsmöglichkeiten bringen. Die Kopfschmerzklassifikation sollte *eindeutig festlegen* können, in welche abgrenzbaren diagnostischen Klassen die Kopfschmerzen aufgeteilt werden sollen. In die Klassifikation *sollten alle wissenschaftlichen Befunde eingehen*, die die Einteilung stützen.

MERKE

Kopfschmerzklassifikationen, die auf der regionalen Besonderheit der Erfassung von Kopfschmerzmerkmalen bzw. der persönlichen Auffassung und Interpretation basieren, erfüllen nicht die Kriterien einer international anwendbaren wissenschaftlichen Kopfschmerzklassifikation. Sie behindern die Reproduzierbarkeit und Kommunizierbarkeit von Befunden. Sie erschweren die Lehrbarkeit der Diagnostik und der Behandlung von Kopfschmerzerkrankungen.

Klassifikation von Kopfschmerzen der International Headache Society (IHS)

Die Internationale Kopfschmerzgesellschaft (IHS) wurde im Jahre 1982 gegründet. Es wurde auf den internationalen Konferenzen sehr schnell deutlich, daß die Kopfschmerzforscher und Kopfschmerzexperten der verschiedenen Länder untereinander nicht eindeutig kommunizieren konnten, da *keine klare operationalisierte Kopfschmerzklassifikation* zur Verfügung stand.

- Deshalb wurde umgehend im Jahre 1985 ein Komitee eingerichtet, welches eine internationale, konsensfähige Kopfschmerzklassifikation erarbeiten sollte.
- Dieses Kopfschmerzklassifikationskomitee konstituierte sich aus renommierten Kopfschmerzexperten aus aller Herren Länder.

- In Subkomitees wurden operationalisierte Kriterien auf der *Basis empirischer Befunde* und, falls diese nicht vorhanden war, auf der *Basis von Konsensbildungen* innerhalb der Experten aufgestellt.
- Nach intensiven Bemühungen über drei Jahre konnte im Jahre 1988 schließlich *erstmalig* eine Kopfschmerzklassifikation auf der Grundlage klarer operationalisierter Kriterien publiziert werden (Abb. 1.3).

Das originale Klassifikationsmanual umfaßt 96 Seiten und beschreibt insgesamt 165 verschiedene Diagnosen (s. Übersicht, S. 11 ff). Vor der endgültigen Veröffentlichung dieser Klassifikation wurden mehrere öffentliche Beratungen durchgeführt, und die Entwürfe der neuen Klassifikation waren jedem zur Diskussion zugänglich. Den Mitgliedern des Kopfschmerzklassifikationskomitees der Internationalen Kopfschmerzgesellschaft war bei der Publikation bewußt, daß diese Neuklassifikation einen ersten Schritt darstellte und keinesfalls als perfekte Kopfschmerzklassifikation angesehen werden durfte.

Entscheidendes Problem dabei war, daß ein Großteil der Arbeit wegen des Fehlens empirischer Befunde auf Expertenmeinung und Konsensbildung basierte.

Aus diesem Grunde war bereits für das Jahr 1993 eine 2. Auflage geplant. Das neue Klassifikationssystem bewährte sich jedoch so gut und wurde international so schnell akzeptiert, daß eine Überarbeitung im Jahre 1993 nicht erfolgte und man vielmehr beschloß, daß die 2. Ausgabe *nicht vor dem Jahre 1998* publiziert werden sollte. Die Kopfschmerzklassifikation der Internationalen Kopfschmerzgesellschaft wurde umgehend in die wichtigsten Sprachen der Welt übersetzt und von allen nationalen Kopfschmerzgesellschaften, welche in der Internationalen Kopfschmerzgesellschaft und in der World Federation of Neurology vertreten sind, übernommen.

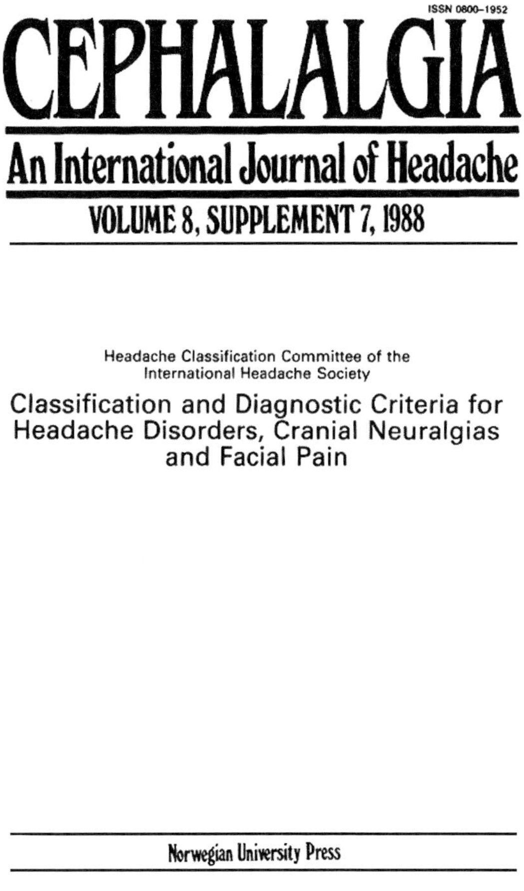

Klassifikation von Kopfschmerzen der WHO

Im klinischen Alltag müssen Erkrankungen nach *der internationalen Klassifikation ICD-10* der Weltgesundheitsorganisation (WHO) kodiert und klassifiziert werden. Die WHO hat die Kopfschmerzklassifikation der Internationalen Kopfschmerzgesellschaft übernommen und in der ICD-10 sowie in der *ICD-10 NA* (NA: "neurological application") berücksichtigt. Darüber hinaus gibt die Weltgesundheitsorganisation für besonders wichtige Erkrankungsgruppen sogenannte *Fascicles bzw. Guides* heraus. In diesen Fascicles werden diese Krankheitsgebiete hinsichtlich ihrer Klassifikation operational exakt aufgeschlüsselt.

Der Grund für die zusätzliche Publikation der Fascicles bzw. Guides ist, daß im "Muttertext" der ICD-10 durch den großen Diagnosenumfang eine Angabe der operationalisierten diagnostischen Kriterien nicht möglich ist. In den Fascicles werden diese diagnostischen Kriterien *im einzelnen* angegeben. Der *ICD-10 Guide for Headache* (Göbel u. Olesen 1996) stellt das erste Fascicle dar, welches von der Weltgesundheitsorganisation im Bereich der neurologischen Erkrankungen erarbeitet wurde. Die Kopfschmerzklassifikation nimmt damit mittlerweile eine Vorreiterrolle im Hinblick auf die exakte operationalisierte Klassifikation von neurologischen Erkrankungen ein.

Abb. 1.3. Titelbild der Kopfschmerzklassifikation der Internationalen Kopfschmerzgesellschaft aus dem Jahre 1988

- ! Die ICD-10 NA ist nunmehr ebenfalls in der Lage, Kopfschmerzerkrankungen exakt durch intra- und interindividuell reproduzierbare, operationalisierte Kriterien abzugrenzen.
- Obwohl die ICD-10 NA in enger Kooperation mit dem Klassifikationskomitee der Internationalen Kopfschmerzgesellschaft entwickelt wurde, war es aufgrund *formaler Vorgaben bei der Kodierung* der Diagnosen nach dem ICD-Schlüssel nicht möglich, die Vorgehensweise der IHS-Klassifikation direkt zu übernehmen.
- Darüber hinaus war die Kopfschmerzklassifikation der Internationalen Kopfschmerzgesellschaft durch geringere *administrative Probleme* sehr schnell zur Publikationsreife zu bringen.
- Die Erstellung der ICD-10 NA mußte dagegen durch *zähflüssige, internationale Abstimmungsprozesse* gehen und konnte deshalb auch erst im Jahre 1996 publiziert werden.

Die ICD-10 NA enthält somit das Problem, daß aufgrund der langen Vorlaufzeiten die primär gesetzten Ansätze möglicherweise *schon bei der Publikation nicht mehr uneingeschränkt gültig* gewesen sind. Die IHS-Klassifikation brachte eine derartig große Inspiration und Motivation von pathophysiologischen und epidemiologischen Forschungsarbeiten, daß derzeit das Wissen auf dem Gebiet der Kopfschmerzerkrankungen wie nahezu auf keinem der anderen neurologischen Forschungsfelder anwächst.

- ! Die Klassifikation der Internationalen Kopfschmerzgesellschaft soll im Jahre 1998 erstmalig revidiert werden. Es ist nicht anzunehmen, daß die ICD-10 NA aufgrund der relativ späteren Publikation zu diesem Zeitpunkt schon einer Revision unterzogen wird.
- Will man im nächsten Jahrzehnt Schritt mit dem Stand der Wissenschaft auf dem Gebiet der Kopfschmerzerkrankungen halten, muß man sich eingehend mit der IHS-Klassifikation *und* der ICD-10 NA vertraut machen.

Struktur der Klassifikation der Internationalen Kopfschmerzgesellschaft

Wie aus der Übersicht auf S. 11 ff ersichtlich, werden die Kopfschmerzerkrankungen nach der Klassifikation der Internationalen Kopfschmerzgesellschaft (IHS) in *13 Hauptgruppen* eingeteilt. Zwei wesentliche Obergruppen von Kopfschmerzen müssen differenziert werden,

- *primäre Kopfschmerzerkrankungen* und
- *sekundäre Kopfschmerzerkrankungen.*

MERKE

Unter *primären Kopfschmerzerkrankungen* werden die Kopfschmerzen zusammengefaßt, die keine pathologischen Befunde in den üblichen klinischen und apparativen Untersuchungsmethoden aufweisen. Primäre Kopfschmerzen sind eigenständige Erkrankungen, nicht sekundäres Symptom.

Dies gilt für die Migräne, den Kopfschmerz vom Spannungstyp, den Cluster-Kopfschmerz und die chronisch paroxysmale Hemikranie sowie für verschiedenartige Kopfschmerzformen ohne begleitende strukturelle Läsion (IHS-Gruppe 1 bis IHS-Gruppe 4).

In den Gruppen 5–11 werden die sekundären Kopfschmerzen aufgelistet.

MERKE

Bei den *sekundären Kopfschmerzen* können mit den klinischen Untersuchungsverfahren pathologische Befunde aufgedeckt werden, die mit den Kopfschmerzerkrankungen in Beziehung gebracht werden können. *Sekundäre Kopfschmerzen sind also Symptom einer faßbaren Störung.*

Die IHS-Codes können mit einer *Genauigkeit von 4 Stellen* differenziert angegeben werden. Dies hat den Vorteil, daß die Klassifikationen einerseits problemlos von Ärzten in der klinischen Routinearbeit mit hinreichender Genauigkeit eingesetzt werden können, andererseits aber auch für Belange der experimentellen und klinischen Forschung eine sehr differenzierte Subunterteilung vorgenommen werden kann.

Struktur der ICD-10

Die 10. Revision der International Classification of Diseases (ICD-10) wurde im Jahre 1993 publiziert. Die Arbeit an der zehnten Ausgabe begann bereits im September 1983.

- Die ICD wird primär für die Erstellung nationaler und internationaler Statistiken zur Mortalität und Morbidität eingesetzt. !

- Da die ICD weltweit verwendet wird, ist es erforderlich, daß sie vor der Publikation innerhalb der Mitgliedsstaaten, der Fachgesellschaften, der Spezialisten und der Benutzer abgestimmt wird und damit internationale Akzeptanz erreicht.

Die ICD bestimmt die internationale und nationale Kommunikation und damit das professionelle Denken über Krankheiten. Die Kodierung des ICD Schlüssels basiert primär auf der Angabe

- der Ätiologie.

Ist diese unbekannt, wird

- die Symptomatologie

der Erkrankung als Klassifikationsgrundlage eingesetzt. Die ICD kodiert die Erkrankungen zunächst *alphanumerisch*. *Der Buchstabe G korrespondiert mit den Erkrankungen des Nervensystems.* Danach folgen ein Punkt und bis zu drei weitere Stellen, die nunmehr mit Ziffern angegeben werden.

- Die 2. Stelle umfaßt wichtige Erkrankungsgruppen, die aufgrund ihrer *Lokalisation oder Pathophysiologie* zusammengestellt werden.
- Die 3. Stelle im Code unterteilt diese Hauptgruppen in weitere Untergruppen entsprechend ihrer *Krankheitsbedingungen, ihrer Symptomatologie, der anatomischen Auftretensstelle oder sonstiger pathologischer Bedingungen.*
- Eine 4. Stelle schließlich ermöglicht noch *eine weitere Unterteilung* der jeweiligen Krankheitsentität.

Im Jahre 1993 wurde eine neurologische Applikation der ICD-10 erarbeitet. Die Publikation erfolgte im Jahre 1996. Diese sog. ICD-10 NA soll ein möglichst übersichtliches Werkzeug für die Kodierung von klinischen Erkrankungen im Bereich der Nervenheilkunde sein. Dies wird realisiert durch relativ wenige Hauptkategorien, welche sehr speziell unterteilt werden können.

! Die ICD-10 NA ist *direkt kompatibel* mit der ursprünglichen ICD-10. Auch die ICD-10 NA stellt wie die ICD-10 eine alphanumerische Hauptunterteilung und einen alphabetischen Index zur Verfügung. Die verschiedenen Erkrankungen werden dann tabellarisch aufgelistet. Es wird ein korrespondierender Code angegeben, so daß der jeweiligen Erkrankung ein entsprechender Zahlenschlüssel zugeordnet werden kann.

Verbindungswege zwischen ICD-10 und der Kopfschmerzklassifikation der IHS

Die IHS Klassifikation wurde mittlerweile in 20 Weltsprachen übersetzt. Eine moderne, effektive Kopfschmerztherapie ist ohne ihre Anwendung nicht möglich, da die Entwicklung neuer Therapieverfahren auf der Bestimmung der Kopfschmerzerkrankung gemäß der IHS- bzw der ICD-10 Klassifikation beruht.

Die ICD-10 NA enthält ein Klassifikationssystem der Kopf- und Gesichtsschmerzen, das inhaltlich zum großen Teil mit der Kopfschmerzklassifikation der IHS übereinstimmt. Die Klassifikation der primären Kopfschmerzformen, d. h. der Migräne, des Kopfschmerzes vom Spannungstyp, des Clusterkopfschmerzes und der Kopfschmerzen ohne strukturelle Läsion ist dabei *völlig identisch*. Durch die Möglichkeit der *Mehrfachkodierung* in der ICD-10 NA können auch symptomatische Kopfschmerztypen in beiden Systemen gleich kodiert werden. Für einige Kopfschmerztypen bietet die ICD-10 NA *eine detailliertere Einordnung* an, z. B. für Kopfschmerzen im Rahmen von Infektionen, die nicht den Kopf betreffen. Hier erlaubt die ICD-10 NA die exakte Benennung der auslösenden Ursache.

Auf der anderen Seite bietet die *IHS-Klassifikation* weiterreichende Möglichkeiten bei der Beschreibung von Kopfschmerzen, wenn es darum geht, *zusätzliche* phänomenologische Kopfschmerztypen bei den einzelnen Kopfschmerzdiagnosen zu ergänzen. Die ICD-10-NA-Klassifikation der Kopfschmerzen wird die letzte Neuerung auf dem Gebiet der Kopfschmerzdiagnostik in diesem Jahrhundert darstellen, und man sollte sich deshalb eingehend damit vertraut machen.

Beispiele für die operationalen Diagnosekriterien für primäre bzw. sekundäre Kopfschmerzen geben die folgenden Übersichten (S. 16 und 17). Eine Konversionstabelle für die IHS- und die ICD-10-NA-Klassifikation findet sich auf den Seiten 11 ff; sie ermöglicht einen schnellen Überblick über die verschiedenen prinzipiell möglichen Kopfschmerzdiagnosen und erlaubt, die exakten ICD-10-NA-Codes auszuwählen. Letztere werden für *administrative und abrechnungstechnische* Zwecke in der Praxis unumgänglich sein. Die vollständigen operationalisierten Kriterien zur Diagnostik der verschiedenen Kopfschmerzerkrankungen sind in den jeweiligen Hauptkapiteln aufgeführt.

Die 2. Auflage der Internationalen Kopfschmerzklassifikation aus dem Jahre 2003

Die 2. Auflage der Internationalen Kopfschmerzklassifikation erschien im September 2003. Obwohl eigentlich ursprünglich geplant war, daß der ersten Auflage bereits nach 5 Jahren eine Neuauflage folgt, dauerte es 15 Jahre bis zum Erscheinen der 2. Auflage. Grund dafür war, daß die 1. Auflage sich sehr bewährt hatte und nur wenig Kritik geäußert wurde. Darüber hinaus wurden neue nosologische Untersuchungen nicht publiziert, die eine dringliche Veränderung der Kopfschmerzklassifikation erforderlich gemacht hätten. Auch die 2. Auflage wurden von einem Team internationaler Wissenschaftler erarbeitet. Insgesamt benötigte diese Kommission 5 Jahre bis zur Fertigstellung des Werkes. Auch die 2. Auflage kann wie bereits die 1. Auflage sowohl in der klinischen Praxis als auch für wissenschaftliche Untersuchungen eingesetzt werden.

Der Fortschritt in der Kopfschmerzbehandlung basiert letztlich auf einer präzisen Klassifikation. Pathophysiologisch müssen detaillierte Mechanismen von Kopfschmerzerkrankungen analysiert werden. Die Therapie zielt darauf, möglichst selektive therapeutische Maßnahmen für diese Mechanismen zu entwickeln, die hoch effektiv und gleichzeitig verträglich sind. Der Therapeut hat die Aufgabe, die Kopfschmerzerkrankung durch eine präzise Diagnostik der jeweiligen speziellen Therapie zuzuführen. Dies ist nur möglich, wenn sowohl die wissenschaftliche Entwicklung neuer Therapieverfahren als auch die klinische Diagnostik Hand in Hand arbeiten. So ist es bereits heute Realität, daß keine wissenschaftliche Studie in einer internationalen Zeitschrift publiziert werden kann, wenn sie nicht die Kriterien der Internationalen Kopfschmerzklassifikation verwendet. Ebenfalls ist es undenkbar, daß eine zeitgemäße Kopfschmerztherapie durchgeführt wird, ohne daß die Internationalen Kopfschmerzkriterien in der Diagnostik und Therapie des einzelnen Patienten Beachtung finden.

Die 2. Auflage der Internationalen Kopfschmerzklassifikation hat die Grundlagen der Klassifikation und die Diagnostik von primären Kopfschmerzen im Vergleich zur 1. Auflage nicht verändert. Somit können die Erfahrungen und die Expertise, die bei Nutzung der 1. Auflage gewonnen worden sind, auch weiterhin angewendet werden. Die Überlegung, ein einfaches Klassifikationssystem für den praktisch tätigen Arzt und ein komplexes Klassifikationsschema für die wissenschaftliche Erforschung von Kopfschmerzmechanismen zu erarbeiten, wurde nicht realisiert. Zu schnell würde dadurch eine Kluft zwischen der Umsetzung der wissenschaftlichen Erkenntnisse und der klinischen Praxis entstehen. Daher konnte es nur eine einheitliche Klassifikation geben, die jedoch eine Nutzung auf verschiedenen Spezialisierungsgraden erlaubt.

Daher wurde die 2. wie bereits auch die 1. Auflage der Internationalen Klassifikation hierarchisch aufgebaut. Alle Kopfschmerzerkrankungen können zunächst in Hauptgruppen klassifiziert werden. Diese Hauptgruppen können in verschiedene Untergruppen subklassifiziert werden. Am Beispiel der Migräne wird dies deutlich: Die Hauptgruppe bildet die Diagnose Migräne. Die nächste Differenzierung auf der 2. Stufe erfolgt in Migräne mit Aura und Migräne ohne Aura. Die Migräne mit Aura kann auf der 3. Stufe weiter unterteilt werden, z. B. in Migräne mit typischer Aura, familiäre hemiplegische Migräne, Migräne vom Basilaristyp etc. In der primären Versorgung mag es ausreichend sein, daß die Diagnose nur auf der ersten Ebene erfolgt und eine Migräne z. B. von einem Kopfschmerz vom Spannungstyp unterschieden wird. Der Facharzt wird jedoch in der Regel bis zur 2. Stufe differenzieren, der Kopfschmerzspezialist wird sämtliche Subformen der Migräne unterscheiden wollen und müssen.

Das Hauptprinzip der Klassifikation beruht auf der Ordnung aller diagnostischen Entitäten in ein Gesamtsystem. Für dieses System ist es erforderlich, alle verfügbaren Informationen heranzuziehen. Diese Informationen schließen klinische Beschreibung, Längsschnittstudien, Behandlungsergebnisse, Genetik, zerebrale Bildgebung und neurophysiologische Untersuchungen ein. Das Grundprinzip der Klassifikation in der 2. Auflage mußte nicht im Vergleich zur 1. Auflage geändert werden.

Allerdings ergaben sich aufgrund vieler neuer Erkenntnisse zahlreiche kleine, jedoch hinsichtlich ihrer Bedeutung wichtige Änderungen. Die Diagnose chronische Migräne wurde in vielfältigen verschiedenen Publikationen immer wieder vorgeschlagen und tatsächlich wurde anerkannt, daß es einige wenige Patienten gibt, die Migräneanfälle an mehr als 15 Tagen oder häufiger im Monat erleben, ohne daß ein Medikamentenübergebrauch besteht. Auch die sprachliche Darlegung einer faßbaren Kopfschmerzbedingung für das Bestehen des Kopfschmerzes bei den sekundären Kopfschmerzen wurde geändert. Während in der 1. Auflage diese Verbindung als Korrelation mit dem Begriff „bei" beschrieben wurde, wird in der 2. Auflage die ursächliche Attribution mit dem Begriff „zurückzuführen auf" verdeutlicht. Bei den meisten symptomatischen bzw. sekundären Kopfschmerzen ist die ursächliche Verknüpfung zwischen einer durch die klinischen oder durch die weiterführenden Untersuchungsergebnisse faßbaren Erkrankung und den bestehenden Kopfschmerzen ausreichend gut nachgewiesen. Daher sollte dies auch in der neuen Auflage der Kopfschmerzklassifikation sprachlich hervorgehoben werden.

Während in der 1. Auflage der Kopfschmerzklassifikation psychiatrische Erkrankungen als primäre Ursache von sekundären Kopfschmerzformen noch nicht anerkannt waren, wurden diese in der 2. Auflage als Kopfschmerzursache aufgenommen. Zu diesem Zweck wurde ein neues Kapitel mit dem Code „Kopfschmerzen, zurückzuführen auf psychiatrische Erkrankungen" integriert. Für diese Aufnahme bestand bereits bei der neuen Konzeption der 2. Auflage Konsens. Es zeigte sich jedoch bei der praktischen Arbeit im Kopfschmerzklassifikationskomitee, daß aufschlußreiche wissenschaftliche Untersuchungen zum Zusammenhang zwischen psychiatrischen Erkrankungen und Kopfschmerzen für fast alle in Frage kommenden Kopfschmerzformen nicht vorliegen. In der Endkonsequenz mußte daher dieses Kapitel sehr kurz ausfallen. Es ist jedoch zu hoffen, daß auf diesem Gebiet in den Folgejahren neue Studien auf den Weg gebracht werden. Ein eigener Code-Abschnitt beschreibt die Kopfschmerzen, die auf Infektionen zurückzuführen sind. Dieser Code integriert auch die Kopfschmerzformen, die durch eine intrakranielle Infektion entstehen. Ein weiterer neuer Code-Abschnitt beschreibt „Kopfschmerzen, zurückzuführen auf Störungen der Homöostase". Neu aufgenommen sind Entitäten wie der Aufwachkopfschmerz, die Hemicrania continua und der benigne Anstrengungskopfschmerz. Auch wurden einige Kopfschmerzformen innerhalb der Klassifikation verschoben, dies trifft z. B. für die ophthalmoplegische Migräne zu, die vom Code „Migräne" in den der kraniellen Neuralgien verlagert wurde.

Während in der 1. Auflage die Code-Nummern der WHO ICD-10-NA-Klassifikation noch nicht vorlagen, konnten jetzt bei der Neuauflage diese für die tägliche Praxis notwendigen Code-Nummern integriert werden. Die Kopfschmerzklassifikation der International Headache Society ist deutlich detaillierter als die ICD-10 NA, daher ist eine 1:1-Zuordnung von ICD-10-NA-Code-Nummern zu den IHS-Nummern nicht in jedem Fall möglich, jedoch wurden die am besten passenden Codes an die IHS-Diagnose angelehnt.

Auch die 2. Auflage folgt dem Aufbau der Kopfschmerzklassifikation der 1. Auflage. Zu Beginn wird jeweils die Gliederung der Klassifikation des Codes aufgeführt. Nach einer Einleitung werden die verschiedenen Kopfschmerzen in der Reihenfolge der Klassifikation aufgeführt. Es werden die früher verwendeten Begriffe beschrieben. Verwandte Erkrankungen, die anderenorts kodiert sind, und eine kurze Beschreibung der Kopfschmerzform folgen. Anschließend werden die operationalisierten diagnostischen Kriterien aufgeführt. Abschließend folgen Kommentare zu den Kriterien und schließlich dann eine Liste ausgewählter Literaturstellen zum Thema.

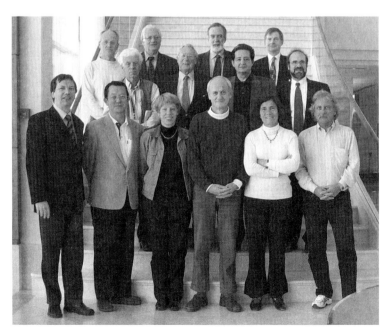

Abb. 1.4. Kopfschmerzklassifikationskomitee der International Headache Society Dezember 2002 während der letzten Tagung in Kopenhagen anläßlich der Fertigstellung der 2. Auflage: *von links nach rechts, obere Reihe:* Prof. Peter J. Goadsby (England), Prof. Guiseppe Nappi (Italien), Prof. Timothy J. Steiner (England), *mittlere Reihe:* Prof. Peer Telft-Hansen (DK), Prof. James W Lance (Australien), Miguel JA Lainez (Spanien), David Dodick (USA); *vordere Reihe:* Prof. Hartmut Göbel (D), Prof. Fumihiko Sakai (Japan), Prof. Rigmor Jensen (DK), Prof. Jes Olesen (DK); Prof. Marie-Germaine Bousser (Frankreich), Prof. Hans-Christoph Diener (D)

Die 2. Auflage der Internationalen Kopfschmerzklassifikation aus dem Jahre 2003

Während früher die diagnostischen Kriterien als „operational" bezeichnet wurden, werden sie heute als „explizit" charakterisiert. Mit dem Wort „explizit" soll dargelegt werden, daß die Kriterien international eindeutig, präzise und mit so wenig Raum wie möglich zur Interpretation genutzt werden können. Ziel soll sein, daß Ärzte in allen Teilen der Welt in der Lage sind, die Begriffe in derselben Art zu nutzen. Wann immer möglich, wurden daher Begriffe wie „manchmal", „oft" oder „üblicherweise" vermieden. Um eine Diagnose zu stellen, müssen alle Kriteriensätze a), b), c), d) etc. erfüllt werden. Die speziellen Erfordernisse für die jeweiligen Kriteriensätze müssen ebenfalls erfüllt sein. Bereits die 1. Auflage hat bewiesen, daß durch diese expliziten Kriterien alle Anforderungen in der Wissenschaft als auch in der Therapie erfüllt werden konnten. Besonders deutlich wurde dies durch die mannigfaltigen internationalen Studien zur Untersuchung der Wirksamkeit und Verträglichkeit von Triptanen. In diesen multinationalen Studien zeigte sich, daß die Ergebnisse in den verschiedenen Ländern der Welt gleich waren. Dies zeigt, daß die Auswahl der Patienten dank der expliziten Kriterien überall auf der Welt in gleicher Weise erfolgen konnte. Auch wurde durch diese Studien deutlich, daß die Kopfschmerzklassifikation in der Lage ist, eine Subgruppe zu erfassen, die vom pathophysiologischen und pharmakologischen Standpunkt sehr homogen strukturiert ist.

Ebenso wie die 1. Auflage ist auch die 2. Auflage der Internationalen Kopfschmerzklassifikation ätiologisch orientiert, wann immer dies möglich ist. Dies gilt jedoch nur für die sekundären Kopfschmerzen. Bei den primären Kopfschmerzen muß die Kopfschmerzklassifikation deskriptiv sein und die Phänomenologie der Kopfschmerzen als Grundlage heranziehen. Allerdings ist durch die phänomenologische Klassifikation nur die retrospektive Erfassung einer Kopfschmerzform möglich. Die Erfassung des Kopfschmerzphänotyps erlaubt keine Vorhersage des zukünftigen Kopfschmerzverlaufs. Die zukünftige Entwicklung von primären Kopfschmerzen ist bis heute nicht vorhersehbar. So kann bei einigen Patienten die primäre Kopfschmerzform an Häufigkeit und Intensität zunehmen und chronifizieren. Andere Patienten zeigen dagegen über Jahre eine kopfschmerzfreie Zeit.

Währendem in der 1. Auflage der Internationalen Kopfschmerzklassifikation der chronische Clusterkopfschmerz in eine Form „von Beginn an chronisch" und „nach primär episodischem Verlauf" unterteilt wurde, zeigte sich, daß bei einigen Patienten mit einem chronischen Clusterkopfschmerz auch eine chronische wieder in eine episodische Verlaufsform umschlagen kann. Lange Phasen von Kopfschmerzfreiheit können wiederum durch episodische oder durch chronische Kopfschmerzperioden abgelöst werden und verschiedene Verläufe können sich überschneiden. Bis heute kann daher der zukünftige Kopfschmerzverlauf durch die Kopfschmerzklassifikation nicht vorhergesagt werden. Nach wie vor gilt, daß das Hauptprinzip der Klassifikation von primären Kopfschmerzen die Phänomenologie der Kopfschmerzform ist. Dieses Prinzip ermöglicht, daß ein Patient zur gleichen Zeit, aber auch zu unterschiedlichen Zeitabschnitten, verschiedene Kopfschmerzdiagnosen haben kann. Dies gilt sowohl innerhalb einer Hauptdiagnose, z. B. für unterschiedliche Migräneformen, als auch zwischen verschiedenen Hauptdiagnosen, z. B. Migräne plus Spannungskopfschmerz.

Genetische Studien konnten bisher nur ein einzelnes Migränegen identifizieren, das etwa für 50% der Patienten mit der äußerst seltenen familiären hemiplegischen Migräne verantwortlich ist. Aus diesem Grunde hat die Genetik bisher keinen bedeutsamen Einfluß auf die Kopfschmerzklassifikation und -diagnostik. Ob zukünftige Studien weitere relevante Gene aufdecken und ob diese die Kopfschmerzklassifikation verändern werden, ist bisher nicht zu sagen.

Bereits die 1. Auflage der Internationalen Kopfschmerzklassifikation hat bewiesen, daß sie einen äußerst hohen Grad an Reliabilität und Validität aufweist. Sie hat sich sowohl in Grundlagenstudien als auch in klinischen Studien äußerst bewährt. Durch internationale Bemühungen ist es gelungen, die 2. Auflage noch reliabler, valider und umfassender zu gestalten. Es ist daher davon auszugehen, daß die Fortschritte in der Analyse von Kopfschmerzmechanismen als auch in der praktischen Behandlung von Kopfschmerzen für die nächsten Jahrzehnte durch diese Neuauflage maßgeblich stimuliert werden.

IHS ICHD-II Kode	WHO ICD-10 NA Kode	Diagnose [und ätiologischer ICD-10 Kode für sekundäre Kopfschmerzerkrankungen
1.	**[G43]**	**Migräne**
1.1	[G43.0]	Migräne ohne Aura
1.2	[G43.1]	Migräne mit Aura
1.2.1	[G43.10]	Typische Aura mit Migränekopfschmerz
1.2.2	[G43.10]	Typische Aura mit Kopfschmerzen, die nicht einer Migräne entsprechen
1.2.3	[G43.104]	Typische Aura ohne Kopfschmerz
1.2.4	[G43.105]	Familiäre hemiplegische Migräne (FHM)
1.2.5	[G43.105]	Sporadische hemiplegische Migräne
1.2.6	[G43.103]	Migräne vom Basilaristyp
1.3	[G43.82]	Periodische Syndrome in der Kindheit, die im allgemeinen Vorläufer einer Migräne sind
1.3.1	[G43.82]	Zyklisches Erbrechen
1.3.2	[G43.820]	Abdominelle Migräne
1.3.3	[G43.821]	Gutartiger paroxysmaler Schwindel in der Kindheit
1.4	[G43.81]	Retinale Migräne
1.5	[G43.3]	Migränekomplikationen
1.5.1	[G43.3]	Chronische Migräne
1.5.2	[G43.2]	Status migränosus
1.5.3	[G43.3]	Persistierende Aura ohne Hirninfarkt
1.5.4	[G43.3]	Migränöser Infarkt
1.5.5	[G43.3] +[G40.x or G41.x]	Zerebrale Krampfanfälle, durch Migräne getriggert
1.6	[G43.83]	Wahrscheinliche Migräne
1.6.1	[G43.83]	Wahrscheinliche Migräne ohne Aura
1.6.2	[G43.83]	Wahrscheinliche Migräne mit Aura
1.6.5	[G43.83]	Wahrscheinliche chronische Migräne
2.	**[G44.2]**	**Kopfschmerz vom Spannungstyp**
2.1	[G44.2]	Sporadisch auftretender episodischer Kopfschmerz vom Spannungstyp
2.1.1	[G44.20]	Sporadisch auftretender episodischer Kopfschmerz vom Spannungstyp assoziiert mit perikranialer Schmerzempfindlichkeit
2.1.2	[G44.21]	Sporadisch auftretender episodischer Kopfschmerz vom Spannungstyp nicht assoziiert mit perikranialer Schmerzempfindlichkeit
2.2	[G44.2]	Gehäuft auftretender episodischer Kopfschmerz vom Spannungstyp
2.2.1	[G44.20]	Gehäuft auftretender episodischer Kopfschmerz vom Spannungstyp assoziiert mit perikranialer Schmerzempfindlichkeit
2.2.2	[G44.21]	Gehäuft auftretender episodischer Kopfschmerz vom Spannungstyp nicht assoziiert mit perikranialer Schmerzempfindlichkeit
2.3	[G44.2]	Chronischer Kopfschmerz vom Spannungstyp
2.3.1	[G44.22]	Chronischer Kopfschmerz vom Spannungstyp assoziiert mit perikranialer Schmerzempfindlichkeit
2.3.2	[G44.23]	Chronischer Kopfschmerz vom Spannungstyp nicht assoziiert mit perikranialer Schmerzempfindlichkeit
2.4	[G44.28]	Wahrscheinlicher Kopfschmerz vom Spannungstyp
2.4.1	[G44.28]	Wahrscheinlicher sporadisch auftretender episodischer Kopfschmerz vom Spannungstyp
2.4.2	[G44.28]	Wahrscheinlicher gehäuft auftretender episodischer Kopfschmerz vom Spannungstyp
2.4.3	[G44.28]	Wahrscheinlicher chronischer Kopfschmerz vom Spannungstyp

Die 2. Auflage der Internationalen Kopfschmerzklassifikation aus dem Jahre 2003

IHS ICHD-II Kode	WHO ICD-10 NA Kode	Diagnose [und ätiologischer ICD-10 Kode für sekundäre Kopfschmerzerkrankungen
3.	[G44.0]	**Clusterkopfschmerz und andere trigemino-autonome Kopfschmerzerkrankungen**
3.1	[G44.0]	Clusterkopfschmerz
3.1.1	[G44.01]	Episodischer Clusterkopfschmerz
3.1.2	[G44.02]	Chronischer Clusterkopfschmerz
3.2	[G44.03]	Paroxysmale Hemikranie
3.2.1	[G44.03]	Episodische paroxysmale Hemikranie
3.2.2	[G44.03]	Chronische paroxysmale Hemikranie (CPH)
3.3	[G44.08]	Short-lasting Unilateral Neuralgiform headache attacks with Conjunctival injection and Tearing (SUNCT)
3.4	[G44.08]	Wahrscheinliche trigemino-autonome Kopfschmerzerkrankung
3.4.1	[G44.08]	Wahrscheinlicher Clusterkopfschmerz
3.4.2	[G44.08]	Wahrscheinliche paroxysmale Hemikranie
3.4.3	[G44.08]	Wahrscheinliches SUNCT-Syndrom
4.	[G44.80]	**Andere primäre Kopfschmerzen**
4.1	[G44.800]	Primärer stechender Kopfschmerz
4.2	[G44.803]	Primärer Hustenkopfschmerz
4.3	[G44.804]	Primärer Kopfschmerz bei körperlicher Anstrengung
4.4	[G44.805]	Primärer Kopfschmerz bei sexueller Aktivtät
4.4.1	[G44.805]	Präorgasmuskopfschmerz
4.4.2	[G44.805]	Orgasmuskopfschmerz
4.5	[G44.80]	Schlafgebundener Kopfschmerz
4.6	[G44.80]	Primärer Donnerschlagkopfschmerz
4.7	[G44.80]	Hemicrania continua
4.8	[G44.2]	Neu aufgetretener Dauerkopfschmerz
5.	[G44.88]	**Kopfschmerz zurückzuführen auf ein Kopf- und/oder HWS-Trauma**
5.1	[G44.880]	Akuter posttraumatischer Kopfschmerz
5.1.1	[G44.880]	Akuter posttraumatischer Kopfschmerz bei mittlerer oder schwerer Kopfverletzung [S06]
5.1.2	[G44.880]	Akuter posttraumatischer Kopfschmerz bei leichter Kopfverletzung [S09.9]
5.2	[G44.3]	Chronischer posttraumatischer Kopfschmerz
5.2.1	[G44.30]	Chronischer posttraumatischer Kopfschmerz bei mittlerer oder schwerer Kopfverletzung [S06]
5.2.2	[G44.31]	Chronischer posttraumatischer Kopfschmerz bei leichter Kopfverletzung [S09.9]
5.3	[G44.841]	Akuter Kopfschmerz nach HWS-Beschleunigungstrauma [S13.4]
5.4	[G44.841]	Chronischer Kopfschmerz nach HWS-Beschleunigungstrauma [S13.4]
5.5	[G44.88]	Kopfschmerz zurückzuführen auf ein traumatisches intrakraniales Hämatom
5.5.1	[G44.88]	Kopfschmerz zurückzuführen auf ein epidurales Hämatom [S06.4]
5.5.2	[G44.88]	Kopfschmerz zurückzuführen auf ein subdurales Hämatom [S06.5]
5.6	[G44.88]	Kopfschmerz zurückzuführen auf ein anderes Kopf- oder HWS-Trauma [S06]
5.6.1	[G44.88]	Akuter Kopfschmerz zurückzuführen auf ein anderes Kopf- oder HWS-Trauma [S06]
5.6.2	[G44.88]	Chronischer Kopfschmerz zurückzuführen auf ein anderes Kopf- oder HWS-Trauma [S06]

IHS ICHD-II Kode	WHO ICD-10 NA Kode	Diagnose [und ätiologischer ICD-10 Kode für sekundäre Kopfschmerzerkrankungen
5.7	[G44.88]	Kopfschmerz nach Kraniotomie
5.7.1	[G44.880]	Akuter Kopfschmerz nach Kraniotomie
5.7.2	[G44.30]	Chronischer Kopfschmerz nach Kraniotomie
6.	**[G44.81]**	**Kopfschmerz zurückzuführen auf Gefäßstörungen im Bereich des Kopfes oder des Halses**
6.1	[G44.810]	Kopfschmerz zurückzuführen auf einen ischämischen Infarkt oder transitorische ischämische Attacken
6.1.1	[G44.810]	Kopfschmerz zurückzuführen auf einen ischämischen Infarkt (zerebraler Infarkt) [I63]
6.1.2	[G44.810]	Kopfschmerz zurückzuführen auf eine transitorische ischämische Attacke (TIA) [G45]
6.2	[G44.810]	Kopfschmerz zurückzuführen auf eine nicht-traumatische intrakraniale Blutung [I62]
6.2.1	[G44.810]	Kopfschmerz zurückzuführen auf eine intrazerebrale Blutung [I61]
6.2.2	[G44.810]	Kopfschmerz zurückzuführen auf eine subarachnoidale Blutung (SAB) [I60]
6.3	[G44.811]	Kopfschmerz zurückzuführen auf eine nicht-rupturierte Gefäßfehlbildungen [Q28]
6.3.1	[G44.811]	Kopfschmerz zurückzuführen auf ein sackförmiges Aneurysma [Q28.3]
6.3.2	[G44.811]	Kopfschmerz zurückzuführen auf eine arterio-venöse Malformation (AVM) [Q28.2]
6.3.3	[G44.811]	Kopfschmerz zurückzuführen auf eine durale arterio-venöse Fistel [I67.1]
6.3.4	[G44.811]	Kopfschmerz zurückzuführen auf ein kavernöses Angiom [D18.0]
6.3.5	[G44.811]	Kopfschmerz zurückzuführen auf eine Enzephalo-trigeminale Angiomatose (Sturge-Weber-Syndrom) [Q85.8]
6.4	[G44.812]	Kopfschmerz zurückzuführen auf eine Arteriitis [M31]
6.4.1	[G44.812]	Kopfschmerz zurückzuführen auf eine Riesenzellarteriitis (RZA) [M31.6]
6.4.2	[G44.812]	Kopfschmerz zurückzuführen auf eine primäre Vaskulitis des ZNS [I67.7]
6.4.3	[G44.812]	Kopfschmerz zurückzuführen auf eine sekundäre Vaskulitis des ZNS [I68.2]
6.5	[G44.810]	A. carotis- oder A. vertebralis-Schmerz [I63.0, I63.2, I65.0, I65.2 or I67.0]
6.5.1	[G44.810]	Kopfschmerz zurückzuführen auf eine arterielle Dissektion [I67.0]
6.5.2	[G44.814]	Kopfschmerz bei Endarteriektomie [I97.8]
6.5.3	[G44.810]	Kopfschmerz bei Angioplastie der A. carotis
6.5.4	[G44.810]	Kopfschmerz zurückzuführen auf eine intrakraniale endovaskuläre Intervention
6.5.5	[G44.810]	Kopfschmerz bei Angiographie
6.6	[G44.810]	Kopfschmerz zurückzuführen auf eine Hirnvenenthrombose [I63.6]
6.7	[G44.81]	Kopfschmerz zurückzuführen auf andere intrakraniale Gefäßstörungen
6.7.1	[G44.81]	Zerebrale autosomal dominante Angiopathie mit subakuter ischämischer Leukoenzephalopathie (CADASIL) [I67.8]
6.7.2	[G44.81]	Mitochondriale Enzephalopathie, Laktatazidose, stroke-like-episodes (MELAS) [G31.81]
6.7.3	[G44.81]	Kopfschmerz zurückzuführen auf eine benigne Angiopathie des ZNS [I99]
6.7.4	[G44.81]	Kopfschmerz zurückzuführen auf einen Hypophyseninfarkt [E23.6]

IHS ICHD-II Kode	WHO ICD-10 NA Kode	Diagnose [und ätiologischer ICD-10 Kode für sekundäre Kopfschmerzerkrankungen
7.	[G44.82]	**Kopfschmerz zurückzuführen auf nichtvaskuläre intrakraniale Störungen**
7.1	[G44.820]	Kopfschmerz zurückzuführen auf eine Liquordrucksteigerung
7.1.1	[G44.820]	Kopfschmerz zurückzuführen auf eine idiopathische intrakraniale Hypertension [G93.2]
7.1.2	[G44.820]	Kopfschmerz zurückzuführen auf eine sekundäre Liquordrucksteigerung metabolischer, toxischer oder hormoneller Genese
7.1.3	[G44.820]	Kopfschmerz zurückzuführen auf eine sekundäre Liquordrucksteigerung bei Hydrozephalus [G91.8]
7.2	[G44.820]	Kopfschmerz zurückzuführen auf einen Liquorunterdruck
7.2.1	[G44.820]	Postpunktioneller Kopfschmerz [G97.0]
7.2.2	[G44.820]	Kopfschmerz bei Liquorfistel [G96.0]
7.2.3	[G44.820]	Kopfschmerz zurückzuführen auf ein spontanes (oder idiopathisches) Liquorunterdrucksyndrom
7.3	[G44.82]	Kopfschmerz zurückzuführen auf nichtinfektiöse entzündliche Erkrankungen
7.3.1	[G44.823]	Kopfschmerz zurückzuführen auf eine Neurosarkoidose [D86.8]
7.3.2	[G44.823]	Kopfschmerz zurückzuführen auf eine aseptische (nichtinfektiöse) Meningitis [zusätzlicher ätiologischer Kode erforderlich]
7.3.3	[G44.823]	Kopfschmerz zurückzuführen auf eine andere nichtinfektiöse entzündliche Erkrankung [zusätzlicher ätiologischer Kode erforderlich]
7.3.4	[G44.82]	Kopfschmerz zurückzuführen auf eine lymphozytäre Hypophysitis [E23.6]
7.4	[G44.822]	Kopfschmerz zurückzuführen auf ein intrakraniales Neoplasma [C00-D48]
7.4.1	[G44.822]	Kopfschmerz zurückzuführen auf einen erhöhten intrakranialen Druck oder einen Hydrozephalus verursacht durch ein Neoplasma [Kode zur Spezifizierung des Neoplasmas]
7.4.2	[G44.822]	Kopfschmerz direkt zurückzuführen auf ein Neoplasma [Kode zur Spezifizierung des Neoplasmas]
7.4.3	[G44.822]	Kopfschmerz zurückzuführen auf eine Meningitis carcinomatosa [C79.3]
7.4.4	[G44.822]	Kopfschmerz zurückzuführen auf eine hypothalamische oder hypophysäre Über- oder Unterfunktion [E23.0]
7.5	[G44.824]	Kopfschmerz zurückzuführen auf eine intrathekale Injektion [G97.8]
7.6	[G44.82]	Kopfschmerz zurückzuführen auf einen zerebralen Krampfanfall [G40.x oder G41.x zur Spezifizierung des Anfalltyps]
7.6.1	[G44.82]	Hemicrania epileptica [G40.x oder G41.x zur Spezifizierung des Anfalltyps]
7.6.2	[G44.82]	Kopfschmerz nach zerebralem Krampfanfall [G40.x oder G41.x zur Spezifizierung des Anfalltyps]
7.7	[G44.82]	Kopfschmerz zurückzuführen auf eine Chiari-Malformation Typ I (CM1) [Q07.0]
7.8	[G44.82]	Syndrom der vorübergehenden Kopfschmerzen und neurologischen Defizite mit Liquorlymphozytose
7.9	[G44.82]	Kopfschmerz zurückzuführen auf eine andere nichtvaskuläre intrakraniale Störung

IHS ICHD-II Kode	WHO ICD-10 NA Kode	Diagnose [und ätiologischer ICD-10 Kode für sekundäre Kopfschmerzerkrankungen
8.	[G44.4 or G44.83]	Kopfschmerz zurückzuführen auf eine Substanz oder deren Entzug
8.1	[G44.40]	Kopfschmerz induziert durch akuten Substanzgebrauch oder akute Substanzexposition
8.1.1	[G44.400]	Kopfschmerz induziert durch Stickoxid(NO)-Donatoren [X44]
8.1.1.1	[G44.400]	Sofortiger Kopfschmerz induziert durch Stickoxid(NO)-Donatoren [X44]
8.1.1.2	[G44.400]	Verzögerter Kopfschmerz induziert durch Stickoxid(NO)-Donatoren [X44]
8.1.2	[G44.40]	Kopfschmerz induziert durch Phosphodiesterase(PDE)-Hemmer [X44]
8.1.3	[G44.402]	Kopfschmerz induziert durch Kohlenmonoxid [X47]
8.1.4	[G44.83]	Kopfschmerz induziert durch Alkohol [F10]
8.1.4.1	[G44.83]	Sofortiger Kopfschmerz induziert durch Alkohol
8.1.4.2	[G44.83]	Verzögerter Kopfschmerz induziert durch Alkohol [F10]
8.1.5	[G44.4]	Kopfschmerz induziert durch Nahrungsbestandteile und -zusätze
8.1.5.1	[G44.401]	Kopfschmerz induziert durch Natriumglutamat [X44]
8.1.6	[G44.83]	Kopfschmerz induziert durch Kokain [F14]
8.1.7	[G44.83]	Kopfschmerz induziert durch Cannabis [F12]
8.1.8	[G44.40]	Kopfschmerz induziert durch Histamin [X44]
8.1.8.1	[G44.40]	Sofortiger Kopfschmerz induziert durch Histamin [X44]
8.1.8.2	[G44.40]	Verzögerter Kopfschmerz induziert durch Histamin [X44]
8.1.9	[G44.40]	Kopfschmerz induziert durch Calcitonin gene-related peptide (CGRP) [X44]
8.1.9.1	[G44.40]	Sofortiger Kopfschmerz induziert durch CGRP [X44]
8.1.9.2	[G44.40]	Verzögerter Kopfschmerz induziert durch CGRP [X44]
8.1.10	[G44.41]	Kopfschmerz als akute Nebenwirkung zurückzuführen auf eine Medikation eingesetzt für andere Indikationen [Kode zur Spezifizierung der Substanz]
8.1.11	[G44.4 oder G44.83]	Kopfschmerz zurückzuführen auf akuten Gebrauch oder Exposition einer anderen Substanz [Kode zur Spezifizierung der Substanz]
8.2	[G44.41 oder G44.83]	Kopfschmerz bei Medikamentenübergebrauch
8.2.1	[G44.411]	Kopfschmerz bei Ergotaminübergebrauch [Y52.5]
8.2.2	[G44.41]	Kopfschmerz bei Triptanübergebrauch
8.2.3	[G44.410]	Kopfschmerz bei Analgetikaübergebrauch [F55.2]
8.2.4	[G44.83]	Kopfschmerz bei Opioidübergebrauch [F11.2]
8.2.5	[G44.410]	Kopfschmerz bei Übergebrauch von Schmerzmittelmischpräparaten [F55.2]
8.2.6	[G44.410]	Kopfschmerz zurückzuführen auf den Übergebrauch einer anderen Medikation [Kode zur Spezifizierung der Substanz]
8.2.7	[G44.41 oder G44.83]	Wahrscheinlicher Kopfschmerz bei Medikamentenübergebrauch [Kode zur Spezifizierung der Substanz]
8.3	[G44.4]	Kopfschmerz als Nebenwirkung zurückzuführen auf eine Dauermedikation [Kode zur Spezifizierung der Substanz]
8.3.1	[G44.418]	Kopfschmerz induziert durch exogene Hormone [Y42.4]
8.4	[G44.83]	Kopfschmerz zurückzuführen auf den Entzug einer Substanz
8.4.1	[G44.83]	Koffeinentzugskopfschmerz [F15.3]
8.4.2	[G44.83]	Opioidentzugskopfschmerz [F11.3]
8.4.3	[G44.83]	Östrogenentzugskopfschmerz [Y42.4]
8.4.4	[G44.83]	Kopfschmerz zurückzuführen auf den Entzug anderer chronisch eingenommener Substanzen [Kode zur Spezifizierung der Substanz]

Die 2. Auflage der Internationalen Kopfschmerzklassifikation aus dem Jahre 2003

IHS ICHD-II Kode	WHO ICD-10 NA Kode	Diagnose [und ätiologischer ICD-10 Kode für sekundäre Kopfschmerzerkrankungen
9.		**Kopfschmerz zurückzuführen auf eine Infektion**
9.1	[G44.821]	Kopfschmerz zurückzuführen auf eine intrakraniale Infektion [G00-G09]
9.1.1	[G44.821]	Kopfschmerz zurückzuführen auf eine bakterielle Meningitis [G00.9]
9.1.2	[G44.821]	Kopfschmerz zurückzuführen auf eine lymphozytäre Meningitis [G03.9]
9.1.3	[G44.821]	Kopfschmerz zurückzuführen auf eine Enzephalitis [G04.9]
9.1.4	[G44.821]	Kopfschmerz zurückzuführen auf einen Hirnabszeß [G06.0]
9.1.5	[G44.821]	Kopfschmerz zurückzuführen auf ein subdurales Empyem [G06.2]
9.2	[G44.881]	Kopfschmerz zurückzuführen auf eine systemische Infektion [A00-B97]
9.2.1	[G44.881]	Kopfschmerz zurückzuführen auf eine systemische bakterielle Infektion [Kode zur Spezifizierung der Ätiologie]
9.2.2	[G44.881]	Kopfschmerz zurückzuführen auf eine systemische virale Infektion [Kode zur Spezifizierung der Ätiologie]
	[G44.881]	Kopfschmerz zurückzuführen auf eine andere systemische Infektion [Kode zur Spezifizierung der Ätiologie]
9.3	[G44.821]	Kopfschmerz zurückzuführen auf HIV/AIDS [B22]
9.4	[G44.821 oder G44.881]	Chronischer postinfektiöser Kopfschmerz [Kode zur Spezifizierung der Ätiologie]
9.4.1	[G44.821]	Chronischer Kopfschmerz nach bakterieller Meningitis [G00.9]
10.	**[G44.882]**	**Kopfschmerz zurückzuführen auf eine Störung der Homöostase**
10.1	[G44.882]	Kopfschmerz zurückzuführen auf eine Hypoxie und/oder Hyperkapnie
10.1.1	[G44.882]	Höhenkopfschmerz [W94]
10.1.2	[G44.882]	Taucherkopfschmerz
10.1.3	[G44.882]	Schlaf-Apnoe-Kopfschmerz [G47.3]
10.2	[G44.882]	Dialysekopfschmerz [Y84.1]
10.3	[G44.813]	Kopfschmerz zurückzuführen auf eine arterielle Hypertonie [I10]
10.3.1	[G44.813]	Kopfschmerz zurückzuführen auf ein Phäochromozytom [D35.0 (benigne) oder C74.1 (maligne)]
10.3.2	[G44.813]	Kopfschmerz zurückzuführen auf eine hypertensive Krise ohne hypertensive Enzephalopathie [I10]
10.3.3	[G44.813]	Kopfschmerz zurückzuführen auf eine hypertensive Enzephalopathie [I67.4]
10.3.4	[G44.813]	Kopfschmerz zurückzuführen auf eine Präeklampsie [O13-O14]
10.3.5	[G44.813]	Kopfschmerz zurückzuführen auf eine Eklampsie [O15]
10.3.6	[G44.813]	Kopfschmerz zurückzuführen auf einen akuten Blutdruckanstieg durch eine exogene Substanz [Kode zur Spezifizierung der Ätiologie]
10.4	[G44.882]	Kopfschmerz zurückzuführen auf eine Hypothyreose [E03.9]
10.5	[G44.882]	Kopfschmerz zurückzuführen auf Fasten [T73.0]
10.6	[G44.882]	Kopfschmerz zurückzuführen auf eine kardiale Erkrankung [Kode zur Spezifizierung der Ätiologie]
10.7	[G44.882]	Kopfschmerz zurückzuführen auf eine andere Störung der Homöostase [Kode zur Spezifizierung der Ätiologie]

IHS ICHD-II Kode	WHO ICD-10 NA Kode	Diagnose [und ätiologischer ICD-10 Kode für sekundäre Kopfschmerzerkrankungen
11.	[G44.84]	**Kopf- oder Gesichtsschmerz zurückzuführen auf Erkrankungen des Schädels sowie von Hals, Augen, Ohren, Nase, Nebenhöhlen, Zähnen, Mund oder anderen Gesichts- oder Schädelstrukturen**
11.1	[G44.840]	Kopfschmerz zurückzuführen auf Erkrankungen der Schädelknochen [M80-M89.8]
11.2	[G44.841]	Kopfschmerz zurückzuführen auf Erkrankungen des Halses [M99]
11.2.1	[G44.841]	Zervikogener Kopfschmerz [M99]
11.2.2	[G44.842]	Kopfschmerz zurückzuführen auf eine retropharyngeale Tendinitis [M79.8]
11.2.3	[G44.841]	Kopfschmerz zurückzuführen auf eine kraniozervikale Dystonie [G24]
11.3	[G44.843]	Kopfschmerz zurückzuführen auf Erkrankungen der Augen
11.3.1	[G44.843]	Kopfschmerz zurückzuführen auf ein akutes Glaukom [H40]
11.3.2	[G44.843]	Kopfschmerz zurückzuführen auf einen Brechungsfehler [H52]
11.3.3	[G44.843]	Kopfschmerz zurückzuführen auf eine Heterophorie oder Heterotropie (latentes oder manifestes Schielen) [H50.3-H50.5]
11.3.4	[G44.843]	Kopfschmerz zurückzuführen auf eine entzündliche Erkrankung des Auges [Kode zur Spezifizierung der Ätiologie]
11.4	[G44.844]	Kopfschmerz zurückzuführen auf Erkrankungen der Ohren [H60-H95]
11.5	[G44.845]	Kopfschmerz zurückzuführen auf eine Rhinosinusitis [J01]
11.6	[G44.846]	Kopfschmerz zurückzuführen auf Erkrankungen der Zähne, Kiefer und benachbarter Strukturen [K00-K14]
11.7	[G44.846]	Kopf- oder Gesichtsschmerz zurückzuführen auf Erkrankungen des Kiefergelenkes (OMD) [K07.6]
11.8	[G44.84]	Kopfschmerzen zurückzuführen auf andere Erkrankungen des Schädels sowie von Hals, Augen, Ohren, Nase, Nebenhöhlen, Zähnen, Mund oder anderen Gesichts- oder Schädelstrukturen [Kode zur Spezifizierung der Ätiologie]
12.	[R51]	**Kopfschmerz zurückzuführen auf psychiatrische Störungen**
12.1	[R51]	Kopfschmerz zurückzuführen auf eine Somatisierungsstörung [F45.0]
12.2	[R51]	Kopfschmerz zurückzuführen auf eine psychotische Störung [Kode zur Spezifizierung der Ätiologie]
13.	[G44.847, G44.848 oder G44.85]	**Kraniale Neuralgien und zentrale Ursachen von Gesichtsschmerzen**
13.1	[G44.847]	Trigeminusneuralgie
13.1.1	[G44.847]	Klassische Trigeminusneuralgie [G50.00]
13.1.2	[G44.847]	Symptomatische Trigeminusneuralgie [G53.80] + [Kode zur Spezifizierung der Ätiologie]
13.2	[G44.847]	Glossopharyngeusneuralgie
13.2.1	[G44.847]	Klassische Glossopharyngeusneuralgie [G52.10]
13.2.2	[G44.847]	Symptomatische Glossopharyngeusneuralgie [G53.830] + [Kode zur Spezifizierung der Ätiologie]
13.3	[G44.847]	Intermediusneuralgie [G51.80]
13.4	[G44.847]	Laryngeus-superior-Neuralgie [G52.20]
13.5	[G44.847]	Nasoziliarisneuralgie [G52.80]
13.6	[G44.847]	Supraorbitalisneuralgie [G52.80]
13.7	[G44.847]	Neuralgien anderer terminaler Äste [G52.80]

Die 2. Auflage der Internationalen Kopfschmerzklassifikation aus dem Jahre 2003

IHS ICHD-II Kode	WHO ICD-10 NA Kode	Diagnose [und ätiologischer ICD-10 Kode für sekundäre Kopfschmerzerkrankungen
13.8	[G44.847]	Okzipitalisneuralgie [G52.80]
13.9	[G44.851]	Nacken-Zungen-Syndrom
13.10	[G44.801]	Kopfschmerz durch äußeren Druck
13.11	[G44.802]	Kältebedingter Kopfschmerz
13.11.1	[G44.8020]	Kopfschmerzen zurückzuführen auf einen äußeren Kältereiz
13.11.2	[G44.8021]	Kopfschmerzen zurückzuführen auf Einnahme oder Inhalation eines Kältereizes
13.12	[G44.848]	Anhaltender Schmerz verursacht durch Kompression, Irritation oder Distorsion eines Hirnnervens oder einer der oberen zervikalen Wurzeln durch eine strukturelle Läsion [G53.8] + [Kode zur Spezifizierung der Ätiologie]
13.13	[G44.848]	Optikusneuritis [H46]
13.14	[G44.848]	Okuläre diabetische Neuropathie [E10-E14]
13.15	[G44.881 oder G44.847]	Kopf- oder Gesichtsschmerz zurückzuführen auf einen Herpes zoster
13.15.1	[G44.881]	Kopf- oder Gesichtsschmerz zurückzuführen auf einen akuten Herpes zoster [B02.2]
13.15.2	[G44.847]	Postherpetische Neuralgie [B02.2]
13.16	[G44.850]	Tolosa-Hunt-Syndrom
13.17	[G43.80]	Ophthalmoplegische „Migräne"
13.18	[G44.810 oder G44.847]	Zentrale Ursachen von Gesichtsschmerzen
13.18.1	[G44.847]	Anaesthesia dolorosa [G52.800] + [Kode zur Spezifizierung der Ätiologie]
13.18.2	[G44.810]	Zentraler Schmerz nach Hirninfarkt [G46.21]
13.18.3	[G44.847]	Gesichtsschmerz zurückzuführen auf eine Multiple Sklerose [G35]
13.18.4	[G44.847]	Anhaltender idiopathischer Gesichtsschmerz [G50.1]
13.18.5	[G44.847]	Syndrom des brennenden Mundes [Kode zur Spezifizierung der Ätiologie]
13.19	[G44.847]	Andere kraniale Neuralgien oder andere zentral vermittelte Gesichtsschmerzen [Kode zur Spezifizierung der Ätiologie]
14.	**[R51]**	**Andere Kopfschmerzen, kraniale Neuralgien, zentrale oder primäre Gesichtsschmerzen**
14.1	[R51]	Kopfschmerz nicht anderweitig klassifiziert
14.2	[R51]	Kopfschmerz nicht spezifiziert

1 Der zusätzliche Kode spezifiziert den Anfallstyp.
2 In der ICD-10 werden Substanzen nach Vorhandensein oder Nichtvorhandensein eines Abhängigkeitspotentials klassifiziert. Kopfschmerz im Zusammenhang mit der Einnahme psychoaktiver Substanzen (mit Abhängigkeitspotential) werden unter G 44.83 mit einem zusätzlichen Code für die hervorgerufenen Gesundheitsstörungen klassifiziert, z. B. Intoxikation (F1.x.0), Abhängigkeit (F1.x.2), Entzugssymptome (F1.x.3), ... Mit der 3. Ziffer kann die betreffende Substanz charakterisiert werden, z. B. F10 für Alkohol oder F15 für Koffein. Der Mißbrauch von Substanzen ohne Abhängigkeitspotential wird unter F55 kodiert. Eine 4. Ziffer kann zur Benennung der betreffenden Substanz eingefügt werden, z. B. F55.2 Mißbrauch von Schmerzmitteln. Kopfschmerzen im Zusammenhang mit Substanzen ohne Abhängigkeitspotential werden unter G44.4 kodiert.

Anleitung zum Gebrauch der Internationalen Kopfschmerzklassifikation 2. Auflage 2003

1. Die Klassifikation ist nach einem hierarchischen Prinzip aufgebaut und jeder Anwender muß selbst entscheiden, wie detailliert eine Diagnose im Einzelfall sein soll. Diese kann sich von der Ebene der ersten Stelle bis zur vierten Stelle erstrecken. Die erste Stelle gibt die grobe Orientierung an, in welche Diagnosegruppe der Kopfschmerz gehört. Handelt es sich z. B. um eine 1. *Migräne*, einen 2. *Kopfschmerz vom Spannungstyp* oder einen 3. *Clusterkopfschmerz* bzw. einen anderen *trigemino-autonomen Kopfschmerz*? Die weiteren Stellen beinhalten dann detailliertere Informationen zur Diagnose. Die gewünschte Detailtiefe hängt vom Zweck ab. In der Allgemeinarztpraxis werden in der Regel nur Diagnosen mit einer 1. oder 2. Stelle erforderlich sein, während spezialisierte Praxen oder Kopfschmerzzentren Diagnosen mit einer 3. oder 4. Stelle verwenden werden.
2. Patienten erhalten eine Diagnose entsprechend der Kopfschmerzphänomenologie, die aktuell oder im Verlauf des letzten Jahres bestand. Für genetische und andere Zwecke werden auch Kopfschmerzen, die im Laufe des Lebens auftraten, herangezogen.
3. Jeder einzelne Kopfschmerztyp, der bei einem Patienten besteht, muß diagnostiziert und kodiert werden. So erhalten schwer betroffene Patienten eines spezialisierten Kopfschmerzzentrums häufig drei Diagnosen: 1.1 *Migräne ohne Aura*, 2.2 *häufige episodische Kopfschmerzen vom Spannungstyp* und 8.3 *Kopfschmerzen bei Medikamentenübergebrauch*.
4. Falls ein Patient mehr als eine Diagnose erhält, sollten diese in der Reihenfolge der Wichtigkeit für den Patienten aufgelistet werden.
5. Falls der Kopfschmerz eines Patienten die diagnostischen Kriterien von zwei verschiedenen Kopfschmerzentitäten erfüllt, sollten alle verfügbaren Informationen hinzugezogen werden, um zu entscheiden, welche der beiden Diagnosen die tatsächliche oder zumindest wahrscheinlichere ist. Von Interesse kann der Verlauf der Kopfschmerzerkrankung sein: Wie begannen die Kopfschmerzen? Aber auch die Familienanamnese, die Wirksamkeit von Medikamenten, die Beziehung zur Menstruation, das Alter, Geschlecht und eine Reihe andere Merkmale sollten berücksichtigt werden. Sind die Kriterien einer 1. *Migräne*, eines 2. *Kopfschmerzes vom Spannungstyp*, eines 3. *Clusterkopfschmerzes* bzw. einer anderen *trigemino-autonomen Kopfschmerzerkrankung* oder einer ihrer Unterformen vollständig erfüllt, übertrumpfen diese Diagnosen immer die am Ende der betreffenden Kapitel angeführten *wahrscheinlichen* diagnostischen Kategorien. Falls ein Patient z. B. einen Kopfschmerz aufweist, der sowohl die Kriterien für eine 1.6 *wahrscheinliche Migräne* und einen 2.1 *sporadischen episodischen Kopfschmerz vom Spannungstyp* erfüllt, sollte eine Kodierung unter letzterer Diagnose erfolgen. Es sollte jedoch auch bedacht werden, daß einige Attacken die Kriterien einer Kopfschmerzform und andere Attacken die Kriterien einer anderen erfüllen können. In diesem Fall sollten zwei Diagnosen vergeben werden.
6. Um eine Kopfschmerzdiagnose zu erhalten, muß der Patient in vielen Fällen bereits eine bestimmte Anzahl an Attacken (oder Tagen) mit diesem Kopfschmerz gehabt haben. Die genaue Anzahl ist für jeden Kopfschmerztyp bzw. -subtyp in den diagnostischen Kriterien definiert. Die Kopfschmerzen müssen weiter eine Reihe von Bedingungen erfüllen, die unter alphabetischen Gliederungspunkten beschrieben sind: A, B, C, etc. Hinter einigen dieser Gliederungspunkte verbirgt sich eine einzelne Bedingung, die zutreffen muß, hinter anderen findet sich eine Auflistung von Punkten, von denen eine bestimmte Anzahl erfüllt sein muß, z. B. 2 von 4 Charakteristika.
7. Ein vollständiger Kriteriensatz findet sich bei einigen Kopfschmerzformen nur bis zur Ebene der ersten oder zweiten Stelle. Die diagnostischen Kriterien der dritten und vierten Stelle fordern dann als Kriterium A, daß die Kriterien der Ebenen 1 und/oder 2 erfüllt sind, um ab Kriterium B die weiteren Kriterien zu spezifizieren, die erfüllt sein müssen.
8. Die Frequenz primärer Kopfschmerzen kann von einer Attacke in einem oder zwei Jahren bis zum täglichen Auftreten variieren. Auch die Schwere der Kopfschmerzen kann sehr unterschiedlich sein. Die *Internationale Klassifikation von Kopfschmerzerkrankungen, 2. Auflage* bietet nicht grundsätzlich die Möglichkeit, Frequenz oder Intensität zu kodieren, empfiehlt aber, daß Frequenz und Intensität im freien Text spezifiziert werden.
9. *Primärer und/oder sekundärer Kopfschmerz:* Tritt ein neuer Kopfschmerz erstmals in engem zeitlichen Zusammenhang zu einer bekannten Kopfschmerzursache auf, sollte dieser Kopfschmerz der ursächlichen Erkrankung entsprechend als sekundärer Kopfschmerz kodiert werden. Dies ist auch der Fall, wenn der Kopfschmerz das klinische Bild einer Migräne, eines Kopfschmerzes vom Spannungstyp oder eines Clusterkopfschmerzes Clusterkopfschmerzes bzw. einer anderen trigemino-autonomen Kopfschmerzerkrankung aufweist.

Wenn sich aber ein vorbestehender primärer Kopfschmerz in engem zeitlichen Zusammenhang zu einer bekannten Kopfschmerzursache verschlechtert, ergeben sich zwei Möglichkeiten, die ein Abwägen erfordern. Der Patient kann entweder ausschließlich die Diagnose des vorbestehenden primären Kopfschmerzes erhalten oder aber die Diagnose des vorbestehenden primären Kopfschmerzes *und* des sekundären Kopfschmerzes. Letzteres Vorgehen mit Hinzufügen einer sekundären Kopfschmerzdiagnose empfiehlt sich bei Vorliegen folgender Punkte: Es besteht ein unmittelbarer zeitlicher Zusammenhang zur angenommenen Kopfschmerzursache; die primären Kopfschmerzen haben sich deutlich verschlechtert; es bestehen sehr gute Hinweise, daß die verdächtigte Störung Kopfschmerzen hervorrufen oder verschlimmern kann und schließlich es kommt zur Besserung oder zum Verschwinden des Kopfschmerzes nach Beseitigung der angenommenen Kopfschmerzursache.

10. Ein Patient, der die diagnostischen Kriterien einer Kopfschmerzform erfüllt, kennt in der Regel auch ähnliche Kopfschmerzen, die die Kriterien nicht ganz erfüllen. Dies kann u. a. auf eine Behandlung zurückzuführen sein, aber auch auf die Unfähigkeit, Symptome genau zu erinnern oder andere Faktoren. Man sollte den Patienten bitten, eine typische unbehandelte oder unzureichend behandelte Attacke zu beschreiben und man sollte sicherstellen, daß eine ausreichende Anzahl davon abgelaufen sind, um eine Diagnose stellen zu können. Die weniger typischen Attacken können dann mit der Beschreibung der Attackenhäufigkeit angefügt werden.

11. Falls der Verdacht besteht, daß ein Patient mehr als nur eine Kopfschmerzform aufweist, ist das Führen eines diagnostischen Kopfschmerzkalenders unbedingt empfehlenswert, in dem für jede Kopfschmerzepisode die wichtigsten Merkmale vermerkt werden. Es konnte gezeigt werden, daß Kopfschmerzkalender die diagnostische Genauigkeit erhöhen und auch eine genauere Beurteilung des Medikamentenkonsums erlauben. Schließlich hilft das Tagebuch, die genaue Häufigkeit von zwei oder mehr verschiedenen Kopfschmerzformen oder -unterformen zu beurteilen und es erleichtert dem Patienten, zwischen den verschiedenen Kopfschmerzformen, z. B. einer Migräne ohne Aura und einem episodischen Kopfschmerz vom Spannungstyp, zu unterscheiden.

12. In jedem Kapitel mit sekundären Kopfschmerzen werden die am besten bekannten und anerkannten Ursachen erwähnt und entsprechende Kriterien aufgeführt. In vielen Kapiteln gibt es jedoch eine schier unendliche Zahl an möglichen Ursachen, z. B. bei 9. *Kopfschmerzen zurückzuführen auf eine Infektion*. Um hier sehr lange Ursachenlisten zu vermeiden, sind nur die wichtigsten erwähnt. Bei diesem Beispiel werden seltene Infektionen der Diagnose 9.2.3 *Kopfschmerzen zurückzuführen auf eine andere Infektion* zugeordnet. Dasselbe System wird auch in anderen Kapiteln mit sekundären Kopfschmerzen angewandt.

13. Das letzte Kriterium der meisten sekundären Kopfschmerzen fordert, daß die Kopfschmerzen nach Beseitigung der ursächlichen Störung (durch Behandlung oder Spontanremission) innerhalb einer bestimmten Zeit verschwinden oder sich zumindest deutlich bessern. In diesen Fällen ist das Erfüllen des Kriteriums ein essentieller Teil der Herstellung des ursächlichen Zusammenhanges. Häufig ist es aber notwendig, die Diagnose zu stellen, bevor das Resultat der Behandlung bekannt ist oder sie überhaupt eingeleitet wurde. In diesen Fällen sollte die Diagnose *Kopfschmerz wahrscheinlich zurückzuführen auf [Erkrankung]* lauten. Wenn das Ergebnis der Behandlung dann bekannt ist, kann der Kopfschmerz als *zurückzuführen auf [Erkrankung]* kodiert werden oder er muß geändert werden, falls das Kriterium nicht erfüllt ist.

14. In einigen Fällen, der chronische posttraumatische Kopfschmerz ist ein gutes Beispiel, wird das Auftreten von chronischen Kopfschmerzunterformen anerkannt. In diesen Fällen kann der initiale akute Kopfschmerz persistieren. Der ursächliche Zusammenhang ist durch die Dauer der Kopfschmerzen in Relation zum Beginn oder Ende der ursächlichen Störung weder belegt noch widerlegt. Das letzte Kriterium unterscheidet stattdessen zwischen akuter und chronischer Subform, wobei das Verschwinden der Kopfschmerzen innerhalb eines Zeitraumes von 3 Monaten nach Auftreten, Remission oder Heilung der ursächlichen Störung (für die akute Subform) bzw. das Überdauern (für die chronische Form) spezifiziert ist. Im Verlauf der Erkrankung muß daher gegebenfalls die Diagnose nach 3 Monaten in *chronischer Kopfschmerz zurückzuführen auf [Erkrankung]* geändert werden. Im Beispiel also von 5.1. *akuter posttraumatischer Kopfschmerz* auf 5.2. *chronischer posttraumatischer Kopfschmerz*.

Die meisten derartigen Diagnosen finden sich im Anhang, da ihre Existenz nur unzureichend belegt ist. Sie werden nicht häufig gebraucht, sollen aber die wissenschaftliche Erforschung ursächlicher Zusammenhänge und besserer diagnostischer Kriterien stimulieren.

Klassifikation von Kopfschmerzen durch Patienten

! — Viele Patienten mit primären Kopfschmerzerkrankungen gehen nicht zum Arzt. Sie nehmen entweder ihr Leiden hin, benutzen nichtmedikamentöse Therapieverfahren oder setzen Selbstmedikation ein.
— Ein entscheidender Faktor im Gesundheitsverhalten dieser Patienten ist, wie sie selbst ihre Kopfschmerzen einordnen, klassifizieren und benennen.

Aufgrund dieser individuellen, nichtprofessionellen Klassifikation durch die Betroffenen wird das weitere Gesundheitsverhalten *entscheidend* gesteuert und motiviert: z. B. welcher Arzt aufgesucht wird, welche Therapie eingeleitet wird und welche Effekte verschiedene Maßnahmen in Abhängigkeit von den begleitenden Handlungen erzielen.

! Falsche Namengebungen und Klassifikationen durch den Patienten können dazu führen, daß die Betroffenen inadäquate Therapien auf sich nehmen, keinen Arzt konsultieren, bei einer nicht einschlägigen medizinischen oder paramedizinischen Berufsgruppe um Rat fragen, oder mit dem Arzt auf eine ungeeignete Weise kommunizieren.

Im Jahre 1993 wurde an einer repräsentativen Stichprobe in Deutschland bei 470 Patienten, deren Kopfschmerzerkrankungen die IHS-Kriterien der Migräne erfüllen, und bei 321 Patienten, deren Kopfschmerzen die IHS-Kriterien des episodischen Kopfschmerz vom Spannungstyp erfüllen, und die alle bisher wegen Kopfschmerzen noch nicht beim Arzt gewesen sind, gefragt, wie diese betroffenen Patienten ihre Kopfschmerzen selbst bezeichnen. Die Patienten wurden aus einer großen repräsentativen Studie zur Kopfschmerzepidemiologie in Deutschland ausgewählt (zur Methodik s. Kapitel 4). Es zeigte sich, daß die Betroffenen *ganz unterschiedliche* Konzepte und Grundlagen zur Klassifikation ihrer eigenen Kopfschmerzen haben. Diese sind insbesondere:

! — eine ursachenorientierte Klassifikation, die auf äußeren Ursachen basiert (z. B. Wetter);
— eine symptomorientierte Klassifikation (z. B. Druckkopfschmerz);
— eine auf sekundäre Erkrankungen bezogene Klassifikation (z. B. Kopfschmerz bei niedrigem Blutdruck);
— eine lokalisationsbezogene Klassifikation (z. B. Nackenkopfschmerz);
— eine Klassifikation basierend auf allgemeinen Beschreibungen (z. B. Wochenendkopfschmerz).

Klassifikation der Migräne durch die Patienten

Nur 27 % der Patienten, die die Kriterien der Migräne komplett erfüllen, bezeichnen ihre Kopfschmerzen tatsächlich als Migräne. !

Die häufigsten Namen in der Bevölkerung für die Migräne sind

— Druckkopfschmerz,
— Streßkopfschmerz,
— Wetterkopfschmerz,
— Menstruationskopfschmerz,
— psychischer Kopfschmerz.

Besonders auffällig ist, *daß 48 % der betroffenen Patienten überhaupt kein Konzept für ihre Kopfschmerzen haben* und nicht in der Lage sind, irgendeinen spezifischen Namen für ihre Erkrankung anzugeben.

Ursachenattribution für die Migräne durch Patienten

50 % der betroffenen Patienten nehmen an, daß ihre Kopfschmerzen durch *organische Ursachen* bedingt sind. Innerhalb dieser Gruppe vermuten 75 %, daß eine Störung des Bewegungsapparates, insbesondere

— der Halswirbelsäule

verantwortlich ist. Weitere 25 % nehmen an, daß eine

— Erniedrigung des Blutdruckes

für die Kopfschmerzen ursächlich ist. Zusätzlich geben 11 % an, daß

— hormonelle Veränderungen oder
— Streß.

Bedingung für ihre Kopfschmerzen seien (Mehrfachantworten möglich).

Klassifikation des Kopfschmerzes vom Spannungstyp durch Patienten

MERKE

Nur 2 % der betroffenen Patienten bezeichnen ihren Kopfschmerz als Kopfschmerz vom Spannungstyp.

Interessanterweise nehmen die meisten Patienten an, daß es sich bei ihren Kopfschmerzen um *Migräne* handelt, oder sie bezeichnen die Kopfschmerzen als *Streßkopfschmerz*.
64 % der Patienten haben überhaupt kein Konzept zu ihren Kopfschmerzen; sie haben keine Klassifikationsgrundlage und keinen Namen parat, um ihre Kopfschmerzen zu benennen.

Ursachenattribution für den Kopfschmerz vom Spannungstyp durch Patienten

50 % der betroffenen Patienten nehmen an, daß *eine organische Ursache* den Kopfschmerz vom Spannungstyp bedingt. Davon vermuten 63 %, daß die

- Nackenmuskulatur oder eine
- Störung der Halswirbelsäule

die Kopfschmerzen verursachen. Weitere 20 % gehen von einem

- niedrigen Blutdruck

als Kopfschmerzursache aus.

Kopfschmerzanalphabetismus in der Bevölkerung

MERKE

Es gibt keine spezifischen Kommunikationsbegriffe zu Kopfschmerzerkrankungen in der Bevölkerung.

Die obengenannten Zahlen zeigen eindeutig, daß das Wissen in der Bevölkerung über Kopfschmerzerkrankungen extrem unterentwickelt ist. Moderne Bezeichnungen oder Konzepte zur Pathophysiologie der verschiedenen Kopfschmerzerkrankungen sind nicht innerhalb der Bevölkerung zu erwarten. Nur knapp ein Drittel der von Migräne betroffenen Patienten wissen überhaupt, wie sie ihre Kopfschmerzen adäquat bezeichnen (Abb. 1.5).

Wissen zum Kopfschmerz vom Spannungstyp, *der der häufigste Kopfschmerz überhaupt* ist, existiert in der Bevölkerung praktisch nicht.

Auch ist bei diesen Kopfschmerzerkrankungen kein adäquates Wissen zu Ursachen und Bedingungen vorhanden. Ein gezieltes Gesundheitsverhalten, eine effektive Vorbeugung und Behandlung der Kopfschmerzen verlangen allerdings spezifische Informationen. Die Zahlen zeigen, daß es dringend notwendig ist, die Bevölkerung und besonders Kopfschmerzbetroffene aufzuklären. Ebenso wie bei anderen Volkserkrankungen ist es notwendig, daß Informationsprogramme, Verhaltensmaßnahmen und Vorsichtsregeln in die Bevölkerung hineingetragen werden.

Nur adäquate Information kann ermöglichen, daß die Menschen Kopfschmerzerkrankungen nicht einfach hinnehmen oder mit inadäquaten Behandlungskonzepten erfolglos behandeln müssen.

Das Bundesgesundheitsministerium hat im Jahre 1995 in einer Ausschreibung zu einem Modellprogramm festgestellt, daß *gravierende Defizite* in der Versorgung von chronischen Schmerzpatienten in Deutschland bestehen.

MERKE

Eine effektive Kopfschmerzprävention und -therapie erfordert eine intensive Information der Öffentlichkeit. Dazu ist eine enge Zusammenarbeit von Ärzten, Psychologen, Gesundheitspolitik, Krankenkassen und Medien erforderlich.

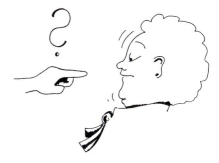

Abb. 1.5. Den wenigsten Menschen in der Bevölkerung sind rationale Konzepte zu Kopfschmerzen zugänglich

Praktischer Einsatz der internationalen Kopfschmerzklassifikation

Diagnosehierarchie
nach praktischer Notwendigkeit wählbar

Für den Novizen auf dem Gebiet der Kopfschmerzklassifikation wirkt der erste Blick auf die Klassifikation der Internationalen Kopfschmerzgesellschaft etwas abschreckend. Die Klassifikation ist umfangreich, sie erscheint kompliziert. Zweifelsfrei ist das Manual nicht zum Auswendiglernen intendiert.

! Die Klassifikation stellt vielmehr *klare operationalisierte Regeln* dar, mit denen man eine *spezifische Kopfschmerzdiagnose* aufstellen kann. Bei Kenntnis dieser Regeln wird die Kopfschmerzdiagnostik jedoch überhaupt erst ermöglicht. *Es handelt sich bei der Kopfschmerzklassifikation um nichts anderes als ein genaues Regelwerk, das eine vereinfachte Vorgehensweise erlaubt.*

Die Regeln sind zu vergleichen mit der Straßenverkehrsordnung. Selbstverständlich ist es leichter, wenn jeder einfach losfahren kann, wie er gerne möchte. Allerdings werden dann natürlich Unfälle und Pannen unvermeidlich sein. Bei einer klaren Struktur der Verkehrsordnung allerdings wird jeder möglichst einfach und zuverlässig an sein Ziel kommen. So wie das Neubeachten von Verkehrszeichen zunächst Schwierigkeiten macht, so vereinfacht allerdings im Laufe der Zeit das Kennen dieser Regeln die weitere Fortbewegung. Nicht anders verhält es sich im Bereich der Kopfschmerzdiagnostik. Zu Beginn des praktischen Einsatzes der Regeln fällt der Gebrauch noch etwas schwerer, später allerdings wird die Anwendung *weitestgehend automatisiert* möglich sein.

Die Klassifikation enthält *praktikable* diagnostische Kriterien für alle Kopfschmerzerkrankungen. Die Regeln werden in den nachfolgenden Kapiteln in der deutschen Übersetzung bei den jeweiligen Kopfschmerzerkrankungen im Wortlaut den Ausführungen vorangestellt. Der Aufbau des Buches orientiert sich an der IHS-Klassifikation. Das IHS-Codesystem ist hierarchisch aufgebaut, und es kann bis auf 4stellige Genauigkeit differenzieren.

! – *Im praktischen Routinebereich* wird die Diagnose von Kopfschmerzerkrankungen mit einer Genauigkeit *bis auf 2 Codestellen* vorgenommen werden.

– *In spezialisierten Zentren* und *zur Durchführung von wissenschaftlichen Untersuchungen* kann *bis zur 4. Codeziffer* diagnostiziert werden.

Die Klassifikation stellt für die meisten Kopfschmerzformen Kurzbeschreibungen zur Verfügung. Diese Kurzbeschreibungen sind eine Anlehnung an die bisherige Praxis. Sie ermöglichen einen Einstieg in die operationalisierten Kriterien.

Das IHS-Klassifikationssystem erfüllt die grundlegenden Forderungen an Klassifikationssysteme:

– *Jeder Typ* einer bestimmten Kopfschmerzerkrankung bei einem gegebenen Patienten *muß zu einem Kriteriensatz passen.*
– Selbstverständlich muß es auch möglich sein, daß *verschiedene Kopfschmerzformen zu gleicher Zeit oder zu unterschiedlichen Zeiten bei ein und demselben Patienten eingeteilt werden können.*
– Die Kriteriensätze müssen so *spezifisch* und so *sensitiv* wie möglich sein.

> **MERKE**
>
> *Spezität und Sensitivität*
> – Spezifität: Fähigkeit eines Diagnoseinstruments, *ausschließlich* Personen mit einer fraglichen Krankheit zu erfassen; d. h., bei optimaler Spezifität erhalten nur Personen, die wirklich an einer Krankheit leiden, auch die entsprechende Diagnose.
> – Sensitivität: Fähigkeit eines Diagnoseinstruments, Personen mit einer fraglichen Krankheit *vollständig* zu erfassen; d. h. die Kriterien einer Diagnosestellung müssen bei den Patienten, die an der Krankheit leiden, auch gefunden werden können.
>
> Sensitivität und Spezifität stehen oft *in umgekehrtem Verhältnis* zueinander.

Durch die Forderung nach Spezifität können möglichst strenge Kriterien erreicht werden, allerdings kann die Folge eines rigorosen spezifischen Klassifikationssystems sein, daß man die Kopfschmerzerkrankungen, die tatsächlich die Kriterien im weitesten Sinne erfüllen, nicht in den Kriteriensatz einordnen kann. Aus diesem Grunde müssen operationalisierte Kriteriensätze immer *einen Kompromiß zwischen der Sensitivität und der Spezifität* darstellen.

Praktischer Einsatz der internationalen Kopfschmerzklassifikation

> **MERKE**
>
> Ein ganz besonderes Wesensmerkmal der modernen Schmerzdiagnostik ist, daß man Parameter wie „häufig", „oft", „typischerweise", „gewöhnlich", „in der Regel" aus dem diagnostischen Denk- und Sprachschatz *streichen* muß. Es kommt nicht darauf an, eine Beobachtung in dieser ungenauen und je nach Interpretation wechselnden Weise zu formulieren, sondern man muß
> - *qualitativ genau* und
> - *quantitativ exakt*
>
> beschreiben, welche Wesensmerkmale die Kopfschmerzerkrankungen aufweisen, um zu einer präzisen und spezifischen Wenn-dann-Beziehung zwischen der Kopfschmerzphänomenologie und der Kopfschmerzdiagnose zu kommen.

Notwendigkeit der Einbeziehung erlebter Parameter

Die Diagnostik und die Klassifikation von Erkrankungen ist eine der schwierigsten Aufgaben innerhalb der Medizin. Dies gilt insbesondere dann, wenn die Erkrankung nicht nur durch physikalische Parameter definiert ist, sondern wenn auch

- erlebte Parameter,

wie insbesondere die Dimensionen des Schmerzes, in die Erkrankung mit eingehen. Dies unterscheidet letztlich die Medizin von einer Ingenieurwissenschaft, die mit dem definierten Zentimeter-Gramm-Sekunden-Maßsystem der Physik auskommt. *Bei den häufigsten primären Kopfschmerzerkrankungen besteht kein gesichertes pathophysiologisches Wissen*, so daß apparative Parameter im Zentimeter-Gramm-Sekunden-System der Physik in der Routinediagnostik nicht zur Verfügung stehen.

Erschwerend hinzu kommt, daß es sehr viele *Übergangsformen* zwischen den verschiedenen Kopfschmerzentitäten gibt, so daß eine präzise Einordnung ohne operationalisierte Kriterien nicht möglich ist.

Klassifikation von Kopfschmerzen – nicht von Patienten

Von besonderer Bedeutung ist, *daß ein Kopfschmerz nicht immer in der gleichen, konstanten Phänomenologie zu beobachten ist.*

Vielmehr kann im Laufe des Lebens eine vorhandene Kopfschmerzerkrankung sich in einer ganz unterschiedlichen Phänomenologie präsentieren. Im leichtesten Fall mit unterschiedlicher Intensität oder aber mit unterschiedlicher Dauer der Merkmale. Oder es können auch ganz unterschiedliche qualitative Veränderungen der Kopfschmerzerkrankung auftreten.

Zum Beispiel kann eine Migräne mit ganz unterschiedlichen neurologischen Begleitstörungen zu unterschiedlichen Zeiten beobachtet werden. Dieses allein belegt, daß eine

- Klassifikation von Patienten

überhaupt nicht möglich ist, da ein bestimmter Patient ganz unterschiedliche Kopfschmerzerkran-

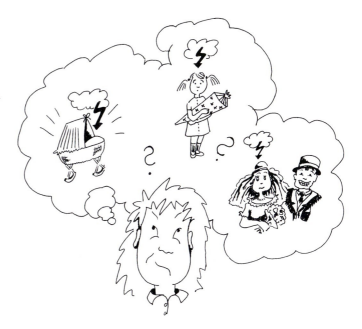

Abb. 1.6.
Wichtigste Leitlinie bei der Klassifikation von Kopfschmerzen ist, nicht die Patienten, sondern die Kopfschmerzen zu erfassen und zu klassifizieren. Ein Mensch kann während des Lebens ganz unterschiedliche Formen von Kopfschmerzen haben. Zu einem gleichen Zeitpunkt können darüber hinaus nicht nur eine, sondern auch mehrere Kopfschmerzformen auftreten

kungen im Laufe seines Lebens parallel oder aber gleichzeitig erleiden kann (Abb. 1.6).

> **MERKE**
>
> Entscheidendes Kriterium in der Kopfschmerzdiagnostik ist deshalb, daß *nicht Patienten*, sondern vielmehr
> − deren Kopfschmerzerkrankungen
> beschrieben und diagnostiziert werden.
> Es ist ohne weiteres möglich, daß ein und derselbe Patient 2, 3, 4 oder mehr Kopfschmerzdiagnosen gleichzeitig oder sukzessive aufweisen kann. Wichtig ist auch, daß man die jeweils
> − dominante Form
> an erster Stelle beschrieben und somit den größten Leidensdruck durch die Plazierung der Kopfschmerzerkrankung in den Vordergrund bringt.

Aufgrund dessen sollten Begriffe wie z. B. „Migräniker" oder „Spannungscephalgiker" nicht verwendet werden, da solche Begriffe implizieren, daß die Kopfschmerzphänomenologie ein für alle Mal konstant bleibt und quasi mit einer einmaligen Diagnose für den *Rest des Lebens* eine klare therapeutische Handlungsanweisung gegeben ist.

! Eine moderne Kopfschmerzklassifikation muß *immer wieder neu die Kopfschmerzphänomene erfassen* und entsprechend klassifizieren.

Selbstverständlich ist es nicht möglich, jede Kopfschmerzepisode, die irgendwann einmal im Laufe des Lebens stattgefunden hat, eindeutig zu spezifizieren.
Dies liegt schon daran, *daß Patienten nicht in der Lage sind, sich über längere Zeiträume die entsprechenden Kopfschmerzmerkmale zu merken und dem diagnostizierenden Arzt bekanntzugeben.*

Aus diesem Grunde ist ein entscheidender Leitgedanke, daß die *wichtigsten* Kopfschmerzformen mit einem relevanten Leidensdruck beschrieben werden. In der Regel besteht die Situation, daß die im Vordergrund stehende Kopfschmerzform zunächst detailliert geschildert wird und dann eine oder zwei weitere Kopfschmerzformen entsprechend angegeben werden. Die Patienten können sehr genau berichten, welche Kopfschmerzformen für sie von besonderer Bedeutung sind und welche nicht.

Neben dieser *qualitativen Hierarchie* kann die moderne Kopfschmerzdiagnostik auch eine *quantitative Hierarchie* angeben.

> **MERKE**
>
> Dies geschieht dadurch, daß bei jeder Kopfschmerzform angegeben wird, *an wieviel Tagen pro Monat* sie auftritt. Bei anderen Erkrankungen ist dies selbstverständlich, so würde z. B. niemand sich damit zufrieden geben, wenn man eine arterielle Hypertonie ohne quantitative Angabe der entsprechenden Blutdrucksituation quantitativ beschreibt. Bei Kopfschmerzerkrankungen war dies bis vor kurzem eine nicht geübte Praxis.

Eine *moderne* Kopfschmerzdiagnostik ist jedoch dadurch gekennzeichnet, daß sich der quantitative Aspekt niederschlägt und hinter jeder Kopfschmerzdiagnose die entsprechenden *Kopfschmerztage* pro Zeiteinheit und zusätzlich die Anzahl der *abgrenzbaren Kopfschmerzepisoden* pro Zeiteinheit festgehalten werden.

2. Diagnostik von Kopfschmerzen

Grundsätzliches zur Kopfschmerzsprechstunde

Um eine Kopfschmerzdiagnose zu erstellen, ist es erforderlich, genaue Informationen über das Kopfschmerzleiden zu bekommen. Dies ist möglich, indem die verschiedenen Kopfschmerzmerkmale von dem Patienten erfragt werden und dann anschließend zu einem „Kopfschmerzbild" zusammengesetzt werden. Ähnlich wie bei der Erstellung eines Gemäldes müssen sehr aufmerksam die Kopfschmerzleiden beobachtet werden, manchmal auch erst die Informationen aus dem weiteren Verlauf erfaßt werden, diese Informationen sehr detailliert protokolliert und notiert werden, damit sich schließlich dann das zusammenfassende Bild ergibt, das die Kopfschmerzerkrankung deutlich wiedergibt.

! Die wichtigsten Schritte bei der Erstellung der Kopfschmerzdiagnose können folgendermaßen beschrieben werden:

- Der Patient muß *selbst* Informationen über seine Kopfschmerzen sammeln.
- Die Informationen müssen an den Arzt weitergegeben werden.
- Der Arzt muß *Interesse* an den Informationen haben, sich mit dem Patienten auseinandersetzen, durch *geeignete Techniken und Methoden* die Informationen erhalten und die Informationen zusammenstellen.
- Patient und Arzt müssen die Informationen *ständig erneut* erheben, überprüfen und im Verlauf mit den zunächst gesammelten Informationen in Verbindung bringen und ggf. revidieren.

Wie man den Patienten anleitet, exakt über die Kopfschmerzen zu berichten

Eine *exakte* Information über den Ablauf der Kopfschmerzen ist der entscheidendste und wichtigste Schritt zu einer erfolgreichen Kopfschmerzbehandlung. Der Begriff der *Sprechstunde* ist besonders passend für die Behandlung und Diagnose von Kopfschmerzerkrankungen. Tatsächlich braucht man in der Regel tatsächlich auch 60 min, um die für die Kopfschmerzdiagnose erforderlichen Informationen von dem Patienten zu erhalten und zu einem Kopfschmerzbild zusammenzustellen.

Die Erstellung einer Kopfschmerzdiagnose ist im eigentlichen Sinne *ärztliche Kunst*, ebenso wie die Erstellung eines Gemäldes Kunst sein kann. Es kommt darauf an, aufgrund der tatsächlich vorgegebenen Realitäten die entscheidenden berichteten Informationen zu sammeln und dann zu einem Bild zusammenzusetzen. Das erfordert Geduld, Mühe, manchmal auch detektivische Nachforschungen und insbesondere auch manchmal Revisionen und „Radierungen" des zunächst aufgestellten Bildes. !

Patienten, die z. T. lange Jahre an Kopfschmerzerkrankungen leiden, haben oft *ihre eigenen Erklärungen und Vorstellungen* über die Ursachen der Kopfschmerzerkrankungen.

Oftmals waren sie auch schon bei vielen Ärzten, haben sich aus verschiedensten Zeitschriften unterschiedlichste Informationen zusammengesammelt und haben sich die unterschiedlichsten Konzepte über Kopfschmerzursachen und sinnvolle Behandlungen angeeignet. Durch mannigfaltige Therapieversuche sind sie teilweise frustriert und vorsichtig. Oft wurde auch der Arzt schon mehrfach gewechselt.

Die Folge ist, daß bei der ersten Untersuchung bei einem neuen Arzt *eine gewisse Art von Lampenfieber* auftritt. *Die Patienten scheuen sich dann, ihre eigenen Beobachtungen wiederzugeben.* Sie selbst wissen in aller Regel nicht, daß es gar nicht darauf ankommt, Informationen und Erklärungen zu geben sondern nur ganz systematisch die eigenen Beobachtungen über ihre Kopfschmerzerkrankung. Oft soll auch *ein fachmän-*

nisch guter Eindruck vermittelt werden, und man möchte mit Pseudoerklärungen über die Kopfschmerzen die Kompetenz zur eigenen Erkrankung ausdrücken.

! Viele Patienten greifen auf Erklärungen aus der Vergangenheit zurück. So sind typische Gesprächseröffnungen in der Kopfschmerzsprechstunde z. B.

- „Herr Doktor, ich habe Migräne, und die wird von meiner abgenutzten Halswirbelsäule verursacht."
- „Ich habe dauernden Kopfschmerz, der von meinem niedrigen Blutdruck her ausgelöst wird."
- „Ich habe Kopfschmerzen, die von meinen Hormonstörungen stammen."

Solche Formulierungen führen dazu, daß bei nicht systematischem Vorgehen sehr schnell *Voreingenommenheit* beim Arzt, aber auch beim Patienten erzeugt wird. Die Folge sind inadäquate Erklärungsversuche, die dann zu einer Fehlbehandlung führen.

Viele Patienten kommen zur Sprechstunde mit einem Bündel von verschiedensten *Arztbriefen und Vorbefunden*. Häufig wird gar nicht das eigentliche klinische Bild zunächst dargelegt, sondern es wird ein Paket von Befunden und Arztbriefen auf dem Tisch ausgebreitet, die in verschiedensten Tüten und Rollen verpackt sind. Die Diskussion befaßt sich dann, wenn man nicht aufpaßt, mit *historischen Daten*, nicht aber mit dem eigentlichen klinischen Kopfschmerzbild.

MERKE

- Aus diesem Grunde ist es von besonderer Wichtigkeit, daß man den Patienten anhält, nur über die *eigenen* Beobachtungen seiner Kopfschmerzerkrankung zu berichten.
- Dazu gehört manchmal etwas Disziplin, da die Patienten sehr gerne schnell wieder auf Interpretationen zurückgreifen.
- Man sollte deshalb den Patienten eindrücklich darauf hinweisen, einmal eine typische Attacke *ganz exakt* zu beschreiben.

Es zeigt sich dann sehr schnell, daß eine solche unvoreingenommene Beschreibung den Patienten häufig extreme Schwierigkeiten bereitet und ganz essentielle Details wie z. B. die Dauer der Attacke oder das Vorhandensein bestimmter Begleitsymptome den Patienten nie klar bewußt geworden sind, da die eigentlichen Kopfschmerzmerkmale wenig Beachtung gefunden haben und eher sensationelle Erklärungsversuche für die Kopfschmerzursache von großem Interesse gewesen sind. *Der Patient sollte also immer angehalten werden, daß er zunächst nur seine eigenen Beobachtungen und ganz neutral eine Beschreibung des Ablaufes der Kopfschmerzerkrankungen gibt.*

Einige Patienten können dies sehr gut und können dann geordnet und systematisch über den Ablauf einer typischen Kopfschmerzattacke berichten. *Diesen Patienten kann man dann Zeit lassen, in Ruhe die verschiedenen Kopfschmerzmerkmale zu referieren, und dabei durch gezielte Zwischenfragen den Informationsfluß lenken.*

Andere Patienten sind jedoch nicht in der Lage, die verschiedenen Merkmale zu gruppieren. *Dann muß man ein Konzept zur Hand haben, mit dem man gezielt Kopfschmerzmerkmale erfaßt.*

In aller Regel hängt es vom individuellen Patienten ab, wie man seine Kopfschmerzbefragung durchführen muß. Manche Patienten können eigenständig und vollständig den Kopfschmerzverlauf beschreiben. Andere haben hier sehr große Schwierigkeiten.

Ein Grund dafür ist, daß Kopfschmerzattacken sehr ! häufig *schnell vergessen* werden. Es handelt sich möglicherweise um ein ähnliches Phänomen wie bei Geburtsschmerzen, die zwar ganz extrem erlebt werden können, aber schon einige Stunden nach der Geburt kein Thema mehr darstellen und dann nicht mehr erinnert werden. Das Nervensystem hat offensichtlich *Kompensationsmechanismen*, um solche Schmerzepisoden sehr schnell aus dem Bewußtsein zu streichen.

Eine interessante Analogie zur prinzipiellen Kommunizierbarkeit von Schmerzen besteht zu der von Geruchsinhalten. Beim Geruch z. B. ist es zwar möglich eine große Anzahl von Wahrnehmungen olfaktorisch exakt auseinanderzuhalten (die Parfümindustrie lebt von dieser Fähigkeit des Wahrnehmungssystems sehr gut), aber die Kommunikation über Gerüche ist bei normalen Menschen durch ein unzureichendes Klassifikationssystem wesentlich eingeschränkt.

Rationale Erklärungen der Schmerzen dagegen scheinen viel mehr im Bewußtsein zu haften als das Schmerzerlebnis selbst und werden dann auch in der Kopfschmerzsprechstunde in den Vordergrund gebracht. *Diese allerdings sind für die Kopfschmerzdiagnose wesentlich weniger relevant als die sachliche Analyse und Beschreibung der Kopfschmerzbilder.*

Hilfsmittel zur Kopfschmerzdiagnose

> **MERKE**
>
> Weil diese Schwierigkeiten generell bestehen, ist es sehr sinnvoll, daß die Patienten angeleitet werden, *vor der eigentlichen Kopfschmerzsprechstunde sich eine Liste mit Informationen zum Ablauf des Kopfschmerzes selbst vorzubereiten.*

Hilfsmittel zur Kopfschmerzdiagnose

Der Kieler Kopfschmerzfragebogen

Als Hilfsmittel zur praktischen Umsetzung der IHS-Kopfschmerzklassifikation kann der

— *Kieler Kopfschmerzfragebogen*

hilfreich sein (Abb. 2.1).

Er wurde insbesondere als Unterstützung für die Diagnose von *Migräne und Kopfschmerz vom Spannungstyp* entwickelt, da diese Formen einerseits die häufigsten Kopfschmerzerkrankungen sind und andererseits zur Erzielung eines optimalen Therapieerfolgs unterschiedlich behandelt werden müssen. Diese beiden Kopfschmerzformen sind für 92 % aller Kopfschmerzen verantwortlich. Es wurde eine standardisierte Checkliste verfaßt, in die die Patienten die Kriterien für diese beiden Kopfschmerzformen eintragen können. Der Kopfschmerzfragebogen ermöglicht also sehr einfach, daß die spezifische Befragung *auf der Grundlage der IHS-Kriterien* fehlerfrei realisiert werden kann.

! Mit dem Kieler Kopfschmerzfragebogen können sowohl der Patient als auch der Arzt sehr leicht herausfinden, ob der Kopfschmerz die Kriterien des Kopfschmerzes vom Migränetyp oder des Kopfschmerzes vom Spannungstyp aufweist.

Natürlich ist auch möglich, festzustellen, ob beide Kopfschmerzformen bestehen. Anhand der Beschreibung der Kopfschmerzmerkmale wird mit 26 Fragen und einem Auswertungsbogen der Kopfschmerz nach den Kriterien der Internationalen Kopfschmerzgesellschaft spezifiziert. Tritt der Kopfschmerz vom Spannungstyp an weniger als 15 Tagen im Monat auf, wird er als

— *episodischer Kopfschmerz vom Spannungstyp*

bezeichnet. Besteht er an mehr als 15 Tagen pro Monat, wird er als

— *chronischer Kopfschmerz vom Spannungstyp*

bezeichnet.

Der Fragebogen kann nur *das Bild der Kopfschmerztypen* beschreiben und unterscheiden. Die *endgültige* Diagnosestellung erfordert immer *eine ärztliche Untersuchung*. Zeigen sich bei dieser ärztlichen Untersuchung keine Abweichungen von einem regelrechten Befund, die die Kopfschmerzen als sekundäre Folge bedingen könnten, kann die Diagnose der primären Kopfschmerzen Migräne oder Kopfschmerz vom Spannungstyp gestellt werden.

! Der Kieler Kopfschmerzfragebogen soll Patienten dazu anleiten, spezifisch die Merkmale der verschiedenen Kopfschmerzerkrankungen zu erinnern und anzugeben, um im Arzt-Patienten-Gespräch dann eine gezielte Beantwortung der ärztlicherseits gestellten Fragen zu ermöglichen.

Da andererseits viele Patienten mit primären Kopfschmerzerkrankungen überhaupt nicht zum Arzt gehen, soll er auch ermöglichen, daß diese sogenannten Nicht-Konsultierer ihre Kopfschmerztypen prinzipiell differenzieren können und dann eine spezifische Selbstmedikation veranlassen. Die Fragen geben zudem Beispiele, wie die operationalisierten Kriterien der IHS-Klassifikation sprachlich in der Anamneseerhebung formuliert werden können.

Der Kieler Kopfschmerzkalender

Für die objektiven prospektiven Beschreibung der Kopfschmerzphänomenologie gibt es weitere Hilfsmittel. Man kann verschiedene Attacken über einen gewissen Zeitraum durch einen *Kopfschmerzkalender* oder durch ein *Kopfschmerztagebuch* systematisch analysieren. In Abb. 2.2 wird ein diagnostischer Kopfschmerzkalender für anfallsweise auftretende Kopfschmerzen vorgestellt. Dieser Kopfschmerzkalender ist in der Lage, die verschiedenen Merkmale von Kopfschmerzerkrankungen systematisch zu bestimmen. Dazu wurden an der linken Seite des Kopfschmerzkalenders

— die *verschiedenen Merkmale*

von Kopfschmerzerkrankungen aufgelistet. Es handelt sich dabei um die wesentlichen Merkmale *der Migräne und des Kopfschmerzes vom Spannungstyp*. Für jeden Anfall wird zunächst das Datum eingetragen. Anschließend wird

— die *Schmerzstärke* anhand einer Skala von 1 = „schwach" bis 4 = „sehr stark"

angegeben. Die Patienten können dann ankreuzen, ob der Schmerz

Beantworten Sie bitte folgende Fragen:

Treten bei Ihnen Kopfschmerzen auf, die so oder ähnlich aussehen?

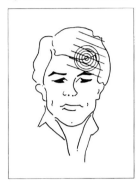

– Dauer ohne Behandlung: 4 bis 72 Stunden
– anfallsweises Auftreten, zwischen den Anfällen keine Kopfschmerzen
– einseitiges Auftreten
– pochender, pulsierender oder hämmernder Schmerz
– Übelkeit, Erbrechen, Lärm- oder Lichtempfindlichkeit können den Schmerz begleiten

Falls bei Ihnen solche oder ähnliche Kopfschmerzen auftreten, beantworten Sie bitte die folgenden Fragen. Treten solche Kopfschmerzen bei Ihnen nicht auf, setzen Sie bitte die Beantwortung bei der Frage 13 fort.

1
Dauern diese Kopfschmerzanfälle 4 bis 72 Stunden an, wenn Sie kein Medikament einnehmen oder eine Behandlung erfolglos bleibt?
❏ JA   ❏ NEIN

2
Können sich diese Kopfschmerzen auf eine Kopfhälfte beschränken?
❏ JA   ❏ NEIN

3
Können diese Kopfschmerzen einen pulsierenden Charakter haben?
❏ JA   ❏ NEIN

4
Können diese Kopfschmerzen Ihre übliche Tagesaktivität erheblich beeinträchtigen?
❏ JA   ❏ NEIN

5
Können diese Kopfschmerzen beim Treppensteigen oder durch andere körperliche Aktivität verstärkt werden?
❏ JA   ❏ NEIN

6
Können diese Kopfschmerzen von Übelkeit begleitet werden?
❏ JA   ❏ NEIN

7
Können diese Kopfschmerzen von Erbrechen begleitet werden?
❏ JA   ❏ NEIN

8
Können diese Kopfschmerzen von Lichtempfindlichkeit begleitet werden?
❏ JA   ❏ NEIN

9
Können diese Kopfschmerzen von Lärmempfindlichkeit begleitet werden?
❏ JA   ❏ NEIN

10
Sind bei Ihnen schon mindestens fünf Kopfschmerzanfälle aufgetreten, die der Beschreibung entsprechen?
❏ JA   ❏ NEIN

11
Wie lange leiden Sie an solchen Kopfschmerzanfällen? Geben Sie bitte die entsprechende Anzahl in Jahren an:
...... JAHRE

12
An wievielen Tagen pro Monat leiden Sie durchschnittlich an entsprechenden Kopfschmerzanfällen? Geben Sie bitte die Anzahl der Tage pro Monat an:
...... TAGE

13
Treten bei Ihnen Kopfschmerzen auf, die man wie folgt beschreiben kann?

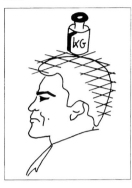

– Dauer ohne Behandlung: 30 Minuten bis 7 Tage
– beidseitiges Auftreten
– kann anfallsweise oder täglich auftreten
– drückender, ziehender, dumpfer Schmerz
– kein Erbrechen oder starke Übelkeit

Falls bei Ihnen solche oder ähnliche Kopfschmerzen auftreten, beantworten Sie bitte die folgenden Fragen. Treten solche Kopfschmerzen bei Ihnen nicht auf, ist die Befragung abgeschlossen.

14
Dauern diese Kopfschmerzen gewöhnlich 30 Minuten bis maximal 7 Tage an, wenn Sie kein Medikament einnehmen oder eine Behandlung erfolglos bleibt?
❏ JA   ❏ NEIN

15
Können diese Kopfschmerzen einen dumpfen, drückenden bis ziehenden Charakter haben?
❏ JA   ❏ NEIN

16
Können Sie trotz dieser Kopfschmerzen Ihrer üblichen Tagesaktivität nachgehen?
❏ JA   ❏ NEIN

17
Können diese Kopfschmerzen bei Ihnen beidseitig auftreten?
❏ JA   ❏ NEIN

18
Bleiben diese Kopfschmerzen durch körperliche Aktivitäten (z. B. Treppensteigen) unbeeinflußt?
❏ JA   ❏ NEIN

19
Können diese Kopfschmerzen von Übelkeit begleitet werden?
❏ JA   ❏ NEIN

20
Können diese Kopfschmerzen von Erbrechen begleitet werden?
❏ JA   ❏ NEIN

21
Können diese Kopfschmerzen von Lichtempfindlichkeit begleitet werden?
❏ JA   ❏ NEIN

22
Können diese Kopfschmerzen von Lärmempfindlichkeit begleitet werden?
❏ JA   ❏ NEIN

23
Sind bei Ihnen schon mindestens zehn Kopfschmerzanfälle aufgetreten, die der angegebenen Beschreibung gleichen?
❏ JA   ❏ NEIN

24
An wievielen Tagen pro Monat leiden Sie durchschnittlich an solchen Kopfschmerzanfällen? Geben Sie bitte die entsprechende Anzahl an:
...... TAGE

25
Leiden Sie schon länger als sechs Monate an solchen Kopfschmerzen?
❏ JA   ❏ NEIN

26
Seit wievielen Jahren leiden Sie an solchen Kopfschmerzen? Geben Sie bitte die entsprechende Zahl an:
...... JAHRE

Abb. 2.1. Der Kieler Kopfschmerzfragebogen. (Göbel 1993)

— *einseitig oder beidseitig* auftritt.

— Der *Kopfschmerzcharakter* soll angegeben werden, also ob die Schmerzen pulsierend oder pochend bzw. drückend dumpf bis ziehend sind. Es kann deklariert werden, ob die Kopfschmerzen bei der

— *üblichen Tätigkeit erheblich behinderlich* sind und
— ob sie sich bei körperlicher Aktivität verstärken.

Begleitstörungen wie

— *Übelkeit*,

Hilfsmittel zur Kopfschmerzdiagnose

Kopfschmerzanfall	1	2	3	4	5	6	7	8	9	10
Datum										
Schmerzstärke 1=schwach; 2=mittel; 3=stark; 4= sehr stark										
Einseitiger Kopfschmerz	☐	☐	☐	☐	☐	☐	☐	☐	☐	☐
Beidseitiger Kopfschmerz	☐	☐	☐	☐	☐	☐	☐	☐	☐	☐
Pulsierend oder pochend	☐	☐	☐	☐	☐	☐	☐	☐	☐	☐
Drückend, dumpf bis ziehend	☐	☐	☐	☐	☐	☐	☐	☐	☐	☐
Erheblich hinderlich bei üblicher Tätigkeit	☐	☐	☐	☐	☐	☐	☐	☐	☐	☐
Verstärkung bei körperlicher Aktivität	☐	☐	☐	☐	☐	☐	☐	☐	☐	☐
Übelkeit	☐	☐	☐	☐	☐	☐	☐	☐	☐	☐
Erbrechen	☐	☐	☐	☐	☐	☐	☐	☐	☐	☐
Lichtscheu	☐	☐	☐	☐	☐	☐	☐	☐	☐	☐
Lärmscheu	☐	☐	☐	☐	☐	☐	☐	☐	☐	☐
Anfallsdauer (Stunden)										
Arbeits-/Schulausfall (Stunden)										
Reduzierung der Leistungsfähigkeit (Stunden)										
Medikamente oder andere Behandlung (bitte eintragen, ggfs. zusätzliches Blatt verwenden)										
Wirkung: gut	☐	☐	☐	☐	☐	☐	☐	☐	☐	☐
mäßig	☐	☐	☐	☐	☐	☐	☐	☐	☐	☐
schlecht	☐	☐	☐	☐	☐	☐	☐	☐	☐	☐

bitte wenden

Abb. 2.2. Der Kieler Kopfschmerzkalender

- *Erbrechen,*
- *Lichtempfindlichkeit,*
- *Lärmempfindlichkeit*

können ebenfalls dargestellt werden. Darüber hinaus wird die *Behinderung durch die Kopfschmerzerkrankung* eindeutig beschreibbar, indem

- die *Anfallsdauer* in Stunden,
- die Zeit von möglichen *Arbeits- oder Schulausfällen,*
- ob und wie lange die *Leistungsfähigkeit* reduziert ist,

notiert wird. Die entsprechende

- *Behandlung* der Kopfschmerzepisode

kann skizziert werden, und auch der

- *Behandlungserfolg*

kann entsprechend dargelegt werden. Nach Beobachtung mehrerer Attacken kann somit zusammen mit dem Patienten ein eindeutiges Kopfschmerzbild im Zeitverlauf ermittelt werden. Damit besteht durch dieses Kopfschmerzphänogramm eine klare Basis für die Kopfschmerzdiagnose. Die Behinderung durch die Kopfschmerzen und die Effektivität der eingesetzten Behandlung können exakt angegeben werden.

> **MERKE**
>
> Bei *hartnäckigen* Kopfschmerzen, die sich noch in der diagnostischen Evaluationsphase befinden, *muß immer ein Kopfschmerzkalender eingesetzt werden.* Ohne eine solche Grundlage bleibt jede Kopfschmerzdiagnose und jede Kopfschmerzbehandlung vage und nicht rational nachvollziehbar.

Der Kopfschmerzkalender dient auch dazu, daß eine kontinuierliche

— *Erfolgs-* und
— *Verlaufskontrolle*

der Erkrankung möglich ist. Das Führen eines Blutdruckkalenders oder eines Blutzuckerprotokolles ist bei Menschen, die an einem erhöhten Blutdruck oder an Diabetes mellitus leiden, selbstverständlich. Auch bei Kopfschmerzerkrankungen gehört es heute zum Standard, daß ein Kopfschmerzkalender geführt wird. Die Patienten sind darüber hinaus auch anzuhalten, den Kopfschmerzkalender regelmäßig zu führen und bei jedem Arztbesuch mitzubringen.

Man kann auch aus der Dokumentation der Kopfschmerzerkrankung sehr genau die *Motivation* des Patienten erfassen. Zudem kann man damit auch *Verantwortung* für die Kopfschmerztherapie an den Patienten abgeben.

! Es ist für jeden Patienten einleuchtend, daß ohne genaue Kommunikationsmittel und ohne genaue Kommunikation der Arzt in seinem Bemühen um die Kopfschmerzerkrankung eingeschränkt ist und damit die Beobachtungen und die Informationsweitergabe seitens des Patienten elementar für einen effektiven Therapieerfolg sind.

Gemeinsam mit dem Patienten muß der Weg zu einer effektiven Therapie gebahnt werden. Diesen Weg kann man dem Patienten an Beispielen aus anderen medizinischen Gebieten erklären:

! Zum Beispiel muß beim Anpassen einer neuen Brille der Augenarzt verschiedene Gläser ausprobieren, bis er für den individuellen Patienten das optimale Brillenglas gefunden hat. Ähnlich verhält es sich auch in der Kopfschmerztherapie, nur dauert es manchmal etwas länger, bis die richtige und verträgliche Therapie für einen Patienten gefunden und angepaßt werden kann. *Ohne genaue Information und Rückmeldung* über die Wirksamkeit allerdings wird der Arzt nicht in die Lage versetzt, eine effektive Therapieanpassung bei Kopfschmerzerkrankungen zu finden.

Frustrationen und Enttäuschungen bei Fehlen einer schnellen effektiven Therapie können so abgebaut werden und:

— Der Kopfschmerzkalender dokumentiert auch kleine Erfolge, und diese Erfolge sind *positive Verstärker* für den Arzt und für den Patienten. !

Häufiges Hindernis für eine erfolgreiche Kopfschmerztherapie ist, daß Patienten einmal mit einer bestimmten Diagnose verbunden werden, die sie dann als bleibendes Merkmal *etikettiert*. Bei Änderungen oder Hinzukommen weiterer Kopfschmerzerkrankungen ist die Wahrscheinlichkeit einer mangelnden Wirkung der zunächst gewählten, primären Therapie, groß.

> **MERKE**
>
> — Die Patienten sollten deshalb *nicht* mit einer bestimmten Diagnose ein für allemal verbunden werden und aufgrund dieses „lebenslänglichen Urteils" mit gleichbleibenden Wiederholungsrezepten ohne Anpassung der Therapie abgespeist werden.
> — Entscheidend ist, *daß nicht Patienten sondern die Kopfschmerzen diagnostiziert und klassifiziert werden.*

Für die Therapieevaluation von Dauerkopfschmerzen ist ein diagnostischer Kopfschmerzkalender nicht erforderlich, wenn eine gleichmäßige konstante Kopfschmerzphänomenologie vorliegt. Der Kopfschmerzverlauf muß jedoch kontinuierlich erfaßt werden. Essentiell dafür ist das regelmäßige Führen des Kopfschmerzkalenders, der die korrespondierende Therapieeffektivität im Verlauf dokumentieren kann. Dazu wurde der *Kieler Schmerzwochenkalender* entwickelt (Abb. 2.3). Eine Veränderung des Therapieverhaltens der Patienten im Therapieverlauf kann somit sicher beobachtet werden, und eine adäquate Kommunikationsgrundlage für die Kopfschmerzsprechstunde zwischen Arzt und Patient ist realisiert.

Hilfsmittel zur Kopfschmerzdiagnose

Sehr geehrte Patientin,
Sehr geehrter Patient,

aufgrund häufiger Migräne, Kopf- oder Muskelschmerzen wird bei Ihnen eine vorbeugende Behandlung durchgeführt. Dieser Kalender dient dazu, den Behandlungsverlauf genau zu verfolgen. Bitte füllen Sie den Kalender **jeden Abend vor dem Schlafengehen für den vergangenen Tag** aus.

Bitte unterscheiden Sie, ob bei Ihnen eine Migräne, ein Spannungskopfschmerz und/oder Schmerzen im Nacken/Schulterbereich an diesem Tag bestanden haben. Tragen Sie bitte die Dauer in Stunden und die Intensität der jeweiligen Beschwerden in der betreffenden Spalte ein.

- **Spalte Migräne:** *Migräne* erkennen Sie daran, daß die Kopfschmerzen anfallsweise auftreten. Sie können 4 bis 72 Stund andauern. Typische Schmerzmerkmale sind einseitiges Auftreten, pulsierender und pochender Charakter, eine starke ode sehr starke Intensität der Schmerzen und Verstärkung bei körperlicher Aktivität. Übelkeit, Erbrechen, Lärm- und Lichtüberempfindlichkeit können die Beschwerden begleiten.

- **Spalte Spannungs-Ks:** *Kopfschmerz vom Spannungstyp* erkennen Sie daran, daß die Kopfschmerzen beidseitig vorhanden sind, einen dumpfen oder drückenden Charakter aufweisen. Die Intensität ist schwach bis mittelstark. Körperlic Aktivität verstärkt die Schmerzen nicht. Erbrechen tritt nicht auf. Übelkeit, Lärm- oder Lichtempfindlichkeit können besteh

- Spalte Muskelschmerz: Tragen Sie bitte auch ein, ob **Schmerzen, Verspannungen und/oder Bewegungseinschränkungen in den Muskeln** des Kopfes, Halses oder Schultergürtels bestehen. Geben Sie auch hier die Dauer in Stunden und die Intensität an. Anschließend kreuzen Sie bitte an, um wieviel Prozent diese Muskelschmerze sich im Vergleich vor der Behandlung gebessert haben. 0 % bezieht sich dabei auf den Ausgangspunkt ohne Behandlung also bisher ohne Besserung. 100 % bedeutet, daß die eingesetzte Behandlung eine vollständige Besserung erbracht hat keine Beschwerden mehr bestehen.

Mit etwas Übung wird Ihnen das Ausfüllen leicht fallen. Bitte nehmen Sie Ihre Eintragungen regelmäßig täglich vor. Sie trage so zu einer besseren Therapiebewertung bei und vermeiden Ungenauigkeiten durch Erinnerungslücken.

Tragen sie bitte auch ein, ob Sie an diesem Tag Medikamente zur Akutbehandlung Ihrer Beschwerden verwendet haben. Geben Sie dabei auch die Dosis an.

Bitte bringen Sie den Kalender zu jedem Arztbesuch mit. Vielen Dank!

Ihre
Schmerzklinik Kiel

Abb. 2.3. Der Kieler Kopfschmerzkalender für täglich auftretenden Kopfschmerz

Der Kieler Fragebogen zur Schmerzvorgeschichte

Die Erfassung aller Kopfschmerzmerkmale der Vergangenheit ist sehr zeitaufwendig. Darüber hinaus können sich Patienten in der Anspannungssituation des ärztlichen Erstgespräches oft nicht an die verschiedenen Facetten der Kopfschmerzerkrankung erinnern. Aus diesem Grunde ist es sehr hilfreich, wenn man den Patienten *einen Fragebogen* an die Hand gibt, den sie eigenständig *zu Hause, in Ruhe* ausfüllen können. Zu diesem Zwecke wurde der

- Kieler Fragebogen zur Schmerzvorgeschichte (Göbel 1992)

entwickelt (s. Anhang). Er wurde spezifisch zur rückblickenden Erfassung der Kopfschmerzgeschichte zusammengestellt. Man sollte den Patienten anhalten, diesen Fragebogen systematisch und in Ruhe auszufüllen.

Man kann dann auf der Grundlage der Angaben die weitere Anamnese *gezielt* gestalten und aufgrund der verschiedenen Informationen die Therapieplanung effektiver einleiten. Im Fragebogen sind auch verschiedene Angaben zum *psychosozialen* Umfeld des Patienten möglich, so daß ein sehr umfassendes Bild der Gesamtsituation des Betroffenen wiedergegeben wird.

36 2. Diagnostik von Kopfschmerzen

Abb. 2.3 (*Forts.*)

Der Kieler Kopfschmerz-Anamnesebogen

Um sich über den Kopfschmerzablauf genaue Informationen zu verschaffen, müssen in einem ausführlichen Gespräch die verschiedensten Aspekte der Kopfschmerzerkrankung *erfragt* werden. *Diese Informationen sind nicht aus einem Bündel von Arztbriefen, aus verschiedensten Vorbefunden und Röntgenbildern zu entnehmen.* Es ist deshalb sinnvoll, sämtliche Arztbriefstapel und sonstige Untersuchungsbefunde erst einmal zur Seite zu legen, und diese auch vor der eigentlichen Kopfschmerzanalyse nicht einzusehen. Manchmal kommt es nämlich dazu, daß aufgrund der Vorbefunde Vorurteile übernommen werden und dann eine neutrale und vorurteilsfreie Diagnostik nicht mehr möglich ist.

! Zur Kopfschmerzanalyse empfiehlt es sich, *nach einem standardisierten Schema* vorzugehen. Dies hilft, entscheidende Fragen nicht zu vergessen und sie in einer standardisierten Weise dem Patienten zu stellen. Darüber hinaus entlastet ein standardisiertes Vorgehen. Man kann sich konzentriert und entspannt den Worten des Patienten widmen.

In Abb. 2.4 ist ein *standardisierter Anamnesebogen* (Göbel 1995) für die Kopfschmerzsprechstunde wiedergegeben. Er basiert auf der Kopfschmerzklassifikation der Internationalen Kopfschmerzgesellschaft und der ICD-10. In diesem Anamnesebogen sind *direkte Antwortmöglichkeiten* vorgegeben. Man kann bei der Notierung der Kopfschmerzmerkmale durch Verwendung eines solchen Kopfschmerzanamnesebogens eine *systematische Sammlung* der verschiedenen Aspekte des Kopfschmerzes ermöglichen. Der weiter unten dargestellte Ablauf einer systematischen Kopfschmerzsprechstunde basiert auf der Verwendung dieses standardisierten Kopfschmerz-Anamnesebogens. Es soll dort exemplarisch der Ablauf einer typischen Kopfschmerzanamnese dargelegt werden.

Das Kieler Kopfschmerzinterview
Notwendige Informationsquelle

> **MERKE**
>
> Wesentlicher Sammelpunkt aller Informationen ist *das Kopfschmerzinterview*. Es ist die entscheidende Quelle für die Diagnosestellung und für die Einleitung einer effektiven Therapie. Das Kopfschmerzinterview erfordert *Zeit und Ruhe*. Ist der Arzt abgespannt oder unter Zeitdruck, wird ein unstrukturiertes Kopfschmerzinterview in aller Regel nicht die Erwartungen erfüllen, die ein Patient und auch ein Arzt an ein ertragreiches Interview stellen (Abb. 2.5).

Die Durchführung eines Kopfschmerzinterviews erfordert Konzentration und kann *nicht* „quasi nebenbei" erfolgen (Abb. 2.6).

Man sollte deshalb bei einem Erstinterview eines ! Kopfschmerzpatienten eine ausreichende Zeitplanung vorsehen und Raum für die verschiedensten Fragen lassen. Es ist für den Patienten oft frustrierend zu erleben, daß für den entscheidenden Schritt, die Angabe der verschiedenen Kopfschmerzmerkmale, manchmal nur 3–5 min eingeplant werden, dabei aber für *völlig aussagelose Untersuchungsverfahren* bei den primären Kopfschmerzerkrankungen, wie z. B. bildgebende radiologische Verfahren, *erhebliche finanzielle Mittel, enorm viel Zeit und medizinische Arbeitskraft investiert werden.* Man sollte sich also die Zeit nehmen, die Bildgebung nicht Apparaten überlassen und das ärztliche Handwerk direkt ausüben.

Achten auf Warnsymptome

Wenn ein Patient wegen Kopfschmerzen einen Arzt konsultiert muß zunächst die Frage thematisiert werden, warum er *gerade jetzt* zum aktuellen Zeitpunkt ärztlichen Rat sucht.

> **MERKE**
>
> Der entscheidende Grund für diese Frage ist die Klärung, ob es sich hier um ein seit langem bestehendes Kopfschmerzleiden handelt und der Patient vielleicht
> – einen *erneuten Anlauf* bei bekannter Kopfschmerzphänomenologie
> tätigt, um die Kopfschmerzerkrankung besser bewältigen zu können, oder aber ob bei einem ebenfalls schon länger bestehenden Kopfschmerzleiden jetzt eine
> – *völlig neue Kopfschmerzproblematik* entstanden ist,
> die den Patienten zum Arzt führt.

In diesen beiden Situationen sind nämlich *prinzipiell verschiedene Vorgehensweisen* notwendig.

Wenn es sich um eine erste Kopfschmerzattacke ! oder um einen außergewöhnlich schlimmen Schmerz handelt, der sich im Hinblick auf die bisherigen Kopfschmerzformen deutlich abhebt, ist *immer* an mögliche akute organische Prozesse und

Abb. 2.4.
Der Kieler Kopfschmerz-Anamnesebogen; er berücksichtigt die Kriterien der Internationalen Kopfschmerzklassifikation und ermöglicht ein systematisches und strukturiertes Erheben von Daten zur Kopfschmerzdiagnostik

Anamnesebogen für
Kopfschmerzerkrankungen

Kieler Anamnesebogen nach H. Göbel, Klinik für Neurologie der Christian-Albrechts-Universität Kiel

Datum:

Untersucher:

Stempel

Grund für jetzige Konsultation:
- ☐ erstmaliges Auftreten von Kopfschmerzen
- ☐ außergewöhnliche Kopfschmerzen
- ☐ Dauerkopfschmerzen
- ☐ episodisch auftretende, schon länger bestehende Kopfschmerzen

Warnsymptome für symptomatische Kopfschmerzen:
- ☐ neuartige Kopfschmerzphänomenologie
- ☐ Fieber
- ☐ Schüttelfrost
- ☐ Polyurie, Polydipsie
- ☐ Nackensteifigkeit
- ☐ Nackenschmerzen
- ☐ Rückenschmerzen
- ☐ Übelkeit, Erbrechen
- ☐ zunehmende Müdigkeit
- ☐ zunehmende neurologische Defizite
- ☐ zunehmender Konzentrationsverlust
- ☐ allgemeine Erschöpfbarkeit
- ☐ zunehmende oder ständige Müdigkeit
- ☐ Schwindel
- ☐ Ataxie
- ☐ Muskelschmerzen
- ☐ Gelenkschmerzen

Seit wann produzieren Kopfschmerzen Leidensdruck?

Wieviele unterschiedliche Kopfschmerzerkrankungen können abgegrenzt werden?

An wievielen Tagen/Monat bestehen Kopfschmerzen?

An wievielen Tagen/Monat bestehen keine Kopfschmerzen?

An wievielen Tagen/Monat werden Medikamente zur Akutbehandlung von Kopfschmerzen eingenommen?

Wieviele unterschiedliche Kopfschmerzmedikamente werden im Monat eingenommen?

Wieviele Dosiseinheiten (z.B. Tabletten, Dragees, Suppositorien etc.) werden insgesamt pro Monat eingenommen?

---

das Bestehen symptomatischer Kopfschmerzformen zu denken.

Die nächsten Fragen der Kopfschmerzanamnese beziehen sich auf das Vorliegen von

– *Warnsymptomen*

möglicher akuter organischer Prozesse und des Bestehens von sekundären Kopfschmerzformen.

! Warnsymptome sekundärer Kopfschmerzerkrankungen bei akuten Prozessen müssen sorgfältig erfaßt werden. *Sie können auch bei jahrelangen problemlosen Kopfschmerzverläufen auftreten.*

1. Das parallele Auftreten von
– Fieber und
– Schüttelfrost

deutet häufig auf eine *infektiöse Grundlage* von Kopfschmerzerkrankungen hin.

Abb. 2.4 (*Forts.*)

Kopfschmerzform mit Leidensdruck

Rang: ☐ 1 ☐ 2 ☐ 3 ☐ 4 ☐ 5

Erstmaliges Auftreten:
Kopfschmerztage pro Monat:
☐ Episoden klar abgrenzbar   oder   ☐ Dauerkopfschmerz
Anzahl der Episoden:
Spontane Dauer der Episoden (in Std., un- oder erfolglos behandelt):

Tageszeitabhängigkeit:

Auslösefaktoren:

in wieviel % der Episoden: ....

frühe Hinweissymptome:

in wieviel % der Episoden: ....

Neurologische Begleitstörungen:

in welcher Häufigkeit: ....

graduelles oder sukzessives Auftreten über	Minuten
Dauer	Minuten
Intervall zwischen Aura und Kopfschmerz	Minuten

Kopfschmerzintensität: ☐ schwach   ☐ mittel   ☐ stark

Lokalisation:

Ausstrahlung:

Qualität:
- ☐ pulsierend, pochend
- ☐ dumpf, drückend, ziehend
- ☐ blitzartig stechend
- ☐ andere ....

Begleitsymptome:
- ☐ Verstärkung durch körperliche Aktivität
- ☐ Erhebliche Behinderung der täglichen Aktivität
- ☐ Übelkeit
- ☐ Erbrechen
- ☐ Photophobie
- ☐ Phonophobie

2. Das gleichzeitige Auftreten von
- Nackensteifigkeit sowie
- Nacken- und Rückenschmerzen

kann Indikator für *Blut oder Eiter im Subarachnoidalraum* sein.

3. Als Warnsymptome für einen *erhöhten intrakraniellen Druck* müssen
- zunehmende Müdigkeit,
- Gedächtnis- und
- Konzentrationsverlust,
- allgemeine Erschöpfbarkeit,
- Schwindel und
- Ataxie

angesehen werden. Die Wahrscheinlichkeit für solche Prozesse erhöht sich, wenn solche Symptome über mehrere Wochen zunehmend auftreten.

4. An eine *Arteriitis temporalis* und andere endzündliche Prozesse lassen an
- Gelenkschmerzen und
- Müdigkeit

Abb. 2.4 (*Forts.*)

Bisherige Behandlung der Kopfschmerzen

Spezifiziert für jeden Kopfschmerztyp. Bitte hinter jede Therapieform oder Medikament die entsprechende Rangzahl der Kopfschmerzform angeben!

nicht medikamentös:

medikamentös früher:

medikamentös jetzt:

Name	seit	Dosis	Tage/Monat	Wirkung	Nebenwirkungen
....	....	....	....	....	....
....	....	....	....	....	....
....	....	....	....	....	....
....	....	....	....	....	....
....	....	....	....	....	....

weitere Medikamente oder Therapien:

Allergien oder Medikamentenunverträglichkeit:

Schwangerschaft: ☐ besteht nicht ☐ fraglich ☐ durch Test ausgeschlossen ☐ besteht

Kontrazeption:

Weitere Erkrankungen, Operationen:

Familienanamnese:

Sozialanamnese:

---

denken, insbesondere bei Patienten, die bereits das 65. Lebensjahr überschritten haben.

Immer wenn mit den Kopfschmerzen die vorgenannten Störungen oder Befundkonstellationen auftreten, muß *eine besonders eingehende allgemeine und neurologische Untersuchung* durch einen Neurologen eingeleitet werden, an die sich ggf. bei regelwidrigen Befunden eine *apparative Diagnostik* anschließt.

Zeitliches Ablaufmuster und Erfassung der Anzahl von Kopfschmerzformen

Für die Diagnosefindung wesentliche Fragen sind die nach dem

— *zeitlichen Ablaufmuster*

der Kopfschmerzerkrankungen. Es kommt hier darauf an, *eine exakte Zeitbeschreibung* vorzunehmen und nicht nach „wahrscheinlichen", „mögli-

Abb. 2.4 (*Forts.*)

allgemeiner Untersuchungsbefund:

neurologischer Untersuchungsbefund:

zusätzliche Untersuchungen:

Diagnose:

Therapie:

chen", „eventuellen" und „häufigen" Phänomenen zu fragen. Bei der zeitlichen Analyse muß exakt thematisiert, gezählt und gemessen werden.

! Zunächst wird die genaue *Zeitspanne* des Bestehens der Kopfschmerzerkrankungen erfaßt.

Diese Frage bezieht sich nicht auf die unterschiedlichen einzelnen Kopfschmerzerkrankungen, die prinzipiell bestehen können, sondern vielmehr auf das gesamte Kopfschmerzproblem. Der Patient muß sich also exakt erinnern, seit wann Kopfschmerzen überhaupt einen Leidensdruck produzieren.

Anschließend wird erfragt, *wieviele unterschiedliche Kopfschmerzerkrankungen* der Patient abgrenzen kann, also wieviele unterschiedliche Kopfschmerzerkrankungen bei ihm vorhanden sind. !

Diese Frage bezieht sich nicht nur auf die Gegenwart, sondern auch auf Kopfschmerzerkrankungen,

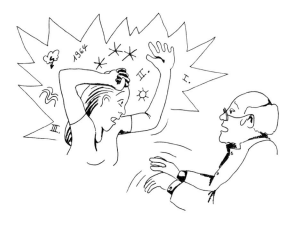

Abb. 2.5. Ein ungeordnetes Vorgehen in der Kopfschmerzsprechstunde erlaubt keine Diagnose nach operationalen Kriterien

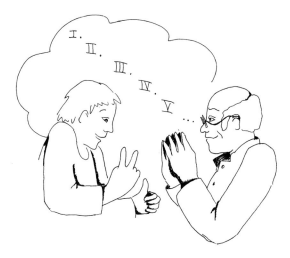

Abb. 2.6. Es ist Aufgabe des Arztes, eine strukturierte Gesprächssituation vorzugeben, damit der Patient exakt, überlegt und systematisch über die verschiedenen Kriterien des Kopfschmerzleidens berichten kann, die dann zur Kopfschmerzdiagnose zusammengesetzt werden

die in der Vergangenheit aufgetreten sind. Es handelt sich dabei um die

- *Erfassung sämtlicher bisher abgelaufenen Kopfschmerzerkrankungen.*

Eine typische Antwort von Patienten ist etwa „Ich habe Migräne und gewöhnliche Kopfschmerzen". Manchmal geben Patienten bei dieser Frage auch die Antwort, daß sie vier unterschiedliche Kopfschmerzformen haben, wobei sich dann aber im weiteren Verlauf der Analyse herausstellt, daß es sich um eine einzige Kopfschmerzdiagnose handelt, die nur mit unterschiedlichen Begleitstörungen abläuft.

- Man sollte bei Beginn der Kopfschmerzbefragung *möglichst viele unterschiedliche Kopfschmerztypen thematisieren*, damit wesentliche Formen nicht übergangen werden.
- Der entscheidende Grund für diese Differenzierung ist, daß unterschiedliche Kopfschmerzerkrankungen heute spezifisch behandelt werden können und der Arzt und der Patient wissen müssen, welcher Kopfschmerz jeweils vorliegt.

Initiiert man nämlich eine Therapie für eine bestimmte Kopfschmerzform, die bei dieser Kopfschmerzform sehr wirkungsvoll sein kann, muß diese Therapie bei anderen Kopfschmerzerkrankungen nicht unbedingt zum Erfolg führen. Wenn dann weder Arzt noch Patient sich darüber im klaren sind, welche unterschiedlichen Kopfschmerzformen bestehen, dann können wirkungsvolle Therapien für die einzelnen Kopfschmerzepisoden nicht realisiert werden. Deshalb ist der Suche nach den unterschiedlichen Kopfschmerzformen ein besonderer Schwerpunkt einzuräumen.

Kopfschmerztage pro Monat

Nach Erfassung der unterschiedlichen Anzahl von Kopfschmerztypen kommt es nun darauf an, die *grundsätzliche zeitliche Präsenz* der Kopfschmerzleiden zu bestimmen (Abb. 2.7).

Am besten eignet sich dazu in der Regel die Frage nach den

- *Tagen pro Monat,*

an denen die *unterschiedlichen* Kopfschmerzformen bestehen.

Im einfachsten Fall können die Patienten diese Frage leicht beantworten, indem sie z. B. sagen „Ich habe an 2 Tagen im Monat Kopfschmerzen". Es sollte sich dann sofort die weitere Frage anschließen,

- *ob der Patient an den anderen Tagen völlig kopfschmerzfrei ist.*

Dies ist wichtig, da manche Patienten nur sehr starke Kopfschmerzen mit unangenehmen Begleiterscheinungen angeben, während sie dazwischenliegende Kopfschmerztage nicht mitteilen. Erst auf die Frage, ob an den anderen Tagen völlige Kopfschmerzfreiheit vorhanden ist, informieren sie auch über Kopfschmerzleiden, die sie normalerweise nicht artikuliert hätten. Wenn man dann sämtliche Kopfschmerztage pro Monat kennt, hat man einen genauen Überblick über den *quantitativen Aspekt* der Kopfschmerzerkrankungen.

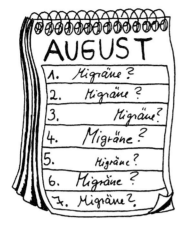

Abb. 2.7. Eines der wichtigsten Kriterien für die systematische Kopfschmerzdiagnose ist die genaue Erfassung der zeitlichen Präsenz der Kopfschmerzformen. Dabei muß berücksichtigt werden, daß nicht nur Anfälle einer einzelnen Kopfschmerzform vorhanden sein können, sondern auch mehrere Kopfschmerzformen gleichzeitig bzw. sukzessiv auftreten

Medikamenteneinnahme

Die Information zum *Einnahmeverhalten von Medikamenten* gibt ebenfalls einen sehr wichtigen quantitativen Aspekt der Kopfschmerzerkrankung wieder.

! Aus diesem Grunde muß genau analysiert werden, an wieviel Tagen pro Monat Kopfschmerzmedikamente zur Therapie der Kopfschmerzerkrankungen eingenommen werden.

Man kann dabei sofort *Inkonsistenzen* zu der Anzahl der Kopfschmerztage pro Monat erfassen. Außerdem kann man bestimmen, *an wieviel Tagen die Kopfschmerzen derartig gravierend sind*, daß eine medikamentöse Kopfschmerztherapie durchgeführt werden muß. Darüber hinaus ist diese Frage besonders wichtig zur Klärung, *ob möglicherweise ein medikamenteninduziertes Dauerkopfschmerzproblem existiert.*

! Viele Patienten können sich nicht genau erinnern, *wieviele Medikamente* sie *pro Monat* einnehmen. Die neutrale Frage nach

— *den Tagen mit Medikamenteneinnahme*

ist dagegen für die meisten Patienten problemlos zu beantworten.

Anschließend wird analysiert, wieviele *unterschiedliche* Kopfschmerzmedikamente pro Monat eingenommen werden. Auch diese Frage wird ganz unterschiedlich beantwortet. So geben manche Patienten nur die Medikamente an, die sie ärztlicherweise verschrieben bekommen haben. *Medikamente, die von ihnen selbst über die Apotheke bezogen worden sind, werden oft nicht referiert.*

Das gleiche kann für Medikamente gelten, die von ! Bekannten, Verwandten oder Familienangehörigen empfohlen und zur Verfügung gestellt worden sind. Manchmal werden auch nur sogenannte „Migränemittel" dem Arzt mitgeteilt und andere Medikamente, wie z.B. Schmerzmittel oder Medikamente, die aus der Publikumspresse und aus Anzeigen bekannt sind, gar nicht als Medikamente aufgefaßt, sondern teilweise sogar als *Lebensmittel* angesehen. Diese werden auf die Frage nach Medikamenten entsprechend auch oft nicht berichtet.

Deshalb muß der Patient auch *genau zu solchen Substanzen und Zubereitungen* gefragt werden, damit ein klares Bild des Einnahmeverhaltens von Kopfschmerzmedikamenten aufgebaut werden kann.

Eine sehr schwieriges Thema für die meisten Patienten ist die Frage nach der

— *Anzahl der Dosiseinheiten,*

die pro Monat eingenommen werden. Auch hier gilt es wieder, alle möglichen Applikationsformen, wie z. B. Tabletten, Dragees etc. zu thematisieren und dann zu versuchen, diese zu addieren.

Häufig ergibt sich durch diese Analyse ein völlig neues Bild im Hinblick auf die Schwierigkeitsproblematik einer Kopfschmerzerkrankung.

Dieser Fragenkomplex ist jedoch von vielen Patienten nur sehr schwer zu beantworten.

Das rührt auch daher, daß viele Patienten teilweise ! sich scheuen oder es ihnen peinlich ist mitzuteilen, wieviele Medikamente sie wahllos wegen ihrer Kopfschmerzen einnehmen.

Aus diesem Grunde sollte man versuchen, ein *möglichst neutrales Setting* für diese Befragung zu schaffen und die Frage *ohne mögliche Vorwürfe, Vorurteile oder gar schon Verurteilungen hinsichtlich Sucht oder Mißbrauch* mit dem Patienten zu diskutieren. Klingen letztere Vorwürfe in der Befragung mit, dann kann die entstehende Atmosphäre neutrale und offene Antworten verhindern.

Exakte Analyse der Kopfschmerzformen

Nach Beantwortung dieser essentiellen Grundfragen muß jetzt eine *exakte Kopfschmerzanalyse* der unterschiedlichen Kopfschmerzerkrankungen vorgenommen werden.

> **MERKE**
>
> Es ist weder für den Arzt noch für den Patienten möglich, für alle Kopfschmerzerkrankungen gleichzeitig eine Beschreibung vorzugeben. Aus diesem Grunde muß man
> – *für jede* der Kopfschmerzerkrankungen *einzeln* ein Kopfschmerzbild entwerfen.
> Um eine *Rangordnung* zu bilden, sollte man *nach Angabe des Patienten*
> – mit *der* Kopfschmerzerkrankung beginnen, *die den größten Leidensdruck verursacht*.
> So wird das gravierendste Problem an vorderster Stelle diskutiert. Der Patient kann nun systematisch die Kopfschmerzmerkmale dieser ersten Kopfschmerzform im einzelnen mit dem Arzt durchsprechen.

Natürlich können Kopfschmerzleiden zu unterschiedlichen Zeiten mit unterschiedlicher Intensitätsausprägung oder unterschiedlichen Begleitsymptomen auftreten. Aus diesem Grunde sollte der Patient angehalten werden,

– *typische Attacken*

zu beschreiben, um hier ein charakteristisches Bild für die Kopfschmerzerkrankung zu vermitteln.

In aller Regel wird der Patient sofort verstehen, was damit gemeint ist und dann eine entsprechend klare Auskunft geben. Problematisch wird es, wenn der Patient versucht, eine besonders exzeptionelle Attacke zu charakterisieren. Die Frage nach einem charakteristischen Verlauf sollte jedoch dazu veranlassen, daß der Patient sich auf diesen Ablauf der thematisierten Kopfschmerzerkrankung bezieht.

Für die thematisierte spezifische Kopfschmerzform muß zunächst geklärt werden, *wann sie erstmalig aufgetreten ist*.

> **MERKE**
>
> Der Patient soll sich genau erinnern, *in welcher Lebensphase* und *in welchem Alter* die Kopfschmerzerkrankungen erstmalig in Erscheinung getreten sind.

Bei dieser Frage kann auch analysiert werden, ob während der Gesamtdauer der Kopfschmerzerkrankung *unterschiedliche Verläufe* der Kopfschmerzepisoden aufgetreten sind oder ob ein immer wieder gleiches charakteristisches Auftreten der Kopfschmerzen zu berichten ist. Dazu kann man den Patienten bitten, sich genau zu überlegen, wie die Kopfschmerzen z. B.

– im Schulalter oder
– im frühen Erwachsenenalter

abgelaufen sind.

Wichtig ist auch zu fragen, *in welcher Lebenssituation* sich der Patient beim erstmaligen Auftreten befand. Auch sollte bei der retrospektiven Betrachtung überlegt werden, ob im Laufe der Zeit *unterschiedliche Begleitereignisse* vorhanden waren.

Elementar für die Kopfschmerzdiagnose ist besonders, in welcher von folgenden zeitlichen Verlaufsformen der Kopfschmerz vorliegt:

– In *zeitlich klar abgrenzbaren Episoden* mit dazwischenliegenden freien Intervallen?
– Oder als *konstanter Dauerkopfschmerz*?

Bei einem Patienten mit unterschiedlichen Kopfschmerzerkrankungen muß dieser angeleitet werden, genau herauszufinden, ob *die gerade thematisierte Kopfschmerzform*

– sich zeitlich mit anderen Kopfschmerzerkrankungen überschneidet, aber eindeutig von diesen abgegrenzt werden kann,
– und welche zeitlichen Auftretenscharakteristika diese abgrenzbare Entität aufweist,
– oder aber ob es sich tatsächlich um ein *homogenes* Kopfschmerzproblem handelt.

Diese Frage ist für die Einteilung in die verschiedenen Verlaufsformen von Kopfschmerzerkrankungen von großer Bedeutung, da viele Kopfschmerzentitäten anhand der zeitlichen Charakteristika differenziert und völlig unterschiedlich behandelt werden, was z. B. an den Diagnosen episodischer oder chronischer Kopfschmerz vom Spannungstyp bzw. episodischer oder chronischer Clusterkopfschmerz zu erkennen ist.

> **MERKE**
>
> Eine weitere Präzisierung des zeitlichen Verlaufes der thematisierten Kopfschmerzform ergibt sich aus der *Frage nach der Anzahl der Kopfschmerztage pro Monat*. Die Zeitspanne eines Monats ist für die meisten Patienten gut überschaubar, und sie können in der Regel gut angeben, an wieviel Tagen pro Monat Kopfschmerzen bestehen.

Treten Kopfschmerzen weniger häufig als einmal im Monat auf, z. B. nur alle 2 oder 3 Monate, so können natürlich auch die *Kopfschmerztage pro Jahr* analysiert werden. Dies gilt insbesondere für Kopfschmerzattacken mit neurologischen Begleitsymptomen im Sinne einer Migräne mit Aura, die bei vielen Patienten nur in größeren Zeitabständen zu finden sind.

Die nächste Frage bezieht sich auf die

- *spontane Dauer der Episoden.*

Diese Dauer soll *exakt in Stunden* oder Minuten angegeben werden und sich auf Episoden beziehen, die nicht oder erfolglos behandelt worden sind.

Natürlich ist hier nicht die Zeitdauer von Kopfschmerzerkrankungen von Relevanz, die mit einem Medikament nach 30 min erfolgreich behandelt waren, da dadurch keine charakteristische Antwort für den *Spontanverlauf* der Kopfschmerzerkrankung erhalten werden kann. Neben dieser spontanen Dauer der Episoden ist zusätzlich die

- *Anzahl der Episoden pro Zeiteinheit*

abzugrenzen. So läßt sich ein klares zeitliches Raster der Kopfschmerzerkrankung pro Zeitspanne erarbeiten und die Kopfschmerzverlaufsform genau im Zeitablauf registrieren.

Manche Kopfschmerzerkrankungen lassen sich auch hinsichtlich *einer typischen Auftretenszeit* charakterisieren.

Man sollte deshalb auch erfragen, ob die Kopfschmerzen z. B. in der Nacht oder am frühen Morgen beginnen, ob sie im Laufe des Tages kontinuierlich zunehmen, oder aber auch, ob sie an bestimmten Wochentagen oder zu bestimmten Jahreszeiten spezifisch auftreten.

Die Patienten sind in aller Regel hocherfreut, wenn man ihnen solche exakten Fragen zu ihrer Kopfschmerzerkrankung stellt. Sie können daraus ersehen, daß der Arzt tatsächlich an ihrem Leiden *interessiert* ist und motiviert ist, die genaue Kopfschmerzerkrankung zu bestimmen. Für viele Patienten ist aber eine solche Befragung *ungewohnt*, und deshalb muß man ihnen Zeit lassen, sich genau an den typischen Ablauf einer Kopfschmerzerkrankung zu erinnern, um dann diese Informationen dem Arzt mitzuteilen.

Auslösefaktoren

Nachdem nun diese Grunddaten der Kopfschmerzerkrankung erkannt sind, kann man sich den eigentlichen Ablaufmerkmalen der einzelnen Kopfschmerzen widmen. Bei einigen Kopfschmerzerkrankungen können *spezifische Auslösefaktoren* dem Patienten bekannt sein. Solche Auslösefaktoren können *ganz unterschiedlicher Natur* sein.

> **MERKE**
>
> *Auslösefaktoren sind nicht zu verwechseln mit den eigentlichen Ursachen der Kopfschmerzerkrankungen.* Sie beziehen sich auf mögliche Phänomene, die *zeitlich mit der Entstehung der Kopfschmerzen assoziiert* sein können.

In Abb. 2.8 ist eine Triggerfaktoren-Checkliste abgebildet. Sie kann dazu dienen, nach spezifischen Auslösefaktoren zu fahnden. Vielen Patienten sind solche Auslöser gar nicht bekannt. Man soll sie dann unbedingt anhalten, ein

- *prospektives Kopfschmerztagebuch*

zu führen, um die unterschiedlichen Auslösefaktoren zu erfassen.

Bei einigen Patienten wird es jedoch trotz größter Bemühungen nicht gelingen, solche Auslösefaktoren zu bestimmen.

Manchmal sind Hinweise auf mögliche Auslösefaktoren der entscheidende Schlüssel zur *Entkatastrophisierung* eines Kopfschmerzproblems.

Ein typischer Fall ist z. B. ein Lehrer, der während der Woche in der Schule angespannt arbeitet und jeden Morgen um 6 Uhr aufstehen muß, so daß er am Wochenende endlich einmal ausschlafen will. Aufgrund des veränderten Schlaf-Wach-Rhythmus kommt es dann regelmäßig am Wochenende zu Migräneattacken. Die Kenntnis, daß dieser veränderte Schlaf-Wach-Rhythmus als Auslösefaktor für solche Migräneattacken dient, kann bei entsprechender Vermeidung des zu langen Schlafens am Wochenende dazu führen, daß das Kopfschmerzproblem sich „in Luft auflöst" und dann die Behandlung *allein aufgrund von Verhaltensmaßnahmen* erfolgreich ist.

Mögliche Auslösefaktoren von verschiedenen Kopfschmerzerkrankungen werden in den nachfolgenden Kapiteln ausführlich dargestellt.

Wenn bei einigen Attacken Auslösefaktoren eine Rolle spielen, bei anderen nicht, sollte auch

- *die prozentuale Häufigkeit der Relevanz von Auslösefaktoren*

bei den verschiedenen Attacken untersucht werden, um auch hier eine nähere quantitative Analyse des Kopfschmerzproblems zu ermöglichen.

Hinweissymptome

Bei einigen Patienten ergeben sich, bevor die eigentliche Kopfschmerzproblematik auftritt, *frühe Hinweissymptome* für das Näherrücken der Kopfschmerzattacke. Solche können z. B. besondere Stimmungen sein wie Gereiztheit, besondere Freundlichkeit, besondere Aktivität oder auch Müdigkeit. Auch kommen z. B. Hunger, Appetit nach bestimmten Speisen, übermäßiger Durst oder andere Symptome vor.

> **MERKE**
>
> Die Erfassung solcher Hinweissymptome ist wichtig, da sie bei einigen Patienten bereits *frühzeitig* zu bestimmten therapeutischen Eingriffen veranlassen können und dann das Kopfschmerzproblem *noch vor dem eigentlichen Entstehen* oder vor der „Entgleisung" in den Griff zu bekommen ist.

Hinweissymptome können *mittels eines Kopfschmerzkalenders* prospektiv ermittelt werden und dann als Warnsignal für eine Verhaltensänderung dienen. Die Häufigkeit solcher Hinweissymptome in bezug auf die gesamte Anzahl der verschiedenen Kopfschmerzattacken kann zudem quantitativ erfaßt werden.

Oft fällt es Patienten sehr schwer, sich an solche Einzelheiten von Kopfschmerzanfällen zu erinnern. Man muß deshalb versuchen, gedankliche Brücken zu bauen und *nach solchen Symptomen genau fahnden*. Fragen können sich z. B. darauf beziehen, ob man *am Tag vor der Kopfschmerzerkrankung*

— sich besonders leistungsfähig fühlt,
— häufig Ärger mit dem Lebenspartner bekommt,

ob man *vor dem Entstehen der eigentlichen Kopfschmerzerkrankung*

— sich niedergeschlagen fühlt

usw.

Diese Hinweissymptome können einerseits die *verschiedenen* Kopfschmerzerkrankungen klarer zu Tage treten lassen und andererseits auch den *Zeitpunkt* der verschiedenen Therapieverfahren besser planen lassen.

Auslöser–Prüfliste

Bei vielen Menschen, die eine angeborene Reaktionsbereitschaft für Migräne haben, können nicht nur ein, sondern auch mehrere Auslösefaktoren wirksam sein. Wirken mehrere zusammen, z. B. Streß, Schlafmangel und Alkohol, ist die Wahrscheinlichkeit für Migräneattacken sehr hoch. Nahrungsmittel oder Hormonumstellungen sind als Auslösefaktoren während der Menstruation besonders bekannt. Es gibt jedoch sehr viel mehr Auslösefaktoren. Einige können Sie hier finden. Sind darunter auch welche bei Ihnen wirksam? Kreuzen Sie an:

- ❏ Streß
- ❏ Angst
- ❏ Sorgen
- ❏ Traurigkeit
- ❏ Depression
- ❏ Rührung
- ❏ Schock
- ❏ Erregung
- ❏ Überanstrengung
- ❏ körperliche Erschöpfung
- ❏ geistige Erschöpfung
- ❏ plötzliche Änderungen
- ❏ Wochenende
- ❏ spätes Zubettgehen
- ❏ langes Schlafen
- ❏ Urlaubsbeginn oder -ende
- ❏ Reisen
- ❏ Auslassen von Mahlzeiten
- ❏ Wetterumschwung
- ❏ Klimawechsel
- ❏ Föhnwind
- ❏ helles Licht
- ❏ Überanstrengung der Augen
- ❏ Heißes Baden oder Duschen
- ❏ Lärm
- ❏ intensive Gerüche
- ❏ Nahrungsmittel
- ❏ Gewürze
- ❏ Medikamente
- ❏ Alkohol
- ❏ Achten auf die schlanke Linie
- ❏ Menstruation
- ❏ Blutdruckänderungen
- ❏ Tragen schwerer Gewichte

Überlegen Sie, wie Sie Ihre Auslöser »unschädlich« machen können: Nehmen Sie ein Blatt Papier und schreiben Sie Strategien auf. Versuchen Sie es am besten jetzt gleich....

Abb. 2.8. Triggerfaktoren-Checkliste

Neurologische Symptome

Der nächste Themenkomplex bezieht sich auf das mögliche Vorhandensein von *neurologischen Begleitstörungen*, die mit der Kopfschmerzerkrankung einhergehen. Dies ist für viele Patienten ein besonders schwer zu beantwortender Fragenkomplex, da häufig die Meinung vertreten wird, daß solche Begleitstörungen überhaupt nichts mit der Kopfschmerzerkrankung zu tun haben. Andere Patienten wiederum glauben, daß die Begleitstörungen die eigentlichen Ursachen der Kopfschmerzerkrankung sind, und sie vergessen deshalb, solche Begleitstörungen bei der Beschreibung der Symptome anzugeben.

! Man sollte sich bei der Beschäftigung mit diesem Fragenkomplex bewußt machen, daß der Kopfschmerz eigentlich *nur ein kleines Teilsymptom* der gesamten Erkrankung darstellt und häufig sogar die Begleitstörungen das eigentlich Entscheidende an den verschiedenen Kopfschmerzerkrankungen sind.
- Insofern ist der Begriff „Begleitstörung" etwas irreführend, da er suggeriert, daß diese neurologischen Störungen etwas sekundäres und im Hintergrund stehendes sind.

Tatsächlich sind aber die *genaue zeitliche Erfassung* der Begleitstörungen und auch die genaue *Erfassung der Art* der Begleitstörungen für die *Auswahl* der Therapie von besonderer Bedeutung. Dazu kommt, daß der Ablauf der Begleitstörungen für die *zeitliche Planung* der Therapie ebenfalls entscheidend sein kann. Aus diesem Grunde muß diesem Themenkomplex größte Aufmerksamkeit gewidmet werden.

Nach der neuen Terminologie werden neurologische Begleitstörungen als *Aura* bezeichnet.

! Der Begriff *Aura* ist völlig synonym mit dem Begriff *neurologische Begleitstörung* und bezieht sich nicht auf den Aurabegriff, den man sonst aus dem Themenbereich der epileptischen Anfallserkrankungen kennt.

Eine Aura kann *nicht nur vor* der eigentlichen Kopfschmerzerkrankung auftreten, sondern sich auch mit der eigentlichen Kopfschmerzphase *überlappen* oder die Kopfschmerzphase sogar *überdauern*. Schließlich kann die Aura *auch zeitlich völlig unabhängig* von einer Kopfschmerzphase ablaufen und z. B. im Sinne der Migräneaura ohne Kopfschmerz das eigentliche namensgebende Symptom der Erkrankung sein.

Zunächst sollten diese neurologischen Begleitstörungen von Kopfschmerzerkrankungen qualitativ beschrieben werden, und der Patient sollte genau befragt werden, ob solche neurologischen Begleitstörungen auftreten können.

Natürlich weiß in der Regel der betroffene Patient nicht, was unter einer neurologischen Begleitstörung zu verstehen ist. Man muß ihm deshalb zunächst bestimmte Auswahlmöglichkeiten an die Hand geben. Solche Auswahlmöglichkeiten sind insbesondere *visuelle Störungen* wie z. B.

! - Zickzacklinien im Gesichtsfeld,
- Verschwommensehen,
- Verzerrtsehen von Figuren,
- Lichtblitze,
- Leuchterscheinungen

oder sogar ein kompletter Verlust des Sehvermögens.

Darüber hinaus können natürlich *sämtliche sonstigen neurologischen Störungen* im Rahmen von Kopfschmerzerkrankungen auftreten. Auch hier sind dem Patienten die wichtigsten Symptomkomplexe zu nennen, und er ist danach zu fragen, ob solche Störungen bestehen können. Es handelt sich dabei insbesondere um

- Schwindel, !
- Wortfindungsstörungen,
- Doppelbilder,
- Pupillenveränderungen,
- Paresen,
- sensorische und sensible Störungen
usw.

Bei solchen Vorgaben ist der Patient in aller Regel problemlos in der Lage, die von ihm erlebten Phänomene einzuordnen. Man muß sich dabei immer wieder vergegenwärtigen, daß die meisten Menschen *kein Vokabular* für entsprechende Störungen haben und sich deshalb sehr schwer tun, ihre Beobachtungen zu referieren. Dies gilt natürlich um so mehr für junge Patienten oder gar für Kinder, die häufig nicht in der Lage sind, die einzelnen Beobachtungen und Erlebnisse zu beschreiben.

Nachdem nun die Phänomene qualitativ erfaßt worden sind, kommt es jetzt wieder darauf an, die *quantitativen* Aspekte dieser neurologischen Störungen genau zu bestimmen. Zunächst muß gefragt werden, *an wieviel Tagen* pro Monat oder einer anderen Zeiteinheit solche neurologischen Begleitstörungen auftreten oder ob sie gar *kontinuierlich* bestehen. Anschließend muß bei einem episodischen Auftreten *die genaue Ablaufcharakteristik* dieser neurologischen Begleitstörungen im Zeitraster bestimmt werden. Zunächst müssen Fragen zum *Beginn* dieser Störungen gestellt werden:

- Treten diese graduell auf, d. h. nehmen sie ! *allmählich* innerhalb von 5 oder mehr Minuten zu?
- Treten die neurologischen Begleitstörungen, wenn es mehrere sind, *sukzessiv* auf oder *gleichzeitig*?

Diese zeitliche Verlaufscharakteristik ist häufig diagnoserelevant, insbesondere natürlich für die Migräne mit Aura. Bei dieser Verlaufsform von Kopfschmerzerkrankungen ist das allmähliche Ausbreiten oder das sukzessive Auftreten,

- die *„Migration"*

krankheitsspezifisch.

Anschließend muß *die Dauer* der neurologischen Begleitstörungen bestimmt und dabei wieder ein *typischer Verlauf* thematisiert werden.

Es ist natürlich prinzipiell möglich, daß verschiedene neurologische Begleitstörungen mit ganz unterschiedlicher Dauer auftreten und z. B. im typischen Fall die Auraphase 30 min dauert, aber auch Episoden auftreten, bei denen solche neurologischen Begleitstörungen 2, 3 oder mehr Tage anhalten.

Diese *unterschiedlichen Verlaufsformen* sind ebenfalls genau zu thematisieren und zu protokollieren.

! Schließlich ist von großer Wichtigkeit, *wie lang das Intervall zwischen dem Abklingen der Aura und den dann folgenden Kopfschmerzen ist*. Sollte es zu einer Überschneidung der Auraphase und der Kopfschmerzphase kommen, muß ebenfalls die *Dauer der Überschneidung* erfragt werden.

Kopfschmerzintensität

Kopfschmerzerkrankungen können sehr unterschiedliche *Intensitätsgrade* haben. Aus diesem Grunde ist es von Wichtigkeit, die verschiedenen Intensitätsausprägungen der Kopfschmerzattacken zu erfragen. Die Fragegestaltung soll *klare Antwortkategorien* vorgeben, um eine möglichst objektive Beschreibung zu ermöglichen. Solche Kategorien sind z. B.:

- schwach,
- mittelstark,
- sehr stark.

Diese Einschätzung spiegelt natürlich die subjektive Relevanz für den Patienten wider. Objektivieren läßt sich die Kopfschmerzbelastung z. B. durch eine Analyse der Auswirkungen der Kopfschmerzen. Wenn der Kopfschmerz *sehr stark* ist, behindert er die normalen Aktivitäten im Tagesablauf komplett, während *mittelstarke* oder *schwache* Kopfschmerzen diese lediglich erschweren.

Die Behinderung durch die Kopfschmerzattacke ist ein zusammenfassender *Pauschalparameter* für die gesamte Symptomatik der Kopfschmerzerkrankung. In die Behinderung geht sowohl der *Schmerzcharakter* als auch die *Schmerzintensität* als auch das *Ausmaß der verschiedenen Begleitstörungen* ein.

! Man sollte also ebenfalls versuchen, das *Ausmaß der Behinderung* quantitativ zu erfassen, und fragen, ob die Behinderung erheblich ist und sogar alle *Aktivitäten vollständig unmöglich* macht, oder aber ob die Patienten in der Lage sind, ihre normalen *Aktivitäten aufrechtzuerhalten*.

Schmerzqualität

Die Frage nach der Qualität des Schmerzes ist von den Patienten häufig nicht exakt zu beantworten, da sie mit dem Begriff *„Schmerzqualität"* wenig anfangen können. Aus diesem Grunde sollte man den Betroffenen erklären, was mit Schmerzqualität gemeint ist, und Beispiele geben:

- Fühlt sich der Schmerz an wie ein *Schraubstock* am Kopf?
- Fühlt sich der Schmerz an wie ein *Gewicht*, das auf den Kopf drückt?
- Ist der Schmerz im Sinne eines ständigen dumpfen *Druckes* zu verspüren?
- Fühlt sich der Schmerz an wie ein *Band*, das um den gesamten Kopf gelegt ist und ihn einschnürt?
- Pocht der Schmerz wie ein *Hammer*, der ständig an die Schädeldecke klopft?
- Macht es in ihrem Kopf *„bum bum bum"*, so als ob etwas an ihren Adern ständig zieht?
- *Brennt* und *kribbelt* der Schmerz?
- Fühlt es sich an wie ein *Stich*, *Blitz* oder *Schuß*?

Manche Patienten verstehen erst dann, was mit der Frage nach der Schmerzqualität gemeint ist, und können sie dann mit eigenen Worten beschreiben. Andere Patienten haben dabei überhaupt keine Schwierigkeiten und können den Schmerzcharakter sehr originell angeben wie z. B.

- „Ich habe eine große *Explosion* in meinem Kopf."
- „Der Schmerz fühlt sich an, als ob jemand mit einer *brennenden Lanze* in mein Auge sticht und es heraushebelt."

Viele phänomenologisch unterscheidbare Kopfschmerzentitäten sind *allein anhand ihrer Schmerzcharakteristika* gut zu differenzieren. Aus diesem Grunde ist die Frage nach der Kopfschmerzqualität von besonderer Bedeutung, und man sollte sich mit diesem Thema in der Kopfschmerzanamnese eingehend beschäftigen. !

Lokalisation

Die Klassifikation der Internationalen Kopfschmerzgesellschaft benutzt neben dem zeitlichen Ablauf der Kopfschmerzerkrankung besonders auch *die Lokalisation* der Kopfschmerzen als wichtiges Einteilungskriterium im diagnostischen Prozeß. Aus diesem Grunde muß die *typische Auftretensstelle* der Kopfschmerzen exakt erfragt werden.

! In diesem Zusammenhang sei auf ein häufiges Mißverständnis hingewiesen: In der Literatur wird oft zwischen

— Kopfschmerzen und
— Gesichtsschmerzen

differenziert. Dies ist für viele Ärzte sehr verwirrend, weil ja auch das Gesicht ein Bestandteil des Kopfes ist und eine Differenzierung von Kopf und Gesicht nicht logisch erscheint.

Gleiches gilt für die Seite der Schmerzlokalisation. Viele Kopfschmerzerkrankungen werden nach der *Ein- oder Zweiseitigkeit* ihres Auftretens unterschieden. Für einige Autoren bedeutet dies nun, daß Kopfschmerzen entweder auf der

— linken oder auf der
— rechten Seite

auftreten müssen, damit die Einseitigkeit des Auftretens dokumentiert ist. Dies scheint jedoch eine irrtümliche Darstellung, da natürlich auch die

— Vorderseite,
— die Hinterseite oder
— die Oberseite

der Kalotte jeweils eine Seite darstellen und ein Kopfschmerz, der am Nacken auftritt, genauso ein einseitiger Kopfschmerz im Bereich des Kopfes ist wie ein nur linksseitiger Kopfschmerz, der sowohl an der Stirn als auch an der Temporalregion und in der Nackenregion lokalisiert ist.

Besser ist deshalb, wenn man von vornherein die *Seitigkeit* von Kopfschmerzen darauf bezieht, ob der Kopfschmerz

— *umschrieben an bestimmten Stellen des Kopfes*

auftreten kann oder

— *den gesamten Kopf*

betrifft.

Aus diesem Grunde sollten die Patienten zunächst gefragt werden, ob der Kopfschmerz *umschrieben* an einer bestimmten Stelle lokalisiert werden kann. Wenn dies der Fall ist, soll *diese Stelle möglichst genau beschrieben und dokumentiert werden*. Wenn keine bestimmte Stelle angegeben werden kann, dann ist anzunehmen, daß der Kopfschmerz prinzipiell am gesamten Kopf auftreten kann. *Dazu gehört auch das Gesicht.*

MERKE

Es ist ein häufiges Mißverständnis, daß Kopfschmerzen, wie z.B. der Kopfschmerz vom Spannungstyp, nicht im Bereich der Wangen oder an anderen Stellen des Gesichts auftreten können. Die Folge sind dann Diagnosen wie „atypischer Gesichtsschmerz", die die komplette Differentialdiagnostik von Kopfschmerzen oft aus dem Blickfeld verschwinden lassen.

Schließlich muß erfragt werden, ob der Kopfschmerz sich von einer zunächst umschriebenen Lokalisation *auf andere Stellen des Kopfes ausbreiten* kann (*Migration*), und auch, ob der Kopfschmerz *in bestimmte Körperareale ausstrahlt*. Dies ist insbesondere für den Nackenbereich und den Schulterbereich möglich.

MERKE

Die Ausprägungscharakteristika des Kopfschmerzes in Raum und Zeit sind für die Kopfschmerzdiagnostik entscheidende Parameter.

Verstärkung bei körperlicher Aktivität

Bei diesem Themenkomplex muß eingehend analysiert werden, ob die Kopfschmerzen durch verschiedene *körperliche Aktivitäten* verschlimmert werden. Auch hier muß man wieder oft zu Beispielen greifen, indem man z.B. fragt, *ob sich die Kopfschmerzen verschlimmern*

— beim Treppensteigen,
— beim Koffertragen,
— beim Bücken oder
— bei schnellem Laufen.

MERKE

Eine positive Beantwortung dieser Frage weist darauf hin, *daß aktivitätsabhängige Mechanismen* bei der Entstehung der Kopfschmerzen eine Rolle spielen. Aber auch
— *lageabhängige Mechanismen*,
wie sie z.B. beim postpunktionellen Kopfschmerz oder beim Kopfschmerz bei erhöhtem intrakraniellem Druck vorkommen, reagieren auf diagnostisch wegweisende Positionsveränderungsmanöver.

Sollte die körperliche Aktivität den Kopfschmerz nicht verschlechtern, ist auch die umgekehrte Frage bedeutsam:

– Kann physische Aktivität den Kopfschmerz *verbessern* oder *beeinflußt* ihn zumindest *nicht*?

Bei unterschiedlichen Kopfschmerzerkrankungen ist die körperliche Aktivierung ein Verbesserungsfaktor wie z. B. beim Clusterkopfschmerz, bei dem die Patienten typischerweise im Zimmer auf und ab gehen und sich dadurch eine Linderung verschaffen, oder beim Kopfschmerz vom Spannungstyp, bei dem der Spaziergang an der frischen Luft eine deutliche Verbesserung der Schmerzen bewirken kann.

MERKE

In diesem Zusammenhang sollten die Patienten auch interviewt werden, ob ihnen sonstige Faktoren bekannt sind, die die Kopfschmerzen verschlechtern oder verbessern können.

Diese können ganz unterschiedlich sein wie z. B. die Anwesenheit der *Schwiegermutter*, der *Urlaub*, *Reiseaktivitäten* oder sonstige *Lebensumstände*.

Begleitsymptome

Wie bereits oben ausgeführt, sind *Begleitsymptome* der Kopfschmerzerkrankung von besonderer diagnostischer Relevanz. *Gastrointestinale Störungen*, wie z. B.

– Übelkeit,
– Erbrechen,
– Appetitlosigkeit oder
– Bauchschmerzen,

lassen sich sehr häufig bei verschiedenen Kopfschmerzerkrankungen aufdecken und sind natürlich insbesondere für die Migränediagnose wichtig.

Manchmal ist die Übelkeit sehr geringartig ausgeprägt, und auch *schon* Appetitlosigkeit kann ein Hinweis für gastrointestinale Begleitstörungen sein. Teilweise haben die Patienten zwar einen ausgeprägten Brechreiz, sind aber nicht in der Lage, sich zu übergeben. Auch sollte möglichst nach der *Zeitdauer* der Übelkeit gefragt werden und nach dem *Intensitätsgrad* dieser Begleitstörungen, da sie in ganz unterschiedlichem Ausmaße auftreten können und auch für die Planung der Therapie hochrelevant sind.

Weitere wichtige Begleitstörungen sind

– *sensible und sensorische Störungen*, z. B.

– *Photophobie* und
– *Phonophobie*.

Die Photophobie ist bei vielen Kopfschmerzen präsent. Die Patienten sollten genau gefragt werden, ob ihnen Licht während der Kopfschmerzattacke unangenehm ist. Es ist besonders wichtig, die Patienten zu fragen, ob sie während der Kopfschmerzattacke bestrebt sind, *Licht zu vermeiden*.

MERKE

– Viele Patienten beantworten die einfache Frage nach Lichtempfindlichkeit evtl. *falschpositiv*, weil sie eine generelle Empfindlichkeit gegen helles Sonnenlicht meinen.
– Aus diesem Grund sind einige *Tricks* erforderlich, um eine spezifische Antwort zu bekommen:
– Es ist z. B. hilfreich, die Patienten zu fragen, ob sie sich während der Kopfschmerzattacke *in ein dunkles Zimmer zurückziehen*. Ist dies der Fall, kann man fragen, *was sie machen, bevor sie ins Bett gehen*. Häufig hört man dann die Antwort, daß der Vorhang oder die Rolläden zugezogen werden, weil in der Dunkelheit der Schmerz leichter zu ertragen sei. Durch ein solches Verhalten ist die Lichtvermeidung eindeutig dokumentiert. Die Angabe einer allgemeinen Lichtempfindlichkeit ist dagegen von geringer diagnostischer Relevanz.

Auch die *Lärmempfindlichkeit* kann in diesem Setting genau analysiert werden. Viele Patienten geben an, daß die Familienmitglieder gebeten werden, möglichst nicht zu stören, oder daß sie während der Kopfschmerzattacke äußerst empfindlich sind gegenüber Radiomusik oder sonstigen Lärmstörungen.

Ebenfalls sollen *andere sensorische Störungen* erfragt werden, insbesondere

– *Geruchsüberempfindlichkeit*.

Gerade bei der Migräne wird über eine besondere Anfälligkeit für olfaktorische Reize (*Osmophobie*) sehr häufig berichtet. Dies gilt z. B. für Parfums, aber auch für Blumendüfte und sonstige Gerüche.

Entsprechende Symptome bestehen auch auf dem *taktilen* Gebiet. Manche Patienten berichten, daß Berührungen oder Gestreicheltwerden – auch wenn solche Gesten tröstend gemeint sind – während der Kopfschmerzattacke als äußerst unangenehm erlebt werden.

Das Kieler Kopfschmerzinterview

> **MERKE**
>
> Es müssen alle Symptome ausführlich erfragt und dokumentiert werden, die mit den Kopfschmerzen einhergehen.

Bisherige Behandlung

Nachdem die Merkmale der Kopfschmerzerkrankungen im einzelnen erfaßt worden sind, kann jetzt *die bisherige Behandlung* eingehend analysiert werden. Der Patient wird gebeten, genaue Angaben über die bisherigen Therapieversuche zu machen.

! Zunächst sollte er berichten, welche *nichtmedikamentösen* Therapieverfahren bisher eingesetzt worden sind. Diese sind mit dem Patienten zu diskutieren und insbesondere hinsichtlich ihrer Durchführungsweise zu protokollieren.

Solche nichtmedikamentösen Behandlungsverfahren können sehr vielfältig sein und – neben vielem anderen – z. B. folgendes umfassen:

- Informationen,
- Beratung,
- Entspannungsübungen,
- Biofeedbacktherapie,
- transkutan-elektrische Nervenstimulation (TENS),
- Akupunktur.

Es ist wichtig, hier bei der Analyse Mühe aufzuwenden, weil die verschiedenen *Konzepte der Patienten* zur Entstehung der Kopfschmerzerkrankung aufgrund der bisher angewandten Behandlungsstrategien deutlich werden.

Wurden z. B. wiederholt Massagen oder Wärmeanwendungen im Hals-Nacken-Bereich eingesetzt, dann ist anzunehmen, daß das Konzept des Patienten sich auf die Halswirbelsäule und die Nackenmuskulatur bezieht. Wurde bisher eine wahllose Aneinanderkettung von verschiedensten unkonventionellen Therapieverfahren absolviert, wie z. B.

- Akupunktur,
- Schlangen-,
- Spinnen-,
- Skorpiongifte

oder ähnliche Maßnahmen, dann ist davon auszugehen, daß bei dem Patienten eine ausgesprochene Un- oder Fehlinformiertheit vorliegt und wahrscheinlich sehr viel Arbeit aufgewendet werden muß, um die verschiedensten Konzepte ausführlich mit dem Betroffenen zu besprechen.

Als nächster wichtiger Schritt ist die *Darlegung der bisher eingesetzten medikamentösen Therapie* erforderlich.

> **MERKE**
>
> Es geht darum, möglichst exakt alle bisher eingenommenen Medikamente in Erfahrung zu bringen. Es sollten
> - die *Medikamentennamen,*
> - die *entsprechenden Substanzen* und
> - der *Therapiezeitraum*
>
> dokumentiert werden.
>
> Viele Patienten wechseln die Medikamente sehr häufig, probieren einmal dies und einmal das. Deswegen sollte auch die
> - *Zeitdauer des Einsatzes*
>
> dokumentiert werden. Ebenso müssen natürlich
> - die *Dosierung* und
> - die *Anzahl der Tage pro Monat,*
>
> an denen diese Dosierung eingesetzt worden ist, bestimmt werden.
>
> Genauso sind
> - *Effektivität* und
> - *unerwünschte Nebenwirkungen*
>
> der Medikation von Bedeutung.

Die allerwenigsten Patienten sind auf die Frage nach ihrer bisherigen Medikation vorbereitet, und können daher nur sehr ungenaue Angaben machen. Nur im seltensten Ausnahmefall bringt ein Patient die bisher eingenommenen Medikamente in die Sprechstunde mit. Aus diesem Grund muß auch die Frage nach der bisherigen medikamentösen Therapie zeitlich sehr intensiv durchgeführt werden.

- Daß ein Patient bisher Substanzen eingenommen hat und diese als wirkungslos bezeichnet, heißt nicht, daß solche Substanzen auch in *Zukunft* nicht wirksam sein werden. !
- Ebenso ist die Aussage, daß eine bestimmte Substanz bisher nicht vertragen worden ist, auch keine Aussage für alle Zeiten.

Es ist nämlich wichtig zu erfahren, in welcher *Dosierung*, in welcher *Applikationsform* und mit welcher *Begleitmedikation* Medikamente bisher eingenommen worden sind. Darüber hinaus ist auch der *Zeitpunkt* der Einnahme im Verlauf der Kopfschmerzepisode von Bedeutung.

Dies gilt natürlich insbesondere für *Ergotalkaloide* oder auch für *Analgetika*, die bei Einnahme im späteren Verlauf einer Kopfschmerzattacke keine Wirksamkeit mehr erlangen können. Auch am bisherigen Einnahmeverhalten zeigt sich, wie gut der Patient hinsichtlich einer effektiven und sinnvollen medikamentösen Intervention bei den verschiedenen Kopfschmerzerkrankungen bereits informiert ist. Es ergeben sich dadurch viele Anknüpfungspunkte für die weitere Information und Beratung des Patienten.

Allgemeine Anamnese

Erfassung weiterer Erkrankungen

Nachdem die spezielle Kopfschmerzanamese durchgeführt worden ist, ist der nächste Schritt die Erfassung von weiteren Beschwerden. Dazu gehören sowohl die Ermittlung von *aktuell bestehenden Erkrankungen und Beschwerden* als auch die Frage nach *in der Vergangenheit abgelaufenen Erkrankungen, Unfällen bzw. Operationen.*

Der Untersuchungsgang bezieht Fragen zu der persönlichen, der biographischen und der beruflichen Situation ein. Dabei sollte insbesondere auch die *Reaktion der sozialen Mitwelt* auf die Kopfschmerzerkrankung eruiert werden. Ebenfalls ist es wichtig zu erfahren, ob bestimmte familiäre *Krankheitsdispositionen* vorliegen oder ob erbliche Erkrankungen in der Familie bekannt sind. Bei all diesen Fragen sollte der Patient Zeit haben und in Ruhe nachdenken, um alle Aspekte der krankheitsbezogenen Angaben dem untersuchenden Arzt mitteilen zu können.

Ebenfalls sollte eine ausführliche gynäkologische Anamnese durchgeführt werden.

Medikamentenanamnese

Zur allgemeinen Untersuchung gehört auch eine sehr detaillierte

- *Medikamenten-, Drogen- und Genußmittelanamnese.*

Verschiedene Medikamente, Drogen und Genußmittel sind in der Lage, einerseits *Kopfschmerzen selbst zu induzieren*, andererseits *Kopfschmerzen zu unterhalten (aufrechtzuerhalten)*. Die genaue Erfassung der eingesetzten Medikamente, die Dosis, die eingesetzte Zeitspanne sind deshalb von besonderer Wichtigkeit.

Fremdanamnese

Auch in der Diagnostik von Kopfschmerzerkrankungen sind *fremdanamnestische Daten* von großer Bedeutung. Dies gilt besonders für die Erfassung von Kopfschmerzmerkmalen bei *Kindern*: Angaben der Eltern sind hier genau zu erfragen. Aber auch bei Erwachsenen sind die Angaben von Angehörigen z. B. über *schleichende* Verhaltens- oder Wesensänderungen, die der Patient selbst nicht wahrnimmt, für die Feststellung von *symptomatischen* Kopfschmerzerkrankungen sehr wichtig.

Unter der Lupe 2.1.
Über Kopfschmerzdiagnosen, die nicht gelingen wollen

Kopfschmerzdiagnosen basieren auf den individuellen Angaben in der Sprechstunde. Die Patienten können durch *geschickt gestellte Fragen* zur korrekten Erinnerung und richtigen Antwort geführt werden. Genauso ist jedoch eine *iatrogen induzierte* „Irreführung" und als Konsequenz daraus eine fehlerhafte Kopfschmerzdiagnose möglich.

Im Alltag wird der Arzt versuchen, aufgrund bestimmter Kriterien eine Diagnose zu stellen. Im Idealfall sind die notwendigen diagnostischen Kriterien im Gedächtnis präsent. Aber welche Kriterien sind notwendig? Selbst unter der Voraussetzung, daß dies klar ist, bleibt offen, wie diese Kriterien in Fragen umzusetzen sind, die der gegenübersitzende Patient versteht:

- Ist die gewählte Frage verständlich?
- Ist die Formulierung zu allgemein oder zu speziell?
- Suggeriert die Fragestellung eine bestimmte Antwort?

Die Beantwortung der Fragen durch den Patienten muß nicht nur vom Arzt gehört, sondern auch interpretiert und bewertet werden:

- Wurde der Frage ausgewichen?
- Klingen Zögern oder Zweifel in der Antwort mit?
- Ist die Antwort konform mit Äußerungen zu anderen Fragen?

Die Situation wird durch die *Interpretation* der „Wirklichkeit" bei der Beschreibung von Kopfschmerzsymptomen erschwert. Durch vorgefertigte Aussagen wird die schlichte Darlegung der Vorgänge während der Kopfschmerzen oft nichtmöglich: „Herr Doktor, ich habe Migräne, und die ist auf meine Halswirbelsäule zurückzuführen." Hier ist die Versuchung groß, sich mit der fertigen Erklärung zufrieden zu geben, anstatt die Kopfschmerzphänomenologie unvoreingenommen zu ermitteln.

Die *Interpretation einer Antwort* und eine darauf basierende *vorzeitige Beendigung* der Befragung durch den Arzt kann – wie an nachfolgendem Dialog deutlich wird – ebenfalls zu Mißverständnissen führen:

„Erbrechen Sie während der Kopfschmerzattacken?" – „Ja!" – „Wann?" – „Immer, wenn ich Ergotaminzäpfchen anwende."

Erbrechen tritt in diesem Beispiel also nicht als primäres Begleitsymptom der Kopfschmerzen auf, wie man nach der ersten Antwort des Patienten hätte vermuten können, sondern es erweist sich als sekundäres, nämlich als Folge der Behandlung.

Die Komplexität der Kopfschmerzanamnese erlaubt auch bei großer ärztlicher Erfahrung bei einem bestimmten Teil der Patienten *keine sichere diagnostische Festlegung*. Wünschenswert sind Verfahren, die die *Zuverlässigkeit* und *Gültigkeit* einer klinischen Kopfschmerzdiagnose erhöhen. Folgende Methoden können für diesen Zweck eingesetzt werden:

▬ Das Problem *unterschiedlicher Kopfschmerzkonzepte* in verschiedenen Praxen und Kliniken kann durch die Verwendung einer *konsensfähigen Klassifikation* mit einheitlichen Kopfschmerzkriterien gelöst werden. Ob die Kriterien im Einzelfall erfüllt sind, ist nur feststellbar, wenn sie im Rahmen der Anamneseerhebung in adäquater Formulierung erfragt werden.

▬ Das Problem einer *unstandardisierten Befragung* des Patienten läßt sich durch Verwendung von *Checklisten, Fragebögen und spezieller Computerprogramme* unter konsequenter Einbeziehung der vom Patienten ausgefüllten *Kopfschmerztagebücher* reduzieren. Ein Beispiel für ein Computerprogramm, das eine objektive Kopfschmerzanalyse nach den IHS-Kriterien durchführen kann, wird auf S. 33ff beschrieben.

▬ Schwierigkeiten hinsichtlich einer *mangelnden Erinnerungsfähigkeit* von Patienten über vergangene Attackensymptome kann durch *prospektives* Führen eines Kopfschmerzkalenders durch den Patienten begegnet werden. Dadurch können oft zuverlässigere Angaben über den Kopfschmerzverlauf als mit Hilfe einer retrospektiven Anamnese ermittelt werden. Das Problem einer unsicheren Beantwortung der Fragen durch die Patienten kann prinzipiell auch durch eine *wiederholte Befragung* innerhalb eines kurzen Zeitraums und den *Vergleich* der dabei erhaltenen Antworten kontrolliert werden.

Eine zuverlässige Diagnose von Kopfschmerzerkrankungen ist *nicht* durch wiederholten Einsatz von apparativen Methoden, wie beispielsweise EEG, Dopplersonographie, CCT oder MRT zu erhalten, sondern nur durch die sichere *Erfassung der Kopfschmerzphänomenologie* in wiederholten ausführlichen Arzt-Patienten-Gesprächen. Dies setzt Interesse für das individuelle Kopfschmerzproblem des Patienten voraus sowie die Motivation, die verschiedenen Facetten des Kopfschmerzes und dessen Begleitphänomene in Erfahrung zu bringen. Bei alledem sollte man sich aber daran erinnern, daß Patienten nicht in die Sprechstunde kommen, um kategorisiert und klassifiziert zu werden, sondern weil sie mit ihren Beschwerden verstanden und von ihren Kopfschmerzen befreit werden möchten.

3. Klinische Untersuchung bei Kopfschmerzen

Erfassung sekundärer Kopfschmerzen

! Für die Diagnostik sowohl der primären als auch der sekundären Kopfschmerzformen ist eine *körperliche Untersuchung* essentiell. Einerseits müssen verschiedene Erkrankungen zur Diagnostik von Primärkopfschmerzen *ausgeschlossen* werden, andererseits müssen bei der Feststellung von sekundären Kopfschmerzerkrankungen *spezifische Befunde* dargelegt werden. Die prinzipielle Vorgehensweise nach der Klassifikation der Internationalen Kopfschmerzgesellschaft zur körperlichen und weiterführenden apparativen Untersuchung ist den folgenden drei Schritten zu entnehmen. Von diesen Punkten, die hier paradigmatisch für alle primären Kopfschmerzen aufgeführt und exemplarisch den Diagnosekriterien der Migräne entnommen sind, muß mindestens einer erfüllt sein, um eine primäre Kopfschmerzerkrankung diagnostizieren zu können:

MERKE

- Vorgeschichte, köperliche und neurologische Untersuchungen geben keinen Hinweis auf eine der Erkrankungen, die in den Gruppen 5–11 der IHS-Klassifikation aufgelistet sind.
- Vorgeschichte und/oder körperliche und/oder neurologische Untersuchungen lassen an eine derartige Erkrankung denken, die aber durch ergänzende weiterführende Untersuchungen ausgeschlossen wird.
- Eine Erkrankung aus den Gruppen 5–11 der IHS-Klassifikation liegt vor, aber die Migräneattacken sind nicht erstmalig in einer engen zeitlichen Verbindung mit dieser Erkrankung aufgetreten.

Sind diese Voraussetzungen nicht gegeben, liegt eine symptomatische Kopfschmerzerkankung vor. Eine ausführliche körperliche Untersuchung ist also essentiell, sowohl für die Diagnostik primärer als auch sekundärer Kopfschmerzerkrankungen.

Allgemeine körperliche Untersuchung

Notwendiges ärztliches Untersuchungswerkzeug

Für die ärztliche Untersuchung bei Kopfschmerzerkrankungen sind folgende ärztliche Werkzeuge erforderlich:

Untersuchungsliege, Reflexhammer, Taschenlampe, Augen- und Ohrenspiegel, Frenzel-Brille, Wattebausch, sterile Einmalnadeln, Nadelrad, zwei Reagenzgläser für kaltes und warmes Wasser, Mundspatel, stumpfe Holzstäbchen, Stimmgabel, Stethoskop und ein Blutdruckmeßapparat. !

Ideale Voraussetzung für die Untersuchungssituation ist, daß der Untersuchungsraum einerseits mit *natürlichem Tageslicht* ausgestattet ist, andererseits für die Augenspiegelung *verdunkelt werden kann* (Abb. 3.1).

Allgemeinbefunde

Beim praktischen Vorgehen während der Untersuchung kann man sich am besten an den Körperregionen orientieren. Sinnvollerweise fängt bei Kopfschmerzerkrankungen die Untersuchung am Kopf an und hört an den Beinen auf. Die körperlichen Allgemeinbefunde werden durch *Inspektion, Palpation, Perkussion, Auskultation* und *Prüfung der Funktion* erhoben. Zunächst sollten die *Körpergröße* und das *Körpergewicht* erfaßt werden. Ebenfalls ist nach *Allergien* zu fragen und dabei insbesondere auch auf *Medikamentenunverträglichkeiten* zu achten.

Hinsichtlich der *gynäkologischen Anamnese* ist von Bedeutung, ob eine *Schwangerschaft* z. Z. prinzipiell möglich sein kann oder derzeit angestrebt wird. Diese Frage ist besonders für die medikamentöse Kopfschmerztherapie sehr relevant, da die verschiedensten medikamentösen Therapieverfahren bei einer Schwangerschaft kon-

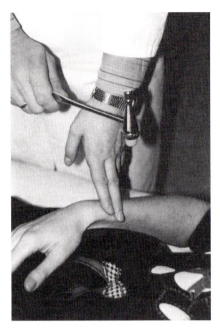

Abb. 3.1. Ohne ordentliches Handwerkszeug und ohne Ausbildung kann keine zuverlässige Kopfschmerzdiagnose gestellt werden. Von besonderer Wichtigkeit ist Übung und Sicherheit in der neurologischen klinischen Untersuchung

traindiziert sein können. In diesem Zusammenhang ist auch zu erfragen, ob eine adäquate *Kontrazeption* durchgeführt wird, ob die Patientin sich in der *Prämenarche* oder in der *Postmenopause* befindet und ob eine *Sterilisation* durchgeführt wurde.

Atmung

Das Augenmerk soll auf *Frequenz, Regelmäßigkeit, Tiefe, Periodenbildung* und *Begleitgeräusche* der Atmung gerichtet werden. Es muß auf die *Atemkursionen, Atmungsinsuffizienz* und *Zyanose* geachtet werden. Eine *paradoxe Atmung* kennzeichnet sich durch eine inspiratorische Einziehung des Thorax nach einer Lähmung der Thorax- und Rumpfmuskulatur bei gleichzeitig intakter Zwerchfelltätigkeit. *Apnoeische Pausen* bei periodischer Atmung können bei *Herzinsuffizienz* oder auch bei einer *intrakraniellen Drucksteigerung* festgestellt werden.

Kreislauf

Bei der Untersuchung des Kreislaufsystems ist eine *beidseitige Blutdruckmessung* und *Pulsfrequenzmessung* erforderlich. Außerdem achtet man auf die *Lippenfärbung* und auf *zyanotische Verände-*

rungen. Die *Herzgröße* und die *Herztöne* sollten bestimmt werden. Die *Radialispulse* und die *Fußpulse* sollten beidseitig getastet werden. Das venöse System sollte auf prallgefüllte Venen mit Schwellungen und Schmerzen untersucht werden (*Venenthrombose*).

Eine zeitweise episodisch auftretende arterielle Durchblutungsstörung der Hände oder der Füße im Sinne eines Raynaudphänomens zeigt sich durch Blässe mit anschließender *Rötung* bis hin zu einer *Zyanose* der Finger oder der Zehen mit gleichzeitig auftretenden Schmerzen und *Parästhesien*. Auf diese Zeichen ist auch in Zusammenhang mit der Einnahme von *vasoaktiven Substanzen* im Rahmen der Kopfschmerztherapie zu achten.

Zur Durchführung des *Schellong-Tests* läßt man den Patienten 10 min ruhig auf einer Untersuchungsliege liegen und anschließend 10 min stehen. In Zwei-Minuten-Abständen mißt man die Pulsfrequenz und den Blutdruck vor, während und nach dem Stehen.

Hirnversorgende Arterien

Erforderlich ist eine *sorgfältige Untersuchung der Pulsationen* und das Fahnden nach mittel- bis spätsystolischen oder kontinuierlich bestehenden *Strömungsgeräuschen.* Folgende Arterien müssen dabei berücksichtigt werden (Abb. 3.2).

- A. radialis (Untersuchung an der ventralen Innenseite des proximalen Oberarms)
- A. subclavia (Untersuchung unterhalb des Schlüsselbeins)
- A. vertebralis (Untersuchung im Nackenbereich)
- A. carotis (Untersuchung am Hals neben der Trachea und unter dem Kieferwinkel, Stenosen im Bereich der Karotisbifurkation lassen sich am besten in Höhe des Schildknorpeloberrandes auskultieren)

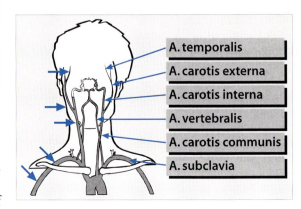

Abb. 3.2. Hirnversorgende Arterien des Kopfes

- A. temporalis (Untersuchung im Schläfenbereich).

Bei einer einseitigen *Amaurosis fugax* und zusätzlich bestehenden *flüchtigen Halbseitenstörungen*, die anamnestisch angegeben werden, sollte auf ein

- sog. *positives „Externazeichen"*

geachtet werden. Dieses stellt sich durch eine Erweiterung der betroffenen A. temporalis dar oder aber auch durch eine sichtbar pulsierende A. supratrochlearis am inneren Augenwinkel. Das positive Externazeichen weist auf eine *Stenose* bzw. auf einen *Verschluß* der A. carotis interna hin.

Zur optimalen Untersuchung sollte das Stethoskop ohne Membran mit nur leichtem Druck aufgesetzt werden. Dadurch können artifiziell durch das Stethoskop erzeugte Strömungsgeräusche vermieden werden. Zur Vermeidung einer fälschlichen Interpretation von Herzgeräuschen muß auch eine *Auskultation des Herzens* durchgeführt werden.

Es schließt sich eine *Blutdruckmessung* mit einer Blutdruckmanschette an beiden Oberarmen *im Seitenvergleich* an. Als signifikanter Seitenunterschied ist eine Differenz von mehr als 20 mm/Hg zu werten. Als einfacher Provokationstest bei einem Subclavian-steal-Syndrom bei einem Verschluß oder Stenosierung der A. subclavia kann eine einfache *motorische Belastungsaufgabe* des betroffenen Armes veranlaßt werden:

! Dazu bittet man den Patienten, z.B. ein ca. 2 kg schweres Gewicht 50mal zu stemmen. Treten Nackenkopfschmerzen, Schwindel oder gar Hirnstammsymptome auf, ist die Verdachtsdiagnose einer entsprechenden *Verschluß-* oder *Stealsymptomatik* gerechtfertigt.

Auf der Basis dieser Untersuchungsbefunde sind ggf. dann *dopplersonographische* oder *angiographische Zusatzbefunde* einzuholen. Gleiches gilt bei Verdacht auf extra- oder intrakranielle Stenose oder Verschluß der hirnversorgenden Gefäße.

Eine *Auskultation* im Bereich des *Mastoids* oder der *Temporalschuppe* kann bei Vorliegen von Gefäßanomalien im Sinne von intrakraniellen Aneurysmen hörbare Gefäßgeräusche aufdecken. Gefäßgeräusche über einem Auge oder der Stirn, die evtl. sogar mit einem pulsierenden Exophtalmus einhergehen, weisen auf eine arteriovenöse Fistel des Sinus cavernosus hin. *Herzgeräusche* oder bereits festgestellte *Herzklappenfehler* können bei neu aufgetretenen Kopfschmerzen mit neurologischen Begleitstörungen auf das mögliche Vorliegen von zerebralen Embolien hinweisen.

Neurovaskuläre Syndrome der oberen Thoraxapertur

Bei neurologischen Ausfallerscheinungen, die auf neurovaskuläre Störungen der oberen Thoraxapertur bezogen werden, stehen *Provokationstests* zur Verfügung. Zur Erfassung eines Skalenussyndroms kann des *Adson-Manöver* durchgeführt werden. Dieses erfordert eine Hebung und Drehung des Kinns zur betroffenen kranken Seite und eine tiefe Einatmung. Das Verschwinden des Pulses der A. radialis und bzw. oder ein supraclavikulär auskultierbares Stenosegeräusch weisen auf eine Einengung im Bereich der Skalenuslücke hin. Eine Reduktion oder ein Verschwinden des Radialispulses *bei aktiver Schulterhebung* weist auf ein kostoklaviculäres Syndrom hin. Ein Hyperabduktionssyndrom kann sich durch eine Reduktion des Radialispulses bei *maximal nach kranial gestrecktem Arm und gleichzeitiger Rotation* äußern.

Untersuchung innerer Organe

Die Untersuchung innerer Organe kann über Ursachen von Kopfschmerzerkrankungen bei Blutdruckerhöhungen, bei Stoffwechselstörungen und auch bei Einwirkung von Substanzen oder deren Entzug näheren Aufschluß geben. !

Man sollte die *Schleimhaut des Mundes und der Zunge inspizieren*. Der Gastrointestinaltrakt muß hinsichtlich *Beschwerden* und *nicht regelgerechter Befunde* untersucht werden. *Leber, Niere und Milz* sollen sorgfältig auf *Größe* und *Konsistenz* sowie *Druckschmerzhaftigkeit* untersucht werden. *Hyperthermie, Schweißanomalien* wie Anhydrose oder Hyperhydrose, *Salbengesicht, Speichelfluß, Erbrechen* oder *Singultus* weisen auf eine Störung des vegetativen Systems hin. Eine *trockene Haut* und *trockene Schleimhäute* mit *Oligurie* deuten auf eine Exsikkose hin. *Flecken* und *Hautknötchen* lassen an eine Neurofibromatose von Recklinghausen, Typ 1, denken, bei der ein erhöhtes Risiko eines intraspinalen oder eines intrakranialen Tumors besteht. Bei der Neurofibromatose von Recklinghausen, Typ 2, findet sich ein beidseitiges *Akustikusneurinom*. Intrazerebrale Gefäßanomalien, wie z.B. ein intrazerebrales Angiom, können mit *sichtbaren Hautangiomen*, die bei der Untersuchung direkt erfaßbar sind, einhergehen. Eine Hypophyseninsuffizienz kann sich durch *Hautzeichen* wie z.B. eine besondere Glätte, Haarausfall oder Hodenatrophie darstellen. Auch sollte, insbesondere bei *tastbaren Lymphknoten*, eine sorgfältige Untersuchung der Mammae durchgeführt werden.

Blasen- und Mastdarmfunktion

Blasen- und Mastdarmstörungen sowie auch Störungen der Sexualfunktionen können bei verschiedensten intrakraniellen und extrakraniellen Erkrankungen auftreten, die mit Kopfschmerzen einhergehen können. Aus diesem Grunde sind *verschiedenste Störungen zu erfragen*, insbesondere ob ein unwillkürlicher Harnabgang im Sinne einer *Inkontinenz* besteht. Weitere Hinweise für eine Störung der efferenten Versorgung der Blasenmuskulatur sind eine *verzögerte Blasenleerung*, ein *übermäßiger Harndrang* und eine *mangelnde Beeinflußbarkeit* des Wasserlassens. Für eine zusätzliche Störung des afferenten Systems spricht ein *unbemerkter Harnabgang*. Auch ein *imperativer Harndrang* kann auf intrakranielle Störungen hinweisen. Durch *Perkussion* oder *Palpation* einer *hochstehenden Blase* kann Aufschluß über das Vorliegen der Blasenfüllung gewonnen werden.

Lähmungen des Sphincter ani können bei der *rektalen Untersuchung* festgestellt werden und äußern sich in einem schlaffen Sphinktertonus. Auch bei *Hustenmanövern* ist keine Kontraktion zu verzeichnen und der Analreflex kann durch *Bestreichen der Rima ani* nicht ausgelöst werden.

Bei einer Störung der Blasenfunktion sollte aufgrund der mannigfaltigen möglichen Ursachen immer ein *Urologe oder Gynäkologe* in die Untersuchung einbezogen werden.

Haut

Ein *weinrotes Ödem*, das insbesondere um die Augenlider und im Bereich der Fingernägel anzutreffen ist, weist auf ein Lupus erythematodes hin. Gefäßstörungen bei Panarteriitis nodosa kennzeichnen sich durch *blau-rote Hautverfärbungen*, *Hautknötchen*, *Hauteinblutungen* und *Exantheme*.

Eine Vielzahl von Kopfschmerzursachen kann auch *sichtbare Störungen* der Haut bedingen. Dazu gehören z. B. Läsionen peripherer Nerven, des autonomen Nervensystems, Rückenmarkerkrankungen oder Läsionen des Gehirns. Zahlreiche Störungen können sich durch eine *glänzende, straffe Haut* darstellen, durch *Nagelbettveränderungen* mit *Hyperkeratosen*, *Verengung* und *Verschmächtigung der Fingerkuppen*, schlecht heilende *Hautverletzungen*, *Zyanose* und *Ulzera*. Eine genaue *Inspektion* kann auch ein *Melanom* erfassen, das möglicherweise aufgrund zerebraler Metastasen Kopfschmerzen bedingt. Hautveränderungen zeigen sich ebenfalls bei entzündlichen Erkrankungen wie z. B. Meningokokkeninfektion. Ein *Marfan-Syndrom*, das sich durch lange, schmale Finger und Zehen sowie einen hohen Gaumenbogen zeigt, kann zusätzlich mit einem intrakranialen Aneurysma einhergehen, welches für Kopfschmerzen verantwortlich ist. Infektiöse Allgemeinerkrankungen wie z. B. Mononukleose oder eine HIV-Infektion bzw. andere infektiöse Erkrankungen können sich im Zusammenhang mit Kopfschmerzen durch *vergrößerte Lymphknoten* oder durch eine *vergrößerte Milz* darstellen.

Wirbelsäule und Skelettsystem

Die Untersuchung konzentriert sich zunächst auf *Veränderungen im Bereich der Halswirbelsäule*. Diese wird eingehend auf *schmerzhafte Bewegungseinschränkungen* oder *Schmerzen im Bereich bestimmter Positionen* untersucht. Es wird der Widerstand oder die Bewegungseinschränkung bei *Prüfung der passiven Beweglichkeit* analysiert. Ebenso müssen die *Struktur der Halswirbelsäule, die Kontur, der Tonus der Halsmuskulatur* und *die Reaktion auf aktive* und *passive Dehnung* und *Kontraktion* untersucht werden. Schließlich wird eine erhöhte generelle oder lokale *Schmerzempfindlichkeit der Halsmuskulatur durch manuelle Palpation* festgestellt. Ein Widerstand bei der passiven Flexion der Halswirbelsäule und ein zusätzliches Kernigzeichen können bei meningealen Reizzuständen auftreten. Ein Schmerz im Nacken mit Ausstrahlung zum Hinterkopf oder zum gesamten Kopf, der bei *Retroflexion* des Kopfes erheblich zunimmt, kann auf eine Gefäßdissektion hinweisen.

! Eine *Schmerzverstärkung bzw. Taubheit* im Versorgungsgebiet der zweiten Zervikalwurzel kann *während plötzlichen Drehens des Kopfes* bei einem sog. Nacken-Zungen-Syndrom ausgelöst werden.

Bei weiteren Untersuchungen des Skelettsystems sollte auf *Fußdeformitäten* und *Wirbelmißbildungen* geachtet werden. Spezielle Untersuchungsmethoden sind in den zugehörigen Kapiteln der entsprechenden Kopfschmerzerkrankungen beschrieben.

Gelenke

Kopfschmerzen bei Gelenkstörungen finden sich insbesondere im Zusammenhang mit *Störungen im Bereich eines oder beider Kiefergelenke*. Von dort aus kann der Schmerz auch in andere Regionen des Kopfes ausstrahlen. Diese Schmerzen können typischerweise durch Kieferbewegungen und/oder Zusammenbeißen der Kiefer ausgelöst werden.

! Bei der Untersuchung findet sich ein *verminderter Bewegungsspielraum*, es können *Geräusche bei Bewegungen im Kiefergelenk* hervorgerufen werden, und es kann auch eine *Schmerzhaftigkeit der Gelenkkapseln* bestehen.

Es sollte auch nach *Gelenkveränderungen in anderen Körperregionen* gesucht werden. Gelenkmanifestationen zeigen sich häufig bei entzündlichen Erkrankungen wie z. B. bei rheumatoider Arthritis. Kopf- und Nackenschmerzen können auch bei Spondylathrosen mit *Bewegungseinschränkungen der Wirbelsäule* sowohl mit als auch ohne Wurzelreizung oder Kompression auftreten. *Schultersteife mit Muskelkontraktur* oder *Atrophien* sowie trophische Störungen können *bei längerer Ruhigstellung* oder *Schonung der Schulter* festgestellt werden. Auch *Unfälle in der Vorgeschichte* mit Frakturen, Quetschungen und Gelenkentzündungen können mit Bewegungseinschränkungen einhergehen.

Augen

! Ein akutes Glaukom kann durch eine *konjunktivale Injektion* und einen erhöhten intraokulären Druck, der sich durch eine verstärkte Resistenz des Augapfels bei *Palpation* qualitativ feststellen läßt, aufgedeckt werden. Schmerzen bei einem Glaukomanfall treten um das betroffene Auge herum auf bzw. sind hinter dem Auge lokalisiert.

Störungen des Gesichtsfeldes weisen auf eine intrakranielle Läsion hin. Bei fehlerhaft korrigiertem Visus, wie z. B. Hypermetropie, Astigmatismus, Presbyopie oder Benutzung falscher Brillengläser, *fehlt der Kopfschmerz typischerweise am Morgen beim Aufwachen, nimmt aber dann im Tagesverlauf zu*. Bei latentem oder manifestem Schielen wird von den Patienten *intermittierendes Verschwommen- oder Doppeltsehen* angegeben. Der *Kopfschmerz verstärkt sich bei Augenbewegungen*, insbesondere bei Ermüdungen und *verschwindet oder bessert sich bei Schluß eines Auges*.

> **MERKE**
>
> Obligatorisch bei einer jeden Untersuchung von Patienten mit Kopfschmerzen ist die Inspektion des Augenhintergrundes.

Insbesondere muß nach einer Papillenatrophie und einem Papillenödem gesucht werden. Während sich bei einem *Papillenödem* aufgrund eines erhöhten intrakraniellen Druckes eine Störung des zentralen Gesichtsfeldes nicht aufdecken läßt, finden sich schwere Störungen des zentralen Gesichtsfeldes bei Papillenschwellungen im Rahmen einer Neuritis des N. opticus.

Endokrines System

Die klinischen Zeichen von Hypophysentumoren, die auch mit Kopfschmerzen einhergehen können, sind sehr mannigfaltig. Es können ein *infantiler Habitus* und eine *faltige, zarte Haut* auffallen. Darüber hinaus können das *Fehlen von Bartwuchs und der sekundären Behaarung* sowie *generalisierter Haarausfall mit Schweißanomalien* beobachtet werden. *Wachstumsstörungen, Adipositas, Diabetes insipidus* und *Hypogenitalismus* können ebenfalls Zeichen eines Hypophysentumors oder aber auch von anderen Zwischenhirnläsionen sein. Wenn diese Störungen bereits vor der Pubertät auftreten, sind die sekundären Geschlechtsmerkmale nur mangelhaft ausgebildet.

Eine *trockene schuppende Haut*, eine *Verkrüppelung der Gesichtsphysiognomie* mit breiten Nasenwurzeln und Lippen, *Gewichtszunahme, Stimmveränderungen* im Sinne von Heiserkeit, *trockenes struppiges Haar und Haarausfall, müdes, lethargisches Verhalten* sowie *verlangsamte Sehnenreflexe* finden sich beim Myxödem, das ebenfalls im Zusammenhang mit Kopfschmerzen beobachtet werden kann.

Untersuchung des Nervensystems

Wichtigkeit der neurologischen Untersuchung

> **MERKE**
>
> Die *neurologische Untersuchung* ist neben der ausführlichen Erfassung der Kopfschmerzphänomenologie die *wichtigste* Aufgabe im Rahmen der Kopfschmerzdiagnostik. Auch wenn die Kopfschmerzphänomenologie eindeutig für eine der häufigen primären Kopfschmerzerkrankungen spricht, darf die kompetente neurologische Untersuchung *keinesfalls* ausgelassen werden.

– *Ohne ein sorgfältiges Bemühen um die Erfassung des neurologischen Status wird der Patient unzufrieden sein*, da er im Glauben ist, daß doch irgendeine Störung vorliegt, die der Arzt nicht sorgfältig genug bestimmt hat. Der Patient wird das Gefühl haben, daß Fragen nicht geklärt sind, und wird sich mit der mitgeteilten Diagnose wahrscheinlich nicht zufriedengeben.

— *Umgekehrt muß der Arzt sich versichern, daß ein regelgerechter neurologischer Befund besteht* und daß er keine symptomatische Kopfschmerzform übersehen hat.

Das Vertrauen in die weitere Therapie basiert also entscheidend auf einer sorgfältigen neurologischen Untersuchung. Manchmal kann man lesen, daß der neurologische Status „grob neurologisch o.B." ist. Einen solchen Ausdruck sollte man nicht verwenden, da nicht nachvollziehbar ist, was eigentlich untersucht worden ist und wie groß die Zuverlässigkeit dieser Aussage ist. Dazu kommt, daß der Ausdruck „o.B.", also die Abkürzung für „ohne Befund", nahelegt, daß kein Befund vorliegt, also überhaupt nicht untersucht worden ist. Aus diesem Grunde sollte man, falls ein regelgerechter Befund aufgrund sorgfältiger Untersuchungen erhoben wurde, die eindeutige Formulierung „ohne pathologischen Befund" als Dokumentation verwenden.

! Immer dann, wenn ein *hartnäckiges Kopfschmerzleiden* vorliegt, muß eine neurologische Untersuchung durch einen ausgebildeten *Neurologen* veranlaßt werden, da zur verläßlichen und detaillierten neurologischen Befunderhebung Übung und Erfahrung erforderlich sind.

Bei den meisten Kopfschmerzerkrankungen wird der neurologische Befund regelgerecht sein. Aber auch die Erhebung eines regelgerechten neurologischen Befundes erfordert Sicherheit in der Beurteilung von Symptomen und Ausdrucksweisen. Die häufige Folge der Unsicherheit bei der Bewertung neurologischer Untersuchungsbefunde ist, daß man

— zur Absicherung *unnütze* bildgebende Methoden,

wie z. B. die Computertomographie oder die Kernspintomographie heranzieht. Durch das ärztliche Handwerkszeug und durch eine sichere Untersuchungstechnik können solche kostspieligen und die Kopfschmerzdiagnose meist nicht weiterbringenden Techniken vermieden werden. Nachfolgend wird beschrieben, wie eine neurologische Untersuchung in der Kopfschmerzsprechstunde durchgeführt werden sollte.

Praktisches Vorgehen

Die neurologische Untersuchung beginnt bereits bei der Begrüßung des Patienten. Es werden die *affektiven* und *kognitiven* Fähigkeiten des Patienten erfaßt. *Gedächtnis, Sprache, Konzentration* und *weitere psychische Funktionen* werden geprüft. Bei der neurologischen Untersuchung werden dann eingehend die *Kopfstrukturen* und die *Hirnnerven* untersucht. Es schließt sich eine Untersuchung der *oberen Extremitäten* an, wobei man das *motorische System*, das *sensorische System*, die *Reflexe* und die *Koordination* überprüft. Der nächste Schritt widmet sich der *Untersuchung des Stammes*. Dabei werden die *Reflexaktivitäten* und die *sensorischen Qualitäten* überprüft. Der weitere Untersuchungsgang beschäftigt sich mit der *unteren Extremität*. Auch hier wird wiederum das *motorische* und das *sensorische System* auf seine Funktionsweise hin getestet. Anschließend werden die *Reflexe*, die *Koordination*, der *Gang* und das *Standverhalten* geprüft (Abb. 3.3).

Anzeichen für einen erhöhten intrakraniellen Druck

MERKE

Hinsichtlich ihrer Intensität können *langsam zunehmende Kopfschmerzen* bei erhöhtem intrazerebralen Druck als erstes Symptom auffällig werden. Die Schmerzen sind häufig im Liegen stärker und bessern sich nach dem Aufstehen. Dies kann sowohl am Morgen der Fall sein als auch nach einem Schlaf während des Tages. Weitere Hirndruckzeichen sind *Müdigkeit, Benommenheit, Bewußtseinsstörungen, Übelkeit, Erbrechen, arterielle Hypertonie, große Blutdruckamplitude* (Druckpuls), *Papillenödem, Pupillendilatation mit fehlender Lichtreaktion, Doppelbilder mit Augenmuskelparesen*, die zeitweise auch nur vorübergehend auftreten können oder allmählich zunehmen. Patienten mit Verdacht auf erhöhten intrakraniellen Druck müssen dringend mittels *kranialer Computertomographie* untersucht werden.

Die Beurteilung des Bewußtseinszustands

Viele Erkrankungen, die als Symptom Kopfschmerzen produzieren, können mit Veränderungen des Bewußtseinszustands einhergehen. Deshalb ist es erforderlich, daß man eine sichere Grundlage für die *Beurteilung des Bewußtseinszustands* hat. Während früher nicht klar definierte, vage Begriffe wie Somnolenz oder Koma verwendet wurden, sollten heute die Beurteilungsmöglichkeiten nach der *Glasgow Coma Scale* verwendet werden. Diese Skala quantifiziert den Bewußtseinszustand aufgrund der Kriterien *Augenöffnen, Sprechen* und *Motorik*.

Untersuchung des Nervensystems der unteren Extremität

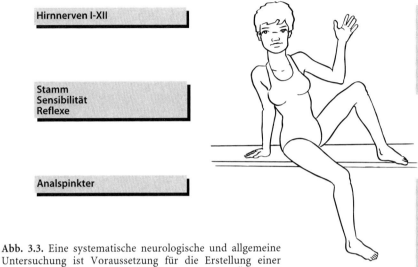

Abb. 3.3. Eine systematische neurologische und allgemeine Untersuchung ist Voraussetzung für die Erstellung einer Kopfschmerzdiagnose. Die Abbildung zeigt eine Übersicht über das Vorgehen bei der neurologischen Untersuchung

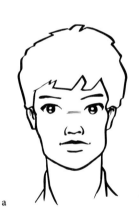
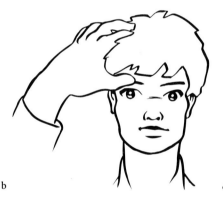
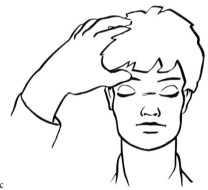

Abb. 3.4a–c. Untersuchung der Augenöffnung bei der Bestimmung des Bewußtseinsgrades. **a** Spontanes Augenöffnen, **b** Augenöffnen bei Schmerzreizung, **c** keine Augenöffnung

Unter der Lupe 3.1.
Die Glasgow-Koma-Skala

Die Quantifizierung des Bewußtseinsgrades kann durch Anwendung der Skala zuverlässig und nachvollziehbar erfolgen.

- *Öffnung der Augenlider* (Abb. 3.4).
  - Spontan   4
  - Auf Anruf   3
  - Auf Schmerz   2
  - Überhaupt nicht   1
- *Sprachliches Antwortverhalten:*
  - Klar und orientiert   5
  - Verwirrt   4
  - Vereinzelt unangemessene Worte   3
  - Unverständliche Worte   2
  - Gar nicht   1
- *Motorisches Antwortverhalten* (Abb. 3.5):
  - Befolgt Aufforderung   5
  - Gezielte Abwehr von Schmerzreizen 4
  - Beugung auf Schmerzreize   3
  - Streckung auf Schmerzreize   2
  - Keinerlei Reaktion   1
- Das *Augenöffnen* erfolgt bei ungestörter Bewußtseinslage spontan, die nächste Stufe ist das

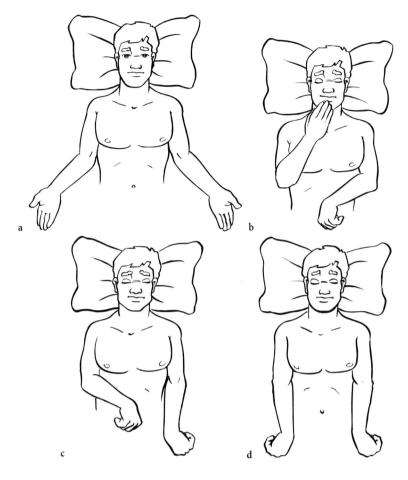

Abb. 3.5 a–d.
Motorisches Antwortverhalten. **a** Heben der Hände nach Aufforderung: „Heben Sie bitte ihre Hände". **b** Bei Druck auf den N. supraorbitalis mit dem Fingernagel hebt der Patient den Arm über das Kinniveau an. **c** Bei schmerzhafter Reizung des N. supraorbitalis durch Druck mit dem Fingernagel reagiert der Patient nur mit einer Flexionsbewegung, ohne den Schmerz mit dem Finger zu lokalisieren. **d** Bei schmerzhafter Reizung des N. supraorbitalis reagiert der Patient nur mit Streckbewegung

Öffnen der Augen auf verbale Aufforderung, schließlich durch Schmerzinduktion.

- Das *verbale Antwortverhalten* zeigt sich bei klarer und orientierter Bewußtseinslage durch Kenntnis des Aufenthaltsortes, wie z.B. der Praxisadresse, klare Kenntnis der Zeit, d.h. Datum und Uhrzeit sowie der Situation, d.h. der gerade durchzuführenden ärztlichen Untersuchung. Ein verwirrtes verbales Antwortverhalten äußert sich darin, daß der Patient zwar komplette Sätze mitteilen kann, aber nicht z. Z. und zum Ort orientiert ist. Der nächste Störungsgrad der verbalen Antwortmöglichkeiten ist die Produktion vereinzelter unangemessener Worte und das mangelnde Vermögen, komplette Sätze zu verbalisieren. Die nächste Stufe äußert sich in der Produktion von unverständlichen Worten und schließlich die letzte Stufe im Unvermögen, sich verbal zu äußern.
- Zur Prüfung des motorischen Antwortverhaltens wird zunächst beobachtet, ob der Patient Aufforderungen befolgen kann, wie z.B. die Hände auf Ansprache von der Untersuchungsliege hochzuheben. Ist dies nicht der Fall, wird geprüft, ob der Patient gezielt Schmerzreize abwehren kann. Dazu wird ein schmerzhafter Reiz am N. supraorbitalis appliziert, indem der Fingernagel des Untersuchers in die Austrittstelle des Nerven gedrückt wird. Man kann zunächst den Druck leicht ausüben und dann soweit verstärken, bis eine Reaktion des Patienten erfolgt. Wenn der Patient seinen Arm über das Kinn hebt, dann ist eine gezielte Abwehr von Schmerzreizen nachgewiesen. Ein Druck auf das Sternum oder gar nur auf die Fingernägel des Patienten ist kein sicheres Untersuchungsvorgehen, da dadurch eine Schutzreaktion ausgelöst werden kann, die keinen Hinweis für die Bewußtseinslage darstellt. Zusätzlich sollte man auch auf der contralateralen Seite einen entsprechenden Reiz setzen, damit man nicht durch ein sensibles oder motorisches Hemisyndrom getäuscht wird. Eine ungezielte Schmerzreaktion ist gegeben, wenn keine lokalisierte Antwort auf einen Schmerzreiz erfolgt. Dazu drückt man entweder mit dem Fingernagel oder einem Bleistift auf das Fingernagelbett des Patienten. Eine Flexionsbewegung des Ellbogens gilt als positive Antwort auf diesen Reiz.

Die Streckbewegung auf Schmerzreize wird als nächstes überprüft, wenn die vorgehenden motorischen Antworten nicht geäußert worden sind. Die Streckung auf Schmerzreize wird mit dem gleichen Reiz auf das Fingernagelbett ausgelöst. Die Streckung auf diese Schmerzreize ist immer mit einer spastischen Beugung des Handgelenks verbunden. Sollte überhaupt keinerlei Reaktion auf diese Reize ausgelöst werden können, sollte Sicherheit gewährleistet sein, daß wirklich ausreichende Schmerzreizintensitäten appliziert worden sind.

Bei allen Patienten können bei Auslösung der Reaktionen an verschiedenen Körperstellen unterschiedliche Antworten induziert werden. Es ist z. B. möglich, daß bei einer Schmerzinduktion am Oberarm eine Streckung erzeugt wird, während bei Druck auf das Fingernagelbett eine Flexion erzeugt wird. Gleiches gilt für das Antwortverhalten auf verschiedenen Körperseiten. Aus diesem Grunde sollte immer die bestmögliche Antwort für die Skalierung des Bewußtseinsgrades verwendet werden. Außerdem sollten immer die Antworten der oberen Extremitäten herangezogen werden, nicht jedoch Antworten der unteren Extremitäten. Grund dafür ist, daß die Abwehrreaktionen der unteren Extremität wesentlich stärker durch spinale Einflüsse moduliert werden und weniger die zerebrale Situation reflektieren. Weitere Untersuchungstechniken bei bewußtlosen Patienten veranschaulicht Abb. 3.6.

Beurteilung von Kognition, Affekt, Gedächtnis und Verhalten

Mit einfachen Hilfsmitteln lassen sich Störungen der Hirnleistung bestimmen und damit Verdachtsmomente für eine strukturelle Läsion im zentralen Nervensystem erhalten. Erworbene Störungen der Hirnleistung äußern sich durch *Veränderungen der Sprache (Aphasie), des Handelns (Apraxie), des Erkennens (Agnosie), der räumlichen Wahrnehmung (Orientierung), des Gedächtnisses (Amnesie) und weiterer intellektueller Funktionen*. Bei der neurologischen Untersuchung lassen sich Störungen, die durch Läsionen der dominanten Hemisphäre und der nichtdominanten Hemisphäre induziert werden, trennen. Die Untersuchung der neuropsychologischen Funktionen ermöglicht eine *Einordnung von kortikalen Funktionsstörungen*. Bei weiterer Differenzierung ist auch eine *Seitenlokalisation* der Läsion möglich und in vielen Fällen auch eine *topische Diagnose* der betroffenen Hirnareale. Bei Rechtshändern ist die linke Hirnhälfte die dominante Hemisphäre. Bei Linkshändern ist bei etwa 60 % ebenfalls die linke Hemisphäre die dominante Hirnhälfte.

Die Begriffe der Neuropsychologie werden in der Literatur sehr unterschiedlich verwendet und sind für die Praxis häufig aufgrund dieser unterschiedlichen Gebrauchsgewohnheiten nicht sicher verfügbar. Aus diesem Grunde sollen einige besonders relevante Begriffe genannt werden, die für eine Untersuchung im Rahmen der Kopfschmerzsprechstunde notwendig sind. In nachstehender Übersicht werden die wichtigsten Begriffe und die klinischen Zeichen aufgelistet.

Unter der Lupe 3.2.
Beurteilung der kognitiven Funktionen

a) Überprüfung auf Störungen der dominanten Hemisphäre:

- *Expressive Dysphasie*: Die Spontansprache ist nicht flüssig. Es zeigt sich eine gestörte Sprachmelodie und ein gestörter Sprachakzent. Weitere Merkmale sind eine Dysprosodie, ein Agrammatismus und ein gestörter Satzbau. Es werden Kurzsätze, viele Substantiva und wenig Pronomen verwendet
- *Rezeptive Dysphasie*: Liegt eine flüssige Spontansprache vor, besteht jedoch eine *Paraphasie* mit falschen oder modifiziert genutzten Worten und Neologismen, ist eine linkshemisphärische postzentrale kortikale Läsion anzunehmen. Eine rezeptive Dysphasie zeigt sich auch im mangelnden Verständnis von einfachen oder komplexen globalen Anweisungen wie z. B.: "Heben Sie beide Arme hoch, und berühren Sie das linke Ohr mit dem rechten Daumen."
- *NominaleDysphasie*: Mangelnde Fähigkeit des Patienten, Objekte zu benennen. Dazu kann man z. B. einen Schlüsselbund, eine Uhr, einen Bleistift oder andere Gegenstände dem Patienten zeigen und ihn bitten, die entsprechenden Bezeichnungen zu verbalisieren.
- *Dysgraphie*: Man bittet den Patienten, einen Absatz zu schreiben und überprüft, ob dies möglich ist.
- *Dyskalkulie*: Der Patient wird gebeten, seriell von 100 die Zahl 7 zu subtrahieren.
- *Dysgraphie*: Man bittet den Patienten, einen schwierigen Satz niederzuschreiben. Geeignet ist z. B.: „Sie hat es ihm schon zu lange verschwiegen." Dieses Diktat ermöglicht zudem, Sprachstörungen zu bestimmen, gleichzeitig kann aber auch eine alleinig vorkommende Agraphie ermittelt werden. Eine richtige Niederschrift des genannten Satzes macht das Vorliegen einer Aphasie unwahrscheinlich.
- *Agnosie*: Der Patient wird gebeten, Teile von Gegenständen zu benennen, z. B. Körperteile, Farben oder Gesichter allgemein bekannter Menschen.

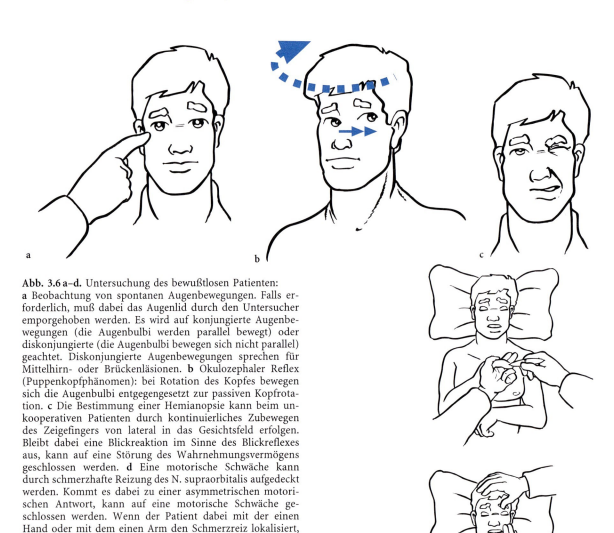

Abb. 3.6 a–d. Untersuchung des bewußtlosen Patienten:
a Beobachtung von spontanen Augenbewegungen. Falls erforderlich, muß dabei das Augenlid durch den Untersucher emporgehoben werden. Es wird auf konjungierte Augenbewegungen (die Augenbulbi werden parallel bewegt) oder diskonjungierte (die Augenbulbi bewegen sich nicht parallel) geachtet. Diskonjungierte Augenbewegungen sprechen für Mittelhirn- oder Brückenläsionen. **b** Okulozephaler Reflex (Puppenkopfphänomen): bei Rotation des Kopfes bewegen sich die Augenbulbi entgegengesetzt zur passiven Kopfrotation. **c** Die Bestimmung einer Hemianopsie kann beim unkooperativen Patienten durch kontinuierliches Zubewegen des Zeigefingers von lateral in das Gesichtsfeld erfolgen. Bleibt dabei eine Blickreaktion im Sinne des Blickreflexes aus, kann auf eine Störung des Wahrnehmungsvermögens geschlossen werden. **d** Eine motorische Schwäche kann durch schmerzhafte Reizung des N. supraorbitalis aufgedeckt werden. Kommt es dabei zu einer asymmetrischen motorischen Antwort, kann auf eine motorische Schwäche geschlossen werden. Wenn der Patient dabei mit der einen Hand oder mit dem einen Arm den Schmerzreiz lokalisiert, sollte man diesen festhalten und erneut den Test durchführen. Wenn dann der andere Arm eine Lokalisierung nicht durchführen kann, kann auf eine motorische Schwäche geschlossen werden. Um eine fokale Störung aufzudecken, kann auch ein Schmerzreiz an den Fingernägeln oder auch an der Achillessehne ausgeübt werden

- *Visuelle Objektagnosie*: Der Patient ist in der Lage, die Gegenstände durch Betasten oder durch akustische Äußerung des Gegenstandes (z. B. Schütteln eines Schlüsselbundes) zu benennen, jedoch nicht durch Inaugenscheinnahme.

b) *Überprüfung auf Störungen der nichtdominanten Hemisphäre:*

- *Geographische Agnosie*: Diese neuropsychologische Störung ist gekennzeichnet durch eine Unfähigkeit, sich im Hause zu orientieren oder einen bestimmten Weg auf ein gewähltes Ziel hin einzuschlagen.
- *Kleidungsapraxie*: Diese Störung wird durch die Unfähigkeit sich selbst anzuziehen, gekennzeichnet.
- *Konstruktionsapraxie*: Der Patient wird gebeten, ein geometrisches Muster nachzubilden, z. B. bittet man ihn, mit Streichhölzern einen Stern oder ein Haus nachzubilden. Eine andere Möglichkeit ist, ihn einen Würfel räumlich zeichnen zu lassen.

c) *Überprüfung des Gedächtnisses:*
Voraussetzung für die Überprüfung der Gedächtnisfunktionen ist, daß der Patient wach ist und nicht zusätzlich dysphasische Störungen oder Verwirrtheitszustände aufweist.

- *Sensorisches Gedächtnis, Ultrakurzzeitgedächtnis*: Die Überprüfung dieser Gedächtnisleistung

- wird durch Nachsprechen einer siebenstelligen Zahl geprüft.
- *Kurzzeitgedächtnis*: Der Patient wird gebeten, die gegenwärtigen Neuigkeiten in Nachrichten oder Zeitung wiederzugeben.
- *Langzeitgedächtnis*: Es werden Vorkommnisse, die älter als 5 Jahre sind, aus der Geschichte oder der Allgemeinheit, erfragt.
- *Verbales Gedächtnis*: Dem Patienten wird ein Satz genannt, und nach 15 min wird der Patient aufgefordert, diesen zu wiederholen.
- *Visuelles Gedächtnis*: Der Patient wird gebeten, sich mehrere Gegenstände einzuprägen, und nach 15 min soll er sich wieder daran erinnern. Noch geeigneter ist eine Rekognitionsleistung etwa bei sich ähnelnden Photos.
- *Retrograde Amnesie*: Der Patient ist nicht in der Lage, eine bestimmte Zeitspanne, die *vor* einem Ereignis liegt, zu erinnern.
- *Posttraumatische Amnesie*: Der Patient weist einen permanenten Gedächtnisverlust für Ereignisse im Anschluß an eine Kopfverletzung auf.

d) Testen der Erfassung von Zusammenhängen und der Problemlösefertigkeiten:

Diese komplexen psychischen Funktionen lassen sich prüfen, indem man z. B. „Unterschiedsfragen" stellt (etwa Fluß – See, Baum – Busch, Geiz – Sparsamkeit, Hunger – Durst etc.).

Eine weitere Möglichkeit ist, Zweischrittrechenaufgaben in verbaler Form vorzulegen: „Ich möchte gerne 14 Brötchen zum Preis von 30 Pfennig kaufen. Wieviel Wechselgeld werde ich bei Bezahlung mit einem Zehnmarkschein zurückerhalten?"

e) Untersuchung von Affekt und Emotion:

Während des gesamten Untersuchungsvorgangs wird auf die *Affektlage* und die *emotionalen Äußerungen* des Patienten geachtet. Ängstlichkeit, Erregung, Depressivität, affektive Schwingungsfähigkeit, ungehemmtes Verhalten sowie Mimik und Gestik werden dabei beurteilt (Abb. 3.7).

Untersuchung der Hirnnerven

Nervus olfactorius (I)

Zur Überprüfung der *Geruchsfähigkeit* werden verschiedene Duftstoffe eingesetzt. Man kann z. B. durch Tabak, Kaffee, Vanille oder andere Riechsubstanzen prüfen. Es sollten jedoch nichtschleimhautreizende Substanzen eingesetzt werden, da z. B. Salmiakgeist auch bei totaler Anosmie zu heftigem Nasenbrennen führt und gasförmige Stoffe, wie z. B. Chloroformdämpfe, die Geschmacksrezeptoren auf der Zunge stimulieren können.

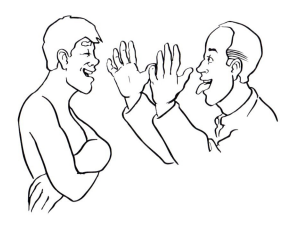

Abb. 3.7. Zur Bestimmung von Affekt und Emotion wird während der Untersuchung auf die Affektlage und die emotionalen Äußerungen des Patienten geachtet. **Cave:** Der hier dargestellte Test ist allerdings nicht ganz ernst gemeint ...

Zur praktischen Prüfung wird ein Nasenloch mit einem Finger zugedrückt, während der Patient mit dem anderen Nasenloch den Geruchsstoff mit der Atemluft aufnimmt (Abb. 3.8).

Eine *Hyposmie* oder *Anosmie* weist auf eine Schädigung frontobasaler Hirnanteile oder eine Schädelbasisfraktur hin. Auch akute entzündliche Prozesse der Nasenschleimhaut können zu einer Hyposmie führen (Sinusitis).

Nervus opticus (II)

Visus. Bei der neurologischen Untersuchung kann man ein *schweres Defizit* der Sehschärfe erfassen, indem man die Fähigkeit des Patienten prüft, *Licht oder Bewegung wahrzunehmen* bzw. die Fähigkeit, eine *bestimmte Anzahl von Fingern vor dem Auge zu zählen*. *Leichte* Einschränkungen des Visus da-

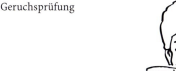
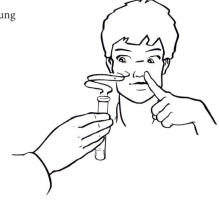

Abb. 3.8. Geruchsprüfung

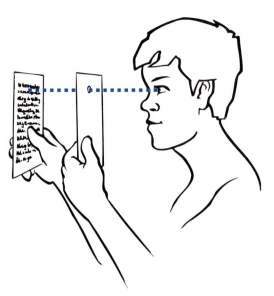

Abb. 3.9. Bestimmung eines Refraktionsfehlers

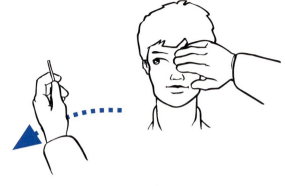

Abb. 3.10. Prüfung des Gesichtsfeldes

gegen werden durch *Lese- oder Schriftproben* bestimmt.

! Eine sehr einfache, unkomplizierte sowie schnelle Bestimmung eines *Refraktionsfehlers* aufgrund einer Hypermetropie oder einer Myopie ist möglich, indem man den Patienten *durch ein Blendenloch lesen* läßt (Abb. 3.9). Dies kann man sich mit einem Pappdeckel und einer Nadel sehr leicht und einfach herstellen. Man sticht mit der Nadel ein kleines Löchlein in den Pappdeckel und läßt den Patienten durch diese „Blende" lesen. Kann der Betroffene durch diese Vorrichtung den Text deutlich besser oder sogar komplett lesen, ist ein Refraktionsfehler bestätigt.

Durch *Visustafeln* (z. B. nach Snellen) ist die Sehschärfe quantitativ bestimmbar. Eine Reduktion des Visus kann Hinweis auf ein Zentralskotom sein (z. B. bei akuter Neuritis des N. opticus). Die Vorstellung bei einem Augenarzt zur Überprüfung des Gesichtsfeldes und weiterer Augenfunktionen sollte bei Augenfunktionsstörungen immer veranlaßt werden.

Gesichtsfeld. Bei der *Überprüfung des Gesichtsfeldes in der Sprechstunde* wird der Patient gebeten, sich etwa 1 m vom Arzt entfernt auf einen Stuhl zu setzen. Der Patient wird aufgefordert, die Pupille des Untersuchers zu fixieren. Nun bewegt der Untersucher einen Finger oder besser eine Stecknadel mit einem roten, 2 mm dicken Kopf von der Peripherie langsam zum Fixationspunkt (Abb. 3.10). Einschränkungen des Gesichtsfeldes werden aufgrund der eigenen Gesichtsfeldausdehnung bestimmt. Durch eine Stecknadel mit einem 2 mm dicken Kopf kann auch ein *zentraler* Gesichtsfelddefekt aufgedeckt werden, der nicht nur mit einem Verschwinden des Stecknadelkopfes im zentralen Gesichtsfeld einhergeht, sondern z. B. auch mit einem Verlust der Farbwahrnehmung.

Bei Hinweisen für eine Gesichtsfeldstörung sollte eine Vorstellung beim Augenarzt dringend veranlaßt werden.

Augenhintergrund (Fundus). Zur *Funduskopie* wird der Patient gebeten, ein Objekt in der Ferne zu fixieren. Der Untersucher sollte sein rechtes Auge für die Untersuchung des rechten Auge des Patienten und das linke Auge zur Untersuchung des linken Auges des Patienten benutzen. Man sollte den Augenspiegel so einstellen, daß die Gefäße in das Blickfeld gelangen und scharf eingestellt sind. Dann folgt man diesen Gefäßen, bis man die Papille erreicht hat.

Wichtig ist, daß man 3 verschiedene Strukturen ! genau betrachtet und beschreibt:

- die Färbung der Papille und deren Begrenzung,
- die Weite der Blutgefäße,
- mögliche Einblutungen oder Verfärbungen des Augenfundus.

Kann aufgrund einer *sehr engen Pupille* eine Funduseinsicht nicht ermöglicht werden, sollte die Pupille mit *Atropin* erweitert werden. Ist die Pupillenweite bei einem akuten Prozeß zur Beurteilung der neuronalen Funktionen erforderlich, oder besteht Verdacht auf das Vorliegen eines Glaukoms ist die Anwendung von Atropin jedoch *kontraindiziert*.

Normalerweise ist die Papille scharf abgegrenzt. Eine Stauungspapille äußert sich zunächst in *verwaschenen Rändern* und in einer *zunehmenden Papillenprominenz*. Am Papillenrand können sich aufgrund einer kompressionsbedingten Venenstauung manchmal *kleine Blutungen* finden. Bei einer Stauungspapille kann man das Ausmaß der Stauung durch *Messung der Dioptriendifferenz zwischen Scharfeinstellung des Fundusbodens und dem Gipfel der Papille* bestimmen. Eine solche Messung ist jedoch nur in einem Dunkelzimmer sinnvoll, da dazu eine gleichbleibende Fokussierung des Untersucher- und des Patientenauges erforderlich ist. *Da auch eine Optikusneuritis von einer Stauungspapille manchmal rein phänomenologisch nicht sicher abzugrenzen ist, ist es notwendig, auch den Visus zu prüfen.* Bei einer frisch entstandenen Stauungspapille findet sich nämlich typischerweise keine Reduktion des Visus, die jedoch bei einer Entzündung des Sehnervs vorhanden ist.

Neben der Randbegrenzung und der Erhabenheit der Papille ist auch deren *Färbung* von Bedeutung. Normalerweise ist die Papille rötlich eingefärbt. Eine Abblassung bis hin zu einer Weißfärbung kann bei einer Optikusatrophie auftreten. Bei einer N.-opticus-Neuritis findet sich meist eine temporale Abblassung. Bei Kindern unter 12 Jahren findet sich in der Regel eine deutlich blassere Papille als bei Erwachsenen.

Bei arterieller Hypertonie kann sich eine *Engstellung* der Arterien finden, im weiteren Verlauf zeigen sich schließlich dann auch *Wandveränderungen* der Gefäße, die sich in Unregelmäßigkeiten des Durchmessers äußern. Besteht die Hypertonie länger, können sich zusätzlich Reflexstreifen auf den Arterien bilden (*Silberdrahtarterien*). Bei weiterem Fortschreiten der Veränderungen schließlich kommt es zu *papillären Blutungen* oder Netzhautblutungen mit weißen Flecken (sog. *Cotton-wool-Herde*). Bei anfallsweisen Kopfschmerzen sollte immer nach solchen Veränderungen gefahndet werden.

Pupillenreaktionen. Zur Beurteilung der Pupillenfunktion wird zunächst die *Pupillenweite* bestimmt und in Kategorien von stark verengt bis stark erweitert beurteilt. Die *Form* der Pupille kann durch Entrundung oder Verziehung verändert sein.

Pupillenreflexe. Der *Lichtreflex* äußert sich durch eine *beidseitige Pupillenverengung bei Lichteinfall in eines der beiden Augen*. Die Reaktion auf *Konvergenz* zeigt sich durch Fixieren eines vor dem Auge gehaltenen Gegenstandes.

Zur *Untersuchung des Lichtreflexes* bittet man den Patienten, einen Punkt in der Ferne zu fixieren. Man kann dazu z. B. an der Decke des Untersuchungszimmers über der Untersuchungsliege eine kleine Marke befestigen. Mit einer Taschenlampe, die ein punktförmiges Licht produziert, wird dann

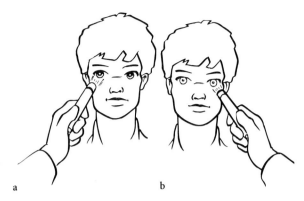

Abb. 3.11 a, b. Prüfung des Lichtreflexes. **a** Eine Läsion des N. opticus führt zum Verlust der Lichtreaktion auf dem beleuchteten wie auch auf dem nicht beleuchteten Auge. **b** Bei Beleuchtung des gesunden Auges zeigt sich eine direkte Lichtreaktion auf dem beleuchteten und eine konsensuelle Lichtreaktion auf dem nicht beleuchteten Auge

seitlich der Lichtstrahl in die Pupille geschwenkt. Nun kann man den direkten Lichtreflex auf dem beleuchteten Auge beobachten, bei Wiederholung des Testes die konsensuelle Reaktion auf dem kontralateralen nicht beleuchteten Auge (Abb. 3.11). Im Anschluß wird die Taschenlampe ca. 15 cm über der Nasenwurzel gehalten und der Patient wird gebeten, von dem Fixierpunkt nunmehr auf die Taschenlampe zu blicken. Aufgrund der Einstellung kann nunmehr die *Konvergenzreaktion* der Pupillen beobachtet werden.

Zur Prüfung der *Seitengleichheit des direkten Lichtreflexes* kann man das punktförmige Taschenlampenlicht zwischen den beiden Augen hin und her schwingen lassen. Man muß dazu den Raum auf Dämmerlicht abdunkeln. Unterschiede im direkten Lichtreflex der beiden Pupillen können dann sehr einfach erfaßt werden.

Bei einer Läsion des N. opticus fällt sowohl die direkte als auch die konsensuelle Lichtreaktion aus. Wenn bei einer einseitigen Störung des N. opticus jedoch Licht in das gesunde Auge fällt, zeigt sich eine konsensuelle Lichtreaktion an der Pupille des erkrankten Auges.

Horner-Syndrom. Dieses ist charakterisiert durch
- eine Miosis,
- eine Ptosis,
- einen Enophthalmus sowie je nach Lokalisation der Läsion durch
- eine Schweißsekretionsstörung (Abb. 3.12).

Die *Miosis* zeigt sich bei wachen Patienten und im Dämmerlicht am besten. Die Pupille auf der betroffenen Seite ist kleiner als die contralaterale

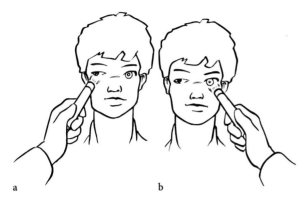

Abb. 3.12. Bei einer Läsion des N. oculomotorius (III) besteht eine Störung der Pupillenmotorik, der Augenbewegungen und der Lidbewegungen. **a** Bei Beleuchtung des betroffenen Auges entsteht im kontralateralen Auge eine Pupillenkonstriktion (der III. Hirnnerv dieses Auges ist intakt). Dagegen bleibt die Lichtreaktion beim betroffenen Auge aus. **b** Bei Beleuchtung des normalen Auges entsteht dort eine direkte Lichtreaktion, im kontralateralen Auge mit geschädigtem N. oculomotorius bleibt jedoch die konsensuelle Lichtreaktion aus

Pupille. Bei einer Abdunkelung der betroffenen Seite zeigt sich keine Pupillenerweiterung. Die *Ptosis* äußert sich durch ein leicht hängendes Augenlid, das durch eine Willkürbewegung etwas angehoben werden kann. Im Gegensatz zu einer Lähmung des N. oculomotorius ist die Ptosis bei einem Horner-Syndrom weniger stark ausgeprägt. Das Vorliegen einer zusätzlichen *Schweißsekretionsstörung*, *Vasomotorenregulation* und der *Piloreaktion* hängt von der Läsionshöhe ab. Eine fehlende Schweißsekretion findet sich bei einer Läsion, die proximal der Faseraufteilung entlang der A. carotis interna und externa liegt.

Zur *Unterscheidung einer präganglionären von einer postganglionären Läsion* kann man 1% Kokain in den Bindehautsack beider Augen instillieren. Dazu gibt man 2mal im Abstand von 1 min je einen Tropfen in den Bindehautsack. Die normale Reaktion besteht in einer leichten Pupillenerweiterung, die sehr langsam in den nächsten 60 min zunimmt. Ist überhaupt keine Pupillendilatation zu beobachten, sollte der Test nochmals nach 60 min wiederholt werden.

! Besteht ein zentraler Sympathikusausfall mit Horner-Syndrom, dann bleibt die Pupillenerweiterung am erkrankten Auge aus oder ist deutlich vermindert im Vergleich zum gesunden Auge. Bei einer Läsion des zentralen Neurons ist die Pupillendilatation geringer als bei einer Läsion des peripheren Neurons.

Kokain wirkt auf die *adrenergen* Nervenendigungen. Durch Verhinderung der Adrenalinwiederaufnahme wird eine Pupillendilatation bei einer präganglionären Läsion möglich. Dagegen kann bei einer postganglionären Läsion kein Effekt durch Kokain erzeugt werden, da keine Nervenendigungen vorhanden sind, auf die Kokain wirken kann.

Pupillotonie. Diese ist durch eine *Verlangsamung der Erweiterung der Pupillen im Dunkeln und eine Verlangsamung der Wiederverengung bei Belichtung* gekennzeichnet. Die Dilatation und die Konstriktion dauern 15–30 min. Bei Prüfung der Pupillenreaktion mit plötzlichem Lichteinfall ist keine Reaktion zu erkennen. Anders jedoch, wenn man die Konvergenzreaktion prüft. Dabei zeigt sich eine schnelle Konstriktion der Pupille, die darauffolgende Dilatation tritt jedoch wiederum verlangsamt auf. Auch kann bei einer Umstellung von der Ferne in die Nähe als auch umgekehrt ein verschwommenes Gesichtsfeld vom Patienten bemerkt werden.

Tritt die Pupillotonie *zusammen* mit einer *Verlangsamung der Muskeleigenreflexe* auf, spricht man von einem
- *Holmes-Adie-Syndrom*.

Die Pupillotonie kann durch einen *pharmakologischen Test* bestätigt werden. Dazu gibt man Pilocarpin 0,1% in beide Augen. Die tonische Pupille zeigt dabei eine Konstriktion aufgrund einer Denervierungshypersensitivität. Das normale Auge dagegen zeigt keine Antwort. Die Ursache des Holmes-Adie-Syndroms ist unbekannt. Es wird als eine *benigne Anomalie* ohne Krankheitswert angesehen. Die Kenntnis der Pupillotonie ist jedoch wichtig, da sie von der Lichtstarre als eindeutig pathologisches Zeichen unterschieden werden muß.

Nervus oculomotorius (III), Nervus trochlearis (IV) und Nervus abducens (VI)

Eine sehr sensitive Möglichkeit, mögliche strukturelle Läsionen bei Kopfschmerzen aufzudecken, ist die genaue Analyse der
- *Augenmotilität*,

die Suche nach
- *Doppelbildern* und
- *Pupillenstörungen*.

Eine Läsion des N. oculomotorius geht sowohl mit einer Störung der Augen- und Lidbeweglichkeit als auch mit Störungen der Pupillenreaktionen einher. Deshalb sollten die Patienten auf folgende Störungen hin genau befragt bzw. untersucht werden:

! - Liegen subjektiv wahrgenommene Doppelbilder vor?
- Zeigen sich Störungen der Augenmotilität?
- Gehen solche Störungen der Augenmotilität mit oder ohne Achsenabweichungen der Bulbi einher?
- Besteht primär eine Pupillenanomalie?

Unter der Lupe 3.3.
Innervation der Augenmuskeln

a) N. oculomotorius (III):

- *Äußere Augenmuskeln*:
  M. rectus superior, M. rectus inferior, M. rectus medialis, M. obliquus inferior.
- *Innere Augenmuskeln*:
  M. sphincter pupillae, M. ciliaris, M. dilatator pupillae (sympathische Fasern).
- *Zusätzliche Innervation*:
  M. levator palpebrae, Mm. tarsales (glatt).

b) N. trochlearis (IV):

- M. obliquus superior.

c) N. abducens (VI):

- M. rectus lateralis.

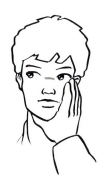

Abb. 3.13. Prüfung der Augenbewegungen

Prüfung der Augenbewegungen. Hierzu wird der Patient gebeten, einen Finger zu fixieren, der in ca. 1 m vor den Augen gehalten wird. Man kann dazu mit der einen Hand den Kopf des Patienten fixieren und mit der anderen Hand einen Sehgegenstand, z. B. eine Taschenlampe in Entfernung einer Armlänge vor den Augen bewegen (Abb. 3.13). Es werden insgesamt sechs Blickbewegungen vorgegeben, und der Patient wird gebeten, dem Sehgegenstand nachzuschauen. Dies sollte für jedes Auge *einzeln* durchgeführt werden. Man bittet den Patienten zunächst nach horizontal lateral zu blicken, anschließend nach horizontol medial. Die Blickbewegungen können im Uhrzeigersinn geprüft werden, indem man zunächst den Patient nach 1 Uhr blicken läßt, dann nach 3 Uhr, nach 5 Uhr, nach 8 Uhr, nach 9 Uhr und anschließend nach 11 Uhr (Abb. 3.14).

Doppelbilder. Bei fixiertem Kopf soll der Patient auf den vorgehaltenen Finger blicken. Dabei wird die Bewegung jedes einzelnen Auges genau beobachtet. Besonders wichtig ist es, daß man auch nach *Doppelbildern* fragt, die bei den verschiedenen Blickrichtungen auftreten können. Bei muskulär bedingten Doppelbildern muß das Doppelbild verschwinden, wenn ein Auge abgedeckt wird.

Durch *Doppelbilder* können Störungen der Augenbeweglichkeit besonders sensitiv aufgedeckt werden. *Sie werden normalerweise von den Patienten einfacher bemerkt, als der Untersucher die Störung der Augenbeweglichkeit feststellen kann.* Beim Auftreten von Doppelbildern muß die *Augenbewegungsrichtung* festgestellt werden, bei deren Einnahme die Doppelbilder maximal auftreten. Anhand dieser Richtung kann dann der *Muskel*, dessen Störung zu den Doppelbildern führt, bestimmt werden. !

Ist die Entstehung des Doppelbildes unklar, kann die Ursache für die Ausbildung durch die Untersuchung des *äußeren Rahmens des Doppelbildes* mittels

- eines *gefärbten Glases*

bestimmt werden. Hebt man ein Rotglas vor ein Auge des Patienten, so sieht er das eine Bild rot, das andere Bild ungefärbt. Durch die Färbung ist es

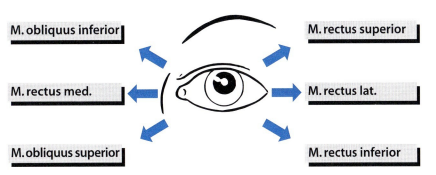

Abb. 3.14. Augenbewegungen und entsprechende Muskeln

möglich, die verschiedenen Bilder dem jeweiligen Auge zuzuordnen. Das außerhalb liegende Bild stammt von dem Auge mit dem gestörten Augenmuskel.

Blickparesen. Zur Ausführung von Blickbewegungen müssen beide Augen *koordiniert* geführt werden. Das Gehirn muß den Sehgegenstand auswählen und dann beide Augäpfel aufeinander abgestimmt so einstellen, daß der Gegenstand fixiert werden kann. Bei Störungen im zentralen Nervensystem kann es zu einem Ausfall dieser Koordination kommen. Man spricht dann von einer *Blickparese*.

Diese ist immer durch eine *zentrale supranukleäre Läsion* bedingt. Blickparesen können von Augenmuskelparesen durch das Fehlen von Doppelbildern unterschieden werden. Zur Erfassung von Blickparesen bittet man den Patienten, einen vor dem Auge bewegten Gegenstand zu fixieren. Störungen der Kommandobewegung kann man erfassen, indem man den Patienten bittet, diese Gegenstände links, rechts, oben und unten zu fixieren.

Ein *Sonderfall* einer Blickparese ist die sogenannte

– *Konvergenzlähmung*.

Dabei ist es dem Patienten nicht möglich, die Konvergenzreaktion der beiden Bulbi auf einen *vor* den Augen gehaltenen Gegenstand durchzuführen. Bei einem *Lateralblick* ist es dem Patienten jedoch möglich, die Augenbulbi adäquat zu bewegen.

Das Gegenstück zur Konvergenzlähmung ist die *internukleäre Ophtalmoplegie*, bei der die Konvergenzbewegung problemlos durchgeführt werden kann, aber bei einem Lateralblick die Nasalbewegung des Augenbulbus nicht oder nur verzögert. Auf dem kontralateralen Auge kann zusätzlich ein Blickrichtungsnystagmus beobachtet werden.

Nystagmus. Ein Nystagmus äußert sich durch eine *langsame Augenbewegung in eine Richtung, die von einer schnellen Ruckbewegung korrigiert wird*. Die Richtung der schnellen Korrekturbewegung ist für den Nystagmus namensgebend, z. B. Linksstagmus, Rechtsstagmus. Auch die Bewegungsebene des Nystagmus kann unterschiedlich sein. Es wird ein *horizontaler, vertikaler, diagonaler, rotierender und retraktorischer Nystagmus* unterschieden. Sind die Nystagmusbewegungen auf den beiden Augen unterschiedlich beobachtbar, so nennt man dies einen *disoziierten Nystagmus*. Bei der Beschreibung des Nystagmus sollte immer die Richtung der *schnellen* Phase dokumentiert werden und auch die Blickrichtung, in der der Nystagmus maximal auftritt (Abb. 3.15).

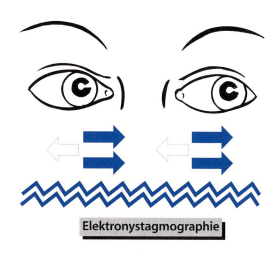

Abb. 3.15. Nystagmus. Dargestellt ist ein Rücknystagmus nach links mit schnellen Phasen nach links und langsamen Rückstellungsbewegungen nach rechts

Folgende weitere Nystagmuscharakteristika können zu einer gezielten *topischen* Diagnose führen:

– Ist der Nystagmus bei beiden Augen in gleicher Weise zu beobachten (*synchron*) oder bewegen sich die beiden Bulbi *disoziiert*?
– Ist das Nystagmusbild *rhythmisch* oder *unregelmäßig*?
– Ist der Nystagmus in der horizontalen, vertikalen, rotatorischen, retraktorischen oder in einer gemischten *Bewegungsebene* zu beobachten?
– Sind die Nystagmusbewegungen als *langsam* oder als *schnell* einzustufen?
– Sind die Auslenkungen der Bulbi bei den Nystagmusschlägen groß (*grobschlägig*) oder klein (*feinschlägig*)?
– Können die Nystagmusbewegungen auch beim geraden Blick bei aufgehobener Fixation durch eine Frenzel-Brille auftreten (*Spontannystagmus*)?
– Können die Nystagmusbewegungen durch verschiedene Provokationsmanöver ausgelöst werden, wie z. B. Kopfbewegungen oder Lagerung oder bestimmte Lagepositionen (*Provokationsnystagmus*)?
– Ist der Nystagmus durch bestimmte Blickbewegungen oder Blickrichtungen auslösbar (*Blickrichtungsnystagmus*)?

Kongenitaler Nystagmus. Eine Nystagmus kann *angeboren* sein und wird dann *kongenitaler Nystagmus* genannt. Er ist beim Blick in das Auge direkt zu beobachten. *Typische Kennzeichen* beim kongenitalen Nystagmus sind, daß eine *langsame*

und eine schnelle Phase nicht abgegrenzt werden können und der Nystagmus *in Form von Pendelbewegungen* auftritt. Bittet man den Patienten, auf einen Sehgegenstand zu blicken und diesen zu fixieren, kann der kongenitale Nystagmus stärker ausgeprägt sein (*Fixationsnystagmus*). Weiteres Kennzeichen dieses kongenitalen Nystagmus ist, daß er *bei Blickrichtungsbewegungen zunehmen* oder auch *bei Blickrichtungen abnehmen* kann. Immer sollte man auch eine Fixation bei einem jeweils abgedeckten Auge durchführen lassen, da manchmal ein Nystagmus latent bestehen kann, der erst bei einäugiger Fixation auftritt (*latenter Nystagmus*). Beim kongenitalen Nystagmus tritt Schwindel nicht auf, häufig findet sich jedoch eine *Visusverminderung*.

Spontannystagmus. Während der kongenitale Nystagmus keine Aussage über erworbene strukturelle Läsionen des Nervensystems ermöglicht, ist ein *Spontannystagmus immer ein Hinweis auf einen regelwidrigen Befund*. Der Spontannystagmus wird durch Fixieren unterdrückt. Bei geöffnetem Auge in einem hellen Zimmer kann er nicht beobachtet werden. Am einfachsten kann er beobachtet werden, wenn man den Patienten bittet, die Augen zu schließen. Der Untersucher setzt dann seine Fingerbeeren auf die Augenlider und kann bei einem sehr groben Spontannystagmus die Nystagmusbewegungen unter den Augenlidern *palpieren*. Zur direkten Beobachtung des Spontannystagmus im Untersuchungszimmer ist eine *Frenzel-Brille* notwendig. Die Frenzel-Brille kennzeichnet sich durch starke Lupengläser, die eine Fixationseinstellung unmöglich machen. Darüber hinaus sind in der Frenzel-Brille seitlich zwei Lämpchen angebracht, die den Augapfel beleuchten. Aufgrund der Vergrößerungswirkung der Lupengläser kann man sehr genau die Spontanbewegungen der Bulbi beobachten. Optimal kann der Spontannystagmus registriert werden, wenn man das Zimmer abdunkelt und zusätzlich den Patienten noch bittet, eine *Rechenaufgabe* fortweg zu lösen, z. B. von 100 immer 7 zu subtrahieren, und dadurch die Aufmerksamkeit des Patienten abzieht.

! Während der Spontannystagmus durch Blickfixation unterdrückt werden kann, ist dies beim Fixationsnystagmus und beim Blickrichtungsnystagmus nicht zu beobachten.

Der Spontannystagmus kann sowohl durch eine *periphere Läsion im Bereich des Labyrinthes oder im N. vestibulocochlearis* generiert werden als auch durch *zentrale Läsionen im Kleinhirn und im Hirnstamm*. Der peripher bedingte Spontannystagmus ist mit der Ausnahme des Akustikusneurinoms immer von *Schwindelsensationen* begleitet. Auch bei einem zentralen Nystagmus kann Schwindel Begleitsymptom sein, allerdings ist *das Fehlen von Schwindel bei einem Spontannystagmus ein eindeutiger Hinweis auf einen zentral bedingten Spontannystagmus*.

Blickrichtungsnystagmus. Im Anschluß an die Untersuchung auf einen Spontannystagmus untersucht man auf das Vorliegen eines möglichen *Blickrichtungsnystagmus*. Dazu hält man mit der einen Hand den Unterkiefer des Patienten fest und führt einen Finger der anderen Hand ca. 30 cm vor den Augen horizontal nach rechts und nach links und läßt den Patienten dem Finger nachblicken. Anschließend wird eine entsprechende Vertikalbewegung nach oben und nach unten vorgenommen. Ein horizontaler Blickrichtungsnystagmus, der nur bei Blickrichtung in der äußeren Endstellung auftritt (Endstellungsnystagmus) und sich nach einigen Sekunden erschöpft, ist *kein* pathologischer Nystagmus. Ein Nystagmus, der jedoch in den verschiedenen Blickrichtungen auftritt und nicht erschöpflich ist, ist *immer* ein pathologischer Nystagmus. Ein Blickrichtungsnystagmus ist ein Zeichen für eine *zentrale strukturelle Läsion*.

Lage- und Lagerungsnystagmus. Mit Hilfe der Frenzel-Brille kann sowohl in *Rücken-* als auch in *Seitenlage* nach einem Spontan- oder nach einem Blickrichtungsnystagmus gefahndet werden. Zur Untersuchung in *Kopfhängelage* läßt man den Kopf des Patienten über das Ende des Untersuchungsbettes hinabhängen.

! Tritt ein Nystagmus in den entsprechenden Lagepositionen auf, spricht man von *Lagenystagmus*. Tritt ein Nystagmus jedoch *während des Einnehmens* der verschiedenen Lagepositionen auf und verschwindet dann nach der Einnahme der entsprechenden Position, spricht man vom *Lagerungsnystagmus*. Lagerungsnystagmus und Lagenystagmus werden in der Regel durch eine *periphere Läsion* bedingt.

Neben der Untersuchung im ärztlichen Sprechzimmer sind auch im neurophysiologischen Labor verschiedene weitere Nystagmusformen experimentell zu erfassen. Solche Untersuchungen sind jedoch nur in speziellen Fällen erforderlich.

Nervus trigeminus (V)

Zur Prüfung der *Sensibilität* im Bereich des Gesichtes verwendet man die Spitze einer *Einmalkanüle* und kann dann in den verschiedenen Gesichtsregionen die *Empfindlichkeit für Schmerzreize* analysieren. Zur Analyse der *Temperaturempfindlichkeit* kann man kalte und heiße Gegenstände, z. B. mit Wasser gefüllte Glasröhrchen verwenden und ebenfalls im gesamten Gesichtsbereich die Thermosensibilität erfassen. Mit leichter Berührung, z. B. einem Wattestäbchen, kann die *Tastempfindlichkeit* analysiert werden. Beide Seiten müssen im *Seitenvergleich* untersucht werden. Sensorische Defizite sollten exakt dokumentiert und am besten in einem *Schema* eingezeichnet werden, so daß man auch Veränderungen im Zeitverlauf registrieren kann.

Die *Ausdehnung sensorischer Defizite* kann man am besten bestimmen, indem man in der Region des sensorischen Defizits beginnt und den jeweils eingesetzten Reiz zu den ungestörten Arealen führt. Da der N. trigeminus das Gesicht durch seine 3 Hauptäste, den N. ophtalmicus (V 1), den N. maxillaris (V 2) und den N. mandibularis (V 3) versorgt, soll insbesondere in den *Grenzbereichen* auf sensorische Störungen untersucht werden (Abb. 3.16).

Während *periphere Störungen* ein Auftretensmuster gemäß der *Verteilung* der 3 Hauptäste zeigen, sind *zentrale Störungen* durch ein sog. *Zwiebelschalenmuster* charakterisiert (Abb. 3.17).

Kornealreflex. Der *Kornealreflex* kann durch einen leichten sensiblen Reiz an der Kornea ausgelöst werden. Dazu verwendet man zusammengedrehte Watte und bittet den Patienten nach oben zu schauen, damit die Lidspalte möglichst breit ist. Zur Vermeidung einer visuell ausgelösten Schutzbewegung nähert man die Spitze der zusammengedrehten Watte *von der Seite* und berührt die Kornea lateral. Die Reflexantwort zeigt sich in einem beidseitigen schnellen Lidschluß.

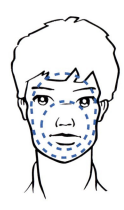

Abb. 3.17.
Bei zentralen Läsionen zeigen sich sensible Defizite in Form eines Zwiebelschalenmusters

Der Kornealreflex ist *besonders sensitiv für Läsionen des N. trigeminus* und kann schon gestört sein, bevor sensible Defizite aufgedeckt werden können. Bei der Reflexantwort sind zwei Hirnnerven beteiligt. Der afferente Reflexbogen wird vom N. ophtalmicus des N. trigeminus gebildet, während die motorische Reaktion efferent über den N. facialis gesteuert wird.

Motorik. Im N. mandibularis ziehen die motorischen Fasern zur Innervation der *Kaumuskulatur* (M. masseter, M. temporalis). Läsionen zeigen sich durch eine *Verschmächtigung* des M. temporalis. Zur gezielten Prüfung bittet man den Patienten, den Kiefer fest zusammenzubeißen. Dabei werden die Muskelkontraktionen palpiert und Seitenunterschiede in der Kontraktion festgestellt. Die *Muskelkraft* kann durch aktiven Druck auf den Unterkiefer geprüft werden. Dabei versucht der Arzt, den Kiefer des Patienten gegen die Kaumuskelkraft des Patienten zu öffnen. Bei einer *Parese der Mundöffner* wird der Kiefer bei der Aufforderung, den Mund zu öffnen, zur paretischen Seite hin bewegt, da er von den gesunden Muskeln verschoben wird.

Massetereigenreflex. Zur Auslösung des *Massetereigenreflexes* wird der Patient gebeten, den Unterkiefer zu entspannen. Der Finger des Untersuchers wird auf dem Unterkiefer plaziert und mit dem Reflexhammer angeschlagen. Eine leichte oder eine fehlende Muskelantwort kann als normal be-

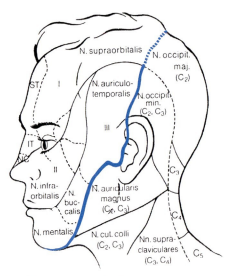

Abb. 3.16. Sensible Innervation des Kopfes

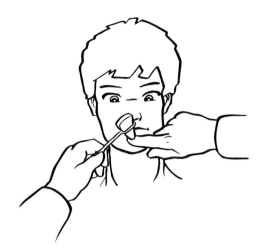

Abb. 3.18. M.-masseter-Eigenreflex

zeichnet werden, dagegen ist ein *verstärkter Kieferschluß* als Reflexantwort Zeichen für eine Läsion des 1. motorischen Neurons (Abb. 3.18).

Nervus facialis (VII)

Bereits im Gespräch wird die Mimik des Patienten beobachtet, und es werden *Seitendifferenzen* beim Sprechen und beim Lächeln registriert. Gleiches gilt für den Augenschluß, für die Verziehungen der Mundecken beim Sprechen sowie für die Beobachtung des Reliefs der Nasolabialfalte. *Bei der Untersuchung* werden *Bewegungstests* durchgeführt. Der Patient wird gebeten, an die Decke zu blicken und dabei seine Stirn hochzuziehen (Abb. 3.19). Dann wird der Patient aufgefordert, seine Augen zu schließen, während der Untersucher versucht, die Augenlider aktiv zu öffnen (Abb. 3.20). Anschließend wird der Patient gebeten, die Lippen zu spitzen und die Zähne zu zeigen.

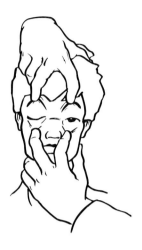

Abb. 3.20.
Während der Untersucher versucht, die Augenlider zu öffnen, wird der Patient gebeten, die Augenlider fest zu schließen. Asymmetrien können auch leichte Fazialisparesen erkenntlich machen

Die Muskulatur der Stirn wird supranukleär von beiden Hemisphären innerviert. Bei einer *halbseitigen zentralen Fazialisläsion* bleibt deshalb die Kontraktion der Stirnmuskulatur intakt. Dagegen zeigt sich eine deutliche Parese der Mundmuskulatur. Während sich bei einer *peripheren Fazialisläsion* eine komplette Lähmung der Mundmuskulatur zeigen kann, ist diese bei der *zentralen Fazialisparese* nie komplett. Zeigt sich eine Parese nur beim Lachen oder beim Weinen, nicht jedoch beim Zähne zeigen, nennt man dies eine *mimische Fazialisparese*.

Bei einer peripheren Fazialisparese müssen *verschiedene Läsionsorte* unterschieden werden. Bei einer Läsion im Bereich der Speicheldrüse können nur einzelne Fazialisäste betroffen sein, und deswegen sind nur Teile der Muskulatur paretisch. Bei einer Schädigung im Bereich zwischen der Speicheldrüse und dem Abgang der chorda tympani wird eine isolierte Fazialislähmung ohne weitere Funktionsbeeinträchtigungen bedingt. Ist die Läsion kurz nach dem Abgang der Chorda tympani lokalisiert, resultiert als Symptom eine Geschmacksstörung der vorderen zwei Drittel der Zunge und eine Störung der Speichelsekretion. Liegt der Läsionsort vor dem Ganglion geniculi und ist der Abgang des N. stapedius betroffen, resultiert zusätzlich eine Hyperakusis. Eine Läsion proximal vom Ganglion geniculi bedingt durch Ausfall des N. petrosus major zusätzlich eine Tränensekretionsstörung.

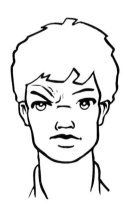 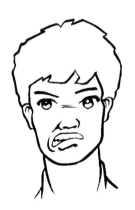

Abb. 3.19 a, b. N. facialis. Es werden geprüft die Fähigkeiten, die Stirn zu runzeln, die Augen zu schließen, während der Untersucher versucht, sie offen zu halten, sowie das Spitzen der Lippen und das Zähnezeigen. **a** Bei peripherer Fazialisparese ist die Innervation des Stirnastes ausgefallen, die Stirn kann auf der betroffenen Seite nicht innerviert werden. **b** Bei zentraler Fazialisparese ist durch die bilaterale Innervation des Stirnastes eine Stirninnervierung möglich

Geschmacksempfindlichkeit. Diese kann durch Aufträufeln von Zuckerlösung, Essig oder Salzlösung mit einer Tropfpipette geprüft werden. *Ein Tropfen* wird jeweils auf die herausgestreckte Zunge appliziert.

Glabellareflex. Dieser Reflex wird durch einen Hammerschlag auf die Stirn zwischen beiden Augenbrauen ausgelöst. Dies führt zu einer Zuckung des M. orbicularis oculi. Man sollte die Untersuchung bei geschlossenen Augen durchführen, da dadurch ein reflektorisches Augenzwinkern vermieden wird. Bei wiederholtem rhythmischem Auslösen *habituiert* die Reflexantwort. Bei zentralen Störungen fehlt diese Habituation.

Schnauzreflex. Der Reflex wird durch einen Schlag mit dem Reflexhammer auf die Mitte der Ober- bzw. der Unterlippe ausgelöst. Als Reflexantwort zeigt sich eine *ruckartige Spitzmundbewegung*. Bei zentralen Prozessen ist der Reflex oft lebhaft bis gesteigert, und die reflexogene Zone kann vergrößert sein.

Chvostek-Phänomen. Das Phänomen wird durch einen Schlag mit dem Reflexhammer auf den Fazialisstamm vor dem Ohrläppchen ausgelöst. Bei einem *positiven Chvostek-Zeichen* kann eine Gesichtsmuskulaturzuckung der gleichen Seite beobachtet werden. Hinweise für eine *Übererregbarkeit der Nervenfasern* ergeben sich durch eine Mitbewegung des Augenlides oder der Stirnmuskeln.

Nervus vestibulocochlearis (VIII), Pars cochlearis

Das *Hörvermögen* kann durch Flüstersprache überprüft werden. Dazu flüstert man in das eine Ohr des Patienten Zahlen, während man kontralateral durch Fingerdruck das Ohr verschließt und zusätzlich mit dem Finger rüttelt, um eine *Maskierung* hervorzurufen. Eine weitere sehr einfache Möglichkeit zur Hörprüfung ist, daß man vor beide Ohren Daumen und Zeigefinger hält und den Patienten bittet, anzugeben, auf welcher Seite man die beiden Finger aneinanderreibt.

Wenn eine Schwerhörigkeit vorliegt, so sollten zunächst sorgfältig der äußere Gehörgang und das Trommelfell mit einem Ohrspiegel in Augenschein genommen werden, um eine *mechanische Okklusion* z. B. durch Fremdkörper auszuschließen. Anschließend wird eine *Leitungsschwerhörigkeit* (Entstehung im Mittelohr) von einer *Wahrnehmungsschwerhörigkeit* (Entstehung im Innenohr) durch den *Weber-Versuch* und den *Rinne-Test* unterschieden.

Weber-Versuch. Hierbei wird eine angeschlagene Stimmgabel auf dem Vertex aufgesetzt. Der Patient wird gefragt, ob der Ton auf beiden Seiten gleich laut zu hören ist bzw. ob der Ton in der Mitte lokalisiert ist. Im pathologischen Fall wird der Ton zu einer Seite hin lateralisiert. Bei einer übertragungsbedingten Hörminderung durch eine Störung im Mittelohr wird der Ton zum kranken Ohr lateralisiert, da keine Interferenz zwischen den Umgebungsgeräuschen und dem Stimmgabelton besteht. Bei einer Wahrnehmungsschwerhörigkeit wird der Ton dagegen zur gesunden Seite hin lateralisiert (Abb. 3.21).

Rinne-Versuch. Hierbei wird der Fuß der angeschlagenen Stimmgabel gegen das Mastoid gedrückt. Der Patient wird gebeten anzugeben, wann der Ton nicht mehr gehört wird. In diesem Augenblick wird dann das Stimmgabelende in die Nähe des äußeren Gehörgangs gehalten. Normalerweise sollte der Patient dann wieder den Ton

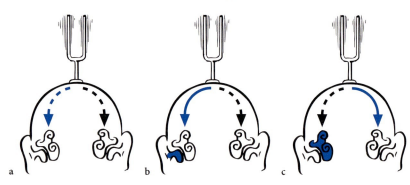

Abb. 3.21 a–c. Test nach Weber. Die Stimmgabel wird auf die Kalottenmitte aufgesetzt. Der Patient wird gefragt, ob er den Ton in beiden Ohren gleich laut hört. **a** Lateralisation des Tones bei Normalbefund. **b** Bei einer Leitungsschwerhörigkeit wird der Ton zum betroffenen Ohr lateralisiert, da die Maskierung durch Umgebungsgeräusche weniger stark ausfällt. **c** Bei einer Störung des Hörnervs wird dagegen der Ton in das kontralaterale gesunde Ohr lateralisiert

Untersuchung der Hirnnerven der unteren Extremität

hören, da nun die Luftleitung den Ton überträgt und diese normalerweise den Ton empfindlicher zum Trommelfell transportiert als die Knochenleitung über das Mastoid. Bei einer Leitungsschwerhörigkeit durch eine Störung im Mittelohr ist die Übertragung durch den Knochen besser als die Luftleitung. Dagegen sind bei einer Empfindungsstörung sowohl die Luft- als auch die Knochenleitung reduziert (Abb. 3.22).

MERKE

Zur exakten Analyse von Hörstörungen ist eine Vorstellung bei einem Hals-Nasen-Ohrenarzt erforderlich.

Nervus vestibulocochlearis (VIII), Pars vestibularis

Bei einer Störung des N. vestibularis tritt als Begleitsymptom ein *systematischer Schwindel* auf. Darunter versteht man einen in eine bestimmte Richtung orientierten Schwindel z. B. einen Drehschwindel oder ein Gefühl, nach einer bestimmten Seite abzuweichen oder ein Liftgefühl. Der sytematische Schwindel wird *nicht* durch Augenöffnen oder Augenschließen beeinflußt und ist *zusätzlich* von weiteren Symptomen, wie Schweißausbruch, Erbrechen, Hautblässe etc. begleitet.

Nervus glossopharyngeus (IX), Nervus vagus (X)

Aufgrund der engen anatomischen Beziehungen dieser Hirnnerven finden sich selten isolierte Störungen der durch die Nerven vermittelten Funktionen. Aus diesem Grund werden die Nerven in der Regel gemeinsam untersucht.

Zunächst sollte auf die *Stimme* des Patienten geachtet werden. Bei einer Stimmbänderparese (N. vagus) kann die Stimme deutlich verändert sein. Weiterhin sollte der Patient nach *Schluckstörungen* gefragt werden. Beim Mundöffnen und beim Phonieren von „A" kann die *Symmetrie der Gaumenbewegungen* kontrolliert werden. Bei einer Parese des N. vagus kann eine Asymmetrie beobachtet werden, wobei die Uvula zur gesunden Seite hin verzogen wird (Abb. 3.23). Bei einer sehr ausgeprägten doppelseitigen Gaumensegelparese kann während des Schluckens von Flüssigkeiten diese aus der Nase austreten.

Zur Auslösung des *Würgreflexes* wird die Zunge des Patienten heruntergedrückt, und man berührt

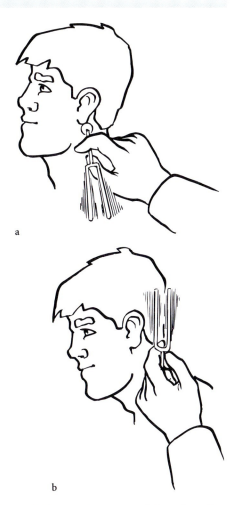

Abb. 3.22. Test nach Rinne. **a** Die Stimmgabel wird mit dem Ansatz auf das Mastoid gesetzt. **b** Wenn der Patient angibt, den Ton nicht mehr zu hören, wird die Stimmgabel vor dem Meatus acusticus externus gehalten. In der Normalsituation sollte der Patient dann den Ton wieder hören, da die Luftleitung empfindlicher ist als die Knochenleitung. Bei einer Konduktionsschwerhörigkeit ist die Knochenleitung besser als die Luftleitung. Bei einer neuronalen Schwerhörigkeit sind sowohl die Knochen- als auch die Luftleitung reduziert

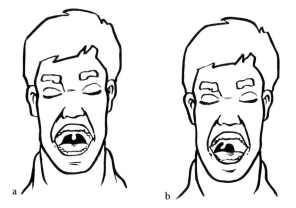

Abb. 3.23. a Bei der Prüfung des N. glossopharyngeus wird der Patient gebeten, den Vokal A zu phonieren. **b** Bei einer Läsion des N. vagus (X) wird die Uvula asymmetrisch verzogen

den Gaumen, den Rachen oder die Tonsillen bis ein Würgreflex ausgelöst wird. Die Würgreaktion wird im *Seitenvergleich* untersucht. Der sensible Anteil des Würgreflexes wird über den N. glossopharyngeus vermittelt und die Gaumenkontraktion über den efferenten Reflexschenkel durch den N. vagus. Bei einem Verlust des Würgreflexes können sowohl die efferente als auch die afferente Reflexkomponente beteiligt sein. Die pathologische Bedeutung eines fehlenden Würgreflexes ist *zurückhaltend* zu bewerten, da auch bei Gesunden der Rachenreflex nicht immer ausgelöst werden kann. Eine *schwere Schluckstörung* findet sich bei einer beidseitigen Glossopharyngeuslähmung.

Nervus accessorius (XI)

Die *Innervation des M. sternocleidomastoideus* wird geprüft, indem der Patient seinen Kopf gegen einen Widerstand rotiert (Abb. 3.24). Die *Muskelbewegung* und die *Kraft* werden im Seitenvergleich überprüft. Anschließend wird im Seitenvergleich die Fähigkeit des Patienten, *den Kopf auf das Sternum hin zu beugen*, bestimmt (Abb. 3.25).

Die *Kraft des M. trapezius* wird bestimmt, indem der Patient beide Schultern hebt und nach Hebung in der Position gegen die Kraft des Untersuchers hält. Im Seitenvergleich werden Kraft und Muskelbewegung überprüft. Bei einer ungestörten Kraft des M. trapezius sollte der Patient problemlos in der Lage sein, die Gegenkraft des Untersuchers zu überwinden (Abb. 3.26).

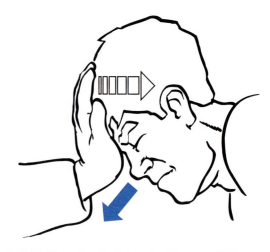

Abb. 3.25. Prüfung der Funktion des M. sternocleidomastoideus

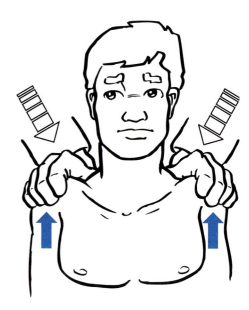

Abb. 3.26. Prüfung der Funktion des M. trapezius im Seitenvergleich

Nervus hypoglossus (XII)

Bei der Untersuchung wird der Patient gebeten, den Mund zu öffnen. Anschließend wird die *Zunge* eingehend in Augenschein genommen. Man achtet auf *Atrophien*, die sich z. B. durch Veränderungen und Furchungen zeigen. Zusätzlich können *Faszikulationen* beobachtet werden, die sich in Form von wurmartigen Muskelbewegungen zeigen. Anschließend wird der Patient gebeten, die Zunge herauszustrecken. Man achtet dabei auf *Zungenabweichungen*. Bei einer *Hypoglossusparese* weicht die Zunge zur paretischen Seite ab (Abb. 3.27). Bei einer schweren doppelseitigen Hypoglossusparese

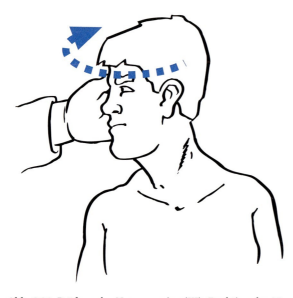

Abb. 3.24. Prüfung des N. accessorius (XI). Funktion des M. sternocleidomastoideus

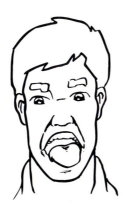

Abb. 3.27.
Prüfung der Funktion des N. hypoglossus (XII). Beim Zungenstrecken weicht die Zunge zur betroffenen Seite ab

kann die Zunge nicht herausgestreckt werden und liegt unbeweglich in der Mundhöhle.

Neurologische Untersuchung der oberen Extremitäten

Inspektion

Die Untersuchung des motorischen Systems beginnt zunächst mit der *Inspektion*. Man betrachtet die verschiedenen Muskelgruppen im Seitenvergleich und beobachtet das Bestehen von möglichen *Asymmetrien* oder *Muskeldeformitäten*. Ebenso können *Muskelatrophien* oder *Muskelhypotrophien* beobachtet werden. Bei Hinweisen für solche Störungen sollten mit einem Maßband im Seitenvergleich *Umfangsmessungen* durchgeführt werden. Als Bezugspunkt für diese Umfangsmessungen eignen sich am besten markante Sicht- oder tastbare Knochenvorsprünge.

Eine *Muskelatrophie* ist ein Hinweis auf eine periphere neurogene oder myogene Parese. Eine *Muskelhypotrophie* ist dagegen eine seltene Veränderung des Muskelaufbaus. Eine Muskelhypotrophie, die zusammen mit einer Muskelparese auftritt, wird *Pseudohypotrophie* genannt. Auch bei teildenervierten Muskeln z. B. nach chronischen radikulären Störungen können pseudohypotrophische Veränderungen beobachtet werden.

Bei der Inspektion der Muskulatur können auch spontane, kurzzeitige Zuckungen von Muskelfaserbündeln beobachtet werden, die *Muskelfaszikulationen*. Diese Zuckungen treten irregulär auf, haben kein bestimmtes rhythmisches Muster und können besonders nach aktiver Muskelbewegung oder nach Muskelbeklopfen ins Auge fallen. Sie führen nicht zu aktiven Gelenkbewegungen außer an den Fingern, da dort die Massen nur klein sind, die bewegt werden müssen. Die Muskelfaszikulationen können sehr gering ausgeprägt und nur eben merklich beobachtbar sein. Treten sie in intensiver Ausprägung auf, so kann man über große Muskelareale ausgedehntes Muskelwogen beobachten. Faszikulationen dürfen *nur als pathologische Muskelaktivität* bewertet werden, *wenn gleichzeitig* Atrophien *bestehen*. Pathologische Faszikulation kann bei neurogenen Muskelparesen bzw. Muskelatrophien beobachtet werden.

Muskeltonus und Muskelkraft

Muskeltonus. Als *Muskeltonus* bezeichnet man *den Dehnungswiderstand des willkürlich entspannten Muskels*. Voraussetzung für die Untersuchung des Muskeltonus ist, daß der Patient seine Muskulatur komplett entspannt. Viele Patienten versuchen, den Untersuchungsgang durch aktive Muskelarbeit zu unterstützen und sind deshalb manchmal nur durch *wiederholtes* Auffordern und Umschreiben in der Lage, die Muskulatur zu entspannen. Man bittet den Patienten entweder, die entsprechende Gliedmaße fallen zu lassen, oder alle Muskeln ganz schwer zu machen. Der Muskeltonus wird überprüft, indem man alternativ die Muskelgruppen durch Streckung und Beugung der verschiedenen Gliedmaßen dehnt und entspannt.

Den Muskeltonus der *Nacken- und Halsmuskulatur* prüft man durch *passives Hochheben* und durch *Rotation des Kopfes* nach links und nach rechts sowie durch den *Kopffalltest*. Man hebt dazu den Kopf des Patienten ca. 5 cm hoch. Dann wird die Hand sehr schnell und überraschend weggezogen, und man beobachtet die Fallreaktion des Kopfes. Der Kopf kann den Gesetzen der Schwerkraft entsprechend ungehindert herabfallen.

! Der Kopf kann im pathologischen Fall jedoch auch langsam herabsinken, weil Gegenkräfte wirksam sind oder die Fallbewegung durch eine erhöhte Schmerzempfindlichkeit der Muskulatur schmerzhaft ist.

Zur Prüfung des Tonus im Bereich des *Ellbogens* und des *Schultergelenkes* führt man *passive Streck- und Beugebewegungen* durch. Am *Unterarm* kann man die *Hände ausschütteln* und dabei den Tonus beobachten. Zur Prüfung des Muskeltonus im Bereich des *Hüft-* und *Kniegelenkes* führt man ebenfalls *passive Streck- und Beugebewegungen* durch.

! Eine genaue Überprüfung des Muskeltonus ist nur im Liegen möglich, weil nur dann die Stütz- und Halteaktivität ausgeschaltet werden kann.

Einen erhöhten Muskeltonus bezeichnet man als *Spastik*. Die spastische Muskelhypertonie kann sich in Form des *Taschenmesserphänomens* äußern.

Dieser Begriff resultiert daraus, daß man wie beim Schließen eines Taschenmessers zunächst einen großen (federnden) Widerstand überwinden muß, der dann plötzlich verschwindet. Anschaulicher wird das Phänomen jedoch durch den Gebrauch eines Korkenziehers zum Öffnen einer Weinflasche beschrieben. Zunächst muß man eine große Kraft aufwenden, um den Korken herauszuziehen. Beim Verlassen der Flasche wird plötzlich kein Widerstand mehr gegen die Kraft gesetzt, und es folgt eine schnelle Bewegung. Das Taschenmesser- oder das *Korkenzieherphänomen* ist ein Hinweis auf eine Läsion des ersten motorischen Neurons. Eine Muskelhypotonie findet sich dagegen bei Läsionen des zweiten motorischen Neurons mit einer schlaffen Parese.

Muskelkraft. Eine Reduktion der Kraft ist ein besonders prägnantes Symptom bei verschiedensten neurologischen Erkrankungen. Eine teilweise Reduktion der Muskelkraft wird als Schwäche (*Parese*), eine komplette Lähmung der Muskelkraft als *Paralyse* oder Plegie bezeichnet. Eine Reduktion der Muskelkraft kann durch Störungen an den verschiedensten Stellen des motorischen Systems entstehen. Periphere Paresen können durch eine Erkrankung des Muskels selbst (*myogene Parese*) oder durch eine periphere neurogene Störung (*periphere neurogene Parese*) entstehen. Eine Besonderheit ist die *nukleäre Parese*, die durch eine nukleäre Läsion des 2. motorischen Neurons entsteht. Bei einer *supranukleären* oder einer *zentralen Parese* liegt eine Störung des 1. Motoneurons vor. Schließlich ist noch das *myasthenische Syndrom* zu unterscheiden, bei dem eine *neuromuskuläre Überleitungsstörung* vorliegt.

! Zur Feststellung einer zentralen Parese mit Läsion des 1. Motoneurons kann ein einfacher Test durchgeführt werden: Der Patient wird gebeten, die Arme vor dem Oberkörper auszustrecken und dabei die Hand während einer Minute in konstanter Position zu halten (Abb. 3.28). Dazu wird der Patient aufgefordert, die Augen zu schließen. *Besteht eine zentrale Läsion, wird die Handposition zunehmend verändert und der Arm senkt sich langsam.*

Besteht Verdacht auf eine nukleäre oder auf eine periphere Parese, müssen sorgfältig die einzelnen Muskelgruppen analysiert werden, um ein *radikuläres* oder *peripheres Verteilungsmuster* zu erkennen.

Bei der klinischen Untersuchung muß das Hauptaugenmerk darauf gelegt werden, die *Läsionslokalisation* zu bestimmen. Anhand der Vertei-

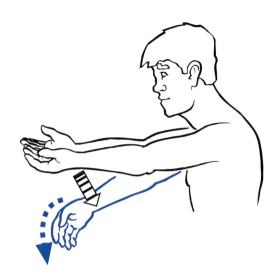

Abb. 3.28. Eine Läsion des zentralen Motoneurons kann durch einen leichten Armvorhalteversuch aufgedeckt werden. Dabei wird der Patient gebeten, beide Arme 1 min lang waagerecht vor dem Körper zu halten. Die Augen werden dabei geschlossen. Bei einer Läsion des zentralen Motoneurons findet sich ein kontinuierliches Absinken des Armes. Bei einer möglichen peripheren Nervenläsion müssen auch zusätzliche Untersuchungen der Nervenwurzeln und der peripheren Nerven durchgeführt werden

lungsmuster der Lähmungen kann eine erste Einordnung ermöglicht werden. Sind Gesicht, Arm und/oder Bein betroffen, spricht man von einer *Hemiparese*, bei kompletter Lähmung der Muskulatur von einer *Hemiplegie*. Eine Hemiparese oder eine Hemiplegie sprechen für eine Läsion im ZNS.

Eine *Paraparese* wird die Lähmung beider Beine oder beider Arme und beider Beine genannt. Eine Paraparese kann bei zentralen Prozessen als auch bei peripheren Prozessen auftreten. Beispiel für einen zentralen Prozess wäre etwa eine *Rückenmarkläsion*, Beispiel für einen peripheren Prozess eine *Polyneuritis*.

Liegt dagegen ein Bild vor, das durch Ausfall von einem Nerven, von einem Nervenplexus oder von benachbarten Wurzeln erklärbar ist, kann von einem peripheren Prozeß ausgegangen werden.

Zur Untersuchung der Muskelkraft wird der Patient gebeten, den entsprechenden Muskel anzuspannen. Man kann dann *durch Gegenhalten* die erforderliche Gegenkraft bei sich selbst schätzen und anhand einer fünfstufigen Skala quantifizieren. Zusätzlich sollte man die *Muskelaktion* beobachten und auch den betreffenden *Muskel oder die Sehne palpieren*. Bei der Untersuchung wird mit der einen Hand die Reaktion ausgeführt, mit der anderen Hand kann man den kontrahierenden Muskel palpieren. Die Muskelgruppen werden im *Seitenvergleich* auf Muskelkraft und Muskelaktion hin

Neurologische Untersuchung der oberen Extremitäten

untersucht. Bei Vorliegen von Schmerzen kann manchmal die Muskelkraft schmerzbedingt nicht wie eigentlich mechanisch möglich aufgebracht werden. Deshalb ist es auch erforderlich, solche *zusätzlichen Bedingungen* bei der Untersuchung mit zu berücksichtigen. Gleiches gilt natürlich für mechanische Einschränkungen der Muskelaktion, wie z. B. Gelenkentzündungen, Gelenkversteifungen oder Kontrakturen.

Unter der Lupe 3.4.
Skala zur Quantifizierung der Muskelkraft
0: Keine Muskelkontraktion beobachtbar, keine Kraft: Völlige Lähmung.
1: Kaum merklich sicht- oder fühlbare Muskelkontraktionen.
2: Nach Ausgleich der Schwerkraft durch Hilfestellung des Untersuchers aktive Bewegung möglich.
3: Aktive Bewegung oder Haltung gegen Schwerkraft ohne Unterstützung möglich.
4: Aktive Bewegung oder Haltung gegen Schwerkraft und leichten Widerstand möglich.
5: Keine Reduktion der Muskelkraft.

Unter der Lupe 3.5.
Untersuchung der Muskelkraft der oberen Extremität
Untersuchung des M. serratus anterior

- Der Patient wird gebeten, die Arme gegen eine Wand zu pressen. Bei einer Parese zeigt sich ein deutliches Abstehen der Skapula (Abb. 3.29).
- Innervation: C 5, C 6, C 7, N. thoracicus longus

Musculus deltoideus (Schulterabduktion)

- Die mehr als 15 Grad abduzierten Arme werden gegen Widerstand weiter abduziert (Abb. 3.30).
- Innervation: Wurzel C 5 und C 6, N. axillaris.

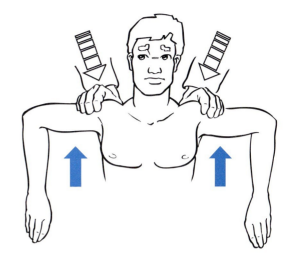

Abb. 3.30. Prüfung der Schulterabduktion

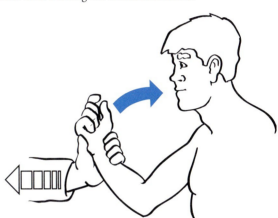

Abb. 3.31. Prüfung der Ellbogenflexion (M. biceps brachii)

Ellbogenflexion

- Bei supinierter Hand wird der Ellbogen gegen Widerstand gebeugt (Abb. 3.31).
- Innervation: M. biceps C 5, C 6, N. musculocutaneus.
- Bei Handstellung in Mittelposition zwischen Pronation und Supination wird der Arm gegen Widerstand gebeugt (Abb. 3.32).
- Innervation: M. brachioradialis: C 5, C 6, N. radialis.

Ellbogenextension

- Der Patient wird gebeten, den Arm im Ellbogengelenk gegen Widerstand zu strecken (Abb. 3.33).
- Innervation: M. triceps: C 6, C 7, C 8, N. radialis.

Fingerextension

- Der Patient wird gebeten, die Finger gegen Widerstand zu strecken (Abb. 3.34).

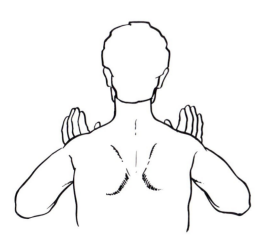

Abb. 3.29. Prüfung des M. serratus anterior

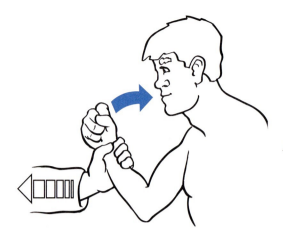

Abb. 3.32. Prüfung der Ellbogenflexion (M. brachioradialis)

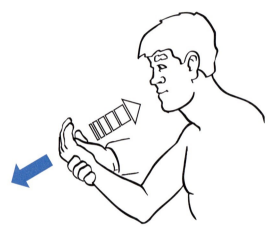

Abb. 3.33. Prüfung der Ellbogenextension

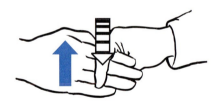

Abb. 3.34. Prüfung der Fingerextension

– Innervation: M. extensor digitorum: C 7, C 8, N. radialis.

Extension des Daumenendglieds

– Der Daumen wird gegen Widerstand gestreckt (Abb. 3.35).
– Innervation: M. extensor pollicis longus und brevis: C 7, C 8, N. radialis.

Flexion der Fingerendgelenke

– Der Untersucher streckt gegen die aktive Kraft des Patienten die gebeugten Endgelenke (Abb. 3.36).

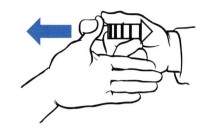

Abb. 3.35. Prüfung der Daumenextension (Endglied)

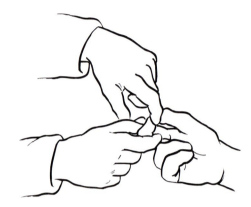

Abb. 3.36. Prüfung der Fingerflexion (Endglied)

– Innervation: M. flexor digitorum profundus I und II: C 7, C 8, N. medianus.
– Innervation: M. flexor digitorum profundus III und IV: C 7, C 8, N. medianus.

Daumenopposition

– Der Patient wird gebeten, den Ansatzpunkt des Kleinfingers mit der Daumenspitze gegen Widerstand zu berühren (Abb. 3.37).
– Innervation: M. opponens pollicis: C 8, Th 1, N. medianus.

Fingerabduktion

– Der Patient wird aufgefordert, die Finger gegen Widerstand zu abduzieren (Abb. 3.38).
– Innervation: M. interosseus: C 8, Th 1, N. ulnaris.
– Innervation: M. abductor digiti V: C 8, Th 1, N. ulnaris.

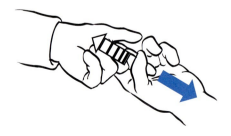

Abb. 3.37. Prüfung der Daumenopposition

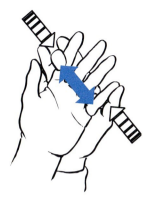

Abb. 3.38. Prüfung der Fingerabduktion

MERKE

Eine Sicherheitsnadel, die dazu ständig in der Tasche mitgeführt und bei verschiedenen Patienten benutzt wird, ist eine grobe Mißachtung hygienischer Prämissen. Zur Schmerzempfindlichkeitstestung eignen sich sterile Einmalkanülen.

Aufgrund der Vielzahl von Muskeln, die der menschliche Körper besitzt, ist es nicht möglich, eine komplette Untersuchung aller Muskelgruppen durchzuführen. Mit den vorgenannten Untersuchungen können jedoch die entscheidenden Muskelgruppen zur Identifizierung von peripheren Nervenläsionen oder von Nervenwurzelläsionen überprüft werden.

Zunächst prüft man mit der Nadelspitze in einem ungestörten Hautbereich, ob der Patient in der Lage ist, die Nadelstiche als scharf oder schmerzhaft zu verspüren. Anschließend untersucht man *durch schnelles punktuelles Prüfen* der verschiedenen Hautareale die Empfindlichkeit in den verschiedenen *Dermatomen*. Im klinischen Untersuchungsablauf kann man sich an dem groben Verlauf der Dermatome orientieren, indem man sich bewußt macht, daß sich das Dermatom C7 vom Unterarm auf den Mittelfinger erstreckt. Die *genaue Ausdehnung* sensibler Defizite wird eingehend geprüft, indem man von normalen Hautbereichen auf die gestörten Hautbereiche mit der Nadelspitze übergeht. Dadurch sind die Grenzen der Störung exakt zu erfassen.

Die *Empfindlichkeit für Berührung* kann anschließend mit einem Wattebausch in ähnlicher Weise durchgeführt werden. Auch hier sollte man eine sorgfältige Kartographierung der verschiedenen sensiblen Defizite ermitteln.

Zur Analyse von *Temperaturmißempfindungen* eignen sich zwei Glasröhrchen, die man mit kaltem und warmen Wasser füllt. Einen Verdacht auf eine Temperaturmißempfindung kann man auch schnell erhalten, indem man den Reflexhammer auf das gestörte Hautareal legt und Unterschiede zwischen der Temperatur des Teils, das man in der Hand gehalten hat, und dem, das nicht in der Hand gehalten wurde, erfragt.

Sensibilität

Oberflächensensibilität Die *Empfindlichkeit für Schmerzreize* wird in den verschiedenen Dermatomen mit einer Nadelspitze analysiert (Abb. 3.39).

Tiefensensibilität. Der Untersucher nimmt den Zeigefinger des Patienten und führt Auf- und Abwärtsbewegungen des Zeigefingers passiv durch (Abb. 3.40). Anschließend wird der Patient gebeten, seine Augen zu schließen, und die Bewegungen werden bei geschlossenen Augen durchgeführt. Der Patient wird jetzt gefragt, in welcher Position sich der Zeigefinger jeweils befindet. Zur weiteren Analyse der *Tiefensensibilität* wird der Patient gebeten, bei geschlossenem Auge mit seinem Zeigefinger die Nasenspitze durch eine ausgestreckte Bewegung zu berühren.

Vibrationsempfindlichkeit und Reizdiskrimination. Die Untersuchung der *Vibrationsempfindlichkeit* ist ein sehr empfindlicher Test zur Erkennung

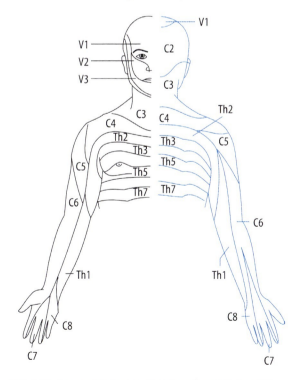

Abb. 3.39. Segmentale Innervation der oberen Extremität

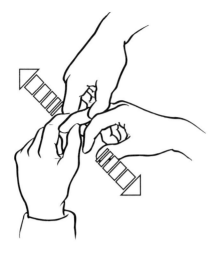

Abb. 3.40. Prüfung der Tiefensensibilität

von peripheren *Neuropathien*. Man verwendet eine Stimmgabel, die mit 128 Hz schwingt, und setzt deren Basis auf einen Knochenvorsprung, z. B. das Radiusköpfchen, auf. Der Patient wird gebeten, das Verschwinden des Vibrationsgefühles anzugeben. Auf der Stimmgabel ist eine Skala aufgetragen, mit deren Hilfe es möglich ist, die Intensität der Vibration quantitativ anzugeben und entsprechend die *Vibrationserkennungsschwelle* quantitativ zu skalieren.

! Weitere sehr aussagekräftige Untersuchungsmethoden zur Analyse von kortikalen Läsionen können eingesetzt werden, wenn die Vibrationsempfindlichkeit normal ist. Mit einer aufgebogenen Büroklammer kann man die *Zweipunktdiskrimination* untersuchen. Die zwei Drahtenden werden so gebogen, daß sie 5 mm Abstand haben. Man fragt den Patienten, ob er zwei Drahtenden verspürt oder eines, während man abwechselnd zwei Drahtenden aufsetzt oder eines.

Die *sensorische Aufmerksamkeit für simultan angebotene Reize* kann geprüft werden, indem man das Drahtende zweier Büroklammern gleichzeitig jeweils links und rechts an korrespondierenden Orten auf die oberen oder auf die unteren Extremitäten aufsetzt. Normalerweise ist der Patient bei ungestörter Wahrnehmung in der Lage, die gleichzeitig aufgesetzten Reize gleichartig wahrzunehmen, bei Störungen kann der Reiz nach einer Seite lateralisiert empfunden werden.

Bei der Untersuchung der *Stereognosie* legt man dem Patienten einen Gegenstand in die Hand, z. B. einen Radiergummi, einen Schlüsselbund oder eine Münze, und fragt, um welchen Gegenstand es sich handelt. Bei ungestörter Stereognosie können die Gegenstände erkannt werden.

Eine besonders komplexe zentrale Wahrnehmungsleistung ist die *Graphästhesie*. Mit dem Drahtende einer Büroklammer zeichnet man Ziffern auf die Haut und bittet den Patienten, die entsprechend gezeichnete Ziffer zu benennen.

Reflexe

Bei Untersuchungen von Reflexen muß man *Eigen-* und *Fremdreflexe* differenzieren. Ein charakteristisches Merkmal der

— *Eigenreflexe*

ist der *monosynaptische Reflexbogen*. Zwischen dem afferenten und dem efferenten Schenkel ist also *kein Interneuron* zwischengeschaltet. Aufgrund dessen erfolgt auch *keine Habituation* der Reflexantwort bei wiederholter Auslösung. Bei den

— *Fremdreflexen*

sind dagegen zwischen die efferenten und die afferenten Neurone ein oder mehrere *Interneurone* geschaltet. Bei wiederholter Reflexantwort findet sich eine *Habituation*.

Die Eigenreflexe sind eine schnelle Reaktion auf eine plötzlich eingetretene Dehnung des betreffenden Muskels. Die Reflexantwort besteht in einer sofortigen Gegenreaktion auf die Dehnung durch Kontraktion des betroffenen Muskels. Die Fremdreflexe werden in der Regel nicht durch einen Reiz im Muskel ausgelöst, sondern durch einen Reiz in einem anderen Organ, meistens in der Haut.

Reflexe lassen sich am besten in der *entspannten Rückenlage* auslösen und untersuchen. Man fordert den Patienten auf, die Muskeln locker und entspannt zu lassen, manche Patienten können dies erst, wenn man sie bittet, alle Muskeln "schlafen" zu lassen. Die Reflexantwort kann durch Beobachtung des Untersucher wahrgenommen werden. Reflexe werden *im Seitenvergleich* und wiederholt ausgelöst. Entscheidend ist dabei die *Reproduzierbarkeit* der Antwort. Eine einmalige Reflexantwort ist für eine diagnostische Aussage nicht verwertbar.

Zur reproduzierbaren Auslösung von Reflexen ! nimmt man den Reflexhammer *nicht* wie einen Hammer durch Umfassen am Schaft in die Hand. Vielmehr hält man ihn *wie einen Hebel*, so daß durch das *Eigengewicht* des Reflexhammerkopfes der Reiz auf den Muskel ausgeübt wird, nicht jedoch durch die Muskelkraft des Untersuchers. Der reflexauslösende Reiz wird also durch den Hammerkopf in Form eines schwingenden Hebels verursacht. Aus diesem Grunde eignen sich für eine adäquate neurologische Untersuchung Billighämmer nicht.

Unter der Lupe 3.6.
Reflexe der oberen Extremität

- *Musculus-biceps-brachii-Reflex* (Wurzel C 5, C 6, N. musculocutaneus)
  Der Patient wird gebeten, seinen Arm zu entspannen und leicht gebeugt auf dem Bauch ruhen zu lassen. Mit dem Daumen palpiert der Untersucher die Sehne des M. biceps brachii und klopft mit dem Reflexhammer auf den Daumen. Die Reflexantwort besteht in einer Ellbogenflexion und in einer Kontraktion des M. biceps brachii (Abb. 3.41).
- *Musculus-brachii-radialis-Reflex* (C 6, C 7, N. radialis)
  Bei leicht gebeugtem Ellbogengelenk und entspannten Muskeln klopft man mit dem Reflexhammer auf das distale Radiusende. Die Reflexantwort besteht in einer Ellbogenflexion (Abb. 3.42).
- *Musculus-triceps-brachii-Reflex* (C 6, C 7, C 8, N. radialis)
  Die Sehne des Muskels wird einige Zentimeter über dem Ellbogengelenk mit dem Reflexhammer angeschlagen. Die Reflexantwort besteht in einer Extension des Ellbogengelenkes und in einer Kontraktion des M. triceps brachii (Abb. 3.43).
- *Fingerbeugerreflexe* (C 7, C 8, N. medianus, N. ulnaris)
  Der Untersucher schlägt mit den Fingerbeeren seiner Hand auf die gebeugten Finger des Patienten. Als Reflexantwort kann man eine Beugezuckung der Finger des Patienten beobachten. Bei einem lebhaften Reflex kann auch der Daumen des Patienten an der Reflexantwort durch eine Beugung teilnehmen
- *Knipsreflex*
  Das Endglied des Mittelfingers des Patienten wird gegen Zeigefinger und Daumen des Untersuchers gehalten. Der Zeigefinger des Untersuchers unterstützt dabei das Endglied proximal, während der Daumen des Untersuchers auf der dorsalen Seite das distale Ende hält. Unter Druckausübung auf den Fingernagel des Patienten läßt man dann den Daumen zum distalen Fingernagelende vorgleiten. Bei Erreichen des Daumenendes wird plötzlich der Finger des Patienten freigegeben, und aufgrund der Hebelwirkung schnellt das Endglied nach dorsal.

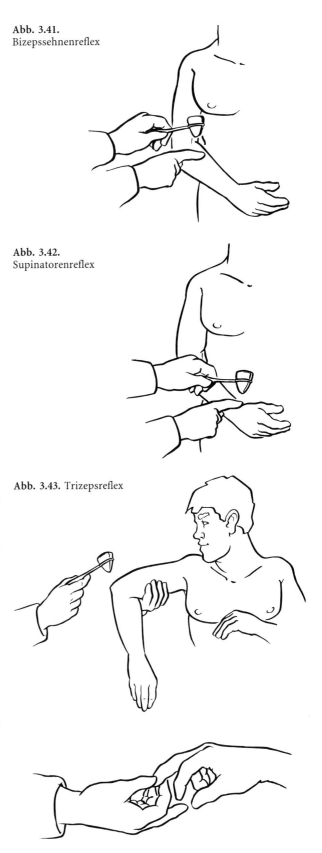

Abb. 3.41. Bizepssehnenreflex

Abb. 3.42. Supinatorenreflex

Abb. 3.43. Trizepsreflex

Abb. 3.44. Knips-Reflex

Durch diese schnellende Dorsalflexion wird ein plötzlicher Ruck an den Fingerbeugesehnen ausgeübt, und es kommt entsprechend zu einer Beugezuckung der Finger als Reflexantwort (Abb. 3.44).

! Generell kann die Reflexantwort der verschiedenen Muskeleigenreflexe vergrößert werden, wenn man den Patienten bittet, während der Reflexauslösung die Kaumuskulatur durch kräftiges Zähnezusammenbeißen aktiv zu innervieren.

Koordination

Bei der Untersuchung der Koordination wird das *Zusammenspiel* verschiedener Muskelgruppen analysiert. Voraussetzung für eine ungestörte Koordination ist das Fehlen von Muskelparesen, Lagesinn- und Tiefensinnstörungen. Die verschiedenen Fehlfunktionen der Koordination werden mit folgenden Begriffen bezeichnet:

! — *Ataxie*: Die Ausführung einer als geradlinig intendierten Bewegung in einer Zickzacklinie.
— *Asynergie*: Die Störung der Koordination von Agonisten, Synergisten und Antagonisten.
— *Dysmetrie*: Das Verfehlen eines intendierten Zieles.

Zur Aufrechterhaltung einer geregelten Koordination ist eine ungestörte Funktion des *Kleinhirnes*, des *Vestibularapparates*, der *Basalganglien* und der *Hinterstränge* erforderlich.

Zur *Prüfung* der Koordination der oberen Extremität bittet man den Patienten, seine Nasenspitze mit dem ausgestreckten Zeigefinger mit einer weit ausgeholten Armbewegung zu berühren. Dabei sollen die Augen offen gehalten werden. Der Untersucher achtet auf ruckartige, zickzacklinienförmige Bewegungen während der intendierten Bewegung. Abweichungen von der direkten Bewegungslinie bezeichnet man als Ataxie, die Verfehlung des Zieles als Dysmetrie, ein Tremor während der intendierten Bewegung als *Intentionstremor*. Dieser Intentionstremor kann nur während einer freiwillig durchgeführten Bewegung beobachtet werden.

Ein sehr empfindlicher *Test zur Aufdeckung eines Intentionstremors* ist, den Patienten zu bitten, alternierend mit dem Zeigefinger von seiner Nase zu einem ausgestreckten Finger des Untersuchers hin und her zu bewegen. Dieser Bewegungsablauf erfordert das schnelle Wechseln zwischen alternierenden Bewegungen, so daß man zusätzlich auch noch eine mögliche *Dysdiadochokinese* beobachten kann (Abb. 3.45). Diese besteht darin, daß der

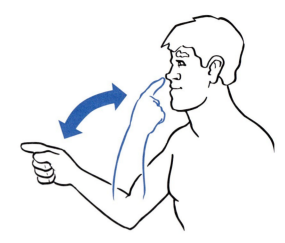

Abb. 3.45. Finger-Nase-Test

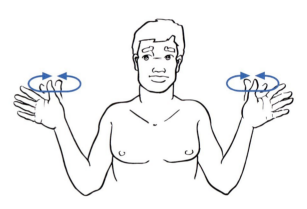

Abb. 3.46. Prüfung der Diadochokinese

Patient Schwierigkeiten hat oder unfähig ist, eine sich schnell ändernde Bewegung durchzuführen. Die Dysdiadochokinese kann ebenfalls beobachtet werden, wenn man den Patienten bittet, sehr schnell wechselnd mit der Hand Supinations- und Pronationsbewegungen auszuführen. Man bittet dazu den Patienten „Glühbirnen" bei ausgestreckten Armen einzuschrauben (Abb. 3.46).

Armhalteversuch. Der Patient wird gebeten, beide Arme auszustrecken und vor dem Oberkörper zu halten. Der Untersucher übt eine leichte Kraft auf die Hand des Patienten aus und läßt plötzlich die Hand frei. Bei dieser plötzlichen Freigabe des Armes kommt es im pathologischen Fall zu einer *überschießenden Schwingbewegung* des ausgestreckten Armes (Abb. 3.47).

Rückprallphänomen (Reboundphänomen). Zur Untersuchung dieses Phänomens bittet man den Patienten, seinen Ellbogen gegen Widerstand zu beugen. Der Untersucher hält dazu den Vorderarm des Patienten und der Patient versucht mit aller

Neurologische Untersuchung der unteren Extremität

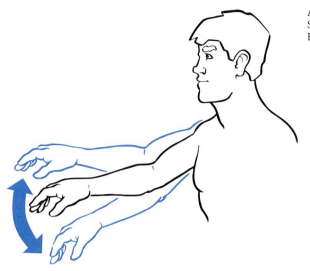

Abb. 3.47. Prüfung der Armbalance

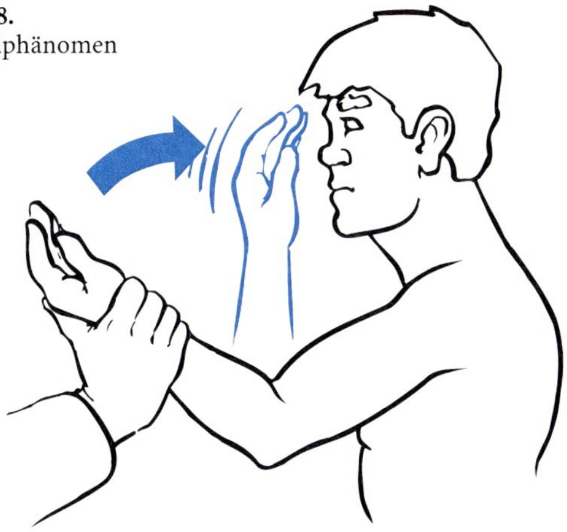

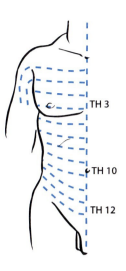

Abb. 3.49.
Segmentale Innervation des Körperstamms

Kraft gegen die Kraft des Untersuchers anzugehen. Eine Bewegung soll dabei jedoch nicht ausgeführt werden. Der Untersucher läßt dann plötzlich den Vorderarm los. Damit der Patient sich durch seine eigene Hand nicht ungewollt einen Kinnhaken setzt, schützt man mit der anderen freien Hand das Gesicht des Patienten. Im pathologischen Fall kommt es zu einer *ungebremsten* Flexionsbewegung, während man normalerweise beim Loslassen nur eine *sehr geringe* Beugebewegung des Unterarmes beobachten kann (Abb. 3.48).

Abb. 3.48.
Reboundphänomen

Neurologische Untersuchung des Körperstammes

Sensibilität

Mit der *Spitze einer Einmalnadel* untersucht man die verschiedenen Dermatome auf *sensible Defizite*. Zur Analyse der *Berührungsoberflächensensibilität* benutzt man einen *Wattebausch*. Als Gedächtnisstütze kann man sich folgende Dermatomausdehnung durch verschiedene prominente Körperregionen merken:

— Brustwarze: Th 5
— Nabel: Th 10
— Leistenband: Th 12 (Abb. 3.49).

Reflexe

Bauchreflexe. Zur Untersuchung der *Bauchhautreflexe* wird mit einem dünnen Gegenstand die Haut in Richtung Nabel in den verschiedenen Quadranten überstrichen. Man beobachtet als Reflexantwort *Muskelkontraktionen*. Die Bauchhautreflexe werden im *Seitenvergleich* analysiert. Bei Dickleibigkeit, nach Schwangerschaft oder nach Bauchoperationen können die Bauchhautreflexe auch bei Gesunden fehlen. Bauchhautreflexe werden durch die Dermatome Th 7 bis Th 12 vermittelt (Abb. 3.50).

M.-cremaster-Reflex. Durch Bestreichen der Innenseite des Oberschenkels wird eine *Elevation des Hodens* beim Mann beobachtbar. Der *Cremasterreflex* wird über die Nervenwurzel L 1, N. genitofemoralis, vermittelt.

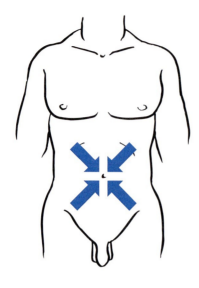

Abb. 3.50.
Prüfung der
Bauchhautreflexe

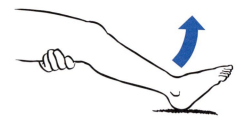

Abb. 3.51. Prüfung des Tonus der Beinmuskulatur

chungsmöglichkeit kann realisiert werden, indem man den Patienten bittet, sich an den Rand der Untersuchungsliege zu setzen und die Beine baumeln zu lassen. Dazu hebt man die Unterschenkel etwas an und läßt sie dann im Seitenvergleich pendeln. Dabei kann man sowohl die *Amplitude* als auch die *Dauer* des Pendelns analysieren (Abb. 3.51).

Zur Untersuchung auf Vorliegen eines *Patellarklonus* umfaßt der Arzt die Patella des liegenden Patienten mit Daumen und Zeigefinger. Die Patella wird dann ruckartig nach distal verschoben und in dieser Stellung festgehalten. Dadurch wird die Sehne des M. quadriceps anhaltend gedehnt, und es wird eine Serie von *Quadrizepsreflexen* ausgelöst. Wenn diese fortgesetzten Reflexantworten nicht zum Stillstand kommen, spricht man von einem Patellarklonus.

Zur Untersuchung des *Fußklonus* führt der Arzt eine plötzliche Bewegung des Fußes des Patienten durch. Dazu hält er mit der Hand den Unterschenkel des Patienten fest und flektiert den Fuß nach dorsal. Die Folge dieser Bewegung ist eine plötzliche Anspannung der Achillessehne. Durch diese Anspannung wird der *Achillessehnenreflex* ausgelöst. Ist die Reflexantwort *unerschöpflich* oder tritt sogar ein *Spontanklonus* auf, spricht dies für eine *Läsion der Pyramidenbahn*. Ein Klonus muß immer im *Seitenvergleich* analysiert werden, da *erschöpflicher* Klonus auch beim Gesunden auftreten kann (Abb. 3.52).

Harnblasenfunktion. Während der Untersuchung des Abdomens wird die *Harnblase* palpiert und analysiert, ob die Blase *überdehnt* ist. Der Patient wird gefragt, ob eine *Harn-* oder *Stuhlinkontinenz* vorliegt. Durch eine rektale Untersuchung wird der *Analsphinktertonus* untersucht.

Analreflex. Der *Analreflex* wird durch Bestreichung der Haut der Analfalte ausgelöst. Die Reflexantwort besteht in einer *Kontraktion des Analsphinkters*. Der Analreflex wird über die Nervenwurzeln S 4 und S 5, N. pudendus, vermittelt.

Neurologische Untersuchung der unteren Extremität

Inspektion

Die Untersuchung beginnt zunächst mit der *Inspektion*. Man fahndet nach *Asymmetrien* des Aufbaus und nach *Deformitäten*. Bei Verdacht auf Muskelasymmetrien mit Muskelhypotrophie oder Muskelhypertrophie sollen *Umfangmessungen* an definierten Stellen im Seitenvergleich durchgeführt werden. Ebenso wie an der oberen Extremität muß sehr sorgfältig auch in der unteren Extremität nach *Faszikulationen* Ausschau gehalten werden.

Muskeltonus und Muskelkraft

Muskeltonus. Bei maximal entspannter unterer Extremität wird das *Kniegelenk* des Patienten durch den Untersucher in flüssigen Bewegungen gestreckt und gebeugt. Eine weitere Untersu-

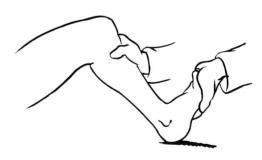

Abb. 3.52. Prüfung des Tonus der Fußmuskulatur

Neurologische Untersuchung der unteren Extremität

Unter der Lupe 3.7.
Untersuchung der Muskelkraft der unteren Extremität

- *Hüftgelenkflexion (M. iliopsoas: Wurzel L 1, L 2, L 3, N. femoralis)*
  Zur Untersuchung der Hüftgelenkflexion wird der Patient gebeten, das Hüftgelenk gegen die Kraft des Untersuchers zu flektieren (Abb. 3.53).
- *Hüftgelenkextension (M. glutaeus maximus: Wurzel L 5, S 1, S 2, N. glutaeus inferior)*
  Bei gestrecktem Bein wird der Patient aufgefordert, sein Bein gegen die Kraft des Untersuchers auf die Untersuchungsliege zu drücken (Abb. 3.54).
- *Oberschenkelabduktion (M. glutaeus medius und minimus, M. tensor fasciae latae: Wurzel L 4, L 5, S 1, N. glutaeus superior)*
  Der Patient wird gebeten, gegen die Kraft des Untersuchers seinen Oberschenkel zu abduzieren (Abb. 3.55).
- *Oberschenkeladduktion (Adduktoren, Nervenwurzeln L 2, L 3, L 4, N. obturatorius)*
  Der auf der Untersuchungsliege in Rückenlage liegende Patient wird gebeten, seine Oberschenkel gegeneinander zu pressen, während der Untersucher versucht, sie auseinanderzudrücken (Abb. 3.56).
- *Knieflexion (M. biceps femoris, M. semitendinosus, M. semimembranosus: Nervenwurzeln L 5, S 1, S 2, N. tibialis).*

Der Patient wird gebeten, seine Ferse an den Oberschenkel zu ziehen, während der Untersucher mit seinem Arm gegen die Bewegungsintention drückt (Abb. 3.57).

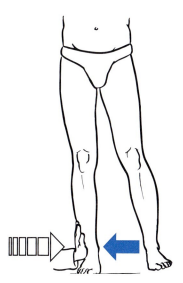

Abb. 3.55. Prüfung der Hüftabduktion

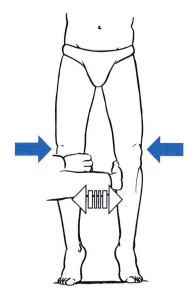

Abb. 3.56. Prüfung der Hüftadduktion

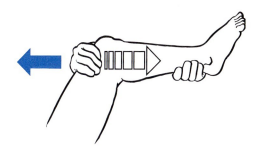

Abb. 3.53. Prüfung der Hüftgelenkflexion

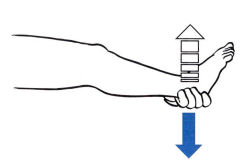

Abb. 3.54. Prüfung der Hüftgelenkextension

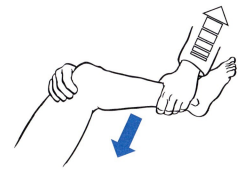

Abb. 3.57. Prüfung der Kniegelenkflexion

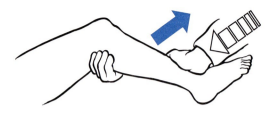

Abb. 3.58. Prüfung der Kniegelenkextension

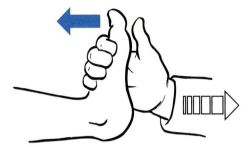

Abb. 3.59. Prüfung der Dorsalflexion des Fußes

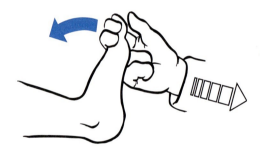

Abb. 3.60. Prüfung der Großzehenextension

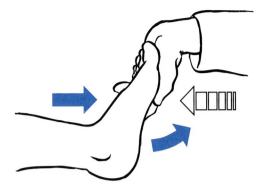

Abb. 3.61. Prüfung der Plantarflexion

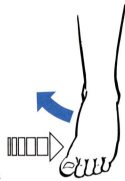

Abb. 3.62. Prüfung der Inversion

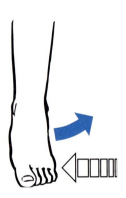

Abb. 3.63. Prüfung der Eversion

- *Knieextension (M. quadriceps femoris: Nervenwurzeln L 2, L 3, L 4, N. femoralis)*
  Der Patient wird aufgefordert, sein Bein im Kniegelenk gegen die Kraft des Untersuchers zu strecken (Abb. 3.58).
- *Flexion des Fußes (M. tibialis anterior: Nervenwurzeln L 4, L 5, N. peronaeus)*
  Der Patient wird gebeten, seinen Fuß zur Nasenspitze hochzuziehen oder aber auf den Fersen zu laufen (Abb. 3.59).
- *Großzehenhebung (M. extensor hallucis longus, M. extensor digitorum longus, M. extensor digitorum brevis: Nervenwurzeln L 5, S 1, N. peronaeus)*
  Bei Widerstand an der vorderen Fußsohle läßt man den Patienten den Fuß dorsal flektieren (Abb. 3.60).
- *Plantarflexion (M. triceps surae: Nervenwurzeln S 1, S 2, N. tibialis)*
  Der Patient wird aufgefordert, einen Zehenstand auszuführen. Der Versuch soll auch einbeinig durchgeführt werden (Abb. 3.61).
- *Fußinversion (M. tibialis posterior: Nervenwurzel L 4, L 5, N. tibialis)*
  Der Patient wird gebeten, den Fuß gegen Widerstand zu invertieren (Abb. 3.62).
- *Fußeversion (M. peronaeus longus und brevis; Nervenwurzel L 5, S 1, N. peronaeus superficialis)*
  Der Patient wird gebeten, den Fuß gegen Widerstand zu evertieren (Abb. 3.63).

Neurologische Untersuchung der unteren Extremität

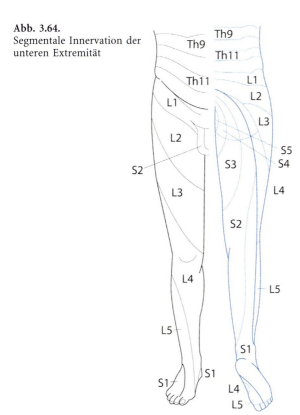

Abb. 3.64. Segmentale Innervation der unteren Extremität

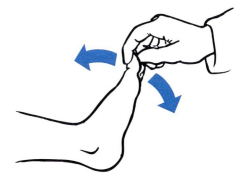

Abb. 3.65. Prüfung der Tiefensensibilität an der unteren Extremität

Sensibilität

Oberflächensensibilität. Ebenso wie an der oberen Extremität wird auch an der unteren Extremität mit der Spitze einer Einmalkanüle die *Empfindlichkeit für Schmerzreize* in den verschiedenen Dermatomen analysiert (Abb. 3.64). Dazu ist es erforderlich, daß man zunächst in einem ungestörten Areal die Nadel mit dem Eigengewicht leicht in die Haut einsticht und dann in den verschiedenen Arealen die Empfindlichkeit mit der normalen Schmerzempfindlichkeit für Nadelstiche vergleicht. Zur genauen *Kartographierung* der gestörten Dermatome führt man die Prüfung immer von einem ungestörten Dermatom in ein gestörtes Dermatom aus, um dadurch die Grenzen genau bestimmen zu können. Zur Überprüfung der *Berührungsoberflächensensibilität* verwendet man einen Wattebausch, mit dem man ebenfalls die verschiedenen Dermatome auf sensible Defizite hin analysiert. Mit 2 Glasröhrchen, die mit unterschiedlich temperiertem Wasser gefüllt sind, prüft man dann die *Empfindlichkeit für Temperatur*.

Prüfung der Tiefensensibilität. Bei geöffnetem Auge demonstriert man dem Patienten Flexionsbewegungen des Großzehs (Abb. 3.65). Anschließend bittet man den Patienten, die Augen zu schließen, führt dann diese Bewegungen durch und fordert den Patienten auf, die Lage des Großzehs zu benennen. Entsprechende Bewegungen sind auch in anderen Gelenken auszuführen, und der Patient wird gebeten, die jeweiligen Gelenkstellungen bei geschlossenem Auge anzugeben.

Vibrationsempfindlichkeit. Mit einer Stimmgabel wird die *Vibrationsempfindlichkeit* an den unteren Extremitäten bestimmt, indem man die angeschlagene Stimmgabel mit der Basis auf den *Malleolus* aufsetzt. Bei einer Reduktion der Vibrationsempfindlichkeit prüft man dann die *Ausdehnung* der reduzierten Empfindlichkeit, indem man mit der Stimmgabel allmählich weiter nach proximal geht. Die Bestimmung im *Seitenvergleich* wird analog durchgeführt. Zur Differenzierung von zentralen und peripheren sensiblen Störungen werden anschließend, wie bereits bei der Untersuchung der oberen Extremitäten beschrieben, die *Zweipunktdiskriminationsfähigkeit*, die *Stereognosie* und die *Graphästhesie* analysiert. Auch hier wird wieder ein Seitenvergleich vorgenommen.

Reflexe

Auch für die Reflexuntersuchung in der unteren Extremität gelten die bei der oberen Extremität beschriebenen allgemeinen Prinzipien. Bei schwer auslösbaren Muskeleigenreflexen kann zur Reflexbahnung jedoch der Patient als Alternative zur Methode des Zähnezusammenbeißens gebeten werden, im Sinne des Jendrassik-Handgriffs seine ineinander gehakten Hände auseinanderzuziehen.

Unter der Lupe 3.8.
Reflexe der unteren Extremität

- M.-quadriceps-Reflex (Patellarsehnenreflex, PSR; Nervenwurzeln L 2, L 3, L 4, N. femoralis)
  Das Kniegelenk wird durch den Arm des Untersuchers leicht hochgehoben. Man bittet

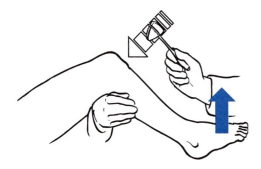

Abb. 3.66. Auslösung des Patellarsehnenreflexes

den Patienten, das Bein ganz schwer zu machen und zu entspannen. Eine andere Möglichkeit ist, daß der Patient gebeten wird, am Rand der Untersuchungsliege zu sitzen und die Beine baumeln zu lassen. Die Patellarsehne wird mit dem Hammer zwischen Patella und Tuberositas tibiae angeschlagen. Die Kontraktion des M. quadriceps wird beobachtet und palpiert (Abb. 3.66).

- *Tibialis-posterior-Reflex* (TPR) (Nervenwurzel L 5, N. tibialis)
  Dieser Reflex wird durch Schlag auf die Sehne des M. tibialis posterior entweder hinter und oberhalb oder distal des medialen Malleolus ausgelöst. Als Reflexantwort läßt sich eine *Supinationszuckung* des Fußes beobachten. Der Reflex kann auch bei Gesunden oft nicht ausgelöst werden. Daher ist nur ein *einseitiges* Nichtauftreten als pathologisch zu werten.
- *Triceps-surae-Reflex (Achillessehnenreflex, ASR)* (Nervenwurzeln S 1, S 2, N. tibialis)
  Zur Untersuchung des Achillessehnenreflexes wird das im Kniegelenk leicht gebeugte Bein nach außen rotiert. Mit der freien Hand spannt der Untersucher die Achillessehne vor, indem er den Fuß leicht dorsal flektiert. Der Patient wird gebeten, das Bein komplett zu entspannen. Mit dem Reflexhammer schlägt dann der Untersucher die Achillessehne an. Als Reflexantwort zeigt sich eine *Plantarflexion* des Fußes (Abb. 3.67).
- *Adduktorenreflex* (Nervenwurzeln L 2, L 3, L 4, N. obturatorius)
  Man bittet den Patienten, die Beine leicht zu abduzieren. Mit dem Reflexhammer schlägt man dann auf die Sehne des M. adductor magnus einige Zentimeter proximal des Epicondylus medialis femoris. Als Reflexantwort stellt sich eine *Muskelzuckung der Adduktoren* ein. Außerdem kann man die Anspannung der Sehnen fühlen.
- *Plantarhautreflex* (Nervenwurzeln L 5–S 2, N. tibialis)
  Mit einem stumpfen Holzstäbchen bestreicht man den lateralen Fußrand von der Ferse bis zum Fußballen bis kurz vor den kleinen Zeh und fährt dann weiter quer über den Fußballen zum Großzeh. Als Reflexantwort läßt sich eine *tonische Plantarflexion der Zehen* beobachten. Ein Fehlen (*stumme Sohle*) spricht für eine Läsion der Pyramidenbahn. Allerdings darf dieses Zeichen nur als pathologisch gewertet werden, wenn es *einseitig* auftritt. Eine beidseitige stumme Sohle kann nicht als pathologisch gewertet werden, da sie auch bei Gesunden als normale Variante beobachtet werden kann (Abb. 3.68).
- *Babinski-Reflex*
  Dieser Reflex wird ebenso wie der Plantarhautreflex ausgelöst. Im Gegensatz zu der normalen Plantarhautreflexantwort kann als *pathologischer Reflex* eine *Extension* aufgrund einer Kontraktion des M. extensor hallucis longus beobachtet werden. Der Babinski-Reflex ist ein Hinweis für eine Störung des ersten motorischen Neurons. Manchmal kann auch ein *Spreizen der übrigen Zehen* beobachtet werden, das sogenannte *Spreiz-* oder *Fächerphänomen*.

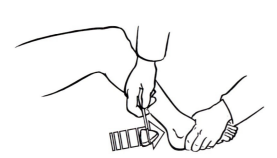

Abb. 3.67. Auslösung des Achillessehnenreflexes

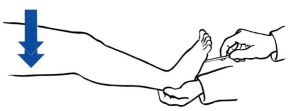

Abb. 3.68. Prüfung des Babinski-Reflexes. Voraussetzung ist, daß die Großzehenmuskulatur entspannt ist. Bei der normalen Plantarantwort ist eine Flexion der Großzehe zu beobachten. Eine Extension aufgrund einer Kontraktion des M. extensor hallucis longus ist Ausdruck eines positiven Babinski-Reflexes und kann bei einer Läsion des 1. Motoneurons auftreten. Der positive Babinski-Reflex ist meist durch eine synchrone Kontraktion der Knieflexoren und des M. tensor fasciae latae begleitet

Eine *Plantar- und Dorsalflexion, die sich rhythmisch abwechseln*, werden nicht als positives Babinski-Zeichen gewertet, sondern sind im Sinne eines *Fluchtreflexes* auf den unangenehmen Reiz zu interpretieren. Kann die beschriebene Extensionsbewegung auch durch Bestreichung der lateralen Fußrückenseite her ausgelöst werden, spricht man vom *Chaddock-Reflex*. Bei extrem gesteigerter Reflexauslösbarkeit kann ein Babinski-Reflex auch spontan durch die Bettdecke ausgelöst werden oder aber durch verschiedene viszerale Reize, wie z. B. eine Blasenfüllung, induziert werden.

- *Oppenheim-Reflex, Gordon-Reflex*
Ebenso wie beim Babinski-Reflex besteht die Reflexantwort im Sinne eines pathologischen Reflexes beim *Oppenheim-* und beim *Gordon-Reflex* in einer *tonischen Dorsalflexion der Großzehe*. Der Unterschied zum Babinski-Reflex besteht in der *Auslösungsregion*. Beim Oppenheim-Reflex wird die Reflexantwort durch Druckausübung auf die Schienbeinkante ausgelöst. Man streicht dazu die Schienbeinkante von proximal nach distal hinunter. Beim Gordon-Reflex wird dagegen die Wade mit kräftigem Druck massiert. Da die Auslösung des Oppenheim- und des Gordon-Reflexes schmerzhaft ist, sollte man diese nur in das Untersuchungsprogramm einbeziehen, wenn der Babinski-Reflex bereits beobachtet werden kann, da dieser normalerweise als erstes bei Störungen des oberen motorischen Neurons positiv wird.

Koordination

Zur Überprüfung der Koordination an den unteren Extremitäten bittet man den Patienten, mit der Ferse entlang der Schienbeinoberkante zu streichen und diese Bewegung in Kreisbewegungen zu wiederholen (Abb. 3.69). Bei ungestörter Koordination ist der Patient in der Lage, diese Linienbewegung gerade durchzuführen. Bei einer *Ataxie* treten wellenförmige Bewegungen oder Zickzackbewegungen auf.

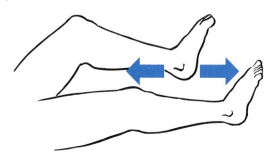

Abb. 3.69. Knie-Hacken-Versuch zur Prüfung der Koordination

Zur Überprüfung auf das Vorliegen einer *Dysdiadochokinese* wird der Patient gebeten, sich auf die Kante der Untersuchungsliege zu setzen und mit seiner Fußsohle wiederholt den Fußboden zu berühren. Dabei ist eine schnell alternierende Bewegung notwendig, die sich bei einer Dysdiadochokinese nicht rhythmisch durchführen läßt.

Stand

Der Patient wird gebeten, *bei geschlossenen Fersen gerade zu stehen*. Man führt dieses Untersuchungsmanöver sowohl bei geschlossenen wie bei geöffneten Augen durch. Bei *schweren Kleinhirnläsionen* ist dieser normale Stand nicht möglich. Aber auch bei *vestibulären Störungen* sind *Fallneigungen* zu beobachten, wobei dann jedoch immer auch *Schwindel* oder ein *Nystagmus* zu beobachten sind.

Beim *Romberg-Stehversuch* bittet man den Patienten, die Augen zu schließen (Abb. 3.70). Tritt dabei eine Fallneigung auf, ist der Versuch positiv.

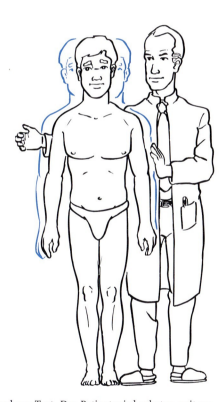

Abb. 3.70. Romberg-Test. Der Patient wird gebeten, mit aneinanderliegenden Fersen aufrecht zu stehen. Zunächst wird der Test bei geöffnetem Auge durchgeführt. Es wird auf Balancestörungen geachtet. Treten Balancestörungen auf, wenn die Augen sowohl geöffnet als auch geschlossen sind, spricht dies für eine zerebelläre Ataxie. Treten Balancestörungen nur auf, wenn die Augen geschlossen sind, spricht dies für eine sensorische Ataxie

Ein ausgeprägtes Schwanken wird als verdächtig positiv bezeichnet, wobei geringes Schwanken oder leichtes Hin- und Herpendeln als nicht pathologisch gelten.

! Eine Standunsicherheit bei geöffneten *und* bei geschlossenen Augen ist ein Hinweis für eine *zerebelläre* Ataxie. Tritt die Standunsicherheit jedoch *nur bei* geschlossenen, nicht bei geöffneten Augen auf, spricht dies für eine *sensorische* bzw. *propriozeptive Störung*. Basis für diese Unterscheidungsmöglichkeit ist, daß bei Hinterstrangläsionen das Nervensystem bei optischer Kontrolle der Lage eine Kompensation ermöglichen kann, während dies bei einer zerebellären Standataxie nicht ohne weiteres möglich ist.

Gang

Bei der Untersuchung des Ganges bittet man den Patienten zunächst, *in seiner gewohnten Weise* zu gehen. Ein gestörtes Gangbild kann man durch

- breitbeiniges Gehen oder
- übermäßig kurze oder lange Schritte

erkennen (Abb. 3.71).
Außerdem achtet man auf

- *abnormale hohe Schrittausprägungen* und
- *unsicheren instabilen Gang*

im Sinne einer Gangataxie. Darüber hinaus können auch weitere *Störungen der* Statik der Bewegung beobachtet werden, wie z. B.

- *Mitschwingung des Beckens*.

Abb. 3.71.
Untersuchung des Gangbildes

Ist beim normalen Gehmanöver keine Störung des Ganges zu beobachten, sollte man den Patienten zusätzlich bitten, den sog. *Seiltänzergang* auszuführen. Dazu bittet man ihn, die Ferse des jeweils vorgesetzten Beines an die Großzehe des zurückgesetzten Beines anzuschließen und so Schritt für Schritt wie auf einem Seil vorwärts zu gehen. Bei Gangstörungen lassen sich dadurch sehr früh Abweichungen zeigen. Diese Gangweise kann man auch bei geschlossenen Augen durchführen lassen (*Blindgang*).

Wenn sich dabei eine Gangstörung erheblich ! verstärkt, deutet dies auf *eine spinale oder eine Hinterstrangataxie* hin.

Ergänzende Untersuchungen

Grundregeln für die Indikationsstellung

MERKE

Ergibt bei kompetenter Durchführung der klinischen Diagnostik
- die Vorgeschichte,
- die allgemeine körperliche und
- die klinisch-neurologische Untersuchung

keinen Hinweis auf das Vorliegen symptomatischer Kopfschmerzerkrankungen, ist es nicht erforderlich, weiterführende Untersuchungen zu veranlassen. *Es gibt kein generelles „diagnostisches apparatives Zusatzprogramm", das pauschal bei Kopfschmerzproblemen abgespult wird!*

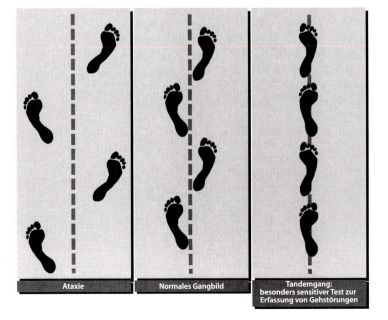

Ataxie | Normales Gangbild | Tandemgang: besonders sensitiver Test zur Erfassung von Gehstörungen

Ergänzende Untersuchungen

Es ist notwendig, sich mit der sicheren Anwendung der verschiedenen klinischen Untersuchungstechniken ausführlich vertraut zu machen. Erst wenn sich aus der Vorgeschichte, der allgemeinen und/oder der neurologischen Untersuchung Anhaltspunkte für symptomatische Kopfschmerzerkrankungen aufgrund regelwidriger Befunde ergeben, müssen solche Erkrankungen durch ergänzende weiterführende Untersuchungen entweder erfaßt oder ausgeschlossen werden.

Unter der Lupe 3.9.
Grundregeln für den Einsatz apparativer Diagnostik bei Kopfschmerzen

- Bei einer typischen Kopfschmerzphänomenologie entsprechend IHS-Kriterien und bei einem regelgerechten allgemeinen und neurologischen Untersuchungsbefund sind zusätzliche diagnostische Maßnahmen durch apparative Untersuchungsmethoden *nicht erforderlich* und *überflüssig!* Dies gilt für *klinisch-chemische*, für *hämatologische*, für *neurophysiologische* und für *bildgebende Untersuchungsmethoden*.
- Nur wenn Zweifel an der Regelmäßigkeit der Befunde bestehen, müssen weitere Untersuchungsverfahren veranlaßt werden. Diese können, je nach Fragestellung und klinischem Ausgangsbefund, von der einfachen Blutsenkungsgeschwindigkeit bis hin zur digitalen Subtraktionsangiographie reichen.
- Man muß sich jedoch auch bewußt sein, daß bei einem Patienten mit einem jahrelangen problemlosen Verlauf einer primären Kopfschmerzerkrankung zu irgendeinem Zeitpunkt des späteren Lebens eine *ernsthafte Erkrankung* auftreten kann. Auch deshalb ist es erforderlich, bei Patienten mit primären Kopfschmerzerkrankungen bei *Änderungen* der Kopfschmerzphänomenologie eine sehr aufmerksame, erneute klinisch-neurologische Untersuchung durchzuführen und gegebenenfalls weitere diagnostische Maßnahmen zu veranlassen. Dies gilt insbesondere, wenn *neue Symptome* auftreten, die vorher nicht bestanden haben.
- Bei der Veranlassung von weiterführenden diagnostischen Maßnahmen darf keinesfalls ungezielt vorgegangen werden, indem in einer Breitbandsuchdiagnostik alle möglichen Erkrankungen untersucht werden. Vielmehr müssen sich sich aufgrund der ausführlichen klinischen Diagnostik und der Krankheitsgeschichte *klare Verdachtshinweise* ergeben, die entweder erhärtet oder ausgeräumt werden müssen. *Aus diesem Grunde sollte man immer nur gezielt die apparative Diagnostik veranlassen* und niemals routinemäßig solche Verfahren einleiten.
- Sollte Unklarheit bestehen, ob der neurologische Untersuchungsstatus regelgerecht ist oder nicht, sollte ein *Neurologe* vor Einleitung aufwendiger, teurer Techniken konsultiert werden. Dadurch sind unnötige apparative Untersuchungen zu vermeiden. Zudem müssen bei Vorliegen von Läsionen im Bereich des Nervensystems Konsequenzen aus den Befunden gezogen werden, die in der Regel *fachspezifische Kenntnisse* voraussetzen.

Nachfolgend werden wichtige

- *Zusatz*untersuchungsmethoden

beschrieben, die bei verschiedenen Fragestellungen in der Kopfschmerzdiagnostik von Relevanz sein können. *Keinesfalls* ist diese Zusammenstellung so zu verstehen, daß es sich um Routineuntersuchungsmethoden handelt, die bei jedem Kopfschmerzproblem beansprucht werden sollen. Jedes Verfahren darf nur gezielt *aufgrund eindeutiger klinischer Verdachtsmomente* eingesetzt werden!

Nativröntgenaufnahmen des Schädels

Die *Nativaufnahme des Schädels* kann bei begründetem Verdacht auf *Verletzungen* des Schädels und des Hirns eine nützliche Untersuchungsmethode sein, auch wenn heute Computertomographie (CT) und Magnetresonanztomographie (MRT) zur Verfügung stehen. Es werden folgende 3 Standardprojektionen durchgeführt:

- lateraler Strahlengang,
- anterior-posteriorer Strahlengang,
- fronto-okzipitaler Strahlengang (Towne-Projektion).

Bei der Analyse der Schädelübersichtsaufnahmen werden folgende Aspekte beschrieben: Bestehen von *Frakturlinien*, *Knochenarrosionen* (allgemeine osteoporotische Kalksalzminderung, lokalisierte Verdichtungen oder Aufhellungen, osteolytische oder osteoplastische Herde), *umschrieben* (z. B. Sellaregion) oder *generalisiert* (z. B. multiples Myelom), *abnormale intrakranielle Verkalkungen* (Gefäßverkalkungen, Tumorverkalkungen, metabolisch bedingte Stammganglienverkalkungen, Verkalkungen von Aneurysmawänden, etc.), *Verlagerung von physiologisch bestehenden Verkalkungen*, wie Glandula pinealis, Plexus chorioidei, Falx cerebri, *Hirndruckzeichen* (Drucksella mit erodierten Clinoidfortsätzen, bei Kindern vermehrte Impressiones digitatae und Nahtsprengung), *Form und Größe des Schädels (Mikro-, Makrozephalus, Dysplasien, Varianten).*

Bei Beachtung dieser Aspekte kann die Schädelübersichtsaufnahme Zusatzinformationen ergeben, die aus dem Computertomogramm oder dem Kernspintomogramm nicht resultieren.

Bei speziellen klinischen Hinweisen können weitere Spezialaufnahmen vorteilig sein. *Bei Hirnnervenläsionen kann dies eine Schädelbasisaufnahme sein, bei einer zunehmenden Sehstörung eine Aufnahme des Canalis nervi optici (Spezialaufnahme nach Reese), bei Gesichtsfelddefekten eine Aufnahme der Sella turcica, bei Destruktionen des inneren Gehörgangs beispielsweise und beim Akustikusneurinom eine Stenver-Aufnahme.*

! Bei Veranlassung solcher Untersuchungsverfahren gilt jedoch die Regel, daß nur das betreffende einschlägige Fachgebiet nach klinischer Voruntersuchung solche Aufnahmen veranlaßt und man keinesfalls ungezielt diese speziellen diagnostischen Maßnahmen einleitet.

Nativröntgenaufnahmen der Wirbelsäule

Bei gezielter klinischer Fragestellung wird die *Halswirbelsäule* (HWS) im sagittalen und im seitlichen Strahlengang untersucht. Zur Beurteilung der *Zwischenwirbellöcher* werden zusätzlich Schrägaufnahmen angefertigt.

Funktionsaufnahmen zur Analyse der *Wirbelsäulenbeweglichkeit* und der *Wirbelsäulenstabilität* können bei

— eindeutig bewegungsabhängigen Kopfschmerzen

veranlaßt werden. Voraussetzung für die Durchführung ist, daß die klinische Untersuchung und die vorher angefertigten Standardaufnahmen eine bedrohliche Instabilität ausschließen lassen. Funktionsaufnahmen der HWS werden typischerweise im lateralen Strahlengang bei maximaler Flexion und Extension angefertigt. Rotation oder Lateralflexion der HWS sind in der Kopfschmerzdiagnostik von untergeordneter Bedeutung.

Unter der Lupe 3.10.
Zur Analyse der Wirbelsäulenaufnahme sollten folgende Aspekte beschrieben werden
— *Haltung*: Fehlhaltungen, Knickbildungen, Skoliose, Torsionen, Spondylolisthese mit bzw. ohne Spondylolyse
— *Form und Größe der Wirbelkörper*: Fischwirbelbildung, Keilwirbelbildung, Blockwirbelbildung, Schmetterlingswirbel, Wirbelhypoplasien, etc.
— *Knochenstruktur*: Osteoporose, osteolytische Defekte, Sklerosierungen, Frakturen, Deckplatteneinbrüche etc.
— *Höhe der Zwischenwirbelräume*: Verschmälerung bei Diskopathien, Osteochondrose, Randkantenausziehungen, Spannbildungen, Spondylose, ventrale Verschmälerungen, knöcherne Brückenbildung etc.
— *Aufbau von Wirbelbögen mit Bogenwurzeln und Dornfortsätzen*: Bogenwurzelabstand, Bogenwurzeldestruktionen, Zwischenwirbellöcher, unvollständiger Bogenschluß etc.
— *Zwischenwirbelgelenke*: Spondylarthrose, Verknöcherungen etc.

Kraniale Computertomographie (CCT)

Auch die CCT ist keine Blindsuchmethode in der Kopfschmerzdiagnostik und keinesfalls eine routinemäßig indizierte diagnostische Maßnahme.

> **MERKE**
>
> Die CCT wird nur zu einer gezielten Suche einer strukturellen Läsion aufgrund eines klinischen regelwidrigen Befundes in der neurologischen Untersuchung eingesetzt!

Mittlerweile ist ein Computertomogramm überall schnell zu erhalten. Darüber hinaus führt die Computertomographie sehr häufig zu einer *definitiven* Diagnose bei symptomatischen Kopfschmerzen. Zwar können weitere ergänzende Untersuchungsverfahren notwendig werden, der wegweisende Befund *bei einer intrakraniellen Störung* zeigt sich jedoch häufig im kranialen Computertomogramm. Aufgrund dieser Voraussetzung ist die Computertomographie zu einem

— Standardverfahren

geworden, das eine relativ großzügige Indikationsstellung erlaubt. Dennoch ist Voraussetzung für den Einsatz, daß ein regelwidriger klinischer Befund vorliegt und die erwarteten Untersuchungsergebnisse therapeutische Konsequenzen ermöglichen, bzw. sich prognostische bzw. versicherungsrechtliche Aussagen ergeben (Abb. 3.72). !

Prinzip der Computertomographie. Vor Einleitung einer CCT sollte der Patient über die Methode *informiert* werden. Deshalb wird nachfolgend das Prinzip der CCT skizziert. Zur Untersuchung wird der Patient auf einen auf einer Schiene gelagerten Untersuchungstisch gebettet. Der Untersuchungs-

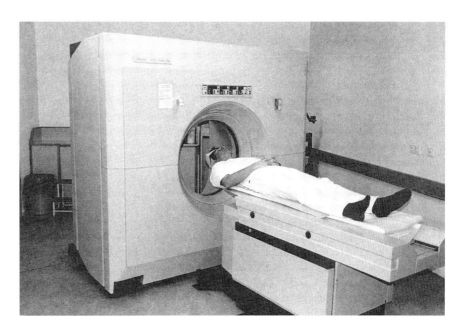

Abb. 3.72. Durchführung der Computertomographie

tisch kann computergesteuert in Millimeterabständen vorwärts bzw. rückwärts bewegt werden. Der Kopf des Patienten wird mit Hilfe des verschiebbaren Untersuchungstisches in das Zentrum eines *auf einem Kreis angebrachten Detektorensystems* hineingefahren. Auf dem Kreisbogen wird computergesteuert eine Röntgenquelle bewegt. Diese Röntgenquelle produziert einen *punktförmigen Röntgenstrahl*, der den Schädel des Patienten durch die Kreisbewegung in *zahlreichen, schnell aufeinanderfolgenden Projektionswinkeln* durchdringt. Dabei ergeben sich unterschiedliche Abschwächungen der Röntgenstrahlintensität entsprechend den unterschiedlichen Absorptionen der verschiedenen Schädelstrukturen. Die Strahlenintensität an den verschiedenen Positionen wird durch ein bogenförmiges Detektorensystem, das auf dem Kreisbogen liegt, registriert und durch nachgeschaltete elektronische Verstärker an das Computersystem weitergeleitet. Der Computer rechnet die verschiedenen Strahlungsintensitäten in *numerische Dichtewerte* um, die sogenannten *Hounsfield-Einheiten* (HE). Wasser hat dabei den Wert 0, Knochen +1000 und Luft –1000 Hounsfield-Einheiten. Die Strahlungsintensitäten werden miteinander verrechnet. Anschließend wird dann regionenweise bzw. voxelweise die Dichte vom Computer berechnet.

Jedem Volumenelement des Schädels (*Voxel*, Wortneubildung aus Volumen und Zelle) wird durch den Computer ein Bildpunkt (*Pixel*, Wortneubildung aus Picture und Zelle) zugeordnet. Der *Absorptionskoeffizient* wird schließlich von dem Computer auf einem Fernsehmonitor dargestellt, wobei jeder Pixel einen seinem Zahlenwert entsprechenden *Grauwert* zugeordnet bekommt.

Das Computertomogramm ist also eine *zweidimensionale Darstellung* der verschiedenen Absorptionskoeffizienten *in den Volumenelementen der Untersuchungsebene*. Durch eine Längsverschiebung des Untersuchungstisches können in jeweils unterschiedlichen Untersuchungsebenen entsprechende Bilder angefertigt werden. Für *Routineaufnahmen* werden *Schichten in Abständen von 5–10 mm* gewählt. Für *Aufnahmen in bestimmten Regionen*, bei denen besonders detaillierte Informationen erhalten werden sollen, werden *Schichten mit bis zu 2 mm Abstand* untersucht. Dies gilt insbesondere für die Hypophysenregion, die Orbitaregion und die hintere Schädelgrube.

Eine besondere Vorbereitung des Patienten zur Untersuchung ist nicht notwendig. Es sollte jedoch *kein Flüssigkeitsdefizit* bei geplanten *Kontrastmitteluntersuchungen* vorliegen, und auch sollte ein *aktueller Kreatinwert* zur Beurteilung der Nierenfunktion bei Kontrastmitteluntersuchungen bekannt sein. Ebenso sollte eine Anamnese hinsichtlich *allergischer Reaktionen* erhoben worden sein. Bei Untersuchung von Kindern oder unruhigen Erwachsenen kann eine *Sedierung* erforderlich werden. Zur Vermeidung von Bildartefakten sollten *metallische Gegenstände*, wie z. B. Zahnprothesen, Ohrringe, Haarklammern oder Schmuck, vor der Aufnahme abgelegt werden.

Für die *Routinediagnostik des supratentoriellen Raumes* werden Schichtdicken um 8 mm verwendet. Die Schichtung erfolgt transversal parallel zur Augen-Ohr-Linie. Es wird dann der Bereich zwischen Mastoidspitze und Scheitel Schicht für Schicht gescannt. Bei Verdacht auf Prozesse im Bereich der *Schädelbasis* und in der *hinteren Schädelgrube* werden auch Schichtdicken von 4 mm dargestellt.

Wenn durch die CCT-Nativaufnahmen *Krankheitsherde* dargestellt wurden oder wenn primär eine *spezifische klinische neurologische Indikation* dieses nahelegt, wird eine *Kontrastmitteluntersuchung* durchgeführt. Dazu wird intravenös ein wasserlösliches Kontrastmittel appliziert. Durch eine im Krankheitsbereich lokal vermehrte Durchblutung oder durch eine erhöhte Neovaskularisation oder aber auch durch eine lokale Störung der Bluthirnschranke kann es dann im Krankheitsbereich zu einem erhöhten Enhancement kommen, wodurch der pathologische Bezirk besser hervorgehoben wird.

Durch eine *intrathekale* Gabe eines wasserlöslichen Kontrastmittels können die *Basalzisternen*, das *Rückenmark* und die *lumbosakralen Nervenwurzeln* mit größerer Differenzierung dargestellt werden. Die *intrathekale Luftgabe* kann im Bereich des *Kleinhirnbrückenwinkels* kleine Akustikusneurinome besonders gezielt zur Darstellung bringen.

Koronare und sagittale Rekonstruktionen. Die digitalen Daten der transversalen Schichtaufnahmen ermöglichen durch eine *Computerrekonstruktion* die *Darstellung koronarer Schichten*. Dazu ist es nicht erforderlich, daß eine erneute Untersuchung mit weiterer Strahlenbelastung erfolgt, vielmehr werden die bereits vorliegenden Daten vom Computer in koronare Bilder *umgerechnet*. Rekonstruktionen lassen sich auch in der *sagittalen* Ebene vom Computer errechnen. Diese Darstellungen sind besonders bei Mittellinienprozessen, wie z.B. Tumoren in der Pinealisregion oder im Bereich der Sella, von Relevanz.

Durch eine maximale Streckung des Halses mit einer entsprechenden Kippung des Detektorenbogens (*Gantry*) können auch *direkte koronare Computertomogramme* erzeugt werden. Diese sind insbesondere bei Prozessen im Bereich der Schädelbasis, des Felsenbeines, der Sella, der Orbita und der Nasennebenhöhlen von besonderem Wert. Die Schichtdicke wird dabei unter 5 mm eingestellt. Die direkten koronaren Computertomogramme ergeben eine *bessere Auflösung* als die rekonstruierten Daten.

Orbita-CT. Bei Verdacht auf Prozesse im Bereich der *Orbita* können Schichtaufnahmen parallel zur Linie zwischen unterem Orbitarand und Oberrand des äußeren Gehörgangs (*deutsche Horizontale*, d.H.) in 2 mm Abstand gescannt werden. Diese Aufnahmen können auch durch koronare Aufnahmen bzw. Rekonstruktionen ergänzt werden. Entsprechende Untersuchungen sind auch bei Verdacht auf Prozesse im Bereich des Cavum nasi oder im Bereich der Nasennebenhöhlen möglich.

Magnetresonanztomographie (MRT)

Die MRT ist in der Lage, *besonders detaillierte* Ansichten von Körperstrukturen zu geben. Gegenüber der Computertomographie hat die MRT mehrere Vorteile:

- Es ist möglich, *Schichten in beliebigen Ebenen*, z. B. sagittal, schräg oder koronar, zu erhalten.
- Ein besonders bedeutender Vorteil ist, daß *keine ionisierenden Strahlen* zur Bilderzeugung erforderlich sind.
- Die *Auflösung zur Abbildung von Weichteilen ist wesentlich sensitiver* als bei der CCT-Untersuchung. So können z. B. demyelinisierende Prozesse im Nervensystem sehr empfindlich aufgedeckt werden.
- Ein besonderer Vorteil ist die *artefaktfreie Wiedergabe von Strukturen in knochennahen Regionen*. So können beispielsweise intrakanalikuläre Akustikusneurinome ohne Knochenartefakte dargestellt werden.

Als Nachteil muß die *Schichtdicke* angeführt werden, die *mehr als 3 mm* beträgt, während bei der Computertomographie Schichten bis zu 1 mm differenziert werden können. Von Nachteil ist auch, daß *strukturelle Veränderungen im Knochen unerkannt* bleiben, da der Knochen so gut wie kein Signal abgibt. Auch können aus diesem Grunde kleine Verkalkungen verborgen bleiben und die Strukturen größerer Verkalkungen wenig genau erschlossen werden. Aufgrund der *relativ langen Datenaufnahmezeit* können außerdem leicht *Bewegungsartefakte* auftreten. Die Patienten müssen sehr lange in einer engen Röhre ruhig liegen, weshalb bei bis zu 5% der Patienten aufgrund *klaustrophobischer Reaktionen* eine komplette Durchführung der Untersuchung nicht möglich ist (Abb. 3.73). *Herzschrittmacher* oder *ferromagnetische Implantate* verbieten die Durchführung der Untersuchung.

Elektroenzephalographie (EEG)

Das *EEG* erfaßt durch Oberflächenelektroden die *spontane elektrische Aktivität des Gehirns*. Die

Ergänzende Untersuchungen

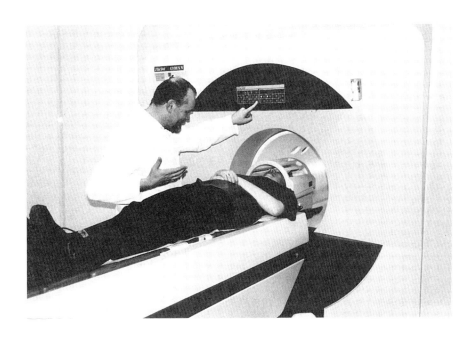

Abb. 3.73. Einfahren des Patienten in den Magnetresonanztomographen-Tunnel

Oberflächenpotentiale in den verschiedenen Hirnbereichen werden registriert, verstärkt und in Abhängigkeit von der Zeit auf 18 Kanälen registriert. Durch verschiedene *Frequenzfilter* werden Artefakte, wie z. B. durch Muskelbewegungen oder Störstrahlung, eliminiert. Die *Elektrodenpositionierung* erfolgt nach dem *10/20-System*. Der Name resultiert aus der Positionierung auf der Strecke zwischen Inion und Nasion, die in Abständen von 10 % und 20 % der Strecke durch die Elektroden partitioniert wird (Abb. 3.74).

! Als Normalrhythmus zeigt sich der *α-Rhythmus* (8–13 Hz). Dieser ist symmetrisch ausgeprägt und besonders *okzipital* zu beobachten. Augenöffnen blockiert die α-Aktivität. Der *β-Rhythmus* (>13 Hz) ist normalerweise *frontal* zu beobachten. Er wird durch das Augenöffnen nicht beeinflußt Der ϑ-Rhythmus (4–8 Hz) und der δ-Rhythmus (<4 Hz) zeigen sich bei Kindern mit frontaler und temporaler Betonung. Sie sind im normalen Erwachsenen-EEG nicht zu beobachten.

Das EEG wird mit verschiedenen Ableitearrangements in Ruhe registriert. *Provokations-EEG* werden in Form von *Hyperventilation*, *Photostimulation* (Blitzlicht), *Schlaf-* und *Schlafentzug* durchgeführt. *Langzeit-EEGs* werden *telemetrisch* ggf. mit Videoaufzeichnung abgeleitet.

Unter der Lupe 3.11.
Das EEG in der Kopfschmerzdiagnostik

- Das EEG kann in der Kopfschmerzdiagnostik als noninvasive Methode *bei Verdacht auf generalisierte oder fokale Störungen* des Hirns eingesetzt werden.
- Auch bei primären Kopfschmerzerkrankungen, insbesondere bei Migräne mit Aura, zeigen sich etwa 3- bis 5mal häufiger pathologische Befunde als bei gesunden Kontrollgruppen.

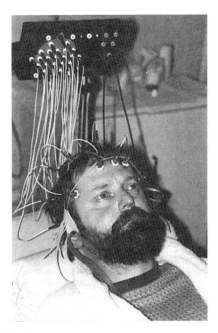

Abb. 3.74. EEG-Ableitung

– Vor allem bei Kindern mit Migräne sind besonders häufig pathologische EEG-Ableitungen zu registrieren.
– Als *pathologische* Befunde treten meist *allgemeine Dysrhythmien, symmetrische Verlangsamungen der Grundaktivität, Herdbefunde* und *Hyperventilationsveränderungen* auf.

Evozierte Potentiale (EP)

Bei Reizung peripherer sensibler Nerven wird im Zentralnervensystem eine *Potentialänderung* ausgelöst. Diese elektrische Veränderung an der Hirnrinde tritt also nicht spontan auf, sondern *wird durch den Reiz evoziert*. Das elektrische Signal ist jedoch sehr gering, so daß es in der normalen Hintergrund-EEG-Aktivität nicht hervortritt. Aus diesem Grunde wird zur Messung evozierter Potentiale der Reiz *sehr oft wiederholt* appliziert. Um die EEG-Aktivitätsveränderung zeitnah zum Reiz zu erfassen, wird das EEG *reizgetriggert* abgeleitet. Zur Reduzierung der Überlagerung durch die Hintergrundaktivität werden dann die *Potentiale* von sehr vielen Reizapplikationen *gemittelt*. Dadurch ist es möglich, die *zufallsbedingte* Hintergrundaktivität, die als Rauschen sich gegenseitig bei dem Mittelungsprozeß aufhebt, herauszufiltern und das *reizevozierte Potential* von diesem Hintergrundrauschen abzuheben. Prinzipiell ist es möglich, durch sehr verschiedene Reizmodalitäten elektrische evozierte zerebrale Potentiale abzuleiten.

! Von klinisch-diagnostischer Bedeutung sind besonders die *visuell evozierten Potentiale* (VEP), die *akustisch evozierten Potentiale* (AEP) und die *somatosensorisch evozierten Potentiale* (SEP).

Visuell evozierte Potentiale (VEP). Lichtreize bzw. Helligkeitsveränderungen führen in den Photorezeptoren der Retina zu *elektrischen Generatorpotentialen*. Aufgrund der hohen Rezeptorendichte im Bereich der *Fovea centralis* wird ein visuell evoziertes Potential durch einen Kontrastwechsel kleiner Muster in dieser Region ausgelöst. Die durch die Reize induzierten Generatorpotentiale werden über die *Sehbahnen* fortgeleitet und rufen in den *primären und sekundären Sehrindenfeldern* Reaktionen hervor. Durch mathematische Mittelungsverfahren können bei reizgetriggerter Messung diese sehr schwachen, niederamplitudigen Signale vom Hintergrundrauschen getrennt und dann graphisch dargestellt werden. Visuell evozierte Potentiale können über dem *okzipitalen Kortex* in der *Area striata* (Area 17, 18 und 19) abgeleitet werden.

Die Auswertung konzentriert sich auf die *Latenz des größten positiven Antwortpotentiales* (P 2 bzw. P 100) und auf die *Amplitude sowie Konfiguration des visuell evozierten Potentials*. Die auf der Registriereinrichtung nach unten gerichteten Antwortspitzen werden übereinkunftsgemäß als positiv bezeichnet, die nach oben gerichteten Antwortspitzen als negativ. Die einzelnen Gipfel werden dann in der Reihenfolge ihres Auftretens *durchnumeriert*, wobei man in ordinaler Beziehung zur zeitlichen Abfolge P 0, P 1, P 2 und P 3 sowie N 1, N 2 und N 3 abgrenzt. Auch ist es möglich, den Potentialgipfeln entsprechend ihrer *normalen Durchschnittslatenz* direkt die entsprechenden Zeiten zuzuordnen und damit in P 40, P 65, P 100 und P 180 und N 50, N 75, N 140 einzuteilen.

! P 2 bzw. P 100 ist der gebräuchliche Parameter für die Erfassung von *Reizleitungsstörungen* im visuellen System. Als *pathologisch* werden eine *Verlängerung der Latenz* der P 2 bzw. eine *vergrößerte Seitendifferenz* angesehen. Ebenso gelten *Unterschiede in der Konfiguration des Antwortpotentiales im Seitenvergleich, Amplitudendifferenzen von mehr als 50 %* zwischen linkem und rechten Auge oder eine *geringe Amplitude unter 5mV*, gemessen von Spitze zu Spitze, als pathologisch.

Die VEP-Ableitung hat einen besonderen Aussagewert für die Erfassung von *demyelinisierenden Prozessen* im Sehbahnverlauf. Darüber hinaus können Informationen über *andere Läsionen der Sehbahn*, insbesondere durch Kompression des Tractus und des N. opticus, gewonnen werden. Die VEP eignen sich zur Erfassung einer *Optikusneuritis, demyelinisierender Prozesse bei einer multiplen Sklerose, einer Perineuritis bei Neurolues, chronisch entzündlicher Erkrankungen, wie z. B. Meningitis, degenerativer Krankheiten, wie z. B. Friedreich-Ataxie, einer Kompression der vorderen Sehbahn durch Traumata, Tumoren oder endokrine Orbitopathie, einer Kompression des Chiasma durch Tumoren, wie z. B. Sellatumor oder Kraniopharyngeom, toxischer oder ischämischer Optikusneuropathie*. Eine geringere Aussagekraft hat die VEP-Ableitung bei Störungen der zentralen Sehbahnen, insbesondere bei einseitigen zerebralen Gefäßprozessen oder Tumoren. Hier bilden sich erst VEP-Differenzen ab, wenn auch bereits Gesichtsfelddefekte auftreten.

Für die Erfassung von *Refraktionsanomalien* oder *optischer Trübung der lichtbrechenden Medien* sowie von *Schielamblyopien* kann ebenfalls die VEP-Untersuchung eingesetzt werden. Es zeigen sich bei solchen Erkrankungen des Auges Amplitudenreduktionen bei mäßiger Latenzzunahme. Bei *Visusverlust durch Retinaerkrankungen*, wie z. B. Retinitis oder Retinopathia diabetica, besteht eine Amplitudenreduktion des VEP.

Akustisch evozierte Potentiale (AEP). Reizt man ein Ohr mit einem kurzen Klickgeräusch über einen Kopfhörer, lassen sich *über dem Vertex* 15 bis 20 negativ bzw. positiv gerichtete Potentiale ableiten. Die einzelnen *Wellenmuster* können *topographisch verschiedenen neuronalen Strukturen* im Verlauf der Hörbahn zugeordnet werden.

Die Entstehung der Welle 1 und der Welle 2 werden *kochleär* und *retrokochleär* lokalisiert. Die Welle 3 soll lateral zum gereizten Ohr *in den oberen Oliven* generiert werden. Im Bereich des *pontomesenzephalen Überganges* entstehen Welle 4 und 5. Die Entstehung der Wellen 6 und 7 ist bisher noch *nicht eindeutig geklärt*, es wird diskutiert, daß die Welle 6 im *Corpus geniculatum mediale*, die Welle 7 in der *Hörstrahlung* generiert wird. Akustisch evozierte Potentiale mit größerer Latenz, die *mittlere AEP* bzw. *späte AEP* oder auch *sehr späte AEP* genannt werden, haben derzeit noch *keine größere klinische Bedeutung*.

Bei der Untersuchung wird der Patient mit einem dynamischen Kopfhörer versehen. Über diesen Kopfhörer wird ein *Rechteckklickreiz* oder ein *Sinusimpuls* dargeboten. Die normale Reizstärke liegt zwischen *60–70 dB über der ermittelten Hörschwelle*. Zur einseitigen Analyse wird das kontralaterale Ohr mit 31 dB schwächerem Rauschen verschallt.

Mit den akustisch evozierten Potentialen ist es möglich, belastungsfrei *funktionelle und strukturelle Läsionen* im Bereich der Hörbahnen zu erfassen. So können der periphere Hörapparat hinsichtlich *Leitungs- und Empfindungsstörungen* untersucht, *Erkrankungen des Hörnerven* erfaßt und insbesondere *Läsionen des Hirnstammes* bestimmt werden. Im Bereich der otologischen Erkrankungen ist es möglich, *kochleäre gegen retrokochleäre Hörstörungen abzugrenzen*. Die AEP erlauben auch eine *Hörschwellenbestimmung*.

Ihre Durchführung ist insbesondere *indiziert* bei einer *einseitigen Innenohrschwerhörigkeit*, bei *unklaren Hörstörungen*, bei einer *Taubheit unklarer Genese*, bei einem *Herpes zoster oticus*. Auch können *medikamentöse Einflüsse*, wie z. B. von Chinin, Streptomycin oder von Aminoglycosiden, bestimmt werden. Auch bei einer *Neuronitis vestibularis*, bei einem *Morbus Meniere* und bei einem *Hörsturz* kann der Einsatz indiziert sein. Bei neurologischen Erkrankungen können akustisch evozierte Potentiale von besonderer Aussagekraft sein. Dies gilt insbesondere für *Akustikusneurinome, Tumoren des Kleinhirnbrückenwinkels, multiple Sklerose, Morbus Recklinghausen* und *Hirnstammtumoren*. Auch bei *vaskulären Hirnstammsyndromen*, bei *degenerativen Erkrankungen*, bei *Speichererkrankungen*, bei *Koma*, bei *Schädel-Hirn-Traumen* und bei *Schleudertraumata der HWS* können akustisch evozierte Potentiale Aufschlüsse erbringen.

Somatosensible evozierte Potentiale (SEP). Die *somatosensiblen evozierten Potentiale* werden nach Erregung der sensiblen Nervenfasern evoziert. Sie können vom Kopf *über der Postzentralregion* abgeleitet werden. Es ist auch möglich, die somatosensibel evozierten Potentiale vom Nacken bzw. vom Rücken *über den Hirnhinterstrangsystemen* zu erfassen. Die *Subtraktion der Latenzen zwischen den verschiedenen Ableitpunkten* ermöglicht die Bestimmung der *Nervenleitgeschwindigkeit* zwischen den entsprechenden Lokalisationsorten.

Bei *Reizung der Haut mit elektrischem Strom* wird eine Erregung der Nervenstämme induziert. Dabei wird die *schnelle Erregungsleitung* durch die dicken stark myelinisierten peripheren Nervenfasern ermöglicht. Sie haben eine Leitgeschwindigkeit zwischen 40 und 70 m/sec. Die Erregungen werden über die *Spinalganglienzellen* über die *unilateralen Hinterstränge* zu den *Hinterstrangkernen*, dem *Nucleus cuneatus* und dem *Nucleus gracilis*, weitergeleitet. Dort werden die Erregungen auf den *Lemniscus medialis* umgeschaltet, *kreuzen in Höhe der Brücke* zur kontralateralen Seite und erreichen schließlich den *ventralen posteriorlateralen Thalamuskern*.

Die *Erregungen aus dem Gesichtsbereich*, die über den *N. trigeminus* afferent geleitet werden, erreichen den *posterioren medioventralen Basalkern*. Auch dort erfolgt eine nochmalige Umschaltung, und anschließend ziehen die Fasern durch die *innere Kapsel* zum *parietalen Kortex*. In der *Postzentralregion* wird entsprechend der somatotopen Gliederung der *SEP-Primärkomplex* generiert.

Mit dem SEP können *strukturelle Läsionen im Bereich der sensiblen Leitungsbahnen* lokalisiert werden und *klinisch stumme oder auch bereits klinisch abgeklungene Läsionen* erfaßt werden. Die Untersuchung stellt keine größere Belastung für den Patienten dar und kann auch zur Verlaufsbeobachtung wiederholt eingesetzt werden. Eine wichtige *Indikation* zum Einsatz der SEP besteht bei *Plexusläsionen* und *Wurzelläsionen*. So lassen sich *Wurzelausrisse* nach einem Plexustrauma erfassen, und auch eine *Höhenlokalisation von Wurzelschädigungen* ist durch Bestimmung der SEP möglich. Bei Einsatz der *Segmentreizung* lassen sich *Erkrankungen des Rückenmarkes*, insbesondere eine *zervikale Myelopathie, Tumoren, Traumata* etc. erfassen. *Hinterstrangschäden*, beispielsweise bei einer *funikulären Myelose*, bei einer *multiplen Sklerose* oder *Tabes dorsalis*, lassen sich bestimmen. Ebenfalls geeignet ist das SEP zur Erfassung von *Läsionen im Zentralnervensystem* im Bereich des *Thalamus* und im Bereich des *Hirnstamms*. Veränderungen zeigen sich insbesondere bei *multipler Sklerose*, bei *Systemerkrankungen* und *Heredoataxien*. Die Erfassung von Tumoren oder Traumata gelingt nur, wenn dabei die sensiblen Leitungsbahnen durch diese Erkrankungen tangiert sind.

Liquoruntersuchung

Durch Untersuchung des *Liquor cerebrospinalis* ist es möglich, *Blutungen, entzündliche oder tumoröse Prozesse* zu erfassen. Außerdem können auch Informationen über die *Liquorpassage* und die *Liquorzirkulation* sowie den *Liquordruck* erhalten werden. Für die normale Routinediagnostik wird eine *lumbale Durapunktion* durchgeführt. Im Bereich der Lendenwirbelsäule besteht nicht die Gefahr, daß Rückenmark oder größere Arterien punktiert werden.

MERKE

- Vor jeder Liquorentnahme ist eine *Augenspiegelung zum Ausschluß einer Stauungspapille* durchzuführen. Bei einem erhöhten intrakraniellen Druck kann es aufgrund der Durapunktion zu einer *Kaudalkompression des Gehirns mit Einklemmung von Hirngewebe im Foramen magnum* kommen. Bestehen Zweifel, ob ein erhöhter intrakranieller Druck vorliegt, sollte *zunächst eine Computertomographie* durchgeführt werden, um einen intrakraniellen Prozeß mit Erhöhung des intrakraniellen Liquordruckes auszuschließen.
- Besteht *Verdacht auf eine Meningitis oder auf eine Subarachnoidalblutung*, kann auch bei Vorliegen von Hirndruckzeichen eine Lumbalpunktion vertretbar sein.
- In diesem Fall sollte jedoch *immer nur im Liegen* punktiert werden und mit einer möglichst dünnen Nadel (18 Gauge) nur eine sehr geringe Menge Liquor entnommen werden.
- Vor der Punktion ist der Patient ausführlich zu befragen, ob *gerinnungshemmende Mittel* (z. B. Marcumar) eingenommen werden oder ob *Blutungsübel* vorliegen.

Mögliche Komplikationen. Bei Einhaltung einer *strengen Asepsis* ist die Lumbalpunktion bei Beachtung der Kontraindikationen weitgehend *risikoarm*. Bei ca. 10–20 % der Patienten kann ein postpunktionelles Kopfschmerzsyndrom auftreten. Äußerst selten werden Hirnnervenfunktionsstörungen oder ein Druckgefühl auf den Ohren mit Hörminderung beschrieben.

Durchführung. Zur Durchführung der lumbalen Durapunktion werden *Steril-Einmal-Kanülen in der Größe zwischen 18–22 Gauge* verwendet. Außerdem benötigt man mindestens *drei sterile Reagenzgläschen und ein Steigrohr* zur Messung des Liquordruckes. Üblicherweise wird die Lumbalpunktion *beim sitzenden Patienten* durchgeführt. Man bittet den Patienten, mit seinem Gesäß am Rand der Sitzfläche zu sitzen und seine Lendenwirbelsäule durch Vornüberbeugen möglichst maximal zu krümmen. Eine *Hilfsperson* kann dabei den Patienten zur Fixierung dieser Haltung unterstützen. Zur Durchführung der Untersuchung *im Liegen* wird der Patient am Bettrand gelagert und gebeten, einen möglichst runden „Katzenbuckel" zu machen. Durch diese Lendenwirbelkrümmung werden die Dornfortsätze maximal auseinandergedehnt, und die *Lumbalnadel kann zum Durasack vorgeschoben werden*. Eine *Lokalanästhesie* mit einer sehr dünnen Hautnadel kann eine reflektorische Gegenreaktion bei der Einführung der Lumbalpunktionskanüle verhindern. In das Punktionsloch der Lokalanästhesie schiebt man nach sorgfältiger Hautdesinfektion *zwischen den Dornfortsätzen in Höhe LWK 3/4, LWK 4/5 oder auch LWK 2/3* die Lumbalpunktionskanüle.

Zur Vorbeugung *postpunktioneller Kopfschmerzen* sollen bei Verwendung einer Nadel mit einem *Quincke-Schliff* die *scharfen* Schnittflächen der Punktionskanüle nach *kranial* bzw. *kaudal* ausgerichtet sein. Dadurch wird ein Zerschneiden der longitudinal ausgerichteten Durafasern weniger wahrscheinlich. Die Punktion sollte nicht genau in der Mittellinie durchgeführt werden, sondern *etwas schräg von lateral nach median geführt* werden. Dadurch wird ein eventuell durch die Punktion erzeugtes Leck durch die gegenseitig aufeinanderliegenden Gewebeschichten bedeckt. Zudem wird die Nadel *leicht nach kranial* geneigt, was dem gleichen Effekt dient. Den Durchtritt durch die Dura kann man an dem *nachlassenden Widerstand* spüren. Zur Vermeidung postpunktioneller Beschwerden sind heute auch sog. *atraumatische Kanülen* erhältlich.

Bei *Knochenkontakt* muß die Lumbalpunktionskanüle zurückgeführt und ein erneuter Vorschub unter korrigierter Richtung durchgeführt werden.

Sollte die Nadel *Kontakt mit einer Nervenwurzel* bekommen, reagiert der Patient mit einem *heftigen radikulär ausstrahlenden Schmerz*. Es muß dann genau erfragt werden, in welchem Bein der Schmerz zieht und eine entsprechende Korrektur der Nadellage vorgenommen werden. Die geglückte Punktion zeigt sich in einem *langsam* abtropfenden Liquor cerebrospinalis, nachdem der Mandrin aus der Kanüle zurückgezogen wurde.

Zur Differenzierung einer *artifiziellen Blutbeimischung* bei einer Gefäßpunktion durch die Lumbalpunktionskanüle von einer *Subarachnoidalblutung* wird der Liquor cerebrospinalis nacheinander in drei verschiedene Reagenzröhrchen getropft. *Kommt es in allen drei Gefäßen zu einer gleichen Anfärbung des Liquors, spricht dies für eine Subarachnoidalblutung.* Klärt sich jedoch der Liquor cerebrospinalis mit zunehmender Abtropfzeit, ist eine traumatische Gefäßpunktion durch die Untersuchung anzunehmen. Da am Krankenbett eine sichere Differenzierung nicht immer möglich ist, sollte auch das Vorliegen einer *Xanthochromie* im Labor *photospektrometrisch* erfaßt werden.

Messung des Liquordrucks. Zur *Messung des Liquordruckes* und zur Prüfung der *freien Liquorpassage* bei spinalen Raumforderungen wird *mit einem Steigrohr* der lumbale Liquordruck bestimmt. Dazu wird der in Seitenlage liegende Patient gebeten, eine entspannte Lage einzunehmen. Zur genauen Erfassung ist es erforderlich, daß die *Höhe der lumbalen Punktion in gleicher Ebene wie die Mittellinie des Kopfes* liegt. Zur Messung wird ein Steigrohr mit einer Zentimeterskala über einen Dreiwegehahn mit der Lumbalnadel verbunden. Man läßt dann den Liquor cerebrospinalis in das Steigröhrchen hineinlaufen. Die *Höhe der Liquorsäule in Zentimeter* dient als Maß für den Liquordruck. Normalerweise bestehen Werte zwischen 6–18 cm Wassersäule. Da viele Faktoren auf den Liquordruck einwirken, insbesondere Atmung, Entspannung, psychische Erregung etc., wird der Patient gebeten, sich möglichst entspannt und ruhig während der Messung zu verhalten.

Queckenstedt-Versuch. Zur Durchführung dieses Versuchs wird durch leichte Kompression der Jugularvenen der Blutabfluß aus dem Kopf behindert. Dadurch kommt es zu einem Anstieg des intrakraniellen Druckes. Dieser Anstieg des intrakraniellen Druckes setzt sich über den Spinalkanal bis in das Steigröhrchen sichtbar fort. Gibt man die Jugularvenen wieder frei, reduziert sich der erhöhte Druck wieder. *Bei einer Verlegung der Liquorpassage setzt sich die Druckerhöhung nicht fort.* Es besteht dann Verdacht auf eine Behinderung der Liquorpassage.

Unter der Lupe 3.12.
Analyse des Liquor cerebrospinalis

Für diese Analyse sollten folgende Standardtests veranlaßt werden:

- Die Liquorzellen werden in der Fuchs-Rosenthal-Kammer gezählt. Diese besteht aus $16 \times 16 = 256$ Quadranten. Bei der Zählung müssen sowohl die Erythrozyten als auch die Leukozyten differenziert bestimmt werden. Da die Fuchs-Rosenthal-Kammer ein Volumen von 3,2 ll besitzt, wird das Ergebnis der Zellzählung durch 3,2 geteilt, um auf die Zellzahl pro ll zu kommen. Als Normalwert erhält man eine Zellzahl von weniger als 5 Zellen/ll.
- Bereits beim Abtropfen des Liquors kann man erkennen, ob der Liquor klar oder trübe aufgrund einer starken Pleozytose ist. Ein eitrig erscheinender Liquor entsteht durch eine granulozytäre Pleozytose. Eine Hämoglobinbeimengung verursacht einen xanthochromen Liquor, eine akute Subarachnoidalblutung oder eine artifizielle Blutbeimengung zeigen frisches Blut.
- Die weitere Untersuchung des Liquors umfaßt die Zellzahl, das Gesamteiweiß, das Albumin und die Immunglobuline IgG, IgA und IgM bei bestimmten Fragestellungen.
- Zusätzlich können Glukose, Laktat, Lysocym, Kupfer, Ceruloplasmin und Transferrin erfaßt werden.
- Die Analysen erfolgen auch im Vergleich mit gleichzeitig veranlaßten Serumbestimmungen. Dadurch ist es möglich, eine reine Schrankenstörung ohne IgG-Synthese im Zentralnervensystem, eine Schrankenstörung mit IgG-Synthese im Zentralnervensystem sowie eine isolierte IgG-Synthese im Zentralnervensystem ohne Schrankenstörung zu differenzieren.
- Bei Verdacht auf erregerbedingte Erkrankungen sollten außerdem bakteriologische, virologische und serologische Untersuchungen veranlaßt werden.

Vestibularisfunktionstests

Diese Tests zielen auf die Erfassung der Ursachen von *Schwindelphänomenen*. Schwindel ist ein besonders häufiges Begleitsymptom von Kopfschmerzerkrankungen. Der Patient gibt bei einer Störung des Vestibularisapparates einen sogenannten *systematischen Schwindel* an. Dieser ist gekennzeichnet durch das Gefühl, daß sich die Umgebung dreht, oder aber, daß man zu einer bestimmten Seite hingezogen wird. Der systematische Schwindel tritt sowohl bei geschlossenen als auch bei geöffneten Augen auf. Außerdem wird er von *vegetativen Symptomen*, wie z. B. Schweißausbruch, Erbrechen, Übelkeit, Hautblässe bis hin zur Fallneigung begleitet.

Unter der Lupe 3.13.
Das periphere Vestibularissyndrom
Das sogenannte *periphere Vestibularissyndrom* ist durch folgende Merkmale gekennzeichnet:
- Zur Herdseite zeigt sich eine *Fallneigung* im Romberg-Stehversuch, eine *Gangabweichung* beim Gehen bzw. beim Blindgang, eine *Drehtendenz* im Unterberger Tretversuch, eine *Armabweichung* im Armhalteversuch und ein *Danebenzeigen* im Barany-Zeigeversuch.
- Mit Hilfe einer Frenzel-Brille läßt sich *zur Gegenseite ein Spontannystagmus* beobachten.
- Auf der so festgestellten *Herdseite* zeigt sich eine *Untererregbarkeit des Labyrinths* durch kalorische Nystagmusreizung.
- Da bei Vestibularisläsionen auch *Hörstörungen* auftreten können, müssen auch zusätzliche neurootologische Tests veranlaßt werden.

Zur Analyse des Vestibularissyndroms lassen sich verschiedene Untersuchungsverfahren einsetzen. Dabei ist ein besonders enger Bezug der apparativen Zusatzuntersuchungen zu den klinischen Funktionstests notwendig. Deshalb werden die verschiedenen Untersuchungstechniken nachfolgend zusammengefaßt beschrieben.

Romberg-Stehversuch. Der Patient wird gebeten, die Füße aneinander zu stellen und die Augen zu schließen. Hinweis für eine Störung des Vestibularissystems ist eine *gerichtete Fallneigung* zur Herdseite.

Gang. Man prüft den Gang, indem man den Patienten bittet, bei geöffneten und bei geschlossenen Augen auf einer Linie zu gehen. Für eine Vestibularisstörung spricht eine *richtungskonstante Abweichung* zur Herdseite.

Unterberger Tretversuch. Der Patient wird aufgefordert, bei geschlossenen Augen und am besten in einem abgedunkelten Raum mit ausgestreckten Armen auf der Stelle zu treten. Zusätzliche Reize, wie z. B. Geräusche oder Lichteinfall, müssen ausgeschlossen werden, da der Patient durch solche Einflüsse Zusatzinformationen über die Raumstellung erhält und der Unterberger Tretversuch dadurch artifiziell gestört wird. Mindestens eine halbe Minute lang muß der Patient auf der Stelle treten, wobei die Oberschenkel bis zur Horizontalen hochgehoben werden. Eine *richtungskonstante Drehung* zur Herdseite spricht für eine Vestibularisläsion, dagegen ist eine Verlagerung des Standortes nicht als pathologisch zu werten.

Armhalteversuch. Bei geschlossenen Augen hält der Patient die Arme nach vorne gestreckt in Supinationsstellung. Eine *richtungskonstante Abweichung beider Arme* nach der gleichen Seite spricht für eine Störung des Vestibularisapparates.

Barany-Zeigeversuch. Man bittet den Patienten, bei geöffneten Augen auf einen festen Zielpunkt mit seinem Zeigefinger zu zeigen. Dazu wird der Patient aufgefordert, seinen Arm zunächst senkrecht nach oben auszustrecken und dann nach vorne zu führen, bis der Zielpunkt mit der Zeigefingerspitze erreicht ist. Unter optischer Kontrolle läßt man diese Bewegung den Patienten mehrmals üben, bis der Zielpunkt schnell, flüssig und sicher erreicht wird. Anschließend wird der Patient gebeten, diese Zeigezielbewegung bei geschlossenen Augen durchzuführen. Zur Analyse sind mindestens 25 Zielbewegungen erforderlich. Ein *seitliches richtungskonstantes Abweichen* vom Zielpunkt läßt sich mit dem Barany-Zeigeversuch leicht dokumentieren.

Untersuchung auf Spontannystagmus. Zur Analyse des Spontannystagmus ist die Verwendung einer Frenzel-Brille im Dunkelzimmer notwendig. Der genaue Untersuchungsvorgang ist auf S. 72 beschrieben.

Vestibulookulärer Reflex (kalorische Reizung). Sonst *klinisch nicht bemerkbare Vestibularisstörungen* können durch eine *kalorische Reizung* des Vestibularapparates aufgedeckt werden. Gründe für die klinische Unauffälligkeit von Läsionen können *Kompensationsmechanismen* sein, die im Verlauf der Erkrankung entstanden sind. Darüber hinaus können die Störungen so *geringgradig* sein, daß sie sich klinisch nicht bemerkbar machen.

Idealerweise wird die *kalorische Nystagmusprüfung* mit einem *Elektronystagmogramm* dokumentiert. Es ist jedoch auch möglich, eine direkte Beobachtung durchzuführen. Vor der Auslösung des kalorischen Nystagmus wird zunächst durch eine Ohrenspiegelung sichergestellt, daß die *Trommelfelle intakt* sind und *keine entzündlichen Ohrprozesse* vorliegen. Liegen entsprechende Kontraindikationen nicht vor, wird der Kopf durch eine Unterlage in einem Winkel von ca. 30 von der Horizontallinie gelagert. Dadurch wird der laterale Bogengang in eine lotrechte Position versetzt. Auf 30 ̄C angewärmtes Wasser wird dann in den äußeren Gehörgang injiziert. Nach einer Latenzzeit von ca. 20 s entwickelt sich der kalorische Nystagmus und dauert mindestens 1 min an. Nach einer Wartezeit von 5 min wird der Test mit Wasser von 44 ̄C wiederholt. Während der Spülung treten ein heftiger Schwindel und teilweise auch Übelkeit auf.

Durch die Kaltwasserspülung wird die *Vestibulariserregung auf der gespülten Seite reduziert*. Dies führt zu einem Überwiegen der Erregung auf der gegenüberliegenden Seite und einer entsprechenden Augenbewegung zum gespülten Ohr. Die schnellen Nystagmusrucke, die vom kaltgespülten Auge weggerichtet sind, versuchen diese langsamen Augenbewegungen zu korrigieren. Bei der Spülung mit warmem Wasser kehren sich die Verhältnisse um, und es kommt zu einer Richtungsumkehr des Nystagmus mit schnellen Nystagmusrucken zur gespülten Seite.

Die *Abschwächung der Nystagmusrucke bzw. das komplette Fehlen des kalorischen Nystagmus* sprechen für eine Läsion des Vestibularisapparates. Sie weisen auf eine *periphere* Läsion hin. Die Kaltspülung alleine reicht nicht aus, da *bei einem ausfallbedingten Spontannystagmus* eine regelrechte Labyrintherregbarkeit vorgetäuscht werden kann. Die Richtungsumkehr bei der Warmspülung ist jedoch in einem solchen Fall nicht zu beobachten.

Steht eine Elektronystagmographieeinheit nicht zur Verfügung, kann *mit einer Stoppuhr* im Seitenvergleich das Auftreten des kalorischen Nystagmus nach Kalt- und Warmreizung quantitativ bestimmt werden, indem man die Zeit zwischen dem ersten Auftreten der Nystagmusschläge bis zum Abklingen mißt. Für jedes Ohr wird die *Dauer der kalorischen Nystagmuserregungen* bei jeder Temperatur gemessen. Normalerweise ist die Dauer der Nystagmuserregungen für beide Ohren gleich lang. Bei einer Läsion der Vestibularisbahn zeigt sich eine *verkürzte Dauer der Nystagmuserregungen auf der betroffenen Seite*. Bei einer entsprechenden „Kanallähmung" kann die Störung sowohl im peripheren als auch im zentralen Bereich (Hirnstamm oder Kleinhirn) lokalisiert sein. Entscheidend ist dabei, daß diese Verkürzung am gleichen Ohr sowohl für Kalt- als auch für Warmspülung auftritt.

Ein anderes Verhalten ist das sogenannte *Richtungsüberwiegen*. Hier zeigt sich eine Verlängerung der Auftretensphase in Abhängigkeit von der *Schlagrichtung* des Nystagmus. Beispielsweise findet sich bei Kaltspülung des linken Ohres und bei Warmspülung des rechten Ohres eine Verlängerung des Rucknystagmus nach rechts, während der Rucknystagmus nach links bei Warmspülung des linken Ohres und bei Kaltspülung des rechten Ohres eine normale Dauer aufweist. Ein solches Verhalten kann von einer zentralen Läsion auf der Seite des Richtungsüberwiegens oder von einer peripheren Läsion auf der gegenüberliegenden Seite bedingt sein.

Elektronystagmographie (ENG). In unklaren Fällen sollte eine elektrische Registrierung der Augenbewegungen mit quantitativer Analyse der Spontan- und der provozierten Nystagmusformen veranlaßt werden.

Entscheidender Vorteil der Elektronystagmographie (ENG) ist die Analyse der Augenbewegungen in Dunkelheit und auch bei geschlossenen Augen. !

Die *Elektronystagmographie* basiert auf der Erfassung der *zwischen Kornea und Retina bestehenden Potentialdifferenz*. Dabei verhält sich die Kornea elektropositiv im Vergleich zur elektronegativen Retina. Das Auge stellt somit einen bewegbaren Dipol dar. Durch Anlage von *Hautelektroden am Augenrand* lassen sich bei Augenbewegungen *Potentialveränderungen* erfassen. Zur Messung der Potentialänderungen verwendet man im Bereich der inneren und äußeren Augenwinkel kleine Oberflächenelektroden. Damit sind die Augenbewegungen in horizontaler Richtung erfaßbar. Vertikale Augenbewegungen können durch Elektroden oberhalb und unterhalb des Auges bestimmt werden. Über einen Gleichstromverstärker können dann die Augenbewegungen auf einem Schreiber graphisch dargestellt werden. *Übereinkunftsgemäß* führt dabei eine horizontale Bulbusbewegung nach rechts zu einer Auslenkung des Registrierungsgerätes nach oben, eine Bulbusbewegung nach links zu einer Schreiberbewegung nach unten. Auf einem gesonderten Kanal können Augenbewegungen in vertikaler Richtung dargestellt werden, dabei ist eine Schreiberauslenkung nach oben Ausdruck einer Augenbewegung nach oben und eine Schreiberauslenkung nach unten Ausdruck einer Augenbewegung nach unten.

Die Elektronystagmographie kann zur *exakten quantitativen Analyse von peripheren und zentralen vestibulären Störungen* eingesetzt werden. Sie kann wichtige *Zusatzbefunde* zur Differenzierung von *Hirnstamm-, Kleinhirn-* und *Großhirnprozessen* liefern. Durch die graphischen Darstellungen können die verschiedenen Augenbewegungsstörungen zudem exakt dokumentiert und differenziert werden. Eine komplette elektronystagmographische Registrierung umfaßt die Analyse von *Spontan-* und *Blickrichtungsnystagmus*, die Analyse von *Fixationssprüngen* im *Sakkadentest*, die Bestimmung von *Blickfolgebewegungen* durch ein mit unterschiedlichen Geschwindigkeiten schwingendes Pendel, die Bestimmung des *optokinetischen Nystagmus* in der horizontalen und vertikalen Ebene, die Erfassung des *per-* und *postrotatorischen Nystagmus* durch eine Drehstuhluntersuchung, die *kalorische Reizung* sowie *Lage- und Lagerungsprüfungen*.

Neurootologische Untersuchungen

Störungen des Vestibularisapparates können auch mit *Hörstörungen* einhergehen. Deswegen ist es bei entsprechendem Verdacht erforderlich, auch das *auditorische System* zu überprüfen. Dazu stehen zur Ergänzung der Versuche nach Weber und nach Rinne standardisierte neurootologische Untersuchungsmethoden zur Verfügung.

Audiometrie. Üblicherweise werden zur *Audiometrie* Frequenzen zwischen 250 Hz und 8 kHz eingesetzt. Bei einer *Leitungsschwerhörigkeit* zeigt das Audiogramm sowohl für Knochen- als auch Luftleitung reduzierte Empfindlichkeit, allerdings liegt die Knochenleitempfindlichkeit über der Luftleitempfindlichkeit. Bei einer *Empfindungsschwerhörigkeit* zeigt sich in Abhängigkeit vom betroffenen Frequenzspektrum eine gleichmäßige Reduktion der Empfindlichkeit für Luft- und Knochenleitung.

Ton-Decay. Zur Aufdeckung von *retrokochleären Läsionen* ist besonders die Untersuchung des *Ton-Decay* geeignet. Darunter versteht man die Unfähigkeit, einen kontinuierlich dargebotenen Ton über der Hörschwelle nach dem Einsetzen weiterhin kontinuierlich zu hören. Bei der Analyse wird zunächst die *Hörschwelle* bestimmt. Anschließend bietet man einen *Dauerton* mit 5 dB über der Hörschwelle dar. Bei einer *Schalleitungsschwerhörigkeit* werden bei einem Dauerton mehr als 5 dB benötigt, damit der Ton gehört werden kann, bei einer *Innenohrschwerhörigkeit* beträgt der erforderliche Pegel über der Schwelle mindestens 20 dB. Bei einer *retrokochleären Schwerhörigkeit* müssen mehr als 25 dB aufgebracht werden, damit der Dauerton hörbar bleibt. Zur Untersuchung dieser Abstufungen werden dem betroffenen Patienten sukzessive in 5-dB-Schritten erhöhte Töne dargeboten, bis der Ton für mindestens 60 s lang gehört werden kann.

Überprüfung der Lautheitsunbehaglichkeit. Bei Tönen von mehr als 100–120 dB werden bei gesunden Probanden und bei Patienten mit einer Innenohrschwerhörigkeit Unbehagen bis Schmerz induziert. Dagegen wird bei Störungen der *Schalleitung* oder bei einer retrokochleären *Hypakusis* wenig oder überhaupt keine Unbehaglichkeit durch diesen hohen Schalldruck ausgelöst.

Extra- und transkranielle Dopplersonographie

Durch Ausnutzung des Dopplerprinzips ist es möglich, mit *Dopplerultraschallsystemen* die *Strömungsgeschwindigkeit* des Blutflusses non-invasiv zu bestimmen. Der *Dopplereffekt* bezeichnet in diesem Fall die Tatsache, daß ein *Frequenzunterschied* zwischen einem ausgesendeten Ultraschall und dem von einem bewegten Blutkörperchen reflektierten Ultraschall besteht, der sich *proportional zur Flußgeschwindigkeit* verhält. Wichtige Voraussetzung ist dabei das Einhalten eines bestimmten *Beschallungswinkels*. Prinzipiell ist es möglich, die Ultraschallwellen kontinuierlich auszusenden oder aber fraktioniert, d. h. gepulst. Bei *kontinuierlicher Ultraschallemission* ist es möglich, einen mittleren Wert für die Strömungsgeschwindigkeit zu bestimmen. Bei den *gepulst arbeitenden Systemen* ist es zudem in Abhängigkeit von der Pulsfrequenz möglich, unterschiedliche Tiefenbereiche des Blutgefäßes zu erfassen (Abb. 3.75).

Bei der *transkraniellen Dopplersonographie* wird ein fokussierter Schallstrahl von 2 MHz durch die Temporalschuppe, die besonders dünnwandig ist (Knochenfenster) oder durch das Foramen occipitale magnum auf die Hauptstämme der intrakraniellen Gefäße gerichtet. Dadurch ist es möglich, den intrakraniellen Anteil der A. carotis, die A. cerebri media, die A. cerebri anterior, die A. cerebri posterior und die intrakraniellen Segmente der A. vertebralis und der A. basilaris zu erfassen.

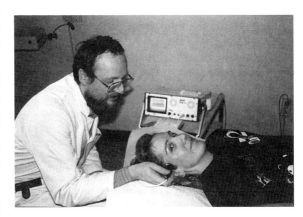

Abb. 3.75. Durchführung einer transkraniellen Dopplersonographie

Bei Berücksichtigung der Struktur der extrakraniellen Gefäße ist es möglich, mit der transkraniellen Dopplersonographie *Flußgeschwindigkeitsveränderungen* aufgrund morphologischer struktureller Bedingungen quantitativ zu erfassen.

B-Scan-Sonographie

Durch die *B-Scan-Sonographie* ist es möglich, die *morphologischen Gefäßstrukturen* bildgebend zu erfassen, nicht jedoch, wie bei der Dopplersonographie, die Blutflußgeschwindigkeit innerhalb der Gefäße. Dabei wird der große Unterschied der *akustischen Impedanz* beim Übergang vom Gewebe zur Gefäßwand und zum Gefäßvolumen genutzt. An den Grenzflächen unterschiedlich akustisch dichter Medien werden die Ultraschallwellen teilweise reflektiert. Das reflektierte Echosignal ist dabei direkt korreliert zur Differenz des akustischen Widerstandes am Übergang der verschiedenen Gewebe. Die reflektierten Ultraschallwellen werden in einem Empfänger wieder in elektrische Energie umgewandelt.

Entscheidend bei der B-Scan-Methode ist dabei, daß die Ultraschallwellen nicht amplitudenmoduliert in Abhängigkeit von der Zeit dargestellt werden (A-Mode). Vielmehr werden die Differenzen *helligkeitsmoduliert zweidimensional* abgebildet (Helligkeit, engl. „brightness" = B-Mode). Durch Veränderung des Schallwinkels bei Hin- und Herbewegen des Schaltknopfes und kontinuierliche Speicherung der verschiedenen Schallsignale bei Bewegung des Schallkopfes kann der Untersucher ein *statisches Echtzeitbild* („real time") wahrnehmen.

! Vorteil der B-Scan-Sonographie ist, daß eine *Strukturabbildung an den Gefäßwänden* möglich ist. So ist es möglich, im Bereich der extrakraniellen Gefäße potentiell emboliefähige irreguläre rauhe oder ulzerierte Plaques nachzuweisen. Entsprechend empfiehlt sich der Einsatz der B-Scan-Sonographie bei fehlendem Hinweis für eine kardialembolische Genese einer zerebralen Ischämie und fehlenden Hinweisen aufgrund der transkraniellen Dopplersonographie auf intrakranielle Gefäßverschlüsse.

Duplexsonographie

Die simultane Anwendung in einer Gerätekombination von *gepulster Dopplersonographie und Echtzeit-B-Scan* wird als *Duplexsonographie* bezeichnet. Dadurch ist es möglich, sowohl die tomographische Gefäßmorphologie durch den B-Scan und *gleichzeitig* gezielt anhand der zweidimensionalen Darstellung die Blutflußgeschwindigkeit durch die gepulste Dopplersonographie zu registrieren. Die Möglichkeit einer gezielten Lokalisation bei der Erfassung der Blutflußgeschwindigkeit basiert auf der Tatsache, daß die Ultraschallwellen längere Laufzeiten haben, je tiefer sie in das Gewebe eindringen. Es ist möglich auch die Region, in der die Blutflußgeschwindigkeit erfaßt werden soll, zu wählen. Zudem läßt sich durch Computeranalyse der Schallsignale eine schnelle (engl. „fast") Fourier-Transformation (FFT) durchführen und dabei lassen sich bei Gefäßstenosen *Wirbelbildungen* erfassen. Die Duplexsonographie ermöglicht somit die simultane Erfassung sowohl morphologischer als auch funktioneller Gefäßparameter, die sich komplementär ergänzen.

Einsatz der Verfahren. Die Continuous-wave-Dopplersonographie ermöglicht die noninvasive Untersuchung der extrakraniellen Gefäße. Durch dieses einfache Verfahren lassen sich *Stenosen* der Karotiden und der Vertebralarterien nachweisen. Durch die gepulste Dopplersonographie können zusätzlich die *Strömungsverhältnisse in unterschiedlichen Gefäßtiefen* beurteilt werden. Mit der transkraniellen Dopplersonographie ist es möglich, hirnorganisch wirksame Veränderungen im Bereich der *großen Hirnbasisarterien* zu erfassen. Durch Verwendung des B-Scans können zudem *morphologische Gefäßwandveränderungen*, wie insbesondere Plaques, erfaßt werden. Dies gelingt insbesondere durch den Einsatz der Duplexsonographie, wobei neben der morphologischen Veränderung auch die funktionelle Veränderung in der Strömungsgeschwindigkeit topodiagnostisch bestimmt werden kann. Mit der Duplexsonographie ist es möglich, arteriosklerotische Plaques unter 20 % Lumeneinengung zu ermitteln.

Angiographie

Die Angiographie dient zur exakten Erfassung der intra- und extrakraniellen Gefäßsituation. Dazu wird ein Katheter in die A. femoralis in der Leistenregion eingeführt und zu den Abgängen der A. vertebralis oder der A. carotis maneuvriert. Ein Kontrastmittel wird mit einer Hochdruckpumpe installiert. Mit Hilfe eines automatischen Filmwechslers wird in definierten zeitlichen Abständen eine Reihe von Einzelaufnahmen angefertigt. Dabei können unterschieden werden:

- eine arterielle,
- eine kapilläre und
- eine venöse Phase.

Die Subtraktion der Aufnahme vor Injektion des Kontrastmittels vom Angiogramm eliminiert Knochenstrukturen und ermöglicht somit eine bessere

Abgrenzung der Gefäße. Eine Allgemeinnarkose ist nicht unbedingt erforderlich. Eine direkte Gefäßpunktion, wie früher regelmäßig notwendig, wird heute nur noch im seltenen Ausnahmefall erforderlich.

! Bei der Befundung achtet man

- auf Gefäßverschlüsse, Stenosen oder Plaquebildung,
- auf Aneurysmata, arteriovenöse Malformationen,
- abnorme Gefäßbildungen bei Tumoren, Gefäßverdrängung und -kompressionen.

Moderne Kontrastmittel und das Vermeiden der Direktpunktion haben zu einer deutlichen Reduktion von Komplikationen geführt. Zerebrale Ischämien durch vom Katheter gelöste Emboli aus Gefäßplaque, Gefäßspasmen und Hypotonie können in seltenen Fällen auftreten. Im Ausnahmefällen bestehen Kontrastmittelüberempfindlichkeiten unterschiedlichen Ausmaßes. In der Hand erfahrener Radiologen verursachen diese jedoch extrem selten größere Probleme.

Digitale Subtraktionsangiographie

Die digitale Subtraktionsangiographie wurde durch leistungsfähige Rechner möglich. Der Computer subtrahiert die Bildinformationen vor und nach Gabe des Kontrastmittels, indem die Differenz der Grauwerte eines jeden einzelnen Pixels mit und ohne Kontrastmittel errechnet wird (Abb. 3.76).

Durch Datentransformationen können zudem kleine Differenzen fokusiert *dargestellt* und somit eine besonders hohe Information gewonnen werden. Das Verfahren hat mehrere Vorteile gegenüber der konventionellen Angiographie:

- Es besteht eine besonders hohe Auflösung bei ! einer deutlich geringeren Kontrastmittelkonzentration;
- eine intraarterielle Injektion wird nicht notwendig und damit
- können Kosten und Risiken minimiert werden.

Allerdings sind auch einige Besonderheiten zu beachten:

- Eine Überlagerung von Gefäßen kann zu einer ! Fehlinterpretation führen;
- kleine intrakranielle Gefäße können aufgrund reduzierter räumlicher Auflösung nicht dargestellt werden;
- schließlich können durch Bewegungsartefakte Informationen verwaschen werden.

Single Photon Emission Computed Tomography (SPECT)

Die SPECT ermöglicht die Darstellung des regionalen zerebralen Blutflusses durch *Inhalation von ^{133}Xenon*. Anwendungsgebiete sind die Bestimmung von Blutflußänderungen bei zerebrovaskulären Erkrankungen. Insbesondere können frühe fokale ischämische Bezirke wie auch fokale hyperperfundierte Bereiche erfaßt werden.

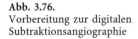
Abb. 3.76.
Vorbereitung zur digitalen Subtraktionsangiographie

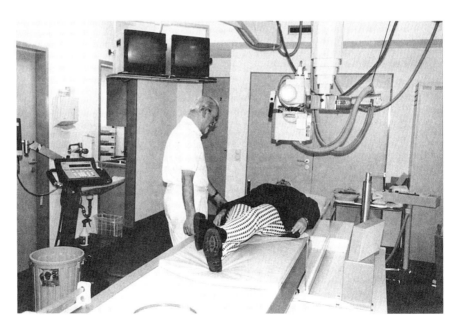

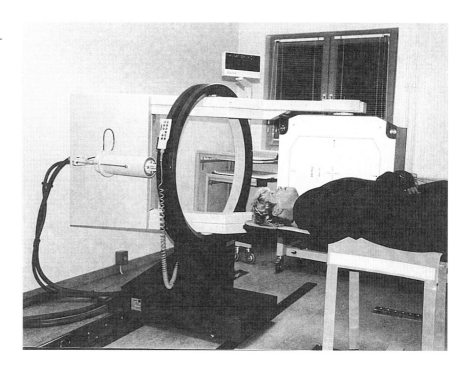

Abb. 3.77.
Durchführung einer Untersuchung des regionalen zerebralen Blutflusses durch SPECT

Das Verfahren basiert auf der Erfassung von Gammastrahlen radioaktiver Isotope (Abb. 3.77). Mit dieser Methode ist auch eine *dreidimensionale Darstellung* des regionalen zerebralen Blutflusses möglich. Das Verfahren erlaubt auch eine wiederholte Durchführung der Messungen. Allerdings ist nachteilig, daß durch die Inhalation die Konzentration von radioaktivem Material im Blut weniger hoch und damit die räumliche Auflösung geringer ist. Durch Gabe von $^{99m}Tc\text{-}HMPAO$ kann eine genauere Bestimmung des radioaktiven Blutflusses im Gehirn vollzogen werden. Aus diesem Grunde wird dieses Isotop heute in SPECT-Untersuchungen bevorzugt.

Echokardiographie

Bei Verdacht auf eine *embolisierende Herzerkrankung* müssen kongenitale und erworbene *Herzklappenerkrankungen* sowie Hinweise für eine *koronare Herzerkrankung* erfaßt werden. Gleiches gilt für *kardiale Rechts-links-Shunts*, die zu paradoxen Hirnarterienembolien führen können. Neben den klinischen Untersuchungsmethoden kann der Kardiologe die *ein- und zweidimensionale Echokardiographie*, die *transösophageale Echokardiographie* oder die *Kontrastechokardiographie* zur Erfassung kardialer Emboliequellen einsetzen.

Neuropsychologische Untersuchungsmethoden

Neuropsychologische Untersuchungsmethoden sollen eine standardisierte und qualitative Zustandsbeschreibung von *Störungen des Erlebens*, *Denkens* und *Handelns* nach Hirnschädigungen ermöglichen. Die Grundaussage, ob überhaupt eine zerebrale Läsion vorliegt, ist heute aufgrund der überall verfügbaren bildgebenden Verfahren, insbesondere CCT und MRT, in den Hintergrund getreten.

Bei Einsatz neuropsychologischer Techniken stehen heute die *genaue* Analyse der Störungen im Vordergrund und die *Beschreibung des Ausmaßes* der Ausfälle. Neuropsychologische Untersuchungsverfahren sollen zudem ermöglichen, daß der *aktuelle Beeinträchtigungszustand* im Vergleich zur ungestörten Situation beurteilt werden kann. Dazu wurde eine Reihe von standardisierten psychometrischen Untersuchungsmethoden geschaffen, die zur Erfassung der verschiedenen Störungsbereiche eingesetzt werden können.

Die mannigfaltigen psychischen Leistungen des menschlichen Gehirns können zu verschiedenen *neuropsychologischen Funktionsbereichen* reduziert werden, die es erlauben, die wichtigsten Ausfälle zu erfassen. Entsprechend bezieht sich die neuropsychologische Diagnostik auf die Bestimmung der verschiedenen *Intelligenzfunktionen*, z. B. sprachliche Intelligenz, logisches Denken, räumliches Vorstellungsvermögen etc., die *Gedächtnisleistungen*, z. B. des verbalen oder des nonverbalen Gedächtnisses, die Erfassung der *Aufmerksamkeit*, die Bestimmung *sensomotorischer Leistungen*, die Ermittlung *räumlich-konstruktiver Fähigkeiten* und die Untersuchung des *Affektes*.

Traditionelle klinisch-neuropsychologische Untersuchungsgegenstände sind die Störungen der Sprache (*Aphasien*), des Handelns (*Apraxien*), des Erkennens (*Agnosien*), des Handelns im Raum (*konstruktive Apraxie*), der räumlichen Wahrnehmung (*räumliche Orientierungsstörungen*), des *Wahrnehmungsfeldes*, des Gedächtnisses (*Amnesien*), des *Antriebs* und der *intellektuellen Funktionen* wie bei mathematischen Prozeduren (Akalkulie), Kategorisieren oder Abstrahieren. Die Erfassung dieser traditionellen neuropsychologischen Untersuchungsgegenstände geschieht mit einfachen nicht standardisierten und nicht quantifizierbaren Tests im Rahmen der klinischen Untersuchung. Mit Ausnahme der Aphasien gibt es für diese psychischen Ausdrucksleistungen keine psychometrisch normierten Methoden.

Bei der Analyse, ob eine Hirnschädigung zu einer Beeinträchtigung der psychischen Ausdrucksmöglichkeiten geführt hat, ist es zwingend erforderlich, daß die *prämorbiden Leistungen* des Nervensystems und die *Persönlichkeitseigenschaften* des Patienten bekannt sind. Erst durch den *intraindividuellen Vergleich* lassen sich schädigungsbedingte Folgen aufzeigen. Zumeist werden aber solche quantitativen Daten aus dem prämorbiden Zeitraum nicht vorliegen. Allerdings läßt sich auch in solchen Fällen aus der Kenntnis der Schul- und Berufsbildung zumindest eine Grundeinschätzung der *intellektuellen* Fähigkeiten ermöglichen. Besondere Bedeutung haben normierte quantitative Testergebnisse im Rahmen der *neuropsychologischen Verlaufsuntersuchung*. Hier können Veränderungen, sowohl im Sinne der Progression als auch der Remission der Schädigungsfolgen, im intraindividuellen Verlauf erfaßt werden.

! Durch psychometrische Tests wird der Vorgang der Datensammlung weitgehend *standardisiert*. Dadurch ist es möglich, daß zu unterschiedlichen Zeitpunkten unterschiedliche Untersucher den gleichen Untersuchungsgang einhalten können. Darüber hinaus kann der Test durch viele unterschiedliche Probanden an unterschiedlichen Orten und zu unterschiedlichen Zeiten *in gleicher Weise* bearbeitet werden. Auf dieser Basis ist es möglich, *statistische Normen* für die Testergebnisse aufzustellen. Die *Rangposition* eines einzelnen getesteten Probanden kann dann in Abhängigkeit von der *statistischen Verteilung* festgestellt werden. Diese Rangposition wird häufig durch einen Wert angegeben, der die *Abweichung vom Mittelwert in Streuungseinheiten* abbildet.

Erfassung von intellektuellen Funktionen. Mit *Intelligenztests* wird versucht, die intellektuelle Leistungsfähigkeit zu erfassen. Intelligenztests wurden anfangs entwickelt, um den Schulerfolg vorherzusagen. Die unterschiedlichen Intelligenztests basieren auf sehr *verschiedenartigen Konzepten*. Die meisten grenzen verschiedene *Faktoren der Intelligenz* ab. Dazu gehören z. B. die räumliche Orientierungs- und die räumliche Vorstellungsfähigkeit, die bei parietookzipitalen Läsionen reduziert sein können. Störungen der Sprachfunktionen können bei Läsionen der Sprachregion auftreten.

Im deutschen Sprachraum stehen verschiedene Intelligenztests zur Verfügung. So werden der *Hamburg-Wechsler-Intelligenztest* (*HAWIE*) oder das *Leistungsprüfsystem von Horn* (*LPS*) bei Patienten mit zerebralen Läsionen eingesetzt. Die Intelligenztests besitzen zwar in der Regel eine ausführliche Handanweisung, auf deren Basis man die Untersuchungsverfahren durchführen kann. Trotzdem sollte man *ohne eine testpsychologische Ausbildung und Kenntnisse in Testtheorie* aus Untersuchungsergebnissen *keine entscheidenden Schlußfolgerungen* ziehen.

Erfassung von Gedächtnisstörungen. Die *Gedächtnisfunktion* ist keine isolierte Leistung des menschlichen Gehirns, sondern basiert u. a. auf *Intellekt, Aufmerksamkeit, Auffassungsschnelligkeit* und *Informationsrezeption*. *Globale Amnesien* im Sinne von *anterograden* als auch *retrograden* Gedächtnisstörungen können bei *bilateralen Läsionen des limbischen Systems* auftreten. Mögliche Schädigungen neben traumatischen Läsionen können ein amnestisches *Korsakow-Syndrom, hypoxische Schädigungen* oder eine *hämorrhagische Herdenzephalitis* sein. Bei einseitigen Läsionen des medialen Temporallappens sind *selektive Gedächtnisstörungen* möglich. So können bei linksseitigen Läsionen im Bereich des sprachdominanten Temporallappens verbale Gedächtnisstörungen auftreten.

Gedächtnisstörungen äußern sich durch *Behinderungen des Lernvorganges* sowie durch *Störungen des Behaltens und der Reproduktion*. Verschiedene neuropsychologische Tests, wie z. B. das *Diagnosticum für Zerebralschädigung* (*DCS*) oder der *Lern- und Gedächtnistest* (*LGT-3*), erlauben sowohl sprachliche als auch figurale Gedächtnisleistungen zu differenzieren. Darüber hinaus stehen auch Methoden zur Abgrenzung von Störungen des Kurz- bzw. des Langzeitgedächtnisses zur Verfügung.

Erfassung von Störungen der Aufmerksamkeit, der Konzentration und der Vigilanz. *Aufmerksamkeitsstörungen* lassen sich nach *Läsionen von subkortikalen Hirnanteilen*, Hirnstamm, Thalamus, Formatio reticularis, als auch bei *Läsionen der Hirnrinde* beobachten. Die *Aufmerksamkeitstestung* überprüft die Fähigkeit, charakteristische Merkmale in einem Wahrnehmungsfeld zu erfassen. Die *Konzentration* bezieht sich dabei auf die Fähigkeit, diese Erfassung kurzzeitig über mehrere Minuten aufrechtzuerhalten. Neuropsychologische Untersuchungsverfahren versuchen, diese Konstrukte zu messen, indem z. B. bestimmte Buchstaben oder Zeichen, die in Störreize eingebettet sind, markiert werden sollen, z. B. im Aufmerksamkeits-Belastungstest.

Die *Vigilanz* dagegen ist die Fähigkeit, die Aufmerksamkeit über einen längeren Zeitraum hinweg aufrechtzuerhalten. Die Vigilanz wird beispielsweise durch das Wiener Vigilanzgerät erfaßt, indem der Patient das schrittweise Aufleuchten von 32 auf einem Kreisbogen angeordneten Leuchtdioden verfolgen soll. Beim Überspringen eines Leuchtpunktes ist der Patient gehalten, eine Reaktionstaste zu betätigen. Der theoretische Unterschied zwischen Vigilanz und Aufmerksamkeit ist, daß mit Aufmerksamkeit die momentane Fokussierung von Zielreizen gemeint ist, während Vigilanz die *Bereitschaft* für eine Aufmerksamkeitsreaktion bedeutet (insbesondere im Gegensatz zur Konzentration, die permanente Aufmerksamkeit erfordert).

Sensomotorische Leistungen. Als *sensomotorische Leistungen* werden unterschiedlich komplexe Reaktionsleistungen des Gehirnes bezeichnet, bei denen eine sensorische Kontrolle einer motorischen Reaktion von besonderer Bedeutung ist. Eine einfache sensomotorische Aufgabe ist z. B. schnelles Klopfen auf einer Unterlage. Komplexere sensomotorische Koordinationsleistungen dagegen sind z. B. bestimmte Finger- und Handgeschicklichkeitsübungen, wie z. B. das Einschrauben einer Schraube oder das Ein- und Ausbauen von Unterlegscheiben.

Durch neuropsychologische Untersuchungen konnte gezeigt werden, daß *gerade die sensomotorischen Leistungen nach Schädel-Hirn-Traumen über einen langen Zeitraum hinweg Störungen aufweisen können*. Bei einfachen sensomotorischen Aufgaben zeigt sich bei einseitigen Läsionen in der Regel nur auf der kontralateralen Seite eine Beeinträchtigung der Leistung. Bei komplexen sensomotorischen Anforderungen zeigen sich dagegen auch bei einseitigen Läsionen beidseitige Störungen. Zur Erfassung solcher sensomotorischen Störungen wurden standardisierte Untersuchungsverfahren, wie insbesondere das *Wiener Reaktions- und Determinationsgerät*, erstellt. Bei diesem werden verschiedene Licht- und Tonsignale dargeboten, und die Probanden werden veranlaßt, auf bestimmte Signalkombinationen selektiv zu reagieren. Die *Messung der Reaktionszeiten* ermöglicht eine Quantifizierung der sensomotorischen Leistungsfähigkeit. Darüber hinaus kann auch die *Reaktionssicherheit* bei unterschiedlich komplexen Signalkonstellationen ermittelt werden.

Affektive Störungen. *Affektive Störungen* äußern sich in Form von *Veränderungen der Stimmung bzw. der Stimmungsauftretenshäufigkeit und des Stimmungsverlaufs*, wie z. B. bei Depressivität, emotionaler Labilität, Aggressivität, Extra- oder Introversion. Solche Dimensionen versuchen verschiedene *Persönlichkeitstests* zu erfassen. Häufig werden z. B. das *Minnesota Multiphasic Personality Inventory* (*MMPI*), das *Freiburger Persönlichkeitsinventar* (*FPI*) oder der *Gießen-Test* (*GT*) eingesetzt. Diese Verfahren ermöglichen, anhand bestimmter *Skalen* die Ausprägung dieser affektiven Dimensionen standardisiert zu erfassen. Von allen psychometrischen Tests und anderen psychologischen Untersuchungen sollten Persönlichkeitstests *mit größter Vorsicht* interpretiert werden. Das hängt damit zusammen, daß diese Untersuchungsmethoden an *gesunden Gruppen normiert und standardisiert* wurden. Darüber hinaus gehen sie davon aus, *daß die Persönlichkeitseigenschaften überdauernde Dimensionen darstellen* und nicht kurzfristigen Änderungen unterliegen. Gerade diese Veränderungen sollen bei klinischen Fragestellungen analysiert werden. Zudem haben Persönlichkeitstests oft schlechte testtheoretische Kennwerte, sind sehr täuschungsanfällig und ihre Außenvalidität ist vermutlich aufgrund der fragwürdigen Meßmethoden meist besonders niedrig.

Erfassung von Sprech- und Sprachstörungen. *Sprech- und Sprachstörungen* lassen sich in Veränderungen der Steuerung der motorischen Artikulation (sog. *Dysarthrie*) und in Veränderungen der semantischen und syntaktischen Sprachproduktion (sog. *Aphasien*) differenzieren. Eine isolierte *Dysarthrie* zeigt sich durch ein völlig ungestörtes *Sprachverständnis* und eine komplette *Aphasie* durch eine *mangelnde Schreibfähigkeit*.

Dysarthrophonien werden durch Störungen in den Bereichen des Nervensystems erzeugt, die mit der *motorischen Äußerung* der Sprache beschäftigt sind. Je nach Läsionsort läßt sich entsprechend eine *kortikale Dysarthrie*, eine *Dysarthrie bei extrapyramidalen Bewegungsstörungen*, eine *bulbäre bzw. pseudobulbäre Dysarthrie* und schließlich eine *Dysarthrie bei neuromuskulärer Störung* im Sinne einer Myasthenia gravis abgrenzen.

Zur *Differentialdiagnose* der Dysarthrie, die man auch als Sprechstörung bezeichnen kann, ist es aus klinischer Sicht besonders wichtig, die *Aphasien* (Sprachstörungen) zu differenzieren. Bei den Aphasien handelt es sich um Störungen, die den ganzen komplexen Sprachvorgang betreffen können, und die durch *zentrale Läsionen* entstehen. Neben der Sprache sind aber bei Aphasien auch das *Sprachverständnis*, das *Schreiben* und das *Lesen* betroffen. Bei Rechtshändern und dem überwiegenden Teil der Linkshänder entstehen Aphasien durch *Läsionen* in der *linken Frontotemporoparietalregion*.

! Aphasien lassen sich in der Praxis durch *gezielt formulierte Fragen* erfassen. Entscheidend ist, daß man bei der Untersuchung differenzieren kann, ob eine dysarthrophonische Sprechstörung, eine Sprachstörung im Sinne einer Aphasie oder aber eine angelegte Störung der Sprache besteht. Dazu erfaßt man im Gespräch das *Sprachverständnis* des Patienten. Ebenfalls kann die *Prosodie* im Sinne der Satzintonation und der gesetzten Wortakzente erfaßt werden. Die Kombination von Wörtern, die Wortauswahl und die Wortfindung, die syntaktische und semantische Verknüpfung der Wörter zu komplexen Sätzen und Sinnzusammenhängen können ebenfalls ermittelt werden. Mit Hilfe von *standardisierten Aphasietests*, wie z. B. dem *Aachener Aphasietest (AAT)*, lassen sich die aphasischen Standardsyndrome wie globale Aphasie, Wernicke-Aphasie, Broca-Aphasie und amnestische Aphasie in weitere Spezialaphasiesyndrome differenzieren. Eine komplette Untersuchung mit dem AAT beansprucht im Durchschnitt ca. 90 min.

Apraxien. Die sogenannte *ideomotorische Apraxie* kann durch die Abweichung von Bewegungen von einem normalerweise *sinnhaften Bewegungsablauf* erkannt werden. Dabei fallen Hinzufügungen, Auslassungen oder Umstellungen von Bewegungselementen oder aber das Verharren in Bewegungsaspekten (Perseverationen) auf. Folge ist, daß die ideomotorische Apraxie die Durchführung von verschiedenen komplexen Bewegungsabläufen der Gesichts- und Lidmuskulatur unnatürlich verändert. Standardisierte Tests für die Erfassung dieser komplexen motorischen Apraxien liegen derzeit noch nicht vor.

Im Gegensatz zur ideomotorischen Apraxie, die oftmals nur durch die neurologische Untersuchung erkannt wird, äußern sich die *ideatorischen Apraxien* im Alltag der Patienten. Dabei zeigt sich, daß die betroffenen Fertigkeiten, die den Patienten früher keine Probleme bereitet haben, verlorengegangen sind. So sind sie z. B. nicht mehr in der Lage, Zahnpasta auf eine Zahnbürste aufzutragen oder mit einem Löffel den Kaffee umzurühren. Die Fähigkeit, die motorische Handlung verbal zu kommentieren, bleibt bestehen, die Betroffenen sind jedoch nicht in der Lage, diese auszuführen. Läsionen, die zu einer ideatorischen Apraxie führen, finden sich *in der sprachdominanten Hemisphäre*.

Agnosien. Im klassischen Sinne wurden *Agnosien* als Störungen des Erkennens von Wahrnehmungsobjekten bei erhaltener sensorischer Wahrnehmungsfähigkeit aufgefaßt. Nach heutiger Vorstellung jedoch unterscheidet man diese Erkennungs- und Wahrnehmungsleistungen nicht mehr so scharf, da häufig breite Bereiche Beiträge zur Entstehung einer Agnosie leisten. Agnosien lassen sich durch klinische Untersuchungstests am Patienten in der ärztlichen Untersuchung erfassen. Standardisierte Tests liegen bisher nicht vor.

Störungen der räumlich-konstruktiven Fähigkeiten. Störungen der *räumlich-konstruktiven Fähigkeiten* äußern sich in der Behinderung oder Unfähigkeit, die räumlichen Beziehungen zwischen Objekten zu erkennen oder adäquat zu erfassen. Die Patienten sind plötzlich nicht mehr in der Lage, sich in gewohnter Umgebung zu orientieren. Als *konstruktive Apraxie* wird in traditionellem Sinne die Unfähigkeit bezeichnet, gut bekannte Bewegungsabfolgen durchzuführen, um etwas herzustellen oder vorzubereiten, obwohl die einzelnen dafür notwendigen Handlungen ausgeführt werden können. *Läsionen* für *räumliche Orientierungsstörungen* finden sich typischerweise in der *Parietalregion der nicht sprachdominanten Hemisphäre*, während *konstruktive Apraxien sowohl bei Läsionen der Parietalregion der linken als auch der rechten Hemisphäre* beobachtet werden können.

Die verschiedenen *Untertests von Intelligenztests* sind in der Lage, das räumliche Vorstellungsvermögen zu erfassen und quantitativ auszudrücken. *Neuropsychologische Untersuchungsmethoden* erlauben eine sehr differenzierte und genaue Erfassung von Störungen psychischer Ausdrucksweisen des Zentralnervensystems. Dazu ist jedoch eine *entsprechende Ausbildung* und ein *ausreichender Zeitrahmen* erforderlich.

4. Epidemiologie von Kopfschmerzen

Wissenschaft von dem, was über das Volk kommt

Wörtlich übersetzt bedeutet Epidemiologie „Lehre von dem, was über das Volk kommt". In früheren Jahren bezog sich das Aufgabengebiet dieser Disziplin vorwiegend auf die Analyse der Ausbreitung von *Seuchen*. Die Weltgesundheitsorganisation (WHO) hat die Tätigkeitsbereiche aktuell präzise definiert. Die Epidemiologie beschreibt gemäß dieser Definition die Verteilung

- von *Krankheiten*,
- von *physiologischen Variablen* und
- von *sozialen Krankheitsfolgen*
- in verschiedenen menschlichen Bevölkerungsgruppen.

Zusätzlich müssen die Faktoren erfaßt werden, die diese *Verteilung determinieren*. Aus methodischen Gesichtspunkten können folgende Arten von Epidemiologie unterschieden werden:

- *deskriptive*,
- *analytische*,
- *experimentelle* und
- *interventionelle*.

Die Epidemiologie ist in Deutschland eine sehr *vernachlässigte Disziplin*. Dabei sind epidemiologische Daten *unumgänglich, um die Gesundheit der Bevölkerung zu erhalten*. Die Verteilung begrenzter Forschungsmittel und die Planung sowie Steuerung der Krankheitskosten kann ohne genaue epidemiologische Daten *nicht sinnvoll* erfolgen.

! Nur epidemiologische Forschung kann exakt deutlich machen, an welchen Stellen Handlungsbedarf besteht, welche Faktoren zu verbessern sind und welche therapeutischen Interventionen intensiviert werden müssen. Die Anstrengungen des Gesundheitswesens dürfen nicht vorwiegend auf sensationelle, seltene Erkrankungen konzentriert werden. Die weitverbreiteten, häufigen Gesundheitsprobleme der Bevölkerung müssen ernst genommen werden, nicht trotzdem, sondern *gerade weil sie alltäglich* sind.

MERKE

Was ist Prävalenz?
- *Prävalenz:* Bestand, Häufigkeit einer bestimmten Krankheit bzw. eines Merkmales in einer Population. Die *Prävalenzrate* ist definiert als die Zahl der Erkrankten bzw. die Häufigkeit eines Merkmales im Verhältnis zur Anzahl der untersuchten Personen.
- *Punktprävalenz:* Häufigkeit zu einem bestimmten Zeitpunkt. Die Punktprävalenz erfaßt somit, welcher Anteil einer Population *gleichzeitig* eine Erkrankung bzw. ein Merkmal aufweist.
- *Periodenprävalenz:* Häufigkeit innerhalb einer bestimmten Zeitperiode; d.h. Bestimmung durch Messung des Anteils, der eine Erkrankung bzw. ein Merkmal zum Meßzeitpunkt aufweist oder in der gegebenen Periode aufgewiesen hat. Beispiele sind etwa die *Einjahresprävalenz* oder die *Monatsprävalenz*.
- *Lebenszeitprävalenz:* besondere Form der Periodenprävalenz; Anteil der Population, der in seinem gesamten Leben irgendwann einmal eine Krankheit/ein Merkmal aufgewiesen hat (einschließlich des Meßzeitpunktes).

Früher: Mangel an repräsentativen epidemiologischen Daten

Was ist mit dem Rinderwahnsinn – ist Steakverzehr überhaupt noch vertretbar? Sterben wir alle an Krebs – oder vielleicht doch an Aids? Breiten sich die Allergien weiter aus? Verhindert Rotwein den Herzinfarkt? – Diese Themen gehen täglich durch die Presse. Es entsteht der Eindruck, daß solche Sorgen die Bevölkerung und das Gesundheitswesen ständig belasten. Ob diese Inhalte jedoch wirklich zu den großen Gesundheitsproblemen unserer Zeit gehören, kann nur durch empirische Forschung und populationsbezogene, repräsentative epidemiologische Studien in Erfahrung gebracht werden.

Im Vergleich zu den oben genannten Themen sind Kopfschmerzerkrankungen so häufig, daß sie trivial und banal erscheinen. Im deutschen Sprachraum existierten bis zum letzten Jahrzehnt des 20. Jahrhunderts keine populationsbezogenen, repräsentativen Untersuchungen über das Ausmaß der Prävalenz verschiedener Kopfschmerzerkrankungen. Es gab keine für die Gesamtbevölkerung repräsentativen Daten zum Auftreten von Kopfschmerzen in Abhängigkeit von Geschlecht, Alter, Schulbildung, Bundesland, sowie städtischem bzw. ländlichem Wohngebiet. Welches Problem Kopfschmerzerkrankungen darstellen, war völlig unbekannt.

! *Frühere Studien* bezogen sich meist auf eine *spezifische Population*, so daß sie eine repräsentative Aussage für die Gesamtpopulation nicht ermöglichten. Entsprechend unterscheiden sich die Ergebnisse der ermittelten Prävalenzraten z. T. erheblich und sichere Aussagen sind nicht zu treffen. Neben den Unterschieden in den soziodemographischen Charakteristika der untersuchten Stichproben sind besonders die *unterschiedlichen Definitionen der Kopfschmerzerkrankungen* für die abweichenden Befunde verantwortlich.

Grund dafür ist, daß es bis zur Einführung der international akzeptierten Kopfschmerzklassifikation der International Headache Society (IHS) im Jahre 1988 und der ICD-10 NA *kein konsensfähiges Kopfschmerzklassifikationssystem* gab.

Die erste repräsentative deutsche Studie zur Kopfschmerzepidemiologie

Erst im Jahre 1993 wurde eine umfassende populationsbezogene Untersuchung zur Prävalenz der verschiedenen Kopfschmerzerkrankungen in Deutschland an einer repräsentativen Stichprobe unter Verwendung definierter soziodemographischer Daten und der operationalisierten IHS- bzw. ICD-10-NA-Kopfschmerzkriterien durchgeführt.

! In dieser Studie wurden die epidemiologische Bedeutung und die Verteilung von verschiedenen Kopfschmerzerkrankungen in Deutschland umfassend beschrieben. *Die Daten beziehen sich auf ein Panel von 30000 Haushalten. Die Studie untersuchte an einer repräsentativen, deutschen Stichprobe die Prävalenz verschiedener Kopfschmerztypen in bezug auf soziodemographische Variablen* wie Geschlecht, Alter, Bildung, Region und Wohngebiet auf der Basis der Kopfschmerzklassifikation der *International Headache Society* und der vom Klassifikationskommitee der IHS legitimierten deutschen Übersetzung.

Unter der Lupe 4.1.
Methodik der repräsentativen Untersuchung zur Prävalenz von Kopfschmerzen in Deutschland (Göbel, Petersen-Braun u. Soyka 1993)

Stichprobe. Die Phänomenologie von Kopfschmerzen wurde durch einen *Fragebogen* ermittelt, der an ausgesuchte Haushalte in Deutschland im Jahre 1993 gesandt wurde. Die Befragung wurde auf der Basis des Panels des Marktforschungsinstituts WBA, Hamburg, durchgeführt, das 30000 deutsche Haushalte umfaßt. Zur Erstellung des Panels wurden Haushalte in *stratifizierter* Weise ermittelt mit dem Ziel der Bildung einer repräsentativen Stichprobe von deutschen Haushalten. Die *Repräsentativität* bezieht sich auf Geschlecht, Alter, Schulbildung, Ortsgröße und Regionen. Die Informationen des Marktforschungsinstituts werden regelmäßig alle 2 Jahre erneuert, und ein Teil der Haushalte wird durch neu rekrutierte Haushalte ausgetauscht. Das zur Verfügung stehende Haushaltspanel kennzeichnet sich somit permanent durch *aktuelle* Repräsentativität. Als Probanden wurden hieraus *5000 repräsentativ ausgewählte Personen* durch briefliche Anfrage bei freiwilliger Beantwortung rekrutiert. Im Anschluß daran wurde eine umfangreiche Erhebung des Haushaltszensus und der soziodemographischen Daten durchgeführt (Abb. 4.1).

Geographischer Raum. Aufgrund des notwendigen Aufwands und der erforderlichen Zeit standen zur Zeit der Studienplanung für die neuen Bundesländer noch keine repräsentativen Haushaltspanels zur Verfügung. Die Untersuchung umfaßt deshalb die *alten* Bundesländer, unterteilt in die folgenden Forschungsregionen: Nielsen-Gebiet 1 (Schleswig-Holstein, Hamburg, Niedersachsen, Bremen), Nielsen-Gebiet 2 (Nordrhein-Westfalen), Nielsen-Gebiet 3a (Hessen, Rheinland-Pfalz, Saarland), Nielsen-Gebiet 3b (Nord-Baden, Nord-Württemberg, Süd-Baden, Süd-Württemberg) und Nielsen-Gebiet 4 (Ober-, Mittel- und Unterfranken, Oberpfalz, Oberbayern, Niederbayern, Schwaben)*.

---

* Die Aufteilung in Nielsen-Gebiete (nach dem Marktforscher Nielsen) basiert auf den für die repräsentative Marktforschung gebildeten Sektionen der Bundesrepublik Deutschland.

Wissenschaft von dem, was über das Volk kommt

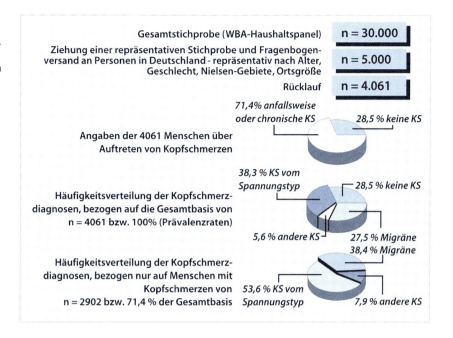

Abb. 4.1.
Übersicht zur Methodik und zu den Ergebnissen der populationsbasierenden Studie zur Prävalenz von Kopfschmerzen in Deutschland (nach den Kriterien der IHS).
KS = Kopfschmerzen

Art der Befragung. An die repräsentative Stichprobe von 5000 Personen wurde ein Fragebogen zum eigenständigen Ausfüllen geschickt. Um zuverlässige Antworten zu erhalten, wurden Menschen unter 18 Lebensjahren nicht einbezogen. Die Personen wurden zunächst gefragt, ob sie „zumindest gelegentlich an Kopfschmerzen leiden". Die Studie bezieht sich somit auf eine durch die Probanden vorgenommene Definition von „an Kopfschmerzen leiden". Diese Aussage wurde gewählt, da sie die entscheidende *Relevanz eines Kopfschmerzproblems aus der Sicht des Betroffenen* beinhaltet. Der relevante Zeitabschnitt war gemäß IHS-Klassifikation und ICD-10 NA das *gesamte zurückliegende Leben (Lebenszeitprävalenz)*.

Personen, die angaben, an Kopfschmerzen zu leiden, wurden gebeten, den kompletten Fragebogen auszufüllen. Die Fragen basierten auf dem „*Kieler Kopfschmerzfragebogen*", welcher die operationalisierten Kriterien der Kopfschmerzklassifikation der International Headache Society für Migräne und Kopfschmerz vom Spannungstyp beinhaltet und diese zur Eigenbeantwortung präsentiert. 4061 Personen bzw. 81,2 % schickten den Fragebogen ausgefüllt zurück. Die Repräsentativität dieser 4061 Responder für die Gesamtbevölkerung blieb erhalten. Tabelle 4.1 gibt die Charakteristika der Probanden wieder.

Erfassung der Kopfschmerzphänomenologie. Personen, die angaben, zumindest gelegentlich an Kopfschmerzen zu leiden, wurden gebeten, Fragen zum Auftreten von verschiedenen Kopfschmerzmerkmalen nach dem Kieler Kopfschmerzfragebogen zu beantworten. Die Fragen bezogen sich auf die Kopfschmerzdauer bei unbehandeltem oder erfolglos behandeltem Verlauf, die Kopfschmerzcharakteristika (Lokalisation, Schmerzcharakter, Behinderung durch Kopfschmerz, Beeinflussung durch körperliche Aktivität), die Begleitphänomene (Übelkeit, Erbrechen, Photo- und Phonophobie), die Tage mit Kopfschmerz pro Monat bzw. Jahr und die Zeitspanne des Auftretens von Kopfschmerzen in Jahren. Die Fragen zielten auf die Bestimmung der Kriterien der International Headache Society für *Migräne, episodischen Kopfschmerzes vom Spannungstyp und chronischen Kopfschmerz vom Spannungstyp*. Die Angaben im Fragebogen wurden daraufhin geprüft, ob die Kriteriensätze der IHS-Klassifikation für diese Kopfschmerzerkrankungen erfüllt sind oder nicht. Probanden, die Kopfschmerzen angaben, aber deren Kopfschmerzphänomenologie nicht diesen Kriteriensätzen entsprach, wurden als Personen definiert, die an „*anderen Kopfschmerzen*" leiden.

Zur Stellung einer Kopfschmerzdiagnose ist nach den Kriterien der IHS prinzipiell eine ärztliche Untersuchung zum Ausschluß eines symptomatischen Kopfschmerzes erforderlich. Die angegebenen Prävalenzraten konnten sich deshalb nur auf die Kopfschmerzphänomenologie der thematisierten Kopfschmerzdiagnosen beziehen. Wie bei jeder Fragebogenuntersuchung mußte einschränkend offen bleiben, ob es sich dabei um eine primäre oder sekundäre Kopfschmerzform handelt. Unabhängig davon verdeutlicht die Prävalenz die epidemiologische Präsenz der untersuchten Kopfschmerztypen.

Tabelle 4.1. Soziodemographische Charakteristika der 4061 Responder des WBA-Haushaltspanels

	Gesamt		Geschlecht				Alter						Schulbildung			
			Weiblich		Männlich		Bis 35 Jahre		36–55 Jahre		56 Jahre und mehr		Volksschule		Mittelschule und höher	
	n	[%]	n	[%]	n	[%]	n	[%]	n	[%]	n	[%]	n	[%]	n	[%]
Basis	4061		2123		1936		1687		1665		708		1551		2460	
Geschlecht																
Weiblich	2123	52	2123	100	–	–	821	49	831	50	471	67	862	56	1236	50
Männlich	1936	48	–	–	1936	100	864	51	834	50	237	33	689	44	1224	50
Keine Angabe	2	0	–	–	–	–	2	0	–	–	–	–	–	–	–	–
Gesamt	4061	100	2123	100	1936	100	1687	100	1665	100	708	100	1551	100	2460	100
Alter																
Bis 35 Jahre	1687	42	821	39	864	45	1687	100	–	–	–	–	403	26	1261	51
36–55 Jahre	1665	41	831	39	834	43	–	–	1665	100	–	–	784	51	868	35
56 Jahre und mehr	708	17	471	22	237	12	–	–	–	–	708	100	364	23	330	13
Keine Angaben	1	0	–	–	1	0	–	–	–	–	–	–	–	–	1	0
Gesamt	4061	100	2123	100	1936	100	1687	100	1665	100	708	100	1551	100	2460	100
Schulbildung																
Volks-/Hauptschule ohne abgeschlossene Lehre	298	7	234	11	64	3	58	3	122	7	118	17	298	19	–	–
Volks-/Hauptschule mit abgeschlossener Lehre	1253	31	628	30	625	32	345	20	662	40	246	35	1253	81	–	–
Mittel-/Handels-/Realschule	1347	33	776	37	571	29	648	38	528	32	171	24	–	–	1347	55
Oberschule/Gymnasium ohne Abitur	228	6	139	7	89	5	55	3	90	5	82	12	–	–	228	9
Oberschule/Gymnasium mit Abitur	445	11	192	9	253	13	348	21	62	4	35	5	–	–	445	18
Hochschule/Universität/Fachhochschule	440	11	129	6	311	16	210	12	188	11	42	6	–	–	440	18
Keine Angabe	50	1	25	1	23	1	23	1	13	1	14	2	–	–	–	–
Gesamt	4061	100	2123	100	1936	100	1687	100	1665	100	708	100	1551	100	2460	100
Ortsgröße																
–20 000 Einwohner	873	21	490	23	383	20	372	22	385	23	116	16	407	26	458	19
20 001–50 000 Einwohner	891	22	480	23	411	21	354	21	393	24	144	20	332	21	548	22
50 001–100 000 Einwohner	582	14	302	14	280	14	234	14	245	15	103	15	211	14	366	15
100 000–500 000 Einwohner	440	11	206	10	234	12	202	12	156	9	82	12	176	11	260	11
500 000 und mehr Einwohner	643	16	325	15	318	16	262	16	247	15	134	19	210	14	427	17
Keine Angabe	632	16	320	15	310	16	263	16	239	14	129	18	215	14	401	16
Gesamt	4061	100	2123	100	1936	100	1687	100	1665	100	708	100	1551	100	2460	100
Nielsen-Gebiet																
Nielsen 1	978	24	500	24	478	25	401	24	395	24	182	26	354	23	613	25
Nielsen 2	1111	27	596	28	513	26	470	28	468	28	172	24	470	30	626	25
Nielsen 3a	708	17	343	16	365	19	273	16	291	17	144	20	263	17	435	18
Nielsen 3b	542	13	321	15	221	11	248	15	201	12	93	13	171	11	365	15
Nielsen 4	722	18	363	17	359	19	295	17	310	19	117	17	289	19	422	17
Gesamt	4061	100	2123	100	1936	100	1687	100	1665	100	708	100	1551	100	2460	100

Statistische Analyse. Es wurden die *Prävalenz für die Migräne, den episodischen und den chronischen Kopfschmerz vom Spannungstyp* nach den IHS-Kriterien berechnet. Die IHS-Klassifikation differenziert bei der Migräne die Formen, die den Kriteriensatz komplett erfüllen (Gruppen 1.1–1.6), und eine Form, die die Kriterien der Migräne mit einer Ausnahme erfüllt, nicht jedoch die Kriterien des Kopfschmerzes vom Spannungstyp (Gruppe 1.7). Entsprechend wurden beim Kopfschmerz vom Spannungstyp Formen differenziert, die die Kriterien komplett erfüllen (2.1–2.2), und eine Form, die die Kriterien mit einer Ausnahme erfüllt, nicht jedoch die Kriterien der Migräne. Die Auswertung wurde für diese Unterformen getrennt durchgeführt. Die Prävalenzraten wurden in Abhängigkeit von Geschlecht, Alter, Schulbildung, Ortsgröße und Region getrennt ermittelt. Das Alter wurde in 3 Gruppen aufgeteilt, 18–35 Jahre, 36–55 Jahre und älter als 56 Jahre. Hinsichtlich der Schulbildung wurden 2 Gruppen differenziert, nämlich Volksschulbildung (Grund- und Hauptschule) und weiterführende Schulen (Realschule, Gymnasium etc.). Zur Differenzierung ländlicher und städtischer Lebensräume wurden die Ortsgrößen in 5 Gruppen eingeteilt: bis 20000 Einwohner, 20001–50000 Einwohner, 50001–100000 Einwohner, 100001–500000 Einwohner sowie mehr als 500000 Einwohner. Zur Analyse der Prävalenzen in Abhängigkeit von den Bundesländern wurden die Nielsen-Gebiete 1, 2, 3 a, 3 b und 4 getrennt untersucht (s. Absch. *Geographischer Raum*).

Statistik. Der χ^2-Test wurde zur Analyse signifikanter Unterschiede in den einzelnen Gruppen eingesetzt, und es wurde die 1%- und 5%-Irrtumswahrscheinlichkeit für signifikante Unterschiede berechnet.

Prävalenz von Kopfschmerzen in der Bevölkerung

Von den 5000 angeschriebenen Personen sandten 81,2% (n = 4061) den Fragebogen ausgefüllt zurück. 71,4% (n = 2902) gaben an, zumindest zeitweise an Kopfschmerzen zu leiden (Abb. 4.2). *Nur 28,5% (n = 1159) verneinten, daß Kopfschmerzen ein Gesundheitsproblem in ihrem Leben darstellen bzw. darstellten.*

! Bezogen auf die Gesamtbasis von n = 4061 bzw. 100% erfüllten

- 27,5% die Kriterien der IHS-Klassifikation der Migräne.
- 38,3% weisen die Kriterien des Kopfschmerzes vom Spannungstyp auf.

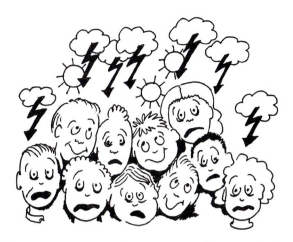

Abb. 4.2. 71 % der Menschen in Deutschland geben an, daß Kopfschmerzen für sie im Leben ein Problem darstellen

- 5,6% gaben an, an anderen Kopfschmerzen zu leiden, erfüllten nicht die Kriterien der Migräne oder des Kopfschmerzes vom Spannungstyp und wurden entsprechend in die Kategorie „andere Kopfschmerzen" eingeteilt.

Die Häufigkeitsverteilung der analysierten Kopfschmerzdiagnosen zeigt, daß unter den Menschen, die angaben, an Kopfschmerzen zu leiden, bei 53,6% der Kopfschmerz vom Spannungstyp, bei 38,4% der Kopfschmerz vom Migränetyp und bei 7,9% andere Kopfschmerzen bestehen. Es besteht also ein Kopfschmerzeisberg. Zwei primäre Kopfschmerzerkrankungen sind für über 92% aller Kopfschmerzleiden verantwortlich. Der Gipfel von ca. 8% wird dagegen von über 163 anderen Kopfschmerzformen gebildet (Abb. 4.3).

In Abb. 4.4 wird die Prävalenz nach den IHS-Kriterien detaillierter spezifiziert. Von den 27,5%

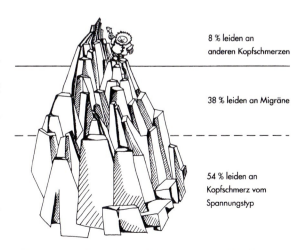

Abb. 4.3. Der „Kopfschmerzeisberg" in Deutschland

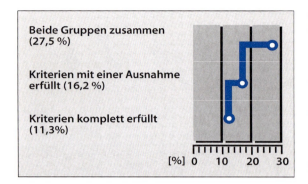

Abb. 4.4. Lebenszeitprävalenz der Migräne in Deutschland

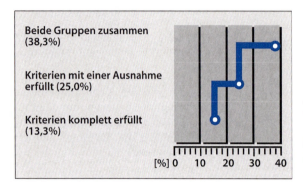

Abb. 4.5. Lebenszeitprävalenz des Kopfschmerzes vom Spannungstyp in Deutschland

der Menschen, die die Kopfschmerzphänomenologie der Migräne aufweisen, erfüllen

— 11,3 % den IHS-Kriteriensatz der Migräne komplett und
— 16,2 % mit einer Ausnahme.

Von den 38,3 % der Befragten, die an der Kopfschmerzphänomenologie des Kopfschmerzes vom Spannungstyp leiden, erfüllen

— 13,3 % die IHS-Kriterien komplett und
— 25,0 % mit einer Ausnahme (Abb. 4.5).

Die relative Häufigkeit der Kopfschmerztage pro Monat in der Gruppe der Patienten mit der Kopfschmerzphänomenologie der Migräne verdeutlicht Abb. 4.6. Es wird ersichtlich, daß

— 66 % der Betroffenen ein bis zwei Tage pro Monat

entsprechende Attacken erleiden. Die mittlere Attackenfrequenz beträgt

— 2,82 Tage pro Monat bzw. 34 Tage pro Jahr.
— Nur 2 % der Betroffenen geben Attacken an 15–20 Tagen pro Monat an.

Abbildung 4.7 illustriert die Kopfschmerztage pro Monat in der Gruppe der Patienten, welche die

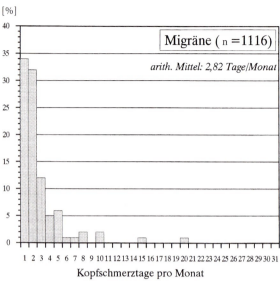

Abb. 4.6. Relative Häufigkeit der Kopfschmerztage pro Monat bei Migräne

Phänomenologie des Kopfschmerzes vom Spannungstyp aufweisen.

67 % aus dieser Gruppe geben eine Häufigkeit von 1–2 Tagen pro Monat an, das arithmetische Mittel der Kopfschmerzfrequenz beträgt

— 2,8 Tage pro Monat.

Das bedeutet, daß diese Erkrankung im Mittel an etwa

— 35 Tagen pro Jahr besteht.

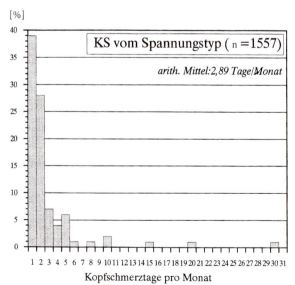

Abb. 4.7. Relative Häufigkeit der Kopfschmerztage pro Monat bei Kopfschmerz vom Spannungstyp

Abb. 4.8.
Relative Häufigkeit der Zeitdauer des Bestehens der Migräne

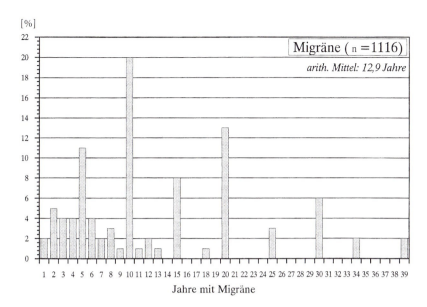

- 3 % der Betroffenen leiden zwischen 15 und 30 Tagen pro Monat an dieser Kopfschmerzform und erfüllen die phänomenologischen Kriterien des chronischen Kopfschmerzes vom Spannungstyp.

Abbildung 4.8 verdeutlicht die Häufigkeitsverteilung *der Zeitspanne des Bestehens von Kopfschmerzen mit Migränephänomenologie*. Im Mittel leiden die Befragten seit 12,9 Jahren an diesen Kopfschmerzen. Abbildung 4.9 zeigt die entsprechende Häufigkeitsverteilung für den *Kopfschmerz vom Spannungstyp*. Die Patienten geben im Mittel 10,3 Jahre als Zeitraum des Auftretens dieses Kopfschmerztyps an.

Die Schmerzintensität bei Kopfschmerzen vom Migränetyp ist bei über 60 % der Patienten stark und bei 36 % mittelschwer (Abb. 4.10). Der episodische Kopfschmerz vom Spannungstyp weist bei 68 % der Betroffenen eine mittelstarke Intensität auf, während beim chronischen Kopfschmerz vom Spannungstyp starke (42 %) und mittelstarke (44 %) Kopfschmerzen fast gleich häufig anzutreffen sind.

Zusammenhang mit soziodemographischen Variablen

In Tabelle 4.2 wird die Prävalenz der untersuchten Kopfschmerztypen bezogen auf die Gesamtbasis

Abb. 4.9.
Relative Häufigkeit der Zeitdauer des Bestehens des Kopfschmerzes vom Spannungstyp

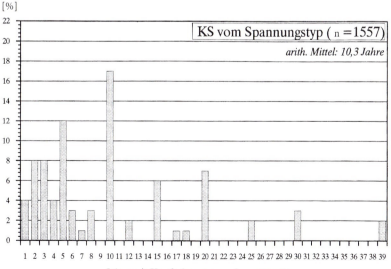

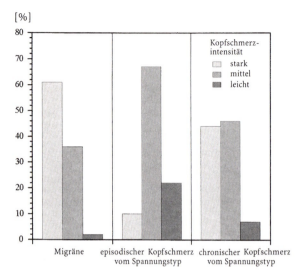

Abb. 4.10. Relative Häufigkeit der Schmerzintensität bei Migräne und Kopfschmerz vom Spannungstyp

von 4061 Probanden in Abhängigkeit von soziodemographischen Variablen aufgelistet.

Geschlecht

> **MERKE**
>
> *15 % der untersuchten Frauen und 7 % der untersuchten Männer gaben Kopfschmerzen vom Migränetyp mit komplett erfülltem IHS-Kriteriensatz an.*
> *Das Geschlechterverhältnis Frau : Mann beträgt 2,14 : 1 und zeigt somit signifikant höhere Prävalenzraten bei den Frauen (p <0,001).*

Die Kopfschmerzphänomenologie der Migräne, welche mit einer Ausnahme die IHS-Kriterien erfüllt, findet sich bei 17 % der Frauen und bei 15 % der Männer. Hier beträgt das Geschlechterverhältnis 1,13 : 1 (p <0,05). *Bei Zusammenfassung der beiden Gruppen zeigt sich eine Prävalenz von 32 % bei den Frauen und 22 % bei den Männern (Abb. 4.11) und entsprechend ein Geschlechterverhältnis von 1,45 : 1 (p <0,001).*

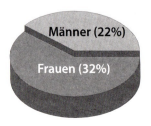

Abb. 4.11. Geschlechterverhältnis hinsichtlich Migräne

Sowohl der episodische als auch der chronische Kopfschmerz vom Spannungstyp finden sich bei Männern und Frauen mit nahezu gleicher Häufigkeit. Der episodische Kopfschmerz vom Spannungstyp zeigt sich bei 36 % der Frauen und bei 34 % der Männer; der chronische Kopfschmerz vom Spannungstyp findet sich bei 3 % der Frauen und 2 % der Männer.

Alter

Die Migräne zeigt in den verschiedenen Altersgruppen eine unterschiedlich hohe Prävalenzrate mit signifikant weniger häufigem Auftreten in den höheren Altersgruppen.

Für die Gesamtgruppe der Kopfschmerzen vom Migränetyp findet sich in der Altersgruppe bis einschließlich 35 Jahre eine Prävalenzrate von 30 %, in der Altersgruppe ab 36–55 Jahre von 27 % und in der Altergruppe älter als 56 Jahre von 21 %. Die Prävalenzraten in den beiden unteren Altergruppen sind signifikant höher als in der oberen Altersgruppe.

Der episodische Kopfschmerz von Spannungstyp zeigt hinsichtlich seiner Prävalenzraten in den drei verschiedenen Altersgruppen keine signifikanten Unterschiede. Im Kontrast zur Migräne und zur episodischen Verlaufsform des Kopfschmerzes vom Spannungstyp weist der chronische Kopfschmerz vom Spannungstyp signifikant höhere Prävalenzraten in der oberen Altersgruppe auf, nimmt also mit dem Lebensalter zu. Hinsichtlich der Gesamtgruppe zeigt sich bei den Probanden bis zu 35 Jahren eine Prävalenz von 2 %, in der Altergruppe 36–55 Jahre von 3 % und in der Altersgruppe über 56 Jahre eine Prävalenz von 4 %.

Schulbildung

Die Prävalenzraten der untersuchten Kopfschmerztypen unterscheiden sich nicht signifikant zwischen den beiden untersuchten Bildungsgruppen Hauptschulabschluß und höhere Schulbildung.

Ortsgröße

Kopfschmerz vom Migränetyp findet sich in Kleinstädten von 20001 bis 50000 Einwohnern signifikant häufiger als in Städten mit einer Einwohnerzahl von 100001 bis 500000 (Prävalenz 31 % bzw. 24 %, p <0,05).

Zusammenhang mit soziodemographischen Variablen

Tabelle 4.2. Die Prävalenz von Kopfschmerzen vom Typ der Migräne und vom Spannungstyp in Deutschland auf Basis der IHS-Kopfschmerzklassifikation in Abhängigkeit von soziodemographischen Variablen. Angabe der 95 %-Konfidenzintervalle und der Signifikanzen im χ^2-Test. Signifikanzangaben s. folgende Seite

	Gesamt	Geschlecht		Alter		
		Weiblich	Männlich	Bis 35 Jahre	36-55 Jahre	56 Jahre und mehr
Basis	4061	2123[a]	1936[b]	1687[c]	1665[d]	708[e]
Migräne						
Gesamt	27%-(26-29)	32%B(30-35)	22%-(20-24)	30%E(27-33)	27%E(25-30)	21%-(18-26)
Alle Kriterien erfüllt	11%-(10-13)	15%B(13-17)	7%-(6- 9)	12%E(10-14)	12%e(10-14)	8%-(6-11)
Ein Kriterium nicht erfüllt	16%-(15-18)	17%b(15-20)	15%-(13-17)	18%E(16-21)	15%-(13-18)	13%-(10-17)
Spannungskopfschmerz episodisch						
Gesamt	35%-(33-37)	36%-(34-39)	34%-(32-37)	35%-(32-38)	36%-(33-39)	35%-(31-40)
Alle Kriterien erfüllt	13%-(11-14)	13%-(11-15)	13%-(11-15)	12%-(10-14)	14%-(11-16)	12%-(9-16)
Ein Kriterium nicht erfüllt	23%-(21-24)	23%-(21-26)	22%-(19-24)	23%-(20-26)	22%-(19-25)	23%-(19-27)
Spannungskopfschmerz chronisch						
Gesamt	3%-(2-4)	3%-(2-4)	3%-(2-4)	2%-(2-4)	3%-(2-4)	4%c(2-6)
Alle Kriterien erfüllt	1%-(0-1)	1%b(0-1)	0%-(0-1)	0%-(0-1)	1%C(0-1)	1%C(0-3)
Ein Kriterium nicht erfüllt	2%-(2-3)	3%-(2-4)	2%-(1-3)	2%-(1-4)	2%-(1-4)	3%-(1-5)

	Schulbildung		Ortsgröße (Einwohner)				
	Volksschule	Mittelschule+	–20 000	20 001– 50 000	50 001– 100 000	100 001– 500 000	500 001 und mehr
Basis	1551[f]	2460[g]	873[h]	891[i]	582[j]	440[k]	643[l]
Migräne							
Gesamt	27%-(24-30)	28%-(26-30)	27%-(24-31)	31%k(27-35)	26%-(22-31)	24%-(19-29)	29%-(24-34)
Alle Kriterien erfüllt	11%-(9-14)	11%-(10-13)	13%-(10-16)	12%-(10-16)	11%-(8-15)	11%-(7-15)	10%-(7-13)
Ein Kriterium nicht erfüllt	16%-(13-19)	17%-(15-19)	15%-(12-18)	18kh(15-22)	15%-(11-20)	13%-(9-18)	19kh(15-23)
Spannungskopfschmerz episodisch							
Gesamt	36%-(33-40)	35%-(32-37)	36%-(32-40)	34%-(30-38)	35%-(30-40)	36%-(30-42)	34%-(30-39)
Alle Kriterien erfüllt	11%-(9-14)	14%f(12-16)	11%-(9-14)	12%-(10-16)	14%-(10-18)	13%-(9-18)	13%-(10-17)
Ein Kriterium nicht erfüllt	25%G(22-28)	21%-(19-23)	25%-(21-29)	22%-(18-26)	21%-(17-26)	23%-(17-28)	21%-(17-26)
Spannungskopfschmerz chronisch							
Gesamt	3%-(2-4)	3%-(2-4)	3%-(1-4)	3%-(2-5)	4%-(2-6)	2%-(1-4)	4%-(2-6)
Alle Kriterien erfüllt	1%g(0-2)	0%-(0-1)	1%-(0-2)	1%-(0-2)	1%-(0-2)	0%-(0-2)	0%-(0-1)
Ein Kriterium nicht erfüllt	2%-(1-3)	3%-(2-4)	2%-(1-4)	2%-(1-4)	3%-(1-5)	2%-(0-4)	3%-(2-6)

Tabelle 4.2 (*Forts.*)

	NielsenMn-Gebiet				
	Nielsen 1	Nielsen 2	Nielsen 3a	Nielsen 3b	Nielsen 4
Basis	978[m]	1111[n]	708[o]	542[p]	722[q]
Migräne					
Gesamt	28%-(24-31)	28%-(24-31)	26%-(22-30)	26%-(22-31)	30%-(26-34)
Alle Kriterien erfüllt	11%-(9-14)	11%-(8-14)	10%-(8-14)	13%-(10-18)	11%-(8-15)
Ein Kriterium nicht erfüllt	16%-(13-20)	17%p(14-20)	15%-(12-19)	13%-(9-17)	18%P(15-23)
Spannungskopfschmerz episodisch					
Gesamt	35%-(31-38)	35%-(31-38)	38%-(34-43)	35%-(30-40)	35%-(31-40)
Alle Kriterien erfüllt	12%-(9-15)	13%-(10-15)	15%-(12-19)	13%-(9-17)	12%-(9-16)
Ein Kriterium nicht erfüllt	23%-(19-27)	22%-(19-26)	23%-(19-28)	22%-(17-27)	23%-(19-28)
Spannungskopfschmerz chronisch					
Gesamt	3%-(2-5)	3%-(2-4)	3%-(1-5)	4%-(2-6)	3%-(1-5)
Alle Kriterien erfüllt	1%-(0-1)	0%-(0-1)	1%-(0-2)	1%-(0-2)	1%-(0-2)
Ein Kriterium nicht erfüllt	3%-(1-5)	3%-(1-4)	2%-(1-4)	3%-(1-5)	2%-(1-4)

Getestete Spaltengruppe: a/b, c/d/e, f/g, h/i/j/k/l, m/n/o/p/q. A–Z ⇒ Signifikanzniveau 1% a–z ⇒ Signifikanzniveau 5%

Sowohl die Prävalenz *des episodischen als auch des chronischen Kopfschmerzes vom Spannungstyp* zeigen keine signifikanten Unterschiede in Abhängigkeit von der Ortsgröße. Insbesondere unterscheiden sich die Prävalenzraten zwischen ländlichen und städtischen Wohngebieten nicht.

Bundesländer

Die auf die 5 Nielsen-Gebiete unterteilten Bundesländer weisen keine signifikanten Unterschiede hinsichtlich der Prävalenzraten der untersuchten Kopfschmerztypen auf (Abb. 4.12).

Interpretation der Prävalenzdaten

Die Prävalenz beinhaltet Neuerkrankungen und früher bestehende Erkrankungen. Für den Zeitraum der Erfassung von Erkrankungen können unterschiedliche Intervalle herangezogen werden.

Nach der IHS-Klassifikation und der ICD-10 NA gilt für die Kopfschmerzdiagnostik die gesamte zurückliegende Lebenszeit der befragten Personen (*Lebenszeitprävalenz*). Grund dafür ist, daß die meisten Kopfschmerzerkrankungen anfallsweise über lange Zeiträume auftreten können und gerade in dieser Verlaufsdynamik eine wichtige diagnostische Information besteht. Deshalb wurde auch in dieser Studie als Basis der gesamte Lebensabschnitt gewählt.

Die Stellung einer Kopfschmerzdiagnose erfordert stets zwingend eine ärztliche Untersuchung zum Ausschluß bzw. zur Erfassung symptomatischer Kopfschmerzformen. Eine Fragebogenerfassung kann diese Aufgabe nicht bewältigen. Allerdings basiert die Klassifizierung der Kopfschmerztypen hier ausschließlich auf den erfragten phänomenologischen Kopfschmerzkriterien und den Angaben des Patienten. *Die standardisierte Erhebung der Kopfschmerzmerkmale durch einen Fragebogen kann insofern nur den phänomenologischen Kopfschmerztyp erfassen, muß aber eine evtl. symptomatische Ursache offen lassen.*

Die Häufigkeit dieser phänomenologischen Kopfschmerztypen ist jedoch exakt bestimmbar und die zahlenmäßige Bedeutung erkennbar.

Die Studienergebnisse sind hinsichtlich der Repräsentativität der untersuchten Stichprobe auf die alten Bundesländer limitiert. Es zeigte sich jedoch, daß die spezifisch analysierten Regionen der alten

Abb. 4.12.
Lebenszeitprävalenz der Migräne und des Kopfschmerzes vom Spannungstyp in den unterschiedlichen Teilen Deutschlands

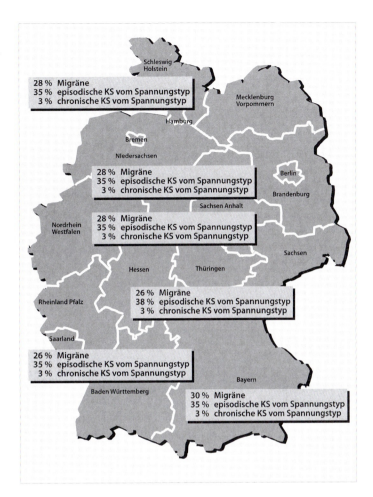

Bundesländer (Nielsen-Gebiete 1–5) keine Unterschiede in der Prävalenz der untersuchten Kopfschmerzformen aufweisen. *Aus diesem Grund ist es unwahrscheinlich, daß die Kopfschmerzprävalenz in den neuen Bundesländern sich bedeutsam von der in den alten Bundesländern unterscheidet.*

Vergleich mit internationalen Daten

! Die Prävalenz des Kopfschmerzes vom Migränetyp, 32 % bei Frauen und 22 % bei Männern, liegt im oberen Bereich vergleichbarer Studien anderer Länder. Die Prävalenzbereiche umspannen 5 % bis 19 % bei Männern und 11 % bis 35 % bei Frauen. Einen Überblick über publizierte internationale Daten gibt Abb. 4.13.

Die für Deutschland berichteten Ergebnisse beziehen sich auf alle Migräneformen (IHS-Diagnoseschlüssel 1). Die Migräne mit Aura wurde nicht gesondert erfaßt, da die Beschreibung der prinzipiell möglichen, mannigfaltigen neurologischen Aurasymptome nicht für eine Fragebogenerhebung geeignet erschien. Die hohen Prävalenzen der Untersuchung lassen sich durch die direkte Umsetzung der IHS-Klassifikation erklären und sind vergleichbar mit ähnlich hohen Prävalenzraten einer sehr detailliert geplanten Studie in der Schweiz. Zudem wurde die Lebensprävalenz der Migräne bestimmt und nicht ein willkürlich definierter Lebensabschnitt gewählt. Außerdem wurden sämtliche Schweregrade von Kopfschmerzformen einbezogen und nicht nur schwer betroffene Patienten. Schließlich wurden auch Kopfschmerzformen eingeschlossen, die die Kriterien der IHS-Klassifikation mit einer Ausnahme erfüllen. Auch diese Formen sind in der Klassifikation vorgesehen (Gruppe 1.7 bzw. Gruppe 2.3) und müssen nach der IHS-Klassifikation unter der 1. Ziffer des entsprechenden Diagnoseschlüssels klassifiziert werden.

Bei entsprechender Anwendung der Klassifikationsregeln ist die IHS-Klassifikation keineswegs eine strikte oder rigide Klassifikation, für welche !

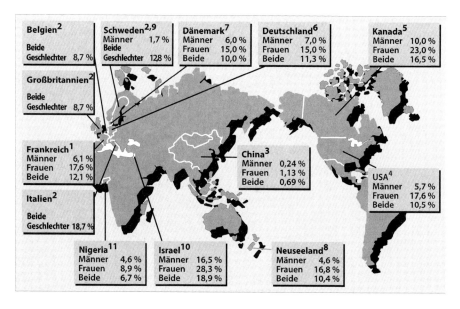

Abb. 4.13.
Prävalenz der Migräne in verschiedenen Ländern der Welt (Quelle s. Fußnoten)

sie von einigen Autoren gehalten wird, sondern erlaubt eine umfassende Einordnung der verschiedenen Kopfschmerztypen bei *hoher Sensitivität und Spezifität*. Eine „strenge" Anwendung der IHS-Klassifikation ermöglicht entsprechend eine sehr sensitive Erfassung der verschiedenen Kopfschmerzformen und muß aus methodischen Gründen zu umfassenden Prävalenzraten führen.

Zudem wird in einigen Studien eine modifizierte IHS-Klassifikation eingeführt, z. B. durch Nichtberücksichtigung von einzelnen Subkriterien oder durch Generalisierung der migränespezifischen Kriteriensätze auf alle bisher abgelaufenen Kopfschmerzattacken. Diese methodischen Ansätze müssen zwangsweise zu reduzierten Kopfschmerzprävalenzraten führen.

Nach früheren Studien sollen Frauen 2- bis 4mal häufiger an Migräne leiden als Männer. In der referierten Untersuchung findet sich ebenfalls ein hochsignifikantes Überwiegen der Prävalenz bei Frauen mit einem Geschlechterverhältnis von zwischen 2,14 : 1 und 1,13 : 1, je nach angewandten Kriteriensätzen. Diese Quotienten liegen im unteren Bereich vergleichbarer Untersuchungen anderer Länder.

Das Geschlechterverhältnis scheint auch von der Responderrate abhängig zu sein. So wird z. B. in einer nordamerikanischen Studie berichtet, daß das Geschlechterverhältnis bei der schwarzen Bevölkerung in den USA mit Überwiegen der Prävalenz bei Frauen wesentlich ausgeprägter ist als bei der weißen Bevölkerung, gleichzeitig die Responderrate bei der schwarzen gegenüber der weißen Bevölkerung deutlich erniedrigt ist.

Die referierte deutsche Studie ist durch eine ausgesprochen hohe Responderrate gekennzeichnet. Diese könnte das häufigere Erfassen von Kopfschmerzen vom Migränetyp bei Männern und folglich einen relativ geringeren Geschlechterunterschied in der Prävalenzrate erklären.

Die Migräneprävalenz reduziert sich im Laufe des Lebens signifikant und fällt von 30 % im jungen Erwachsenenalter vor dem 36. Lebensjahr auf 21 % nach dem 56. Lebensjahr. Entsprechendes Verhalten zeigt sich ebenfalls in vergleichbaren Studien anderer Länder, allerdings finden sich in Dänemark keine signifikanten Unterschiede der Migräneprävalenz bei verschiedenen Altersgruppen. Ein bedeutsamer Unterschied der Migräneprävalenz in Abhängigkeit von der Größe des Wohnortes oder des bewohnten Bundeslandes hat sich ebenfalls nicht gezeigt. Diese Ergebnisse stehen in Einklang zu vergleichbaren Daten internationaler Studien.

---

[1]Rasmussen BK, Jensen R, Schroll M et al. (1992) *Arch Neurol* 49: 914–918. [2]Micieli G (1993) In: Edmeads J (ed) *Migraine, a brighter future* Cambridge Medical Publications, Worthing, pp 1–7. [3]Zhao F, Tsay JY, Cheng XM et al. (1988) **Headache** 28: 558–565. [4]Stewart WF, Lipton WF, Celetano DD, Reed ML (1992) *JAMA* 267: 64–69. [5]Pryse-Phillips W, Findlay H, Tugwell P et al. (1992) *Can J Neurol Sci* 19: 333–339. [6]Göbel H, Petersen-Braun M, Soyka D (1993) *Cephalalgia* 14: 97–106. [7]Rasmussen BK, Jensen R, Schroll M et al. (1991) *Clin Epidemiol* 44: 1147–1157. [8]Paulin JM, Waal-Manning HJ, Simpson et al. (1985) *Headache* 25: 147–151. [9]Ekbom K, Ahlborg B, Scheele R (1978) *Headache* 18: 9–19. [10]Korczyn AD, Carel RS, Pereg I (1980) *Headache* 20: 196–198. [11]Osuntokun BO, Schoenberg BS, Nottidge V et al. (1982) *Neuroepidemiol* 1: 31–39.

Die Kopfschmerzen – das große Gesundheitsproblem!

! Die Lebenszeitprävalenz für episodischen Kopfschmerz vom Spannungstyp in Deutschland beträgt für Frauen 36 % und für Männer 34 %. Der chronische Kopfschmerz vom Spannungstyp findet sich mit einer Prävalenz von 3 % sowohl bei Frauen als auch bei Männern. Die individuelle Bedeutsamkeit dieses Kopfschmerzleidens wird aus der Tatsache ersichtlich, daß 28 % der Bevölkerung an mehr als 36 Tagen im Jahr an dieser Kopfschmerzform leiden und 3 % der Bevölkerung an 180–360 Tagen pro Jahr.

In früheren Studien fanden sich Prävalenzraten bei Männern von 28,8–69 % und bei Frauen von 34,5–88 %. Eine Studie zur Prävalenz des chronischen Kopfschmerzes vom Spannungstyp an 1000 repräsentativen Personen unter Einbeziehung einer individuellen neurologischen Untersuchung wurde von Rassmussen et al. (1991) in Dänemark durchgeführt. Diese Forschungsgruppe fand mit 3 % exakt die gleiche Prävalenzrate für den chronischen Kopfschmerz vom Spannungstyp.

Während die Prävalenz des chronischen Kopfschmerzes vom Spannungstyp mit dem Lebensalter zunimmt, variiert die Prävalenz des episodischen Kopfschmerzes vom Spannungstyp nicht mit dem Alter. Geschlechterunterschiede in der Prävalenz des Kopfschmerzes vom Spannungstyp finden sich nicht. In der Literatur werden zu dieser Frage unterschiedliche Ergebnisse mitgeteilt. Einige Studien nehmen eine größere Häufigkeit bei Frauen an, andere finden keine signifikanten Geschlechterdifferenzen für die Prävalenz des Kopfschmerzes vom Spannungstyp.

Insgesamt zeigt sich eine sehr homogene Verbreitung des Kopfschmerzproblems in den industrialisierten Ländern der Welt. Die primären Kopfschmerzkrankheiten ohne strukturelle Läsion stehen dabei erdrückend im Vordergrund (Abb. 4.16). !

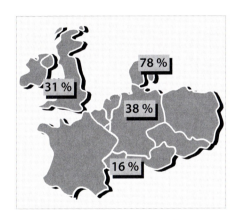

Abb. 4.14. Lebenszeitprävalenz des episodischen Kopfschmerzes vom Spannungstyp in Mitteleuropa

Die Kopfschmerzen – das große Gesundheitsproblem!

> **MERKE**
>
> – Rechnet man die Untersuchungsbefunde auf die gesamte deutsche Bevölkerung hoch, kommt man in Deutschland auf *ca. 54 Mio. Menschen, die an anfallsweise auftretenden oder chronischen Kopfschmerzen leiden!* Schätzungsweise 21 Mio. Menschen, die in ihrem Leben an Kopfschmerzen vom Typ der Migräne leiden, erdulden diese im Mittel an ca. 34 Tagen pro Jahr.
> – Etwa 29 Mio. Menschen sind von Kopfschmerz vom Spannungstyp betroffen. Im Mittel bestehen diese Kopfschmerzen an 35 Tagen pro Jahr. Hochgerechnet ca. 2,3 Mio. Menschen müssen diese Kopfschmerzform an mehr als 180 Tagen pro Jahr erdulden.
> – Bei ca. 4,3 Mio. weiteren Menschen bestehen andere Kopfschmerzformen!

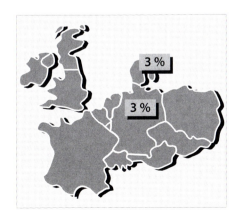

Abb. 4.15. Lebenszeitprävalenz des chronischen Kopfschmerzes vom Spannungstyp in Mitteleuropa

Die Zahlen belegen, daß die neurologischen Erkrankungen Migräne und Kopfschmerz vom Spannungstyp *enorm bedeutsame Gesundheitsprobleme* unserer Zeit sind, die nicht ignoriert werden dürfen. Eine verstärkte Information und Aufklärung der Bevölkerung über spezifische Verhaltensmaßnahmen bei Kopfschmerzen, ähnlich wie bei anderen Volkserkrankungen, ist daher geboten. Voraussetzung hierfür ist allerdings die Intensivie-

Abb. 4.16.
Prävalenz von primären und sekundären Kopfschmerzen in einer Population von 100 000 Menschen in den USA

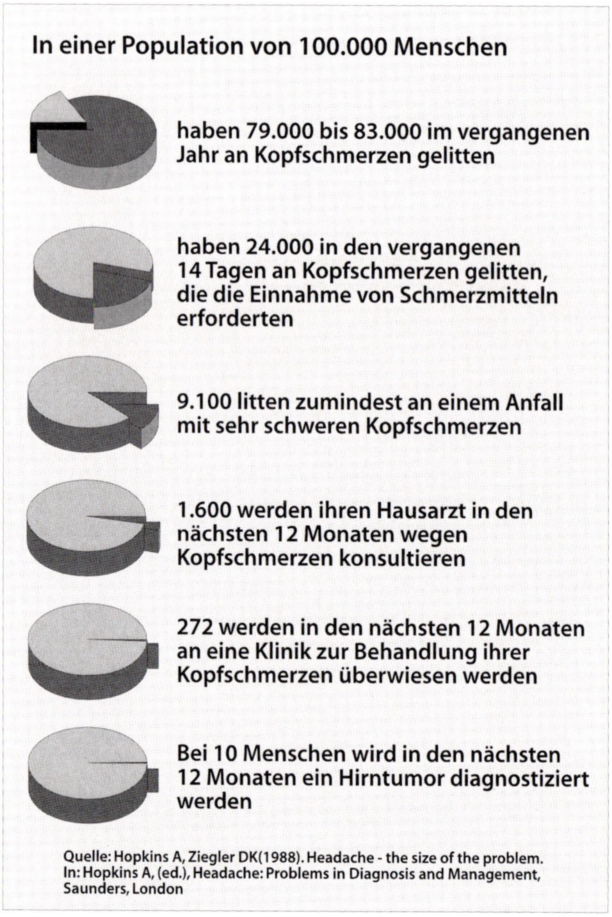

In einer Population von 100.000 Menschen

- haben 79.000 bis 83.000 im vergangenen Jahr an Kopfschmerzen gelitten
- haben 24.000 in den vergangenen 14 Tagen an Kopfschmerzen gelitten, die die Einnahme von Schmerzmitteln erforderten
- 9.100 litten zumindest an einem Anfall mit sehr schweren Kopfschmerzen
- 1.600 werden ihren Hausarzt in den nächsten 12 Monaten wegen Kopfschmerzen konsultieren
- 272 werden in den nächsten 12 Monaten an eine Klinik zur Behandlung ihrer Kopfschmerzen überwiesen werden
- Bei 10 Menschen wird in den nächsten 12 Monaten ein Hirntumor diagnostiziert werden

Quelle: Hopkins A, Ziegler DK (1988). Headache - the size of the problem. In: Hopkins A, (ed.), Headache: Problems in Diagnosis and Management, Saunders, London

rung der Behandlung des Themenkreises Kopfschmerz in *Aus-, Weiter- und Fortbildung*, sowie insbesondere ein systematischer Ausbau der *Kopfschmerzforschung*.

Konsequenzen für die medizinische Versorgung

! Die Differenzierung der Kopfschmerzformen in der täglichen Praxis und die selektive Therapie nach aktuellem wissenschaftlichem Standard können aufgrund von *gravierenden Defiziten der universitären Ausbildung* von Medizinstudenten gegenwärtig für die Bevölkerung nicht verfügbar gemacht werden.

Das moderne Wissen zur Kopfschmerztherapie ist erst in den letzten 15 Jahren erarbeitet worden und steht derzeit für die Regelversorgung nicht bereit.

! *Aufgrund dieses Sachverhaltes ist eine Schwerpunktbildung in der Ausbildung und in der ärztlichen Praxis im Bereich der Kopfschmerztherapie unabdingbar,* um die zeitgemäßen Möglichkeiten der Kopfschmerztherapie für die Bevölkerung einsetzen zu können.

Sozioökonomische Folgen

Durch wissenschaftliche Studien ist belegt, daß Kopfschmerzkrankheiten neben dem individuellen Leid extreme Kosten für das Gesundheitswesen und die Gesellschaft verursachen. Diese Kosten kommen insbesondere durch die direkten Kosten der medizinischen Versorgung und durch die indirekten Kosten aufgrund des Arbeitszeitausfalles und der frühzeitigen Berentung zustande.

In der Europäischen Gemeinschaft werden Kosten ! von 20 Mrd. ECU pro Jahr, die durch Kopfschmerzkrankheiten bedingt sind, errechnet. Allein durch Migräne gehen pro Jahr 270 Arbeitstage je 1000 Arbeitnehmer und durch den Kopfschmerz vom Spannungstyp pro Jahr 920 Arbeitstage je 1000 Arbeitnehmer verloren.

Vorzeitige Berentung

In einer Analyse der Patienten einer Schmerzambulanz aus dem Jahre 1995 zeigte sich, daß 22 % der dort behandelten Patienten aufgrund der Kopfschmerzerkrankungen einen Rentenantrag gestellt haben oder die Beantragung beabsichtigen.

! Bei einem mittleren Alter der beschriebenen Stichprobe von 46 Jahren bedeutet dieses Ergebnis, daß bei einer großen Untergruppe der Patienten nahezu das halbe Berufsleben durch die Kopfschmerzerkrankungen verlorengeht.

Bis es im Chronifizierungsprozeß von Kopfschmerzerkrankungen zu einem Rentenantrag oder Berufsunfähigkeit kommt, vergehen viele Jahre mit *reduzierter Arbeitsproduktivität, Behinderung, Leid und Schmerz*. Die privaten Krankenversicherungen in Deutschland haben aus diesen Chronifizierungsprozessen schon früh Konsequenzen gezogen und schließen für Patienten, die in ihrem Versicherungsantrag z. B. Migräne als Vorerkrankung angeben, keine private Berufsunfähigkeitsversicherung aufgrund des enorm hohen Risikos einer vorzeitigen Berufsunfähigkeit ab.

! Aus der versicherungsmedizinischen Sicht der privaten Krankenversicherungen gehören Kopfschmerzerkrankungen zu den schwerwiegenden Erkrankungen.

Kosten inadäquater Behandlung

Nach Zahlen des Verbandes der Angestelltenkrankenkassen (VdAK) wurden *1993 in Deutschland 60 Mio. Packungen an Schmerz- und Migränemitteln* verordnet. Die Kosten für die gesetzlichen Krankenkassen beliefen sich auf *720 Mio. DM*. Einschließlich Selbstmedikation wurden ca. 200 Mio. Packungen an Schmerzmitteln mit einer geschätzten Gesamtsumme von 1,4 Mrd. DM verkauft (Abb. 4.17). Allein die Deutsche Lufthansa verteilt 1,2 Mio. Schmerztabletten pro Jahr an ihre Fluggäste.

! Die Menge der in Deutschland konsumierten Analgetika reicht aus, um bis zu 5 Mio. Deutsche ein ganzes Jahr lang mit einer täglichen Dauerversorgung an Schmerzmitteln auszustatten. Es wird geschätzt, *daß von den rund 30000 Dialysepatienten ca. 20–30 % wegen eines zu hohen Schmerzmittelkonsums dialysepflichtig wurden*. Allein diese Nebenwirkung von Schmerzbehandlungen belastet die gesetzlichen Krankenkassen jährlich mit rund 600 Mio. DM und trägt erheblich zur kontinuierlichen Kostensteigerung bei (Abb. 4.18 und 4.19).

Sozioökonomischer Stellenwert

Die immensen Kosten von neurologischen Schmerzkrankheiten führen dazu, daß nach der Altersdemenz und dem Schlaganfall *die Kopfschmerzkrankheiten zu den 3 Erkrankungen mit den größten sozioökonomischen Auswirkungen gehören*. Andere häufige Erkrankungen, wie etwa Asthma bronchiale oder multiple Sklerose treten hinsichtlich ihrer sozioökonomischen Bedeutung im Vergleich weit in den Hintergrund.

Am Beispiel der Migräne soll exemplarisch die sozioökonomische Bedeutung von chronischen Schmerzkrankheiten verdeutlicht werden. In einer Reihe von internationalen Studien wurden die direkten und indirekten Kosten der Migräne ausführlich untersucht. Tabelle 4.3 zeigt publizierte Daten zu den Kosten der Migräne.

— Geht man von einer auf Studien begründeten Einjahresmigräneprävalenz von mindestens 11 % und einer Inanspruchnahme von Gesundheitsdiensten von 30 % der Betroffenen aus, ergeben sich allein für die Diagnose Migräne in Deutschland direkte Kosten in Höhe von 3,4 Mrd. DM. Die indirekten Kosten aufgrund der verlorenen Arbeitstage errechnen sich nach vorsichtigen Schätzungen auf ca. 6,4 Mrd. DM.

Der Aufwand für die ärztliche Versorgung einschließlich medikamentöser Behandlung wurde hier exemplarisch für die Migräne dargestellt, weil die epidemiologischen Daten für diese Schmerzkrankheit am umfangreichsten sind. Ähnliche Summen können auch für die Betreuung von chronischen Schmerzpatienten mit anderen Schmerzsymptomen errechnet werden.

Verbesserungsbedarf

Überträgt man den in den USA ermittelten Prozentsatz einer intensiven Behandlungsbedürftigkeit von 7 % der betroffenen Patienten auf Deutschland, dann gibt es in Deutschland über 700 000 Menschen, die einer speziellen Kopfschmerztherapie dringend bedürfen, sowohl hinsichtlich der Reduktion der Behinderung als auch unter sozioökonomischen Aspekten.

Abb. 4.17a–d.
Befragung der Wohnbevölkerung in Privathaushalten zum Einsatz von Selbstmedikationspräparaten bei Kopfschmerzen. Hierzu gehören in der Bundesrepublik Deutschland 63,83 Mio. Männer und Frauen im Alter ab 14 Jahren. Stichprobe: 2001: 2.028 Fälle; 2000: 2.068 Fälle; 1999: 2.021 Fälle. Streuung: Die Interviews wurden über 210 Sample Points in Anlehnung an das ADM-Mastersample und damit über alle Bundesländer und Ortsgrößen gestreut. (Quelle: Gong Verlag GmbH & Co. KG, OTC-Barometer 2001 *Schmerzmittel*. Ergebnisse einer Untersuchung, die vom EMNID-Institut für Markt-, Meinungs- und Sozialforschung bei der erwachsenen Bevölkerung der Bundesrepublik Deutschland durchgeführt wurde)

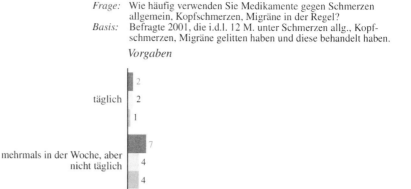

a

Defizite in der Kopfschmerztherapie

Die medizinische Versorgung von chronischen Schmerzpatienten erfolgt im wesentlichen durch niedergelassene Ärzte, die bisher in unzureichender Weise durch ihr Medizinstudium in der Schmerzdiagnostik und -therapie ausgebildet sind. Zudem wurden neue Therapieverfahren für chronische Schmerzkrankheiten erst in den vergangenen Jahren entwickelt. Deshalb stehen solche Methoden in der etablierten medizinischen Versorgung bisher noch nicht zur Verfügung.

Dies ist im wesentlichen auch der Grund dafür, daß etwa Kopfschmerzpatienten durchschnittlich im Jahr 4mal den Arzt wegen mangelndem Therapieerfolg wechseln.

! Besonders dramatisch stellt sich die Situation für die in Deutschland lebenden Migräne- und Spannungskopfschmerzpatienten dar. Durch meist *falsche Diagnose, Therapieplanung und -durchführung* entwickeln viele dieser Patienten im Laufe ihres Lebens eine Verfestigung und Chronifizierung ihres Kopfschmerzleidens, so daß nur noch eine frühzeitige Invalidisierung und Berentung möglich ist (s. oben).

Besonders wichtig sind auch *präventive Maßnahmen* in der Jugend, die u. a. über adäquate Selbstmedikation und deren Gefahren aufklären. Knapp 15% aller Kopfschmerzpatienten entwickeln im Laufe ihres Lebens einen Schmerzmittelmißbrauch (Kombinationspräparate, Ergotalkaloide etc.), der zu täglichem, dauerförmigem Kopfschmerz führt und der wiederum nur durch stationäre Maßnahmen verbessert werden kann. Obwohl diese Patienten häufig von ihren Schmerzmitteln entzogen werden, ergibt sich kaum eine adäquate ambulante Betreuung nach der Entzugsintensivbehandlung, die einen erneuten Rückfall in

Abb. 4.17b

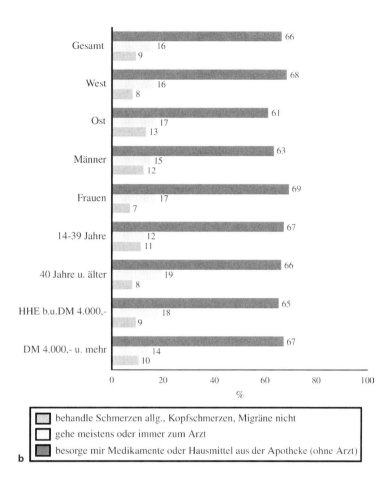

Frage: Wie behandeln Sie üblicherweise Schmerzen allgemein, Kopfschmerzen, Migräne?
Basis: Alle Befragten 2001

den chronischen Medikamentenmißbrauch und somit in den erneut beginnenden Teufelskreis verhindern kann.

Ansatzpunkte zur Versorgungsverbesserung

! Aufgrund der extrem großen Prävalenz von Kopfschmerzerkrankungen in der Bevölkerung kann eine breite Berücksichtigung der Bedürfnisse der Betroffenen nur auf dem Boden einer *basismedizinischen Versorgung* im Bereich der niedergelassenen Hausärzte realisiert werden. Es muß deshalb das Ziel sein, eine quantitativ ausreichende Anzahl von niedergelassenen Ärzten in die Lage zu versetzen, die Basisversorgung sicherzustellen. Diese Ärzte würden dann neben ihrem hausärztlichen Tätigkeitsfeld noch einen *Zusatzschwerpunkt im Bereich der Kopfschmerzbehandlung* anbieten können.

Bei einer durchschnittlichen Versorgung von 1000 Patienten durch einen Hausarzt und einem Schwerpunktanteil von bis zu maximal 20 % ergeben sich maximal 200 durch einen entsprechenden Arzt betreubare Patienten pro Jahr. Das würde bedeuten, daß sich mindestens 2500 Ärzte in Deutschland diesem Schwerpunkt widmen müßten, um eine nationale, flächendeckende Versorgung anbieten zu können. Diese Ärzte können die Rolle von fachlich qualifizierten Primärversorgern, lokalen Informationsmultiplikatoren und Schaltzentren zur Weiterleitung an eine spezialisierte Behandlungseinheit bei besonderen Problemfällen einnehmen.

Eine spezifische Ausbildung von Ärzten in der Kopfschmerztherapie an den Universitäten und während der Weiterbildung ist bisher *nicht* realisiert worden. Diese Defizite erfordern ein schnelles, pragmatisches Handeln, das zu effektiven Lösungen für weite Bevölkerungsteile führt. *Wesentliches*

Abb. 4.17c

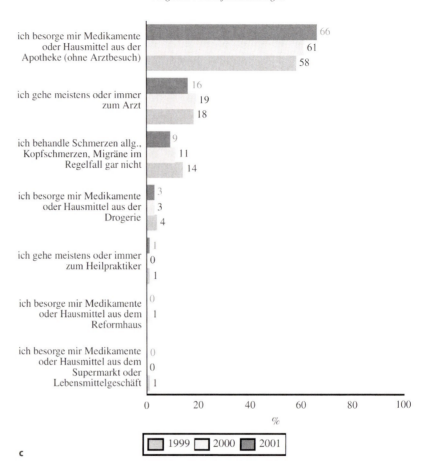

c

Frage: Wie behandeln Sie üblicherweise Schmerzen allgemein, Kopfschmerzen, Migräne?
Basis: Alle Befragten
Vorgaben / Mehrfachnennungen

Tabelle 4.3. Kosten der Migräne

Art des medizinischen Dienstes	Land	Patienten [%]
Notfallbehandlung	USA	13,4
	Kanada	14,0
Allgemeine Behandlung	Kanada	64,0
	Dänemark	56,0
	USA	81,0
Facharzt	Kanada	41,0
	Danemark	16,0
Krankenhaus	USA	7,0
Verordnete Medikamente	USA	34,0
	Kanada	44,0
Selbstmedikation	USA	61,8
	Kanada	91,0
Errechnete direkte Kosten/ Patient/Jahr in Deutschland		**1174 DM**

Ziel ist die rasche Etablierung von diagnostischen und therapeutischen Standards auf Basis des aktuellen Wissensstandes in der ambulanten Basisversorgung. Die International Association for the Study of Pain hat ein Kerncurriculum für Schmerztherapie publiziert [Fields HL (ed) (1995): *Core curriculum for professional education in pain.* IASP Press, Seattle]. Darin werden die Mindestanforderungen der Kenntnisse in Schmerztherapie definiert. Das „Kernwissen" für die Behandlung primärer Kopfschmerzen ist nachstehend wiedergegeben.

Unter der Lupe 4.2.
Kerncurriculum für Kopfschmerztherapie der International Association for the Study of Pain (IASP)

I. Kenntnis der relevanten Anatomie und Physiologie:
  1. Schmerzempfindliche Strukturen des Kopfes
  2. Physiologie der Schmerzwahrnehmung des N. trigeminus
  3. Gefäße des Kopfes und deren Innervation

Verbesserungsbedarf

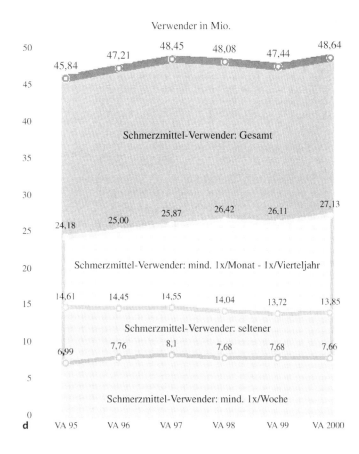

Abb. 4.17d.
Anstieg der Verwendung von Schmerzmitteln im Selbstmedikationsbereich in den Jahren 1995 bis 2000

II. Kenntnis der wesentlichen Hypothesen zur Kopfschmerzentstehung:
   1. periphere Nozizeption, einschließlich des Konzepts der perivaskulären neurogenen Entzündung mit
   2. zentralen Modulationsstörungen;
   3. Wirkungsweisen des Serotonins;
   4. muskuloligamentäre Einflüsse.
III. Fähigkeit eine systematische Krankengeschichte zu erheben, ein Kopfschmerztagebuch zu benutzen, mehrere Kopfschmerzformen eines Patienten zu unterscheiden und folgende Kriterien zu erheben und deren klinische Bedeutung zu bewerten:
   1. Dauer und Häufigkeit von Kopfschmerzattacken;
   2. Intensität, Qualität, Lokalisation und Ausstrahlungsgebiet des Schmerzes;
   3. Alter der Patienten, Zeitpunkt und Schmerzverlauf bei Schmerzbeginn;
   4. Aurasymptome, welche dem Schmerz unmittelbar vorangehen;
   5. Begleitsymptome, im besonderen Übelkeit, Lärmempfindlichkeit, Lichtempfindlichkeit;
   6. auslösende oder verschlimmernde Faktoren;
   7. erleichternde Faktoren;
   8. psychosoziale Streßfaktoren;
   9. aktuelle und frühere Erkrankungen oder Traumata;
   10. Familiengeschichte.
IV. Fähigkeit anhand der Krankengeschichte angebrachte körperliche Untersuchungsbefunde auszuwählen und durchzuführen:
   1. allgemeine körperliche Untersuchung;
   2. neurologische Untersuchung;
   3. perikranielle Palpation.
V. Kenntnis der Klassifikation von Kopfschmerzerkrankungen. Kenntnis der international anerkannten diagnostischen Kriterien der folgenden Kopfschmerzerkrankungen:
   1. Migräne ohne Aura;
   2. Migräne mit Aura;
   3. Clusterkopfschmerz.
VI. Kenntnis der Indikationen zu weiteren Untersuchungen der Kopfschmerzerkrankung.
VII. Verständnis von körperlichen, psychologischen und sozialen Faktoren, die zu Kopfschmerzen beitragen können sowie Kenntnis der Bedeutung eines Beratungsgespräches und anderen nichtpharmakologischen Möglichkeiten der Behandlung von Kopfschmerzen.

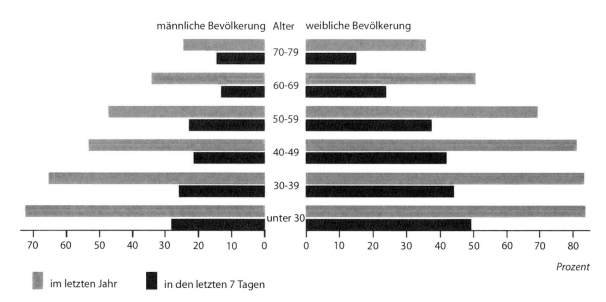

Abb. 4.18. Auftreten von Kopfschmerzen innerhalb der letzten 7 Tage und im letzten Jahr. Auftretenshäufigkeit in Prozent nach Altersklassen in Jahren. (Quelle: Bundes-Gesundheitssurvey 1998)

VIII. Fähigkeit folgende Pharmaka und mögliche Alternativen angemessen anzuwenden:
1. Paracetamol, Acetylsalicylsäure und andere nichtsteroidale Antirheumatika sowie die mögliche Kombination mit Antiemetika und/oder Sedativa;
2. Sumatriptan oder Ergotamine zur Therapie der akuten Migräneattacke;
3. Sauerstoffinhalationen und/oder Sumatriptaninjektionen zur Therapie der Attacke des Clusterkopfschmerzes;
4. β-Blocker zur Prophylaxe der Migräne;
5. Verapamil zur Prophylaxe des Clusterkopfschmerzes.

IX. Kenntnisse zum Einsatz der oben angesprochenen Medikamente:
1. Rationelle Anwendung;
2. angemessene Dosierung und Applikationsweg;
3. Wirkungen und Nebenwirkungen;
4. Ergebnisse kontrollierter klinischer Studien;
5. Risiken unangemessenen Gebrauchs bei täglichem oder fast täglichem Kopfschmerz.

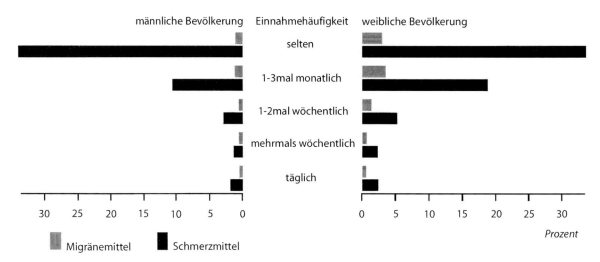

Abb. 4.19. Einnahme von Schmerz- und Migränemitteln, Angaben in Prozent. (Quelle: Bundes-Gesundheitssurvey 1998)

Folgende Ansatzpunkte können zu einer Verbesserung der Versorgung von Kopfschmerzpatienten im Bereich der niedergelassenen Ärzte führen:

– *Es muß primär die finanzielle Möglichkeit für den Arzt geschaffen werden*, sich mit Kopfschmerzen zu beschäftigen. Die Versorgung von Kopfschmerzpatienten ist in der Regel gesprächsintensiv. Insofern besteht derzeit kaum eine wirtschaftliche Motivation für den Arzt, sich mit dem Thema Kopfschmerz in der Praxis näher zu befassen. Darüber hinaus würde eine adäquate Versorgung von Kopfschmerzpatienten auf derzeitigem wissenschaftlichen Standard dazu führen, daß eine finanzielle Defizitlage in der Praxis entstünde – mit der Folge, daß eine regelrechte Versorgung der Kopfschmerzpatienten zum wirtschaftlichen Versagen der Praxis führen würde.
– *Es müssen einfache, in die Basismedizin umsetzbare Konzepte und Leitlinien mit pragmatischen Empfehlungen zur Diagnostik und Therapie erarbeitet werden*, bei deren Einhaltung der Arzt weder juristische noch finanzielle Repressalien zu befürchten hat. Es besteht derzeit eine große Unsicherheit in der Diagnostik und Therapie sowie bei der Führung von Kopfschmerzpatienten. Die Dokumentation chronischer Kopfschmerzen als wesentliches Werkzeug zur Qualitätsüberprüfung und -sicherung ist zudem derzeit wegen fehlender Standardisierung mangelhaft. Es ist deshalb erforderlich, daß den niedergelassenen Ärzten Referenzen, Standards und Leitlinien an die Hand gegeben werden, bei deren Berücksichtigung sie sich sicher fühlen können und bei deren Umsetzung sie nicht befürchten müssen, im gegenwärtigen Gesundheitssystem selbst benachteiligt zu werden.

Unter Berücksichtigung des Fehlens dieser entscheidenden Grundvoraussetzungen ist es erfahrungsgemäß illusionär anzunehmen, daß allein durch das Angebot irgendwelcher inhaltlicher Verbesserungen, Anregungen oder wissenschaftlicher Inhalte an die niedergelassenen Ärzte eine Verbesserung in der Praxis zu erzielen ist.

Schaffung von organisatorischen Voraussetzungen

Eine *optimierte Organisation der Praxisprozesse* ist die unabdingbare Prämisse zur verbesserten Behandlung von chronischen Kopfschmerzen. Diese ermöglicht eine adäquate Patientenführung, Dokumentation und die Standardisierung anzuwendender Maßnahmen und damit auch eine Verlaufs- und Ergebniskontrolle. Darüber hinaus wird eine Zeitoptimierung realisiert mit der Folge, daß auch wirtschaftlich eine Versorgung von Kopfschmerzpatienten ermöglicht wird.

Die zusätzliche Einbindung in *besondere Honorierungsverträge für spezialisierte Schmerztherapie* bei Nachweis einer erweiterten Qualifikation kann zudem die Behandlungsintensität erweitern (z. B. KBV/VdAK-Schmerztherapievertrag). Ohne diese Voraussetzungen werden niedergelassene Ärzte kaum für inhaltliche Verbesserungen in der Versorgung der betroffenen Patienten offen sein.

Es besteht in vielen Praxen in der Basisversorgung ein erheblicher Bedarf an Optimierung von organisatorischen Prozessen. Insbesondere betroffen sind die Bereiche der Interaktion der einzelnen Mitarbeiter der Praxis, die Praxisablauforganisation einschließlich Zeitmanagement sowie die Dokumentationsprozesse. Eine Optimierung in diesem Bereich schafft Zeitreserven für Problempatientengruppen, wie sie Kopfschmerzpatienten dar-stellen. Der Arzt wird in die Lage versetzt, sich intensiv mit bestimmten Problempatienten, wie es Kopfschmerzpatienten nahezu ausnahmslos sind, auseinanderzusetzen. Ein derartiges Training wirkt sich darüber hinaus auf alle Bereiche der Praxis aus und kann entsprechend auf andere Indikationsfelder übertragen werden (Abb. 4.20).

Inhaltliche Optimierung

Ärzte, deren Praxen die organisatorischen Voraussetzungen erfüllen, benötigen zudem eine *geeignete Form der medizinischen Fortbildung* zur Schmerztherapie. Hier sind Vortragsfortbildungen oder schriftliche Informationen allein nicht ausreichend. Wesentlich effektiver sind interaktive, interdisziplinäre Fortbildungsmöglichkeiten (interdisziplinäre Schmerzkonferenz) im Rahmen von *Praxisseminaren und Workshops*, in denen sowohl Grundlagen vermittelt als auch einzelne Patienten diskutiert werden und in denen Verständniskontrollen stattfinden.

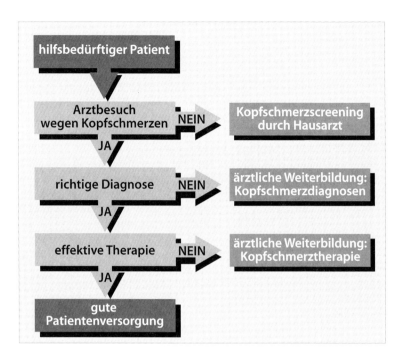

Abb. 4.20.
Strategien zur Verbesserung der Versorgung von Patienten mit Kopfschmerzen

Dabei ist immer zu bedenken, daß die *Inhalte für die Basisversorgung relevant* sein müssen. Es müssen insbesondere *standardisierte Wege zur Überweisung* aufgestellt werden, die bei Problemfällen zu einer Zuweisung zu Fachspezialisten führen sollten. Solche Regeln für eine adäquate Überweisung müssen transparent sein, um zuverlässige Entscheidungsprozesse sicherzustellen. Eine kontinuierliche Fortbildung muß gewährleistet sein. Neben *Fortsetzungsseminaren* (Fallseminare), die in größeren zeitlichen Abständen stattfinden, sollte eine *elektronische Vernetzung mit einem Referenzzentrum* realisiert werden, um eine *kontinuierliche Konsiliarmöglichkeit* zur Besprechung von Problempatienten zur Verfügung zu haben. Hier liegt durch den Faktor Patientenbindung sowohl ein strategischer Nutzen für die Praxis als auch für den Patienten vor. Nur unter dieser Voraussetzung ist es realisierbar, daß sich der betreffende Arzt engagiert mit dem Thema Kopfschmerzen auseinandersetzt.

Bildung von Schwerpunktpraxen

! Die Bildung von Schwerpunktpraxen soll dazu führen, daß ein besonderes Wissen zur Behandlung von Kopfschmerzerkrankungen für die breite Bevölkerung zur Verfügung steht und dabei auch Problempatienten ausgiebig berücksichtigt werden können. Die Schwerpunktpraxis zeichnet sich durch Optimierungen in verschiedenen Bereichen aus, die dazu führen sollen, daß eine bessere Versorgung von Kopfschmerzpatienten erzielt werden kann.

In erster Linie gehört auch dazu eine *optimierte Selbst- und Praxisorganisation*. Als Resultat dieser Maßnahmen soll ein größerer Zeitgewinn für Schwerpunktbildung ermöglicht werden. Eine optimale Personalführung soll eine größere Effektivität in der Praxisführung und damit eine bessere Effektivität der Patientenversorgung ermöglichen.

Das Qualitätsmanagement zielt auf eine *optimierte Dokumentation, Führung, Information der Patienten und der beteiligten Ärzte*. Dabei soll eine möglichst optimale Informationsweitergabe und Informationsrekrutierung zu einer zeitökonomischen und qualitativ hochstehenden Versorgung in der Praxis beitragen. Ein wesentlicher Baustein ist die *spezifische Information der Schwerpunktpraxeninhaber im Bereich der Schmerztherapie*, jedoch insbesondere im Bereich der Kopfschmerztherapie. In interaktiven Veranstaltungen sollten *Fallbeispiele* diskutiert werden, die Vertrautheit mit der Problematik von chronischen Kopfschmerzpatienten ermöglichen. Im besonderen Maße sollen Schwerpunktpraxen interdisziplinär ausgerichtet sein. Die *Einbeziehung verhaltensmedizinisch ausgerichteter Therapiestrategien* ist dabei von besonderer Bedeutung.

Gruppensprechstunde „Patientenseminar"

! Ein wesentlicher Bestandteil der Schwerpunktpraxen sollte auch das Anbieten von Gruppensprechstunden („Patientenseminar") darstellen. Das Patientenseminar zielt auf eine umfassende *neurologisch-verhaltensmedizinische Betreuung* von Patienten ab. Diese Betreuung bezieht sich sowohl auf die *nichtmedikamentöse Prävention und Therapie* von Kopfschmerzen als auch auf die *spezifische medikamentöse Prophylaxe und Therapie* von Kopfschmerzen nach wissenschaftlichem ganzheitlichen Ansatz.

Das *Patientenseminar Kopfschmerzen* (Gerber u. Göbel 1996) ist an Modelle ähnlicher Gruppensprechstunden angelehnt. In einer umfassenden Aus- und Weiterbildung sollten Ärzte befähigt werden, die Gruppensprechstunde im Rahmen eines Patientenseminares zu verwirklichen. Die Grundgedanken sind dabei, die *Information in kompakter Form an Betroffene weiterzugeben*, dabei *Selbsthilfegruppen zu initiieren* und durch den gegenseitigen Austausch von Informationen zwischen den Gruppenmitgliedern eine *effektive interaktive Behandlung der Patienten* zu ermöglichen. Organisatorisch ist das Patientenseminar eine vom Arzt gestellte Patientenveranstaltung, die z. B. an einem Wochentag für die Dauer von 60–90 min in einer kleinen Gruppe von Problempatienten (ca. 5–10 Teilnehmer) mit vergleichbaren Erkrankungen durchgeführt wird. Grundsätzlich soll der betreuende Arzt die Fähigkeit erlangen, eigenständig und eigenverantwortlich solche Patientenseminare durchzuführen (Einzelheiten s. Kapitel 5).

Die Schwerpunktpraxis als Multiplikator

! Eine wesentliche Aufgabe der Schwerpunktpraxen sollte sein, daß sie als *Multiplikatoren* dienen.

Dazu gehören insbesondere Veranstaltungen von Kursen für Krankenkassen, die Teilnahme an Medienveranstaltungen, die Funktion als Ansprechpartner für die Hausärzte der Region und die Organisation von Selbsthilfegruppen. Durch die spezifische Wissenskonzentration im Bereich der Schwerpunktpraxen soll damit eine zusätzliche Qualität in der Versorgung innerhalb der Region ermöglicht werden.

Apothekerseminar zum Thema Kopfschmerz und Analgetika

Ein Großteil der Patienten mit Kopfschmerzen ! sucht primär nicht ärztliche Hilfe auf, sondern läßt sich in der Apotheke beraten. Aus neuen Untersuchungen ist bekannt, daß nur etwa ein Drittel der Patienten, die die Migränekriterien erfüllen, und nur ca. 10% der Patienten, die die Kriterien des Kopfschmerzes vom Spannungstyp erfüllen, einen Arzt konsultieren.

Aus diesem Grunde ist es unerläßlich zur Versorgung von Kopfschmerzpatienten und zur Vermeidung einer weiteren Chronifizierung, in einem effizienten Netzwerk eine *personelle Beratung in den Apotheken* zu verwirklichen, die die Zuweisung von Patienten mit bedeutsamem Chronifizierungsrisiko zur spezialisierten ärztlichen Behandlung erleichtert. In der Ausbildung von Apothekern und Apothekenhelferinnen spielt modernes Wissen über Kopfschmerztherapie derzeit nur eine geringe Rolle.

Es ist erforderlich, daß eine möglichst breite, intensive Ausbildung von Apothekern zur Beratung von Kopfschmerzpatienten realisiert wird. Von einer Expertenkommission der Deutschen Migräne- und Kopfschmerzgesellschaft wurde deshalb eine Empfehlung zur Selbstmedikation bei Migräne und anderen Kopfschmerzformen erarbeitet. Auf der Grundlage dieser Empfehlungen kann eine *umfassende Information von Apothekern und Apothekerhelferinnen* erfolgen. Diese Informationsreihe kann in Zusammenarbeit mit den Apothekerkammern durchgeführt werden. Eine entscheidende Voraussetzung ist dabei, daß zur flächendeckenden Versorgung zunächst eine Schulung von Multiplikatoren durchgeführt werden muß.

Die Schulung sollte das *Wissen um Gebrauch und Mißbrauch von Schmerzmitteln* behandeln. Es kann ausführlich auf die *Grenzen der Selbstmedikation* eingegangen werden, damit, wenn eine Selbstmedikation nicht in Betracht kommt, eine entsprechende Empfehlung zu spezialisierter Kopfschmerztherapie veranlaßt wird. Dies ist wichtig, damit chronifizierende Faktoren bereits an der primären Bezugsstelle von Schmerzmitteln erkannt werden und eine spezifische Weiterleitung erfolgen kann, um z. B. Schmerzmittelmißbrauch und Schmerzmittelkomplikationen zu vermeiden. In einem zweiten Schritt sollten *spezifische Therapieempfehlungen für die verschiedenen Kopfschmerzerkrankungen* für das Apothekenpersonal zugänglich gemacht werden. Dies bezieht sich insbesondere auf die häufigsten Kopfschmerzformen

Migräne und Kopfschmerz vom Spannungstyp. Dabei sollten auch *allgemeine Richtlinien für die Medikation* an die Apotheker weitergegeben werden. Häufig kommen Patienten in die Apotheke und möchten ein Kopfschmerzmittel „bei nicht gesicherter Diagnose". Hier sollten dem Apotheker *Verhaltensstrategien (z. B. Zuweisung an eine Schwerpunktpraxis, Information über Patientenratgeber etc.)* vermittelt werden, um eine entsprechende Empfehlung an den Patienten weiterzugeben. Eine ausführliche Information über die *Vor- und Nachteile von Kombinationspräparaten* sowie über die unterschiedlichen Bestandteile von Arzneimitteln sollte gegeben werden. Besondere Auswahlkriterien für die *Selbstmedikation im Rahmen der Schwangerschaft, der Stillzeit, im Kindesalter und bei alten Menschen* sollten vermittelt werden.

Ein weiteres Problem im Rahmen der Selbstmedikation ist die *Beachtung von bestehenden Erkrankungen, die mit dem Kopfschmerzproblem interferieren, sowie von Wechselwirkungen mit anderen Medikamenten*, die der Patient einnimmt. Hier gilt es, insbesondere auf die Belange von Bluthochdruck, koronarer Herzkrankheit, Stoffwechselerkrankungen, Diabetes, Asthma, Magenerkrankungen, Lebererkrankungen, Nierenerkrankungen hinzuweisen. Besonders bedeutsam ist, die zusätzliche Einnahme von Alkohol und die Auswirkungen von Selbstmedikation auf die Verkehrstauglichkeit zu thematisieren.

Das Erkennen eines medikamenteninduzierten Dauerkopfschmerzes und die analgetikainduzierte Nephropathie als weitere Folgeerkrankung eines mangelhaften Einnahmeverhaltens von Schmerzmitteln sollten vermittelt werden. Außerdem sollten den Patienten *Möglichkeiten zur Information* an die Hand gegeben werden. Die Informationsmöglichkeiten umfassen die spezielle Gestaltung von Schaufenstern, die direkte Information von Betroffenen und das Aushängen von Plakaten zur Kopfschmerzdiagnostik und Kopfschmerzbehandlung sowie zu allgemeinen Verhaltensmaßnahmen zur Vermeidung von Kopfschmerzattacken, um eine Reduktion des Schmerzmittelmißbrauches zu erzielen. Da die Apotheke eine sehr wichtige Anlaufstelle für Kopfschmerzpatienten ist, sollten hier auch *Adressen und Informationsmaterialen* für Kopfschmerzpatienten erhältlich sein.

! Auch die Apotheker sollten die Möglichkeit haben, über *Telekommunikation* direkt mit Datenbanken Kontakt aufzunehmen, um auch aktualisierte Informationen, Therapieempfehlungen und Entscheidungen für Problempatienten einholen zu können. In Verbindung mit einer optimalen Beratung seitens des Apothekers sollte zusätzlich eine Sensibilisierung für den Kopfschmerzpatienten realisiert werden. Neben der verbalen Beratung sollten auch *Hinweise für Publikationen* zur Schmerzbehandlung und Kopfschmerzvorbeugung dem Patienten in der Apotheke zugänglich gemacht werden. Dazu sollte eine *Auswahl von Ratgebern zur direkten Einsicht* erhältlich sein. Außerdem sollten Listen zu Patientenratgebern zum Thema Kopfschmerz in der Apotheke zur Verfügung stehen.

Einbindung von Medien

Da chronische Kopfschmerzen eine Volkskrankheit darstellen, sind einzelne Maßnahmen in der ambulanten ärztlichen Versorgung *nicht* ausreichend, um eine grundlegende Verbesserung der Versorgung der Patienten und eine Vermeidung der Chronifizierung ihres Leidens zu erzielen.

Aus diesem Grunde müssen *Medien* die Bevölkerung über Verhaltensmaßnahmen zur Vermeidung von Kopfschmerzen informieren (Abb. 4.21). Dazu sind letztendlich ähnliche Programme aufzustellen, wie sie auch in anderen Bereichen von Volkserkrankungen erforderlich sind und bereits realisiert wurden (z. B. Karies, Schlaganfall, Herzinfarkt, Diabetes mellitus etc.). Beispielhaft sind dabei *zahnärztliche Maßnahmen* zur Versorgung der Bevölkerung mit Informationen zur Erhaltung der Zahngesundheit zu nennen. Es ist erforderlich, in *Pressekonferenzen* und in *Presseseminaren* den Journalisten eingehende Informationen zur Kopfschmerzprophylaxe und zur Kopfschmerztherapie zu geben, die der Öffentlichkeit dann zugänglich gemacht werden können. Auch *Spots in den elektronischen Medien* sollten realisiert werden.

Den meisten Kopfschmerzpatienten ist nicht bekannt, daß spezifische Verhaltensmaßnahmen zur Kopfschmerztherapie eingeleitet werden können. Ein Großteil der betroffenen Patienten nimmt die Schmerzen passiv hin oder konsumiert initial Analgetika, ohne die spezifischen Möglichkeiten

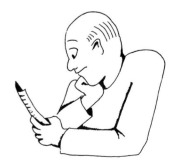

Abb. 4.21.
Zur Verbesserung der Versorgung von Kopfschmerzpatienten ist eine eingehende Information notwendig

Verbesserungsbedarf

der Kopfschmerzprävention und -therapie zu kennen.

! Die Folge solcher Vorgänge ist, daß Chronifizierungsfaktoren sich ungehemmt auswirken können. In den Medienseminaren kann auf die speziellen Maßnahmen im Bereich der Apotheken und im Bereich der Schwerpunktpraxen zur Kopfschmerztherapie hingewiesen werden, und die entsprechenden Adressen können vermittelt werden.

Erfahrungsgemäß resultiert aus solchen Medienveröffentlichungen eine große Anzahl von Anfragen von Betroffenen. Aus diesem Grunde soll eine *zentrale Einrichtung zur Beantwortung von Patientenanfragen* geschaffen werden, um hier eine entsprechende Zuweisung zu einem Arzt mit einer Schwerpunktpraxis zur Kopfschmerztherapie, wo dann individuelle Anfragen beantwortet werden, zu ermöglichen; auf diese Weise wären Adressenvermittlung und Informationsweitergabe zu Kopfschmerzratgebern und anderen Medien zur Kopfschmerztherapie gewährleistet.

Einbeziehung von Schulen und Ausbildungsstätten

Eine wesentliche Grundlage zur Ausbildung von hartnäckigen und chronifizierten Kopfschmerzerkrankungen wird bereits in der Kindheit und Jugend gebildet.

Abb. 4.22. Häufigkeit von Kopfschmerzen, Schlafstörungen und täglichem Fernsehkonsum bei Kindern in der 8. Schulklasse. Repräsentative Studien an den Schulen in Schleswig-Holstein im Jahre 1995

Nach Untersuchungen der Aktion „Gläserne Schule in Schleswig-Holstein" (Institut für Suchtprävention und angewandte Psychologie, Bremen) gehören Kopfschmerzen heute bereits zu den *Hauptgesundheitsproblemen von Kindern im Schulalter* (Abb. 4.22). Bei einer repräsentativen Befragung an Schulen in Schleswig-Holstein stellte sich heraus, daß, je nach Schultyp, zwischen 20 und 40 % der Schüler als wichtiges und hartnäckiges Gesundheitsproblem Kopfschmerzen angaben (Abb. 4.23). Erschreckenderweise ergaben sich aus dieser Befragung auch eindeutige Hinweise darauf, daß Kopfschmerzen einen *wesentlichen Grund für die Entstehung von Suchtverhalten* darstellen.

MERKE

Durch den Behinderungsdruck, den die Kopfschmerzen verursachen, sind die Kinder für das Ausprobieren von Drogen empfänglich und versuchen, durch diese eine Befindlichkeitsverbesserung zu erzielen. Es zeigt sich, daß spezielles Wissen zur Kopfschmerzbehandlung und Kopfschmerzvermeidung auch eine große Bedeutung für die Verhinderung der Drogenabhängigkeit haben kann.

Unabhängig davon muß auch der Leidensdruck, den Kopfschmerzen im Schulalter verursachen, durch spezifische Maßnahmen reduziert werden. Dazu gehört insbesondere die Information zu den verschiedenen Kopfschmerzerkrankungen.

! *Lehrer sollten speziell informiert werden*, um eine größere Sensibilität für Kopfschmerzerkrankungen im Schulalter zu erreichen. Das Wissen über

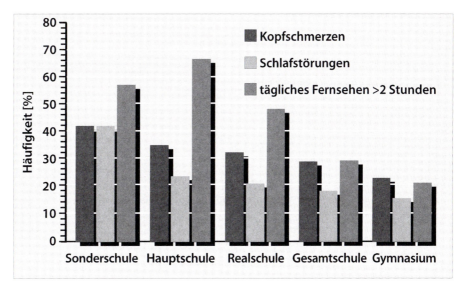

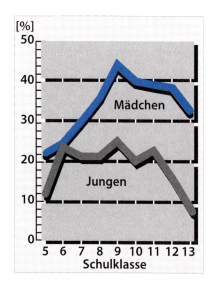

Abb. 4.23. Relative Häufigkeit der Prävalenz von Kopfschmerzen bei Kindern als hartnäckiges Gesundheitsproblem in unterschiedlichen Schulklassen. Repräsentative Daten einer Untersuchung in Schleswig-Holstein im Jahre 1995

Kopfschmerzerkrankungen, das Erkennen der verschiedenen Formen und das Weitergeben von verschiedenen Verhaltensmaßnahmen kann dazu führen, daß Kopfschmerzen in der ersten Phase erkannt und spezifische Maßnahmen (Einschalten von Beratungslehrern, Schulärzten, Schulpsychologen) eingeleitet werden.

Aufgrund der modernen Lebensbedingungen ist das Nervensystem von Kindern einer Reihe unnatürlicher Reizeinflüsse ausgesetzt. Dazu gehört insbesondere die Überforderung durch Medien, Fernsehen, Unterhaltungsmusik etc. Durch diese Einflüsse ist die Schwelle für die Entstehung von Kopfschmerzanfällen bei prädisponierten Kindern gesenkt, und Kopfschmerzen spielen im Schulalter heutzutage eine deutlich größere Rolle als in vergangenen Generationen.

! Als unbedingt notwendige Gegenmaßnahme ist es daher erforderlich, daß *das Vermitteln einer Möglichkeit zur Reduktion des allgemeinen Reizeinflusses*, z.B. das Erlernen eines Entspannungstrainings zum Standard in der Schule gehören sollte.

Durch Vermittlung der Lehrer kann das Erlernen von Entspannungsverfahren und Streßimmunisierungsverfahren selbstverständlicher Bestandteil im Schulalltag werden. Die Lehrer sollten unter Einbeziehung von Schulpsychologen und Schulärzten entsprechend ausgebildet werden, um in ihrer Klasse *Entspannungstraining und Streßmanagement* durchzuführen. Die Initiierung solcher Programme in der Schule hat die gleiche Bedeutung wie das Einbringen von Sportunterricht in die Schule in den vergangenen Jahrhunderten. Ohne solche Maßnahmen wird es kaum möglich sein, eine entscheidende Reduktion von chronifizierungsförderndem Verhalten im Schulalter zu ermöglichen. Auch das Erlernen des täglichen Zähneputzens, die Information zur richtigen Ernährung bereits im Schulalter waren unabdingbare Voraussetzungen, um Zahnkrankheiten weiter vorzubeugen. Im Bereich der Kopfschmerzkrankheiten sind ähnliche Maßnahmen in der Schule erforderlich. Diese sollten möglichst sowohl durch die Lehrer als auch durch den schulärztlichen Dienst unter Einbeziehung der Eltern durchgeführt werden und für zukünftige Schulgenerationen erhältlich sein.

Einbeziehung der Krankenkassen

Ein isoliertes Nebeneinander von *Verbrauchern* (Patienten), *Anbietern* (Ärzten, Apothekern etc.) und *Kostenträgern* (Krankenkassen) im Gesundheitswesen ermöglicht keine moderne, effektive und ökonomische Versorgung. Die Krankenkassen sind wesentliche Partner im Bereich der Gesundheitsvorsorge. Die Prävention von Kopfschmerzerkrankungen sollte eine wichtige Aufgabe der Krankenkassen darstellen.

! Die Krankenkassen sollten ihre Versicherten *zur Teilnahme an Selbsthilfegruppen motivieren*, in denen dann auch spezielle Verfahren zur Vermeidung von Kopfschmerzen vermittelt werden. Die Information und die Wissensvermittlung richtet sich auf praktische Anleitungen wie z.B. Kopfschmerzprävention, Entspannungsverfahren (Progressive Muskelrelaxation, Streßbewältigungstraining etc.). Die Einbeziehung der Krankenkassen führt dazu, daß gerade Problempatienten mit großem Leidensdruck eine entsprechende Informationsmöglichkeit erhalten und von ihren Krankenkassen auf entsprechende Angebote hingewiesen werden können. Besonders wirksam ist dabei die Effizienz der Krankenkassen als Multiplikatoren durch ihre weitreichenden Informationsmöglichkeiten sowie das finanzielle Eigeninteresse.

Ziel ist, daß solche Seminare flächendeckend angeboten werden und ähnlich wie bei anderen Erkrankungen (z.B. koronare Herzerkrankung, Herzinfarkt, Diabetes mellitus etc.) zu einer Vermeidung der Chronifizierung und zur Reduktion von Folgekosten führen.

Aufbau von überregionalen Koordinationszentren

! Die Schaffung von überregionalen Koordinationszentren ist zur Aus- und Weiterbildung sowie zur Versorgung von therapieresistenten Kopfschmerzerkrankungen und anderen Schmerzpatienten dringend erforderlich.

Es gehört zu den Aufgaben des Zentrums, eine *kontinuierliche Seminarreihe und eine kontinuierliche Schmerzkonferenz* für interessierte Ärzte und für die Schwerpunktpraxen durchzuführen (Abb. 4.24). Eine weitere Aufgabe ist die *Etablierung und die Pflege einer Datenbank* für Problempatienten. Es sollte für die teilnehmenden Ärzte in der Region möglich sein, über Telekommunikation auf diese Datenbank zuzugreifen und hier auch speziell die Therapie von Problempatienten exemplarisch und kontinuierlich zu üben. Darüber hinaus soll mittels Telekommunikation *ein direkter Konsiliardienst* für die niedergelassenen Ärzte in der Region zur Verfügung gestellt werden, damit Problembereiche effektiv analysiert werden können und es zu raschen Lösungen kommt. Die *aktualisierten und ständig adaptierten Leitlinien und standardisierten Diagnose- und Therapierichtlinien* sollen ohne zeitliche Verzögerung über Telekommunikation vom Referenzzentrum bezogen werden können. Zudem sollte eine Evaluation des Nutzungsverhaltens dieser Leitlinien durch das Referenzzentrum erfolgen. Die Dokumente sollen ebenfalls vom Referenzzentrum erarbeitet, aktualisiert und gepflegt werden.

Es soll für die Nutzer möglich sein, *ständig aktualisierte Dokumentationsunterlagen* wie z. B. Schmerzfragebögen, Anamnesebögen und Schmerzkalender vom Referenzzentrum zu beziehen und diese möglichst auch als elektronische Dokumente zu bearbeiten. Durch direkte Kommunikation zwischen den beteiligten Ärzten im hausärztlichen Bereich, in den Schwerpunktpraxen und im Referenzzentrum soll auch eine *Telekonsultation* und eine Diskussion der Ergebnisse der verschiedenen Dokumentationsbögen ermöglicht werden. Ein weiterer wichtiger Punkt ist, daß die Entstehung von *Selbsthilfegruppen* wohnortnah über die Telekommunikation koordiniert wird und entsprechende Informationen vom Referenzzentrum regional weitergegeben werden können. Die Vermittlung von Kontaktadressen, die Ansprechbarkeit für die Medien der Region, die Information von Behörden und gesundheitspolitischen Institutionen sollten ebenfalls wichtige Aufgaben des Referenzzentrums darstellen.

Schmerzdatenbanken: Aufbau und Zugriff

Ohne Datenbasen ist eine moderne Kommunikation und eine effiziente Entwicklung von neuem Wissen in Zukunft undenkbar. Im Bereich der besonders prävalenten Erkrankungen der Bevölke-

Abb. 4.24. Maßnahmen zur systematischen Information zur Vorbeugung und Behandlung von Kopfschmerzen

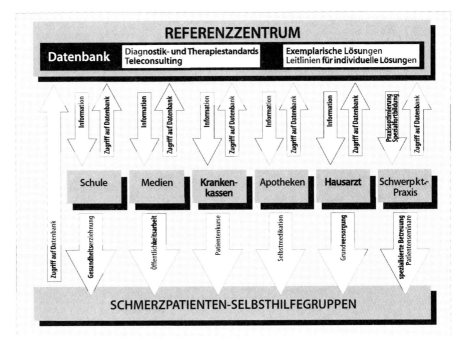

rung existieren solche Datenbanken jedoch noch nicht. Dies gilt insbesondere für Kopfschmerzerkrankungen.

Datenbanken haben den besonderen Vorteil, daß von überall eine *sofortige Information* über den aktuellen Wissenstand möglich ist. Personal-Computer (PCs) ermöglichen eine direkte Kommunikation zwischen dem Nutzer und dem Erbringer von Informationen (Abb. 4.25). Der derzeitige Stand ist, daß Informationen als Papieraufzeichnungen festgehalten werden. Im Bereich der Kopfschmerzerkrankungen können verschiedene Arten von Datenbasen aufgebaut werden, die auf die Bedürfnisse der Nutzer zugeschnittene Informationen enthalten:

— Eine Level-A-Datenbank sollte *Informationen für Kopfschmerzpatienten* beinhalten. In vielen Haushalten wird in naher Zukunft der Zugang zu Datenbanken über Modems zur Alltäglichkeit werden. Das gegenwärtige Informationsverhalten mit Austausch von Verhaltensmaßregeln zur Kopfschmerztherapie zwischen Bekannten und Verwandten mit häufig inadäquaten Ratschlägen soll aufgegeben werden, und die Patienten sollen mittels Presseinformationen angehalten werden, bei Kopfschmerzen solche Datenbanken zu befragen und zu nutzen. Die Datenbank für die Endnutzer soll durch die gewöhnlichen Telekommunikationsmöglichkeiten erreichbar sein und als Informationsbasis für alle Personen zur Verfügung stehen. Hier sollten insbesondere Informationen zur Kopfschmerzvorbeugung, zu Verhaltensmaßnahmen und zur Vermeidung von Kopfschmerzattacken, Informationen zu Ansprechpartnern bei hartnäckigen Kopfschmerzproblemen, Informationen zur Selbstmedikation etc. zur Verfügung gestellt werden. Auch sollen neue Ergebnisse der Kopfschmerzforschung für die Öffentlichkeit aufbereitet werden.
— Die Level-B-Datenbank sollte sich an Gruppen wenden, die sich beruflich mit dem Thema Kopfschmerz beschäftigen. Dazu gehören *Krankenkassen, gesundheitspolitische Institutionen, Industriefirmen, Bildungseinrichtungen, Medien* etc. Diese Datenbank soll Wissen zur Verfügung stellen, wie in den verschiedenen Bereichen Kopfschmerzleiden und deren Konsequenzen für den Arbeitsablauf vermieden werden können.
— Eine Level-C-Datenbank sollte für *Apotheker* zur Verfügung gestellt werden. In dieser Datenbasis sollen Informationen zur Selbstmedikation von Kopfschmerzen und zur Beratung von Kopfschmerzpatienten in der Apotheke erhältlich sein.
— In der Level-D-Datenbank sollten aktuelle Informationen *für den niedergelassenen Arzt im Bereich der Basisversorgung* zugänglich gemacht werden. Dazu gehören Informationen zur Grup-

Abb. 4.25. Aufbau der Schmerzendatenbank

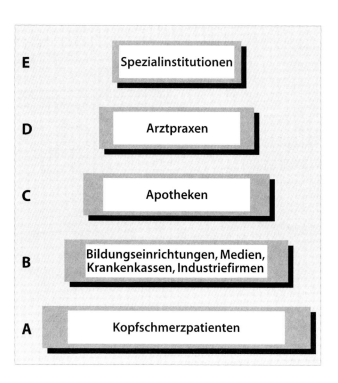

pensprechstunde für Kopfschmerzpatienten, zur Praxisorganisation, Informationen zur interaktiven Fortbildung und Schwerpunktbildung, zu diagnostischen und therapeutischen Leitlinien bei Kopfschmerzerkrankungen. Einer der entscheidenden Vorteile dieser Datenbasen ist die Möglichkeit einer schnellen und regelmäßigen Anpassung an den aktuellen Wissensstand.

- Die Level-E-Datenbank schließlich sollte sich an *spezialisierte Schmerzbehandlungsinstitutionen* wenden. Es sollen Informationen über neue Publikationen, Informationen zu schwierigen Kopfschmerzverläufen und Möglichkeiten zur Telekonsultation vermittelt werden. Ein Diskussionsforum für praktische Probleme und wissenschaftliche Themen soll ebenfalls zur Verfügung gestellt werden. Diese Teleinteraktion soll auch in dem Bereich der anderen Datenbasen realisiert werden. Insgesamt könnten die Möglichkeiten der Datenbasen vergleichbar sein mit dem LIST-SERVERS im Internet.

Die Zurverfügungstellung der verschiedenen Datenbanken ermöglicht allen interessierten Personen, direkte Informationen zur Kopfschmerztherapie zu erhalten. Solche Datenbasen sollten prinzipiell für alle hochprävalenten Erkrankungen erarbeitet werden, im Bereich der Kopfschmerztherapie können sie erstmalig exemplarisch geschaffen werden. Insbesondere können solche Datenbasen im Sinne eines Ratgeberdienstes realisiert werden, um in häuslichen Situationen eine Information zur Selbstbehandlung zu erhalten, die bei Kopfschmerzen ohnehin häufig durchgeführt wird. Durch Vermittlung von wissenschaftlich gesichertem Wissen ist es der Bevölkerung möglich, eine sinnvolle und adäquate Selbsttherapie einzuleiten, ohne daß immer sogleich Institutionen des Gesundheitswesens konsultiert werden müssen, was höhere Kosten erzeugt. Bei mangelndem Therapieerfolg können diesen Personen zudem entsprechende Kriterien vermittelt werden, die ihnen nahelegen, eine unbedingt erforderliche Konsultation in Anspruch zu nehmen. Dadurch ließen sich auch unnötige Chronifizierungsvorgänge frühzeitig verhindern. Die Aufmerksamkeit und das Bewußtsein für mögliche Risikofaktoren in der Bevölkerung kann dadurch erhöht werden.

5. Migräne

INTERNATIONAL HEADACHE SOCIETY

IHS-Klassifikation (Code 1)

1	Migräne
1.1	Migräne ohne Aura
1.2	Migräne mit Aura
1.2.1	Typische Aura mit Migränekopfschmerz
1.2.2	Typische Aura mit Kopfschmerzen, die nicht einer Migräne entsprechen
1.2.3	Typische Aura ohne Kopfschmerz
1.2.4	Familiäre hemiplegische Migräne
1.2.5	Sporadische hemiplegische Migräne
1.2.6	Migräne vom Basilaristyp
1.3	Periodische Syndrome in der Kindheit, die im allgemeinen Vorläufer einer Migräne sind
1.3.1	Zyklisches Erbrechen
1.3.2	Abdominelle Migräne
1.3.3	Gutartiger paroxysmaler Schwindel in der Kindheit
1.4	Retinale Migräne
1.5	Migränekomplikationen
1.5.1	Chronische Migräne
1.5.2	Status migränosus
1.5.3	Persistierende Aura ohne Hirninfarkt
1.5.4	Migränöser Infarkt
1.5.5	Zerebrale Krampfanfälle, durch Migräne getriggert
1.6	Wahrscheinliche Migräne
1.6.1	Wahrscheinliche Migräne ohne Aura
1.6.2	Wahrscheinliche Migräne mit Aura

ALLGEMEINER KOMMENTAR:
Primärer und/oder sekundärer Kopfschmerz: Tritt ein Kopfschmerz mit dem klinischen Bild einer Migräne in engem zeitlichen Zusammenhang mit einer anderen Erkrankung auf, die als Ursache von Kopfschmerzen angesehen wird, sollte der Kopfschmerz entsprechend der ursächlichen Erkrankung als sekundärer Kopfschmerz kodiert werden. Wenn sich aber eine vorbestehende Migräne in engem zeitlichen Zusammenhang mit einer Erkrankung, die als Ursache von Kopfschmerzen angesehen wird, verschlechtert, ergeben sich zwei Möglichkeiten, die ein Abwägen erfordern. Der Patient kann entweder ausschließlich die Diagnose einer Migräne erhalten oder aber die Diagnose einer Migräne *und* eines sekundären Kopfschmerzes. Letzteres Vorgehen empfiehlt sich bei Vorliegen folgender Punkte: Es besteht ein unmittelbarer zeitlicher Zusammenhang zur angenommenen ursächlichen Erkrankung; die Migräne hat sich deutlich verschlechtert; es bestehen sehr gute Hinweise, daß die betreffende Erkrankung Migräne hervorrufen oder verschlimmern kann und schließlich nach Ende der angenommenen ursächlichen Erkrankung kommt es zum Verschwinden oder zumindest zur deutlichen Besserung der Migräne.

Einleitung

Die Migräne ist eine häufige, stark behindernde, primäre Kopfschmerzerkrankung, die in zwei Hauptformen unterteilt werden kann: Migräne ohne Aura (1.1) und Migräne mit Aura (1.2). Die Migräne ohne Aura ist ein klinisches Syndrom, das durch ein typisches Kopfschmerzbild und typische Begleiterscheinungen charakterisiert ist. Die Migräne mit Aura ist vornehmlich durch fokale neurologische Symptome gekennzeichnet, die den Kopfschmerzen meist vorangehen oder sie begleiten. Einige Patienten berichten darüber hinaus über eine Vorbotenphase, die den Kopfschmerzen Stunden oder Tage vorausgehen kann und eine Kopfschmerzresolutionsphase. Zu den Symptomen der Vorboten- und Resolutionsphase zählen Hyper- oder Hypoaktivität, Depression, Heißhunger auf bestimmte Nahrungsmittel, wiederholtes Gähnen oder andere für den Betroffenen atypische Symptome. Erfüllt ein Patient die Kriterien für mehr als eine Migräneform, sollten auch alle Formen diagnostiziert werden. So sollte ein Patient, der in der Regel Attacken mit Aura aufweist, bei dem es aber auch zu Migräneattacken ohne Auren kommt, unter 1.2 und 1.1 kodiert werden.

1.1 Migräne ohne Aura

Früher verwendete Begriffe: Einfache Migräne, Hemikranie.

AN ANDERER STELLE KODIERT: Migräneartige Kopfschmerzen als sekundäre Folge einer anderen Erkrankung (symptomatische Migräne)

BESCHREIBUNG: Wiederkehrende Kopfschmerzerkrankung, die sich in Attacken von 4–72 Stunden Dauer manifestiert. Typische Kopfschmerzcharakteristika sind einseitige Lokalisation, pulsierender Charakter, mäßige bis starke Intensität, Verstärkung durch körperliche Routineaktivitäten und das begleitende Auftreten von Übelkeit, Licht- und Lärmüberempfindlichkeit.

DIAGNOSTISCHE KRITERIEN:
A. Mindestens 5 Attacken[1], welche die Kriterien B–D erfüllen
B. Kopfschmerzattacken, die (unbehandelt oder erfolglos behandelt) 4–72 Stunden[2,3] anhalten und an <15 Tagen/Monat[4] auftreten
C. Der Kopfschmerz weist mindestens 2 der folgenden Charakteristika auf:
   1. Einseitige Lokalisation[5,6]
   2. pulsierender Charakter[7]
   3. mittlere oder starke Schmerzintensität
   4. wird durch körperliche Routineaktivitäten (z. B. Gehen oder Treppensteigen) verstärkt oder führt zu deren Vermeidung.
D. Während des Kopfschmerzes besteht mindestens eines:
   1. Übelkeit und/oder Erbrechen
   2. Photophobie und Phonophobie[8]
E. Nicht auf eine andere Erkrankung zurückzuführen[9]

KOMMENTAR: Die Migräne ohne Aura ist die häufigste Form der Migräne. Die durchschnittliche Attackenfrequenz liegt höher als bei der Migräne mit Aura und sie geht meist auch mit einer größeren Behinderung einher. Die Migräne ohne Aura hat häufig eine direkte Beziehung zur Menstruation. Im Gegensatz zur 1. Auflage der Internationalen Kopfschmerzklassifikation werden nun die rein menstruelle Migräne und die menstruationsassoziierte Migräne als eigenständige Unterformen der Migräne ohne Aura anerkannt. Sehr häufig auftretende Migräneattacken werden nun als chronische Migräne hervorgehoben – vorausgesetzt, es besteht kein Medikamentenübergebrauch. Die Migräne ohne Aura ist die Erkrankung, die am anfälligsten dafür ist, sich unter einem zu häufigen Gebrauch von symptomatischer Medikation zu verschlechtern und schließlich in einen Kopfschmerz bei Medikamentenübergebrauch überzugehen. Der regionale zerebrale Blutfluß bleibt während Migräneattacken ohne Aura normal, mit Ausnahme von sekundären Veränderungen als Folge einer Schmerzaktivierung. Dies steht im Gegensatz zur pathognomonischen „spreading oligemia" bei der Migräne mit Aura. Mit hoher Wahrscheinlichkeit spielt die „spreading depression" daher in der Migräne ohne Aura keine Rolle. Dagegen sind die Botenmoleküle Stickoxid (NO) und Calcitonin-gene-related peptide (CGRP) mit Sicherheit involviert. Galt dieses Krankheitsbild in der Vergangenheit noch als rein vaskulär bedingt, hat die Wichtigkeit der Sensibilisierung perivaskulärer Nervenendigungen und die Möglichkeit, daß Attacken im zentralen Nervensystem generiert werden, in den letzten Jahrzehnten zunehmend Aufmerksamkeit auf sich gezogen. Zur gleichen Zeit sind die Verschaltungen des Migräneschmerzes und zahlreiche Aspekte der Neu-

---

[1] Die Differenzierung zwischen einer Migräne ohne Aura und einem episodischen Kopfschmerz vom Spannungstyp kann schwierig sein. Daher werden mindestens 5 Attacken gefordert. Patienten, die ansonsten die Kriterien einer Migräne ohne Aura erfüllen, aber bisher weniger als 5 Attacken erlitten haben, sollten unter 1.6 kodiert werden.

[2] Schläft ein Patient während einer Migräne ein und erwacht kopfschmerzfrei, gilt als Attackendauer die Zeit bis zum Erwachen.

[3] Bei Kindern können Migräneattacken 1–72 Stunden dauern (Eine unbehandelte Dauer unter 2 Stunden bedarf dabei noch weiterer wissenschaftlicher Untermauerung durch prospektive Tagebuchstudien).

[4] Bei einer Migränehäufigkeit von ≥ 15 Tagen/Monat ohne Medikamentenübergebrauch sollten 1.1 Migräne ohne Aura und 1.5.1 chronische Migräne kodiert werden.

[5] Bei jüngeren Kindern sind Migränekopfschmerzen häufig beidseitig. Das für Erwachsene typische Erscheinungsbild des einseitigen Kopfschmerzes entwickelt sich meist im jugendlichen oder jungen Erwachsenenalter.

[6] Migränekopfschmerzen sind in der Regel frontotemporal lokalisiert. Okzipitale Kopfschmerzen, ob ein- oder beidseitig, sind bei Kindern selten und erfordern besondere diagnostische Vorsicht. In vielen Fällen sind die Kopfschmerzen auf eine strukturelle Läsion zurückzuführen.

[7] Pulsieren meint Pochen oder sich mit dem Herzschlag bei Ruhe oder in Bewegung veränderndem.

[8] Bei jüngeren Kindern kann das Vorliegen von Photophobie und Phonophobie vom Verhalten her erschlossen werden.

[9] Vorgeschichte, körperliche und neurologische Untersuchungen geben keinen Hinweis auf eine der unter 5 bis 12 aufgeführten Erkrankungen *oder* Vorgeschichte, körperliche und neurologische Untersuchungen lassen an eine solche Erkrankung denken, doch konnte diese durch geeignete Untersuchungen ausgeschlossen werden *oder* eine solche Erkrankung liegt vor, Migräneattacken traten jedoch nicht erstmals in engem zeitlichen Zusammenhang mit dieser Erkrankung auf.

rotransmission in diesem System aufgedeckt worden. Ein entscheidender Beitrag hierfür wurde durch die Einführung der Triptane, 5HT1B/D Rezeptoragonisten, geleistet. Diese Substanzen haben eine erstaunliche Effektivität in der akuten Attacke. Aufgrund ihrer hohen Rezeptorspezifität erlaubt ihr Wirkmechanismus neue Einsichten in die pathophysiologischen Abläufe der Migräne. Es ist heute unstrittig, daß die Migräne ohne Aura eine neurobiologische Erkrankung ist. Sowohl die klinische als auch die Grundlagenforschung erweitern unser Wissen über die Migränemechanismen derzeit mit zunehmender Geschwindigkeit. Schließlich konnten ausgedehnte epidemiologische Studien die hohe Prävalenz und die hohen sozioökonomischen und persönlichen Auswirkungen dieser Erkrankung belegen. Von der WHO wird die Migräne an 19. Stelle der Erkrankungen geführt, die eine Behinderung bewirken.

1.2 Migräne mit Aura

FRÜHER VERWENDETE BEGRIFFE: Klassische Migräne, ophthalmische, hemiparästhetische, hemiplegische oder aphasische Migräne, „migraine accompagnée", komplizierte Migräne.

AN ANDERER STELLE KODIERT: Ophthalmoplegische Migräne, retinale Migräne, Migräne, die auf eine andere Erkrankung zurückgeführt wird.

BESCHREIBUNG: Wiederkehrende Erkrankung mit anfallsweise auftretenden reversiblen fokalen neurologischen Symptomen, die sich allmählich über 5–20 Minuten hinweg entwickeln und weniger als 60 Minuten anhalten. In der Regel folgen diesen Aurasymptome Kopfschmerzen, die die Merkmale einer Migräne ohne Aura (1.2.1) aufweisen. Seltener entsprechen die Kopfschmerzen nicht einer Migräne (1.2.2) oder sie fehlen sogar vollständig (1.2.3).

DIAGNOSTISCHE KRITERIEN:
A. Mindestens 2 Attacken, welche die Kriterien B und C erfüllen
B. Die Migräneaura erfüllt die Kriterien einer typischen Aura (1.2.1), einer hemiplegischen Aura (1.2.4) oder einer Aura vom basilären Typ (1.2.6)
C. Nicht auf eine andere Erkrankung zurückzuführen

KOMMENTAR: Die Aura ist ein neurologischer Symptomkomplex, der unmittelbar vor oder zu Beginn des Migränekopfschmerzes auftritt. Die meisten Migränepatienten haben ausschließlich Attacken ohne Aura. Viele Patienten mit einer häufigen Migräne mit Aura weisen darüber hinaus gewöhnlich auch Migräneattacken ohne Auren auf (unter 1.2 und 1.1 zu klassifizieren). Vorbotensymptome der Migräne treten einige Stunden bis 2 Tage vor einer Migräneattacke (mit oder ohne Aura) auf. Diese beinhalten in unterschiedlicher Kombination Beschwerden wie Müdigkeit, Konzentrationsstörungen, Nackensteifigkeit, Licht- oder Lärmüberempfindlichkeit, Übelkeit, Verschwommensehen, Gähnen oder Blässe. Um Mißverständnissen vorzubeugen, sollten die Begriffe Prodromi und Vorwarnsymptome gemieden werden, da hierunter fälschlicherweise häufig auch Aurasymptome verstanden werden. Die Mehrzahl der Migräneauren treten in Verbindung mit Kopfschmerzen auf, die die Kriterien einer Migräne ohne Aura erfüllen (1.1). Aus diesem Grund wurde die Entität „typische Aura mit Migränekopfschmerz" geschaffen. Migräneauren können jedoch auch zusammen mit Kopfschmerzen auftreten, die nicht die Kriterien einer Migräne ohne Aura erfüllen. In anderen Fällen fehlen die Kopfschmerzen sogar vollständig. Diese zwei Unterformen werden daher nun zusätzlich unterschieden. Vergleichbare Auraphänomene wurden auch im Zusammenhang mit anderen gut definierten Kopfschmerztypen wie dem Clusterkopfschmerz beschrieben. Die Beziehung zwischen Aura und Kopfschmerzen ist derzeit noch nicht eindeutig bekannt. Vor oder zeitgleich mit dem Beginn der Aurasymptome ist die regionale Hirndurchblutung in der klinisch betroffenen Region vermindert, schließt aber oft auch größere Areale ein. Die Durchblutungsminderung beginnt üblicherweise im hinteren Cortex und dehnt sich dann nach vorne aus. Sie liegt dabei gewöhnlich über der ischämischen Schwelle. Nach einer oder mehreren Stunden entwickelt sich allmählich in der gleichen Region eine Hyperämie. Die kortikale *spreading depression* von Leao wurde mit diesem Geschehen in Verbindung gebracht. Systematische Studien konnten zeigen, daß die meisten Patienten mit einer visuellen Aura gelegentlich auch Aurasymptome im Bereich der Extremitäten haben. Umgekehrt scheinen bei Patienten mit Aurasymptomen in den Extremitäten grundsätzlich visuelle Aurasymptome aufzutreten. Eine Abgrenzung einer Migräne mit visueller Aura von einer Migräne mit hemiparästhetischer Aura wäre deshalb wahrscheinlich artifiziell und unterbleibt daher in dieser Klassifikation. Patienten mit einer motorischen Schwäche hingegen werden wegen der vorherrschenden erblichen Form, der familiären hemiplegischen Migräne, und aufgrund klinischer Unterschiede gesondert klassifiziert. Eine genetische Verbindung zwischen der Migräne mit Aura und der familiären hemiplegischen Migräne konnte noch nicht nachgewiesen werden.

1.2.1 Typische Aura mit Migränekopfschmerz

BESCHREIBUNG: Die typische Aura beinhaltet visuelle und/oder sensible Störungen und/oder Sprachstörungen. Allmähliche Entwicklung, Dauer von weniger als 1 Stunde, Auftreten positiver wie negativer Symptome und komplette Reversibilität charakterisieren die Aura, die verbunden ist mit Kopfschmerzen, die die Kriterien einer Migräne ohne Aura erfüllen (1.1).

DIAGNOSTISCHE KRITERIEN:
A. Mindestens 2 Attacken, welche die Kriterien B–E erfüllen
B. Vollständig reversible visuelle und/oder sensible Störungen und/oder Sprachstörungen, aber keine motorische Schwäche.
C. Wenigstens 2 der folgenden Punkte sind erfüllt:
   1. Homonyme Sehstörung[1] in Form positiver Phänomene (wie flimmernde Lichter, Punkte oder Linien) oder negativer Phänomene (wie Skotome) und/oder einseitige sensible Störung in Form positiver Phänomene (wie Kribbelmißempfindungen) und/oder negativer Phänomene (wie Taubheitsgefühl)
   2. Wenigstens ein Symptom entwickelt sich allmählich über ≥ 5 Minuten hinweg und/oder mehrere Symptome treten nacheinander auf
   3. Jedes Symptom hält ≥ 5 Minuten und ≤ 60 Minuten an
D. Kopfschmerzen, die die Kriterien B–D für eine Migräne ohne Aura erfüllen (1.1) beginnen noch während der Aura oder folgen mit einem freien Intervall von weniger als 60 Minuten
E. Nicht auf eine andere Erkrankung zurückzuführen

KOMMENTAR: Dieser Typ ist die häufigste Form der Migräne mit Aura. Die Diagnose erschließt sich bereits aus der sorgfältig erhobenen Vorgeschichte, obgleich es selten Nachahmungen der Symptome durch eine andere Erkrankung wie einer Karotisdissektion, einer arteriovenösen Malformation oder eines zerebralen Krampfanfalls gibt. Am häufigsten tritt eine visuelle Aura auf, häufig als Fortifikationsspektrum. Man versteht darunter eine Zickzackfigur nahe dem Fixationspunkt, die sich allmählich nach rechts oder links ausbreitet, eine lateralkonvexe Form mit gezackter flimmernder Randzone annimmt und in ihrem Zentrum ein graduell unterschiedliches absolutes oder relatives Skotom hinterläßt. In anderen Fällen tritt ein Skotom ohne positive visuelle Phänomene auf, dessen Beginn oft akut beschrieben wird, bei genauerer Analyse aber doch eine allmähliche Größenzunahme aufweist. Nächsthäufigstes Aurasymptom sind Sensibilitätsstörungen in Form von nadelstichartigen Parästhesien, die sich langsam vom Ursprungsort ausbreiten und größere oder kleinere Teile einer Körperhälfte und des Gesichtes erfassen können. In der Folge dieser Sensibilitätsstörung kann sich ein sensibles Defizit entwickeln, das bisweilen auch als alleiniges Symptom auftritt. Weniger häufig sind Sprachstörungen, üblicherweise aphasische Störungen, die jedoch schwer zu kategorisieren sind. Falls die Aura eine motorische Schwäche beinhaltet, sollte eine hemiplegische Migräne kodiert werden. Gewöhnlich folgen die einzelnen Symptome aufeinander beginnend mit visuellen Symptomen, gefolgt von Sensibilitätsstörungen und aphasischen Störungen. Eine umgekehrte Reihenfolge oder eine andere Reihung wurde jedoch auch beschrieben. Wenn Patienten Schwierigkeiten bei der Beschreibung ihrer Symptome haben, sollten sie angeleitet werden, den Zeitablauf und die Symptome aufzuzeichnen. Nach einer solchen prospektiven Beobachtung erscheint das klinische Bild meist klarer. Übliche Fehler sind ungenaue Angabe über die Lateralisation der Kopfschmerzen, Angaben eines plötzlichen anstatt eines tatsächlichen graduellen Beginns der Aurasymptome, Angabe von monokulären anstatt tatsächlichen homonymen visuellen Störungen, ungenaue Angaben über die Dauer der Aura sowie irrtümliche Annahme eines sensiblen Defizits bei muskulärer Schwäche. Nach einem ärztlichen Erstgespräch kann der Gebrauch eines Aurakalenders die Diagnose erhellen.

1.2.2 Typische Aura mit Kopfschmerzen, die nicht einer Migräne entsprechen

BESCHREIBUNG: Die typische Aura beinhaltet visuelle und/oder sensible Störungen und/oder Sprachstörungen. Allmähliche Entwicklung, Dauer von weniger als 1 Stunde und komplette Reversibilität charakterisieren die Aura, die hier verbunden ist mit Kopfschmerzen, die nicht die Kriterien einer Migräne ohne Aura erfüllen.

---

[1] Ein zusätzlicher Verlust oder ein Verschwimmen des zentralen Sehens kann auftreten.

1.2 Migräne mit Aura

DIAGNOSTISCHE KRITERIEN:
A. Mindestens 2 Attacken, welche die Kriterien B–E erfüllen
B. Vollständig reversible visuelle und/oder sensible Störungen und/oder Sprachstörungen, aber keine motorische Schwäche.
C. Wenigstens 2 der folgenden Punkte sind erfüllt:
  1. Homonyme Sehstörung[1] in Form positiver Phänomene (wie flimmernde Lichter, Punkte oder Linien) oder negativer Phänomene (wie Skotome) und/oder einseitige sensible Störung in Form positiver Phänomene (wie Kribbelmißempfindungen) und/oder negativer Phänomene (wie Taubheitsgefühl)
  2. Wenigstens ein Symptom entwickelt sich allmählich über ≥ 5 Minuten hinweg und/oder mehrere Symptome treten nacheinander auf
  3. Jedes Symptom hält ≥ 5 Minuten und ≤ 60 Minuten an
D. Kopfschmerzen, die nicht die Kriterien B–D für eine Migräne ohne Aura erfüllen (1.1) beginnen noch während der Aura oder folgen mit einem freien Intervall von weniger als 60 Minuten
E. Nicht auf eine andere Erkrankung zurückzuführen

1.2.3 Typische Aura ohne Kopfschmerz

BESCHREIBUNG: Die typische Aura beinhaltet visuelle und/oder sensible Störungen und/oder Sprachstörungen. Allmähliche Entwicklung, Dauer von weniger als 1 Stunde und komplette Reversibilität charakterisieren die Aura, die hier ohne jegliche Kopfschmerzen auftritt.

DIAGNOSTISCHE KRITERIEN:
A. Mindestens 2 Attacken, welche die Kriterien B–E erfüllen
B. Vollständig reversible visuelle und/oder sensible Störungen und/oder Sprachstörungen, aber keine motorische Schwäche
C. Wenigstens 2 der folgenden Punkte sind erfüllt:
  1. Homonyme Sehstörung[2] in Form positiver Phänomene (wie flimmernde Lichter, Punkte oder Linien) oder negativer Phänomene (wie Skotome) und/oder einseitige sensible Störung in Form positiver Phänomene (wie Kribbelmißempfindungen) und/oder negativer Phänomene (wie Taubheitsgefühl)
  2. Wenigstens ein Symptom entwickelt sich allmählich über ≥ 5 Minuten hinweg und/oder mehrere Symptome treten nacheinander auf
  3. Jedes Symptom hält ≥ 5 Minuten und ≤ 60 Minuten an.
D. Kein Kopfschmerz beginnt während der Aura oder im Anschluß innerhalb von 60 Minuten
E. Nicht auf eine andere Erkrankung zurückzuführen

KOMMENTAR: Bei einigen Patienten folgen einer typischen Migräneaura immer Migränekopfschmerzen. Viele Patienten weisen jedoch zusätzlich Migräneauren auf, die von Kopfschmerzen gefolgt werden, die nicht migränetypisch sind oder bei denen die Kopfschmerzen gänzlich fehlen. Eine kleine Gruppe von Patienten hat ausschließlich Migräneauren ohne Kopfschmerzen. Häufiger ist es, daß bei Patienten mit einer typischen Migräneaura mit Migränekopfschmerzen im fortschreitenden Lebensalter die Kopfschmerzen ihren migränetypischen Charakter verlieren oder die Kopfschmerzen vollständig verschwinden, während die Auraanfälle bestehen bleiben. Einige Patienten, vornehmlich Männer, weisen von Beginn an Migräneauren ohne Kopfschmerzen auf. Die Abgrenzung dieses Phänomens von transitorischen ischämischen Attacken kann weitere Untersuchungen erforderlich machen. Andere Ursachen müssen insbesondere ausgeschlossen werden, wenn die Aura nach dem 40. Lebensjahr beginnt, negative Phänomene vorherrschen (z. B. Hemianopsie) oder die Aura sehr lang oder nur sehr kurz anhält.

1.2.4 Familiäre hemiplegische Migräne

BESCHREIBUNG: Migräne mit einer motorischen Schwäche im Rahmen der Aura. Wenigstens ein Verwandter ersten oder zweiten Grades hat ebenfalls Migräneauren mit einer motorischen Schwäche.

DIAGNOSTISCHE KRITERIEN:
A. Mindestens 2 Attacken, welche die Kriterien B–E erfüllen
B. Vollständig reversible motorische Schwäche und wenigstens eines der folgenden anderen Aurasymptome: visuelle, sensible oder Sprachstörungen
C. Wenigstens zwei der folgenden Punkte sind erfüllt:
  1. Wenigstens ein Symptom entwickelt sich allmählich über ≥ 5 Minuten und/oder ver-

---
[1] Ein zusätzlicher Verlust oder ein Verschwimmen des zentralen Sehens kann auftreten.
[2] Ein zusätzlicher Verlust oder ein Verschwimmen des zentralen Sehens kann auftreten.

schiedene Symptome treten nacheinander auf
2. Jedes Aurasymptom hält weniger als 24 Stunden an
3. Kopfschmerzen, die die Kriterien B–D für eine Migräne ohne Aura erfüllen (1.1) beginnen noch während der Aura oder folgen mit einem freien Intervall von weniger als 60 Minuten

D. Wenigstens ein Verwandter ersten oder zweiten Grades weist ebenfalls Migräneauren mit einer motorischen Schwäche auf (erfüllt die 1.2.1 Kriterien A, B, C und E)
E. Nicht auf eine andere Erkrankung zurückzuführen

KOMMENTAR: Es ist teilweise schwer, exakt zwischen einer muskulären Schwäche und einem Sensibilitätsverlust zu unterscheiden. Neuere epidemiologische Daten erlauben heute eine präzisere klinische Definition der familiären hemiplegischen Migräne (FHM) als zuvor. Spezifische genetische Unterformen konnten identifiziert werden: Bei der FHM1 finden sich Mutationen im CACNA1A Gen auf Chromosom 19 und bei FHM2 Mutationen im ATP1A2 Gen auf Chromosom 1. Wurde eine genetische Untersuchung durchgeführt, sollte der Subtyp in der Kodierung in Klammern angegeben werden. Es konnte gezeigt werden, daß bei der FHM zusätzlich zu den typischen Aurasymptomen Beschwerden wie bei der Migräne vom Basilaristyp auftreten und daß Kopfschmerzen praktisch immer vorhanden sind. Während einer FHM1-Attacke können Bewußtseinsstörungen (bis zum Koma), Fieber, eine Liquorpleozytose und Verwirrtheitszustände auftreten. Attacken können durch (leichte) Schädel-Hirn-Traumen getriggert werden. In ungefähr 50% der Familien mit FHM1 tritt unabhängig von den Migräneattacken eine chronische progressive zerebelläre Ataxie auf. Die FHM wird häufig mit einer Epilepsie verwechselt und als solche (erfolglos) behandelt.

1.2.5 Sporadische hemiplegische Migräne

BESCHREIBUNG: Migräne mit einer motorischen Schwäche im Rahmen der Aura, allerdings leidet kein Verwandter 1. oder 2. Grades ebenfalls unter Migräneauren mit einer motorischen Schwäche.

DIAGNOSTISCHE KRITERIEN:
A. Mindestens 2 Attacken, welche die Kriterien B–D erfüllen
B. Vollständig reversible motorische Schwäche und wenigstens eines der folgenden anderen Aurasymptome: visuelle, sensible oder Sprachstörungen
C. Wenigstens zwei der folgenden Punkte sind erfüllt:
1. Wenigstens ein Symptom entwickelt sich allmählich über ≥ 5 Minuten und/oder verschiede Symptome treten nacheinander auf
2. Jedes Aurasymptom hält weniger als 24 Stunden an.
3. Kopfschmerzen, die die Kriterien B–D für eine Migräne ohne Aura erfüllen (1.1) beginnen noch während der Aura oder folgen mit einem freien Intervall von weniger als 60 Minuten
D. Kein Verwandter ersten oder zweiten Grades weist Migräneauren mit einer motorischen Schwäche auf.
E. Nicht auf eine andere Erkrankung zurückzuführen

KOMMENTAR: Epidemiologische Untersuchungen konnten zeigen, daß die sporadischen Fälle mit ungefähr der gleichen Häufigkeit wie die familiären Fälle vorkommen. Bei beiden Formen der hemiplegischen Migräne zeigen die Attacken die gleichen klinischen Merkmale. Die sporadische Form macht jedoch grundsätzlich eine zerebrale Bildgebung und weitere Untersuchungen zum Ausschluß einer anderen Ursache erforderlich. Eine Lumbalpunktion sollte durchgeführt werden, um eine Pseudomigräne mit vorübergehenden neurologischen Symptomen und einer lymphozytären Pleiozytose auszuschließen. Diese Erkrankung kommt häufiger bei Männern vor und ist häufig assoziiert mit einer transienten Hemiparese und Aphasie.

1.2.6 Migräne vom Basilaristyp

BESCHREIBUNG: Migräne mit Aura, bei der die Aurasymptome eindeutig dem Hirnstamm oder beiden Hemisphären gleichzeitig zuzuordnen sind und keine motorische Schwäche vorhanden ist.

DIAGNOSTISCHE KRITERIEN:
A. Mindestens 2 Attacken, welche die Kriterien B–E erfüllen
B. Vollständig reversible visuelle und/oder sensible Störungen bzw. Sprachstörungen, aber keine motorische Schwäche
C. Zwei oder mehr der nachfolgend aufgeführten voll reversiblen Aurasymptome:

- Dysarthrie
- Schwindel
- Tinnitus
- Hörminderung
- Doppeltsehen
- Ataxie
- Bewußtseinsstörung
- bilaterale Sehstörungen sowohl im temporalen als auch im nasalen Gesichtsfeld
- simultane bilaterale Parästhesien

D. Kopfschmerzen, die die Kriterien B–D für eine Migräne ohne Aura erfüllen (1.1), beginnen noch während der Aura oder folgen mit einem freien Intervall von weniger als 60 Minuten.
E. Nicht auf eine andere Erkrankung zurückzuführen.

KOMMENTAR: Besteht eine motorische Schwäche, sollte eine hemiplegische Migräne kodiert werden. Viele der unter den diagnostischen Kriterien aufgelisteten Symptome können fehlinterpretiert werden, da sie auch in Verbindung mit Angst und Hyperventilation auftreten können.

Ursprünglich wurde der Begriff Basilarisarterienmigräne oder Basilarismigräne verwendet. Da aber eine Beteiligung des Versorgungsgebiets der A. basilaris als unsicher gilt (da eventuell die Symptome bihemisphärischen Ursprungs sind), sollte der Begriff Migräne vom Basilaristyp bevorzugt werden. In vielen Fällen wechseln sich Migräneattacken vom Basilaristyp mit Migräneattacken mit typischer Aura ab. Migräneattacken vom Basilaristyp treten insbesondere bei jungen Erwachsenen auf. In 60% der Fälle haben Patienten mit einer familiären hemiplegischen Migräne Symptome wie bei einer Migräne vom Basilaristyp. Deshalb sollte eine Migräne vom Basilaristyp nur diagnostiziert werden, wenn eine motorische Schwäche fehlt.

KOMMENTAR: Die früheren Begriffe einer Migräne mit akutem Aurabeginn und einer Migräne mit prolongierter Aura wurden aufgegeben. In der Mehrzahl der Fälle haben Patienten mit dieser Art von Attacken auch solche, die die Kriterien einer der Unterformen der Migräne mit Aura (1.2.1–1.2.6) erfüllen und sollten deshalb unter dieser Diagnose kodiert werden. Einige erfüllen die neuen Kriterien von 1.3.1–1.3.3, der Rest sollte unter 1.6 kodiert werden, wobei die atypischen Besonderheiten in Klammern beigefügt werden sollten.

1.3 Periodische Syndrome in der Kindheit, die im allgemeinen Vorläufer einer Migräne sind

1.3.1 Zyklisches Erbrechen

BESCHREIBUNG: Episodisch wiederkehrende Attacken mit starker Übelkeit und Erbrechen, üblicherweise mit stereotypischem Ablauf für das Individuum. Die Attacken sind verbunden mit Blässe und Lethargie. Vollständige Rückbildung der Symptome zwischen den Attacken.

DIAGNOSTISCHE KRITERIEN:
A. Mindestens 5 Attacken mit einer Dauer von 1 Stunden bis zu 5 Tagen
B. Episodisch wiederkehrende Attacken mit starker Übelkeit und Erbrechen mit stereotypischem Ablauf für das Individuum.
C. Beschwerdefreiheit zwischen den Attacken.
D. Mindestens viermaliges Erbrechen/Stunde über mindestens 1 Stunde
E. Anamnese und körperliche Untersuchung ergeben keinen Hinweis auf eine gastrointestinale Erkrankung.

KOMMENTAR: Zyklisches Erbrechen ist eine sich selbst limitierende Erkrankung des Kindesalters. Zwischen den einzelnen Episoden besteht völlige Beschwerdefreiheit. Diese Erkrankung wurde in der ersten Auflage der Internationalen Kopfschmerzklassifikation von 1988 noch nicht als periodisches Syndrom in der Kindheit aufgenommen. Das klinische Bild ähnelt den Begleitsymptomen der Migräne und vielfältige Untersuchungen in den letzten Jahren haben eine Verwandschaft des zyklischen Erbrechens mit der Migräne nahe gelegt.

1.3.2 Abdominelle Migräne

BESCHREIBUNG: Idiopathische, wiederkehrende Störung, die sich v. a. bei Kindern in Form von episodisch auftretenden, mittellinienbetonten Bauchschmerzen manifestiert, welche 1–72 Stunden anhalten. Vollkommene Beschwerdefreiheit zwischen den Episoden. Der Schmerz ist von mittlerer bis schwerer Intensität und assoziiert mit vasomotorischen Symptomen, Übelkeit und Erbrechen.

DIAGNOSTISCHE KRITERIEN:
A. Mindestens fünf Attacken, welche die Kriterien B–E erfüllen.

B. Bauchschmerzattacken dauern 1–72 Stunden an (unbehandelt oder erfolglos behandelt)
C. Bauchschmerzen haben alle folgende Charakteristika:
   a. Lokalisation im Bereich der Mittellinie, periumbilikal oder diffus
   b. Dumpfe Qualität
   c. Mittlere oder starke Schmerzintensität
D. Während der Bauchschmerzen sind mindestens 2 der folgenden Punkte erfüllt:
   a. Appetitlosigkeit
   b. Übelkeit
   c. Erbrechen
   d. Blässe
E. Anamnese und körperliche Untersuchung lassen keine gastrointestinale oder renale Krankheit vermuten bzw. solche Erkrankungen konnten mittels geeigneten Untersuchungen ausgeschlossen werden

KOMMENTAR: Der Schmerz ist schwer genug, um die normalen Alltagsaktivitäten zu beeinträchtigen. Den Kindern fällt es häufig schwer, zwischen Appetitlosigkeit und Übelkeit zu unterscheiden. Die Blässe ist häufig von dunklen Ringen unter den Augen begleitet. Bei einigen Patienten ist eine Gesichtsrötung das vorherrschende vasomotorische Phänomen. Die meisten Kinder mit einer abdominellen Migräne entwickeln im Laufe ihres Lebens Migränekopfschmerzen.

1.3.3 Gutartiger paroxysmaler Schwindel in der Kindheit

BESCHREIBUNG: Diese wahrscheinlich heterogene Störung ist durch wiederkehrende kurze Schwindelattacken charakterisiert, die ohne Vorwarnung bei ansonsten gesunden Kindern auftreten und sich spontan zurückbilden.

DIAGNOSTISCHE KRITERIEN:
A. Mindesten 5 Attacken mit einer Dauer von Minuten bis Stunden.
B. Attacken können von einem einseitigen, pochenden Kopfschmerz begleitet sein.
C. Multiple schwere Schwindelattacken häufig begleitet von Nystagmus oder Übelkeit, die ohne Vorwarnung auftreten und sich spontan zurückbilden.
D. Normaler neurologischer Befund; Audiometrie und vestibuläre Funktion sind zwischen den Attacken unauffällig
E. Normales Elektroenzephalogramm

1.4 Retinale Migräne

BESCHREIBUNG: Wiederholte Anfälle von monokulären visuellen Phänomenen wie Flimmern, Skotomen oder Erblindung in Verbindung mit Migränekopfschmerzen (1.1).

DIAGNOSTISCHE KRITERIEN:
A. Mindestens zwei Attacken, welche die Kriterien B–C erfüllen
B. Vollständig reversible monokuläre, positive visuelle Phänomene, Skotome oder Blindheit. Der Befund sollte entweder durch eine ärztliche Untersuchung während der Attacke bestätigt werden oder dadurch, daß der Patient den monokularen Gesichtsfelddefekt während der Attacke nach vorangehender genauer Instruktion aufzeichnet.
C. Kopfschmerzen, die die Kriterien 1.1 für eine Migräne ohne Aura erfüllen, beginnen während der visuellen Symptome oder folgen mit einem freien Intervall von weniger als 60 Minuten.
D. Ophthalmologischer Normalbefund außerhalb der Attacke. Ausschluß einer anderen Ursache für die transiente monokulare Blindheit durch eine geeignete Untersuchung.

KOMMENTAR: Einige Patienten, die eine monokulare Sehstörung beschreiben, haben in Wirklichkeit eine Hemianopsie. Es wurde über einige Fälle ohne begleitende Kopfschmerzen berichtet, bei denen der ursächliche Zusammenhang mit einer Migräne jedoch nicht gesichert ist. Andere Ursachen für eine transiente monokulare Blindheit (Amaurosis fugax) wie eine Optikusneuropathie oder eine Karotisdissektion müssen ausgeschlossen werden.

1.5 Migränekomplikationen

KOMMENTAR: Der frühere Migränetyp und die Komplikation sollten getrennt kodiert werden.

1.5.1 Chronische Migräne

BESCHREIBUNG: Migränekopfschmerz ≥ 15 Tage/Monat über ≥ 3 Monate und kein Medikamentenübergebrauch.

DIAGNOSTISCHE KRITERIEN:
A. Mittlere Migränehäufigkeit ≥ 15 Migränetage/Monat über ≥ 3 Monate hinweg, die die Kriterien B–D erfüllen.

1.5 Migränekomplikationen

B. Einige Attacken erfüllen die Kriterien C und D einer Migräne ohne Aura 1.1
C. Einnahme von Migränemitteln und/oder Schmerzmitteln an ≤ 10 Tagen/Monat
D. Nicht auf eine andere Erkrankung zurückzuführen.

KOMMENTAR: Die meisten Patienten mit einer chronischen Migräne hatten ursprünglich eine episodische Migräne ohne Aura. Anscheinend kann die Chronifizierung als Komplikation einer episodischen Migräne angesehen werden. Falls ein Medikamentenübergebrauch mit Einnahme von Migränemitteln und/oder Schmerzmitteln an >10 Tagen/Monat besteht, scheint die Chronifizierung am ehesten hierdurch bedingt zu sein. Die Grundregel ist bei solchen Patienten daher, den Migränetyp und zusätzlich einen Kopfschmerz zurückzuführen auf Medikamentenübergebrauch zu kodieren. Falls der chronische Kopfschmerz auch nach einem Medikamentenentzug oder einer Reduktion der Medikamenteneinnahme auf 10 oder weniger Tage im Monat weiterhin vorhanden sein sollte, sollte eine chronische Migräne diagnostiziert werden. Diese Kriterien bedürfen weiterer Studien.

1.5.2 Status migränosus

BESCHREIBUNG: Stark beeinträchtigende Migräneattacke, die länger als 72 Stunden andauert.

DIAGNOSTISCHE KRITERIEN:
A. Frühere Attacken erfüllen die Kriterien 1.1 einer Migräne ohne Aura
B. Die aktuelle Attacke erfüllt die Kriterien einer Migräne ohne Aura mit Ausnahme der Dauer
C. Die Kopfschmerzen halten >72 Stunden an, sind kontinuierlich vorhanden und von so schwerer Intensität, daß sie die Ausführung normaler Alltagsaktivitäten verhindern
D. Nicht auf eine andere Erkrankung zurückzuführen

KOMMENTAR: Eine Unterbrechung durch Schlaf wird nicht berücksichtigt, ebenso kurze Unterbrechungen bedingt durch Medikation. Ein Status wird häufig durch einen Medikamentenübergebrauch ausgelöst und sollte entsprechend kodiert werden. Leichte, nicht beeinträchtigende Attacken mit einer Dauer von >72 Stunden sollten unter 1.6 wahrscheinliche Migräne ohne Aura kodiert werden.

1.5.3 Persistierende Aura ohne Hirninfarkt

BESCHREIBUNG: Die Aurasymptome halten länger als 2 Wochen an, ohne daß ein radiologischer Nachweis eines Hirninfarktes gelingt.

DIAGNOSTISCHE KRITERIEN:
A. Frühere Attacken erfüllen die Kriterien 1.2 für eine Migräne mit Aura.
B. Die aktuelle Attacke verläuft wie frühere Attacken, allerdings hält eines oder mehrere Aurasymptome länger als 2 Wochen an
C. Nicht auf eine andere Erkrankung zurückzuführen

KOMMENTAR: Persistierende Aurasymptome sind selten, aber gut dokumentiert. Häufig sind sie bilateral und halten über Monate bis Jahre an. Eine effektive Behandlung ist nicht bekannt. Allerdings haben sich Acetazolamid und Valproinsäure in einigen Fällen als wirksam erwiesen.

Eine posteriore Leukenzephalopathie sollte durch ein diffusionsgewichtetes MRT ebenso ausgeschlossen werden wie ein Hirninfarkt mittels MRT.

1.5.4 Migränöser Infarkt

BESCHREIBUNG: Eines oder mehrere Aurasymptome verbunden mit einer in der zerebralen Bildgebung nachgewiesenen relevanten ischämischen Läsion.

DIAGNOSTISCHE KRITERIEN:
A. Frühere Attacken erfüllen die Kriterien 1.2 für eine Migräne mit Aura
B. Die aktuelle Attacke verläuft wie frühere Attacken, allerdings hält eines oder mehrere Aurasymptome länger als 60 Minuten an
C. Die zerebrale Bildgebung zeigt eine ischämische Läsion in einem relevanten Hirnareal
D. Nicht auf eine andere Erkrankung zurückzuführen

KOMMENTAR: Ein ischämischer Infarkt bei Migränepatienten kann definiert sein als Hirninfarkt aus anderen Gründen bei gleichzeitig bestehender Migräne, als Hirninfarkt aus anderen Gründen mit migräneähnlichen Symptomen oder als Hirninfarkt im Ablauf einer typischen Migräneattacke mit Aura. Nur letzteres erfüllt die Kriterien eines migränösen Infarktes. Ein erhöhtes Risiko für ischämische Infarkte bei Migränepatienten für Frauen unter 45 Jahren konnte in mehreren Studien gezeigt werden. Die Datenlage für eine Asssoziation zwischen Migräne und Hirninfarkten bei älteren Frauen oder bei Männern ist inkonsistent.

1.5.5 Zerebrale Krampfanfälle, durch Migräne getriggert

BESCHREIBUNG: Zerebraler Krampfanfall, der durch eine Migräneaura getriggert wurde.

DIAGNOSTISCHE KRITERIEN:
A. Die Kriterien 1.3 für eine Migräne mit Aura sind erfüllt
B. Der zerebrale Krampfanfall erfüllt die Kriterien eines Epilepsietypes und ereignet sich während oder innerhalb von 1 Stunde nach einer Auraphase.

KOMMENTAR: Migräne und Epilepsie sind Prototypen von paroxysmalen zerebralen Anfallsleiden. Während migräneähnliche Kopfschmerzen postiktal relativ häufig sind, können manchmal auch zerebrale Krampfanfälle während oder im Anschluß an eine Migräne auftreten. Dieses Phänomen, als Migralepsie bezeichnet, wurde bei Patienten mit Migräne vom basilären Typ, Migräne mit Aura und katamenialer Epilepsie beschrieben.

1.6 Wahrscheinliche Migräne

FRÜHER VERWENDETE BEGRIFFE: Migräneartiger Kopfschmerz.

AN ANDERER STELLE KODIERT: Migräneartige Kopfschmerzen als sekundäre Folge einer anderen Erkrankung (symptomatische Migräne)

BESCHREIBUNG: Migränekopfschmerz, bei dem ein Merkmal fehlt, das erforderlich ist, um die Kriterien einer der oben aufgeführten Migränetypen vollständig zu erfüllen.

1.6.1 Wahrscheinliche Migräne ohne Aura

DIAGNOSTISCHE KRITERIEN:
A. Die Kriterien A–D für 1.1 Migräne ohne Aura sind mit einer Ausnahme erfüllt
B. Nicht auf eine andere Erkrankung zurückzuführen.

KOMMENTAR: Nicht zu verwenden, wenn die Kriterien einer chronischen Migräne oder eines Status migränosus erfüllt sind.

1.6.2 Wahrscheinliche Migräne mit Aura

DIAGNOSTISCHE KRITERIEN:
A. Alle Kriterien mit einer Ausnahme sind für eine Form der Migräne mit Aura (1.2.1–1.2.6) erfüllt.
B. Kopfschmerzen, die die Kriterien B–D für eine Migräne ohne Aura (1.1) erfüllen beginnen noch während der Aura oder folgen mit einem freien Intervall von weniger als 60 Minuten.
C. Nicht auf eine andere Erkrankung zurückzuführen.

Aggravierende Faktoren

Eine Migräne kann anscheinend durch eine Vielzahl von Faktoren verschlimmert werden. Dies sind Faktoren, die bei einem Migränepatienten zu einem länger anhaltendem (üblicherweise Wochen bis Monate) Anstieg der Schwere und der Häufigkeit der Attacken führen. Beispiele für häufig angegebene aggravierende Faktoren sind: psychosozialer Streß, häufiger Alkoholkonsum oder andere Umweltfaktoren.

Triggerfaktoren (Auslöser)

Triggerfaktoren erhöhen die Wahrscheinlichkeit des Auftretens einer Migräneattacke innerhalb eines kurzen Zeitraumes (üblicherweise <48 Stunden). Obwohl einige Triggerfaktoren in epidemiologischen Erhebungen (Menstruation) oder klinischen Studien (Schokolade, Aspartam) gut untersucht wurden, ist es häufig schwierig, im individuellen Fall eine kausale Verknüpfung herzustellen.

Fallschilderungen

Wer einen *Schaden* hat, braucht auf den *Spott* nicht lange zu warten. Menschen mit Behinderungen werden häufig mit Vorurteilen und Ablehnung bedacht. Auch in der Literatur gibt es dafür viele Beispiele. Zuweilen gilt Migräne auch heute noch als *Ausrede*. Migränepatienten sollen sich „*nicht so anstellen*", sind *Sensibelchen*, *Hypochonder*, möchten sich vor *Aufgaben, Arbeit und Pflichten drükken*. Erich Kästner beschreibt dieses Vorurteil sehr trefflich in seinem Buch *Pünktchen und Anton*:

„Nach dem Mittagessen kriegte Frau Direktor Pogge Migräne. Migräne sind Kopfschmerzen, auch wenn man gar keine hat."

Die Behinderung durch Migräne ist für Nichtbetroffene *schwer nachvollziehbar*. Im Röntgenbild finden sich *keine* Auffälligkeiten, Blutwerte und

Fallschilderungen

andere Untersuchungsbefunde sind *regelrecht*. Migränepatienten können *keine Legitimation* ihrer Behinderung vorweisen, haben keine Binde oder keinen Gips zu tragen. Zwischen den Anfällen scheinen die Kranken zudem *kerngesund*. Der Kopfschmerzanfall scheint aus dem *Nichts heraus* und *willkürlich* zu entstehen. Wie soll man da dem Kranken eine *Behinderung abnehmen*?

Viele Migränepatienten leisten trotz ihrer Behinderung in ihrem Leben Großartiges. Einige davon haben sich auch zu ihrem Leiden bekannt. Migräne ist eine ganz normale neurologische Erkrankung, derer man sich nicht zu schämen braucht. Menschen, die an Migräne leiden oder litten sind z. B.

- Wilhelm Busch,
- Lewis Caroll,
- Marie Curie,
- Charles Darwin,
- Ihre Königliche Hohheit Königin Elizabeth II von England,
- Sigmund Freund,
- Hildegard von Bingen,
- Thomas Jefferson,
- Richard Jung,
- Karl Marx,
- Brigitte Mira,
- Friedrich Nietsche,
- Alfred Nobel,
- Apostel Paulus,
- Madame Pompadour,
- 11 % der Abgeordneten des Deutschen Bundestages (Befragung mit dem Kieler Kopfschmerzfragebogen).

Das eindrucksvolle Schicksal eines jungen Migränepatienten wird von Paul Auster in seinem Buch *Mr. Vertigo* (Rowohlt-Verlag, 1996) beschrieben. An diesem Beispiel wird deutlich, wie wenig die Bevölkerung über Kopfschmerzen und Migräne informiert ist. Auch das Umgehen der Medizin mit diesen Patienten kann nicht plakativer dargestellt werden:

„*... In dieser Nacht kamen zum ersten Mal die Kopfschmerzen. Daß meine Bruchlandung auf der Sitzlehne unangenehme Nachwirkungen hatte, war kaum verwunderlich. Aber dieser Schmerz war ungeheuer – ein entsetzliches Dröhnen wie von einem Preßlufthammer, ein endloses Prasseln von Hagelkörnern an die Innenwände meines Schädels, das mich mitten in der Nacht aus dem Tiefschlaf riß. Der Meister und ich hatten nebeneinanderliegende Zimmer mit einem gemeinsamen Bad dazwischen, und als ich den Mut gefunden hatte, mich aus dem Bett zu wälzen, taumelte ich zum Badezimmer und betete darum, im Arzneischrank ein paar Aspirin zu finden ...*

..., dann versagten mir die Knie, mein Rücken wurde schlapp, und ich stürzte zu Boden. Als ich fünf Minuten später in der Garderobe die Augen aufschlug, fühlte ich mich zwar noch leicht benommen, aber das Schlimmste war anscheinend vorüber. Doch dann stand ich auf, und genau in dem Moment kam der Kopfschmerz wieder, durchfuhr mich wie ein greller, schneidender Blitz. Ich versuchte einen Schritt nach vorne zu machen, aber der Raum um mich herum wogte und wallte wie eine Bauchtänzerin im Zerrspiegel, und ich konnte nicht sehen, wo ich hinging. Als ich den zweiten Schritt machte, geriet ich schon aus dem Gleichgewicht. Wenn mich der Meister nicht aufgefangen hätte, wäre ich nochmal auf dem Bauch gelandet.

In dem Augenblick sahen wir darin beide keinen Grund zur Panik. Kopfschmerz und Schwindel konnten alle möglichen Ursachen haben – Erschöpfung, eine leichte Grippe, eine Mittelohrentzündung –, aber um kein Risiko einzugehen, rief der Meister Wilkes Barre an und sagte die für den nächsten Abend geplante zweite Vorstellung in Scranton ab. Im Hotel schlief ich tief und fest und am nächsten Morgen fühlte ich mich wieder ganz gesund, vollkommen frei von Schmerzen und Beschwerden. Das widersprach aller Logik, aber wir akzeptierten es als einen dieser glücklichen Zufälle, über die man nicht weiter nachzudenken braucht ...

... Es ging schlecht in Reading, viel schlechter, als ich befürchtet hatte. Das Wagnis zahlte sich nicht nur nicht aus, sondern hatte geradezu katastrophale Folgen. Wie vorauszusehen brach ich nach der Show zusammen, bloß daß ich diesmal nicht in der Garderobe aufwachte. Zwei Bühnenarbeiter mußten mich über die Straße zum Hotel tragen, und als ich fünfzehn, zwanzig Minuten später die Augen aufschlug, brauchte ich gar nicht erst aufzustehen, um die Schmerzen zu spüren. Sie setzten ein, sobald mir das Licht in die Pupillen fiel. Hundert Straßenbahnen sprangen aus den Schienen und verkeilten sich hinter meiner linken Schläfe; Flugzeuge stürzten dort ab; Lastwagen stießen dort zusammen und dann machten sich zwei kleine grüne Kobolde ans Werk, mir mit Hämmern Pflöcke in die Augäpfel zu treiben. Ich wälzte mich auf dem Bett herum und schrie nach jemandem, der mich von dieser Qual erlöste, und als der Meister endlich den Hotel-Quacksalber aufgetrieben hatte, der mir eine Spritze verpassen konnte, war ich kurz vor dem Durchdrehen, ein lichterloh brennender Schlitten, der trudelnd ins finstere Tal des Todes schoß. Zehn Stunden später wachte ich in einem Krankenhaus in Philadelphia auf und dort blieb ich zwölf Tage. Die Kopfschmerzen hielten noch achtundvierzig Stunden an, und wegen der starken Beruhigungsmittel setzte meine Erinnerung erst wieder ein, als ich am dritten Tag endlich aufwachte und feststellte, daß die Schmerzen weg waren. Danach wurden alle möglichen Tests und Behandlungen an mir ausprobiert. Die Neugier der Ärzte war unerschöpflich, und als sie erst in Fahrt gekommen waren, ließen sie mir keine Ruhe mehr. Stündlich kam ein anderer Arzt in mein Zimmer und prüfte mich auf Herz und Nieren. Man klopfte mir mit Hämmern auf die Knie, man rollte Zackenrädchen über meine Haut und leuchtete mir mit Taschenlampen in die Augen; ich gab ihnen Urin, Blut und Stuhl; sie horchten mein Herz ab, spähten mir in die Ohren und röntgten mich von Kopf bis Fuß. Ich lebte bloß noch für die Wissenschaft, und die Jungs in den weißen Kitteln machten ihre Sache gründlich. Nach ein, zwei Tagen hatten sie eine zuckende nackte Bazille aus mir gemacht, eine Mikrobe in einem Gewirr aus Nadeln, Stethoskopen und Zungenspateln...

Als es dann kamen, fiel mir ein Stein vom Herzen. Die ganze Piesackerei, der ganze Hokospokus mit Schläuchen, Saugnäpfen und Gummihandschuhen hatte den Ärzten bloß bewiesen, daß mir gar nichts fehlte. Keine Gehirnerschütterung, kein Hirntumor, keine Blutkrankheit, keine Gleichgewichtsstörung im Innenohr: keine Macke, keine Schramme. Sie bescheinigten mir völlige Gesundheit und erklärten mich zum fittesten Vierzehnjährigen, der ihnen je untergekommen sei. Was die Kopfschmerzen und Schwindelgefühle betraf, konnten sie die genaue Ursache nicht ermitteln. Vielleicht war es ein Virus, den ich inzwischen längst überwunden hatte. Vielleicht hatte ich irgendwas Schlechtes gegessen. Was auch immer, es war nicht mehr da, und wenn es zufällig doch noch da war, war es so klein, daß nicht mal das stärkste Mikroskop des Planeten es entdecken konnte ..."

Niemand kann besser zum Ausdruck bringen, was Migräne und Kopfschmerzen für einen Menschen im Lebenslauf bedeuten können, als die *Betroffenen* selbst. Nachfolgend soll deshalb eine Patientin stellvertretend zu Wort kommen:

„... seit Jahren hoffe ich, daß Ärzte mir bei meinen Kopfschmerzen helfen können. Ich bin jetzt 54 Jahre alt, führe eine harmonische Ehe und bin in einem zufriedenstellenden Arbeitsverhältnis.
   Seit meinem 10. Lebensjahr bis heute treten Kopfschmerzen auf. Die Schmerzanfälle wurden mit zunehmendem Alter intensiver, der Schmerz wird härter und pochender. Meistens tritt der Schmerz halbseitig links am Kopf auf. Immer ist der Hinterkopf, der Haaransatz, die Stirn und die Schläfe einbezogen, manchmal auch der Schulteransatz und der gesamte Kopf. Die Attacken treten speziell am Wochenende auf. Ich muß dann das gesamte Wochenende im Bett liegen, ziehe die Vorhänge zu, und ich kann vor lauter Elend zwei Tage nichts essen. Überwiegend beginnen die Kopfschmerzen morgens zwischen 3 Uhr und 5 Uhr, egal, ob ich arbeite oder Urlaub habe, egal ob ich viel oder wenig arbeiten muß, egal ob ich regelmäßig oder unregelmäßig esse, egal, ob es regnet, ob die Sonne scheint, ob es kalt, ob es warm ist oder das Wetter wechselt. Ich meide generell Alkohol, Zigaretten, Gewürze, Wein und Schokolade. Ich esse gern Süßes, wie Kompott, Obst, Kuchen, manchmal brauche ich sogar Süßes. Wenn ich mich übergebe, fühle ich mich etwas wohler, jedoch ist der Schmerz nicht weg. Seit dem 10. Lebensjahr nehme ich Medikamente. EEG und Computertomographie haben die Ursache nicht aufdecken können. Krankengymnastik und Massagen haben kurzfristig etwas gebessert, Akupunktur blieb ohne Wirkung. Die Kopfschmerzattacken dauern selten nur 24 Stunden, meistens bestehen sie 48 Stunden und immer häufiger bis zu 72 Stunden. Die Attacken nehmen zu, es treten jetzt ca. einmal pro Woche solche Schmerzen auf. Immer wieder muß ich wegen meiner Kopfschmerzen krankgeschrieben werden, im letzten Jahr sogar einmal für 6 Monate, weil die Attacken so häufig auftraten, daß es nicht mehr anders weiterging. Eine vierwöchige Kur mit Spritzen, Krankengymnastik, Moorpackungen und Entspannungstherapie war wohltuend, aber der Kopfschmerz tritt weiter auf, die Ursache konnte nicht ermittelt werden. Warum muß ich mit diesen Wahnsinnskopfschmerzattacken leben? Gibt es keinen Ausweg? Was kann ich tun, wohin kann ich mich wenden? Ich bin sehr verzweifelt. So kann ich nicht mehr weiterleben ..."

Klinisches Bild

Vielfalt der Symptompräsentation

Obwohl die Migräne nur eine von vielen verschiedenen Kopfschmerzerkrankungen ist, wird zuweilen der Begriff „Migräne" mit Kopfschmerzen *schlechthin gleichgesetzt*. Migräne ist tatsächlich die prominenteste Kopfschmerzerkrankung mit prägnanten Merkmalen (Abb. 5.1). Von „der Migräne" *ganz allgemein* zu sprechen, ist nicht möglich. Es gibt eine sehr große Vielfalt von Migräneformen, sowohl bei einer einzelnen Person als auch zwischen verschiedenen Betroffenen. Auch die einzelnen Migräneformen dürfen nicht eindimensional gesehen werden (Abb. 5.2).

! Die Vielfältigkeit des menschlichen Gehirns und seiner biologischen und psychischen Ausdrucksmöglichkeiten findet sich exemplarisch in der Migräneerkrankung wieder.

Obwohl Migräne die Menschheit seit vielen Jahrtausenden plagt, wurde erst durch die Klassifikation der Internationalen Kopfschmerzgesellschaft im Jahre 1988 eine *präzise und eindeutige Definition* der prägnantesten klinischen Merkmale gegeben. Nachfolgend sollen die verschiedenen klinischen Ausdrucksformen näher erläutert werden.

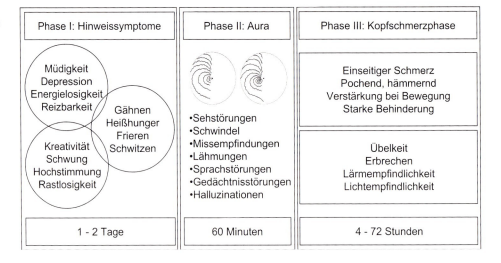

Abb. 5.1. Klinische Merkmale und Hauptphasen der Migräne

Klinisches Bild

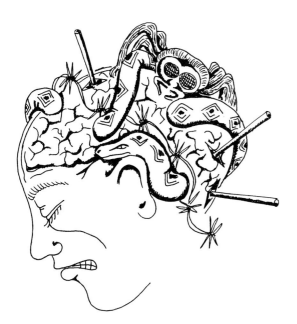

Abb. 5.2. Leid und Schmerz während einer Migräneattacke

Zeitlicher Ablauf

Die vielfältigen Erscheinungsweisen der Migräne können in bestimmte *zeitlich abgesetzte Phasen* abgegrenzt werden (Abb. 5.3).

- In der ersten Phase treten *Vorbotensymptome* auf,
- als zweite Phase folgt die *Auraphase*,
- anschließend die *Kopfschmerzphase* und
- schließlich die *Rückbildungsphase* als Übergang
- in das *Migräneintervall*, als Phase zwischen den Attacken.

Das entscheidende, namengebende Charakteristikum in allen diesen Phasen ist die

- *Migration*,

die allmähliche Zunahme und das allmähliche Abklingen der Symptome mit der Zeit.

Einige Autoren vermuten, daß das Wort Migräne von dem Wort „hemicrania" abstammt und zum Ausdruck bringen soll, daß der Kopfschmerz „halbseitig" auftreten kann. Klinisch zeigt sich jedoch, daß das räumlich einseitige Auftreten des Kopfschmerzes eigentlich nur ein ganz *peripherer Aspekt*, ein Nebenaspekt der Migräneerkrankung ist.

Das typische Charakteristikum, das in dieser Form nur bei der Migräne beobachtet werden kann, ist die anfallsweise auftretende neurologische Symptomatik mit dem *spezifischen zeitlichen Ausbreitungsverhalten*, bestehend aus allmählicher Zunahme und allmählichem Abklingen von neurologischen fokalen Symptomen. Das Sichausbreiten der Symptome in der Zeit, die „Migration", wird mit der Bezeichnung Migräne charakterisiert und treffend beschrieben.

Die Klassifikation der verschiedenen Migränesubtypen in Abhängigkeit von der Zeit wird in Abb. 5.4 dargestellt. Nahezu alle Migräneformen sind durch die zeitliche Zu- und Abnahme der Symptome definiert.

A

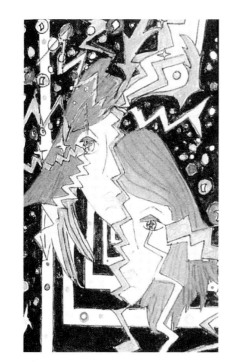

B

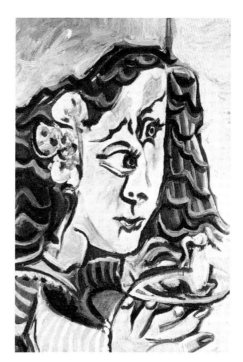

Abb. 5.3. Phase der Migräneaura (**A.**) und Kopfschmerzphase (**B.**) in Gemälden von Pablo Picasso

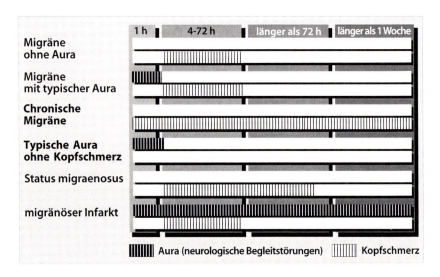

Abb. 5.4.
Zeitlicher Ablauf verschiedener Migränesubformen

Vorbotensymptome

Die Migräneattacke beginnt häufig mit *Vorbotensymptomen*. Diese können ca. 2 Tage vor der eigentlichen Kopfschmerzphase bemerkt werden, sie können jedoch auch erst 1–2 h vor Beginn der Kopfschmerzphase auftreten.

! Vorbotensymptome dürfen nicht mit *fokalen neurologischen Störungen* im Sinne der Migräneaura verwechselt werden. Vielmehr handelt es sich dabei um allgemeine erregende oder hemmende Zustände des *Gesamtorganismus*.

— *Erregende Vorbotensymptome können sämtliche psychischen und körperlichen Phänomene betreffen*. Dazu gehört z. B. eine allgemeine Hyperaktivität, eine besondere psychische Hochgestimmtheit, eine besonders große Motivation zu verschiedenen Tätigkeiten, großer Appetit und eine besondere Suche nach bestimmten, meist hochkalorischen Speisen, wie z. B. süßen Nahrungsmitteln, eine besonders hohe Reizbarkeit, eine besonders große Empfindlichkeit der Sinnesorgane, insbesondere eine hohe Geruchsempfindlichkeit, Licht- und Lärmempfindlichkeit, vermehrte Harnblasen- und Darmentleerungen (Abb. 5.5).

! — *Hemmende Vorbotensymptome einer Migräneattacke äußern sich in einer besonderen Müdigkeit, Abgeschlagenheit, Depressivität, Erschöpfung, Konzentrationsverlust, Denkverlangsamung, Harn- bzw. Stuhlträgheit und anderem.*

Vorbotensymptome betreffen also nicht fokale neurologische Störungen, sondern *allgemeine Befindlichkeitsveränderungen*. Nach verschiedenen Studien werden am häufigsten *psychische* Vorbotensymptome wahrgenommen. Dazu gehören insbesondere sensorische Überempfindlichkeit, Gereiztheit, Depressivität, Introversion und Müdigkeit (Abb. 5.6).

Während im höheren Alter Vorbotensymptome sich besonders im Bereich der Psyche äußern, wird von Kindern mehr über *körperliche* Symptome geklagt, insbesondere Bauchschmerzen und Schwindel. Ob Vorbotensymptome nur bei Migräne vorkommen oder auch bei anderen Kopfschmerzerkrankungen zu beobachten sind, ist bisher noch nicht ausführlich untersucht worden. Es zeigt sich jedoch in einigen Studien, daß *auch beim Kopfschmerz vom Spannungstyp Vorbotensymptome auftreten können*. Die Häufigkeit von

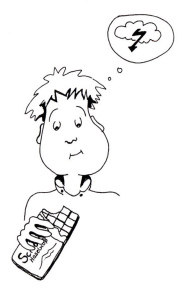

Abb. 5.5. Heißhunger nach Süßem als Ankündigungssymptom einer Migräneattacke

Abb. 5.6.
Relative Häufigkeit (%) der verschiedenen Ankündigungssymptome der Migräne

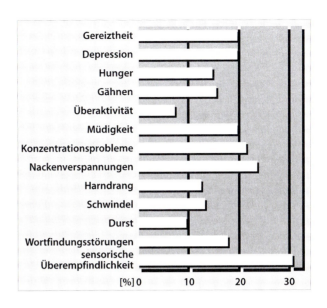

Vorbotensymptomen bei Migräne wird in der Literatur sehr unterschiedlich angegeben und schwankt *zwischen 12 % und 88 %*. Die Erfassung der Vorbotensymptome durch retrospektive Befragung ergibt naturgemäß geringere Häufigkeiten, da aufgrund der geringen Intensität im Vergleich zur Schwere der eigentlichen Kopfschmerzphase Vorbotensymptome leicht vergessen werden.

Die Kenntnis von Vorbotensymptomen im Verlauf der Migräneattacke ist von Bedeutung, da sie das *Ausmaß der Behinderung* näher verdeutlicht. Da die Vorbotenproblematik schon zwei Tage vor der eigentlichen Kopfschmerzphase besteht und letztere bei unbehandeltem Verlauf oder bei erfolglos behandeltem Verlauf nochmals 3 Tage andauern kann, zeigt sich, über welch große Zeitspanne eine einzelne Migräneattacke die Betroffenen in Mitleidenschaft zieht.

! Durch systematische Studien wird erkenntlich, daß der häufig angenommene *Appetit* nach süßen, hochkalorischen Speisen, wie z. B. der Appetit nach Schokolade, Zitrusfrüchten oder Kuchen, nur bei einem *sehr geringen Teil* der Betroffenen auftritt. Dieser Anteil liegt unter 3 %.

Zur *Pathogenese* der Vorbotensymptome bei Migräneattacken und anderen Kopfschmerzerkrankungen liegen bis heute nur vage Hypothesen vor. Als gemeinsame Verbindung zwischen der Migränesymptomatik und der im Vordergrund stehenden psychischen Symptomatik im Rahmen der Vorbotensymptome, z. B. Depressivität und Müdigkeit sowie Hunger nach bestimmten Speisen, wird eine Veränderung im *Serotoninmetabolismus* angesehen. Die Vorbotensymptome werden als Folge einer *hypothalamischen Hyperaktivität* aufgefaßt. Für diese Annahme liegen jedoch keine Beweise, sondern nur einzelne Indizien vor.

Auraphase der Migräneattacke

Aufsteigende Dämpfe

MERKE

Bei ca. 10 % der Menschen, die an Migräne leiden, beginnt der eigentliche Migräneanfall mit *neurologischen, fokalen zerebralen Störungen*. Die Zeitphase, in der diese Störungen beobachtet werden können, wird *Aura* genannt. Die Migräneaura darf nicht verwechselt werden mit dem Begriff der Aura im Rahmen der Epilepsie, im Sinne des Gefühls, daß sich ein epileptischer Anfall ankündigt. Übereinstimmend zwischen den beiden Begriffen ist, daß die Migräneaura im typischen Falle *vor* der eigentlichen Migräneattacke besteht. Die Auraphase der Migräne tritt also zeitlich vor der eigentlichen Kopfschmerzphase auf.

Die Kenntnis der verschiedenen Aurasymptome resultiert aus der sorgfältigen klinischen Beschreibung von Migräneabläufen. Aufgrund dieser Symptomerhebungen ist eine gute *klinische Repräsentativität* der Beschreibungen gewährleistet. Andererseits sind diese retrospektiven klinischen Erhebungen jedoch durch *mangelnde Genauigkeit der Datensammlung* gekennzeichnet. Dies ergibt sich aus der methodischen Besonderheit, daß sie aus zweiter Hand von dem befragenden Arzt niedergeschrieben werden. Außerdem müssen sie von dem Patienten retrospektiv erinnert werden.

Eine Reihe von Menschen haben eine direkte *prospektive Dokumentation* ihrer Migräneaura durchgeführt. Darunter sind auch viele Ärzte, die sich für den Ablauf ihrer eigenen Migräneaura besonders eingehend interessierten. Vorteil einer entsprechenden Dokumentation ist die *Präzision,* was auch die genaue zeitliche Erhebung des Beginns und des Abklingens der Auraphase einschließt. Gerade der zeitliche Ablauf im Rahmen der Migräneattacke ist von Bedeutung, und deshalb sind solche Daten von großem klinischen und pathophysiologischen Erkenntniswert.

Der Ursprung des Wortes Aura im Sinne der Beschreibung von neurologischen Störungen im Rahmen von Migräneattacken wird auf Pilops, einen Lehrer Galens zurückgeführt. Pilops beobachtete das typische Ausbreitungsphänomen der Migräne. Die neurologischen Störungen begannen in der Hand oder im Fuß und breiteten sich allmählich aufsteigend bis zu dem Kopf hinauf aus. Als pathophysiologische Erklärung solcher Ausbreitungen vermutete Pilops, daß kalte Dämpfe von den Extremitäten im Körper zum Hirn sich allmählich aufsteigend ausdehnen. Diese aufsteigenden lufthaltigen Dämpfe sollten sich in den Adern bewegen. Entsprechend nannte er die Vorgänge während der neurologischen Symptomatik von Migräneanfällen lufthaltigen Dampf: Das Wort „Aura" ist die griechische Bezeichnung für *Dampf* (Abb. 5.7).

Erfassung der Aura

Die *Erfassung* der Aurasymptome ist ein *klinisches Problem*, da sie sich meist nicht direkt beobachten lassen. Möglicherweise ist dieses der Grund, warum die Prävalenz von Migräneauren in der Vergangenheit als sehr *niedrig* angesehen wurde. Dies wird auch deutlich in der alten Bezeichnung „einfache" bzw. „gewöhnliche Migräne" für die Migräne ohne Aura und „klassische" oder „komplizierte Migräne" für die Migräne mit Aura. Das Namensattribut „gewöhnlich" legte nahe, daß die Migräne ohne Aura das Gewöhnliche und Typische sei, dagegen die Migräne mit Aura die Ausnahme. Vergegenwärtigt man sich jedoch die Mechanismen und die verschiedenen Formen der Migräneaura, wird man schnell erkennen, daß Migräneauren sehr *gewöhnliche* und *häufige* Erscheinungen sind.

Viele fokal-neurologische Störungen mit den Merkmalen der Migräneaura, die bei Patienten auftreten und denen nicht die typischen Symptome einer Migränekopfschmerzphase folgen, werden häufig *nicht* als solche erkannt. Diese *isoliert dastehenden Auren* werden von den Patienten oder Ärzten nicht unter dem Begriff „Migräne" subsumiert. Patienten erleben diese Auren, die ja manchmal nur 10–30 min dauern, *ohne daß sie ihrem Arzt davon berichten*. Dies ist auch darin begründet, daß die Auren kurz sind, immer wieder auftreten, aber spontan wieder abklingen und eine Klärung dieser Erscheinung deshalb meist nicht eingeleitet wird.

Die Bedeutung der persönlichen Interpretation für die Kommunikation der Aura zeigt sich auch in verschiedenen historischen Beschreibungen von Auraphänomenen. Migräneauren wurden dabei in *völlig unterschiedlichem Kontext* gesehen. Ein besonders klassisches Beispiel sind die *Visionen* der Hildegard von Bingen (1098–1179). Hildegard von Bingen war eine schreibkundige Nonne und Mystikerin. Sie beschrieb Visionen, die sie seit Kindheitstagen in Abständen heimgesucht hatten und bis hin zum Lebensende begleiteten. Dies ist ein typisches Beispiel einer Betroffenen, die genaue Aufzeichnungen der von ihr erlebten Phänomene durchgeführt hat, welche Grundlagen für die Beschreibung und Diskussion dieser Phänomene darstellen (Abb 5.8.a,b).

Charakterisiert sind die Visionen von Hildegard von Bingen durch einen Lichtpunkt oder durch mehrere Lichtpunkte bzw. Lichtquellen, die von einem schimmernden Randsaum umgeben waren. Die Lichtpunkte und Randsäume bewegten sich wellenförmig.

Hildegard selbst ortete die Lichtpunkte als Sterne oder flammende Augen. Zu den Lichtpunkten hin bewegten sich außerdem auch noch weitere leuchtende Punkte mit umgebenden konzentrischen Kreisen. Die Lichtpunkte breiteten sich aus, verschmolzen miteinander und gingen ineinander

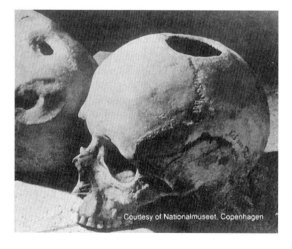

Abb. 5.7. In der Zeit um 7000 v. Chr. war man der Auffassung, daß Kopfschmerzen durch böse Dämpfe und böse Geister im Schädelinneren entstehen. Aus diesem Grunde sollte eine Schädeleröffnung die Migräneursache „lösen"

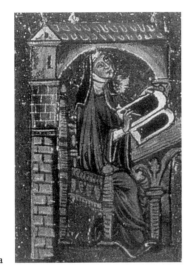

Abb. 5.8.
a Hildegard von Bingen;
b ihre Visionen (Sternmusteraura)

Auch heute erleben Menschen Migräneauren in gleicher Weise wie die Mystikerin Hildegard. Allerdings sprechen nur wenige Migränepatienten darüber und noch seltener werden sie in der ärztlichen Dreiminutensprechstunde danach gefragt. Dabei gehören Migräneauren vielleicht zu den interessantesten und faszinierendsten Symptomen, die das menschliche Gehirn in unüberschaubarer Vielfalt generiert.

Unter der Lupe
Kopfschmerzklassifikation und die Bibel

Erfüllt Apostel Paulus die Migränekriterien der International Headache Society?

Berühmt ist die Bekehrung von Saulus zum Paulus: Nach einer anstrengenden Fußwanderung nach Damaskus über 6 Tage sah er *gleißende Lichtblitze*. Er war 3 Tage krank und konnte nichts essen. Erst nach dieser Zeit normalisierte sich sein Sehvermögen wieder (*Apostelgeschichte 9: 1–9*). Der Apostel Paulus berichtet von seinem „*Dorn im Fleische*", der ihn immer wieder quälte: „Damit ich mich wegen der einzigartigen Offenbarungen nicht überhebe, wurde mir ein Stachel ins Fleisch gestoßen: Ein Bote Satans, der mich mit Fäusten schlagen soll, damit ich mich nicht überhebe" (*Apostelgeschichte 12: 7*). Die Annahme, daß es sich um ein anfallsweises Schmerzleiden mit neurologischen Begleitsymptomen handelt liegt nahe, und es soll geprüft werden, ob die Erkrankung von Paulus die IHS-Klassifikation der Migräne erfüllt (Abb. 5.9).

A. Wenigstens 5 Attacken entsprechen den unter B–D angeführten Bedingungen: Der Stachel im Fleisch plagte Paulus immer wieder über viele Jahre, und er flehte darum, daß er davon befreit werde (*Zweiter Korintherbrief 12 :6–10*).
B. *Unbehandelter Verlauf 4–72 Stunden*: Paulus war 3 Tage krank (*Apostelgeschichte 9: 1–9*).
C. *Wenigstens zwei der nachfolgenden Charakteristika*:
   1. *Einseitiger Kopfschmerz*: Der Stachel im Fleisch spricht für einen umschriebenen, einseitig lokalisierten Schmerz.
   2. *Pulsierender Schmerzcharakter*: Der Schmerz wird wie „mit Fäusten geschlagen" beschrieben (*Zweiter Korintherbrief 12: 6–10*).

über. Die „Visionen" der Hildegard von Bingen wurden nach ihren Worten nicht in einem tranceähnlichen Zustand, im Schlaf oder in einem sonstigen veränderten Bewußtseinszustand erlebt, „sondern wachend, besonnen und mit klarem Geist, mit den Augen und Ohren des inneren Menschen, an allgemein zugänglichen Orten, so Gott es will" (Originalbeschreibung von Hildegard von Bingen). Auch die typische Ausbreitung der Migräneaura wurde von Hildegard von Bingen deutlich beschrieben: „Das Licht, das ich sehe, steht *nicht an einem festen Ort* und ist doch heller als die Sonne."

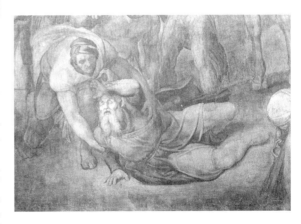

Abb.5.9. Bekehrung des Saulus. Darstellung von Michelangelo in der Sixtinischen Kapelle. Das Gemälde zeigt das typische Bild eines Migränekranken

3. *Mäßige bis starke Schmerzintensität; Tagesaktivität erschwert*: Paulus mußte geführt werden, war krank (*Apostelgeschichte 9: 9–19*).
4. *Verstärkung bei üblicher körperlicher Aktivität*: Paulus legte sich hin (*Apostelgeschichte 9: 18*).

D. Wenigstens eine der folgenden Bedingungen:
1. *Übelkeit und/oder Erbrechen*: Paulus aß und trank 3 Tage nicht (*Apostelgeschichte 9: 9*).
2. *Photo- und Phonophobie*: Licht umstrahlte Paulus, so daß er die Augen schloß (*Apostelgeschichte 9: 3–9*).

Somit scheint Paulus die Kriterien der *Migräne* (IHS-Code 1.1) zu erfüllen. Die 3tägige Sehstörung remittierte ebenso wie die übrigen Krankheitszeichen: Zusätzlich sind also auch die Kriterien der „*Migräne mit prolongierter Aura*" gegeben. Paulus führte ein unstetes „Managerleben", reiste viel, aß und trank unregelmäßig. Triggerfaktoren für Migräneattacken konnten ständig Einfluß nehmen. Die Erkrankung des Paulus wurde auch als Trigeminusneuralgie, Epilepsie, Hysterie oder als Retinopathia solaris eingestuft; dabei waren jedoch viele Unklarheiten geblieben.

Verschiedene Typen der Migräneaura

Die quantitativen und qualitativen Merkmale der Aura sind Grundlage für die Klassifikation einer ganzen Reihe verschiedener Migränetypen. Dabei werden zunächst *zeitliche Charakteristika* der Aura für die Typisierung eingesetzt. Entsprechende Formen sind „Migräne mit akutem Aurabeginn" oder „Migräne mit prolongierter Aura". Eine zweite Möglichkeit zur Klassifikation sind die *qualitativen Aurasymptome*. Dahinein fallen z. B. Formen wie die „ophthalmoplegische Migräne" oder die „Basilaris-Migräne". Bevor man sich mit der Klassifikation vertraut macht, sollte man sich bewußt machen, daß die Natur sich nicht an am Schreibtisch entworfene Grenzen hält. Die Migräneaura weist eine so große *Formenvielfalt* auf, daß es nicht möglich ist, eine erschöpfende Klassifikation zu erstellen. Dennoch ist es notwendig, die verschiedenen Ausdrucksformen in Klassen einzuteilen und gegeneinander abzugrenzen. Erst durch solche „verbalisierbaren bzw. kommunizierbaren Formen" ist es möglich, nach den entsprechenden Erscheinungsweisen der Migräneaura zu fragen und über sie nachzudenken.

Die Migräneaura kann sämtliche neurologischen und psychologischen Funktionen des Zentralnervensystems betreffen. Charakteristisch ist bei der Migräneaura, daß die Symptome *anfallsweise auftreten*, in einem bestimmten Zeitrahmen *allmählich zunehmen* und dann *wieder abklingen*. Es lassen sich folgende Grundtypen der Migräneaura beschreiben:

! – Wahrnehmungen, die von anderen nicht wahrgenommen werden (*Halluzinationen*). Diese Wahrnehmungen können sämtliche Sinneskanäle betreffen, insbesondere handelt es sich um *optische* und *taktile* Wahrnehmungen.
– Neben inhaltlichen Wahrnehmungsveränderungen treten auch *quantitative* Wahrnehmungsveränderungen auf in Form von *erhöhter oder reduzierter Erregbarkeit* der Wahrnehmungsorgane.
– Störungen des *motorischen* Systems.
– Veränderungen des *Bewußtseins*.
– Veränderungen des *Affektes*.
– Veränderungen *komplexer psychischer Funktionen*, insbesondere des Denkens, des Gedächtnisses, der Sprache, Motivation, Stimmung etc.

Visuelle Aura

> **MERKE**
>
> Störungen des *Sehsinns* im Rahmen einer Migräneaura gehören zu den häufigsten Veränderungen. Etwa *90 % aller Migräneauren betreffen das visuelle System*. Die Störungen können ganz unterschiedliche Ausprägungen aufweisen. Sie beginnen bei einem leichten Schliereneindruck und erstrecken sich bis hin zu einer kompletten Erblindung. Neben diesen *quantitativen Unterschieden* kann eine *Vielzahl qualitativ verschiedener Störungen* beobachtet werden.

Einfache, strukturelle Veränderungen sind z. B. leuchtende Funken, Blitze, geometrische Figuren, wie Zickzacklinien, Kreise, sägezahnblattartig strukturierte Figuren, und weitere denk- bzw. undenkbare Erscheinungsweisen. Diese Seheindrücke können singulär im Gesichtsfeld auftreten, sie können sich aber auch in einer Vielzahl, geradezu wie Vogelschwärme, im Gesichtsfeld bewegen. Die Eindrücke können *angenehmer* Natur sein, den Betroffenen interessieren und sogar aufgrund der Schönheit z. T. mit entzückter Ergriffenheit beobachtet werden. Andererseits können sie aufgrund der großen Intensität auch *schmerzhaft* erlebt werden und z. B. in dem Falle, daß eine Erblindung eintritt, mit großer Angst und Befürchtungen verbunden sein. Die Eindrücke können nebenbei wahrgenommen werden, so als sei die Brille etwas verschmutzt durch Schlieren und Schleier auf dem Brillenglas. Andere erleben diese Eindrücke so, als ob man durch erwärmte Luft blickt und ein entsprechendes Schlierenbild sieht. Wieder andere empfinden ihre Seheindrücke wie ein Spiegelbild der Umgebung auf einer von einem Wind gekräuselten Wasserfläche – verwischt und in Unruhe (Abb. 5.10 a–i).

Zu diesen Veränderungen können sich dann weitere Modifikationen in Form von *neuen Sehgegenständen* hinzufügen, die von anderen nicht wahrgenommen werden. Dazu gehören *positive* visuelle Eindrücke in Gestalt von zusätzlichen Strukturen, die sich dem eigentlichen Gesichtsfeld überlagern und verhindern, daß an den Orten der zusätzlich gesehenen Strukturen der dort ankommende externe Reiz weiter wahrgenommen werden kann. Diese Veränderungen können als sog. *positive Skotome* aufgefaßt werden. Die positiven Skotome können farbig sein, sie können gitter- oder mosaikförmige Strukturen haben und in unterschiedlichsten Formen auftreten. Sie können in diffusen Strukturen ineinander zerfließen oder aber auch streng geometrisch in Form von Honigwaben, Mosaikstrukturen oder Moirémustern aufgebaut sein. Oft leuchten diese Strukturen und können sogar den Sehenden blenden. Eine besonders prägnante Geschichte dazu ist die Bekehrung des Apostels Paulus, der von Licht geblendet wird und später immer wieder über den Dorn im Fleische klagt, welcher ihn anfallsweise quält.

Die zunächst umschriebenen und sowohl räumlich als auch zeitlich sich ausbreitenden Strukturen fließen in der Regel zusammen, und es bildet sich ein sog. *Migräneskotom*. Dieses Skotom ist am Rande häufig *zickzacklinienförmig* konfiguriert.

Aufgrund dieser Anordnungsweise wurde das Skotom von Fothergill (1778) als *Fortifikationsspektrum* bezeichnet. Damit sollte ausgedrückt werden, daß die Randstruktur an die Umrisse von Festungsanlagen erinnert, die nach Erfindung der Kanonenkugel gebaut wurden. Da die Kanonenkugeln mit großer Wucht auf die Festungsmauer aufprallten, baute man die Mauern nicht wie in früheren Jahren als gerade Wände, sondern man ordnete sie in schrägen Ebenen zickzacklinienförmig an. Nach den Gesetzen der Physik (Kräfteparallelogramm) kann damit die Aufschlagkraft der Kanonenkugeln reduziert werden (Abb. 5.11).

Diese einfache Erklärung kann vielleicht den vielen Verständnisschwierigkeiten, die mit dem Begriff Fortifikationsspektrum verbunden sind, vorbeugen. Ein weiterer Begriff, der das gleiche ausdrücken sollte, wurde von Hubert Airy (1870) eingeführt; er bezeichnete die Fortifikationsspektren mit dem Begriff „*teichopsia*". Eine andere Bezeichnung ist das Wort „*Flimmerskotom*", das die typischen flimmerartigen Randzacken und die von diesen Randzacken begrenzten Skotome widerspiegeln soll (Abb. 5.12).

Unter der Lupe
Beschreibung der Migräneaura von I.F. Jolly

(Berliner Klinische Wochenschrift, 20. Oktober 1902, 39./42: 1–3)

Ueber Flimmerskotom und Migräne.
Indem ich nun zunächst das an mir selbst Beobachtete beschreibe, muss ich vorausschicken, dass ich im Jahre 1853 in meinem 9. Lebensjahre durch einen Steinwurf mein linkes Auge verloren habe und zwar so vollständig, dass weder mechanisch noch durch galvanische Reizung irgend eine Spur von Lichtempfindung auf demselben hervorzurufen ist. Mein Flimmerskotom ist also ein einäugiges, insofern es nur mit dem rechten Auge wahrgenommen wird – womit aber keineswegs gesagt sein soll, dass es etwa in diesem selbst zu Stande kommt.

Weiter ist anzuführen, dass ich in meinen Schul- und Universitätsjahren an typischen Migräneanfällen gelitten habe, welche ungefähr alle paar Monate auftraten. Dieselben begannen meist vormittags mit dumpfem Kopfschmerz, der gegen Abend stark zunahm, mit völliger Appetitlosigkeit und etwas Uebelkeit, sowie mit Schüttelfrost verbunden war und regelmässig durch den nächtlichen Schlaf beendigt wurde. Optische Phänomene waren damals – abgesehen von Lichtscheu – bestimmt nicht mit den Anfällen verbunden. Dieselben würden mir, der ich durch meine Einäugigkeit stets veranlasst war, auf mein Auge zu achten, sicher nicht entgangen sein.

Nach Abschluss meiner Studienzeit folgten einige Jahre, aus welcher mir keine eigentlichen Migräneanfälle mehr erinnerlich sind, ebenso wie ich auch in späteren Jahren von diesem Bestandtheil des, doch jedenfalls zusammengehörigen Symptomencomplexes, abgesehen von geringfügigen Anfällen, verschont geblieben bin.

Dafür bekam ich im Jahre 1871 den ersten Anfall des anderen Bestandtheils dieses Symptomencomplexes, nämlich des Flimmerskotoms. Derselbe erschreckte mich um so mehr, als mir damals noch nichts über diese Erscheinung zu Ohren gekommen war.

Ich war als Assistent im Juliushospital in Würzburg eines Tages gerade damit beschäftigt, eine Diättabelle auszufüllen, als auf einmal in der einen Seite meines Gesichtsfeldes eine eigenthümliche, glänzende, flimmernde Lichterscheinung auftrat, die mich am Sehen hinderte. Indem sie sich allmählich mehr nach der Peripherie ausbreitete, wurde sie schwächer und schwand endlich ganz, liess aber ein Gefühl intensiven Kopfschmerzes zurück, das mich zu mehrstündiger Ruhe zwang. Dann trat vollständiges Wohlbefinden ein, Erbrechen war nicht erfolgt.

Es kam nun eine mehrjährige Pause, bis ich, inzwischen nach Strassburg übergesiedelt, einen neuen Anfall bekam, dem dann in immer kürzeren Pausen zahlreiche weitere folgten. Ich habe im Laufe der Jahre hunderte von Anfällen an mir beobachtet und mich so an die Erscheinung gewöhnt, dass ich durch dieselbe weder in meiner Ruhe, noch erheblich in meiner Beschäftigung gestört werde. Ich habe sie wiederholt während meiner Vorlesungen gehabt und dabei unbehindert weitersprechen können. Dasselbe ist mir in Gesellschaft begegnet, ebenso auf der Strasse während des Gehens und beim Fahren im Wagen und in der Eisenbahn. Tritt sie beim Lesen oder Mikroskopiren auf, so ziehe ich allerdings vor, diese Beschäftigungen für die Dauer des Anfalls zu unterbrechen, obwohl die Möglichkeit des Weiterarbeitens durch denselben nicht ausgeschlossen wird.

Was die *Tageszeiten des Auftretens* und die *besonderen Anlässe* zur Entstehung des Flimmerns betrifft, so kann ich mit den meisten Autoren angeben, dass dasselbe zu jeder Stunde des Tages und der Nacht auftreten kann, dass es aber besonders oft in den späten Vormittagsstunden erscheint, nachdem eine längere ermüdende Thätigkeit vorausgegangen ist und ein gewisses Hungergefühl sich eingestellt hat. Besonders, wenn ich die Nacht vorher lange gearbeitet und das Auge durch Lesen angestrengt habe (Acten und Correcturen

5. Migräne

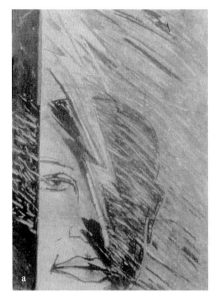
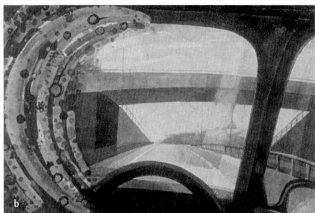
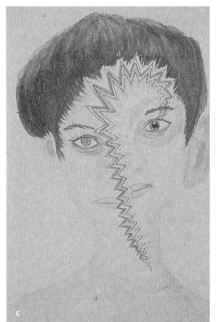
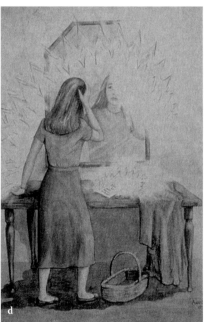
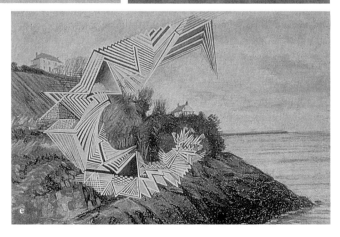

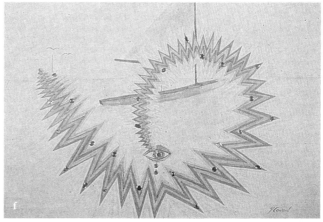
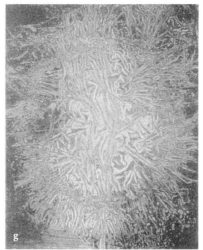
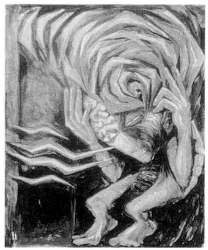
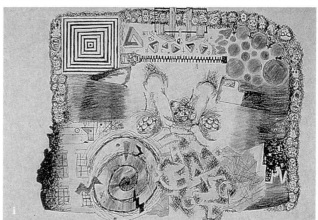

Abb. 5.10 a–h. Darstellung von verschiedenen visuellen Migräneauren durch Patienten. **a** Schlieren- und Schleierbildung im Gesichtsfeld; **b** homonyme Hemianopsie nach links; **c** homonyme Fortifikationsspektren mit farbigem Randsaum; **d** Fortifikationsspektren mit negativem Skotom; **e** Ausbreitung der Fortifikationsspektren mit Parkettmuster; **f** spiralförmiges Fortifikationsspektrum mit gleißendem Randlicht; **g** Strukturauflösung des Sehfeldes; **h** bizarre Verformung des Seheindrucks; **i** punktförmige Verzerrungen des Gesichtsfeldes

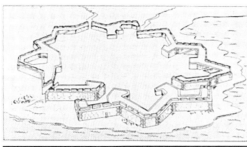

Abb. 5.11. Die Fortifikationsspektren haben ihren Namen nach Grundrissen von Festungsmauern erhalten

sind dabei besonders gravierend), erscheint das Phänomen gern in den Vormittagsstunden. Einigemale ist es in solchen Fällen direkt nach Abschluss der Nachtarbeit oder morgens unmittelbar nach dem Erwachen aufgetreten. Wenn sich hieraus schon erkennen lässt, dass neben *allgemeiner Erschöpfung* namentlich *starke Überanstrengung des Auges* sich als disponierendes Moment wirksam erweist, so wird das letztere noch durch die Erfahrung bestätigt, dass das Flimmern wiederholt durch blendende Lichteindrücke unmittelbar hervorgerufen worden ist: so bei plötzlichem Uebergang in grelles Sonnenlicht, das im Sommer von dem Asphaltpflaster der Strassen und Plätze, im Winter von Schneeflächen reflectirt wird, ebenso beim Betrachten von Objecten vor einer hellen Lichtflamme oder beim zufälligen Hinsehen nach einer solchen oder nach der Sonne u. dgl.

Hervorheben muß ich allerdings noch, dass alle die angeführten Umstände, auch das angestrengte Lesen keineswegs immer die Erscheinung hervorrufen, dass dasselbe vielmehr auch oft längere Zeit trotz solcher Schädlichkeiten ausgeblieben ist. Es muss also jedenfalls noch eine zeitlich wechselnde Disposition hinzukommen, welche den Eintritt der Anfälle begünstigt. Doch ist es mir nicht gelungen, hierfür irgendwelche bestimmenden Umstände zu ermitteln. Jedenfalls glaube ich mich überzeugt zu haben, dass irgend ein Einfluss von Stimmungen und Affecten nicht in Frage kommt.

Was die Häufigkeit der Anfälle betrifft, so sind dieselben im Laufe der 90er Jahre fast regelmäßig ein bis mehrmals im Monat aufgetreten, während ich in den letzten zwei Jahren eine erhebliche Abnahme constatiren kann bis zu 3monatlichen Pausen. Es fällt dies zeitlich zusammen mit der Veränderung meines von jeher in mässigem Grade kurzsichtigen Auges im Sinne der Presbyopie, was darin seinen Ausdruck findet, dass ich jetzt nicht mehr mit der Concavbrille lesen kann, sondern nur noch mit unbewaffnetem Auge.

Ich gehe nun zur *Schilderung des Phänomens* selbst über. Dasselbe beginnt in der Regel damit, dass eine *unbestimmte Beeinträchtigung des Sehens* eintritt, die mich veranlasst, das Auge zu wischen. Da dies nichts hilft, so dient es mir als Zeichen, dass ein Anfall im Anzuge ist, und sowie ich nun

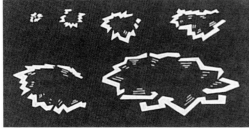

Abb. 5.12. Die Flimmerskotome von Dr. Jolly. Das kleine Kreuz an der rechten Seite des Skotoms bezeichnet den Fixierpunkt

eine nahes Object, am besten Druckschrift, genau fixire, so bemerke ich, dass ein kleiner *Nebelfleck seitlich vom Fixirpunkt* liegt: Die Lage desselben ist überwiegend häufig entweder links oder rechts etwas unterhalb oder oberhalb der Horizontallinie, zuweilen liegt er genau seitlich.

Wenn ich ein öfter zum Vergleich benutztes Object, meinen gross gedruckten Namen, gleich im Augenblick zur Verfügung habe, so finde ich bei Fixiren des Mittelpunktes des J, falls das Phänomen links auftritt, den linken unteren Bogen des Buchstabens wie benagt. Das oberste Ende des

Bogens kann dabei noch am Rande des Flecks auftauchen. Der Fleck selbst ist unregelmäßig begrenzt und von mattgrauer Farbe. Führe ich die Stahlfederspitze auf dem Papier von der Seite her an ihn heran, so verschwindet sie in seinem Bereich vollständig, um bei weiterem Vorschieben am anderen Rande wieder aufzutauchen. Das Skotom ist zunächst ein ruhendes und nicht ein leuchtendes. Es wechselt nur deshalb leicht seinen Ort, weil das Auge unwillkürlich durch das unvollkommene Sehen zu Bewegungen veranlasst wird.

Die Dauer dieser Phase wechselt von wenigen Minuten, was die Regel bildet, bis zu einer Viertelstunde, was in seltenen Fällen vorkommt. In den letzteren pflegt sich dann auch schon der Nebelfleck etwas zu vergrößern und mehr von der Mittellinie abzurücken.

Dann beginnt die *zweite Phase,* indem an Stelle des Nebelflecks ein *leuchtendes und flimmerndes Skotom* von gleicher Grösse tritt. Dasselbe ist zunächst ringsum geschlossen und von glänzenden, spitzen, zackigen Linien begrenzt, welche sich fortwährend zu contrahiren und wieder zu erweitern scheinen. Dieselben haben die bekannte Gestalt einer Vauban'schen Festungsmauer, weshalb die Erscheinung auch als Fortificationsfigur, Mauersehen, Teichopsie bezeichnet worden ist. Auch innerhalb der Begrenzungsmauer schiessen einzelne flimmernde Dreiecke auf, und die ganze Figur löscht zunächst ebenso vollständig die Gesichtsobjecte aus wie vorher der Nebelfleck.

Das nächste Stadium besteht nun darin, dass die äussere Grenze der Festung sich nach der Peripherie zu erweitert und gewöhnlich zugleich nach oben und unten verlängert. Dabei schwindet allmählich der innere Theil der Mauer, sodass nun an Stelle der geschlossenen Citadelle ein unregelmässig halbkreisförmiges Mauerstück tritt, das aus lauter, mit der Spitze nach aussen gerichteten Dreiecken besteht, an welche sich innen eine zweite und auch dritte oder vierte Reihe von ebenso gerichteten Dreiecken anschliesst.

In diesem Stadium wird durch das Ineinanderragen der leuchtenden Spitzen ein besonders starker Lichteffect hervorgebracht, wobei die einzelnen Theile der Figur bald silberglänzend erscheinen, bald die verschiedenen Spectralfarben annehmen. Es kommt dabei vor, dass bald das obere, bald das untere Ende der ganzen Mauerfigur mehr kolbig verdickt wird. Zuweilen tritt auch eine vorübergehende Trennung beider Enden ein, sodass zwei Skotome zu bestehen scheinen, die sich aber weiterhin vereinigen.

Die weitere Entwicklung besteht darin, dass *die leuchtende Figur immer mehr vom Fixirpunkt abrückt und einen immer weiteren Bogen in der Peripherie des Gesichtsfeldes bildet.* Derselbe nimmt je nach dem ursprünglichen Sitz des Skotoms bald mehr den unteren, bald mehr den oberen Quadranten der betreffenden Gesichtsfeldhälfte ein. Seine Endpunkte können u. U. bis an die *Mittellinie* des Gesichtsfeldes heranrücken. *Niemals habe ich aber ein Ueberschreiten dieser Linie beobachtet.* Das letzte Stadium der Erscheinung besteht darin, dass in der *äusseren Peripherie des Gesichtsfeldes* (auch wieder bald mehr im unteren, bald mehr im oberen Quadranten) ein flackernder, nicht mehr scharf begrenzter Lichtbogen bleibt, der schliesslich ganz verschwindet und nur noch für kurze Zeit ein gewisses Gefühl von Blendung an den genannten Stellen zurücklässt.

Ein annäherndes Bild von der Aufeinanderfolge der einzelnen Phasen lässt sich am besten aus den beistehenden Abbildungen gewinnen, welche während des Verlaufs einzelner Anfälle gezeichnet sind.

Die *geometrischen Begrenzungen* des Flimmerskotoms können stark *variiren.* Sowohl bei einzelnen Migränepatienten als auch zwischen den verschiedenen Migränepatienten können sie von Attacke zu Attacke ganz andersartig erlebt werden. Es liegen Beschreibungen von Flimmerskotomen vor, die in Form von Halbmonden oder Halbkreisen auftreten. Sie können die *unterschiedlichsten Farben* einnehmen, können auch *extrem leuchten* bis hin zu Leuchteindrücken wie das Gleißen einer weißen Fläche in der Mittagssonne, wie Lashley (1941) es beschreibt (vgl. auch Geschichte von Apostel Paulus). Die Flimmerskotome können wie eine Sägezahnspannung auf einem Oszillographen gesehen werden, die einen sinusförmigen Anstieg und einen geraden Abfall aufweist. Diese Sägezahnspannung kann im Raume wandern, kann aber auch stehenbleiben. Die Amplitude kann unterschiedlich hoch sein. All diese Eindrücke haben als Charakteristikum, daß sie sich *allmählich mit der Zeit* ausbreiten (Abb. 5.13).

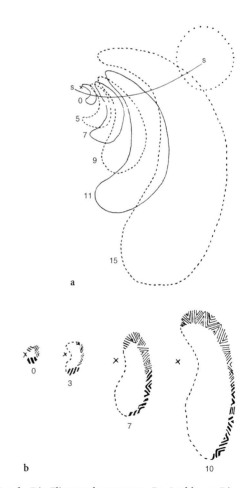

Abb. 5.13 a, b. Die Flimmerskotome von Dr. Lashley. **a** Die Ziffern am linken Rand zeigen die Ausbreitung in Minuten an. Die zwischen den Punkten S markierte Linie zeigt den Ort der Flimmererscheinungen an. **b** Charakteristische Verteilung der Fortifikationsfiguren. Das Kreuz bezeichnet den Fixationspunkt

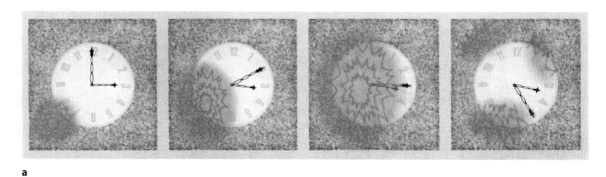

Abb. 5.14. Fortifikationsspektren und Ausbreitung in der Zeit. (a) Visuelle Aura, (b) sensorische Aura

! In der Regel benötigen sie *10–30 min* von der Entstehung bis zum Maximum (Abb. 5.14). Die Flimmer*frequenz* der Flimmerskotome wurde bisher noch nicht sicher festgestellt. Von den verschiedenen Autoren werden ca. 8–12 Flimmerbewegungen pro Sekunde geschätzt. Als weiteres Charakteristikum gilt, daß sie *homonym einseitig* im Gesichtsfeld auftreten und die Mittellinie nicht überschreiten (Abb. 5.15 a–f). Auch dieses ist ein Hinweis für die *fokale zerebrale Genese in einer Hemisphäre*. Schließlich können die Skotome sich zu einer kompletten *Hemianopsie* ausbreiten, und die Möglichkeit, eine Seite des Gesichtsfeldes wahrzunehmen, ist nicht mehr gegeben.

Lashley (1941) hat das Sichausbreiten eines Flimmerskotoms exakt aufgezeichnet und war somit in der Lage, die *Ausbreitungsgeschwindigkeit* zu mes-

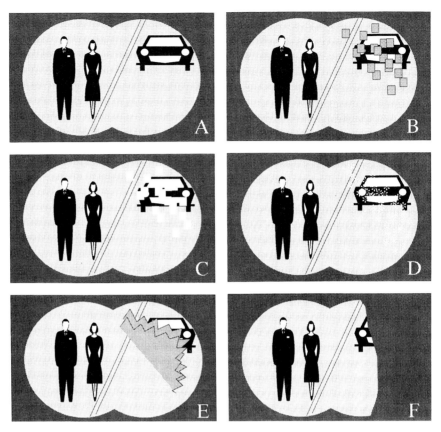

Abb. 5.15 A–F. Systematik visueller Migräneauren: **A** normal; **B** positive Skotome; **C** negative Skotome; **D** Schlieren- und Schleierbildung im Gesichtsfeld; **E** Fortifikationsspektrum; **F** homonyme Hemianopsie

sen. Diese besondere Geschwindigkeit wird noch später im Rahmen der Pathophysiologie der Migräne zu diskutieren sein.

! *Die Seite der visuellen Aura ist nicht in einer 1:1-Beziehung mit der Kopfschmerzseite korreliert.* In der Mehrzahl der Fälle besteht keine enge Verbindung zwischen der Lokalisation des Kopfschmerzes und der Aura.

Entsprechend werden bilaterale, kontralaterale und auch beidseitige Kopfschmerzen bei homonymen visuellen Auren beschrieben. Die Fortifikationsfigur breitet sich nach prospektiven Aufzeichnungen mit logarithmischer Geschwindigkeit aus.

Sensorische Aura

Sensorische Phänomene im Rahmen der Migräneaura sind die *zweithäufigsten* neurologischen fokalen Störungen. Die Häufigkeit sensorischer Störungen bei der Migräne mit Aura wird von verschiedenen Autoren zwischen *30 % und 40 %* angegeben. Eine *besonders typische* sensorische Aura ist die Ausbreitung von sensorischen Störungen von den Fingerspitzen hoch zum Unterarm, weiter über den Oberarm und den Unterkiefer bis zur Zunge. Diese Ausbreitungsform ist auch als *„caeiro-oral"-Verteilung* bekannt.

Kombination von Aurasymptomen. In Abb. 5.16 wird die graphische Darstellung einer sensorischen Migräneaura in Kombination mit weiteren neurologischen Störungen wiedergegeben. Es handelt sich dabei um einen Patienten, der über mehrere Jahrzehnte etwa einmal im Monat unter entsprechenden Empfindungen litt, ohne daß ihm klar wurde, daß es sich dabei um Migräne handelte.

Bei dem Patienten treten zunächst *Wortfindungsstörungen* auf. Anschließend stellen sich *Schwindelprobleme* ein, die von einem *Kribbeln* in der Zunge gefolgt werden. Das Kribbeln in der Zunge breitet sich auf den Unterkiefer aus,

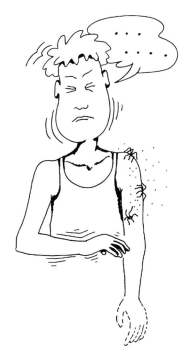

Abb. 5.16. Kombination von sensorischen und sensiblen Migräneauren. Charakteristisch ist die Migration der Symptomatik. Nach initialen Wortfindungsstörungen tritt Schwindel auf. Anschließend zeigt sich ein Kribbeln im Unterkiefer und in der Zunge, das sich allmählich über die linke Schulter zur Hand ausbreitet und in einer Hypästhesie und Anästhesie der Finger endet, die sich im Laufe von 10 min wieder zurückbilden

marschiert dann langsam über den Hals und die Schulter zum Oberarm, und die Kribbelmißempfindung schreitet desweiteren allmählich zum Unterarm bis in die Fingerspitzen hinein fort. Das Ende der sensorischen Aura, das nach ca. 20 min erreicht wird, besteht in einer *Taubheit* der Finger. Dem Betroffenen ist zudem die Stellung des Armes im Raume nicht klar, und das Bewußtsein für den Arm ist für einige Minuten verloren.

Das Beispiel zeigt, daß es ähnlich wie bei der visuellen Aura sowohl *positive* als auch *negative sensorische Phänomene* im Rahmen einer sensorischen Aura gibt. Die positiven sensorischen Phänomene bestehen in *Kribbelparästhesien*, die negativen in einer *Anästhesie*.

! Auch bei den sensorischen Aurasymptomen gibt es ein *Flimmern* und *Vibrieren* der Empfindungen, ganz ähnlich wie bei den Flimmerskotomen der visuellen Aura. Ebenso kann die *Lokalisation* der sensorischen Auren *wechseln* hinsichtlich der Links-rechts-Verteilung wie es bei den visuellen Auren der Fall ist. *Häufig scheinen jedoch sensorische Auren von anderen Auraformen abgelöst zu werden.*

Interessanterweise scheinen sensorische Auren in den Bereichen des Kortex *generiert* zu werden, in denen auf dem sensorischen Homunkulus die sensorische Repräsentation der entsprechenden anatomischen Areale besonders detailliert ist. Dies gilt insbesondere für den Mund- und Handbereich. Sensorische Auren im Bereich des Bauches oder des Rückens bzw. der Oberschenkel dagegen sind eine ganz seltene Ausnahme. Auch bei den sensorischen Auren zeigt sich die *Ausbreitung* als typisches Charakteristikum. Die zeitliche Ausbreitung der sensorischen Aura, insbesondere vom Mund zur Hand, beträgt ca. *30 min*.

! Damit ist diese Ausbreitungsgeschwindigkeit wesentlich *geringer* als die Symptomfortschreitung im Rahmen einer motorischen oder sensorischen *Fokalepilepsie*. Die *Abgrenzung* sensorischer Auren im Rahmen von Migräneattacken *von transitorischen ischämischen Attacken* wird durch den Umstand erleichtert, daß bei zerebrovaskulären Störungen Parästhesien der Zunge, die sich allmählich über diese ausbreiten, *so gut wie nie* beobachtet werden. Auch die charakteristische Ausbreitungsgeschwindigkeit und die Zeitdauer der sensorischen Aura sind *keine typischen Merkmale von zerebrovaskulären Störungen*.

Die Migration im Rahmen von Migräneattacken kann einerseits durch allmähliches räumliches *Ausbreiten* auf benachbarte Gebiete des Körpers erfolgen, so daß eine *Vergrößerung* des entsprechenden betroffenen Gebietes resultiert. Es ist jedoch andererseits auch möglich, daß die vorhergehende Erregung abklingt und in ein neues Gebiet schreitet, welches an das vorhergehende angrenzt, *so daß die jeweils betroffene Region wechselt.*

Motorische Aura

Motorische Störungen im Rahmen von Migräneauren lassen sich in *verschiedene* Migränesubtypen einordnen, je nachdem, wie sich die zeitliche Verlaufsform und die räumliche Ausbreitung der motorischen Störungen darbieten. Motorische Störungen treten insbesondere auf im Rahmen

− der *familiären hemiplegischen Migräne*,
− der *Basilarismigräne*,
− der *ophthalmoplegischen Migräne*,
− von *migränösen Infarkten* (Abb. 5.17) und
− in den *nach der Zeitdauer der Aura* differenzierten Migränetypen.

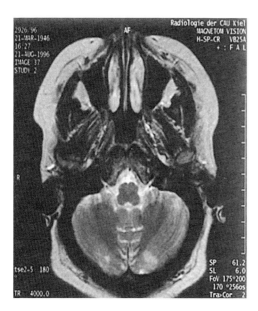

Abb. 5.17. Multiple migränöse Kleinhirninfarkte bei einer 51jährigen Patienten mit familiärer hemiplegischer Migräne seit dem 5. Lebensjahr und CADASIL (Cerebral autosomal dominant arteriopathy with subcortical infarcts and leukoencephalopathy). Das verantwortliche Gen für beide Erkankungen wird auf dem Chromosom 19type13.1 lokalisiert

Motorische Symptome im Rahmen von Migräneauren sind jedoch weit weniger häufig als die bisher genannten sensorischen Auraformen.

! Die verschiedenen Zählungen benennen ca. *10–20 % der Migräneauren*, die sich durch motorische Symptome charakterisieren. Auch bei motorischen Störungen ist spezifisch, daß sich die Störung allmählich in der Zeit über verschiedene Körperregionen ausbreitet. Die *Kombination* motorischer Störungen mit sensorischen Störungen ist *nahezu regelmäßig* anzutreffen. Isolierte motorische Migräneauren sind dagegen selten. Die motorischen Störungen treten mit etwa gleicher Häufigkeit unilateral wie auch bilateral auf.

Bei *bilateraler* Auftretensweise liegt definitionsgemäß eine *Basilarismigräne* vor. Bei der Basilarismigräne werden mindestens 2 Aurasymptome gefordert, wobei z. B. ein motorisches und ein sensorisches Symptom *bilateral* auftreten muß. Dies entspricht dem Versorgungsgebiet der A. basilaris, die ja nicht *paarig* angelegt ist und ein *bilaterales Versorgungsgebiet* besitzt.

Neben der eigentlichen *Muskelschwäche* können auch weitere motorische Störungen in Form von *Ataxie, Dystonien, Dyssynergien* etc. sowie eine *gestörte Koordination* oder eine *Apraxie* vorhanden sein. Eine *typische* motorische Aura zeigt sich beispielsweise in einer sich allmählich von der Schulter ausbreitenden Schwäche. Zunächst werden die Muskeln der Schulter, dann des Oberarms, schließlich des Unterarms und zuletzt der Hand betroffen. So wie die Parese sich allmählich ausbreitet, klingt sie innerhalb der nächsten 10–15 min langsam wieder ab.

Bilaterale Paresen im Rahmen einer Migräneaura finden sich sehr häufig auch in den *unteren Extremitäten*. Es zeigt sich dabei meist eine bilaterale Schwäche der Hüftbeugung, diese Schwäche breitet sich allmählich auf die Oberschenkel und auf die Unterschenkel aus. Die Patienten können nicht mehr aufstehen, und sie sind nicht in der Lage zu laufen. Diese bedrohlich wirkenden Symptome klingen dann jedoch nach ca. 15–30 min wieder ab.

Die motorischen Störungen im Rahmen einer *Basilarismigräne* sind gekennzeichnet durch

- *Ataxie*,
- *Dysarthrie* und
- *beidseitige Paresen*, zumeist in den unteren Extremitäten.

Im Erwachsenenalter ist die Basilarismigräne mit bilateralen motorischen Störungen eine sehr seltene Form der Migräne. Möglicherweise sind Auren in Form einer Basilarismigräne im Kindesalter häufiger. Allerdings liegen auch hierzu keine exakten epidemiologischen Daten vor. EEG-Ableitungen während einer Basilarismigräne zeigen, *daß beide Hemisphären Störungen aufweisen*. Das Wort Basilarismigräne soll nicht implizieren, daß eine ausschließliche Gefäßstörung der A. basilaris für die Migräneaura verantwortlich ist. Vielmehr soll ausgedrückt werden, daß *im Versorgungsgebiet* der A. basilaris funktionelle Störungen vorliegen.

Im Rahmen der *familiären hemiplegischen Migräne* ! treten bei Verwandten 1. Grades identische motorische Migräneauren auf. Aufgrund dieser familiären Präsenz wird von einer dominanten Vererbungsweise ausgegangen.

Solche Überlegungen müssen jedoch *mit Vorsicht* angestellt werden. Die Migräne ist eine sehr häufige Erkrankung. Das identische Vorkommen von Auraausprägungen kann in einzelnen Fällen aufgrund von Zufallsbedingungen möglich sein. Umgekehrt geht man auch bei einer visuellen Aura, die ja in vielen Familien ganz identisch auftritt, nicht von einem dominanten Vererbungsmodus aus. Das identische Auftreten einer hemiplegischen Migräne ist aus statistischen Gründen extrem selten. Deshalb sollte es derzeit *offen* bleiben, ob es sich in diesen Familien um zufällige, simultane Erscheinungsweisen einer Migräneaura bei den Familienmitgliedern handelt oder aber ob ein dominanter Vererbungsmodus vorliegt. Tatsächlich wurde von einer französischen Arbeitsgruppe im Jahre 1992 das *Chromosom 19* als für die familiäre hemiplegische Migräne verantwortlich beschrieben. Es handelt sich dabei jedoch um einen *Einzelbericht*, und es bleibt abzuwarten, ob solche Befunde bestätigt werden können oder nicht.

Die *Dauer* der Migräneaura bei der *familiären hemiplegischen Migräne* ist in der Regel länger als die der typischen Migräneaura. *Sie dauert einige Stunden bis einige Tage.* In der Regel ist sie jedoch innerhalb einer Woche abgeklungen. Ebenfalls findet sich bei fast allen Betroffenen eine *komplette Remission* der motorischen Beschwerden. In wenigen Fällen bleibt aber eine *dauernde Parese* zurück. Die familiäre hemiplegische Migräne beginnt fast immer in der frühen Kindheit und wird deshalb besonders bedrohlich in den betroffenen Familien erlebt. Vor dem 30. Lebensjahr klingt sie in der Regel ab. Erwachsene über dem 30. Lebensjahr finden sich kaum, die unter einer hemiplegischen Migräne leiden.

Die *ophthalmoplegische Migräne* ist durch eine Funktionsstörung von einem oder mehreren der die Augenmuskulatur versorgenden Hirnnerven gekennzeichnet. Ob die ophthalmoplegische Migräne tatsächlich eine Migräne darstellt, ist bis heute nicht geklärt. Tatsächlich dauern Kopfschmerzen im Rahmen einer ophthalmoplegischen Migräne in der Regel länger als 72 h im Spontanverlauf und können oft sogar länger als eine Woche beobachtet werden. Die ophthalmoplegische Migräne ist extrem selten. Einige Autoren nehmen an, daß es sich um eine *granulomatöse Entzündung* handelt und ziehen eine Verbindung zum *Tolosa-Hunt-Syndrom*.

Störungen der Sprache

! Sprachstörungen als Migräneaura finden sich sowohl in Form einer *rezeptiven* als auch *expressiven Aphasie* sowie als *Dysarthrie*.

Epidemiologische Angaben zur Prävalenz solcher Störungen liegen jedoch nicht vor. Sacks (1994) beschreibt als häufigste Form eine expressive Aphasie. Diese ist durch *beidseitige Lippen- und Zungenparästhesien mit Schwierigkeiten bei der Nutzung der Mund- und Stimmuskulatur* gekennzeichnet. Solche Aphasien können in Form von Verlusten der Phonation der Sprachlaute auftreten.

Weitere Wahrnehmungsstörungen

Im Rahmen von Migräneauren stehen visuelle und sensorische Wahrnehmungsstörungen im Vordergrund. Das bedeutet jedoch nicht, daß nicht auch andere Wahrnehmungsstörungen auftreten können.

Akustische Störungen können in Form von Pfeifen, ! Rasseln, Brummen oder Zischen wahrgenommen werden, die sich sowohl in der Intensität als auch in der Qualität zeitlich ändern. Auch ein *kompletter Verlust des Hörvermögens* für eine begrenzte Zeit ist im Rahmen einer Migräneaura möglich. Solche akustischen Wahrnehmungsstörungen können auch von Schwindelereignissen begleitet werden.

Olfaktorische *Wahrnehmungsstörungen* gehören wie die Photo- und Phonophobie fast zu jeder Migräneattacke. Treten neben der Geruchsüberempfindlichkeit jedoch Geruchseindrücke von Stoffen auf, die nicht vorhanden sind, sind diese als *Geruchsauren* im Rahmen von Migräneattacken anzusehen. Manchmal werden dabei Dinge gerochen, die aus früherer Kindheit bekannt sind, wie z. B. ein Fliederbusch oder bestimmte Speisen. Oft können solche Geruchsauren auch mit dem Gefühl, eine bestimmte Situation schon erlebt zu haben, einhergehen (*Déjà-vu*-Gefühl). Neben den olfaktorischen Phänomenen können auch *gustatorische Empfindungen* auftreten, so verspüren Patienten plötzlich einen zunehmenden Geschmack bestimmter Speisen auf der Zunge. Meist ist dieser Geschmack jedoch unangenehm und widerlich.

Realität der Migräneauren

> **MERKE**
>
> Der Apostel Paulus und Hildegard von Bingen kamen nicht auf die Idee, ihre visuellen Erlebnisse als nicht gegeben in Frage zu stellen. Sie haben sie *real* erlebt und haben handlungsbezogen auf sie reagiert. Nicht anders geht es Migränepatienten heute.

Bei sensorischen Migräneauren versuchen manche Patienten, sich im Bereich der Kribbelparästhesien zu kratzen, oder sie verwenden antiallergische Salben. Bei visuellen Auren im Rahmen einer Arbeit am Computerbildschirm versuchen manche Betroffenen, die vermeintliche Störung am Monitor zu beseitigen und rufen den Computerkundendienst an. Andere versuchen, ihre Brille zu putzen oder die Schreibtischbeleuchtung zu reparieren.

Bewußtseinsveränderungen

Veränderungen des Bewußtseins gehören zu jeder Migräneattacke. Bereits während der Ankündigungssymptome können entsprechende Störungen auftreten, insbesondere Müdigkeit, Hyperaktivität und erhöhte Vigilanz. Diese Befindlichkeits- und geringgradigen Bewußtseinsveränderungen können jedoch auch einen völlig anderen Schweregrad im Rahmen einer *basilären Migräne* mit einer *Synkope* und *komplettem Bewußtseinsverlust* aufweisen. Solche Migräneverläufe sind jedoch extrem selten. Selbst in spezialisierten Migränezentren stellen sich Patienten mit Synkopen im Rahmen von Migräneattacken mit einer Häufigkeit von ca. 1 : 1000 vor.

Unter der Lupe
Basilarismigräne: Patient A.F.

Ein 23jähriger Maurergeselle leidet seit seiner Schulzeit an Migräneanfällen. Es besteht im Mittel eine Attacke im Monat, die normalerweise 2-3 Tage anhält. Seit der Schulentlassung arbeitet der Patient auf verschiedenen Baustellen. Dabei kommt es ca. einmal im Monat vor, daß er plötzlich zunehmend müde wird, ein ungerichteter Schwindel auftritt und eine Schwäche in beiden Beinen besteht. Der Patient verliert darauf das Bewußtsein und wacht erst nach ca. 10 min auf. Diesen Bewußtseinsverlusten folgt ein pulsierender pochender Kopfschmerz mit Übelkeit und Erbrechen. Aufgrund von Arbeiten auf Gerüsten und auf Leitern kam es dabei schon wiederholt zu gefährlichen Situationen. Durch die Unvorhersehbarkeit der Anfälle mußte der Patient seinen Beruf aufgeben.

Störung des Affekts

Neben den sensorischen und motorischen Störungen sind Veränderungen der *psychischen Funktionen* des Nervensystems besonders häufig anzutreffen. In früheren Jahren waren sie weit im Hintergrund des ärztlichen Interesses, in der Regel wurde nicht nach ihnen gefragt, und die Patienten berichteten nicht spontan darüber. Darüber hinaus sind affektive oder psychische Veränderungen während der Migräneattacke den Patienten nach Abklingen der Attacke oft nicht mehr erinnerlich.

! Die Veränderungen psychischer Funktionen wurden erst wieder ins Bewußtsein gerückt, als durch sorgfältige Überprüfung der Wirksamkeit und Verträglichkeit von neuen Migränemedikamenten in *kontrollierten Studien* genaue Aufzeichnungen zum Attackenverlauf der Migräne durchgeführt wurden. Dabei wurden oftmals *extreme Veränderungen des Affekts* registriert, bis hin zu Todesfurcht, Panikattacken, Herzbeklemmung, aber in manchen Fällen auch Verzückung, gesteigerte Empfindung bis hin zu Euphorie und Ekstase.

Da in solchen Medikamentenstudien jede Beobachtung registriert wird, unabhängig davon, ob sie nun von der gegebenen Substanz produziert wurde oder nicht, zeigte sich, daß viele Migräneattacken mit solchen unerwünschten *Begleitereignissen* kombiniert sind. Jedoch auch in der älteren Literatur sind solche affektiven Veränderungen bereits beschrieben: Liveing (1873) berichtete von Affektausbrüchen, die von ganz ähnlichen Merkmalen gekennzeichnet waren wie die psychischen Äußerungen im Rahmen moderner Therapiestudien.

Neben diesen *inhaltlichen* affektiven Veränderungen werden auch allgemeine Veränderungen der *affektiven Färbung und Tönung* wahrgenommen. So ist das Erleben *depressiv* gefärbt, es werden moralische Parameter in Form von Schuld in das Erleben einbezogen, dazu können jedoch auch die Gefühle einer besonderen *Intimität* oder *Fremdartigkeit* kommen. Diese Tönungen des Affekts können selbst nicht beeinflußt werden. Sie werden mit einem Gefühl der Passivität wahrgenommen. Die Erlebnisse der Hildegard von Bingen spiegeln sich hier wider: Es wurden mystische, ekstatische und euphorische Episoden erlebt. Die Zeit scheint stehenzubleiben, eine neue Wahrnehmungswirklichkeit und eine neue Bezogenheit, die sich qualitativ vom Alltag abhebt, wird realisiert. Dabei wird die *gesamte Bandbreite* menschlichen Erlebens, von ekstatischer Entzücktheit, orgastischer Wollust bis hin zu Traurigkeit, Angst und Gefühlen des Verdammtseins, des Ekels und schwarzen Grauens innigst, intensiv und leibnah erlebt.

Neuropsychologische Störungen

Moderne pathophysiologische Konzepte der Migräne gehen davon aus, daß während der Attacke die *Funktion der Hirnrinde* vorübergehend gestört ist und diese Störungen sich zeitlich ausbreiten. Es ist deshalb nicht verwunderlich, daß gerade innerhalb der Funktionen der Hirnrinde mit allen ihren integrativen Leistungen Symptome auftreten können. Allerdings fallen solche subtilen Veränderungen oft weniger deutlich ins Auge, da man aufgrund der unmittelbar „brennenden" Störungen in der Migräneattacke, nämlich Schmerz- und vegetative Begleitsymptome, diese weniger wahrnimmt, was dazu führt, daß sie dann von den behandelnden Ärzten in der Regel weniger gut dokumentiert werden. Dennoch gehen sie in das Beschwerdebild mit ein, und *insbesondere die neuropsychologischen Störungen tragen zu der Behinderung bei, die durch Migräneattacken generiert werden*. Oft zeigen sich solche neuropsychologischen Störungen erst, wenn die Kardinalsymptome der Migräne im Abklingen sind und sie dann nicht mehr verdeckt werden. Sacks (1994) hat im Kapitel 3 seines berühmten Buches *Migräne* eine Fundgrube an Beschreibungen solcher Störungen geliefert.

! Als Veränderungen der höchsten integrativen Funktionen beschreibt Sacks komplexe Störungen der visuellen Wahrnehmungen und umschreibt diese mit Wahrnehmungsinhalten in Form von Liliput-, Gulliver-, Progdingnag-, Zoom-, Mosaik- und Filmillusionen.

Sacks unterscheidet komplexe Störungen von Körperaktivität und Körperwahrnehmung wie apraktische und agnostische Symptome, beschreibt das gesamte Spektrum der Sprach- und Sprechstörungen, legt Symptome doppelter oder multipler Bewußtseinszustände dar, häufig verbunden mit Déjà-vu- oder Jamais-vu-Gefühlen und anderen Störungen und Dislokationen der Zeitwahrnehmung, sowie ausgeprägte Traum-, Alptraum- und tranceartige oder delirante Zustände.

Als *liliputale Halluzinationen* oder *Mikropsie* bezeichnet Sacks scheinbare Verkleinerungen der Wahrnehmungsgegenstände während der Migräneattacke, als *Gulliver-Halluzination* oder *Makropsie* das Gegenteil, nämlich eine scheinbare Vergrößerung der Sehdinge. Die Veränderung der Sehgegenstände – kontinuierlich abgestuft vom Detail zur Totale – wird als *Zoomillusion* bezeichnet. Verändern sich diese Gegenstände qualitativ, indem die normalen Konturen und Flächen sich auflösen, spricht Sacks von einer *Mosaikillusion*, wenn ähnlich wie bei einem Mosaik die Sehfläche in kleine Quadrate aufgelöst wird, bis schließlich ein kubistisches Bild entsteht. Bei weiterer Auflösung kann eine pointillistische Verzerrung der Sehgegenstände wahrgenommen werden. Verliert sich dabei der Wahrnehmungsinhalt, kann von einer *visuellen Agnosie* gesprochen werden.

Neben Veränderungen des statischen Bildes kommt es auch zu Störungen der *dynamischen Sehabläufe* im Sinne einer *Filmillusion*. Die Wahrnehmungssequenzen können dabei verschieden schnell ablaufen, sie können stehenbleiben und in Zeitlupe wahrgenommen werden oder aber auch besonders schnell – wie Zeitrafferaufnahmen – vor dem Sehfeld vorbeiziehen.

Weitere Störungen der Sehfähigkeit sind die *Veränderungen der Umrisse* der Sehgegenstände und der Konturen von Sehobjekten. Der *dimensionale Seheindruck* und der *Bezug der verschiedenen Sehgegenstände zueinander* können verändert sein. So kann beispielsweise auch eine *Simultanagnosie* auftreten: Der Migränepatient ist nicht in der Lage, mehr als ein Objekt zur gleichen Zeit wahrzunehmen.

Ähnlich wie bei Phantomempfindungen können zudem auch *Lagesinnstörungen* vorhanden sein, und die eigenen Körperteile können in bizarrer Lage im Raum wahrgenommen werden. Komplexe neuropsychologische Störungen in Form von einer *Apraktagnosie* äußern sich dadurch, daß komplexe sensorisch-motorische Tätigkeiten nicht durchgeführt werden können. Dies zeigt sich in der Unfähigkeit, einen Brief zu schreiben, ein Mittagessen zuzubereiten oder eine bestimmte Planung durchzuführen, die normalerweise unproblematisch ist.

Zu den besonderen Wahrnehmungsinhalten im Rahmen von Migräneauren zählen die *Veränderungen des Zeitbewußtseins* und *der Zeitwahrnehmung*. !

Zeitliche Bezugspunkte in der Vergangenheit, in der Gegenwart oder auch in der Zukunft unterliegen einer plötzlichen intimen Vertrautheit oder weiten Distanziertheit. Das Gefühl, eine besondere Situation schon einmal erlebt zu haben, verbunden mit der Gewißheit einer Vertrautheit der Situation, wird als *Déjà-vu*-Erlebnis bezeichnet, das Gegenteil – die Fremdheit und zeitliche Distanziertheit – als *Jamais-vu*-Erlebnis. Solche Empfindungen können auch bei Gesunden auftreten, z. B. nach dem Aufwachen, nach einem Mittagsschlaf, im Rahmen von besonderen Konzentrationsanstrengungen oder bei geistiger Erschöpfung. Veränderungen der zeitlichen Wahrnehmung zeigen sich auch in dem Empfinden, *daß die Zeit stillstehe oder sich immer wieder im Kreise wiederhole*. Diese Empfindung wird erst möglich, indem man zwei verschiedene Bewußtseinszustände erlebt, nämlich den des augenblicklichen in der Gegenwart und den des in zeitlicher Distanz liegenden Bewußtseins, entweder in der Vergangenheit oder in der Zukunft. Oliver Sacks spricht in diesem Zusammenhang von einer Verdopplung des Bewußtseins, von einer *mentalen Diplopie*. Entsprechende Veränderungen finden sich auch bei exogenen oder endogenen Psychosen. Ähnliche Veränderungen der Zeitwahrnehmung gehören auch zu den Wahrnehmungsveränderungen bei Zufuhr von Opioiden und Halluzinogenen. Aber auch bei psychomotorischen Epilepsien oder bei deliranten Zuständen können entsprechende Erlebnisse bewußt werden. Sie können verbunden sein mit stereotyp ablaufenden Bildserien, mit fixen Tagträumen, Gedankenkreisen und zwanghaften Wahrnehmungsinhalten.

Klee (1968) beschreibt sogar das Auftreten von *akuten halluzinatorischen Psychosen* im Rahmen einer Migräneaura, Sacks bezeichnet diese Symptomatik als

— *migränöse Psychose.*

Ob solche migränösen Psychosen tatsächlich abgegrenzt werden können, muß offen bleiben. Sacks berichtet von einem Patienten, der akute Psychosen nur im Kontext schwerer Migräneattacken mit Aura erlebt. Ob man bei solchen Störungen jedoch von einer „Psychose" sprechen sollte, sei dahingestellt. Aus den Schilderungen wird jedoch deutlich, daß, so wie sämtliche fokal-neurologischen Störungen im Rahmen einer Migräneattacke auftreten können, auch sämtliche psychopathologischen Störungen bei Migräneattacken beschrieben werden können.

! Sacks spricht zu Recht von der Migräne als *vollständige neurologische Enzyklopädie*. Man könnte ergänzen, daß die Migräne eine *vollständige neurologische und psychologische Enzyklopädie* ist.

Die Beschreibung der verschiedenen Ausprägungsformen der Migräneaura zeigt, wie vielfältig die Erscheinungsweise einer Aura sein kann. Gegen diese Enzyklopädie erscheint die grobe Kategorisierung und Typisierung der Migräneaura entsprechend der Klassifikation der Internationalen Kopfschmerzgesellschaft als ein nur sehr grobes Raster. Untersuchungen zur *Prävalenz* der Migräneaura auf der Basis der internationalen Kopfschmerzklassifikation müssen deshalb mit Vorsicht gewertet werden, da angenommen werden muß, daß bei der Prävalenzzählung nur Migräneauren integriert worden sind, die durch die Standardauren in Form von visuellen, sensorischen oder motorischen Störungen gekennzeichnet sind. Berücksichtigt man jedoch die ganze Vielfalt der verschiedenen Ausprägungsformen der Migräneaura, zeigt sich, daß es wahrscheinlich kaum einen Menschen gibt, der nicht ähnliche Erlebnisse von sich berichtet. Die Subsumierung dieser Symptome unter dem Begriff Migräne wird allerdings in der Regel nicht vorgenommen.

! Sensorische Störungen, affektive Veränderungen, Störungen der integrativen neuropsychologischen Funktionen sind in jedem Menschenleben zeitweise – kurzfristig, oft anfallsweise – vorhanden und sie lassen sich im Rahmen einer Migräneaura ohne Kopfschmerz nach der Klassifikation der Internationalen Kopfschmerzgesellschaft einordnen. Unter Berücksichtigung dieser Beobachtungen könnte es möglich sein, daß die Migräne zum menschlichen Erleben gehört wie Hunger und Durst. *Die klinischen Ausprägungsgrade sind dabei jedoch in kontinuierlicher Abstufung verteilt.*

Kombination verschiedener Aurasymptome

Die Schilderungen der verschiedenen Möglichkeiten einer Migräneaura zeigen, daß die Komplexität der Migräneaura ein isoliertes Auftreten eines einzelnen Symptomes *nahezu ausschließt*. Bei Befragen der Patienten zeigt sich, daß verschiedene Aurasymptome in *regelmäßiger Kombination* mit anderen auftreten. Am häufigsten finden sich *isolierte Aurastörungen* im Sinne von fokal-neurologischen Defiziten bei visuellen Auren. Die übrigen Aurasymptomatiken jedoch, insbesondere sensorische, motorische und neuropsychologische Störungen, finden sich fast nie in isolierter Form.

Für die diagnostische Entscheidung, ob es sich bei mehreren neurologischen Störungen um eine mögliche Aura handeln könnte, ist von Bedeutung, daß die Aurasymptome nicht zur gleichen Zeit auftreten, wie dies z. B. bei einer zerebrovaskulären Störung im Rahmen einer transitorischen ischämischen Attacke der Fall wäre, sondern daß sie *konsekutiv*, eines nach dem anderen, auftreten.

Auch hier wird das langsame Marschieren, das ! Sichausbreiten, die „*Migration*" der neurologischen Problematik erkennbar. Im typischen Falle findet sich eine visuelle Störung, der vegetative Probleme folgen: insbesondere Schwindel, anschließend sensorische Störungen und dann motorische Störungen.

Entsprechend lassen sich Krankengeschichten mit *unzähligen* Kombinationen der verschiedensten Aurasymptome auflisten. Möglicherweise ist auch dieses einer der Gründe, warum es manchmal schwerfällt, in der Praxis Migräneauren zu diagnostizieren, da man, bei Erwartung eines typischen Bildes, die vielfältigen Variationen der Migräneauren nicht als eigentliche Migräneaura erkennt.

Aufgrund der unterschiedlichen Terminologien in der Vergangenheit und der nicht allgemein akzeptierten Konzepte mit völlig unterschiedlichen Auslegungen, was nun eine Migräneaura ist oder nicht ist, gibt es bisher kaum Daten zum zeitlichen Andauern der verschiedenen Migräneaurakombinationen. Es ist gut etabliert, daß die Migräneaura im typischen Fall innerhalb von 60 min abklingt. Eine entsprechende Zeitspanne wurde auch in das diagnostische Repertoire der internationalen Klassifikation aufgenommen. Gewöhnlich wird ein Mittelwert von *20–30 min* gefunden. Es können aber auch Zeitspannen zwischen 5 min – bei akutem Aurabeginn – und mehr als 60 min beobachtet werden. Bei einer Kombination ist es verständlich, daß die *verschiedenen* Aurasymptome die Aura zeitlich verlängern und deshalb die ganze

Auraphase deutlich länger sein kann als im Falle einer *monosymptomatischen* Aura. Aber auch im Fall einer Kombination ist eine *Auradauer von mehr als 4 h außergewöhnlich selten*.

Migräneaura ohne Kopfschmerz

Die internationale Kopfschmerzklassifikation beinhaltet eine Kategorie, bei der die Migräneaura isoliert bestehen kann, ohne daß sich eine Kopfschmerzphase anschließt. Grund für diese diagnostische Entität ist, daß *isolierte Migräneauren* ohne die entsprechende Kopfschmerzphase von großer klinischer Bedeutung sind. Dies kann eine ausschließliche Form der Migräne bei einem betroffenen Individuum sein. Es kann jedoch auch sein, daß zu unterschiedlichen Zeitphasen Migräneauren mit nachfolgender Kopfschmerzphase auftreten, zu anderen Zeitphasen jedoch die Migräneaura isoliert – ohne die nachfolgende Kopfschmerzphase – auftritt.

Darüber hinaus zeichnet sich auch die Tendenz ab, daß mit höherem Lebensalter die Kopfschmerzphase weiter abnimmt, während die Aura bestehen bleibt. Entsprechend findet sich bei Betroffenen in höherem Lebensalter, insbesondere bei Männern, häufig eine Migräneaura ohne Kopfschmerz. Möglicherweise ist dies auch ein Grund dafür, warum Männer oft gar nicht auf die Idee kommen, entsprechende Störungen als Migräne oder Kopfschmerzerkrankung anzusehen. Gleiches gilt möglicherweise für die behandelnden Ärzte, die solche Migräneauren zu behandeln haben.

! Die *Migräneaura ohne Kopfschmerz* wird ebenfalls als eine oft vorkommende Veränderung der Migräne *während der Schwangerschaft* beschrieben. In der Schwangerschaft kann eine Migräne mit Aura, die vorher bestand, in eine Migräneaura ohne Kopfschmerz übergehen.

Beziehung zwischen Migräneaura und Migränekopfschmerz

Räumliche Beziehung. In der bisherigen Literatur gibt es keine eindeutige Festlegung bzw. ist keine Regel beschrieben, welche Beziehung zwischen der Migräneaura und der Kopfschmerzlokalisation besteht. Aus neueren Daten zeichnet sich jedoch ab, daß die Kopfschmerzen über der Hemisphäre lokalisiert sind, in der auch die neurologischen Störungen generiert werden. Dies läßt sich gut untersuchen, wenn man einen standardisierten Aurakalender verwendet und eine prospektive Aufzeichnung der Kopfschmerzlokalisation und der Aurasymptome vornehmen läßt. Allerdings besteht keine 1 : 1-Beziehung zwischen der Aura- und Kopfschmerzlokalisation. In aller Regel ist es nach Abklingen der Kopfschmerzphase nicht mehr möglich, eine genaue Seitenlokalisation der Kopfschmerzproblematik und der Aura zu erhalten.

Zeitliche Beziehung. Zu der zeitlichen Beziehung zwischen der neurologischen Aurasymptomatik und der Kopfschmerzphase gibt es sehr wenig *prospektives* Datenmaterial. Bei Beginn der Kopfschmerzphase *vor* der eigentlichen fokalen neurologischen Symptomatik wird diese auch als Migräneaura akzeptiert. Dieses zeitliche Ablaufmuster ist jedoch eine große *Ausnahme*. Wenn dieser zeitliche Ablauf eintritt, ist noch nicht gesagt, daß es sich tatsächlich um einen *Migränekopfschmerz* handelt, der vor der Auraphase auftritt. Möglich ist auch, daß ein *Kopfschmerz vom Spannungstyp* besteht oder ein *symptomatischer Kopfschmerz*, der sich vor der eigentlichen fokal-neurologischen Symptomatik manifestiert. Als weitere Erklärungsmöglichkeit kann gelten, daß *mehrere Auraphasen hintereinander* bestehen und eine erste Auraphase unbemerkt, z. B. während des Schlafes abgelaufen ist. Bis heute liegen keine verläßlichen Daten vor, die darauf hinweisen, daß die Migräneaura erst zeitlich später in der Kopfschmerzphase auftreten kann.

Beziehung zur Kopfschmerzphase. Die eigentliche Kopfschmerzphase bei der Migräne *mit* Aura und der Migräne *ohne* Aura unterscheidet sich nicht bedeutsam. Zwar zeigt sich eine *Tendenz zu einer geringeren Kopfschmerzintensität* bei der Migräne ohne Aura, allerdings ergibt sich dafür keine statistische Signifikanz. Für die *übrigen Symptome der Migränekopfschmerzphase*, wie insbesondere Kopfschmerzdauer, Kopfschmerzcharakter, Verstärkung durch körperliche Aktivität, Übelkeit, Erbrechen, Lärm- und Lichtempfindlichkeit, zeigen sich keine besonderen Abweichungen zwischen den beiden Hauptformen der Migräne. Interessanterweise zeichnet sich in den verschiedenen Studien ab, daß bei Männern die Kopfschmerzphase weniger stark ausgeprägt ist als bei Frauen, wenn eine Migräne mit Aura vorliegt.

Kopfschmerzphase

Variabilität

Der *typische Migränekopfschmerz* ist gekennzeichnet durch den *pulsierenden*, *pochenden Charakter* und das *einseitige Auftreten* (Abb. 5.18). In dieser reinen Konstellation findet er sich jedoch häufig nicht. Vielmehr können *alle möglichen Ausprägun-*

Kopfschmerzphase

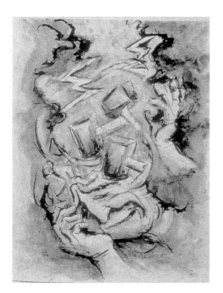

Abb. 5.18. Hämmernder Schmerzcharakter bei Migräne

gen und *Variationen* beim Kopfschmerz vom Typ der Migräne beobachtet werden. Migränekopfschmerz muß auch nicht nur im Bereich der Augen oder im Bereich der Schläfen lokalisiert sein. Der Migränekopfschmerz kann im Prinzip *an jedem Areal* des Kopfes beobachtet werden. Auch können die Beschwerden nicht nur oberhalb der Augen, sondern auch unterhalb der Augen auftreten. Entsprechendes gilt für den Unterkiefer, für den Oberkiefer, für die Wangen, für die Zähne, für den Nacken und sogar für die Schultern.

Schmerzlokalisation

Bei der Mehrzahl der Betroffenen zeigt sich eine betont *umschriebene* Kopfschmerzlokalisation. Bei ca. 50–60 % der Patienten tritt der Kopfschmerz *einseitig* auf, beim Rest wird ein *allgemeiner* Kopfschmerz während der Migräneattacke verspürt. Die *typische* Lokalisation der Kopfschmerzen ist die *frontotemporale* und *periorbitale Region* des Kopfes. Ebenso wie andere Migränesymptome breitet sich der Kopfschmerz räumlich und zeitlich aus und kann dabei jede Stelle des Kopfes betreffen (Abb. 5.19).

Schmerzcharakter

Der *pochende, hämmernde Charakter* des Migränekopfschmerzes ist ebenfalls nicht die Regel. Vielmehr ist nur in der reinen Form dieser pochende Charakter vorhanden, bei vielen Patienten besteht auch ein *dumpf-drückender* Charakter. Dazu kommt, daß sich die Kopfschmerzcharakte-

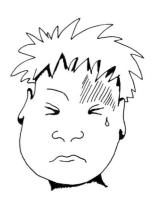

Abb. 5.19.
Unilateralität des Migränekopfschmerzes

ristika im Laufe einer Migräneattacke und auch zwischen verschiedenen Migräneattacken sehr *unterscheiden* können. Häufig ist der Kopfschmerzcharakter auf dem Höhepunkt der Migräne pochend, vorher und nachher jedoch findet sich ein diffus dumpf-drückender Schmerz. Gleiches gilt für die *Lokalisation* dieser Schmerzen, sie können zu Beginn und am Ende der Kopfschmerzen diffus am ganzen Kopf und auch im Nacken verspürt werden, auf dem Höhepunkt der Attacke jedoch findet sich an einer bevorzugten Stelle des Kopfes der Schmerz in ausgeprägter Intensität (Abb. 5.20).

Zunahme bei körperlicher Aktivität

Die Verschlechterung der Beschwerden durch körperliche Aktivität ist ein wesentliches Merkmal der Migränekopfschmerzen. Die Frage, ob die Schmerzen sich durch körperliche Aktivität verschlimmern oder aber ob sie sich gar bessern, ist ein wesentliches diagnostisches Mittel, um Migränekopfschmerzen von anderen Kopfschmerzformen zu differenzieren. Viele Patienten geben an, daß es ihnen unmöglich ist, während einer Migräneattacke im Park spazieren zu gehen, während es bei Episoden des Kopfschmerzes vom Spannungstyp sogar hilfreich sein kann, sich an der frischen Luft körperlich zu betätigen. Andere physische

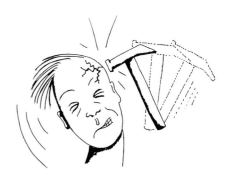

Abb. 5.20. Pochender Migränekopfschmerz

Abb. 5.21.
Körperliche Aktivität verstärkt den Schmerz

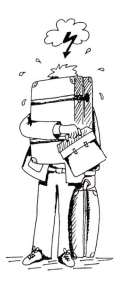

Abb. 5.22.
Übelkeit, Erbrechen, Lärm und Lichtempfindlichkeit können Migränekopfschmerzen begleiten

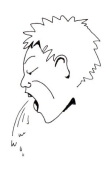

Aktivitäten, die den Kopfschmerz verschlimmern können, sind Husten, Niesen oder Erbrechen. Gleiches gilt für Heben von Gegenständen oder Treppensteigen. Wenn die Patienten versuchen, durch einen Druck auf die Schläfenarterien ihren Kopfschmerz zu verändern, zeigt sich damit schon eine *Gefäßabhängigkeit* der Schmerzen (Abb. 5.21).

Dauer

Die Schmerzphase kann sich über 4–72 h erstrecken. Die typische Kopfschmerzphase einer Migräneattacke dauert *einen Tag* an. Es gibt jedoch Patienten, bei denen die Kopfschmerzphasen im Spontanverlauf bei fehlender Behandlung oder bei erfolgloser Behandlung bis zu 3 Tagen andauern. *Diese lange Attackendauer findet sich jedoch nur bei ca. 10% der Patienten.* Bei einer Kopfschmerzdauer über 3 Tage wird die Migräneattacke als Status migraenosus bezeichnet.

Treten die Kopfschmerzen an mehr als 15 Tagen pro Monat über mehr als 3 Monate auf, spricht man von einer chronischen Migräne. Voraussetzung dafür ist jedoch das Fehlen eines Medikamentenübergebrauchs mit Einnahme von Akutmedikation an mehr als 10 Tagen pro Monat.

Begleitsymptome

> **MERKE**
>
> Erst die charakteristischen Begleitsymptome kennzeichnen die Kopfschmerzphase als Migräneattacke.

Am markantesten tritt die *Übelkeit* in den Vordergrund. In den verschiedenen Studien zeigt sich, daß zwischen 65% und 95% der Betroffenen während der Migräneattacke unter Übelkeit leiden. Erbrechen findet sich in einer Häufigkeit zwischen 47% und 59% der Attacken (Abb. 5.22). Tritt Übelkeit oder Erbrechen nicht auf, so zeigt sich doch bei den restlichen Patienten in aller Regel zumindest *Appetitlosigkeit* als leichteste Form einer gastrointestinalen Mitbeteiligung. Eine im Rahmen von Migräneattacken selten zu beobachtende gastrointestinale Störung ist dagegen die Diarrhö. *Bei Kindern* können andererseits gastrointestinale Symptome *ganz im Vordergrund* der Migräneattacke stehen; anfallsweise auftretendes „unklares Bauchweh" kann als Vorläufer einer Migräne aufgefaßt werden.

Die Begleitstörungen zeigen sich auch in ihrer Intensität mit der Schmerzintensität *direkt korreliert*, so daß die unterschiedlichen Ausprägungsgrade der verschiedenen Einzelsymptome in ihrer Intensitätsausprägung in Wechselwirkung stehen.

Übelkeit

Appetitlosigkeit bis hin zu Erbrechen in den unterschiedlichsten Variationen und Intensitätsgraden ist bei *fast jeder* Migräneattacke zu finden. Der Begriff „Übelkeit" wird von den unterschiedlichen Migränepatienten ganz verschieden interpretiert. So setzen einige Personen Übelkeit mit Erbrechen gleich, andere mit Widerwillen gegen Speisen, andere mit einem Druck in der Magengegend usw.

! Es ist ganz außergewöhnlich, daß während der Migräneattacke Appetit auf bestimmte Speisen verspürt wird.

Hunger nach bestimmten Speisen kann zwar im Rahmen von *Ankündigungssymptomen* bestehen, *jedoch nicht während der eigentlichen Kopfschmerzphase.* Die meisten Menschen verspüren eine *Aversion* gegenüber Nahrungsmitteln und sind schon wegen einer erhöhten *Geruchsempfindlichkeit* einer Nahrungsaufnahme abgeneigt. Die Übelkeit während einer Migräneattacke äußert sich auch im *Aufstoßen*, in *Blähungen*, in *Sodbrennen* oder auch in *Bauchschmerzen*. Insbesondere bei Kindern stehen solche Symptome häufig im Vordergrund der Migräneattacke. *Besonders belastend* für die Patienten ist die Konstellation einer ausgeprägten Übelkeit mit Verstärkung der Symptome durch körperliche Aktivität. Jeder Brech- oder Würgereiz führt zu einer Verschlimmerung der Kopfschmerzintensität, der Gang zur Toilette mit Erbrechen unterbricht die Ruhe und erfordert körperliche Aktivität. Dazu kommen ein erheblicher *Flüssigkeitsverlust* und *Elektrolytmangel*, die durch das Erbrechen auftreten können. Diese Mechanismen führen zu einer *weiteren Erschöpfung* der Patienten.

Hautveränderungen

! Eine gerade bestehende Migräneattacke kann den Betroffenen im Gesicht angesehen werden. Die meisten Migränepatienten sind *extrem fahl und bleich*. Augen und Wangen sind eingefallen, die Haut sieht trocken, abgespannt und welk aus. Die Augen haben ihren Glanz verloren, sind klein, und um sie herum ist ein grauer Hof angelegt.

In der Literatur werden auch Migränepatienten beschrieben, die eine Gesichtsrötung während der Migräneattacke aufweisen sollen. Ob solche Kopfschmerzattacken jedoch tatsächlich Migräneanfälle sind, muß bezweifelt werden.

! Im Zusammenhang mit der extremen Gesichtsblässe und -fahlheit ist die Frage zu stellen, ob während einer Migräneattacke eine *Vasodilatation* in irgendeiner Weise von pathophysiologischer Bedeutung ist. Im Hinblick auf die *Konstriktion der Gefäße* während der Gesichtsblässe ist es schwer vorstellbar, daß ein allgemeiner Faktor im Blut anzutreffen sein soll, der zu einer Vasodilatation führt.

Veränderungen der Augen

Neben den neurologischen Augensymptomen im Sinne fokaler neurologischer Ausfälle zeigen sich im Rahmen der Kopfschmerzattacken während einer Migräne auch Veränderungen *an den Augen*.

! Es kann zu einer *Rötung* der Augen kommen. Teilweise findet sich auch *Tränenfluß*. Die Augen können ihren *Glanz verlieren* und wirken leblos und eingesunken.

Nasensymptome

Während der Migräneattacke kann die *Nase* in die Symptomatik mit einbezogen sein. So können Patienten den pochenden pulsierenden Schmerz auch im Bereich der Nasennebenhöhlen oder im Nasen-Rachen-Raum verspüren. Darüber hinaus können auch *Nasensekretion* und *Nasenverstopfung* auftreten. Gelegentlich findet sich eine *ausgetrocknete Nase mit einem Nasenbrennen*.

Darmsymptome

Beschwerden im Bereich des Darmes während ! einer Migräneattacke finden sich häufig *in Form von Bauchschmerzen*. Aber auch eine *verstärkte oder eine verlangsamte Darmtätigkeit* mit Verstopfung oder mit Durchfällen kann beobachtet werden.

Gerade bei Kindern können dazu *kolikartige Bauchschmerzen* auftreten, die aufgrund des rezidivierenden Anfallcharakters für diagnostische Unsicherheit und Verwirrung und Sorgen der Eltern führen können. Neben den eigentlichen Schmerzbeschwerden können dazu aber auch *funktionelle Beschwerden* in Form von Blähungen, Aufstoßen und anderen funktionellen Magen-Darm-Beschwerden beobachtet werden.

Psychische Symptome

Während der Migräneattacke werden nicht nur ! körperliche Funktionen gestört. Der gesamte Mensch ist betroffen, und *sämtliche psychischen Systeme und Ausdrucksweisen* sind in Mitleidenschaft gezogen.

In einer systematischen Studie wurden die Migränepatienten während der Migräneattacke mit einem standardisierten Test zur *quantitativen Erfassung ihres Befindlichkeitsstatus* untersucht (Abb. 5.23). Vergleicht man die Ausprägung der psychischen Befindlichkeit während der Attacke mit dem Normalzustand außerhalb einer Migräneattacke, zeigt sich, daß *fast alle Merkmale der aktuellen Befindlichkeit bei den Betroffenen in der Attacke hochsignifikant verändert sind*. Es zeigten sich hochsignifikante Zunahmen der Depressivität, der Ängstlichkeit, des Ärgers, der Empfindlichkeit,

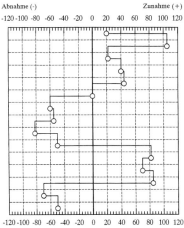

Abb. 5.23. Veränderung der momentanen Befindlichkeit während der Migräneattacke. Die Messungen erfolgten bei 40 Migränepatienten im Migräneintervall und während der Migräneattacken. Es zeigt sich eine deutliche Zunahme von negativen und eine Abnahme von positiven Befindlichkeitsdimensionen

der Benommenheit, der Müdigkeit und der Inaktivität. Dagegen sind die positiven Befindlichkeitsparameter wie positive Stimmung, Selbstvertrauen, Extraversion, Konzentration und Aktivation in ihrer Ausprägung drastisch reduziert. Der gesamte Mensch befindet sich in einem Zustand *von reduzierten positiven Befindlichkeitsdimensionen*.

Neben der *ausgeprägten Inaktivierung* während der Migräneattacke mit *Veränderung des Befindens* bei reduzierten Ausprägungen der positiven Befindlichkeitsdimensionen zeigen sich zudem auch noch *psychopathologische Veränderungen* bei den Betroffenen mit *ausgeprägter Schläfrigkeit*, *Denkverlangsamung* und z. T. Störungen der Denkvorgänge. Auch wenn die Patienten während einer Attacke schlafen, belasten sie häufig *wirre Träume*, und sie fühlen sich nach dem Aufwachen *erschöpft und wie gefoltert*. Nur selten finden sich Patienten, die nach dem Migräneschlaf erholt sind und sich frischer denn je fühlen.

Gewichtsveränderungen

Von einigen Patienten ist bekannt, daß vor und während der Migräneattacke die *Flüssigkeitsretention* und die *Flüssigkeitsausscheidung* verändert sind. So schreibt bereits der Migränepionier Wolff, daß von Patienten eine *Gewichtszunahme vor der Migräneattacke* berichtet wird und die Patienten sogar erzählen, daß Kleider, Schuhe oder Gürtel vor der Migräneattacke nicht mehr passen.

Nach Ansicht von Wolff soll die Ursache für die Wasserretention eine *mangelnde Harnausscheidung* sein. In Kontrast dazu soll *am Ende* einer Migräneattacke eine *verstärkte Harnausscheidung* auftreten. Diese Beobachtung ist der Grund, warum in älteren Therapieschemata die Gabe von Diuretika für die Migräneattackentherapie empfohlen wurde.

Vegetative Symptome

Während einer Migräneattacke können *Frösteln, Frieren, Schwitzen, Zittern und Fieber* beobachtet werden. Dabei ist unklar, ob die Symptome mit einer tatsächlichen Erhöhung der Temperatur einhergehen oder ob eine veränderte Wahrnehmung für die verschiedenen Symptome den Eindruck bei den Patienten entstehen läßt.

Sensorische Überempfindlichkeit

Eine der wichtigsten Auffälligkeiten während der Migräneattacke ist, daß den Patienten *jegliche sensorische Stimulation* unangenehm ist.

Besonders bekannt sind die *Lärm-* und *Lichtüberempfindlichkeit*. Charakteristisch ist jedoch auch eine *Geruchsüberempfindlichkeit*. Bereits ein leicht aufgetragenes Parfüm kann zu ausgesprochener Aversion führen (*Osmophobie*). Besonders intensiv ist diese bei unangenehmen Gerüchen, die zu einer Verstärkung der Migränesymptomatik und zur Provokation von Erbrechen führen können.

Ein freundliches *Über-die-Haut-Streicheln* und Bemitleiden durch Angehörige kann von den Patienten ebenfalls als außerordentlich unangenehm empfunden werden. Dies ist einer der Gründe, warum sich die Patienten am liebsten in ein ruhiges Zimmer zurückziehen und ungestört bleiben wollen. Veränderungen im Bereich der Nase mit Brennen oder im Bereich der Augen mit Kribbeln und Jucken können als *extrem* unangenehm erlebt werden. Gleiches gilt für die abdominellen Symptome wie Blähungen und Darmbewegungen.

Sensorische Reizsymptome finden sich *sehr häufig* während Migräneattacken. In den unterschiedlichen Untersuchungen treten solche Störungen bei 49–95 % der Betroffenen auf. Am häufigsten scheint die *Phonophobie* zu bestehen. In den verschiedenen Studien zeigen sich diese bei 61–98 % der Attacken.

Kopfschmerzphase

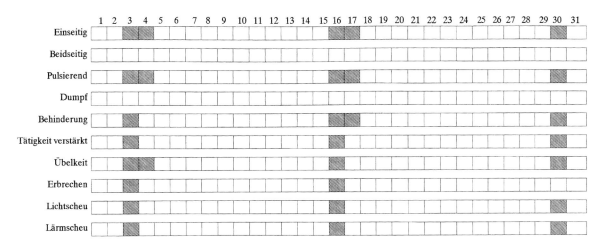

Abb. 5.24. Kieler Kopfschmerzkalender von einer Migränepatientin mit 3 Migräneattacken im Monat und 5 Kopfschmerztagen pro Monat

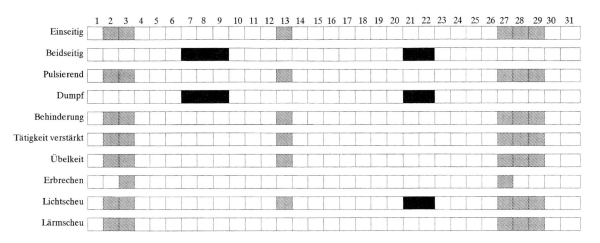

Abb. 5.25. Kieler Kopfschmerzkalender von einer Migränepatientin mit 3 Migräneattacken im Monat (6 Kopfschmerztage/Monat) und zusätzlichen episodischen Kopfschmerzen vom Spannungstyp (5 Kopfschmerztage/Monat)

Attackenhäufigkeit

Die typische *Attackenfrequenz* liegt *bei 1–2 Migräneattacken pro Monat*. Etwa 8 % der Betroffenen haben mehr als 3 Attacken pro Monat. *Eine Attackenfrequenzkonstanz besteht nicht.* Vielmehr können bei den Betroffenen zu unterschiedlichen Zeitphasen deutliche Attackenfrequenzerhöhungen und deutliche Reduktionen der Attackenfrequenz beobachtet werden. Dies ist besonders wichtig für die Beurteilung von prophylaktischen Therapiemaßnahmen (Abb. 5.24, 5.25).

Zusammenhang zwischen Kopfschmerz- und Auralokalisation

Aufgrund der fokalen Ausprägung der Aurasymptome und der häufigen Einseitigkeit der Migräne liegt die Annahme nahe, daß die auraproduzierende Hemisphäre auch die schmerzhafte Kopfseite ist. Wie sich jedoch in Studien gezeigt hat, ist dies nicht immer der Fall. *Die Verteilung zwischen links- und rechtsseitigem Kopfschmerz bei jeweils einseitigen Aurasymptomen ist etwa 50 : 50,* d. h. daß auch bei einer fokalen neurologischen Symptomatik jeweils die linke und rechte Hemisphäre gleich häufig mit einseitigem Kopfschmerz reagieren. Diese Zahlen stehen jedoch im Widerspruch zu neueren Untersuchungen, die bei prospektiver Erfassung von Aura und Kopfschmerz eine enge räumliche Beziehung zwischen beiden Symptomkomplexen nahelegen.

Rückbildungsphase

! Mit dem Abklingen der Migränekopfschmerzen ist die Migräneattacke noch nicht überstanden. Es schließt sich bei fast allen Patienten noch ein Zeitraum mit *Erschöpfung, Müdigkeit, Introversion* und *Abgeschlagenheit* an. Schlimmstenfalls dauert diese Phase noch weitere 1-2 Tage nach der Kopfschmerzepisode an.

In dieser Zeit zeigt sich auch häufig noch eine *erhöhte Schmerzempfindlichkeit* des Kopfes und eine *erhöhte Triggerbarkeit für paroxysmale Schmerzphänomene*, wie z.B. eine besonders schmerzhafte Kopfhaut beim Kämmen der Haare oder plötzliche stichartige Schmerzen im Bereich des Kopfes in Form des sog. Eispickelkopfschmerzes. Viele Patienten benötigen auch nach dem Abklingen einer Kopfschmerzphase Schlaf, um ausreichende Erholung zu finden.

Migräneintervall

Die Migräne spielt sich keinesfalls ausschließlich während der Migräneattacke ab. Insbesondere im Migräneintervall zeigt sich eine Reihe von Besonderheiten, die mit der Erkrankung einhergehen. Elektrophysiologische Untersuchungen belegen eine mangelnde Habituationsbereitschaft für Stimuli jederweder Art, insbesondere für sensorische Reize. Den Migränepatienten ist es nur eingeschränkt möglich, bei Reizwiederholung die Aufmerksamkeit von den repetitiv dargebotenen Stimuli abzulenken. Das Gehirn ist nur schwer in der Lage, sich aufgrund dieser erhöhten Reizbereitschaft zu entspannen und bei entsprechender Aufsummation der Belastung wird die nächste Migräneattacke generiert. Dies gilt insbesondere bei kurzfristigen exzessiven Reizveränderungen. Wahrscheinlich finden die wichtigsten pathophysiologischen Prozesse der Migräne während der Zeit zwischen den Attacken statt (Abb. 5.26). Allerdings ist die wissenschaftliche Analyse dieser Zeitphase noch sehr wenig fortgeschritten.

Wahrscheinliche Migräne

Symptomkonstellation

Nach der IHS-Klassifikation ist es erforderlich, daß eine bestimmte minimale Symptomkonstellation der Migräneattacke zur Diagnosestellung vorhanden ist. Die Klassifikation verkennt dabei jedoch nicht, daß es auch Migräneattacken gibt, bei denen nicht alle Symptome komplett vorhanden sind. Aus diesem Grunde wurde mit der IHS-Diagnosegruppe 1.7 eine Untergruppierung eingeführt, unter die diejenigen Migräneattacken subsumiert werden können, welche die Migränesymptomkonstellation nur mit einer Ausnahme erfüllen, d. h. daß ein

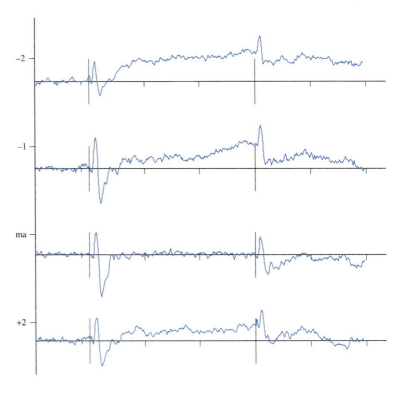

Abb. 5.26.
Die Migräneattacke ist keinesfalls das alleinige Problem von Migränepatienten. Die Migräneerkrankung persistiert auch während des Migräneintervalls. Die Abbildung zeigt eine kontinuierliche Registrierung der kontingenten negativen Variation bei einer 38jährigen Patientin mit Migräne ohne Aura. Dabei handelt es sich um ein kortikales Bereitschaftspotential. Im Migräneintervall zeigt sich eine signifikante Erhöhung der CNV-Amplitude. Mit zunehmender zeitlicher Annäherung an die Migräneattacke zeigt sich eine kontinuierliche Abnahme der CNV-Amplitude. Während der Migräneattacke ist die CNV-Amplitude normal. (Messungen von Kropp u. Gerber 1995)

Wahrscheinliche Migräne

Symptom weniger gegeben sein muß, als zur kompletten Erfüllung erforderlich wäre. Eine weitere Prämisse für diese Diagnose ist, daß die Symptome des Kopfschmerzes vom Spannungstyp nicht vorhanden sein dürfen.

! In früheren Jahren wurde die Diagnose *„Migräneäquivalente"* benutzt. Unter diesem Begriff wurden migräneähnliche Krankheitsbilder subsumiert, bei denen die *Merkmale einer Migräne* vorhanden waren, jedoch mit der Ausnahme, *daß die Kopfschmerzkomponente fehlte*. Diese Bezeichnung wurde analog zu dem Begriff „Epilepsieäquivalente" gewählt, bei welchen klinisch zwar die Merkmale einer Epilepsie vorhanden sind, jedoch motorische Anfallsymptome dabei nicht auftreten.

Der Begriff „Migräneäquivalente" sollte heute nicht mehr verwendet werden, da er nicht spezifisch und folglich nicht standardisiert definiert ist. Er sollte durch den Begriff *„wahrscheinliche Migräne"* ersetzt werden. *Nicht nur der Kopfschmerz kann dabei das Symptom sein, das während einer Migräneattacke fehlt, sondern auch jedes andere Merkmal*, z. B. die verkürzte Dauer einer Kopfschmerzattacke mit einer spontanen Auftretenszeit unter 4 h, die fehlende Mindestanzahl von Kopfschmerzepisoden, sowie fehlende Begleitsymptome wie Übelkeit, Erbrechen, Lärm- und Lichtempfindlichkeit.

Bei den sog. „Migräneäquivalenten" der traditionellen Literatur handelt es sich um nichts anderes als um eine *Sonderform einer migräneartigen Störung*. In diesem Zusammenhang sind auch Begriffe von verschiedenen Autoren aufzuführen, die je nach Ausprägung der Symptomkonstellation bestimmte Prägnanztypen von Migräneäquivalenten beschrieben haben. So werden in der Literatur z. B.

- eine epileptische,
- eine asthmatische,
- eine vertiginöse,
- eine gastralgische,
- eine pektanginöse und
- eine laryngismale

Transformation der Migräne beschrieben, wobei durch die entsprechenden Bezeichnungen das im Vordergrund stehende Begleitsymptom charakterisiert werden sollte. Man muß sich bei der Diagnose und bei der Behandlung der Migräne bewußt machen, daß es bei dieser Erkrankung *kein vorherrschendes Kardinalsymptom* gibt. Entscheidend ist

- die *Symptomkonstellation*,

die Gruppe der verschiedenen auftretenden Migränecharakteristika. Von einem Kern mit typischen Merkmalen entfernen sich verschiedene Ausprägungen der Erkrankung mit zunehmend weniger dichter Gruppierung der klassischen Symptomkonstellation.

MERKE

Die Ausdrucksweise der Migräneerkrankung kann nicht durch eine Klassifikation eingeschränkt werden. Die Klassifikation dient nur dazu, die Migräne zu finden und von anderen Erkrankungen abzugrenzen. Die verschiedenen Migränetypen besitzen eine unterschiedliche Tiefe und Reinheit der einzelnen Merkmale. Im Zentrum ist alles klar und eindeutig, mit weiterem Abstand vom Zentrum verschwimmen die verschiedenen Phänomene jedoch, bis sie sich auflösen oder in andere Vorstellungsbilder übergehen. Die Kunst bei der Diagnostik besteht gerade darin, in diesem Überlappungs- und Unschärfebereich Klarheit zu schaffen und entsprechende diagnostische Zuordnungen vorzunehmen.

Epidemiologie

In verschiedenen epidemiologischen Studien werden diese migräneartigen Störungen überhaupt nicht berücksichtigt. In anderen Untersuchungen werden sie nicht nach internationalem Konsens definiert, indem sie z. B. als sog. „Grenzfallmigräne" bezeichnet werden, ohne daß eindeutige operationalisierte Kriterien angegeben werden. So gibt es Studien, in denen eine sog. *„Borderlinemigräne"* dadurch charakterisiert wird, daß die Kopfschmerzphase 2–4 h dauert, nicht jedoch 4–72 h.

In einer dänischen Untersuchung von Rasmussen et al. (1992) wurde gezeigt, *daß 11 % der Migräneattacken* unter die Diagnose *migräneartige Störung* subsumiert werden können. In der deutschen Prävalenzstudie von Göbel et al. (1993) wurde deutlich, *daß 16 % der deutschen Bevölkerung im Laufe ihres Lebens an migräneartigen Störungen leiden* und entsprechend Migräneanfälle erleben, die die Kriterien der Migräne mit einer Ausnahme erfüllen und gleichzeitig nicht die des Kopfschmerzes vom Spannungstyp.

Zyklisches Erbrechen und Gallenattacken

Abdominelle *Beschwerden* in Form von ausgeprägter *schwerer Übelkeit*, *Erbrechen* oder *Gallenat-*

tacken können eine besondere Ausdrucksweise einer migräneartigen Störung sein. Besonderes Merkmal ist, daß sie periodisch wiederkehrend auftreten. Begleitereignisse können dabei *Blässe, Schwitzen, Schüttelfrost* und andere abdominelle Beschwerden sein. Gelegentlich finden sich solche Störungen auch als Reaktion auf bestimmte Nahrungsmittel und werden dann als Ernährungsfehler oder als Nahrungsmittelallergie interpretiert.

! In der Bevölkerung werden solche Erkrankungen dann auch als Darmgrippe, Gallenattacke oder als Gallenblasenleiden aufgefaßt. Abgegrenzt werden von anderen Beschwerden können sie durch die *periodische, immer wiederkehrende, zyklische Auftretensweise.*

Abdominelle Migräne bei Kindern

Gerade *bei Kindern* sind wiederkehrende, in Perioden auftretende Bauchschmerzen, Blähungen und Bauchkrämpfe charakteristisch. Sie können bis zu einem halben Tag anhalten und dann wieder abklingen. Fast in jeder Schulklasse gibt es einige Kinder, bei denen solche Beschwerden auftreten, die dann nach 2–3 h wieder abklingen. Die Kinder sind durch Blässe, durch Schwindel und entsprechende Übelkeitsproblematik gekennzeichnet.

- Bei Eltern stiften solche Episoden oft Verwirrung. Die Kinder fühlen sich am *Morgen* schlecht, wenn sie aufstehen und in die Schule gehen sollen, am *Mittag* sind sie jedoch wieder fit. Ungerechterweise wird den Kindern gelegentlich vorgeworfen, daß sie simulieren.
- Bei etwa 20 % der Kinder, die Migräneattacken aufweisen, sollen in der frühen Kindheit *abdominelle Beschwerden* in Form von Bauchschmerzen, Darmkoliken, Durchfällen oder schmerzhaften Blähungen aufgetreten sein.

Aus diesem Grunde werden diese Beschwerden von einigen Autoren als „Migräneäquivalente" bezeichnet. Im Laufe des späteren Lebens *verschwinden* diese abdominellen Beschwerden *komplett*. Gleiches gilt für das *zyklische Erbrechen*, das ebenfalls als ein Vorläufersymptom von Migräne aufgefaßt wird. Kennzeichnend für diese Störungen ist, *daß nach der Pubertät solche Beschwerden nicht mehr bestehen.*

Periodische Durchfälle

Periodische Durchfälle im Sinne einer migräneartigen Störung sind durch *in zeitlichen Abständen immer wieder auftretende* Durchfallprobleme charakterisiert. Oft treten solche Beschwerden zu *bestimmten* Tages- oder Wochenzeiten auf, beispielsweise immer im Urlaub oder immer am Wochenende.

Solche Durchfallerkrankungen können auch als ! *neurogene* Diarrhöen interpretiert werden. Manche Menschen quälen sich mit solchen periodischen Diarrhöen durch lange Phasen ihres Lebens, ohne daß ihnen bewußt ist, daß es sich hier um eine *migräneartige Störung* handelt.

Periodisches Fieber

Ein *periodisches Fieber*, das immer wieder bei einem Patienten auftreten kann, als migräneartige Störung zu kennzeichnen, setzt eine *sehr sorgfältige Differentialdiagnose* mit genauen und detaillierten Abklärungsversuchen in den verschiedenen Fachdisziplinen voraus. Dennoch gibt es Patienten, wenn auch sehr wenige, bei denen periodische Fieberschübe auftreten *und* weitere Begleitstörungen in Form einer Migräneattacke gegeben sind, so daß eine migräneartige Störung diagnostiziert werden kann.

Pektanginöse Migräne

> **MERKE**
>
> *Spontane Brustschmerzen im Rahmen einer Migräneattacke* sind ein häufiges Symptom. Ungefähr 5–10 % der Migränepatienten klagen über eine Brustenge, über Armschmerzen, über Beklemmung oder über ein Oppressionsgefühl im Bereich des Thorax während der Migräneattacken.

Differentialdiagnostisch schwierig ist es, wenn solche Beschwerden im Rahmen einer medikamentösen Behandlung auftreten und dann nicht klar ist, ob möglicherweise eine Nebenwirkung der Medikation oder ein Spontanverlauf der eigentlichen Migräne vorliegt.

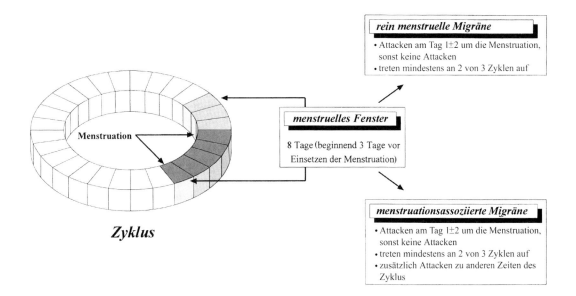

Abb. 5.27. Definition der menstruellen sowie der menstruationsassoziierten Migräne in klinischen Studien

Periodischer Schlaf

Beim *periodischen Schlaf* sind die *besondere Müdigkeit* und der *Verlust der Aktivation* dominierende Symptome im Rahmen einer migräneartigen Störung. Die Patienten sind lethargisch, müde und haben ein imperatives Schlafbedürfnis.

Periodische Stimmungsschwankungen

Änderungen *des Affekts* im Rahmen von Migräneattacken sind besonders prägnant. Reizbarkeit, Angst, Depressivität und andere vergleichbare Störungen stehen bei periodischen Stimmungsschwankungen in Form von migräneartigen Störungen im Vordergrund. Die Patienten sind zu bestimmten Zeitabschnitten besonders in ihrer Affektlage verändert. In der Regel sind es *negative* Affektsituationen, die sich einstellen. Charakteristikum ist auch hier die immer wiederkehrende *phasenhafte* Entstehung solcher Symptome.

! Abzugrenzen gegenüber einer Depression oder einer Manie sind solche Störungen durch die *kurze Phasendauer* von maximal 2–3 Tagen.

Menstruelle Migräne

Die Migräne ohne Aura kann eine direkte zeitliche Beziehung zur Menstruation haben. Im Gegensatz zur 1. Auflage der Internationalen Kopfschmerzklassifikation werden in der 2. Auflage die rein menstruelle Migräne und die menstruationsassoziierte Migräne als eigenständige Unterformen der Migräne ohne Aura anerkannt.

— Bei der „*rein menstruellen Migräne ohne Aura*" treten Attacken, welche die Kriterien einer Migräne ohne Aura (1.1) erfüllen, ausschließlich am Tage 1 ±2 der Menstruation (d. h. Tag −2 bis +3) in mindestens 2 von 3 Menstruationszyklen auf. Migräneattacken zu anderen Zeiten des Zyklus bestehen nicht.

— Die „*menstruationsassoziierte Migräne ohne Aura*" charakterisiert sich durch Attacken, welche die Kriterien einer Migräne ohne Aura (1.1) erfüllen, am Tage 1 ±2 der Menstruation (d. h. Tag −2 bis +3) in mindestens 2 von 3 Menstruationszyklen auftreten und zusätzliche Migräneattacken zu anderen Zeiten des Zyklus.

— Die „*nichtmenstruelle Migräne ohne Aura*" äußert sich durch Attacken, die die Kriterien einer Migräne ohne Aura (1.1) erfüllen, jedoch keine feste Beziehung zur Menstruation aufweisen, d. h. die Kriterien 1.1.1 oder 1.1.2 sind nicht erfüllt.

Der 1. Tag der Menstruation ist Tag 1, der vorhergehende Tag ist Tag −1. Es gibt definitionsgemäß keinen Tag 0. Die Bedeutung der Unterscheidung einer rein menstruellen und einer menstruationsassoziierten Migräne liegt darin, daß bei der menstruellen Migräne eine hormonelle Prophylaxe mit einer höheren Wahrscheinlichkeit effektiv sein kann. Menstruelle Migräneattacken verlaufen meist ohne Auren. Hat eine Frau sowohl eine Migräne mit Aura als auch ohne Aura, ist die Migräne mit Aura anscheinend nicht menstruationsassoziiert. Die Diagnose erfordert den prospektiv dokumentierten Nachweis über ein Minimum von 3 Zyklen,

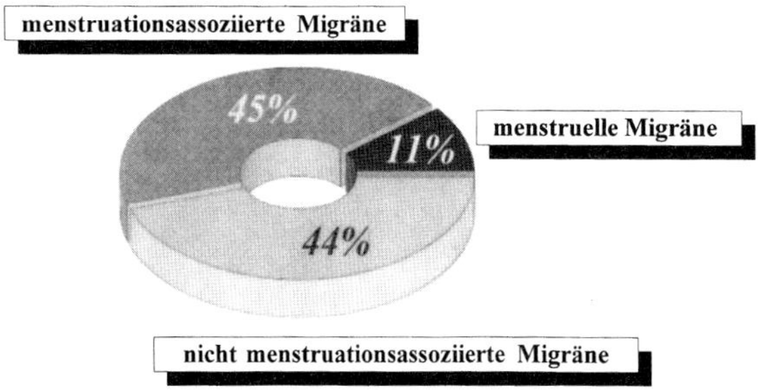

Abb. 5.28. Häufigkeit der menstruationsassoziierten Migräne und der nichtmenstruationsassoziierten Migräne sowie der menstruellen Migräne

da viele Frauen den Zusammenhang überbewerten. Es gibt Hinweise, daß zumindest bei einigen Frauen menstruelle Migräneattacken durch einen Östrogenentzug ausgelöst werden können, auch wenn möglicherweise andere hormonelle oder biochemische Veränderungen zu diesem Zeitpunkt des Zyklus relevant sein können.

Narkolepsien und Kinetosen

Symptome im Rahmen von migräneartigen Störungen in Form von *Bewußtseins- bzw. Befindlichkeitsveränderungen* und *Bewegungskrankheiten* etc. sind komplexer Natur und können auf *fokale zerebrale Störungen* zurückgeführt werden. Aus diesem Grunde werden sie *nicht* unter die migräneartigen Störungen subsumiert, sondern sollen im Rahmen der Migräneaura beschrieben werden.

! Ein Grenzbereich dazu sind jedoch Reaktionen von Migränekranken, insbesondere auf Alkohol oder auf Medikamente. Viele Migränepatienten sind außerordentlich überempfindlich gegen verschiedene Substanzen oder auch gegenüber Genußmitteln. Sie reagieren auf solche Situationen mit Übelkeit, Schwindel, Erbrechen und vegetativen Symptomen. Auch solche Reaktionen können als migräneartige Störungen aufgefaßt werden. Insbesondere besteht eine außerordentliche Anfälligkeit für Nebenwirkungen verschiedener Medikamente.

Benigner wiederkehrender Schwindel

! Auch diese Störung wird auf der Basis eines *paroxysmal wiederkehrenden Vasospasmus im Gleichgewichtsorgan*, analog zu anderen vaskulären Störungen im Rahmen der Migräneattacke, gesehen.

Von verschiedenen Autoren werden entsprechende Schwindelphänomene bei bis zu 60–80 % der Migränepatienten berichtet. Während bei der basilären Migräne Schwindel auftritt, der von einer Kopfschmerzphase abgelöst wird, wird beim benignen wiederkehrenden Schwindel eine Kopfschmerzphase *nicht* beobachtet. Häufig finden sich jedoch bei solchen Patienten neben dem gutartigen wiederkehrenden Schwindel auch typische Migräneattacken, allerdings dann nicht in zeitlichem Zusammenhang.

Periodische Syndrome in der Kindheit

Es werden *2 periodische Syndrome* in der Kindheit abgegrenzt, die mögliche Vorläufersyndrome einer Migräne sind. In der älteren Literatur werden solche Syndrome auch als *Migräneäquivalente* bezeichnet. Es handelt sich hier zum einen um den sogenannten

– *gutartigen paroxysmalen Schwindel in der Kindheit*.

Entsprechende Phänomene sind häufig aus der Schule bekannt. Den Kindern wird plötzlich *schwindelig*, sie klagen über *Appetitlosigkeit, Übelkeit* oder *Erbrechen*, sind *blaß* und *bleich*. Solche Syndrome beginnen bei den betroffenen Kindern in der Regel *im 7. oder 8. Lebensjahr* und treten 1- bis 2mal im Monat auf. Die Attacken dauern *bis zu 2 h* an. Im Laufe des weiteren Schulalters werden sie seltener, und in der Regel treten sie in dieser Form nach dem 14./15. Lebensjahr nicht mehr auf. Ob diese Syndrome als Migräne angesprochen werden sollen ist offen.

Als zweites Syndrom wird die sogenannte

– *alternierende Hemiplegie in der Kindheit*

als Vorläufersyndrom der Migräne abgegrenzt. Dabei treten bei den Kindern anfallsartig *Halbseitenlähmungen* auf. Die Seite der Hemiparese bzw. Hemiplegie wechselt dabei alternierend von Anfall zu Anfall. Neben diesen motorisch-neurologischen Störungen treten aber auch *psychische Auffälligkeiten* als Begleitsymptome auf. Auch bei diesem Syndrom ist unklar, ob es als Migräne aufgefaßt werden soll oder ob es sich möglicherweise um eine besondere epileptische Anfallsform handelt.

Kardiale Migräne

Im Spontanverlauf einiger Migräneattacken können *Brustenge, Brustschmerzen* und auch eine *funktionelle Hypoglykämie* beobachtet werden. Dieser Verlauf der Migräne wurde von Leon-Sotomayor (1974) als „kardiale Migräne" bezeichnet. Zusätzlich verspüren die Patienten *Ängstlichkeit* und *Herzklopfen*. Wie bei einer kardialen Ischämie kann der Schmerz auch in den linken Arm ausstrahlen.

Bis heute ist nicht geklärt, ob diese Form möglicherweise aufgrund einer *allgemeinen Vasokonstriktion* während der Migräneattacke entsteht und durch einen tatsächlichen *Vasospasmus* generiert wird. Eine weitere mögliche Erklärung für diese Symptomatik ist, daß *Hyperventilation* während der Migräneattacke durchgeführt und dadurch die kardiale und psychische Symptomkonstellation produziert wird.

Ophthalmoplegische Migräne

! Die ophthalmoplegische Migräne ist *extrem selten*. In den verschiedenen epidemiologischen Studien zeigt sich, daß ca. einer von tausend Migränepatienten eine entsprechende Symptomatik aufweist.

Das Wissen über die *Pathophysiologie* dieser Störung ist äußerst gering. Bis heute ist unklar, welche pathophysiologischen Vorgänge zur Parese eines oder mehrerer Augenmuskelnerven im Zusammenhang mit Kopfschmerz führen. Es wird angenommen, daß eine Schwellung der A. cerebri posterior, eine Hypophysenschwellung, eine Gefäßanomalie mit Kompression des N. oculomotorius oder ein unilaterales Hirnödem für die Paresen verantwortlich ist. Bisher ist noch keine dieser Theorien bestätigt worden. Eine weitere Erklärung ist eine mögliche mikrovaskuläre Konstriktion mit einer Ischämie des N. oculomotorius. Da es bei wiederholtem Auftreten einer ophthalmoplegischen Migräne nicht zu einer Restitutio ad integrum kommt, kann angenommen werden, daß aufgrund der regionalen Ischämie auch eine Infarzierung des peripheren Nervs in zunehmendem Maße erfolgt.

Gemäß der IHS-Klassifikation ist die ophthalmoplegische Migräne durch *Kopfschmerzen bei gleichzeitigem Bestehen einer Parese der Hirnnerven III, IV oder VI* gekennzeichnet. Die Diagnose ist eine Ausschlußdiagnose; sie erfordert den Ausschluß einer *parasellären* Läsion. Im klinischen Bild zeigt sich der Kopfschmerz bereits *3–4 Tage vor* Beginn der Ophthalmoplegie. In der Regel zeigt sich der Schmerz *an dem betroffenen Auge* und hat einen pulsierenden, pochenden Charakter. Er kann jedoch auch an beiden Augen oder an der Stirn bestehen. Anschließend tritt dann die Störung der Augenmuskeln auf. Es können sowohl einer als auch alle 3 Augenmuskelnerven betroffen sein. Bei unterschiedlichen Attacken können auch unterschiedliche Nerven oder auch die Augen alternierend einbezogen sein. In der Regel sind die *sympathischen Fasern lädiert*, die *Pupille ist dilatiert* und reagiert kaum auf Licht und Konvergenz. Daneben kann eine *Ptosis* auftreten. In der Regel dauert die Kopfschmerzphase und die Lähmungsphase *1 Woche* an, es gibt jedoch auch langwierige Verläufe, bei denen die Symptomatik länger als 1 Monat bestehen bleibt. Bei nicht kompletter Remission können eine *leichte Anisokorie* oder eine *Parese* des betroffenen Augenmuskels zurückbleiben.

Unter der Lupe
Ophthalmoplegische Migräne: Patientin I.K.

Ein 12jähriges Mädchen leidet seit dem 7. Lebensjahr an einer Kopfschmerzattacke pro Monat, die einen pulsierenden, pochenden Charakter besitzt, einseitig auftritt und von Übelkeit und Lärm- und Lichtempfindlichkeit begleitet ist. Die Patientin wird akut vorgestellt, weil eine Kopfschmerzattacke seit 3 Tagen nicht mehr abklingt und seit 8 h eine Lähmung des N. oculomotorius mit Mydriasis und Ptosis auffällt. Das durchgeführte MRT des Kopfes einschließlich Angio-MRT zeigen einen regelgerechten Befund. Auch der Liquor cerebrospinalis ist nicht entzündlich verändert. Nach 2 Tagen klingt die Kopfschmerzphase ab. Nach weiteren 10 Tagen stellt sich eine komplette Remission der Ophthalmoplegie ein.

Vorbedingung für die Diagnose einer ophthalmoplegischen Migräne ist der *Ausschluß einer parasellären Läsion* mit Kompression der Hirnnerven III, IV und VI. Erst seit Einführung der bildgebenden Verfahren, insbesondere des MRT, ist es möglich, eine Ausschlußdiagnostik mit ausreichender Sicherheit noninvasiv durchzuführen.

Ein normales MRT mit einer typischen Klinik einer ! ophthalmoplegischen Migräne erfordert keine weitere aufwendige Diagnostik. Dies gilt jedoch *nur für Kinder unter 14 Jahren*, da im Schulalter aneurysmatisch bedingte Kompressionen des N. oculomotorius extrem selten sind. Im Erwachsenenalter sollte jedoch das plötzliche Auftreten von Kopfschmerz in Verbindung mit einer inneren und äußeren Ophthalmoplegie zur Durchführung einer Angiographie Anlaß geben.

Häufig findet sich in der A. communicans posterior ein *Aneurysma* als Kompressionsursache. Eine *Myasthenia gravis* kann durch den Kopfschmerz und das Fehlen der tageszeitlichen Abhängigkeit der Augenmuskelparesen sowie die fehlende Besserung im *Tensilontest* abgegrenzt werden. Der Verdacht auf eine *Subarachnoidalblutung* ist gegeben, wenn in der Vorgeschichte eine Migräneanamnese nicht besteht und ein plötzlich auftretender, schwerer Kopfschmerz („Kopfschmerz wie noch nie") mit einer kompletten Ophthalmoplegie beobachtet wird. Zur weiteren Abgrenzung der ophthalmoplegischen Migräne von anderen Erkrankungen ist es erforderlich, eine *Mononeuropathie bei Diabetes mellitus* durch einen Glykosetoleranztest einzugrenzen.

Als wichtige differentialdiagnostische Erwägung gilt auch das *Tolosa-Hunt-Syndrom*. Dieses wird durch eine granulomatöse Entzündung im Bereich des Sinus cavernosus bedingt. Solche entzündlichen Veränderungen im Bereich des Sinus cavernosus können durch MRT-Untersuchungen näher erfaßt werden. Beim Tolosa-Hunt-Syndrom sind häufig auch noch zusätzliche Hirnnerven betroffen, und sowohl die Kopfschmerzdauer als auch die Dauer der Paresen ist länger als bei der ophthalmoplegischen Migräne. Natürlich müssen bei beiden Störungen sorgfältig *raumfordernde Prozesse* ausgeschlossen werden.

Der gewöhnliche Verlauf einer ophthalmoplegischen Migräne erstreckt sich über 3 Tage bis 4 Wochen. Normalerweise ist die Attacke nach einer Woche abgeklungen. Auch die ophthalmoplegische Migräne ist durch einen *wiederkehrenden* Verlauf gekennzeichnet, und es muß davon ausgegangen werden, daß nach Abklingen einer Attacke weitere Attacken auftreten. Die freien Intervalle sind jedoch deutlich länger als bei der Migräne ohne Aura oder bei der Migräne mit Aura. Normalerweise werden *1–2 Attacken pro Jahr* beobachtet.

Retinale Migräne

Die *retinale Migräne* gehört zu den ausgesprochenen Raritäten. Die *pathophysiologische* Störung bei der retinalen Migräne wird in einer *monokulären Hypoperfusion der Retina oder des N. opticus* gesehen. Verantwortlich dafür ist ein *Vasospasmus* der Zentralarterie oder der A. ophthalmica. Neben der Verengung des *arteriellen* Gefäßverlaufs ist auch eine *venöse* Vasokonstriktion als Ursache der retinalen Migräne möglich. Die Dauer der retinalen Migräne liegt unter 1 h. Ein dauernder Gesichtsfeldverlust aufgrund einer retinalen Migräne ist prinzipiell zwar bekannt, aber außergewöhnlich selten. Weitere Ursachen für einen monokularen Visusverlust sind insbesondere eine *zentrale Retinopathie*, eine *Glaskörperblutung*, eine *retinale Blutung* oder eine *ischämische Optikusneuropathie*.

Neben der Erfassung der typischen klinischen Merkmale muß eine sorgfältige *neurologische Untersuchung* durchgeführt werden, um mögliche intrakranielle Läsionen auszuloten. Zusätzlich sollte immer ein *bildgebendes Verfahren*, am besten in diesem Fall eine MRT, durchgeführt werden, um eine intrakranielle strukturelle Läsion sicher auszuschließen. Initial muß eine sorgfältige *augenärztliche Untersuchung* veranlaßt werden.

Auch bei der retinalen Migräne kann wie bei der Migräne sonst ein *anfallsartiger Verlauf* erwartet werden. Regeln für die Häufigkeit von Attacken und die Dauer des Attackenintervalls gibt es im individuellen Fall nicht. Ein erhöhtes Risiko für *Schlaganfall* oder *Herzinfarkt* ist für Patienten mit einer retinalen Migräne nicht bekannt, solange andere Risikofaktoren für diese vaskulären Erkrankungen nicht vorhanden sind.

Repräsentative Daten zur Migräne in Deutschland

Erste populationsbezogene Analyse

Ein einzelnes Symptom ist niemals ausreichend für die Diagnose einer Migräne. Immer kommt es auf das Symptompaket an, auf die *Symptomkonstellation*. Nachfolgend werden Daten zur Symptomkonstellation und zum Gesundheitsverhalten von Migränepatienten mitgeteilt, die in einer repräsentativen, populationsbezogenen Studie von Göbel u. Petersen-Braun (1994) zur Epidemiologie von Kopfschmerzen in Deutschland erstmals erhoben wurden (Einzelheiten zur Methodik s. Übersicht 4.1 auf S. 114).

Häufigkeitsverteilung wesentlicher Symptome der Migräne

Das *anfallsweise Auftreten* der Migräne ist das wesentliche Charakteristikum mit der größten diagnostischen Trennschärfe.

90 % der Betroffenen geben ein *eindeutiges anfallsweises* Auftreten an. Auch bei den übrigen Patienten besteht zwar ein anfallsweises Auftreten der Migräne. Die Patienten geben jedoch nicht einen anfallsweisen Kopfschmerz an, da zwischen den einzelnen Migräneattacken noch *andere* Kopfschmerzformen bestehen.

Die *Schwere der Kopfschmerzintensität* mit der daraus resultierenden Behinderung ist das zweitwichtigste diagnostische Kriterium. Rund 80 % der Patienten geben an, daß die Migräne ihre Tagesaktivität erheblich beeinträchtigt (Abb. 5.29).

Die nächste wichtige Gruppe zur Charakterisierung von Migräneattacken sind *sensorische Reizphänomene* wie Photo- und Phonophobie. Die *Verstärkung der Kopfschmerzen durch körperliche Aktivität* tritt bei über 60 % der Betroffenen auf. *Übelkeit* findet sich bei ca. 50 % der Migräneerkrankten. Der *pulsierende Charakter* der Schmerzen zeigt sich bei ca. 60 %.

Interessanterweise sind gerade die Symptome, die allgemein als besonders charakteristisch für die Migräneerkrankung angesehen werden, in der Regel bei weniger als der Hälfte der Betroffenen zu

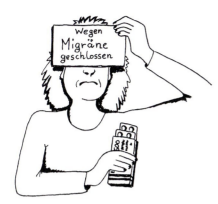

Abb. 5.29. Etwa 80 % der Migränepatienten müssen während der Migräneattacke, die 4–72 h andauern kann, ihre sozialen und beruflichen Aktivitäten unterbrechen

erwarten. Dies gilt z. B. für das einseitige Auftreten der Schmerzen. Ganz besonders wichtig ist auch, daß Erbrechen nur bei ca. 17–35 % der Betroffenen, je nach Altersgruppe, zu beobachten ist.

! Häufig wird Migräne als synonym mit Erbrechen und einseitigem Kopfschmerz gesetzt. *Dies ist keineswegs gerechtfertigt.* Auch aus diesen Vorurteilen überkommener klinischer Beschreibungen zeigt sich, wie häufig eine Fehldiagnose in der Kopfschmerzsprechstunde möglich ist, wenn man sich nur auf die *klinische Erfahrung* verläßt.

Schwere der Symptomatik und Leidensdruck durch Migräne

Die *Schmerzintensität* von Migräneattacken ist besonders ausgeprägt. Das genaue Ausmaß der Verteilung der Kopfschmerzintensitäten ist mittlerweile aufgrund repräsentativer epidemiologischer Studien bekannt. *Die Kopfschmerzintensität ist bei 58 % der Betroffenen während der Migräneattacke sehr stark, bei 28 % stark und bei 4 % mittelstark.* Die Schwere der Kopfschmerzintensität bedingt die *große Behinderung* und das *große Ausmaß des Leidens* durch Migräneattacken.

Einschränkung der Leistungsfähigkeit während der Migräneattacke

Auch über die Verteilung des Grades der *Reduzierung der Leistungsfähigkeit* während verschiedener Migräneattacken liegen jetzt exakte Daten vor. Nur bei 4 % der Attacken geben die Betroffenen an, daß in vollem Umfang Arbeitsfähigkeit besteht. Bei 65 % der Attacken muß eine leichte bis mittelschwere Einschränkung der beruflichen Leistungsfähigkeit in Kauf genommen werden. Bei 16 % der Attacken muß Arbeitsunfähigkeit attestiert werden; die Arbeit muß komplett abgebrochen werden. Bei weiteren 14 % muß sogar nicht nur die Arbeit abgebrochen werden, sondern während der Migräneattacke auch Bettruhe eingehalten werden.

Tage mit Arbeitsunfähigkeit durch Migräne

Nur bei ca. einem Drittel der Migräneerkrankten geht die Erkrankung generell ohne die Notwendigkeit einher, sich Arbeitsunfähigkeit attestieren zu lassen. Bei 32 % der Migränekranken besteht an ca. einem Tag pro Monat Arbeitsunfähigkeit. Bei weiteren 18 % der Betroffenen bestehen aufgrund der Migräne bis zu 20 Arbeitsunfähigkeitstage pro Jahr. Bei 6 % besteht bis zu 30 Tagen pro Jahr Arbeitsunfähigkeit, bei weiteren 3 % bis zu 40 Tage pro Jahr. Mehr als 40 Tage pro Jahr mit Arbeitsunfähigkeit finden sich bei 3 % der Betroffenen.

> **MERKE**
>
> - Bei den meisten Betroffenen kommt es erfreulicherweise nur zu einem geringgradigen Ausfall der Arbeitsfähigkeit.
> - Jedoch kann eine Gruppe von ca. 30 % der Migränekranken sehr häufig aufgrund der Migräne nicht der gewohnten Arbeit nachgehen.
> - Im Mittel besteht bei Migränepatienten an 16 Tagen pro Jahr migränebedingte Arbeitsunfähigkeit.

Grad der Beeinträchtigung der normalen Beschäftigung

Unabhängig von der Häufigkeit der Tage mit kompletter Arbeitsunfähigkeit kann die Migräne die *Beschäftigung* in unterschiedlichem Ausmaß beeinträchtigen. 51 % der Betroffenen geben eine sehr starke Beeinträchtigung ihrer Beschäftigung durch die Migräneattacke an. Bei 30 % zeigt sich eine mittelstarke Beeinträchtigung und bei 10 % eine schwache Beeinträchtigung.

Die Patienten sind also nicht nur durch eine große ! absolute Häufigkeit von Arbeitsunfähigkeitstagen aufgrund ihrer Migräneerkrankung geplagt, sondern, wenn sie trotz Migräne arbeiten können, auch von einer starken Behinderung bei der Ausübung ihrer Tätigkeit betroffen.

Behinderung der Freizeitaktivitäten

Migräne betrifft nicht nur die Arbeitsfähigkeit, sondern gleichzeitig auch die Möglichkeit, einer normalen *Freizeitaktivität* nachzugehen. Bei 17 % der Migränepatienten wird das normale Freizeitverhalten durch die Migräne nicht wesentlich gestört. Bei fast der Hälfte, bei 41 %, sind bis zu 10 Tage pro Jahr zu verzeichnen, an denen es unmöglich ist, einer geplanten Freizeitaktivität nachzugehen. Bei einem Viertel sind bis zu 20 Tage pro Jahr betroffen. Bei 8 % ist dies bei bis zu 30 Tagen pro Jahr der Fall und bei mehr als 7 % können mehr als 40 Tage pro Jahr nicht wie geplant verbracht werden.

> **MERKE**
>
> Im Mittel zeigt sich bei den Patienten, daß die Migräne *an 16 Tagen pro Jahr* die geplante Freizeitaktivität unmöglich macht. Rechnet man diese Tage zu den Tagen mit Arbeitsausfall hinzu, ergibt sich, daß im Mittel ein ganzer Monat pro Jahr durch die Migräne zerstört wird – jedes Jahr über Jahrzehnte des Lebens der Betroffenen hinweg.

Grad der Beeinträchtigung der Freizeitaktivitäten

Nur 11 % der Migränepatienten geben an, daß die Behinderung der Freizeit nur schwach ausgeprägt ist. Von 31 % der Betroffenen wird eine mittelschwere Behinderung angegeben und von 54 % eine sehr schwere Behinderung.

Spontane Dauer der Migräneattacken

Die Migräneattacke dauert bei 14 % der Betroffenen bei erfolgloser Behandlung oder ohne Behandlung 4 h. 9 % geben eine Migräneattackendauer bis zu 6 h an. Weitere 18 % leiden bis zu 9 h an der Migräneattacke. 8 % geben an, daß ihre Migräneattackendauer im Spontanverlauf 18 h beträgt.

! Am häufigsten wird die *Attackendauer von einem Tag* angegeben, die Gruppe der Migränepatienten mit dieser Attackendauer umfaßt 22 %. Einen Spontanverlauf von 2 Tagen vermelden 20 % der Migränekranken, und ein Spontanverlauf von 3 Tagen liegt bei 16 % der Betroffenen vor.

Diese Daten zeigen, daß *trotz moderner Migränetherapie* und trotz Aufklärung über die Migräneerkrankung bei fast 60 % der Betroffenen eine Migräneattackendauer von mehr als einem Tag besteht und daß der Großteil der Patienten trotz moderner Therapieformen das Leiden bisher nicht in den Griff bekommt, d. h. entweder nichts Adäquates gegen die Migräne unternimmt oder aber mit den gegenwärtigen Möglichkeiten keinen ausreichenden Therapieerfolg erzielen kann.

Kopfschmerztage pro Monat

> **MERKE**
>
> Im Mittel treten Migräneattacken *an 3 1/2 Tagen im Monat* auf. Bei 66 % der Betroffenen finden sich weniger als 4 Tage mit Migräne pro Monat. 14 % leiden an 4–5 Tagen pro Monat an Migräne, und bei den übrigen bestehen an mehr als 8 Tagen pro Monat Migräneattacken. Bei keinem der Betroffenen besteht an mehr als 20 Tagen im Monat Migränekopfschmerz.

Es wird deutlich, daß es eine Gruppe von ca. 30 % der Betroffenen gibt, die sehr schwer unter ihrer Migräne leiden und an sehr vielen Tagen im Monat betroffen sind. Dennoch ist Migräne eine *anfallsweise Kopfschmerzerkrankung* mit klar abgegrenzten Kopfschmerzepisoden, an denen die charakteristischen Beschwerden vorliegen, und mit freien Intervallen, an denen keine Migränekopfschmerzen bestehen.

Wochentage, an denen Migräneattacken bevorzugt auftreten

88 % der Migränepatienten geben an, daß ein bevorzugtes Auftreten von Migräneattacken zu bestimmten Wochentagen nicht besteht. *Nur 12 % der Patienten bemerken, daß ihre Migräne an bestimmten Wochentagen gehäuft auftritt.*

Der Tag mit der größten Migränefrequenz ist der Samstag. !

7 % der Betroffenen berichten, daß gerade am *Samstag* besonders oft Migräneattacken bestehen. Der zweithäufigste Tag in der Woche mit Migräneattacken ist der *Sonntag*: 5 % der Migränepatienten geben an, besonders an Sonntagen unter ihrer Migräneerkrankung zu leiden.

An dieser Verteilung wird nochmals deutlich, daß das Vorurteil, Migräne würde vorwiegend zu einer Vermeidung von Arbeit von den Patienten angegeben, nicht aufrechterhalten werden kann. Im Gegenteil, gerade das *Wochenende* und die *Freizeit* sind die Zeitabschnitte, die in erster Linie unter der Migräne leiden.

Prädisponierte Tageszeiten

Bei 44 % der Migränepatienten ist eine *bestimmte Tageszeit* vorhanden, bei der die Migräneattacke entsteht. Die Verteilung zeigt zwei eindeutige Gipfel.

- 14 % geben an, daß die Migräneattacken bevorzugt am Morgen *zwischen 6 und 9 Uhr* entstehen,
- 13 % berichten, daß der bevorzugte Auftretenszeitpunkt *zwischen 15 und 17 Uhr* liegt.

Interessanterweise zeigt sich, daß am Abend *zwischen 18 und 24 Uhr* ebenfalls noch einmal eine erhöhte Wahrscheinlichkeit für die Entstehung von Migräneattacken besteht: 9 % der Patienten geben an, in diesem Zeitraum besonders häufig Migräneattacken zu erleiden.

Relativ „migränesicher" ist die Zeit zwischen 0 und 5 Uhr und zwischen 10 und 14 Uhr.

Dauer der Migräneanamnese

Die Dauer der individuellen Migräneanamnese hängt natürlich in erster Linie vom *Lebensalter* ab. Bei einem jungen Patienten kann die Migräne erst seit einigen Jahren bestehen, bei älteren Patienten ist dies dagegen über einen viel längeren Zeitraum möglich. Bei der Befragung einer repräsentativen Stichprobe zur Dauer der Migräne in der Lebensgeschichte zeigt sich, daß über alle Lebensalter im Mittel die Migräne *seit 14 Jahren* besteht.

> **MERKE**
>
> Berücksichtigt man, daß die Migräne im Mittel ca. 30 Tage pro Jahr behindert und multipliziert man diese 30 Tage pro Jahr mit den 14 Jahren, seit denen im Mittel die Migräneerkrankung auftritt, zeigt sich, daß im Mittel 420 Tage, also über ein Jahr, bei den Betroffenen im Leben zerstört werden.

Erstmaliges Auftreten der Migräneattacken

Unterhalb des 5. Lebensjahr findet sich die Migräne so gut wie nie. Bei 3 % der Betroffenen tritt die Migräne erstmals im Leben zwischen dem 5.–10. Lebensjahr auf. Bei weiteren 16 % entstehen Migräneattacken erstmalig zwischen dem 11. und 15. Lebensjahr, der *Gipfel des Erkrankungsbeginns zeigt sich zwischen dem 16. und dem 20. Lebensjahr:* 30 % der Patienten geben an, in dieser Lebensspanne erstmalig Migräneattacken erlitten zu haben. Weitere 18 % berichten, daß ihre Migräne erstmalig zwischen dem 21. und 25. Lebensjahr ausgebrochen ist, 13 % berichten, daß die Migräne zwischen dem 26. und 30. Lebensjahr erstmalig verspürt wurde, bei weiteren 10 % begann die Migräne erstmalig zwischen dem 31. und dem 35. Lebensjahr, bei 5 % zwischen dem 36. und dem 40. Lebensjahr.

Nur in seltenen einzelnen Fällen zeigt sich jenseits des 40. Lebensjahres ein erstmaliges Auftreten von Kopfschmerzattacken, die die Phänomenologie der Migräne aufweisen.

> **MERKE**
>
> An diesem zeitlichen Auftretensmuster wird deutlich, daß die Migräne die Patienten *insbesondere im produktiven Lebensalter* behindert, also dann, wenn die Betroffenen sich in der Ausbildung, in der Phase der Familiengründung und in der Zeitspanne des beruflichen Aufbaus befinden.

Wie die Betroffenen ihre Migräneerkrankung bezeichnen

Bei vielen etablierten Erkrankungen übernehmen die Patienten die wissenschaftlichen, medizinischen Konzepte und orientieren sich an pathophysiologischen, therapeutischen Strategien der Medizin. Bei Kopfschmerzerkrankungen ist dies jedoch nicht die Regel. Aufgrund der Häufigkeit, der Alltäglichkeit und der mangelnden Aufklärung der Bevölkerung über Kopfschmerzerkrankungen gibt es *sehr unterschiedliche Ansichten*, wie Kopfschmerzerkrankungen entstehen, wie sie zu benennen und wie sie zu behandeln sind. Aus einer Befragung einer repräsentativen Stichprobe in Deutschland ist bekannt, daß die Klassifikation der Kopfschmerzen durch die Betroffenen ganz unterschiedlich gehandhabt wird. Es wurde untersucht, wie die Betroffenen ihre Kopfschmerzen selbst bezeichnen. Voraussetzung dafür war, daß die Patienten die Kriterien der Klassifikation der Internationalen Kopfschmerzgesellschaft für Migräne komplett erfüllten.

! Nur *27 % der Patienten*, deren Kopfschmerzen die Migränekriterien tatsächlich aufweisen, bezeichneten ihre Kopfschmerzen als *Migräne*.

6 % verwendeten Bezeichnungen für ihre Kopfschmerzen wie z. B. *Belastungskopfschmerz, Anstrengungskopfschmerz, Streßkopfschmerz*, 4 % beziehen ihre Kopfschmerzen auf das Wetter und nennen sie *Wetterwechselkopfschmerzen, Wetterfeinfühligkeit, föhnbedingte Kopfschmerzen*, 1 % bezeichnet die Kopfschmerzen als *psychische Kopfschmerzen* oder *nervlich bedingte Kopfschmerzen*, ein weiteres Prozent verwendet Worte wie *Erschöpfungs-, Übermüdungs-* oder *Konzentrationskopfschmerz*.

Neben dieser mehr ursächlich orientierten Gruppe klassifiziert eine weitere Gruppe der Patienten ihre Kopfschmerzen durch *Symptombeschreibung*. Entsprechend werden die Kopfschmerzen als *Klopf-* oder *Hammerkopfschmerz* bezeichnet, als *Außer-Gefecht-Setzungs-Kopfschmerz* oder *Zum-Wände-Hochlaufen-Kopfschmerz*, andere bezeichnen ihre Kopfschmerzen als *einfachen Schläfenkopfschmerz* oder *Reißkopfschmerz*.

Eine weitere Gruppe klassifiziert die Migräne auf der Basis von organischen Veränderungen. Entsprechend benennen 5 % der Migränepatienten ihren Kopfschmerz als *Verspannungskopfschmerz*, als *Verkrampfungskopfschmerz* oder als *Nackenkopfschmerz*. 1 % der Betroffenen bezeichnet die Kopfschmerzen als *zyklusbedingten Kopfschmerz* oder als *Menstruationskopfschmerz, Pillenkopfschmerz* oder *Vorregelkopfschmerz*. Ein weiteres Prozent verwendet Worte wie *Abnutzungs-* oder *Verschleißkopfschmerz*, ein weiteres Prozent bezieht die Kopfschmerzen auf *Kreislaufprobleme* oder auf *niedrigen Blutdruck*, und schließlich gibt 1 % Bezeichnungen wie *Wechseljahreskopfschmerz* oder *Hormonkopfschmerz* an.

! Besonders gravierend ist, *daß 48 % der Betroffenen überhaupt keinen Begriff für ihren Kopfschmerz haben*.

Aus den Zahlen wird deutlich, daß es in der Bevölkerung keine *allgemeingültigen Konzepte* für die Bezeichnung und die Klassifizierung von Kopfschmerzen gibt. In der Regel werden Kopfschmerzen einfach erduldet, es gibt kein modernes Wissen zu den verschiedenen Kopfschmerzerkrankungen und entsprechend auch *keine spezifischen therapeutischen Strategien*, die bei den verschiedenen Kopfschmerzen genutzt werden könnten.

Patienteneigene Ursachenattribution

Zur Entstehung der eigenen Kopfschmerzerkrankung gibt es bei Migränepatienten ganz unterschiedliche Meinungen: 50 % gehen davon aus, daß *eine körperliche Ursache* der Migräne besteht (Mehrfachantworten möglich); 26 % nehmen an, daß keine körperliche Ursache vorliegt, während 24 % *überhaupt keine* spezielle Meinung dazu haben, wie ihre Kopfschmerzen entstehen.

MERKE

Migränepatienten, die eine körperliche Ursache annehmen, geben mit einer Häufigkeit von 75 % an, daß eine *Erkrankung des Bewegungsapparates* für die Migräne verantwortlich sei. Dazu zählen die Patienten Verspannungen, Verkrampfungen der Rücken- oder Nackenmuskulatur oder eine falsche Körperhaltung (Mehrfachantworten möglich). 14 % nehmen *Bandscheiben-* oder *Wirbelsäulenschäden* für die Kopfschmerzen als Ursache an. 3 % sind der Meinung, daß Verschleiß, Abnutzung oder eine Verkalkung der Wirbelsäule für die Kopfschmerzen ursächlich seien.

Eine weitere Gruppe von 25 % der Migränepatienten vermutet

— Herz- oder Kreislaufstörungen

als Migräneursachen. Sie nehmen Durchblutungsstörungen oder Kreislaufprobleme bzw. einen niedrigen Blutdruck als Kopfschmerzursache an, weniger häufig werden Herzerkrankungen, Gefäßverengungen, Blutarmut oder Thrombose genannt.

12 % der Migränepatienten vermuten

— hormonelle Migräneursachen.

Entsprechend werden Hormonschwankungen, Menstruationsbeschwerden, Pillenpause, ein prämenstruelles Syndrom, die Wechseljahre, eine Schilddrüsenoperation oder eine Hysterektomie als Migränegrund unterstellt.

Weitere 11 % der Migränepatienten sehen die Migräneursachen im Bereich der

— Lebensführung.

Die Migränekopfschmerzen werden als *Aufregungs-, Streß-, Zeitdruck-, Überarbeitungs-* und *Überanstrengungskopfschmerzen* tituliert.

Eine weitere Gruppe von 11% geht von einer Verursachung der Migränekopfschmerzen durch *Störungen im Bereich der Kiefer, der Hals-, Nasen- und Ohrenorgane sowie der Augen* aus. Entsprechend werden die Beschwerden als *Erkältungs-, Schnupfen-, Grippe-* oder *Atemwegekopfschmerz* bezeichnet. Andere Patienten benennen die Kopfschmerzen als *Fehlsichtigkeits-* oder *Augenschwächekopfschmerz*. Weitere Ursachenkonzepte der Patienten aus diesem Bereich sind *abnorme Kieferstellungen*, Erkrankungen im Bereich des Rachens mit *Vereiterung der Kieferhöhlen* oder der Bezug auf *Halslymphknoten*.

6% der Patienten sehen die Ursache der Migräne in einer *Erkrankung des Kopfes:* so werden die Migränekopfschmerzen als *Kopfverletzungs-* oder *Gehirnerschütterungskopfschmerz* bezeichnet, als *Neuralgie* oder als *Nervenentzündung*, als *Hirnhautentzündungsfolge* oder als Folge eines *Hirntumors*.

5% vermuten *umweltbedingte Ursachen* hinsichtlich ihrer Migräne. Sie gehen von einer Wetterfühligkeit oder von einem Föhnkopfschmerz aus, bezeichnen den Kopfschmerz als durch Abgase oder durch Zugluft bedingt, gehen von einer Verursachung durch Neonlicht oder durch Lichtempfindlichkeit generell aus, oder vermuten eine Reizüberflutung als Kopfschmerzursache.

Nur 4% der Patienten sehen

– *seelische Ursachen*

für ihre Kopfschmerzen. Entsprechend werden die Kopfschmerzen als *Nervenkopfschmerzen*, als *Seelenkopfschmerz* oder als *Depressionskopfschmerz* bezeichnet.

Eine Gruppe von 3% vermutet *Stoffwechselbeschwerden* als Migräneursachen. Die Kopfschmerzen werden als *Verdauungskopfschmerz*, als *Magen-Darm-Beschwerden*, als *Diätkopfschmerz* bei zu wenig Essen, als *Hungerkopfschmerz* oder als *Nierenkopfschmerz* bezeichnet. 1% der Patienten nimmt eine *Allergie* als Kopfschmerzursache an.

MERKE

Aus diesen Patientenkonzepten wird ersichtlich, daß es in der Sprechstunde *nicht* reicht, sich von den Patienten eine Kopfschmerzerklärung geben zu lassen und auf dieser Basis die Behandlung einzuleiten. Im Gegenteil wird ersichtlich, daß man die Angaben der Patienten zur Verursachung der Kopfschmerzen mit *allergrößter Vorsicht* aufnehmen muß und nur eine vorurteilsfreie eigenständige Kopfschmerzanamnese durch den Arzt zu einer adäquaten Klassifikation und Diagnose der Kopfschmerzen führt.

Welche Auslöser Migränepatienten für ihre Kopfschmerzen angeben

Neben den eigentlichen Ursachen für Kopfschmerzen, die die Patienten in der Regel auf organischem Gebiet sehen, haben Migränepatienten auch Vermutungen und Annahmen darüber, *welche Bedingungen Kopfschmerzen auslösen können*.

Der überwiegende Teil der an Migräne Erkrankten sieht bedeutsame Auslösemechanismen im Bereich der *Lebensführung*.

35% nehmen an, daß Aufregung, Streß, Zeitdruck, Überarbeitung oder Überanstrengung ihre Kopfschmerzen auslöst. Weitere 9% sehen Auslösesituationen in zu wenig oder in zu viel Schlaf bzw. in einer Übermüdung. Unregelmäßiges Essen oder zu spätes Essen geben 2% der Migränepatienten als Auslöser an. Entsprechend wird auch Schicht- oder Nachtdienst oder zu langes Autofahren von 1% der Betroffenen als Kopfschmerzauslöser geschildert.

Die nächste große Gruppe von 29% der Migräneerkrankten gibt *Umweltbedingungen* als Auslösesituationen für Migränekopfschmerzen an. 22% berichten, daß das Wetter für die Kopfschmerzen verantwortlich sei. Auch schlechte Luft, Passivrauchen oder Sauerstoffentzug sehen 5% als Auslöser. Weitere 2% geben Zugluft an, und 1% macht Lärmbelästigung als Auslöser für die Migränekopfschmerzen verantwortlich.

14% der Erkrankten geben *hormonelle Veränderungen* als Kopfschmerzauslöser an. 11% beschuldigen *Genußmittel* als Kopfschmerzauslöser, insbesondere Alkohol, Rauchen, Nikotin und Koffein. 10% nennen *seelische Ursachen* als Auslöser für ihre Kopfschmerzen, insbesondere Nervosität, Depressivität oder Störungen des vegetativen Nervensystems. 6% sehen Auslöser in Form von *Augenüberanstrengung*, in *Bildschirmarbeit*, in *Erkältung, Schnupfen, Grippe* oder *Atemwegserkrankungen*. Weitere 4% vermuten Migräneauslösung durch *Verspannungen, Verkrampfungen* oder durch eine *falsche Körperhaltung*. Einzelne Auslösefaktoren werden in bestimmten *Nahrungsmitteln* gesehen (1%), in *Allergien* (1%), in *Kopfverletzungen* (1%), in *Diäten*, in zu wenig Essen oder in *Hunger* (1%), in *Durchblutungsstörungen*, in *Kreislaufproblemen* oder in zu *niedrigem Blutdruck* (1%).

Diese Zahlen sind von Bedeutung, weil sie die Auslösesituationen schildern, die die Patienten subjektiv in dieser Form erleben. Obwohl gerade ärztlicherseits oft

– *organische* Auslösemechanismen,

wie z. B. Ernährungsbedingungen, Hormone oder Herz-Kreislauf-Veränderungen, als Kopfschmerzauslöser angesehen werden, wird deutlich, daß aus der Sicht der Patienten diese nicht im Vordergrund stehen, sondern mit ganz überwiegender Häufigkeit

– Veränderungen im Bereich der *Lebensführung*,

wie Aufregung, Streß, Zeitdruck, Überarbeitung und Überanstrengung.
Wetterveränderungen werden an zweiter Stelle als Auslöser genannt. Lebensführung und Wetter geben 67 % der Migränepatienten als die entscheidenden Auslösemechanismen an.

Ausmaß der Arztkonsultation

MERKE

62 % der Migränepatienten suchen im Laufe ihres Lebens wegen der Migräne mindestens einmal einen Arzt auf. *38 % konsultieren wegen ihrer Migräne nie einen Arzt.*

Interessanterweise ist die Konsultationsrate zwischen der Gruppe der Patienten, die alle Kriterien der Migräne erfüllen, und der Gruppe der Patienten, die die Kriterien der Migräne mit einer Ausnahme erfüllen, unterschiedlich. 68 % der Patienten, die alle Migränekriterien erfüllen, konsultierten bereits einen Arzt wegen ihrer Migräne, während in der Gruppe der Patienten, die die Kriterien nur mit einer Ausnahme erfüllen, 55 % einen Arzt konsultierten.

Die Konsultationsrate zeigt einen engen Zusammenhang mit dem Lebensalter der Patienten. In der Gruppe der 18- bis 29jährigen waren ca. 55 % noch nie bei einem Arzt, in der Gruppe der 30- bis 49jährigen fällt der Anteil auf 38 % zurück, und bei den Menschen, die 50 Jahre und älter sind, haben nur noch 22 % noch nie wegen ihrer Migräne einen Arzt konsultiert (Abb. 5.30).

! Die Gründe, *warum* die Menschen wegen ihrer Migräne nicht zum Arzt gehen, sind ganz unterschiedlich. Die größte Gruppe, 51 %, gibt an, daß *der Arzt nicht der adäquate Ansprechpartner* für Kopfschmerzen sei. Desweiteren geben diese Betroffenen an, daß die Schmerzen *nur anfallsweise* auftreten und dann wieder von allein abklingen, daß Kopfschmerzen *keine Krankheit* seien, und daß *Ärzte sich um Kopfschmerzen sowieso nicht kümmern würden*.

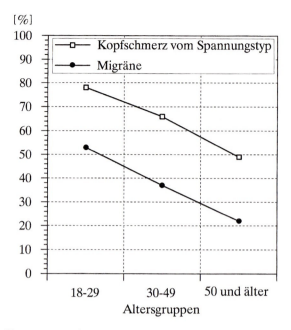

Abb. 5.30. Anteil der Patienten mit Migräne oder Kopfschmerz vom Spannungstyp, die nicht zum Arzt gehen, in Abhängigkeit vom Lebensalter

Eine weitere Gruppe von 41 % berichtet, daß sie die Kopfschmerzen *selbst behandelt* und deswegen den Arzt nicht konsultiert. Die Schmerzen würden seit langer Zeit bestehen, würden immer wiederkommen, und der Verlauf sei bekannt. Deswegen sei eine Untersuchung nicht erforderlich. *Außerdem könne man sich bei Kopfschmerzen sowieso nur ins Bett legen und Ruhe einhalten.*

15 % der Migränepatienten geben an, daß sie *kein Vertrauen zum Arzt* in der Kopfschmerzbehandlung haben, und die Medizin *keine Kompetenz* zur Kopfschmerzbehandlung besitzt. !

Der Arzt könne nicht die Ursache der Kopfschmerzen finden, und deswegen sei die Medizin bei Kopfschmerzen hilflos. Außerdem würden die verschriebenen Medikamente nicht wirken, und man wünschte auch prinzipiell keine medikamentöse Behandlung. 12 % der Migränepatienten geben an, *daß sie keine Lust haben, im Wartezimmer zu sitzen*, daß die ärztliche Behandlung sowieso *ergebnislos* sei und man sich lieber selbständig in der Apotheke ein Schmerzmittel besorge.

Selbstbehandlung der Migräne

MERKE

Nahezu alle Migränepatienten werden durch ihre Erkrankung so sehr behindert, daß sie, auch wenn sie keinen Arzt aufsuchen, eine Behandlung einleiten.

Die meisten davon verfolgen *unterschiedliche Behandlungsstrategien*, so daß in aller Regel Mehrfachnennungen gegeben werden. 68 % der Patienten, die noch nie einen Arzt aufgesucht haben, wenden eine *medikamentöse Behandlung* an. In erster Linie nehmen sie Kopfschmerzmedikamente ein, die sie sich selbständig in der Apotheke kaufen.

- Am häufigsten wird dabei *Acetylsalicylsäure als Brauselösung* verwendet.
- Am zweithäufigsten wird *Menthol* oder *Pfefferminzöl* auf die Schläfenhaut eingerieben.
- Weitere 60 % suchen während der Migräne *Ruhe und Entspannung*.
- 29 % legen sich hin, ruhen sich aus oder schlafen sogar. Weitere 18 % versuchen, sich in einem abgedunkelten Raum Ruhe und Abschirmung zu verschaffen. Ein Teil der Patienten verwendet dabei ein Heizkissen oder eine Wärmflasche, die Wärme wird insbesondere im Nacken eingesetzt.
- 3 % versuchen *Streßreduktion* durch ruhigeres Verhalten und reduzierte körperliche Aktivität.
- 1 % der Betroffenen verwendet *Entspannungstechniken* wie autogenes Training oder progressive Muskelrelaxation bzw. Yoga.
- 19 % der Migräneerkrankten setzen *Kompressen* und *feuchte Tücher* ein. Auch wird eine *Selbstmassage* der Stirn und der Schläfen durchgeführt.
- 2 % versuchen *Bäder* oder *kalte Duschen*.
- Eine Gruppe von 15 % der Migräneerkrankten versucht, ihre Kopfschmerzen durch *Bewegung* zu lindern. Insbesondere kommt dabei ein Spaziergang an frischer Luft in Frage, jedoch auch Gymnastik, Streck- und Stretchübungen.

Auch werden *Hausmittel* eingesetzt:

- 12 % der Migräneerkrankten versuchen *Kaffee mit Zitronensaft*, sie trinken *starken Tee* oder essen besonders viel. Auch werden *Vitamine* oder *Kalzium* eingenommen.
- Nur 6 % der Migränepatienten setzen *vorbeugende Maßnahmen* ein, um Migräneattacken zu vermeiden: Spaziergänge an der frischen Luft, Verzicht auf Genußmittel wie Kaffee, Alkohol oder Rauchen.
- Nur ein verschwindender Anteil von 1 % versucht durch *körperliche Fitneßübungen* wie Joggen, Gymnastik oder ausgeglichenes Privatleben der Migräne vorzubeugen.
- An Haus- bzw. Naturmitteln verwenden 5 % *vorbeugend* Pfefferminz- oder Mentholöl.

Selbstmedikation bei Migräne

90 % der Patienten, unabhängig ob sie wegen ihrer Migräne einen Arzt aufgesucht haben oder nicht, sehen die Notwendigkeit, *Medikamente* gegen ihre Beschwerden einzunehmen. Interessanterweise verwenden die meisten Migränepatienten die Applikationsform *Tabletten* zur Therapie ihrer Kopfschmerzen. 77 % aller Betroffenen greifen zu den verschiedensten Schmerzmitteln, die in der Apotheke über den Ladentisch zur Selbstmedikation als Tabletten angeboten werden. Die 3 bevorzugten Präparate, die von den Patienten genannt werden, sind *Aspirin* (29 %), *ASS ratiopharm* (16 %) und *Thomapyrin* (15 %). Auch unter den Patienten, die bisher noch nie bei einem Arzt waren, nehmen 6 % *verschreibungspflichtige Tabletten* ein. Am häufigsten werden die Präparate *Gelonida*, *Novalgin* und *Silentan* genannt.

Neben normalen Tabletten sind *Brausetabletten* die am häufigsten applizierte Medikationsform. 41 % aller Migränepatienten, die noch nie beim Arzt waren, verwenden Brausetabletten. In erster Linie wird hier – von 38 % der Betroffenen – *Aspirin plus C* eingenommen. Weit weniger häufig werden Medikamente wie *ASS + C, Alka-Seltzer, Boxazin* oder andere Brausetabletten verwendet. Nur 4 % der Migräneerkrankten nehmen Schmerzmittel in Form von *Zäpfchen* ein. Falls Patienten mehrere Präparate einnehmen, zeigt sich, daß in erster Linie Tabletten konsumiert werden.

Informationsquellen zur Selbstbehandlung von Migräne

MERKE

Die meisten Migränepatienten verfügen über *kein systematisches Wissen* zur Behandlung ihrer Kopfschmerzen. In aller Regel werden Ratschläge innerhalb der Familie zwischen den Generationen weitergegeben.

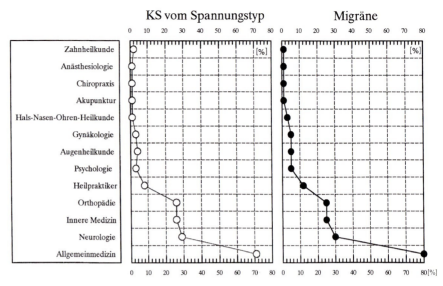

Abb. 5.31. Arztgruppen, die von Patienten mit einer Migräne oder mit Kopfschmerz vom Spannungstyp aufgesucht werden

- 19 % der Migränekranken therapieren sich, wie sie es in der *Familie* gelernt haben.
- Weitere 18 % folgen der Empfehlung eines *Apothekers*.
- 15 % führen eine bestimmte Behandlung durch, weil sie dazu aus dem *Bekannten- oder Freundeskreis* einen entsprechenden Rat bekommen haben.
- Nur 7 % folgen einer *früheren Empfehlung eines Arztes*.
- Genauso viele, nämlich 7 %, führen die Behandlung auf eine *Werbemaßnahme* in einer Zeitschrift, im Rundfunk oder Fernsehen hin durch.
- Weitere Verhaltensmaßnahmen basieren auf *Berichten* in Zeitschriften, Fernsehen, Rundfunk oder Werbemaßnahmen in Apothekenschaufenstern.

Aufgesuchte Berufsgruppen bei Migräne

> **MERKE**
>
> Der Hauptansprechpartner für Kopfschmerzprobleme ist der *praktische Arzt* bzw. der *Allgemeinarzt*.

80 % aller Kopfschmerzpatienten wenden sich wegen ihrer Beschwerden an diese Fachgruppen, wenn sie ärztliche Behandlung suchen. Am zweithäufigsten wird der *Neurologe* aufgesucht. 29 % aller Migräneerkrankten fragen dort um Rat. Mit gleicher Häufigkeit, nämlich je 26 %, folgen dann die *Internisten* und die *Orthopäden*. Die nächsthäufigst aufgesuchte Berufsgruppe ist bereits die der *Heilpraktiker*, an die sich 12 % der Migräneerkrankten ratsuchend wenden. Weitere Disziplinen folgen dann mit geringerer Häufigkeit, es sind dies die *Psychiater* bzw. *Psychologen* mit je 6 %, die *Augenärzte* mit 5 %, die *Homöopathen* mit 5 %, die *Gynäkologen* mit 4 %, die *HNO-Ärzte* mit 2 %, schließlich die *Hautärzte*, die *Akupunkteure* und die *Chirotherapeuten* jeweils mit 1 % (Abb. 5.31).

Vom Arzt mitgeteilte Diagnosen

Den Patienten, die wegen Kopfschmerzen einen Arzt konsultieren und die phänomenologischen IHS-Kriterien der Migräne erfüllen, wird nur *in der Minderheit* vom behandelnden Arzt mitgeteilt, daß sie an Migräne leiden. Von den aus einer repräsentativen Stichprobe von 5000 Deutschen ausgelesenen Migränepatienten, die die Kriterien der Klassifikation der Internationalen Kopfschmerzgesellschaft für die Migräne komplett erfüllen, geben *42 %* an, daß ihnen als Kopfschmerzdiagnose nach der ärztlichen Untersuchung „*Störungen des Bewegungsapparates*" bekannt gegeben wurde. Darunter wird am häufigsten eine Verspannung, eine Verkrampfung, Bandscheiben- und Wirbelsäulenschäden, Abnutzung oder ein Verschleiß der Halswirbelsäule bzw. eine falsche Körperhaltung subsumiert (Abb. 5.32).

Die *zweithäufigste Diagnose*, die den Patienten mitgeteilt wird, ist dann tatsächlich die *Migräne*. Allerdings wird diese nur bei 26 % der Betroffenen gestellt. Mit nächstgrößerer Häufigkeit folgen be-

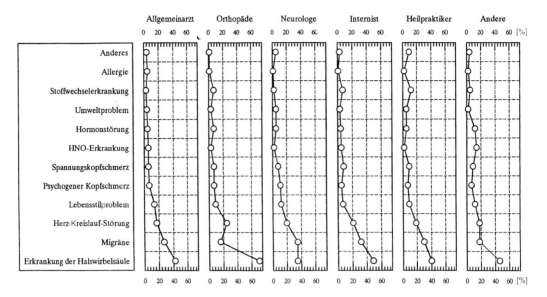

Abb. 5.32. Diagnosen, die Patienten, welche die Kriterien der Internationalen Kopfschmerzklassifikation komplett erfüllen, von den jeweils aufgesuchten Ärzten mitgeteilt bekommen haben

reits *Herz-Kreislauf-Erkrankungen* als Diagnosenennung bei 16 %. Hierbei werden Durchblutungsstörungen, Kreislaufprobleme, niedriger oder hoher Blutdruck, Gefäßverengung, Herzerkrankungen oder Blutarmut als Kopfschmerzdiagnose berichtet. Die nächsthäufigste Diagnose bezieht sich auf *psychische Störungen*, wie z. B. verstärkter Streß, Aufregung, Zeitdruck, Überarbeitung oder Überanstrengung; 11 % der Migränepatienten bekommen entsprechende Erklärungen übermittelt. *Direkte psychische Mechanismen* werden weiteren 7 % als Ursache ihrer Beschwerden bekanntgegeben. Hier werden Erkrankungen wie nervös bedingte Kopfschmerzen, psychisch bedingte Kopfschmerzen, seelisch bedingte Kopfschmerzen bzw. Kopfschmerzen bei Depression bekanntgegeben. Weiteren 5 % der Migränepatienten werden *Erkrankungen im Bereich des Kiefers, des Halses, der Nase, der Ohren oder der Augen* als Ursache ihrer Kopfschmerzerkrankung übermittelt. Hier werden insbesondere Nasennebenhöhlenentzündungen, Fehlsichtigkeit, Erkältung, Schnupfen, Atemwegserkrankungen, schlechte Zähne, falsche Kieferstellungen, Stirnhautentzündungen, Augenüberanstrengung oder Ohrenerkrankungen als Diagnose mitgeteilt. Eine weitere Gruppe von 5 % erhält als Diagnose die Information, daß *hormonelle Beschwerden* vorliegen. Hier werden insbesondere Gründe wie Hormonschwankungen, Menstruationsbeschwerden, Pillenpause, Wechseljahre oder Schilddrüsenfehlfunktionen als Diagnose eröffnet (Abb. 5.33).

Einer Gruppe von 5 % der Patienten werden *beschreibende Diagnosen* übermittelt, darunter insbesondere Neuralgien, Spannungskopfschmerzen, Zephalgien und andere Begriffe. Weiteren 4 % werden *Ursachen wie Wetterfühligkeit, Föhn, Passivrauchen, Umweltbelastung, Abgaseinwirkung, Lärmbelästigungen, Neonlicht oder Lichtempfindlichkeit* in der ärztlichen Sprechstunde bekanntgegeben. Eine kleine Gruppe (2 %) erhält als Diagnose die Auskunft, daß *Verdauungsbeschwerden*, eine eingeschränkte *Nierenfunktion*, eine *Zuckerkrank-*

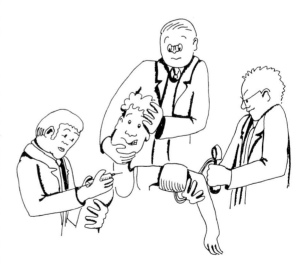

Abb. 5.33. Zur Entstehung der Migräne gibt es in unterschiedlichen Arztgruppen sehr differierende Konzepte. Entsprechend werden auch ganz unterschiedliche Behandlungsstrategien durchgeführt. So wird gern der Blutdruck angehoben, die Halswirbelsäule wird eingerenkt oder es werden Lokalanästhetika injiziert. Für keines dieser Behandlungsverfahren liegen Effektivitätsnachweise vor

heit oder eine *bestimmte Diät* die Kopfschmerzen bedingen.

! 15 % aller Befragten geben an, daß sie in der ärztlichen Sprechstunde *überhaupt keine definitive Diagnose* mitgeteilt bekommen hätten.

In der Studie, aus der die vorstehenden Zahlen resultieren, wurde nicht untersucht, welche ärztliche Diagnose *tatsächlich* gestellt wurde, sondern nur, *welche Diagnose dem Patienten vom Arzt mitgeteilt wurde*. Aus den Zahlen wird jedoch deutlich, daß in der ärztlichen Sprechstunde eine große Vielfalt unterschiedlicher Diagnosen zur Sprache kommt. Eine Erklärungsalternative ist, *daß von den Migränekranken ganz unterschiedliche Diagnosen wahrgenommen werden.*

Bescheinigung der Arbeitsunfähigkeit durch den Arzt

6 % der befragten Migränepatienten geben an, daß sie *regelmäßig* bei ihren Migräneattacken vom Arzt Arbeitsunfähigkeit attestiert bekommen. Bei weiteren 25 % erfolgt dies *gelegentlich*. 69 % der Patienten verneinen, wegen Migräne arbeitsunfähig zu werden.

Ärztlich verordnete Medikamente bei Migräne

Bei der Verordnung von Medikamenten durch Ärzte stehen bei 55 % der Patienten *rezeptfreie Tabletten* im Vordergrund. Am häufigsten wird von Ärzten *Aspirin* verordnet. 18 % der Migränepatienten erhalten dieses Medikament. Es folgen dann *Thomapyrin* und *Paracetamol 500 ratiopharm*. Unter den verordneten Medikamenten finden sich auch viele Wirkstoffe, *für die eine signifikante Wirksamkeit bei Migräne nicht bekannt ist*, wie z. B. Magnesium, Vitamin B oder andere Substanzen. Da die Studie vor Einführung des selektiven Serotoninagonisten Sumatriptan durchgeführt wurde, sind zu dessen Verschreibung keine Informationen aufgeführt.

Bei den *verschreibungspflichtigen Tabletten*, die bei 34 % der Migränepatienten zur Anwendung gelangen, dominiert *Gelonida* mit 6 % und *Silentan* mit 3 %. Dann folgen *Ergotalkaloide*, wie insbesondere Ergo-Lonarid, ergo sanol oder Dihydergot. 19 % der Patienten setzen ärztlich verordnete *Suppositorien* ein, hier werden die Präparate Ergo-Lonarid N und ergo sanol favorisiert. In *Tropfenform* wenden 14 % der Migränepatienten Medikamente an, am häufigsten *Novalgin*. *Pfefferminzöl* zum Einreiben verwendet nach ärztlicher Verordnung 1 % der Patienten. 9 % der Migränepatienten setzen ärztlich verordnete *Brausetabletten* ein; hier wird zunächst bei 6 % das *Aspirin* verwendet und dann andere ASS-Brausepräparate. 10 % der Migränepatienten verwenden *Dragees*, am häufigsten *Optalidon*.

Zur Akuttherapie empfehlen und verordnen Ärzte bei 17 % der Patienten auch andere Strategien. Dazu zählen insbesondere *Lokalanästhetika, Salben, Säfte, Tees* und *Pulver verschiedenster Zusammensetzungen.*

Einsatz von nichtmedikamentösen Therapieverfahren

Viele von Migräne betroffene Menschen setzen auch *nichtmedikamentöse* Therapieverfahren ein. In der Gruppe der Patienten, die bisher bereits einmal einen Arzt aufgesucht haben, geben 66 % an, auch nichtmedikamentöse Therapieverfahren anzuwenden. Am häufigsten werden *physikalische Maßnahmen* eingesetzt, insbesondere Bäder, Massagen und Bestrahlungen, Stirn-, Schläfen- und Rückenmassagen, Bewegungstherapie, insbesondere Krankengymnastik und Sport ganz allgemein. 30 % setzen *Ruhe und Entspannungsmaßnahmen* ein, dazu gehören insbesondere ruhige Bewegungen, die Reduktion körperlicher Aktivitäten, in abgedunkeltem Raum ruhen, Licht vermeiden, Augen schließen, autogenes Training, Entspannungsübungen, Yoga sowie Anwendung von Heizkissen und Wärmflaschen.

Zur *vorbeugenden Behandlung* sehen sich 23 % der Migränepatienten veranlaßt, die bereits einen Arzt aufgesucht haben. Am häufigsten wird versucht, auf Genußmittel wie Kaffee, Alkohol und Rauchen zu verzichten. Manche versuchen, die Körperhaltung zu verbessern und einen gleichmäßigen Tagesablauf einzuhalten oder ein ausgeglichenes Privatleben zu führen. Eine Lebensmittelumstellung versuchen 16 % als prophylaktische Maßnahme. Weitere 2 % versuchten in der Vergangenheit, über eine Zahnbehandlung die Häufigkeit der Migräneattacken zu reduzieren.

Zufriedenheit mit den eingesetzten Medikamenten

Die Wirksamkeit von Migränemedikamenten wird von den einzelnen Patienten ganz unterschiedlich angegeben. Aus der populationsbezogenen repräsentativen Studie ist bekannt, in welchem Grade

Migränepatienten mit den von ihnen eingesetzten Medikamenten zufrieden sind. Mit einer 7stufigen Skala konnten die Betroffenen ihr Medikament bewerten, wobei 1 überhaupt keine Zufriedenheit ausdrückt und 7 völlige Zufriedenheit. Es zeigte sich, *daß 33% der Migränepatienten mit ihrer medikamentösen Therapie voll und ganz zufrieden sind, 32% sehr zufrieden und 20% zufrieden.* Nur ca. 15% geben eine geringere Zufriedenheit mit ihrer medikamentösen Therapie an.

MERKE

Bei der Analyse der Zufriedenheit in Abhängigkeit von den Wirksubstanzen in den eingenommenen Medikamenten findet sich, *daß die Zufriedenheit mit der zunehmenden Anzahl verschiedener Kombinationssubstanzen in einem Präparat sinkt.* Die höchste Zufriedenheit zeigte sich bei Anwendung von Acetylsalicylsäure als Brauselösung, die geringste Zufriedenheit bei einer Dreier- oder Viererkombination mit verschiedensten Wirksubstanzen in einem Medikament.

Medikationsdosis

Das *Einnahmeverhalten* der Patienten bei Selbstmedikation deckt sich wenig mit den Erkenntnissen wissenschaftlicher Untersuchungen, und es zeigen sich auch *eindeutige* Unterschiede zwischen den Patienten, die ein selbstgekauftes Präparat verwenden, und denen, die ein verordnetes Präparat einsetzen.

So wird bei den *selbstgekauften* Medikamenten in der Regel *nur eine Dosiseinheit* eingesetzt. Nur ca. ein Drittel der Patienten nimmt 2 Tabletten pro Behandlungsfall ein. Nur ein verschwindend geringer Anteil nimmt zur Selbstmedikation 3 oder mehr Tabletten ein. Da in vielen Analgetika in einer Dosiseinheit eine *nicht ausreichend wirksame Substanzmenge* enthalten ist, zeigt sich, daß im Bereich der Selbstmedikation ein großer Beratungsbedarf besteht, um eine adäquate Kopfschmerzlinderung zu erzielen.

Etwas anders sieht die Situation bei den *verordneten* Analgetika aus. Hier zeigt sich, daß im Falle der Acetylsalicylsäure ein Drittel der Patienten 500 mg einnimmt, ein weiteres Drittel 1000 mg und der Rest der Patienten mehr als 1000 mg. Eine ähnliche Situation zeigt sich auch für das ärztlich verordnete Paracetamol: 38% nehmen 500 mg ein, 44% 1000 mg und der Rest mehr als 1000 mg. Aus den Zahlen erkennt man, daß die Patienten, die zum Arzt gehen und sich ein Medikament verordnen lassen, offensichtlich höhere Dosen einnehmen als die Patienten, die ausschließlich Selbstmedikation betreiben.

Wie Medikamente eingenommen werden

Während der Migräneattacke besteht bei vielen Patienten eine *Störung der Magenperistaltik* und eine entsprechende *Resorptionsstörung*. Aus diesem Grunde ist es besonders wichtig, möglichst *leicht resorbierbare* Medikationsdarreichungsformen zu wählen. Ein entscheidender Punkt ist dabei, daß man schon gelöste Substanzen einsetzt oder aber Tabletten oder Dragees mit Wasser einnimmt. Aus diesem Grunde wurden Migränepatienten befragt, ob sie ihre Medikamente mit oder ohne Wasser einnehmen.

- Bei den Patienten, die ihre Medikamente selbst in der Apotheke erworben haben, zeigt sich, daß 93% die Acetylsalicylsäure als Tablette mit Wasser einnehmen.
- Die ASS-*Brausetablette* nehmen 94% mit Wasser ein, d. h. 6% schlucken die Brausetablette *ohne* Wasser!
- Auch andere Analgetika, insbesondere Mischpräparate, nehmen etwa 96% der Patienten mit Wasser ein.
- Ein weitgehend gleiches Einnahmeverhalten zeigt sich auch bei den ärztlich verordneten Analgetika.

Beurteilung von Kopfschmerzmedikamenten durch Patienten

Eine Analyse der *Wirksamkeit* von Kopfschmerzmedikamenten aufgrund einer Patientenbefragung zeigt, daß durch die medikamentöse Therapie die Migräneattacke sich meist *bessert*, jedoch in der Mehrzahl *nicht vollständig abklingt*. Der höchste Prozentsatz einer kompletten Remission findet sich bei der Anwendung von Acetylsalicylsäure als Brauselösung, hier geben 14% der Anwender an, daß nach 2 h die Kopfschmerzattacken völlig remittiert sind. Bei Paracetamol ist der Prozentsatz mit 8% deutlich geringer. Eine kaum noch spürbare Kopfschmerzintensität werden bei 35–53% der Anwender von verschiedenen *Medikamenten zur Attackenkupierung* erreicht. Es zeigt sich, daß bei nahezu allen Medikamenten im Mittel nach 4 h eine Dosiswiederholung erfolgt, unabhängig davon, welche Substanzgruppe verwendet wurde.

Historische Migränetheorien

Die Migräne ist keine moderne Erkrankung, sondern sie quält die Menschen seit Urzeiten. Entsprechend wurden schon immer Überlegungen angestellt, wie dieser Kopfschmerz entstehen könnte und wie gemäß den pathophysiologischen Konzepten eine möglichst optimale Therapie zu gestalten sei (Abb. 5.34).

Zu Zeiten der *Sumerer*, der *Babylonier* und der *Assyrier* wurde der Kopfschmerz als Werk *böswilliger Geister* angesehen (Abb. 5.35). Innerhalb dieser spirituellen Konzepte finden sich Hinweise auf einseitig auftretende Kopfschmerzen – vorwiegend von Priestern auf Papyrusrollen niedergeschrieben, meist in Form von Gebeten und Sprüchen (Abb. 5.36). Kopfschmerzleidende waren gehalten, zu dem Gott Horus zu beten, von dem man ebenfalls annahm, daß er an einem einseitigen Kopfschmerz litt (Abb. 5.37). Man erbat sich von Horus, mit einem neuen Kopf versehen zu werden.

In diesen alten Vorstellungen zeigt sich, daß die Menschen damals diese Kopfschmerzerkrankungen offensichtlich mit großem Leidensdruck ertragen mußten und selbst „Ersatzteiltherapien" als adäquates Konzept in Betracht zogen.

Unter der Lupe

Die Entstehung der Migräne wird diskutiert, solange menschliche Gehirne denken. Es folgt die Beschreibung der

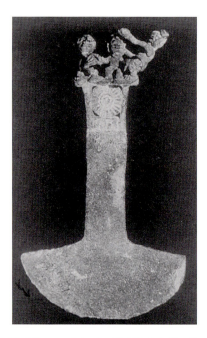

Abb. 5.35. Trepanationsinstrument aus Bronze zur Kopfschmerzbehandlung. Anfertigung durch peruanische Indianer

Migräne durch den griechischen Arzt Aretaios von Kappadokien:

Die Heterokranie

„Und in festgelegten Fällen schmerzt der gesamte Kopf, und der Schmerz befindet sich zuweilen auf der rechten Seite und zuweilen auf der linken Seite, oder in der Stirn oder der Kalotte. Und solche Attacken verändern ihre Lokalisation während des gleichen Tages ... Man bezeichnet dies Heterokranie, eine keineswegs leichte Erkrankung ... Sie bedingt quälende, böse Symptome ... Übelkeit, Erbrechen galliger Stoffe, schwere Behinderung des Betroffenen ... Es entsteht viel Starrheit, Schwere des Kopfes, Angst, und das Leben wird zur Last. Denn die Erkrankten meiden das Licht, die Dunkelheit verbessert ihre Leiden, sie können es auch nicht erdulden,

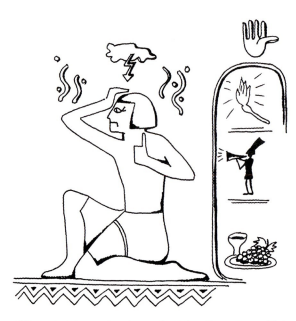

Abb. 5.34. Migräne ist eine uralte Erkrankung. Die Abbildung zeigt eine Darstellung auf einem ägyptischen Papyrus, die die Klassifikation der Internationalen Kopfschmerzgesellschaft vorwegnimmt. Der Pharao leidet an einseitigem Kopfschmerz mit visuellen Aurasymptomen. Mittlerweile sind bereits 5 Attacken abgelaufen. Es bestehen Licht- und Lärmüberempfindlichkeit. Die Attacken treten immer nach Genuß von Rotwein auf. Die Zeichnung stammt allerdings aus dem 20. Jahrhundert.

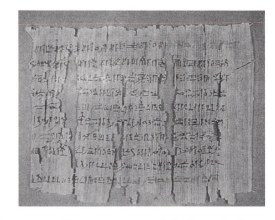

Abb. 5.36. Der Ebers-Papyrus; er enthält die Beschreibung eines Migräneanfalls im Jahre 1200 v. Chr. Auf dem (von dem Ägyptologieprofessor George Ebers aufgefundenen) Dokument sind neben einer Migräneattacke auch Neuralgien und einschießende Gesichtsschmerzen beschrieben

Historische Migränetheorien

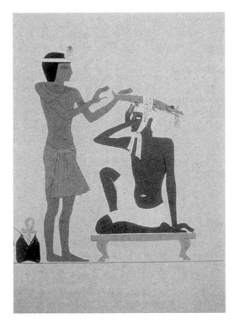

Abb. 5.37. Ägyptische Kopfschmerztherapie nach den Anweisungen des Papyrus. Ein Krokodil mit Getreide im Maul wird auf den Kopf des Leidenden gebunden. Auf dem Leinen, mit dem das Krokodil festgebunden ist, sind die Namen von Göttern aufgezeichnet

etwas Angenehmes zu sehen oder zu hören... *Die Erkrankten sind des Lebens überdrüssig und möchten sterben."*

Die erste Beschreibung einer Migräneattacke wird Aretaios von Kappadokien zugesprochen. In seinen Schriften benutzte er erstmals das Wort *Heterocrania*. Bereits im 1. Jh. v. Chr. beschrieb er unter diesem Titel einseitigen Kopfschmerz, lokalisiert im Bereich der Schläfen, der Augen oder in einer Nasenhälfte. Als Begleitsymptome führte er Schwitzen, Übelkeit und galliges Erbrechen an. Aretaios war auch der Arzt, von dem gesagt wird, er habe sich als erster zur Einteilung und Klassifikation von Kopfschmerzen Gedanken gemacht. Er unterschied bereits eine leichte Form von *anfallsweise* auftretenden Kopfschmerzen, genannt

– *Cephalalgia*,

von einem schweren *dauernden* Kopfschmerz, genannt

– *Cephalaea*,

und einem *einseitigen* Kopfschmerz, genannt

– *Heterocrania*.

Aretaios machte sich auch Gedanken über die Entstehung von Kopfschmerzen. Er nahm an, daß Erkältung und Austrocknen des Körpers wichtige Faktoren zur Genese der Beschwerden seien.

Galen von Pergamom (lat. Claudius Galenus) führte die Bezeichnung *Hemicrania* als Synonym für das Wort Heterocrania im 2. Jh. v. Chr. ein. Die Bezeichnung Hemicrania gilt für viele Autoren als Wurzel der heutigen Diagnose „Migräne".

Im Mittelalter wurden dann neue pathogenetische Ideen im *arabischen, jüdischen* und *persischen Raum* entwickelt. In Persien in Avicenna wurde der Gedanke geboren, daß es Kopfschmerzen gibt, die durch eine *Verstopfung* der Sinne bei verschiedenen pathogenetischen Bedingungen entstehen können. Daneben sollte es Kopfschmerzformen geben, die dadurch entstehen, daß die Sinne besser als unter normalen Umständen funktionieren (Abb. 5.38).

Unter dieser Bedingung können selbst schwache Reize, wie z. B. Lärm, Gerüche, Licht, Kopfschmerzattacken triggern. Mit diesem Gedanken waren die *funktionellen Kopfschmerzformen* in die Geschichte der Migräne eingekehrt.

In Europa breitete sich mittlerweile das Christentum aus, und pathogenetische Konzepte zu Kopfschmerzen berücksichtigten entsprechend Gedanken aus der priesterlichen und klösterlichen Welt. Die Texte der Hildegard von Bingen sind dafür ein besonders gutes Beispiel. Hildegard von Bingen soll an einer Migräne gelitten haben, und die Verzierungen in ihren Schriften werden als Beschreibungen einer visuellen Aura gedeutet. Hildegard von Bingen machte sich auch Gedanken, warum der Kopfschmerz bei der Migräne einseitig auftritt. Sie fand die plausible Erklärung darin, daß bei der Migräne der Kopfschmerz deshalb nur auf der

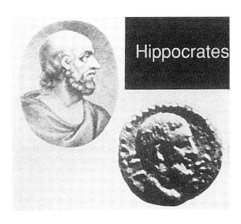

Abb. 5.38. Darstellung von Hippokrates, der im Jahre 400 v. Chr. als erster eine visuelle Migräneaura beschrieb

einen Seite auftreten könne, weil es für den Leidenden völlig unmöglich wäre, die Schwere des Kopfschmerzes auf beiden Seiten zu ertragen. Eine weitere Quelle von Gedanken zur Migräne entsprang im Mittelalter der Krankheitslehre von Galenus.

Unter der Lupe
Therapie auf der Basis der Säftelehren – Reinigen und Ausleiten der Gallenflüssigkeit

Auf der Basis der *Galenschen Krankheitslehre* war es erforderlich zu einer effektiven Therapie, regelmäßig *Gallenflüssigkeit* zu säubern bzw. auszuleiten. Man ging davon aus, daß Magen und Darm von Gallenflüssigkeit überschwemmt seien. Die entsprechende therapeutische Konsequenz waren *Einläufe oder Brechmittel* zum Ausleiten der übermäßigen Gallensäfte. Die Einführung der *ernährungsbedingten Ursache* von Migräne liegt ebenfalls in der Säftelehre. Man nahm an, daß durch das Essen Galle in den Magen ziehe. Entsprechend mußte fettreiches Essen vermieden werden.

Im Mittelalter wurde die Krankheitslehre von Galenus zu einem komplexen pathogenetischen *System* der verschiedenen Krankheiten aufgebaut. Galenus ging davon aus, daß die Körpervorgänge durch 4 Körpersäfte gesteuert seien, das Blut, die gelbe und die schwarze Galle, sowie die Lymphe (Schleim). Diese 4 Säfte würden auch die 4 Temperamente bedingen, welche er in Sanguiniker, Choleriker, Melancholiker und Phlegmatiker einteilte.

Somit war ein Konzept gegeben, das sowohl körperliche als auch psychische Mechanismen aufeinander bezog. Die Entstehung der Migräne erklärte Galenus als Folge einer *übermäßigen, aggressiven gelben Galle*.

Entsprechend wird in Frankreich Migräne auch teilweise heute noch als *sympathische Migräne* bezeichnet. Die Einseitigkeit der Kopfschmerzen wurde auf die Falx cerebri bezogen, die die Schädelsäfte jeweils in einer Hälfte des Kopfinhaltes separiert. In der Lehre von Galenus wurden auch schon die unterschiedlichen Schmerzqualitäten der verschiedenen Kopfschmerzen unterschieden. Demgemäß wurde ein *vaskulärer arterieller Schmerz* als pulsierend und pochend beschrieben, ein *Nervenschmerz* dagegen im Sinne von Verspannungen charakterisiert. Das Ungleichgewicht der Säfte konnte nach der Galenschen Lehre durch *aufsteigende Säfte* aus dem Magen, dem Darm und der Galle entstehen. Diese aufsteigenden Dämpfe würden zum Hirn emporziehen und dann entsprechend ein Ungleichgewicht in den Funktionen des Hirns bedingen. Auf der Basis dieser Lehre war es möglich, psychische Mechanismen und organische Mechanismen zwanglos zueinander in Beziehung zu setzen. Problematisch war jedoch die dogmatische Abgeschlossenheit. Experimentelle Überprüfungen dieser Lehre waren gänzlich verpönt, da die Galensche Lehre als Wahrheit nicht in Frage gestellt werden durfte (Abb. 5.39).

Die erste Beschreibung einer Migräne mit Aura wurde durch Charles Le Pois zu Beginn des 17. Jahrhunderts gegeben. Dieser Autor klagte selbst über Migräne und beschrieb seine eigenen Symptome. Er litt an einer Migräne mit Aura mit mehreren konsekutiven, neurologischen fokalen Ausfällen, zunächst Schwindel, dann Parästhesien der linken Hand, die sich allmählich vom Kleinfinger zu den anderen Fingern ausbreiteten und dann den Unterarm hinaufzogen. Anschließend stellten sich linksseitiger Kopfschmerz und Erbrechen ein. Entsprechend nannte er diese Kopfschmerzattacke „*hemicraniae insultus*".

Weitere Autoren seiner Zeit fügten exakte phänomenologische Beschreibungen der verschiedenen Migränesubformen hinzu. In der Dissertation von Vater aus dem Jahre 1723 wurde erstmalig eine exakte Beschreibung einer *visuellen* Migräneaura angegeben. Eine exakte Beschreibung der verschiedenen *Verläufe* verschiedener Kopfschmerzformen findet sich erstmalig bei Thomas Willis im Jahre 1672. In diesem ersten Lehrbuch der Neurologie wurden die verschiedenen Phasen der Migräneattacke bereits beschrieben, Hunger als Vorwarnsymptom der Migräneattacke wurde angegeben, und auch die verschiedenen *Bedingungen* der Migräneaura wurden formuliert. Auch pathogenetische Konzepte mit Vasokonstriktion und Vasodilatation als Mechanismen der verschiedenen

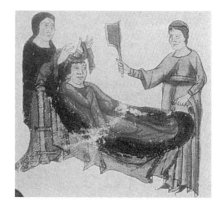

Abb. 5.39. Behandlung von Kopfschmerzen im 13. Jh. in Italien. Mit einem Schwamm, der mit Essig und Opium getränkt ist, wird versucht, den Kopfschmerz zu lindern. Auch zu Zeiten von Jesus von Nazareth gab es ähnliche Konzepte zur Behandlung von Kopfschmerzen. Während der Kreuzigungsszene wurde Jesus von einem Soldaten über einen Schwamm eine Flüssigkeit aus Essig und Myrrhe zugeführt. Die Dornenkrone dürfte zu exzessiven Kopfschmerzen durch Verletzungen von Schädel und Gesichtsstrukturen geführt haben. Neuere Untersuchungen zeigen, daß Myrrhe Alkaloide enthält, die direkt auf Opioidrezeptoren einwirken und schmerzlindernd sind

Migräneattacken wurden bereits in ihren Grundzügen beschrieben.

Entsprechend wurde bereits *Koffein* als eine Therapiemöglichkeit bei Migräne genannt. Damit war erstmalig eine direkte *vasokonstriktorische* Einflußnahme in die Migränetherapie eingeführt.

Unter der Lupe
Ein Arztbrief aus dem Jahre 1672

Den Ärzten des 17. und 18. Jahrhunderts gelangen exakte Beschreibungen der Migräne. Eine besonders präzise *erste* Beschreibung wurde von Thomas Willis (1672) in seinem Buch *De anima protoru"* realisiert (Abb. 5.40). Eine heutige Beschreibung in einem Arztbrief könnte kaum genauer sein:

„*Vor wenigen Jahren ließ eine sehr vornehme Dame nach mir rufen, die seit mehr als 20 Jahren zunächst in Intervallen, dann fast kontinuierlich an Kopfschmerzen litt... Sie war mit dieser Krankheit sehr gestraft. Von einem Fieber erholt, bevor sie 12 Jahre geworden, befielen sie die Kopfschmerzen, die zuweilen ganz von selbst und zumeist nach sehr geringfügigen Anlässen auftraten. Das Leiden war nicht auf eine bestimmte Stelle des Kopfes begrenzt, sondern plagte sie manchmal auf der einen Seite, manchmal auf der anderen und umfaßte oft den ganzen Kopf. Während des Anfalls (der kaum vor Ablauf eines Tages und einer Nacht endete und oft zwei, drei oder gar vier Tage andauerte) waren ihr Licht, Sprechen, Geräusche und jegliche Bewegungen unerträglich. Sie saß aufrecht im Bett, das Zimmer war abgedunkelt, sie sprach mit niemanden, schlief nicht und nahm keine Nahrung zu sich. Gegen Beendigung des Anfalls schließlich legte sie sich zu einem schweren, unruhigen Schlaf nieder, aus dem erwacht, sie sich gewöhnlich besser fühlte.*"

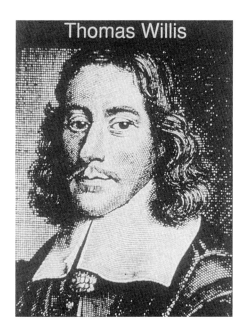

Abb. 5.40. Thomas Willis (1622–1675), der die Idee der vaskulären Migränegenerierung einführte. Zusätzlich erfand er auch den Begriff „Neurologie". Er erhielt deshalb auch den Beinamen „Vater der Neurologie". Willis hat maßgebliche klassische Arbeiten zur Migränepathophysiologie verfaßt

Abb. 5.41. Seite aus dem von Willis 1664 verfaßten Text, in dem er die Migräne durch eine Vasodilatation verursacht beschreibt

Neben solchen exakten, vorurteilsfreien Beschreibungen der Krankheitsabläufe und klinischen Hypothesen wurden (Abb. 5.41). auch unkritische Gedanken zur Migräneentstehung im 18. Jahrhundert propagiert. Im Jahre 1763 beschrieb François Boissier de Sauvagis 10 verschiedene Migränetypen. Als Einteilungsprinzip zog der Autor eine ätiologisch orientierte Differenzierung vor, und entsprechend wurden sowohl das *Mondlicht* als auch *Insekten*, die im Kopf herumkrabbeln würden, als Kopfschmerzbedingungen abgegrenzt (Abb. 5.42).

Von diesen nicht weiterführenden ätiologischen Konzepten grenzten sich genaue *phänomenologische* Beschreibungen von Migräneauren und Migräneattacken ab, die von betroffenen Ärzten im 19. Jahrhundert vorgenommen wurden. Aus dieser Zeit stammen die berühmten Abbildungen von Sir George B. Airy, der seine visuellen Auraphänomene in Form von

— gebogenen Sägezahnkurven

als Skizzen der Mitwelt bekanntgab (Abb. 5.43). Die ausführliche Beschreibung dieser visuellen Phäno-

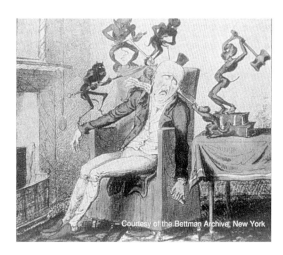

Abb. 5.42. Dämonen verursachen Migräne. Abbildung von George Cruikshank im 18. Jh.

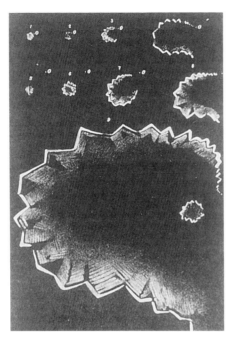

Abb. 5.43. Zeichnung von Hubert Airy einer sich langsam ausbreitenden visuellen Migräneaura (aus dem Jahre 1870)

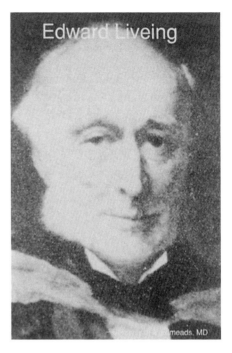

Abb. 5.44. Edvard Liveing. Im Jahre 1873 publizierte er sein Buch *On megrime, sick headache, and some allied disorders. A contribution to the pathology of nerve stormes.* Die Theorie der Nervenstürme war Grundlage für die neuronale Hypothese der Migräne

mene wurde im Jahre 1866 von dem Astronom Sir John Herschel vorgenommen.

Emil Du Bois-Reymond formulierte im Jahre 1860 die Hypothese, daß die Migräne durch eine *Hyperaktivität des sympathischen Nervensystems* bedingt sei. Entsprechend formulierte er den Begriff der

— *angiospastischen Migräne.*

Der Hintergrund für diese Hypothese war, daß er selbst an Migräne litt und während der Attacke ein ausgesprochen fahles, weißes Gesicht hatte. Sein Zeitgenosse W. Möllendorf dagegen beschrieb eine

— *rote Migräne*

im Jahre 1867 und formulierte eine *gefäßparalytische Ursache*. Bereits zu dieser Zeit wurden Ergotalkaloide zur Therapie dieser roten Migräne mit Erfolg eingesetzt, entsprechend ergab sich ex juvantibus ein Argument für die Ätiologie der angioparalytischen Genese.

! Mit diesen Hypothesen war die Ideengeschichte für die Genese der Migräne *bis in unsere Zeit* gebahnt.

Die zweite wichtige Hypothese wurde von Edward Liveing im Jahre 1873 formuliert. In seinem Buch über Migräne gab er als Ätiologie der Erkrankung einen *Nervensturm* an. Damit wurde eine Verursachung der Migräne ganz analog zur Genese der Epilepsie gesehen (Abb. 5.44).

Neben den präzisen Beschreibungen im 19. Jahrhundert wurde auch eine Großzahl unterschiedlicher *pathogenetischer* Konzepte propagiert (Abb. 5.45). Häufig basierten diese Konzepte auf vordergründigen, monokausalen, biologischen Mechanismen, oft waren sie jedoch auch mit emotionalen und moralischen Bedingungen vermischt. So machte man Masturbation oder schlechten erblichen Einfluß, eine Selbstvergiftung oder Infektionsherde für die Migräne verantwortlich. Darüber hinaus wurden ein übermäßiger Blutandrang im Gehirn, eine Entzündung der Augen oder eine Vergrößerung der Hypophyse als Migräneursachen beschrieben.

Unter der Lupe
Migränetheorien zu Zeiten von Edward Liveing

– beschrieben in seinem Buch *On Mehrem, Sick-headache, and some allied disorders: A contribution to the pathology of nerve-stroms* (Churchill, London, 1873):
Liveing beschreibt 4 Haupttheorien der Migräneentstehung:
1. die Lehre vom galligen Ursprung;
2. sympathetische und exzentrische Theorien;
3. Theorien eines vaskulären Ursprungs:
   a) zerebrale arterielle Hyperämie,
   b) passive venöse Hirnstauung,
   c) Hypothesen zu vasomotorischen Prozessen;

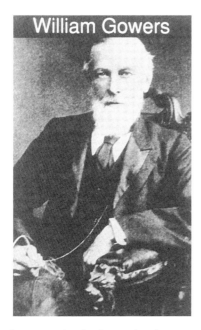

Abb. 5.45. William Gowers; er ist der Begründer der modernen Neurologie. In Übereinstimmung mit Liveing erarbeitete er das Fundament für die neurogene Migränetheorie. Neben Verhaltensmaßnahmen im Sinne eines gesunden Lebensstiles empfahl Gowers die Anwendung von 1%iger Nitroglycerinlösung und von Marihuana in der Therapie von Kopfschmerzen. Damit ist Gowers das klassische Beispiel für einen Migräneexperten, dem man nicht alles glauben sollte

4. die Theorie der Nervengewitter.

In diesen Theorien von Liveing sind praktisch alle Meilensteine der Ideengeschichte zur Genese der Migräne enthalten – auch die heutigen Konzepte zur Pathophysiologie der Migräne.

Liveing selbst favorisierte eine *neurogene* Migränetheorie. Er führt aus, daß nicht eine Störung oder Irregularität der Blutzirkulation die grundlegende Bedingung für Migränekopfschmerz sei, sondern eine Erkrankung des Nervensystems selbst. Aufgrund dieser Erkrankung käme es zu einer kontinuierlichen Akkumulation von Reizen und schließlich zu einer Entladung von Nervenkraft, ähnlich einem Gewitter. In seiner Theorie nimmt er dabei Konzepte der *Chaosforschung* unseres Jahrhunderts vorweg und beschreibt das Nervensystem als ein komplexes System, in dem durch mannigfaltige Einflüsse eine Instabilität in einem gewissen funktionellen Bereich entsteht, die zu einem Zusammenbruch des Gleichgewichts der Kräfte führt und entsprechend paroxysmale Erkrankungsausbrüche bedingt. Aufgrund der mannigfaltigen Einwirkungsmöglichkeiten im Kosmos des Gehirns kann jeglicher Einfluß zum „Chaos" einer Migräneattacke führen. Jegliche erregende Wirkung kann in ihrer Summation zur Migräneattacke hinleiten.

Die Migräne selbst ist dann der Reaktion des Gehirns implizit als Destabilisierung bzw. Restabilisierung des neuronalen Kosmos. Die Migräne besitzt damit die Funktion einer Entladung, ähnlich wie Blitz, Donner und Regen bei einem Gewitter. Die physiologische Reaktion der Migräne ist damit vergleichbar einer Niesreaktion bei übermäßiger Reizung der Nasenschleimhaut oder einer orgasmischen Entladung bei sexueller Reizung.

Als anatomisches Substrat dieser Entladung sieht Liveing das Mittelhirn und den Hirnstamm an. Hier werden insbesondere die sensorischen Ganglien, vom Sehhügel bis zum Magnuskern, als Substrate der Migräneattacke vermutet.

Der deutsche Neurologe P.J. Moebius nahm eine *degenerative Störung* als Ursache der Migräne an. Entsprechend sah er auch wenig Ansätze für eine effektive Therapie. Auch Moebius vermutete eine Verwandtschaft zwischen der Migräne und der Epilepsie, und entsprechend prägte er den Begriff „*Status migraenosus*" in Analogie zum Begriff Status epilepticus.

Eine erste systematische Beobachtung zur *Wirksamkeit von Ergotalkaloiden* bei Migräne wurde durch Meyer im Jahre 1926 in Zürich durchgeführt. Ergotalkaloide wurden sporadisch bereits seit der 2. Hälfte des 19. Jahrhunderts bei Migräneattacken eingesetzt. Die Einführung von Ergotamin in die klinische Praxis war nach Entwicklung der chemischen Synthese durch Arthur Stoll möglich, und eine systematische klinische Erprobung konnte somit erfolgen.

Eine erste quasi placebokontrollierte Studie wurde durch Trautmann in Deutschland im Jahre 1928 durchgeführt. Die erste richtige, klinische, experimentelle Migränestudie war wohl die der Schmerzforscher John Graham und Harald G. Wolff; sie zeigten im Jahre 1937, daß es bei Gabe von Ergotamin *parallel zur vasokonstriktorischen Wirksamkeit mit Anstieg des systemischen Blutdrucks zu einer Reduktion der Migränekopfschmerzen* kommt.

In diesem Experiment war es erstmals gelungen, Kopfschmerzen systematisch im Labor zu untersuchen und exakte Daten zur Pathophysiologie von Kopfschmerzen zu erheben (Abb. 5.46).

Gleichzeitig konnten die Autoren erstmalig zeigen, wie man entsprechende Daten *komplett fehlinterpretieren* kann, eine Situation, die auch in heutiger Zeit bei Kopfschmerzstudien nach wie vor zum Alltag gehört. Die beobachteten erhöhten Pulsationsamplituden wurden als *Vasodilatation* interpretiert, die für den Migränekopfschmerz verantwortlich gemacht wurde (Abb. 5.47).

Neben den klinischen Untersuchungen konstruierten Wolff und seine Mitarbeiter auch Geräte zur *experimentellen Schmerzinduktion* und ermöglichten damit auch eine systematische Analyse von Schmerzmechanismen im psychophysischen Experiment. Auf Initiative von Wolff wurde zudem das „Ad hoc-Committee on Classification of Headache" gegründet, das im Jahre 1962 erstmalig ein Klassifikationssystem für Kopfschmerzen publizierte.

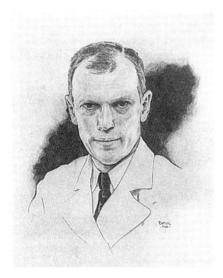

Abb. 5.46. Harold Wolff (1898–1962, New York); er führte die ersten systematischen experimentellen Untersuchungen zur Pathophysiologie der Migräne durch

Wolff war ein ausgesprochen engagierter Schmerzforscher. Entsprechend wortstark verteidigte er seine Ansichten. In der Literatur finden sich Kontroversen mit anderen Schmerzforschern seiner Zeit. So lehnte z. B. Beecher von der Harvard University die Methoden von Wolff im Bereich der experimentellen Schmerzforschung vehement ab. Die Schüler von Wolff und von Beecher führten in den weiteren Jahren diese Kontroversen fort. Es zeigte sich exemplarisch, daß manchmal nicht gute Experimente und wissenschaftlich schlüssige Beweise für die pathophysiologischen und therapeutischen Konzepte entscheidend sind, sondern vielmehr *berufliche Position* und *Macht* der jeweiligen Autoren. Auch heute ist es noch so, daß Therapieschemata bei Kopfschmerzen in den verschiedenen Ländern z. T. völlig kontrovers sind, je nachdem, welche „Meinungsbildner" momentan in einer stärkeren Position sind. Interessanterweise werden in Konsensusempfehlungen von wissenschaftlichen Fachgesellschaften auch Autoren aufgenommen, die in ihrem wissenschaftlichen Leben nicht eine einzige Originalpublikation zur Kopfschmerztherapie zustandegebracht haben und allein aufgrund ihres politischen Einflusses als Autor geführt werden.

!
- Schon zu Zeiten von Graham zeigte sich, daß der häufige Einsatz von Ergotalkaloiden einen täglichen Kopfschmerz bedingt, der sich gegenüber jeglicher therapeutischer Maßnahme *resistent* zeigt.
- Entsprechend wurden im *angloamerikanischen Bereich* die Ergotalkaloide als Kopfschmerzme-

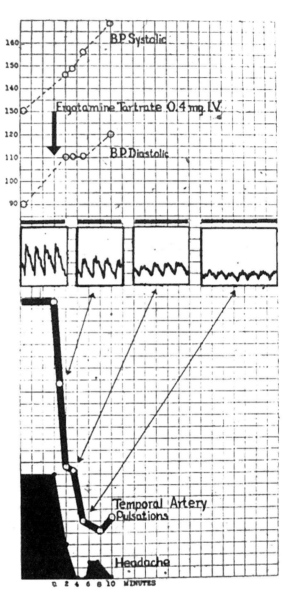

Abb. 5.47. Darstellung der ersten Ergebnisse zur Pathophysiologie der Migräne aus dem Labor von Harold Wolff aus dem Jahre 1938. Durch Messungen der Pulsationsamplitude der A. temporalis superficialis während der Migräneattacke zeigte Wolff, daß erhöhte Pulsationsamplituden während der Schmerzphase vorhanden sind. Bei Gabe des vasokonstriktorisch wirksamen Ergotamins zeigte sich ein Anstieg der Blutdruckamplitude, ein Abfall der Pulsationsamplituden und eine Remission der Schmerzen. Diese Abbildung begründet bis heute das Urteil, daß Migräne durch eine Vasodilatation verursacht wird

dikamente eliminiert und verschiedene *Kombinationsanalgetika* kreiert.
- Umgekehrt wurde im *deutschsprachigen Raum* im Einsatz von Ergotalkaloiden eine gute Substitution für Kombinationsanalgetika gesehen, bei denen man erkannt hatte, daß sie bei

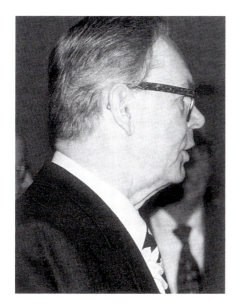

Abb. 5.48. Dieter Soyka (geb. 1929). Zwischen 1940 und 1970 stagnierte die Kopfschmerzforschung in Deutschland weitgehend. Der einzige international renommierte deutsche Kopfschmerzforscher dieser Zeit war der Berliner Internist H. Heyck. Nachdem 1976 durch die Initiative des Erlangener Ordinarius für Neurologie und Psychiatrie, H. H. Wieck, ein erstes interdisziplinäres Forum für Kopfschmerzforschung stattfand, wurde 1979 die Deutsche Migränegesellschaft gegründet. Zu den Gründungsmitgliedern zählten die deutschen Universitätsneurologen K. Christiani, L. Blaha, H. Gänshirt, D. Soyka und H. H. Wieck, der Pharmazeut J. Walker sowie die österreichischen Universitätsprofessoren H. Lechner und H. Reisner. Dieter Soyka, Ordinarius für Neurologie an der Universität Kiel, wurde zum Gründungspräsident gewählt. Im Jahre 1983 wurde Soyka auch Gründungspräsident der International Headache Society und erster Vertreter Deutschlands in der „Migraine and Headache Research Group der International Federation of Neurology". Soyka initiierte u.a. im Jahre 1989 die „Arbeitsgemeinschaft Schmerz" in der Deutschen Gesellschaft für Neurologie und wurde im Jahre 1994 zum Gründungspräsident der Deutschen interdisziplinären Vereinigung für Schmerztherapie (DIVS) gewählt, die den Dachverband der Schmerzgesellschaften in Deutschland bildet

täglichem Einsatz ebenfalls zu chronischen Kopfschmerzproblemen führen können. Die ersten Therapieempfehlungen einer Fachgesellschaft auf wissenschaftlicher Grundlage wurden von der Deutschen Migränegesellschaft im Jahre 1986 publiziert (s. Abb. 5.48).

Trigeminovaskuläres System

Perivaskuläre sensorische Axone

Heutige Vorstellungen zur Migräneentstehung gehen davon aus, daß der Schmerz bei Migräne nicht durch extrakranielle Gefäße generiert wird, wie in den Theorien zu Anfang des Jahrhunderts angenommen, sondern durch *intrakranielle perivaskuläre sensorische Axone*. Diese sensorischen Axone vermitteln eine drohende oder bereits bestehende Gewebsverletzung. Die Bereiche, die dabei betroffen sind, sind insbesondere

- das *Gehirn*,
- die das Gehirn versorgenden *Blutgefäße*
- und die diese Blutgefäße innervierenden *Neurone*.

Die sensorischen Fasern stellen keine eingleisigen Systeme dar, die diese drohende oder bestehende Gewebsschädigung afferent von den Gefäßen zum Hirn tragen. Vielmehr sind sie auch in der Lage, in *entgegengesetzter Richtung* Funktionen auszuüben, um vom Gehirn direkt auf die Gefäße einzuwirken. Die afferente Weiterleitung nozizeptiver Information vom Gefäß zum Gehirn erfolgt vorwiegend über den *Nucleus caudalis*. Die Induktion von Gefäßreaktionen geschieht efferent. Als Reaktion auf eine bestehende oder drohende Gewebsschädigung kann durch diese efferente Aktivität sensorischer Neurone eine *sterile neurogene Entzündung* induziert werden. Dieses wird ermöglicht durch Freisetzung von *vasodilatierenden Neuropeptiden*, die zusätzlich die *Permeabilität* der Gefäße erhöhen und dadurch zu einer *Plasmenextravasation* führen.

Synthese von Neuropeptiden

Im Trigeminusganglion werden vasoaktive Neuropeptide, insbesondere die *Substanz P*, das *Neurokinin A*, das *„calcitonin gene-related peptide"* (*CGRP*) und *das vasoaktive intestinale Polypeptid* (*VIP*) synthetisiert. Bei der Synthese sind Messenger-RNA und ribosomale Mechanismen involviert. Diese Neuropeptide erreichen über sensorische Axone die Blutgefäße des Kopfes. Die Neuropeptide werden innerhalb des *N. ophthalmicus* zur Adventitia der Kopfblutgefäße transportiert und dort in Axonen von C-Fasern angereichert. Durch *kalziumabhängige* Mechanismen werden diese Neuropeptide von den Vesikeln innerhalb dieser Axone freigegeben.

Nervale Versorgung der Kopfgefäße

Die sensorischen Fasern aus dem N. ophthalmicus des N. trigeminus ziehen zur A. carotis interna und begleiten das Gefäß über den Plexus carotis internus im Bereich des Sinus cavernosus. Anschließend durchdringen sie die Dura mater und erreichen die mittlere Schädelgrube mit der A. carotis interna. Die Trigeminusaxone verteilen sich dann insbesondere auf die *ipsilaterale A. cerebri anterior, A. cerebri media und A. cerebri posterior*. Ein Teil der Fasern überkreuzt auch die Mittellinie und innerviert *die kontralaterale A. cerebri anterior*. Innerhalb des Gehirns können einzelne trigeminovaskuläre Fasern nicht nur zu einer einzigen Lokalisation projizieren. Es ist möglich, daß Axone, die aus einer identischen Ganglienzelle entstammen, *zu mehreren Zielorten* projizieren, beispielsweise sowohl zur A. cerebri media als auch zur A. meningea media. Hauptsächlich finden sich sensorische Axone im Bereich des *Circulus arteriosus cerebri* (Willisii). Im Bereich der *Konvexitätsgefäße* findet sich eine deutlich reduzierte Anzahl sensorischer Neurone. Auch die *A. basilaris* und die *Vertebralarterien* werden mit sensorischen Axonen über das *Ganglion cervicale superior* innerviert. Zusätzlich findet sich eine Innervation von *großen zerebralen Arterien* durch Axone, die ihren Ausgang in *Satellitenminiganglien* im Bereich der A. carotis haben.

! Durch entsprechende *Satellitenminiganglien* ist es erklärbar, warum eine Zerstörung des Ganglion Gasseri durch destruierende Schmerzoperationen nicht zu einer anhaltenden Schmerzlinderung führen kann oder warum es bei experimentellen Eingriffen mit Entfernung des Ganglion Gasseri nicht zu einer kompletten Erschöpfung sensorischer Neuropeptide kommt.

Die sensorische Innervation der *Blutgefäße im Bereich der Dura mater* wird ebenfalls über den *N. trigeminus*, aber zugleich auch über die *oberen Zervikalwurzeln* versorgt. *Die A. meningea media* wird von dem *ipsilateralen N. ophthalmicus* des N. trigeminus innerviert. Der *Sinus sagittalis superior* dagegen wird durch den *1. Trigeminusast* bilateral und die *Duragefäße in der vorderen Schädelgrube* werden durch den *1. und 2. Trigeminusast* innerviert. Die *Duragefäße der mittleren Schädelgrube* werden durch den *2. und 3. Trigeminusast* versorgt. In der *hinteren Schädelgrube* werden die Duragefäße durch den *N. vagus*, die *obere Zervikalwurzel* und das *Trigeminusganglion* sensorisch innerviert.

Die efferenten sensorischen Fasern werden in den *trigeminalen Hirnstammkernen* umgeschaltet. Zusätzlich terminieren die sensorischen Efferenzen im Nucleus tractus solitarius und im Nucleus raphe dorsalis sowie im ventralen periaquäduktalen Grau.

Somatischer und viszeraler Schmerz

Zum Verständnis der modernen pathophysiologischen Konzepte der Migräne muß der Begriff des

– *somatischen Schmerzes*

vom Begriff des

– *viszeralen Schmerzes*

abgegrenzt werden. Der somatische Schmerz entsteht in der Haut (*Oberflächenschmerz*) oder in den Muskeln, Gelenken, Knochen und Bindegeweben (*Tiefenschmerz*). Beim Oberflächenschmerz differenziert man zusätzlich zwischen dem *ersten Schmerz*, der deutlich lokalisierbar ist, einen hellen Schmerzcharakter hat, nach Reizabbruch schnell abklingt, und dem *zweiten Schmerz*, der ca. 1 s nach Reizbeginn zu verspüren ist, einen dumpfen und brennenden Charakter zeigt, von affektiven und vegetativen Reaktionen (psychische Reizbarkeit, Übelkeit, Erbrechen) begleitet wird und nur verzögert remittiert.

Vom somatischen Schmerz ist der *viszerale Schmerz*, auch *Eingeweideschmerz* genannt, abzugrenzen, der seinen Ursprung in Eingeweideorganen hat. Typische Formen des viszeralen Schmerzes sind diffuse Bauchschmerzen, Spasmen oder Koliken bei Dehnung von Eingeweideorganen. Chronische Eingeweideschmerzen entstehen häufig nach postoperativen Narbenbildungen.

Tiefenschmerz, mehr aber noch der *viszerale Schmerz*, ist von besonderer klinischer Relevanz. Gerade die wissenschaftliche Analyse viszeraler Schmerzphänomene ist jedoch mit besonderen Schwierigkeiten behaftet. Die Induktion experimenteller viszeraler Schmerzen ist wesentlich problematischer als die von Oberflächenschmerzen. Entsprechend sind viszerale Schmerzmodelle wesentlich komplizierter zu erstellen und zu untersuchen. Schmerzhafte Hautreize, wie z. B. Schneiden oder Stechen, vermögen an Eingeweideorganen *nicht ohne weiteres Schmerz zu erzeugen, Dehnungen* oder *Konstriktion* dagegen sind dazu fähig. Auch wird heute noch davon ausgegangen, *daß viszerale Organe nicht schmerzempfindlich sind*, der Eingeweideschmerz vielmehr aus *Irritationen des Kapsel- und Bindegewebes* entsteht.

Der Begriff Gewebeschädigung, der allgemein mit ! *der Genese von Schmerzen in Verbindung gebracht* wird, zeigt sich im Hinblick auf *viszeralen Schmerz als problematisch*. So kann z. B. am Gehirn ohne jegliche Schmerzen operiert werden, wenngleich dabei trotzdem massive Gewebeschäden gesetzt werden. Typische *natürliche* Reize, die viszeralen Schmerz induzieren können, sind *Ischämie, Entzündung, Muskelspasmen und Hohlorgandehnung*. *Experimentell* kann viszeraler Schmerz durch *elektrischen Strom, Ischämie, chemische Reizung*, z. B. mit Bradykinin, und *mechanische Reizung*, wie z. B. Dehnung oder Kompression, induziert werden.

Viszeraler Schmerz ist sowohl für die Patienten als auch für den Arzt *besonders schwer zu lokalisieren* und bezüglich seines Schmerzcharakters nur schwer zu beschreiben. Häufig findet sich eine *Übertragung auf korrespondierende Hautareale* (Head-Zonen), und *affektive, vegetative und motorische Reaktionen* werden besonders stark aktiviert. Schließlich findet sich eine besonders ausgeprägte *viszerale* bzw. *kutane Hyperalgesie*.

Neue Untersuchungen zur Pathophysiologie der Migräne zeigen, daß der Migränekopfschmerz nicht, wie früher angenommen, als Tiefenschmerz, sondern als *viszeraler* Schmerz angesehen werden muß. Damit werden die Migränekopfschmerzen in Analogie zu Schmerzen gestellt, die durch Erkrankungen des Darmes, des Herzens oder der Blase entstehen. Viszerale Schmerzen können in der Regel schlecht lokalisiert werden und sind diffus hinsichtlich der Entstehungsorte. Darüber hinaus werden sie in nicht betroffene Körperregionen übertragen. Dies gilt sowohl für die Haut als auch für die Muskeln. Demzufolge werden oft Erkrankungen von Körpergebieten angenommen, die primär überhaupt keine pathophysiologischen Veränderungen aufweisen. Bei *Migräneschmerzen* gilt dies insbesondere für die *Nackenmuskulatur*. Entsprechend sind *viszerale Schmerzen* sehr häufig von *motorischen und autonomen Reaktionen* wie Muskelanspannungen, Blutdruckanstieg, Schwitzen, Blässe, Übelkeit oder Erbrechen sowie sensorischen Phänomenen begleitet. Die viszeralen Organe selbst sind in der Regel wenig schmerzempfindlich, allerdings sind die umgebenden Hüll- und Bindegewebe für Schmerzreize besonders empfänglich. Im *Bereich des Gehirns* gilt das für die *Hirnhäute*. Darüber hinaus kann im Bereich der viszeralen Afferenzen die sensorische Reizweiterleitung durch eine Reihe verschiedener Rezeptoren *blockiert* bzw. *fazilitiert* werden.

Neurogene Entzündung

Bereits im Jahre 1937 beschrieb Lewis die *neurogene Entzündung* als ein nozifensives System zur Abwehr von Schaden bei Gewebsverletzungen. Die Hauptkomponenten der neurogenen Entzündung sind

– *Vasodilatation* und
– *Plasmaextravasation*.

In der neurogenen Entzündung steht eine Möglichkeit zur Verfügung, sowohl Blutflußveränderung als auch die erhöhte Schmerzempfindlichkeit der Gefäße während der Migräneattacke zu erklären.

Die erhöhte *Schmerzempfindlichkeit* kann durch eine *verstärkte Sensibilisierung der sensorischen perivaskulären Fasern* erklärt werden. Durch diese erhöhte Sensibilisierung sind Gefäßpulsationen, die normalerweise nicht in der Lage sind, schmerzhafte Empfindungen auszulösen, potente Schmerzreize und bedingen einen pulsierenden, pochenden Migräneschmerz. Die neurogene Entzündung wird ausgelöst durch elektrische, mechanische oder chemische Stimulation der Nervenfasern. Die zentrale Aktivität ist dabei ohne Belang, da es durch *alleinige periphere Stimulation* zu einer Freisetzung der vasoaktiven Neuropeptide kommen kann (Abb. 5.49 a–c).

Die Freisetzung wird über *unmyelinisierte C-Fasern* vermittelt. *Substanz P, Neurokinin A und CGRP* sind in der Lage, eine neurogene Entzündung auszulösen. Unklar ist bisher, ob es sich dabei um ein paralleles System von verschiedenen Mechanismen handelt, die gleichzeitig einwirken müssen, um eine neurogene Entzündung zu induzieren, oder aber ob die verschiedenen Neuropeptide kaskadenartig sukzessive verschiedene pathogenetische Schritte der neurogenen Entzündung vermitteln.

Dieser Punkt ist deshalb von Relevanz, *weil durch die Blockade der verschiedenen Neuropeptide die neurogene Entzündung selbst blockiert werden kann*. Bei einer *kaskadenartigen* Genese der neurogenen Entzündung würde es im Prinzip reichen, ein Glied in der Kaskade zu blockieren. Bei einer *parallelen* Genese der neurogenen Entzündung durch die verschiedenen Neuropeptide müßte zur therapeutischen Blockierung der neurogenen Entzündung jede der einzelnen Substanzen antagonisiert werden.

Für die *Kaskadentheorie* spricht, daß Substanz P und Neurokinin A, nicht jedoch CGRP in der Lage

Abb. 5.49 a–c.
Modellhafte Vorstellungen zur neurogenen Entzündung während einer Migräneattacke.
a Während der Migräneaura besteht eine erhöhte trigeminovaskuläre Aktivität mit Freisetzung von Entzündungsmediatoren und Beginn der neurogenen Entzündung. Die Entzündung führt zu einer Schwellung der Gefäßwände mit distaler Drosselung der Blutzirkulation und Entstehung von fokalneurologischen Defiziten. Zusätzlich wird die Schmerzempfindlichkeit der Gefäßwand kontinuierlich erhöht.
b Mit weiterem Fortschreiten der Entzündung kommt es zu einer Zunahme der Drosselung der Blutzirkulation, und das neurologische Defizit breitet sich räumlich und zeitlich aus. Durch Axonreflexe kommt es zu einer Aufrechterhaltung der neurogenen Entzündung.
c Mit weiterem Fortschreiten der neurogenen Entzündung breitet sich die Entzündung auf die gesamte Gefäßwand aus. Durch Störungen der Gefäßwandzellverbindungen wird die Elastizität der Gefäßwand reduziert. Durch Öffnung der „tight junctions" entstehen eine Plasmaextravasation und eine erhebliche Steigerung der Schmerzempfindlichkeit der Gefäßwand. Durch die gestörte Elastizität der Gefäßwand kann nunmehr der Blutdruck im Gefäßlumen die konstringierte Gefäßstelle aufweiten, und die Auraphase verschwindet. Durch die erhöhte Schmerzempfindlichkeit verursacht jedoch jeder Pulsschlag einen pulsierenden pochenden Migräneschmerz, der durch körperliche Aktivität mit Blutdruckschwankungen verstärkt wird

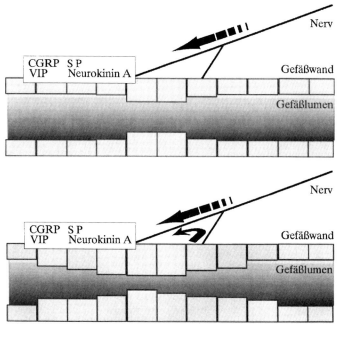

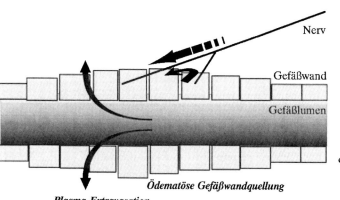

sind, eine Plasmaextravasation zu bedingen. Die beschriebenen Neuropeptide sind nicht in der Lage, die *Blut-Hirn-Schranke* zu überwinden und können normalerweise nicht in das zentrale Nervensystem penetrieren.

Die neurogene Entzündung ist natürlich nicht auf die zerebralen Gefäße begrenzt, sondern kann auch in anderen Geweben auftreten, in denen die vasoaktiven Neuropeptide freigesetzt werden können. Im Bereich des Gehirns ist die Induktion der neurogenen Entzündung an das *Vorhandensein von intakten C-Fasern* gebunden. Die experimentelle Ausschaltung von C-Fasern verhindert, daß bei adäquater Reizung die Auswirkungen einer neurogenen Entzündung beobachtet werden können.

Neben der Vasodilatation und der Plasmaextravasation im Rahmen der neurogenen Entzündung wird durch die Freisetzung der Neuropeptide eine kaskadenartige Induktion verschiedener Effekte induziert, die in der *Bildung von endothelialen Mikrovilli, endothelialen Vesikeln und Vakuolen* besteht, insbesondere in den postkapillären Venolen der Dura mater. Darüber hinaus ist eine *Degranulation von Mastzellen und eine Thrombozytenaggregation* zu beobachten.

Evidenz für die Relevanz der neurogenen Entzündung für Migräne

- Bei einer Läsion des Ganglion Gasseri kann auch beim Menschen durch die Stimulation des Ganglions eine *Vasodilatation im Bereich der Gesichtshaut* direkt beobachtet und damit ein Effekt einer neurogenen Entzündung festgestellt werden.
- Bei ausgeprägter thermischer oder elektrischer Stimulation können entsprechende umschriebene *vasodilatorische Bezirke in der Haut* beobachtet werden.
- Bei therapeutischer Thermokoagulation des Ganglion Gasseri zeigt sich zudem *ein Anstieg von Substanz P und CGRP* bei den betroffenen Patienten in der V. jugularis (s. S. 206).

Insgesamt ergibt sich somit *indirekte* Evidenz für die Bedeutsamkeit der neurogenen Entzündung für die Pathogenese der Migräne. Ein überzeugender Beweis für den Zusammenhang ist jedoch damit keinesfalls gegeben. Völlig unklar ist auch, welcher Reiz in vivo die sensorischen Bahnen bei der Migräne zu entsprechenden Reaktionen veranlaßt bzw. wie sich Menschen mit und ohne Migräne in diesem Reaktionsverhalten unterscheiden.

Einfluß von Migränekupierungsmedikamenten

Im Experiment kann gezeigt werden, daß bei Induktion einer neurogenen Entzündung bei der Ratte oder beim Meerschweinchen Medikamente, die in der Attackentherapie der Migräne wirksam sind, in der Lage sind, die neurogene Entzündung zu blockieren. Bei chronischer Gabe des 5-HT-Antagonisten Methysergid, einem Migräneprophylaktikum, ist es ebenfalls möglich, die neurogene Entzündung zu blockieren. Die Substanzen sind sowohl in der Lage, die durch elektrische Reizung ausgelöste neurogene Entzündung zu hemmen als auch die durch Capsaicin induzierte neurogene Entzündung. Capsaicin induziert die neurogene Entzündung durch Freisetzung von Substanz P.

Neben der Vorbehandlung kann auch eine Gabe der Medikamente *45 min nach der Trigeminusstimulation* die neurogene Entzündung blockieren. Damit ist eine realistische Simulation im Sinne der therapeutischen Applikation nach Beginn einer akuten Migräneattacke in diesem Modell realisiert.

! Durch weitere Untersuchungen konnte auch gezeigt werden, *daß eine kurzzeitige trigeminale Stimulation von nur wenigen Minuten zu einer längerdauernden neurogenen Entzündung mit kontinuierlicher Plasmaextravasation führt*. Diese längerdauernde Plasmaextravasation basiert auf einer kontinuierlichen Freisetzung von vasoaktiven Neuropeptiden aus den sensorischen Fasern.

Die Reduktion der Konzentration von Substanz P und Neurokinin A durch ein diese Neuropeptide spaltendes Enzym Endopeptidase 24.11 ist in der Lage, die neurogene Entzündung zu hemmen. Damit ist ein weiterer Hinweis gegeben, daß die genannten Neuropeptide bei der Entstehung der neurogenen Entzündung beteiligt sind. Der gleiche Effekt mit Hemmung der neurogenen Entzündung kann durch Gabe des Migränemedikamentes *Sumatriptan* erzielt werden.

MERKE

Aus diesen Untersuchungen wird geschlossen, daß 5-HT$_1$-Agonisten, wie die Ergotalkaloide und das Sumatriptan, die neurogene Entzündung hemmen, indem sie die *Freisetzung von vasoaktiven Neuropeptiden* wie Substanz P und Neurokinin A über C-Faser-abhängige Mechanismen *blockieren*. Gleichzeitig wirken die 5-HT$_1$-Agonisten jedoch *zusätzlich vasoaktiv*. Die Entwicklung von Substanzen, die unmittelbar die Substanz P oder Neurokinin A blockieren, wird derzeit wissenschaftlich intensiv verfolgt. Erste klinische Untersuchungen haben aber bisher keinen überzeugenden klinischen Effekt dieser Substanzen erkennen lassen. Dies ist ein gravierender „Schönheitsfehler" an diesem Modell und führt zu der Überlegung, ob nicht doch die vasoaktive Wirkung von entscheidender therapeutischer Relevanz ist.

Allerdings sind Substanzen wie *Acetylsalicylsäure* ebenfalls sehr wirksam in der Migränetherapie, besitzen jedoch keine vasoaktive Potenz. Aus diesen Gründen sollte man das Modell der neurogenen Entzündung nicht als Abbild der klinischen Wirklichkeit eines Migräneanfalles verstehen, sondern allenfalls als bisher *unbestätigte Denkmöglichkeit für Teilaspekte* der Migränepathophysiologie (s. Übersicht 5.1).

Es zeigt sich auch, daß die 5-HT$_{1B}$- und 5-HT$_{1D}$-Rezeptorfamilie nicht allein für die Freisetzung von Neuropeptiden im Bereich der trigemino-vaskulären Fasern verantwortlich ist. Eine Reihe anderer Rezeptortypen wurde auf den entsprechenden Axonen lokalisiert, darunter α_2-*Adrenorezeptoren*, *Histamin-H$_3$-Rezeptoren, Opioidrezeptoren* und *So-*

matostatinrezeptoren. Möglicherweise kann durch Stimulation oder Blockade dieser Rezeptoren ebenfalls ein Eingriff in den pathophysiologischen Prozeß der neurogenen Entzündung während der Migräneattacke in Zukunft gelingen.

Unter der Lupe 5.1.
Argumente für die Gültigkeit des Modells der neurogenen Entzündung für die Pathogenese der Migräne

— Während einer spontanen Migräneattacke als auch während einer experimentell induzierten neurogenen Entzündung sind die *Plasma-CGRP-Spiegel* erhöht. Die Vorbehandlung mit Dihydroergotamin oder Sumatriptan kann die Erhöhung der CGRP-Spiegel bei experimentell induzierter neurogener Entzündung verhindern. Dieser Effekt spiegelt eine Hemmung der Freisetzung sensorischer Neuropeptide wider.
— Sumatriptan und Ergotalkaloide sind nur in der Lage, die neurogene Entzündung mit Plasmaextravasation zu hemmen, wenn eine Entzündung *durch elektrische Stimulation* induziert wird. Bei *direkter Gabe von Substanz P oder Neurokinin A* ist es den Substanzen nicht möglich, die durch Neuropeptide induzierte neurogene Entzündung zu hemmen.
— Die Gabe von Ergotalkaloiden oder Sumatriptan kann im Rahmen der neurogenen Entzündung die Mastzelldegranulation, die Thrombozytenaggregation und die Formation von Endothelzellen verhindern.
— Die Stimulierung von 5-HT$_{1B}$- und 5-HT$_{1D}$-Rezeptoren *moduliert* die Hemmung der Neurotransmitterfreisetzung in den verschiedenen Gebieten des peripheren oder zentralen Nervensystems. Es gibt empirische Evidenz, daß eine 5-HT$_{1B}$- und 5-HT$_{1D}$-Rezeptorfamilie auch im Bereich des Ganglion Gasseri anzutreffen ist.

Limitierungen des Modells der neurogenen Entzündung

Zwar zeigt das Modell der neurogenen Entzündung einen klaren Effekt von Substanzen, die in der Akuttherapie der Migräne wirksam sind. Ob dieser Effekt jedoch tatsächlich etwas mit der Wirksamkeit während der Migräneattacke zu tun hat, ist unklar. Darüber hinaus ist es natürlich möglich, daß neben der Blockierung der neurogenen Entzündung *noch zusätzliche weitere Mechanismen* für den therapeutischen Wirkansatz der verschiedenen Migränekupierungsmittel erforderlich sind.

MERKE

So ist es nach wie vor möglich, daß der alte Erklärungsansatz einer *Vasokonstriktion* für den therapeutischen Effekt verantwortlich ist. Gegen einen solchen allgemeinen Erklärungsansatz spricht die Wirksamkeit von Substanzen in der Migränetherapie, die primär nicht vasokonstriktorisch wirken, wie z. B. die Acetylsalicylsäure (s. oben).

Auch die Acetylsalicylsäure ist in der Lage, die neurogene Entzündung im Tiermodell zu blockieren. Allerdings werden dabei *wesentlich höhere Dosen* benötigt, als normalerweise für die Kupierung einer Migräneattacke erforderlich sind. Die Blockierung der neurogenen Entzündung legt darüber hinaus einen *rein peripheren Wirkmechanismus* der verschiedenen Migränekupierungsmittel dar. Da Sumatriptan eine polare Substanz ist, die normalerweise die Blut-Hirn-Schranke schlecht passiert, wäre eine gute Erklärungsweise gegeben, warum die Substanz mit einem alleinigen peripheren Wirkmechanismus die Migräneattacke kupieren kann. Allerdings sprechen mehrere Befunde auch für einen *zentralen Wirkmechanismus von Sumatriptan*. So können sich als Nebenwirkungen auch Müdigkeit oder Befindlichkeitsänderungen bei Patienten einstellen.

Aus diesem Grunde ist es möglich, daß während der pathophysiologischen Situation der klinischen Migräneattacke die Substanz tatsächlich eine *völlig andere Pharmakodynamik* und *-kinetik* aufweist als im Tierversuch und auch z. B. in das Zentralnervensystem penetriert und dort weitere neuronale Effekte auslöst.

Ein direkter experimenteller Befund im Humanversuch ist, daß Sumatriptan *nur in der Migräneattacke in der Lage ist, antinozizeptive Hirnstammreflexaktivitäten zu aktivieren*. Im Migräneintervall ist die Substanz dagegen nicht in der Lage, auf solche zentralen Mechanismen Einfluß zu nehmen. Da der 5-HT$_1$-Agonist zur Aktivierung der Hirnstammreflexaktivität in den Hirnstamm eindringen muß, darf angenommen werden, daß die Substanz tatsächlich in der Lage ist, nur während der pathophysiologischen Situation einer Migräneattacke in das Zentralnervensystem zu penetrieren.

Die C-fos-Expression als Marker für die Aktivität des ZNS

MERKE

Nach peripherer noxischer Stimulation wird in den Zellen des Rückenmarks und des Hirnstamms das *C-fos Antigen* exprimiert. Die C-fos Antigen-Exprimierung erfolgt in den Laminae I und II, in denen die afferenten Erregungen nach noxischer Stimulation übertragen werden. In neueren Untersuchungen konnte auch gezeigt werden, daß die Exprimierung des C-fos Antigens in den Zellen *mit der Stimulationsintensität korreliert* ist. Darüber hinaus kann eine analgetische Behandlung mit Opioiden die Anzahl der C-fos-Antigen exprimierenden Zellen reduzieren.

Bei noxischer Reizung der Meningen kann die C-fos-Antigen-Expression in den Laminae I und II erhöht werden. *Die Behandlung mit Sumatriptan oder Ergotalkaloiden reduziert diese experimentell induzierte C-fos-Expression.* Der Effekt von Sumatriptan auf die C-fos Exprimierung weist darauf hin, daß die Substanz direkt auf sensorische afferente Fasern Einfluß nimmt. In diesem Modell zeigt sich, daß nicht die vasokonstriktorische Wirkung der Substanz von Bedeutung ist, sondern der *direkte Einfluß* auf die sensorischen Afferenzen. Die Wirksamkeit von Sumatriptan und von Ergotalkaloiden bei noxischer Reizung der Meningen weist darüber hinaus darauf hin, daß entsprechende Substanzen nicht nur spezifisch für die Kupierung von Migräneattacken eingesetzt werden könnten, sondern auch für andere pathogenetische Prozesse, die mit einer Entzündung der Meningen einhergehen.

Vom Streß zur neurogenen aseptischen Gefäßentzündung

Die tierexperimentellen Untersuchungen lassen offen, wie beim Menschen möglicherweise der Weg *von den Triggerfaktoren* zur Auslösung einer *neurogenen aseptischen Gefäßentzündung* verläuft. Im Tierversuch wird die neurogene Entzündung durch eine planmäßige elektrische Stimulation des Ganglion Gasseri induziert. Die entscheidende Frage ist, wie es bei einer *spontanen* Migräneattacke zur entsprechenden trigeminalen Aktivierung kommen kann. Aus neueren Untersuchungen ist bekannt, daß *neuronale Mechanismen der Hirnrinde* in der Lage sind, eine Aktivierung des trigeminovaskulären Systems zu induzieren. So zeigt sich, daß die kortikale „*spreading depression*" (SD) die Exprimierung von C-fos Antigen in der Lamina I und II des Nucleus caudalis aktiviert. Bei diesen Versuchen wurde die SD durch Mikroinjektionen von Kaliumchlorid in den Kortex ausgelöst. Interessanterweise kann die *Vorbehandlung mit Sumatriptan* die C-fos Exprimierung reduzieren. Aus diesen Untersuchungen ergibt sich, *daß die SD in der Lage ist, nozizeptive Mechanismen im zerebralen Kortex zu aktivieren*. Es kann angenommen werden, daß durch die Vorgänge im Rahmen der SD nozizeptive Substanzen in den *perivaskulären Bereich des trigeminovaskulären Systems* freigegeben werden. Die Folge ist eine *Sensibilisierung* der trigeminovaskulären Fasern, die die Piagefäße innervieren. Durch *Stimulation der afferenten sensorischen C-Fasern* wird der Nucleus caudalis aktiviert, und durch *weitere afferente Reizung* kann ein Schmerzerlebnis des betroffenen Individuums induziert werden. Durch eine Sensibilisierung anderer sensorischer Systeme kann eine Überempfindlichkeit der Sinnessysteme mit Photophobie, Phonophobie und Osmophobie etc. entstehen.

Vaskuläre Reaktionen

Die kranialen Gefäße werden durch sympathische Nervenfasern versorgt. Die sympathischen Fasern enthalten eine hohe Konzentration von Noradrenalin und *Neuropeptid Y*. Die Konzentration dieser Neurotransmitter ist besonders hoch im Bereich der *zerebralen Arterien*, weniger hoch im Bereich der zerebralen Venen. Einzelne Fasern versorgen die kleinen Arteriolen. Die Gabe von Neuropeptid Y bedingt eine *Kontraktion der A. meningea media*. Dabei bedingt Neuropeptid Y eine größere Kontraktionsantwort als die Gabe von Noradrenalin. In der *A. temporalis* ist Neuropeptid Y in der Lage, die durch Noradrenalin induzierte Kontraktion zu *potenzieren*. Eine direkte vasokonstriktorische Wirkung von Neuropeptid Y besteht in der A. temporalis nicht. Die vasokonstriktorische Wirkung von Noradrenalin kann durch den α_1-Adrenorezeptorantagonist Prazosin blockiert werden. Die Kontraktion oder Potenzierung einer Gefäßkonstriktion, welche durch Neuropeptid Y vermittelt wird, kann jedoch weder durch Prazosin noch durch 5-HT-Antagonisten blockiert werden.

Neuropeptid Y führt somit zu

- einer *direkten Kontraktion* an Gefäßen und
- einer *Potenzierung* der durch Neurokinin A vermittelten Vasokonstriktion.

Neurokinin A und Neuropeptid Y sind somit wesentlich an der Autoregulation der kranialen Gefäße beteiligt und in die Regulation des zerebralen Blutflusses involviert.

Parasympathisches System

Die zerebralen Gefäße werden von *parasympathischen* Nervenfasern umgeben. In diesen können Neuropeptide gefunden werden, insbesondere das *vasoaktive intestinale Polypeptid* (VIP) und das *Peptidhistidinisoleucin* (PHI). Neben dem VIP ist auch *Acetylcholin* in den Nervenfasern anzutreffen. Darüber hinaus findet sich noch eine Vielzahl von weiteren Neuropeptiden, die zur VIP-Familie gehören. Alle diese Peptide haben die funktionelle Eigenschaft, eine *Vasodilatation* zu erzeugen. In den gleichen parasympathischen Fasern, in denen VIP gefunden wurde, scheint auch *Stickstoffmonoxid (NO)* enthalten zu sein, da die Stickstoffmonoxidsynthetase (NOS) als Marker in diesen Fasern entdeckt wurde.

Sensorische Peptide in der Innervation der kranialen Gefäße

Die sensorische Innervation der zerebralen Gefäße erfolgt über das *Ganglion Gasseri*. Die Nervenfasern lagern sich den Gefäßen an. Sie enthalten als Neuropeptide die *Substanz P (SP)* und das „*calcitonin gene-related peptide*" (*CGRP*). Substanz P befindet sich mit größerer Konzentration in den zerebralen Arterien im Vergleich zu der A. meningea media und der A. temporalis. Dagegen findet sich eine höhere Konzentration von CGRP in der A. meningea media als im Vergleich zu den zerebralen Arterien und der A. temporalis. In den Fasern findet sich zusätzlich auch *Neurokinin A*. Sowohl Substanz P, Neurokinin A wie auch CGRP wirken als *vasodilatierende* Substanzen. Die Neuropeptide binden an 3 unterschiedlichen Rezeptoren, den Neurokinin$_1$- (NK$_1$-), den Neurokinin$_2$- (NK$_2$-) und den Neurokinin$_3$- (NK$_3$-)Rezeptor. Substanz P bindet am potentesten am Neurokinin$_1$-Rezeptor. Neurokinin A und Neurokinin B dagegen binden mit größerer Affinität an den Neurokinin$_2$- und Neurokinin$_3$-Rezeptor.

Auch für CGRP wurden unterschiedliche Subrezeptoren mit unterschiedlichen funktionellen Eigenschaften gefunden. *CGRP ist das einzige Molekül, das nachweislich während der Migräneattacke im Kopfbereich generiert wird.* Es ist auch der *stärkste Vasodilator*, der im menschlichen Körper bekannt ist. Ein CGRP-Antagonist wäre ein aussichtsreicher Kandidat für die Kupierung der Migräneattacke. Die Entwicklung steht jedoch noch aus.

In sensorischen Neuronen wurde zudem ein bislang unbekannter noziceptiver purinerger Rezeptor, der sog. *P2X3-Rezeptor* entdeckt. Dieser Rezeptor soll die schädigenden Effekte von *ATP* vermitteln. Eine Hemmung des P2X3-Rezeptors durch einen Antagonisten wäre ebenfalls eine denkbare Möglichkeit für eine zukünftige Migränetherapie.

Differentielle funktionelle Eigenschaften der sensorischen Peptide

Es wird angenommen, daß die sensorischen Neuropeptide im Rahmen *pathogenetischer* Bedingungen unterschiedliche Eigenschaften entwickeln. So wird der Substanz P die Verantwortung für die sterile *neurogene Entzündung* in der A. meningea media zugesprochen. CGRP dagegen soll in der Lage sein, bei einer exzessiven Vasokonstriktion *vasodilatatorisch* zu wirken, um somit das Gehirn vor zu starker Drosselung der Blutzirkulation zu schützen. Entsprechend findet sich bei Untersuchungen von Patienten mit akuter Migräne mit bzw. ohne Aura ein *Anstieg* von CGRP, nicht jedoch von Neuropeptid Y, vasoaktivem intestinalen Polypeptid und Substanz P. Eine erfolgreiche Behandlung der Migräneattacke mit dem Serotoninagonist Sumatriptan führt zu einer signifikanten Reduktion der CGRP-Konzentration und des Kopfschmerzes. Durch diese Befunde wird die Evidenz weiter unterstützt, daß die Neuropeptide in der Pathophysiologie der Migräne beteiligt sind.

Endotheliale Zellaktivität und Stickstoffmonoxid (NO)

Durch Freisetzung von vasoaktiven Substanzen sind auch die *endothelialen Zellen* bei der Vasoreaktivität beteiligt. Die vasorelaxierende Wirkung von Acetylcholin, Substanz P und Neurokinin A wird wahrscheinlich durch die Freisetzung eines sog. „*vaskulären endothelialen Relaxationsfaktors*" (*EDRF*) bedingt. Es wird weiter angenommen, daß es sich bei diesem Faktor um *Stickstoffmonoxid (NO)* handelt. Grund für diese Annahme ist, daß andere Vasodilatatoren über NO ihre Wirkung entfalten. Damit das NO wirken kann, muß es nach Freisetzung zu den glatten Muskelzellen der Gefäße diffundieren und dort die Relaxation in Gang setzen. Die *Gabe von Nitroglycerin* führt zur Bildung von NO und ist direkt in der Lage, Kopfschmerzen zu produzieren.

Im Bereich der Endothelzellen werden eine Reihe von verschiedenen kontrahierenden Peptiden produziert, die sog. *Endotheline*. Diese sind die Vermittler der durch das Endothel induzierten Vasokonstriktion. Bisher sind 3 Untergruppen bekannt:

- Endothelin 1,
- Endothelin 2,
- Endothelin 3.

Die Peptide binden an *Endothelinrezeptoren*, wobei bis heute 2 Subtypen bekannt sind, der Endothelin-A- und der Endothelin-B-Subrezeptor. Die vasokonstriktorische Aktivität von Endothelin 1 und Endothelin 2 ist etwa gleich hoch, während eine vasokonstriktorische Aktivität von Endothelin 3 nahezu nicht gegeben ist. Während Migräneattacken konnte mittlerweile ein *Anstieg der Plasmakonzentration von Endothelin 1* gefunden werden. Dies deutet darauf hin, daß dieses Peptid in der Pathophysiologie der Migräne eine Rolle spielt.

In einer ersten klinischen Studie wurde der Effekt des Endothelinantagonisten *Bosentan* in der Therapie der Migräneattacke untersucht. Die Substanz blockiert im Tierversuch potent die neurogene Entzündung. Bei der eingesetzten Dosis von 250 mg i.v. konnte jedoch kein bedeutsamer klinischer Erfolg nachgewiesen werden. Dies zeigt erneut, wie vorsichtig man mit der Übertragung von Grundlagenexperimenten auf die klinische Situation der Migräne umgehen sollte.

Unter der Lupe 5.2.
Historie der Medikamentenentwicklung für die Migränetherapie
- *Sumatriptan*
  - Entwicklung neuer Anwendungsformen: Nasenspray, Suppositorien, Pen

- *Selektive Serotoninantagonisten späterer Generation*

Glaxo-Wellcome bzw. Zeneca	BW311C90 (Zolmitriptan)
Glaxo-Wellcome	Naratriptan
Bristol-Myers Squibb	BMS-180048
Janssen	Alniditan
Pfizer	Elektripan
MSD	Rizatriptan
Allmiral	Almotriptan
Berlinchemie	Frovatriptan

- *Ziele:*
  - größere Rezeptoraffinität,
  - höhere Selektivität,
  - größere Bioverfügbarkeit,
  - längere Halbwertszeit,
  - geringere Rate von Wiederkehrkopfschmerz.

Neue Wirkmechanismen ohne vasokonstriktorische Angriffspunkte
- *Substanz P-Antagonisten (NK1-Rezeptor-Antagonisten)*

Rhone-Poulenc Rorer	RPR100893–201
Merck	RP67580

- *CGRP-Rezeptor-Antagonist*

Merck	CGRP8–37

- *Endothelin-Antagonist*

  Bosentan

- *Rationale:*
  - potente Blockierung der neurogenen Entzündung,
  - Hemmung der C-fos-Expression im Hinterhorn,
  - Hemmung nozizeptiver Reflexe,
  - antiemetischer Effekt,
  - hohe ZNS-Gängigkeit.

Serotonin (5-Hydroxytryptamin, 5-HT)

Entdeckung und Namengebung

Paul Ehrlich (Nobelpreis 1908) erarbeitete bahnbrechende Befunde in der Immunologie und Rezeptorphysiologie (Abb. 5.50). Insbesondere wurde durch seine Studien deutlich, daß es *unterschiedliche Rezeptortypen* gibt. Seine Arbeiten

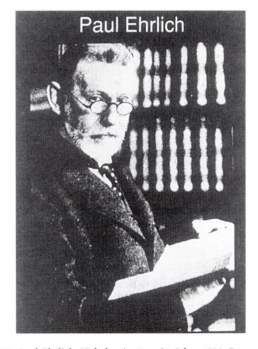

Abb. 5.50. Paul Ehrlich, Nobelpreisträger im Jahre 1908. Der Wissenschaftler führte bahnbrechende Untersuchungen zur Immunologie und Rezeptorphysiologie durch. Diese Untersuchungen sind bis heute Grundlage für Arbeiten zur Rezeptorphysiologie und Pharmakologie

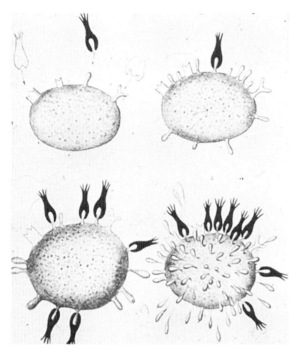

Abb. 5.51. Illustration von Paul Ehrlich aus dem Jahre 1900, in der er verschiedene Rezeptoren auf einer Zelloberfläche darstellt. Die Abbildung verdeutlicht bereits, daß es möglich ist, verschiedene Rezeptoren selektiv zu blockieren oder zu stimulieren. Darüber hinaus können durch verschiedene Einflüsse sowohl funktionelle als auch strukturelle Veränderungen an Rezeptoren bedingt sein

zeigten, daß verschiedene Umstände sowohl zu einer *strukturellen* als auch zur *funktionellen* Änderung der Rezeptoreigenschaften führen können (Abb. 5.51). Seine Theorien bildeten die Basis für die Untersuchung des serotoninergen Systems. Serotonin wird in großen Konzentrationen sowohl in der *gastrointestinalen Mukosa*, im *Zentralnervensystem* und den *Blutplättchen* gefunden. Die italienische Forschergruppe um Erspamer charakterisierte in den 30er Jahren dieses Jahrhunderts eine Substanz, welche sie mit dem Namen *Enteramin* bezeichnete. Diese Substanz fanden sie im Magen von Kaninchen, besonders in den enterochromaffinen Zellen. Im Jahre 1948 beschrieb die Forschergruppe von Page in den USA eine vasokonstriktorisch wirkende Substanz, die sie auf der Suche nach Mediatoren der arteriellen Hypertension fanden, und nannten diese *Serotonin*. In den 50er Jahren war bekannt, daß es sich dabei um 5-*Hydroxytryptamin* handelte, und die Substanz konnte im Jahre 1951 von Hamlin und Fischer erstmalig synthetisiert werden. Weitere Forschungsarbeiten zeigten schließlich, daß 5-Hydroxytryptamin, das Enteramin und das Serotonin identische Substanzen sind. Wesentliche Hinweise für die Identität ergaben sich aus Untersuchungen, die bestätigten, daß die 3 Substanzen gleiche pharmakologische Eigenschaften besitzen.

Unklar war die Namengebung. Zunächst wurde vorgeschlagen, die Bezeichnung 5-HT zu wählen, da der Begriff Enteramin zwar insofern korrekt ist, als er eine wichtige Lokalisation der Substanz angibt, aber nicht die verschiedenen anderen Lokalisationen umfaßt. Die Bezeichnung Serotonin weist zwar auf eine wichtige Wirkung hin, läßt aber außer acht, daß die Substanz auch in verschiedenen Dosierungen nicht gefäß*tonisierend*, sondern im Gegenteil gefäß*dilatierend* wirken kann. Aus diesem Grunde wurde zunächst die Bezeichnung 5-HT favorisiert, im amerikanischen Sprachraum setzte sich diese Kurzform jedoch nie durch, und der Begriff *Serotonin* wurde hier weiter aufrechterhalten. Als entscheidendes Argument für diese Namengebung wurde herangezogen, daß die Bezeichnung 5-Hydroxytryptamin *zu lang* sei und die Bezeichnung 5-HT *zu kurz*.

Die 5-HT-Subrezeptoren

Einen ersten Hinweis auf die Existenz von 5-HT-Rezeptoren erbrachten die Untersuchungen von Woolley u. Shaw im Jahre 1953, die zeigten, daß die vasokonstriktorische Wirkung von *5-Hydroxytryptamin* noch zu beobachten ist, wenn kein *Tryptamin* mehr nachgewiesen werden konnte. Ebenfalls im Jahre 1953 zeigte Gaddum, daß die glatte Muskulatur des Meerschweinchendarmes durch Gabe von Tryptamin oder 5-HT *relaxiert* werden konnte, ein normales *Kontraktionsverhalten* jedoch nach Gabe von Substanz P zu beobachten war. Bei Gaben von hohen Dosen von Substanz P konnte jedoch ein umgekehrter Effekt registriert werden. Aus diesem Grunde wurde geschlußfolgert, daß Tryptamin und 5-HT über die gleichen Rezeptoren auf die glatte Muskulatur einwirken, diese Rezeptoren sich jedoch von den Rezeptoren unterscheiden, auf die die Substanz P einwirkt. Aus anderen Untersuchungen zeigte sich, daß die Kontraktion des Meerschweinchendarms nach Gabe von 5-HT durch Substanzen wie Diphenhydramin, Nikotin oder Hexamethonium nicht beeinflußt wurde, jedoch Substanzen wie beispielsweise Atropin oder Kokain eine Suppression bedingen (Abb. 5.52).

Im Anschluß an diese ersten Rezeptordifferenzierungen konnten Gaddum u. Picarelli im Jahre 1957 zeigen, daß es *2 unterschiedliche Typen* von 5-HT-Rezeptoren gibt. Der sogenannte *δ-Rezeptor* kann durch Phenoxybenzamin (Dibenzylin) blockiert werden und liegt direkt auf den glatten Muskelzellen. Der *μ-Rezeptor* kann dagegen durch

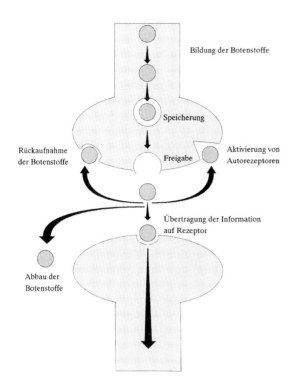

Abb. 5.52. Bildung von Neurotransmittern, Speicherung, Freigabe und Übertragung der Informationen im Bereich des synaptischen Spalts

Morphin antagonisiert werden, wirkt indirekt über Acetylcholinfreisetzung und liegt auf intramuralen Neuronen. Diese Unterscheidung ist auch heute noch gültig.

Allerdings konnte diese Differenzierung zunächst pharmakologisch wenig genutzt werden, da für eine lange Zeit keine potenten und selektiven Antagonisten für den M-5-HT-Rezeptor gefunden wurden. Dagegen wurden mehrere Wirkstoffe entdeckt, die am D-5-HT-Rezeptor antagonistisch wirken. Solche Substanzen sind z. B. Cyproheptadin, LSD, Methysergid, Pizotifen und Mianserin.

Die Entdeckung atypischer 5-HT-Rezeptoren

Bereits zu Beginn der 70er Jahre wurde deutlich, daß die als µ- und δ-Rezeptoren bezeichneten 5-HT-Rezeptorsubtypen *nicht ausreichen*, um die verschiedenen Eigenschaften der Serotoninwirkung zu beschreiben. So zeigte sich beispielsweise, daß Mianserin in der Lage war, verschiedene 5-HT-Effekte an Gefäßen und anderen Organen zu antagonisieren. Trotz eines sehr potenten 5-HT-Antagonismus an diesen Bindungsstellen war Mianserin nicht in der Lage, die vasokonstriktorische Wirkung von 5-HT im Stromgebiet der A. carotis externa zu antagonisieren. Aus diesem Grunde schlußfolgerte die Arbeitsgruppe von Saxena im Jahre 1971, daß es offensichtlich noch weitere 5-HT-Rezeptoren geben müsse, die sich von dem M- oder D-5-HT-Rezeptor unterscheiden. Weitere Hinweise für solche *atypischen Rezeptoren* ergaben sich aus Befunden, die zeigten, daß auch Cyproheptadin und auch Methysergid nicht in der Lage sind, im Karotisstromgebiet die Serotoninwirkung zu antagonisieren. Durch Einführung von Studien über Radioliganden konnte im Jahre 1974 dann erstmalig gezeigt werden, daß es *im Hirn* 2 unterschiedliche 5-HT-Rezeptorsubtypen geben müsse. Es wurde deutlich, daß der *5-HT_1-Rezeptor* eine *hohe Affinität für 5-HT* aufweist und der *5-HT_2-Rezeptor* eine *niedrige Affinität für 5-HT* besitzt, jedoch eine *hohe Affinität für andere 5-HT-Agonisten*. *LSD* wiederum zeigt eine unspezifisch hohe Bindung für beide Rezeptoren. Im Jahre 1981 wurde von Leysen beschrieben, daß der 5-HT_1-Rezeptor in einen *5-HT_{1A}-* und *5-HT_{1B}-Subrezeptor* differenziert werden kann. Diese Differenzierung basiert auf einer unterschiedlichen Bindungsaffinität für Serotoninagonisten. Anschließend konnten weitere Forschergruppen berichten, daß weitere Rezeptorsubtypen mit unterschiedlichen funktionellen Eigenschaften existieren, entsprechend wurden ein *5-HT_{1D}-Rezeptor* und ein *5-HT_{1E}-Rezeptor* beschrieben. Der 5-HT_{1D}-Rezeptor selbst zeigte wieder verschiedene Eigenschaften und erwies sich als funktionell heterogen.

Aufgrund des Forschungsfortschrittes gab es nun *2 parallele Klassifikationssysteme*, die Unterscheidung von M- und D-5-HT-Rezeptoren und die Differenzierung von 5-HT_1- und 5-HT_2-Rezeptoren mit den unterschiedlichen Subrezeptoren. Deshalb wurde im Jahre 1984 ein 5-HT-Klassifikationskomitee gegründet, um eine einheitliche Klassifikation aufzustellen. Man unterschied

- die *5-HT_{1-like}-Rezeptoren,* die einige äquivalente Eigenschaften zu den alten 5-HT-Rezeptoren oder den 5-HT_1-Rezeptoren haben,
- den *5-HT_2-Rezeptor,* der funktionell äquivalent zu den meisten D- oder 5-HT_2-Rezeptoren ist und
- einen *5-HT_3-Rezeptor,* der funktionell äquivalent zu dem alten M-Rezeptor ist.

Von vornherein war es klar, daß die Klasse der 5-HT_{1-like}-Rezeptoren sich aus weiteren, unterschiedlichen, heterogenen Rezeptoren zusammensetzte. Darüber hinaus war auch deutlich, daß einige weitere 5-HT-Funktionen in diese Klassifikation nicht eingeschlossen wurden. Kurz nach Verabschiedung der Klassifikation wurde ein weiterer Rezeptor beschrieben:

Tabelle 5.1. Klassifikation von 5-HT-Rezeptoren und deren biologischen Effekte

Rezeptor-subtyp	Klassifikationsgrundlage							
	Operationell		Transduktionell	Strukturell			Funktionelle Antwort	Kommentar
	Agonist	Antagonist	Wirkungsweise	Genetischer Code	nAA	nTM		
5-HT$_1$ 5HT$_{1A}$	8-OH-DPAT	WAY 100135	cAMP↓ Kaliumkanal↑	X 13556	421	7	Neuronale Hyperpolarisation, psychische Verhaltensänderungen, zentrale hypotensive und endokrine Effekte	Gut erforscht, sehr stark wirksam, inerte und selektive Antagonisten. Sind derzeit mit Erfolgsaussicht in Erprobung
5-HT$_{1B}$	CP93129		cAMP↓	M89954	386	7	Autorezeptor im Gehirn der Ratte	Entwicklungsgeschichtlich frühes Äquivalent des 5-HT$_{1D}$-Rezeptors
5-HT$_{1D\alpha}$	Sumatriptan	GR127935	cAMP↓	M81589	377	7	Unklar	Möglicherweise in Blutgefäßen des Kaninchen
5-HT$_{1D\beta}$	Sumatriptan	GR127935	cAMP↓	M81590	390	7	Unklar	Möglicherweise Beziehung zu 5-HT$_{1-like}$
5-HT$_{1-like}$	Sumatriptan	GR127935	cAMP↓	Unbekannt		7	Vor allem Kontraktion von kraniellen Blutgefäßen	Vorheriger Name 5-HT$_{1x}$
5-HT$_{1E}$			cAMP↓	M91467	365	7	Unbekannt	5-Carboxamidotryptamin (5-CT) wirkt als schwacher Agonist
5-HT$_{1F}$			cAMP↓	L04962	366	7	Unbekannt	5-CT wirkt als schwacher Agonist
5-HT$_2$ 5-HT$_{2A}$	CH3-5-HT	Ketanserin LY53857	IP3/DAG	X57830	471	7	Kontraktion von Gefäß- und anderer glatter Muskulatur, Thrombozytenaggregation	Vorheriger Name „D" 5-HT$_2$
5-HT$_{2B}$	α-CH3-5-HT	LY53857	IP3/DAG	X66842	479	7		Vorheriger Name 5-HT$_{1F}$
5-HT$_{2C}$	α-CH3-5-HT	Mesulergin LY53857	IP3/DAG	M81778	458	7	Kontraktion des Magenfundus der Ratte	Vorheriger Name 5-HT$_{1C}$
5-HT$_3$	2-CH3-5-HT	Tropisetron Ondansetron Granisetron	Kationenkanal	M74425 Ionenkanaleinheit	487		Membrandepolarisierung, dermaler Schmerz, „Fearereaktion", Zytostatikaerbrechen	Vorheriger Name „M"
5-HT$_4$	Renzaprid 5-MT	GR113808 SB204070	cAMP↑	Unbekannt			Gastrokinese, Tachykardie bei Mensch und Schwein	Scheinbar nicht in der Herzkammer
5-HT$_{5\alpha}$		Methiotheptin		L10072	371	7	Unbekannt	Nicht sumatriptansensibel, ergotaminsensibel
5-HT$_{5\beta}$		Methiotheptin		L10073	357	7	Unbekannt	Nicht sumatriptansensibel

Tabelle 5.1 (Forts.)

Rezeptor-subtyp	Klassifikationsgrundlage						
	Operationell		Transduktionell	Strukturell			
	Agonist	Antagonist	Wirkungsweise	Genetischer Code	nAA	nTM	Funktionelle Antwort	Kommentar
5-HT$_6$		Methiotheptin	cAMP ↑	L03202	437	7	Unbekannt	
5-HT$_7$		Methiotheptin	cAMP ↑		435	7	Unbekannt	
?	5-CT	Methiotheptin	cAMP ↑	Unbekannt			Relaxation der glatten Gefäßmuskulatur	Voheriger Name 5-HT$_{1\text{-like}}$, 5-HT$_{1\gamma}$
?	723C86	Cyproheptadin		Unbekannt			Gefäßrelaxation	Auf dem Endothel der V. jugularis des Kaninchen vorhanden

nAA Anzahl der Aminosäuren; *nTM* Anzahl der transmembranösen Domänen; *IP3* Inositol⁻(1, 4, 5)⁻triphosphat; *DAG* Diacylglycerol; *CP93129* 5-Hydroxy-3-(4-1,2,5,6-tetrahydropyridyl)-4-azaindol; *GR113808* (1-(2-(Methylsulfonyl-aminojethyl)-4-piperidinyl)methyl-1H-indol-3-carboxylat; *GR127935* N-Methoxy-3-(4 methyl-1-piperazinyl)phenyl-2-methyl-4-(5-methyl-1,2,4-oxadiazol-3-yl)⁻(1,1,-biphenyl)-4-carboxamid (Skingle et al 1993); *LY53857* 4-] Isopropyl-7-methyl-9-(2-hydroxy-1-methylpropoxycarbonyl-4,6,6A,7,8,9,10,10a-octahydroindolol(4,3FG); *8-OH-DPAT* 8-Hydroxy-2-(di)-n-propylamino-tetralin; *SB204070*, (1-Butyl-4-piperidinylmethyl)-8-amino-7-chlor-1, 4-benzodioxan-5-carboxylats (Wardle et al., 1993); *WAY100135* N-tert-Butyl-3-4(2-methoxyphenyl-piperazin-1-yl-2-phenylpropanamiddihydrochlorid; *723C86* (+/-)1-(5-(2-Thenyloxy-1H-indol-3-yl) propan-2-amin hydrochlorid; *5-MT* 5-Methoxytryptamin

---

→ der *5-HT$_4$-Rezeptor*.

Die Klassifikation der 5-HT-Rezeptoren ändert sich derzeit nahezu *monatlich*, da immer *neue selektive stimulierbare* bzw. *hemmbare* Rezeptoren entdeckt werden. Einen Überblick über die Anfang des Jahres 1996 aktuelle Klassifikation geben Tabelle 5.1 und Abb. 5.53.

5-HT$_{1A}$-Rezeptoren

Die 5-HT$_{1A}$-Rezeptoren sind hinsichtlich ihrer pharmakologischen Eigenschaften gut charakterisiert. Der Rezeptor ist im *Zentralnervensystem* weit verbreitet. Es werden zahlreiche Medikamente eingesetzt, die in der Lage sind, über den 5-HT$_{1A}$-Rezeptor zu wirken. Im *peripheren Nervensystem* und auch sonst in der *Peripherie* ist der 5-HT$_{1A}$-Rezeptor dagegen wenig verbreitet. Aus diesem Grunde kann angenommen werden, daß alle eingesetzten Substanzen *zentral* auf den 5-HT$_{1A}$-Rezeptor wirken.

Die Substanz *Bospirone* wird zur *Anxiolyse* eingesetzt. Im Tierversuch zeigte sich, daß diese Wirksubstanz bei Affen aggressives Verhalten deutlich reduzieren konnte. Gravierende Nebenwirkungen und ein Mißbrauchpotential wie bei Benzodiazepinen zeigten sich bei dieser Substanz nicht. Neben der Anxiolyse findet sich auch eine *antidepressive Wirkung* des Medikamentes. Durch Aktivierung von 5-HT$_{1A}$-Rezeptoren in den Nuclei raphe werden die *Erregungen in aufsteigenden Leitungsbahnen reduziert*. Eine Langzeitbehandlung mit 5-HT$_{1A}$-Agonisten bedingt eine *Desensibilisierung von somatodendritischen Rezeptoren*.

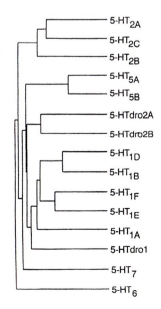

Abb. 5.53. Dendogramm mit 5-HT-Rezeptoren. Die Abbildung verdeutlicht, daß die unterschiedlichen 5-HT-Rezeptoren in Subgruppen zusammengefaßt werden können, die aufgrund ihrer Aminosäurensequenz gebildet werden. Je länger die horizontalen Linien sind, desto weniger ähnlich sind diese Aminosäurensequenzen

Dieser Adaptionsvorgang scheint bedeutsam zu sein, da die Anxiolyse erst nach einer kontinuierlichen Behandlung über mindestens 2–3 Wochen einsetzt. 5-HT$_{1A}$-Agonisten sind außerdem in der Lage, *vegetative Funktionen* zu beeinflussen. Insbesondere erniedrigen sie den Blutdruck und die Herzfrequenz. Entsprechend gibt es auch Medikamente aus dieser Reihe, die zur antihypertensiven Therapie eingesetzt werden, wie beispielsweise Urapidil.

5-HT$_{1B}$- und 5-HT$_{1D}$-Rezeptor

Der *5-HT$_{1B}$-Rezeptor* dient vorwiegend als *Autorezeptor* an den 5-HT-Neuronen. Gleiches gilt für den *5-HT$_{1D}$-Rezeptor*. Beide Rezeptoren *hemmen* die Freisetzung von Neurotransmittern. 5-HT$_{1B}$-Rezeptoragonisten sind in der Lage, die durch erhöhte neurogene Aktivität induzierte *Plasmaextravasation* im Bereich der Dura mater der Ratte zu hemmen. Damit wird ein ähnlicher Effekt durch den 5-HT$_{1B}$-Rezeptor vermittelt wie durch den 5-HT$_{1D}$-Rezeptoragonisten Sumatriptan. *Sumatriptan selbst ist ein Agonist am 5-HT$_{1D}$- und am 5-HT$_{1\text{-like}}$-Rezeptor*. Der 5-HT$_{1B}$-Rezeptor wurde bisher noch nicht beim Menschen gefunden.

5-HT$_{1C}$-Rezeptor

Der 5-HT$_{1C}$-Rezeptor besitzt *funktionelle Ähnlichkeiten* zu dem 5-HT$_2$-Rezeptor. Damit hebt er sich deutlich von den übrigen 5-HT$_1$-Subrezeptortypen ab. Der 5-HT$_{1C}$-Rezeptor ist insbesondere im *Plexus choroideus* lokalisiert, wo er eine besondere Rolle bei der *Produktion des Liquor cerebrospinalis* ausübt. Bisher gibt es keine hochselektiven Agonisten oder Antagonisten für diesen Rezeptor. Von besonderer Bedeutung ist jedoch, daß die Substanz *1-(m-chlorophenyl)-Piperazin (MCPP)* bei Migränepatienten *zu Migräneattacken* führen kann. Diese Substanz besitzt eine gewisse Selektivität für den 5-HT$_{1C}$-Rezeptor. Medikamente, die in der Lage sind, am 5-HT$_{1C}$-Rezeptor antagonistisch zu wirken, könnten ebenfalls in der Therapie der Migräne effektiv sein. Eine Nebenwirkung der MCPP-Applikation können akute *psychotische Exazerbationen* bei Patienten mit einer Schizophrenie oder *Panikattacken* bei Patienten mit Angsterkrankungen sein.

5-HT$_2$-Rezeptoren

Die 5-HT$_2$-Rezeptoren sind in weiten Teilen des Körpers und in vielen der Gewebe enthalten. Die Gabe von 5-HT$_2$-Rezeptorantagonisten führt sowohl bei Tieren als auch bei Menschen zu *keinen* ausgeprägten pharmakodynamischen Effekten. Daraus ist zu schließen, daß der 5-HT$_2$-Rezeptor *keiner andauernden Stimulation* unterliegt, die durch einen antagonistischen Eingriff unterbrochen würde. Entsprechend führt *die Stimulation* der 5-HT$_2$-Rezeptoren durch Agonisten zu *ausgeprägten* pharmakodynamischen Effekten. Dazu gehören ausgeprägte psychische Veränderungen, wie z. B. Halluzinationen oder ausgeprägte Traumaktivität. Aus dieser Erkenntnis wurde die Hypothese aufgestellt, daß möglicherweise 5-HT$_2$-Rezeptorantagonisten bei *psychischen Erkrankungen*, insbesondere Schizophrenie, Angsterkrankungen, Depression, aber auch bei *Migräne* wirksame Medikamente sein könnten. Tatsächlich erwiesen sich einzelne Substanzen, wie z. B. Ritanserin, bei Angstkrankheiten als wirksam, ebenso auch bei negativen Symptomen der Schizophrenie. Allerdings ist Ritanserin kein *selektiver* Antagonist am 5-HT$_2$-Rezeptor, sondern wirkt auch auf den 5-HT$_{1C}$-Rezeptor. Möglicherweise ist diese Überlappung für den therapeutischen Effekt von entscheidender Bedeutung. Weitere therapeutisch eingesetzte Substanzen sind noch neben dem 5-HT$_2$-Rezeptor am Dopaminrezeptor antagonistisch aktiv und werden deswegen im Rahmen einer neuroleptischen Therapie getestet. Andere 5-HT$_2$-Antagonisten mit noch geringerer Selektivität, wie z. B. Manserin oder Trazodon, werden als Antidepressiva eingesetzt.

Trazodon ist im Hinblick auf die Pathophysiologie der Migräne von besonderer Bedeutung, da sein Stoffwechselmetabolit, das Substanz-*1-(m-chlorophenyl)-Piperazin (MCPP)*, in der Lage ist, bei Migränepatienten Migräneattacken zu generieren (s. oben). Weitere 5-HT$_2$-Rezeptorenantagonisten, wie das Ketanserin, werden zur antihypertensiven Therapie eingesetzt. Es ist jedoch unwahrscheinlich, daß die vaskuläre 5-HT$_2$-Wirkung dieser Substanz für den antihypertensiven Effekt von Bedeutung ist, da andere selektive 5-HT$_2$-Antagonisten nicht in der Lage sind, den Blutdruck zu senken. Es wird vielmehr angenommen, daß die Blockade von peripheren α_1-Adrenorezeptoren für die blutdrucksenkende Wirkung verantwortlich ist. Allerdings ist offen, ob vielleicht eine zentrale Wirkung an 5-HT$_2$-Rezeptoren im ZNS doch entscheidend sein könnte.

Von besonderer Bedeutung, insbesondere für die kardiovaskuläre Sicherheit von 5-HT$_2$-Antagonisten, ist die Tatsache, daß durch Stimulation von 5-HT$_2$-Rezeptoren die *Aggregation von Thrombozyten* gefördert wird. Dabei ist weniger der direkte aggregierende Effekt der 5-HT$_2$-Rezeptorstimulation von Wichtigkeit, sondern vielmehr die fördernde Wirkung auf thrombozytenaggregierende Effekte anderer Substanzen, insbesondere bei Thrombin und Epinephrin. Aus dieser Tatsache könnte sich eine Anwendung von 5-HT$_2$-Rezeptorantagonisten bei der *ischämischen Herzerkrankung* ergeben.

5-HT$_3$-Rezeptor

Mittlerweile konnten *hochselektive Antagonisten* mit hoher Affinität für den 5-HT$_3$-Rezeptor gefunden werden. Die Stimulation des 5-HT$_3$-Rezeptors im *peripheren* Nervensystem führt zu einer *Aktivierung von sensorischen Nervenfasern* und löst *kardiale, pulmonale und gastrointestinale Reflexe* aus. Die Blockade von 5-HT$_3$-Rezeptoren ist mittlerweile durch Odansedron und andere 5-HT$_3$-Rezeptorblocker möglich. Insbesondere Odansedron kann zur sicheren, zuverlässigen Blockade von Übelkeit und Erbrechen bei der Tumorbehandlung mit Chemotherapie oder Radiotherapie eingesetzt werden. Der Weckmechanismus beruht wahrscheinlich auf einer Blockade der *afferenten Aktivität des N. vagus*. Diese Anwendung von Odansedron war der erste klinische Einsatz für einen selektiven Antagonisten an diesem Rezeptor. Für die Zukunft können weitere Einsatzgebiete erwartet werden.

Der 5-HT$_3$-Rezeptor ist auch bei der *Genese der neurogenen Entzündung* von besonderer Bedeutung. Die Blockade des 5-HT$_3$-Rezeptors sollte theoretisch eine sichere und zuverlässige *Hemmung der neurogenen Entzündung* herbeiführen. Auch bei *psychischen Erkrankungen* sind die 5-HT$_3$-Rezeptoren von besonderer Bedeutung. Der 5-HT$_3$-Rezeptor soll insbesondere bei der Schizophrenie, bei den Angsterkrankungen und kognitiven Störungen sowie Abhängigkeitserkrankungen eine wichtige Rolle spielen. Aufgrund der *weiten Verbreitung von 5-HT$_3$-Rezeptoren im Zentralnervensystem* und der *großen Bedeutung bei den zentralen Regulationsvorgängen* ist der selektive Eingriff in diese Rezeptormechanismen von hohem Interesse. Im Gegensatz zu den Benzodiazepinen mit ihrer Suchtpotenz und ihrer sedierenden Wirkung sind 5-HT$_3$-Antagonisten in der Lage, auf diese Störungen einzuwirken, ohne jedoch eine antikonvulsive, muskelrelaxierende, sedierende Wirkung oder ein Mißbrauchspotential zu besitzen. Von Bedeutung ist auch, daß die angstlösende Wirkung von 5-HT$_3$-Antagonisten wahrscheinlich auf einer *Hemmung der Cholezystokininfreisetzung* basiert. Antagonisten am Cholezystokinin$_B$-Rezeptor sind in der Lage, im Tierversuch eine ausgeprägte angstlösende Wirkung zu erzielen. Anderseits sind Cholezystokinin$_B$-Rezeptoragonisten potente Auslöser von Panikattacken beim Menschen.

Eine weitere wichtige Wirkung von 5-HT$_3$-Rezeptoren ist die *Vermittlung der Freisetzung von Dopamin*. 5-HT$_3$-Rezeptorantagonisten sind in der Lage, die Hyperaktivität von dopaminergen Mechanismen, insbesondere im Nucleus accumbens und in der Amygdala, zu hemmen. Möglicherweise läßt sich aus dieser Funktion von 5-HT$_3$-Rezeptorantagonisten eine *neuroleptische Potenz* ableiten. Außerdem lassen sich 5-HT$_3$-Rezeptorantagonisten bei der Entstehung von *Entzugssymptomen* bei Abhängigkeitserkrankungen klinisch nutzen. Darüber hinaus gibt es Anzeichen dafür, daß die 5-HT$_3$-antagonistische Wirkung auch bei der *Wahrnehmung* und im Bereich der *Kognition* eine bedeutsame Rolle spielt. Bei diesen psychischen Funktionen kann z. B. Odansedron in extrem geringen Dosen bereits einen Effekt auslösen. Aus dieser Tatsache kann geschlossen werden, daß noch weitere Rezeptormechanismen neben dem bekannten 5-HT$_3$-Rezeptor eine Rolle spielen könnten.

5-HT$_4$-Rezeptor

Der 5-HT$_4$-Rezeptor wird durch Substanzen aktiviert, die die gastrointestinale Aktivität fördern und in der Lage sind, sowohl im Bereich des Ösophagus als auch im Bereich des Magen-Darm-Traktes die Kontraktion der glatten Muskulatur zu aktivieren. Die meisten Agonisten am 5-HT$_4$-Rezeptor sind *hochselektiv* und führen zu keiner ausgeprägten Wirkung an anderen 5-HT-Rezeptoren. Der Effekt der 5-HT$_4$-agonistischen Wirkung wird wahrscheinlich durch die *Freisetzung von Acetylcholin* und anderen Neurotransmittern, die in der Lage sind, die *peristaltische Aktivität* zu facilitieren, ausgeübt. Auch das in der Migränetherapie eingesetzte

– *Metoclopramid*

kann potent den 5-HT$_4$-Rezeptor aktivieren. Zusätzlich bestehen aber auch Wirkungen an dopaminergen Rezeptoren, wodurch entsprechende Nebenwirkungen hervorgerufen werden. Neuere selektive 5-HT$_4$-Agonisten, wie z. B.

– *Cisaprid*

sind in der Lage, eine ähnliche Wirkung wie Metoclopramid zu erzeugen, ohne jedoch die dopaminergen Nebenwirkungen zu produzieren.

Der genaue *physiologische Stellenwert* von 5-HT$_4$-Rezeptoren im Zentralnervensystem und im peripheren Nervensystem ist bis heute nicht näher bekannt. Kardiale Nebenwirkungen durch Aktivierung von 5-HT$_4$-Rezeptoren spielen keine therapeutische Rolle. Ein selektiver 5-HT$_4$-Rezeptorantagonist ist bisher nicht bekannt.

Vaskuläre Effekte von 5-HT

Die funktionellen Eigenschaften von 5-HT im Organismus sind sehr unterschiedlich. Die Blutgefäße können sowohl *dilatiert* als auch *konstringiert* werden. Die jeweiligen Wirkungen hängen von

− der Gefäßregion,
− der Spezies,
− der Dosis,
− der Applikationsweise und auch
− der Vorinnervation

des jeweiligen Gefäßes ab. Als allgemeine Regel kann gelten, daß 5-HT *große Arterien und Venen* konstringiert, während *Arteriolen und Kapillaren* dilatiert werden. *Ergotamin* kann an den entsprechenden Gefäßen in gleicher Weise wie 5-HT wirken. Die Gabe von 5-HT in die A. carotis communis produziert bei gesunden Probanden eine dosisabhängige *Reduktion der arteriellen Pulsamplitude* des Gefäßes. Außerdem wird das *Gefäßbett* konstringiert. Ein ähnlicher Mechanismus wird im Stromgebiet der A. carotis interna ausgeübt. Eine Vasokonstriktion durch 5-HT zeigt sich auch im Bereich der *Piaarterien* und der *Piavenen*.

Die *Kapillaren im Zentralnervensystem* dagegen werden durch 5-HT nicht konstringiert. Dies ist der Grund, daß sich bei Gabe des selektiven Serotoninagonisten Sumatriptan kein Nachweis einer Änderung des zerebralen Blutflusses erbringen läßt, trotzdem aber eine gefäßaktive Wirkung an den großen zerebralen Gefäßen vorhanden ist. Serotonin ist somit in der Lage, die Muskulatur der *großen Gefäßstämme* zu aktivieren, im Bereich der *Mikrozirkulation* jedoch bleibt der Blutfluß unverändert. Die Verteilung der verschiedenen 5-HT-Rezeptoren im Bereich der zerebralen Zirkulation ist sehr unterschiedlich. So zeigt sich, daß die 5-HT$_{1\text{-like}}$-Rezeptoren vorwiegend im Bereich der zerebralen Gefäße aufzufinden sind, wogegen die A. temporalis vorwiegend 5-HT$_2$-Rezeptoren enthält.

Neuronale Effekte von 5-HT

5-HT-Rezeptoren sind im *Zentralnervensystem* in verschiedener Weise wirksam. Einerseits existieren direkte *serotoninerge Projektionen zur Hirnrinde*, des weiteren sind serotoninerge Neurone bei der *vaskulären Regulation* im Zentralnervensystem beteiligt, und schließlich besitzen serotoninerge Interneurone eine wichtige Funktion im Rahmen des *endogenen antinozizeptiven Systems*.

5-HT-Rezeptoren finden sich *in großer Dichte* im zentralen Nervensystem. 5-HT$_1$-Rezeptoren werden besonders häufig in der Schicht 1 und 2 des zerebralen Kortex, des Hypothalamus, des periaquäduktalen Graus, der Nuclei raphe und der Substantia gelatinosa gefunden. Die 5-HT$_2$-Rezeptoren finden sich vorwiegend in den Schichten 3 und 5 der Hirnrinde, im Hirnstamm und im Rückenmark. 5-HT$_3$-Rezeptoren lassen sich vorwiegend in großer Dichte im Hirnstamm und der Substantia gelatinosa finden.

Bei elektrischer Stimulation im Bereich der Nuclei raphe konnte gezeigt werden, daß serotoninerge Interneurone eine *Vasodilatation im zerebralen Stromgebiet* induzieren. Darüber hinaus zeigt sich, daß durch Stimulation des Nucleus raphe magnus die *neuronale Aktivität durch noxische Stimulation im Sinus sagittalis superior* reduziert werden kann. Durch diese Untersuchungen ergeben sich deutliche Hinweise darauf, daß durch Aktivierung serotoninerger Neurone im Hirnstamm eine *deszendierende Hemmung* der Weiterleitung *noxischer Reizung* bedingt werden kann. Somit ergeben sich deutliche Hinweise darauf, daß die Aktivität des endogenen antinozizeptiven Schmerzkontrollsystems über serotoninerge Interneurone vermittelt wird. Interessanterweise zeigt sich auch, daß *Ergotalkaloide*, wie z. B. das Dihydroergotamin (DHE), in der Lage sind, besonders an Serotoninrezeptoren *im Bereich des periaquäduktalen Graus* zu binden. Durch diese Befunde wird die Annahme einer Wirkweise dieser Substanzen durch eine *Aktivierung des endogenen antinozizeptiven Schmerzkontrollsystems* gestützt.

Nozizeptive und antinozizeptive Effekte von 5-HT

5-Hydroxytryptamin (5-HT) induziert im Bereich des *peripheren Nervensystems Schmerz*, dagegen wird im *zentralen Nervensystem* eine vorwiegend *antinozizeptive Funktion* ausgeübt. Die *schmerzinduzierende* Wirkung kann durch 5-HT$_3$-Rezeptorantagonisten blockiert werden. Deswegen wird angenommen, daß der 5-HT$_3$-Rezeptor für die schmerzinduzierende Wirkung verantwortlich ist. Die 5-HT-Aktivität im peripheren Nervensystem ist bei der *Sensibilisierung* peripherer Nerven beteiligt, insbesondere im Zusammenhang mit weiteren algogenen Substanzen, besonders mit Bradykinin.

Im zentralen Nervensystem ist Serotonin in der Lage, die Erregungen nach noxischer Stimulation zu reduzieren. Im ZNS sind 5-HT-haltige Fasern besonders zahlreich. Der Trigeminuskern kann analog zum Hinterhorn im Bereich der *Gesichtsinnervation* gesehen werden. Zum Trigeminuskern projizieren zahlreiche nozizeptive Fasern aus dem Gesichtsbereich. Schmerz aus dem occipitalen Kopfbereich wird über den N. glossopharyngeus, den N. vagus und die oberen Zervikalnerven vermittelt. Alle diese Fasern zeichnen sich durch eine *hohe Konzentration von 5-HT* aus.

In den oberflächlichen Schichten I und II des *Hinterhorns* werden vorwiegend $5\text{-}HT_3$-Rezeptoren gefunden, während die $5\text{-}HT_1$-Rezeptoren im Bereich des *gesamten Rückenmarks* anzutreffen sind. Die $5\text{-}HT_3$-Rezeptoren sind besonders hochkonzentriert in der Substantia gelatinosa des Rückenmarks und im Bereich der sensorischen Kerne der Medulla oblongata. Eine Reihe von Serotoninrezeptoren im Rückenmark läßt sich *nicht* in die bekannten Kategorien einordnen, da sie ganz unterschiedlich auf die verschiedenen bekannten Agonisten und Antagonisten reagieren. Bis heute ist sehr wenig über die verschiedenen speziellen funktionellen Eigenschaften der Serotoninrezeptoren im Rückenmark bekannt.

Die *Stimulation des periaquäduktalen Graus* im Mittelhirn *reduziert* die Verhaltensantworten auf Schmerzreize. Die deszendierende Stimulation hemmt insbesondere die *Hinterhornneurone* im Rückenmark. Der Begriff *rostroventrale Medulla* (*RVM*) wird heute im Zusammenhang mit den funktionellen Eigenschaften des endogenen antinozizeptiven Systems im Vergleich zu dem früher benutzten Begriff Nucleus raphe magnus bevorzugt, da dieses System sich auf *weitere anatomische Bereiche* erstreckt als der Nucleus raphe magnus. Die inhibitorische Wirkung wird vorwiegend durch Norepinephrin und Serotonin vermittelt. Das funktionelle Verhalten in der rostroventralen Medulla auf noxische Reize ist unterschiedlich. Es gibt 2 unterschiedliche funktionelle Antworten verschiedener Neurone. Die eine Gruppe *erhöht* die Aktivität bei noxischer Stimulation (sog. *On-Zellen*), während die andere Gruppe ihre Aktivität bei noxischer Stimulation *reduziert* (sog. *Off-Zellen*). Bei fehlender noxischer Stimulation wechseln sich diese funktionellen Eigenschaften der verschiedenen Neurone ab. Es kommt geradezu zu einer Art Schaukeleffekt, ein Teil der Zellen ist aktiv, der andere Teil der Zellen ist nicht aktiv. Es wird angenommen, daß die Off-Zellen die nozizeptive Information im Bereich des Rückenmarkes *durch Freisetzung von 5-HT inhibieren*. Umgekehrt *aktivieren* die On-Neurone die neurale *Transmission*. Die On-Zellen können durch die Gabe von Opioiden ausgeprägt gehemmt werden. Diese Eigenschaft von Morphin trägt entscheidend zur schmerzlindernden Wirkung dieser Substanz bei. *Die Gabe von 5-HT* oder 5-HT-freisetzenden Substanzen zeigt einen ausgeprägt *antinozizeptiven* Effekt, wenn diese Stoffe durch Mikroinjektion in den rostroventralen Medullabereich appliziert werden.

Motoneuronaktivität und 5-HT

Eine direkte serotoninerge Innervation der Skelettmuskeln existiert nicht. Aus diesem Grunde ist 5-HT nur in der Lage, *über zentrale Effekte* auf die Steuerung der Motoneuronaktivität einzuwirken. Serotoninerge Leitungsbahnen können die *Entladung von Motoneuronen modulieren*, durch segmentale neuronale Mechanismen die *Aktivierung oder Inhibition von Motoneuronen beeinflussen* oder durch deszendierende Fasern direkt *auf motorische Kerne wirken*. Die motorischen Leitungsbahnen übertragen ihre Erregungen vorwiegend durch die exzitatorische Aminosäure Glutamat. Serotoninerge und katecholaminerge Leitungsbahnen sind in der Lage, die erregende Wirkung dieser Aminosäure zu erhöhen.

Bindungsstellen für die Wirkung von 5-HT

5-HT kann sowohl *präsynaptisch* als auch *postsynaptisch* nach Freisetzung aus dem Nerven Wirkung entfalten. Über einen Autorezeptor ist 5-HT in der Lage, präsynaptisch die Freisetzung von 5-HT über einen *Rückkopplungsmechanismus* zu modulieren. Aufgrund einer Regulation der *neuronalen Wiederaufnahme* ist es der Substanz möglich, die Wirkkonzentration von 5-HT im synaptischen Spalt zu regulieren. Die postsynaptischen 5-HT-Rezeptoren befinden sich auf den dendritischen Fortsätzen der Zellkörper und auf den Axonen. 5-HT, das nicht von den Neuronen freigegeben wird (*nonneuronales 5-HT*), sondern aus den Thrombozyten oder den enterochromaffinen Zellen im Bereich des Gastrointestinaltraktes stammt, kann *direkt* auf die glatte Muskulatur oder auf die Endothelzellen einwirken.

Migräne und 5-HT

Kopfschmerzinduktion und -kupierung

Ein erster Hinweis für den Einfluß von Serotonin auf *Kopfschmerzmechanismen* konnte durch die Untersuchung von Ostfeld im Jahre 1960 gewonnen werden. Er zeigte, daß die perivasale Injektion von 5-HT im Bereich der A. temporalis superficialis bei 5 Patienten mit Migräne zu einem mittelstarken Kopfschmerz führen kann. Die *intravenöse Applikation von 5-HT* führte zu *Kopfschmerzen*, die von normalen Migränekopfschmerzen bei 11 von 25 Patienten nicht unterschieden werden konnten. Diese Ergebnisse konnten jedoch von anderen Autoren nicht reproduziert werden. So berichtete eine andere Forschergruppe im Jahre 1960, daß die Injektion von Reserpin in der Lage ist, bei 10 von 15 Migränepatienten migräneähnliche Symptome zu produzieren. *Andererseits konnte diese Gruppe zeigen, daß die Gabe von Serotonin spontane Migräneattacken kupieren kann*, allerdings dabei erhebliche Nebenwirkungen wie Atemnot, Bewußtlosigkeit oder Mißempfinden auftreten können.

Ein wesentlicher Schritt in der Hypothesenbildung, daß Serotonin und die Migränepathogenese eng verbunden sind, gelang durch die Untersuchung des Italieners Sicuteri im Jahre 1961, der zeigte, *daß der Hauptmetabolit des 5-HT, die 5-Hydroxyindolessigsäure (5-HIES), während der Migräneattacke erhöht sein kann*. Von anderen Forschergruppen konnte dieser Befund bestätigt werden. Interessanterweise zeigte sich auch, daß die *Plasma-5-HT-Spiegel* während des Migränebeginns abfallen und während einer weiteren Attacke erniedrigt blieben, bis sich Erbrechen bei den Patienten im Spontanverlauf der Migräne einstellte.

Die Forschergruppe des Australiers Anthony zeigte, daß *ein Abfall von 45 % des Plasma-5-HT-Spiegels während der Migräneattacke auftritt im Vergleich zum Plasmaspiegel 24 h vor der Attacke*. Da unklar war, ob möglicherweise dieser Abfall nicht die Ursache, sondern möglicherweise eine Folge der Migränekopfschmerzen ist, wurden auch Serotoninspiegel bei anderen unangenehmen Vorgängen untersucht, beispielsweise bei der Pneumoenzephalographie, einer neurologischen diagnostische Maßnahme der 60er Jahre. Es zeigte sich dabei allerdings keine Veränderung des Serotoninspiegels, so daß man an eine *kausale* Wirkung des Serotonins bei Migräne dachte.

Ein weiterer wichtiger Hinweis für den Zusammenhang zwischen Migräne und Serotonin ergab sich aus der Tatsache, daß die intramuskuläre Injektion von 2,5 mg Reserpin bei Migränepatienten zu einem typischen Migränekopfschmerz führen kann. Bei 9 von 10 Patienten zeigt sich *parallel dazu ein Abfall des Serotoninspiegels* im Plasma. Die intravenöse *Gabe von Serotonin* zeigt dagegen einen kopfschmerzlindernden Effekt, sowohl bei spontanen Migräneattacken als auch bei Migräneattacken, die durch Reserpin induziert worden sind.

Diesen Befunden wurden weitere Ergebnisse angefügt, die zeigten, daß es *bei Inkubation der Thrombozyten* eines Patienten *nach* einer Kopfschmerzphase mit *Plasma*, das ebenfalls im Migräneintervall gewonnen wurde, nicht zu einer Freisetzung von Serotonin aus den Thrombozyten kam. Wenn jedoch die Thrombozyten mit Plasma inkubiert wurden, das *während* einer spontanen Migräneattacke abgenommen wurde, dann zeigte sich, *daß der Serotoningehalt der Thrombozyten deutlich fiel, und zwar auf ein Niveau, das dem Thrombozytenserotoningehalt während einer spontanen Migräneattacke entspricht.*

Aufgrund dieser Untersuchungen im Jahre 1969 nahm die Forschergruppe um Lance u. Anthony an, daß während der Migräneattacke im Plasma ein *Serotoninfreisetzungsfaktor* kursiert, der die Thrombozyten zur Freisetzung des Serotonins und zur Genese der Migräneattacke veranlaßt. Diesen aufregenden Befund versuchten andere Forschergruppen zu reproduzieren. Dabei ergaben sich jedoch sehr *kontroverse* Daten. Einige Laboratorien konnten die Ergebnisse bestätigen, andere fanden keine parallelen Befunde. Es zeigte sich jedoch konsistent, daß es während der Kopfschmerzattacke zu einem *Abfall des Thrombozyten-5-HT* kommt, unabhängig ob es sich um eine Migräne mit oder ohne Aura handelt. Aus diesem Grunde muß es unklar bleiben, ob die Freisetzung von Serotonin mit der Generierung der Migräneattacke in Verbindung zu bringen ist oder aber ob es sich um ein generelles *Epiphänomen* handelt, das mit der Genese von Kopfschmerzen nur sekundär assoziiert ist. Beispielsweise könnten die erhöhten Plasma-5-HT-Spiegel während einer Kopfschmerzphase auch durch eine Freisetzung von Monaminen *aus dem Zentralnervensystem* bedingt sein. Die Folge wäre dann ein erhöhter Plasma-5-HT-Spiegel bei einem funktionellen Unterangebot an 5-HT im Zentralnervensystem.

5-HT-Reuptake-Hemmer

Ein weiterer Zusammenhang von Serotonin und Migräne leitete sich aus der Tatsache ab, daß *serotoninfreisetzende Substanzen*, wie z. B. Reserpin oder Fenfluramin, in der Lage sind, Kopfschmerzen zu induzieren. Das gleiche gilt für neue, *selektiv wirkende Antidepressiva*, die die 5-HT-Wiederaufnahme hemmen. Ältere 5-HT-Reuptake-Blocker, die nicht selektiv wirken, wie insbesondere

– Amitryptilin,

das sowohl den Serotonin- als auch den Norepinephrin-Reuptake hemmt, sind dagegen in der

Lage, bei Kopfschmerzen die Attackenfrequenz und die Attackenintensität *zu reduzieren*. Ein weiterer therapeutischer Zusammenhang zwischen Serotonin und Migräne ergibt sich aus der Tatsache, daß der non-selektive *Serotoninagonist* Ergotamin bzw. der selektive *Serotoninagonist* Sumatriptan in der Lage sind, Migräneattacken zu kupieren. Umgekehrt lassen sich *Serotoninantagonisten*, wie Methysergid oder Pizotifen, zur *Prophylaxe* von Migräneattacken einsetzen.

Neuere, selektive 5-HT-Reuptake-Hemmer, wie z. B. Fluoxetin oder Fenfluramin, führen nicht zu einer Blockade von Cholinrezeptoren und haben auch eine deutlich geringere kardiale Toxizität. Selektive 5-HT-Reuptake-Hemmer werden insbesondere bei *Depression, Angstkrankheiten* und *anderen psychischen Störungen* eingesetzt. Der Wirkmechanismus von Fenfluramin besteht darin, daß die Substanz als ein Substrat für die neuronale Wiederaufnahme dient. Fenfluramin wird entsprechend *in die intraneuronalen 5-HT-Speicher aufgenommen*. Diese Aufnahme von Fenfluramin führt dazu, daß das neuronale 5-HT aus den Speichern in den synaptischen Spalt *freigesetzt* wird. Die Wiederaufnahmehemmung als auch die Freisetzung von 5-HT führen dazu, daß das 5-HT-Angebot an den Rezeptoren im Bereich der Synapse erhöht wird. Aus all diesen Umständen ergibt sich ein weiterer Indizienbeleg, allerdings nicht mehr, für die Bedeutung von Serotonin in der Pathophysiologie der Migräne.

5-HT$_{1C}$-Rezeptor-Aktivierung als Migräneauslöser?

Wirkung von Reserpin

Die Serotoninspiegel verändern sich in Abhängigkeit von Migräneattacke und Migräneintervall. Ungeklärt ist die Frage, ob eine mögliche *Störung in den Strukturen*, die das Serotonin freisetzen, mit der Pathophysiologie der Migräne in Verbindung steht oder aber ob das *Überangebot von Serotonin* durch die erhöhte Freisetzung unmittelbare Bedeutung hat. Seit Beginn der 90er Jahre ergeben sich Hinweise, daß eine erhöhte *5-HT-Aktivität* für die Initiierung der Migräneattacke verantwortlich ist. Dabei soll der *5-HT$_{1C}$-Rezeptor* die entscheidende Rolle spielen. Für diese Annahme sprechen mehrere Gründe:

Gibt man Migränepatienten eine einzelne Dosis von Reserpin intravenös, wird mit großer Sicherheit eine Kopfschmerzattacke induziert. Das gleiche Vorgehen führt bei Nichtmigränepatienten nicht zu Kopfschmerzen. Ebenso wie bei der spontanen Migräneattacke zeigt sich bei der reserpininduzierten Kopfschmerzattacke *ein Abfall der Thrombozyten-5-HT-Konzentration* und *ein Anstieg der 5-Hydroxyindolessigsäure-Konzentration im Urin*. Gibt man den Patienten einen Antagonisten, der die 5-HT$_{1C}$- und 5-HT$_2$-Rezeptoren blockiert, zeigt sich, daß das Ausmaß der durch Reserpin induzierten Kopfschmerzen deutlich reduziert ist. Die Freisetzung von 5-HT aus den Thrombozyten wird durch den Rezeptorantagonisten nicht blockiert. Dies ist ein klarer Hinweis darauf, daß nicht die Entleerung der Serotoninspeicher für den Kopfschmerz verantwortlich ist, sondern das *Überangebot an serotoninerger Aktivität*, die durch die Freisetzung zur Wirkung gelangen kann.

Kopfschmerzinduktion durch 5-HT-Aktivation

Auch andere Serotonin freisetzende Substanzen sind in der Lage, bei Migränepatienten Kopfschmerzen zu induzieren. So kann Fenfluramin selektiv 5-HT aus den Speichern sowohl in der Peripherie als auch im Hirn freisetzen. Die pharmakodynamischen Effekte dieser Substanz *werden durch das aktivierte 5-HT* bedingt. Die Gabe von Fenfluramin bei Migränepatienten kann in einem hohen Prozentsatz Kopfschmerzen induzieren, der den Kriterien der spontanen Migräneattacke weitgehend entspricht. Bei Kontrollpersonen, die nicht an Migräne leiden oder denen man ein Placebo gibt, zeigt sich keine entsprechende Kopfschmerzinduktion. Auch der Einsatz von *5-HT-Reuptake-Hemmern*, wie z. B. Zimelidin, ermöglicht es, Kopfschmerzattacken zu generieren. Auch hier kann angenommen werden, daß durch die Wiederaufnahmehemmung eine erhöhte Konzentration von 5-HT für die Kopfschmerzinduktion verantwortlich ist.

Aus den Daten ist zu entnehmen, *daß durch eine erhöhte 5-HT-Aktivität bei entsprechend empfindlichen Patienten Migräneattacken induziert werden können*. Dies gelingt bei einer erhöhten Freisetzung von 5-HT aus den Speichern, bei einer Wiederaufnahmehemmung von 5-HT und durch eine Kombination dieser Mechanismen. Bei einer *Langzeittherapie* mit Reserpin oder mit 5-HT-Reuptake-Hemmern und einer entsprechenden *Erschöpfung* von 5-HT in den Speichern ergibt sich dagegen eine reduzierte Migränehäufigkeit. Dies zeigt, daß eine reduzierte Aktivität von 5-HT mit einer geringeren Wahrscheinlichkeit für die Generierung von Migräneattacken einhergeht.

Effekte von 1-(m-Chlorophenyl)-Piperazin (MCPP)

Die erhöhte 5-HT-Aktivität muß durch agonistische Wirkung an einem bestimmten 5-HT-Rezeptor zur Wirkung gelangen. Die entscheidende Frage ist deshalb, welche 5-HT-Subrezeptoren für die Entstehung der Migräneattacke verantwortlich sind. In einer Untersuchung an *Patienten mit Eßstörungen* zeigte sich, daß bei Therapie mit der Substanz *1-(m-chlorophenyl)-Piperazin (MCPP) Kopfschmerzen induziert werden können, die die Charakteristika der Migräne erfüllen*. Bei den Patienten stellte sich neben den typischen Migränekopfschmerzen bei 86 % Übelkeit und bei 86 % Lichtempfindlichkeit ein. Der Kopfschmerz zeigte sich bei 75 % als pulsierend und war bei 32 % einseitig lokalisiert. 7 % der Patienten litten unter Erbrechen. Die Therapie mit MCPP war *bei 90 % der Patienten, die eine Vorgeschichte von Migräne aufwiesen*, in der Lage, entsprechende Kopfschmerzen zu induzieren. Patienten, die Migräneattacken kannten, gaben an, daß die MCPP-induzierten Kopfschmerzen sich in keiner Weise von ihrer spontanen Migräneattacke unterschieden. Die maximalen Plasmaspiegel konnten zwischen 2 und 3 h nach der MCPP-Gabe gemessen werden. Die Migräneattacke begann 8–12 h nach der Medikamenteneinnahme. Interessanterweise zeigte sich eine *signifikante Korrelation zwischen dem Plasmaspiegel von MCPP und der Kopfschmerzintensität*. Die Untersuchungen konnten mittlerweile von verschiedenen Forschergruppen bestätigt werden.

Selektive Bindung von MCPP an 5-HT$_{1C}$-Rezeptor

Aus mehreren In-vitro-Untersuchungen ergeben sich klare Hinweise dafür, daß MCPP ein *potenter und selektiver Agonist am 5-HT$_{1C}$-Rezeptor* ist. Zwar werden noch andere 5-HT-Subrezeptortypen von MCPP agonistisch und antagonistisch beeinflußt, jedoch ist die Affinität zu diesen Rezeptoren wesentlich geringer. Am 5-HT$_2$- und am 5-HT$_3$-Rezeptor ist MCPP antagonistisch wirksam. Daß diese Rezeptoren bei der Migräneinitiierung eine bedeutsame Rolle spielen, ist jedoch unwahrscheinlich. Vielmehr können ja gerade Antagonisten für diese Rezeptoren zu einer *Migränelinderung* beitragen. Aus verschiedenen tierexperimentellen Ansätzen ergibt sich zudem *Evidenz*, daß die pharmakodynamischen Effekte von MCPP durch eine Aktivierung von 5-HT$_{1C}$-Rezeptoren bedingt werden.

Gibt man Patienten, die auf MCPP mit Migräneattacken antworten, vor einer MCPP-Gabe einen *5-HT$_{1C}$-Rezeptorantagonisten*, wie beispielsweise *Ritanserin*, ist MCPP nicht mehr in der Lage, eine Migräneattacke bei den Betroffenen auszulösen. Ritanserin ist ein Antagonist am 5-HT$_{1C}$- und am 5-HT$_2$-Rezeptor. Auch für andere Substanzen, wie z. B. *Methysergid* oder *Pizotifen*, ist ein entsprechender antagonistischer Wirkmechanismus bekannt, und diese Substanzen werden seit langem in der Prophylaxe der Migräneattacke eingesetzt. Diesen Ergebnissen ist zu entnehmen, daß der 5-HT$_{1C}$- und der 5-HT$_2$-Rezeptor von besonderer Bedeutung für die prophylaktische Wirkung von Substanzen sind. Daß die *5-HT$_2$-antagonistische Wirkung* von relativ untergeordneter Bedeutung ist, ergibt sich daraus, daß MCPP am 5-HT$_2$-Rezeptor nur eine geringe Affinität aufweist. Umgekehrt sind Substanzen, die eine ausgesprochen hohe Selektivität für den 5-HT$_2$-Rezeptor als Antagonist aufweisen, wie z. B. Ketanserin, nur sehr unzureichend in der Lage, Migräneattacken prophylaktisch zu begegnen. Aus diesem Grunde konzentrieren sich die Vermutungen über die Migräneinitiierung auf den 5-HT$_{1C}$-Rezeptor.

Eine Erklärung für die Entstehung der Migräneattacke könnte darin bestehen, daß durch die erhöhte 5-HT-Aktivität der *5-HT$_{1C}$-Rezeptor stimuliert* wird. Die Folge dieser Stimulation ist die *Generierung von entzündungsinduzierenden Substanzen*. Es ist bekannt, daß durch Blockade von 5-HT$_{1C}$- und 5-HT$_2$-Rezeptoren die experimentell ausgelöste neurogene Entzündung gehemmt werden kann. Bis die Entzündungsantwort entsteht, muß einige Zeit verstreichen. Dies könnte erklären, warum erst ca. 6 h nach Erreichen der maximalen Plasmakonzentration die Kopfschmerzattacke durch MCPP generiert wird. Neuere Studien zeigen ebenfalls, daß im Tierversuch *Streßsituationen in der Lage sind, 5-HT zu mobilisieren und eine erhöhte Durchlässigkeit der Blut-Hirn-Schranke zu induzieren*. Bei Vorbehandlung mit einem 5-HT$_{1C}$- und 5-HT$_2$-Rezeptorantagonisten, Cyproheptadin, ist es möglich, die erhöhte streßinduzierte Plasmaextravasation zu blockieren, nicht jedoch die erhöhte 5-HT-Aktivierung. Ungeklärt ist jedoch die entscheidende Frage, warum diese pathophysiologischen Vorgänge nur bei einzelnen Patienten auftreten. Außerdem ist offen, warum bei diesen Personen diese Mechanismen wiederum nur zu bestimmten Zeitabschnitten zur Wirkung gelangen.

Zusammenhang zwischen Migräne, Thrombozyten und 5-HT

Migräne als Thrombozytenerkrankung?

Ein bedeutsamer Zusammenhang zwischen Thrombozyten und 5-HT ist aus verschiedenen Gründen anzunehmen: Zum einen nehmen Thrombozyten 5-HT auf und sind einer der *Hauptspeicher von 5-HT* im Organismus. Auch andere biogene Amine werden in den Thrombozyten deponiert, jedoch ist die Speicherung anderer biogener Amine geringer als bei 5-HT. Über natriumabhängige Mechanismen werden die Substanzen in die Speichergranula aufgenommen. Je Thrombozyt existieren zudem ca. 50 5-HT$_2$-Bindungsstellen für 5-HT. Schließlich ist 5-HT in der Lage, eine *Thrombozytenaggregation* zu stimulieren. Allerdings ist diese thrombozytenaggregierende Wirkung von 5-HT gering, wenn 5-HT allein aktiv ist. Sind jedoch weitere Substanzen vorhanden, die eine Thrombozytenaggregation bewirken, kann die thrombozytenaggregierende Wirkung durch die Anwesenheit von *niedrigen* Konzentrationen von 5-HT *drastisch gesteigert* werden.

! Der Zusammenhang zwischen der Thrombozytenfunktion und der Migränepathophysiologie ist weniger eindeutig. Er wurde erstmalig von Hanington im Jahre 1978 beschrieben. Er hat die Hypothese aufgestellt, *daß die Migräne eine Blut- bzw. Thrombozytenerkrankung sein könnte*. Der Hintergrund für diese Hypothese war, daß sich die Thrombozyten von Migränekranken *in mehreren funktionellen Eigenschaften* von denen Nichtmigränekranker unterscheiden. Darüber hinaus sollte bei der Generierung von Migräneattacken eine *Änderung in der Thrombozytenfunktion* beobachtet werden können. Diese Hypothese führte zu einer großen Stimulation im Bereich der Migräneforschung.

Es wurden ausgiebige Kontroversen zu dieser Hypothese ausgetragen. Der entscheidende Streitpunkt war dabei, ob die Veränderungen im Bereich der Thrombozyten die *primäre Ursache* der Migräne seien oder ob sie nur *Konsequenzen* der pathophysiologischen Mechanismen während einer Migräneattacke darstellen. Folgende Themen standen bei dieser Kontroverse im Vordergrund:

— Nach der *Thrombozytenhypothese* soll die Migräneattacke durch eine *Freisetzung von Serotonin aus den Thrombozyten* generiert werden. Im Widerspruch zu dieser Annahme steht jedoch, daß die Migräneattacke mit einem *5-HT-Defizit* und nicht mit einem Überschuß an 5-HT einhergeht. Darüber hinaus kann die Migräneattacke *durch Gabe von 5-HT* bzw. durch Einsatz von selektiven 5-HT$_1$-Agonisten *kupiert* werden. Bei einer Freisetzung von 5-HT würde man jedoch erwarten, daß die zusätzliche Gabe von 5-HT sogar zu einer Verschlechterung führen müßte. Das Gegenteil ist jedoch im klinischen Umfeld der Fall.
— Die erhöhte *Ausscheidung von 5-Hydroxyindolessigsäure* als Hauptmetabolit von 5-HT wird durch eine *Freisetzung des Serotonins aus den Thrombozyten* erklärt. Diese Erklärung ist jedoch nicht schlüssig, da der Anstieg des Hauptmetaboliten von 5-HT *zu hoch* ist, um nur aus der Freisetzung aus den Thrombozyten zu resultieren. Vielmehr wird angenommen, daß aufgrund einer *gastrointestinalen Hyperaktivität* das 5-HT *aus dem gastrointestinalen Trakt* in das Blut abgegeben und entsprechend metabolisiert im Urin in erhöhter Konzentration vorgefunden wird. Auch hier zeigt sich, daß die 5-HT-Veränderungen *sekundäre Begleitreaktion* und nicht ursächliche Bedingung für die Migräneattacke sein können.
— Auch *bei anderen Erkrankungen*, bei denen *vaskuläre* Mechanismen eine Rolle spielen, zeigt sich eine erhöhte Thrombozytenreaktivität. Solche Erkrankungen sind beispielsweise Diabetes mellitus, die koronare Herzerkrankung, arterieller Bluthochdruck oder periphere Gefäßerkrankungen. Untersucht man entsprechende Kontrollgruppen mit den beschriebenen Erkrankungen, zeigen sich *ganz ähnliche Veränderungen im Bereich des 5-HT-Haushaltes und der Thrombozytenaktivität* wie bei den Migränepatienten.
— Eine Annahme geht davon aus, daß die Thrombozyten nur ein *peripheres Modell* der 5-HT-Metabolisierung und der Aktivierung der im *Zentralnervensystem* ablaufenden Prozesse seien. Entsprechende empirische Evidenz für diese Annahme liegt jedoch nicht vor.
— Eine weitere Erklärung für die Bedeutsamkeit der Thrombozyten im Bereich der Pathophysiologie der Migräne resultierte aus der Annahme, daß viele Medikamente, die in der Behandlung der Migräneattacke wirksam sind, *auf die Thrombozytenreagibilität einwirken*. Entsprechend nahm man an, daß die Medikamente als gemeinsamen Wirkmechanismus eine *thrombozytendisaggregierende Wirkung* aufweisen. Allerdings kann wegen der verschiedenen anderen Wirkweisen der Medikamente, die effektiv in der Migränetherapie eingesetzt werden, hieraus *kein logischer Schluß* auf die Migränepathophysiologie gezogen werden.

- Durch *Gabe von selektiven 5-HT-Agonisten* ist es möglich, bei entsprechend empfindlichen Patienten *experimentell Migräne auszulösen*. Dies trifft beispielsweise für den selektiven 5-HT$_{1C}$-Agonisten *1-(m-chlorophenyl)-Piperazin (MCPP)* zu. Entsprechende Subrezeptoren finden sich jedoch *nicht auf den Thrombozyten*. Deshalb ist die Einbindung der Thrombozyten in die Generierung der Migräneattacke unwahrscheinlich.
- Möglicherweise ist nicht die alleinige Freisetzung von 5-HT aus den Thrombozyten verantwortlich, sondern die *gleichzeitige Freisetzung von Norepinephrin*. Studien weisen darauf hin, daß eine besondere Freisetzungspotenz bei Migränepatienten besteht.

Gründe für die Serotoninveränderungen bei Migräne

Bis heute ist unklar, *warum* es eigentlich zu den beschriebenen Serotoninveränderungen im Bereich des Plasmas und der Thrombozyten im Rahmen der Migräneattacke kommt. Die Speicherung von Serotonin in den Thrombozyten wird *durch Freigabe von Serotonin aus dem gastrointestinalen Trakt* ermöglicht. Aus diesem Grunde kann vermutet werden, daß die erniedrigte Thrombozytenkonzentration während der Migräneattacke *aus einer reduzierten Serotoninabgabe* aus dem gastrointestinalen Trakt resultiert. Eine Alternativerklärung ist, daß während der Migräneattacke ein *Serotoninfreisetzungsfaktor* aktiv ist, der die Freisetzung von Serotonin aus den Thrombozyten veranlaßt.

Die Tatsache, daß seit der Erstbeschreibung dieser Hypothese bis heute dieser serotoninfreisetzende Faktor *nicht* gefunden worden ist, spricht nicht für die Existenz dieses Faktors. Andererseits existiert während der Migräneattacke *eine gastrointestinale Überaktivität* mit Übelkeit und Erbrechen. Aus diesem Grunde sollte erwartet werden, daß gerade eine *erhöhte* 5-HT-Freisetzung aus dem gastrointestinalen Trakt in das Plasma erfolgen könnte. Unklar ist weiterhin, wie die Freisetzung von Serotonin aus den Thrombozyten zu einem derartigen *Anstieg von 5-Hydroxyindolessigsäure (5-HIE) im Urin* führen kann. Da der Anstieg nur schwerlich mit der Freisetzung aus den Thrombozyten erklärt wird, kann vermutet werden, daß der erhöhte 5-HIE-Spiegel im Urin durch die verstärkte Freisetzung von 5-HT aus dem gastrointestinalen Trakt resultiert.

Die humoral-vaskuläre Theorie der Migräne

Die humoral-vaskuläre Theorie der Migräne basiert auf mehreren Gedankenschritten. 5-HT führt zu einer *Vasokonstriktion* und *potenziert die Wirkung von Entzündungsmediatoren*. Nach der humoral-vaskulären Theorie der Migräne soll

- *initial* im Migräneanfall aus den Thrombozyten 5-HT freigesetzt

werden. Die freigesetzten zirkulierenden *vasoaktiven Amine* führen zu einer

- *Konstriktion der zerebralen Mikrozirkulation* und verursachen damit
- die *neurologischen Symptome* in der Auraphase.

Nach Metabolisierung des zirkulierenden 5-HT resultiert ein

- *5-HT-Mangel*, welcher eine
- schmerzhafte Vasodilatation

in den großen Gefäßen zur Konsequenz haben soll (Abb. 5.54).

Aus mehreren Gründen ist es jedoch unwahrscheinlich, daß das im Plasma zirkulierende 5-HT als primäre Ursache der Migräne angesehen werden kann. So ist der *initiale Anstieg* von 5-HT während der Migräneattacke *zu klein*, um die

 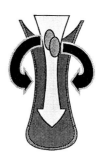 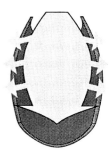

Intervall **Aura** **Kopfschmerz**

Abb. 5.54.
Humoral-vaskuläre Theorie der Migräne. Die Thrombozyten dienen als Hauptspeicher von Serotonin. Während der Migräneaura wird Serotonin freigesetzt. Die Folge ist eine exzessive Vasokonstriktion. Durch schnellen Abbau des freigesetzten Serotonins entsteht ein Serotonindefizit, das dann zu einer Vasodilatation führt

entsprechenden Vasoreaktionen zu erklären, da bei der experimentellen Infusion von 5-HT wesentlich höhere Dosen eingesetzt werden müssen, um entsprechende Vasoreaktionen zu produzieren. Darüber hinaus sind die 5-HT-Plasmaspiegel nicht mit der *Ausprägung* der Aura bzw. der Kopfschmerzsymptomatik korreliert. Auch können die 5-HT-Konzentrationen *noch mehrere Tage nach Abklingen* der Migränekopfschmerzphase unterhalb des Normbereiches liegen, obwohl dann keine Kopfschmerzen mehr bestehen. Eine allgemeine Erhöhung der 5-HT-Konzentration kann nicht erklären, warum es zu fokaler Aurasymptomatik kommt, da das 5-HT *an allen Gefäßen* wirken und entsprechend *eine allgemeine Symptomatik* hervorrufen sollte. Gleiches gilt für den *halbseitigen oder umschriebenen* Migränekopfschmerz, der ebenfalls nicht mit einer allgemeinen 5-HT-Freisetzung zu erklären ist. Wenn man eine besondere Anfälligkeit bestimmter Gefäßäste als Ursache dieser umschriebenen Symptomatik ansehen sollte, stellt sich sofort die Frage, warum bei diesen Patienten während *verschiedener* Migräneattacken unterschiedliche Lokalisationen betroffen werden können bzw. während *einer* Migräneattacke eine Änderung der Lokalisation des Migränekopfschmerzes eintreten kann und keine *räumliche Konstanz der Symptome* besteht.

Möglicherweise ist nicht die absolute Höhe des 5-HT-Spiegels, sondern die *plötzliche relative Konzentrationsänderung* zu Beginn der Migräneattacke entscheidender pathogenetischer Faktor. Unter dieser Prämisse wäre eine plötzliche *periphere 5-HT-Erhöhung* als Ursache unwahrscheinlich, da beim *Karzinoidsyndrom mit exzessivem Plasma-5-HT-Anstieg* Kopfschmerzen *kein* typisches Symptom sind. Alternativ könnte *eine zentrale 5-HT-Erhöhung* für die Pathogenese der Migräne angeführt werden. Dafür könnte auch sprechen, daß die *Menge der im Urin ausgeschiedenen 5-HIE* während der Migräneattacke nicht allein durch das aus Thrombozyten freigesetzte und metabolisierte 5-HT zu erklären ist.

Unter der Lupe 5.3.
Schwierigkeiten bei der Interpretation des Zusammenhangs zwischen der Thrombozytenfunktion und der Migränekrankheit

Die Interpretation der Thrombozytenfunktion im Zusammenhang mit der Pathophysiologie der Migräne kann nicht eindimensional erfolgen. Mehrere Gründe verbieten diese Betrachtungsweise:

- Die normale Thrombozytenfunktion beinhaltet *verschiedenste Aktivitäten*, dazu gehören insbesondere die Adhäsion, die Aggregation und die Sekretion. *Kein einzelner Thrombozytenfunktionstest* ist in der Lage, die verschiedenen Aspekte dieser Aktionen zu erfassen.
- Die Thrombozytenaktion wird durch *verschiedenste Variablen beeinflußt*. Dazu gehören insbesondere Alters-, Geschlechts- sowie Umwelteinflüsse, Streß usw. Die Veränderungen sind deshalb mit entsprechenden Variablen *konfundiert* und können nicht allein auf die pathogenetischen Bedingungen der Migräne zurückgeführt werden.
- Die einzelnen *Thrombozytenfunktionstests* unterliegen einer *großen Variabilität*. Diese variabilitätsbedingten Veränderungen, die spontan auftreten können, müssen bei der *Interpretation* ebenfalls berücksichtigt werden.

Thrombozytenaktivität während Migräneintervall und -attacke

Die Thrombozytenaktivität variiert zwischen *Migräneattacke* und *Migräneintervall*. Untersucht man die Thrombozytenaktivität bei Migränepatienten zu verschiedenen Zeitpunkten und vergleicht die Aktivität in der Migräneattacke mit der im Migräneintervall, so ergeben sich *deutliche* Unterschiede. Die Thrombozytenfunktionen, insbesondere die *Aggregation*, die *ATP-Freisetzung*, die *Plasmathromboxanaktivität* und die *zirkulierenden Thrombozytenmikroaggregate*, zeigen sich in der Migräneattacke aktiviert. Errechnet man einen *Thrombozytenaktivitätsindex*, in den all diese Veränderungen eingehen können, ergibt sich, daß *nach Abklingen der Attacke* dieser maximal erhöht ist. *Zu Beginn* der Attacke liegt der Thrombozytenaktivitätsindex *innerhalb der normalen Bandbreite*. Dieses weist darauf hin, daß die Thrombozytenfunktion eine *Begleitvariable* der Migräneattacke ist, jedoch keinen kausalen Faktor für die Generierung darstellt.

Die erhöhte Plättchenreaktivität im Zusammenhang mit Migräne beruht wahrscheinlich auf einem *erhöhten Streßlevel*. Streß als Triggerfaktor für Migräne ist gut bekannt. Umgekehrt ist die Migräneattacke selbst bei Übelkeit, Erbrechen und heftigen Schmerzen ein *starker Stressor*. Entsprechend ist diese Situation mit einer *erhöhten Freisetzung von Katecholaminen* verbunden. Katecholamine wiederum führen zu einer *Freisetzung von freien Fettsäuren. Beide Faktoren sind in der Lage, die Plättchenaktivität zu erhöhen*. Einige streßbezogene Veränderungen der Plättchenaktivität findet man auch bei anderen Erkrankungen, insbesondere bei Schlaganfall, bei multipler Sklerose, bei Psoriasis oder Alkoholentzug.

Monoaminoxidase, Thrombozyten und Migräne

Die *Monoaminoxidase (MAO)* existiert in einer A- und in einer B-Form. Beide Formen sind in der Lage, *Thyramin und Tryptophan zu oxidieren*. Die Thrombozyten enthalten vorwiegend Monoaminoxidase B. Eine Reihe von Nahrungsmitteln, die als Triggerfaktoren für Migräneattacken gelten, wie z. B. Käse, enthalten hohe Konzentrationen von Thyramin. *Viele der Migränemerkmale gleichen den Symptomen, die durch thyraminhaltige Nahrungsmittel bei Patienten erzeugt werden, die mit MAO-Hemmern behandelt werden.* Aus diesem Grunde wird die Hypothese diskutiert, daß bei Migränepatienten die

– *Monoaminoxidaseaktivität reduziert*

sei und damit ein erhöhtes Angebot an Thyramin vorliegt. Teilt man Migränepatienten in 2 Gruppen ein, wobei die eine Gruppe aus Patienten besteht, die nicht durch Nahrungsmittel getriggerte Migräneattacken erleiden, und die andere Gruppe aus Patienten, bei denen Nahrungsmittel Migräneattacken induzieren, zeigt sich, daß die Patientengruppe mit nahrungsmittelinduzierter Migräne tatsächlich eine *geringere Thrombozyten-MAO-Aktivität* besitzt. Die Ursache für diese reduzierte MAO-Aktivität ist unbekannt, auch existieren in der Literatur kontroverse Befunde zu diesem Thema. So gibt es auch Berichte, die diese Befunde *nicht* bestätigen konnten. Darüber hinaus gilt auch für die Monoaminoxidase, daß eine Reihe von *verschiedenen* Variablen sie beeinflussen kann und damit eine kausale Beziehung zwischen der reduzierten MAO-Aktivität und der Generierung von Migräneattacken nicht notwendigerweise bestehen muß. Auch Faktoren wie Streß oder Menstruation sind in der Lage, die MAO-Aktivität zu verändern.

Phenolsulfotransferase

Als weiteres Enzym in den Thrombozyten, das bei einer nahrungsmittelassoziierten Migräne Veränderungen aufweist, ist die *Phenolsulfotransferase* zu nennen. Ein natürliches Substrat für die Phenolsulfotransferase im Körper ist nicht bekannt. Die Phenolsulfotransferase zeigt sich bei der durch Nahrungsmittel triggerbaren Migräne *reduziert*. Es wird angenommen, daß Nahrungsmitteltrigger, wie z. B. Käse, Schokolade oder Rotwein, bisher nicht näher bestimmte *Substrate für die Phenolsulfotransferase enthalten könnten*. Es ist nicht anzunehmen, daß die Phenolsulfotransferase in den Thrombozyten direkt für die Migränegenerierung verantwortlich zu machen ist.

Möglicherweise spiegelt die reduzierte Thrombozytenaktivität dieses Enzyms eine *reduzierte Aktivität im Gastrointestinaltrakt* wider. Aufgrund einer reduzierten Aktivität der Phenolsulfotransferase im Magen-Darm-Trakt könnte es möglich sein, daß die in den Nahrungsmitteln enthaltenen Substrate durch das Enzym *nicht ausreichend abgebaut werden* und dadurch eine Migräneattacke ensteht. Folge dieser reduzierten gastrointestinalen Phenolsulfotransferaseaktivität wäre also, daß entsprechende Substrate aus den Nahrungsmitteln *in einer toxischen Konzentration* in den Körper aufgenommen werden.

Weitere Veränderungen von Plättchenfunktionen bei Migräne

In der Literatur gibt es eine Vielzahl von Berichten über veränderte Plättchenfunktionen im Zusammenhang mit Migräne. Viele dieser Befunde konnten in verschiedenen Studien nicht reproduziert werden und werden sehr kontrovers diskutiert. Im Anschluß an eine Migräneattacke wurden *erniedrigte Konzentrationen von Taurin*, einer schwefelhaltigen Aminosäure, gemessen. Reduzierte Konzentrationen dieser Aminosäure werden jedoch auch bei anderen anfallsweisen Erkrankungen, wie z. B. epileptischen Anfällen, beschrieben. Die *Konzentration von Met-Enkephalin* in Thrombozyten soll bei *Migränesubgruppen* reduziert sein. Dazu gibt es jedoch nur sehr inkonstante Daten. Ebenfalls fand sich in Subgruppen von Migränepatienten *eine reduzierte Aktivität von β-Thromboglobulin* (β-TG). Das Profil der Fettsäuren, des Cholesterins und der Phospholipide zeigte sich bei Migränepatienten im Vergleich zu Gesunden *nicht* verändert.

Unter der Lupe 5.4.
Thrombozyten, 5-HT und Migräne – Was bleibt?

Das Wissen um die Zusammenhänge zwischen Migräne und 5-HT reicht nicht aus, um endgültige Schlußfolgerungen zu ziehen. Viele Wissenslücken bestehen, und noch viel häufiger gibt es widersprüchliche Daten. Einige Schlußfolgerungen sind jedoch möglich:

– Veränderungen der 5-HT-Konzentrationen in den Thrombozyten *spiegeln keine spezifische Reaktion für die Migräne wider*. Auch können diese Veränderungen *die Generierung der Migräneattacke nicht erklären*. Bei der Migräne mit Aura und bei der Migräne ohne Aura findet sich ein unterschiedliches Verhalten der 5-HT-Konzentrationen in den Thrombozyten. Während sich bei der Migräne ohne Aura ein ca. 30%iger

Abfall zeigt, verändern sich die 5-HT-Konzentrationen bei der Migräne mit Aura nicht.
- Ein *spezifischer Faktor*, der 5-HT in der Migräneattacke aus den Thrombozyten freisetzt, *existiert nicht*.
- Während der Migräneattacke besteht eine systemische Störung von 5-HT-Mechanismen. Im Migräneintervall zeigt sich eine *erhöhte 5-HT-Metabolisierung*. Die Folge ist eine erniedrigte 5-HT-Konzentration im Plasma. Während der Attacke jedoch zeigt sich *eine erhöhte Freisetzung von 5-HT* mit der Folge, daß die 5-HT-Spiegel ansteigen. Die Veränderungen des 5-HT *im Plasma* dürfen jedoch *nicht als ursächlich* für die Migräne gesehen werden. Vielmehr spiegeln die Veränderungen eine Reaktion des Organismus auf die Pathophysiologie der Migräne wider und zeigen eine *Abwehrreaktion des Körpers* gegen die Kopfschmerzattacke und die zugrundeliegende Erkrankung an. Hinweise dafür sind insbesondere, daß die Veränderungen im 5-HT-Metabolismus erst *nach* Beginn der Migräneattacke einsetzen und nach Abklingen der Migräneattacke diese *überdauern*.

Weitere biochemische Befunde

Endogene Opioide

Endogene Opioide, wie beispielsweise β-Endorphin, scheinen bei der Generierung von Migräneattacken eine untergeordnete Rolle zu spielen. In verschiedenen Untersuchungen zeigen sich sehr widersprüchliche Daten zur Beteiligung von Endorphinen im Migränegeschehen. Auch die mangelnde Beeinflussung der Migräneattacke durch Opioidanalgetika stützt nicht die Bedeutung von endogenen Opioidsystemen im Zusammenhang mit Migräne.

In einigen Studien ergeben sich Hinweise darauf, daß das β-Endorphin bei Migränepatienten im Vergleich zu Gesunden im Migräneintervall reduziert ist. Auch *Methionin-Enkephalin* (MEP) scheint im Migräneintervall reduziert zu sein. Während einer Migräneattacke ergibt sich ein Anstieg von MEP. Diese Befunde stehen jedoch singulär da und bleiben offen hinsichtlich ihrer Bedeutung für die Pathophysiologie der Migräne.

Dopamin-β-Hydroxylase (DBH)

Bisher liegen keine klaren Daten hinsichtlich der Beteiligung des *sympathischen Nervensystems* bei der Entstehung von Migräneattacken vor. Es wird angenommen, daß das Enzym *Dopamin-β-Hydroxylase* (*DBH*) im Migräneintervall gegenüber Kontrollpersonen *erhöht* ist. Während einer *Migräneattacke* zeigt sich ein *weiterer Anstieg*. Dies würde darauf hinweisen, daß bei den Patienten eine erhöhte sympathische Aktivität vorliegt. Auch die erhöhte Amplitude der *kontingenten negativen Variation*, ein corticales Bereitschaftspotential, könnte auf eine *erhöhte katecholaminerge Aktivität* im Zentralnervensystem hinweisen. Gleiches gilt für die Beeinflußbarkeit der Migräne mit β-Rezeptorenblockern.

Unter der Lupe 5.5.
Was unterscheidet Patienten mit einer Migräne ohne Aura und einer Migräne mit Aura in biochemischer Hinsicht?

Warum manche Patienten weitgehend mit Migräneattacken ohne Aura und manche wiederum weitgehend mit Migräneattacken mit Aura reagieren, ist unklar. Aus Untersuchungen der Forschergruppe von Michel Ferarri in Leiden/Niederlande ist bekannt, daß die beiden Krankheitsgruppen nach *biochemischen Besonderheiten* differenziert werden können:

1. Bei der Migräne mit Aura zeigen sich *erhöhte Plasmaglutamatspiegel*.
2. Die *Methionin-Enkephalin-Thrombozytenkonzentrationen* im Vergleich zu gesunden Probanden sind bei der Migräne mit Aura dagegen *weniger stark erhöht* als bei der Migräne ohne Aura.
3. Die Plasmakonzentration von *Histidin* (HIS) ist bei der Migräne *ohne* Aura reduziert, nicht jedoch bei der Migräne mit Aura.

Migräne als allergische Reaktion?

Auslösung durch Nahrungsmittel und Besserung durch Auslaßdiät

Ein Zusammenhang zwischen *Nahrungsmitteln* und *Auslösung* von Migräneattacken wird weithin angenommen. Noch bis vor wenigen Jahren fanden sich beispielsweise deshalb auch in Migränekupierungsmedikamenten Antiallergika. Bereits im Jahre 1927 wurde von Vaughan zwar keine empirische Untersuchung zum Zusammenhang zwischen Migräne und Allergie durchgeführt. *Er beschrieb jedoch Migränepatienten*, bei denen sich durch eine Auslaßdiät die Migränehäufigkeit reduzierte, während bei Reexposition mit den entsprechenden Lebensmitteln wieder eine Verschlechterung des Migräneleidens auftrat. In der Folgezeit wurde eine Reihe von Studien durchgeführt, die *immunologi-*

sche Aspekte der Migräne beleuchteten. Bis heute gibt es jedoch *keine klaren Hinweise* darauf, daß die Migräne als allergische Nahrungsmittelerkrankung aufgefaßt werden müßte. Darüber hinaus sind auch Befunde, die immunologische Besonderheiten bei Migränepatienten belegen, mit Vorsicht zu interpretieren. Es ist nicht klar, ob solche Besonderheiten als ursächlich interpretiert werden dürfen. Sie können genauso eine *Konsequenz der Migräneerkrankung* oder eine *Konsequenz der Behandlung mit Medikamenten* sein.

Topische Reaktionen, Urtikaria und Rhinitis

In einer französischen Studie wurde gezeigt, daß *topische Reaktionen* bei 23 % der Migränekranken bestehen. Zusätzlich ist bekannt, daß *allergische Symptome*, insbesondere Urtikaria oder Rhinitis, bei Migränepatienten überzufällig häufiger auftreten als bei Kontrollgruppen. Allerdings handelt es sich hier um *rein korrelative Studien,* und eine *kausale* Beziehung zwischen Allergie, Atopie und Migräne ist bisher nicht belegt.

Unter der Lupe 5.6.
Hinweise für immunologische Besonderheiten bei Migränepatienten
1. In der Migräneattacke zeigen sich *Veränderungen der Immunglobuline und der Komplementfaktoren*.
2. Während der Migräneattacke wurde eine *lokale Mastzelldegranulation* beschrieben.
3. Während der Migräneattacke wurde ein *Anstieg der Plasmahistaminspiegel* im Vergleich zu Kontrollgruppen beschrieben.
4. Bei einer Migräne, die durch Nahrungsmittel getriggert werden kann, zeigt sich ein *Anstieg der zirkulierenden Immunkomplexe* und der *T-Zellen*. Bei einzelnen Patienten ist diese Reaktion mit einem *Anstieg von Interleukin-2* verbunden.
5. Bei Knochenmarktransplantationen wurde eine *Übertragung der Migräneerkrankung* von der Mutter auf den Sohn sporadisch berichtet.
6. Ein *Anstieg von Prostaglandin-D_2 und von Prostaglandin-F_2* geht mit einem erhöhten zerebralen Blutfluß einher, wie er auch bei Migränepatienten beschrieben wurde.

Die Analyse des Zusammenhangs zwischen Allergie und Migräne zeigt besondere Schwierigkeiten. Eine Bestätigung eines solchen Zusammenhanges benötigt die Aufdeckung eines *spezifischen Allergens* bei einem individuellen Patienten. Die *ursächliche Generierung* der Migräneattacke muß bei diesem speziellen Patienten dargelegt werden. Dies ist nur möglich, wenn ein *doppelblindes Design* im individuellen Fall durchgeführt wird. Darüber hinaus muß die Bedeutung des Allergens dadurch gekennzeichnet sein, daß bei Auslassen des Allergens die Migräne sistiert oder zumindest deutlich reduziert wird und bei Wiederexposition eine erneute Exacerbation der Migräneerkrankung beobachtbar wird. Problematisch dabei ist, daß der Spontanverlauf der Migräne *nicht nur von einem einzigen Faktor* abhängt, wie z. B. einem diätetischen Eingriff, sondern natürlich auch von vielen weiteren Variablen bedingt wird. Dazu gehört schon die *Allergietestung* als besonders intensive ärztliche Zuwendung. Aus diesem Grunde ist eine *Placebotestung* beim Einzelnen zusätzlich erforderlich.

Ansonsten ist es sehr leicht, bei *nahezu jedem Patienten* einen allergischen Faktor oder einen Diätfaktor in der Generierung der Migräne nachzuweisen. Allerdings täuscht man dabei sich selbst und den Patienten. Aus diesem Grunde müßte zur klaren Etablierung eines diätetisch bedingten Migräneleidens ein sog. *doppelblinder, placebokontrollierter Nahrungstest* durchgeführt werden.

Allergietests bei Migränepatienten?

Als einzig zuverlässiger diagnostischer Test zur Aufdeckung von diätetischen Faktoren in der Generierung von Migräneattacken kann der *doppelblinde, placebokontrollierte Lebensmittelprovokationstest* gelten. Ausschließlich mit diesem Test ist es methodisch einwandfrei möglich, einen Nahrungsmittelfaktor als bedeutsamen Triggerfaktor im Einzelfall aufzudecken. Nur bei *einem kleinen Prozentsatz* von Migränepatienten, wahrscheinlich unter 5 %, finden sich jedoch solche Nahrungsfaktoren. Wenn entsprechende Faktoren aufgedeckt werden, handelt es sich zumeist um *Milch, Eier oder Getreide*. Folgende weitere Allergietests bzw. -parameter sind von *untergeordneter Bedeutung*:

- Die *IgE-Spiegel* sollen bei Migränepatienten erhöht sein. Allerdings gibt es eine Reihe von Studien, die keine Veränderung der IgE-Konzentrationen darlegen. Die Bestimmung der IgE-Spiegel bei Migränepatienten ist ohne diagnostischen Wert.
- Die Erfassung des *spezifischen IgE gegen Nahrungsmittel* ist ebenfalls ohne diagnostische Bedeutung. In zahlreichen Untersuchungen konnte keine positive Konsequenz für die Migränetherapie durch solche Daten aufgedeckt werden.

– Der *Hautpricktest* zeigte sich in verschiedenen Studien von unterschiedlichem diagnostischem Wert. In 2 von 6 Studien konnten positive Befunde beschrieben werden. Bei positiven Hautbefunden wurde eine Auslaßdiät mit den entsprechenden Allergen veranlaßt, und bei 68 % konnte eine teilweise oder komplette Reduktion der Migräneattacken beobachtet werden. Allerdings gibt es auch eine Reihe von Studien, die überhaupt keinen diagnostischen Wert des Hautpricktests darlegen. Es ist somit keine zuverlässige Aussage für die Diagnostik und für die Behandlung der Migräne zu erwarten.

Mögliche Nahrungsmittel als Migränetrigger

Klinische Studien zum *Zusammenhang* zwischen diätetischen Faktoren und Migräne ergeben *extrem widersprüchliche* Befunde. So gibt es Berichte, die davon ausgehen, daß weitgehend alle Migräneerkrankungen durch diätetische Faktoren bedingt sind. Andere Studien wiederum legen nahe, daß diätetische Faktoren weitestgehend ohne Bedeutung sind. Auch hier müssen jedoch wieder die methodischen Probleme solcher Studien genannt werden. Von der besonderen Situation einer Allergietestung und einem diätetischen Auslaßversuch wird ein *enorm hoher Placeboeffekt* zu erwarten sein. Deswegen können nur Studien interpretiert werden, bei denen der doppelblinde, placebokontrollierte Nahrungsmittelprovokationstest durchgeführt wurde. Wird dies tatsächlich beachtet, zeigt sich, daß bei den allermeisten Patienten, bei denen man vorher eine nahrungsmittelbedingte Migränetriggerung angenommen hat, *durch die Nahrungsmittel keine bedeutsame Attackengenerierung gelingt*. Unabhängig davon zeigt sich jedoch, daß, wenn Nahrungsmittelfaktoren eine Rolle zu spielen scheinen, die Problematik sich auf *ganz wenige Nahrungsmittel* konzentriert, nämlich:

– Milch,
– Eier,
– Maisprodukte und
– Weizenprodukte.

Solche Faktoren können allerdings nur bei sehr wenigen Migränepatienten als bedeutsam angesehen werden, der entsprechende Prozentsatz liegt *deutlich unter 5 %*. Auch das fast ubiquitäre Vorkommen solcher Nahrungsmittel würde ja bedeuten, daß bei diesen Nahrungsmittelfaktoren eigentlich eine *ständige* Generierung von Migräneattacken zu erwarten wäre. Da im Mittel jedoch nur 1–2 Migräneattacken pro Monat bestehen, zeigt sich schon, wie vorsichtig und zurückhaltend solche Ernährungsfaktoren in der Geneseerklärung der Migräne bewertet werden müssen. Es handelt sich allenfalls um *Kofaktoren* von geringem Gewicht.

Zerebrale Hämodynamik

Methoden zur Bestimmung zerebraler hämodynamischer Parameter

– Eine erste bedeutsame Methode zur Bestimmung hämodynamischer Parameter im Zusammenhang mit Kopfschmerz war die *Bestimmung der Pulsationsamplitude der A. temporalis superficialis*. Diese primitive Methode konnte lediglich die *Pulsationsbewegungen* des Gefäßes bestimmen, jedoch nicht die Blutflußgeschwindigkeit oder gar den Blutfluß im Gefäß.
– Durch *Injektion von radioaktivem Edelgas* ($^{133}Xenon$) in die A. carotis war es erstmalig möglich, zuverlässige Meßergebnisse zur *Durchblutung von verschiedenen Hirnregionen* zu erhalten. Darüber hinaus konnten mit dieser Methode erstmalig die intrazerebrale und die extrazerebrale Durchblutung getrennt untersucht werden. Diese Technik ermöglicht mehrmalige Meßwiederholungen, und die Meßvorgänge benötigen nur kurze Zeit. Durch zahlreiche Detektoren können bis zu 254 verschiedene Regionen des Gehirns hinsichtlich ihres Blutflusses unterschieden werden. Ein Nachteil ist, daß die A. carotis direkt punktiert werden muß und somit die Methode einen invasiven Eingriff erfordert.
– Dieser Nachteil kann durch eine weitere Methode, die *Inhalation von radioaktivem Xenon*, vermieden werden. Dieses Verfahren ist besonders einfach. Allerdings ist durch die Inhalation des Edelgases eine Differenzierung von intrazerebralem und extrazerebralem Blutfluß nur sehr schwer möglich. Darüber hinaus ist die räumliche Auflösung durch eine geringe Edelgaskonzentration weniger gut als bei der direkten Punktion der A. carotis.
– Die *Single-Photon-Emission-Computerized-Tomographie* (SPECT) ermöglicht die Darstellung des regionalen zerebralen Blutflusses durch *Inhalation von $^{133}Xenon$*. Das Verfahren basiert auf der Erfassung von Gammastrahlen radioaktiver Isotope. Mit dieser Methode ist auch eine *dreidimensionale Darstellung* des regionalen zerebralen Blutflusses möglich. Das Verfahren erlaubt auch eine wiederholte Durchführung der Messungen. Allerdings ist ebenfalls nachteilig, daß durch die Inhalation die Konzentration von

radioaktivem Material im Blut weniger hoch und damit die räumliche Auflösung geringer ist. Durch Gabe von $^{99}mTc\text{-}HMPAO$ kann eine genauere Bestimmung des radioaktiven Blutflusses im Gehirn vollzogen werden. Aus diesem Grunde wird dieses Isotop heute in SPECT-Untersuchungen bevorzugt.
- Die genaueste Untersuchung des regionalen zerebralen Blutflusses und der regionalen zerebralen Stoffwechselvorgänge ist mittels *Positronen-Emissionstomographie (PET)* möglich. Diese Methode gilt derzeit als die zuverlässigste und aussagekräftigste zur Bestimmung hämodynamischer Reaktionen im Zentralnervensystem.
- Die Messung der *Blutflußgeschwindigkeit* in den basalen Hirngefäßen erfolgt mit der *transkraniellen Dopplersonographie*. Da diese Methode jedoch nur über die Flußgeschwindigkeiten Aussagen ermöglicht, nicht jedoch über die absoluten Flußmengen, ist der Einsatz immer an die zusätzliche Bestimmung des regionalen zerebralen Blutflusses gebunden. Andernfalls erlaubt dieses Verfahren keine sinnvollen Aussagen.
- Mit der *Magnetresonanzangiographie (MRA)* können noninvasiv Aussagen über die *Gefäßdurchmesser* – und somit in Zukunft wohl auch weitere Aussagen über vaskuläre Reaktionen bei Migräne – gemacht werden.

Zur Analyse von *hämodynamischen* Veränderungen bei Migräne müssen die verschiedenen *Subtypen* der Migräne streng unterschieden werden. Dies gilt zunächst für die Migräne mit Aura und für die Migräne ohne Aura. Darüber hinaus müssen die verschiedenen *Phasen* der jeweiligen Migräneattacken genau betrachtet werden: die kopfschmerzfreie Phase, die Auraphase und die Kopfschmerzphase. Die nachfolgenden Ausführungen beziehen sich auf diese verschiedenen Abschnitte und Formen der Migräneattacke.

Migräne und hämodynamische Veränderungen

Entitätsspezifisch bei der *Migräne mit Aura* sind fokale neurologische Symptome, die sich kontinuierlich ausbreiten. Eine Erklärung für diese Symptomatik wären *fokale, zerebrale, ischämische Defizite*, die sich kontinuierlich über die Hirnrinde fortbewegen. Die Dauer der neurologischen fokalen Symptome beträgt ca. 30–60 min, und anschließend tritt ein pulsierender pochender Kopfschmerz auf. Die gedankliche Verbindung zwischen diesen Symptomen und *Gefäßmechanismen* ergibt sich folgendermaßen:

- Der Kopfschmerz bei Migräne ist *pochend* und verstärkt sich *mit jedem Pulsschlag*. Aus diesem Grunde ist eine gefäßabhängige Schmerzverursachung naheliegend.
- Auch *bei anderen Gefäßstörungen*, wie z.B. Schlaganfall, Subarachnoidalblutung, Bluthochdruck oder Arteriitis, ist Kopfschmerz ein allgemeines, häufig vorkommendes Symptom.
- *Das Hirn ist selbst nicht schmerzempfindlich*, während in den zerebralen Gefäßen und in deren Umgebung schmerzsensible Strukturen vorkommen.
- Die *vasoaktiven* Ergotalkaloide und der *Vasokonstriktor* Sumatriptan sind potente Mittel zur Kupierung einer Migräneattacke.

Gemäß diesen Annahmen basierten die ersten experimentellen Untersuchungen zur Pathophysiologie der Migräne auf einem vaskulären Konzept. Allerdings war es völlig unklar, was eigentlich die vaskulären Veränderungen bedingt oder auslöst, wenn sie ihrerseits die Ursache der Kopfschmerzen und der neurologischen fokalen Symptome sein sollten. Die Ursache der *vaskulären* Veränderungen sah man in *neuronalen* Bedingungen. Für diese Annahme waren ebenfalls mehrere Gedankenschritte erforderlich:

- Die Migräne zeigt ein *anfallsweises Auftreten*, ähnlich wie bestimmte andere, durch neuronale Veränderungen bedingte Krankheiten, insbesondere die Epilepsien.
- Die charakteristische *kontinuierliche Ausbreitung, die Migration der fokalen neurologischen Störungen* bei der Migräne mit Aura tritt bei keiner anderen zerebralen Gefäßstörung auf. Die Geschwindigkeit, mit der diese Störungen sich ausbreiten und wieder zurückbilden, läßt annehmen, daß sich korrespondierend eine kortikale *neuronale* Störung allmählich ausbreitet, bedingt durch eine Störung der kortikalen Nervenzell*funktion*. Es besteht also die Annahme einer Kausal*kette*, nach der sich zuerst eine neuronale Störung ausbreitet. Daraus resultiert eine vaskuläre Störung, die ihrerseits eine weitere neuronale Störung und Kopfschmerz hervorruft.

Die Dichotomisierung in ein rein vaskuläres und ein rein neuronales pathogenetisches Konzept hat bisher nicht zu größeren Erkenntnissen geführt. Es erscheint naheliegend, daß vaskuläre Störungen *unmittelbar zu neuronalen Funktionsstörungen* führen. Umgekehrt ist es ebenso naheliegend, daß die gestörte Nervenzellfunktion *zu einer Regulationsstörung* im Zentralnervensystem führt und damit reaktiv vaskuläre Besonderheiten bedingt. Von besonderer Bedeutung ist jedoch, daß bei der Migräne ohne Aura bisher *keine* bemerkenswerten Auffälligkeiten des regionalen zerebralen Blutflusses aufgedeckt wurden. Allein diese Tatsache weist darauf hin, daß die hämodynamischen Veränderungen im Zusammenhang mit Kopfschmerz eher ein *Epiphänomen* darstellen. Anders scheint es jedoch bei der *Generierung der Migräneaura* zu sein.

Blutflußgeschwindigkeit in den zerebralen Gefäßen

Untersuchungen mit der *transkraniellen Dopplersonographie* können Aufschlüsse über Veränderungen der Blutflußgeschwindigkeiten in den Hauptstämmen der zerebralen Gefäße geben. Aufgrund der einfachen Anwendbarkeit wurden zahlreiche Studien durchgeführt. Die Ergebnisse der transkraniellen Dopplersonographie weisen jedoch eine große Variabilität auf und sind durch konfundierende Variablen sehr beeinflußbar. Deswegen müssen transkranielle Dopplersonographiebefunde mit Zurückhaltung interpretiert werden.

Eine Vielzahl von Auffälligkeiten wurde bisher mitgeteilt. So wurden im kopfschmerzfreien Migräneintervall *erhöhte Flußgeschwindigkeiten* gefunden, *Gefäßgeräusche* beschrieben (sog. Bruits), eine *verstärkte Asymmetrie* der Flußgeschwindigkeiten dargelegt, eine *erhöhte Fluktuation* der Flußgeschwindigkeiten dokumentiert und eine *gestörte Vasoreaktivität* bei Untergruppen von Migränepatienten angenommen. Diese Befunde werden als eine *Instabilität der zerebralen, vaskulären Erregbarkeit* interpretiert. Ursache für diese veränderte Erregbarkeit soll eine Störung in der autonomen Gefäßversorgung des Gehirns sein.

Völlig offen ist jedoch, ob die Daten eine *ursächliche* Bedeutung für die Migräne haben oder ob sie *Folge* der Migräne sind. Darüber hinaus kann die spezifische *Vorbehandlung* der Migränepatienten mit den verschiedensten vasoreaktiven Substanzen zu diesen Veränderungen führen. Für die Diagnose einer Migräne ist die transkranielle Dopplersonographie völlig ungeeignet.

Beim Vergleich der transkraniellen Dopplerdaten während des Zeitraumes der Migräneattacke mit denen des kopfschmerzfreien Intervalls zeigen sich nur *sehr geringe* Unterschiede. Die Flußgeschwindigkeitsveränderungen zwischen den beiden Zeitpunkten in der transkraniellen Dopplersonographie sind außerordentlich klein; keinesfalls läßt sich während der Migräneattacke, sei es nun eine Migräne mit oder ohne Aura, eine vasospastische Aktivität durch erhöhte Flußgeschwindigkeiten nachweisen. Wie aufgrund der großen Variabilität der Methode nicht anders zu erwarten, lassen sich bei einem Teil der Patienten *erhöhte* und bei einem anderen Teil der Patienten *erniedrigte* Flußgeschwindigkeiten bestimmen. Die Interpretation dieser Ergebnisse im Hinblick auf individuelle Reaktionstypen unter den Patienten, d. h. daß ein Teil der Patienten in der Migräne vasodilatierend reagiert, ein anderer Teil vasokonstringierend, sollte *nicht* allein auf der Basis dieser Daten vorgenommen werden.

Zu besonderer Vorsicht sollte auch eine Studie veranlassen, deren Ergebnis war, daß die experimentelle Schmerzinduktion am Kopf zu sekundären signifikanten Veränderungen der zerebralen Blutflußgeschwindigkeit in der A. cerebri media führt. Bei Applikation eines Druckstempels an der Schädelkalotte konnte mit zunehmender Schmerzintensität eine signifikante Erhöhung der zerebralen Blutflußgeschwindigkeit nachgewiesen werden. Schmerzhafte Reize führen *in aller Regel* zu Schmerzreaktionen, dazu zählen auch hämodynamische Reflexe. Über die Ursache der Schmerzen gestatten diese Reaktionen *keine* zuverlässige Aussage.

Angiographische Untersuchungen bei Beginn einer Migräneattacke

Bei Durchführung einer *zerebralen Angiographie* können durch das Angiographiemanöver teilweise bei Migränepatienten *Attacken* getriggert werden. Innerhalb von 30–60 min nach Beginn der Angiographie konnte die Arbeitsgruppe von Olesen bei einer Reihe von Patienten die Entwicklung einer Migräne mit Aura beobachten. Die durch die Angiographie getriggerten Migräneattacken unterschieden sich nicht von denen, die spontan bei den Patienten auftreten.

Auch konnten bei Bestimmung des regionalen zerebralen Blutflusses durch *Injektion von Xenon* in die A. carotis *Migräneattacken getriggert* werden. Bei all diesen Untersuchungen zeigten sich *keine Auffälligkeiten in der Angiographie*. Hinweise für einen Vasospasmus ergaben sich nicht. Die einzige Auffälligkeit konnte im *Bereich der A. basilaris* mit einer Störung der Basilarisspitze über dem Circulus arteriosus Willisii gesehen werden.

Die Ursache für die Triggerung von Migräneattacken durch die Angiographie oder durch die Karotisdirektpunktion ist nicht sicher geklärt. Einige Autoren nehmen an, daß eine *Störung der Blut-Hirn-Schranke* durch das Kontrastmedium verantwortlich zu machen sei. Andere mögliche

Erklärungen sind *physikalische oder chemische Irritationen* der Gefäßwand durch das Kontrastmedium.

Regionaler zerebraler Blutfluß bei der Migräne ohne Aura

Intervallphase. Bei der Migräne *ohne* Aura haben sich in verschiedensten Studien im *anfallsfreien* Intervall keine Besonderheiten hinsichtlich des regionalen zerebralen Blutflusses gezeigt.

Kopfschmerzphase. Zur Erfassung von Blutflußveränderungen *während der Kopfschmerzphase* einer Migräne ohne Aura untersuchte der Kopenhagener Neurologe J. Olesen Patienten, bei denen er eine Migräneattacke durch Rotwein oder durch Nahrungsmittel triggerte. So war es ihm möglich, unter kontrollierten Bedingungen zu verschiedenen Phasen vor, zu Beginn und während der Migräneattacke den regionalen zerebralen Blutfluß zu bestimmen. *In keinem der Zeitabschnitte* zeigten sich Veränderungen im regionalen zerebralen Blutfluß. Dies belegt die *geringe Bedeutung von Blutflußveränderungen* für die Genese des Migränekopfschmerzes. Selbst bei *maximaler* Attackenintensität auf der Höhe der Attacke zeigten sich keine Veränderungen des regionalen zerebralen Blutflusses.

In weiteren Untersuchungen wurden Patienten mit einer Migräne ohne Aura *auch mit der ^{133}Xenon-Inhalationsmethode und SPECT* während der Attacke untersucht. Auch hier zeigte sich *keine* Hypo- oder Hyperperfusion während der Kopfschmerzphase im Vergleich zum Intervall, und es konnten auch *keine* Veränderungen des zerebralen Blutflusses in Abhängigkeit von der *Kopfschmerzlokalisation* aufgedeckt werden, weder im Bereich der kortikalen Strukturen noch in tieferen Hirnstrukturen. Nur tendenziell, jedoch nicht statistisch signifikant, zeigte sich eine globale Erhöhung des zerebralen Blutflusses. Bei der Untersuchung mit *Positronen-Emissionstomographie* (PET) zeigten sich ebenfalls *keine* Veränderungen bei der Migräne ohne Aura hinsichtlich des regionalen zerebralen Blutflusses.

Zwar gibt es auch einzelne Studien, die eine Hyperperfusion während der Migräneattacke bei Migräne ohne Aura nahelegen. Allerdings werden diese Ergebnisse in der Regel nicht auf den normalen zerebralen Blutfluß der gleichen Probanden außerhalb der Attacke bezogen, so daß die Interpretation dieser Daten vorsichtig vorgenommen werden muß.

Bei *neueren* Untersuchungen der Arbeitsgruppe von H.C. Diener (Universität Essen), die ebenso

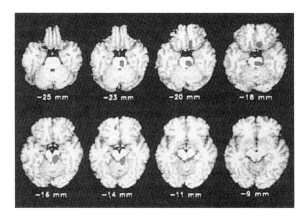

Abb. 5.55. Aktivierung im Hirnstamm während akuter Migräneattacken ohne Aura von 9 Patienten im Vergleich zum kopfschmerzfreien Intervall. Aufnahmen mit Hilfe der Positronenemissionstomographie (PET). Untersuchungen der Arbeitsgruppe von H.C. Diener, Universität Essen (1995)

mit der *Positronen-Emissionstomographie* durchgeführt wurden, zeigten sich bei Migräne ohne Aura *keine* Änderungen des regionalen zerebralen Blutflusses während der Attacke im Vergleich zum Migräneintervall. Auch *nach Gabe von Sumatriptan* war kein Unterschied im regionalen zerebralen Blutfluß festzustellen. Bei Subtraktion der *gemittelten Daten* während der Migräneattacke von denen im Migräneintervall zeigt sich ein *signifikanter Aktivitätsanstieg* bei der Migräne ohne Aura im *Cingulum* und im *visuellen Assoziationskortex*. Darüber hinaus findet sich auch ein weiterer Aktivitätsherd im Bereich des *periaquäduktalen Graus* und den *Raphekernen* im Hirnstamm (Abb. 5.55).

Regionaler zerebraler Blutfluß bei der Migräne mit Aura

Intervall. Ebenso wie bei der Migräne ohne Aura zeigen sich auch bei der Migräne *mit* Aura in verschiedensten Untersuchungen während des kopfschmerzfreien Migräneintervalls in aller Regel *keine* Hinweise für *Veränderungen des regionalen zerebralen Blutflusses*. Auch konnten *keine bedeutsamen Asymmetrien* zwischen den beiden Hemisphären aufgedeckt werden. Alles in allem liegen bisher keine überzeugenden Ergebnisse vor, die darauf hinweisen, daß bei der Migräne mit Aura *im kopfschmerzfreien Intervall* relevante hämodynamische Auffälligkeiten bestehen.

Auraphase. Die ergiebigste Phase für hämodynamische Studien im Rahmen von Migräneattacken ist die *Auraphase*. Nahezu alle Untersuchungen, egal welche Methode eingesetzt wurde, zeigten während dieser Phase *eine Reduktion des regionalen zerebralen Blutflusses*. Interessanterweise konnte auch in den meisten Studien, bei denen eine große räumliche Auflösung möglich war, ein *fokaler Beginn* dieser Hypoperfusion aufgedeckt werden. Der Beginn der fokalen Veränderungen zeigt sich meist in den *posterioren Hirnanteilen*, im Stromgebiet der A. cerebri posterior. Interessanterweise finden sich Veränderungen der hämodynamischen Parameter mit einer Hypoperfusion schon, *bevor* der Patient die Symptome der Migräneaura wahrnimmt. Aufgrund der sich langsam ausbreitenden Hypoperfusion wird das Verhalten der hämodynamischen Parameter im Rahmen einer Migräneattacke als „*spreading hypoperfusion*" bezeichnet. Ob durch die sich ausbreitende Hypoperfusion auch eine Mangelversorgung des Hirngewebes mit Sauerstoff entsteht, muß auf der Basis gegenwärtiger Methoden offenbleiben. Daher sollte der Begriff einer „*spreading oligemia*" derzeit nicht verwendet werden.

Es besteht eine *bedeutsame* Korrelation zwischen der *Aurasymptomatik* und der *Hypoperfusion* während der Auraphase. In mehreren Einzelfalluntersuchungen konnte auch gezeigt werden, daß das *Ausmaß* der Hypoperfusion mit dem Ausmaß der neurologischen fokalen Symptomatik korreliert ist. Bei kurzdauernden oder leichten Aurasymptomen zeigen sich, wenn überhaupt, nur sehr geringfügige Minderdurchblutungen während der Auraphase, wohingegen bei schweren oder langdauernden Aurasymptomen ausgeprägte Hypoperfusionsareale aufzudecken sind (Abb. 5.56).

Von großer Bedeutung ist, daß es gelang, die *Ausbreitungsgeschwindigkeit* dieser Hypoperfusion zu bestimmen. Diese Geschwindigkeit beträgt 2–3 mm/min. Auch die *Ausbreitungsrichtung* ist bekannt, die Hypoperfusion beginnt in der Regel in der *posterioren* Hirnhälfte und schreitet zur *anterioren* Hirnhälfte fort. Zu berücksichtigen bei Untersuchungen der Auraphase ist, daß es nur sehr schwer gelingt, diese *bei spontanen Attacken* durchzuführen. Die Patienten müssen ja bei spontanen Attacken aus dem „normalen Leben" in die Klinik kommen, um sich der Untersuchung zu unterziehen. Anfahrt und Vorbereitung für die Untersuchungen dauern meistens so lange, daß die Auraphase, die ja im typischen Fall 30–60 min beträgt, vor Beginn der Untersuchung bereits abgeklungen ist. Aus diesem Grunde stammen die gewonnenen Daten bisher nur von Patienten, bei denen eine Kopfschmerzattacke *experimentell induziert* wurde, entweder durch Rotwein oder durch bestimmte Nahrungsmittel. Bei spontan aufgetretenen Migräneattacken wurden bisher keine Befunde in dieser frühen Phase beschrieben. Bei Untersuchungen spontan aufgetretener Migräneattacken, die in aller Regel später als 1 h nach Beginn der Migräne stattfinden, zeigt sich zu diesem Zeitpunkt entweder eine stationäre, regionale zerebrale Blutflußreduktion oder ein Normalbefund.

Übergang von der Auraphase zur Kopfschmerzphase. In den Untersuchungen zu Beginn des Jahrhunderts wurde angenommen, daß die Kopfschmerzphase durch eine *zerebrale Hyperperfusion* bedingt wird. Es zeigte sich jedoch später in den 80er Jahren, daß dieses Konzept *nicht* aufrechterhalten werden kann. Untersucht man bei Patienten den regionalen zerebralen Blutfluß von der Auraphase bis in die Kopfschmerzphase hinein, zeigt sich bei Ablösung der Auraphase von der Kopfschmerzphase *zunächst keine Veränderung* des reduzierten zerebralen Blutflusses. Erst *nach Beginn* der Kopfschmerzphase tritt bei *einigen* Patienten eine Hyperperfusion auf. Damit wird deutlich, daß eine eindeutige Korrespondenz zwischen der Kopfschmerzphase und der zerebralen Perfusion nicht aufzudecken ist. Vielmehr besteht der Kopfschmerz bereits in der Phase der Hypoperfusion, hält in der Phase der Hyperperfusion an und kann auch beobachtet werden, wenn eine völlig normale zerebrale Durchblutung festgestellt wird. Aus diesen Untersuchungen läßt sich schließen, daß die Hyperperfusion allenfalls eine Konsequenz des Kopfschmerzgeschehens ist, keinesfalls jedoch dessen Ursache (Abb. 5.57).

Methodische Interpretationsprobleme aufgrund des Compton-Effektes

Die Bedeutung der Hypoperfusion während der Migräneaura ist völlig offen. Die entscheidende Frage dabei ist, ob die Hypoperfusion ein Ausmaß einnimmt, das zu einer *Oligämie* oder gar zu einer *Ischämie* führt. Zwischen den Anhängern der *neuronalen* Migränetheorie und der *ischämischen* Migränetheorie gibt es in diesem Punkt große Differenzen. Ein wesentlicher Diskussionspunkt ist, wie es möglich ist, aus den Untersuchungen zum regionalen zerebralen Blutfluß auf die *absoluten Durchblutungswerte* in den verschiedenen Gehirnarealen zu schließen. Dabei werden *methodenabhängige, physikalische Einflußvariablen* unterschiedlich interpretiert. Im Mittelpunkt der Diskussion steht dabei die Interpretation des *Compton-Effektes*. Es handelt sich dabei um einen von A.H. Compton endeckten physikalischen Effekt, der eine Streuung von Photonen (speziell von

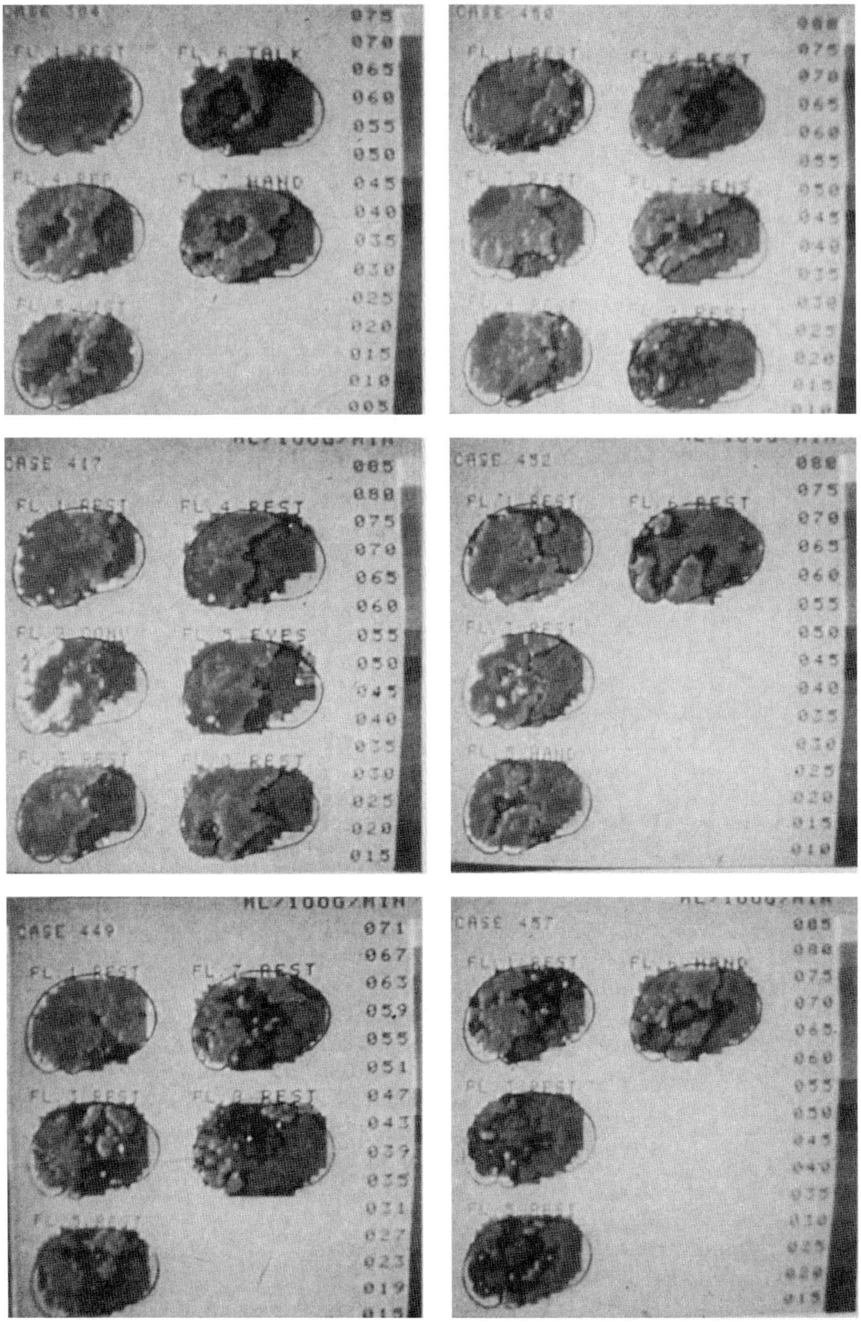

Abb. 5.56. Bei 6 Patienten mit einer Migräneaura konnte der Kopenhagener Neurologe Jes Olesen nachweisen, daß im Bereich der okzipitalen Hirnrinde initial mit der Aura ein reduzierter zerebraler Blutfluß entsteht, der sich allmählich mit weiterem Fortschreiten der Aura nach frontal ausbreitet (Lauritzen u. Olesen 1984)

Röntgenstrahlen) an freien oder schwach gebundenen Elektronen beschreibt, welche mit einer richtungsabhängigen Vergrößerung der Wellenlänge verbunden ist. Ein Photon überträgt dabei einen *Teil seiner Energie* auf das Elektron. Die Konsequenz ist eine *Ablenkung bzw. Streuung* (engl. „Compton-Scatter") von der Einfallsrichtung.

Während die Vertreter der neuronalen Theorie annehmen, daß es aufgrund der Hypoperfusion nicht zu einer Ischämie kommt, behaupten die Kontrahenten, daß bei Beachtung des Compton-Scatter-Effektes sehr wohl oligämische oder ischämische Perfusionswerte erreicht werden. Die Nichtbeachtung des Compton-Scatter-Effekts wür-

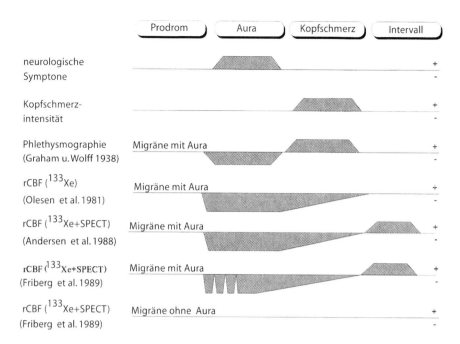

Abb. 5.57. Zusammenhänge zwischen Blutflußveränderungen und Migränesymptomen

de zu einer *Überschätzung* der aktuellen zerebralen Durchblutung in dem entsprechenden Bezirk führen.

Dieser Streitpunkt ist wesentlich für das Verständnis der Migräneaura. Sollte nämlich tatsächlich keine Ischämie oder keine Oligämie resultieren, wäre die beobachtete Hypoperfusion für die Entstehung der fokalen neurologischen Störungen von *untergeordneter* Bedeutung. Die *vaskuläre Migränetheorie* wäre dann vom Tisch. Die Anhänger der vaskulären Migränetheorie gehen davon aus, daß bei Mißachtung des Compton-Scatter-Effekts eine Überschätzung des regionalen zerebralen Blutflusses in hypoperfundierten Hirnregionen resultiert. Der Effekt soll besonders in den Gebieten zum Tragen kommen, die am nächsten zu den hypoperfundierenden Arealen liegen. Die zerebrale Perfusion soll bei Beachtung des Compton-Scatter-Effekts auf ein Level von 50 % des Ausgangsniveaus reduziert werden. *50 % Reduktion* der normalen Durchblutung würde jedoch eine *Ischämie* eindeutig induzieren, und damit wäre ein vaskuläres Geschehen bei der Migräneaura dokumentiert.

Die *Vertreter der neuronalen Hypothese* dagegen nehmen an, daß der regionale zerebrale Blutfluß während der Hypoperfusionsphase in der Migräneaura um *maximal 25 %* reduziert wird. Entsprechend wäre *keine* Ischämie während der Migräneaura anzunehmen.

Die Anhänger der *vaskulären* Migräneauratheorie führen folgende Gründe für die *ischämische Induktion* der neurologischen Symptome an:

— Die Klinik der neurologischen fokalen Symptome *ist* durch eine zerebrale Ischämie erklärbar.
— Die fokalen neurologischen Symptome *können*, ähnlich wie bei einem ischämischen Infarkt, *die Kopfschmerzphase überdauern*. Neben der permanenten Klinik zeigen sich auch in der Elektroenzephalographie, der Computertomographie und im PET *überdauernde, fokale zerebrale Läsionen*. Die Alternativerklärung für die fokalen neurologischen Aurasymptome, die „spreading depression", ist jedoch ein *voll reversibler Prozeß*, der nicht zu einer dauernden Läsion von Nervenzellen im Hirn führt. Die EEG-Veränderungen, die mit der „spreading depression" einhergehen, werden innerhalb von *10 min normalisiert* und können überdauernde Veränderungen im Rahmen einer Migräneaura nicht erklären.
— Die Hypoperfusion im Rahmen einer Migräneaura *beginnt normalerweise 5–15 min vor* Eintreten der klinischen Symptome. Sollte die „spreading depression" jedoch die Ursache für die Hypoperfusion sein, müßte angenommen werden, daß die „spreading depression" bereits vor der Migräneaura abläuft, *ohne* daß sie mit irgendwelchen zerebralen fokalen Symptomen einhergeht.
— Ein Problem bei der Interpretation der Hypoperfusion als Ursache der Migräneaura ist, daß es *gerade auf dem Gipfel der Hypoperfusion* zu

einem Abklingen der neurologischen fokalen Symptome kommt. Dadurch wird eine zeitliche Dissoziation zwischen den klinischen Symptomen und dem in den Untersuchungen gefundenen Hypoperfusionsverhalten dargelegt.

! Völlig offen ist also die Frage, warum es zu einem *Abklingen* der neurologischen Störung kommt, *obwohl* die Hypoperfusion, die ja ischämische Werte haben soll, weiterhin besteht. Bei anderen zerebrovaskulären Störungen, wie z. B. einer transitorischen ischämischen Attacke, wäre ein solches Verhalten in keiner Weise zu erwarten; man würde fordern, daß bei konstantem Bestehen einer zerebralen Ischämie ein Persistieren der neurologischen Störung beobachtet werden kann. Diesen Einwand lassen die Vertreter der vaskulären Migränetheorie jedoch nicht gelten. Vielmehr gehen diese Forscher davon aus, daß aufgrund des Compton-Scatter-Effekts eine *Fehlinterpretation* des zerebralen Blutflusses resultiert, die *fälschlicherweise* eine weiterbestehende Reduktion des regionalen zerebralen Blutflusses nahelegt, wo ein Anstieg der zerebralen Durchblutung mit Abklingen der Aurasymptome festgestellt werden sollte. Diese Autoren legen also dar, daß ein weiterhin reduzierter zerebraler Blutfluß in den Untersuchungen nur *scheinbar* vorliegt, während *tatsächlich* eine enge zeitliche Korrelation zwischen Abklingen der Hypoperfusion und der Aurasymptomatik besteht.

Die vaskuläre Erklärung der Migräneaura: Spreading oligemia

Die Theorie der „*spreading oligemia*" versucht, die sich allmählich mit der Zeit ausbreitende Aurasymptomatik zu erklären. Damit versucht sie, das gleiche Anliegen zu lösen, das auch die *Spreading-depression*-Theorie thematisiert. S. Olsen u. Lassen gehen davon aus, daß die Annahme einer sich allmählich kontinuierlich ausbreitenden Hypoperfusion während der Migräneaura

— ein *methodisches Artefakt*

ist. Grund dafür soll die Nichtbeachtung des bereits erwähnten Compton-Scatter-Effekts sein. Der Effekt nimmt mit der Entfernung von der Strahlungsquelle ab. Wenn eine *stationäre*, zunehmende Ischämie auftritt, wird durch den Compton-Scatter-Effekt *vorgetäuscht*, daß eine Reduktion des zerebralen Blutflusses sich kontinuierlich von diesem fokalen Ischämieherd ausbreitet. Obwohl also die Hypoperfusion an einer fixierten, festen Stelle zunimmt, ist den Meßwerten fälschlich entnehmbar, daß die Hypoperfusion sich kontinuierlich über die Hirnrinde ausbreitet. Die allmähliche Ausbreitung der Hypoperfusion über die Hirnrinde ist somit nach Ansicht von S. Olsen ein reines methodenabhängiges physikalisches Artefakt und kein biologisches Phänomen.

Geht man von einer *lokalen Ischämie* als Ursache der Migräneaura aus, wäre die entscheidende Frage, wie es durch eine *stationäre Zunahme* einer Ischämie zu einer *räumlich zeitlichen Ausbreitung* von neurologischen Störungen kommt. Auch dafür hat S. Olsen eine Antwort. Er geht davon aus, daß unterschiedliche *Nervenzellen* unterschiedliche *Empfindlichkeiten* für eine zerebrale Ischämie haben.

Einige Nervenzellen würden sehr früh auf eine ! reduzierte Sauerstoffzufuhr reagieren, andere jedoch würden sehr unempfindlich sein. Mit *zunehmendem Abfall* der Sauerstoffversorgung käme es zu einem unterschiedlichen Ausfall verschiedenster Neuronen in Abhängigkeit von der Zunahme der Oligämie. Besonders empfindlich seien die *Neurone des visuellen Kortex*, die Folge sei, daß visuelle Symptome sehr frühzeitig und häufig im Rahmen einer Migräneaura entstehen.

Die neuronale Erklärung der Migräneaura: Spreading depression

Die Verfechter einer *neuronalen Migränetheorie* sehen alles ganz anders. Sie gehen davon aus, daß die Symptome im Rahmen einer Migräneaura

— die *Folge* von primären neuronalen Störungen

sind. Entsprechend postulieren sie, daß die Ischämie, die sich allmählich über den zerebralen Kortex ausbreitet, durch eine kortikale, sich ausbreitende, *neuronale Depression der elektrischen Aktivität* bedingt wird. Im folgenden sollen die Grundzüge dieser Theorie skizziert werden.

Die primäre Annahme basiert auf den beschriebenen Befunden einer sich allmählich *ausbreitenden Hypoperfusion*, die in den posterioren Hirnanteilen beginnt und mit einer Ausbreitungsgeschwindigkeit von 2–3 mm/min über den Kortex fortschreiten soll. Die sich ausbreitende Hypoperfusion hält sich dabei *nicht* an die Gefäßversorgungsbereiche. Größere morphologische Strukturen, wie z. B. der Sulcus centralis oder der Sulcus lateralis, werden dabei nicht überwunden. Die Daten zu der Veränderung des regionalen zerebralen Blutflusses zeigen, daß die Hypoperfusion *vorwiegend im zerebralen Kortex* zu beobachten ist. Es ist offen, ob auch die darunterliegenden Hirnstrukturen hypoperfundiert werden. Es wird angenommen, daß die Hypoperfusion während der Migräneaura durch einen *erhöhten Widerstand in den kortikalen Arteriolen* bedingt wird. Die *vaskuläre Reaktivität* in diesen minderperfundierten Bereichen soll gestört sein. In den benachbarten, nicht minderperfundierten Gebieten ist jedoch eine reguläre Autoregulation vorhanden. Die fokalen, sich ausbreitenden neurologischen Symptome werden *durch die regionale Hypoperfusion* erklärt. Sie klingen räumlich mit dem Weiterschreiten der lokalen Hypoperfusion ab. Die Vertreter der neuronalen Migränetheorie gehen davon aus, daß die Hypoperfusion nicht mehr als 20–25 % des normalen zerebralen Blutflusses unterschreitet. Den Einwand, daß sie die Hypoperfusion aufgrund des Compton-Scatter-Effektes unterschätzen, weisen die Vertreter der neuronalen Theorie zurück. Der entscheidende Punkt sei nicht der *Grad* der Minderperfusion, sondern

– die *allmähliche Ausbreitung*
  der Minderperfusion

über den zerebralen Kortex. Diese allmähliche Ausbreitung würde durch primäre neuronale Effekte bedingt werden, und diese würden für die sich allmählich ausbreitenden neurologischen Störungen verantwortlich sein. Die Erfassung der Minderperfusion wäre lediglich ein *Epiphänomen* der zugrundeliegenden neuronalen Veränderungen.

In dieser Argumentationskette bleiben jedoch die Fragen offen, warum der Compton-Scatter-Effekt nicht berücksichtigt werden muß und wie die mangelnde zeitliche Korrelation zwischen Auraverlauf und Hypoperfusion bzw. neuronaler Ausbreitung erklärt werden kann. Ungeachtet dessen verwerfen die Vertreter der neuronalen Auratheorie die Ischämietheorie und lassen nur einen einzigen Befund gelten, der die Migräneaura erklären kann, nämlich die *kortikale „spreading depression"* von Leão.

Kortikale „spreading depression" von Leão

Bereits im Jahre 1941 führte Lashley Aufzeichnungen seiner eigenen Migräneaura durch. Er nahm ein Blatt Papier und eine Stoppuhr und bestimmte die Zeit, mit der sich die visuellen Aurasymptome ausbreiteten. So war es ihm möglich, eine *Geschwindigkeitsbestimmung* der Ausbreitung vorzunehmen. Im Mittel zeigte sich dabei eine Ausbreitungsgeschwindigkeit von *3 mm/min*. Aus dieser Beobachtung schloß Lashley, daß das pathophysiologische Substrat der Migräneaura sich mit dieser Geschwindigkeit über den zerebralen Kortex hinwegbewegen müßte (Abb. 5.58).

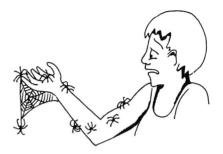

Abb. 5.58. Die „spreading depression" äußert sich in einer sich langsam ausbreitenden Funktionsstörung der Hirnrinde. Kann sie erklären, warum als typisches Symptom der Migräne die sich langsam ausbreitende neurologische Symptomatik darstellt?

Leão führte zu dieser Zeit *experimentelle Untersuchungen an Katzenhirnen* durch. Er konnte zeigen, daß bei einer umschriebenen Reizung des zerebralen Kortex die elektrische Aktivität der Hirnrinde supprimiert wird. Diese *Suppression* breitet sich vom Ort der Irritation allmählich aus. Er konnte nachweisen, daß diese Ausbreitungsgeschwindigkeit ebenfalls *3 mm/min* beträgt. Diese Beobachtung übertrug Leão auf die Migräne und formulierte im Jahre 1945 die Hypothese, daß die Migräneaura durch eine kortikale *„spreading depression" (CSD)* bedingt werde (Abb. 5.59). Diese Vermutung wurde zunächst vergessen, und die Zweiphasentheorie von Wolff erfreute sich allergrößter Beliebtheit. Erst nachdem J. Olesen festgestellt hatte, daß sich auch die regionale zerebrale *Blutflußgeschwindigkeitsreduktion* während der Migräneattacke mit einer Geschwindigkeit von ca. *3 mm/min* ausbreitet, kamen die Untersuchungen von Lashley und Leão wieder ins Blickfeld.

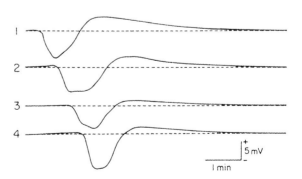

Abb. 5.59. Neurophysiologische Analyse der „spreading depression" an der Hirnrinde der Ratte. Die Abbildung zeigt Potentialveränderungen an sequentiellen Elektroden mit Abstand von 1,5 mm nach mechanischer Stimulation der Hirnoberfläche bei der Elektrode 1. Der Reiz wurde 30 s vor der ersten Registrierung der Potentialveränderung in Elektrode 1 gesetzt

Löst man im *Tierversuch* eine kortikale „spreading depression" aus, kann zunächst für die Dauer von 1–2 min ein *leichter Blutflußanstieg* beobachtet werden. Anschließend stellt sich ein *schneller Abfall* der zerebralen Durchblutung um ca. 20–30 % ein. Die Minderperfusion ereignet sich im Bereich des *zerebralen Kortex*. Die Dauer der zerebralen Hypoperfusion beträgt ca. *1–2 h*. Eine Störung der *zerebralen Autoregulation* tritt nicht auf, allerdings ist im Bereich der lokalen Minderperfusion eine *mangelnde Ansprechbarkeit auf* CO_2 und andere *chemische Reizung* zu verzeichnen. Dies legt eine sehr große Ähnlichkeit zwischen der kortikalen „spreading depression" und dem Verhalten der Minderperfusion bei spontanen Migräneattacken nahe.

Ein weiteres Argument für die Bedeutung der „spreading depression" im Zusammenhang mit der Migräne ergibt sich aus Untersuchungen mit der *Magnetenzephalographie* (*MEG*). Mit der MEG ist es möglich, noninvasiv *Gleichstromveränderungen im Bereich der Hirnrinde* zu erfassen. Es werden 3 bedeutsame Auffälligkeiten in der MEG *bei Migränepatienten* beschrieben, nämlich

- die *Gleichstrombewegungen* (DC-Shifts),
- eine *Suppression der MEG-Aktivität* und
- die sog. *großamplitudigen Wellen* (LAW).

Letztere wurden mittlerweile als *Artefakte* aufgrund von Augenbewegungen identifiziert. Leitet man das MEG bei *Migränepatienten im Anfall* ab, zeigt sich eine *Gleichstromverschiebung* und eine *simultane Suppression des Gleichstrompotentials*. Diese Befunde werden als wichtiges Argument für die Bedeutung der kortikalen „spreading depression" im Rahmen spontaner Migräneattacken herangezogen.

Aus weiteren, tierexperimentellen Untersuchungen ist bekannt, daß die kortikale „spreading depression" zu *transienten, kontralateralen, somatosensorischen* und *motorischen Defiziten* führt. Diese Störungen sollen einen ähnlichen zeitlichen Verlauf haben wie die Symptome einer Migräneaura.

Die Summe dieser Daten gibt Anlaß für die Annahme, daß die kortikale „spreading depression" in der *Generierung der akuten Migräneattacke* eine bedeutsame Rolle spielt. Bedeutung erlangt diese Theorie durch den völlig anderen Ansatz hinsichtlich der Generierung der zerebralen „spreading depression" im Kontrast zur Generierung von vaskulären Veränderungen. Bereits im Jahre 1953 hat van Harreveld die Bedeutung des exzitatorischen Neurotransmitters *Glutamat* für die Auslösung der *kortikalen „spreading depression"* beschrieben. Im Jahre 1961 konnten Curtis u. Watkins erstmals berichten, daß der N-Methyl-D-Aspartat-Rezeptor (*NMDA*-Rezeptor) durch Aktivierung ebenfalls eine zerebrale „spreading depression" triggern kann, wobei die Potenz bei Aktivierung dieses Rezeptors um ein Vielfaches höher ist als die des Glutamats. Interessanterweise konnte weiter gezeigt werden, daß *Glutamat-Rezeptorantagonisten* in der Lage sind, die kortikale „spreading depression" im Tierversuch zu blockieren. Mittlerweile ist ebenfalls bekannt, daß kompetitive und nonkompetitive *NMDA-Rezeptor-Antagonisten* die spreading depression blockieren können. Zudem haben sich Hinweise ergeben, daß NMDA-Antagonisten in der Prophylaxe der Migräne wirksam sein können.

Als Argument *gegen die Existenz der kortikalen „spreading depression"* wird angeführt, daß es bisher nicht möglich war, bei Menschen *direkt* eine entsprechende *Suppression* der kortikalen elektrischen Aktivität zu beobachten. Intraoperativ konnten jedoch bei Patienten, die wegen einer pharmakologisch unbehandelbaren *Epilepsie* chirurgisch therapiert wurden, EEG-Veränderungen ähnlich derer der kortikalen „spreading depression" beobachtet werden.

Bei diesem Argument muß jedoch beachtet werden, daß intraoperative Befunde mit Vorsicht zu bewerten sind, da die Patienten durch *Halothan* anästhesiert werden und Halothan die Ausbildung einer kortikalen „spreading depression" im Tierversuch *hemmt*. Die Tatsache, daß eine kortikale „spreading depression" bei Menschen bisher nicht beobachtet werden konnte, sagt angesichts der verfügbaren Methoden über deren Existenz bei Menschen nichts aus.

Arteriovenöse Shunts

Bereits zu Beginn des 20. Jahrhunderts wurde die Annahme vertreten, daß eine *zerebrale Hypoxie* durch die *Öffnung arteriovenöser Shunts* resultiert. Dabei soll mit Sauerstoff angereichertes Blut aus den Arterien

- *unter Umgehung des Hirngewebes*

durch diese Kurzschlüsse zwischen den Arterien und Venen direkt in die Venen abfließen. Interessanterweise konnte gezeigt werden, daß *verschiedene Medikamente*, die in der Lage sind, die Migräneattacke erfolgreich zu kupieren, bedeutsame Effekte auf *kraniale arteriovenöse Anastomosen* haben. Durch *Messung der arteriovenösen Sauerstoffdifferenz* ist es möglich, den Einfluß von Substanzen auf diese arteriovenösen Kurzschlüsse zu bestimmen. Durch diese Untersuchung ist es

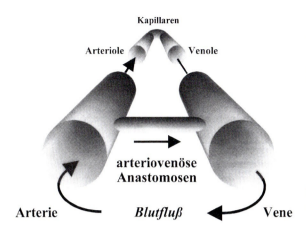

Abb. 5.60. Arteriovenöse Anastomosen sollen dazu führen, daß während der Migräneattacke sauerstoffreiches Blut am Gewebe vorbei direkt in die Venen geleitet wird

auch möglich, die *Wirksamkeit von Medikamenten zur Migränetherapie* zu bestimmen. Allerdings gelingt dies nur im Bereich des *Karotisstromgebietes*, nicht jedoch im Bereich der Arterien der Dura, welche jedoch ebenfalls zahlreiche arteriovenöse Anastomosen aufweisen (Abb. 5.60).

Unabhängig von dieser Wirkung gewisser Migränekupierungsmittel im Tiermodell scheint es aus heutiger Sicht *extrem unwahrscheinlich*, daß arteriovenöse Anastomosen in der Pathophysiologie der Migräne tatsächlich eine Rolle spielen. Durch Untersuchung des regionalen zerebralen Blutflusses mit der ^{133}*Xenon-Methode* ist es nämlich sehr leicht möglich, arteriovenöse Kurzschlüsse aufzudecken. Beispielsweise können Anastomosen im Bereich von intrakranialen Tumoren mit einer extrem großen Sensitivität aufgedeckt werden. Obwohl nun eine Reihe von Migränepatienten während der Migräneattacke und in deren weiterem Verlauf untersucht worden ist, wurden entsprechende Veränderungen bisher *nie* beobachtet bzw. beschrieben. Aus diesem Grund kann angenommen werden, daß eine arteriovenöse Anastomosenaktivität nicht mit der Pathophysiologie der Migräne in Verbindung zu bringen ist.

Exzitatorische Aminosäuren

NMDA-Rezeptoren, Magnesium, Glutamat und Aspartat

Die Aktivierung von Nervenzellen im Zentralnervensystem wird insbesondere durch *Glutamat* und *Aspartat* induziert. Aus diesem Grunde werden diese Aminosäuren auch als *exzitatorische Aminosäuren* bezeichnet. Die exzitatorischen Aminosäuren wirken auf den sogenannten N-Methyl-D-Aspartat-Rezeptor (*NMDA-Rezeptor*). Die Aktivierung des NMDA-Rezeptors spielt insbesondere bei der *Sensibilisierung* von Neuronen eine entscheidende Rolle und kann zu einer *Übererregbarkeit* von Nervenzellen führen. Die NMDA-Rezeptoren werden durch die *Magnesiumkonzentration* moduliert. Bei einem niedrigen Magnesiumspiegel wird die Empfindlichkeit der NMDA-Rezeptoren für exzitatorische Aminosäuren erhöht, bei hohem Magnesiumspiegel wird die Empfindlichkeit der NMDA-Rezeptoren erniedrigt. (Abb. 5.61, 5.62).

Die *direkte orale Einnahme von Glutamat*, z. B. durch Glutamat-Gewürzverstärker, kann bei empfindlichen Migränepatienten zu Migräneattacken

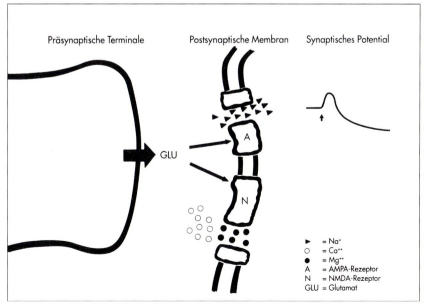

Abb. 5.61.
Glutamaterge Transmission und NMDA-Rezeptoren

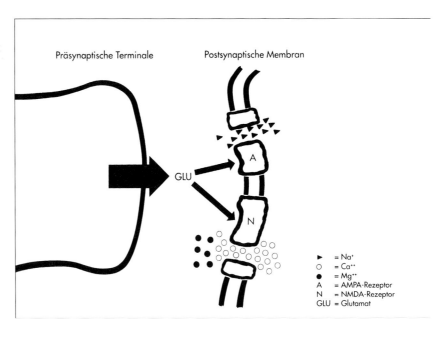

Abb. 5.62.
Toxische Wirkung von Glutamat durch massive Freisetzung bei einer Störung im Zentralnervensystem. Die Bindung von Glutamat am Rezeptor bedingt osmotische Schäden, die zu funktionellen und strukturellen Läsionen führen können

führen. Mittlerweile konnte auch gezeigt werden, daß Migränepatienten während der Migräneattacke *signifikant erhöhte Glutamat- und Aspartatplasmaspiegel* gegenüber Kontrollpersonen aufweisen. Bei der Migräne *mit* Aura zeigen sich gegenüber Migräneattacken *ohne* Aura *höhere* Glutamat- und Aspartatplasmaspiegel.

Normalerweise wird das Glutamat vorwiegend in den Erythrozyten gespeichert. Während der Migräneattacke ist wahrscheinlich das Transportsystem zur Speicherung in seiner Funktion gestört, und es kommt zu einer erhöhten Konzentration im Plasma. Ähnliche Mechanismen könnten in den Nervenzellen während der Migräneattacke bestehen, und es kann angenommen werden, daß ein *gestörtes Transportsystem* für die Aufnahme von Glutamat *zu der erhöhten neuralen Erregbarkeit* während der Migräneattacke führt. Die Folge dieses erhöhten Glutamat- und Aspartatangebotes wäre eine

— Erregung der NMDA-Rezeptoren.

Weiterhin ist bekannt, daß die NMDA-Rezeptorhyperaktivität mit einer

— „spreading depression"

einhergeht. Dazu kommt, daß

— die *Magnesiumspiegel*

im Zentralnervensystem während der Migräneattacke reduziert sind. Dies würde zu einer weiteren Erhöhung der NMDA-Rezeptorempfindlichkeit führen. Von besonderer Bedeutung ist, daß die „spreading depression" mit der Migräne mit Aura in Verbindung gebracht wird, nicht jedoch mit der Migräne ohne Aura. Glutamat und Aspartat zeigten sich besonders erhöht bei den Patienten, die an einer Migräne mit Aura leiden.

Migräneprophylaxe, NMDA-Rezeptorhemmung und „spreading depression"

Bereits 1991 wies Lauritzen in einer Untersuchung darauf hin, daß ein rational begründeter Angriffspunkt in der prophylaktischen Therapie der Migräne die *Anwendung von NMDA-Antagonisten* darstellen könnte. Da die in den Tierversuchen zur Blockade der „spreading depression" eingesetzten NMDA-Antagonisten MK 801 und APV *stark toxisch* sind, stand ein solches Medikament zum Einsatz beim Menschen bisher nicht zur Verfügung. Im selben Jahr konnte in einer Rezeptorstudie von Kornhuber et al. gezeigt werden, daß mit *Amantadinsulfat* ein, in seiner klinischen Anwendung seit langen Jahren bekannter, nebenwirkungsarmer NMDA-Antagonist existiert, dessen therapeutischer Einsatz in der Prophylaxe der Migräne bisher nicht überprüft worden ist. In einer Rezeptorbindungsstudie konnte gezeigt werden, daß 1-Amino-Adamantan (*Amantadinsulfat*) und 1-Amino-3,5-Dimethyl-Adamantan (*Memantine*), die seit Jahrzehnten vornehmlich zur Therapie des Morbus Parkinson und anderer degenerativer Erkrankungen des Nervensystems genutzt werden, eine hohe Affinität zu NMDA-Rezeptoren des menschlichen Cortex cerebri aufweisen und damit als *nicht-kompetitive NMDA-Antagonisten* wirken. Amantadinsulfat und Memantine sind gut verträgliche, oral anwendbare Substanzen, die bei Beachtung der Kontraindikationen selbst bei alten Menschen sicher einsetzbar sind. Weitere Wirkungen von NMDA-Antagonisten sind u. a. eine *Inhibition der neurotoxischen Wirkung von Glutamat* am NMDA-Rezeptor und eine *Antagonisierung der exzitatorischen Wirkung von Glutamat an afferenten, schmerzleitenden Fasern* im Hinterhorn des Rückenmarks.

Durch diese Fakten sahen Göbel et al. die Durchführung einer *ersten, offenen Pilotstudie* zur Wirksamkeit von Amantadinsulfat in der Prophylaxe der Migräne begründet. In einer offenen Pilotstudie wurde deshalb die Wirksamkeit des NMDA-Antagonisten Amantadinsulfat in einer Tagesdosis von 3mal 100 mg in der *Migräneprophylaxe* über einen Zeitraum von 3 Monaten an 12 Patienten untersucht. Bei allen 12 Patienten war eine zuvor durchgeführte Behandlung mit β-Rezeptorenblockern erfolglos geblieben. Vor Beginn der medikamentösen Prophylaxe lag die Anzahl der Migränetage pro Monat bei den 12 untersuchten Patienten durchschnittlich bei 10,4 ± 4,0 Tagen. Nach einer 3monatigen Therapie mit β-Blockern konnte die Anzahl der Migränetage nur auf 10,0 ± 3,7 Tage, d. h. im Mittel um 0,42 ± 1,0 Tage reduziert werden. Nach der sich anschließenden 3monatigen Therapie mit 3.100 mg Amantadinsulfat täglich lag die Anzahl der Migränetage bei 5,5 ± 3,3 Tagen pro Monat und konnte damit im Mittel um 4,5 ± 5,0 Tage *hochsignifikant reduziert* werden. Bei 5 der 12 untersuchten Patienten konnte trotz des vorherigen Nichtansprechens auf Metoprolol mit Amantadinsulfat eine Reduktion der monatlichen Migränetage zwischen 73 % und 87 % erreicht werden (Abb. 5.63). Die Reduktion stellte sich bereits nach ca. einer Woche ein und blieb während der Therapiephase konstant. Als einzige unerwünschte Nebenwirkung gab ein Patient leichte Mundtrockenheit an. Die Ergebnisse stützen die Hypothese, *daß NMDA-Antagonisten in der Prophylaxe der Migräne wirksam sein können*.

Der Wirkmechanismus von Amantadinsulfat könnte in der *Blockade der „spreading depression"* bestehen. Es konnte gezeigt werden, daß diese Blockade nur durch NMDA-Rezeptorenblocker und nicht durch andere Medikamente, die zur Migräneakuttherapie oder -intervalltherapie eingesetzt werden, erreicht werden kann. Ein weiterer Mechanismus, der die prophylaktische Wirkung von Amantadinsulfat in der Migräneprophylaxe erklären könnte, wird in der Therapie der postherpetischen Neuralgie mit Amantadinsulfat genutzt, nämlich die *Blockade der erregenden Eigen-*

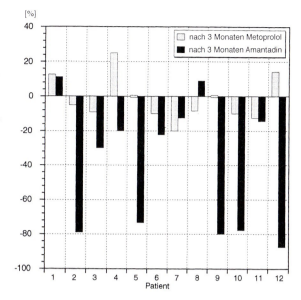

Abb. 5.63. Relative Reduktion der Migränetage pro Monat durch prophylaktische Therapie mit Metoprolol oder dem NMDA-Rezeptorantagonisten Amantadin zur Prophylaxe von Migräne. (Nach Göbel 1995)

schaften von Glutamat an NMDA-Rezeptoren afferenter, nozizeptiver C-Fasern am Hinterhorn des Rückenmarks, sowie die *Blockade des sogenannten „wind-up Phänomens"*. Dabei handelt es sich um eine Potenzierung der synaptischen Transmission nach repetitiver C-Faser Stimulation, welche zu einer übermäßig gesteigerten Aktivierung nozizeptiver Systeme führt. Diese ersten klinischen Ergebnisse stützen die bisher ausschließlich tierexperimentell begründete Hypothese, daß NMDA-Antagonisten in der Prophylaxe der Migräne wirksam sein können.

Neurophysiologische Untersuchungen

Elektroenzephalographie (EEG)

Aufgrund des anfallsweisen Auftretens und der fokalen neurologischen Störungen bei der Migräne wurden immer enge pathophysiologische Verbindungen *zu den Epilepsien* vermutet. Deshalb wurden intensive *elektroenzephalographische Untersuchungen* bei Migränepatienten durchgeführt. Es wurden dabei Unmengen von Daten produziert, die jedoch nur mit *äußerster* Zurückhaltung interpretiert werden dürfen. Grund dafür ist, daß weder eine *homogene Patientenrekrutierung nach standardisierten, diagnostischen Kriterien* noch eine klare *Standardisierung der EEG-Methodik* erfolgt ist.

Bei unkritischer Interpretation von EEG-Ableitungen läßt sich weitgehend *jegliche* Annahme bestätigen oder verwerfen. Im Standard-EEG wurden eine Reihe von EEG-Anomalien im Zusammenhang mit Migräne beschrieben, darunter

– *Slow-wave-Dysrhythmien*,
– *fokale Anomalien* und
– *Krampfmuster*.

In den zahlreichen Berichten gibt es unterschiedliche Angaben zur Häufigkeit und zur Verteilung sowie zur Bedeutung dieser Befunde. Fazit aus all diesen Untersuchungen ist jedoch, daß keine der Standard-EEG-Ableitungen in der Lage ist, *irgendeine spezifische EEG-Anomalie* für die Migräne darzulegen. Keinesfalls ist es möglich, aufgrund einer EEG-Ableitung die Diagnose einer Migräne in irgendeiner Weise zu untermauern oder zu verwerfen.

! Bedeutsame Befunde lassen sich erwartungsgemäß *während einer akuten Migräneaura* beobachten. Am häufigsten treten dabei *fokale EEG-Aktivitätsverlangsamungen* auf. Diese Befunde sind mit der Annahme kongruent, daß eine fokale zerebrale Funktionsstörung besteht. Allerdings finden sich solche Auffälligkeiten nur bei ca. *20 %* der Patienten; bei 80 % sind also *keine* Auffälligkeiten aufzudecken.

Durch die Einführung von Computertechnik in die EEG-Ableitung ist es möglich, über das Standard-EEG hinaus eine *Spektralanalyse* der EEG-Ableitungen und zudem auch eine *topographische EEG-Kartographierung* (*Mapping*) vorzunehmen. Diese Methoden erlauben *kontinuierliche Vergleiche* der EEG-Aktivität in den unterschiedlichen Regionen des Gehirns. Einige Befunde sprechen dafür, daß bei Migränepatienten *während des migränefreien Intervalls* eine

– erhöhte *Asymmetrie* der α-Aktivität

besteht. Diese Asymmetrie soll bei der *Migräne mit Aura* besonders ausgeprägt sein. Interessanterweise gibt es auch Hinweise dafür, daß *bei Gesunden* die α-Aktivität in der *rechten Hemisphäre* überwiegt, während bei der *Migräne mit Aura* die *linke Hemisphäre* überwiegende α-Aktivität generiert. Darüber hinaus soll *3 Tage vor Beginn* der Migräneattacke die Asymmetrie besonders stark ausgeprägt sein. *Innerhalb* der Migräneattacke soll bei einer Migräne mit Aura eine *bedeutsame Reduktion* der α-Aktivität bis zu 50 % beobachtbar sein. Die Reduktion der Aktivität soll dabei auf der Seite eintreten, auf der die Kopfschmerzen lokalisiert sind.

Im *Migräneintervall* soll bei Migränepatienten desweiteren eine

– erhöhte Aktivität langsamer Wellen,

insbesondere der ϑ-*Wellen*, bestehen. Auch hier finden sich entsprechende Befunde wieder vorwiegend bei der Migräne mit Aura. Während der Attacke kann bei der Migräne mit Aura eine *erhöhte* langsame ϑ- *und* δ-*Aktivität* beobachtet werden. In einzelnen Untersuchungen zeigen sich Hinweise für *fokale oder diffuse Erhöhung der β-Aktivität* bei der Migräne *ohne* Aura im *Migräneintervall*. Auch bei der Migräne *mit* Aura soll eine entsprechende Erhöhung der β-Aktivität vorzufinden sein.

– All diese EEG-Befunde belegen *Veränderungen der zerebralen kortikalen Aktivität*. Spezifische Hinweise für die Pathophysiologie der Migräne können diesen Daten jedoch nicht entnommen werden. !
– Die Veränderung der elektrischen kortikalen Aktivität basiert am wahrscheinlichsten auf *veränderten metabolischen Bedingungen* während der Migräneattacke.
– Möglicherweise spielt auch hier die Erregung des NMDA-Rezeptors durch exzitatorische Aminosäuren eine wesentliche Rolle. Allerdings können bis heute dazu nur *Spekulationen* angeführt werden.

Photic-driving-Effekt

Bei der EEG-Ableitung während *Flackerlichtstimulation* mit einer Flackerfrequenz von mehr als 20 Hz kann die sog. *H-Antwort* als

– Photic-driving-Effekt

beobachtet werden. Da dieser Effekt bei über 90 % der Migränepatienten auftreten kann, wurde eine große *Spezifität* dieses Effekts für die Migräne angenommen. Allerdings zeigt sich *auch bei Gesunden* bei einem hohen Prozentsatz der Photic-driving-Effekt. Diagnostisch-praktische Bedeutung hat diese Untersuchung deshalb nicht. Der Effekt weist darauf hin, daß bei Migränepatienten ein *verändertes Habituationsverhalten* bei wiederholter Reizapplikation vorliegt.

Visuell evozierte Potentiale (VEP)

In zahlreichen Studien wurde nach Veränderungen der *visuell evozierten Potentiale (VEP)* bei Migränepatienten gefahndet. Dabei wurden extrem widersprüchliche Ergebnisse gefunden. Ein *Teil* der Untersuchungen findet bedeutsame Hinweise auf Veränderungen der VEP, insbesondere bei Blitzlichtstimulation, wie z. B. *Amplitudenerhöhungen* sowie *Verlängerung der Latenzen* der P 3 und der N 3. Bei Schachbrettmusterstimulation zeigen sich weniger deutliche Veränderungen. Auch sollen sich die Veränderungen bei *Therapie mit β-Blockern* normalisieren.

! Allerdings sind diese Befunde sowohl während der Attacke als auch im kopfschmerzfreien Intervall im *Einzelfall* in keiner Weise von den Befunden gesunder Probanden zu unterscheiden und haben daher weder diagnostische noch pathophysiologische Bedeutung.

Akustisch evozierte Potentiale (AEP)

Auch bei Untersuchung der *akustisch evozierten Potentiale* gibt es sehr unterschiedliche Befunde. Einige Gruppen berichten, daß es im Zusammenhang mit Migräne Auffälligkeiten geben soll, andere bestätigen diese Befunde nicht. Die Untersuchung von AEP kann im Einzelfall keinerlei Hinweise für die Diagnose einer Migräne geben.

Contingente negative Variation (CNV)

Besonders *wirkungsvolle Auslöser* von Migräneattacken sind plötzliche *Veränderungen des normalen Lebensrhythmus*. Es scheint so, als ob diese Veränderungen eine *kurzzeitige Störung des normalen Informationsflusses* bewirken. Es ist ein besonderer Verdienst des belgischen Migräneforschers J. Schoenen und seiner Mitarbeiter, diese besondere Bereitschaft zu einer *veränderten Reizverarbeitung* durch Labormessungen im Jahre 1984 sichtbar gemacht zu haben.

Es handelt sich dabei um eine spezielle Ableitung der Hirnströme, eine Elektroenzephalographie (EEG), während der die Patienten *auf bestimmte Reize achten und reagieren müssen*.

! Die Veränderungen im EEG während dieser Aufgabenstellung werden „*contingent negative variation*" (CNV) genannt (von lat. contingere, an etwas angrenzen; hier zeitlich benachbarte Angrenzung elektrischer Spannung im Hirn). Die CNV scheint auf den ersten Blick sehr geheimnisvoll, die Vorgänge sind jedoch aus dem Alltag sehr gut bekannt, z. B. beim Autofahren:

Ein Autofahrer muß vor einer roten Ampel anhalten. Er hat keine Ahnung, wie lange die Ampel schon auf Rot geschaltet war und weiß deshalb nicht genau, wann die Gelbphase kommen wird. Er hält sich deshalb in einer Phase *mittlerer Bereitschaft* und beobachtet aufmerksam, ob die Ampel umschaltet. Sobald die Ampel auf Gelb umschaltet, weiß der Autofahrer, daß nach einem festen Zeitintervall von wenigen Sekunden Grün folgen wird und er dann die Kupplung loslassen und Gas geben muß. Deshalb ist der Autofahrer jetzt *besonders konzentriert*, bereitet sich innerlich auf seine Aufgabe vor und führt sie umgehend nach Umschaltung der Ampel auf Grün aus (Abb. 5.64).

Während der Phase der *erhöhten Bereitschaft* direkt vor Ausübung der motorischen Handlung muß das Gehirn besonders aktiv sein. Es muß die Handlung *vorplanen*, damit sie umgehend ausgeübt werden kann. Es muß eine innere Uhr berücksichtigen, um die *Zeitspanne* zwischen Gelb- und Grünphase antizipieren zu können.

Interessanterweise ist es möglich, diese *besondere Bereitschaftssituation* im EEG sichtbar zu machen. Es entsteht eine *Verschiebung des normalen EEG-Potentials*. Die EEG-Kurve verschiebt sich auf dem Registrierpapier etwas nach oben. Defini-

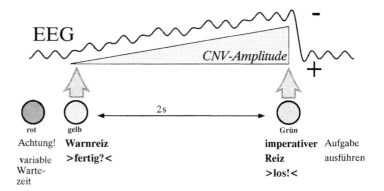

Abb. 5.64.
Entstehung der kontingenten negativen Variation (CNV)

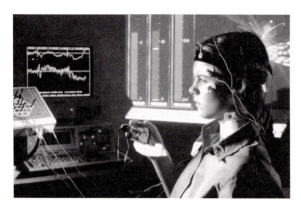

Abb. 5.65. Ableitung der kontingenten negativen Variation im Labor

tionsgemäß ist bei EEG-Ableitungen der negative Pol an der oberen Papierseite, der positive Pol an der unteren Papierseite. Das EEG-Potential verändert sich also zum negativen Pol hin. Ganz allgemein ausgedrückt: *Die elektrische Spannung im Hirn wird größer*.

Messung der CNV im Labor. Um die CNV im Labor zu messen, baut man keine Straßenampeln auf. Das Prinzip ist aber das gleiche. Üblicherweise geht man z. B. so vor, daß der Patient einen *Kopfhörer* und *eine verschlossene Brille mit eingebauten Lämpchen* aufsetzt (Abb. 5.65). Gleichzeitig bringt man noch EEG-Elektroden am Kopf an und leitet das EEG ab. Dem Patienten wird gesagt, daß z. B. 3 s, nachdem im Kopfhörer ein *Hinweisreiz* (z. B. ein kurzes Klicken) gegeben wurde, das Lämpchen in der Brille aufleuchtet. Sobald dieses *Lichtsignal* kommt, soll der Patient auf eine Taste drücken. Um die CNV genau zu messen, wird dieser Vorgang in der Regel mindestens *30mal* wiederholt. Die Pause zwischen den einzelnen Messungen ist dabei *unterschiedlich* lang, so daß der Patient nie genau weiß, wann der nächste Hinweisreiz kommt. Die einzelnen Messungen werden mit Hilfe eines Computers gemittelt, und die *Höhe der elektrischen Spannungsverschiebung* kann aufgrund der Mittelwerte sehr genau bestimmt werden.

Mit dieser Methode konnte Schoenen erstmals zeigen, daß das Gehirn von Migränepatienten anders auf solche Aufgaben reagiert als das Gehirn von Gesunden oder von Menschen mit anderen Kopfschmerztypen. Interessanterweise finden sich diese Unterschiede im *kopfschmerzfreien Intervall* zwischen den Attacken.

Es bestehen 2 Auffälligkeiten:

- Die *Spannungsverschiebung* ist *deutlich größer* als bei anderen Menschen.
- Während bei Gesunden die Spannungsverschiebung nach mehreren Messungen zunehmend kleiner wird („habituiert"), *bleibt sie bei Migränepatienten hoch* (Abb. 5.66 und Abb. 5.67 a–c).

Andere Autoren konnten diese Ergebnisse bestätigen (Tabelle 5.2). Diese Messungen sind ein wichtiger Beleg dafür, daß das Gehirn von Migränepatienten offensichtlich *besonders aktiv* auf Reize reagiert und dadurch *Änderungen der Lebenssituation* mit unvorhergesehenen Reizen Migräneattacken auslösen könnten. Aber nicht nur das:

Während bei gesunden Menschen die Aufmerksamkeit bei mehrmaliger Reizwiederholung mehr und mehr nachläßt, bleibt das Gehirn des Migränepatienten in *maximaler Bereitschaft*. Das Gehirn kann anscheinend nicht „abschalten" und steht im wahrsten Sinne des Wortes ständig unter „Hochspannung"!

Interessanterweise kann eine erfolgreiche Behandlung der Patienten mit Medikamenten zur Migränevorbeugung, den sog. *β-Rezeptorenblockern*, die-

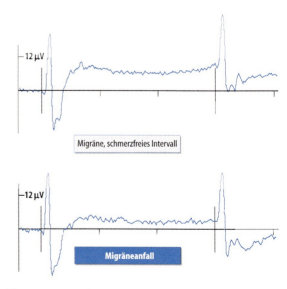

Abb. 5.66. Gemittelte CNV-Kurven einer Gruppe von Patienten mit Migräne ohne Aura im schmerzfreien Intervall und während des Migräneanfalles. Kalibrierung: 12 µV, 1 s. (Nach Kropp u. Gerber 1995)

Tabelle 5.2. Zusammenstellung von CNV-Studien bei chronischen Kopfschmerzen (ISI Interstimulusintervall)

Autoren	Methode	Befunde
Schoenen et al. (1985)	ISI: 1 s, 39 Patienten mit Migräne ohne Aura, 36 Patienten mit Kopfschmerz vom Spannungstyp	Signifikant negativere Amplitude und verminderte Habituation bei Migränepatienten im Vergleich zu Gesunden und Patienten mit Kopfschmerz vom Spannungstyp
Maertens de Noordhout et al. (1986)	ISI: 1 s, 79 Patienten, darunter 23 mit Migräne ohne Aura, 6 mit Aura, 50 mit Kombinations- oder Kopfschmerz vom Spannungstyp	Keine Amplitudenunterschiede zwischen Gesunden und Patienten mit Kopfschmerz vom Spannungstyp. Die CNV bei Migränepatienten ist dagegen deutlich negativer
Schoenen et al. (1986)	ISI: 1 s, 21 Patienten mit Migräne ohne Aura Bestimmung des Zusammenhangs zwischen klinischer Wirkung auf β-Blocker und der Höhe der CNV vor der Behandlung	Je höher die CNV vor der Behandlung, desto besser die klinische Wirkung der β-Blockerbehandlung
Maertens de Noordhout et al. (1987)	ISI: 1 s, 12 Patienten mit Migräne ohne Aura, Behandlung mit Metoprolol (3 Monate), CNV-Messung prä und post	Unter Metoprolol Reduktion der hohen negativen Amplituden, Normalisierung der Habituation, Besserung der Migränesymptomatik
Böcker et al. (1990)	ISI: 1 s und 3 s, 17 Patienten mit Migräne, darunter 12 ohne und 5 mit Aura, 8 Gesunde	Keine Unterschiede in der CNV zwischen Migräne mit Aura und Gesunden. Erhöhte Amplituden bei Migräne ohne Aura
Nagel-Leiby et al. (1990)	ISI: 4 s, 7 Patienten mit Migräne mit Aura, 5 Patienten mit Migräne mit Aura, 6 Gesunde; Bestimmung des Katecholamin- und Dopaminniveaus	Größeres Katecholaminungleichgewicht bei Migräne ohne Aura. Geringere Abhängigkeit von Katecholaminen bei Migräne mit Aura
Kropp u. Gerber (1992)	ISI: 3 s, 12 Patienten mit Migräne ohne Aura, 12 Gesunde	Unterschiedliche Habituationsverläufe zwischen den Gruppen
Besken et al. (1993)	ISI: 4 s, 42 Kinder mit Migräne, 34 Kinder mit Kopfschmerz vom Spannungstyp, 21 Gesunde	Migränekinder haben eine signifikant negativere CNV-Amplitude
Göbel et al. (1993)	ISI: 2 s, 14 Patienten mit Migräne ohne Aura, Cross-over-Design mit Sumatriptan und Placebo, Messungen im Intervall und im Anfall	Weder Sumatriptan noch Placebo führen zu einer Änderung der CNV-Kurve. Kein Unterschied zwischen Intervall und Anfall
Wallasch et al. (1993)	ISI: 3 s, 12 Patienten mit Migräne ohne Aura, 12 Patienten mit Kopfschmerz vom Spannungstyp, 12 Gesunde	Negativere CNV-Amplituden bei Migränepatienten, deutlich schwächere späte Komponente bei Patienten mit Kopfschmerz vom Spannungstyp im Vergleich zu Gesunden
Gerber u. Kropp (1994)	ISI: 3 s, Einzelfalldarstellung einer Patientin mit Migräne ohne Aura, CNV-Messung 2 Tage und 1 Tag vor und nach einem Migräneanfall	Erhöhte Amplituden in den Tagen vor dem Migräneanfall, im Anfall und danach deutlich niedrigere Amplituden
Göbel et al. (1995)	ISI: 2 s, 32 gesunde Männer, CNV-Messung vor und nach Anwendung von Pfefferminzöl, Eukalyptusöl, deren Kombination oder Äthanol	Signifikante Reduktion der CNV-Amplitude nach lokaler Anwendung der Kombination aus Pfefferminzöl, Eukalyptusöl und Äthanol. Diskutiert wird ein Einfluß lokal applizierter pflanzlicher Öle auf das zentrale noradrenerge System
Kropp u. Gerber (1995)	ISI: 3 s, 16 Patienten mit Migräne ohne Aura, CNV im anfallsfreien Intervall und im Anfall, Vergleich mit 22 Gesunden	Im Anfall keine Amplitudenunterschiede zu Gesunden und gleicher Habituationsverlauf

ses veränderte elektrische Verhalten des Gehirns wieder normalisieren. Somit kann angenommen werden, daß bei der Entstehung der Migräne unter anderem eine *Hyperaktivität von Nervenzellen* im Gehirn besteht, die ihre Informationen über *β-Rezeptoren* austauschen.

CNV-Auffälligkeiten nur bei Migräne ohne Aura. Die Amplitude der CNV ist bei Migränepatienten *ohne Aura bei Wahl eines 1-s-Intervalls* zwischen dem Hinweisreiz und dem imperativen Reiz signifikant erhöht. Die Habituation der CNV ist bei Migräne ohne Aura reduziert oder fehlt.

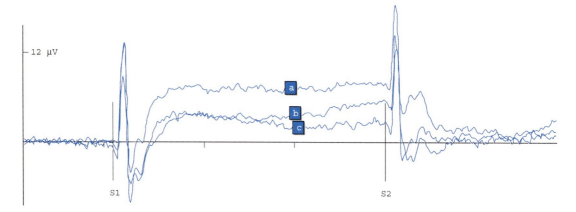

Abb. 5.67. CNV-Verläufe über Cz bei einer Gruppe von Migränepatienten im schmerzfreien Intervall (a), altersvergleichbaren Gesunden (b) und Patienten mit chronischem Kopfschmerz vom Spannungstyp (c). (Nach Kropp u. Gerber 1995)

! Bei Patienten, die an einer Migräne *mit* Aura leiden, fehlt dagegen dieses auffällige Verhalten. Bei diesen ist insgesamt *kein Unterschied zu gesunden Probanden* aufzudecken. Allerdings muß hier offen bleiben, ob die unterschiedliche *Attackenfrequenz* für diesen Unterschied verantwortlich ist. Patienten, die eine ausschließliche Migräne mit Aura zeigen, haben in der Regel wesentlich weniger Attacken als Patienten mit einer Migräne ohne Aura. Auch unterschiedliche *Therapieeffekte* durch verschiedene Medikamente können von Bedeutung sein.

Interessanterweise zeigt sich, daß bei Frauen, die an einer Migräne mit Aura leiden, die CNV-Amplitude ansteigt, wenn *während des Menstruationszyklus* die Plasmaöstradiolspiegel und -katecholaminspiegel absinken.

Bei der Ableitung der CNV findet sich *während der Migräneattacke* in den verschiedenen Untersuchungsgruppen eine *signifikante Reduktion der Amplitude*. Bei Behandlung von Migräne ohne Aura mit einem β-Blocker soll sich im Laufe der Therapiephase eine Normalisierung der CNV wieder einstellen. Auch besteht eine direkte Korrelation zwischen der CNV-Amplitude und dem Begleitsymptom Erbrechen (Abb. 5.68). Menschen, die während einer Migräne stark erbrechen, zeigen eine signifikant geringere CNV-Amplitude im Vergleich zu Patienten, die nicht während einer Migräneattacke an Erbrechen leiden. Grund für dieses Verhalten könnte eine verringerte dopaminerge Aktivität bei Patienten mit Erbrechen sein. Darüber hinaus zeigen Patienten mit einer hohen CNV-Amplitude eine *längere spontane Attackendauer* im Vergleich zu Patienten mit niedriger CNV-Amplitude. Das Ansprechen auf *Ergotalkaloide* unterscheidet sich dagegen zwischen den beiden Gruppen nicht (Abb. 5.69).

Die diagnostische Trennschärfe der CNV ist abhängig von dem *Interstimulusintervall*. J. Schoenen geht davon aus, daß bei Benutzung eines *1-s-Intervalls* eine richtige Klassifizierung von 64 % der Migränepatienten gelingt und bei Benutzung eines *3-s-Intervalls* sogar eine korrekte Klassifizierung von bis zu 80 % möglich ist.

Die CNV ist eine ausgesprochen *zeitaufwendige* Ableitung, die auch aufgrund vieler Störvariablen sehr *artefaktanfällig* ist. Aus diesem Grunde ist die Messung der CNV in der Alltagspraxis derzeit ohne diagnostische Relevanz. Keinesfalls sollte aufgrund der Amplitude der kontingenten negativen Variation die *klinische Diagnose* einer Migräne gestellt

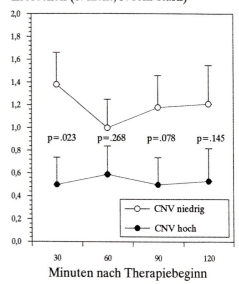

Abb 5.68. Mittlere Ausprägung des Erbrechens bei Patienten mit Migräne ohne Aura in Abhängigkeit von der CNV-Amplitude im Intervall nach Placebotherapie. (Göbel 1993)

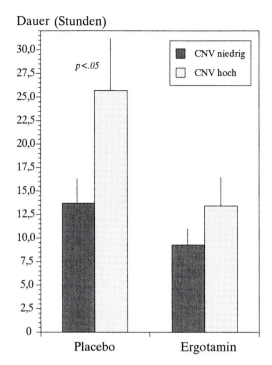

Abb. 5.69. Mittlere Dauer der Migräneattacke in Abhängigkeit von der CNV-Amplitude im Migräneintervall bei Behandlung mit Placebo bzw. 1 mg Ergotamintartrat

werden oder bei bestehenden klinischen Merkmalen einer Migräne aufgrund differierender CNV-Ergebnisse die Diagnose einer Migräne in Frage gestellt werden.

Die neurophysiologischen Untersuchungen belegen übereinstimmend, daß bei Migränepatienten eine *Übererregbarkeit des Zentralnervensystems* besteht. Diese Übererregbarkeit äußert sich sowohl bei Applikation von einfachen Reizen als auch bei komplexen Aufgaben wie z. B. bei der Erfassung der *ereigniskorrelierten Potentiale*. Letztlich müssen jedoch auch diese Daten offenlassen, ob die erhöhte zerebrale Erregbarkeit dafür Anlaß gibt, erregende Aminosäuren freizusetzen, die die NMDA-Rezeptoren stimulieren, wodurch eine kortikale „spreading depression" mit der Folge induziert wird, daß eine Hypoperfusion im Kortex generiert wird. Oder aber, ob alles genau umgekehrt ist, daß nämlich aufgrund einer vaskulären Hypoperfusion eine zerebrale Störung generiert wird, die sich durch eine neuronale Übererregbarkeit äußert.

Die exterozeptive Suppression (ES) der Aktivität des Musculus temporalis bei Migräne

Die ES des M. temporalis ist ein *antinozizeptiver Hirnstammreflex*. Die ES wird durch *serotoninerge Interneurone* im Bereich der *Nuclei reticularii* des *spinalen Trigeminuskerns* und des *periaquäduktalen Graus* induziert. Bei Applikation eines schmerzhaften Reizes an der Lippe wird durch serotoninerge Interneurone eine Inhibition der Kaumuskelaktivität generiert. Dabei treten eine erste oder *frühe Suppressionsphase* (ES 1) und eine zweite bzw. *späte Suppressionsphase* (ES 2) auf.

Die Untersuchung der ES bei Migränepatienten ist von Bedeutung, da sie genau *in den* Hirnstammbereichen generiert wird, in denen man (aufgrund von Tierexperimenten) eine *zeitweise Störung* bei einer akuten Migräneattacke annimmt. Diese Region bezieht sich auf die *rostroventrale Medulla* (RVM). Im Vergleich zu gesunden Kontrollpersonen zeigt sich bei Migränepatienten im *migränefreien* Intervall *kein* verändertes Verhalten der ES. Das gleiche gilt auch, wenn man bei Migränepatienten die ES in der *Migräneattacke* mit dem Suppressionsverhalten im Migräneintervall vergleicht. Auch hier finden sich *keine bedeutsamen Unterschiede*.

Gibt man jedoch den *5-HT-Agonisten* Sumatriptan sowohl im Migräneintervall als auch in der Migräneattacke, stellt sich eine *signifikante Latenzverlängerung der ersten Suppressionsphase* dar (Abb. 5.70). Durch Gabe von Placebo sind entsprechende Veränderungen nicht zu induzieren. Interessanterweise findet sich jedoch *nur während der Migräneattacke* eine signifikante Verlängerung der *späten Suppressionsperiode* nach Sumatriptangabe, d. h. nicht während des Migräneintervalls. Placebo kann weder in der Migräneattacke noch im Migräneintervall die ES 2 verändern (Abb. 5.71).

Diese Befunde zeigen unter Heranziehung von Kontrollgruppenergebnissen, daß es möglich ist, durch die Gabe von Sumatriptan bei Untersuchung der ES im Migräneintervall eine *neuronale Veränderung* bei Migränepatienten festzustellen, die bei gesunden Probanden nicht existiert. Darüber hinaus ist es mit diesem Verfahren möglich, bei Migränepatienten das *Vorliegen einer Attacke* objektiv festzustellen, indem nach Sumatriptangabe eine verlängerte ES 2 beobachtet werden kann.

Psychologische Migränetheorien

Streß

Die Ansichten über das, was *Streß* ist, divergieren weit. Am ehesten wird ein *Reiz-Reaktions-Modell*

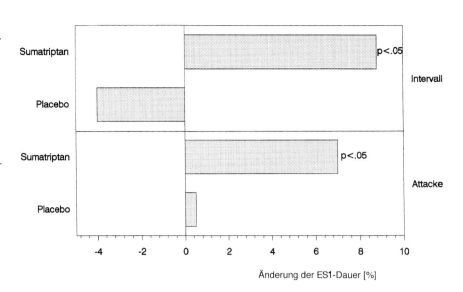

Abb. 5.70.
Relative Veränderungen der Dauer der frühen exterozeptiven Suppressionsperiode (ES 1) nach Gabe von Sumatriptan oder Placebo während des Migräneintervalls oder der Migräneattacke. Nur während der Applikation von Sumatriptan zeigt sich während beider Untersuchungsabschnitte eine signifikante Verlängerung der frühen Suppressionsphase. (Nach Göbel 1993)

akzeptiert, in dem Streß*auslöser* und Streß*folgen* angegeben werden. Nach diesem Modell, das auf den Arbeiten von Selye basiert, wird Streß als eine *Folge von noxischen physikalischen, psychischen und sozialen Einflüssen* aufgefaßt, welche ein weitgehend *stereotypes Reaktionsmuster* bei den Betroffenen auslösen, wobei die Reaktionsabläufe die Auswirkungen dieser störenden Einflüsse zu kompensieren versuchen. Stressoren, wie sie auch immer geartet sein mögen, führen zu einem annähernd konstanten Reaktionsmuster des Gesamtorganismus, das als *allgemeines Adaptionssyndrom* bezeichnet wird. Eine langfristige und häufige Einwirkung von Stressoren soll das Adaptionssyndrom besonders ausgiebig in Gang bringen. Dabei soll ein ausgeprägter Energieaufwand erforderlich sein, der bei dauernder Einwirkung zu *chronischen Erkrankungen* führen kann.

Die zunächst in der experimentellen Forschung eingesetzten Stressoren, wie z. B. Kälte, Hitze, Adrenalin, erhöhte Muskelarbeit oder emotionale Erregung, wurden in der weiteren Forschung von *komplexen Stressoren* abgelöst, deren Wirkungen auf den Organismus untersucht wurden. Dabei wurden insbesondere *kritische Lebensereignisse* und *komplexe belastende Situationen* analysiert. Diese Untersuchungen konnten belegen, daß es *Zusammenhänge zu banalen Erkrankungen*, z. B. Erkältungen oder fieberhaften Infekten, geben kann. Jedoch bestehen auch Interferenzen *mit gravierenden Erkrankungen*, wie z. B. Herzerkrankungen, leukämischen Störungen, verschiedenen Formen der Depressionen bis hin zu schizophrenen Schüben. Grund dafür ist, daß kritische Lebensereignisse nachhaltige Effekte auf den Organismus und auf die organischen Regulationsvor-

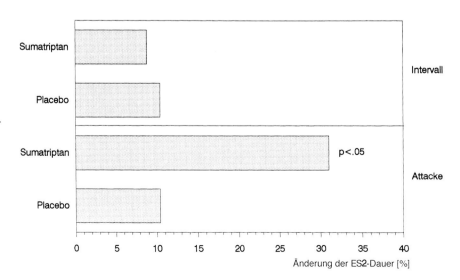

Abb. 5.71.
Veränderungen der späten Suppressionsphase (ES 2) während der Migräneattacke und des Migräneintervalls nach Gabe von Sumatriptan oder Placebo. Nur die Gabe von Sumatriptan während der Migräneattacke ist in der Lage, eine signifikante Veränderung zu erzeugen. (Nach Göbel 1993)

Psychologische Migränetheorien

gänge ausüben und damit zum Ausbrechen von Erkrankungen führen können. Plötzlich auftretende Lebensveränderungen stehen dabei im Vordergrund. Eine Skala, auf der verschiedene kritische Lebensereignisse hinsichtlich ihrer streßauslösenden Potenz in eine Rangreihe gebracht wurden, wurde von Holmes u. Rahe aufgestellt, die sog. *soziale Veränderungsbeurteilungsskala* (Abb. 5.72).

Auf dieser Skala werden ganz allgemein die unterschiedlichen Veränderungen im Lebensalltag hinsichtlich ihrer Wirkungspotenz auf den Organismus in eine *Rangreihe* gebracht. Es ist jedoch zu beachten, daß die *Mittelwerte* in die Rangreihenbildung eingegangen sind. Wie nun das *Individuum* auf solche streßauslösenden Ereignisse reagiert, kann daraus nicht unmittelbar entnommen werden. Die Definition der verschiedenen Ereignisse ergibt sich ja nicht allein aus der rein physikalischen Veränderung, sondern auch wesentlich aufgrund der psychologischen *Bewertung durch den Erlebenden*. Insofern müßten die verschiedenen Ereignisse mit einer jeweiligen, individuellen Gewichtung versehen werden. Unabhängig davon gibt die Skala jedoch einen guten Überblick über das, was als Streß empfunden werden kann. Im Zusammenhang mit der Migräne ist freilich zu berücksichtigen, daß die verschiedenen Ereignisse *nicht für die Erkrankung an sich* verantwortlich gemacht

Abb. 5.72. Soziale Veränderungsskala nach Holmes u. Rahe

Rangplatz	Geschehen	Mittlerer Wert	Rangplatz	Geschehen	Mittlerer Wert
1	Tod des Ehegatten	100	25	Außergewöhnliche persönliche Leistung	28
2	Scheidung	73	26	Ehefrau fängt mit einer Arbeit an oder hört mit ihr auf	26
3	Trennung ohne Scheidung	65	27	Schulbeginn oder -abschluß	26
4	Gefängnisstrafe	63	28	Veränderung in den Lebensumständen	25
5	Tod eines nahen Familienmitglieds	63	29	Aufgabe persönlicher Gewohnheiten	24
6	Verletzung oder Krankheit	53	30	Schwierigkeiten mit dem Chef	23
7	Hochzeit	50[a]	31	Veränderungen in den Arbeitszeiten oder -bedingungen	20
8	Entlassenwerden	47	32	Umzug	20
9	Wiederversöhnung nach Streit	45	33	Schulwechsel	20
10	Pensionierung	45	34	Veränderungen im Freizeitbereich	19
11	Erkrankung eines Familienmitglieds	44	35	Veränderungen in den kirchlichen Aktivitäten	19
12	Schwangerschaft	40	36	Veränderungen in den sozialen Aktivitäten	17
13	Sexuelle Schwierigkeiten	39	37	Aufnahme einer Hypothek oder eines Darlehens unter 10000 Dollar	17
14	Vergrößerung der Familie	39	38	Veränderungen in den Schlafgewohnheiten	16
15	Berufliche Veränderungen	39	39	Veränderung der Anzahl der Familienzusammenkünfte	15
16	Veränderungen im finanziellen Bereich	38	40	Veränderungen der Eßgewohnheiten	15
17	Tod eines nahen Freundes	37	41	Ferien	13
18	Wechsel an einen Arbeitsplatz mit ungewohnter Tätigkeit	36	42	Weihnachten	12
19	Veränerung in der Anzahl der Auseinandersetzungen mit dem Ehegatten	35	43	Kleinere Gesetzesverstöße	11
20	Aufnahme einer Hypothek über 10 000 Dollar	31			
21	Verfallen einer Hypothek oder eines Darlehens	30			
22	Veränderungen in den beruflichen Aufgaben	29			
23	Sohn oder Tochter verläßt Familie	29			
24	Schwierigkeiten mit Verwandten des Ehemanns bzw. der Ehefrau	29			

[a] Der Hochzeit wurde willkürlich ein Streßwert von 500 zugeordnet; kein Ereignis wurde mehr als zweimal so belastend eingestuft. Die hier angegebenen Werte sind proportional verringert und reichen bis zu 100.

werden können. Dies ergibt sich schon allein aus dem frühen Auftretensalter der Migräne ab dem 6./7. Lebensjahr.

! Jedoch können solche Ereignisse für den *Fehlgebrauch der Medikamente*, für die *Chronifizierung* und für die *mangelnde Therapiefähigkeit* von Migräneattacken verantwortlich gemacht werden. Zusätzlich können sie *potente Triggerfaktoren* für Migräne darstellen. Streß sollte also keinesfalls nur im Hinblick auf die mögliche *Generierungspotenz* von Erkrankungen bewertet werden, sondern vielmehr auch im Hinblick auf Auswirkungen auf den *Verlauf*, die *Prognose*, die *Interventionsstrategien* und die *Therapiefähigkeit*. Auf dieser Basis ist es wesentlich, daß gerade Problempatienten in der Lage sind, mit Streß und belastenden Situationen adäquat umzugehen.

Der sog. *vegetative Dreitakt* der Streßreaktion besteht aus

— der *Vorphase*,
— der *Alarmphase* und
— der *Erholungsphase*.

Normalerweise besteht eine *vegetative Normallage* im Bereich des Organismus; der Sympathikotonus und der Parasympathikotonus stehen im Gleichgewicht. Entsprechend ist eine *ausgewogene Regulationsfähigkeit* im Bereich des vegetativen Nervensystems möglich. Bei Einwirkung eines Streßreizes kommt es zunächst in der *Vorphase* zu einem leichten Überwiegen des Parasympathikotonus. In der *Alarmphase* überwiegt dann der Sympathikotonus und klingt dann nach *Adaption* an den Streßreiz wieder auf die vegetative Normallage ab. Während der *Erholungsphase* ist ein leichtes Überwiegen des Parasympathikotonus zu verzeichnen. *Bei stärkeren oder gehäuften Stressoreinwirkungen* kommt es zu einer *Verkürzung der Erholungsphase* bis hin zum Fehlen. Die Folge ist, daß eine *dauerhafte Alarmphase* besteht und das Normalniveau des vegetativen Ausgleichs nicht mehr erreicht wird, woraus schließlich eine *Dekompensation des vegetativen Tonus* resultiert. Das Endergebnis besteht in einer dauerhaften Dysregulation mit *Erhöhung des Sympathikotonus* und damit einer permanenten Fehlregulation der vegetativen Funktionen.

Streßerfahrungen dürfen allerdings *nicht allein* als negative Auswirkungen auf den Organismus und als negative psychische Erlebnisse aufgefaßt werden. Im täglichen Leben gibt es eine Reihe verschiedenster Streßerfahrungen, die nicht in die Skala integriert werden können. Dies kann z. B. das Klingeln eines Telefons im unerwarteten Augenblick sein, oder aber ständig veränderte Lichtverhältnisse oder die berühmte Fliege an der Wand. Diese alltäglichen blanden Stressoren können sich erst *in der Summe* zu bedeutsamen Faktoren entwickeln.

Darüber hinaus sind *positive Erlebnisse im Alltag* sehr wichtig, um solche geringfügigen Streßerfahrungen zu *kompensieren*. So können positive Erlebnisse kleine Stressoren, die sich sonst addieren, wieder aufwiegen. Dies kann eine gute Nachricht sein, ein Blumenstrauß oder einfach die Erfahrung, gut ausgeschlafen zu haben. Unter Berücksichtigung dieser multiplen Faktoren sind globale Stressoren, die aus gemittelten Daten stammen, mit Vorsicht zu bewerten.

Möglicherweise sind diese *Kompensationsvorgänge* auch der Grund, warum die Streßforschung im therapeutischen Alltag weitgehend ohne Konsequenz geblieben ist. Das *eindimensionale Mittelwertdenken aufgrund statistischer Daten* kann die komplexe Lebensvielfalt nicht widerspiegeln oder modifizieren helfen. Zudem ist es therapeutisch schwer möglich, die Häßlichkeiten und die Annehmlichkeiten des Alltags aus der Sprechstunde heraus zu verändern. Dazu kommt, daß die *Bewertung der verschiedenen Situationen* durch die verschiedensten Menschen ganz unterschiedlich ablaufen kann. Was der eine als Streß auffaßt, ist für den anderen angenehme Abwechslung. Während der eine eine bestimmte Radiomusik gerne hört, wird der andere durch die gleichen physikalischen Wellen genervt.

Aus diesen Befunden ist abzuleiten, daß Streß sich nur verstehen läßt, wenn man die Bewertung des Individuums und die Veränderungen in der Welt *aufeinander bezieht*. Die Stressoren an sich sind völlig neutral, erst die Bewertungen durch den Betroffenen bewirken, daß ein Reiz zum Stressor wird.

Neben der eigentlichen Streßsituation und deren Bewertung ist jedoch auch die Fähigkeit des Individuums zu berücksichtigen, auf die streßhafte Situation einzuwirken, Verhaltensstrategien zu entwickeln und zu praktizieren, um möglicherweise eine Situation erst gar nicht zu einer Streßpotenz gelangen zu lassen (*Copingfähigkeiten*). Zu diesen Verhaltensreaktionen gehören praktische Verhaltensmaßnahmen wie auch die kognitive Verarbeitung der Gedanken und Einstellungen zum Streßfaktor.

Psychophysiologische Sicht

Aus *psychophysiologischen Studien* ist bekannt, daß Migränepatienten eine besondere *Reagibilität auf streßhafte Reize* haben. So wurden z. B. Migränepatienten mit belastenden Bildern konfrontiert, oder es wurden ihnen Rechenaufgaben oder physikalischer Streß in Form von Lärm dargeboten. Als *abhängige Variablen* werden die *Muskelanspannung*, der *Blutfluß in der A. temporalis*, die *Körpertemperatur* oder *andere psychophysiologische Parameter* ermittelt. Die Ergebnisse sind sehr unterschiedlich. In einigen Studien zeigt sich, daß Migränepatienten eine erhöhte Reagibilität auf solche belastenden Situationen aufweisen, in anderen Studien finden sich keine Besonderheiten gegenüber Kontrollgruppen. Wahrscheinlich sind die experimentellen Streßfaktoren *zu primitiv*, um die Bedingungen des Lebens widerspiegeln zu können. Darüber hinaus sind sie wahrscheinlich hinsichtlich ihrer psychischen Konstellation nur *eindimensional*, d. h. viele Merkmale von natürlichen Stressoren können durch experimentelle Stressoren nicht wiedergeben werden, wie z. B. Bewertung und situative Bedingungen von Alltagsstressoren.

Psychoanalytische Konzepte

Aus *psychoanalytischer Sicht* sollen Migränepatienten ihre *Emotionen besonders unter Kontrolle halten* und nicht nach außen zeigen. In diesem Paradigma entsteht eine Migräneattacke durch eine *erhöhte sympathische Aktivität*, die mit der verstärkten Anstrengung, die Emotionen zu unterdrücken, verbunden ist. Aufgrund der erhöhten sympathischen Aktivität soll eine *Dekompensation im Zentralnervensystem* resultieren.

Die sogenannte Migränepersönlichkeit

! In den 30er Jahren dieses Jahrhunderts war die *Migränepersönlichkeit* eine beliebte Thematik in der wissenschaftlichen Literatur zur Migräne. Man beschrieb für Migränepatienten *Persönlichkeitseigenschaften* wie Abhängigkeit, Überbehütetheit, Überängstlichkeit, Unflexibilität, Überordentlichkeit, Zwanghaftigkeit in der Wiederholung von Handlungen und mangelnde Entscheidungsfreudigkeit.

Nach den *frühen*, psychodynamischen Konzepten sollten diese Persönlichkeitseigenschaften dazu führen, daß die aus diesen Persönlichkeitsdimensionen resultierenden *psychischen Energien*, insbesondere Ängstlichkeit und Ärger, nicht nach außen ausgelebt werden konnten, sondern gegen die eigene Person gerichtet wurden, wobei eine Migränereaktion generiert wurde.

Nach den anfänglichen, psychopathologischen Beschreibungen folgten in den nächsten Jahren dann *standardisierte, psychometrische Untersuchungen zu Persönlichkeitseigenschaften* von Migränepatienten. Aus diesen Untersuchungen resultierten Persönlichkeitsdimensionen wie *Ängstlichkeit, Depression, Neurotizismus, Feindlichkeit* und *Starrsinnigkeit*, die den Migränepatienten zugeschrieben wurden. Diese Befunde sind *entsprechend ihrer Meßmethode* zu interpretieren. Es handelt sich hier *nicht* um psychiatrische Beschreibungen im klassisch-pathologischen Sinn, sondern um *testpsychologische Ergebnisse*, bei denen die Kontinua der Persönlichkeitsmerkmale *in verschiedene Ausprägungsgrade* unterteilt werden, ohne daß damit eine psychiatrische Erkrankung im Sinne von Behandlungsbedürftigkeit konstatiert wird.

Wie bei Untersuchungen von Populationen sonst auch ist bei Anwendung von psychometrischen Tests, allein aus testtheoretischen Gründen, eine *Verteilung der Ausprägungsgrade* der verschiedenen Persönlichkeitsdimensionen zu erwarten. Mit Bezug zu einer Normgruppe kann dann untersucht werden, *wo* der jeweilige Proband innerhalb dieser Ausprägungsgrade eingeordnet werden kann. Durch einen willkürlich definierten Grenzpunkt können Bereiche der Ausprägungsreihe willkürlich definiert werden, die man als gesund und als krank ansehen will. Allein diese Willkür zeigt, mit welch großer Vorsicht man solchen Daten begegnen muß. Besonders heikel sind solche Befunde zu werten, wenn man aus den Daten auch noch überdauernde Persönlichkeitseigenschaften und lebenslange Verhaltensvoraussagen machen möchte. Allerdings unterscheiden sich die Kriterien der psychometrischen Tests in ihrer Willkür von psychiatrischen Kriterien, was als psychisch gestört angesehen werden soll, *nicht* substantiell, sondern darin, daß psychometrische Tests besser standardisiert sind (d. h. in der Erhebung und Auswertung objektiv und damit *weniger* willkürlich sind) und eine definierte Kontrollgruppe, die „Normalen oder Gesunden", zum Vergleich existiert. Zudem sollte in der Regel *kein* in Testung Ausgebildeter einen extremen Ausprägungsgrad allein zum Anlaß für eine Interpretation im Sinne einer Störung, also einer Pathologie, nehmen, denn dafür sind psychometrische Test im allgemeinen *nicht* konstruiert. Vielmehr wird die Interpretation im methodischen Paradigma erfolgen, welches der Testkonstruktion zugrundeliegt.

— Aus den einschlägigen Untersuchungen geht !
hervor, daß *emotionale Probleme* bei Migränepatienten im Vergleich zur gesunden Population

ca. 2- bis 3mal häufiger sind. Auch ist durch *standardisierte, psychiatrische Testverfahren* bekannt, daß bei Migränepatienten tatsächlich eine größere Komorbidität mit psychiatrischen Erkrankungen wie *endogener Depression, Angstattacken* oder *Suizidalität* vorkommt.

– Als biologisches Substrat solcher Erkrankungen wird eine *Störung im Serotoninhaushalt* angesehen.
– Andere Forscher, wie z. B. die Amerikanerin K. Merikangas, gehen davon aus, daß ein *Langzeitsyndrom* besteht, das mit Angstattacken in der frühen Kindheit beginnt, später von Migränekopfschmerzen abgelöst wird, denen schließlich im höheren Lebenalter depressive Phasen folgen.

Unterstützt werden solche Vermutungen durch Studien, die zeigen, daß die *Inzidenz der endogenen Depression* bei Migränepatienten um 20–40 % höher liegt als in der allgemeinen Bevölkerung. Aus diesen Daten läßt sich entnehmen, daß Migränepatienten mit größerer Wahrscheinlichkeit für psychiatrische Erkrankungen disponiert sind als die sonstige Bevölkerung. Ob jedoch diese Erkrankungen *Ursache oder Folge* der Migräne sind oder aber ob sie tatsächlich, wie von einigen Forschern vorgeschlagen, ein *einheitliches Syndrom* bilden, muß zum gegenwärtigen Zeitpunkt noch offenbleiben.

Aggression und Repression emotionaler Inhalte

Bereits in den Arbeiten von H.G. Wolff in den 30er Jahren wird angenommen, daß bei Migränepatienten eine *ausgeprägte Aggressionshemmung* und *Zurückweisung emotionaler Inhalte* bestehen soll. In Fragebogenuntersuchungen zeigte sich in einigen Studien eine erhöhte Aggressionshemmung und verstärkte Feindlichkeit. Diese Ergebnisse wurden so interpretiert, daß Aggressivität und Feindlichkeit gegen den Patienten selbst gerichtet werden. Diese *erhöhte interne Aggressivität* soll zu einer verstärkten *sympathischen Aktivität* führen mit der Konsequenz, daß die *neuronale Erregbarkeit* erhöht ist und damit eine reduzierte Triggerschwelle für Migräneattacken besteht. Auch die *Gefäßregulation* soll aufgrund dieser erhöhten sympathischen Aktivität verändert sein. Ein wichtiges Konzept zu der Persönlichkeit von Menschen Anfang des 20. Jahrhunderts war, eine *veränderte psychische Supprimierung* bei bestimmten Gruppen als Merkmal zu konstatieren. Dies bedeutet, daß Energien, die aufgrund verbotener Impulse freigesetzt werden, nicht unterdrückt, sondern *in allgemein akzeptierte Handlungen* transformiert werden. Die Folge dieser Transformation bei Migränepatienten ist, daß daraus ein höheres Aktivitätsniveau resultiert, die Betroffenen ein unstetes Leben führen und sich durch Überaktivität permanent erschöpfen. Dieses Überaktivitätsniveau soll *ebenfalls* eine erhöhte sympathische Aktivität zur Folge haben, die wiederum zu einer erhöhten neuronalen Erregbarkeit zentraler Neurone führen könnte.

Die Persönlichkeitstheorien und die psychoanalytischen Konzepte haben den großen Vorteil, daß sie elegante Erklärungsmöglichkeiten darstellen. Die *allumfassende Erklärungsmöglichkeit* jedoch beinhaltet auch, daß sie wenig geeignet sind, im *Einzelfall* eine Veränderung des Verhaltens zu ermöglichen. Die zugrundeliegenden psychometrischen Verfahren sind aus methodischer Sicht *extrem problematisch*. Darüber hinaus bleibt auch völlig offen, ob, falls solche besonderen Eigenschaften tatsächlich bestehen sollten, sie eine *Ursache* oder eine *Konsequenz* der durch die Migräne bedingten Behinderung darstellen. Darüber hinaus ist die Migräne so häufig in der Bevölkerung anzutreffen, daß vermutlich *für jede Persönlichkeitseigenschaftsausprägung* oder *-konstellation* ein Vertreter in der Bevölkerung zu finden ist, der Migräne hat. Auf den einen mag die Theorie zutreffen, für viele andere jedoch nicht. Alles in allem scheint es so zu sein, daß das Persönlichkeitskonzept im Zusammenhang mit Migräne weder für die Betroffenen noch für die Entwicklung weitergehender Hypothesen und Untersuchungsansätze in der Kopfschmerzforschung fruchtbringend ist.

Emotionale Belastung und Krankheitsverarbeitung bei Migräne

Migränepatienten stehen *ständig* unter dem Damoklesschwert, von einer Migräneattacke heimgesucht zu werden. Langfristige Planungen sind für die betroffenen Migränepatienten nur eingeschränkt möglich, da sie jederzeit damit rechnen müssen, für 1–3 Tage sowohl im Arbeitsleben als auch im Freizeitleben auszufallen. Ein Großteil der Migränepatienten hat zudem *keine* Informationen über bzw. Konzepte zur Erkrankung. Aufgrund mangelnden Wissens und mangelnder Aufklärung stellen Migräneattacken somit große *individuelle Belastungen* dar. Die Patienten haben oft Angst, einen *Hirntumor* zu haben, *Schlaganfälle* zu erleiden oder aufgrund der häufigen Arbeitsunfähigkeit ihren *Arbeitsplatz* zu verlieren. Aus diesem Grunde verwundert es nicht, daß viele Migränepatienten erhöhte Ausprägungen von *Ängstlichkeit, Depressivität* und *Vorsicht im Umgang mit anderen Leuten* haben.

! Es ist bisher nicht bewiesen, ob die genannten Persönlichkeitsmerkmale die Folge der wiederholten Kopfschmerzattacken sind oder aber ob eine angelegte oder erworbene psychische Besonderheit zu den Kopfschmerzattacken disponiert oder ob möglicherweise den psychischen Besonderheiten und der Migräne ein gemeinsamer dritter Faktor zugrundeliegt.

Aus empirischen Untersuchungen ist bekannt, daß die Dauer der Kopfschmerzanamnese mit psychischen Veränderungen bei den Betroffenen *nicht* korreliert ist. Man würde erwarten, daß psychische Veränderungen, die Folge einer Kopfschmerzerkrankung sind, mit zunehmender Dauer des Kopfschmerzleidens zunehmen. Ein solcher Zusammenhang ist bisher jedoch nicht beschrieben worden. Umgekehrt zeigt sich, daß *in der Anfangszeit* von Kopfschmerzleiden *besonders große psychische Veränderungen* auftreten. Allerdings müssen solche Ergebnisse nicht zwangsläufig im Sinne einer Ursächlichkeit der psychischen Veränderungen interpretiert werden, da sie auch widerspiegeln können, daß gerade in der Anfangszeit von Kopfschmerzleiden psychische Veränderungen *die Konsequenz der Erkrankung* sind und im Laufe der Zeit *Bewältigungsstrategien* entwickelt werden, um mit der Kopfschmerzproblematik besser umgehen zu können. Die Bedeutung von Schmerzerkrankungen für die Psyche ist seit langem bekannt. Der Begriff des *„algogenen Psychosyndroms"* von R. Wörz ist dafür eine treffende Beschreibung.

Lebensqualität

Die individuelle *Unvorhersagbarkeit* von Migräneattacken bedeutet für den Betroffenen, daß bei häufigen und therapieresistenten Attacken das tägliche Leben nicht nur während der Attacken, sondern auch zwischen den Attacken besonders *beeinträchtigt* ist, da ständig die Angst besteht, daß eine plötzlich auftretende Attacke die persönlichen Pläne durchkreuzt. *Selbstvertrauen, Selbstwertgefühl, Lebensqualität* und *Aktivitäten* können somit nicht nur während der Attacke, sondern auch zwischen den Attacken beeinflußt sein. Zudem sind nicht nur die Betroffenen für sich allein eingeschränkt. Die *Arbeitswelt,* das *Familienleben* und das *Sozialleben* werden durch die Migräne in Mitleidenschaft gezogen. Feste Pläne sind bei den Betroffenen nur schwer aufzustellen, da sie jederzeit durch eine neue Attacke behindert werden können. Die *Verläßlichkeit* im Sozialverhalten ist gering; gemeinsame Planungen sind oft nicht realisierbar. Darüber hinaus ist die *Anerkennung* der Migräne als Erkrankung und Behinderung in der Gesellschaft in aller Regel niedrig. Entsprechend werden die Patienten als *Simulanten* oder *Drückeberger* bezeichnet. Die Folge ist, daß *sämtliche Lebensbereiche* der Betroffenen von Migräneattacken beeinflußt werden, nicht nur während der Attacke selbst, sondern insbesondere auch *zwischen* den einzelnen Migräneanfällen.

- Die Spitze des Eisberges stellt dabei sicherlich ! die Migräneattacke dar, die eine besondere Behinderung für den Betroffenen ist.
- Die eigentliche Problematik mit zeitlich wesentlich größerer Ausprägung liegt aber zwischen den Attacken.

Der Begriff der Lebensqualität. Nach der Definition der Weltgesundheitsorganisation (WHO) wird Gesundheit als *„ein Zustand des körperlichen, geistigen und sozialen Wohlbefindens, nicht nur als die Abwesenheit von Krankheit oder Behinderung"* angesehen. Gesundheit schließt also nicht nur das Fehlen von körperlichen Symptomen ein, sondern zusätzlich auch Wohlbefinden oder Lebensqualität. Die *Lebensqualität* wird nach Walker u. Rosser wie folgt definiert:

„Lebensqualität ist ein Konzept, das einen großen ! Umfang von *körperlichen* und *psychischen* Charakteristika und Begrenzungen umfaßt, welche die individuelle Fähigkeit beschreiben, zu *funktionieren* und *Bestätigung* zu erhalten."

Die *Charakteristika der Lebensqualität* können durch Bestimmung der verschiedenen Ausprägungsgrade und Dimensionen analysiert und meßbar gemacht werden.

Normalerweise werden folgende Charakteristika in ! der Lebensqualität unterschieden:

1. *körperliche Mobilität,*
2. *Freiheit von Schmerzen und anderen Beschwerden,*
3. *Selbstbestimmung,*
4. *Fähigkeit zur Durchführung von normalen sozialen Aktivitäten.*

Lebensqualität ist *kein* individueller und persönlicher Luxus. Natürlich ist Lebensqualität zunächst *für das Individuum* von großer Bedeutung, allerdings hat der Grad der Lebensqualität sowohl für die *Arbeitswelt* als auch für das *Gesundheitswesen* herausragende Konsequenzen. Wenn Menschen einen ausreichenden Grad an Lebensqualität erreichen können, sind sie in der Lage, im Arbeitsleben optimal produktiv zu sein, und sie sparen für das Gesundheitswesen Kosten. Das Gesundheitssystem darf deshalb nicht nur darauf achten, Symptome und Beschwerden zu kurieren, sondern muß auch bemüht sein, die Lebensqualität zu *optimieren*.

Gerade die moderne Medizin muß bemüht sein, diesen Aspekt besonders im Auge zu behalten. Durch aufwendige neue Therapien für bisher nicht behandelbare Erkrankungen, wie z. B. Schlaganfall oder Krebs, können Patienten zwar *über*leben, aber gleichzeitig besteht auch eine *ausgeprägte Behinderung,* und eine zufriedenstellende Lebensqualität kann dabei nicht realisiert werden. Man sollte sich deshalb v. a. darum bemühen, diese modernen Therapieverfahren mit Methoden zu ergänzen, welche die Lebensqualität bei diesen Behandlungen erhöhen können.

Gerade bei *chronischen Erkrankungen* wie Migräne ist die Lebensqualität von entscheidender Bedeutung. Migräne betrifft insbesondere *junge Patienten*, die im Arbeitsleben und im sozialen Leben besonders gefordert werden. Zufriedenheit am Arbeitsplatz, die Fähigkeit, Freizeit erfüllend zu erleben, ein adäquates Familienleben und die Freiheit von Sorgen und Ängsten spielen hier eine hervorragende Rolle.

Über die Beeinflussung der Lebensqualität bei Migränepatienten liegen erst seit wenigen Jahren Daten vor. Ein wichtiges Meßinstrument dazu sind *standardisierte Fragebogen*, die in der Lage sind, bei verschiedenen Erkrankungen den Begriff Lebensqualität zu erfassen. Häufig wird dazu die sog. *Medical Outcomes Study, Short Form (MOS-SF)* eingesetzt. Dieser Fragebogen wurde international überprüft und konnte seine Validität und Zuverlässigkeit im praktischen Einsatz beweisen. Folgende Dimensionen kann dieser Fragebogen differenzieren:

Unter der Lupe
MOS-SF-Kriterien

- *Körperliche Aspekte*: Fähigkeit, eine Reihe verschiedener körperlicher Aktivitäten auszuführen, z. B. Sport, Einkaufen, Treppensteigen, Spazierengehen etc.
- *Körperliches Rollenverhalten*: Ausmaß, mit dem man aufgrund der körperlichen Gesundheit in der Lage ist, sein normales Rollenverhalten körperlich durchzuführen.
- *Emotionales Rollenverhalten*: Ausmaß, mit dem emotionale Probleme, wie z. B. Angst oder Depressivität, mit normalen körperlichen Aktivitäten in Einklang zu bringen sind.
- *Soziale Fähigkeiten*: Ausmaß, mit dem der Gesundheitsstatus die Ausübung normaler sozialer Aktivitäten zuläßt.
- *Wohlbefinden*: Summe der Ausprägungen der positiven Befindlichkeitsdimensionen.
- *Psychische Gesundheit*: Allgemeine Stimmung, einschließlich Depression, Angst und positives Wohlbefinden in den vergangenen Monaten.
- *Energie/Müdigkeit*: Allgemeine Kraft und Müdigkeit während der letzten Monate.
- *Schmerz*: Ausmaß von körperlichem Schmerz während der vergangenen Monate.
- *Allgemeine Gesundheit*: Beurteilung des allgemeinen Gesundheitsstatus.

Aus einer amerikanischen Untersuchung ist bekannt, wie eine große Gruppe von *Migränepatienten* ihre Lebensqualität beurteilt. Darüber hinaus sind in anderen Untersuchungen die Beeinträchtigungen der Lebensqualität *durch andere Erkrankungen* beschrieben. Vergleicht man die Lebensqualität bei unterschiedlichen Erkrankungen, wobei hier Erkrankungen mit besonderer volkswirtschaftlicher Bedeutung, wie z. B. arterielle Hypertonie, koronare Herzerkrankung oder Diabetes mellitus, eingeschlossen wurden, mit dem Lebensqualitätsprofil der Migräne, zeigt sich eine *außerordentliche Beeinträchtigung der Lebensqualität bei der Migräne*.

Die geringste Beeinträchtigung war für das körperliche Funktionieren festzustellen. Migränepatienten sind im Migräneintervall *körperlich wenig behindert*. Dagegen zeigt sich das *soziale Funktionieren* bei Migränepatienten *deutlich reduziert*. Gerade in diesem Bereich spiegelt sich die große Behinderung der Patienten im Hinblick auf Einhalten von Terminen, langfristiges Planen von Aktivitäten und Aufrechterhalten von konstanten, sozialen Beziehungen wider. Auch besteht ein *reduziertes Rollenverhalten*.

Aufgrund der Migräne muß das soziale Leben modifiziert werden, entweder dergestalt daß bestimmte soziale Aktivitäten vermieden werden, damit Attacken nicht ausgelöst werden können, oder weil aufgrund der Migräne bestimmte soziale Aktivitäten nicht durchgeführt werden können. Die Migräne geht auch mit ausgeprägten Beeinträchtigungen aufgrund der *direkten Auswirkungen des Schmerzes* einher. Die Therapierbarkeit des Migräneschmerzes ist bei vielen Patienten nicht ausreichend, und die Betroffenen müssen über lange Strecken des täglichen Lebens Schmerzen ertragen. Auch die *psychische Gesundheit* zeigt sich bei Migräne *deutlich reduziert*. Etwa 40 % der Befragten geben Antworten an, die vergleichbar sind mit denen in unzweifelhaft gesellschaftlich anerkannt

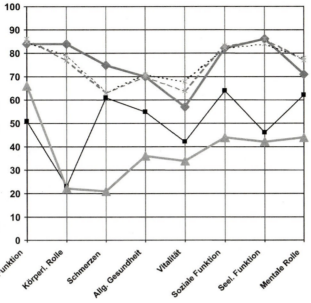

Abb. 5.73. Lebensqualität von Migränepatienten, gemessen mit dem Lebensqualitätsfragebogen SF-36. Die Rauten markieren die durchschnittliche Lebensqualität in der deutschen Bevölkerung. Die Dreiecke geben die Lebensqualität von Migränepatienten vor einer stationären Aufnahme in der Schmerzklinik Kiel an. Im Vergleich dazu werden durch die Quadrate die Lebensqualität von Patienten vor einer Herzklappenoperation markiert. Die schraffierten Linien markieren die Lebensqualität nach 12 und 24 Monaten nach Entlassung aus stationärer Behandlung in der Schmerzklinik Kiel. (N = 238)

[1] Göbel H (1997)
[2] Ravens-Sieber, A. Cieza (2000)
[3] Roth A, Rüschmann HH (2002)

psychisch gravierenden Situationen, wie z. B. bei *endogener Depression*, *Schwangerschaftsabbruch* oder aktueller Mitteilung der Diagnose einer *Krebserkrankung* (Abb. 5.73).

Die Zahlen legen eindeutig dar, daß die Behinderung durch Migräne weniger auf dem körperlichen Gebiet besteht. Die Patienten leiden vielmehr v. a. an der Beeinträchtigung ihres sozialen und psychischen Lebens. Der Grad der Behinderung der Betroffenen ist extrem ausgeprägt und überschreitet bei weitem den Grad von gesellschaftlich als gravierend anerkannten Erkrankungen. Die Zahlen zeigen, daß eine besondere Berücksichtigung der Migränepatienten in der Praxis erforderlich ist und sie einer besonderen Aufmerksamkeit des Arztes bedürfen. Dies spielt insbesondere eine große Rolle im Hinblick auf die hohe Prävalenz der Migräne in der Bevölkerung.

Triggerfaktoren

Differenzierung von Auslöser und Ursache

Bei der Auslösung der Migräneattacken müssen Triggerfaktoren im Sinne von einem „Anstoßen" der Migräneattacke von den eigentlichen „Ursachen" und einer migränespezifischen Reaktionsbereitschaft streng getrennt werden. Während die Ursache in einer *spezifischen übermäßigen Reaktionsbereitschaft* des Organismus besteht, können Triggerfaktoren sehr *mannigfaltige Bedingungen* sein, die die Migränekaskade zum Ablaufen bringen. Ein Großteil der Migräneattacken wird ohne irgendwelche erkennbaren, äußeren Umstände in Bewegung gesetzt. Auch beim besten Willen kann dann kein spezifischer Triggerfaktor für die spezielle Migräneattacke gefunden werden. Insofern lassen sich Migräneattacken auch nach der Vermeidung von speziellen Triggerfaktoren häufig nicht umgehen.

Folgende *Auslösefaktoren* sind besonders potente Kandidaten, eine Migräneattacke in Gang zu bringen:

- Streß,
- Veränderungen des normalen zirkadianen Rhythmus,
- Emotionen,
- hormonelle und metabolische Veränderungen,
- Auslassen von Mahlzeiten,
- Erschöpfung.

Der gemeinsame Nenner aller Triggerfaktoren scheint eine *plötzliche Veränderung des normalen Lebensrhythmus* zu sein. Durch welche Faktoren und durch welche Mechanismen und Umstände diese Veränderung herbeigeführt wird, scheint dabei weniger von Bedeutung. Entsprechend können *alle möglichen Störmanöver* des normalen Tagesrhythmus Migräneattacken bedingen.

Viele Triggerfaktoren lassen sich *nicht ohne weiteres ändern*. Dazu gehören beispielsweise hormonelle Faktoren, das Wetter, der Arbeitsplan oder unvorhergesehene Streßfaktoren. Andererseits läßt sich doch ein Großteil von Veränderungen durch eine *feste Planung* und *Einhalten dieser Pläne* vermeiden. Dazu gehört insbesondere ein strenges Einhalten einer regelmäßigen Nahrungszufuhr. Das Auslassen von gewohnten Mahlzeiten, insbesondere des Frühstücks, ist ein besonders potenter Triggermechanismus für die Induktion von Migräneattacken. Insbesondere bei Jugendlichen und bei Kindern können ausgelassene Mahlzeiten mit größter Wahrscheinlichkeit Migräneattacken generieren. Bei bis zu 25 % der Kinder können Migräneattacken durch das Auslassen von festen Mahlzeiten ausgelöst werden. Dabei ist weniger der Abfall des Blutglukosespiegels für die Triggerung verantwortlich. So zeigt sich beispielsweise bei Patienten mit einem Diabetes mellitus, daß Blutzuckerveränderungen nur schwach mit der Triggerung von Migräneattacken korreliert sind. Vielmehr müssen weitere Nahrungsbestandteile, insbesondere die *Elektrolytkonzentration* und die *Konzentration von freien Fettsäuren*, als bedeutsam in der Generierung von Migräneattacken angesehen werden. Wahrscheinlich ist auch nicht ein einzelner Faktor verantwortlich zu machen, sondern die gesamte *metabolische Situation* und die physiologischen Prozesse.

Migräne und Streß

Streß, *Belastungen* und *emotionale Einflüsse* werden am häufigsten als auslösende Faktoren für Migräneattacken in retrospektiven Befragungen angegeben. Neben der Auslösepotenz sind diese Faktoren auch in der Lage, bestehende Kopfschmerzen zu *erschweren*. Insbesondere für Kopfschmerz bei Kindern werden Schulstreß, Schulsorgen, Belastungen und auch psychische und körperliche Überanspannung als besondere auslösende Bedingungen angegeben.

Die pauschale Angabe, daß Streß zu Migräneattacken führen kann, beinhaltet jedoch eine Reihe von *Schwierigkeiten*. Zunächst einmal sind die *Streßkonzepte* der unterschiedlichen Befragten uneinheitlich. Die retrospektive Erhebung von Streßfaktoren führt dazu, daß *Erinnerungseffekte* auf die Beantwortung Einfluß nehmen. So kann angenommen werden, daß nur über die letzte Attacke und deren Triggerung berichtet wird, nicht jedoch über die Attacken zuvor, bei denen die Auslösemechanismen ganz anders sein können. Darüber hinaus können die Antworten auch im Sinne der *sozialen Erwünschtheit* verzerrt werden. Eigene und fremde *Konzepte über die Kopfschmerzauslösung* können sich darin widerspiegeln. Zum Beispiel kann die Information der Presse, daß Streß zu Migräne führt, einfach in der Antwort wiedergegeben werden, obwohl der Streßfaktor individuell de facto gar keine Rolle spielen mag. Insofern ist aus retrospektiven Erhebungen nicht eindeutig zu entnehmen, ob Streß wirklich ein Auslöser von Migräneattacken ist. Bei psychischen Faktoren ergibt sich eine gleiche Situation wie bei Nahrungsmittelfaktoren: Eigentlich müßte man einen *doppelblinden Provokationstest* durchführen, um einen einwandfreien Nachweis der Auslösepotenz zu erbringen. Dies ist im individuellen Fall jedoch extrem schwierig.

Bei der *prospektiven* Analyse von Streß als Faktor in der Migränepathophysiologie ist belegt, daß sehr viele Tage mit streßbelasteten Ereignissen auftreten, denen *keine* Migräneattacke folgt, *daß also eine 1 : 1-Beziehung zwischen Streß und Migräne nicht besteht*.

Systematische Studien, die über verschiedene Tage vor der Migräneattacke streßhafte Ereignisse registriert haben, bringen ein sehr verwirrendes Bild zum Zusammenhang zwischen Streß und Migräne. So zeigt sich in einem Teil der Untersuchungen, daß *am Tag vor der eigentlichen Migräneattacke* tatsächlich *ein Gipfel an Streß* existiert, während in den Tagen zuvor deutlich weniger Streß registriert wurde. Andere Studien wieder belegen, daß eine *Korrelation* zwischen Streßexazerbationen und Kopfschmerzen *nicht existiert*. Auch gibt es Studien, die darauf hinweisen, daß Patienten in der Zeit *vor den Migräneattacken* besonders *aktiv* sind und sogar hinsichtlich ihrer Stimmung besonders *positive* und *euphorische Färbungen* aufweisen.

Die bisherigen Studienergebnisse sind so zu verstehen, daß es nicht auf die Inhalte der emotionalen Bedingungen ankommt, sondern vielmehr *auf die plötzlichen Veränderungen*, die entstehen müssen, um eine Migräneattacke zu triggern. Entsprechend lassen sich 2 Bedingungsgefüge abgrenzen:

- *Streß – Entspannung – Migräne* und
- *Entspannung – Streß – Migräne*.

Es ist also nicht so sehr das absolute Niveau als vielmehr die Veränderung des Streßniveaus, das zur Migräne führt.

Studien zur Induktion von *Entspannung* und *Streßabbau* bei Migränepatienten zeigen eine *signifikante Wirksamkeit*. Man könnte deshalb auch im Sinne einer Ex-juvantibus-Aussage darauf schließen, daß Streß mit Migräne *in deutlicher*

Korrelation steht. Zweifelsfrei gehören *Entspannungsverfahren*, wie z. B. die progressive Muskelrelaxation, und die *Planung eines regelmäßigen Tagesablaufs* zu den wichtigsten Bausteinen einer nichtmedikamentösen Migränetherapie. Auch aus dieser Sicht scheint die Veränderung der emotionalen Situation ein besonders wichtiger Faktor in der Auslösung von Migräneattacken zu sein.

Schlaf-Wach-Rhythmus

Die meisten Migräneattacken werden entweder am frühen Morgen generiert oder am Nachmittag. Ein Zusammenhang mit dem *Schlaf-Wach-Rhythmus* wird intensiv diskutiert. Besonders bei der Migräne ohne Aura soll eine Bindung an das Schlafmuster vorliegen. Bei einem kurzen Schlaf während des Tages soll erst das Erreichen tieferer Schlafstadien, wie insbesondere die REM-Phase 3 und die REM-Phase 4, in der Lage sein, Migräneattacken zu triggern. Entsprechend sollen auch besonders lange und tiefe Schlafphasen in der Nacht in der Lage sein, an den betreffenden Tagen Migräneattacken in Gang zu bringen. Allerdings sind diese Angaben nicht durch kontrollierte Studien belegt, sondern lassen sich nur auf Einzelfälle beziehen.

! — Für den Zusammenhang zwischen Schlaf und Migräne spricht auch die Tatsache, daß bei Bindung der Migräne an bestimmte Wochentage der *Samstag* mit größter Häufigkeit als Migränetag genannt wird.
— Ein wichtiger Grund dafür könnte sein, daß am Samstag später aufgestanden wird bzw. am Freitag später ins Bett gegangen wird.
— Natürlich können solche monokausalen Erklärungsversuche durch andere Bedingungen *konfundiert* sein.
— Dazu gehört insbesondere die Entspannung sowie die veränderte Nahrungseinnahme am Wochenende, einschließlich Kaffeekonsum. Diese mannigfaltigen Variablen zeigen, daß ein monokausales Denken bei der Suche nach Auslösefaktoren von Migräneattacken wenig sinnvoll ist.

Nahrungsmittel

Nahrungsmittel werden nicht nur in der Bevölkerung, sondern auch bei Ärzten sehr häufig als *potente Auslöser* von Migräneattacken angesehen. Bei der Beurteilung, inwieweit Nahrungsmittel tatsächlich Triggerfaktoren darstellen, muß sehr zurückhaltend vorgegangen werden. Häufig geben Patienten die *allgemeine Meinung* wieder und beziehen Faktoren, die sie vom Hörensagen als Auslöser von Migräneattacken kennen, auch auf sich. So wird ein Vorurteil, das möglicherweise zur Auslösepotenz von bestimmten Nahrungsmitteln besteht, tradiert und immer wieder als relevant aufrechterhalten. Besonders häufig werden folgende Nahrungsmittel als Migränetriggerfaktoren angegeben:

— Schokolade,
— Molkereiprodukte,
— Zitrusfrüchte,
— Alkohol,
— fritierte Nahrungsmittel,
— Gemüse,
— Tee,
— Kaffee,
— Getreideprodukte,
— Meeresfrüchte.

Etwa *20 % aller Migränepatienten* berichten, daß bei ihnen nahrungsbedingte Triggerfaktoren eine Rolle spielen. Besonders häufig soll *Alkohol* in der Lage sein, Migräneattacken zu induzieren. In der Regel gilt dies dann für alle alkoholischen Getränke. Bei einer kleinen Untergruppe sollen nur *bestimmte alkoholische Getränke* in der Lage sein, Migräneattacken auszulösen. Dies gilt insbesondere für *Rotwein* und für *Sekt*. Dabei spielt jedoch nicht allein das alkoholische Getränk eine Rolle, sondern auch die *Tageszeit*, zu der der Alkohol konsumiert wird. So gibt es Menschen, bei denen z. B. das Trinken von Sekt nach 20 Uhr nicht zu Migräneattacken führt, dagegen das Kosten von Sekt am frühen Nachmittag bei der Verabschiedung eines Arbeitskollegen im Rahmen einer Betriebsfeier mit nahezu hundertprozentiger Wahrscheinlichkeit eine Migräneattacke entstehen läßt. Der Mechanismus für die Generierung von alkoholinduzierten Migräneattacken ist unklar. Es handelt sich dabei eindeutig nicht um einen symptomatischen Kopfschmerz im Sinne von einem Alkoholkopfschmerz, sondern um *genuine Migräneattacken*, die auch mit Aura oder ohne Aura einhergehen können. Als pathophysiologische Bedingung wird oft eine *Dehydrierung* aufgrund der alkoholinduzierten Diurese angesehen. Entsprechend wird empfohlen, bei Alkoholkonsum zusätzlich größere Mengen von Mineralwasser zu trinken. Darüber hinaus können jedoch auch *andere biochemische Eigenschaften* des alkoholischen Getränks in die Generierung der Migräneattacke involviert sein. Spezielle Untersuchungen dazu sind noch nicht schlüssig zu interpretieren.

Die *biochemischen Bestandteile* der Nahrungsmittel, welche für die Triggerung von Migräneattacken verantwortlich gemacht werden müssen, sind weitgehend unbekannt. Die meisten Patienten sind nicht allein gegen ein einziges spezifisches Nahrungsmittel empfindlich, sondern gegen eine *ganze Reihe* verschiedener Nahrungsmittel. Dieser Umstand spricht dafür, daß möglicherweise ein *einzelner Stoff* oder ein *Gemisch verschiedener Stoffe* in den Nahrungsmitteln zur Triggerung der Migräneattacken führt. So konnte gezeigt werden, daß *Tyramin* mit größerer Wahrscheinlichkeit in der Lage ist, Migräneattacken zu generieren, als ein Placebo. Andererseits gibt es viele Nahrungsmittel, die als potente Migränetriggerfaktoren angesehen werden, die so gut wie überhaupt kein Tyramin beinhalten. Dazu gehört z. B. die Schokolade. Andere Untersuchungen haben die Potenz von Tyramin in der Generierung von Migräneattacken nicht bestätigen können.

! — Zur Zeit ist es nicht möglich, die Triggerung von Migräneattacken *mit einem bestimmten Stoff* in Verbindung zu bringen.
— Möglicherweise verhält es sich hier ähnlich wie bei der Triggerung durch Alkohol: Nicht das Nahrungsmittel allein, sondern *Zeitpunkt* und *Art* der Nahrungsmitteleinnahme könnten für die Generierung von Migräneattacken verantwortlich sein.

Für die letztgenannte Hypothese spricht, daß nach Abklingen einer aktuellen Migräneattacke eine *Refraktärperiode* bei vielen Patienten besteht, in der Nahrungsmittel vertragen werden, die normalerweise eine Migräneattacke auslösen können. Dies trifft beispielsweise für Käse oder für Schokolade zu. Wenn man entsprechende Nahrungsmittel einige Tage nach einer gerade abgelaufenen Migräneattacke einnimmt, kann eine 2. oder 3. Migräneattacke ausbleiben. Aufgrund dieser Tatsache kann auch angenommen werden, daß möglicherweise ein *Vermittler* für die Auslösung der Migräneattacke *im Organismus gespeichert* wird, der mit dem Beginn der Migräneattacke freigesetzt wird. Nach Freisetzung sind die entsprechenden Speicher erschöpft, und es benötigt eine gewisse Zeit, bis ein entsprechender Level wieder angereichert ist. Während dieser *Aufbauphase* des Speichers können anscheinend Nahrungsmittel eingenommen werden oder andere Triggerfaktoren einwirken, ohne daß eine Migräneattacke generiert wird.

! Bis heute jedoch gibt es zu wenig kontrollierte Studien und zu wenig klare Daten zu diesem Problem, um eine definitive Aussage machen zu können.

Weitere Einzelfaktoren in Nahrungsmitteln, die als Triggerfaktoren verdächtigt werden, sind *Konservierungsmittel* wie Pökelsalz, Tartrazin und Benzoesäure. Für das China-Restaurant-Syndrom wurde der Gewürzverstärker *Glutamat* verantwortlich gemacht. Allerdings wurde dazu mittlerweile eine kontrollierte Studie im *Doppelblinddesign* durchgeführt, die den von allen Kopfschmerzforschern akzeptierten Auslöser Glutamat für das China-Restaurant-Syndrom *nicht* bestätigen konnte.

! Auch diese Tatsache zeigt noch einmal eingehend, wie vorsichtig man in der Interpretation von Einzelfaktoren sein muß.

Ein weiterer Einzelfaktor, der für die Generierung von Migräneattacken verantwortlich gemacht wurde, ist *Aspartam*. Es handelt sich dabei um einen künstlichen Süßstoff, der insbesondere in sog. Lightgetränken enthalten ist. Allerdings zeigten auch hier sorgfältige Analysen, daß bei vielen Menschen, die eine entsprechende Empfindlichkeit angaben, unter kontrollierten Bedingungen diese Empfindlichkeit *nicht* nachgewiesen werden konnte. Auch hier ist wieder zu beachten, daß in der Regel die Einnahme von Lightgetränken mit *sonstigen diätetischen Veränderungen* einhergeht und möglicherweise gar nicht das Getränk, sondern vielmehr das gesamte *Nahrungseinnahmeverhalten* für die Auslösung von Migräneattacken verantwortlich zu machen ist, einschließlich *Zeit der Nahrungsmittelzufuhr, Auslassen von Nahrungseinnahme und Zusammensetzung der Gesamternährung*.

! Der Zusammenhang zwischen *Koffein* und Migräneattacke scheint einer der mit empirischen Daten am besten untermauerten Befunde zu sein. So zeigte sich in einer doppelblinden, randomisierten Cross-over-Studie, daß bei Probanden, die normalerweise bis zu 6 Tassen Kaffee am Tag trinken, die Einnahme von dekoffeiniertem Kaffee tatsächlich mit einer erhöhten Inzidenz von Migräneattacken einhergeht. Die Kopfschmerzen beginnen in der Regel am 1. Tag nach dem Auslassen des Koffeins und haben eine mittlere Dauer von 2–3 Tagen.

Medikamente als Triggerfaktoren

Für eine Vielzahl von *Medikamenten* werden Kopfschmerzen als unerwünschte Ereignisse angegeben. Bisher ist es jedoch unklar, ob es sich bei einzelnen Medikamenten tatsächlich um getriggerte Migräneattacken handelt oder nur um symptomatische Kopfschmerzen aufgrund einer akuten oder chronischen Substanzwirkung. Für *Stickstoffmonoxid* liegt mittlerweile eine Reihe von Untersuchungen vor, die darauf hinweisen, daß diese Substanz in der Lage ist, Kopfschmerzattacken auszulösen, die den Migräneattacken gleichen. Medikamente, die mit großer Potenz zu Kopfschmerzen führen, sind insbesondere *Östrogene, Ergotalkaloide, Koffein, Indometacin, Reserpin, Nifedipin* und *Dipyridamol*.

! Die Generierung von Kopfschmerzattacken ist dabei nicht an eine vasodilatorische Aktivität gebunden, auch *Vasokonstriktoren* und *gefäßinaktive Substanzen* sind in der Lage, Kopfschmerzen auszulösen.

Einfluß des Wetters

Wetterfaktoren werden in der Bevölkerung als besonders wichtig in der Auslösung von Migräneattacken angesehen. Besonders wird dabei in Süddeutschland der *Föhn* angeschuldigt. Kontrollierte Studien, die einen Zusammenhang zwischen entsprechenden Wettersituationen und der Generierung von Migräneattacken *belegen* würden, stehen bis heute aus. Die weitgehende Übereinstimmung der Migräneprävalenz in den verschiedenen Ländern der Welt und insbesondere auch die große Übereinstimmung der Häufigkeit der Kopfschmerztage pro Zeiteinheit sind indirekte Hinweise *dagegen,* daß *spezielle Wettersituationen* in bestimmten Regionen mit der Auslösung von Migräneattacken in regelhafte Verbindung gebracht werden können. Auch zeigte sich in Studien, die den Zusammenhang zwischen atmosphärischen Wetterbedingungen und der Auslösung von Migräneattacken thematisierten, *kein bedeutsamer Zusammenhang.*

! Bei spezieller Analyse der Attackengenerierung bei Patienten, die angeben, daß sie Migräneattacken in Verbindung mit Wettermechanismen erleiden, zeigte sich, daß nur ein *verschwindend geringer Anteil* von ca. 3 % der Migräneattacken mit bestimmten Wetterlagen in Verbindung gebracht werden kann.

Da es überall Wetter gibt und überall auch Migräneattacken entstehen, scheint es wahrscheinlich, daß Menschen immer einen Zusammenhang mit der Wettersituation und ihrer Erkrankung wahrnehmen können. Bisher ist dieser Zusammenhang jedoch als nichts anderes als abergläubisches Verhalten anzusehen.

Weitere Triggerfaktoren

Die Liste von Triggerfaktoren, die bei einzelnen Patienten Migräneattacken generieren können, müßte unendlich sein. Alle Lebensbedingungen scheinen, wenn sie den *normalen Lebensrhythmus* verändern, in der Lage zu sein, Migräneattacken auszulösen. Erklärungsversuche, warum gerade jetzt, in diesem Augenblick eine Migräneattacke entsteht und nicht zu einem anderen Zeitpunkt, haben verschiedene, weitere Triggerfaktoren besonders herausgestellt. Dazu gehört das *Passivrauchen* bei Menschen, die normalerweise nicht rauchen. Gleiches gilt für *besondere Anstrengungen,* gleichgültig ob psychischer oder körperlicher Art. *Lichtveränderungen* am Arbeitsplatz und in der Freizeit sind insbesondere bei Kindern sehr häufige Migräneauslöser. Dies gilt insbesondere, wenn der Schreibtisch zum Fenster hin ausgerichtet ist und sich durch Wolken die Sonneneinstrahlung und die Arbeitsplatzbeleuchtung ständig ändern. Entsprechend zeigt sich in Studien, daß an Sonnentagen Migräneattacken häufiger auftreten als an gleichmäßig bewölkten Tagen. Die *direkte Sonneneinstrahlung* am Schreibtisch mit ständig veränderten Lichteinwirkungen sollte möglichst vermieden werden, da das Nervensystem sich ständig an die wechselnden Lichtbedingungen anpassen muß und daraus eine Dauerbelastung und eine höhere Wahrscheinlichkeit für die Auslösung von Migräneattacken resultieren.

Traumen als Migräneauslöser

Schädel-Hirn-Traumen sind in der Lage, auf den *Verlauf* von Migräneerkrankungen Einfluß zu nehmen. So ist es möglich, daß erst *nach einem Schädel-Hirn-Trauma* eine Migräneerkrankung *klinisch manifest* wird. Bei anderen Patienten zeigt sich nach Schädel-Hirn-Traumen ein *ausgeprägter Anstieg der Kopfschmerztage* pro Zeiteinheit. Entsprechende Veränderungen sind also erst im Langzeitverlauf festzustellen. Einen Zusammenhang zwischen dem *akuten Schädel-Hirn-Trauma* und der *prinzipiellen Generierung* von primären Migräneattacken scheint es jedoch nicht zu geben. Sollten nach einem Schädel-Hirn-Trauma Kopfschmerzen vom Migränetyp auftreten, die vorher nicht bestanden, spricht man von einem *posttraumatischen Kopfschmerz,* nicht von einer Migräne.

Andererseits wird immer wieder die sog. „Fußballermigräne" diskutiert, bei der durch Köpfen Migräneattacken generiert werden sollen. Auch dies ist wieder ein typisches Beispiel dafür, daß man mit monofaktoriellen Erklärungsversuchen der komplexen Situation nicht gerecht wird. Fußballspieler sind durch das Fußballspiel in einer ausgesprochenen *körperlichen Anstrengungssituation*, es liegen gravierende *metabolische Veränderungen* vor, es besteht ein *abrupter Übergang* zwischen Anspannung und Entspannung, so daß die monokausale Erklärung des Köpfens als Auslöser von Migräneattacken sicherlich eine *Verkürzung* darstellt.

Gleiches gilt für *invasive Eingriffe*, insbesondere Arteriographien mit Direktpunktion der A. carotis oder der A. vertebralis. Entsprechende diagnostische Maßnahmen können bei bis zu 50 % der Untersuchten Migräneattacken auslösen. Dies gilt speziell für Patienten, die an einer Migräne mit Aura leiden, jedoch nicht bei Patienten, die an einer Migräne ohne Aura erkrankt sind. Normalerweise entsteht die Migräne mit Aura nach einer Zeitspanne von 30–60 min nach Beginn des diagnostischen Manövers. Welche Faktoren eine Rolle bei der Auslösung spielen, ist unklar. Es ist denkbar, daß der *mechanische Reiz*, das *Kontrastmittel* oder aber die *mechanische Reizung der Gefäßwände* von Bedeutung sind.

Heredität und Genetik

Familiäre Häufung

Die *familiäre Häufung* der Migräne ist schon seit den Tagen von Liveing im letzten Jahrhundert bekannt. Seit dieser Zeit wurden immer wieder Hypothesen aufgestellt und geprüft, die sich mit der *Heredität* der Migräne befassen. In den ersten Studien wurde zunächst die familiäre Häufung der Migräne analysiert. Es zeigte sich dabei, daß mit einer Häufigkeit von rund 60 % die Eltern von Migränepatienten ebenfalls an Migräne leiden, während in Kontrollgruppen nur bei ca. 11 % der Eltern Migräneattacken bekannt sind. In einer schwedischen Studie fand sich, daß bei Kindern, die an Migräne erkrankt sind, zu 80 % die Eltern oder ein anderes Familienmitglied ebenfalls an Migräneattacken leidet. In einer entsprechenden Kontrollgruppe zeigte sich nur eine Häufigkeit von 18 %. Interessanterweise fand sich bei den betroffenen Migränekindern, daß die Wahrscheinlichkeit, daß die *Mutter* ebenfalls an Migräne leidet, deutlich größer ist, nämlich 73 %, als die Wahrscheinlichkeit, daß der Vater an Migräne leidet, mit 21 %.

In anderen Untersuchungen konnten jedoch solche Zusammenhänge *nicht* bestätigt werden. So beschreibt z. B. der Epidemiologe Waters, daß zwar tatsächlich eine erhöhte Prävalenz der Migräne in Familien zu finden ist, bei denen ein Verwandter ersten Grades an Migräne leidet. Allerdings zeigt sich kein statistisch signifikanter Unterschied zwischen Kontrollgruppen, die entweder nicht an Migräne leiden oder bei denen andere Kopfschmerzformen vorliegen. Aus diesen Untersuchungen kann gefolgert werden, daß zwar eine familiäre Häufung der Migräne besteht, allerdings diese nicht auf genetische Bedingungen zurückgeführt werden kann.

Die frühen Untersuchungen zur Heredität der Migräne waren durch *problematische methodische Ansätze* gekennzeichnet. Ein Hauptproblem war damals, daß eine *genaue*, operationale Definition der Migräne nicht vorhanden war und in den verschiedenen Studien die Migräne ganz *unterschiedlich* definiert wurde. Entsprechend variieren die Befunde erheblich. Auch wurden die Untersuchungen in ganz *unterschiedlichen Populationen* durchgeführt, teilweise an ausgewählten klinischen Gruppen, z. B. Patienten einer Kopfschmerzabteilung, oder aus ärztlichen Praxen, teilweise in der allgemeinen Bevölkerung. Zusätzlich unterschieden sich die Populationen hinsichtlich ihres Alters, der Lebensumstände sowie der Ausbildung und ihres sozialen Status. Schließlich wurden auch sehr *unterschiedliche Erhebungsinstrumente* wie Interview oder Fragebogen eingesetzt. Aus diesen Gründen müssen die Ergebnisse der Familienuntersuchungen zur Heredität der Migräne mit größter Zurückhaltung interpretiert werden.

Mögliche Vererbungsbedingungen

Aufgrund der familiären Häufung wurden Überlegungen zu *möglichen Vererbungswegen* angestellt. Bei diesen Untersuchungen wurde jedoch außer acht gelassen, daß eine familiäre Häufung einer Erkrankung nicht notwendigerweise bedeutet, daß eine *hereditäre Grundlage* für die Häufung vorliegt.

Zunächst einmal zeigt die Migräne eine *ausgesprochen hohe Prävalenz*. In einer Familie mit 7 Mitgliedern ist allein aus *Wahrscheinlichkeitsbetrachtungen* zu erwarten, daß mindestens ein Familienmitglied an Migräne leidet. Aufgrund von *Randomisationseffekten* ist darüber hinaus anzunehmen, daß in vielen Familien 2 oder 3 Mitglieder an Migräneattacken leiden. Bei einer Wahrscheinlichkeit von $p = 0{,}5$ für ein Charakteristikum würde man z. B. bei 4köpfigen Familien 6,25 % ohne Charakteristikum, 25 % mit einem Mitglied mit Charakteristikum und den Rest mit mehr Mitgliederhäufung erwarten. Insofern gäbe es dann viele Familien mit „Häufung", die man fehlinterpretieren würde. Die größere familiäre Häufung kann auch auf andere Faktoren zurückgeführt werden. Dazu gehört insbesondere die gleiche *Umgebung*, die eine Familie teilt. Darüber hinaus liegen *Lernmechanismen* vor, die bei der Übertragung von möglicherweise relevanten Verhaltensweisen von den Eltern auf die Kinder eine Rolle spielen.

In neueren Untersuchungen zur Migräne wurden *Chromosomenanalysen* durchgeführt. Bei der Migräne mit Aura und bei der Migräne ohne Aura zeigten sich dabei *keine besonderen Chromosomenaberrationen*. Lediglich bei einer kleinen Subgruppe der Migräne, der familiären hemiplegischen Migräne, wird das *Chromosom 19* für die familiäre Bedingung verantwortlich gemacht. Allerdings ist diese Studie bisher nicht repliziert worden.

! Hinsichtlich der Vererbungswege bei den sonstigen Migräneformen können bis heute keine definitiven Aussagen gemacht werden. Es ist lediglich klar, daß die Migräne *nicht X-chromosomal* vererbt wird. Aus allen Familienuntersuchungen wurde deutlich, daß Migräne in einer Familie beim Vater und beim Sohn auftreten kann und somit eine reine X-chromosomale Vererbung nicht Ursache für die Übertragung sein kann. Diese Klausel wird allgemein akzeptiert. Zu den sonstigen positiven Vererbungswegen gibt es jedoch mannigfaltige und divergierende Aussagen.

Zu Beginn des Jahrhunderts wurde zunächst ein *autosomal-dominanter Vererbungsmodus* angenommen, wobei eine *erniedrigte Penetranz* die unzuverlässige Vorhersagbarkeit einer Migräne erklären sollte. Andere Autoren vermuten eine *autosomal-rezessive Vererbung*. Dieser Vererbungsweg bedingt das Auftreten einer Migräne, wenn beide Elternteile Genträger sind, und soll erklären, warum nicht eine 1 : 1-Vererbung auftritt. Da allerdings auch in Familien, bei denen beide Elternteile Migräne haben, nur bei ca. 70 % der Nachkommen eine Migräne zu beobachten ist, wurde auch hier wieder eine *erniedrigte Penetranz* für die mangelnde Vorhersehbarkeit der Migräne in einzelnen Familien als Erklärung herangezogen. Aufgrund dieser Problematik stellten nachfolgende Forscher die Hypothese auf, daß Migräne nicht durch ein einzelnes Gen vererbt wird, sondern eine *polygenetische Vererbung* verantwortlich sei. Dieser Umstand sei der Grund dafür, daß in einzelnen Familien keine direkte Vorhersehbarkeit des Auftretens der Migräne bei den Nachkommen möglich ist.

! Weitergehende Untersuchungen *belegten*, daß nicht eine einzelne genetische Bedingung für das familiäre Vorkommen der Migräne verantwortlich gemacht werden kann, sondern daß eine *polygenetische Vererbung* angenommen werden muß, wobei jedoch zum Ausbruch der Erkrankung auch *Umweltfaktoren* hinzukommen. Ungelöst bei diesen Erklärungsansätzen ist jedoch, warum Migräne bei Frauen häufiger auftreten kann als bei Männern. Vielleicht sind Männer ebenso häufig betroffen, aber weniger bereit, darüber zu sprechen?

In einer österreichischen Langzeituntersuchung konnte die Arbeitsgruppe von G. Barolin ausschließen, daß die Migräne einem dominanten Vererbungsweg bei Frauen und bei Männern einem rezessiven Vererbungsweg folgt. Auch favorisierten sie nicht die Annahme, daß die Erkrankung einem rezessiven oder dominanten Vererbungsweg folgt, wobei die Penetranz bei Frauen größer sei. Als Alternative führten die Forscher die Hypothese an, daß die Migräne durch *multiple Allele* vererbt werde, wobei die unterschiedlichen Allele *unterschiedliche Penetranz* aufweisen würden.

Insgesamt wurden nahezu sämtliche denkbaren Vererbungswege für die Migräne als möglich angesehen, mit Ausnahme der bereits oben angeführten X-chromosomalen Vererbung. Unabhängig davon wird jedoch auch anerkannt, daß ein Teil der Migräneerkrankungen nicht hereditär bedingt ist, da bei einigen Patienten die Migräne erstmalig in der Familie seit Generationen in Erscheinung tritt.

Zwillingsstudien

In der ersten Hälfte des 20. Jahrhunderts waren *Zwillingsstudien* außerordentlich attraktive Forschungsstrategien, um die Frage des Einflusses der Vererbung bzw. der Umweltbedingungen auf biologische Ausprägungen und Erkrankungen zu klären. Auch zur Frage der Migräneentstehung wurden Zwillingsstudien durchgeführt. In einer ersten dänischen Studie an Zwillingen, die zwischen den Jahren 1870 und 1910 geboren wurden, zeigte sich, daß bei monozygotischen Zwillingen im Vergleich zu dizygotischen Zwillingen eine *höhere Konkordanz* hinsichtlich der Migräneerkrankung auftritt. Daraus wurde geschlossen, daß in der Entstehung der Migräne hereditäre Faktoren bedeutsam sind.

In einer weiteren Studie wurde gezeigt, daß bei *Zwillingen* eine *erhöhte Prävalenz von Kopfschmerzen* auftritt. Im Vergleich zur allgemeinen Bevölkerung, bei der zwischen 2 % und 10 % an schweren Kopfschmerzerkrankungen leiden sollten, würden Zwillinge mit einer Häufigkeit von 13 % über schwere Kopfschmerzerkrankungen klagen. Bei monozygotischen als auch bei dizygotischen Zwillingen zeigte sich ein *überwiegender Anteil an Diskordanz* hinsichtlich der Migräneerkrankung. Aus diesen Ergebnissen schließen die Autoren, daß bei monozygotischen Zwillingen *keine* unterschiedliche Konkordanz im Vergleich zu dizygotischen Zwillingen auftritt. Entsprechend wurde gefolgert, daß *Umweltfaktoren* und nicht Vererbungsfaktoren *entscheidend* sind. In einer weiteren Studie zeigte sich ebenfalls eine Konkordanz bei monozygotischen Zwillingen von nur 26 % und bei dizygotischen Zwillingen von 13 %. Aus diesen Untersuchungen wurde geschlossen, daß der *Vererbungsfaktor* hinsichtlich der Entstehung einer Migräne nur *geringen Einfluß* besitzt.

MERKE

- Aus den Daten ergibt sich eindeutig, daß eine genetische Determination der Migräne bisher nur in *engen Grenzen* zu belegen ist.
- Das einzige, was derzeit zur genetischen Grundlage der Migräne sicher gesagt werden kann, ist, daß zahlreiche Autoren *ohne empirische Evidenz* hartnäckig berichten, daß eine genetische Disposition bei der Migräne von Bedeutung ist.

Unter der Lupe 5.7.
Methodische Probleme bei der Analyse von genetischen Faktoren in der Entstehung der Migräne

Einer der wichtigsten Hindernisgründe für die Analyse von genetischen Faktoren in der Entstehung der Migräne ist, daß in der Vergangenheit *keine allgemein akzeptierte Definition* der Erkrankung vorlag. Nach dem heutigen Klassifikationsschema werden allein 17 verschiedene Migräneformen subdifferenziert. Ob nun ein *Teil dieser Subklassen* genetisch bedingt ist, ein anderer Teil nicht, ist völlig offen. Die Migräne stellt eine derartig große Vielfalt an neurologischen Ausprägungen dar, daß es erforderlich ist, eindeutig definierte Merkmale aufeinander zu beziehen und nicht den Überbegriff Migräne als solchen zu untersuchen.

Dazu kommt, daß die Migräne in ganz *unterschiedlichen Intensitätsausprägungsgraden* vorkommen kann, wobei sehr leichte, milde Migräneattacken möglicherweise gar nicht als solche erkannt werden. Auch das zeitliche Bestehen von Migräneattacken über nur kurze Lebensspannen kann dazu führen, daß im späteren Lebensalter das Vorliegen einer Migräne nicht mehr *erinnert* wird.

Dafür sprechen insbesondere die *paradoxen* Daten aus Prävalenzstudien, die darlegen, daß die Lebenszeitprävalenz beim Befragen höherer Altersgruppen signifikant niedriger ist als beim Befragen niedrigerer Altersgruppen.

Ein Hauptproblem früherer Studien ist zudem, daß die *Differenzierung* der Migräne von anderen Kopfschmerzerkrankungen nur sehr unzureichend möglich war. Die Prävalenz von Kopfschmerzerkrankungen erreicht nahezu 98 %. Es ist die große Ausnahme, daß ein Mensch überhaupt niemals an irgendeiner Kopfschmerzform leidet. Ohne sichere Differenzierung der verschiedenen Kopfschmerzerkrankungen sind Studien nicht in der Lage, mögliche familäre Häufungen und mögliche hereditäre Vererbungswege der verschiedenen Kopfschmerzformen darzulegen.

Genetische Mutationen bei Migräne

Bei Migräne findet sich eine bekannte genetische Prädisposition. Das MELAS-Syndrom („mitochondrial encephalomyopathy, lactic acidosis and stroke-like episodes") wird z. B. durch eine Punktmutation bei Nukleotidposition 3243 auf einem mitochondrialen Gen verursacht, welches tRNALeu(UUR) kodiert. Dieses Syndrom verursacht oft besonders zu Beginn episodisch auftretende migräneartige Kopfschmerzen. Die familiäre hemiplegische Migräne (FHM) wird von Episoden wiederkehrender Hemiparese oder Hemiplegie während der Auraphase einer Migräneattacke begleitet. Ungefähr die Hälfte aller FHM-Patienten wird wahrscheinlich durch eine Mutation des auf Chromosom 19 lokalisierten Gens CACNL1A4 ausgelöst. Dieses Gen kodiert die Untereinheit eines Kalziumkanals vom P/Q-Typ, der sich ausschließlich im Zentralnervensystem findet. Eine Analyse der Haplotypen bei zwei Familien mit der gleichen Mutation deutet darauf hin, daß jede Mutation unabhängig voneinander entsteht. Bestimmte Subtypen von FHM werden folglich durch Mutationen des Gens CACNL1A4 verursacht. Die Funktion dieses Gens ist unklar. Es ist jedoch anzunehmen, daß es eine Schlüsselrolle bei der kalziuminduzierten Neurotransmitterausschüttung bzw. bei der Kontraktion glatter Muskulatur spielt. Andere Mutationen auf diesem Gen führen zu Bewegungsstörungen, wie z. B. zur episodischen Ataxie vom Typ 2. Weitere Studien konzentrieren sich im Zusammenhang mit der Migräne mit Aura auf Chromosom 4q2 (s. Abb. 5.74a). In einer anderen genetischen Studie fand sich überhäufig bei Migränepatienten mit Aura im Vergleich zu einer Kontrollgruppe von Personen ohne Migräne ein Polymorphismus bei dem Gen, welches den D2-

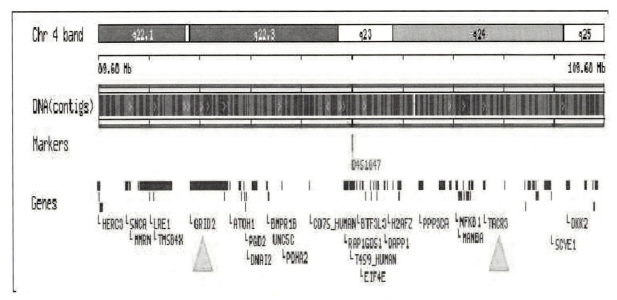

Abb. 5.74a. Mögliche Kandidatengene (s. Pfeilmarkierung) für Migräne mit Aura auf Chromosom 4q2: GRID2 enkodiert die d-2-Subunit des ionotropen Glutamatrezeptors, der besonders für die neuronale Erregbarkeit verantwortlich ist; TACR3 enkodiert den Tachykininrezeptor, der in die zentrale Schmerzverarbeitung und nozifensive Mechanismen, wie die neurogene Entzündung, involviert ist

Dopaminrezeptor kodiert (DRD2). Die Anfälligkeit für Migräne mit Aura scheint somit durch bestimmte DRD2-Allele modifiziert zu sein. Die Funktion des Dopaminrezeptors könnte somit die Anfälligkeit für Migräne beeinflussen. Trotzdem leiden nicht alle Personen, die diesen DRD2-Genotyp besitzen, an Migräne mit Aura. Zusätzliche Gene oder andere Faktoren müssen also außerdem beteiligt sein. Bei der Migräne handelt es sich um eine komplexe Störung, die durch Vererbung und Umweltbedingungen beeinflußt wird.

Die neurogene Migränetheorie – Versuch einer Integration

Die Migräneforscher haben in den letzten 100 Jahren viel Wissen angehäuft. Die vielen Einzelbefunde lassen erstaunen. Diese Ansammlung beinhaltet jedoch auch ein großes Problem. Es scheint, daß die vielen Daten zwar zu einem Anstieg des Wissensberges führen, aber gleichzeitig ein Verständnis der Vorgänge für den einzelnen immer schwieriger wird. Ein *singulärer* Faktor in der Entstehung der Migräneerkrankung läßt sich *nicht* darstellen.

Auch bei anderen Erkrankungen, bei denen ein *einzelner Faktor* als Ursache für die Störungen entdeckt wurde, erklärt dieser in aller Regel nicht *gleichermaßen* den Ausbruch, den Verlauf und die Therapiemöglichkeiten der Erkrankung. Ein Beispiel soll dies verdeutlichen: Die Entdeckung, daß das Varicella-zoster-Virus in der Lage ist, einen Herpes zoster auszulösen, war und ist in keiner Weise eine erschöpfende und endgültige Aufklärung dieser Erkrankung. So ist zwar die definitive Ursache, die Virusinfektion, eindeutig. Trotzdem ist völlig offen, warum nur manche der infizierten Menschen in einer bestimmten Situation von dem Ausbruch der Erkrankung betroffen sind, andere aber nicht. Auch ist völlig unklar, warum manche eine Komplikation im Sinne einer *postherpetischen Neuralgie* entwickeln, andere wiederum nicht. Allein an diesem Beispiel zeigt sich, daß die Erfassung eines ursächlichen Faktors die *pathophysiologischen Bedingungen der Gesamterkrankung* nicht erschöpfend darstellen kann. Genauso verhält es sich bei der Migräneerkrankung. Dabei sind die Gegebenheiten noch komplizierter, da ein einzelner Faktor bis heute nicht entdeckt worden ist. Insofern müssen also beim Verständnis der Pathophysiologie der Migräne *viele* Einflußfaktoren in Verbindung gebracht werden, um das klinische Bild der Migräne in der jeweiligen Situation verständlich zu machen.

Viel wichtiger als die Aneinanderreihung von Ergebnissen der Migräneforschung ist die Aufstellung einer *zusammenfassenden Theorie*, in der möglichst viele der Befunde aufeinander bezogen werden. Die Theorie sollte prinzipiell *Erklärungswert* für die Erscheinungsweisen der Migräne haben, darüber hinaus sollte sie *nachprüfbar* sein. Aus diesem Grund wurden die in den obigen Abschnitten skizzierten Ergebnisse der Migräneforschung der letzten Jahrzehnte zur *neurogenen Migränetheorie* zusammengefaßt, die die genetischen Bedingungen, die Umweltfaktoren, die biochemischen und elektrophysiologischen Parameter und die Auswirkungen der Migräne in den verschiedenen Organsystemen aufeinander bezieht. Obwohl viele Annahmen der neurogenen Migränetheorie noch nicht in allen Einzelheiten durch Forschungsdaten abgesichert sind, kann dieses Modell derzeit eine Reihe von Einzelbefunden in Korrelation bringen. Die neurogene Migränetheorie setzt sich aus folgenden Gedankengängen zusammen:

MERKE

Nach der neurogenen Migränetheorie besteht bei Migränepatienten eine *angeborene Besonderheit der Reizverarbeitung* im Gehirn.

Obwohl bis heute nicht klar ist, in welcher Weise die Vererbung bei der Genese der Migräne eine Rolle spielt, zeigen die verschiedenen Studien doch, daß ein *genetischer Faktor* zur Pathogenese beiträgt. Damit dieser genetische Faktor jedoch zur Wirkung gelangen kann, müssen auch *Umweltfaktoren* einwirken. Die Bereitschaft des Individuums muß vorhanden sein, um für diese Umweltfaktoren empfänglich zu sein. Die Reaktionsbereitschaft basiert sowohl auf *biochemischen* als auch auf *neurophysiologischen Besonderheiten* in der Rezeption und Verarbeitung von internen und externen Stimuli. Sie erklärt, warum bei einigen Patienten Reize zu einer Migräneattacke führen, bei anderen Personen jedoch nicht. Daten, die diese besondere Migränebereitschaft belegen, sind z. B.

— die im Migräneintervall erhöhte Amplitude der kontingenten negativen Variation (CNV),
— der ausgeprägte „photic driving effect" im EEG,
— die Veränderung der Blutplättchen bei den betroffenen Patienten im Intervall,
— der reduzierte Magnesiumspiegel im Zentralnervensystem.

Zudem zeigt sich auch eine veränderte Regulation der zerebralen Durchblutung im Migräneintervall bei den betroffenen Patienten, ersichtlich etwa aus den Ergebnissen der transkraniellen Dopplersonographie.

MERKE

Durch Einfluß der verschiedensten *Triggerfaktoren* kann sich diese beschriebene Migränebereitschaft auswirken, und die Kaskade der Migränepathophysiologie wird in Gang gesetzt.

Welche Triggerfaktoren in der jeweiligen Situation von Relevanz sind, läßt sich nur bei einem geringen Teil der Patienten voraussagen. Ob ein Faktor in der jeweiligen Situation Triggereigenschaften beinhaltet, liegt nicht nur an den physikalischen Eigenschaften des Reizes, sondern wird wesentlich vom Individuum mitbestimmt. Dazu gehören insbesondere

— die *Bewertung* von Streß und
— die Fähigkeit, auf solche Veränderungen im normalen Tagesablauf planend Einfluß zu nehmen.

Unklar ist, wo und wie das *Zusammentreffen* der Triggerfaktoren mit der besonderen Migränebereitschaft stattfinden muß. Bei einigen Faktoren, insbesondere bei Streß, Veränderungen des Schlaf-Wach-Rhythmus oder bei sensorischen Stimuli, ist das *Zentralnervensystem* entscheidend. Bei anderen, wie z. B. metabolischen Störungen oder Nahrungsmittelfaktoren, könnte auch die *Peripherie* eine wichtige Rolle spielen. Wahrscheinlich ist jedoch der *gesamte Organismus* bei der Generierung der Migräneattacke involviert (Abb. 5.74b).

Das Wahrnehmungssystem der betroffenen Menschen steht aufgrund der beschriebenen Bedingungen in ständiger *Überbereitschaft* und bleibt auch bei Reizwiederholungen hochgespannt, eine *Adaption* bzw. *Habituation* bei wiederholter Reizeinwirkung *findet nicht statt*. !

In dieser Situation können *plötzliche interne oder externe Veränderungen* als Triggerfaktoren (Streß, Emotionen, Ernährung, Lärm, Licht etc.) zur

— *Überreaktion von Steuerungsvorgängen* im Gehirn

führen. Ein erhöhtes Angebot an Glutamat und anderen exzitatorischen Transmittern führt zur Überstimulation von Rezeptoren. Interne Zeitgeber können über die Beeinflussung zirkadianer Rhythmen auf die Regulationsvorgänge Einfluß nehmen. Durch die Triggerfaktoren kann

— eine *plötzliche Aktivierung im Gehirn*

Abb. 5.74b.
Modell zur Pathophysiologie der Migräneattacke

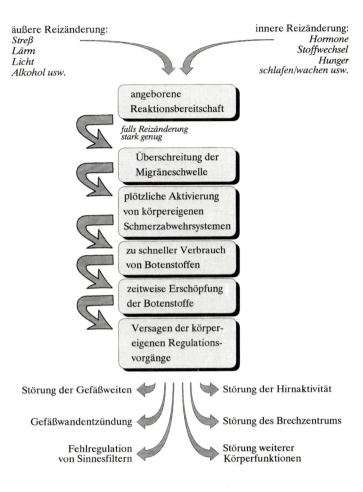

bedingt werden. Dadurch werden plötzlich zu viele Neurotransmitter und Neuropeptide pro Zeiteinheit freigesetzt, insbesondere das *Serotonin* und andere *exzitatorische Neurotransmitter*. Auch die *NMDA-Rezeptoren* werden überstimuliert. Die freigesetzten Botenstoffe werden abgebaut. Durch den *schnellen Abbau* der zu schnell freigesetzten Botenstoffe schließt sich eine Phase der *Neurotransmittererschöpfung* an.

> **MERKE**
>
> Bis die Botenstoffe wieder nachgebildet sind, ist die globale Informationsverarbeitung im Gehirn gestört.

Durch die Transmitterfreisetzung resultiert in der Initialphase ein verstärktes Angebot an erregenden Transmittern. Dazu gehören insbesondere das Glutamat und andere exzitatorische Aminosäuren. Diese exzitatorischen Aminosäuren sind in der Lage, eine kortikale „spreading depression" auszulösen.

Die kortikale „spreading depression" führt zu *fokalen neurologischen Störungen*, die sich kontinuierlich ausbreiten. So zeigt sich beispielsweise, daß Patienten mit einer kompletten Blindheit in der Lage sind, typische visuelle Aurasymptome zu generieren. Die Ausbreitung der fokalneurologischen Störung mit einer *Geschwindigkeit von 3–6 mm/min* folgt genau der Geschwindigkeit, mit der sich in Tierversuchen die kortikale „spreading depression" über die Hirnrinde ausbreitet. Der Randsaum der *Flimmerskotome* zeigt eine Flimmerfrequenz von ca. 10–15 Hz. Dagegen zeigt sich in der Peripherie des Flimmerskotoms nur eine Flimmerfrequenz von 3–4 Hz. Dieser Abfall weist darauf hin, daß sich *die neurale Erregbarkeit im Zentrum des Skotoms reduziert*. Ein ähnliches Verhalten zeigt sich auch bei der experimentell ausgelösten kortikalen „spreading depression". An der Ausbreitungsfront feuern die Neurone mit großer Frequenz, während nach der Provokation der „spreading depression" eine *Suppression der Erregung* resultiert. Ähnliches zeigt sich auch bei der klinischen Migräneaura. Beispielsweise kommt es im typischen Falle bei der sensorischen Aura zunächst zu Kribbelparästhesien, die sich kontinuierlich ausbreiten und schließlich in eine Taubheit in dem entsprechenden Hand- oder Armgebiet übergehen. Weitere Evidenz für den Zusammenhang zwischen der kortikalen „spreading depression" und der Migräneaura ergibt sich aus der Tatsache, daß die Veränderungen des regionalen kortikalen Blutflusses mit der gleichen Ausbreitungsgeschwindigkeit während spontaner Migräneattacken zu beobachten sind wie die Ausbreitung der Migräneaura und der experimentell induzierten kortikalen „spreading depression".

MERKE

Durch Ausbildung der kortikalen „spreading depression" kommt es zu einer *Störung der extra- und intrazellulären Elektrolytkonzentrationen*. Die Folge ist, daß benachbarte *perivaskuläre Nozizeptoren* erregt werden und in der Lage sind, *Schmerz* zu induzieren. Dazu ist eine gewisse *Latenzzeit* von 30–60 min im Normalfall erforderlich, um *Entzündungsmediatoren* durch die erregenden Neurotransmitter freizusetzen und perivaskulär eine *aseptische, neurogen induzierte Entzündung* hervorzurufen.

Durch eine *räumliche und zeitliche Summation* der erregenden Wirkungen steigt das Ausmaß des Migräneschmerzes mit der Zeit an. Dies ist eine Erklärung dafür, warum der Migränekopfschmerz ebenfalls in typischer Weise sich über verschiedene Areale des Kopfes hinweg ausbreitet. Durch Erregung von *Axonreflexen* können die *Neuropeptide*, insbesondere Substanz P, Neurokinin A und „calcitonin gene-related peptides" (CGRP), anhaltend freigesetzt werden, und die Migräneattacke setzt sich zeitlich fort. Die Migränepathophysiologie läuft in der Attacke solange ab, bis *Kompensationsmechanismen* greifen. Dazu gehören die *Neubildung* der in der Initialphase verstärkt freigesetzten Neurotransmitter und das Greifen der Kompensation durch die *körpereigenen, antinozizeptiven Schmerzabwehrsysteme*. Bis diese Mechanismen in der Lage sind, die Dysregulation im Zentralnervensystem auszugleichen, können mehrere Stunden, in Einzelfällen auch einige Tage vergehen.

Welche Mechanismen zu einer Migräne mit oder zu einer Migräne ohne Aura führen, sind bisher weitgehend unklar. Eine mögliche Erklärung ist, daß die beschriebenen Vorgänge bei der *Migräne mit Aura initial wesentlich schneller ablaufen* und dadurch zu hämodynamisch relevanten *kortikalen Blutflußveränderungen* führen, die für die Ausbildung der fokalneurologischen Symptome verantwortlich gemacht werden müssen. Dagegen könnte bei der *Migräne ohne Aura* ein allmählicher, sehr langsamer Pathomechanismus in Gang gesetzt werden, dessen Störungen nicht zu einer bemerkenswerten Veränderung des kortikalen, zerebralen Blutflusses führen, jedoch in der Folge dann ebenfalls die *inflammatorischen Neuropeptide* freisetzen und zu einer Schmerzinduktion im Bereich der Piaarterien führen (Abb. 5.75).

MERKE

Die Folge der neurogen induzierten Entzündung ist eine *Aktivierung von Hirnstammkernen*,

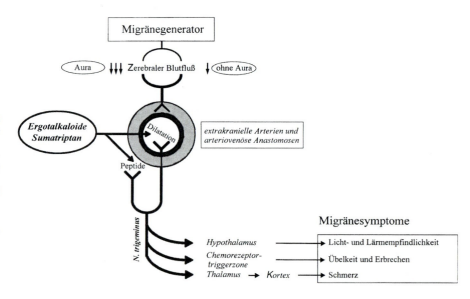

Abb. 5.75.
Modell zur Entstehung der Migräneaura und des Migränekopfschmerzes durch die neurogene Entzündung. Durch einen Migränegenerator entstehen Veränderungen des zerebralen Blutflusses. Bei ausgeprägten Veränderungen entsteht eine Migräneaura, bei weniger ausgeprägten Blutflußveränderungen eine Migräne ohne Aura. Die Aktivierung neuronaler Strukturen aufgrund des entzündeten Gefäßabschnitts bedingt sekundär weitere zerebrale Symptome. Durch Stimulation der Chemorezeptortriggerzone wird Übelkeit und Erbrechen erzeugt

wobei insbesondere der Nucleus caudalis die nozizeptiven Einflüsse aus den intrakraniellen und den extrakraniellen Geweben moduliert.

Durch *Summation der intrakraniellen und extrakraniellen nozizeptiven Erregungen* kann die Migräneattacke potenziert werden, und es können auch Körperbereiche in das Schmerzerleben integriert werden, die primär gar nicht pathophysiologisch verändert sind. Dazu zählen insbesondere die Schulter- und Nackenmuskulatur sowie Bereiche des Schädels, die nicht von einer neurogen induzierten Entzündung betroffen sind. Diese *sensorische Überbeanspruchung* könnte auch eine Erklärung für die sensorischen Reizerscheinungen sein mit der Folge, daß *normalerweise nicht schmerzhafte Reize* während der Migräneattacke als extrem aversiv erlebt werden, insbesondere in Form einer Photophobie und einer Phonophobie. Infolge dieser Überstimulation des Nucleus caudalis kann es auch *zwischen den Attacken* zu einer erhöhten Empfindlichkeit kommen. Therapeutische Manöver, wie z. B. Massagen, Wärmeanwendungen oder Triggerpunktinjektionen im Bereich der perikranialen Muskulatur, können den permanenten unterschwelligen nozizeptiven Input reduzieren und dadurch von den Migränepatienten als angenehm erlebt werden, ohne jedoch an der Generierung der Migräneattacke etwas zu ändern. Der *Einfluß kortikaler Mechanismen* auf das Migränegeschehen, insbesondere von Kognitionen, Emotionen, Fähigkeiten, auf Reize aktiv handelnd einwirken zu können (z. B. Streßbewältigung), und psychischer Entspannung kann durch Einwirkung einer *deszendierenden Kontrolle* auf den Nucleus caudalis verstanden werden.

> **MERKE**
>
> Die komplexen pathophysiologischen Mechanismen zeigen auch, daß eine monokausale Therapie der Migräneerkrankung niemals gerecht werden wird. Die pathophysiologischen Bedingungen sind zudem *nicht „in Reihe" geschaltet*, sondern verlaufen hinsichtlich vieler Bedingungen *parallel*. Aus diesem Grunde muß auch ein komplexer, ganzheitlicher Therapieansatz gefunden werden, der sowohl die peripheren als auch die zentralen Bedingungen der Migränepathophysiologie berücksichtigt.

Differentialdiagnose

Mehrere Kopfschmerzformen, symptomatische Kopfschmerzen

Die Diagnose ist einfach zu stellen, wenn die Migräne als *einzige Kopfschmerzform* bei einem Betroffenen auftritt und die Kriterien der Migräne gemäß IHS-Klassifikation von dem Patienten eindeutig angegeben werden können. Probleme ergeben sich immer dann, wenn *mehrere Kopfschmerzformen* vorhanden sind und wenn die Patienten nicht in der Lage sind, eine *eindeutige Schilderung* ihrer Symptome zu geben. Bei gemeinsamem Vorkommen von Migräne und anderen Kopfschmerzformen, wie insbesondere Kopfschmerz vom Spannungstyp, wurden früher Begriffe wie „gemischter Kopfschmerz", „Spannungs-/Gefäßkopfschmerz", „Kombinationskopfschmerz" etc. verwendet. Migräne und Kopfschmerz vom Spannungstyp kommen bei ein und demselben Patienten *sehr oft* vor. Etwa 50 % der Betroffenen weisen beide Diagnosen auf. Früher ist hier häufig die Diagnose „*Kombinationskopfschmerz*" gestellt worden, aber dieser Begriff ist nie genauer definiert worden. Die Kopfschmerzpatienten bieten ein *kontinuierliches Spektrum*, das von der ausschließlichen Migräne über die Migräne mit mäßigen Anteilen von Kopfschmerzen vom Spannungstyp, gleichgewichtiges Vorkommen beider Kopfschmerzformen, Überwiegen von Kopfschmerz vom Spannungstyp bis zu reinem Kopfschmerz vom Spannungstyp reicht. Das Konzept des „Kombinationskopfschmerzes" ist daher *willkürlich*, und es ist unmöglich, eine bestimmte Gruppe von Patienten abzugrenzen, auf die diese Diagnose eines Kombinationskopfschmerzes präzise zutreffen würde. Auch ergeben sich aus dieser Diagnose keine spezifischen therapeutischen Ansätze. Stattdessen sollten bei Patienten, bei denen mehrere Kopfschmerzformen auftreten, diese auch *spezifisch diagnostiziert* und zusammen mit den jeweiligen Kopfschmerztagen pro Monat *gesondert genannt* werden. Da nach den allgemeinen Regeln die Zahl der Kopfschmerztage pro Jahr für jede Diagnose in Klammern anzugeben ist, ist die *individuelle Gewichtung* der beiden Diagnosen damit deutlich auszudrücken.

Bei der Differentialdiagnose ist besonders zu berücksichtigen, *daß symptomatische Kopfschmerzen eine identische Phänomenologie zu Migränekopfschmerzen aufweisen können*.

Migräneaura vs. transitorische ischämische Attacke

Das entscheidende diagnostische Kriterium für die Migräne mit Aura ist die zeitlich-räumliche Ausbreitung von fokalneurologischen, zerebral generierten Symptomen, *die Migration der Störungen*. Treten mehrere neurologische Symptome auf, dann lösen die fokalen Symptome sich *konsekutiv* ab. Die charakteristische zeitliche Ausbreitung erfolgt bei der Migräneaura im typischen Fall *innerhalb von 30–60 min*.

Bei einer *akuten zerebralen Ischämie* im Sinne einer transienten ischämischen Attacke findet die Generierung der fokalneurologischen Störungen *wesentlich schneller* statt. Wie der Begriff „Schlaganfall" verdeutlicht, entwickelt sich die neurologische Symptomatik plötzlich, in der Regel *in nur einigen Sekunden bis zu einigen Minuten*. So breiten sich z. B. motorische Störungen innerhalb von 1 min vom Gesicht zur Hand aus oder von der Hand zur unteren Extremität. Eine solche Ausbreitungsgeschwindigkeit wäre völlig uncharakteristisch für eine Migräne mit Aura. Hier würden die Vorgänge in der Regel 30–60 min benötigen.

Auch die *inhaltliche Ausgestaltung der fokalneurologischen Symptomatik* unterscheidet sich bei der Migräne mit Aura von der Symptomatik im Rahmen von transienten ischämischen Attacken. Während bei der *Migräne* mit Aura in der Regel ein *positives Symptom* besteht, wie z. B. Parästhesien, tritt bei der *transienten ischämischen Attacke* eher ein *negatives Symptom*, z. B. eine Hypästhesie oder eine Anästhesie, auf. *Motorische Störungen* sind bei der transienten ischämischen Attacke in aller Regel *wesentlich ausgeprägter* als bei der Migräne mit Aura. Die Tatsache, daß bei der *Migräne* mit Aura ein *anfallsweises, immer wiederkehrendes Vorhandensein* der fokalneurologischen Symptomatik besteht, ist ebenfalls ein wichtiges *Abgrenzungskriterium* zu transitorischen ischämischen Attacken. Dazu kommt, daß die Patienten mit Migräne in der Regel jung sind und daß Gefäßrisikofaktoren nicht zu finden sind.

Ein weiterer wichtiger Punkt bei der Differenzierung der Migräne mit Aura von transienten ischämischen Attacken ist, daß der Kopfschmerz im Rahmen der Migräne mit Aura erst folgt, wenn die neurologische Symptomatik wieder abklingt. Dagegen ist bei der transitorischen ischämischen Attacke meist ein *zeitgleiches Auftreten der fokalen Symptomatik mit den Kopfschmerzen* zu verzeichnen. Ebenfalls ist wichtig, daß nach Abklingen der neurologischen Symptomatik bei der Migräne mit Aura der Kopfschmerz weiterhin besteht und sogar noch ansteigt. Dagegen ist bei der transitorischen ischämischen Attacke mit Abklingen der fokalen Symptomatik auch ein *Abklingen der Kopfschmerzproblematik* zu verzeichnen.

Schwieriger zu differenzieren sind *Hirnstammsymptome* wie Vertigo, Tinnitus, bilaterale sensorische und motorische Störungen sowie Dysarthrie, Dysphagie und Diplopie. Entsprechende Symptome sind auch bei der *Basilarismigräne* festzustellen, und diese Form ist von transienten ischämischen Attacken teilweise schwierig abzugrenzen. Allerdings hilft bei der Differenzierung, daß die Patienten mit Basilarismigräne sich in aller Regel im *2. und 3. Lebensjahrzehnt befinden, Gefäßrisikofaktoren fehlen*, der Kopfschmerz bei der Basilarismigräne *stark ausgeprägt ist und der Kopfschmerz die neurologische Symptomatik zeitlich lange überdauert*.

Persistieren die neurologischen Symptome im Zusammenhang mit Kopfschmerz *über eine Woche*, ist die Differentialdiagnose eines *migränösen Infarktes* zu erwägen. In dieser Situation ist die *Durchführung von bildgebenden Verfahren* notwendig, und die klinische Symptomatik als auch das Ergebnis des CCT bzw. MRT werden die Diagnose klären können. Darüber hinaus müssen *weitere apparative Befunde* erhoben werden, um mögliche Ursachen einer zerebralen Ischämie aufzudecken. Dazu gehören insbesondere Untersuchungen des vaskulären und des kardialen Systems.

Akute *intrakranielle Hämatome* können ebenfalls die Symptomatik einer Migräneattacke mit oder ohne Aura nachahmen. In diesem Falle wird jedoch die *Vorgeschichte* Hinweise auf ein Schädel-Hirn-Trauma oder auf einen abnormen neurologischen Befund ergeben. Dazu gehört insbesondere auch eine *progressive Zunahme der neurologischen Symptomatik* bis hin zum Bewußtseinsverlust. In dieser Situation wird die Durchführung bildgebender Verfahren die pathologischen Mechanismen klären.

Während bei einem intrakraniellen Hämatom in aller Regel eine ausgeprägte neurologische Symptomatik vorhanden ist, die unverzüglich zum Einsatz bildgebender Verfahren führen wird, ist bei der *Subarachnoidalblutung* oder bei einem *intrakraniellen Aneurysma* nicht immer eine plötzliche akute Klinik vorhanden. Gerade Kopfschmerzen, die auf der Basis solcher Pathomechanismen entstehen, müssen auch bei bekannter Migräne zur ständigen Wachheit in der Diagnostik veranlassen. Auch ein Patient, der über 20 Jahre an einer typischen Migräne leidet, kann entsprechende Komplikationen erleben. Aus diesem Grund muß bei Kontrolluntersuchungen immer wieder die *Kopfschmerzphänomenologie* erhoben und geprüft werden, ob die Kriterien mit denen der ursprünglichen Migräne übereinstimmen oder ob sich eine Veränderung in der Kopfschmerzphänomenologie eingestellt hat. Dazu muß außerdem eine *Kontrolle des neurologischen Befundes* durchgeführt werden, damit mögliche fokale Veränderungen frühzeitig erfaßt werden können. Bestehen Zweifel an einem regelgerechten Befund im Zusammenhang mit einer Veränderung der Kopfschmerzsymptomatik, ist die Notwendigkeit gegeben, ein *bildgebendes Verfahren* durchzuführen. Ein *kraniales Computertomogramm ohne Kontrastmittel* ermöglicht es, Blut in den basalen Zisternen nachzuweisen. Sollte dieser Nachweis nicht gelingen und aufgrund des klinischen Befundes der Verdacht auf eine Subarachnoidalblutung weiterhin aufrechterhalten werden, ist die Durchführung einer *Lumbalpunktion* angezeigt. Im Einzelfall kann bei kleinen Blutungsquellen auch durch die Lumbalpunktion eine Xanthochromie nicht erfaßt werden. Sollten aufgrund der Kopfschmerzphänomenologie und des Verlaufes Zweifel weiterbestehen, muß die Durchführung einer *Angiographie* ernstlich in Erwägung gezogen werden.

> **MERKE**
>
> Der sog. „Donnerschlagkopfschmerz" oder die „Blitzmigräne" werden mit *Aneurysmen* in Verbindung gebracht, die, ohne zu bluten, einen *Gefäßspasmus* in den umgebenden Bereichen bedingen. Aufgrund *des plötzlichen Auftretens* ist dieser Kopfschmerz in aller Regel von einer Migräne gut abzugrenzen („Kopfschmerz wie noch nie"). Der Kopfschmerz ist, wie der Name sagt, explosionsartig und tritt schlagartig auf.
>
> Diese Kopfschmerzform ist eine der *ausgeprägtesten schweren Kopfschmerzen;* hier sind ggf. neben einer ausführlichen, sorgfältigen *neurologischen Untersuchung* die *bildgebenden Verfahren* bis hin zu einer *Angiographie* zu veranlassen.

Arteriovenöse *Malformationen* (AVM) können Kopfschmerzen induzieren, die von einer Migräneattacke *nicht ohne weiteres* unterschieden werden können. Gehen solche Attacken mit *epileptischen Anfällen* oder *anderen neurologischen Störungen* einher, besteht Veranlassung, ein *bildgebendes Verfahren* durchzuführen. Beim Vorliegen von duralen arteriovenösen Malformationen im Bereich des Sigmoids oder des Sinus cavernosus können zusätzlich ein *erhöhter intrakranieller Druck* und *visuelle Symptome* bestehen. In diesem Fall ist zusätzlich eine *zerebrale Angiographie* zur Diagnosefindung erforderlich.

Andere vaskuläre Kopfschmerzursachen

Eine häufige Ursache von vaskulären Kopfschmerzen ist ein *plötzlich erhöhter arterieller Blutdruck.* Entsprechende Blutdruckanstiege können im Rahmen von *idiopathischen arteriellen Hypertensionen* auftreten. Darüber hinaus können jedoch auch ein *Phäochromozytom* oder *Medikamente mit blutdruckerhöhender Potenz* für die plötzlichen Blutdruckspitzen verantwortlich gemacht werden. Zur Diagnostik ist eine sorgfältige Anamnese mit *Erfassung von Risikofaktoren vaskulärer Art* erforderlich, eine entsprechend sorgfältige *kardiovaskuläre Untersuchung* und schließlich auch eine *Augenhintergrundspiegelung* mit Erfassung von hypertoniebedingten *Fundusveränderungen*. Bei einem *konstant erhöhten Blutdruck* kann *beim Erwachen* ein *dumpfer, okzipitaler, pochender Kopfschmerz* bestehen, der *mit Ausnahme der neurologischen Begleitstörungen Übelkeit und Erbrechen* leicht mit einer Migräne verwechselt werden kann. Die oben genannten Untersuchungen werden die Differenzierung zur Migräne ermöglichen, darüber hinaus auch *das Merkmal des täglichen Auftretens* sowie *des Alters der Betroffenen.* Auch bei solchen Kopfschmerzformen müssen *intrakranielle strukturelle Läsionen* in Erwägung gezogen werden, und neben einer sorgfältigen neurologischen Untersuchung ist es bei möglichen Zweifeln an einem regelgerechten Befund erforderlich, ein *kranielles CT* zu veranlassen. Kopfschmerzen bei arterieller Hypertension gehen häufig mit Begleitstörungen einher in Form von *Tachykardie, Schwitzen* und *Blässe.*

Idiopathische Karotidynie

Die idiopathische Karotidynie äußert sich durch *wiederkehrende ipsilaterale Anfälle von Schmerzen* im Bereich des Halses und des Kopfes. Bei der *Palpation der A. carotis* im Bereich der Halsverlaufsstrecke zeigt sich das Gefäß *ausgesprochen schmerzempfindlich.* Beim erstmaligen Auftreten ist es schwierig, die idiopathische Karotidynie von einer Karotisdissektion zu differenzieren. Aus diesem Grunde ist eine *Arteriographie* erforderlich. Bei der idiopathischen Karotidynie erbringt diese einen Normalbefund.

Gefäßdissektion

Bei einer *Dissektion der A. carotis* entsteht ein *Schmerz im Bereich des Gefäßverlaufs und hinter dem ipsilateralen Auge*. Die Dauer der schmerzhaften Phase ist unterschiedlich und kann *von einigen Tagen bis zu mehreren Wochen* betragen. Durch die Beeinträchtigung des Sympathikus kann zusätzlich ein *ipsilaterales Horner-Syndrom* in der Regel auftreten. Aufgrund des *Dauerschmerzes* und der *Lokalisation* ist die Differenzierung von der Migräne in der Regel ohne Probleme möglich. Zur *Diagnosebestätigung* ist die Durchführung einer *Angiographie* erforderlich.

Bei einer *Dissektion der A. vertebralis* ist der Schmerz im Bereich des *Halses* und des *Hinterkopfes* lokalisiert. Auch hier ist charakteristisch, daß der Schmerz *plötzlich* auftritt und teilweise von *neurologischen Störungen* aufgrund einer Ischämie des Hirnstammes begleitet wird. Auch bei dieser Symptomatik ist die Durchführung einer *Angiographie* erforderlich.

Arteriitiden

Die zunehmende, einseitige Empfindlichkeit im Verlauf von kranialen Gefäßen kann zu einem *ausgeprägten Schmerzsyndrom* führen. Typischerweise sind ältere Menschen *über 65 Jahre* betroffen. Der Kopfschmerz tritt nicht anfallsweise auf, sondern *nimmt konstant zu*. Er ist begleitet von einer extremen *Schmerzempfindlichkeit des betroffenen Gefäßes*. Darüber hinaus liegen häufig ein *ausgeprägtes Krankheitsgefühl, Leistungsminderung* und eine *Temperaturerhöhung* vor. Bei der Einwirkung von Kälte verschlimmert sich der Schmerz. Die drastisch *erhöhte Blutsenkungsgeschwindigkeit* und die Aufdeckung von *entzündlichen Riesenzellen* in der *Gefäßbiopsie* führen zur Bestätigung der Diagnose.

Kopfschmerz bei erhöhtem zerebrospinalem Druck

Die *benigne intrakranielle Hypertension* äußert sich durch *Kopfschmerzen, Übergewicht* und *Menstruationsunregelmäßigkeiten* in Verbindung mit einem *Papillenödem* bei *jungen Frauen*. Bei einem *Pseudotumor cerebri* bestehen *Gesichtsfeldstörungen* und ein *Dauerkopfschmerz*. Der *initiale anfallsweise Kopfschmerz* ist deshalb kaum Anlaß zu einer Verwechslung mit der Migräne. Bei einem *intrakraniellen Tumor* kann auch in der Frühphase ein *anfallsweiser Kopfschmerz* auftreten, der eine Migräneerkrankung vortäuscht. Mit der Zeit stellt sich jedoch eine *Progression der Symptomatik* ein. Es treten weitere Störungen in Form von *Konzentrationsreduktion, Übelkeit, Erbrechen, Müdigkeit, Leistungsreduktion* und *neurologischen Störungen* auf. Bei dieser graduell zunehmenden neurologischen Symptomatik ist die Durchführung *bildgebender Verfahren* und ggf. eine *Angiographie* erforderlich.

Ein *anfallsweiser Kopfschmerz* kann bei *Kolloidzysten* und *sonstigen Tumoren im Bereich der Ventrikel* auftreten. Die anfallsweisen Kopfschmerzen können von *Übelkeit* und *Erbrechen* begleitet sein und somit ebenfalls klinisch nur schwer von einer Migräneattacke abgegrenzt werden. Durch die Zunahme des intrakraniellen Druckes werden bald *neuropsychologische Störungen* auftreten, die *graduell zunehmen*. Bei einem *Ventilcharakter* der Tumoren im Bereich der liquorzirkulierenden Wege können *Anfälle* oder andere plötzliche Veränderungen des neurologischen Status in Erscheinung treten. Auch in diesem Fall ist die Durchführung eines *Computertomogramm*s *(CT)* oder eines *Magnetresonanztomogrammes (MRT)* dringend erforderlich.

Im Anschluß an eine *Lumbalpunktion* oder aufgrund eines traumatisch oder spontan eingetretenen *Liquorlecks* kann ein *erniedrigter Liquordruck* resultieren. *Der Kopfschmerz remittiert im Liegen und verschlimmert sich im Stehen*. Durch diese *Lageabhängigkeit* kann der Kopfschmerz sehr leicht von anderen Kopfschmerzformen differenziert werden.

Differentialdiagnose

Entzündliche Erkrankungen

Bei intrakraniellen Infektionen, granulomatösen Entzündungen oder anderen nichtinfektiösen entzündlichen Erkrankungen kann teilweise zwar *initial* ein episodischer Kopfschmerz auftreten, der einen pulsierenden, pochenden Charakter hat und durch körperliche Aktivität verstärkt wird, jedoch zeigte sich bei diesen Erkrankungen eine *in relativ kurzer Zeit auftretende Progression* der Symptomatik. Zusätzlich sind weitere Probleme wie *Fieber* oder *Hirnnervenstörungen* und andere fokalneurologische Störungen einschließlich *Nervendehnungszeichen* gegeben. In diesem Falle ist es erforderlich, daß eine *Untersuchung des Liquor cerebrospinalis* und *bildgebende Diagnostik* veranlaßt wird.

Kopfschmerz bei Substanzwirkung

Eine Reihe von Medikamenten und Nahrungsmitteln sind in der Lage, Kopfschmerzen zu induzieren. Dazu gehören insbesondere Medikamente zur Kupierung der Migräneattacke wie z. B. *Ergotalkaloide, Analgetika oder Nifedipin*. Aber auch aufgenommene Nahrungsmittel wie *Alkohol, Nitrat, Glutamat* und andere Substanzen sind in der Lage, Kopfschmerzen zu induzieren, die Migräneattacken vortäuschen können. Zur Analyse der kopfschmerzinduzierenden Potenz von eingenommenen Substanzen ist es erforderlich, einen *Substanzentzug* durchzuführen, der dann zeigt, ob eine Kopfschmerzbesserung bei Auslassen der Substanz eintritt.

Metabolische Erkrankungen

Ein pulsierender, pochender Kopfschmerz kann bei *metabolischen Erkrankungen* induziert werden. Dazu gehören insbesondere die *Hypoglykämie* und der Kopfschmerz bei *Dialyse*. Die *Hypoxie*, in Sonderheit bei Aufenthalt in großer Höhe oder bei Lungenerkrankungen, sowie die *Schlafapnoe* können ebenfalls zu einem pulsierenden, pochenden Kopfschmerz führen, der mit der Migräne verwechselt werden kann. Bei den betroffenen Patienten ist häufig eine *kurze Vorgeschichte* zu verzeichnen. Die *Symptome der zugrundeliegenden Erkrankung* weisen auf den sekundären Kopfschmerz hin. Zusätzliche internistische *Untersuchungen der Lungenfunktion*, im Falle einer Schlafapnoe eine Polysomnographie, sowie eine *Blutgasanalyse* und eine *Bestimmung des Blutzuckertagesprofiles* können Hinweise für die primäre Ursache der Kopfschmerzen geben. Bei zusätzlichen Zweifeln, ob ein intrakranieller struktureller Prozeß vorhanden ist, müssen bildgebende Verfahren wie CT und MRT durchgeführt werden.

Kopfschmerz bei strukturellen Erkrankungen des Kopfes

Der sog. *zervikogene Kopfschmerz* ist ein *durch Bewegung* induzierter Kopfschmerz, der *streng einseitig* auftritt, im Hals beginnt und bis zur Orbita ipsilateral ziehen kann. Zusätzlich können *vegetative Störungen* in Form von Tränenfluß und konjunktivaler Injektion auftreten. Neben den eindeutig bewegungsabhängigen Schmerzen müssen bei näherer Untersuchung der Halswirbelsäule *strukturelle Läsionen* vorhanden sein, die die klinischen Symptome erklären können.

Bei Struktur- und Funktionsanomalien im Bereich der Halswirbelsäule kann auch ein *beidseitiger, okzipitaler* bzw. *zervikaler Schmerz* auftreten, der mit einer *erhöhten Schmerzempfindlichkeit der zervikalen Muskulatur* einhergeht. Es handelt sich dabei in der Regel um einen *Dauerschmerz*, der nicht von den zusätzlichen Störungen der Migräneattacke begleitet wird.

Störungen des Auges, insbesondere Brechungsanomalien, können anfänglich zu anfallsweisen Kopfschmerzen führen, die die Symptome einer Migräne haben oder tatsächlich aufgrund der streßhaften Dauerbelastung auch Migräneattacken triggern. Eine *Überprüfung des Visus* zeigt die Ursache und bahnt v. a. die Therapie. Häufig treten Kopfschmerzen bei nicht korrigierten Refraktionsstörungen im Kindesalter auf.

Bei Erwachsenen dagegen kann ein *akutes Glaukom* zu schweren, einseitigen Kopfschmerzen führen, die *periorbital* und *supraorbital* lokalisiert sind. Typischerweise treten die Kopfschmerzen in der Nacht auf und können die Symptome einer Migräne komplett imitieren. Häufig sind die Kopfschmerzen von *Augentränen* begleitet, und die Palpation des Bulbus weist auf den *erhöhten Augendruck* hin.

Eine *akute Entzündung der Nasennebenhöhlen* kann zu Kopfschmerzen führen, die von einer Migräneattacke im Initialstadium nur schwer zu unterscheiden sind. Aurasymptome treten bei dieser Form der Kopfschmerzen jedoch nicht auf. Ebenso fehlen typischerweise *Übelkeit* und *Erbrechen*. Die *zusätzlichen Störungen der Nasennebenhöhlenentzündung* weisen auch hier auf die Diagnose hin. Während bei akuten Nasennebenhöhlenprozessen Kopfschmerzen ein häufiges Begleitsymptom sein können, sind chronische Nebenhöhlenprozesse, wie insbesondere eine chronische Nebenhöhlenentzündung, nur in den seltensten Fällen Ursache für Kopfschmerzen.

Kopfschmerzen bei Erkrankungen der *Zähne*, der *Kiefer* und der *Kiefergelenke* führen in der Regel zu einem *Dauerkopfschmerz*, der nicht mit den anfallsweisen Kopfschmerzen der Migräneattacke mit den typischen Migränecharakteristika verwechselt wird. Durch *zusätzliche Symptome der Erkrankungen* wird die Diagnose der zugrundeliegenden Störung erklärbar.

Kopfschmerz bei Schädel-Hirn-Traumen

Das akute Einwirken eines *Schädel-Hirn-Traumas* kann bei entsprechend empfindlichen Patienten zur *Triggerung einer Migräneattacke* führen. Bekannt dafür ist die Fußballermigräne bei häufigem Ballköpfen. Allerdings ist hier die direkte, logische Verbindung zwischen den Kopfbällen und der Anstrengung sowie den sonstigen Begleitereignissen bei sportlicher Belastung nicht ohne weiteres zu differenzieren. Neben der Auslösung von *Migräneattacken* durch Schädel-Hirn-Traumen kann bei akuten Schädel-Hirn-Traumen ein *posttraumatischer Kopfschmerz* induziert werden. Dieser geht jedoch nicht mit den typischen Begleitstörungen der Migräne einher und ist in der Regel ein *dumpfdrückender Dauerschmerz*. Gleiches gilt für den chronisch posttraumatischen Kopfschmerz, der ein überdauernder ständig vorhandener Kopfschmerz ist und nicht die migränetypischen Begleitstörungen zeigt. Die *neurologische Untersuchung* sowie *bildgebende Verfahren* erhärten die Diagnose und belegen in Verbindung mit der *Vorgeschichte* den sekundären Charakter des Kopfschmerzes.

Verlauf und Prognose

Über den Verlauf und Ausgang der Migräne gibt es in der Literatur sehr wenig empirische Daten. Die Angaben schwanken von dem frustrierenden Satz „Migräne ist nicht heilbar" bis zu der Aussage, daß mit zunehmendem Alter die Migräne sich von selbst erledigt. Ein wesentlicher Grund für diese Diskrepanz in der Literatur ist die Tatsache, daß *Langzeituntersuchungen über die Lebensspanne* wissenschaftlich sehr schwierig durchzuführen sind.

In einer Studie von Bille wurde eine Gruppe von Migränepatienten *über 30 Jahre* beobachtet. In dieser Untersuchung wurden 73 Kinder mit Migräne mit 73 Kindern ohne Migräne verglichen. Die Kinder waren beim Beginn der Studie zwischen 7 und 15 Jahre alt. Nach 30 Jahren fanden sich bei *53 % der Kinder*, die initial untersucht wurden, noch *Migräneattacken*. Nur 47 % der anfangs untersuchten Kinder, die jetzt zwischen 37 und 45 Jahre alt waren, hatten seit mindestens 2 Jahren *keine Migräneanfälle*. Die Besserungsrate zeigte sich bei Jungen deutlicher ausgeprägt als bei Mädchen. Eine *Migräne mit visueller Aura* wies eine *größere Persistenz* im Langzeitverlauf auf als andere Migräneformen.

In einer weiteren Studie von Whitty u. Hockaday wurden 92 Migränepatienten für einen Zeitraum von *15–20 Jahren* untersucht. In dieser Studie zeigte sich ein *Sistieren* der Migräneanfälle *bei einem Drittel* der Betroffenen im Beobachtungszeitraum. Interessanterweise fand sich bei einem Teil der Patienten, daß *nach einer langen Remissionsperiode* im höheren Lebensalter die Migräne *wieder* zum Ausbruch kommt und neue Attacken auftreten. Dies bedeutet, daß die spezifische Migränereaktionsbereitschaft auch bei einem Abklingen der Migräneattacken über längere Zeiträume weiterhin bestehen bleibt und jederzeit bei entsprechend ausreichend intensiven Auslösebedingungen neue Migräneattacken generiert werden können.

Studien über die *Migräneprävalenz in höherem Lebensalter* sind sehr schwierig zu interpretieren. Zum einen liegen für hohe Lebensalter keine sicheren empirischen Daten über das Auftreten der Migräne vor, insbesondere fehlen Vergleiche zum Langzeitverlauf der Migräneattacke innerhalb der verschiedenen Altersklassen. Während bis etwa zum 40. Lebensjahr ein *Anstieg der Migräneprävalenz* zu beobachten ist, zeigt sich ab dem 5. und 6. Lebensjahrzehnt ein *Abfall*. Die Ursache für diesen Abfall ist völlig unklar. Die naheliegende Erklärung wäre ein *Sistieren* der Migräneattacken in höherem Alter, entweder aufgrund spontaner Remission oder aber aufgrund effektiver Behandlungsmethoden. Eine weitere Erklärungsmöglichkeit wäre jedoch auch, daß Migränepatienten *eher versterben* und somit Nichtmigränepatienten länger leben.

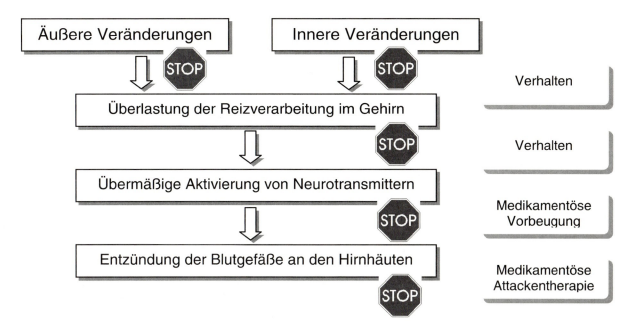

Abb. 5.76. Angriffspunkte der Migränetherapie

> **MERKE**
> - Tatsächlich wird in einer Studie von Leviton et al. berichtet, daß Migränepatienten eine doppelt so hohe Wahrscheinlichkeit haben, vor dem 70. Lebensjahr zu sterben wie Nichtmigränepatienten.
> - Warum das so ist, ist noch unklar.
> - Es könnte dies eine Folge der Migräne als solcher sein, eine Auswirkung der Behandlung, oder aber von Komorbiditätsfaktoren wie z. B. erhöhtes Schlaganfallrisiko im Zusammenhang mit Migräne.

Insgesamt zeigen die Daten, daß eine *Prognose* und Vorhersagen über den *Verlauf* einer Migräneerkrankung im Einzelfall *nicht sicher* gegeben werden können. Bei manchen Patienten zeigt sich eine deutliche Verbesserung bis hin zur Remission der Erkrankung, bei anderen besteht ein Gleichbleiben der Erkrankung bis hin zu einer Verschlechterung. Bisher ist nicht untersucht, ob eine möglichst gute, effektive Behandlung gleich zu Beginn der Erkrankung, also im frühen Kindesalter, den weiteren Verlauf günstig beeinflußt. Bei anderen Schmerzerkrankungen, wie z. B. Rückenschmerzen, ist dies bekannt, und es ist möglich, daß ähnlich effektive Behandlungskonzepte in der frühen Phase der Migräne langjährige Verläufe vielleicht verhindern könnten.

Nichtmedikamentöse Therapie der Migräne

Gemeinsame Therapieplanung

Eine ganzheitliche Migränetherapie zielt auf die Beeinflussung aller Pathomechanismen (Abb. 5.76). Eine Gesamtübersicht zu den verschiedenen Schritten der Migränetherapie zeigt Abb. 5.77. Die The-

Therapie der akuten Attacke	Allgemeine Maßnahmen
	Behandlung von Ankündigungssymptomen
	Behandlung der leichten Attacke
	Behandlung der schweren Attacke
	Notfallbehandlung durch den Arzt
	Behandlung des Status migränosus
Prophylaxe zukünftiger Attacken	Verhaltensmedizinische Behandlung
	Medikamentöse Behandlung

Abb. 5.77. Übersicht über die Therapie der Migräne

rapieplanung muß gemeinsam mit dem Patienten erfolgen und insgesamt unter folgenden Hauptüberschriften durchgeführt werden:

! — Beratung zur Diagnose und zur Entstehung der Erkrankung;
— Verhaltensmaßnahmen;
— Selbstbeobachtung und Verlaufskontrolle;
— medikamentöse Therapie;
— Erfolgskontrolle.

Eine Übersicht zu den möglichen Maßnahmen der nichtmedikamentösen Migränevorbeugung gibt Abb. 5.78.

Beratung zur Diagnose und zur Entstehung der Erkrankung

Spezifische Therapien können nur dann ihre Wirksamkeit entfalten, wenn die entsprechende Indikation gegeben ist. Die richtige Diagnose ist deshalb Voraussetzung für eine erfolgreiche Therapie. Die Diagnose der Migräne ist mit den operationalisierten, diagnostischen Kriterien der Internationalen Kopfschmerzgesellschaft trennscharf zu stellen. Ob diese Kriterien erfüllt sind, läßt sich nur in einem *ausführlichen Anamnesegespräch* analysieren. Zusätzlich kann die Erfassung der Kopfschmerzphänomenologie mit Kopfschmerzfragebögen oder auch mit einem Computerprogramm objektiv vollzogen werden. Hierbei läßt sich die Befragung des Patienten standardisiert auf der Basis der IHO-Kriterien durchführen.

MERKE

Es ist bei weitem nicht ausreichend, daß sich *der Arzt* darüber im klaren ist, welche Kopfschmerzform er behandelt. Im typischen Fall

Abb. 5.78.
Übersicht über die verhaltensmedizinische Behandlung der Migräne

Schlaf-Wach-Rhythmus	Gleichmäßig einhalten
Nahrungszufuhr	Mahlzeiten nicht auslassen
	Langsam und in Ruhe essen
	Ausreichend trinken
Triggerfaktoren vermeiden	Mit Kopfschmerzkalender identifizieren
Entspannungsverfahren	Progressive Muskelrelaxation
	Multimediale Entspannung
	Info: www.neuro-media.de
	Yoga
	Sport
Stressbewältigungsstrategien	Konkordanztherapie
	Stressimmunisierungstraining
	Angstbehandlung
	Patientenseminar (MIPAS)
Depressionsbehandlung	Kognitive Therapie
	Verhaltenstherapie

leidet ein Patient nicht nur an einer, sondern an zwei oder gar mehr Kopfschmerzformen. Aus diesem Grunde muß
- *der Patient*
wissen, welche Kopfschmerzform er spezifisch mit welcher Maßnahme behandeln soll. Der Kopfschmerzpatient braucht deshalb eine ausführliche, individuelle Beratung. Ein präzises Wissen des Arztes allein ist nicht ausreichend dafür, daß der Patient außerhalb der Praxis in der Lage ist, die empfohlene Therapie bei der richtigen Kopfschmerzform einzusetzen.

Aus diesem Grund muß nicht nur der Arzt die diagnostischen Kriterien der unterschiedlichen Kopfschmerzerkrankungen kennen, sondern auch der Patient. Die verschiedenen Formen sind deshalb mit dem Patienten ausgiebig zu diskutieren. Dies ist effizient nur möglich, indem man dem Patienten einen *Kopfschmerzfragebogen, Kopfschmerzkalender, Informationsmaterial* und eine *Liste mit Patientenratgebern* an die Hand gibt. Ideal dazu ist auch

- ein *Behandlungspaß*,

der über die Merkmale der wichtigsten Kopfschmerzformen Auskunft gibt, einen Kopfschmerzkalender beinhaltet und auf den letzten Seiten die Möglichkeit bietet, die verschiedenen Therapievorschläge für die unterschiedlichen Kopfschmerzformen zu skizzieren. Ein Patient kann sich unmöglich alle Informationen, die er benötigt, um die verschiedenen Kopfschmerzformen effektiv zu behandeln, während einer Sprechstundensitzung verstehen und sich merken.

! Aus diesem Grunde müssen *schriftliche Aufzeichnungen* während der Sprechstunde gemacht werden, die der Patient mit nach Hause nehmen kann.

Das *Beratungsgespräch* muß mehrere Punkte beinhalten. Zunächst einmal will der Patient wissen,

- an welchen Kopfschmerzformen er leidet,
- wieso gerade er erkrankt ist und
- welche Ursachen die Kopfschmerzen haben.

Indem eine ausführliche Anamnese erhoben worden ist, eine exakte Beschreibung der Kopfschmerzmerkmale erfolgt ist und insbesondere eingehende allgemeine und neurologische Untersuchungen durchgeführt worden sind, ist die Basis für ein *Vertrauensverhältnis* zwischen dem Patienten und dem behandelnden Arzt aufgebaut worden. In einer 5minütigen Konsultation ist dies nicht zu

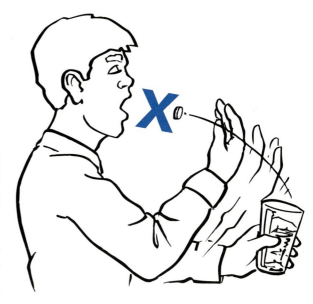

Abb. 5.79. Eine Migränetherapie durch einfaches (passives) Einnehmen eines Medikaments geht nicht lange gut

erreichen. Aufgrund der eingehenden Befragungen und Untersuchungen weiß der Patient mittlerweile, daß der Arzt an seinem individuellen Kopfschmerzproblem interessiert ist und daß in einer gemeinsamen „Arbeitssitzung" eine Lösung des Problemes angestrebt werden soll, wobei der Patient genauso gefordert ist, Leistung zu erbringen, wie der Arzt. Es ist nicht möglich, daß der Patient *allein durch die Einnahme eines Medikaments* einen ausreichenden Therapieerfolg erzielen kann (Abb. 5.79)

Eine *passive Konsumentenhaltung* ist keine Basis !
für eine erfolgreiche Kopfschmerztherapie.

Arzt und Patient sind *gleichermaßen wichtig* in der Diagnose und der Therapie. Der Patient muß mehrere *Aufgaben* erfüllen, um erwarten zu können, daß seine Kopfschmerztherapie erfolgreich ist. Die wichtigste Aufgabe ist zunächst,

- *klare Erinnerungen* über die bisher abgelaufenen Kopfschmerzanfälle

abzurufen und sie dem Arzt mitzuteilen. Da der Patient *retrospektiv,* auf der Basis seiner Erinnerungen, häufig nur sehr schwer in der Lage ist, *exakte* Informationen für Kopfschmerzen zu geben, wird es in Zukunft seine Aufgabe sein, seine Kopfschmerzanfälle mit einem Migränekalender *genau zu protokollieren.* Kein Patient darf erwarten, daß eine Kopfschmerztherapie langfristig erfolgreich ist, wenn er sich nicht die Mühe macht, die unterschiedlichen Kopfschmerzattacken, die

Kopfschmerzphänomenologie und die Wirksamkeit der Therapieversuche schriftlich festzuhalten.

Unter der Lupe
Was Patienten über die Ursache ihrer Migräne denken

Voraussetzung für eine erfolgreiche Kopfschmerztherapie ist, daß Patienten verstehen, an welchen speziellen Kopfschmerzerkrankungen sie leiden, wie diese entstehen und wie die unterschiedlichen Kopfschmerzformen spezifisch behandelt werden können. Beim größten Teil der von Migräne Betroffenen liegen *keine adäquaten Konzepte und Informationen* zu ihrer Erkrankung vor. Die Menschen sind mit ihren Vorstellungen allein gelassen, was dazu führt, daß man sich *gar nicht* in ärztliche Behandlung begibt, oder aber empfohlene, spezifische Therapie- und Verhaltensmaßnahmen *nicht richtig umsetzt*. Kopfschmerzbehandlung in der Praxis muß durch eine *intensive Beratung* der Patienten eingeleitet werden. Ein Patient, der glaubt, daß Wirbelsäulenschäden für seine Migränekopfschmerzen verantwortlich sind, wird nicht verstehen, wenn die eingeleitete Migränetherapie sich nicht eingehend der Wirbelsäule widmet. Die *Bereitschaft* zur konsequenten Durchführung spezifischer Therapiemaßnahmen wird nur gering sein. Umgekehrt werden Patienten, denen wegen Migräne ausgiebig Massagen im Nackenbereich verordnet wurden, die Therapie logisch nachvollziehen können und alles in Ordnung finden – nur helfen wird ihnen das nach dem jetzigen wissenschaftlichen Stand nicht viel. Im Anfang der Migränetherapie steht das Wort: *Information* und *Beratung* – das sind die wichtigsten ersten Bausteine für eine erfolgreiche Kopfschmerzbehandlung.

Therapieziele

Zu Beginn der Therapie muß der Patient *über die Ziele* der Therapie aufgeklärt werden. Es ist völlig unrealistisch zu erwarten, daß der Arzt eine Schublade seines Schreibtisches aufmacht, ein bestimmtes Medikament herauszieht und damit das Migräneproblem gelöst ist. Andererseits ist es auch nicht adäquat, wenn der Patient annimmt, daß ihm nicht geholfen werden kann. Eine erfolgreiche Migränetherapie bedeutet *kontinuierliche Arbeit* seitens des Patienten und seitens des Arztes. Es wird Zeiten geben, in denen ein sehr guter Therapieeffekt erzielt werden kann, es wird allerdings auch Zeiten geben, in denen kein befriedigender Therapieeffekt eintritt. Der Patient muß wissen, daß die Migräne eine *Langzeiterkrankung* ist, die in wiederkehrenden Attacken auftritt und die in unterschiedlichen Lebensphasen mit unterschiedlichen Ausprägungen belastet.

MERKE

Jeder Patient kann Erfolg haben in der Kopfschmerztherapie, Voraussetzung ist nur, daß er den für sich individuell geeignetsten Weg findet. Das gleiche gilt für jeden Arzt. Jeder niedergelassene, praktische Arzt kann den gleichen therapeutischen Erfolg in seiner Sprechstunde wie ein Kopfschmerzspezialist erzielen, wenn er nur bei der richtigen Erkrankung die richtige Therapie einsetzt. Aus diesem Grunde ist es nicht angezeigt, dem Patienten einen therapeutischen Nihilismus zu vermitteln. Vielmehr muß das *therapeutische Bündnis* vom Willen getragen werden, daß man sich bemühen wird, die optimale Therapie herauszufinden und einzusetzen.

Diagnostische Gewißheit

Ein wichtiger Anlaß, warum der Patient zunächst ärztlichen Rat sucht, ist, die *Kopfschmerzursache* zu klären. Wenn die Kriterien der Migräne erfüllt sind und der neurologische Untersuchungsbefund regelgerecht ist, muß dem Patienten dargelegt werden, daß er an Migräne leidet. Man formuliert dann,

– *daß es keine Zweifel gibt*, daß eine Migräne besteht.

Der Patient muß dies wissen, da er sonst nach *weiteren Erklärungsmöglichkeiten* für seine anfallsweisen Kopfschmerzen sucht und mit der Therapie und der Diagnose nicht zufrieden sein wird, solange er nicht *Gewißheit* hat, woran er leidet. Darüber hinaus muß der Patient hinsichtlich der *Verursachung* der Erkrankung aufgeklärt werden. Er muß wissen,

– daß die Migräne eine *eigenständige Erkrankung* ist.

Eine eigenständige Erkrankung ist dadurch gegeben, daß keine andere Erkrankung die Symptome erklärt und den Kopfschmerz zu einem sekundären Kopfschmerz macht. Ist der neurologische Untersuchungsbefund regelgerecht und sind keine weiteren apparativen diagnostischen Maßnahmen geplant, muß der Patient wissen,

– daß *der neurologische Untersuchungsbefund regelgerecht ist*.

Es reicht nicht aus, den Patienten ausführlich zu untersuchen, ihm dann aber *nicht* mitzuteilen, daß man keine Zweifel hat, daß sich alle Organsysteme in der Untersuchung regelgerecht darstellen. Man muß dem Patienten *explizit* mitteilen, daß nichts darauf hinweist, daß eine Störung vorliegt. Auf dieser Information aufbauend ist der Patient dann auch darüber aufzuklären, daß es unter dieser Voraussetzung

– *nicht* erforderlich ist, weitere apparative Maßnahmen einzuleiten.

Die Patienten haben oft die gleiche *Gläubigkeit* gegenüber apparativen Befunden wie Ärzte. Wenn keine Röntgenuntersuchungen angefertigt und keine anderen apparativen Maßnahmen eingeleitet werden, fühlen sie sich nicht adäquat betreut, und viele haben den Eindruck, daß der Fortschritt der Medizin ihnen vorenthalten wird. Deshalb muß der Patient auch eingehend darüber beraten werden, daß *zusätzliche Befunde ihm nichts nutzen werden*, daß man sogar mit einer geringeren Wahrscheinlichkeit pathologische Befunde erwarten kann als bei irgendeinem Menschen, den man zufällig sozusagen von der Straße weg untersucht. Grundlage für diese Feststellung ist die ausführliche, kompetente klinische, neurologische Untersuchung, die gezeigt hat, daß keine pathologischen Zustände bestehen und es deshalb unwahrscheinlich ist, mittels verschiedener *möglicher* apparativer Diagnosemaßnahmen eine Störung aufzudecken. Darüber hinaus würde man mit verschiedenen diagnostischen Maßnahmen, insbesondere Röntgenaufnahmen, nur *unnötige Risiken* eingehen, ohne daß dies dem Patienten irgendeinen Nutzen brächte.

> **MERKE**
>
> Ein häufiger Fehler in der Migränetherapie ist, daß man den Patienten über die *Evidenz* der Diagnose verunsichert. Viele Ärzte leiten während des Verlaufes *wiederholt* diagnostische Maßnahmen ein, insbesondere dann, wenn sich nicht baldigst ein effektives Therapieergebnis einstellt. Dann werden etwa die Nasennebenhöhlen nochmals dargestellt, die Halswirbelsäule erneut geröntgt, die Augen oder das Kiefergelenk untersucht. Der Patient merkt sofort, daß der Arzt sich in seiner Diagnose *unsicher* sein muß, da er sonst keine weiteren Evaluationen brauchen würde.

Die *Motivation* des Patienten, sich auf therapeutische Maßnahmen einzulassen, die ja offensichtlich auf unsicherem Boden stehen, ist gering bzw. es wird ihr die Grundlage entzogen. Deshalb sollte die Regel beachtet werden, daß man in der Migränetherapie *strategisch* vorgeht und *keinen diagnostischen „Zickzackkurs"* einschlägt. Entweder der Patient hat Migräne oder er hat keine Migräne – der Arzt muß sich *vor Beginn der Therapie* festlegen und dann einen konsequenten Therapieweg einschlagen. Änderungen sind erst dann gerechtfertigt, wenn sich *neue Kopfschmerzmerkmale* ergeben.

Ätiologische Transparenz

Nachdem der Patient nun weiß, an welcher Kopfschmerzform er leidet, und er auch weiß, wie er die Kopfschmerzform von anderen Kopfschmerztypen abgrenzen und identifizieren kann, muß er wissen, *wie die Kopfschmerzform entsteht*. Dies ist einerseits wichtig, damit er sich *keinen wiederholten Ängsten* ausgesetzt sieht, die möglicherweise mit dem Themenkreis Hirntumor oder gefährliche Erkrankungen oder erhöhtes Risiko für Schlaganfall zusammenhängen. Andererseits muß er wissen, wie er sich die Entstehung der verschiedenen Kopfschmerzerkrankungen erklären kann, damit er nachvollziehen kann, *warum die eine oder andere Therapie ausgewählt wird*. Dies wird die Durchführung der Therapie erleichtern und die Einhaltung der verschiedenen Maßnahmen wesentlich sicherer machen. Ein Patient, der nicht versteht, warum er diese oder jene Maßnahme nun auf sich nehmen muß, wird erheblich geringer motiviert sein, die Maßnahmen durchzuführen.

Unter der Lupe
Wie man Patienten die Entstehung von Migräneanfällen erklären kann – Ein Beispiel aus der Kopfschmerzsprechstunde

Um die *Entstehung von Migräneanfällen* zu verstehen, muß man streng unterscheiden zwischen

– *Auslösern* und
– *Ursachen*.

Bei Menschen, die mit einer *Fähigkeit* ausgestattet sind (Ursache), Migräneattacken zu bekommen, können *viele verschiedene Faktoren* (Auslöser) einen Kopfschmerzanfall in Gang bringen. Um Patienten dies verständlich zu machen, kann ein *alltägliches Beispiel* aus einem „offensichtlichen Bereich" gewählt werden:

Arzt: „Um Ihnen verständlich zu machen, warum gerade Sie an Migräne leiden, will ich Ihnen ein Beispiel für ähnliche Vorgänge bei einer anderen Erkrankung geben. Legen sich zwei Menschen an den Strand in die Sonne, ist das Entstehen eines Sonnenbrandes nicht allein von der Sonne abhängig. Menschen mit heller Haut werden sehr schnell einen Sonnenbrand entwickeln. Bei Menschen mit sehr dunkler Haut dagegen entsteht überhaupt kein Sonnenbrand. Hier wird deutlich, daß die *Fähigkeit*, mit einem Sonnenbrand zu reagieren, in der angeborenen geringen Konzentration von Hautfarbstoffen als eigentliche Ursache begründet ist. Die Sonneneinstrahlung selbst dient nur als *Auslöser* und kann bei Vorliegen der *Ursache* „helle Haut" zur Krankheit führen, bei dunkler Haut nicht. Entscheidend für die Entstehung ist also eine *spezifische angeborene Reaktionsbereitschaft*.

Die wissenschaftlichen Daten zur Entstehung der Migräne weisen darauf hin, daß die Ursache der Migräne eine *besondere Empfindlichkeit für plötzliche Änderungen* im Nervensystem ist. Diese Bedingung scheint vorliegen zu müssen, damit Menschen mit Migräneattacken reagieren können. Die Empfindlichkeit ist bisher durch keine Therapie ‚wegzuzaubern', genauso wenig, wie man seine Hautfarbe ändern kann. Ebenso wie man jedoch die Sonne zur Verhütung des Sonnenbrandes vermeiden kann, kann man auch Migräneauslösern aus dem Weg gehen. Plötzliche Änderungen im Nervensystem können sehr vielfältig ablaufen und durch mannigfaltige Mechanismen bedingt werden. Solche auslösenden Änderungen sind z. B.:

— äußere Reize, wie Licht, Lärm oder Gerüche;
— Wetteränderungen (Föhn, Hitze usw.);
— außergewöhnliche körperliche Belastungen (Erschöpfung, Hungern usw.);
— außergewöhnliche psychische Belastungen (Streß, Freude, Trauer usw.);
— Änderungen des üblichen Tagesablaufes (Auslassen von Mahlzeiten, zuviel oder zuwenig Schlaf);
— Hormonveränderungen (Menstruation);
— Änderung der normalen Nahrungszufuhr (Alkohol, Kaffee, Käse, Gewürze usw.).

Ist man sich solcher Auslöser bewußt, kann man versuchen, sie zu vermeiden. Dies ist manchmal sehr leicht möglich, z. B. durch Beendigung des Alkoholkonsums oder durch Einnahme eines regelmäßigen Frühstücks zur festen Tageszeit. Manchmal ist Vermeidung aber nur sehr schwer oder überhaupt nicht möglich, z. B. von Wetterwechsel oder bestimmten Mitmenschen. Aber halt! – manchmal lassen sich auch Dinge im Leben ändern, die auf den ersten Blick völlig unveränderbar erscheinen, wie z. B. der Umgang mit Streß.

Die beste Migräneattacke ist die, die erst gar nicht auftritt. Die optimale Behandlungsmethode ist deshalb, persönliche Auslösefaktoren zu finden und möglichst zu vermeiden. Da man nur Dinge finden kann, nach denen man sucht, sollte eine Auslöser-Identifizierungsliste benutzt werden. Ein Migränetagebuch kann bei der weiteren erfolgreichen Suche nach den individuellen Migräneauslösern sehr behilflich sein."

Nachdem der Patient nun die Entstehungsbedingungen der Migräne besser verstanden hat, sich insbesondere bewußt geworden ist, daß eine spezifische Reaktionsbereitschaft bei ihm besteht und externe und interne Triggerreize eine Migräneattacke in Gang bringen können, muß er angehalten werden, entsprechende *Auslösefaktoren* zu identifizieren und zu protokollieren. Der Patient muß *beraten* werden, wie er solche Triggerfaktoren identifizieren kann. Als wichtiges Instrument ist dazu der diagnostische Kopfschmerzkalender zu nennen.

Beratung über Triggerfaktoren

Eine Triggerchecliste kann dem Patienten helfen, sich an mögliche Auslösefaktoren zu erinnern, und ihm eine Vorstellung vermitteln, was alles häufig Migräneattacken generieren kann. Man sollte sich jedoch hüten, gerade bei *Nahrungsmitteln* den Eindruck entstehen zu lassen, daß Migräne eine Nahrungsmittelallergie ist. Dies führt nämlich sonst häufig dazu, daß die Patienten sich *allergologischer Testung* unterziehen, den Speiseplan *zum Streß* entarten lassen oder sich *ungesunde Diäten* auferlegen, indem sie verschiedene wichtige Nahrungsmittel aussparen in der Annahme, daß z. B. Früchte oder Milchprodukte bei ihnen für die Migräne verantwortlich sind.

Achten auf Komorbidität

Kopfschmerzen sind häufig *nicht das einzige Problem*, warum ein Patient die Sprechstunde aufsucht. Aus diesem Grunde ist es erforderlich, daß auch die anderen Störungsbereiche in das Beratungsgespräch mit eingehen. Dazu gehören das Vorliegen von beruflichen oder familiären und sozialen Problemen aufgrund der Kopfschmerzproblematik, das Verhalten gegenüber Angehörigen oder Berufskollegen bei akuten Migräneattacken.

Schaffung von therapeutischem Selbstvertrauen

Dem Patienten muß bestätigt werden, daß er nicht nur das Recht hat, während einer akuten Migräneattacke eine Pause einzulegen und Therapiemaßnahmen einzuleiten, sondern auch die *Verpflichtung*, da sonst auch bei einer adäquaten medikamentösen Therapie eine zufriedenstellende Lebensqualität nicht aufrechtzuerhalten ist und sich mit größerer Wahrscheinlichkeit eine langfristige Komplizierung der Migräneerkrankung einstellen wird. Dazu gehört auch, daß man versucht, dem Patienten die Selbstsicherheit zu vermitteln, wonach sie wie Menschen mit sonstigen Behinderungen auch *Rücksicht* von ihren Mitmenschen erwarten können.

Die Patienten sollten *ermuntert* werden, entsprechende Forderungen zu stellen. Sie sollten das Selbstvertrauen haben, sich ein Schild zu malen und dieses während der Attacke aufzuhängen, wie etwa „Bitte nicht stören" oder „Wegen Migräne kurzzeitige Rücksichtnahme erbeten". Dazu gehört natürlich auch, sich im Hinblick auf seine Umwelt zu seiner Erkrankung zu bekennen, sie nicht zu verbergen suchen und durch inadäquate Einnahme von Medikamenten nicht um jeden Preis seine Arbeitsfähigkeit aufrechtzuerhalten. Allein schon diese Fähigkeit, so mit der Migräne umzugehen, entlastet die Patienten sehr, nimmt Angst und Scheu im Umgang mit der Erkrankung.

Unabhängig davon können jedoch bei Patienten aufgrund der chronischen Migräneschmerzerkrankung *sekundäre Störungen* auftreten, wie z. B. depressive Reaktionen oder Mißbrauch von Medikamenten. Mangelnde Kenntnisse über Konzepte der Erkrankung führen dazu, daß inadäquate Substanzen eingenommen werden, ein „*Doctor-shopping*" oder „*Doctor-hopping*" durchgeführt wird und die Suche nach einer Wundertherapie (Medienberichte über Akupunktur, Medikamente etc.) kontinuierlich und mit großem Aufwand durchgeführt wird. Nur durch eine *adäquate Beratung* sind solche Fehler zu vermeiden. Keine High-tech-Chemie wird diese elementaren Voraussetzungen der Migränetherapie überflüssig machen.

Besprechung ökonomischer Aspekte

Für eine Migränetherapie ist es auch wichtig, sich der *Kosteneffektivität* der Maßnahmen bewußt zu werden. Bei den Veranlassungen der Diagnostik *und* den therapeutischen Strategien spielen Kostenüberlegungen im modernen Gesundheitswesen eine große Rolle. Darüber hinaus können auch die Patienten *unmittelbar* durch ökonomische Einschränkungen im Zusammenhang mit der Migräne und ihrer Therapie stark betroffen sein. So können z. B. berufliche Einschränkungen durch die Migräne gegeben sein, die dazu führen, daß Patienten *weniger verdienen* oder sogar *arbeitsunfähig* werden. Andererseits ist es möglich, daß sie *hohe Zuzahlungen zu Migränemedikamenten* leisten und wegen häufiger Attacken größere finanzielle Einschränkungen auf sich nehmen müssen. Auch dieser Themenbereich muß mit den Patienten diskutiert werden, damit die geplanten diagnostischen und therapeutischen Schritte eingehalten werden und auch aus ökonomischer Sicht realistisch bleiben.

Verhaltensmedizinische Maßnahmen

Eine *ursächliche* Behandlung der Migräne ist bis heute nicht möglich. Hinsichtlich des genauen Substrates ist die spezielle Reaktionsbereitschaft des Migränepatienten noch nicht identifiziert. Ursächliche Behandlung würde bedeuten, daß die spezifische Migränereaktionsbereitschaft normalisiert wird. Eine genaue Kenntnis der Vorgänge, die zu dieser spezifischen Reaktionsbereitschaft führen, ist bis heute nicht vorhanden. Selbst wenn man die Mechanismen dieser Reaktionsbereitschaft exakt kennen würde, müßte man möglicherweise zur Beeinflussung der Mechanismen *direkt in das Gehirn* eingreifen. Ob dies jemals möglich ist, bleibt vorerst ungewiß. Ob man es der Menschheit wünschen sollte, ist eine weitere unbeantwortete Frage. Das Gehirn ist nicht austauschbar – und das ist auch gut so.

Wenn unter diesen Umständen die *Anlage* zur Migräne im eigentlichen Sinne nicht änderbar ist, bedeutet das noch lange nicht, daß man gegen dieses Leiden nichts tun kann. Der Satz „Migräne ist nicht heilbar" ist irreführend, da er therapeutischen Nihilismus impliziert. Die Migränebereitschaft ist zwar nicht wegzuzaubern, sehr wohl aber gibt es *sehr effektive Möglichkeiten*, diese nicht zur Wirkung gelangen zu lassen, oder aber eine Attacke effektiv zu kupieren, wenn sie dennoch ausgebrochen ist. Der Patient muß wissen, daß es hier wirksame Möglichkeiten gibt, um die Behinderung durch Migräne zu reduzieren. Dazu stehen Arzt und Patient 3 Therapiestrategien zur Verfügung:

- Vorbeugung durch *Vermeidung von Auslösefaktoren*, !
- Vorbeugung durch *Reduktion der Anfallsbereitschaft*,
- *Behandlung der akuten Auswirkungen* der Migräneattacke.

Für jede dieser Strategien gibt es eine Reihe von Methoden, die man einsetzen kann. Grundsätzlich stehen dazu *Verhaltensstrategien* und *medikamentöse Maßnahmen* zur Verfügung.

Unter des Lupe
Die 10 Gebote für Patienten zur Vermeidung von Auslösefaktoren

Migränepatienten benötigen *Ideen* zur Änderung ihres Verhaltens. Auch bei Migräne gilt: *Das*

Hauptaugenmerk sollte auf die Vorbeugung und die Vermeidung der Attacken gelegt werden! Dazu wurden nachfolgende 10 Gebote formuliert. Mit etwas Geduld und Fleiß können die Patienten erreichen, daß durch reine Verhaltensmaßnahmen Migräneattacken wesentlich weniger stark und seltener auftreten.

Die Neigung zur Migräne kann bei vielen Menschen vorhanden sein, aber „ruhen", bis Auslösefaktoren zur Wirkung gelangen. Es ist wichtig, seine ganz persönlichen Auslösefaktoren für die Migräneattacken ausfindig zu machen. Hier finden Sie Tips dazu:

1. Erkennen und meiden Sie Ihre persönlichen Migräneauslöser!
2. Beim Ausfindigmachen Ihrer individuellen Auslöser kann Ihnen ein „Kopfschmerztagebuch" helfen. Füllen Sie es regelmäßig aus!
3. Behalten Sie einen gleichmäßigen Schlaf-Wach-Rhythmus bei – v. a. am Wochenende; denn Änderungen können eine Attacke auslösen. Deshalb am Wochenende Wecker auf die gewohnte Weckzeit einstellen und zur gleichen Zeit frühstücken wie sonst auch. Das ist zwar hart, vermeidet aber die Migräne!
4. Achten Sie auf regelmäßige Nahrungseinnahme. Versuchen Sie, Ihre Essenszeiten gleichmäßig einzuhalten!
5. Treiben Sie regelmäßig gesunden Sport – z. B. Schwimmen, Radfahren, Wandern; das hilft Ihnen und Ihrem Gehirn zu „entspannen"!
6. Versuchen Sie eine ausgeglichene Lebensführung. – Ein gleichmäßiger Tagesablauf kann Kopfschmerzen verhindern!
7. Lernen Sie „nein" zu sagen. – Lassen Sie sich nicht zu Dingen drängen, die Ihren gleichmäßigen Rhythmus außer Takt bringen – es kommt schließlich auf *Sie* an!
8. Lernen Sie das Entspannungstraining „Progressive Muskelrelaxation nach Jacobson." – Kurse werden an Volkshochschulen angeboten. Bücher, Hör- und Videokassetten sind über den Buchhandel zu beziehen. Fragen Sie danach, und üben Sie regelmäßig!
9. Lassen Sie öfters einmal fünfe gerade sein. Gut geplante, regelmäßige Pausen sind der Geheimtip für produktive Arbeit!
10. Haben Sie etwas Geduld! – Enttäuschen Sie sich nicht selbst mit unerfüllbaren Erwartungen; denn ein guter Behandlungserfolg ist meist nicht von heute auf morgen zu erzielen, sondern benötigt Zeit. Mit regelmäßiger Übung können auch Sie Meister in der Behandlung Ihrer Migräne werden.

Planung eines regelmäßigen Tagesablaufs

Nach ausführlicher Beratung zur Diagnose und zur Entstehung der Migräne muß der Patient in jedem Falle mit *nichtmedikamentösen Therapiemaßnahmen* bekanntgemacht und zu ihrer Durchführung aufgefordert werden. Kein Patient darf erwarten, daß eine Migränetherapie effektiv ist, ohne daß nichtmedikamentöse Therapiemaßnahmen von ihm eigenständig und regelmäßig durchgeführt werden. Eine der wichtigsten Bedingungen für die Generierung der Migräneattacke sind plötzliche Veränderungen im normalen Tagesablauf. Dazu gehören insbesondere *Streßfaktoren*, die solche Veränderungen bedingen können. Der Patient muß wissen, daß Streß zum alltäglichen Leben gehört und auch Menschen, die keine Migräne haben, Streß ausgesetzt sind. Neben der besonderen Reaktionsbereitschaft für Streß sind insbesondere die *unterschiedlichen Verhaltensmaßnahmen auf die Streßsituation* dafür verantwortlich, daß sich Streßsituationen bei den Migränepatienten zu einer Migräneattacke auswirken können. Der Patient kann nach dieser Erklärung lernen, daß er in der Lage ist, durch *Aufbau eines adäquaten Verhaltensrepertoires* Streßfaktoren adäquat begegnen zu können.

Die wenigsten Patienten möchten eine medikamentöse Therapie der Migräne. Auch aus diesem Grunde ist das *Vertrautmachen mit nichtmedikamentösen Therapiemaßnahmen* besonders wichtig. Erst wenn der Arzt sich Mühe gibt, dem Patienten ausführlich nichtmedikamentöse Therapiestrategien zu erklären, wird dieser auch den Empfehlungen hinsichtlich der medikamentösen Therapie Vertrauen schenken und sie durchführen.

Eine der wichtigsten Maßnahmen zur *Vermeidung von Streß* ist die Planung eines regelmäßigen Tagesablaufs. Der Patient muß wissen, daß Auslösefaktoren durch eine plötzliche Veränderung der normalen Hirnaktivität wirken können. Nichtmedikamentöse Verhaltensmaßnahmen zur Vorbeugung von Migräneattacken versuchen, die *Hirnaktivität zu stabilisieren*, damit plötzliche Störungen sich nicht auswirken können (Abb. 5.80).

Der Patient muß darüber informiert werden, daß oberstes Gebot und einfachste Maßnahme ist, einen *möglichst regelmäßigen Tagesablauf* zu realisieren. Der Patient muß wissen, daß plötzliche, unvorhergesehene Veränderungen, Höhen und Tiefen, zu Störungen der Gehirntätigkeit führen und einen Migräneanfall auslösen können. Dagegen kann ein regelmäßiger Tagesablauf zu einer Synchronisation der Gehirntätigkeit führen und damit zu einer geringeren Störanfälligkeit beitragen.

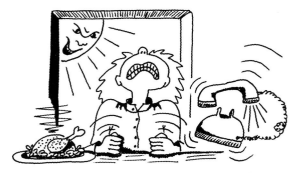

Abb. 5.80. Die Planung eines regelmäßigen Tagesablaufs ist der wichtigste Baustein für eine effektive verhaltensmedizinische Migräneprophylaxe

Aus diesem Grunde sollte der Patient angehalten werden, einen regelmäßigen Tagesablauf *aktiv* zu planen. Dazu muß er sich Regeln aufstellen, die er einhalten muß, und er muß fordern, daß auch andere Rücksicht auf seine Regeln und damit auf seine Behinderung nehmen.

Unter der Lupe
Planung eines regelmäßigen Tagesablaufs – Ratschläge für den Patienten

Auslösefaktoren wirken durch eine plötzliche Veränderung der normalen Hirnaktivität. Nichtmedikamentöse Verfahren zur Vorbeugung der Migräneattacke versuchen, die Hirnaktivität zu stabilisieren, damit plötzliche Störungen sich nicht auswirken können. Die Verfahren können nicht streng von den Möglichkeiten der Identifizierung von Auslösefaktoren abgetrennt werden, und es gibt deshalb einige Überschneidungen zu den vorher genannten.

Oberstes Gebot ist ein möglichst regelmäßiger Tagesablauf. Plötzliche, unvorhergesehene Veränderungen, Höhen und Tiefen, können zu Störungen der Gehirntätigkeit führen und einen Migräneanfall auslösen. Ein regelmäßiger Tagesablauf führt zu einer Synchronisation der Gehirntätigkeit und damit zu einer geringeren Störanfälligkeit.

Ein regelmäßiger Tagesablauf erfordert Planung und Regeln, an die man sich selbst halten muß. Aber auch andere sind gehalten, auf diese Regeln Rücksicht zu nehmen.

Aus diesen Prämissen ergeben sich folgende Ratschläge für den Patienten:

„Werden Sie Ihr eigener Gesetzgeber, und stellen Sie Regeln für Ihren regelmäßigen Tagesablauf auf! Fordern Sie, daß auch Ihre Mitmenschen diese Regeln berücksichtigen:

- Fertigen Sie sich einen Stundenplan für die Woche an. Achten Sie dabei darauf, daß Sie feste Zeiten für Mahlzeiten, Arbeit und Freizeit vorsehen. Hängen Sie den Stundenplan auf, und erklären Sie ihn zum Gesetz.
- Lassen Sie in Ihrem Stundenplan auch Platz für spontane Entscheidungen. Der Plan soll Sie nicht an ein starres Zeitkorsett binden. Sinn ist vielmehr, ein unkontrolliertes Zeitschema gegen eine klare Struktur einzutauschen.
- Jeden Tag sollten Sie mindestens 15 Minuten für Ihr Entspannungstraining einplanen. Die beste Zeit dafür ist, wenn anschließend etwas Positives und Angenehmes auf dem Plan steht, z. B. eine Teepause oder der tägliche Spaziergang mit Ihrem Hund.
- Planen Sie einen Belohnungstag ein. Wenn Sie Ihren geplanten Ablauf eingehalten haben, besteht ausreichender Grund, sich etwas Angenehmes zu gönnen. Das kann ein Konzertbesuch sein, ein Ausflug oder etwas anderes, das Ihnen Spaß macht.
- Geben Sie nicht gleich auf, wenn es am Anfang nicht so klappt, wie gewünscht. Normalerweise funktioniert nichts auf Anhieb. Ihr Stundenplan läßt sich mit zunehmender Erfahrung optimieren."

Therapie bei psychischen Begleiterkrankungen

Bei psychischen Begleitstörungen einer Migräne, wie insbesondere bei *Ängsten* und *ausgeprägt mangelnder Selbstsicherheit*, kann es erforderlich sein, eine *spezielle Psychotherapie* einzuleiten. Allerdings entlastet das den behandelnden Arzt nicht davon, zusätzlich eine adäquate Migränetherapie durchzuführen. Aus diesem Grunde sollte auch die Notwendigkeit einer Psychotherapie *nicht zu Beginn* der Therapiemaßnahmen erörtert werden, sondern es sollten erst die notwendigen *migränespezifischen* Therapieschritte eingeleitet werden. Der Patient erhält sonst schnell den Eindruck, daß die Migräne als ein psychisches Problem aufgefaßt wird, das mit einer Psychotherapie gelöst werden soll. Eine ausschließliche Psychotherapie wird jedoch das Migräneproblem nicht aus der Welt schaffen können!

Bei Patienten die an chronischen Schmerzkrankheiten leiden, muß mit einer breiten *Komorbidität* gerechnet werden. Dies trifft insbesondere für Störungen aus dem *psychiatrischen Fachgebiet* zu. Chronische Schmerzkrankheiten führen sehr häufig zu *depressiven* Störungen und hartnäckigen *Angstkrankheiten* (sog. algogenes Psychosyndrom). Bereits aus Untersuchungen der 50er und 60er Jahre war bekannt, daß bei Patienten mit psychischen Erkrankungen sehr häufig Schmerzen vorhanden sind. Mit Einführung der DSM-III-Kriterien im Jahre 1980 und der DSM-III R im Jahre 1987 wurde es erstmalig möglich, die Zusammenhänge zwischen Schmerzerkrankungen und psychiatrischen Erkrankungen standardisiert zu evaluieren. Dabei sind insbesondere die sog. *somatoformen Störungen* im Zusammenhang mit dem Auftreten von Schmerzen von großer Bedeutung. In der aktuellen 4. Revision der Kriterien (DSM-IV) werden die bisher als somatoforme Störungen bezeichneten Erkrankungen definitiv als *Schmerzerkrankungen* („pain disorders") bezeichnet und der Begriff der somatoformen Störungen wurde aufgegeben. Die Bedeutung von psychiatrischen Erkrankungen bei chronischen Schmerzproblemen und die Notwendigkeit einer spezifischen *psychiatrischen Behandlung* hat sich in den letzten Jahren als notwendig erwiesen.

Die genaue Evaluation von psychiatrischen Komorbiditätsfaktoren ist noch nicht abgeschlossen. Dennoch steht es außer Frage, daß psychiatrische Erkrankungen bei der Versorgung von Schmerzpatienten eine wesentliche Bedeutung haben. Aus Untersuchungen in spezialisierten stationären Schmerztherapieeinrichtungen ist bekannt, daß Schmerzen im Bereich des Bewegungssytems und im Bereich des Kopfes nahezu 85% der in diesen Einrichtungen behandelten Patienten umfassen. Etwa 90% der Patienten, die in diesen Kliniken behandelt werden, zeigen *mindestens eine Diagnose* entsprechend DSM-III auf der Achse I.

Angsterkrankungen und *affektive Störungen* sind bei über der Hälfte der Patienten zu erwarten. 10% der Patienten zeigen einen *Substanzmißbrauch*. *Persönlichkeitsstörungen* können bei ca. 60% der Patienten gefunden werden, entweder *primär* oder *sekundär* als Konsequenz der Schmerzerkrankung. Nach den vorliegenden Daten ist davon auszugehen, daß *ca. 50% der Patienten* an zusätzlichen psychiatrischen Erkrankungen leiden. Insgesamt ist bei der überwiegenden Mehrzahl von nahezu 80–90% der Patienten mit psychischen Komorbiditätsfaktoren zu rechnen. Gleichzeitig stellen sich durch Schmerz *Schlafstörungen* und *reaktive affektive Störungen* ein. Bei einer adäquaten Behandlung wird eine Remission der Intensität dieser Beschwerden erzielt. Aus den bisherigen Untersuchungen läßt sich die Schlußfolgerung ziehen, daß ein großer Teil der psychiatrischen Störungen *sekundäre Konsequenz* der Schmerzerkrankung darstellt und weniger eine primäre Problematik, die den Schmerz verursacht. Im Vordergrund stehen *Depression*, *Angststörungen* und *soziale Dysfunktionen*. Weitere Störungen sind *Substanzmißbrauch*, insbesondere ein *Abusus* von *Medikamenten*.

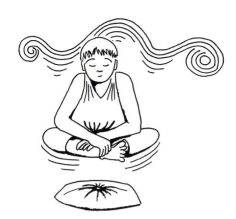

Abb. 5.81. Ein ausgeglichenes Schlaf-Wach-Verhalten und die Einplanung von adäquaten Pausen im Tagesablauf sind essentielle Bedingungen einer effektiven verhaltensmedizinischen Migräneprophylaxe

Ganzheitliche Therapieorientierung

Neben den migränespezifischen Therapiemaßnahmen muß der Patient auch darauf hingewiesen werden, weitere Bereiche seines Lebens zu überdenken und insbesondere zu versuchen, ein möglichst *positives Gesundheitsverhalten* aufzubauen. Dazu gehören eine *ausgeglichene regelmäßige Ernährung*, ein *ausgeglichenes Schlaf-Wach-Verhalten* und die *Einplanung von adäquaten Pausen* im Tagesablauf (Abb. 5.81). *Genußmittelmißbrauch*, besonders von Koffein, Alkohol und Nikotin, muß überdacht und reduziert bzw. am besten komplett gestoppt werden.

Eine wichtige Maßnahme im Leben des Migränepatienten ist auch, *körperliche Bewegung*, *Gymnastik* und *Ausgleichssport* möglichst regelmäßig durchzuführen und dafür *feste Zeiten* in der Woche einzuplanen. Es kommt dabei nicht darauf an, Hochleistungen zu erbringen. Sinnvoll ist, in der Woche an etwa 2 Terminen Zeiten von ca. 1 h festzusetzen, in denen der Körper im Mittelpunkt steht.

Obwohl unspezifisch, können *physiotherapeutische Maßnahmen*, wie z. B. Streckübungen der Nackenmuskulatur, Massagen, Wärmeapplikation oder Fangopackungen im Bereich des Nackens angenehm sein. Eine spezifische Therapie der Migräne stellt dies jedoch keinesfalls dar. Sekundäre Begleitereignisse, wie z. B. eine überhöhte Schmerzempfindlichkeit der Nackenmuskulatur, können dadurch jedoch günstig beeinflußt werden.

> **MERKE**
>
> *Gewarnt* werden sollten die Patienten vor *unkonventionellen Therapieverfahren*, die ohne eine Berücksichtigung der migränespezifischen

Faktoren Heilung versprechen. Viele Migränepatienten versuchen, in der Presse jeden Hinweis über Kopfschmerzen und Migräne zu sammeln und dann die entsprechenden Tips umzusetzen. Die *passive Konsumierung von Therapieverfahren*, wie z. B. Akupunktur oder Einspritzung von Lokalanästhetika, wird es nicht ermöglichen, irgendein migränespezifisches Problem langfristig über den *Placeboeffekt* hinaus zu lösen. Bis heute gibt es keine überzeugende Studie, die nachweist, daß mit solchen Maßnahmen etwas bewirkt werden kann – außer *Zeitverlust* für die Einleitung von effektiven Therapiemaßnahmen und *Ausgaben* z. T. erheblicher Beträge.

Spezielle verhaltensmedizinische Techniken

Der Zusammenhang zwischen psychischen Mechanismen und der Migräne ist ein ständiger Diskussionsgegenstand. Aus diesem Grunde wurden verschiedenste *psychotherapeutische Techniken* zur Therapie der Migräne eingesetzt. Die verschiedenen psychotherapeutischen Schulen verwenden dabei ganz unterschiedliche Methoden. Als praktikabel und wirksam haben sich im wesentlichen nur die *verhaltensmedizinischen Verfahren* erwiesen. Es handelt sich dabei um Techniken, die *primär* für die Indikation Angst entwickelt und dann für das Anwendungsgebiet Schmerz und insbesondere Kopfschmerz adaptiert worden sind. Die verhaltensmedizinischen Verfahren basieren auf der Erkenntnis, *daß eine enge Assoziation zwischen Streß und Migräne besteht*. Aus diesem Grunde sollen verhaltensmedizinische Verfahren in die Lage versetzen, eine möglichst effektive *Bewältigung von streßhaften Situationen* zu ermöglichen. Dabei wird berücksichtigt, daß streßhafte Situationen nicht nur durch *objektive äußere Umstände* entstehen können, sondern auch durch *inadäquate Verhaltensweisen* und durch *kognitive Fehlbewertung* von gegebenen Situationen, und auch dann mit entsprechenden psychischen und physischen Erregungszuständen einhergehen. Folgende Methoden wurden entwickelt:

! 1. *Entspannungsverfahren,*
2. *Biofeedbackverfahren,*
3. *Streßbewältigungstraining,*
4. *kognitive verhaltensorientierte Methoden.*

Aufgrund der hohen Prävalenz der Migräne ist es völlig irreal anzunehmen, daß es möglich wäre, eine breite verhaltensmedizinische Versorgung mit kontinuierlichen Einzeltherapiesitzungen, evtl. 2- bis 3mal pro Woche, über einen Zeitraum von 3–6 Monaten durchzuführen. Darüber hinaus ist auch nicht erwiesen, daß die aufwendigen Therapieverfahren besser in der Lage sind, das Migränegeschehen therapeutisch zu beeinflussen, als einfache Therapieverfahren, wie z. B. *Entspannungstrainings*, die eigenständig von dem Patienten an jedem Ort und zu jeder Zeit mit relativ kurzem Zeitaufwand durchgeführt werden können. Es erscheint auch nicht sinnvoll, die Konzepte, die in aufwendigen experimentellen Untersuchungen an 20 Patienten im Rahmen einer wissenschaftlich klinischen Studie durchgeführt worden sind, als praktikabel für die Umsetzung in der Allgemeinheit anzusehen. Aus diesem Grund muß eine deutliche und klarstellende *Information des Patienten* darüber stattfinden, welche Therapieverfahren im Alltag einsetzbar sind und welche letztlich doch weitestgehend nur theoretische Ansätze bleiben müssen.

Viele Patienten und auch Ärzte sind psychologischen Therapieverfahren abgeneigt, da mit den Begriffen Psychologie, Psychiatrie und Pychotherapie *negative Assoziationen* geweckt werden. Man muß den Patienten deshalb ausreichende Informationen darüber geben, was damit gemeint ist.

! Für jeden ist es z. B. selbstverständlich, zur Vorbeugung von Zahnerkrankungen sich regelmäßig die Zähne zu putzen. Auch Zähneputzen erfordert Mühe und regelmäßiges Tun. Es müssen auch bestimmte Techniken eingesetzt werden, um ein effektives Säubern der Zähne zu ermöglichen. Das Zähneputzen muß unterstützt werden durch eine adäquate Ernährung.

Die gleiche Situation findet sich bei Kopfschmerzen. Die Patienten benötigen *Konzepte*, mit denen sie in der Lage sind, durch *Verhaltensmaßnahmen* vorbeugend auf die Entstehung von Migräneattacken reagieren zu können. So wie bei Zahnkrankheiten ungünstige Nahrungsprodukte, wie z. B. Zucker, für die Entwicklung von Karies verantwortlich sind, so ist bei der Migräneentstehung *Streß und unregelmäßige Lebensweise* ein wesentlicher Faktor. Entsprechend benötigen die Patienten eine *Abwehrtechnik*, um mit den streßhaften Situationen im Alltag fertig zu werden. Der Patient wird eine solche Erklärung in aller Regel verstehen und seine Vorurteile revidieren können.

Entspannungstrainings

Als am leichtesten einsetzbar haben sich *Entspannungstrainings* bewährt. Es liegen keine Studien vor, die nachweisen, daß aufwendigere psychologische Therapieverfahren in der Lage sind, eine größere Effizienz bei vergleichbarem Aufwand zu erbringen.

> **MERKE**
>
> Jeder Migränepatient sollte ein Entspannungstraining lernen, genauso wie jeder Mensch es gelernt hat oder lernen sollte, sich die Zähne zu putzen.

In der heutigen Zeit mit den verschiedenen Reizeinwirkungen wäre es überhaupt wünschenswert, wenn bereits in der Schule *das Erlernen eines Entspannungstrainings* zur Selbstverständlichkeit werden würde (Abb. 5.82). Diese Möglichkeit würde helfen, bereits im Kindesalter viele Streßsituationen zu bewältigen, und möglicherweise auch der Entstehung von Kopfschmerzen im Schulalter deutlich vorbeugen können. Es gibt verschiedene Entspannungstrainings, am bekanntesten sind

- das *autogene Training* und
- die *progressive Muskelrelaxation*,

die von dem amerikanischen Neurologen Jacobson entwickelt worden ist. Dieses Verfahren wird bei Kopfschmerzen, insbesondere bei Migräne favorisiert, da es *am leichtesten erlernbar* ist und sich auch als *am effektivsten* erwiesen hat. Das Verfahren basiert auf einer *aktiven Wahrnehmung von Anspannung und Entspannung in den Muskeln* und befähigt dazu, aktiv eine möglichst tiefe Entspanntheit im Körper, aber auch im Erleben herbeizuführen. Der Übende soll sich auf die Anspannung und die Entspannung, die er selbst herstellt, konzentrieren und dabei die Unterschiede zwischen diesen beiden Phasen wahrnehmen, so daß daraus eine *direkte Erlebbarkeit von Anspannung* resultiert und positiv auf die Anspannung eingewirkt werden kann. Es ist dann möglich, daß eine Verspannung rechtzeitig erkannt wird und eine Gegenmaßnahme eingeleitet werden kann.

Ebenso wie beim Zähneputzen nur Regelmäßigkeit zum Erfolg führt, kann auch bei der Durchführung von Entspannungstrainings nur ein *regelmäßiges Üben*, ca. 20 min pro Tag, den Erfolg herbeiführen. Auch sollte man davon ausgehen, daß erst *im Verlauf von einigen Wochen* ein optimales Trainingsniveau erreicht wird.

Andere Entspannungsverfahren sind das bereits genannte *autogene Training* von Schultz und die *Entspannungsinduktion durch Atemübungen*. Daneben gibt es eine Reihe verschiedenster Adaptionen von verschiedenen psychotherapeutischen Schulen, die auf ähnlicher Grundlage basieren, aber den primären Entspannungsverfahren nicht überlegen sind. Aus diesem Grunde sollte man eine der *klassischen Formen* erlernen.

Ein Vorteil der progressiven Muskelrelaxation ist, daß sie in *gruppen*therapeutischen Sitzungen und auch in Volkshochschulen oder anderen Gruppen gelernt werden kann. Mann sollte den Patienten über die Vorgänge der Entspannungstechnik möglichst Informationen an die Hand geben. Darüber hinaus kann man einen *Kassettenrecorder* einsetzen, mit dem man die 1. Sitzung aufnimmt, um dann dem Patienten das Tonband mit nach Hause zu geben (Abb. 5.83). Der Patient ist damit in der Lage, die 1. Sitzung mehrfach zu

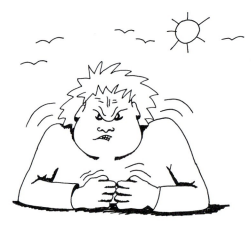

Abb. 5.82. Das frühe Erlernen eines Entspannungstrainings kann in allen Lebensbereichen zur wirksamen Streßreduktion beitragen

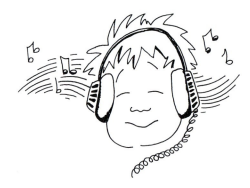

Abb. 5.83. Wenn die Instruktion eines Entspannungsverfahrens in der ärztlichen Sprechstunde oder während einer Gruppentherapie auf Tonbandträger aufgenommen wird, ist der Patient in der Lage, diese Instruktion zu Hause jederzeit über einen Kopfhörer nachzuvollziehen

wiederholen, zu üben und die Entspannungstechnik schon eigenständig einzusetzen.

🔍 Unter der Lupe
Instruktion
zur progressiven Muskelrelaxation

Die *Hintergründe der Entspannungsübungen* kann man folgendermaßen erklären:

„Ein Entspannungstraining funktioniert durch eine *systematische Anspannung* und durch eine *systematische Entspannung* der wichtigsten Muskelgruppen im gesamten Körper. Dazu muß man eine Reihe von Anspannungs- und Entspannungsmanövern durchführen. Dies hat zur Folge, daß die meisten Leute sich hinterher wohlig entspannt fühlen. Das Tolle dabei ist, daß mit einiger Übung die meisten Anwender in der Lage sind, sich *in jeder Situation* aktiv zu entspannen. Wichtig ist dabei nicht nur, daß man sich entspannen kann, sondern daß dadurch auch eine *Harmonisierung der Steuerungsvorgänge im Gehirn* herbeigeführt werden kann. Es konnte in vielen Untersuchungen von vielen Ärzten und Psychologen gezeigt werden, daß sich dadurch Kopfschmerzerkrankungen deutlich bessern können und man ein befriedigenderes und ausgeglicheneres Leben führen kann.

Entspannung ist nichts, was einfach ohne eigenes Zutun erlebt wird oder vorhanden ist. Genauso wie man Klavier spielen oder Fahrrad fahren lernen kann, genauso kann man auch das Herbeiführen einer angenehmen Entspannung lernen. Man muß sich nur bemühen und üben. Es ist jedoch gar nicht so schwer, dies zu lernen. Um es aber wirklich zu können, muß man es *regelmäßig üben*. Übung macht auch beim Entspannungstraining den Meister. In der Regel klappt es am Anfang nicht so gut, auch hier gilt: Aller Anfang ist schwer. Aber gerade die Schwierigkeiten sind Aufforderung, weiterzuüben. Mit der Zeit werden Sie immer mehr in die Lage versetzt, die Anspannung wahrzunehmen und zu lokalisieren, wo Muskelanspannungen im Körper auftreten. Die Folge ist, daß Sie dann in der Lage sind, sehr schnell auf diese Anspannungen zu reagieren und sie zu beseitigen.

Es hat sich als sinnvoll gezeigt, wenn Sie *zu Beginn* der Übungsphase ca. *zweimal am Tag* üben. Etwa 15 bis 20 Minuten reichen dafür aus. Wenn es gar nicht geht, daß Sie zweimal am Tag diese Zeit finden, dann versuchen Sie zumindest, einmal am Tag sich eine regelmäßige Übungsphase zu suchen. Besser wäre es jedoch, Sie würden anstatt einmal am Tag länger, zweimal am Tag etwas kürzer üben. Sie müssen sich jedoch klar sein, daß nur die *regelmäßige* Übung den gewünschten Erfolg bringt. Denken Sie daran, daß auch beim Zähneputzen nur die Regelmäßigkeit den entsprechenden Schutz vor Erkrankung gibt. Auch bei Entspannungsübungen müssen Sie sich die Zeit nehmen und es zu einer guten Angewohnheit werden lassen, regelmäßig morgens und am Abend Ihr Entspannungstraining zu üben. Denken Sie daran: Sie tun es nur für sich allein, und niemand kann diese Leistung für Ihren Körper erbringen.

Sicherlich wollen Sie wissen, wie die Entspannungsübungen Ihr Kopfschmerzproblem verbessern können. Der Effekt ist ganz einfach. Dadurch, daß Sie in der Lage sind, durch aktive Steuerung Ihre Muskeln zu entspannen, sind Sie auch in der Lage, die Erregungen und die Nervensteuerungsvorgänge im Gehirn zu entspannen und zu normalisieren. Durch die Entspannung wird nicht nur die Muskulatur ausgeglichen, sondern auch die *Informationsübertragung im Gehirn*. Das Gehirn ist dann in der Lage, wesentlich effektiver und schneller auf Störungen in diesen Steuerungsvorgängen zu reagieren, und kann Störungen, die normalerweise zu Kopfschmerzen führen, ganz problemlos kompensieren.

Lassen Sie uns nun *die erste Entspannungssitzung* durchführen. Ich schalte dazu jetzt das Tonbandgerät ein, Sie können sich ganz allein auf meine Stimme konzentrieren, und dann das Tonband zu Hause abspielen und alle Instruktionen und Anleitungen befolgen. Mit der Zeit wird es dann ganz alleine gehen, und Sie können an jedem Ort die Entspannung herbeiführen."

Instruktion *zur progressiven Muskelrelaxation* (Abb. 5.84):

„Versuchen Sie, sich jetzt möglichst bequem hinzusetzen. Sie sollen ja in dieser Sitzposition die nächsten 10 bis 15 Minuten verbleiben. Versuchen Sie, eine entspannte Haltung einzunehmen, und achten Sie darauf, was jetzt in Ihrem Körper vorgeht. Wenn Sie wollen, können Sie sich auch hinlegen und dabei eine entspannte Haltung einnehmen. Wenn Sie sitzen, versuchen Sie, den Rücken anzulehnen. Die Füße stehen fest auf dem Boden, und Sie können die Schwerkraft spüren, mit der Ihre Füße sicher auf dem Boden stehen. Ihre Arme und Ihre Hände lassen Sie locker im Schoß ruhen.

Wenn Sie sich lieber hinlegen, dann liegen Sie entspannt auf dem Rücken. Die Füße lassen Sie etwas auseinanderfallen. Die Zehen weisen dabei leicht nach außen. Die Hände lassen Sie einfach bequem neben Ihren Oberkörper fallen. In jedem Fall sollten Sie, unabhängig ob Sie sitzen oder liegen, darauf achten, daß Ihr Kopf eine angenehme Lageposition einhält. Jetzt schließen Sie bitte Ihre Augen. Nun versuchen Sie, in Gedanken durch Ihre verschiedenen Körperteile zu wandern, und

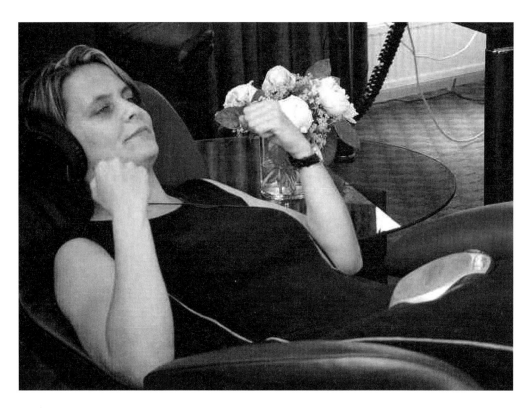

Abb. 5.84. Die Anleitung und das Training der progressiven Muskelrelaxation kann sehr effektiv und schnell über CompactDisc erfolgen. Der Trainingstext wird von einem Sprecher vorgegeben und kann über Kopfhörer gehört werden. weitere Informationen und Bezugsmöglichkeiten im Internet unter www.neuro-media.de

versuchen Sie zu spüren, in welchen Körperteilen Ihre Muskeln angespannt sind. Versuchen Sie, die Verspannung der Muskeln zu lockern. Versuchen Sie auch, auf Ihre Atmung zu achten. Atmen Sie tief ein und dann langsam wieder aus. Versuchen Sie dabei, in den Bauch hineinzuatmen. Konzentrieren Sie sich darauf, wie Ihre Bauchdecke während des Einatmens angehoben wird, und beachten Sie, wie beim Ausatmen sich die Bauchdecke wieder langsam senkt. Sie spüren auch, wie die Luft kühl durch die Luftwege in die Nase strömt. Spüren Sie, wie die Luft Ihrem Körper Kraft gibt, wie der Körper die Luft erwärmt und wie dann die Ausatemluft wieder warm durch die Nase ausströmt. Jetzt sind Sie in einer ruhigen, entspannten Haltung, und wir beginnen jetzt mit den Entspannungsübungen.

Wenn wir jetzt beginnen, achten Sie bitte besonders auf Ihre Wahrnehmungen bei der Anspannung und der anschließenden Entspannung der verschiedenen Muskeln. Es ist nicht wichtig, daß Sie bei den Übungen große Kraft aufwenden und Ihre Muskeln stark anspannen. Es kommt darauf an, daß Sie die Unterschiede zwischen den verschiedenen Anspannungsgraden, den Unterschied zwischen der Anspannung und der Entspannung wahrnehmen. Keinesfalls sollten Sie bei den Übungen aufgrund einer Verkrampfung Schmerzen entstehen lassen. Es kommt bei den Übungen nicht darauf an, Kraft aufzuwenden, sondern den Unterschied zwischen der Anspannung und der Entspannung wahrzunehmen. Wenn Sie die Übungen durchführen, atmen Sie ruhig weiter. Lassen Sie sich Zeit mit den verschiedenen Übungen, und führen Sie die Anspannung der Muskulatur erst dann durch, wenn ich Sie darum bitte. Ich werde dann immer das Wörtchen „Jetzt" gebrauchen, um Sie darauf hinzuweisen, daß die Anspannung jetzt erfolgen soll.

Bitte lassen Sie Ihre Augen geschlossen. Entspannen Sie sich mehr und mehr. Versuchen Sie nun einmal, in Ruhe durch die verschiedenen Abschnitte Ihres Körpers zu gehen, versuchen Sie, Verkrampfungen und Anspannungen und Druckpunkte zu finden.

Beginnen Sie mit dem rechten Arm. Wie fühlt er sich jetzt an? Ist er kalt, ist er warm, ist er schwer, ist er leicht? Versuchen Sie, nicht irgendwie aktiv zu sein, sondern achten Sie einfach auf die Wahrnehmungen aus Ihrer Hand. Gehen Sie nun auch in die anderen Körperregionen in Gedanken. Achten Sie auf den linken Arm und die linke Hand, achten Sie auf Ihren Oberarm, achten Sie auf Ihre Stirn, auf Ihre Schulter, spüren Sie, wie sie sich anfühlt. Ist sie kalt, ist sie angespannt. Achten Sie auf Ihre Augenbrauen, Ihre Ohren, achten Sie auf Ihre Zunge, wie sie im Mund liegt, achten Sie auf Ihre Lippen, wie sie aufeinander Kontakt finden. Achten Sie auf Ihre Nackenmuskulatur, ist sie entspannt, ist sie schmerzhaft. Achten Sie auf Ihre Bauchmuskulatur, achten Sie, wie Sie atmen, spüren Sie, wie Sie den Atem durch die Nase ein- und ausatmen, achten Sie auf Ihren Herzschlag, achten Sie auf den Bauch, schließlich achten Sie auf Ihre Oberschenkel, achten Sie, wie das Gewicht Ihrer Oberschenkel auf die Unterlage drückt, achten Sie auf die Wärme in Ihren Oberschenkeln, dann gehen Sie in Ihre Unterschenkel und in Ihre Füße, achten Sie auf die Temperatur, achten Sie auf die Muskelanspannung.

Nichts stört Sie jetzt, Sie achten nur auf die Vorgänge in Ihrem Körper. Nichts ist jetzt da, was Sie von der Aufmerksamkeit auf Ihren Körper ablenken wird. Versuchen Sie nicht, sich dabei anzustrengen oder etwas mit Gewalt zu wollen. Sie sollen sich entspannen und dabei ist Gewalt oder Anstrengung kein geeignetes Mittel. Anstrengung, Gewalt und Entspannung passen nicht zueinander.

Wir beginnen jetzt mit dem aktiven Entspannungstraining. Zunächst versuchen Sie, Ihre Aufmerksamkeit wieder auf die rechte Hand und auf den rechten Unterarm zu lenken. Ballen Sie jetzt die rechte Hand zu einer festen Faust. Spannen Sie Ihre Muskeln an, wenn ich ‚Jetzt` sage. Immer dann, wenn ich ‚Jetzt` sage, spannen Sie an und halten die Anspannung für 5 Sekunden. Jetzt. *[5 s Pause]* Nun lösen Sie die Anspannung in der Hand und in dem Unterarm und versuchen Sie, die Muskeln wieder zu lockern und zu entspannen. Konzentrieren Sie sich auf den Unterschied zwischen der Anspannung und der Entspannung. Konzentrieren Sie sich weiter nur auf die Muskeln, die Sie gerade angespannt haben und entspannt haben.

Jetzt achten Sie bitte auf den rechten Oberarm. Spannen Sie Ihren Bizeps an, indem Sie Ihren Ellbogen beugen. Jetzt. Spüren Sie die Anspannung. Lassen Sie jetzt den Arm wieder sinken und entspannen. Konzentrieren Sie sich auf den Unterschied zwischen der Anspannung vorher und der Entspannung. Konzentrieren Sie sich auf das Gefühl, das nach der Anspannungslösung auftritt.

Mit jedem Anspannen und mit jedem Entspannen werden die Muskeln mehr und mehr entspannt. *[5mal wiederholen ...]*

Nun lassen Sie den Arm entspannt und wenden Sie sich jetzt dem linken Arm zu. *[Wenn der Patient Linkshänder ist, beginnt man mit dem linken Arm.]* Machen Sie auch jetzt mit der linken Hand eine feste Faust, aber nicht zu sehr anstrengen. Jetzt. Versuchen Sie wieder, sich komplett auf die Empfindungen bei der Anspannung in der Hand und im Unterarm zu konzentrieren. Beim nächsten Ausatmen lassen Sie die Anspannung nach, und entspannen Sie die Hand und den Unterarm. Versuchen Sie, sich jetzt wieder auf den Unterschied zwischen der Anspannung und der Entspannung zu konzentrieren. Nehmen Sie die Entspannung in der Hand und im Unterarm wahr. Spüren Sie, wie die Hand sich durch die Entspannung erwärmt und aufgrund der besseren Durchblutung sich angenehm wohlig anfühlt. Konzentrieren Sie sich auf dieses Gefühl, das sich in der Hand und im Unterarm nun einstellt. Sie spüren, wie das Blut durch die Hand und den Arm fließt, Sie spüren ein leichtes Kribbeln. Sie spüren Leichtigkeit und angenehme Wärme. *[5mal wiederholen ...]*

Nun konzentrieren wir uns auf den linken Oberarm. Beugen Sie den Ellenbogen, und spannen Sie Ihren Bizeps maximal an. Konzentrieren Sie sich auf die Anspannung in den Muskeln. Jetzt. Beim Ausatmen lassen Sie die Muskulatur wieder entspannt, lassen Sie den Arm herabfallen. Konzentrieren Sie sich auf den Unterschied zwischen Anspannung und Entspannung. Konzentrieren Sie sich, wie sich der Arm nach der Anspannung anfühlt. *[5mal wiederholen ...]*

Nun sind beide Arme ganz entspannt und schwer. Gehen Sie jetzt zu den Muskeln des Kopfes in Gedanken. Konzentrieren Sie sich auf die Stirn. Versuchen Sie nun, Ihre Stirn anzuspannen und legen Sie die Stirn in Falten. Jetzt. Konzentrieren Sie sich auf die Empfindung während der Anspannung. Beim nächsten Ausatmen lassen Sie die Stirn entspannen, und lösen Sie die Stirnrunzeln. Die Stirn wird jetzt eine ganz glatte, leere, entspannte Fläche. Konzentrieren Sie sich auf den Unterschied zwischen der Anspannung und der Entspannung. Versuchen Sie, die Stirn ganz glatt und entspannt zu lassen. Spüren Sie wie die Muskulatur durch die Entspannung angenehm warm durchblutet wird und wie das pulsierende Blut im Kopf prickelt. Konzentrieren Sie sich auf Ihre Stirn und nehmen Sie die angenehme Entspannung wahr. *[5mal wiederholen ...]*

Jetzt gehen wir zu den Augenmuskeln über. Kneifen Sie die Augen ganz fest zusammen. Jetzt.

Nehmen Sie die Anspannung an den Augen wahr. Spüren Sie die Unebenheit in der Muskulatur und in der Haut. Beim Ausatmen lassen Sie die Augenmuskeln wieder locker. Entspannen Sie die Augenmuskulatur. Spüren Sie auch hier den Unterschied zwischen der Anspannung und der Entspannung. Konzentrieren Sie sich auf das Gefühl der entspannten Muskeln. *[5mal wiederholen ...]*

Nun spannen wir die Nasenmuskeln an. Versuchen Sie, die Nase ganz fest zu rümpfen. Jetzt. Halten Sie die Spannung an. Beim nächsten Ausatmen lassen Sie die gerümpfte Nase wieder entspannen. Konzentrieren Sie sich auf den Unterschied zwischen der Anspannung und der Entspannung der Nasenmuskulatur. Lassen Sie die Muskeln ganz locker fallen, und entspannen Sie sich. Konzentrieren Sie sich, wie sich die Muskulatur durch die verbesserte Durchblutung anwärmt, wie es prickelt und wie Sie Ihre Muskeln spüren und wie Sie sich entspannen. *[5mal wiederholen ...]*

Nun konzentrieren Sie Ihre Aufmerksamkeit bitte auf die Lippenmuskulatur. Versuchen Sie, eine spitze Lippe zu machen. So, als ob Sie in eine Trompete blasen. Spüren Sie die Anspannung in Ihren Lippen. Konzentrieren Sie sich fest darauf. Beim nächsten Ausatmen entspannen Sie wieder Ihre Lippen. Konzentrieren Sie sich auf den Unterschied zwischen Anspannung und der Entspannung. Nehmen Sie wahr, wie die Entspannung in Ihren Lippen sich ausbreitet, wie die Lippen angenehm warm und durchblutet werden. *[5mal wiederholen ...]*

Nun konzentrieren wir uns als nächstes auf die Kiefermuskulatur. Beißen Sie Ihre Zähne fest zusammen. Jetzt. Spüren Sie, wie Ihre Kaumuskulatur sich anspannt. Beim nächsten Ausatmen lassen Sie bitte wieder die Unterkiefermuskulatur ganz locker und entspannt. Konzentrieren Sie sich auf den Unterschied zwischen den angespannten und entspannten Muskeln. Achten Sie darauf, wie Ihre Muskeln jetzt warm und schwer werden und wie das Blut in die entspannten Muskeln hineindringen kann und prickelt. Genießen Sie dieses angenehme Gefühl der Entspannung. Versuchen Sie bei jeder Wiederholung, noch tiefer die Anspannung in der Muskulatur wahrzunehmen. *[5mal wiederholen ...]*

Nun lassen wir die Muskulatur des Halses und des Nackens arbeiten. Wir beginnen mit der rechten Schultermuskulatur. Drehen Sie den Kopf langsam zur rechten Schulter hin und beugen ihn und spannen die Schulternackenmuskulatur an. Jetzt. Versuchen Sie, sich wieder auf die Anspannung in der Halsmuskulatur zu konzentrieren. Beim Ausatmen drehen Sie den Kopf wieder zurück, und versuchen Sie, sich in der Ausgangslage zu entspannen. Nehmen Sie den Unterschied zwischen der Entspannung und der Anspannung wahr. Versuchen Sie, sich zu konzentrieren, wie der entspannte Muskel sich lockert und das Blut ihn besser durchdringen kann. Jetzt versuchen wir, die linke Schulternackenmuskulatur in die Übung einzubeziehen. Drehen Sie den Kopf nach links, und beugen Sie die Schulter. Jetzt. Versuchen Sie die Spannung fest anzuhalten. Beim nächsten Ausatmen nehmen Sie wieder die Ausgangsposition ein und drehen den Kopf zurück. Versuchen Sie, die Unterschiede zwischen der Anspannung und der Entspannung wahrzunehmen. Konzentrieren Sie sich darauf, wie der Muskel jetzt entspannt ist und angenehm prickelt und warm wird. *[5mal wiederholen ...]*

Nun drücken Sie den Kopf an Ihre Brust. Jetzt. Achten Sie darauf, wie die Anspannung sich anfühlt. Nun entspannen Sie sich wieder beim nächsten Ausatmen. Bewegen Sie den Kopf langsam zurück. Nehmen Sie den Unterschied zwischen der Anspannung und der Entspannung wahr. Jetzt lassen Sie die Entspannung einfach wirken, und konzentrieren Sie sich auf die angenehmen Gefühle, die aus den Muskeln kommen. *[5mal wiederholen ...]*

Jetzt versuchen wir, die Schulter mit einzubeziehen. Ziehen Sie die Schultermuskulatur nach oben. Jetzt. Achten Sie auf die angespannten Schultern. Beim nächsten Ausatmen lassen Sie die Schultern fallen. Konzentrieren Sie sich auf die Anspannung, und versuchen Sie, die Entspannung wahrzunehmen. Sie merken, wie der Muskel durch die Entspanntheit besser durchblutet wird, wie er sich warm und schwer anfühlt. Konzentrieren Sie sich auf dieses Gefühl der Entspannung. *[5mal wiederholen ...]*

Nun gehen wir von der Schulter zum Rücken über. Konzentrieren Sie sich jetzt auf Ihre Rückenmuskulatur. Versuchen Sie, den Rücken anzuspannen, indem Sie ein Hohlkreuz machen. Drücken Sie den Rücken durch. Jetzt. Konzentrieren Sie sich auf die Anspannung im Rücken. Beim nächsten Ausatmen entspannen Sie sich und lassen das Hohlkreuz wieder verschwinden. Konzentrieren Sie sich auf den Unterschied zwischen der Anspannung und der Entspannung. Achten Sie jetzt darauf, wie sich die Entspannung im Rücken ausbreitet und Sie merken, wie der Rücken leicht und warm wird und wie es in der Muskulatur prickelt und in allen Muskelfasern jetzt die Entspannung sich ausbreitet. Konzentrieren Sie sich auf dieses Gefühl der Entspannung im Rücken, und versuchen Sie, den Unterschied zwischen der Anspannung und der Entspannung wahrzunehmen. *[5mal wiederholen ...]*

Konzentrieren Sie sich jetzt auf Ihre Bauchmuskulatur. Ziehen Sie den Bauch fest ein, indem Sie die Bauchmuskeln anspannen. Jetzt. Spüren Sie jetzt die Anspannung in der Bauchdecke, die sich wie ein hartes Brett anfühlt. Nun lassen Sie die Spannung beim nächsten Ausatmen wieder los und entspannen sich. Spüren Sie, wie der Bauch sich entspannt und spüren Sie den Unterschied zwischen der Anspannung und der Entspannung. Spüren Sie, wie der Bauch angenehm warm wird und wie sich die Entspannung in der Bauchmuskulatur ausbreitet. *[5mal wiederholen ...]*

Jetzt konzentrieren wir uns auf die Oberschenkel. Bitte spannen Sie zunächst den rechten Oberschenkel ganz fest an. Jetzt. Halten Sie die Anspannung einen Moment. Versuchen Sie jetzt beim nächsten Ausatmen die Muskeln wieder ganz tief zu entspannen. Lassen Sie die Muskulatur locker. Sie ist nun ganz entspannt. Konzentrieren Sie sich auf den Unterschied zwischen der Anspannung vorher und der Entspannung jetzt. *[5mal wiederholen ...]*

Nun konzentrieren Sie sich bitte auf die Muskulatur des Unterschenkels. Spannen Sie Ihre Wadenmuskeln ganz fest an. Jetzt. Konzentrieren Sie sich auf die Anspannung. Beim nächsten Ausatmen lassen Sie die Wadenmuskeln ganz locker entspannen. Nehmen Sie den Unterschied wahr zwischen der Anspannung vorher und der Entspannung jetzt. Spüren Sie, wie der Muskel schwer und warm wird und wie das Blut angenehm durch den entspannten Muskel fließen kann. *[5mal wiederholen ...]*

Nun konzentrieren Sie sich bitte auf Ihren rechten Fuß. Spannen Sie die Muskeln im Fuß an, indem Sie die Muskulatur der Zehen anspannen. Jetzt. Konzentrieren Sie sich auf die Anspannung. Beim nächsten Ausatmen lassen Sie wieder den Fuß ganz entspannt und locker auf dem Boden liegen. Geben Sie ihn einfach der Schwerkraft hin. Konzentrieren Sie sich auf das Gefühl der Entspannung, und nehmen Sie den Unterschied zwischen Anspannung vorher und Entspannung jetzt wahr. Merken Sie, wie der Fuß schwerer wird und sich angenehm warm anfühlt. *[5mal wiederholen ...]*

Nun wechseln wir das Bein und gehen auf das linke Bein über. Spannen Sie die Muskulatur des linken Oberschenkels wieder ganz fest an. Ziehen Sie dabei das Gesäß mit ein. Jetzt. Versuchen Sie die Spannung zu halten und sich darauf zu konzentrieren. Spüren Sie die Anspannung. Beim nächsten Ausatmen entspannen Sie sich wieder. Lassen Sie Ihre Oberschenkel jetzt ganz leicht und entspannt fallen. Konzentrieren Sie sich auf das Gefühl der Entspannung. Nehmen Sie den Unterschied zwischen der Anspannung vorher und der Entspannung jetzt wahr. *[5mal wiederholen ...]*

Nun gehen wir auf die linke Wadenmuskulatur über. Konzentrieren Sie sich auf die Muskeln. Spannen Sie die Muskulatur der linken Wade ganz fest an. Jetzt. Achten Sie auf das Gefühl der maximalen Anspannung in der Wade. Beim nächsten Ausatmen entspannen Sie wiederum die Wadenmuskulatur. Jetzt können Sie sich auf den Unterschied zwischen der Anspannung vorher und der Entspannung nun konzentrieren. Nehmen Sie den Unterschied wahr. *[5mal wiederholen ...]*

Nun gehen wir auf den linken Fuß über. Krümmen Sie die Fußzehen ganz stark. Halten Sie die Spannung. Konzentrieren Sie sich auf die angespannte Fußmuskulatur. Beim nächsten Ausatmen lassen Sie den Fuß ganz entspannt leicht und locker auf dem Boden aufliegen. Lassen Sie nur die Schwerkraft wirken, und entspannen Sie die Muskulatur. Spüren Sie den Unterschied zwischen der vorherigen Anspannung und der Entspannung jetzt. Spüren Sie, wie das Blut leicht durch den Muskel nun fließen kann, der entspannt ist und warm wird. *[5mal wiederholen ...]*

Nun haben wir alle Muskeln im Körper entspannt, und wir haben uns konzentriert, wie die Anspannung und die Entspannung sich anfühlen und wie angenehm das Gefühl der tiefen Entspannung jetzt ist. Achten Sie auf dieses Gefühl der Entspannung, achten Sie darauf, wie leicht sich jetzt Ihr Körper tut, die Muskulatur zu durchbluten, angenehm warm zu halten und wie es in der Muskulatur prickelt. Nehmen Sie dieses angenehme Gefühl wahr und lassen es in Ihrem Körper wirken. Gehen Sie noch einmal im Geiste alle Phasen durch und spüren Sie die Entspannung in den Armen, in den Händen, in den einzelnen Fingern, an der Stirn, an der Kaumuskulatur, um die Augen, die Nase, Mund, Lippen, Hals und Nacken, überall ist eine angenehme Entspannung. Sie spüren sie in den Schultern, in dem Rücken, in der Bauchmuskulatur. Sie spüren sie im Gesäß, Sie spüren die Entspannung in Oberschenkeln, Unterschenkeln und in den Füßen. Überall ist Ruhe, Entspannung und angenehme Wärme und eine angenehme Durchblutung. Konzentrieren Sie sich auf diese angenehme Entspannung, auf die Ruhe und auf die Gelassenheit und Schwere in Ihren Muskelgruppen. Die Wärme in Ihrem Körper fühlt sich an wie die Sonne, die am warmen Strand auf Sie einwirkt und Sie angenehm wohlig warm hält. Sie spüren trotzdem eine angenehme leichte Brise über Ihrem Körper. Wie Sie entspannt sind, und wie Sie sich rundherum wohl fühlen. Sie sind entspannt, nichts stört Sie, Sie konzentrieren sich einfach auf diese Entspannung.

„Nun konzentrieren Sie sich darauf, daß die Übung jetzt allmählich beendet werden muß. Sie werden gleich Ihre Hände und Ihre Arme anspannen, langsam sich rekeln, tief und kräftig durchatmen und dann die Augen öffnen. Versuchen Sie aber zunächst noch einmal Ihre Muskeln anzuspannen, in den Armen, in den Beinen, in den Waden, und nun öffnen Sie die Augen, bleiben Sie aber ganz ruhig noch sitzen oder liegen, und versuchen Sie noch einmal das Gefühl der Entspannung, das Sie sich aktiv erworben haben, auf sich wirken zu lassen."

Dieses Entspannungsverfahren, das man bei der 1. Sitzung auf eine *Tonbandkassette* aufnimmt, kann der Patient nun zu Hause regelmäßig üben. Natürlich gibt es weitere Entspannungstechniken, so gibt es z.B. die Möglichkeiten, *Atemübungen* durchzuführen oder *Entspannungsvorstellungen* zu instruieren. Diese Übungen jedoch verkomplizieren das Entspannungsverfahren, und für viele Patienten sind entsprechende Differenzierungen *zu komplex*. Man muß sich ja vergegenwärtigen, daß man es hier nicht mit einer experimentellen Gruppe in einer Studie zu tun hat, sondern mit ganz normalen „*Alltagspatienten*", die *jeder Arzt* oder *Psychologe* an jedem Ort behandeln können muß. Deswegen sollte man ein möglichst robustes, einfaches Verfahren nehmen, das leicht erlernbar und leicht vermittelbar ist. Die Fortführung von Entspannungstrainings im Sinne einer *Konditionierung mit Hinweisreizen* erfordert sehr tiefgreifende Übungen und ist von vielen Patienten in der Regel nicht ohne weiteres erlernbar. Dies ist auch nicht erforderlich. Viel wichtiger ist, eine einfache Übung immer wieder regelmäßig zu wiederholen und diese im Alltag einzusetzen.

! Eine hilfreiche Ergänzung ist die *Zwerchfellatmung*, die der Patient bewußt einsetzen sollte. Der Patient soll angehalten werden, tief in das Zwerchfell in den Bauch hineinzuatmen und bewußt die Atembewegung wahrzunehmen. Die Patienten sollen dabei lediglich darauf achten, daß sie *langsam und tief* mit maximaler Kapazität einatmen und mit maximaler Kapazität ausatmen und dies *rhythmisch* durchführen. Hilfreich ist, wenn der Patient dabei ein *Hinweiswort*, wie z.B. „Entspannung", spricht und dieses Wort bei jeder Ausatmung wiederholt. Dadurch wird eine feste Verbindung zwischen dem Gefühl der Entspannung und dem Wort gebildet, so daß der Patient nach einer gewissen Übungszeit dieses angenehme Gefühl durch die Technik überall herbeiführen kann.

Weitergehende Entspannungstechniken schließen *angenehme Vorstellungen* ein, z.B. die Vorstellung, daß man am Strand liegt oder sich in einer angenehmen Umgebung befindet. Für *ausgewählte Patienten* ist dies sicherlich eine hilfreiche Möglichkeit, in aller Regel verkompliziert es jedoch das Entspannungsverfahren und kann nur nach langer Übung mit in die Übungen einbezogen werden.

Wichtig ist es bei Entspannungsübungen, den Patienten *regelmäßig* am Anfang einzubestellen und sich über den *Fortschritt der Übungen* informieren zu lassen. Wenn der Patient regelmäßig übt und an der Sache interessiert ist, sollte man nicht versäumen, ihn ausführlich für seine Anstrengungen und Bemühungen *zu loben*, und ihn ermuntern, die Übungen weiter regelmäßig durchzuführen. Der Patient kann nicht erwarten, daß sein Arzt sich für seine Migräneerkrankung interessiert zeigt und sich bemüht, einen therapeutischen Fortschritt zu erzielen, wenn er selbst nicht willens ist, sich aktiv für seine Therapie einzusetzen. In der Praxis ist es hilfreich, den Patienten darauf hinzuweisen, daß nur unter der Voraussetzung einer regelmäßigen Übung eine erfolgreiche Migränetherapie erwartet werden kann. Genausowenig wie man von einem Zahnarzt Spaß und Lust abverlangen kann, ein ständig ungepflegtes Gebiß zu behandeln, genausowenig kann man von einem Arzt, der Kopfschmerzpatienten betreut, verlangen, daß er sich für die Kopfschmerztherapie engagiert, wenn der Patient selbst sich an einer Verbesserung der Situation nicht aktiv beteiligt.

Als Umgebung für die täglichen Übungen sollte man möglichst einen *ruhigen Raum* nehmen und versuchen, Störungen in dieser Phase von sich fernzuhalten. Auch sollte man versuchen, Störungen durch Besucher oder durch Telefon oder durch andere Irritationen auszuschalten. Ein lichtgeschützter stiller Ort mit einem angenehmen Lehnsessel ist dafür besonders gut geeignet. Der Patient kann dann die Tonbandkassette abhören, die sein Arzt bei der 1. Sitzung in der Praxis für ihn besprochen hat, und kann dann die einzelnen Übungen jedesmal durchgehen.

Nur im Ausnahmefall können Enspannungsübungen von den Patienten als unangenehm erlebt werden. Bei einigen – wenigen – Patienten können *Angstgefühle* durch die Entspannung auftreten. Dieses ist insbesondere auch bei falscher Atemtechnik mit Hyperventilation möglich. In solchen Fällen muß besonders langsam mit den Entspannungsübungen begonnen werden, und sie dürfen dann nur allmählich ausgedehnt werden.

- ! — Relative Kontraindikationen des Entspannungstrainings sind Extrasystolen, spezielle Herzrhythmusstörungen und akute Migräneattacken.
- — Folgende Hinweise zu Nebenwirkungen des Entspannungstrainings sollte man den Patienten vor Beginn mitteilen: Bei niedrigem Blutdruck können Schwindel und Übelkeitsgefühle auftreten. Störend können Magen-Darm-Geräusche, Kribbeln und leichte Muskelfaszikulationen sein.

Prinzip der Biofeedbackverfahren

In der *Biofeedbacktherapie* (engl. „feed back": zurückleiten) wird vom Therapeuten in der Regel eine *bestimmte Körperfunktion* mit einem technischen Gerät gemessen, und diese Information wird an den Patienten zurückgeleitet. Bei Kopfschmerzerkrankungen sind dies häufig die *Kopfmuskelaktivität* oder der *Pulsschlag*. In wissenschaftlichen Untersuchungen wird auch versucht, die Weite von Blutgefäßen oder die Blutflußgeschwindigkeit zu messen. Die Meßergebnisse werden für den Patienten in der Regel auf einem Bildschirm oder mit einem Meßgerät angezeigt. Ändert sich die Körperfunktion, ändert sich auch die Anzeige. Durch diese Rückmeldung der Körperfunktion kann der Patient *direkt* sehen, ob seine Muskeln entspannt sind, ob sein Puls regelmäßig schlägt oder sein Blutfluß zu- oder abnimmt. In der weiteren Therapie wird dann gelernt, diese Körperfunktionen *direkt und gezielt willentlich* zu beeinflussen.

! Ziel der Biofeedbacktherapie ist es also, eine unmittelbare, willentliche Steuerung von Körperfunktionen zu ermöglichen, die normalerweise nur unwillkürlich gesteuert werden können.

Biofeedback soll dazu beitragen, bereits entstandene *Fehlfunktionen* sichtbar zu machen und willentlich in den Griff zu bekommen. In der Regel ist es mit Biofeedback nur möglich, eine *einzelne Körperfunktion* rückzumelden. Damit wird also quasi ein ganz gezielter Ausschnitt aus der Körperfunktion abgebildet und dem Patienten zur Kenntnis gebracht. Dadurch unterscheidet sich Biofeedback in aller Regel *ganz bedeutsam* von den sonstigen Entspannungsverfahren, wie etwa dem oben geschilderten progressiven Muskelrelaxationsverfahren nach Jacobson, die versuchen, den *gesamten Körper* zu beeinflussen.

Bei der Migräne werden unterschiedliche Biofeedbackverfahren eingesetzt. Es handelt sich dabei zunächst um das sog. *autogene Feedback*, um das *Blutvolumenpuls-Biofeedback* und in experimentellen Studien um das *transkranielle Dopplerbiofeedback*. Auch werden bei Migräne häufig *EMG-Biofeedbacks* eingesetzt, um eine allgemeine Entspannung zu induzieren.

Autogenes Feedback

Dieses Feedback besteht darin, daß durch Übungen, insbesondere auch unterstützt durch Entspannungsübungen, versucht wird, die *Körpertemperatur in der Peripherie* zu erhöhen. Man ging davon aus, daß durch einen *erhöhten Blutfluß in den peripheren Gefäßen* eine *reaktive Vasokonstriktion in der A. superficialis temporalis* bedingt wird. Diese Therapie beruht auf der früheren Annahme, daß eine Vasodilatation in den peripheren Kopfgefäßen für die Migränekopfschmerzen verantwortlich sei. Diese Annahme ist jedoch seit langem fallengelassen worden.

Möglicherweise beruht diese Feedbackform auf der *Selbstwahrnehmung einer möglichen Selbstkontrolle*. Andere Annahmen gehen davon aus, *daß die sympathische Aktivität reduziert* und damit das vaskuläre System insgesamt stabilisiert wird. Im Prinzip ist das autogene Feedback eine *Subform der Entspannungsverfahren* und hat keine Vorteile gegenüber systematischen Entspannungsübungen, wie etwa der progressiven Muskelrelaxation.

Blutvolumenpuls-Biofeedback

Auch dieses Biofeedback beruht auf der Zweiphasentheorie von Wolff, nach der die Migräne durch eine Vasodilatation der A. temporalis superficialis bedingt wird. Bei diesem Therapieverfahren wird die *Blutvolumenpulskurve* mit einem Sensor über dem Gefäß rückgemeldet. Der Patient erlernt nun, durch aktive Mechanismen eine *Konstriktion der A. temporalis superficialis* herbeizuführen. Aus diesem Grunde wird die Methode auch Vasokonstriktionstraining genannt. Es hat sich in der Praxis jedoch nicht sehr weit verbreitet. Dies liegt einmal daran, daß man dazu eine Technik benötigt, die nicht überall erhältlich ist, zum anderen benötigt man entsprechend ausgebildete Therapeuten. Schließlich ist der Einsatz während einer akuten Attacke — und darum geht es ja in erster Linie — *häufig nicht wirksam*. Auch sind die Patienten nicht zu motivieren, dieses Verfahren langfristig regelmäßig durchzuführen. Dazu kommt, daß nach heutigen Studien die Beteiligung der A. temporalis superficialis in der Migränepathophysiologie eine absolut untergeordnete Rolle spielt und die Zweiphasentheorie nach Wolff vor vielen Jahren verworfen worden ist.

Insofern existiert derzeit auch *kein begründetes Rationale* für diese Therapie. Auch für dieses Verfahren kann angenommen werden, daß allein die Beschäftigung mit den Körpervorgängen, die Wahrnehmung der Selbstkontrolle und die sonstigen Maßnahmen im Zusammenhang mit einer Biofeedbacktherapie für den Therapieerfolg verantwortlich sind. Die isolierte Durchführung einer Blutvolumenpuls-Biofeedbacktherapie ist nicht zu empfehlen. Diese Therapie könnte nur sinnvoll sein, wenn man sie in sonstige begleitende Therapiemaßnahmen, wie z. B. ein Entspannungstraining und eine adäquate Pharmakotherapie, einbettet.

Feedback der Blutflußgeschwindigkeit

Aufgrund der mangelnden Praktikabilität, des fehlendes Rationales sowie der technischen Probleme bei der Erfassung der Blutvolumenpulskurven in der Praxis wurde auch versucht, durch die transkranielle Dopplersonographie die *Blutflußgeschwindigkeit in der A. cerebri media* rückzumelden. Das Rationale dieser Methode beruht auf dem Befund, daß während der Migräneattacke eine *Dilatation der großen intrakraniellen Gefäße* vorliegen soll. Entsprechend wird mit dem transkraniellen Dopplerbiofeedback versucht, eine *Blutflußgeschwindigkeitserhöhung* zu erzielen, die mit einer Vasokonstriktion der Hauptstämme der intrakraniellen Gefäße korreliert ist.

Zu dieser Technik liegen bisher einige Pilotstudien vor, die zeigen, daß bei einzelnen Patienten tatsächlich die akute Migräneattacke durch entsprechende Therapiemaßnahmen beeinflußt werden kann. Für den Einsatz solcher Therapieformen in der Alltagspraxis wird jedoch kein Platz und kein Raum sein, da eine *aufwendige, teure Apparatur* dazu notwendig ist, *ausgebildete Untersucher* vor Ort sein müssen und die Therapie *in der akuten Kupierung* einer Migräneattacke eingesetzt werden soll. Zur experimentellen Analyse von Vorgängen im Rahmen einer Migräneattacke sind diese Untersuchungen jedoch von Wert.

Nachteile der Biofeedback-Therapieverfahren

Biofeedbacktherapie hat im Vergleich zu anderen Therapieverfahren mehrere Nachteile. Sie bindet den Patienten an einen Therapeuten und an eine Maschine. Dies beinhaltet *organisatorische Probleme* und bedeutet einen zumindest zeitweisen *Verlust der Selbständigkeit*. Außerdem ist diese Therapieform im Vergleich zu anderen Verfahren sehr *kostenintensiv*.

Da keine besseren Therapieergebnisse erzielt werden als mit selbständig durchführbaren Entspannungsformen, erscheinen diese Methoden im Alltag unwirtschaftlich und umständlich. Unabhängig davon ist, wie bereits erwähnt, die wissenschaftliche Erprobung solcher Methoden wichtig, da die Verfahren Einblicke in die möglichen Krankheitsprozesse geben können.

Streßbewältigungstraining

Durch dieses Training sollen Patienten in die Lage versetzt werden, *die internen und externen streßauslösenden Bedingungen wahrzunehmen und mit adäquaten Verhaltensmaßnahmen darauf zu reagieren*. Die Therapieverfahren zielen darauf ab, den Betroffenen *Bewältigungstechniken* an die Hand zu geben, um mit Streßsituationen eigenständig fertig zu werden.

Der erste Schritt im Streßbewältigungstraining ist, daß die Patienten eine *Streßanalyse* durchführen. Zusammen mit dem Therapeuten wird eine *Liste* von streßauslösenden Situationen erstellt. Diese Situationen werden in eine *Rangreihe* gebracht. Dann werden die verschiedenen Streßsituationen gedanklich vorgestellt. Man kann dabei für diese Streßsituationen – ebenfalls gedanklich – Verhaltensstrategien vorbereiten.

Die Streßsituationen führen auf verschiedenen *Verhaltensebenen* zu verschiedenen Auswirkungen. Auf der *subjektiv-emotionalen Ebene* können sie z. B. zu Angst, auf der *motorischen Verhaltensebene* zu Fluchtreaktionen führen und auf der *physiologischen Ebene* zu veränderten vegetativen Reaktionen, wie z. B. erhöhter Herzfrequenz oder feuchten Händen. Nachdem nun die Streßanalyse durchgeführt worden ist, sollen diese Streßhinweiszeichen *Aufforderungscharakter* bekommen, indem sie zu adäquaten Verhaltensmaßnahmen auffordern. Dazu werden insbesondere auch *Selbstbeobachtungsverfahren* wie Streßtagebücher eingesetzt, um im Alltag wahrgenommene Streßsituationen zu protokollieren.

Nachdem der Patient im ersten Schritt nun in der Lage ist, die Streßsituationen *wahrzunehmen*, lernt er im zweiten Schritt *Verhaltensmaßnahmen*. Dies kann sowohl in Einzel- als auch in Gruppentherapie erfolgen. In der Gruppentherapie sind *Rollenspiele* einsetzbar, um entsprechende soziale Streßsituationen zu üben. Gerade im sozialen Bereich sind häufig Stressoren vorzufinden. Nachdem die Verhaltensmuster in der Gruppe unter der Simulation von *Realbedingungen* erlernt und erprobt worden sind, können sie im täglichen Leben durch *Hausaufgaben* geübt werden.

Selbstsicherheitstraining

Das Selbstsicherheitstraining soll Patienten in die Lage versetzen, für Ihre *persönlichen Rechte einzustehen* und ihre eigenen *Gedanken, Gefühle und Einstellungen auszudrücken*. Selbstsicherheit und soziale Kompetenz können dazu führen, daß man sein Leben mit mehr innerer Gelassenheit und Ruhe leben kann. Wünsche werden mit möglichst geringem Aufwand realisiert.

In *Trainingssituationen* werden den Patienten Aufgaben zur sozialen Kompetenz gestellt, die zu bewältigen sind. Die Übungen werden entweder im *Rollenspiel* in einer Gruppe mit einem Therapeuten oder Trainer oder als Hausaufgabe „live" geübt (Abb. 5.85). Inhalte solcher Übungen zielen darauf ab, ein selbstsicheres und sozialkompetenteres *Verhaltensrepertoire* aufzubauen.

Sozialkompetentes Verhalten besteht nach Ullrich u. Ullrich aus 7 wesentlichen Bestandteilen:

1. Den Willen besitzen, für sich selbst zu entscheiden und die eigenen Gefühle und Ansprüche kennenzulernen.
2. Unangenehme Gefühle blockieren und die eigene Unsicherheit verlernen.
3. Wissen, wie man etwas am wirkungsvollsten und am zweckmäßigsten erzielt.
4. Wünsche, Erwartungen und Forderungen von Mitmenschen richtig erkennen können, deren Begründetheit abwägen, und sie zu angemessener Zeit berücksichtigen können.
5. Spielraum und Sachzwänge sozialer Strukturen, Einrichtungen und die Rolle deren Vertreter analysieren und diese Erkenntnisse in das eigene Verhalten einbeziehen können.
6. Wissen, welches Verhalten man wann und wo im Hinblick auf die Erwartungen von anderen, auf die eigenen Ansprüche und die Möglichkeiten der sozialen Struktur einsetzen kann.
7. Wissen, daß soziale Kompetenz nichts mit Aggression zu tun hat, sondern auch damit, daß man Rechte und Gefühle des anderen akzeptiert.

Somit wird deutlich, daß eine ganze Reihe von Verhaltensmaßnahmen erforderlich ist, um auf Streßreaktionen adäquat reagieren zu können, bzw. damit verschiedene Situationen gar nicht zu Streßsituationen werden können. Da gerade *soziale Situationen* besondere Streßquellen sind, ist es erforderlich, hier besonders kompetent zu sein, um im sozialen Feld keine Streßquellen entstehen zu lassen. Lazarus gibt dazu folgende wichtige Fähigkeiten an:

1. Die Fähigkeit, nein zu sagen.
2. Die Fähigkeit, jemanden um einen Gefallen bitten zu können oder einen Wunsch äußern zu können.
3. Die Fähigkeit, positive und negative Gefühle situationsgerecht ausdrücken zu können.
4. Die Fähigkeit, allgemeine Unterhaltungen zu beginnen, aufrechtzuerhalten und, wenn gewünscht, zu beenden.

Diese Inhalte *sozialkompetenten Verhaltens*, die zu einer Streßreaktion führen können, lassen sich nun durch bestimmte Übungssituationen einüben. Die Übungen sollen ermöglichen, ein Verhaltensrepertoire im Alltag ohne besondere Anstrengungen zu aktivieren und dann entsprechend effektiv einzusetzen. Ideal ist es, die Verhaltensweisen im *Rollenspiel* einzuüben. Aufgrund der Bedeutung sozialer Situationen wurde eine Reihe von verschiedenen Übungsprogrammen aufgestellt. Im wesentlichen zielen diese auf die gleichen Lehrziele ab, die Übungen sind jedoch unterschiedlich angelegt. Nachfolgend sollen einige Übungsprogramme exemplarisch dargelegt werden, um eine Vorstellung davon zu vermitteln, welche Inhalte sie thematisieren. Selbstsicherheitstrainings, Streßbewältigungstraining und die (weiter unten erläuterte) Konkordanztherapie sollten jedoch immer von *ausgebildeten Verhaltenstherapeuten* durchgeführt werden, da Erfahrung und Übung notwendig sind,

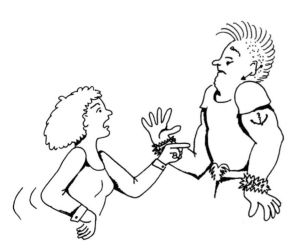

Abb. 5.85. Übungen durch Selbstsicherheitstraining sollen dazu führen, die soziale Kompetenz zu erhöhen und Ängste abzubauen

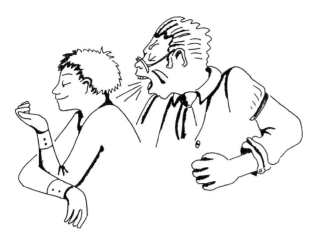

Abb. 5.86. Streß ist keine physikalische Größe. Man kann sich über alles ärgern und aufregen – aber man ist dazu nicht verpflichtet

um eine möglichst große Effektivität zu erzielen (Abb. 5.86).

Unter der Lupe
Beispiele von Übungsprogrammen
zur Erlangung einer höheren Selbstsicherheit

Alberti u. Emmons:

- Als Kunde, Student, Angestellter, Chef, alles mögliche Unbegründete zurückweisen oder verlangen.
- Sich um 2 Uhr in der Frühe gegen laute Musik der 12jährigen Tochter und ihrer Partygäste verwahren und dabei einen Tonfall wählen, der den Ernst der Situation zum Ausdruck bringt.
- Den angekündigten Besuch einer Verwandten von dem erwünschten Zeitraum von 3 Wochen auf ein Wochenende reduzieren.

Feldhege u. Krauthan:

- Einen Hausmitbewohner eindringlich auffordern, abends die Haustür nicht wie gewöhnlich zuzuwerfen, sondern die Haus- und Wohnungstür leise zu schließen.
- Mit einem Kollegen, der am Arbeitsplatz raucht, eine Regelung vereinbaren, wonach nur noch in den Arbeitspausen und außerhalb des Zimmers geraucht wird.
- Die persönlichen Grundrechte am Arbeitsplatz, in der Freizeit und im Sozialleben wahrzunehmen und zu wahren.
- Bei seinem Chef um einen Tag Urlaub für eine besondere Situation bitten.
- Den Hausbesitzer zur Reparatur eines Wasserrohres veranlassen.
- Ein fehlerhaftes Kleidungsstück umtauschen.
- Den Dienstvorgesetzten eines ungefälligen Beamten zu sprechen wünschen.
- Einen Mitreisenden im Zug auffordern, im Nichtraucherabteil das Rauchen einzustellen.

Lange u. Jakobowski:

- Zurückweisen von unangemessener und zu umfangreicher Arbeit.
- Um einen guten Platz in einer Warteschlange bitten.
- Zurückweisen von Forderungen, Unterbrechungen oder Anweisungen, die unberechtigt sind.
- Um eine Gehaltserhöhung bitten.

Lieberman et al.:

- Den Vermieter darum bitten, eine Reparatur durchzuführen.
- Sich der unfairen Kritik eines Vorgesetzten widersetzen.
- Dem Ehepartner verdeutlichen, daß man wieder arbeiten gehen möchte.
- Den Ehepartner bitten, daß er ebenso seine Pflichten im Haushalt und bei der Kindererziehung übernimmt.

Ullrich u. Ullrich:

- Einem entgegenkommenden Passanten nicht ausweichen.
- Als erster durch die Tür eines Lifts oder eines Kaufhauses gehen.
- Einen vorreservierten Platz im Zug oder im Restaurant in Anspruch nehmen.
- Beschwerden durchsetzen, eigene Steuervorstellungen und Gehaltsvorstellungen bei Behörden geltend machen.
- Unberechtigte Forderungen eines Partners ablehnen.
- Sich diverse Schuhe in einem Geschäft zeigen lassen, anprobieren, und dann ohne Kauf das Geschäft verlassen.
- Etwas umtauschen, das einem nicht gefällt oder das Fehler aufweist.
- Im Speiselokal sich einige Hausspezialitäten erklären und sich die Zubereitungsart erläutern lassen.
- Die Aufmerksamkeit von Mitmenschen auf sich lenken, durch laute Geräusche oder auffällige Verhaltensweisen.
- Ruhestörer, Vordrängler, Vertreter, Betrüger in Schranken weisen oder ablehnen.

Petermann u. Petermann:

- Mimik und Gestik von Personen erkennen können und interpretieren können (Überraschung, Trauer, Verachtung, Glück, Interesse).
- Die Stimmigkeit von Gesichtsausdruck und Selbstverbalisation erkennen können.

- Angstvermeidungsverhalten wahrnehmen können und durch Gedanken abbauen können.
- Sozialverhalten und Gefühlszustände erkennen können, unterscheiden und adäquate Verhaltensreaktionen aufbauen können.

Wie die Ausführungen zeigen, zielen alle Verhaltenstherapieprogramme darauf ab, sich inkompetentes soziales Verhalten, Angst, Vermeidungsverhalten und Rückzug *bewußt zu machen,* um durch *Selbstkontrolle* und *effektive Verhaltensweisen* zu einer streßfreien Reaktion in den entsprechenden Situationen gelangen zu können. Dazu sind manchmal ganz einfache Mittel ausreichend, die nur *eingesetzt* werden müssen. So wie man im Sport verschiedene Techniken lernen kann, kann man auch in sozialen Situationen *bestimmte Techniken* abrufen, um ein gutes Ergebnis zu erzielen. Mögliche Verhaltensmaßnahmen zum Abbau von sozialen Ängsten und zum Aufbau von sozialkompetentem Verhalten sind z. B. auch die folgenden:

1. Der Gebrauch des Wortes „*ich*" anstatt „man" oder „wir".
2. Der Einsatz von *direkten Redewendungen und Aufforderungen* statt indirekter.
3. Eine *eindeutige und klare Formulierung von Forderungen und Wünschen* (z. B. „Ich verlange von Ihnen...", „Ich wünsche aber...").
4. Aufbau eines *direkten Blickkontakts.*
5. Eine *unverhoffte körperliche Nähe* durch die Körperhaltung einnehmen.
6. Intentionen mit *angemessenen Gesten* ausdrücken.
7. Einen *zur Aussage passenden Gesichtsausdruck* einnehmen.
8. Eine *adäquate Lautstärke und Modulation* der Sprache wählen.

Alle diese Techniken versetzen den Anwender in die Lage, schnell einen Verhaltensrapport abzurufen, um Ängste und Streß gar nicht erst entstehen zu lassen.

Konkordanztherapie

Eine ähnliche Technik zum sozialen Kompetenztraining stellt auch die sog. *Konkordanztherapie* dar, die von Gerber et al. zur *Migränetherapie* entwickelt wurde. Die Konkordanztherapie versucht, folgende Lernziele bei den Patienten zu erreichen:

1. Das Erlernen der *Körperwahrnehmungen in Belastungssituationen.*
2. Die *aktive Steuerung von Körperprozessen.*
3. Den *Zusammenhang zwischen Gedanken und Körperprozessen* erkennen zu können.
4. Die Fähigkeit, *Gedanken verändern* zu können.
5. Das Erlernen von *Verhaltensstrategien zur Beeinflussung der Körperprozesse.*
6. Das Erlernen der *Übereinstimmung von Gedanken, Körperprozessen und Verhalten.*

Wesentlicher Zielpunkt der Konkordanztherapie ist, eine *Übereinstimmung* (lat. concordia: Eintracht) *zwischen Gedanken, Empfinden und Verhalten* zu ermöglichen. Dadurch ist es möglich, Wünsche und Ziele ohne großen Energieaufwand zu realisieren, ohne daß man ständig – bei erhöhtem psychischem Energieaufwand – konträres Verhalten produzieren muß. Die Konkordanztherapie versucht, zunächst wie im Streßbewältigungstraining, eine *systematische Analyse der Körperwahrnehmungsprozesse in Belastungssituationen* zu erarbeiten. Dazu müssen die Patienten in unterschiedliche Belastungssituationen gebracht werden, die *unverhofft* von den Therapeuten produziert werden. Dabei können die Patienten lernen, entsprechende Belastungssituationen und ihre Körpervorgänge direkt aktiv wahrzunehmen.

Anschließend werden Übungen zum *Erlernen der Kontrolle der wahrgenommenen Körpervorgänge* durchgeführt. Zusätzlich wird auch ein *Entspannungstraining*, in der Regel die progressive Muskelrelaxation nach Jacobson, in die Konkordanztherapie integriert. Die weiteren Übungen zielen darauf ab, *Zusammenhänge* zwischen den wahrgenommenen Körperprozessen und den Situationen festzustellen und bewußt zu machen.

In den anschließenden Übungsstunden werden *streßhafte Situationen* simuliert, und es wird ein *adäquates Verhalten zu deren Bewältigung* aufgebaut. Ziel ist es, möglichst ein Verhalten zu produzieren, das ohne großen Energieaufwand schnell abgerufen werden kann, um zu einer Übereinstimmung („Eintracht") zwischen Erleben, Denken und Verhalten zu kommen.

Gruppensprechstunde „Patientenseminar"

Das von Gerber u. Göbel entwickelte *Patientenseminar* zielt auf eine *umfassende neurologisch-verhaltensmedizinische Betreuung* von Patienten ab. Diese Betreuung bezieht sich sowohl auf eine *nichtmedikamentöse Prävention und Therapie* von Kopfschmerzen als auch auf die *spezifische medikamentöse Prophylaxe und Therapie* nach wissenschaftlichem, ganzheitlichem Ansatz. Das „Patientenseminar chronische Kopfschmerzen" lehnt sich dabei an Modelle ähnlicher Gruppensprechstunden an. In einer umfassenden Aus- und Weiterbildung sollen Ärzte befähigt werden, die Gruppensprechstunde im Rahmen eines Patientenseminars durchzuführen. Die Grundgedanken sind: die *Information in kompakter Form* an Betroffene weiterzugeben, dabei *Selbsthilfegruppen zu initiieren* und durch den gegenseitigen Austausch von Informationen zwischen den Gruppenmitgliedern eine *effektive interaktive Behandlung* zu ermöglichen. Organisatorisch ist das Patientenseminar eine vom Arzt angebotene Patientenveranstaltung, die z. B. an einem Wochentag für die Dauer von 60–90 min in einer kleinen Gruppe von Problempatienten (ca. 5–10 Teilnehmer) mit vergleichbaren Erkrankungen durchgeführt wird. Grundsätzlich soll der betreuende Arzt solche Patientenseminare eigenständig und eigenverantwortlich durchführen. Zur Realisierung des Patientenseminars ist folgendes erforderlich:

1. *Patientenselektion*: Im Einzelgespräch soll der Arzt in Frage kommende Patienten auswählen, über das Patientenseminar informieren und zur Teilnahme motivieren. Selbstbeobachtungsmaßnahmen werden erklärt. Ein Kopfschmerztagebuch wird ausgegeben.
2. In den ersten Sitzungen finden dann *gruppenspezifische Erstgespräche* statt. Dabei wird die *Symptomatik der einzelnen Kopfschmerzerkrankungen* mit den Patienten diskutiert, und der *Leidensdruck* sowie die *Entwicklungsgeschichte* und *Chronifizierungsfaktoren* werden herausgearbeitet. Insbesondere sollen dabei chronifizierende Faktoren, die verschiedenen Verhaltensweisen, die der Behandlung des Kopfschmerzes entgegenstehen, und Verhaltensmuster im Alltag erfaßt und analysiert werden.
3. *Erläuterung der Diagnose durch den Arzt und Information über die Entstehungsbedingungen*: In dieser Sitzung werden den teilnehmenden Patienten die zugrundeliegenden Mechanismen der Kopfschmerzerkrankung erläutert; sie erhalten Einblick in die modernen Annahmen zur Kopfschmerzpathophysiologie, und aufbauend auf diesen Erläuterungen werden entsprechende strukturierte Schritte zur Behandlung der Kopfschmerzen vermittelt. Dabei sollen den Patienten nicht nur biologische, sondern auch psychologische, verhaltensmäßige Prozesse bewußt gemacht werden. Dazu gehört insbesondere Streß, ungünstige Kognitionen, Verhaltensmuster u. a.
4. *Beratungsgespräch und Gruppendiskussion*: In dieser Sektion des Patientenseminares werden *weitere Informationen* – vom Arzt in einem pathogenetischen und pathophysiologischen Zusammenhang erläutert – interaktiv in der Gruppe vermittelt. Neben den *individuellen Reizbedingungen* sollen insbesondere Faktoren der Lebensführung wie z. B. unregelmäßiger Schlaf, Tagesplanung, Streß, Arbeitsplatzgestaltung etc. besprochen werden. Die Basis des Gesprächs sollte hier ein spezifischer *Streßanalysebogen* sein, der in Verbindung mit einer Kopfschmerz-Checkliste die verschiedenen Bedingungen für die Kopfschmerzattacken herausarbeiten soll. Bereits in dieser Sitzung soll den Patienten eine kombinierte Behandlungsstrategie, nämlich die Verbindung zwischen nichtmedikamentösen und medikamentösen Verfahren, aufgezeigt werden.
5. *Medikamentenbesprechung*: In dieser Sitzung werden ausführlich die Medikamentenvorgeschichte, die Art und Weise, wie Medikamente bislang eingenommen wurden, Wirkungen und Nebenwirkungen, aber auch Einstellungen zu Medikamenten besprochen. Gleichzeitig soll auf die besondere Bedeutung selbstregulativer Mechanismen wie z. B. Schmerzkontrolle, Streßbewältigung etc. hingewiesen werden.
6. *Streßanalyse I*: Zu Beginn der Sitzung wird zunächst auf die besondere Bedeutung von *Belastungsfaktoren* und *ungünstigen Einstellungs- und Verhaltensmustern* hingewiesen. Dazu füllen die Patienten spezielle Streßanalysebögen aus, wobei die Stressoren *hierarchisch* geordnet werden. Streß und Belastung werden auch im Sinne psychobiologischer Konzepte erläutert. So wird etwa dargestellt, daß durch bestimmte Techniken, z. B. Entspannungstechniken, Neurotransmitter besser und schneller abgebaut werden können. Auf dieser Basis wird den Patienten erläutert, daß eine *spezifische Körperwahrnehmung* notwendig ist. In diesem Sinn wird die *progressive Muskelrelaxation* nach Jacobson erklärt. Die Wirkung von Belastungsfaktoren auf den Körper wird *durch gezielte Streßinduktionen*, wie z. B. einen belastenden Film, quasi körpernah eingeführt. Es soll dann verdeutlicht werden, daß die Patienten bei extremer Belastung Körpersignale wahrnehmen, wie z. B. Druckempfinden in der Stirn, denen sie mit geeigneten Entspannungstechniken begegnen können. Bereits hier wird auf die Bedeutung der differentiellen und konditionierten Entspannung und die Gegenkonditionierungsstrategie hingewiesen und Einführendes dazu gesagt. Die dann folgenden *Entspannungsübungen* werden auf *Tonband* aufgezeichnet; anschließend wird die Kassette kopiert, so daß jedem Patienten ein Übungsband zur Verfü-

gung gestellt werden kann. Die Patienten erhalten neben der Kassette ein *Übungsprotokoll*, in dem sie Übungszeiten eintragen sollen.
7. *Streßanalyse II:* In dieser Sitzung werden die Patienten zunächst in einer ausführlichen Entspannungsübung zur *Tiefenentspannung* hingeführt. Wie in anderen vorangegangenen Sitzungen werden die Kopfschmerztagebücher besprochen. Eventuell aufgetretene Schwierigkeiten mit Medikamenten oder mit dem Jacobson-Training werden zunächst in der Gruppe erläutert. Diese Sitzung ist darauf ausgerichtet, die Entspannungstechniken im Sinne der *differentiellen Entspannung* anzuwenden. Das bedeutet, die Patienten lernen in Alltagssituationen, z. B. beim Sitzen, beim Gehen, Stehen, Sprechen, durch eine kurze Anspannung die Entspannungsreaktionen einzuleiten. Jetzt erfolgt eine Streßinduktion wie z. B. das Klingeln eines Telefons, um mögliche Gegenwirkungen zu erproben. Es werden nun verschiedene Belastungssituationen des Alltags durchgespielt wie z. B. Diskussionen, Streit, Selbstbehauptungssituationen etc. Die Patienten lernen, bei aufkommenden Körperempfindungen mit *Entspannungsübungen* zu reagieren (Abb. 5.87).
8. *Schmerzbewältigung und Abschluß:* Diese Sitzung ist auf die Schmerzbewältigung gerichtet (*Schmerzbewältigungstraining*). Zunächst schildern die Patienten ihre letzten Anfälle bzw. den letzten Anfall. Danach werden sie aufgefordert, ihre Anfälle erneut durchzuspielen. Durch spezifische kognitive Techniken (z. B. *Imaginationstechnik*) sollen sie dann gemeinsam Strategien erarbeiten, wie ein Anfall ohne oder mit Medikamenten kupiert werden könnte. Neben dem hierfür geeigneten Mittel Schlaf sollen insbesondere auch Aktivierungsprozesse in den Vordergrund gestellt werden.

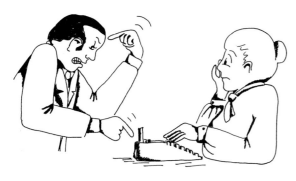

Abb. 5.87. Verhaltenstherapieprogramme in der verhaltensmedizinischen Migränetherapie sollen dazu führen, unberechtigte Forderungen bzw. Störungen in Schranken zu verweisen

Das Patientenseminar endet mit einer Zusammenfassung und einer Übersicht sowie mit der Vereinbarung, sich ggf. zu *Auffrischungssitzungen* wieder zusammenzufinden. Gleichzeitig sollen die Patienten angehalten werden, eine eigene Initiative im Sinne einer Selbsthilfegruppe zu besuchen bzw. zu gründen.

Praktische Durchführung verhaltensmedizinischer Maßnahmen

Die genannten Programme benötigen einen *Therapeuten* und im optimalen Falle eine *Gruppe*. In der Regel werden die Sitzungen *1- bis 2mal pro Woche* durchgeführt. Am Anfang der Therapie müssen häufiger Therapiesitzungen durchgeführt werden, mit einsetzendem Lernfortschritt können die Intervalle vergrößert werden. In der Regel ist es notwendig, *20–30 Sitzungen* durchzuführen. Insbesondere ist es notwendig, daß ein erfahrener Therapeut die Gruppen leitet. Therapiestandards existieren jedoch bisher nicht, und es hängt sehr von den regionalen Gegebenheiten ab, welcher Therapeut vorhanden ist, an wen man sich wenden kann und welche Therapieform durchgeführt wird.

Keinesfalls sollte man psychologische Verfahren so auffassen, daß sie *allein* eine suffiziente Kopfschmerztherapie darstellen könnten. Immer ist es erforderlich, eine fundierte *ärztliche Therapie* durchzuführen und insbesondere, falls angezeigt, effektive *pharmakologische Maßnahmen* bei den betroffenen Patienten anzuwenden.

Ein besonderes Einsatzgebiet für Streßbewältigungstrainings und Selbstsicherheitstrainings ist die *Kopfschmerztherapie von jungen Menschen*, insbesondere Kindern und Jugendlichen. Gerade bei diesen können Streßreaktionen sehr schnell abgebaut werden, indem adäquates Verhalten in streß- und angstinduzierenden Situationen aufgebaut wird. Bei älteren Patienten sind Lerneffekte erfahrungsgemäß schwieriger zu erzielen. Die Verfahren selber haben *so gut wie keine Kontraindikationen und auch keine Nebenwirkungen (vgl. aber Anmerkung zur Relaxation!)* und sind deshalb breit einsetzbar. Problematisch ist der ökonomische Aspekt der psychologischen Therapien. Sie sind extrem *zeitaufwendig* und auch *kostenintensiv*. Weitere Limitierungen sind natürlich, daß es an ausgebildeten Therapeuten mangelt und eine Versorgung der breiten Bevölkerung völlig illusorisch ist. Als Zukunftsvision wäre es natürlich ideal, wenn solche Maßnahmen für alle Menschen verfügbar wären; dann ließe sich generell Streß im

Alltag wesentlich effektiver abbauen und der zwischenmenschliche Umgang angst- und streßfreier gestalten. Es wäre erstrebenswert, daß in den Schulen bereits entsprechende Therapiesitzungen durchgeführt werden. So wie früher erkannt worden ist, daß Sportunterricht notwendig ist, um die körperliche Gesundheit aufrechtzuerhalten, so sollten auch psychologische Trainingsstunden in den Schulen angeboten werden, die die psychische und körperliche Gesundheit langfristig aufrechterhalten. Auf diesem Gebiet ist noch viel zu verbessern. Die naturferne, „unnatürliche" Lebenswelt der heutigen Kinder und Jugendlichen erfordert jedoch ein schnelles Umdenken und die Einführung entsprechender Maßnahmen im Schulunterricht.

Effektivität psychologischer Therapieverfahren

Zur *Effektivität* von psychologischen Therapieverfahren liegt eine größere Reihe gut kontrollierter klinischer Studien vor. Wie bei der großen Variabilität der Erkrankung nicht anders zu erwarten, gibt es bestimmte Patienten, die *sehr gut* auf psychologische Therapieverfahren ansprechen. Andere Patienten wiederum können *keine positiven Effekte* mit psychologischen Therapiemaßnahmen erzielen. In einer Metaanalyse zeigt sich, daß im Mittel *43 % der Patienten*, die bei ihrer Migräneerkrankung eine *Entspannungs-* oder eine *Biofeedbacktherapie* durchgeführt haben, einen positiven Effekt erzielen, während bei einer entsprechenden Placebokontrollgruppe im Mittel nur etwa 14 % positive Effekte erreichen können. Gerade bei der *präventiven Therapie* zeigt sich, *daß Entspannungs- und Biofeedback-Therapieverfahren genauso effektiv sein können wie medikamentöse Therapien*. Dies führt natürlich zu der Schlußfolgerung, daß eine medikamentöse Prophylaxe nur geringen Raum hat, da bei Migränepatienten eine Dauertherapie erforderlich ist und hier durch einfache nichtmedikamentöse Therapieverfahren, wie v. a. progressive Muskelrelaxation, nahezu der gleiche oder sogar ein besserer Effekt (ohne Nebenwirkungen!) erzielt werden kann.

! Aus diesem Grunde erscheint eine *medikamentöse Prophylaxe* nur sinnvoll, wenn von dem Patienten eine adäquate nichtmedikamentöse Vorbeugung der Migräne (in erster Linie die – ausreichend geübte – progressive Muskelrelaxation nach Jacobson) mit unzureichendem Erfolg bereits durchgeführt wurde. Kein Patient darf erwarten, daß ohne sein Zutun, nur durch Einnahme von Medikamenten, adäquate Therapieeffekte in der Migränetherapie erzielt werden können.

Erfahrungsgemäß sind die *Therapieerfolge von Streßbewältigungstrainingsprogrammen* und *Selbstsicherheitstrainingsmethoden* weniger gut zu bewerten, da es sich hier um komplexe Verfahren handelt. Darüber hinaus zielen sie *weniger spezifisch* auf die Verbesserung der Migräne ab als vielmehr auf eine allgemeine Angstreduktion und eine allgemeine Verbesserung der Lebensqualität. Aber auch hier wurden gut kontrollierte Studien durchgeführt, die zeigen, daß die Konkordanztherapie, das Streßbewältigungstraining und das Selbstsicherheitstraining durchaus in der Lage sind, Migräneparameter *positiv* zu beeinflussen. Es fanden sich ebenfalls *vergleichbare Effekte wie bei der medikamentösen Prophylaxe*. Allerdings sind die kognitiven Therapien sehr aufwendig. Dies spricht dafür, daß ein einfaches, von den Patienten selbst durchzuführendes Entspannungstraining, wie die progressive Muskelrelaxation nach Jacobson, in erster Linie in Frage kommt.

Interessanterweise sind *sehr positive Langzeiteffekte* mit psychologischen Therapieverfahren zu erzielen. So zeigte sich, daß 50–66 % der Patienten, die initial einen guten Effekt bei psychologischen Therapieverfahren aufwiesen, für den Zeitraum von *1–5 Jahren* einen entsprechenden Therapieeffekt aufrechterhalten können. *Ähnlich gute Resultate lassen sich bei medikamentösen Prophylaxemöglichkeiten nicht erzielen*. Hier ist ein weiterer Grund gegeben, warum man den Patienten zunächst anraten sollte, vor Aufnahme einer medikamentösen Prophylaxe eine nichtmedikamentöse Prophylaxe durchzuführen. Bei Nachlassen der Effekte können jederzeit Auffrischungssitzungen durchgeführt werden. Da gerade bei der progressiven Muskelrelaxation nach Jacobson der Patient seine Tonbandkassette aufbewahren kann, kann er sich jederzeit, ohne daß ein Therapeut erneut aufgesucht werden muß, wieder in das Entspannungstraining einarbeiten und es regelmäßig üben.

Die psychologischen Therapieverfahren haben natürlich *stärkere Relevanz im Kindes- und Jugendalter*, da eine medikamentöse Prophylaxe für diese Gruppe ganz besonders ungünstig ist. Gerade für diese jungen Patienten sollten deshalb entsprechende Therapieangebote in Zukunft mehr genutzt werden.

Die ökonomische Seite von psychologischen Therapieverfahren

! Aufgrund der hohen Migräneprävalenz ist es unmöglich und illusionär, daß alle Migränepatienten sich durch ausreichend ausgebildete und qualifizierte Psychologen einer *idealen psychologischen Therapie* unterziehen können. Dazu würden beispielsweise ein Konkordanztraining mit ausgiebigen Streßbewältigungstrainings- und Selbstsicherheitstrainingsphasen, ein Gefäßbiofeedbacktraining und ein Entspannungsverfahren gehören. Die entscheidende Frage ist also, *welche Patienten* man einem ausgiebigen psychologischen Therapieprogramm zuleiten sollte und welche nicht.

Zunächst einmal ergibt sich aus vielen Studien, daß *jüngere Patienten* wesentlich effektiver behandelt werden können und bessere Langzeiterfolge zeigen als ältere Patienten. Aus diesem Grunde sollte man bei jugendlichen Patienten eher psychologische Verfahren einsetzen.

Auch zeigt sich bei älteren Patienten, die zusätzlich körperliche Beschwerden aufweisen, eine geringere Effektivität als bei Patienten, *bei denen körperliche Beschwerden weniger im Vordergrund stehen.* Entsprechend findet sich auch, daß Patienten *mit kurzer Kopfschmerzanamnese* von unter 2 Jahren eine größere Therapieeffektivität aufweisen als Patienten mit einer langen Kopfschmerzdauer und einer ausgeprägten Fehleinnahme von verschiedensten Medikamenten.

Prinzipiell ist ein Dauerkopfschmerz wesentlich weniger gut geeignet, durch eine psychologische Therapie behandelt zu werden, als ein *anfallsweise auftretender Kopfschmerz.* Unabhängig davon sind gerade Patienten mit Dauerkopfschmerzen besonders stark beeinträchtigt, und gerade hier sind natürlich auch verstärkte Bemühungen erforderlich, den Leidensdruck zu reduzieren. Genaue Studien, *welcher Kopfschmerztyp* besonders gut von einer psychologischen Therapie profitieren könnte, liegen nicht vor. *Keine* Kontraindikation ist, wenn der Patient psychologischen Therapieverfahren prinzipiell eher ablehnend gegenübersteht. *Ablehnung oder Skeptizismus* von Migränepatienten hinsichtlich verhaltenstherapeutischer Techniken gehen erstaunlicherweise mit *besonders guten Therapieeffekten* einher.

Man sollte sich also nicht davon abschrecken lassen, wenn Patienten zunächst abwertend oder zurückhaltend eingestellt sind. Gerade diese Patienten sind es, die Überraschungseffekte besonderer Art erleben und von besonders großer Therapieeffektivität berichten. Voraussetzung ist jedoch, daß die Patienten *motiviert* sind und sich dem *regelmäßigen Therapieprogramm* unterziehen.

Die *Auswahl von geeigneten Patienten* mit großer Therapieeffektivität ist eine Möglichkeit, eine ökonomische Therapie zu realisieren. Weiterhin ist es möglich, daß nicht langzeitausgebildete, hochqualifizierte Therapeuten die Maßnahmen durchführen, sondern *Hilfspersonal.* Allerdings ist dies nur bei einfachen Therapiemethoden, wie z. B. der progressiven Muskelrelaxation, möglich, nicht jedoch bei komplexen Therapieverfahren, wie z. B. der Konkordanztherapie. Ob unterschiedliche Therapieergebnisse auf unterschiedlich qualifizierte Therapeuten zurückzuführen sind, ist bisher jedoch noch wenig untersucht.

Eine weitere wichtige Maßnahme im Sinne optimaler Therapieökonomie ist, daß man statt einer Einzeltherapie eine *Gruppentherapie* durchführt. Für eine Gruppentherapie spricht weiterhin, daß gerade soziale Ängste und sozialinkompetentes Verhalten in einer realistischen Situation abgebaut werden können. Aus diesem Grunde sollte einer Gruppentherapie in aller Regel der Vorzug gegeben werden.

Schließlich ist ein weiterer ökonomischer Vorteil zu erzielen, wenn man die Therapie nicht an eine Praxis oder an eine Klinik bindet, sondern die Patienten in der Lage sind, *zu Hause zu üben.* Dafür sind z. B. Kassettenprogramme oder auch Bücher einsetzbar. Besonders effektiv ist eine Tonbandkassette, die der Therapeut besprochen hat und die der Patient zu Hause immer wieder abhören kann. Allerdings gibt es bisher nur wenige Untersuchungen, die zeigen, daß entsprechende Übungen zu Hause genauso effektiv sind wie Übungen unter Anleitung eines qualifizierten Therapeuten.

Ausblick

Verhaltensmedizinische Maßnahmen sind *essentiell* in der Therapie der Migräne. Genauso wie ein richtiges Zähneputzen und eine gute Zahnpasta erforderlich sind, um die Zähne gesund zu halten, müssen bestimmte Techniken eingesetzt werden, um gegen das Migräneleiden aktiv vorzugehen. Verhaltensmedizinische Maßnahmen sollten genauso *selbstverständlich* in der Therapie der Migräne werden wie eine Medikation. In aller Regel werden zur Erreichung eines optimalen Therapieerfolgs medikamentöse Therapiemethoden und verhaltensmedizinische Therapiemethoden parallel eingesetzt. Ideal ist es, wenn die verhaltenstherapeutischen Maßnahmen den Patienten in die Lage versetzen, eigenständig und kompetent sowie zeitlich und örtlich ungebunden die verschiedenen Techniken einzusetzen.

Die medikamentöse Therapie des Migräneanfalls

Attackenkupierung vs. Attackenprophylaxe

> **MERKE**
>
> Die medikamentöse Migränetherapie besteht aus zwei grundsätzlich unterschiedlichen Schritten, aus einer Akuttherapie der aktuellen Attacke und aus der prophylaktischen Therapie zur Vorbeugung von weiteren Attacken.

Viele Patienten, die an Migräneattacken leiden, können diese erfolgreich und nebenwirkungsarm mit Medikamenten zur Attackenkupierung behandeln. Diese Patienten benötigen keine kontinuierliche medikamentöse Therapie zur Prophylaxe von Migräneattacken. Dies gilt besonders dann, wenn die Migräneattacken selten auftreten, prompt auf Medikamente zur Attackenkupierung ansprechen und nur geringgradige neurologische Begleitsymptome aufweisen. Bei den meisten Patienten treten 1–2 Attacken pro Monat auf. In dieser Situation ist die kontinuierliche Dauertherapie zur Vorbeugung von weiteren Attacken in der Regel nicht angebracht, da eine Dauermedikation in Hinblick auf die relativ geringe Attackenfrequenz in keinem ausgewogenen Verhältnis stünde. Liegen diese günstigen Voraussetzungen nicht vor, werden der Arzt und der Patient abwägen müssen, ob die Notwendigkeit einer Dauerbehandlung im Hinblick auf die Nebenwirkungen der Migräneprophylaktika in der individuellen Situation begründet ist.

Damit unterscheidet sich das Vorgehen grundlegend von der medikamentösen Anfallsprophylaxe der Epilepsien. Bei den Epilepsien bestehen Anfälle, die meist nur eine Dauer von Sekunden bis Minuten aufweisen. Eine Therapie des akuten Anfalls ist dabei in der Regel sinnlos, da der epileptische Anfall bis zum Eintritt der Wirksamkeit der Medikation bereits spontan remittiert. Der Migräneanfall dagegen dauert bis zu 72 h an. Auch bei idealer Anfallsprophylaxe der Migräne muß immer mit einem Anfall gerechnet werden. Aus diesem Grunde muß jeder Migränepatient mit einer wirkungsvollen Attackentherapie versorgt sein, um ggf. einen akut aufgetretenen Anfall zu kupieren. Mehrere Situationen sind dabei abzuwägen:

> **MERKE**
>
> - Die Patienten unterscheiden sich hinsichtlich des Alters, des Geschlechts, der Lebenssituation, der Begleiterkrankungen usw. Eine einheitliche Standardtherapie, die für alle Betroffenen Gültigkeit hat, kann somit nicht aufgestellt werden.
> - Selbst bei gleichen Rahmenbedingungen können nicht immer die gleichen Therapiestrategien eingesetzt werden. So können sich die Bioverfügbarkeit, die Wirksamkeit und die Verträglichkeit erheblich zwischen den Patienten unterscheiden.

Aus diesen Bedingungen ergibt sich, daß es keine Therapie von der Stange bei Kopfschmerzen und insbesondere bei Migräne gibt. Aus der ausführlichen Erhebung der Vorgeschichte und aus der Untersuchung müssen Daten erhoben werden, die eine individuell maßgeschneiderte Therapie ermöglichen. Dies gilt für die Attackentherapie und in gleichem Maße für die prophylaktische Therapie.

Voraussetzung für die Wirksamkeit

Spezifische Therapien können nur dann ihre Wirksamkeit entfalten, wenn die entsprechende Indikation gegeben ist. Die richtige Diagnose ist deshalb Voraussetzung für eine erfolgreiche Therapie. Die Diagnose der Migräne ist aufgrund der operationalisierten diagnostischen Kriterien der Internationalen Kopfschmerzgesellschaft trennscharf zu stellen. Ob diese Kriterien erfüllt sind, läßt sich im Anamnesegespräch analysieren. Dabei darf jedoch nicht davon ausgegangen werden, daß die retrospektiv gestellte Diagnose für alle Zeiten richtig ist und konstant bleibt. Die meisten Menschen erleiden während ihres Lebens unterschiedliche Kopfschmerzformen.

Voraussetzung dazu ist, daß nicht nur der Arzt, sondern auch die Patienten selbst wissen, welche Kopfschmerzerkrankung bei ihnen vorliegt und welche Therapie in der jeweiligen Situation einzusetzen ist. Wesentliches Hilfsmittel ist dazu ein regelmäßig geführter Kopfschmerzkalender, der die Kompetenz des Patienten in der Auswahl der Therapie wesentlich erhöht und in vielen Fällen das Verständnis für eine differentielle Therapie bei Arzt und Patient erst ermöglicht. Eine effektive und sichere Migränetherapie ist nur möglich, wenn der Patient genauestens über seine Erkrankung und den Einsatz der Therapieverfahren aufgeklärt wird.

Der Anspruch an die Qualität dieser Unterrichtung steht dem Informationsbedarf von Patienten mit z. B. einem Diabetes mellitus oder einer arteriellen Hypertonie keinesfalls nach. Edukation, Verlaufskontrolle und individuelle, maßgeschneiderte Therapie sind wesentliche Bedingungen einer zeitgemäßen und erfolgreichen Migränetherapie. Gerade Patienten mit problematischen Kopfschmerzen äußern typischerweise, daß sie schon alles probiert haben, ohne daß ein ausreichender Therapieeffekt zu erzielen gewesen wäre.

MERKE

Der richtige Einsatz eines Medikaments zum falschen Zeitpunkt kann dazu führen, daß Wirkungslosigkeit resultiert und eine Therapieform im individuellen Fall nicht mehr eingesetzt wird. Aus diesem Grund ist die Information, daß schon dies oder jenes probiert wurde, zunächst ohne größere Relevanz, solange nicht geklärt ist, für welche Kopfschmerzformen und in welcher Anwendungsweise die Therapie eingesetzt wurde. Gleiches gilt für mangelnde Verträglichkeit, die möglicherweise auf ein falsches Einnahmeverhalten oder auf Überdosierung zurückzuführen ist. Auch die mangelnde Information der Patienten über die adäquate Einnahme und mögliche Kontraindikationen und Nebenwirkungen kann ausreichen, ein sonst wirksames Medikament zu einem Mittel ohne therapeutischen Effekt werden zu lassen.

Die verschiedenen Therapiesituationen

In der Akuttherapie der Migräneattacke können verschiedene Situationen hinsichtlich der Interventionsphase und der Attackencharakteristik unterschieden werden:

MERKE

- Allgemeine Maßnahmen
- Behandlung bei Ankündigungssymptomen einer Migräne
- Behandlung der leichten Migräneattacke
- Behandlung der schweren Migräneattacke
- Notfallbehandlung der Migräne durch den Arzt
- Maßnahmen, wenn die Migräneattacke länger als 3 Tage dauert

Warnsymptome

Besondere Aufmerksamkeit zu Beginn der Behandlung einer jeden Kopfschmerzattacke, von der man ja anfangs noch nicht sicher sagen kann, wie sie sich weiter entwickeln wird, erfordert die Differentialdiagnose zur Abgrenzung von strukturellen Läsionen.

MERKE

Besondere Vorsicht ist immer dann geboten, wenn es sich um eine erste Kopfschmerzattacke, eine Kopfschmerzattacke mit ungewöhnlichen, neuen Begleitsymptomen oder um eine außergewöhnlich schwere Kopfschmerzattacke handelt. Dann ist unbedingt nach Warnsymptomen symptomatischer Kopfschmerzerkrankungen zu suchen.

Fieber und Schüttelfrost deuten auf eine infektiöse Grundlage. Nackensteifigkeit, Nacken- oder Rückenschmerz sind Indikatoren für Blut oder Eiter im Subarachnoidalraum. Chronische Myalgien, Gelenkschmerzen und Müdigkeit lassen an eine Arteriitis temporalis denken, insbesondere bei Patienten, die das 50. Lebensjahr überschritten haben. Warnsymptome für einen erhöhten intrakraniellen Druck sind zunehmende Müdigkeit, Gedächtnis- und Konzentrationsverlust, allgemeine Erschöpfbarkeit, Schwindel und Ataxie.

MERKE

Immer dann, wenn solche Störungen vorliegen, sollen eine besonders eingehende allgemeine und neurologische Untersuchung und ggf. anschließend eine apparative Diagnostik eingeleitet werden. Auch der Patient muß darüber informiert werden, daß bei einer Änderung der Attackenphänomenologie der Arzt aufgesucht werden muß, um die mögliche Entwicklung eines gefährlichen sekundären Kopfschmerzes durch eine neue Untersuchung zu erfassen.

Allgemeine Maßnahmen: Reizabschirmung

Nach modernen pathophysiologischen Vorstellungen besteht in der Migräneattacke ein paroxysmales Versagen antinozizeptiver Systeme im zentralen Nervensystem mit Störung der Reizverarbeitung. Entsprechend können sensorische Stimuli jeglicher

Art vom endogenen antinozizeptiven System nicht ausreichend hinsichtlich aversiver Komponenten „gefiltert" werden. Sensorische, visuelle und akustische Reize können als unangenehm oder auch schmerzhaft erlebt werden.

> **MERKE**
>
> Es gehört deshalb zu einer der ersten Maßnahmen in der Behandlung des Migräneanfalls, eine Reizabschirmung und eine Entspannungsinduktion einzuleiten.

Die Patienten sollten sich in einem ruhigen dunklen Zimmer zurückziehen können. Dies führt in aller Regel zu einer Unterbrechung der momentanen Tagesaktivität. Da das Phänomen der Photo- und Phonophobie den Patienten gut bekannt ist, aber aufgrund der Alltagsbedingungen eine Reizabschirmung nicht immer möglich ist, versuchen die Patienten, sich durch Einnahme von Medikamenten arbeitsfähig zu erhalten. Diese Situation ist ein wesentlicher Grund für einen medikamentösen Fehlgebrauch mit der Gefahr der Induktion eines medikamenteninduzierten Dauerkopfschmerzes. Das Problem muß mit den Patienten besonders eingehend besprochen werden.

Zusätzlich sollten die Patienten auf den Einsatz von Entspannungsverfahren (Progressive Muskelrelaxation, Yoga, Spazierengehen etc.) in der Phase des Auftretens von Warn- und Hinweissymptomen hingewiesen werden. Diese Verfahren erfordern Zeit und auch Übung. Die Information zu Bedeutsamkeit und Stellenwert solcher Möglichkeiten ist hinsichtlich des chronischen Charakters der Migräne besonders wichtig.

Medikamentöse Maßnahmen bei Ankündigungssymptomen

Viele Migränepatienten kennen Ankündigungssymptome einer Migräneattacke. Dazu zählen Stimmungsschwankungen im Sinne von Gereiztheit, Hyperaktivität, erhöhter Appetit insbesondere auf Süßigkeiten, ausgeprägtes Gähnen etc. Ankündigungssymptome zeigen sich bei über einem Drittel der Migränepatienten bis zu 24 h vor dem Beginn der Migräneattacke. Eine hypothalamische Irritation wird als Auslöser angesehen.

> Zur Verhinderung des folgenden Attackenbeginns ist die Einnahme von
> - 500 mg Acetylsalicylsäure als Brauselösung oder
> - 20 mg Metoclopramid per os oder
> - 30 mg Domperidon per os oder
> - 2,5 mg Naratriptan per os oder
> - 2,5 mg Frovatriptan per os im Sinne einer Kurzzeitprophylaxe möglich.

Diese Maßnahme kann insbesondere Patienten empfohlen werden, die aufgrund bestimmter Ankündigungssymptome mit großer Wahrscheinlichkeit das Entstehen einer folgenden Migräneattacke voraussagen können. Bei bis zu 30% der Patienten kann dies der Fall sein.

Medikamentöse Behandlung der leichten Migräneattacke

Leichte Migräneattacken lassen sich initial durch langsamen Anstieg der Kopfschmerzintensität, niedriges Kopfschmerzintensitätsplateau, fehlende oder nur gering ausgeprägte Aurasymptome sowie mäßige Übelkeit und fehlendes Erbrechen von schweren Migräneattacken abgrenzen.

Zur Kupierung dieser leichten Migräneattacken hat sich die Kombination eines Antiemetikums mit einem Analgetikum bewährt. Tabelle 5.3 und 5.4 geben eine Übersicht über die verschiedenen Optionen.

> Bei den ersten Anzeichen einer entstehenden Migräneattacke können
> - 20 mg Metoclopramid oral als Tropfen oder rektal als Suppositorium verabreicht werden. Alternativ können
> - 20 mg Domperidon per os oder
> - 50 mg Dimenhydrinat per os eingenommen werden. Domperidon ist aufgrund geringerer Nebenwirkungen bei Kindern vorzuziehen.

Die Gabe von Antiemetika hat sich in der Behandlung der Migräneattacke als sinnvoll erwiesen, da sie einerseits direkt gezielt die Symptome Übelkeit und Erbrechen reduziert, andererseits die Magenmotilität normalisieren kann. Durch Normalisierung der Magenstase während der Migräneattacke wird eine Verbesserung der Absorption von anderen therapeutisch wirksamen Substanzen, wie z. B. Analgetika, ermöglicht. Die Resorptionsgeschwindigkeit und das Resorptionsmaximum dieser Medikamente können entsprechend verbessert werden.

In neueren Studien zeigte sich zudem, daß Metoclopramid eine direkte, signifikante Effektivität in der Migränekupierung entwickelt. Wahrscheinlich ist der Angriff an den Dopamin- und Serotoninrezeptoren für diese unmittelbare Wirksamkeit verantwortlich.

Tabelle 5.3. Antiemetika in der Migräneakuttherapie

Substanzen	Dosis	Nebenwirkungen	Kontraindikationen
Metoclopramid (z. B. Paspertin)	10–20 mg oral 20 mg rektal 10 mg i.m., i.v.	Unruhezustände, Müdigkeit, extrapyramidal-dyskinetisches Syndrom	Kinder unter 14 Jahren, Hyperkinesen, Epilepsie, Schwangerschaft, Prolaktinom
Domperidon (Motilium)	20–30 mg oral	Weniger häufig als bei Metoclopramid	Kinder unter 10 Jahren, sonst s. Metoclopramid
Dimenhydrinat (Vomex)	50–150 mg oral 100 mg i.m. 62,5 mg i.v.	Sedierung, Mundtrockenheit, Exantheme	Epilepsie, Eklampsie. Frühgeborene. Neugeborene, Behandlung mit Aminoglykosid-Antibiotika, Porphyrie

Tabelle 5.4. Analgetika in der Therapie der Migräneattacke

Wirkstoff (Beispiel)	Dosierung [mg]	Nebenwirkungen	Kontraindikationen
Acetylsalicylsäure (z. B. Aspirin)	1000	Magenschmerzen, Gerinnungsstörungen	Ulkus, Asthma, Blutungsneigung, Schwangerschaft Monat 1–3
Paracetamol (z. B. ben-u-ron)	1000	Leberschäden	Leberschäden, Niereninsuffizienz
Ibuprofen (z. B. Dolormin)	400–600	Wie ASS	Wie ASS
Naproxen (z. B. Proxen)	500–1000	Wie ASS	Wie ASS
Diclofenac-Kalium (z. B. Voltaren-K-Migräne)	50 mg	Wie ASS	Wie ASS
Phenazon (z. B. Migräne-Kranit)	500–1000	Exanthem	Genetisch bedingter Glucose-6-Phosphat-dehydrogenase-Mangel, akute intermittierende Porphyrie

> Zur optimalen Nutzung dieses Effekts können nach einer Latenzzeit von 15 min
> - 1000 mg Acetylsalicylsäure als Brauselösung oder
> - 1000 mg Paracetamol als Brauselösung bzw. rektal oder
> - 400 mg Ibuprofen als Brauselösung oder
> - 50 mg Diclofenac-Kalium als Brauselösung oder
> - 1000 mg Phenazon per os verabreicht werden.

Die Gabe als Brauselösung ist der Applikation in Tablettenform vorzuziehen, da diese eine schnellere und sicherere Resorption ermöglichen.

Die Nützlichkeit der Pause von 15 min zwischen der Einnahme des Antiemetikums und des Analgetikums ist durch klinische Studien nicht sicher belegt. Es handelt sich dabei um ein Vorgehen, das auf prinzipiellen Überlegungen, nicht jedoch auf empirischen Daten beruht. Die Effektivität von Präparaten, die die Applikation des Antiemetikums und des Analgetikums gleichzeitig z. B. in einer Kapsel ermöglichen, kann deshalb im Einzelfall genau so groß wie bei fraktionierter, zeitlich versetzter Gabe sein.

Als weitere Optionen wurden nichtsteroidale Antirheumatika (NSAR) untersucht. Es liegen Studien über die Wirksamkeit von Naproxen, Naproxen-Natrium und Dolfenaminsäure vor.

Spezielle Optionen zur Attackenkupierung

In den letzten Jahren wurden galenische Verbesserungen entwickelt, die auch zu spezifischen Zulassungen geführt haben. Im Jahre 2000 wurde durch das Bundesinstitut für Arzneimittel und Medizinprodukte (BfArM) erstmals einem Monopräparat mit dem Wirkstoff *Acetylsalicylsäure* die Zulassung für die spezielle Indikation „akute Behandlung der Kopfschmerzen von Migräneanfällen mit und ohne Aura" erteilt. Hintergrund war eine neue galenische Zubereitung (Aspirin Migräne), welche neben ASS und dem Brausezusatz (Natriumhydrogencarbonat sowie Natriumcarbonat) Natriumcitrat und Zitronensäure enthält. Die in Wasser gelöste Tablette führt zu einem pH-Wert von 5,8 bis 6,2 sowie einer Säureneutralisationskapazität (ANC) von 12 mEq beziehungsweise 24 mEq. Das Puffersystem bewirkt eine beschleunigte Magenpassage und Wirkstoffanflutung sowie einen schnellen Wirkeintritt bei guter Verträglichkeit. Gleichzeitig werden auch Begleitsymptome der Migräne ohne zusätzliche Einnahme eines Antiemetikums verbessert. Eine entsprechende Zulassung erfolgte auch für Ibuprofen-Lysinat (Dolormin-Migräne).

Diclofenac-Kalium (Voltaren-K Migräne) ist ebenfalls als einzige Darreichungsform dieses nichtsteroidalen Antirheumatikums für die Migränetherapie zugelassen und wurde im Januar 2002 eingeführt. Das Medikament zeichnet sich durch eine hohe Löslichkeit aus. Diese ist Voraussetzung für eine rasche Resorption im Magen. Bereits wenige Minuten nach der Einnahme läßt sich der Wirkstoff im Blut nachweisen. Im Unterschied zu Diclofenac-Natrium werden auch die maximalen Plasmakonzentrationen wesentlich früher, nämlich bereits nach 34 min erreicht. Weil die Aufnahme im Magen erfolgt, ist ebenfalls die zusätzliche Einnahme eines Prokinetikums nicht erforderlich. Diclofenac-Kalium ist in einer Dosierung von 50 mg gegenüber Sumatriptan in Vergleichsstudien bei besserer Verträglichkeit gleich wirksam.

Phenazon ist für die Behandlung von leichten bis mäßig starken Schmerzen zugelassen. Ebenfalls häufig werden phenazonhaltige Arzneimittel in der Behandlung von Migräne und Kopfschmerzen eingesetzt. Phenazon wird im Gastrointestinaltrakt rasch und vollständig resorbiert. Nach Gabe von 1000 mg Phenazon wurden maximale Konzentrationen bereits nach 60 min im Speichel ermittelt. Der Verlauf der Konzentrationen im Plasma ist vergleichbar, für $t_{max.}$ wurden 1–2 h angegeben. Für die Behandlung der akuten Migräneattacke ist ein schneller initialer Plasmakonzentrationsanstieg besonders vorteilhaft. Phenazon wird im allg. gut vertragen. Unerwünschte Wirkungen auf die Blutbildung sind, im Kontrast zu anderen Mitgliedern der Pyrazolonfamilie, für Phenazon nicht beschrieben.

Kombinationspräparate

Kombinationspräparate enthalten neben Schmerzmittel Kombinationspartner in Form von Koffein, Codein oder anderen Substanzen. Neben sog. Zweierkombinationen werden auch Dreierkombinationen, z. B. in Form von Acetylsalicylsäure plus Paracetamol plus Koffein vertrieben.

> **MERKE**
>
> Obwohl immer wieder argumentiert wird, daß mit solchen Kombinationen Schmerzmittel eingespart werden können, ist es Alltag in Kopfschmerzpraxen und -kliniken, daß sich Patienten hilfesuchend vorstellen, die seit Jahren täglich ihre Kopfschmerzen mit 10–30 Tbl. pro Tag behandelten. Es ist ebenfalls Alltagserfahrung in spezialisierten Kliniken, daß Patienten mit einem analgetikainduzierten Kopfschmerz in der Regel immer Kombinationspräparate einnehmen. Auch Patienten mit einer Analgetikanephropathie verwendeten in der Regel solche Kombinationspräparate.

In Ländern, in denen diese fixen Zusammensetzungen verboten wurden, zeigte sich eine deutliche Reduktion dieser Komplikation. Die Analgetikanephropathie ist gekennzeichnet durch eine Papillennekrose und eine chronische interstitielle Nephritis, die letztlich zu einer dialysepflichtigen Niereninsuffizienz führen können. Früher galt als Hauptverursacher das inzwischen verbotene Phenazetin, jetzt sind Analgetikakombinationspräparate hauptverantwortlich. Sowohl Paracetamol als auch Acetylsalicylsäure werden im Rahmen des renalen Ausscheidungsprozesses in den Nierenpapillen stark angereichert. In Anwesenheit von höheren Acetylsalicylsäurekonzentrationen verändert sich der Paracetamolmetabolismus, was zur Entstehung von für das Nierengewebe toxischen Metaboliten führt, die letztlich eine Papillennekrose hervorrufen (Dugin 1996). In Ungarn konnte gezeigt werden, daß bei 14,8% der dialysepflichtigen Patienten ursächlich eine Analgetikanephropathie zugrunde lag. 95,2% der betroffenen Patienten hatten Mischanalgetika eingenommen (Pinter et al. 2001).

Das Verbot von Analgetikamischpräparaten, bestehend aus einer Kombination von 2 Analgetika und zumindest einem potentiell abhängigmachenden Stoff (Koffein oder Codein) hat in Schweden zu einer signifikant geringeren Häufigkeit der Analgetikanephropathie geführt, während in Ländern, in denen diese Medikamente weiter frei verfügbar sind (z. B. Belgien) die Raten der Analgetikanephropathie konstant erschreckend hoch sind (Noels et al. 1995). In Belgien konnte gezeigt werden, daß bei 15,6% der dialysepflichtigen Patienten ursächlich eine Analgetikanephropathie zugrunde lag. Dabei zeigt sich eine klare regionale Korrelation zwischen Auftreten einer Analgetikanephropathie und den Verkaufszahlen von Analgetikamischpräparaten. In Regionen, in denen vornehmlich Monoanalgetika verkauft werden, liegt die Inzidenz der Analgetikanephropathie signifikant niedriger (Elseviers u. de Broe 1994).

Selbstmedikation von primären Kopfschmerzen bedeutet in der Regel eine Langzeittherapie, da es sich definitionsgemäß um chronische Erkrankungen handelt. Eine Empfehlung einer Dreierkombination als Mittel der ersten Wahl, bestehend aus 250 mg Acetylsalicylsäure, 200 mg Paracetamol und 50 mg Koffein begründete sich auf Studien, die bei der Akutbehandlung eine fixe Kombination aus Acetylsalicylsäure, Paracetamol und Koffein in einer Dosierung von 2 Tbl. (pro Tablette 250 mg Acetylsalicylsäure, 250 mg Paracetamol und 65 mg Koffein) pro Einzeldosis sowohl zur Behandlung von Migräneattacken als auch zur Behandlung von Kopfschmerzen vom Spannungstyp eingesetzt hatten. Diese Studien hatten jedoch nur die Wirksamkeit und Verträglichkeit in der singulären Kurzzeitanwendung untersucht und konnten keinerlei Aussagen zur Verträglichkeit in der Langzeitanwendung, gerade in der Selbstmedikation primärer Kopfschmerzen, begründen. Zudem handelte es sich um sehr artifizielle Einschlußkriterien (Goldstein et al. 1999, Cephalalgia 19: 684–691): Patienten mit schweren Migräneattacken, mit Erbrechen bei mehr als 20% der Anfälle und der Notwendigkeit, sich hinzulegen bei mehr als 50% der Anfälle wurden ausgeschlossen. Auch wurden die Studien nie ausführlich einzeln publiziert, die Ergebnisse liegen nur in Form von gepoolten Übersichten vor. Die Ergebnisse für die Selbstmedikation chronischer Kopfschmerzerkrankungen sind aufgrund der Akut-Datenlage irrelevant. Zudem findet sich eine abweichende Zusammensetzung des US-Präparates (Paracetamolanteil um 20% geringer, Koffeinanteil um 30% geringer) im Vergleich zu der in Deutschland erhältlichen Dreierkombination, bestehend aus 250 mg Acetylsalicylsäure, 200 mg Paracetamol und 50 mg Koffein (Thomapyrin). Gerade für diese Dreierkombination finden sich überhaupt keine publizierten Daten aus kontrollierten Studien zur Wirksamkeit bei Migräne und Kopfschmerz vom Spannungstyp gemäß heute gültigen Qualitätsstandards.

Ein Medikament mit 3 aktiven Wirkstoffen kann Nebenwirkungen und Komplikationen aller 3 Kombinationspartner verursachen. Ein Medikament mit nur einem aktiven Wirkstoff kann dagegen nur die Nebenwirkungen dieses Arzneimittels bedingen. Allein diese Tatsache spricht für den Einsatz von Monopräparaten. Zudem werden seit Jahrzehnten bewährte Substanzen wie Paracetamol oder Naproxen nicht mehr in neuen Studien untersucht. Blendet man die frühere Datenlage aus und berücksichtigt nur aktuelle Studien, werden diese Substanzen fehlbewertet.

MERKE

Nach alledem gilt, daß Kombinationspräparate in der Behandlung von Kopfschmerzen nicht eingesetzt werden sollten und für ihre Verwendung keine ausreichende Evidenz zu sehen ist.

Behandlung der schweren Migräneattacke

Viele Migränepatienten haben die Erfahrung gemacht, daß sog. einfache Schmerzmittel bei ihnen zu keinerlei ausreichender Wirksamkeit führen. Der Schmerz klingt nicht ab, parallel dazu bestehen starke Übelkeit oder sogar Erbrechen. Die Patienten sind 2–3 Tage ans Bett gefesselt, fühlen sich elend und krank. Schmerzen, soziale Inaktivität, Arbeitsunfähigkeit sind die Folge dieser schwer verlaufenden Attacken. Die Situation wird als schwere Migräneattacke bezeichnet.

MERKE

Eine schwere Migräneattacke ist immer dann anzunehmen, wenn das zunächst eingesetzte Behandlungsschema für leichte Migräneattacken sich als nicht ausreichend wirksam erweist. Schwere Migräneattacken liegen jedoch auch dann vor, wenn sehr stark ausgeprägte, einzelne, neurologische Begleitstörungen der Migräne, im Sinne von Aurasymptomen oder aber auch eine Kombination von mehreren Aurasymptomen auftreten. Unter dieser Voraussetzung werden spezifische Migränemittel eingesetzt.

Dazu zählen die früher verwendeten Ergotalkaloide, die heute als veraltet angesehen werden können. Als Ersatz für diese Ergotalkaloide stehen heute eine Reihe verschiedener sog. Triptane zur Verfügung. Spezifische Migränemittel bedürfen der ärztlichen Verordnung. Der Einsatz dieser Medikamente muß aus verschiedenen Gründen besonders überlegt und bewußt erfolgen. Einen Überblick über die verschiedenen Optionen der Migränetherapie gibt Tabelle 5.5.

Tabelle 5.5. Medikamentöse Therapie der Migräneattacke in Abhängigkeit von verschiedenen Merkmalen des Attackenverlaufs

Strategie A: Antiemetikum und Analgetikum			
Gegen Übelkeit und Erbrechen (Tropfen, Zäpfchen, Kaugummi):	Metoclopramid 20 mg	Schmerzmittel	Acetylsalicylsäure 1000 mg
	Domperidon 20 mg		Paracetamol 1000 mg
	Dimenhydrinat 150 mg		Ibuprofen 800 mg
			Diclofenac-Kalium 50 mg
			Phenazon 1000 mg

Strategie B: Triptane			
Wirkstoff	Darreichungsform	Name	Auswahl bei
Sumatriptan 6 mg s.c.	Fertigspritze	Imigran	Erbrechen, soll sehr schnell wirken
Sumatriptan nasal 20 mg	Nasenspray		Erbrechen, soll schnell wirken
Sumatriptan nasal 10 mg	Nasenspray		Erbrechen, Verträglichkeit erwünscht
Sumatriptan Supp 25 mg	Zäpfchen		Erbrechen, Verträglichkeit erwünscht
Sumatriptan 100 mg	Tablette		Sehr schwere Anfälle
Sumatriptan 50 mg	Tablette		Schwere Anfälle
Zolmitriptan 2,5 mg	Tablette	Ascotop	Schwere Anfälle
Zolmitriptan 2,5 mg	Schmelztablette		Schwere Anfälle
Zolmitriptan 5 mg	Schmelztablette		Sehr schwere Anfälle, soll schnell wirken
Zolmitriptan 5 mg	Nasenspray		Sehr schwere Anfälle, soll schnell wirken
Naramig 2,5 mg	Tablette	Naramig	Lange Anfälle, Verträglichkeit erwünscht
Rizatriptan 10 mg	Tablette	Maxalt	Soll schnell wirken, sehr schwere Anfälle
Rizatriptan 10 mg	Schmelztablette		Soll schnell wirken, sehr schwere Anfälle
Almotriptan 12,5 mg	Tablette	Almogran	Soll schnell wirken, lange Anfälle
Eletriptan 40 mg	Tablette	Relpax	Soll schnell wirken, sehr schwere Anfälle
Eletriptan 20 mg	Tablette		Soll schnell wirken, lange Anfälle
Frovatriptan 2,5 mg	Tablette	Allegro	Lange Anfälle, Verträglichkeit erwünscht

Ergotalkaloide

Ergotalkaloide (Mutterkornalkaloide) waren bis zum Jahre 1993 die einzige Möglichkeit zur Behandlung schwerer Migräneattacken. Ergotalkaloide können in Form von Tabletten oder Zäpfchen eingesetzt werden. Secale cornutum (Mutterkorn) ist ein durch einen Pilz befallenes Getreidekorn. Flüssige Extrakte von Mutterkorn wurden bereits im 19. Jahrhundert zur Therapie der Migräneattacke eingesetzt.

! Bei der Therapie mit Ergotalkaloiden ist größte Vorsicht geboten. Die zu häufige Einnahme von Ergotalkaloiden kann sehr schnell die Migräneattacken in ihrer Häufigkeit und Intensität verschlimmern! Sehr leicht kann ein ständiger, täglicher Kopfschmerz entstehen, ein sog. medikamenteninduzierter Dauerkopfschmerz.

Bei Absetzen des Ergotamins entsteht ein sog. Entzugskopfschmerz und die Betroffenen müssen deshalb ständig weiter und mit der Zeit mehr und mehr Ergotalkaloid einnehmen, um nicht einen Entzugskopfschmerz zu erleiden. Bei Dauertherapie konnten auch sehr schwere Durchblutungsstörungen in den verschiedenen Körperorganen auftreten, meist zunächst in den Armen und Beinen. Die Durchblutungsstörungen können sehr ernste Folgen haben, bis hin zum tödlichen Verlauf mit Herzinfarkt oder Darmgangrän (Abb. 5.88). Aus diesem Grund werden heute Ergotalkaloide in der modernen Migränetherapie in der Regel nicht mehr eingesetzt.

Triptane

Seit Februar 1993 ist in Deutschland die Substanz Sumatriptan als erste Form eines speziell entwickelten Migränemittels erhältlich. Sumatriptan wird daher auch als das Triptan der 1. Generation bezeichnet. Dieser Wirkstoff ist die erste Therapiemöglichkeit, die ausschließlich spezifisch für die Migräneattacken entwickelt worden ist. Die besonderen Vorteile der Triptane sind:

— Triptane wirken nach bisherigen Forschungsergebnissen gezielt nur an den Stellen im Körper, an denen der Migräneschmerz entsteht, d. h. an den entzündeten Blutgefäßen des Gehirns.
— Die Besserung der Migräne kann bereits nach 10 min eintreten.
— Triptane können als Tablette, Schmerztablette, Fertigspritze, Nasenspray und Zäpfchen zur Selbstbehandlung angewendet werden. Zum Einsatz der Fertigspritze wurde ein speziell entwickeltes Gerät, der sog. Glaxopen eingeführt, mit dem die Patienten eigenständig den Wirkstoff unter die Haut spritzen können. Dadurch wird ein besonders schneller Wirkeintritt auch bei Übelkeit und Erbrechen ermöglicht.
— Ein guter Behandlungserfolg kann bei einem Großteil der behandelten Patienten erzielt werden.
— Sie können zu jedem Zeitpunkt während der Migräneattacke ohne Wirkungsverlust gegeben werden, müssen also nicht sofort zu Beginn des Anfalls eingesetzt werden. Früher Einsatz verbessert jedoch die Wirksamkeit.
— Da die Substanzen sehr schnell im Körper abgebaut werden können, ist die Gefahr einer Überdosierung und Ansammlung des Medikaments im Körper gering.
— Obwohl auch bei zu häufigem Gebrauch (an mehr als 10 Tagen pro Monat) ein medikamenteninduzierter Dauerkopfschmerz entstehen kann, ist im Vergleich zu den Ergotalkaloiden die Symptomatik dieser medikamenteninduzierten Dauerkopfschmerzen deutlich milder.

Wirkungsweise der Triptane

Nach heutiger Vorstellung blockieren Triptane durch einen selektiven präsynaptischen 5-HT1D-rezeptoragonistischen Wirkungsangriff die Freisetzung von vasoaktiven Neuropeptiden im Bereich der perivaskulären trigeminalen Axone der Dura mater. Die Entzündungsmediatoren CGRP, Substanz P, Neurokinin A und VIP werden freigesetzt, wenn die trigeminovaskuläre Aktivität während der Initialphase der Migräneattacke pathologisch erhöht ist. Die Folge der Freisetzung dieser Neuropeptide ist die Induktion einer neurogenen Entzündung, die sich durch eine Gefäßwandquellung, durch eine Störung der Blut-Hirn-Schranke im Bereich des entzündeten Gefäßes und Plasmaextravasation charakterisiert. Sowohl bei tierexperimenteller Auslösung einer neurogenen Entzündung als auch während des klinischen Migräne-

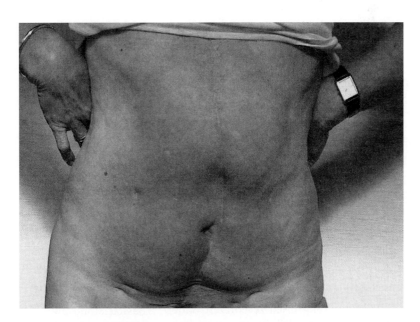

Abb. 5.88. Entwicklung von Darmgängrän und intestinalen Fisteln mit der Notwendigkeit multipler Operationen und mehrmonatigen intensivmedizinischen stationären Aufenthalten nach täglicher Ergotamineinnahme zur Kopfschmerzkupierung

attackenverlaufs läßt sich eine erhöhte Konzentration von CGRP im kranialen Gefäßsystem beobachten. Die erfolgreiche Behandlung von Migräneattacken geht mit einer signifikanten Reduktion des CGRP-Spiegels einher. Da zusätzlich auch die für Übelkeit und Erbrechen verantwortlichen Projektionen zum Nucleus tractus solitarius gehemmt werden, ist die zusätzliche Gabe von Antiemetika in der Regel nicht erforderlich.

> **MERKE**
>
> Die hohe Effektivität der Triptane in der Praxis erklärt sich durch ihre Fähigkeit, wesentliche für die Pathophysiologie der Migräne relevanten Mechanismen spezifisch zu beeinflussen. Gleichzeitig wird jedoch auch verständlich, warum sie bei anderen Schmerzzuständen – mit Ausnahme des Clusterkopfschmerzes – nicht wirksam sind.

Sowohl die Ergotalkaloide als auch Triptane werden in der Therapie der schweren Migräneattacke eingesetzt. Die entscheidende pharmakodynamische Eigenschaft von Triptanen im Vergleich zu den Ergotalkaloiden besteht darin, daß Sumatriptan hochselektiv an den 5-HT$_{1B}$-Rezeptor und 5-HT$_{1D}$-Rezeptor bindet. Zwar haben in Radioliganden-Bindungsstudien sowohl Triptane als auch die Ergotalkaloide eine hohe Affinität für den 5-HT$_{1D}$-Rezeptor. Während die Ergotalkaloide jedoch auch Affinität zu vielen anderen Rezeptoren aufweisen, binden Triptane hochselektiv im Wesentlichen nur an den 5-HT$_{1D}$-Rezeptor. Durch diese spezifische 5-HT$_{1D}$-Rezeptor-agonistische Wirksamkeit sind Triptane in der Lage, selektiv verschiedene neuronale und vaskuläre Effekte zu bewirken, ohne andere Körperfunktionen zu beeinträchtigen.

Besonders prägnante neuronale Wirkungen der Triptane sind

— die Blockierung der Freisetzung von vasoaktiven Entzündungsmediatoren und
— damit die Blockierung der neurogenen Entzündung an zerebralen Gefäßen und
— die Hemmung der trigeminovaskulären Aktivität.

Bedeutsame vaskuläre Effekte lassen sich als

— Vasokonstriktion von großen zerebralen Widerstandsgefäßen und
— Konstriktion von arteriovenösen Anastomosen

beobachten.

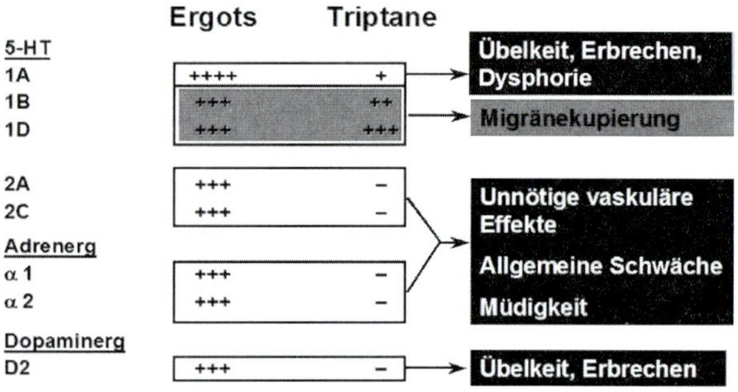

Abb. 5.89. Selektiver Wirkmechanismus der Triptane im Vergleich zum unselektiven Ansatz der Ergotalkaloide

Beim klinischen Einsatz von Triptanen sind mehrere Besonderheiten zu berücksichtigen. Es handelt sich um selektive 5-HT-Agonisten, die sich durch ihre Rezeptorspezifität von allen bisher klinisch einsetzbaren Migränekupierungsmedikamenten unterscheiden (s. Abb. 5.89). Klinische Studien belegen eine größere Wirksamkeit als bei den bisherigen therapeutischen Möglichkeiten. Auf der anderen Seite müssen auch mögliche unerwünschte Wirkungen erwogen werden. In Hinblick auf die Verpflichtung zu einer wirtschaftlichen Therapie ist auch die Klärung der Frage von entscheidender Bedeutung, welche Migräneattacke bei welchem Patienten zu welchem Zeitpunkt mit Triptanen behandelt werden sollte.

Kontraindikationen gegen den Einsatz von Triptanen

Die 5-HT-Rezeptor-vermittelte vasoaktive Potenz der Triptane betrifft vornehmlich das intrakranielle extrazerebrale Gefäßbett. In geringem Maße zeigt sich jedoch auch eine Vasokonstriktion in peripheren und koronaren Gefäßen.

Das Vorliegen von koronaren, zerebralen oder peripheren Gefäßerkrankungen gilt daher ebenso wie eine unzureichend behandelte Hypertonie als Kontraindikation. Darüber hinaus sollte die Anwendung nicht in der Schwangerschaft und Stillzeit erfolgen. Aufgrund potentiell gefährlicher Wechselwirkungen sollte keine gleichzeitige Einnahme von Triptanen mit Ergotalkaloiden (einschließlich Methysergid) erfolgen. Ein Alter unter 18 Jahren bzw. über 65 Jahre und das Vorliegen einer Basilarismigräne oder familiären hemiplegischen Migräne gelten als Anwendungsbeschränkungen.

Nebenwirkungen der Triptane

Die Mehrzahl der Patienten berichtet über keinerlei Nebenwirkungen nach Einnahme von Triptanen. Treten doch Nebenwirkungen auf, so handelt es sich häufig um Kribbelmißempfindungen im Kopfbereich oder in den Extremitäten, ein Wärmegefühl, ein Druck- oder Engegefühl besonders im Hals- und Brustbereich oder um ein Gefühl von Schwäche oder Schwere in Extremitäten. In der überwiegenden Zahl der Fälle sind die Nebenwirkungen mild ausgeprägt und nur von kurzer Dauer. Sind die Patienten über die möglichen Nebenwirkungen informiert, kann eine unnötige Beunruhigung und daraus resultierende Angst vermieden werden. Im Vergleich zu Sumatriptan s.c. treten die beschriebenen Nebenwirkungen bei den neueren Triptanen in deutlich geringerer Häufigkeit auf. Allerdings besitzt Sumatriptan s.c auch die größte Wirsamkeit und den schnellsten Wirkungseintritt. Im Vordergrund stehende Nebenwirkungen bei den neueren Triptanen sind häufiger – wahrscheinlich aufgrund der besseren Passage der Blut-Hirn-Schranke – eher Müdigkeit, Abgeschlagenheit und Schwindel. Tachykardie oder ein passagerer Blutdruckanstieg sind hingegen sehr selten.

Wiederkehrkopfschmerzen

Etwa 30% der Patienten berichten, daß innerhalb von 24 h nach zunächst erfolgreicher Einnahme eines Triptans ein erneutes Auftreten bzw. eine Zunahme der zunächst gelinderten Kopfschmerzen beobachtet werden. Man spricht hier von einem Wiederkehrkopfschmerz. Betroffen sind vornehmlich Patienten mit spontan langen Attacken oder Patienten, bei denen die erste Triptaneinnahme nicht zu einer vollständigen Beschwerdefreiheit geführt hatte. Verantwortlich ist wahrscheinlich die relativ kurze Wirkdauer der Triptane am Rezeptor und ein Wiederaufflammen der neurogenen Entzündung. Eine erneute Einnahme des Triptans ist bei Wiederkehrkopfschmerzen mit großer Wahrscheinlichkeit wieder effektiv, häufig reicht jedoch auch bei rechtzeitiger Einnahme der Einsatz von Antiemetika und Analgetika. Wiederkehrkopfschmerzen werden nicht nur bei Einsatz von Triptanen beobachtet, sondern können bei jedem Migräneakuttherapeutikum auftreten (s. Abb. 5.90).

Definition von Wiederkehrkopfschmerzen

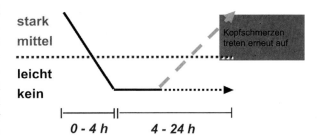

Abb. 5.90. Definition von Wiederkehrkopfschmerzen. Nach anfänglicher Besserung innerhalb von 4 h nach initialer Einnahme kehren die Kopfschmerzen wieder

Kombination mit NSAR

Berichtet ein Patient regelmäßig über Wiederkehrkopfschmerzen nach Einnahme eines Triptans, empfiehlt sich der Wechsel auf ein Triptan mit einer langen Halbwertszeit, z. B. Naratriptan, Almogran, Eletriptan oder Frovatriptan.

Alternativ hat sich die Kombination eines Triptans mit einem langwirksamen nichtsteroidalen Antiphlogistikum, z. B. Naproxen (2-mal 500 mg), oder einem COX-2-Hemmer, z. B. Rofecoxib (1-mal 25–50 mg), klinisch bewährt (Abb 5.91).

Triptanhöchstdosen

Jede Darreichungsform eines Triptans darf innerhalb von 24 h zweimal eingenommen werden, zur primären Behandlung der Migräneattacke und bei eventuellem Auftreten von Wiederkehrkopfschmerzen. Die Einnahme sollte an maximal 3 konsekutiven Tagen erfolgen. Bei Einnahme an mehr als 3 Tagen liegt definitionsgemäß ein Status migränosus vor und damit eine häufig medikamenteninduzierte Komplikation, die es zu vermeiden gilt. In diesem Fall muß eine spezielle Behandlung erfolgen.

Triptane sollten nicht häufiger als an 10 Tagen im Monat zum Einsatz kommen, um der Entstehung medikamenteninduzierter Dauerkopfschmerzen entgegenzutreten. Die Einnahmefrequenz von mehr als 10 Tagen pro Monat ist dabei entscheidend, nicht jedoch die an diesen Tagen erforderliche Dosis. Es ist vorteilhafter, an wenigen Tagen eine maximale Dosis zu geben, als die gleiche Dosis auf mehrere Tage zu verteilen.

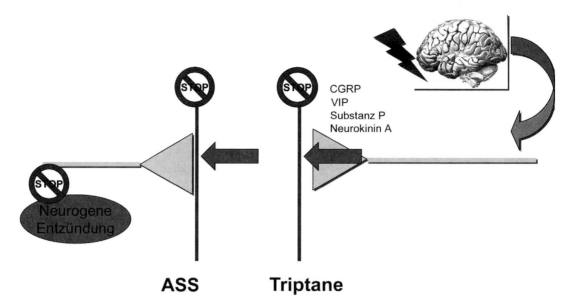

Abb. 5.91. Triptane stoppen präsinaptisch über Stimulierung von Autorezeptoren die Freisetzung von inflammatorischen Neuropeptiden. Analgetika vom Typ ASS hemmen postsynaptisch die inflammatorische Wirksamkeit dieser inflammatorischen Neuropeptide. Daher kann bei sehr schweren oder sehr langen Attacken die Kombination beider Wirkstoffgruppen noch eine effiziente Attackenkupierung ermöglichen, wenn beide Substanzen allein dies nicht vermögen

Nichtansprechen auf ein Triptan und Triptanrotation

Das Nichtansprechen auf ein Triptan bedeutet nicht notwendigerweise, daß bei einem Patienten Triptane grundsätzlich ineffektiv sind.

- Zunächst sollte die erneute Einnahme des gleichen Triptans in 2 weiteren Attacken erfolgen, da die Raten für die Konsistenz der Wirkung von Triptanen – definiert als Effektivität in 2 von 3 Attacken – bei nur ca. 60–85% liegen. Grund hierfür könnte die z. T. niedrige Bioverfügbarkeit und die hohe Variation der gastrointestinalen Resorption während einer Migräneattacke sein. In diesem Fall kann die Kombination mit einem Antiemetikum sinnvoll sein.
- Sind für ein Triptan verschiedene Dosierungen verfügbar, z. B. Sumatriptan 50 und 100 mg, Rizatriptan 5 und 10 mg, Eletriptan 20 und 40 mg oder Zolmitriptan 2,5 und 5 mg, kann bei fehlender Wirksamkeit aber guter Verträglichkeit der niedrigen Dosierung die höhere Dosierung versucht werden.
- Als nächster Schritt käme der Wechsel auf ein anderes Triptan in Frage (Triptanrotation). Verschiedene Cross-over-Studien haben gezeigt, daß ein Triptan auch noch wirksam sein kann, wenn im Vorfeld ein anderes Triptan keine ausreichende Wirkung erzielte.
- Schließlich sollte auch der Wechsel der Darreichungsform in die Überlegungen einbezogen werden. Sumatriptan 6 mg s.c weist die höchste Effektivität aller Triptane überhaupt auf und ist anderen Darreichungsformen des Sumatriptans (oral, nasal, rektal) und anderen Triptanen an Wirkung eindeutig überlegen – es zeigt allerdings auch die meisten Nebenwirkungen.

An dieser Stelle muß auch darauf hingewiesen werden, daß ein Patient neben einer Migräne auch an anderen Kopfschmerzen leiden kann, die ihrerseits nicht auf ein Triptan ansprechen. Hier ist in allererster Linie mit einer Häufigkeit von ca. 50% der Kopfschmerz vom Spannungstyp zu nennen.

Einnahmezeitpunkt von Triptanen

Im Gegensatz zu Analgetika und Ergotaminen können Triptane auch bei einer schon fortgeschrittenen Migräneattacke effektiv sein. Neue Untersuchungen haben jedoch bestätigt, was für Patienten schon lange selbstverständlich war. Die frühe Einnahme eines Triptans erhöht die Effektivität, beschleunigt den Wirkeintritt und senkt die Wiederkehrkopfschmerzrate. Die Einnahme eines Triptans sollte daher möglichst zu Beginn einer

Abb. 5.92. Die Triptanschwelle zur Bestimmung des optimalen Einnahmezeitpunkts

Die medikamentöse Therapie

Die Triptanschwelle
Bestimmung des richtigen Einnahmezeitpunktes von Triptanen in der Migränetherapie

Name   Datum

Oft bestehen Unsicherheiten, ob beginnende Kopfschmerzen sich zu einer Migräneattacke entwickeln und zu welchem Zeitpunkt Triptane eingenommen werden sollten.

Die Triptanschwelle gibt den Zeitpunkt an, an dem der Einsatz dieser Medikamente in einer Migräneattacke sinnvoll ist. Beschreiben Sie in der Tabelle Ihre momentanen Kopfschmerzen. Erreichen Sie einen **Punktewert von mindestens 5,** ist **der Einnahmezeitpunkt für die Einnahme Ihres Triptans erreicht** und Sie können sich mit dem Ihnen empfohlenen Triptan behandeln.

Symptom	Ausprägung	Punkte	Ihr Punktewert
Schmerzstärke	stark	2	
	mittelstark	1	
	leicht	0	
Schmerzort	einseitig / umschrieben	2	
	beidseitig / diffus	0	
Schmerzcharakter	pochend, pulsierend	2	
	dumpf-drückend	0	
Schmerzverstärkung bei Bücken und körperlichen Aktivitäten	ja	2	
	nein	0	
Übelkeit / Erbrechen	ja	2	
	nein	0	
Licht- und Lärmüberempfindlichkeit	ja	1	
	nein	0	
		Summe	

Erreichen Sie einen Punktewert von mindestens 5, ist die Einnahme eines Triptans angezeigt.

Ihre Medikation: _____

Einnahmezeitpunkt: _____ Uhr   Wirkeintritt: _____ Uhr

Schmerzstärke nach 2 Stunden: ☐ kein Schmerz   ☐ mittelstarker Schmerz

                                ☐ leichter Schmerz   ☐ starker Schmerz

Trat der Kopfschmerz wieder auf?   ☐ nein   ☐ ja, um: _____ Uhr

Copyright: Hartmut Göbel, Kiel

Migräne erfolgen. Behilflich ist dabei die Nutzung der sog. Triptanschwelle (Abb. 5.92).

Kombination von Triptanen mit anderen Substanzen

Die Kombination von Triptanen mit anderen Substanzen kann im Einzelfall sinnvoll sein. Dies betrifft die Kombination mit Antiemetika und Prokinetika, z. B. Metoclopramid oder Domperidon, zur Verbesserung der Resorption oder die Kombination mit langwirksamen nichtsteroidalen Antiphlogistika, z. B. Naproxen, oder einem COX-2-Hemmer, z. B. Rofecoxib, bei regelmäßigen Wiederkehrkopfschmerzen (s. oben). Zur Kombination von schnellwirksamen Triptanen mit langwirksamen Triptanen liegen keine Sicherheitsdaten vor, so daß eine solche Kombination derzeit nicht empfohlen werden kann. Strengstens kontraindiziert ist die gleichzeitige Einnahme von Triptanen mit Ergotalkaloiden.

Allgemeine Regeln zum Einsatz von Triptanen

Patienten sollten nachstehende Regeln für den Einsatz von Triptanen kennen und beachten:

- Frühzeitige Einnahme der Attackenmedikation bei Erreichen von 5 Punkten auf der Triptanschwelle.
- Gesamte Attackenmedikation auf einmal einnehmen – nicht auf mehrere Portionen verteilen.
- Bei unzureichender Wirkung oder bei Wiederauftreten der Kopfschmerzen erneute Einnahme der gesamten Medikation frühestens 4 h nach Ersteinnahme und maximal 2-mal innerhalb von 24 h.
- An 20 Tagen pro Monat sollen keine Medikamente zur Attackenbehandlung eingenommen werden, d. h. maximal an 10 Tagen pro Monat können Migräne- oder Schmerzmittel verwendet werden. Andernfalls besteht die Gefahr, daß die Attackenhäufigkeit zunimmt oder Dauerkopfschmerzen entstehen.
- Innerhalb einer einzelnen Migräneattacke soll nur ein Triptanpräparat eingenommen werden. Sollte dieses nicht wirken, ein Nicht-Triptanpräparat verwenden (ASS, Paracetamol, Ibuprofen etc.).
- Triptane nie mit Ergotaminpräparaten zusammen einnehmen. Auf die Einnahme von ergotaminhaltigen Präparaten generell verzichten.

Triptanprofile

Alle Triptane haben die strengen modernen Zulassungsverfahren durchlaufen. Wirkung und Verträglichkeit sind in kontrollierten Studien auch bei Langzeiteinnahme umfangreich untersucht. Die Studien belegen einstimmig die sehr gute und meist schnelle Wirksamkeit sowie die gute Verträglichkeit der Triptane in der Migräneattakkenbehandlung. Die einzelnen Triptane und die verschiedenen Applikationsformen weisen jedoch ein individuelles Substanzprofil hinsichtlich Effektivität, Verträglichkeit, Wirkgeschwindigkeit und Wirkdauer auf (s. Tabelle 5.6).

Triptanvergleiche

Metaanalysen und direkte Vergleichsstudien haben gezeigt, daß bei oraler Einnahme im Vergleich zu Sumatriptan Rizatriptan und Eletriptan eine stärkere Wirksamkeit aufweisen, Naratriptan und Frovatriptan schwächer wirksam aber besser verträglich sind sowie eine niedrigere Wiederkehrkopfschmerzrate aufweisen, Almotriptan bei gleicher Wirksamkeit besser verträglich ist und Eletriptan schneller und länger wirkt. Die Abb. 5.93 bis 5.97 ergeben hierüber Aufschluß.

> **MERKE**
>
> Metaanalysen sind jedoch für die Auswahl von Triptanen in der individuellen Behandlung von Patienten wenig relevant, das „beste Triptan für jeden Patienten" gibt es nicht. Eine einheitliche Standardtherapie, die für alle Betroffenen in jeder Situation Gültigkeit hat, steht nicht zur Verfügung.

- Zum einen unterscheiden sich *Patienten* in Alter, Geschlecht, Lebenssituation und Begleiterkrankungen.
- Zum anderen unterscheiden sich *Migräneattakken* in Intensität, Dauer, Begleitphänomenen und Häufigkeit.
- Eine Attackentherapie wird daher nur optimal erfolgreich sein können, wenn sie individuell auf den einzelnen Patienten maßgeschneidert ist.
- Da darüber hinaus auch noch letztlich unvorhersehbar Bioverfügbarkeit, Wirksamkeit und Verträglichkeit der gleichen Substanz erheblich zwischen den Patienten variieren, ist das im Einzelfall beste Behandlungskonzept meist erst Ergebnis eines individuellen Optimierungsprozesses.

Die medikamentöse Therapie

Tabelle 5.6. Vergleich pharmakologischer Parameter, der Wirksamkeit und der Wiederkehrkopfschmerzrate verschiedener Triptane

Substanz	Bioverfügbarkeit	$T_{max.}$	$T_{1/2}$	Therapeutischer Gewinn nach 2 h gegenüber Placebo	Wiederkehrkopfschmerzrate
Sumatriptan 6 mg s.c.	96%	10 min	2 h	51%	45%
Eletriptan 80 mg oral	50%	2,8 h	5 h	42%	24%
Rizatriptan 10 mg oral	45%	Tablette 1 h Schmelztbl. 2 h	2 h	37%	40%
Sumatriptan 100 mg oral	14%	1,5 h	2 h	32%	32%
Zolmitriptan 2,5 mg oral	40%	2,5 h	2,5 h	32%	32%
Almotriptan 12,5 g oral	70%	2,5 h	3,5 h	26%	23%
Naratriptan 2,5 mg oral	Männer 63% Frauen 74%	3,5 h	6 h	22%	20%
Frovatriptan 2,5 mg	30%	3,0 h	26 h	18%	25

$T_{max.}$: Zeit bis zum Erreichen der maximalen Plasmakonzentration.
$T_{1/2}$: Eliminationshalbwertszeit im Plasma.
Wiederkehrkopfschmerzrate: Prozentsatz der Patienten mit Kopfschmerzwiederkehr innerhalb von 24 h nach primär effektiver Behandlung.
Therapeutischer Gewinn nach 2 h: Prozentsatz der Patienten mit Schmerzlinderung unter Verum minus Prozentsatz der Patienten mit Schmerzlinderung unter Placebo.
Da die Werte in verschiedenen Studien variieren, wurden möglichst repräsentative Werte aufgelistet.

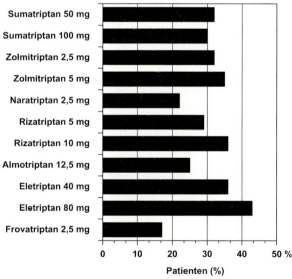

Abb. 5.93. Triptane in der Übersicht: Durchschnittlicher Prozentsatz der Patienten nach Abzug der Placeborate, die 2 h nach Einnahme eines Triptans nur noch unter leichten oder gar keinen Kopfschmerzen litten (therapeutischer Gewinn gegenüber Placebo). (Metaanalyse Ferrari et al. 2001)

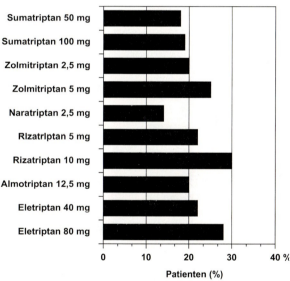

Abb. 5.94. Triptane in der Übersicht: Durchschnittlicher Prozentsatz der Patienten nach Abzug der Placeborate, die 2 h nach Einnahme eines Triptans kopfschmerzfrei waren (therapeutischer Gewinn gegenüber Placebo). (Metaanalyse Ferrari et al. 2001)

- Alle Triptane haben die modernen Zulassungsverfahren durchlaufen. Wirkung und Verträglichkeit sind in kontrollierten Studien auch bei Langzeiteinnahme umfangreich untersucht. Die Studien belegen einstimmig die sehr gute und schnelle Wirksamkeit sowie die gute Verträglichkeit der Triptane in der Migräneattackenbehandlung. Die einzelnen Triptane und die verschiedenen Applikationsformen unterscheiden sich in mehreren Aspekten.

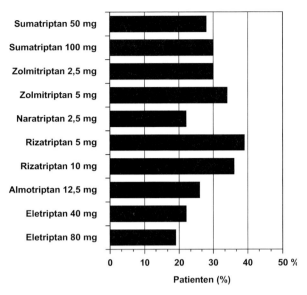

Abb. 5.95. Triptane in der Übersicht: Durchschnittlicher Prozentsatz der Patienten, die innerhalb von 24 h nach zunächst erfolgreicher Einnahme eines Triptans eine Kopfschmerzwiederkehr berichteten. (Metaanalyse Ferrari et al. 2001)

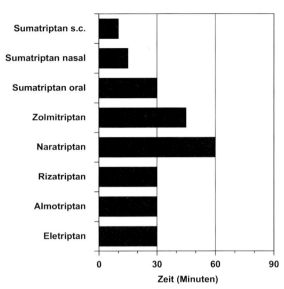

Abb. 5.97. Triptane in der Übersicht: Durchschnittliche Latenz in Minuten bis zum Wirkeintritt. (Metaanalyse Mathew 2001)

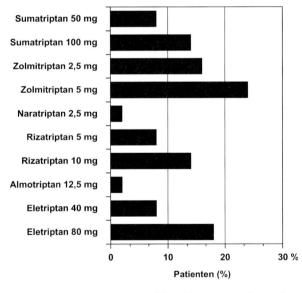

Abb. 5.96. Triptane in der Übersicht: Durchschnittlicher Prozentsatz der Patienten nach Abzug der Placeborate, die über Nebenwirkungen klagten (therapeutischer Gewinn gegenüber Placebo). (Metaanalyse Ferrari et al. 2001)

Einen Vergleich der Wirksamkeit, der Schnelligkeit des Wirkeintritts und der Wiederkehrkopfschmerzrate der einzelnen Triptane gibt Tabelle 5.6.

Für die Triptane als Substanzklasse liegen für den klinischen Einsatz in der Migränebehandlung umfangreiche Erfahrungen vor. Dabei haben sich die Wirk- und Verträglichkeitsprofile der einzelnen Triptane und auch der verschiedenen Applikationsformen herausgebildet, so daß heute eine Differentialtherapie der Migräneattacke mit Triptanen möglich ist. Dabei werden Schweregrad und Dauer der Migräneattacke ebenso berücksichtigt wie die individuellen Bedürfnisse des Patienten hinsichtlich Verträglichkeit und Wirkgeschwindigkeit. Abb. 5.98 gibt einen vergleichenden Überblick

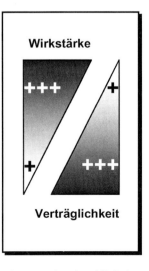

Abb. 5.98. Wirkprofile von Triptanen in der klinischen Praxis

Die medikamentöse Therapie

Abb. 5.99.
Entwicklungsstufen von Serotonin zu Sumatriptan

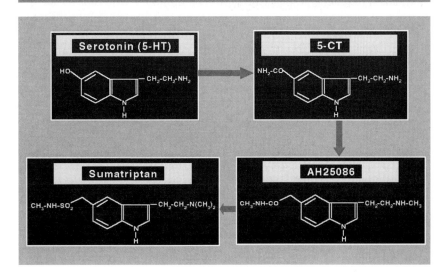

über wesentliche Wirkcharakteristika von Triptanen in der klinischen Praxis.

Der Vergleich der Triptane allein über die Wirksamkeit nach 2 h nach der Einnahme ist für einen großen Teil der Patienten wenig relevant. Die Migräneattacke dauert gerade bei schwer betroffenen Patienten 2 oder 3 Tage an. Für die Praxis bedeutsam sind daher die Nachhaltigkeit der Wirkung, das Vermeiden von Wiederkehrkopfschmerzen, das Vermeiden einer erneuten Einnahme und die gute Verträglichkeit über die gesamte Attackendauer.

Optimierung des Einnahmezeitpunkts

Die Schnelligkeit des Wirkeintritts läßt sich durch einen frühen Einnahmezeitpunkt optimieren. Hilfreich ist dabei die Verwendung der Triptanschwelle (s. Abb. 5.92). Die *Triptanschwelle* kann Patienten helfen, zwischen Migräne und Kopfschmerzen vom Spannungstyp zu unterscheiden und den richtigen Moment zu wählen, das Triptan einzusetzen. Dadurch läßt sich in einem hohen Prozentsatz der Patienten eine schnelle und effektive Schmerzlinderung erzielen. Die unnötige, die zu frühe oder die zu späte Einnahme eines Triptans kann vermieden werden. Unnötigen Kosten und einem medikamenteninduzierten Kopfschmerz wird vorgebeugt. Die *Triptanschwelle* basiert auf den diagnostischen Kriterien der Internationalen Kopfschmerzgesellschaft IHS und berücksichtigt Kopfschmerzstärke, Kopfschmerzcharakter, Kopfschmerzlokalisation sowie Begleitsymptome. In insgesamt 6 Fragen wird die Kopfschmerzphänomenologie abgefragt und mit Punkten bewertet. Der Maximalpunktwert liegt bei 10 Punkten. Patienten wird empfohlen, ein Triptan erst dann in einer Kopfschmerzattacke einzunehmen, wenn sie einen Punktwert von mindestens 5 erreicht haben und damit sicher eine Migräne vorliegt.

Individuelle Auswahl der Triptane

Sumatriptan-Filmtabletten

Sumatriptan-Filmtabletten (Imigran) liegen in 2 Darreichungsformen mit 50 mg und 100 mg vor. Sumatriptan wurde im Jahre 1991 in die klinische Praxis eingeführt und weltweit sind mehr als 300 Mio. Dosierungen eingesetzt worden. Sumatriptan 50 mg als Filmtablette kann aufgrund der langen Erfahrung, die mit diesem Wirkstoff bereits vorliegen, als derzeitiges Triptan der 1. Wahl in der Migränetherapie bezeichnet werden. Die Entwicklungsstufen von Serotonin zu Sumatriptan zeigt Abb. 5.99.

Bei ca. 50–70% der behandelten Migräneattacken kann eine bedeutsame Besserung oder auch ein vollständiges Verschwinden der Kopfschmerzen hervorgerufen werden. Sumatriptan-Filmtabletten sollten möglichst frühzeitig bei Beginn der Kopfschmerzphase der Migräne eingenommen werden. Bis zum Beginn der Wirkung vergehen ca. 30 min. Die Wirkung erreicht nach ca. 1–2 h ihr Maximum.

> **MERKE**
>
> Sumatriptan in Tablettenform wird bevorzugt eingesetzt, wenn Übelkeit und Erbrechen nur gering ausgeprägt sind und die Attackendauer in der Regel 4–6 h bei unbehandeltem Verlauf beträgt.

Patienten, die bisher erfolgreich bereits mit Sumatriptan in Tablettenform behandelt wurden, haben keine Veranlassung, auf ein anderes Triptan umgestellt zu werden. Die Anfangsdosis von Sumatriptan in Tablettenform beträgt 50 mg. Ist diese Menge ausreichend wirksam, und sind die Nebenwirkungen tolerabel, sollte mit dieser Wirkstoffmenge weiter behandelt werden. Können allerdings mit 50 mg keine ausreichend klinischen Effekte erzielt werden, verabreicht man bei der nächsten Attacke 100 mg. Ist mit 50 mg eine gute Wirkung zu erzielen, bestehen jedoch aber Nebenwirkungen, kann auch eine Halbierung der Dosis von 50 mg (nunmehr 25 mg) verabreicht werden. Etwa die Hälfte der mit Sumatriptan in Tablettenform behandelten Patienten können mit 50 mg eine ausreichende Linderung bei guter Verträglichkeit erzielen. Ein weiteres Viertel der Patienten erreicht dieses Ergebnis mit 25 mg und ein weiteres Viertel mit 100 mg.

Typische Nebenwirkungen von Sumatriptan und auch der anderen Triptane sind ein leichtes, allgemeines Schwächegefühl und ein ungerichteter Schwindel, Mißempfindungen, Kribbeln, Wärme- oder Hitzegefühl und leichte Übelkeit. Sehr selten können auch ein Engegefühl im Bereich der Brust und im Bereich des Halses auftreten. Als Ursache für diese Symptome wird eine Verkrampfung der Speiseröhre diskutiert. EKG-Veränderungen treten im Zusammenhang mit diesen Beschwerden nicht auf. In aller Regel sind die Nebenwirkungen sehr mild und klingen spontan ab.

Generell gilt für Sumatriptan in jeder Anwendungsform, als auch für die Triptane der 2. und nachfolgenden Generationen, daß sie erst gegeben werden sollen, wenn die Kopfschmerzphase beginnt. Während der Auraphase sollten diese Wirkstoffe nicht verabreicht werden. Grund dafür ist, daß sie nicht in der Lage sind, die Symptome der Aura direkt zu beeinflussen. Auch können sie die Symptome der Migräne nicht effektiv verbessern, wenn sie zu früh vor der Kopfschmerzphase gegeben werden. Darüber hinaus wird während der Auraphase eine Verengung bestimmter Gehirngefäße als mögliche Ursache angenommen. Aus diesem Grunde sollten gefäßverengende Wirkstoffe wie die Triptane in dieser Phase nicht verabreicht werden.

Auf keinen Fall sollten die Triptane in Verbindung mit Ergotaminen verabreicht werden. Da sowohl Ergotamine als auch die Triptane zu einer Gefäßverengung führen können, kann durch eine Überlagerung der beiden Wirkstoffe eine besondere Addition der gefäßverengenden Wirkung erzeugt werden, die gefährlich sein kann. Da Ergotalkaloide in der Migränetherapie sowieso der Vergangenheit angehören sollten, dürfte dieses Problem jedoch kaum noch auftreten. Viele Migränepatienten nehmen trotzdem in der Konfusion einer akuten Migräneattacke häufig wahllos irgendwelche Medikamente ein, die sie vorfinden oder die ihnen in bester Absicht von Bekannten empfohlen und zugereicht werden. Hier gilt es, sehr sorgfältig aufzupassen und sich solchen guten Ratschlägen nicht anzulehnen.

Besonders wichtig ist, daß man sich bei Einsatz von Triptanen darüber im klaren ist, daß die Wirkung dieser Substanzen nicht ursächlich die Migräne beeinflussen kann.

Da die Triptane nur eine begrenzte Wirkzeit haben, können bei ca. 30% der behandelten Patienten nach Abklingen der Wirkzeit erneut die Migränesymptome zum Vorschein kommen.

Dieser sog. Wiederkehrkopfschmerz kann mit einer erneuten Dosis erfolgreich behandelt werden.

- Dies bedeutet nicht, daß die Migräneattacke aufgeschoben wird oder zeitlich verzögert wird.
- Vielmehr muß nach Abklingen der Wirkstoffmenge erneut eine Dosis verabreicht werden, um die Wirkung weiter aufrecht zu erhalten.
- Es gilt die Faustregel, daß die Dosis 1-mal wiederholt werden kann. Für Sumatriptan oral 100 mg heißt dies, daß die maximale Tagesdosis 200 mg betragen sollte.
- Es gilt für alle Triptane, daß bei mehr als 1-maliger Wiederholung am Tag der Arzt aufgesucht werden sollte, um erneut ein individuell angepaßtes Therapiekonzept zu erarbeiten, das zu besserer Wirksamkeit führt.
- Unabhängig von der Höhe der Dosis sollte unbedingt auch beachtet werden, daß pro Monat nicht an mehr als 10 Tagen Akutmedikation zur Behandlung der Migräneattacken verabreicht werden sollte, da sonst die Gefahr eines medikamenteninduzierten Dauerkopfschmerzes besteht.
- Sumatriptan sollte wie die anderen Triptane auch nur bis zu einem Alter von 65 Jahren verabreicht werden, da im höheren Alter bisher keine kontrollierten klinischen Studien durchgeführt worden sind.

- Es liegen mittlerweile auch Studien für den Einsatz von Sumatriptan bei Jugendlichen zwischen dem 12. und 18. Lebensjahr vor. Diese ergaben kein erhöhtes Risiko in dieser Altersgruppe.
- Bei Kindern unter der Altersgrenze von 12 Jahren sollten allerdings Triptane nicht verabreicht werden.

Sumatriptan s.c.

Eine besonders schnelle Wirksamkeit kann durch Verabreichung der Wirksubstanz Sumatriptan mit einem sog. Autoinjektor oder Glaxopen erzielt werden. Dabei wird durch ein kugelschreiberähnliches Gerät via Knopfdruck aus einer Patrone die Wirksubstanz durch eine feine Nadel unter die Haut gespritzt. Der besondere Vorteil dieser Anwendungsform ist, daß der Patient selbständig in der Lage ist, dies an allen Orten durchzuführen. Der Arzt verordnet dazu einen kleinen Vorratsbehälter, in dem 2 Kartuschen mit dem Wirkstoff enthalten sind. Mit dem zusätzlich gelieferten Glaxopen kann der Patient aus diesem Vorratsbehälter die Kartuschen herausnehmen und per Knopfdruck unter die Haut spritzen. Nach den vorliegenden klinischen Studien kann damit innerhalb von ca. 10 min eine klinische Wirksamkeit erreicht werden. Nach kurzer Erklärung des Vorgehens sind Migränepatienten in aller Regel ohne Probleme in der Lage, diese Anwendungsform eigenhändig durchzuführen.

Ein besonderer Vorteil ergibt sich insbesondere für berufstätige Patienten, die aufgrund ihrer Tätigkeit eine sehr schnelle Wirkung erzielen müssen. Beispielsweise ist dies bei Lehrerinnen oder Lehrern der Fall, die am Morgen mit einer Migräneattacke aufwachen und dann ohne Probleme innerhalb von 30 min diese kupieren, um anschließend ihren Schulunterricht programmgemäß durchführen zu können. Wichtig ist, daß Migränepatienten wissen, daß die Wirkung so schnell einsetzt, und nicht mit Angst reagieren, wenn plötzlich der Schmerz sehr schnell gelindert wird. Empfindliche Patienten können auf diese Situation mit Panikattacken reagieren. Bei entsprechender Aufklärung ist dies jedoch in aller Regel kein Problem. Bei richtiger Wissensvermittlung rufen solche schnellen Wirkeintritte dann keine Angst hervor.

> **MERKE**
>
> Sollte nach Anwendung mit dem Glaxopen ein Wiederkehrkopfschmerz auftreten, kann dieser wahlweise mit einer erneuten subkutanen Injektion von Sumatriptan behandelt werden. Alternativ ist jedoch auch der Einsatz einer Sumatriptan-Tablette oder auch eines Antiemetikums in Kombination mit einem Schmerzmittel möglich.

Ein besonderer Vorteil der subkutanen Darreichungsform ist auch, daß bei ausgeprägtem und frühzeitigem Erbrechen der Magen-Darm-Trakt vollständig umgangen werden kann und sich damit bei diesen schweren Begleitstörungen eine ungehinderte Wirkung des Medikamentes entfalten kann.

Sumatriptan-Suppositorien

> **MERKE**
>
> Wird die subkutane Darreichungsform mit einem Glaxopen von dem Patienten nicht toleriert und sind die Patienten gewohnt, ihre Migräneattacken mit Zäpfchen zu behandeln, kann bei Vorliegen von Übelkeit und Erbrechen auch wahlweise Sumatriptan als Zäpfchen gegeben werden.

Die Dosis beträgt dabei 25 mg. Auch bei dieser Anwendungsform kann eine schnelle und effektive Linderung der Migräneattacken erzielt werden. Bei Wiederauftreten von Kopfschmerzen ist die erneute Anwendung möglich.

Sumatriptan-Nasenspray

Eine besonders innovative Darreichungsform eines Migränemittels ist die Verabreichung des Wirkstoffs über ein Nasenspray. Dazu wurde ein Einmaldosis-Behälter zum Sprühen des Wirkstoffs in die Nase entwickelt. Es gibt 2 unterschiedliche Dosierungen mit 10 mg Sumatriptan und mit 20 mg Sumatriptan. Die optimale Dosis beträgt bei Erwachsenen 20 mg. Bei einigen Patienten, insbesondere mit geringem Körpergewicht, kann auch 10 mg völlig ausreichend sein. Die notwendige Dosis hängt einerseits von der Stärke der Migräneattacke und der Aufnahme von Sumatriptan in der Nase ab. Bei Wiederauftreten des Kopfschmerzes kann die Dosis erneut eingenommen werden, wobei man jedoch einen Abstand von 2 h einhalten sollte.

> **MERKE**
>
> Sumatriptan in Form des Nasensprays führt ebenfalls zu einer sehr schnellen Linderung der Migräneattacke. Ein weiterer Vorteil ist, daß aufgrund des Umgehens des Magen-Darm-Trakts Begleitsymptome der Migräneattacke wie Übelkeit und Erbrechen die Aufnahme des Wirkstoffs nicht beeinflussen können. Für viele Patienten ist das Nasenspray angenehmer einzusetzen als die subkutane Anwendung von Sumatriptan mit dem Glaxopen oder das Einführen eines Zäpfchens.

Naratriptan

Bei der Entwicklung von Naratriptan (Naramig) konzentrierte man sich darauf, einen Wirkstoff zur Verfügung zu stellen, der weniger Nebenwirkungen aufweist als Sumatriptan und gleichzeitig weniger häufig Wiederkehrkopfschmerzen beobachten läßt. Beide Ziele konnten realisiert werden.

> **MERKE**
>
> Naratriptan wird daher heute bei Migränepatienten bevorzugt eingesetzt, die besonders empfindlich für Nebenwirkungen sind. Hintergrund ist, daß Naratriptan kaum mehr Nebenwirkungen als ein sog. Scheinmedikament (Placebo) erzeugt.

- Die Häufigkeit von Wiederkehrkopfschmerzen ist mit 19% von allen bekannten Triptanen am niedrigsten.
- Naratriptan wird in einer Dosis von 2,5 mg als Tablette verabreicht. Ist die Wirkung nicht ausreichend, können auch 5 mg Naratriptan zur Behandlung einer Attacke gegeben werden.
- Naratriptan in Tablettenform sollte wie auch alle anderen Triptane möglichst früh nach Auftreten des Migränekopfschmerzes eingesetzt werden.
- Die klinische Wirksamkeit ist bei der Dosis von 2,5 mg etwas niedriger im Vergleich zu Sumatriptan. Durch eine entsprechende Dosiserhöhung von Naratriptan mit 5 mg kann jedoch auch bei Patienten, die auf 2,5 mg nichtausreichende Effekte zeigen, eine gute klinische Wirksamkeit erzielt werden.
- Aufgrund der guten Verträglichkeit kann Naratriptan insbesondere für Patienten empfohlen werden, die erstmalig mit einem Triptan behandelt werden.
- Gleiches gilt für junge Patienten und für Patienten, die besonders empfindlich auf medikamentöse Therapieverfahren reagieren.
- Ebenfalls empfiehlt sich der Einsatz bei Patienten, bei denen die Attacken mittelschwer ausgeprägt sind und Übelkeit sowie Erbrechen nur geringgradig vorhanden sind.
- Aufgrund der niedrigen Wiederkehrkopfschmerzrate empfiehlt sich Naratriptan insbesondere auch bei Patienten, bei denen häufig Wiederkehrkopfschmerzen unter anderen Therapieverfahren auftreten.

Die Nebenwirkungen sind deutlich geringer und weniger häufig als bei anderen Triptanen. Nur gelegentlich treten leichte Müdigkeit, Mißempfindungen im Bereich der Haut, ein Engegefühl im Bereich der Brust und im Bereich des Halses auf. Schweregefühl in den Armen und Beinen sowie ein leichter Schwindel können ebenfalls vorhanden sein.

Zolmitriptan

Zolmitriptan (AscoTop) ist seit 1997 als Tablette, seit 2000 als Schmelztablette jeweils zu 2,5 mg erhältlich. Im Jahre 2001 wurde zusätzlich eine Tablette zu 5 mg eingeführt. Im Jahre 2002 wurde auch ein Nasenspray zugelassen, der Wirkstoff in einer Dosierung von 5 mg wird dabei direkt über die Nasenschleimhaut aufgenommen. Bereits nach 5 min befindet sich die Substanz im Blut und bereits nach 15 min tritt die Wirkung ein.

Die orale Startdosis liegt bei 2,5 mg. Bei fehlender Wirksamkeit wird in der nächsten Attacke ein Therapieversuch mit 5 mg oral oder 5 mg nasal empfohlen. Die Tageshöchstdosis liegt bei 10 mg. Zolmitriptan ist in seinem Wirkprofil mit Sumatriptan oral vergleichbar. Die Schmelztablette (Orangengeschmack) bietet den Vorteil der Einnahme ohne Schlucken. Da der Wirkstoff jedoch im Magen-Darm-Trakt resorbiert wird, sollte ebenfalls ausreichend Wasser nachgetrunken werden.

Auch die Entwicklung von Zolmitriptan war von dem Ziel geleitet, eine Substanz zur Verfügung zu haben, die eine noch bessere Wirksamkeit und eine noch höhere Zuverlässigkeit als frühere Substanzklassen aufweist.

Im Vergleich zu Sumatriptan ist Zolmitriptan in der Lage, die sog. Blut-Hirn-Schranke deutlich besser zu überschreiten. Grund dafür ist, daß die Substanz eine wesentlich kleinere Molekülgröße aufweist und auch viel leichter in fetthaltiges Gewebe aufgenommen werden kann. Gleichzeitig ist die Substanz in der Lage, sehr schnell im Magen-Darm-Trakt aufgenommen zu werden.

Wirksame Blutspiegel können bereits innerhalb 1 h erreicht werden. Ein weiterer Vorteil ist auch, daß diese Blutspiegel über 6 h anhalten und damit auch bei längeren Kopfschmerzattacken eine langwirksame Effektivität erreicht werden kann. Es werden nicht nur die Kopfschmerzsymptome reduziert, sondern auch die Begleitstörungen wie Übelkeit, Erbrechen, Lärm- und Lichtempfindlichkeit positiv beeinflußt.

MERKE

- Die mittlere Dosis in der Anwendung liegt bei 2,5 mg. Zolmitriptan liegt derzeit als Tablette zu 2,5 und 5 mg sowie als Nasenspray zu 5 mg vor.
- Patienten, die unter starker Übelkeit oder Erbrechen leiden, können das Nasenspray einsetzen.
- In klinischen Studien zeigt sich, daß bei Einsatz von Zolmitriptan in einer Dosis von 5 mg bei bis zu 80% der Patienten die Kopfschmerzen deutlich vermindert werden können, bei ca. 55% der Attacken die Kopfschmerzen vollständig abklingen.
- Auch im Langzeiteinsatz zeigt sich eine konsistente, überdauernde, gute Wirksamkeit in der angegebenen Höhe. Bei einer milden Schmerzintensität können 78% der Attacken erfolgreich behandelt werden, bei mittelstarker Intensität 76% und bei sehr starker Schmerzintensität 67%.

Aus diesen Daten läßt sich ableiten, daß bei schwereren Attacken initial 5 mg gegeben werden können. Bei dieser Dosis können auch schwere Migräneattacken sehr erfolgreich behandelt werden. In neueren Studien ergeben sich auch Hinweise darauf, daß bei Verabreichung von Zolmitriptan während der Auraphase die spätere Kopfschmerzphase verhindert werden kann und auch die Auraphase positiv beeinflußt werden kann. Von besonderem Vorteil ist, daß Patienten, die auf die bisherigen medikamentösen Therapien nicht erfolgreich ansprachen, nunmehr durch Zolmitriptan eine effektive Migränetherapie erreichen können. In einer kontrollierten Studien bestätigte sich, daß ca. 82–85% der Patienten, die bisher eine ausreichende Therapieeffektivität nicht erzielen konnten, eine deutliche Besserung durch Zolmitriptan erreichen können.

Eletriptan

Eletriptan (Relpax) wirkt als partieller Agonist an $5HT_{1D}$- und an $5HT_{1B}$-Rezeptoren, ist relativ lipophil, wirkt schwächer kontrahierend auf Koronararterien als auf die Karotis und hemmt die Plasmaprotein-Extravasation. In Radioligand-Bindungsstudien band Eletriptan schnell, selektiv und mit einer besonders hohen Affinität an humane rekombinante $5HT_{1B}$- und $5HT_{1D}$-Rezeptoren; die Affinität zu $5HT_{1F}$-Rezeptoren (Ratte) ist ebenfalls hoch. An Gefäßpräparaten vom Hund (Vena saphena und Arteria basilaris) bewirkt Eletriptan eine konzentrationsabhängige Kontraktion. Im Gegensatz zu Sumatriptan sowie Naratriptan und Zolmitriptan ist der mit Eletriptan zu erreichende Maximaleffekt signifikant niedriger als die mit Serotonin erreichbare Maximalkontraktion; Eletriptan scheint damit als partieller Agonist an $5HT_{1D}$-artigen Rezeptoren zu wirken, was auf ein geringeres Potential vaskulärer Nebenwirkungen hindeuten könnte.

Eletriptan zeigt (gemessen am Verteilungskoeffizienten Oktanol/Wasser) den höchsten Grad an Lipophilie aller Triptane; damit sind die Voraussetzungen für eine rasche Resorption und eine Überwindung biologischer Membranen gegeben. Präklinische In-vivo-Studien zeigten, daß Eletriptan beim Hund den Blutfluß durch die A. carotis gleich stark wie Sumatriptan reduziert, jedoch eine signifikant schwächere Wirkung auf Koronararterien hat. Auch an der Femoralarterie reduziert zwar Sumatriptan, nicht aber Eletriptan, signifikant den Blutfluß.

In therapeutischen Konzentrationen ist die Wirkung von Eletriptan an menschlichen Gefäßpräparaten der A. meningea media 86fach stärker als an Abschnitten von Koronararterien. Dies zeigt, daß das Risiko von unerwünschten Wirkungen auf die Koronarien begrenzt ist. Eine Stimulation des Trigeminusganglions führt zu einem Austritt von Plasmaproteinen (Plasmaproteinextravasation, PPE) aus postkapillären Venolen und in der Folge zu einer sterilen Entzündung der Dura mater. An der Dura mater der Ratte hemmt Eletriptan die Plasmaproteinextravasation gleich stark wie Sumatriptan und führt zu einer vollständigen Hemmung einer durch elektrische Stimulation des Trigeminusganglions ausgelösten neurogenen Entzündung.

MERKE

Eletriptan
- wirkt in den Dosierungen 20 mg, 40 mg und 80 mg signifikant besser als Plazebo,
- wirkt in den Dosierungen 40 mg und 80 mg schneller als Sumatriptan 100 mg,
- wirkt in den Dosierungen 40 mg und 80 mg signifikant besser als Sumatriptan 100 mg,

- wirkt in den Dosierungen 40 mg und 80 mg signifikant besser als Ergotamintartrat,
- senkt die Recurrence-Rate signifikant

Nach gepoolten Ergebnissen aus 6 doppelblinden, randomisierten, placebokontrollierten Studien (mit einer Gesamtpatientenzahl von n=5339) betrug die Häufigkeit von Wiederkehrkopfschmerz (erneutes Auftreten von Kopfschmerz nach anfänglichem Ansprechen nach 2 h) unter Eletriptan 28% (20 mg), 23% (40 mg) bzw. 21% (80 mg). Der Vergleichswert für Placebo betrug 36%.

Falls es doch zu einer Recurrence kommt, ist die Gabe einer 2. Eletriptan-Dosis (gleicher Stärke wie die Erstdosis) signifikant besser wirksam als die Gabe von Placebo.

Eletriptan hat keine wesentlichen Effekte auf EKG- oder Laborparameter und ist i. allg. gut verträglich. Orale Einzeldosen von 120 mg Eletriptan (3-fache Standarddosis) hatten keine signifikanten Effekte auf EKG- oder Laborparameter. Einzeldosen von 90 mg und 120 mg Eletriptan führten nur zu geringfügigen und transienten Blutdruckerhöhungen.

Nebenwirkungen sind i. allg. leicht bis mäßiggradig ausgeprägt und vorübergehend. Die Inzidenz von Nebenwirkungen war unter 20 mg Eletriptan vergleichbar mit Placebo. Mit steigender Eletriptan-Dosis stieg die Häufigkeit, nicht aber der Schweregrad von Nebenwirkungen. Am häufigsten wurden Asthenie, Schwindel, Somnolenz und Übelkeit berichtet.

> **MERKE**
>
> Als Besonderheit von Eletriptan ist die Verbindung aus einer raschen und starken Wirkung gegen den Migränekopfschmerz und die typischen Begleitsymptome einerseits und einer niedrigen Rate an Wiederkehrkopfschmerz andererseits hervorzuheben.
> Beides übersetzt sich in einen hohen Prozentsatz anhaltender Besserung („complete response").
> Eine weitere Besonderheit von Eletriptan stellt die lineare Dosis-Wirkungs-Beziehung dar.

Rizatriptan
Auch bei der Entwicklung von Rizatriptan (Maxalt) standen ähnliche Überlegungen im Mittelpunkt wie bei der Entwicklung von Eletriptan. Rizatriptan wird schnell im Magen-Darm-Trakt aufgenommen und die Wirkungsspiegel sind innerhalb von 1 h bereits maximal aufgebaut. Auch Rizatriptan wirkt gefäßverengend im Bereich der Hirnhautgefäße ohne die Herzkranzgefäße, Lungengefäße oder andere Blutgefäße nennenswert zu beeinflussen. Rizatriptan zeigt auch eine deutlich geringere Wirkung an den Herzkranzgefäßen im Vergleich zu Sumatriptan. Rizatriptan blockiert die neurogene Entzündung im Bereich der Hirnhautgefäße im Rahmen einer Migräneattacke. Darüber hinaus kann Rizatriptan auch Nervenzentren im zentralen Nervensystem in ihrer übermäßigen Aktivität reduzieren, die die Schmerzimpulse im Rahmen der Migräneattacke vermitteln.

> **MERKE**
>
> - Ein besonderer Vorteil von Rizatriptan ist ebenfalls die sehr schnelle Aufnahme im Magen-Darm-Trakt.
> - Maximale Wirkungsspiegel werden innerhalb 1 h erreicht.
> - Rizatriptan ist das schnellste orale Triptan.
> - Daher wird bereits innerhalb von 30 min eine bedeutsame Linderung der Kopfschmerzen erzielt.
> - Bei bis zu 77% der Patienten kann sich innerhalb von 2 h nach Einnahme von 10 mg Rizatriptan der Migränekopfschmerz bessern.
> - 44% der behandelten Patienten sind nach 2 h bereits komplett schmerzfrei.
> - Auch Übelkeit und Erbrechen werden durch Rizatriptan bedeutsam gebessert.

Ein Wiederauftreten von Kopfschmerzen nach zunächst bedeutsamer Besserung kann bei etwa einem Drittel der behandelten Patienten beobachtet werden. Im Vergleich zur bisherigen Therapie auf individueller Basis der Patienten geben Patienten, die mit Rizatriptan behandelt werden, an, daß mit Rizatriptan eine deutlich bessere Wirkung zu erzielen ist als mit der vorherigen Behandlung.

Hinsichtlich möglicher Nebenwirkungen ergaben sich keine ernsten, unerwünschten, arzneimittelbedingten Wirkungen. EKG-Veränderungen sind nicht zu beobachten. Die Häufigkeit von Brustschmerzen bei der Behandlung mit Rizatriptan 5 mg oder 10 mg entspricht der bei Behandlung mit einem Placebopräparat. Damit weist Rizatriptan ein günstiges Profil in Hinblick auf die klinische Wirkung und die Verträglichkeit auf.

Die medikamentöse Therapie

Almotriptan

Almotriptan ebenfalls ein selektiver $5HT_{1B/1D}$-Rezeptoragonist, der zur Behandlung der akuten Migräneattacke entwickelt worden ist. Die Synthese des Wirkstoffs startete im Jahre 1991. Präklinische Untersuchungen wurden 1992 eingeleitet und das klinische Entwicklungsprogramm erfolgte ab 1994. Almotriptan kombiniert die besonders positiven Eigenschaften der bisher erhältlichen Triptane. Entwicklungsziel war eine Maximierung der Wirksamkeit bei optimaler Verträglichkeit, die leichte Anwendung und die zuverlässige konstante Therapieeffektivität. Die Substanz vermittelt ihre Wirksamkeit durch eine selektive hohe Affinität zu dem $5HT_{1B/1D}$-Rezeptoren. Der Wirkstoff konstringiert selektiv zerebrale Blutgefäße, hat jedoch nur wenig Effekt auf kardiale und pulmonale Gefäße. Blutdruck, Herzfrequenz und andere kardiovaskuläre Parameter werden nicht beeinträchtigt. Die Migräneschmerzen werden aufgrund einer neurogenen Entzündung an duralen und meningealen Gefäßen verursacht. Almotriptan hemmt mit großer Potenz diese neurogenen sterilen Entzündungsmechanismen.

Almotripan hat ein präzises definiertes pharmakologisches Profil mit der höchsten oralen Bioverfügbarkeit aller Triptane von rund 70%. Das pharmakokinetische Profil ist bei Männern und bei Frauen äquivalent. Die Substanz hat keine aktiven Metaboliten und wird vorwiegend renal ausgeschieden. Interaktionen zwischen Migräneprophylaktika, insbesondere Kalziumantagonisten, β-Blockern oder Antidepressiva bestehen nicht. Die Substanz wird nach oraler Aufnahme schnell resorbiert. Die pharmaokinetischen Parameter sind innerhalb und außerhalb einer Migräneattacke nicht unterschiedlich. Das Lebensalter der Patienten beeinflußt die pharmakokinetischen Parameter nicht. Die Resorption von Almotriptan wird durch zusätzliche Nahrungsaufnahme nicht beeinträchtigt.

In klinischen Studien zeigt sich die Substanz bereits nach 30 min signifikant hinsichtlich ihrer Wirksamkeit einem Placebo überlegen. In einer Vergleichsstudie zu Sumatriptan 100 mg vermittelte Almotriptan 12,5 mg eine gleich gute Wirksamkeit. Jedoch war die Wiederkehrkopfschmerzrate bei Behandlung mit Almotriptan 12,5 mg signifikant niedriger als bei der Behandlung mit Sumatriptan 100 mg. Die Wiederkehrkopfschmerzrate von Almotriptan liegt in unterschiedlichen Studien zwischen 18–27%. In 4 doppelblinden Studien zeigte sich eine konsistente Effektivität von Almotriptan. Bei 67% der Patienten zeigte sich in mindesten 2/3 der Attacken eine signifikante Wirksamkeit von Almotriptan. 46% der Patienten zeigten sogar bei 3 von 3 Attacken eine bedeutsame Wirksamkeit. In einer offenen Langzeitstudie über 1 Jahr berichteten 78% der Patienten, daß Almotriptan 12,5 mg in über 60% der Attacken eine klinische Wirksamkeit erreichte.

Während der Langzeitanwendung fand sich keine Veränderung dieser hohen Wirksamkeitsraten. Bei Auftreten von Wiederkehrkopfschmerzen zeigt sich die Einnahme einer 2. Dosis ebenfalls als wirksam und verträglich. Bei über 79% der Patienten konnte eine erneute Wirksamkeit beobachtet werden. Auch die Begleitsymptome der Migräne wie Übelkeit, Erbrechen, Lärm- und Lichtüberempfindlichkeit können mit Almotriptan 12,5 mg bedeutsam behandelt werden. Die Häufigkeit von unerwünschten Ereignissen beim Einsatz von Almotriptan 12,5 mg unterschied sich nicht von der Häufigkeit unerwünschter Ereignisse bei Behandlung der Migräneattacke mit Placebo. Insbesondere fand sich eine extrem niedrige Rate von Brustsymptomen von nur 0,1%. Müdigkeit fällt mit einer Rate von 0,7% bei Behandlung der Migräneattacke mit Almotriptan deutlich weniger auf als bei anderen Triptanen. In den kontrollierten doppelblinden Studien wurden bei Einnahme von Almotriptan keine schweren unerwünschten Ereignisse berichtet. Insgesamt ist somit die Verträglichkeit und Sicherheit der Substanz außerordentlich hoch.

> **MERKE**
>
> Almotriptan (Almogran) ist seit 2001 in Deutschland als Tablette zu 12,5 mg erhältlich. Hervorzuheben ist die hohe zuverlässige Wirksamkeit bei niedriger Wiederkehrkopfschmerzrate und sehr guter Verträglichkeit. Damit eröffnet die Substanz für Migränepatienten weitere Perspektiven für eine zuverlässige und verträgliche Behandlung ihrer Migräneattacken.

Frovatriptan

Frovatriptan (Allegro) wurde Ende des Jahres 2002 als Filmtablette zu 2,5 mg eingeführt. Die empfohlene Einzeldosis liegt bei 2,5 mg Frovatriptan. Falls die Migräne nach einer initialen Besserung in Form von Wiederkehrkopfschmerzen erneut auftritt, kann eine 2. Dosis eingenommen werden, vorausgesetzt, es sind mindestens 2 h nach Einnahme der 1. Dosis vergangen. Die Gesamttagesdosis sollte 5 mg Frovatriptan pro Tag nicht überschreiten.

> **MERKE**
>
> Frovatriptan unterscheidet sich von den anderen Triptanen durch eine Bindung an weitere Serotoninrezeptoren. Die Substanz bindet einerseits stark wie die anderen Triptane an $5HT_{1B/D}$-Rezeptoren, im Gegensatz zu Sumatriptan bindet Frovatriptan aber auch an 5HT7-Rezeptoren. Diese Rezeptoren befinden sich insbesondere an den Blutgefäßen des Herzens. Ihre Aktivierung bedingt eine Gefäßerweiterung, d. h. die Durchblutung wird nicht reduziert.

- So fanden sich in einer Studie selbst mit einer extremen 40-fachen Überdosierung mit 100 mg Frovatriptan keine bedeutsamen Nebenwirkungen im Bereich des Herz-Kreislauf-Systems bei Gesunden.
- Solche Nebenwirkungen im Herz- und Kreislaufsystem könnten daher theoretisch auch bei Migränepatienten weniger wahrscheinlich auftreten, allerdings liegen dazu noch keine Langzeiterfahrungen vor.
- Frovatriptan wird langsam im Magen-Darm-Trakt aufgenommen. Nach 2 h zeigen 38% bzw. 37% der Patienten, die 2,5 und 5 mg Frovatriptan erhalten hatten, eine bedeutsame Besserung der Migränekopfschmerzen.
- Nach 4 h beträgt die Besserungsquote 68% und 67%.

> **MERKE**
>
> Frovatriptan hat eine langanhaltende Wirkung, das Medikament eignet sich daher insbesondere für langanhaltende Attacken über 2–3 Tage. Die Wahrscheinlichkeit für Wiederauftreten der Kopfschmerzen nach initialer Wirksamkeit ist gering.

Limitierung des Einsatzes von selektiven Serotoninagonisten

Triptane sollten *nicht* eingesetzt werden:

- Ohne ausreichende ärztliche Voruntersuchung einschließlich Blutdruckmessung und Elektrokardiogramm sowie individueller Beratung.
- Dies gilt auch und gerade für den erstmaligen Einsatz in der Notfallsituation bei schweren Migräneattacken.
- Wenn die Therapiemöglichkeiten zur Vorbeugung und Akutbehandlung von Migräneattacken nicht systematisch individuell ausprobiert wurden.
- Wenn ein medikamenteninduzierter Dauerkopfschmerz besteht.
- Wenn Gegenanzeigen bestehen.

Neue epidemiologische Untersuchungen zeigen, daß rund 74%, d. h. 54 Mio. Menschen in Deutschland über anfallsweise auftretende oder chronische Kopfschmerzen klagen. Bei ca. 10% der Bevölkerung verursachen chronische Kopfschmerzen einen so erheblichen Leidensdruck, daß die Betroffenen regelmäßige ärztliche Hilfe benötigen. 2,4 Mio. Deutsche leiden an täglichen Kopfschmerzen. In der internationalen Krankheitsklassifikation werden 165 verschiedene Kopfschmerzerkrankungen unterschieden, die spezifisch behandelt werden können. Durch wissenschaftliche Studien ist belegt, daß Kopfschmerzkrankheiten neben dem individuellen Leid extreme Kosten für das Gesundheitswesen und die Gesellschaft verursachen. Diese Kosten werden insbesondere durch die direkten Kosten der medizinischen Versorgung und durch die indirekten Kosten aufgrund des Arbeitszeitausfalls und der frühzeitigen Berentung bedingt.

In der EU werden diese durch Kopfschmerzkrankheiten bedingten Kosten auf 20 Mrd. EUR pro Jahr errechnet. Allein durch Migräne gehen pro Jahr 270 Arbeitstage je 1000 Arbeitnehmer und durch den Kopfschmerz vom Spannungstyp pro Jahr 820 Arbeitstage je 1000 Arbeitnehmer verloren. Bis es im Chronifizierungsprozeß von Kopfschmerzerkrankungen zu einem Rentenantrag oder Berufsunfähigkeit kommt, vergehen viele Jahre mit reduzierter Arbeitsplatzproduktivität, Behinderung, Leid und Schmerz. Die privaten Krankenversicherungen in Deutschland haben aus diesen Chronifizierungsprozessen schon früh Konsequenzen gezogen und schließen für Patienten, die in ihrem Versicherungsantrag Migräne als Vorerkrankung angeben, keine private Berufsunfähigkeitsversicherung aufgrund des hohen Risikos einer vorzeitigen Berufsunfähigkeit ab. Aus der versicherungsmedizinischen Sicht der privaten Krankenversicherung gehören Kopfschmerzerkrankungen zu den schwerwiegenden Erkrankungen. Nach aktuellen Analysen von Krankenkassen werden in Deutschland 60 Mio. Packungen pro Jahr an Schmerz- und Migränemitteln verordnet. Die Kosten für die gesetzlichen Krankenkassen beliefen sich auf 720 Mio. DM. Einschließlich Selbstmedikation wurden ca. 200 Mio. Packungen an Schmerzmitteln mit einer geschätzten Gesamtsumme von 1,4 Mrd. DM verkauft. Diese Menge reicht aus, um bis zu 5 Mio. Deutsche ein ganzes Jahr lang mit einer täglichen Dauerversorgung an

Schmerzmitteln auszustatten. Es wird geschätzt, daß von den rund 30.000 Dialysepatienten ca. 20% wegen eines zu hohen Schmerzmittelkonsums dialysepflichtig wurden. Allein diese Nebenwirkung von Schmerzbehandlungen belastet die gesetzlichen Krankenkassen jährlich mit rund 600 Mio. DM.

Sozioökonomischer Stellenwert

Die hohen Kosten von neurologischen Schmerzkrankheiten führen dazu, daß nach der Altersdemenz und dem Schlaganfall die Kopfschmerzkrankheiten zu den 3 Erkrankungen mit den größten sozioökonomischen Auswirkungen gehören. Andere häufige Erkrankungen wie etwa Epilepsie, multiple Sklerose oder M. Parkinson treten hinsichtlich ihrer sozioökonomischen Bedeutung weit in den Hintergrund (Tabelle 5.7).

An chronischen Kopf- und Rückenschmerzen stirbt man in der Regel nicht. Aber gerade dies macht die Erkrankungen besonders heimtückisch und teuer: Die Schmerzen beginnen in den frühen Lebensabschnitten, sie treten über Jahre und Jahrzehnte auf und Kosten fallen kontinuierlich an.

Für den Betroffenen bedeutet das kontinuierliche Ausgaben in Form von direkten Kosten, Verlust von Arbeitstagen, Reduktion der Produktivität, Bedrohung oder Verlust der sozialen und berufliche Perspektive, berufliche Wettbewerbsnachteile, Einschränkung der familiären Funktionen und permanentes Leid. Für die Gesellschaft fallen kontinuierlich ambulante und stationäre Behandlungskosten, Medikamentenkosten, Leistungsreduktion, Arbeitsunfähigkeit, Kosten für Komplikationen einer inadäquaten Therapie und vorzeitige Berentungskosten an. In einer Reihe von aktuellen internationalen Studien wurden z. B. die direkten und indirekten Kosten der Migräne ausführlich untersucht. Geht man von einer auf Studien begründeten Einjahres-Migräneprävalenz von 11% und einer Inanspruchnahme von Gesundheitsdiensten von 30% der Betroffenen aus, ergeben sich allein für die Diagnose Migräne in Deutschland direkte Kosten in Höhe von rund 2 Mrd. EUR. Die indirekten Kosten errechnen sich nach vorsichtigen Schätzungen auf ca. 4 Mrd. EUR.

Um unnötiges Leid zu lindern und Kosten zu senken, ist eine effektive Behandlung erforderlich. Trotzdem liegt der Pro-Kopf-Einsatz von Triptanen in Deutschland deutlich hinter dem europäischen Durchschnitt zurück – trotz ähnlicher Migräneprävalenz in der Bevölkerung der verschiedenen Länder (Abb. 5.100).

Maßnahmen bei Notfallkonsultation oder Klinikaufnahme

Hat die Migräneattacke bereits seit einiger Zeit ihr Plateau erreicht oder handelt es sich um eine besonders schwere Migräneattacke, führt die Selbsthilfe des Patienten gewöhnlich nicht zum Erfolg. Bei Konsultation eines Arztes oder bei Aufnahme in einer Klinik empfiehlt sich, daß in dieser Situation

- 10 mg Metoclopramid intravenös und zusätzlich
- 1000 mg Lysinacetylsalicylat langsam (ca. 3 min) intravenös

injiziert werden.

Durch diese Maßnahme können Migräneattacken in aller Regel erfolgreich kupiert werden. Bei Unverträglichkeit von Lysinacetylsalicylat kann ersatzweise auch 1 mg Dihydroergotamin intramuskulär appliziert werden. Es muß dabei jedoch

Tabelle 5.7. Kosten neurologischer Erkrankungen in der Europäischen Gemeinschaft

Diagnose	Anzahl Betroffene	Kosten (EUR)
Demenz	3,5 Mio.	90 Mrd.
Schlaganfall	3,0 Mio.	30 Mrd.
Kopfschmerzerkrankungen	18 Mio.	20 Mrd.
Epilepsie	2,0 Mio.	5 Mrd.
Multiple Sklerose	0,5 Mio.	3 Mrd.
M. Parkinson	0,8 Mio.	1 Mrd.

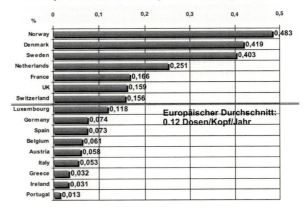

Abb. 5.100. Mittlerer jährlicher Pro-Kopf-Verbrauch von Triptan-Einzeldosen im europäischen Vergleich

ausgeschlossen werden, daß innerhalb von 24 h zuvor Sumatriptan verabreicht wurde. Die Gabe von 1 mg Dihydroergotamin i.m. ist auch zusätzlich zur intravenösen Gabe von 1000 mg Lysinacetylsalicylat möglich.

Weitere Optionen für die intravenöse Anwendung sind

- der Cox-2-Inhibitor Parecoxib (Dynastat i.v.) in einer Dosierung von 40 mg oder
- Metamizol (Novalgin) in einer Dosierung von 1000 mg.

Unter Beachtung der Kontraindikationen kann auch 6 mg Sumatriptan subkutan appliziert werden, dieses kann jedoch prinzipiell auch durch den Patienten mit einem Autoinjektor eigenständig durchgeführt werden. Sollte Sumatriptan schon durch den Patienten ohne Erfolg eingesetzt worden sein, empfiehlt sich eine 2. Applikation bei dieser Attacke nicht mehr, da eine Wirksamkeitserhöhung durch die Wiederholung nicht zu erwarten ist.

! Keinesfalls sollten Serotoninagonisten „ex juvantibus" bei unklarer Diagnose zur Kopfschmerztherapie eingesetzt werden!

Da viele Patienten vor der Arztkonsultation auch schon Ergotalkaloide eingenommen haben und dies eine Kontraindikation für Sumatriptan ist, muß vor der Applikation von Sumatriptan dies sorgfältig ausgeschlossen werden. Auch verbietet sich die Sumatriptaneinnahme, wenn eine sichere Prüfung der Kontraindikationen in der akuten Attackensituation durch die attackenbedingte Behinderung des Patienten nicht möglich ist.

MERKE

Aus all diesen Gründen empfiehlt sich als Therapie der 1. Wahl bei Konsultation eines Arztes oder bei Aufnahme in einer Klinik die Gabe von 10 mg Metoclopramid und 1000 mg Lysinacetylsalicylat, da kardiovaskuläre Risiken und Wechselwirkungen mit anderen Migräneakutmedikamenten nicht zu erwarten sind. Man kann die beiden Substanzen in einer Spritze gemeinsam aufziehen. Die i.v.-Injektion erfolgt langsam innerhalb von 3 min. Nicht eingesetzt werden darf Lysinacetylsalicylat bei einer möglichen hämorrhagischen Diathese sowie Magen- und Darmulzera.

Behandlung des Status migraenosus

Dauert die Kopfschmerzphase im Rahmen einer Migräneattacke trotz Behandlung länger als 72 h, wird diese als Status migraenosus bezeichnet. Bevor der Arzt konsultiert wird, sind mindestens 3 Tage mit ausgeprägter Übelkeit, Erbrechen und sehr starker Kopfschmerzintensität durchlebt worden. Die medikamentöse Selbsthilfe, meist mit einer bunten Mischung verschiedenster Substanzen und Kombinationspräparate, erbrachte keinen Erfolg.

Bei einem Status migraenosus sollte zunächst initial eine intravenöse Applikation von

- 1000 mg Lysinacetylsalicylat in Kombination mit
- 10 mg Metoclopramid

erfolgen.

Anschließend wird eine pharmakologisch gestützte Sedierung eingeleitet. Hierzu kann

- Levomepromazin 3-mal 25 mg per os oder
- Diazepam 3-mal 10 mg per os

über 2 Tage mit allmählicher Dosisreduzierung nach Remission des Status verabreicht werden.

Als letzter Schritt kann die zusätzliche Gabe von antiödematösen und diuresefördernden Pharmaka die Besserung des Status migraenosus beschleunigen.

Dazu kann die Applikation von

- Dexamethason i.v., initial 24 mg mit nachfolgenden Einzeldosen von 6 mg in 6-stündigem Abstand für 3–4 Tage,

oder aber alternativ die wiederholte intramuskuläre Applikation von jeweils

- 10 mg Furosemid

erfolgen.

Nach der Remission des Status migraenosus ist eine besonders grundlegende Analyse der Migräneanamnese und der bisherigen Behandlung erforderlich. Gewöhnlich zeigen sich dabei eine nicht optimale Migräneprophylaxe und ein inadäquater Gebrauch von Medikamenten zur Kupierung von Migräneattacken. Die Einleitung einer stationären Medikamentenpause und zeitversetzt einer medikamentösen Prophylaxe der Kopfschmerzerkrankungen ist zumeist notwendig. Eine eingehende Beratung und auch die Ausschöpfung nichtmedikamentöser Therapieverfahren besitzen darüber hinaus zentralen Stellenwert.

Die medikamentöse Therapie

Typische Fehler und Probleme in der Migränekupierung

Folgende Fehler in der Therapie der Migräne können zu einem mangelnden Therapieerfolg führen:

!
- Der wichtigste Fehler ist die Nichtberücksichtigung der Hauptregel der medikamentösen Migränetherapie: Migräne oder Schmerzmittel zur Kupierung der Migräneattacke sollten maximal an 10 von 30 Tagen eingenommen werden, d. h. an 20 Tagen pro Monat muß eine Einnahmepause bestehen. Die Dosierung der Einnahme an den 10 „erlaubten" Tagen und die zeitliche Reihung, zusammenhängend oder verstreut, spielt dabei keine bedeutsame Rolle.
- Falsche Indikationsstellung: Medikamente zur Kupierung der Migräneattacke sind nicht notwendigerweise bei anderen Kopfschmerzerkrankungen wirksam. So können z. B. Triptane nicht den Kopfschmerz vom Spannungstyp oder sekundäre Kopfschmerzen bessern.
- Mangelnde Aufklärung über mögliche Auslösesituationen: Die Patienten sollten über die Ätiopathogenese der Migräne informiert werden. Sie sollten insbesondere durch Selbstbeobachtung Informationen über Auslösemechanismen sammeln. Auslösesituationen sollten vermieden werden.
- Mangelnde therapiebegleitende Selbstbeobachtung: Die Patienten sollten einen Migränekalender führen, in dem die Attackenphänomenologie, der Medikamentenverbrauch und Begleitereignisse dokumentiert werden. Die Behandlung kann aufgrund dieser Informationen optimal angepaßt werden. Häufig reduziert das alleinige Führen eines Migränekalenders schon die Migränehäufigkeit.
- Mangelnde Korrektur unrealistischer Ziele: Mit heutigen Methoden ist die Migräne nicht heilbar. Ein „Wundermedikament" oder „Wundermethoden", die alle Migräneprobleme lösen, sind bisher nicht bekannt. Der Patient muß selbst Verantwortung für seine Erkrankung übernehmen und die Behandlung nicht allein dem Arzt überlassen. Dazu gehört auch, den Alltag bewußt so zu gestalten, daß die Auftretenswahrscheinlichkeit der Migräne möglichst reduziert wird.
- Nicht ausgeschöpfte Möglichkeiten der Migräneprophylaxe: Die Migräneprophylaxe dient der Reduktion von Medikamenten zur Attackenkupierung. Werden diese Möglichkeiten nicht ausgeschöpft, wird die Gefahr eines medikamenteninduzierten Dauerkopfschmerzes und anderer Nebenwirkungen erhöht.
- Mangelnde Reizabschirmung: Patienten sollten sich in eine reizabgeschirmte Situation bringen und Entspannung sollte herbeigeführt werden. Bei Nichtbeachtung ist ein erhöhter Medikamentenbedarf die Folge. Zusätzlich kann sich der Wirkeffekt der Medikamente nicht voll entfalten.
- Zu späte Einnahme der Medikamente: Werden die Medikamente zu spät appliziert, können sie ihre Wirksamkeit nicht mehr entfalten.
- Falsche Darreichungsform: Die Gabe von Acetylsalicylsäure in Tablettenform führt zu einer unsicheren Resorption, insbesondere, wenn die Tabletten nicht mit ausreichend Flüssigkeit (mindestens 250 ml) eingenommen werden. Deshalb ist die Applikation als Brauselösung unbedingt vorzuziehen. Ist die Migräne von Erbrechen begleitet, können oral verabreichte Substanzen nur unzureichend resorbiert werden.
- Unterdosierung: Die Einnahme von 500 mg Paracetamol oder 500 mg Acetylsalicylsäure reichen zur Kupierung von Migräneattacken in der Regel nicht aus.
- Akute Überdosierung: Die übermäßige Einnahme von z. B. Ergotamin kann selbst zu Erbrechen und Übelkeit führen.
- Chronische Überdosierung: Die Dauerapplikation von Medikamenten zur Migränekupierung kann einen medikamenteninduzierten Dauerkopfschmerz herbeiführen.
- Gabe von Kombinationspräparaten oder polypragmatische Einnahme von mehreren Medikamenten: Die kombinierte Einnahme von verschiedenen Substanzen kann die Gefahr eines medikamenteninduzierten Dauerkopfschmerzes potenzieren.
- Nichtaufklärung über den Einnahmemodus: Die Patienten müssen auf die initiale Gabe von Metoclopramid und die erst spätere Einnahme von Analgetika hingewiesen werden. Bei Gebrauch eines Ergotamin-Dosieraerosols muß eine eingehende Gebrauchsanweisung erfolgen.
- Nichtaufklärung über Nebenwirkungen: Attackenkupierungsmittel können bei unsachgemäßer Einnahme einen Dauerkopfschmerz induzieren.
- Einnahme von Sumatriptan s.c. während der Auraphase: Dadurch kann die entstehende Kopfschmerzphase der Migräneattacke nicht verhindert werden.
- Keine weitere Therapie bei Wiederkehrkopfschmerzen: Je wirksamer ein Medikament in der Migränekupierung ist, umso größer ist die Wahrscheinlichkeit für die Entstehung eines Wiederkehrkopfschmerzes. Bei Sumatriptanthe-

rapie beträgt diese Wahrscheinlichkeit ca. 30%. Die Patienten müssen auf diese häufige Situation hingewiesen werden und Verhaltensmaßnahmen für diese Situation genannt bekommen.
- Nichtwirksame Medikamente: Immer noch werden bei der Migräne nicht ausreichend wirksame Substanzen appliziert. Dies gilt insbesondere für Gabe von Opioiden und anderen psychotropen Substanzen.

Prophylaxe der Migräne

Einführung

MERKE

Mit der Einführung der Triptane zur Attackentherapie der Migräne hat sich der Stellenwert der medikamentösen Migräneprophylaxe verändert. Die große Bedeutung der vorbeugenden medikamentösen Therapie beruhte in der Vergangenheit auf der Tatsache, daß wirksame und angemessen verträgliche Substanzen zur Attackenkupierung nicht ausreichend vorhanden waren.

Primäres Ziel der Prophylaktika war es, die Zahl der Migräneattacken zu reduzieren. Die weiterhin auftretenden Migräneattacken mußten mangels effektiver oder verträglicher Akuttherapie dann jedoch meist durchlitten werden. Damit sahen sich die Betroffenen vor die Alternative gestellt, zwischen häufigen und u. U. schlecht behandelbaren Migräneattacken ohne medikamentöse Prophylaxe oder möglicherweise selteneren Migräneattacken mit medikamentöser Prophylaxe zu wählen. Die Entscheidung fiel in der Regel zugunsten der medikamentösen Prophylaxe. Als geringeres Übel mußten jedoch die Nebenwirkungen dieser medikamentösen Dauerbehandlung hingenommen werden – sofern nur die gewünschte Wirkung zu erreichen war.

Viele der heute noch empfohlenen Substanzen zur Prophylaxe der Migräne stammen aus dieser Zeit. Dazu zählen u. a. Methysergid (Komplikationen: pulmonale, perikardiale oder retroperitoneale Fibrosierungen) oder Flunarizin (Nebenwirkungen: Depressionen, Gewichtszunahme, Parkinsonoid). Das Ziel einer Verbesserung der Lebensqualität der Migränepatienten konnte letztlich häufig nur bedingt erreicht werden.

MERKE

Heute haben sich die Bedürfnisse der Patienten grundlegend verändert. Steht einem Migränepatienten eine verträgliche und effektive Akutmedikation zur Verfügung, wird er einer vorbeugenden Behandlung, die mit einer relativ hohen Wahrscheinlichkeit mit Nebenwirkungen einhergeht und deren Wirkung auch noch unsicher ist, eher ablehnend gegenüberstehen.

Dies gilt insbesondere, wenn man sich das übliche Wirksamkeitskriterium für medikamentöse Prophylaktika vor Augen hält, welches lediglich eine 50%ige Abnahme der Attackenzahl fordert. Eine Reduktion der Einnahmehäufigkeit eines wirksamen Triptans von 6 Tagen auf 3 Tage im Monat bei einer Verschlechterung des Allgemeinbefindens an den übrigen 27 Tagen im Monat wird heute erfahrungsgemäß und verständlicherweise von den Patientinnen und Patienten nicht als erstrebenswerter Erfolg angesehen.

MERKE

Vor diesem Hintergrund erklärt sich auch die zunehmende Bedeutung der nichtmedikamentösen Migräneprophylaxe, die einer medikamentösen Prophylaxe immer vorangehen sollte und auch eine eventuelle spätere medikamentöse Prophylaxe begleiten sollte.

Übergeordnetes Ziel ist es, durch Ausschalten oder Reduzieren von Triggerfaktoren der Migräne deren Häufigkeit zu senken. Das Erlernen und das regelmäßige Anwenden von Entspannungsverfahren wie der progressiven Muskelrelaxation nach Jacobson gehört hier ebenso dazu wie die Anwendung von verhaltensmedizinischen Verfahren der Streßbewältigung. Von hoher Priorität ist auch eine Rhythmisierung des Tagesablaufs. Dies betrifft die regelmäßige Nahrungszufuhr zur Stabilisierung des Blutzuckerspiegels ebenso wie ein fester Tag-Nacht-Rhythmus – an Wochentagen wie am Wochenende.

Indikationen

Trotz der Fortschritte in der Migräneakuttherapie besteht weiterhin die Notwendigkeit zur medikamentösen Prophylaxe. Zum einen gibt es auch weiterhin Patienten, die vom Fortschritt der

Triptane nicht profitieren können, weil bei ihnen entweder Kontraindikationen für die Einnahme vorliegen (z. B. eine koronare Herzkrankheit oder eine Basilarismigräne) oder sie zu der Minderheit von Patienten gehören, bei denen Triptane nicht wirksam oder nicht verträglich sind. Zum anderen, und dies ist ein entscheidendes Argument für die Migräneprophylaxe, besteht auch bei Einsatz von Triptanen das Risiko der Entstehung von medikamenteninduzierten Kopfschmerzen.

FAZIT
Als wichtigste Grundregel in der Migräneakuttherapie gilt, daß die Einnahme von Kopfschmerzakutmedikation (Triptane wie Analgetika) maximal an 10 Tagen pro Monat erfolgen sollte, in anderen Worten: an 20 Tagen pro Monat sollte keine Migräneakutmedikation verwendet werden. Bestehen Migränebeschwerden an einem 11., 12. oder 13. Tag im Monat, muß der Patient diese Beschwerden ohne Akutmedikation durchstehen, will er nicht das Risiko der Entstehung von medikamenteninduzierten Kopfschmerzen eingehen.

Folglich liegt das primäre Ziel der medikamentösen Migräneprophylaxe heute in der Reduktion der Tage, an denen Migränebeschwerden auftreten, um damit die Häufigkeit der Einnahme von – im Gegensatz zu früher meist wirksamer – Akutmedikation zu senken. Übergeordnetes Ziel ist das Verhindern der Entstehung von medikamenteninduzierten Kopfschmerzen. Damit ist für die Indikationsstellung zur Migräneprophylaxe weniger die Häufigkeit der Migräneattacken entscheidend als vielmehr die Zahl von Migränetagen im Monat. Die althergebrachte Regel, eine Prophylaxe bei mindestens 3 Migräneattacken im Monat zu empfehlen, sollte daher aufgegeben werden.

Statt dessen ist eine Häufigkeit von mehr als 7 Migränetagen im Monat primäre Indikation für die medikamentöse Prophylaxe.

> **MERKE**
>
> Andere, sekundäre Indikationen sind das regelmäßige Auftreten eines Status migränosus sowie von Migräneattacken, die zwar an weniger als 7 Tagen im Monat bestehen, jedoch entweder einer Akuttherapie nicht zugänglich sind oder mit ausgeprägten, subjektiv sehr belastenden Auren einhergehen. Der Extremfall wäre die Sekundärprophylaxe eines migränösen Hirninfarkts (Tabelle 5.8).

Tabelle 5.8. Indikationen und Ziele der medikamentösen Migräneprophylaxe

Indikation		Ziel
Primär	Mehr als 7 Migränetage pro Monat	Reduktion der Migränetage pro Monat um 50%
Sekundär	Regelmäßiges Auftreten eines Status migränosus	Verkürzung der einzelnen Attacken auf unter 72 h
	Unzureichende Behandlungsmöglichkeiten für die akute Migräneattacke	Abschwächung der einzelnen Attacke, damit sie einer Akuttherapie zugänglich wird
	Regelmäßiges Auftreten von sehr belastenden Auren (Basilarismigräne, prolongierte Auren, familiäre hemiplegische Migräne)	Reduktion der Migräneattackenzahl und damit auch der Auren
	Einmaliger migränöser Hirninfarkt	Sekundärprophylaxe eines migränösen Hirninfarkts

Insgesamt ist im Vergleich zu Zeiten vor der Triptaneinführung der Leidensdruck der Betroffenen deutlich geringer und auch die Bereitschaft reduziert, Nebenwirkungen oder nur mäßige Erfolge einer medikamentösen Migräneprophylaxe hinzunehmen. Damit erhöht sich die Notwendigkeit, wirksame und gleichzeitig verträgliche Migräneprophylaktika auszuwählen.

Allgemeine Regeln

Eine medikamentöse Migräneprophylaxe ist notwendigerweise eine Dauertherapie. Aus Sicht des Migränepatienten ist eine solche Dauertherapie nur akzeptabel bei subjektiv guter Wirksamkeit bei gleichzeitig subjektiv guter Verträglichkeit. Darüber hinaus ist eine Unbedenklichkeit im Langzeiteinsatz Grundvoraussetzung. Hieraus leiten sich allgemeine Regeln für die medikamentöse Migräneprophylaxe ab. Häufig gemachte Fehler sind in Tabelle 5.9 aufgelistet.

Behandlungsziel „Effektivität"

Die medikamentöse Migräneprophylaxe ist ein spezifisches Verfahren zur Behandlung der Migräne – nicht von häufigen Kopfschmerzen generell. Insbesondere medikamenteninduzierte Kopfschmerzen bleiben praktisch unbeeinflußt. Hier ist die Medikamentenpause („drug holiday")

Tabelle 5.9. Häufige Fehler bei der medikamentösen Migräneprophylaxe

Verfehltes Behandlungsziel	Fehler
Effektivität	Vorliegen eines medikamenteninduzierten Kopfschmerzes, nicht einer Migräne Zu niedrige Dosis Zu kurze Einnahmedauer Behandlungsbeginn mit Migräneprophylaktika der 3. Wahl oder ineffektiven Substanzen Erwecken falscher Erwartung über die erreichbare Wirkung beim Patienten Verzicht auf den Einsatz von Kopfschmerzkalendern vor und während der Migräneprophylaxe
Verträglichkeit	Fehlende Aufklärung über Nebenwirkungen im Vorfeld Zu rasche Aufdosierung nach starrem Konzept Mißachtung der Bedeutung möglicher Nebenwirkungen im individuellen Fall
Unbedenklichkeit bei Langzeiteinnahme	Ignorieren von Kontraindikationen oder Anwendungsbeschränkungen Einsatz von potentiell organschädigenden Substanzen als Prophylaktikum Einsatz von Substanzen, die medikamenteninduzierte Dauerkopfschmerzen hervorrufen können

Therapie der 1. Wahl. Anschließend ist das Einhalten einer Obergrenze von maximal 10 Tagen im Monat, an denen Medikamente zur Akuttherapie von Kopfschmerzen eingenommen werden, essentiell und eine medikamentöse Migräneprophylaxe meist unumgänglich. Abgesehen von wenigen Ausnahmen sind die eingesetzten Substanzen jedoch auch bei Vorliegen eines chronischen Kopfschmerzes vom Spannungstyp oder eines Clusterkopfschmerzes ineffektiv. Eine medikamentöse Migräneprophylaxe hat damit nur bei tatsächlichem Vorliegen einer Migräne eine Erfolgsaussicht.

Neben der Auswahl der Substanz hängt die Effektivität einer medikamentösen Migräneprophylaxe entscheidend von der eingesetzten Dosis ab. Eine Unterdosierung ist der häufigste Grund für das Scheitern einer Prophylaxe. Medikamenten der 1. Wahl (s. unten) ist der Vorrang zu geben, da hier die angestrebten, meist höheren Dosierungen am ehesten erreicht und auch beibehalten werden.

Der Wirkeintritt von Migräneprophylaktika ist deutlich verzögert. Meist verstreichen 2–8 Wochen, bis es zu einer merklichen Abnahme der Migränehäufigkeit kommt. Die Beurteilung der Effektivität einer Substanz sollte daher erst nach 8–12 Wochen erfolgen.

Es gibt praktisch keine Untersuchungen darüber, wie lange eine Migräneprophylaxe fortgeführt werden sollte.

> **MERKE**
>
> Eine kurze Einnahme über wenige Wochen führt jedoch in der Regel zu keiner anhaltenden Wirkung. Empfohlen werden Zeiträume von 6–9 Monaten.

Eine Migräneprophylaxe führt in der Regel zu keiner kompletten Migränefreiheit; lediglich die Pausen zwischen den Attacken werden länger. Hierüber muß der Patient aufgeklärt sein, damit er nicht bei Auftreten der nächsten Migräneattacke nach Beginn einer Prophylaxe diese aufgrund mangelnder Wirksamkeit abbricht. Vor Behandlungsbeginn sollte ein realistisches Behandlungsziel mit dem Patienten besprochen werden. Am besten läßt sich das Erreichen eines solchen Behandlungsziels (z. B. eine Abnahme der Migränetage im Monat um 50%) überprüfen, wenn vor Beginn der Prophylaxe bereits über einen Zeitraum von mindestens 4 Wochen die spontane Migränehäufigkeit dokumentiert wurde und diese Dokumentation während der gesamten Behandlung weitergeführt wird.

Behandlungsziel „Verträglichkeit"

Während bei einigen Migräneprophylaktika die Zieldosis sofort eingesetzt werden kann, ist bei den meisten Substanzen eine vorsichtige und langsame Aufdosierung erforderlich, um Nebenwirkungen zu minimieren. Die Geschwindigkeit der Aufdosierung sollte dabei individuell angepaßt erfolgen. Starre Schemata führen erfahrungsgemäß zu schlechterer Compliance seitens der Betroffenen. Für β-Rezeptorenblocker, trizyklische Antidepressiva oder auch Valproinsäure sollten mehrere Wochen für die Aufdosierung vorgesehen werden.

Patienten sollten über die zu erwartenden Nebenwirkungen im Vorfeld der Einnahme aufgeklärt sein, auch um die Dosierung eventuell anpassen zu können. Unangenehme Überraschungen werden selten toleriert.

Über Kontraindikationen und Anwendungsbeschränkungen hinaus muß das Nebenwirkungsprofil der einzelnen Substanzen bei der Wahl der Prophylaxe individuell berücksichtigt werden. Dies betrifft nicht nur die häufige Frage des Einsatzes von β-Rezeptorenblockern bei Patienten mit arterieller Hypotension, sondern auch z. B. den Einsatz appetitsteigernder Substanzen (Flunarizin, Valproinsäure, trizyklische Antidepressiva) bei bestehender Adipositas.

Ist die Indikation Migräne im Beipackzettel nicht aufgeführt, sollten die Patienten im Vorfeld auf diese Tatsache hingewiesen werden. Aufklärung ist jedoch auch sinnvoll, wenn Patienten mit Substanzen behandelt werden sollen, die zwar für die Migränebehandlung zugelassen sind, deren primäres Anwendungsgebiet jedoch ein ganz anderes ist (z. B. Antihypertensiva, Antikonvulsiva). Damit können Irritationen seitens der Patienten vermieden werden.

Behandlungsziel „Unbedenklichkeit bei Langzeiteinnahme"

Wie bereits erwähnt, sind Kontraindikationen und Anwendungsbeschränkungen beim Einsatz von Migräneprophylaktika unbedingt zu beachten. Darüber hinaus kommen in der Migräneprophylaxe jedoch auch Substanzen zum Einsatz, die trotz Einhaltens aller Anwendungsvorschriften potentiell bleibende Gesundheitsschäden hervorrufen können. Da es sich bei der Migräne um eine Erkrankung handelt, die mit der seltenen Ausnahme des migränösen Infarkts selbst zu keiner Organschädigung führt, ist eine solche Komplikation durch eine medikamentösen Behandlung letztlich nicht akzeptabel. Methysergid kann zu irreversiblen Fibrosierungen führen, Valproinsäure kann eine hepatotoxische und teratogene Wirkung aufweisen. Der Einsatz dieser Substanzen muß daher trotz guter Wirksamkeit wohl überlegt sein und sollte als Ultima ratio aufgefaßt werden.

Substanzen, deren Dauereinnahme zur Entstehung von medikamenteninduzierten Dauerkopfschmerzen führen kann, sind grundsätzlich nicht für eine Migräneprophylaxe geeignet. Hierzu zählen nichtsteroidale Antiphlogistika ebenso wie Ergotalkaloide – auch wenn bei deren Einsatz vorübergehend die Migränehäufigkeit zunächst abnehmen kann. Bei diesen Substanzklassen besteht zusätzlich noch das Risiko der Entstehung einer Analgetikanephropathie bzw. eines Ergotismus.

Auswahl der Migräneprophylaktika

Die Therapieempfehlungen für die Behandlung der akuten Migräneattacke unterscheiden sich international nur wenig. Kontrollierte Studien zur Überprüfung der Wirksamkeit und Verträglichkeit von Akuttherapeutika sind verhältnismäßig einfach durchzuführen, und die Ergebnisse sind problemlos von Land zu Land übertragbar. Entscheidend für die Uniformität der Empfehlungen ist jedoch auch, daß in der Akuttherapie unbestritten hochwirksame Substanzen zur Verfügung stehen. Damit können eindeutige „harte" Effektivitätsparameter wie z. B. Schmerzfreiheit innerhalb von 2 h zum Wirksamkeitsvergleich in Studien gewählt werden.

> **MERKE**
>
> Bei der medikamentösen Prophylaxe ist die Sachlage weniger eindeutig. Bisher steht keine Substanz zur Verfügung, die zuverlässig das Auftreten von Migräneattacken verhindern kann.

Die Wirksamkeitsparameter tragen dieser Tatsache Rechnung. Der gebräuchlichste Parameter ist daher nicht – wie naheliegend – das Erreichen von Attackenfreiheit, sondern lediglich eine Attackenreduktion um 50%. Auch dieser Zielwert wird bei den effektivsten Substanzen im optimalen Fall bei nur ca. 60% der Studienteilnehmer erreicht. Kontrollierte Studien in der Migräneprophylaxe sind notwendigerweise komplex. Es sind zum einen zwangsläufig Langzeitstudien. Sie sind sowohl für den Patienten, der kontinuierlich Tagebuch führen muß, als auch für den Untersucher aufwendig. Aufgrund der relativ geringen und meist eher schlechten Wirksamkeit sind Studienabbrüche häufig und ausreichende Fallzahlen schwer erreichbar.

Ein besonderes Problem stellt der wissenschaftlich unumgängliche Einsatz von Placebos dar. In einer placebokontrollierten Akutstudie kann der Patient bei fehlender Wirksamkeit nach kurzer Zeit auf ein Ersatzmedikament ausweichen. Die mögliche Einnahme eines Placebos wird daher von den Patienten meist toleriert, zumal sich die Studie in der überwiegenden Zahl der Fälle nur auf 1 bis maximal 3 Migräneattacken erstreckt. Die Teilnahme an einer placebokontrollierten Prophylaxestudie hingegen bedeutet für einen Teil der Patienten die Einnahme eines Placebos über Monate ohne Möglichkeit einer vorbeugenden Ausweichmedikation. Hierzu sind Patienten nur bedingt bereit. Die Folge sind einerseits Studien mit geringen Fallzahlen und damit auch geringer Aussagekraft. Gerade für Vergleichsstudien zwischen verschiedenen Prophylaktika, die sich in ihrer Effektivität weniger unterschieden als gegen Placebo, wären jedoch größere Fallzahlen wichtig. Zum anderen sind durch die Auswahl der Patienten bedingt Selektionsfehler kaum zu vermeiden. In placebokontrollierten Studien mit potentiell nebenwirkungsträchtigen aber auch potentiell effektiven Substanzen finden sich überproportional viele Patienten mit überdurchschnittlich häufigen, schweren und langen Attacken. Herkömmliche Prophylaktika waren im Vorfeld bereits nicht ausreichend wirksam – kurz, es handelt sich um die sog. Problempatienten in spezialisierten Kopfschmerzbehandlungszentren. Die Studienergebnisse der Substanzen werden in diesem Fall schlechter ausfallen, als wenn der durchschnittliche Patient behandelt worden wäre.

MERKE

Im Gegensatz dazu werden voraussichtlich gut verträgliche, potentiell jedoch eher weniger wirksame Medikamente häufig außerhalb der spezialisierten Zentren an Patienten getestet, die in geringerem Maße von Migräne betroffen sind, was Häufigkeit und Intensität der Attakken angeht. Hier fallen die Studienergebnisse dann relativ gesehen zu gut aus.

Die Folge dieser Selektionsfehler ist, daß auf dem Papier letztlich alle Prophylaktika im Placebovergleich ungefähr gleich wirksam sind. Erst in der Praxis zeigen sich dann die wahren Effektivitätsunterschiede. Zu vermeiden wäre dies letztlich nur durch Vergleichsstudien der verschiedenen Prophylaktika untereinander – Studien, die aus den oben angegebenen Gründen meist fehlen.

Ein Ranking der verschiedenen Migräneprophylaktika ist damit gezwungenerweise in einem beträchtlichen Maße subjektiv, womit die Unterschiede auch in offiziellen Therapieempfehlungen zu erklären sind. In Tabelle 5.10 sind exemplarisch die derzeitigen Therapieempfehlungen der Deutschen Migräne- und Kopfschmerzgesellschaft und des Quality Standards Subcommittee der American Academy of Neurology aus dem Jahre 2000 aufgeführt.

Bei der Vorstellung der Substanzen im Detail finden sich am ärztlichen Alltag ausgerichtete Erläuterungen, die am Praktischen orientiert sind. Die Auswahl der Prophylaktika orientiert sich im Einzelfall heute nicht mehr an einem hierarchischem Stufenschema, sondern vielmehr an der Lebenssituation der Patienten, einer eventuell vorhandenen Komorbidität und am individuellen Migräphänotyp (s. Tabelle 5.11 und 5.12). In den Tabellen 5.13 bis 5.17 sind Wirksamkeit und Verträglichkeit der einzelnen Prophylaktika differenziert. Die Bewertung erfolgt dabei von sehr gut (1) bis mangelhaft (5). Zusätzlich werden weitere Substanzen vorgestellt, die gegenwärtig im Blickpunkt des wissenschaftlichen Interesses stehen, bei denen jedoch eine abschließende Bewertung noch aussteht.

β-Rezeptorenblocker

MERKE

In placebokontrollierten Studien konnte eine migräneprophylaktische Wirksamkeit für Propanolol, Metoprolol, Timolol, Nadolol und Atenolol nachgewiesen werden. In Deutschland hat sich weitestgehend der Einsatz von Metoprolol und Propanolol etabliert.

Der Wirkmechanismus der β-Rezeptorenblocker ist nicht bekannt. Wirksam sind sowohl nichtselektive β-Rezeptorenblocker (z. B. Propanolol) als auch selektive $β_1$-Rezeptorenblocker (z. B. Metoprolol).

Anscheinend nicht effektiv sind aber β-Rezeptorenblocker mit intrinsischer sympathikomimetischer Aktivität (z. B. Pindolol, Acebutolol, Alprenolol). Die Blut-Hirn-Schrankengängigkeit, hauptsächlich durch die Lipophilität definiert, spielt hingegen eine untergeordnete Rolle. So überwindet das im Vergleich zu anderen β-Rezeptorenblockern hydrophilere Atenolol die Blut-Hirn-Schranke nur schlecht und ist trotzdem migräneprophylaktisch wirksam. Ein Effektivitätsunterschied zwischen verschiedenen β-Rezeptorenblockern konnte in den durchgeführten Studien nicht festgestellt werden.

Die erforderlichen Dosierungen, um eine im Vergleich zu Placebo signifikant bessere Wirkung zu erzielen, sind relativ hoch. Während sich Metoprolol bei einer täglichen Erhaltungsdosis von 200 mg durchgehend dem Placebo überlegen zeigte, war das Ergebnis bei 100 mg noch uneinheitlich. Für Propanolol beginnt vergleichbar die wirksame Dosis bei 80 mg, wohingegen der zuverlässige Wirkbereich bei 160–240 mg liegt.

FAZIT

Für die Praxis bedeutet dies, daß zunächst eine tägliche Dosis von 100 mg Metoprolol bzw. 80 mg Propanolol angestrebt werden sollte. Bei fehlender Wirksamkeit und guter Verträglichkeit sollte dann eine Aufdosierung auf 200 mg für Metoprolol bzw. 160 mg bei Propanolol erfolgen. Erst wenn bei diesen Dosierungen keine Attackenreduktion zu erreichen ist, muß die jeweilige Substanz im individuellen Fall als nichtwirksam angesehen werden.

Tabelle 5.10. Substanzen zur medikamentösen Migräneprophylaxe. Vergleich von Therapieempfehlungen in Deutschland und USA

	Deutsche Migräne- und Kopfschmerzgesellschaft	Quality Standards Subcommittee der American Academy of Neurology (Auszüge)
1. Wahl	Auswahlkriterium nicht definiert: Für aufgeführte Substanzen der 1. Wahl ist die positive Aussage zur Wirksamkeit entsprechend den Kriterien der „evidence based medicine" gut belegt Metoprolol Propanolol Flunarizin	Durch Studien belegt: Nachgewiesene hohe Wirksamkeit und gute Verträglichkeit Amitriptylin Valproinsäure Propanolol Timolol Fluoxetin (Racemat) Gabapentin
2. Wahl	Auswahlkriterium nicht definiert: Für aufgeführte Substanzen der 2. Wahl ist die Wirksamkeit entsprechend den Kriterien der „evidence based medicine" z. T. nicht sicher belegt Valproinsäure Naproxen Acetylsalicylsäure Lisurid Pizotifen Dihydroergotamin Magnesium Cyclandelat	Durch Studien belegt: Geringere Wirksamkeit und gute Verträglichkeit Atenolol Metoprolol Nadolol Nimodipine/Verapamil Acetylsalicylsäure Naproxen + andere NSAR Magnesium Vitamin B_2 Tanacetum parthenium
3. Wahl		Subjektiver Eindruck, nicht durch Studien ausreichend belegt: Wirksam und gut verträglich Doxepin/Imipramin/Nortriptylin Paroxetin/Sertralin/Venlafaxin/Fluvoxamin Ibuprofen Diltiazem Tiagabin Topiramat
4. Wahl		Durch Studien belegt: Nachgewiesene hohe Wirksamkeit, aber häufige oder schwere Nebenwirkungen, Sicherheitsbedenken Methysergid

Der Rang der β-Rezeptorenblocker in der Migräneprophylaxe beruht nicht nur auf ihrer Wirksamkeit, sondern auch auf ihrer relativ guten Verträglichkeit in der Langzeiteinnahme.

! Die wichtigsten Kontraindikationen sind Asthma bronchiale, Herzinsuffizienz, ausgeprägte Hypotonie, Bradykardie unter 50 Schläge/min, AV-Block 2. oder 3. Grades, Sinusknotenerkrankungen und fortgeschrittene periphere Durchblutungsstörungen. Zu Anwendungsbeschränkungen zählen Diabetes mit schwankenden Blutzuckerwerten, Psoriasis in der Eigen- oder Familienanamnese und schwere Leberinsuffizienz.

Werden diese Anwendungsbeschränkungen beachtet, ist die Verträglichkeit bei Migränepatienten auch bei den angestrebten Zieldosierungen meist gut. Am häufigsten geklagt werden zentralnervöse Störungen (Müdigkeit, Schwindel, Schlafstörungen mit Alpträumen, seltener auch depressive Verstimmungen), Kältegefühl in den Gliedmaßen, Bradykardie und unerwünschte Blutdrucksenkung, während Potenzstörungen eher selten sind. Für die Verträglichkeit entscheidend ist eine langsame Aufdosierung über mehrere Wochen hinweg. Zum Beispiel wöchentliche Steigerung um 50 mg bei Metoprolol bzw. um 40 mg bei Propanolol. Die Einnahme kann auf 1 oder 2 Tagesdosen verteilt werden. Bei Schlafstörungen empfiehlt sich eher eine morgendliche Einmalgabe eines retardierten Präparates, bei orthostatischen Problemen hingegen eine abendliche Einmalgabe. Die β-Rezeptorenblocker Metoprolol und Propanolol sind in Deutschland zur Migräneprophylaxe zugelassen.

Tabelle 5.11. Bevorzugte Medikamentenauswahl in der Migräneprophylaxe in Abhängigkeit von der individuellen Patientensituation

Begleitmerkmale	Bevorzugte Auswahl
Migräne + Bluthochdruck	β-Rezeptorenblocker, Lisinopril
Migräne + Herzinsuffizienz	Lisinopril
Migräne + Streß	β-Rezeptorenblocker, trizyklische Antidepressiva
Migräne + Depression	Trizyklische Antidepressiva
Migräne + Schlaflosigkeit	Trizyklische Antidepressiva
Migräne + Kopfschmerz vom Spannungstyp	Trizyklische Antidepressiva
Migräne + Untergewicht	Trizyklische Antidepressiva, Pizotifen, Flunarizin
Migräne + Übergewicht	Lisinopril, Topiramat
Migräne + Epilepsie	Valproinsäure, Topiramat
Migräne + Überempfindlichkeit für Nebenwirkungen	Extr. Rad. Petasitis spissum (Pestwurz), Cyclandelat, Magnesium, Vit. B$_2$
Migräne + Schlaganfall	Acetylsalicylsäure
Migräne + Wadenkrämpfe	Magnesium
Migräne + Obstipation	Magnesium
Migräne + kraniozervikale Dystonie	Botulinumtoxin A

Tabelle 5.12. Zu vermeidende Medikamentenauswahl in der Migräneprophylaxe in Abhängigkeit von der individuellen Patientensituation

Begleitmerkmale	Vermeiden
Migräne + Epilepsie	Trizyklische Antidepressiva
Migräne + Depression	β-Rezeptorenblocker, Flunarizin
Migräne + hohes Alter/Herzerkrankungen	Trizyklische Antidepressiva
Migräne + Übergewicht	Trizyklische Antidepressiva, Pizotifen, Flunarizin
Migräne + Asthma	β-Rezeptorenblocker, Topiramat
Migräne + Leistungssport	β-Rezeptorenblocker
Migräne + Psoriasis	β-Rezeptorenblocker
Migräne + hohe Konzentration und Denkleistung	Trizyklische Antidepressiva, β-Rezeptorenblocker
Migräne + Lebererkrankung	Valproinsäure

Kalziumantagonisten

Die Kalziumantagonisten Nimodipin und Verapamil werden in den Therapieempfehlungen der American Academy of Neurology als Substanzen der 2. Wahl aufgeführt, während sie in der Therapieempfehlung der DMKG nicht aufgeführt werden. Für beide Substanzen existiert kein ausreichender wissenschaftlicher Effektivitätsnachweis. In den wenigen veröffentlichen kontrollierten Studien waren die Fallzahlen gering, die Ergebnisse uneinheitlich. Wenn überhaupt ist die Wirkung nur gering ausgeprägt.

> **MERKE**
>
> In Gegensatz hierzu ist die Effektivität des Kalziumantagonisten Flunarizin in der Migräneprophylaxe gut belegt.

Der Wirkmechanismus ist unklar, da Flunarizin verschiedenste Neurotransmitter beeinflußt. Zusätzlich zum Effekt an Kalziumrezeptoren ist auch eine antagonistische Wirkung u. a. an Dopamin-, Histamin$_1$- und Serotoninrezeptoren bekannt.

In Vergleichsstudien mit Propanolol zeigte Flunarizin eine vergleichbare Wirkung. Die wirksamen Dosierungen lagen bei 5 und 10 mg. Eine langsame Aufdosierung ist i. allg. nicht erforderlich. Flunarizin wird in den Empfehlungen der American Academy of Neurology nicht aufgeführt, da die Substanz in den USA nicht erhältlich ist. In Deutschland wurde Flunarizin aufgrund der guten Wirksamkeit als Substanz der 1. Wahl eingestuft.

In Hinblick auf das ungünstige Nebenwirkungsprofil wird Flunarizin jedoch in der Praxis weit seltener eingesetzt als z. B. β-Rezeptorenblocker. Es gilt als Ausweichsubstanz bei Vorliegen von Kontraindikationen gegen oder schlechter Verträglichkeit von β-Rezeptorenblockern bzw. bei deren Ineffektivität. Kontraindikationen für den Einsatz von Flunarizin sind das Vorliegen eines Morbus Parkinson, in der Vorgeschichte aufgetretene Störungen des extrapyramidalen Systems, die akute Phase eines zerebralen Insults sowie anamnestisch bekannte depressive Syndrome. Die typischen Nebenwirkungen sind Benommenheit, Müdigkeit sowie eine deutliche Gewichtszunahme mit oder ohne erhöhten Appetit. Seltener aber schwerwiegend sind bei Langzeitanwendung depressive Verstimmungen, insbesondere bei Frauen mit Depression in der Vorgeschichte und extrapyramidalmotorische Symptome wie Bradykinesie, Rigidität, Tremor, orofaziale Dyskinesie, Akinesie und Akathisie.

Prophylaxe der Migräne

Tabelle 5.13. Migräneprophylaktika für die klinische Praxis: β-Rezeptorenblocker und Kalziumantagonisten

β-Rezeptorenblocker				
Metoprolol	Einstufung: 1. Wahl Effektivität: 1 Verträglichkeit: 3	Erhaltungsdosis: 100–200 mg	Kontraindikationen: – Asthma bronchiale – Herzinsuffizienz – Ausgeprägte Hypotonie – Bradykardie <50/min – AV-Block II/III – Sick-Sinus-Syndrom – Periphere Durchblutungsstörung Anwendungsbeschränkungen: – Diabetes – Psoriasis in der (Familien)-anamnese – Leberinsuffizienz	Nebenwirkungen: – Müdigkeit – Schwindel – Schlafstörungen mit Alpträumen – Kältegefühl in den Gliedmaßen – Bradykardie – Unerwünschte Blutdrucksenkung – Seltener Potenzstörungen – Selten depressive Verstimmungen
Propanolol	Einstufung: 1. Wahl Effektivität: 1 Verträglichkeit: 3	Erhaltungsdosis: 80–240 mg		
Kalziumantagonisten				
Flunarizin	Einstufung: 2. Wahl Effektivität: 1 Verträglichkeit: 4	Erhaltungsdosis: 5–10 mg	Kontraindikationen: – Morbus Parkinson – Störungen des extrapyramidalen Systems in der Anamnese – Akute Phase eines zerebralen Insults – Depressive Syndrome in der Anamnese	Nebenwirkungen: – Häufig Müdigkeit und Benommenheit – Häufig ausgeprägte Gewichtszunahme – Seltener depressive Verstimmung – Seltener extrapyramidalmotorische Symptome wie Bradykinesie, Rigidität, Akinesie, Tremor, orofaziale Dyskinesie und Akathisie
Cyclandelat	Einstufung: 2. Wahl Effektivität: 4 Verträglichkeit: 1	Erhaltungsdosis: 1200–1600 mg	Kontraindikationen: – Akute Phase eines zerebralen Insults	Nebenwirkungen: – Sehr selten Exantheme oder Kribbelparästhesien

Einstufung: Die Einstufung in Substanzen der 1., 2. oder 3. Wahl erfolgte entsprechend der Verträglichkeit und Effektivität unter Berücksichtigung der Studienlage und der eigenen praktischen Erfahrung.
Verträglichkeit: 1 sehr gut, 2 gut, 3 befriedigend, 4 ausreichend, 5 mangelhaft; Einteilung nach Studienlage und praktischer Erfahrung.
Effektivität: 1 sehr gut, 2 gut, 3 befriedigend, 4 ausreichend, 5 mangelhaft; Einteilung nach Studienlage und praktischer Erfahrung.

> **MERKE**
>
> Cyclandelat, ein weiterer Kalziumantagonist, wird in Deutschland deutlich häufiger als Flunarizin eingesetzt. Den häufigen Einsatz und die Einstufung als Substanz der 2. Wahl in Deutschland verdankt Cyclandelat der sehr guten Verträglichkeit.

In neueren kontrollierten Studien mit größeren Fallzahlen zeigte sich Cyclandelat gegenüber Placebo nicht signifikant überlegen. In älteren Untersuchungen, bei denen Flunarizin bzw. Propanolol zum Vergleich herangezogen wurden, fanden sich jedoch signifikant positive Effekte, die der Wirkung der Vergleichssubstanz entsprachen. Empirisch bewährt hat sich die Kombination mit Magnesium. Beides sind relativ milde Prophylakti-

Tabelle 5.14. Migräneprophylaktika für die klinische Praxis: Antidepressiva und Serotoninrezeptorantagonisten

Antidepressiva				
Amitriptylin	Einstufung: 2. Wahl Effektivität: 2 Verträglichkeit: 4	Erhaltungs- dosis: 50–75 mg	Kontraindikationen: – Engwinkelglaukom – Akutes Harnverhalten – Pylorusstenose – Paralytischer Ileus – Vergrößerung der Prostata mit Restharnbildung – Schwere Überleitungsstörungen (Schenkelblock, AV-Block 3. Grades) – Anwendungsbeschränkungen – Vorgeschädigtes Herz – Schwere Leberfunktionsstörungen – Erhöhte zerebrale Krampfbereitschaft – Vergrößerung der Prostata ohne Restharnbildung – Schwere Nierenschäden – Störungen der Blutbildung – Leukopenie in der Anamnese	Nebenwirkungen: Häufig sind – Sedierung – Mundtrockenheit – Obstipation – Tachykardie – Gewichtszunahme Seltener sind – Schwindel – Orthostatische Regulationsstörungen – Akkommodationsstörungen – Leberfunktionsstörungen – Erregungsleitungsstörungen – Muskeltremor – Glaukomauslösung – Miktionsstörungen – Sexuelle Störungen
Serotoninrezeptorantagonisten				
Pizotifen	Einstufung: 3. Wahl Effektivität: 3 Verträglichkeit: 4	Erhaltungs- dosis: 3-mal 0,5 mg	Kontraindikationen: – Engwinkelglaukom – Akuter Harnverhalt	Nebenwirkungen. – Müdigkeit – Appetitsteigerung mit deutlicher Gewichtszunahme

Einstufung: Die Einstufung in Substanzen der 1., 2. oder 3. Wahl erfolgte entsprechend der Verträglichkeit und Effektivität unter Berücksichtigung der Studienlage und der eigenen praktischen Erfahrung.
Verträglichkeit: 1 sehr gut, 2 gut, 3 befriedigend, 4 ausreichend, 5 mangelhaft; Einteilung nach Studienlage und praktischer Erfahrung.
Effektivität: 1 sehr gut, 2 gut, 3 befriedigend, 4 ausreichend, 5 mangelhaft; Einteilung nach Studienlage und praktischer Erfahrung.

ka mit einer sehr guten Verträglichkeit. Sind Prophylaktika mit höherer Effektivität nicht verträglich oder kontraindiziert, bietet sich ein Versuch mit dieser Kombination an

> Die empfohlenen täglichen Erhaltungsdosen für Cyclandelat liegen bei 1200–1600 mg, wobei nach der Studienlage der höheren Dosierung – auf 2 Tagesdosen verteilt – der Vorzug zu geben ist. Eine schrittweise Aufdosierung ist nicht erforderlich.

Einzige Kontraindikation ist die akute Phase eines apoplektischen Insults. Das Vorliegen eines Glaukoms und Blutungsneigung gelten als Anwendungsbeschränkungen. Wenn überhaupt treten Nebenwirkungen lediglich in Form von Exanthemen oder Kribbelparästhesien in den Extremitäten auf. Die Kalziumantagonisten Flunarizin und Cyclandelat sind in Deutschland zur Migräneprophylaxe zugelassen.

Antidepressiva

Ein augenscheinlicher Unterschied zwischen den Therapieempfehlungen der American Academy of Neurology und der DMKG liegt in der Bewertung der migräneprophylaktischen Wirkung von Antidepressiva. Die deutschen Empfehlungen führen das trizyklische Antidepressivum Amitriptylin als wenig wirksam auf und empfehlen die Anwendung lediglich bei gleichzeitigem Vorliegen eines Spannungskopfschmerzes. Eine Zuordnung in Substanzklassen der 1. oder 2. Wahl erfolgt nicht. Selektive Serotoninwiederaufnahmehemmer werden als definitiv unwirksam eingeordnet.

Prophylaxe der Migräne

Tabelle 5.15. Migräneprophylaktika für die klinische Praxis: Antikonvulsiva

Antikonvulsiva					
Valproat	Einstufung: 3. Wahl Effektivität: 1 Verträglichkeit/ Unbedenklichkeit: 4	Erhaltungsdosis: 500–600 mg	Kontraindikationen: – Schwangerschaft – Lebererkrankungen in der Anamnese – Manifeste schwerwiegende Leber- und Pankreasfunktionsstörungen – Leberfunktionsstörungen mit tödlichem Ausgang während einer Valproinsäuretherapie bei Geschwistern – Porphyrien Anwendungsbeschränkungen: – Blutgerinnungsstörungen – Knochenmarkschädigungen – Niereninsuffizienz, Hypoproteinämie – Metabolische Erkrankungen (Enzymopathien) – Systemischer Lupus erythematodes – Gleichzeitige Anwendung von Acetylsalicylsäure mit Valproinsäure (besonders bei Säuglingen und Kleinkindern)	Nebenwirkungen (u. a.): – Passagerer Haarausfall – Parästhesien – Tremor – Schläfrigkeit – Erhöhter Appetit bzw. Appetitlosigkeit, Gewichtszu- oder -abnahme – Übelkeit, Magenschmerzen – Blutbildveränderungen (z. B. Leukopenie, Thrombopenie) – Sehr selten schwere Hautreaktionen (Stevens-Johnson-Syndrom und Lyell-Syndrom) – Sehr selten schwerwiegende bis tödlich verlaufende Leberfunktionsstörungen	
Topiramat	Einstufung: 3. Wahl Effektivität: 1 Verträglichkeit/Unbedenklichkeit: 3	Sehr langsame Titration mit wöchentlichen od. 2-wöchentlichen Steigerungen der Tagesdosis um 25–50 mg. Danach 1-, 2-wöchentlich Erhöhung der Tagesdosis um jeweils 25–50 mg, verteilt auf 2 Einzeldosen morgens bzw. morgens und abends. Erhaltungsdosis: 200–400 mg Topiramat pro Tag, verteilt auf 2 Einzeldosen	Kontraindikationen: – Schwangerschaft – Stillzeit – Anwendung bei Kindern – Lebererkrankungen in der Anamnese – Manifeste schwerwiegende Leberfunktionsstörungen (Leberwertkontrollen in 6-wöchigem Abstand durchführen)	Nebenwirkungen (u. a.): – Müdigkeit, Schwindel, Ataxie. Sprach-/Sprechstörungen, Nystagmus, Parästhesien, Tremor, Ängstlichkeit, Übelkeit, Gewichtsverlust, Benommenheit, psychomotorische Verlangsamung, Nervosität, Gedächtnisstörungen, Verwirrtheit, Depression, Konzentrationsstörungen, Doppelbilder und andere Sehstörungen, Appetitlosigkeit. Weniger häufig sind: – Psychose, psychotische Symptome, aggressives Verhalten, Geschmacksveränderung, Erregung, kognitive Probleme, Stimmungsschwankung, Koordinationsstörungen, Gangstörungen, Apathie, abdominelle Beschwerden, Asthenie, Stimmungsprobleme und Leukopenie	

Einstufung: Die Einstufung in Substanzen der 1., 2. oder 3. Wahl erfolgte entsprechend der Verträglichkeit und Effektivität unter Berücksichtigung der Studienlage und der eigenen praktischen Erfahrung.
Verträglichkeit: 1 sehr gut, 2 gut, 3 befriedigend, 4 ausreichend, 5 mangelhaft; Einteilung nach Studienlage und praktischer Erfahrung.
Effektivität: 1 sehr gut, 2 gut, 3 befriedigend, 4 ausreichend, 5 mangelhaft; Einteilung nach Studienlage und praktischer Erfahrung.

Tabelle 5.16. Migräneprophylaktika für die klinische Praxis: NSAR

Acetylsalicylsäure und nichtsteroidale Antiphlogistika				
Acetylsalicylsäure	Einstufung: Sonderindikation Migränöser Infarkt Basilarismigräne Prolongierte Auren Effektivität: 4 Verträglichkeit: 2	Erhaltungsdosis: 300 mg	Kontraindikationen: – Hämorrhagische Diathese – Magen-Darm-Ulzera Anwendungsbeschränkungen: – Analgetikaintoleranz – Analgetikaasthma – Allergische Diathese (z. B. Hautreaktionen, Juckreiz oder Nesselfieber) – Mangel an Glucose-6-Phosphat-Dehydrogenase – Vorgeschädigte Nieren – Schwere Leberfunktionsstörungen – Gleichzeitige Anwendung von Valproinsäure und Acetylsalicylsäure besonders bei Säuglingen und Kleinkindern – Anwendung bei Kindern und Jugendlichen mit fieberhaften Erkrankungen (Reye-Syndrom)	Nebenwirkungen (u. a.): – Gastrointestinale Beschwerden (Magenschmerzen, Magenblutungen und Magenulzerationen) – Übelkeit – Erbrechen – Durchfälle – Überempfindlichkeitsreaktionen (Hautreaktionen, Bronchospasmus, Analgetikaasthma) – Kopfschmerzen – Schwindel – Tinnitus – Sehstörungen – Somnolenz
Naproxen	Einstufung: Sonderindikation Kurzzeitprophylaxe Menstruelle Migräne Effektivität: 4 Verträglichkeit: 3	Erhaltungsdosis: 2-mal 500 mg	Kontraindikationen: – Siehe Acetylsalicylsäure Anwendungsbeschränkungen: – Siehe Acetylsalicylsäure – Systemischer Lupus erythematodes sowie Mischkollagenosen	Nebenwirkungen: – Siehe Acetylsalicylsäure – Vaskulitis – Photodermatitis

Einstufung: Die Einstufung in Substanzen der 1., 2. oder 3. Wahl erfolgte entsprechend der Verträglichkeit und Effektivität unter Berücksichtigung der Studienlage und der eigenen praktischen Erfahrung.
Verträglichkeit: 1 sehr gut, *2* gut, *3* befriedigend, *4* ausreichend, *5* mangelhaft; Einteilung nach Studienlage und praktischer Erfahrung.
Effektivität: 1 sehr gut, *2* gut, *3* befriedigend, *4* ausreichend, *5* mangelhaft; Einteilung nach Studienlage und praktischer Erfahrung.

Tabelle 5.17. Migräneprophylaktika für die klinische Praxis: Andere Substanzen

Andere				
Magnesium	Einstufung: Sonderindikation Schwangerschaft Kombination Effektivität: 4 Verträglichkeit: 1	Erhaltungsdosis: 300–600 mg	Kontraindikationen: – Keine	Nebenwirkungen (u. a.): – Breiiger Stuhl – Durchfälle
Extr. Rad. Petasit. spiss. (Pestwurz)	Einstufung: 1. Wahl Effektivität: 2 Verträglichkeit: 1	Eindosierung über 2 Monate: 2-mal 75 mg Erhaltungsdosis: 2-mal 50 mg	Kontraindikationen: – Lebererkrankungen in der Anamnese	Nebenwirkungen (u. a.): – Aufstoßen – Einzelfall: cholestatische Hepatitis

Einstufung: Die Einstufung in Substanzen der 1., 2. oder 3. Wahl erfolgte entsprechend der Verträglichkeit und Effektivität unter Berücksichtigung der Studienlage und der eigenen praktischen Erfahrung.
Verträglichkeit: 1 sehr gut, *2* gut, *3* befriedigend, *4* ausreichend, *5* mangelhaft; Einteilung nach Studienlage und praktischer Erfahrung.
Effektivität: 1 sehr gut, *2* gut, *3* befriedigend, *4* ausreichend, *5* mangelhaft; Einteilung nach Studienlage und praktischer Erfahrung.

> **MERKE**
>
> Die American Academy of Neurology hingegen stuft Amitriptylin und Fluoxetin als Medikamente der 1. Wahl und andere trizyklische Antidepressiva (Doxepin, Nortriptylin, Imipramin) und einige selektive Serotoninwiederaufnahmehemmer (Fluvoxamin, Mirtazepin, Paroxetin, Sertralin, Venlafaxin) als Medikamente der 3. Wahl ein.

Ein Überblick über die zur Verfügung stehende Studienlage zeigt, daß von allen aufgeführten Antidepressiva für Amitriptylin ausreichend placebokontrollierte Studien vorliegen, die einen Wirkungsnachweis erbrachten. In einem Fall wurde neben dem Placeboarm auch Propanolol als Vergleichssubstanz untersucht. Amitriptylin und Propanolol waren dabei äquipotent und signifikant placeboüberlegen. Eine Korrelation zwischen der antidepressiven Wirkung und der migräneprophylaktischen Wirkung bestand in den Studien – sofern untersucht – nicht. Die Studien sind dabei durchgängig älteren Datums. Der Einsatz anderer trizyklischer Antidepressiva erfolgt einzig aufgrund empirischer Erfahrungen. Die Beurteilung der Effektivität von selektiven Serotoninwiederaufnahmehemmern durch die American Academy of Neurology basiert nach deren eigenen Angaben auf subjektiven Eindrücken, nicht auf randomisierten klinischen Studien, wobei die Wirkung insgesamt als nur schwach eingeschätzt wird.

FAZIT

Die empirisch gewonnenen Erfahrungen und die Studienlage belegen derzeit aus der Gruppe der Antidepressiva lediglich für Amitriptylin eine migräneprophylaktische Wirkung. Die erforderliche Zieldosis liegt bei 50–75 mg pro Tag. Die Aufdosierung sollte langsam in wöchentlichen Schritten von 10–25 mg erfolgen. Amitriptylin ist insbesondere indiziert bei gleichzeitigem Vorliegen von Migräne und einem chronischen Kopfschmerz vom Spannungstyp, einer Depression oder von Schlafstörungen. Es sollte jedoch auch bei einer hochfrequenten oder chronischen Migräne mit mehr als 15 Kopfschmerztagen pro Monat in Erwägung gezogen werden, wenn eine Alternative zur β-Rezeptorenblockerprophylaxe gesucht wird.

Kontraindikationen für den Einsatz von Amitriptylin sind ein Engwinkelglaukom, akutes Harnverhalten, Pylorusstenose, paralytischer Ileus, Vergrößerung der Prostata mit Restharnbildung, schwere Überleitungsstörungen (Schenkelblock, AV-Block 3. Grades). Zu den Anwendungsbeschränkungen zählen ein vorgeschädigtes Herz, schwere Leberfunktionsstörungen, erhöhte zerebrale Krampfbereitschaft, Vergrößerung der Prostata ohne Restharnbildung, schwere Nierenschäden, Störungen der Blutbildung und Leukopenie in der Anamnese.

Zu den häufigen Nebenwirkungen zählen Sedierung, Mundtrockenheit, Obstipation, Tachykardie und Gewichtszunahme. Seltener sind Schwindel, Muskeltremor, Akkommodationsstörungen, Leberfunktionsstörungen, Erregungsleitungsstörungen, orthostatische Regulationsstörungen, Glaukomauslösung, Miktionsstörungen oder sexuelle Störungen.

Amitriptylin ist in Deutschland nicht zur Migränebehandlung zugelassen, jedoch zur langfristigen Schmerzbehandlung im Rahmen eines therapeutischen Gesamtkonzepts. Patienten sollten hierüber vor Therapiebeginn informiert werden, um Irritationen zu vermeiden.

Serotoninrezeptorantagonisten

> **MERKE**
>
> Die $5-HT_2$-Antagonisten Methysergid, Lisurid und Pizotifen zählen zu den älteren Migräneprophylaktika. Aktuelle Studien liegen kaum vor, so daß deren Anwendbarkeit immer weniger bekannt wird.

Die prophylaktische Wirksamkeit von Methysergid ist in Studien gut belegt. Vergleichsstudien mit Flunarizin und Propanolol zeigten eine ähnliche Effektivität. Der Einsatz ist heute jedoch auf wenige Spezialfälle beschränkt. Hierfür ist zum einen die geringere Verträglichkeit verantwortlich. Häufige Nebenwirkungen sind Übelkeit, Benommenheit, Schwindel, Konzentrationsstörungen, periphere Ödeme und Gewichtszunahme. Hauptproblem ist jedoch bei der Langzeitbehandlung die Gefahr der Entstehung von Retroperitoneal-, Perivaskular-, Herz- und Lungenfibrosen. Das Risiko für diese schwerwiegenden Komplikationen liegt bei ca. 1:5000 behandelten Patienten. Die Zieldosis liegt bei 3–6 mg täglich verteilt auf 3 Einzeldosen. Die Aufdosierung erfolgt langsam in Schritten zu je 1 mg alle 3 Tage.

! In Abständen von 3–4 Monaten muß Methysergid ausgeschlichen und die Einnahme für mindestens 4 Wochen unterbrochen werden, um das Risiko für

Fibrosierungen zu minimieren. Die gleichzeitige Einnahme von Triptanen oder Ergotalkaloiden zur Akuttherapie der Migräne und von Methysergid zur Prophylaxe ist zu vermeiden, um Durchblutungsstörungen vorzubeugen.

Im Gegensatz zu Methysergid werden Lisurid und Pizotifen in Deutschland als Substanzen der 2. Wahl zur Migräneprophylaxe eingeordnet. Placebokontrollierte Studien und Vergleichsstudien mit Methysergid belegen die Effektivität von Pizotifen. Vergleiche mit β-Rezeptorenblockern liegen nicht vor. Der Einsatz wird in der Praxis gelegentlich jedoch durch Müdigkeit und häufig v. a. Appetitsteigerung eingeschränkt. Ansonsten ist Pizotifen sehr gut verträglich. Die Substanz ist auch zugelassen zur Behandlung von Appetitmangel bei untergewichtigen Kindern und Jugendlichen. Anwendungsbeschränkungen sind ein Engwinkelglaukom und akuter Harnverhalt. Die Zieldosis liegt bei 3-mal 0,5 mg pro Tag. Die Aufdosierung erfolgt schrittweise um 0,5 mg alle 3 Tage.

> **MERKE**
>
> Lisurid ist sowohl ein 5-HT$_2$-Antagonist als auch ein Dopamin-D$_2$-Rezeptoragonist. Die Wirksamkeit dieser Substanz zur Migräneprophylaxe ist nur unzureichend durch Studien belegt.

Häufige Nebenwirkungen umfassen Übelkeit und Schwindel. Bei höheren Dosierungen sind Alpträume, Halluzinationen, paranoide Reaktionen und Verwirrtheitszustände beschrieben. Ähnlich wie bei Methysergid können Fibrosierungen auftreten. Die Einnahme sollte nach spätestens 12 Monaten unterbrochen werden. Kontraindikation dieses Ergotaminderivats sind schwere arterielle Durchblutungsstörungen sowohl in der Peripherie als auch in den Koronararterien. Die Aufdosierung bis zur Zieldosis von 3-mal 0,025 mg erfolgt in Schritten zu je 0,025 mg alle 3 Tage. Der Einsatz von Lisurid zur Migräneprophylaxe ist heute nicht mehr indiziert. Methysergid, Lisurid und Pizotifen sind in Deutschland zur Migränebehandlung zugelassen.

Valproinsäure

In den letzten Jahren wurde die Valproinsäure zunehmend als effektives Migräneprophylaktikum erkannt. Die sehr gute Wirkung, die der der β-Rezeptorenblocker entspricht, wurde in kontrollierten Studien mehrfach zweifelsfrei nachgewiesen. Valproinsäure wird von der American Academy of Neurology bereits neben Propanolol als Substanz der 1. Wahl eingestuft. Effektiv sind häufig schon Dosierungen von 500–600 mg, die einschleichend erreicht werden.

Der Einsatz von Valproinsäure muß sehr überlegt erfolgen, da potentiell schwerwiegende und lebensbedrohliche Nebenwirkungen auftreten können. Während schwere Hautreaktionen (Stevens-Johnson-Syndrom und Lyell-Syndrom) nur in Einzelfällen beschrieben worden sind, sind dosisunabhängig und besonders bei Kindern und Jugendlichen schwerwiegende bis tödlich verlaufende Leberfunktionsstörungen mit einer sehr geringen, aber konstanten Häufigkeit aufgetreten.

Daher sollte in jedem Einzelfall vor Einsatz der Valproinsäure in der Migränebehandlung die Indikation genau überprüft werden, insbesondere auch vor dem Hintergrund der fehlenden Zulassung für diese Indikation in Deutschland. Daher ist die Valproinsäure trotz guter Wirksamkeit derzeit nur als Reservesubstanz anzusehen.

Kontraindikationen für den Einsatz von Valproinsäure umfassen Schwangerschaft, Lebererkrankungen in der Anamnese, manifeste schwerwiegende Leber- und Pankreasfunktionsstörungen, Leberfunktionsstörungen mit tödlichem Ausgang während einer Valproinsäuretherapie bei Geschwistern und Porphyrien. Anwendungsbeschränkungen sind Blutgerinnungsstörungen, Knochenmarkschädigungen, Niereninsuffizienz, Hypoproteinämie, metabolische Erkrankungen (angeborene Enzymopathien), systemischer Lupus erythematodes, gleichzeitige Anwendung von Acetylsalicylsäure mit Valproinsäure (besonders bei Säuglingen und Kleinkindern). Die Liste der möglichen Nebenwirkungen ist lang und umfaßt zusätzlich zu den bereits angeführten Beschwerden u. a. passageren Haarausfall, Parästhesien, Tremor, Schläfrigkeit, erhöhter Appetit bzw. Appetitlosigkeit, Gewichtszu- oder -abnahme, Übelkeit, Magenschmerzen und Blutbildveränderungen (z. B. Leukopenie, Thrombopenie).

Gabapentin

> **MERKE**
>
> Gabapentin wurde von der American Academy of Neurology bereits in der Gruppe der Migräneprophylaktika der 1. Wahl eingeordnet.

In einer kontrollierten Studie aus dem Jahr 2001 kam es gegenüber Placebo bei einer Dosis von 2400 mg zu einer signifikanten Abnahme der Migräneattackenzahl und der Zahl der Migränetage pro Monat. Nur 13,3% der Patienten beendeten die Studie aufgrund von Nebenwirkungen vorzeitig, meist aufgrund von Müdigkeit oder Schwindel. Zur definitven Festlegung des Stellenwerts von Gabapentin sind jedoch noch weitere kontrollierte (Dosisfindungs)studien und insbesondere auch Vergleichsstudien mit anderen Prophylaktika erforderlich. Eine akute Pankreatitis gilt als Kontraindikation für den Einsatz, Anwendungsbeschränkungen sind das Vorliegen einer Galaktosämie und einer Niereninsuffizienz. Die Liste der möglichen Nebenwirkungen ist zwar lang, doch ist Gabapentin aus der Behandlung von Epilepsien und der Schmerztherapie her generell als relativ gut verträglich bekannt.

Valproinsäure und Gabapentin sind in Deutschland zur Migränebehandlung nicht zugelassen.

Topiramat

> **MERKE**
>
> Aktuelle Daten liegen zur prophylaktischen Wirksamkeit von Topiramat (Topamax) in der Prophylaxe der Migräne vor. Dieses Medikament scheint besonders für Patienten eine Option, die an sehr hochfrequenter oder chronischer Migräne leiden.

In einer im Jahre 2002 publizierten Studie nahmen 469 Patienten mit durchschnittlich fünf Attacken an einer 26-wöchigen randomisierten, doppelblinden vierarmigen Studie mit Placebo, 50 mg, 100 mg und 200 mg pro Tag teil. Hauptzielparameter war die Reduktion der Migränetage pro Monat.

> Bei Anwendung von 100 mg langsam auftitriert über 8 Wochen reduzierte sich die Anzahl von 5,4 auf 3,3 Migränetage pro Monat (–39%), bei Einnahme von 200 mg von 5,6 auf 3,3 Migränetage pro Monat (–41%). In der Placebogruppe fand sich dagegen nur eine Reduktion von 5,6 auf 4,6 Migränetage pro Monat. Eine Attackenreduktion von 50% oder mehr fand sich in der 100-mg-Gruppe bei 54% und in der 200-mg-Gruppe bei 52% der Patienten. Die optimale Dosierung ist somit 100 mg.

Die Besonderheit der Behandlung ist die damit verbundene Gewichtsreduktion. Während bei den meisten anderen Prophylaktika z. T. sehr große, unerwünschte Gewichtszunahmen den Einsatz limitieren, findet sich bei Anwendung von Topiramat eine mittlere Gewichtsreduktion von ca. 3,8%.

Nebenwirkungen sind dosisabhängig. In der 100-mg- bzw. 200-mg-Gruppe brachen 20% bzw. 33% die Behandlung wegen Nebenwirkungen ab. Im Vordergrund stehen nadelstichähnliche Kribbelparästhesien der Extremitäten, Appetitmangel, Geschmacksveränderungen, Wortfindungsstörungen, Konzentrationsreduktion und Stimmungsschwankungen. Bei Absetzen des Medikaments remittieren diese Symptome jedoch komplett. Regelmäßige Leberwertkontrollen in Abständen von 6 Wochen sind im Therapieverlauf erforderlich.

Acetylsalicylsäure und nichtsteroidale Antiphlogistika

Die tägliche Einnahme von Acetylsalicylsäure über mindestens 3 Monate in einer Dosis von 1500 mg oder mehr führt mit einer relativ hohen Wahrscheinlichkeit zur Ausbildung eines medikamenteninduzierten Kopfschmerzes, die regelmäßige tägliche Einnahme von 300 mg Acetylsalicylsäure hingegen hat eine – wenn auch schwache – prophylaktische Wirkung bei Migräne. Die Hauptindikation für eine Migräneprophylaxe mit 300 mg Acetylsalicylsäure ist nicht eine häufige Migräne, hierfür stehen besser wirksame und auch besser verträgliche Substanzen zur Verfügung.

> **MERKE**
>
> Indikation ist vielmehr die (Rezidiv)prophylaxe des migränösen Infarkts bei Patienten, die unter häufigen und ausgeprägt verlaufenden Migräneauren leiden (prolongierte Auren, Basilarismigräne, familiäre hemiplegische Migräne).

Jedoch wird auch hier in der Regel noch auf weitere, effektivere Prophylaktika in Kombination mit Acetylsalicylsäure zurückgegriffen. Kontraindikationen gegen den Einsatz von Acetylsalicylsäure sind eine hämorrhagische Diathese und Magen-Darm-Ulzera. Anwendungsbeschränkungen sind Analgetikaintoleranz, Analgetikaasthma, eine allergische Diathese (z. B. Hautreaktionen, Juckreiz oder Nesselfieber), chronische und rezidivierende Magen- und Zwölffingerdarmbeschwerden, Mangel an Glucose-6-Phosphat-Dehydrogenase, vorgeschädigte Nieren und schwere Leberfunktionsstörungen, gleichzeitige Anwendung von Valproinsäure und Acetylsalicylsäure besonders bei Säuglingen und Kleinkindern, Anwendung bei Kindern und Jugendlichen mit fieberhaften Erkrankungen (Reye-Syndrom). Nebenwirkungen umfassen u. a. gastrointestinale Beschwerden wie Magenschmerzen, Magenblutungen und Magenulzerationen, Übelkeit, Erbrechen, Durchfälle, Überempfindlichkeitsreaktionen (Hautreaktionen, Bronchospasmus, Analgetikaasthma), Kopfschmerzen, Schwindel, Tinnitus, Sehstörungen oder Somnolenz.

> **MERKE**
>
> Auch das nichtsteroidale Antiphlogistikum Naproxen weist eine prophylaktische Wirkung bei Migräne auf.

Die in kontrollierten Studien untersuchten und für wirksam befundenen Dosierungen liegen bei 500–1100 mg. Es muß jedoch genauso wie bei der Acetylsalicylsäure darauf hingewiesen werden, daß die tägliche Einnahme von Naproxen in unwesentlich höheren Dosierungen ebenfalls mit der Gefahr der Entstehung von medikamenteninduzierten Kopfschmerzen einhergeht.

FAZIT
Die klassische Indikation für Naproxen ist daher die Kurzzeitprophylaxe der menstruellen Migräne. Die genauen Einnahmeschemata für diese Indikation variieren. Häufig erfolgt der Beginn der täglichen Einnahme von 2-mal 500 mg Naproxen 2 Tage vor Einsetzen der Menstruation bzw. 2 Tage vor der erwarteten Migräneattacke.

Die Einnahme wird für insgesamt 7 Tage fortgeführt und dann abgesetzt. Kontraindikationen, Anwendungsbeschränkungen und Nebenwirkungen entsprechen weitestgehend der Acetylsalicylsäure.

Ergotalkaloide

Ergotalkaloide und hier insbesondere Dihydroergotamin wurden traditionell zur Migräneprophylaxe eingesetzt, ohne daß es hierfür eine wissenschaftliche Grundlage gab. Die weitverbreitete und nichtsdestotrotz nicht zutreffende Auffassung, Migräne würde von einem zu niedrigen Blutdruck hervorgerufen, bildete die Rationale für die Anwendung. Die wenigen kontrollierten Studien hatten wenig Aussagekraft, zum einen aufgrund niedriger Fallzahlen, zum anderen aufgrund nur kurzer Beobachtungsintervalle.

Aber selbst wenn Dihydroergotamin eine vorübergehende Wirksamkeit aufwiese, bliebe das Hauptargument gegen den Einsatz in der Migräneprophylaxe unberührt: die erhebliche, hohe Gefahr der Entstehung von ergotamininduzierten Dauerkopfschmerzen.

Interessanterweise konnte gerade dieses Phänomen in einer offenen Dihydroergotamin-Studie nachgewiesen werden. Nach anfänglicher Abnahme der Migränehäufigkeit (Dosis 10 mg) kam es nach 4 Monaten zu einer Zunahme der Migräne. Der Einsatz von Ergotalkaloiden zur Migräneprophylaxe ist heute als obsolet anzusehen.

Magnesium

Magnesium wird in der Regel von Patienten problemlos zur Migräneprophylaxe akzeptiert. Jedoch ist die Wirkung im Vergleich zu Standardprophylaktika wie den β-Rezeptorenblockern geringer ausgeprägt. In einer kontrollierten Studie konnte eine signifikant bessere Wirkung gegenüber Placebo nachgewiesen werden. Die eingesetzte Dosis lag bei 2-mal 300 mg Magnesium pro Tag. In anderen Untersuchungen gelang der Wirkungsnachweis nicht. Interessanterweise wurden kürzlich Studien vorgestellt, die eine Wirksamkeit von i.v.-Magnesium auch in der akuten Migräneattacke zeigten. Kontraindikationen oder Anwendungsbeschränkungen bestehen bei oraler Gabe von Magnesium nicht. Typische Nebenwirkungen sind breiige Stühle oder Diarrhöen, die dosisabhängig auftreten.

> **MERKE**
>
> Neben den β-Rezeptorenblockern ist Magnesium das einzige Prophylaktikum, das während der Schwangerschaft zugelassen ist.

Bewährt hat sich empirisch eine Kombination von Magnesium mit Cyclandelat (s. oben). Die Wirkung der einzeln nur schwach wirksamen Substanzen ist bei Kombination häufig deutlich verstärkt.

Tanacetum parthenium

Der Bedarf nach wirksamen und doch gut verträglichen Substanzen zur medikamentösen Migräneprophylaxe ist nach wie vor aktuell. Pflanzliche Wirkstoffe sind dabei für Patienten besonders attraktiv. Doch müssen sich auch diese Substanzen einem Wirkungs- und Verträglichkeitsnachweis in kontrollierten Studien unterziehen. Tanacetum parthenium, englisch Feverfew, und Petasites spissum, die Pestwurz, sind pflanzliche Migräneprophylaktika. Tanacetum parthenium hat sich in mehreren klinischen Studien als nicht ausreichend wirksam erwiesen.

Extr. Rad. Petasitis spissum (Pestwurzextrakt)

> **MERKE**
>
> Dagegen konnte in einer aktuellen Studie, wie bereits auch in früheren Untersuchungen, die Wirksamkeit von Extr. Rad. Petasitis spissum, Pestwurzextrakt, in der Migräneprophylaxe in einer internationalen, multizentrischen, randomisierten, doppelblinden, placebokontrollierten dreiarmigen Parallelgruppenstudie bei insgesamt 202 Patienten belegt werden.

Im Vergleich zur Baseline zeigte sich in der Placebogruppe 4 Wochen nach Behandlungsbeginn eine Reduktion der Attackenanzahl um 19%, nach 2 Monaten um 26%, nach 3 Monaten um 26% und nach 4 Monaten um 32%. Bei Behandlung mit 50 mg Extr. Rad. Petasit. spiss. zeigte sich eine entsprechende Reduktion um 24%, 37%, 42% und 40%. Die Reduktion der Attackenfrequenz bei Behandlung mit 75 mg Extr. Rad. Petasit. spiss. betrug 38%, 44%, 58% und 51% (Placebo vs. 50 mg: ns; Placebo vs. 75 mg: p=0,013). Die Patienten beurteilten sowohl die Behandlung mit 75 mg als auch mit 50 mg signifikant besser als die Behandlung mit Placebo (s. Abb. 5.101 und 5.102).

Pyrrolizidinalkaloidhaltige pflanzliche Drogen wie Extr. Rad. Petasitis spissum stellen grundsätzlich ein toxikologisches Risiko in Arzneimitteln dar, weshalb die deutsche Arzneimittelbehörde 1992 einen Stufenplanbescheid erließ, der sehr strikte Auflagen für die Erteilung einer Zulassung von Arzneimitteln aus Pestwurz enthielt. Pyrrolizidinalkaloide müssen daher durch den Herstellprozess entfernt werden. Akute und chronisch toxikologische Tierstudien mit dem Pestwurzextrakt haben bestätigt, daß die empfohlene Dosierung bei Patienten in einem ausreichenden und sicheren Dosierungsbereich liegt, in dem keine toxikologischen Risiken zu erwarten sind.

In den placebokontrollierten Studien, in denen insgesamt 183 Migränepatienten den Pestwurzextrakt in einer Tagesdosis von 100–150 mg über 3–4 Monate eingenommen haben, war lediglich das Auftreten von „Aufstoßen" signifikant häufiger als unter Plazebo. Diese leichte und vorübergehende Nebenwirkung ist gut bekannt und wurde von ca. 20% der Studienpatienten berichtet. Keine Auffälligkeiten wurden in den klinischen Studien bezüglich der körperlichen Untersuchungen, der Vital- und der Laborparameter beobachtet. Rund

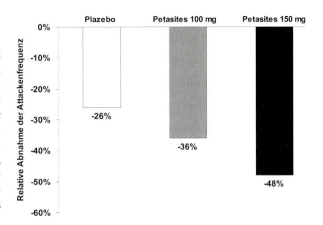

Abb. 5.101. Responderraten nach 3-monatiger Therapiedauer mit Extr. Rad. Petasitis spissum (Petadolex)

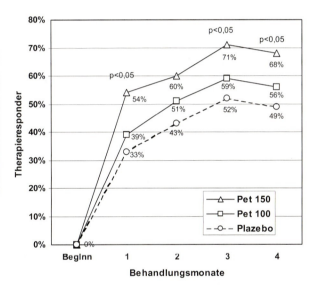

Abb. 5.102. Entwicklung der Responderraten im Zeitverlauf bei Anwendung unterschiedlicher Dosierungen von Extr. Rad. Petasitis spissum (Petadolex) in der medikamentösen Migräneprophylaxe

90% aller Studienpatienten beurteilten die Verträglichkeit als „sehr gut" oder „gut".

Das Präparat erwies sich somit in nach aktuellem Standard durchgeführten randomisierten und placebokontrollierten klinischen Studien in Tagesdosierungen von 100–150 mg als wirksam in der Migräneprophylaxe. Die Anfallshäufigkeit wurde um 40–60% reduziert, bei 50–70% der Patienten nahm die Zahl der Migräneattacken um mindestens die Hälfte ab. Die Studienergebnisse sind vergleichbar mit denen anderer empfohlener Migräneprophylaktika. Ein Vorteil des Pestwurzextrakts besteht in seiner überlegenen Verträglichkeit, die die Compliance in der Langzeitanwendung verbessert. Auch Kinder und Jugendliche im Alter von 6–17 Jahren mit häufigen und schweren Migräneanfällen profitieren in vergleichbarer Weise wie Erwachsene von einer Pestwurzprophylaxe in Dosierungen von 50–150 mg täglich, wie in einer Langzeit-Anwendungsbeobachtung gezeigt werden konnte.

Vitamin B_2

Hochdosiertes Vitamin B_2 zeigte sich in einer kontrollierten Studie Placebo deutlich überlegen. Die Ergebnisse wurden bislang nicht reproduziert. Die eingesetzte Dosis des Vitamin B_2 lag mit 400 mg pro Tag dabei um ein Vielfaches über dem Wirkstoffgehalt der in Deutschland erhältlichen Präparate, die meist 10 mg Wirkstoff enthalten.

Lisinopril

Eine kontrollierte Studie untersuchte den Einsatz des ACE-Hemmers Lisinopril bei Migräne (n=60, placebokontrolliert, doppelblind, 10–20 mg). Bei einer Dosierung von 20 mg zeigte sich im Vergleich zu Placebo eine signifikante Abnahme der Kopfschmerzstundenzahl, der Tage mit Migräne und der Kopfschmerzintensität. Als Nebenwirkungen wurden die substanzklassentypischen Erscheinungen beschrieben (Husten, Schwindel), die jedoch nur bei 3 Patienten zum Studienabbruch führten. Zahlreiche von β-Rezeptorenblockern bekannte Nebenwirkungen wie sexuelle Funktionsstörungen treten bei ACE-Hemmern nicht auf, auch sind das gleichzeitige Vorliegen eines Asthma bronchiale, einer Claudicatio intermittens oder Erregungsleitungsstörungen des Herzens keine Kontraindikationen. Eine direkte Vergleichsstudie zwischen Metoprolol oder Propanolol und Lisinopril hinsichtlich der Wirksamkeit und Verträglichkeit steht aus.

Botulinumtoxin

Rationale

Die Ausführungen zur Pathophysiologie der Migräne zeigen, daß permanent zu starke oder plötzlich auftretende sensorische Stimuli in Verbindung mit einer erhöhten sensorischen Sensibilität zu einem permanenten sensorischen Overflow des zentralen Nervensystem führen können. Folge kann eine Hyperaktivität sensorischer Hirnstammkerne sein. Diese führt zu einer Freisetzung von vasoaktiven Neuropeptiden an den vaskulären Endigungen des N. trigeminus, inklusive von Substanz P und des „calcitonin-gene-related-peptide" (CGRP) und letztlich zur Ausbildung einer sterilen vaskulären Entzündung. Botulinumtoxin kann an mehreren Stellen in diesen Pathomechanismus eingreifen.

Botulinumtoxin A wird seit rund 20 Jahren erfolgreich bei zahlreichen Erkrankungen eingesetzt, die durch eine unangemessene hohe Muskelaktivität charakterisiert sind. Durch Blockade der cholinergen Innervation wird eine Hemmung der muskulären Hyperaktivität für 3–6 Monate bedingt, degenerative Veränderungen des Bewegungsapparats des Kopfes und des Halses werden vorgebeugt, nozizeptive Afferenzen und Blutgefäße der perikranialen Muskeln werden dekomprimiert und muskuläre „trigger-points" und „tenderpoints" werden aufgelöst. Die Normalisierung der Muskelspindelaktivität führt gleichzeitig zur Normalisierung der Muskelsensorik und zentraler Kontrollmechanismen der Muskelaktivität, beseitigt die oromandibuläre Dysfunktion und behebt muskuläre Streßfaktoren. Die Wirkungen von Botulinumtoxin A beschränken sich jedoch nicht allein auf die muskulären Angriffspunkte. Die retrograde Aufnahme in das ZNS von Botulinumtoxin A führt zu einer Hemmung der Expression von Substanz P und Enkephalin im Rückenmark sowie im Nucleus raphe und könnten damit die übermäßige trigeminovaskuläre Aktivierung hemmen. Neue Untersuchungen belegen zudem eine prophylaktische Hemmung der sterilen Inflammation, die klinisch zu einer Blockade der neurogenen Entzündung als pathophysiologisches Substrat primärer Kopfschmerzen beitragen kann.

Patienten mit häufigen Migräneattacken und großem Leidensdruck leiden sehr oft auch an häufig auftretenden Kopfschmerz vom Spannungstyp, bei mehr als der Hälfte der Migränepatienten besteht auch ein episodischer oder chronischer Kopfschmerz vom Spannungstyp. Das Rationale für die prophylaktische Behandlung häufiger Migräneattacken besteht daher zunächst in der Besserung oder Beseitigung des Kopfschmerzes vom Spannungstyp durch Botulinumtoxin A. Bei Kopfschmerz vom Spannungstyp sind mehrere klinische Wirkmechanismen evident. Die Reduktion von muskulärem Streß durch die unmittelbare Muskelentspannung führt zu einem verminderten sensorischen Input in das Nervensystem. Die Beseitigung der oromandibulären Dysfunktion als aggravierender Faktor des chronischen Kopfschmerzsyndroms trägt zu einer Entlastung des sensorischen und motorischen Systems bei. Die direkte Behandlung von „tender-points" und „trigger-points" führt zu einer Dekompression von afferenten nozizeptiven Neuronen des Muskels. Die Kompression muskulärer Blutgefäße wird beseitigt, die überhöhte Konzentration exzitatorischer Metaboliten wird abgebaut. Ein Normalisierung der übermäßigen Muskelspindelaktivität kann die Dauertonisierung der perikranialen Muskulatur bei Kopfschmerz vom Spannungstyp reduzieren. Damit ist ein bedeutsamer Streßfaktor als Trigger für zusätzliche Migräneattacken reduziert oder beseitigt. Gleichzeitig wird die Einnahme von Akutmedikation zur Behandlung des Kopfschmerzes vom Spannungstyp verringert. Diese Reduktion der Akutmedikation führt zur Verminderung einer hohen Medikamenteneinnahmefrequenz und damit zu einer Vermeidung medikamenteninduzierter Dauerkopfschmerzen. Im Übergangsbereich zu deren Entstehung besteht in der Regel eine erhöhte Migräneattackenfrequenz, die durch die Botulinumtoxin-A-Behandlung reduziert werden kann.

Bedeutsam ist aber auch die unmittelbare Beseitigung muskulärer Trigger für Migräneattacken. Diese können in Form von lokalen schmerzhaften Muskelarealen bestehen und als permanente und potente Auslöser von Migräneattacken wirken. So wie übermäßiger Lärm und Licht Migräneattacken auslösen können, kann auch permanente noxische Stimulation aus den perikraniellen Muskeln als Migränetrigger wirken. Die Elimination dieser Trigger vermeidet das Auslösen von weiteren Migräneattacken. Konsequenz ist, daß das ZNS vor zu hohem sensorischem Overflow geschützt wird.

In einer aktuellen Studie wurden zudem unmittelbare antinozizeptive Effekte von Botulinumtoxin A auf inflammatorisch ausgelöste Schmerzen im Tierexperiment nachgewiesen. Dabei zeigte sich eine dosisabhängige Reduktion der nozizeptiven Antwort bei formalininduzierter Arthritis an der Rattenpfote 12 Tage nach der Injektion. Bei einem Einsatz von 3,5 bzw. 7 units/kg/Pfote fand sich eine Reduktion um 29% bzw. 46% im Vergleich zu Placebo. Interessanterweise zeigte sich bei den gewählten Dosierungen keine muskuläre Wirkung. Grundlagen von Migräneschmerzen sind eine neurogene Entzündung duraler und meningealer Arterien. Es ist daher denkbar, daß durch die retrograde Aufnahme von Botulinumtoxin A in das ZNS diese entzündlichen Veränderungen durch direkte Effekte auf das trigeminovaskuläre System blockiert werden und damit ein direkter Eingriff auf die Pathophysiologie der Migräne durch Botulinumtoxin A bewirkt wird.

Differentielle Indikation

Interessanterweise belegen Studien durchgehend eine gute und konsistente Wirksamkeit von Botulinumtoxin A in der Prophylaxe der Migräne. Besonders hervorzuheben sind die kontrollierte Studien von Brin et al. 2000 und Silberstein et al. 2000. Bei diesen konnte sowohl eine Abnahme der Intensität der Migräneattacken als auch eine Abnahme der Attackenhäufigkeit beobachtet werden. Die benötigten Botulinumtoxin-A-Dosen waren dabei insbesondere bei der Arbeit von Silberstein et al. 2000 mit 25 MU Botox relativ niedrig. Bei den Studien zeigt sich auch, daß ein individuelles Vorgehen bei der Auswahl der Injektionsstellen aufgrund des klinischen Befunds von entscheidender Bedeutung ist. Bewährt hat sich dabei die gezielte Injektion in muskuläre Trigger- und Tender-Punkte.

Der Einsatz von Botulinumtoxin in der Migränetherapie ist durch Studien noch nicht ausreichend begründet. Derzeit scheint aufgrund der beschriebenen Wirkmechanismen der differentialtherapeutische Einsatz von Botulinumtoxin für Migränepatienten durch erfahrene Anwender mit folgenden Merkmalen erwägenswert:

- Muskulärer Streß als Migränetrigger, z. B. bei
  - kraniozervikaler Dystonie,
  - perikranialen schmerzhaften muskulären Trigger- oder Tender-Punkten,
  - oromandibulärer Dysfunktion,
  - gemeinsamem Bestehen eines chronischen Kopfschmerzes vom Spannungstyp mit aggravierenden Faktoren muskulärer Streß oder oromandibulärer Dysfunktion,
  - chronische Migräne mit häufigen Migräneattacken an mehr als 15 Tagen pro Monat seit mehr als 3 Monaten ohne Wirksamkeit bzw. Verträglichkeit anderer Therapieoptionen.

Wie bei anderen Prophylaktia auch ist Voraussetzung für den effektiven Einsatz, daß nichtmedikamentöse Vorbeugungsmaßnahmen berücksichtigt werden und eine medikamenteninduzierte Attackenfrequenzsteigerung oder ein medikamenteninduzierter Dauerkopfschmerz nicht bestehen bzw. vor effektivem Einsatz behandelt worden sind.

Vorgehen
Schwerpunkt der Anwendung von Botulinumtoxin A in der speziellen Schmerztherapie ist die Behandlung von primären Kopfschmerzen mit Beteiligung der perikranialen Muskulatur.

Nachfolgend werden die Erfahrungen aus den vorliegenden klinischen Studien und der klinischen Anwendung zusammengefaßt. Subklinisch ist eine Abnahme von motorischen Aktionspotentialen bereits nach wenigen Stunden nachweisbar. Ein klinischer Effekt der Injektion ist frühestens nach 2–10 Tagen (bei einer Streuung von 1–20 Tagen) zu erwarten. Abhängig ist der Wirkungseintritt von Muskelgröße und Botulinumtoxin-A-Dosis. Die vollständige Wiederherstellung der Funktion ist nach 3–5 Monaten (im Einzelfall nach 9 Monaten) zu erwarten. Bleibende Muskelatrophien treten nicht auf. Eine Nachinjektion sollte frühestens nach 8–10 Wochen erfolgen. Erneute Injektionen während noch anhaltender Wirkung der Erstinjektion führen ansonsten zu einer schlechten Steuerbarkeit der Wirkung. Weiter ist mit zu kurzen Nachinjektionsintervallen die Gefahr einer Antikörperbildung und damit einer Sekundärresistenz verbunden. Grundsätzliche Kontraindikationen für die Behandlung mit Botulinumtoxin A müssen beachtet werden.

Außer dem üblichen Nebenwirkungsspektrum einer intramuskulären Injektion (Infektionsrisiko, Blutungsrisiko etc.) kann es im Einzelfall bei der Botulinumtoxin-Behandlung aufgrund lokaler Diffusion zu unerwünschten Paresen nichtinjizierter Muskeln kommen. Diese sind zwar ebenso wie die erwünschten Nebenwirkungen vollständig reversibel, können jedoch gelegentlich zu deutlichen kosmetischen (Gesichtsbereich) oder funktionellen Beeinträchtigungen (Dysphagie, Kaumuskelschwäche) führen. Durch Wahl höherer Konzentrationen mit kleineren Injektionsvolumina, möglichst individuell gewählten geringsten Dosierungen und genauer Lokalisation der Injektionspunkte können diese Nebenwirkungen minimiert werden. Bei den im Rahmen der Kopfschmerztherapie auszuwählenden großen und oberflächlichen Muskeln sind jedoch unerwünschte Paresen in aller Regel nicht zu erwarten.

Derzeit stehen 3 verschiedene Handelsformen von Botulinumtoxin A (Botox, Dysport) und eine Handelsform von Botulinumtoxin B (Neurobloc) zur Verfügung. Für Botulinumtoxin B liegen noch keine Erfahrungen in der Migräne- und Kopfschmerztherapie vor. 1 MU Botox entspricht in der Wirksamkeit etwa 3–5 MU Dysport.

Die Rekonstitution der Substanz erfolgt durch Zugabe von 0,9%iger Kochsalzlösung. Es hat sich dabei in der Schmerzbehandlung als praktikabel erwiesen, 1 Ampulle Botox mit 5 ml NaCl bzw. 1 Ampulle Dysport mit 5 ml NaCl aufzuziehen. Die Rekonstitution mit Lokalanästhetika führt zu keinem Vorteil und sollte daher nicht erfolgen.

Zur Injektion hat sich die Verwendung einer 1-ml-Tuberkulinspritze mit 30-G-Kanüle bewährt. Bei höheren Verdünnungen können auch übliche 2- oder 5-ml-Spritzen gewählt werden. Auf entsprechende Umrechnung der verwendeten Einheiten muß dann geachtet werden. Die Injektionsstrategie sollte möglichst individuell für jeden Patienten je nach lokaler muskulärer Hyperaktivität und muskulären Triggerpunkten festgelegt werden. Erfahrungsgemäß ist durch sorgfältige Aufdeckung von Triggerpunkten und deren gezielte Injektionen ein besserer Effekt zu erzielen. Die Therapieergebnisse können, insbesondere bei kraniozervikaler Dystonie und oromandibulärer Dysfunktion durch gleichzeitige EMG-Ableitungen verbessert werden. Diese dienen auch zur Erfassung der Wirksamkeit. Wichtig ist allerdings zunächst eine ausreichend genaue diagnostische Zuordnung des Kopfschmerztyps. Es ist sinnlos, Patienten mit medikamenteninduzierten Dauerkopfschmerzen oder anderen sekundären Kopfschmerzen zu behandeln, ohne gleichzeitig eine ursächliche Therapie bei diesen einzuleiten.

Die Injektionstechnik wird maßgeblich durch die umgebende anatomische Struktur mitbedingt. Je nach Muskelvolumen und -hyperaktivität erfolgt eine Injektion von 5–20 MU Botox bzw. 25–100 MU Dysport je Triggerpunkt.

Bei Vorliegen einer oromandibulären Dysfunktion erfolgt in den M. masseter die Injektion in die Pars superficialis mittig etwa 2–3 cm oberhalb der Unterkante der Mandibula. Hierdurch wird gewährleistet, daß weder die medial verlaufenden Gefäße (A./V. faciales) punktiert werden, noch eine Verletzung, beziehungsweise Beeinflussung der Glandula parotis, welche lateral liegt, zu befürchten ist. Die Stichrichtung sollte nicht zu tangential verlaufen, da ansonsten oberflächliche mimische Muskeln, wie z. B. der an der Fascia masseterica entspringende M. risorius geschwächt werden. Die Injektionsmenge sollte gering und die Toxinkonzentration hoch gewählt werden, um eine Diffusion z. B. in die Mundbodenmuskulatur zu vermeiden.

Der M. temporalis kann entweder ansatznah, d. h. etwa 2 cm, beziehungsweise ansatzfern, d. h.

etwa 5 cm über dem oberen Jochbeinbogenrand injiziert werden. Bei beiden Injektionen muß die stärkste Faszie des Kopfes, die Fascia temporalis durchdrungen werden. Deswegen muß die Injektionsrichtung insbesondere bei der ansatznahen Injektion möglichst senkrecht verlaufen, um das in der Faszie liegende ausgeprägte Fettpolster, das sich nach kaudal vergrößert, zu überwinden.

Bei der ansatzfernen Injektionstechnik muß die räumliche Nähe zur A. temporalis beachtet werden, um eine Verletzung zu vermeiden.

Die Injektion in den M. frontalis (M. occipitofrontalis, Venter frontalis) wird etwa 3–4 cm oberhalb des Orbitarandes vorgenommen. Die Stichrichtung sollte parallel zur Augenbraue verlaufen. Eine flache Injektion empfiehlt sich, um eine retromuskuläres Absinken der Injektionsflüssigkeit mit der möglichen Folge einer Ptosis zu vermeiden. Eine Injektion während Muskelkontraktion erhöht die Zielgenauigkeit und wird von den Patienten gut toleriert.

Der M. splenius capitis wird ansatznah, zwischen dem lateralen Rand der Pars descendens des M. trapezius und dem Ansatz des M. sternocleidomastoideus injiziert.

Der M. trapezius, Pars horizontalis sollte mindestens 2-mal pro Seite injiziert werden, da eine ausreichende Diffusion des Toxins bei kleinen Mengen ansonsten aufgrund der Muskelmasse nicht gewährleistet ist. Als Injektionsorte bieten sich jeweils der Punkt zwischen dem mittleren und äußeren, beziehungsweise mittleren und inneren Drittel der Strecke zwischen Halsansatz und Akromion an.

Ausblick

Botulinumtoxin A stellt für Patienten mit chronischen Schmerzerkrankungen, insbesondere Migräne und Kopfschmerzen vom Spannungstyp, eine neue Option dar. Die Anwendung des Wirkstoffs führt nicht zu ZNS-Nebenwirkungen. Gerade Kopfschmerzpatienten leiden aufgrund unerwünschter Wirkungen der eingesetzten Medikamente oft sehr unter Müdigkeit, Schwindel, Konzentrationsreduktion, Appetit- und Gewichtszunahme, Haarausfall und Veränderung der Libido. Bei Einsatz von Botulinumtoxin A sind diese Nebenwirkungen nicht bekannt. Organschäden sind bis heute nicht berichtet worden. Auch allergische Komplikationen sind bisher nicht beobachtet worden. Die Verträglichkeit und Sicherheit dieser Therapiemaßnahme ist damit außerordentlich hoch. Die Langzeitwirkung über mehrere Monate macht es nicht erforderlich, mehrmals täglich an eine Medikamenteneinnahme zu denken. Bei Wiederholungsinjektionen setzt die Effektivität nicht bei dem Ausgangspunkt der ersten Injektion an, sondern baut auf dem Therapieerfolg der vorhergehenden Behandlung im Sinne eines Treppeneffekts auf. Sind muskulärer Streß, sich selbst unterhaltende Trigger- und Tender-Punkte Ursache oder aggravierende Faktoren der Kopfschmerzerkrankungen, kann mit einer einmaligen Behandlung der Chronifizierungszirkel der Schmerzkrankheit aufgebrochen werden. Weitere Behandlungen sind dann nicht mehr erforderlich. In zahlreichen klinischen Studien wird derzeit das neue Einsatzgebiet von Botulinumtoxin A im Bereich der speziellen Schmerztherapie detailliert untersucht. In der Behandlung von primären Kopfschmerzen differieren noch die Ansichten zur Dosierung, zu Injektionsarealen und zum methodischen Vorgehen. Auch fehlen Vergleichsstudien zu Standardmedikamenten. Daher ist zzt. der Einsatz von Botulinumtoxin A bei diesen Erkrankungen erst nach Ausschöpfung von Standardtherapieverfahren und nur nach Evaluation in spezialisierten Zentren begründet. Der Einsatz erfordert genaue funktionell-anatomische Kenntnisse sowie umfangreiche Erfahrung und Übung in der Anwendung.

Naratriptan

Entsprechend der Anwendung von Naproxen 2-mal 500 mg wurde im Jahr 2001 in einer placebokontrollierten Studie die prophylaktische Wirkung von Naratriptan 2-mal 1 mg bzw. 2-mal 2,5 mg zur Kurzzeitprophylaxe der menstruellen Migräneattacke untersucht. Die Einnahme erfolgte während 4 Zyklen jeweils über 5 Tage, beginnend 2 Tage vor erwartetem Einsetzen der Menstruation. Die Behandlungsgruppe, die 2-mal 1 mg Naratriptan erhielt, wies signifikant weniger perimenstruelle Migränetage und Migräneattacken auf, während sich Dauer und Intensität der dennoch auftretenden Migräneattacken nicht von den anderen Behandlungsgruppen unterschied. Die Verträglichkeit des Naratriptans entsprach dabei der von Placebo. Naratriptan 2-mal 2,5 mg zeigte interessanterweise keine signifikante Wirkung. Es bleibt abzuwarten, inwieweit diese Ergebnisse reproduzierbar und in den klinischen Alltag übertragbar sind. Die Gefahr der Entstehung von medikamenteninduzierten Kopfschmerzen bei zu häufiger Einnahme von Triptanen muß dabei berücksichtigt werden.

Unkonventionelle Behandlungsverfahren

Was man unter unkonventionellen Behandlungsverfahren versteht

Bevor Therapieverfahren in der Wissenschaft guten Gewissens empfohlen werden können, müssen die Methoden ihre *Wirksamkeit* und ihre *Verträglichkeit* in strengen Prüfungen unter Beweis gestellt haben. Dafür gibt es mehrere Gründe:

! – Patienten haben von *unwirksamen* Methoden *keinen* Nutzen.
– Patienten können durch eventuelle Nebenwirkungen *Schaden* nehmen.
– Die Versichertengemeinschaft muß für *nutzlose* Therapieverfahren *zahlen*.

Unkonventionelle medizinische Richtungen beinhalten diagnostische und therapeutische Methoden, deren Wirksamkeit und Verträglichkeit noch nicht mit der erforderlichen Sorgfalt und Qualität untersucht worden sind.

Dies bedeutet nicht, daß diese Methoden *zwangsweise* unwirksam sein müssen. Viele der heute etablierten konventionellen Therapieverfahren waren einmal unkonventionell. Der Saft der Saalweide, in dem der Wirkstoff von Aspirin enthalten ist, ist dafür ein gutes Beispiel. Allerdings kann man den Therapieeffekt von unkonventionellen Verfahren *nicht kalkulieren*, weil adäquate wissenschaftliche Studien fehlen. Zweifelsfrei wäre für die unkonventionellen Methoden überhaupt kein Platz, wenn die konventionellen Verfahren *ausreichend* für alle Menschen wirksam wären. Man sollte sich dem Thema also relativ *vorurteilsfrei* stellen.

Kältetherapie

Die Anwendung von Kälte bei Kopfschmerzen, die sog. *Kryotherapie*, ist ein altes Verfahren. Man legt kalte Umschläge um die Schläfen, Eisbeutel oder heute auch spezielle Kühlgels. Die Vorstellung zur Wirkung ist, daß die Blutgefäße sich durch den Kälteeffekt zusammenziehen. Einige Studien zeigen, daß diese Methoden bei leichten Kopfschmerzen einen angenehmen Effekt haben können, aber als eigenständiges Therapieverfahren nicht ausreichen.

Nackenmassagen

Nackenmassagen sollen die Nackenmuskulatur lockern. Es gibt bis heute keine kontrollierte wissenschaftliche Untersuchung, ob Massagen bei Migräne hilfreich sein können. Im Gegenteil berichten manche Patienten, daß durch Massagen sogar Migräneattacken *ausgelöst* werden können.

Chiropraktik

Chiropraktische Methoden versuchen unter anderem die Beziehung der Wirbelgelenke der Halswirbelsäule gegeneinander zu korrigieren. Obwohl es sehr viele Untersuchungen zur Wirksamkeit von chiropraktischen Methoden in der Behandlung von Kopfschmerzerkrankungen gibt, werden diese fast ausnahmslos wegen *erheblicher methodischer Mängel* nicht anerkannt.

In einer methodisch gut kontrollierten Studie fand sich kein Unterschied zwischen einer chiropraktischen Behandlung, leichten HWS-Bewegungsübungen und einer Massagebehandlung. In seltenen Fällen kann zudem durch chiropraktische Manipulation ein *Schlaganfall* ausgelöst werden. Es scheint also kein Grund zu bestehen, dieses Risiko bei mangelnder Wirksamkeit einzugehen.

Elektrostimulation

Stimulation des Nackens oder anderer Körperteile mit elektrischem Strom wird bei Kopfschmerzen schon seit über 100 Jahren eingesetzt. Heute werden Strombehandlungen in Form von „transkutaner elektrischer Nervenstimulation" (TENS) oder „punktueller transkutaner elektrischer Nervenstimualtion" (PuTENS) angeboten. Beide Verfahren verwenden Hautelektroden, über die der Strom durch die Haut (transkutan) Nerven stimulieren kann.

Die beiden Methoden unterscheiden sich in der Art der Elektroden, es werden entweder *großflächige* Elektroden oder *punktuelle* Elektroden eingesetzt. Die Verfahren werden zur Vorbeugung von Migräneattacken von Geräteanbietern empfohlen. Wissenschaftliche Studienergebnisse können derzeit so interpretiert werden, daß nur bei einigen Patienten *zeitweise* Besserung erzielt wird.

Zahnbehandlungen

Obwohl zweifelsfrei Kopf- und Gesichtsschmerz durch Störungen des Kausystems verursacht werden können, gibt es bis heute keine gesicherten Hinweise dafür, daß *die Migräne* durch solche Anomalien verursacht wird. Manchmal werden Zahnspangen oder Aufbißschienen bei Migräne angeraten. Studien, die die Wirksamkeit solcher Therapien bei Migräne belegen, liegen jedoch *nicht* vor.

Akupunktur

Akupunktur ist ein etwa 4000 Jahre altes chinesisches Verfahren, das bei allen möglichen Krankheiten und Beschwerden wirksam sein soll. Das Image der Akupunktur in der sog. *Regenbogenpresse* ist außerordentlich gut, und wohl jeder

Unkonventionelle Behandlungsverfahren

Patient, der an hartnäckigen Kopfschmerzen leidet, wünscht sich, daß er mit diesem Wunderverfahren seine Kopfschmerzen los wird.

„Die Akupunktur an sich" gibt es nicht. Es werden eine Reihe unterschiedlicher Verfahren eingesetzt, die *Körperakupunktur*, die *Ohrakupunktur*, die *Aurikulotherapie*, *Moxibustion*, *Akupunkturinjektionen*, *Nadelakupunktur mit elektrischer Stimulation*, *Elektroakupunktur*, *Laserakupunktur* etc.

Bei der klassischen chinesischen Akupunktur werden in bestimmte Hautpunkte Nadeln aus Stahl, Gold oder Silber eingestochen. Die Punkte werden auf bestimmten Linien lokalisiert, welche den gesamten Körper überziehen und von den Chinesen *Jing luo* genannt wurden, übersetzt etwa *netzartig verbindende Gefäß-Nerven-Systeme*. Westliche Ärzte nennen diese Linien in Anlehnung an das Meridiansystem der Erde *Meridiane*. Nach der traditionellen Lehre soll in diesen Linien die *Lebensenergie* fließen. Durch das Einstechen der Akupunkturnadeln soll der gestörte Energiefluß reguliert und normalisiert werden.

Das Gedankengebäude findet sich auch in westlichen historischen Migränetheorien, die davon ausgingen, daß *Dämpfe* oder *Geister* im Schädelinneren stören. Durch Einbohren von Löchern in den Schädel versuchte man, diese Dämpfe um- und abzuleiten.

Heute wird die Wirkung der Akupunktur mit modernen Konzepten zur Schmerzwahrnehmung zu erklären versucht. Es wird vermutet, daß durch die Akupunktur *endogene Opioidsysteme* stimuliert werden. Das Einstechen von Nadeln soll die körpereigenen Schmerzabwehrsysteme aktivieren.

Das methodische Vorgehen bei der Akupunktur ist an sich sehr simpel: man sticht senkrecht, schräg oder tangential Nadeln in die Haut. Anschließend kann man die Nadeln drehen, heben, senken oder anderweitig stimulieren. Akupunktur ist vom Prinzip her *leicht* erlernbar, und wenn man von dem *Honorar* der Akupunkteure absieht, *spottbillig*, da die Einmalnadeln für Pfennigbeträge zu erhalten sind.

Studien zur Bewertung der Akupunktur sind durch große methodische Probleme belastet. Oft wurden *enthusiastische freiwillige Patienten* untersucht, da Zweifler sich für eine Therapie erst gar nicht bereit erklärt haben. Eine *Placebokontrolle* ist nicht möglich, und die Behandlung kann nicht vorurteilsfrei ausgewertet werden, weil ein doppelblindes Vorgehen nicht möglich ist. Weitere Probleme an vielen Akupunkturstudien sind *unangemessene Wirksamkeitsparameter* und mangelnde *statistische Auswertungen*. Trotzdem gibt es einige wenige Studien, die heutigen wissenschaftlichen Kriterien entsprechen. Leider ist das Ergebnis dieser Studien sehr widersprüchlich. Ein bedeutsamer Therapieeffekt kann in diesen Studien *nicht* nachgewiesen werden.

Zweifelsfrei nimmt die Migränehäufigkeit oft in der ersten Zeit einer Akupunkturbehandlung ab. Diese Abnahme unterscheidet sich jedoch nicht von einer *Placebobehandlung*. Berücksichtigt man diese Studienergebnisse, muß man leider feststellen, daß nach derzeitigem Wissen die verschiedenen Akupunkturbehandlungn *allenfalls kurzfristige* und *mäßige Therapieeffekte* zeigen. Da Akupunktur eine einfache, billige und nebenwirkungsarme Methode ist, sollte sie möglichst bald entmystiziert und entideologisiert werden. Eine vorurteilsfreie Bewertung der Verfahren in wissenschaftlichen Untersuchungen könnten dann den Stellenwert nachvollziehbar machen.

Akupressur

Bei dieser Methode können die Patienten *selbst* mit dem Daumen oder dem Zeigefinger bestimmte Punkte drücken oder massieren. Zudem muß Entspannung und Ruhe eingehalten werden. Wissenschaftliche kontrollierte Studien zur Wirksamkeit bei Migräne sind nicht bekannt, die Wirksamkeit ist also nicht belegt.

Hypnose

Die Hypnose ist eine besondere *vertiefte Entspannungsmethode* und für einige Anwendungsgebiete ist ihre Wirksamkeit zweifelsfrei belegt. Bis heute gibt es jedoch keine Studie, die nachweist, daß diese Methode bei *Kopfschmerzen* effektiv ist.

Kneipp-Therapie

Wassertreten, *Wechselbäder*, *Knie-*, *Schenkel-*, *Arm-* und *Gesichtsgüsse* werden bei Kopfschmerzen empfohlen. Kontrollierte Studien zur Wirksamkcit, die wissenschaftlichen Kriterien genügen, stehen aus.

Sauna

Saunabesuche können maßgeblich die Befindlichkeit verbessern. Bei einigen Menschen sind sie jedoch auch *Auslöser* von Migräneattacken. Kontrollierte Studien zur Wirksamkeit bei Kopfschmerzen sind nicht bekannt.

Stellatumblockaden

Dabei werden Lokalanästhetika in das *Ganglion stellatum* am Hals gespritzt. Man glaubt damit Durchblutungsstörungen zu beheben. Ein Effekt in der Therapie von Kopfschmerzen ist bisher *nicht* nachgewiesen worden.

Neuraltherapie

Die Neuraltherapie versucht unter anderem, *Störfelder* durch Injektionen von Lokalanästhetika zu beheben. Diese Therapieform wird für verschiedenste Erkrankungen eingesetzt. Ein Effekt in der Therapie von Kopfschmerzen ist durch kontrollierte wissenschaftliche Studien nicht erwiesen.

Schlafkuren

Während der Schlafkur werden Patienten in einen leichten *Dämmerschlaf* über mehrere Tage versetzt. Die Schlaftiefe erlaubt jedoch noch den Gang zur Toilette. Ein Effekt in der Therapie von Kopfschmerzen ist durch kontrollierte wissenschaftliche Studien bisher *nicht* nachgewiesen.

Fokalsanierung

Chronische *Infekte*, insbesondere im Bereich der Zähne, sollen zur Entstehung von chronischen Erkrankungen führen. Durch eine Beseitigung des Krankheitsherdes *(Fokus)* soll eine Genesung resultieren. Therapeutisch werden deshalb kranke Zähne *saniert*, ggf. auch das *gesamte Gebiß entfernt*. Ein Nachweis der Wirksamkeit in der Therapie von Kopfschmerzen ist durch kontrollierte wissenschaftliche Studien bisher nicht erbracht.

Magnetfeldtherapie

Magnetfelder verschiedener Stärke wurden gegen Kopfschmerzen eingesetzt. Studien, die eine Wirksamkeit bei Kopfschmerzen belegen, sind *nicht* bekannt.

Diäten

Eine naturgemäße Ernährung ist zweifelsfrei gesünder als denaturierte Industrienahrung. Die Abstinenz von *Genußgiften* ist ebenfalls ein wichtiger Aspekt einer gesunden Lebensweise. Es wurden spezielle Diätprogramme entwickelt, wie z. B. die *Evers-Diät, F.X.-Mayer-Diät* und andere Verfahren. Ausgeglichene gesunde Ernährung hat zweifelsfrei viele Vorteile. Sieht man von der Vermeidung von *speziellen Auslösefaktoren* ab, ist ein spezifischer Effekt von speziellen Diäten in der Therapie von Kopfschmerzen durch kontrollierte wissenschaftliche Studien bisher jedoch nicht nachgewiesen.

Schlangen-, Spinnen- und Skorpiongifte

Die Einspritzung von Giften stammt aus dem *chinesischen Kulturkreis* und wird heute noch von Heilpraktikern eingesetzt. Die Gifte sollen auf das Nerven- und Immunsystem wirken. Eine *nachvollziehbare* Erklärung für diese Therapiemethode existiert nicht.

Spezielle Therapie bei verschiedenen Migränesubformen

Motorische Defizite während der Migräneaura. Paresen oder Plegien im Rahmen einer Migräneattacke sind *Spezialformen* einer Aurasymptomatik. Je nach zeitlicher Ausprägung und je nach qualitativer Ausgestaltung können die hemiplegischen Migränen in *verschiedene Subtypen* der Migräne eingeordnet werden.

In früheren Klassifikationssystemen wurde unter dem Begriff der „hemiplegischen Migräne" eine Auraphase im Rahmen einer Migräneattacke beschrieben, die mindestens 60 min bis weniger als eine Woche anhält. Damit ist im heutigen, international standardisierten Sinne die „Migräne mit prolongierter Aura" gemeint. Die Diagnose „hemiplegische Migräne" selbst ist in der internationalen Klassifikation nicht vorgesehen.

Je nach zeitlicher Ausgestaltung der motorischen Störungen kann es sich bei der *hemiplegischen Migräne* um eine „Migräne mit typischer Aura" (Code 1.2.1.) oder mit „prolongierter Aura" (Code 1.2.2.) handeln. Leidet zumindest ein Verwandter 1. Grades an identischen Auraformen, so kann auch die Diagnose einer *„familiären hemiplegischen Migräne"* (Code 1.2.3.) gestellt werden. Auch bei der „Basilarismigräne" (Code 1.2.4.) können Paresen auftreten, jedoch sind diese *bilateral* lokalisiert. Die *„Migräne mit akutem Aurabeginn"* (Code 1.2.6.) kann ebenfalls mit einer Hemiparese oder Hemiplegie verbunden sein. Schließlich ist als weitere diagnostische Form der *„migränöse Infarkt"* (Code 1.6.2.) möglich.

Paresen oder Plegien im Rahmen einer Migräneattacke treten erfreulicherweise *nur selten* auf. Wenn sie jedoch präsent sind, bereiten sie im Anfangsstadium häufig diagnostische Probleme und große Verunsicherung bei den betroffenen Patienten und beim Arzt.

Motorische Störungen im Rahmen einer Migräneattacke sind in der Regel *vorübergehend* und *remittieren ohne Hinterlassung einer strukturellen Läsion*. Entsprechend finden sich in bildgebenden Verfahren keine Hinweise für morphologische Veränderungen. In Einzelfällen läßt sich während der motorischen Störungen im Rahmen der Migräneattacke über der betroffenen Hemisphäre im CCT ein *Hirnödem* aufdecken, oder es zeigen sich im SPECT Hinweise für eine *gravierende Störung der Blut-Hirn-Schranke*.

Spezielle Therapie bei verschiedenen Migränesubformen

- *Im Anschluß an eine zerebrale Angiographie* können bei einigen empfindlichen Patienten hemiplegische Migräneattacken induziert werden. Dabei tritt zunächst eine fokale Hypoperfusion in dem betroffenen Hirnareal auf, anschließend zeigt sich eine Hyperperfusion, die sich allmählich ausbreitet. Interessanterweise stellen sich schnelle Oszillationen des regionalen zerebralen Blutflusses dar. Dadurch wird *nur zeitweise* eine lokale Ischämie induziert. Dies könnte der Grund dafür sein, daß trotz der funktionellen Störungen ein bleibendes morphologisches Defizit bei den betroffenen Patienten nicht auftritt.
- Im Rahmen der *familiären hemiplegischen Migräne* treten entsprechende Attacken familiär bei mindestens einem Verwandten 1. Grades in identischer Form auf. Dies weist auf die genetische Bedingtheit der Attacken hin. Mittlerweile gelang es auch, das verantwortliche Chromosom aufzudecken. Es handelt sich dabei um das Chromosom 19. Die familiäre hemiplegische Migräne ist extrem selten. Neben den motorischen Störungen finden sich bei den Betroffenen häufig auch andere Aurasymptome, insbesondere in Form von Sprachstörungen (Dysphasie) und affektiven oder kognitiven Veränderungen.

MERKE

Ist das *Versorgungsgebiet der A. basilaris* betroffen, können *bilateral* motorische Störungen auftreten. Zusätzlich können Sehstörungen sowohl in den temporalen als auch in den basalen Gesichtsfeldern beider Augen vorhanden sein, weiterhin Dysarthrie, Schwindel, Hörgeräusche, Hörverlust, Doppelbilder, Ataxie, beidseitige sensorische Störungen in Form von Parästhesien, Bewußtseinsverlust bis hin zum Koma. In Einzelfällen wurden auch weitere Symptome beschrieben, wie z. B. Kleinhirnstörungen, Tremor, Nystagmus, retinale Degeneration, Taubheit und Ataxie.

Die typische *Zeitdauer* einer hemiplegischen Migräneaura beträgt *ca. einen Tag*. Es treten jedoch auch längere Verläufe auf, *bis hin zu 7 Tagen*. Bleiben die Störungen länger als eine Woche bestehen, spricht man definitionsgemäß von einem migränösen Infarkt.

Diagnostische Maßnahmen. Tritt eine motorische Störung im Sinne einer Hemiparese oder einer Hemiplegie erstmalig auf, müssen *sorgfältig strukturelle Störungen aufgedeckt oder ausgeschlossen* werden.

MERKE

Neben einer *sorgfältigen allgemeinen und neurologischen Untersuchung* ist ein *Computertomogramm (CT)* ohne und mit Kontrastmittel erforderlich, um eine Blutung oder eine Raumforderung zu erfassen. Gegebenenfalls kann ein *Magnetresonanztomogramm (MRT)* veranlaßt werden, wenn ein kleiner zerebraler Infarkt oder eine arteriovenöse Malformation vermutet wird. Eine zusätzliche *Untersuchung des Liquor cerebrospinalis* ist in der Lage, eine Subarachnoidalblutung oder einen intrakraniellen entzündlichen Prozeß zu erfassen. Die differentialdiagnostische Wertung eines entzündlichen Liquors muß jedoch *vorsichtig* abgewogen werden, da auch bei Migräneauren mit Hemiplegie eine Zellzahl-, Eiweiß- und Liquordruckerhöhung gefunden wird, ohne daß eine entzündliche Grundlage dafür besteht. Die *Elektroenzephalographie (EEG)* kann auf der betroffenen Seite bei einem Großteil der Patienten fokale Veränderungen aufweisen und belegt die funktionelle, zerebrale Störung. In unklaren Fällen wird zusätzlich eine *zerebrale Angiographie* durchgeführt. Bei einer hemiplegischen Migräneaura wird dabei ein normaler Befund resultieren. Weitere Untersuchungen müssen sich ggf. anschließen, um Vaskulitiden, Thromboemboliequellen und metabolische Störungen (MELAS-Syndrom, Diabetes mellitus) zu erfassen.

Die hemiplegischen Migräneauren sind selten. Bei den betroffenen Patienten treten Migräneattacken in Verbindung mit einer Hemiplegie in der Regel selten auf.

! Wichtig ist, daß man die Patienten eingehend berät, daß es sich hier *tatsächlich um Migräneattacken* handelt und eine entsprechende Therapie erforderlich ist.

Die Diagnose erfordert bisher *mindestens 2* entsprechend abgelaufene Auraphasen. In der Regel kommen die Patienten erst nach mehreren Attacken zur ärztlichen Beratung, so daß aufgrund des Verlaufes eine Diagnose im Zusammenhang mit einem regelrechten neurologischen Befund während des migränefreien Intervalls leicht zu stellen ist. Beim erstmaligen Auftreten einer Parese im Zusammenhang mit Kopfschmerzen muß eine morphologische oder funktionelle Störung im Nervensystem durch einen Neurologen *sehr sorgfältig* ausgeschlossen werden.

Spezielle Therapie. Prinzipiell gelten *die allgemeinen Regeln für die Migränetherapie* auch bei Migräneauren mit einer Hemiparese oder Hemiplegie. Da es sich häufig um sehr ausgeprägte neurologische Störungen handelt, ist es erforderlich, die *Indikation zu einer prophylaktischen Therapie* auch bei relativ niedriger Attackenfrequenz zu stellen. Das Vorgehen bei der Auswahl der Medikamente unterscheidet sich nicht von dem Vorgehen bei anderen Migränesubtypen.

> **MERKE**
>
> In erster Regel wird man mit einem *β-Blocker*, insbesondere Metoprolol, beginnen. Ebenfalls ist der Einsatz von *Flunarizin* möglich. Die Daten zur Wirksamkeit bei der hemiplegischen Migräneaura sind jedoch sehr rar, so daß im Einzelfall immer individuell geprüft werden muß, ob eine klinische Wirksamkeit sich einstellt oder nicht. Alternativ kann *Cyclandelat* eingesetzt werden. Möglicherweise ist auch der NMDA-Antagonist Amantadin zur Prophylaxe der Migräneaura wirksam. Dafür ergeben sich erste Hinweise in offenen Studien.

In früheren Untersuchungen wurde *Papaverin* zur Prophylaxe der Migräneaura empfohlen. Dabei wurden insbesondere gute Effekte bei der Prophylaxe der hemiplegischen Migräne berichtet. Neuere Untersuchungen zu dieser Substanz liegen allerdings *nicht* vor. Ebenfalls sind keine empirischen Daten zum Einsatz von *Serotoninantagonisten*, wie insbesondere Methysergid, verfügbar. Aufgrund des direkten vasoaktiven Wirkmechanismus der Serotoninantagonisten ist der Einsatz bei der hemiparetischen oder hemiplegischen Migräne nur zurückhaltend zu erwägen.

! Zur prophylaktischen Therapie empfiehlt sich ebenfalls der Einsatz von *niedrig dosierter Acetylsalicylsäure (300 mg/Tag)*. Diese kann einerseits einen positiven Effekt auf den Migräneverlauf haben, andererseits auch die hämodynamischen Parameter positiv beeinflussen.

Akutbehandlung. Eine *spezifische Akuttherapie* zur aktiven Unterstützung der Remission der Hemiparese im Rahmen einer Migräneattacke ist *bis heute nicht bekannt*. Es gibt eine Reihe von *Einzelfallberichten*, die den Einsatz verschiedener Substanzen zur Kupierung einer Parese oder Plegie im Rahmen einer Migräneattacke beschreiben.

So soll die *sublinguale Gabe von Nifedipin* oder die ! *intravenöse Gabe von Verapamil* im Einzelfall zu einer schnellen Remission der Störung geführt haben. Allerdings sind diese Befunde schwer übertragbar, da auch *Spontanremissionen* aufgetreten sein könnten.

Es sehr schwer, bei einem Patienten, bei dem akut ein motorisches Defizit aufgetreten ist, sich ärztlich passiv zu verhalten, ohne daß man eine aktive Intervention anbieten kann.

> **MERKE**
>
> In Einzelfällen konnten gute Erfahrungen *bei Einsatz von Lysinacetylsalicylat (Aspisol) in Verbindung mit Metoclopramid (Paspertin)* gemacht werden.

Konkludente Daten fehlen jedoch auch bei dieser Therapieform. Neben einem positiven Effekt auf hämodynamische Parameter kann durch diese Therapie zusätzlich auch eine neurogene Entzündung blockiert und mögliche Minderperfusion in den verschiedenen betroffenen Gefäßästen können verhindert werden.

> **MERKE**
>
> *Der Einsatz von Ergotalkaloiden und von Sumatriptan muß während der klinischen Präsenz einer Hemiparese oder einer Hemiplegie unbedingt vermieden werden.* Die Substanzen wirken vasokonstriktorisch und können eine Minderperfusion in den betroffenen Gefäßarmen verstärken.

Migräneaura ohne Kopfschmerz. Für die prophylaktische Therapie der *Migräneaura ohne Kopfschmerz* gelten die allgemeinen Regeln der Migräneprophylaxe. In der Akuttherapie wird die Kombination von Antiemetika plus Nichtopioidanalgetika eingesetzt. Das Vorgehen entspricht der Behandlung der sog. leichten Migräneattacke. Sumatriptan oder Ergotalkaloide dürfen während der Aura nicht verwendet werden.

Retinale Migräne. Die Auraphase der *retinalen Migräne* klingt innerhalb von 1 h spontan ab. Eine spezielle Therapie ist nicht bekannt. Aufgrund des Pathomechanismus empfiehlt sich die Akuttherapie in Form der Kombination von Antiemetika plus Nichtopioidanalgetika.

Periodische Syndrome in der Kindheit. Die spezielle Therapie der *periodischen Syndrome in der Kindheit* wird im nachfolgenden Unterkapitel „Migräne und Kindheit" erläutert.

Migränekomplikationen. Die Therapie der *Migränekomplikationen* ist in den obigen Abschnitten ausführlich beschrieben (s. S. 307).

Wahrscheinliche Migräne. Therapieempfehlungen zur Behandlung der *wahrscheinlichen Migräne* können derzeit nicht auf wissenschaftlicher Grundlage basieren. Es ist bisher keine Studie durchgeführt worden, bei der diese Migräneformen speziell durch die Einschlußkriterien expliziert waren. Im Gegenteil werden gerade bei klinischen Prüfungen solche Störungen ausgeschlossen!

! Aus pragmatischen Grunden lehnt sich deshalb derzeit die Therapie der wahrscheinlichen Migräne an die *allgemeinen Behandlungsregeln* der anderen Migräneformen an.

Migräne und Kindheit

Epidemiologie

Über die Prävalenz der Migräne im Kindes- und Schulalter ist im Vergleich zum Erwachsenenalter nur wenig bekannt.

! In einer skandinavischen Studie, die Anfang der 60er Jahre durchgeführt wurde, wird berichtet, *daß die Migräneprävalenz bei 7- bis 9jährigen Kindern 2,5 % beträgt, bei 10- bis 12jährigen 4,6 % und bei 13- bis 15jährigen 5,3 %.* Diese Daten wurden durch neuere Studien auch in anderen Ländern im wesentlichen bestätigt.

Informationen über das Auftreten der Migräne bei Kindern im Vorschulalter liegen nicht vor, obwohl auch in diesem frühen Kindesalter Migräneattacken bestehen können.

Über *Kopfschmerzen bei Kindern* machte man sich in früheren Jahrhunderten wenig Gedanken. Es herrschte die Meinung, daß Kopfschmerzen bei Kleinkindern und Schulkindern kaum eine Rolle spielen. Zu Beginn des 19. Jahrhunderts wurde erstmals ein Säugling beschrieben, der im Alter von 2 Wochen an zyklischem Erbrechen litt und bei dem später eine Migräne diagnostiziert wurde. Erst in der 2. Hälfte des 20. Jahrhunderts wurden Arbeiten über Kopfschmerzen bei Kleinkindern im Alter von ein und mehr Jahren publiziert. In der Regel zeigte sich, *daß Kopfschmerzleiden im 2. und 3. Lebensjahr bereits ihren Anfang finden.* Aus einer Untersuchung an Londoner Kindern ist bekannt, daß 4 % der Mütter von 3 Jahre alten Kindern berichten, daß derzeit bei ihren Kindern Kopfschmerzen ein Problem darstellen.

! Über *Kopfschmerzen* in der Vergangenheit wird bei *8 % der Kinder* berichtet. *Wiederkehrend auftretende Kopfschmerzen* sind *bei 3 % der Kinder* vorhanden. Auch aus Untersuchungen in anderen Ländern ist bekannt, daß zwischen 3 % und 4 % der Kinder im Lebensalter von 3 Jahren bereits an Kopfschmerzen leiden. Aus einer großen finnischen Studie an über 5000 Kindern wurde gezeigt, daß bis zum 5. Lebensjahr bereits 19,5 % der Kinder an Kopfschmerzen mit großem Leidensdruck erkrankt waren.

Dabei zeigen sich eine *hohe Kopfschmerzfrequenz bei 0,2 %*, eine *mittelgroße Kopfschmerzfrequenz bei 0,5 %*, eine *geringe Kopfschmerzhäufigkeit bei 4,3 %* und *gelegentliche Kopfschmerzen bei 14,5 %*. Interessanterweise konnte in dieser Untersuchung auch eine Reihe von *Prädiktoren* für das Auftreten von kindlichen Kopfschmerzen aufgedeckt werden.

> **MERKE**
>
> Ein *geringer Wohnungsstandard*, ein *niedriger ökonomischer Status* der Familie, *Unterbringung im Ganztagskindergarten* und eine *große Zahl von Freizeitaktivitäten* sind im Kindesalter mit größerem Kopfschmerzrisiko verbunden.

Das Auftreten von *Bauchschmerzen* war um das 9fache bei Kindern erhöht, die gelegentlich an Kopfschmerzen litten, und um das 14fache bei den Kindern, die mit mittlerer Häufigkeit an Kopfschmerzen litten.

! Aus finnischen Studien ist bekannt, daß *mit der Einschulung die Kopfschmerzprävalenz drastisch ansteigt. Bereits im 1. Schuljahr geben 39 % der Kinder an, daß sie an Kopfschmerzen leiden. 1,4 % der Kinder im 1. Schuljahr erfüllten die Kriterien der Migräne.*

Diese Ergebnisse wurden in einer großen Studie aus dem Jahre 1955 in Schweden (Uppsala) erhoben. Während im Jahre 1955, als die erste

Untersuchung durchgeführt wurde, eine Migräneprävalenz von 1,4 % aufgezeigt wurde, zeigte sich in einer vergleichbaren Studie im Jahre 1976 eine Migräneprävalenz von 3,2 und schließlich *im Jahre 1994 bereits eine Migräneprävalenz von 5,7 % bei Kindern im 7. Lebensjahr.*

! Aus diesen Zahlen ergeben sich Hinweise, daß die Inzidenz der Migräne bei Schulkindern im Laufe der Jahrzehnte offensichtlich stark angestiegen ist.

Im Schulalter ergibt sich mit zunehmendem Anstieg des Lebensalters in dieser schwedischen Untersuchung *auch eine zunehmende Prävalenz von Kopfschmerzen.* Bei Kindern im Alter zwischen 7 und 15 Jahren zeigt sich eine Kopfschmerzprävalenz von 58,7 %. Aus dieser Altersgruppe erfüllen 3,9 % der Kinder die Kriterien der Migräne. In Studien anderer Länder finden sich sehr ähnliche Daten.

> **MERKE**
>
> Aus einer deutschen Studie, die im Jahre 1991 von der Arbeitsgruppe um Pothmann an über 5000 Schulkindern durchgeführt wurde, ergibt sich, daß *über 52 % der Schulkinder an Kopfschmerz vom Spannungstyp und 12 % an Migräne leiden.* Bereits zur Einschulung sind über 10 % der Kinder an Kopfschmerzen von nennenswertem Leidensdruck erkrankt. Im Laufe der verschiedenen Schuljahre erhöht sich diese Häufigkeit *auf über 90 % der Kinder. 49 % leiden an Kopfschmerz vom Spannungstyp, 6,8 % an Migräne mit Aura und 4,5 % an Migräne ohne Aura.*

Aus einer finnischen Studie ergeben sich sehr ähnliche Zahlen: Bei den finnischen Schulkindern zeigten sich bei 71 % der Mädchen und bei 65 % der Jungen im 14. Lebensjahr Kopfschmerzen von erheblichem Ausmaß. Bei den Jungen erfüllten 6,7 % und bei den Mädchen 13,8 % die Kriterien der Migräne (Abb. 5.103–5.108).

! Insgesamt zeigte sich *im 14. Lebensjahr eine Migräneprävalenz von 10,2 %* in dieser Stichprobe.

Während bei der Einschulung die Kinder mit Kopfschmerzen die Minderheit darstellen, ändert sich das Bild bei den 14jährigen grundlegend. Hier stellen die Kinder, bei denen Kopfschmerzen *kein Problem* darstellen, die Außenseitergruppe dar. Im weiteren Teenageralter bleibt das Bild dann konstant. *Etwa ein Drittel der Jugendlichen hat mit Kopfschmerzen keine Probleme, die Hälfte der Jugendlichen leidet gelegentlich an Kopfschmerzen, und der Rest leidet häufig an Kopfschmerzproblemen.*

! Interessanterweise ergeben sich auch während des Schulalters *Veränderungen in der Geschlechterverteilung* hinsichtlich des Auftretens von Kopfschmerzen. Während des 1. Schuljahres findet sich ein leichtes Überwiegen der Kopfschmerzprävalenz bei den Jungen. Während des 14. Lebensjahres dagegen kehrt sich das Bild um, und es zeigt sich ein leichtes Überwiegen der Kopfschmerzprävalenz bei den Mädchen. Dieses Überwiegen steigt dann kontinuierlich bis zum 20. Lebensjahr an, und etwa doppelt soviele Mädchen wie Jungen geben im 20. Lebensjahr an, an Kopfschmerzen mit erheblicher Behinderung zu leiden.

Neben dieser Veränderung hinsichtlich der relativen Prävalenz ergeben sich auch *Verlaufsunterschiede zwischen und innerhalb der Geschlechtergruppen.* Ist die Migräne bereits bis zum 7. Lebensjahr aufgetreten, zeigt sich bei den betroffenen Jungen eine größere Wahrscheinlichkeit für eine Reduktion der Migräneattacken. Bei 22 % der Jungen kommt es zu einer teilweisen oder vollständigen Remission der Migräne, während nur 9 % der Mädchen, bei denen die Migräne bis zum 7. Lebensjahr erstmalig in Erscheinung getreten ist, eine entsprechende Remission aufweisen. Anders sieht die Situation jedoch aus, wenn Kinder in den

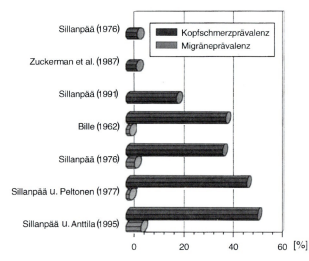

Abb. 5.103. Kopfschmerzprävalenz im Vorschulalter bei Kindern zwischen dem 3. und 7. Lebensjahr von verschiedenen Autoren

Abb. 5.104.
Kopfschmerzprävalenz im Schulalter. Daten verschiedener Autoren

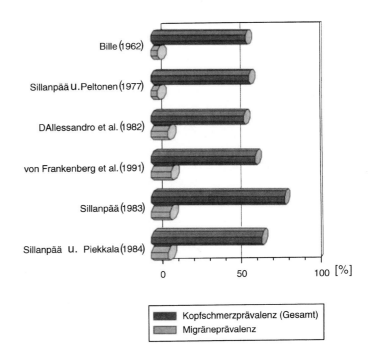

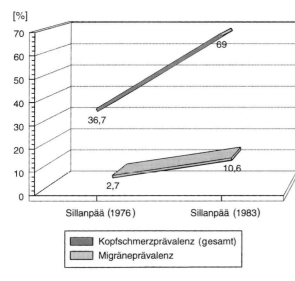

Abb. 5.105. Kohortenstudie zur Entwicklung der Kopfschmerzprävalenz im Vergleich zwischen dem 7. und dem 14. Lebensjahr

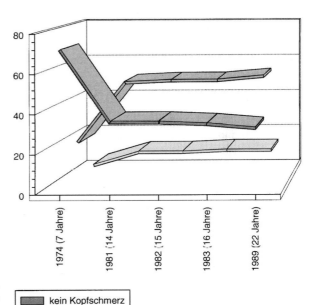

Abb. 5.106. Veränderungen der Kopfschmerzprävalenz während eines 15jährigen Follow-up. Untersucht wurden 1205 Kinder. Zwischen dem 7. und dem 14. Lebensjahr zeigt sich ein deutlicher Anstieg der Kopfschmerzprävalenz, die dann ab dem 15. Lebensjahr weitestgehend konstant bleibt. (Nach Sillanpää 1994)

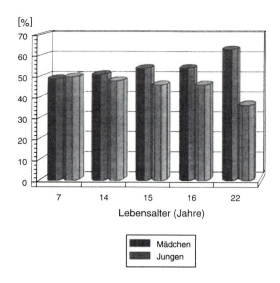

Abb. 5.107. Kopfschmerzprävalenz in Abhängigkeit von Alter und Geschlecht zwischen dem 7. und dem 22. Lebensjahr

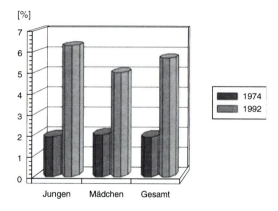

Abb. 5.108. Prävalenz der Migräne bei Kindern unter dem 7. Lebensjahr 1974 im Vergleich zum Jahre 1992. Die Studien wurden mit gleicher Methodik durchgeführt, so daß ein direkter Vergleich der Prävalenz möglich ist. Es zeigte sich eine Verdreifachung der Prävalenz zwischen den beiden Untersuchungszeitpunkten

Blick genommen werden, bei denen die Migräne erstmalig im Lebenszeitraum zwischen dem 8. und 14. Lebensjahr aufgetreten ist. 51 % der Jungen und 62 % der Mädchen dieser Gruppe haben noch im späteren Lebensalter eine klinisch manifeste Migräne.

MERKE

Nach Untersuchungen der Aktion „Gläserne Schule" in Schleswig-Holstein (Institut für Suchtprävention und angewandte Psychologie, Bremen) aus dem Jahre 1995 gehören Kopfschmerzen zu den *Hauptgesundheitsproblemen* von Kindern im Schulalter. Bei einer repräsentativen Befragung an Schulen stellte sich heraus, daß je nach Schultyp zwischen 20 % und 40 % der Schüler als wichtiges und hartnäckiges Gesundheitsproblem Kopfschmerzen angeben. Erschreckenderweise ergaben sich aus dieser Befragung auch eindeutige Hinweise dafür, daß Kopfschmerzen *einen wesentlichen Grund für die Entstehung von Suchtverhalten und Drogenmißbrauch* darstellen. Durch den Behinderungsdruck, den die Kopfschmerzen verursachen, können die Kinder für das Ausprobieren von Drogen empfänglich werden und versuchen, durch diese eine Befindlichkeitsverbesserung zu erzielen. Spezielles Wissen zur Kopfschmerzbehandlung und Kopfschmerzvermeidung scheint eine große Bedeutung in der Verhinderung von Drogenabhängigkeit bei Kindern zu haben!

Die Frage, *ob Kopfschmerzen in unserem Jahrhundert zugenommen haben,* war bis vor kurzem nicht beantwortbar. In Finnland wurde im Jahre 1992 eine Studie zur Migräneprävalenz in nahezu allen Details so wiederholt, wie sie bereits im Jahre 1974 in der gleichen Region durchgeführt wurde. Es wurden dabei 7jährige Schulkinder untersucht.

Es zeigte sich, daß im Jahre 1992 51,5 % der Kinder bereits an Kopfschmerzen gelitten haben, während im Jahre 1974 nur 14,6 % der Kinder eine entsprechende Kopfschmerzproblematik angaben. Das Bestehen von häufigen Kopfschmerzen, d. h. von mindestens einer oder mehr Attacken pro Monat, wurde im Jahre 1992 von 11,7 % der Kinder mit „Ja" beantwortet, während eine entsprechende Kopfschmerzhäufigkeit im Jahre 1974 nur von 4,7 % der Kinder angegeben wurde. Bei einem geschlechtsspezifischen Vergleich zeigt sich insbesondere, daß die Kopfschmerzzunahme *gerade bei Jungen* besonders stark zu beobachten ist.

Die Zahlen belegen *dramatische Anstiege in der Kopfschmerzprävalenz* im Kindesalter. Die Autoren der finnischen Studie gehen davon aus, daß eine instabile soziale Umwelt, häufige Umzüge, mangelnde Selbstbestimmung in der sozialen Gemeinschaft, Unsicherheitsgefühle in der Familie und in der Schule und die mangelnden Führungspersonen für dieses Ansteigen der Kopfschmerzprävalenz verantwortlich gemacht werden müssen.

> **MERKE**
>
> Aus diesen Daten muß die Schlußfolgerung gezogen werden, daß sowohl pädagogische Maßnahmen als auch inhaltliche Anforderungen *im Schulunterricht* überdacht werden müssen. Ebenso wie Anfang des 20. Jahrhunderts erkannt wurde, daß zur Zahngesundheitserhaltung in den Schulen gelehrt werden muß, wie man Zähne putzt und sich gesund ernährt, ebenso wie zum gleichen Zeitpunkt auch verstärkt Aufmerksamkeit auf Sportunterricht gelenkt wurde, um die physische Gesundheit aufrechtzuerhalten, so muß heute besonders die *Gesunderhaltung des Nervensystems* in den Schulen beachtet werden.

Dazu gehören zumindest *das frühe Erlernen eines Entspannungstrainings*, das regelmäßig geübt werden sollte, *Techniken zur Streßbewältigung, Informationen zur Gestaltung eines regelmäßigen Tagesablaufes, arbeitspsychologische Unterweisung, Gesundheitslehre hinsichtlich einer adäquaten Ernährung und Schlafhygiene*. Diese Maßnahmen wären einfach durchzuführen. Aufgrund der bekannten Pathophysiologie von Kopfschmerzen kann erwartet werden, daß damit ein positives Eingreifen in den stetigen Anstieg der Kopfschmerzprävalenz im Schulalter möglich wäre.

Diagnostische Kriterien

Frühe Studien zur Prävalenz im Kindesalter nutzten die diagnostischen Kriterien von Vahlquist aus dem Jahre 1955. Vergleichende Untersuchungen mit dem Kriteriensatz von Vahlquist und dem Kriteriensatz der Internationalen Kopfschmerzgesellschaft für die Diagnostik der Migräne zeigen, daß 70 % der Kopfschmerzpatienten sowohl die Kriterien der Internationalen Kopfschmerzgesellschaft als auch die Kriterien nach Vahlquist erfüllen, 80 % erfüllen die Kriterien der Internationalen Kopfschmerzgesellschaft und 90 % der Betroffenen erfüllen die Kriterien nach Vahlquist. Damit zeigt sich, *daß die Übereinstimmung der beiden Definitionssysteme relativ groß ist*. Die alte Definition nach Vahlquist weist jedoch eine *größere Sensitivität* für Migräne auf.

In der Klassifikation der Internationalen Kopfschmerzgesellschaft können Kopfschmerzattacken bei Kindern, die eine *Dauer von weniger als 4 h* aufweisen, als Migräneattacken klassifiziert werden.

Aus neueren Untersuchungen ist bekannt, *daß die Attackendauer bei Kindern die Effektivität der Therapie der Migräneattacke wenig beeinflußt*, d. h. daß, gleichgültig, ob die Attacke im Spontanverlauf 4 oder 2 h dauert, gleiche Therapieeffekte erzielt werden können. Insofern scheint eine exakte Festlegung der Attackendauer bei Kindern *von geringerer therapeutischer Relevanz* zu sein. Ob dies bei Erwachsenen ebenso ist, wurde bisher nicht untersucht.

Die Erfassung der Kopfschmerzmerkmale bei Kindern gestaltet sich *schwieriger* als bei Erwachsenen. Dies hängt in erster Linie damit zusammen, daß eine *genaue Symptomausdrucksmöglichkeit* bei Kindern weniger vorhanden ist als bei erwachsenen Menschen. Kinder haben zudem erst unter einer *geringen, überschaubaren Anzahl* von Attacken gelitten und können einen *charakteristischen Verlauf* mit typischer Ausprägung der Merkmale *noch nicht präzise angeben*. Die Klassifikation der Internationalen Kopfschmerzgesellschaft fordert in Abweichung vom Erwachsenenalter bei Kindern eine Kopfschmerzdauer bei unbehandeltem oder erfolglos behandeltem Verlauf von *2–48 h*. Allerdings treten bei jungen Kindern auch Attacken auf, die noch kürzer als 2 h andauern.

Da gerade bei neu auftretender Migräneerkrankung natürlich die erforderliche Anzahl der Migräneattacken, nämlich mehr als 5, noch nicht erfüllt ist, kann bei einer Erstdiagnose im Kindesalter häufig *zunächst nur die Diagnose einer migräneartigen Störung* gestellt werden. Erst der weitere Verlauf mit dem typischen Auftreten weiterer Attacken erfüllt dann das erforderliche Kriterium.

Da Kinder oft nicht über ausreichende sprachliche Ausdrucksmöglichkeiten verfügen, um ihre Migräneattacken zu beschreiben, ist besonders bei der Diagnostik darauf zu achten, daß es sich um *anfallsweise Kopfschmerzen* handelt.

Entscheidend ist die entweder an das Kind oder an die Eltern gestellte Frage,

– *ob zwischen den einzelnen Attacken vollständige Kopfschmerzfreiheit besteht und die Kinder auch sonst gesund sind*,

d. h. weder psychische noch physische Probleme aufweisen. Im Zusammenhang mit einem regelgerechten allgemeinen und neurologischen Befund ist dann eine große Wahrscheinlichkeit gegeben, daß es sich tatsächlich um Migräneattacken handelt.

Differentialdiagnostisch ist jedoch bei diesem Vorgehen *ein episodischer Kopfschmerz vom Spannungstyp nur schwer abzugrenzen*. Im frühen Kindesalter ist dieser allerdings einerseits *selten*, andererseits ist *die therapeutische Vorgehensweise bei beiden Kopfschmerzformen im Kindesalter noch sehr ähnlich.*

Besonderheiten der klinischen Merkmale

Auch im Kindesalter gelten für die Migräne die gleichen diagnostischen Kriterien wie im Erwachsenenalter, jedoch mit der bereits genannten Ausnahme der kürzeren Attackendauer. Neben den bei Erwachsenen im Vordergrund stehenden Begleitstörungen gibt es jedoch *bei Kindern noch zusätzliche Begleitstörungen*, die ebenfalls von diagnostischer Bedeutung sein können.

> **MERKE**
>
> – So bestehen bei den betroffenen Kindern während der Attacke *Tachykardie, Blässe oder Hautrötung, Befindensveränderungen, Durst, Appetit, Harndrang oder Müdigkeit*. Sie können *erhöhte Temperaturen* aufweisen, können *gähnen* oder *unruhig* sein und geben *auch in anderen Körperregionen Schmerzen* an, insbesondere im Bereich des Bauches. Im Vordergrund stehen auch *Störungen der Verdauungsorgane* wie Appetitlosigkeit, Übelkeit, Erbrechen, Diarrhö und verstärkte Abwehrspannung der Bauchdecken.
> – *Neurologische Aurasymptome* können genauso wie bei Erwachsenen ausgeprägt sein und in der ganzen Vielfalt auftreten. Parallel zum Erwachsenenalter stehen besonders *visuelle Störungen* im Vordergrund. In der Literatur wird die Häufigkeit der visuellen Aura bei Migräneattacken im Kindesalter zwischen 9% und 50% angegeben. Weitere häufige Aurasymptome sind *Paresen, sensorische Störungen* und *Sprachstörungen*.

Prägnanztypen der Migräne in der Kindheit

Prinzipiell können in der Kindheit *alle Formen der Migräne* vorhanden sein, es zeigen sich jedoch manche Migräneauraabläufe in besonderen Prägnanztypen.

! Neben *der visuellen Aura* findet sich in der Kindheit besonders *die Basilarismigräne* als häufige Ausdrucksweise der Migräneaura. Bei den Kindern treten neurologische Störungen in Form von *beidseitigen Gesichtsfeldstörungen, Tonusverlust, Nystagmus, Doppelbildern, Dysarthrie und Bewußtseinsstörungen* auf. Die Attacken treten zwar in der Regel mit großen zeitlichen Intervallen auf, können jedoch 24–72 h andauern. Gerade bei solchen neurologischen Begleitstörungen ist im Kindesalter eine *sorgfältige Untersuchung durch einen Neurologen* erforderlich.

Besonders stehen dabei *differentialdiagnostisch* im Vordergrund: *ein Tumor in der hinteren Schädelgrube, Medikamentennebenwirkungen (z. B. Antiemetika), mitochondriale Störungen* und *metabolische Erkrankungen*.

Häufig zeigen sich aber auch *Migräneauren durch Veränderungen des Affekts und der Kognition*.

Bekannt ist insbesondere das sog. *„Alice-im-Wunderland-Syndrom"* mit akuten Verwirrtheitszuständen. !

Auch bei solchen Störungen sind *strukturelle Läsionen* sorgfältig auszuschließen.

Die *familiäre hemiplegische Migräne* ist eine *besonders charakteristische Migräneauraform der Kindheit*. Auch hier ist der anfallsweise Verlauf diagnostisch wegweisend. Diese Migräneform tritt extrem selten auf.

Migräneäquivalente

> **MERKE**
>
> *Migräneäquivalente sind definiert durch Auftreten von vegetativen oder viszeralen Störungen der Migräne, wobei jedoch die Kopfschmerzmerkmale fehlen*. Wenn *fokale neurologische Störungen* auftreten, die die Kriterien der Migräneaura erfüllen, jedoch keine Kopfschmerzphase vorhanden ist, wird nicht von einem Migräneäquivalent gesprochen, sondern von einer *Migräneaura ohne Kopfschmerz*. Der Begriff Migräneäquivalent bezieht sich also allein auf die *viszeralen* und *vegetativen* Begleitmerkmale der Migräne ohne Aura. Ausführliche Informationen dazu finden sich auf S. 174 ff.

Typischerweise besteht die Symptomatik in *Übelkeit, Erbrechen, Unwohlsein, Darmbewegungen oder weiteren unspezifischen Symptomen*. Treten solche Störungen *periodisch* auf, wie z. B. das zyklische Erbrechen, werden die Störungen besonders häufig mit Migräneattacken in Verbindung gebracht. Empirische Daten über den Zusammenhang zwischen diesen Äquivalenten einer Migräneattacke und der eigentlichen Migräne liegen jedoch nur sehr spärlich vor. In aller Regel handelt es sich auch nur um eine *Ausschluß- oder Verlegenheitsdiagnose*, wenn alle anderen Untersuchungen keine spezifische Ursache aufdecken konnten. Bei entsprechenden Störungen sollte besonders sorgfältig nach *gastrointestinalen Erkrankungen, metabolischen Störungen, epileptischen Syndromen, Hirntumoren, mitochondrialen Störungen und v. a. auch nach psychischen Erkrankungen* gefahndet werden.

Mögliche Vorläufersyndrome in der Kindheit

Gutartiger paroxysmaler Torticollis in der Kindheit. Bereits im Säuglingsalter können *wiederholte Episoden eines Torticollis* auftreten. Die Bewegungsstörungen *remittieren im späteren Säuglingsalter*, weshalb der Zusatz „gutartig" begründet ist. Die Störung ist sehr selten. Nur *bei einem geringen Teil* der betroffenen Kinder werden die Torticollis-Episoden später von Migräneattacken abgelöst. Ob ein direkter Zusammenhang zwischen der Migräne und dieser Bewegungsstörung besteht, ist nicht endgültig geklärt. Die Pathophysiologie der Torticollisepisoden im Säuglingsalter ist ebenfalls offen. Denkbar ist, daß es sich hier um *Auraphasen* im Rahmen von Migräneauren handeln könnte. Derzeit ist dazu jedoch keine definitive Aussage möglich.

Gutartiger paroxysmaler Schwindel in der Kindheit. Im Kindesalter können *kurzzeitige, weniger als eine halbe Stunde andauernde schwere Schwindelepisoden* auftreten, die häufig von *Gesichtsblässe, Übelkeit und Erbrechen* begleitet werden. Das Syndrom tritt deutlich häufiger auf als der gutartige paroxysmale Torticollis in der Kindheit. *In der Regel remittiert diese Störung bis zur Einschulung.* Auch die Pathophysiologie dieser Störung ist bisher unklar, der Zusammenhang mit der Migräne ist aufgrund des anfallsweisen Charakters und der Begleitstörungen anzunehmen.

Bewegungskrankheit. Eine erhöhte Anfälligkeit für *Bewegungskrankheit* im Kindesalter wird ebenfalls mit der Migräne in Zusammenhang gebracht. Empirische Daten für diesen Zusammenhang fehlen bis jetzt. Keinesfalls kann allein aufgrund einer Neigung zur Bewegungskrankheit die Diagnose einer Migräne begründet werden. *Die mit Reisen verbundenen Aktivitäten können nicht nur zu einer Bewegungskrankheit führen, sondern ebenfalls Auslösebedingungen für Migräneattacken darstellen.*

Auswahl apparativer Zusatzuntersuchungen

Die *Indikation von Zusatzuntersuchungen* wie EEG oder bildgebende Verfahren gestaltet sich *ähnlich wie im Erwachsenenalter*. Da aber aufgrund des Alters naturgemäß häufig eine *nur kurze Anamnese* des Kopfschmerzverlaufs anzutreffen ist, wird sich im Kindesalter oft die Situation ergeben, daß erstmalig eine Kopfschmerzdiagnose gestellt werden muß und der anfallsartige Verlauf der Kopfschmerzerkrankung sich aufgrund der kurzen zeitlichen Präsenz noch nicht dokumentiert.

Aus diesem Grund muß bei den Kindern *besonders sorgfältig* das Vorliegen von Kopfschmerz bei einer *strukturellen Läsion* ausgeschlossen werden. Dies gilt insbesondere für eine kraniale Raumforderung. Besondere Aufmerksamkeit ist bei sehr jungen Kindern unter dem 6. Lebensjahr notwendig. Bis zu diesem Lebensalter sind primäre Kopfschmerzen deutlich weniger prävalent als im späteren Lebensalter, und *die Wahrscheinlichkeit für Kopfschmerzen in Verbindung mit strukturellen Läsionen ist deshalb im Vorschulalter deutlich größer als im späteren Lebensalter.*

Aus diesem Grunde sollte *die Regel* beachtet werden, *daß bei Kindern unter dem 7. Lebensalter mit dem erstmaligen Auftreten eines Kopfschmerzleidens ein bildgebendes Verfahren eingesetzt werden sollte.* Aufgrund der fehlenden Strahlenbelastung ist vorzugsweise ein Magnetresonanztomogramm (MRT) zu veranlassen. *In jedem Fall sollte ein bildgebendes Verfahren durchgeführt werden, wenn die Kinder zusätzlich durch einen Wachstumsverzug, Sehstörungen, Durst- oder Appetitveränderungen, affektive oder kognitive Symptome oder durch Störungen der Motorik auffällig werden.*

Im Schulalter steigt die Prävalenz der primären Kopfschmerzerkrankungen rapide an. Aus diesem Grunde ist die Durchführung von *bildgebenden Verfahren* nur *bei Abweichungen des allgemeinen und neurologischen Befundes* indiziert. Dies gilt insbesondere dann, wenn die Kopfschmerzerkrankung schon länger als 6 Monate anfallsartig besteht.

Unter der Lupe 5.9.
Indikationen für den Einsatz bildgebender Verfahren bei Kopfschmerzen im Kindesalter

Für die Durchführung bildgebender Verfahren in der Diagnostik von Kopfschmerzen im Kindesalter gelten prinzipiell die gleichen Regeln wie im Erwachsenenalter. Voraussetzung ist eine *ausführliche Erhebung der Anamnese* einschließlich einer *exakten Erfassung der Kopfschmerzmerkmale* der vorliegenden Kopfschmerzerkrankungen.

Zusätzlich sollte auch eine *genaue Beschreibung des schulischen Leistungsverhaltens* erhoben werden. Während *bei Kindern im Vorschulalter* mit einer kurzen Kopfschmerzanamnese die Durchführung eines bildgebenden Verfahrens regelmäßig veranlaßt werden sollte, empfiehlt sich *bei Schulkindern nur bei pathologischen Abweichungen* des allgemeinen oder neurologischen Befundes die solche Veranlassung. Die *Indikation für das bildgebende Verfahren* wird auch durch folgende Merkmale begründet:

1. *Veränderung des Kopfschmerzverlaufes* mit Neuauftreten von neurologischen Störungen, Anstieg der Kopfschmerzfrequenz, Anstieg der Kopfschmerzintensität, Anstieg der Kopfschmerzdauer.
2. *Mangelndes Ansprechen der Kopfschmerzattacken auf die eingeleitete Therapie.*
3. *Verzögerung des Wachstums, Zunahme des Kopfumfanges über die Altersnorm.*
4. *Veränderung der affektiven und kognitiven Funktionen.*
5. *Leistungsminderungen in der Schule, Störungen der Sensomotorik.*

Komorbidität

Epilepsie und Migräne

Epilepsie und Migräne treten *anfallsweise* auf und ein Zusammenhang dieser beiden Krankheitsentitäten wurde in der Literatur in der Vergangenheit sehr intensiv diskutiert.

! Von besonderer Bedeutung ist, daß *ätiologische Bedingungen für Kopfschmerzen und für Epilepsie*, wie z. B. Hirntumor, Gefäßmalformationen u. a., deckungsgleich sein können. Auch hinsichtlich der Therapie wurden Parallelen gezogen und z. B. Antikonvulsiva auch zur Prophylaxe der Migräne eingesetzt.

Bei einer Reihe von Störungen müssen *differentialdiagnostisch* sowohl die Migräneformen als auch die Epilepsien erwogen werden. Dazu gehört, wie bereits oben ausgeführt, das *zyklische Erbrechen*, der *wiederkehrende, paroxysmale Bauchschmerz, Schwindel, psychische Störungen*, die sowohl im Rahmen einer Migräneattacke als auch bei komplexen fokalen Anfällen auftreten können. Eine besondere Rolle nimmt in der Diagnostik das *EEG* ein, das in Verbindung mit epileptiformen Entladungen und klinischen Phänomenen *diagnostisch wegweisend* ist.

> **MERKE**
>
> − Epileptische Anfälle lassen sich von der Migräne *insbesondere durch den zeitlichen Verlauf* aus klinischer Sicht abgrenzen. *Für epileptische Anfälle sprechen ein plötzlicher Beginn*, eine *kurze Dauer im Bereich von Minuten* oder noch kürzer, *Bewußtseinsveränderungen* vor und nach dem Ereignis sowie ein *klar abgesetztes zeitliches Ende des Anfalles.*
> − Die *Migräne* dagegen kennzeichnet sich durch *einen langsamen Beginn mit allmählicher Ausbreitung der Symptome*, eine *längere Zeitdauer im Bereich von Stunden* und ein *allmähliches Abklingen.*

Ein weiterer Zusammenhang zwischen Migräne und Epilepsie ist durch die *Induktion von postiktalen Kopfschmerzen im Anschluß an einen epileptischen Anfall* gegeben. *Epileptische Anfälle* können sowohl *Migräneattacken* als auch *episodischen Kopfschmerz vom Spannungstyp* auslösen.

Im Zusammenhang der Prävalenzen von verschiedenen epileptischen Anfällen und Migräne zeigen sich *deutliche Koinzidenzen*. So sollen *zwei Drittel* der Patienten, die die typischen klinischen und elektroenzephalographischen Merkmale *der Rolandi-Epilepsie* haben, *ebenfalls Kopfschmerzen im Sinne einer Migräne* aufweisen. Auch sog. *gutartige fokale epileptiforme Entladungen* sollen bei Kindern mit Migräne zu etwa 9 % vorkommen. Die charakteristischen enzephalographischen Merkmale bei diesen Störungen finden sich in der normalen Bevölkerung nur bei knapp 2 %.

Synkopale Anfälle, orthostatische Dysregulation

Orthostatische Dysregulationen bis hin zur Synkope können im Rahmen von Migräneanfällen auftreten.

Aus systematischen Studien ist bekannt, daß eine ! *orthostatische Dysregulation* bei Migränepatienten bis zu *3mal häufiger* auftreten kann als bei Kontrollgruppen.

Ätiologie und Pathogenese dieser Störungen sind bis jetzt jedoch noch nicht geklärt und systematisch analysiert worden.

Hirninfarkt und Migräne

Über die Häufigkeit des Zusammenhangs *zwischen einem Hirninfarkt und der Migräne* im Kindesalter liegen nur *sehr spärliche Informationen* vor. Zweifelsfrei können migränöse Infarkte in jedem Lebensalter auftreten.

! In einer Schweizer Kohortenstudie, bei der 600 Kinder in Bern über einen längeren Zeitraum untersucht wurden, zeigte sich, daß bei 3 der betroffenen Kinder ein Hirninfarkt im Alter zwischen 4 und 14 Jahren aufgetreten ist. Aufgrund dieser Daten muß das Risiko, einen *migränösen Infarkt im Kindesalter* zu bekommen, wenn man an Migräne leidet, mit *0,5 %* angegeben werden.

Ausführliche Untersuchungen liegen jedoch bis jetzt noch nicht vor. Die Schweizer Studie zeigt, daß die Störungen im Vergleich zum Erwachsenenalter *eine gute Erholungstendenz* aufweisen und *Langzeitausfälle entweder nur sehr schwach oder überhaupt nicht bestehen*. Die größte Wahrscheinlichkeit für eine zerebrale Ischämie im Rahmen einer Migräneattacke besteht im Stromgebiet der A. cerebri posterior.

Differentialdiagnostisch muß das sog. *MELAS-Syndrom* erwogen werden. Es handelt sich dabei um die metabolische Enzephalopathie in Verbindung mit Laktatazidose und schlaganfallähnlichen Episoden.

! Das MELAS-Syndrom kennzeichnet sich durch *migräneartige Kopfschmerzepisoden*, welche durch unterschiedlichste Begleitstörungen gekennzeichnet sind.

Im weiteren Verlauf zeigen sich *bilaterale neurologische Störungen*, die als *schlaganfallähnliche Episoden* und *epileptische Anfälle* prägnant werden. Die Diagnose wird primär durch den *klinischen Verlauf* gestellt. Hinzu kommen im CCT oder im MRT *bilaterale okzipitale Nekrosen und Ödeme*, teilweise mit Blutungen, sowie insbesondere die namensgebende Laktat- und Pyruvatazidose im Liquor cerebrospinalis. In der Muskelbiopsie finden sich sog. „ragged red fibers".

Von weiterer differentialdiagnostischer Bedeutung sind die *Moya-Moya-Erkrankung*, die *alternierende Hemiplegie in der Kindheit, arteriovenöse Malformationen, zerebrale Raumforderungen* und *entzündliche Erkrankungen*, insbesondere die isolierte zerebrale Arteriitis.

Ein migränöser Infarkt muß *nicht* mit dem Zeichen eines Hirninfarkts im bildgebenden Verfahren (CCT oder MRT) verbunden sein. *Entscheidend sind die bleibenden klinischen Ausfälle für die Diagnose*, nicht jedoch ein entsprechendes Korrelat in den bildgebenden Verfahren.

Die Frage, ob die Migräne als solche das Risiko für ! einen *Schlaganfall* erhöht, ist bisher nicht abschließend beantwortet. Aus Studien an Erwachsenen ergeben sich *keine Hinweise* dafür, daß das Schlaganfallsrisiko durch Migräne erhöht wird.

Differentialdiagnostik von Kopfschmerzen im Kindesalter

Kopfschmerz vom Spannungstyp

Bei Kindern unter dem 10. Lebensjahr sind Kopfschmerzen vom Spannungstyp nur selten vorhanden, ab dem 15. Lebensjahr dagegen am *häufigsten*. Der *Kopfschmerz vom Spannungstyp* zeigt sich *typischerweise im Bereich des gesamten Kopfes*, besonders jedoch im Nackenbereich. Ein *chronischer Kopfschmerz vom Spannungstyp* ist im Kindesalter durch *Modulation der Schmerzintensität* charakterisiert, und kopfschmerzfreie Tage lassen sich durch geringe Intensität des Kopfschmerzes nicht sicher abgrenzen.

Aufgrund von *Übelkeit, Erbrechen, vegetativer Begleitstörungen* wie insbesondere *Gesichtsblässe* läßt ! sich die Migräne relativ leicht vom Kopfschmerz vom Spannungstyp abgrenzen. Zur Diagnostik ist es erforderlich, die Kriterien der IHS-Klassifikation exakt zu prüfen. Darüber hinaus muß eine sorgfältige neurologische und allgemeine Untersuchung durchgeführt werden.

Die *ätiologischen Faktoren* für den *Kopfschmerz vom Spannungstyp* (4. Stelle des IHS-Codes) lassen sich nicht immer erfassen. *Psychische Störungen* wie Angst, Depression oder Streß äußern sich im Alter unter 10 Jahren *nur selten* in Form von Kopfschmerz vom Spannungstyp.

Bei der *Störung des Kiefergelenks* zeigt sich eine *Schmerzausstrahlung in das ipsilaterale Ohr*. Bei der *zahnärztlichen Untersuchung* können sich eine *Malokklusion, Bruxismus bzw. weitere Parafunktionen* oder auch *ausgeprägtes Kaugummikauen* als Ursache herausstellen.

Bei einer *Kiefergelenkstörung* können *heiße Kompressen, physikalische Therapie* in Form von Kiefergymnastik mit bewußtem langsamem Öffnen und Schließen des Mundes sowie eine *Analgetikatherapie* hilfreich sein.

Besteht bei Kindern im Schulalter ein *Kopfschmerz vom Spannungstyp*, sollte die Therapie primär in *nichtmedikamentösen Maßnahmen* bestehen. Dazu gehören insbesondere das *Erlernen eines Entspannungstrainings* und eine *Überprüfung von Streßfaktoren* im familiären und im schulischen Bereich.

Kopfschmerzen bei strukturellen Läsionen

Auch im Kindesalter sind *Kopfschmerzen im Zusammenhang mit strukturellen Läsionen* die Ausnahme. Wiederkehrende oder Dauerkopfschmerzen werden, sieht man von akuten Prozessen, wie z. B. Infektionen, ab, *bei weit weniger als 2 % der Kinder* durch strukturelle Läsionen bedingt. Die klinische Unterscheidung der primären von den sekundären Kopfschmerzen ist im Kindesalter jedoch erschwert, da exakte klinische Merkmale in der Regel nicht vorhanden sind.

! Auch Kopfschmerzen bei strukturellen Läsionen äußern sich häufig *durch die klinischen Merkmale der primären Kopfschmerzformen*, insbesondere der Migräne und des Kopfschmerzes vom Spannungstyp.

Deshalb muß bei Kindern mit Kopfschmerzen bei der Erhebung der Kopfschmerzmerkmale, aber auch bei der allgemeinen und neurologischen Untersuchung *große Aufmerksamkeit* aufgebracht werden. Kopfschmerzen bei strukturellen Läsionen im Kindesalter können durch ebenso *mannigfaltige Ursachen* bedingt sein wie im Erwachsenenalter. Insofern muß die *gesamte Palette der Differentialdiagnostik* erwogen werden. Die häufigsten sekundären Kopfschmerzerkrankungen werden nachfolgend beschrieben.

Kraniale Raumforderungen. Die Entwicklung einer *kranialen Raumforderung* äußert sich in aller Regel *durch klinische Symptome, die mit der Zeit kontinuierlich zunehmen*.

> **MERKE**
>
> Initial können sich *intrakranielle Raumforderungen* durch eine Phase von *allmählich zunehmenden Kopfschmerzen* äußern, die sich über 2–4 Monate hinweg erstreckt. Bei über 95 % der betroffenen Patienten zeigen sich *zusätzliche neurologische Störungen*, die durch eine versierte neurologische Untersuchung klinisch erkannt werden können.

Bestehen solche neurologischen Störungen nicht, sind jedoch *Verdachtsmomente in Form von psychischen oder kognitiven Auffälligkeiten, Leistungsdefiziten in in der Schule oder Entwicklungsstörungen* vorhanden, sollten engmaschig – *in Abständen von einer Woche* – klinische Kontrolluntersuchungen veranlaßt werden. Ein *erhöhter intrakranieller Druck* äußert sich typischerweise *durch Kopfschmerzen beim Aufwachen* am frühen Morgen oder nach einem Mittagsschlaf. Das *Auftreten von epileptischen Anfällen* im Zusammenhang mit Kopfschmerzen ist ein *schwerwiegender Hinweis für die Entwicklung eines Hirntumors* und muß durch eine sorgfältige neuropädiatrische Untersuchung diagnostisch geklärt werden.

Vaskuläre Fehlbildungen. Kopfschmerzen mit *fester Seitenlokalisation* lenken den Verdacht auf eine *vaskuläre Läsion*, insbesondere eine *arteriovenöse Malformation* (AVM). Symptome bilden solche Läsionen, sieht man von den Kopfschmerzen ab, *durch eine Blutung mit neurologischen Ausfällen*. Epileptische Anfälle können ebenfalls typische Erscheinungsweisen für entsprechende Malformationen sein. Eine *Moya-Moya-Erkrankung* kann mit beidseitigen Kopfschmerzen und alternierender Hemiplegie einhergehen.

Hydrozephalus. Wegweisend für einen Hydrozephalus im Kindesalter ist die *Umfangvergrößerung des Kopfes*. Ein *Hydrocephalus occlusus* kann z. B. bei einer Arnold-Chiari-Mißbildung und anderen Ursachen eines Aquäduktverschlusses auftreten. Die Symptomatik bildet sich dabei relativ schnell aus, und spontane Besserungen lassen sich nicht beobachten. Im Säuglings- und Kindesalter sind intrakranielle Blutungen, Meningitis und andere entzündliche Erkrankungen häufige Ursachen für einen *Hydrocephalus communicans*.

Die *klinischen Merkmale* äußern sich in Form von einer Vergrößerung des Kopfumfangs und einer erhöhten Fontanellenspannung. Im weiteren Verlauf zeigen sich eine ausgeprägte Venenzeichnung, das Sonnenuntergangsphänomen und eine Verbreiterung der Schädelnähte. Bei schwerer Ausprägung treten zusätzlich weitere neurologische Ausfälle, wie z. B. Augenmuskelparesen, Stauungspapille, Optikusatrophie, Para- oder Tetraspastik und zerebrale Krampfanfälle auf.

Pseudotumor cerebri. Eine häufige Ursache für symptomatische Kopfschmerzen in der Kindheit ist die *gutartige intrakranielle Drucksteigerung*. Pathophysiologisch äußert sich die Störung durch ein *Hirnödem*, das wahrscheinlich durch eine *Behinderung des venösen Abflusses* verursacht wird. Im Kindesalter findet sich die Erkrankung *oft im Zu-*

sammenhang mit einer Otitis, mit einem Schädeltrauma oder bei Kortikosteroidentzug.

! Phänomenologisch zeigen sich *ähnliche Kopfschmerzmerkmale wie bei einer intrakraniellen Raumforderung*. Das Kopfschmerzleiden kann mit der Zeit *kontinuierlich zunehmen*. Allerdings fehlen fokale und allgemeine neurologische Störungen. Bei der Augenspiegelung zeigt sich ein *Papillenödem*, bei der Untersuchung des Liquor cerebrospinalis findet sich ein *erhöhter Liquordruck*, und der Kopfschmerz kann durch *Liquorentnahme mit Drucksenkung* gebessert werden.

Schädel-Hirn-Trauma. *Geringgradige Schädel-Hirn-Traumen* können bei Kindern als auch bei Erwachsenen Migräneattacken auslösen. Bekannt ist insbesondere die Fußballermigräne, bei der durch Ballköpfen Migräneattacken in Erscheinung treten können. Bei Kindern können sich entsprechende Ereignisse auch *durch Erbrechen oder Schwindel* äußern. Die *gesamten Erscheinungsweisen von Migräneattacken* können sich dabei ausbilden.

Bei *schweren Schädel-Hirn-Traumen* stehen aufgrund einer *intrakraniellen Blutung* oder eines *malignen Hirnödems Bewußtseinsstörungen* und *schwerwiegende neurologische Ausfälle* im Vordergrund. Kopfschmerzen äußern sich als sekundäres Symptom. Bei einem *subduralen Hämatom* oder bei einem *Hygrom* können Kopfschmerzen *hervorstechendes Symptom* sein, das eine weitergehende Diagnostik veranlaßt. Folge von Schädel-Hirn-Traumen können posttraumatische Kopfschmerzen sein.

! Im Kindesalter sind *posttraumatische Störungen* insbesondere durch *affektive und kognitive Veränderungen* charakterisiert.

Akute entzündliche Prozesse. Eine akute *Rhinosinusitis* kann bei Kindern Kopfschmerzen bedingen. Die Entzündung kann zum einen *direkt* verantwortlich für das Kopfschmerzsyndrom sein, kann aber auch sekundär *als Auslöser* von Migräneattacken bei entsprechend empfindlichen Patienten fungieren. Nach Abklingen des Prozesses und Wiederaufflammen ist es möglich, daß *auch wiederkehrende Kopfschmerzen* durch eine Sinusitis erklärt werden können.

! Ein Merkmal von Kopfschmerzen bei einem akuten Nebenhöhlenprozeß ist *die Lokalisation im Bereich der Stirn, der Augen und über den Nebenhöhlen*. Begleitstörungen sind *Behinderung der Nasenatmung, Klopfschmerzhaftigkeit über den Nasennebenhöhlen, Schwellung des Gesichtes über den Nebenhöhlen und Anstieg der Schmerzintensität bei Kopfvornüberbeugung* durch Bewegung des Sekretspiegels in den Nasennebenhöhlen.

Im Gegensatz zu einer weitverbreiteten Meinung sind die Kopfschmerzen *nicht auf chronische Nasennebenhöhlenentzündungen* zu beziehen. Nasennebenhöhlenoperationen oder andere Manipulationen im Bereich der Nase führen bei diesen chronischen Prozessen in aller Regel nicht zu einer Linderung der Kopfschmerzbeschwerden. Bei *Dauerkopfschmerz* muß deshalb besonders sorgfältig *eine spezifische Ursache* herausgefunden werden. Häufig handelt es sich dabei um *Medikamentenmißbrauch* oder um einen *chronischen Kopfschmerz vom Spannungstyp*.

Auch *andere akute entzündliche Prozesse*, insbesondere *virale Entzündungen* oder eine *Mononukleose* sind häufig Verursacher von akuten Kopfschmerzereignissen im Kindesalter. Die *typischen Begleitstörungen* von primären Kopfschmerzerkrankungen wie Migräne *fehlen* bei diesen Störungen. !

Bei einer *Meningitis* oder bei einer *Enzephalitis* können Kopfschmerzen frühes und wegweisendes Symptom sein. *Die neurologische Untersuchung erbringt hier charakteristische Auffälligkeiten*, die weitere diagnostische Maßnahmen veranlassen. *Temperaturerhöhungen und eine Pleozytose im Liquor cerebrospinalis sowie Veränderungen des Blutbildes* belegen die entzündliche Genese.

Schließlich muß auch an *Arteriitiden* und *Kollagenosen* als Ursache für permanente oder anfallsweise auftretende Kopfschmerzen gedacht werden.

Verhaltensmedizinische Therapiemaßnahmen

Im Vordergrund der Therapie der Migräne im ! Kindesalter stehen *Verhaltensmaßnahmen*.

Es gelten hier prinzipiell die gleichen Regeln wie im Erwachsenenalter. Die Suche nach *Triggerfaktoren* ist im Kindesalter noch schwieriger als im Erwachsenenalter, da die Kinder häufig nicht direkt angeben können, welche Bedingungen auslösende Potenz für Migräne haben können. Ein entscheidender Unterschied ist auch, daß die Angaben durch *Informationen der Eltern gefiltert* sind, so daß es sehr schwer sein kann, die individuelle Bewertung von Streßfaktoren durch das Kind über die Eltern adäquat in Erfahrung zu bringen.

Beratung zu Lebensführung, Ernährung, Freizeit- und Arbeitsverhalten sind ebenfalls äußerst wichtig.

Diätetische Maßnahmen, wie das Auslassen von Käse, Schokolade, Zitrusfrüchten oder Milchprodukten, führen selten zum Erfolg. Die Datenlage zum Zusammenhang zwischen solchen Faktoren und der Auslösung von Migräneattacken ist sehr unsicher.

MERKE

Aus diesem Grund sollte mehr Wert auf eine *regelmäßige Nahrungseinnahme* und *ausreichendes Nahrungsangebot* gelegt werden, anstatt für die gesamte Familie belastende Migränediäten zu komponieren.

Medikamentöse Akuttherapie

Hinsichtlich der *medikamentösen Therapie* ergeben sich *deutliche Unterschiede* im Vergleich zum Erwachsenenalter. Gerade bei der Migräne im Kindesalter ist es erforderlich, daß bei Beginn der Attacke die Medikation *zum frühestmöglichen Zeitpunkt* eingenommen wird.

! Man beginnt zunächst mit der Gabe des
  − Antiemetikums *Domperidon (10 mg oral oder als Suppositorium)*,

um eine verbesserte Resorption und Wirkung des Analgetikums und eine Therapie der Übelkeit und des Erbrechens einzuleiten.
Es muß eine *sehr vorsichtige Dosierung* erfolgen, da – v. a. bei Kindern – *schwere Dystonien* als unerwünschte Nebenwirkungen auftreten können. Auch bei niedrigen Dosen kann es bereits zu *okulären Krisen, Opisthotonus, Dysarthrie* und *Trismus* kommen. Dies gilt um so mehr bei Einsatz von *Metoclopramid*.

! − Im Anschluß an die Gabe von Domperidon kann *nach einem Zeitraum von 15 min ein Analgetikum* verabreicht werden.
  − Hier empfiehlt sich bei Kindern unter dem 12. Lebensjahr in erster Linie *Paracetamol*.

Im Hinblick auf ein mögliches Risiko des *Reye-Syndroms* sollte auf die Gabe von Acetylsalicylsäure verzichtet werden. Bei Schulkindern, bei denen die Migräneattacken zu jeder Gelegenheit, insbesondere auch morgens in der Schule auftreten können, sollten *die Lehrer* entsprechend informiert werden. Am besten ist es, wenn der Arzt dem Schüler eine schriftliche Instruktion zum Verhalten bei Migräneattacken mitgibt, die dem Lehrer vorgelegt wird.

MERKE

Zur Attackenkupierung kann bei Kindern, deren Attacken auf Paracetamol nicht ausreichend ansprechen, auch *Dihydroergotamin in Tablettenform (2 mg oral)* eingesetzt werden.

Bei ausgeprägter Übelkeit und Erbrechen können das Antiemetikum und das Analgetikum auch als *Suppositorium* gegeben werden.

MERKE

Ergotamintartrat und Sumatriptan sind im Kindesalter nicht angezeigt.

Medikamentöse Prophylaxe

Die medikamentöse prophylaktische Therapie im Kindesalter gestaltet sich noch schwieriger und komplizierter als im Erwachsenenalter.

Im Hinblick auf die evtl. erforderliche *hohe* ! *Einnahmefrequenz von Analgetika* und einen *schweren Leidensdruck* muß auch im Kindesalter bei häufigen Migräneattacken eine prophylaktische Medikation erwogen werden. Dabei ist jedoch zu bedenken, daß *Nebenwirkungen* von Prophylaktika im Kindesalter *häufiger und schwerer sind* als im Erwachsenenalter.

Bei der prophylaktischen Therapie gilt im Kindesalter ebenfalls wie im Erwachsenenalter, daß *immer nur eine Monotherapie* durchgeführt und nicht verschiedene Medikamente in Kombination gegeben werden sollten.

MERKE

In erster Linie kann im Kindesalter
− *ein β-Blocker*,
  wie z. B. Metoprolol oder Propranolol eingesetzt werden.
− Eine Alternative ist *Cyclandelat*.

Aufgrund der möglichen Nebenwirkungen und der auch zeitlich befristeten Therapiedauer sollte bei Kindern, wenn irgend möglich, auf die Verabreichung von Serotoninantagonisten oder Kalziumantagonisten wie Flunarizin *verzichtet* werden.

! - Man muß sich darüber im klaren sein, daß die medikamentöse Prophylaxe eine *verhaltensmedizinische Prophylaxe* nicht ersetzen kann und daß man in jedem Falle versuchen sollte, nichtmedikamentöse prophylaktische Maßnahmen intensiv auszunutzen.
- In aller Regel ergeben sich gleiche oder sogar bessere Effekte durch Verhaltensmaßnahmen.

Hinsichtlich der *Wirksamkeit der medikamentösen Migräneprophylaxe* bei Kindern gibt es in der Literatur sehr widersprüchliche Angaben. Ein Teil der Untersuchungsbefunde zeigt signifikante Effekte, nach anderen Studien ergeben sich solche bedeutsamen Effekte nicht.

! Wenn man eine medikamentöse Prophylaxe bei Kindern erwägt, sollte *kurzzeitig* überprüft werden, ob eine therapeutische Wirksamkeit erzielt wird und wie möglicherweise initiale Nebenwirkungen kompensiert werden können. Dazu sind *Erfolgskontrollen in 14tägigen Abständen* erforderlich. Nur bei Effektivität sollte eine Weiterführung erfolgen. Die *möglichen Nebenwirkungen* müssen mit den Eltern und den Kindern besprochen und ggf. sorgfältig erfaßt werden. Gegebenenfalls muß die Therapie angepaßt werden.

Alle diese Vorsichtsmaßnahmen zeigen, daß die prophylaktische medikamentöse Therapie der Migräne im Kindesalter *möglichst umgangen* werden sollte und Medikamente zur Migräneprophylaxe nur im Ausnahmefall eine Lösung des Problems für einen gewissen Zeitraum ermöglichen.

! Allerdings können gerade bei den Kindern, bei denen *sehr schwerwiegende und stark behindernde Attacken* auftreten, „*Einzelfallexperimente*" erforderlich werden. Zuweilen finden sich dann tatsächlich verblüffende Effekte von prophylaktischen Therapieverfahren. Jedoch sind das Ausnahmen. Bei solchen Problemfällen sollte die Behandlung nach Möglichkeit durch einen erfahrenen Neuropädiater durchgeführt werden.

Auch wenn eine schnelle Besserung des Migräneleidens nicht zu erzielen ist, ist es notwendig, daß die Patienten und die Eltern wiederholt beraten werden und daß hinsichtlich einer Besserung des Migräneleidens *Hoffnung* vermittelt wird. Gerade im Kindesalter kann es immer wieder zu *einer spontanen Remission* kommen.

! Manchmal zeigt sich erst im weiteren Verlauf, welche *Triggerfaktoren* besonders potent sind, und eine kontinuierliche Erfassung und Erfragung möglicher Auslösefaktoren kann zu einer entscheidenden Besserung führen.

Völlig unbefriedigend und frustrierend für Kinder und Eltern ist es allerdings, wenn die Patienten ohne spezifische Beratung über die heutigen Möglichkeiten der Therapie wieder aus der Sprechstunde entlassen werden, mit dem Hinweis, *daß Migräne nicht heilbar sei und man nichts finden könne.*

Migräne im Leben der Frau

Die sogenannte menstruelle Migräne

Definition. Der Begriff *menstruelle Migräne* findet sich in vielen Texten zum Thema Kopfschmerz. Er scheint so selbstverständlich, daß er lange Jahre kaum in Frage gestellt wurde. Teilweise glaubte man, daß die Migräne überhaupt immer „mit der Menstruation in irgendeiner Weise im Zusammenhang stehend" zu sehen ist. Migräne wurde als *Frauenkrankheit* aufgefaßt. Entsprechend wurde die Frauenheilkunde auch als ein primärer Ansprechpartner im Rahmen einer Migränetherapie angesehen.

Forschungsergebnisse haben jedoch gezeigt, daß diese als selbstverständlich angesehene Verbindung zwischen Hormonen, Menstruation, Schwangerschaft, Menopause, Antibabypille und Migräne relativiert werden muß. !

Die Klassifikation der Internationalen Kopfschmerzgesellschaft führt den Begriff der menstruellen Migräne *nicht* auf. Dies hängt zum einen damit zusammen, daß die Kopfschmerzdiagnostik sich auf die *Phänomenologie* bezieht, nicht jedoch auf mögliche vermutete Ursachen. Andererseits ließe sich natürlich ein Begriff der menstruellen Migräne auch phänomenologisch definieren; es zeigt sich jedoch,

- daß *Migräneattacken, die ausschließlich während der Menstruation ablaufen,* extrem selten sind.

Die Betroffenen erinnern sich nach ausführlicher Befragung in der Regel daran, daß sie nicht nur ausschließlich während der Menstruation an Migräneattacken leiden, sondern auch zu anderen Zeiten im Zyklus.

Was unter menstrueller Migräne zu verstehen ist, bleibt jedem selbst überlassen, der Begriff ist nirgendwo exakt definiert. Einige Autoren scheinen zu glauben, daß die Leser die Definition schon selbst wissen, und geben überhaupt keine nähere Spezifikation an. In anderen Berichten wird davon ausgegangen, daß eine menstruelle Migräne diejenigen Kopfschmerzattacken sind, bei denen *die Frauen annehmen, daß die Menstruation mit der Migräne in irgendeinem Zusammenhang steht*. Solche angenommenen Zusammenhänge durch die Betroffenen finden sich in unterschiedlichen Studien im Ausmaß zwischen 8 % und 70 %.

Will man den zeitlichen Zusammenhang nicht generell definieren, also eine Montags-, Dienstags-, Mittwochs- etc. -migräne definieren, so wäre der Begriff einer menstruellen Migräne nur dann sinnvoll, wenn man Migräneattacken, die *ausschließlich in Verbindung mit der Menstruation* auftreten, als solche bezeichnen würde. Aber auch hierbei bekommt man definitorische Schwierigkeiten. Der Zeitraum vor und nach der Menstruation muß exakt definiert werden. Dehnt man diese Zeitspanne nicht willkürlich aus und läßt 3 Tage vor und 3 Tage nach der Menstruation als entsprechenden Zeitraum zu, zeigt sich, daß *maximal eine von 20 Frauen*, die die Kriterien der Migräne erfüllen, in diese Gruppe gehören würde. Es zeigt sich also, daß der Begriff der menstruellen Migräne *nur für wenige der betroffenen Patientinnen* anzuwenden ist.

> **MERKE**
>
> Ein Zusammenhang mit dem sog. *prämenstruellen Syndrom* ist bisher wissenschaftlich nicht nachgewiesen. Dieses prämenstruelle Syndrom, charakterisiert durch Unterleibsschmerzen, Schwäche sowie weitere psychovegetative Symptome, zeigt sich ca. 2–3 Tage vor der Menstruation. Die Migräneattacken im zeitlichen Zusammenhang mit der Menstruation *unterscheiden sich nicht* von den sonstigen Attacken.

Häufig wird unter einer menstruellen Migräne auch *eine besonders schwere und lang andauernde Attacke* verstanden, die mit besonders starker Übelkeit und Erbrechen assoziiert ist. Allerdings kann *jede Form* der Migräne, mit oder ohne Aura, während der Menstruation auftreten. Ist die Menstruation tatsächlich ein *Auslösefaktor*, so zeigt sich, daß die Migräneattacke *meist 2 Tage vor der Menstruation* generiert wird.

Bei den Patientinnen, bei denen tatsächlich ausschließlich während der Menstruation Migräneattacken auftreten, findet sich ein *festes zeitliches Verhältnis* zwischen der Auftretenszeit und der Menstruationszeit. Allerdings kann bei anderen Frauen dieses zeitliche Verhältnis locker sein und die Migräneattacke in unterschiedlichem Zeitabstand zur Menstruation auftreten.

Mögliche Pathomechanismen. Aus klinischen und experimentellen Studien ist bekannt, daß der Auslösefaktor der Migräne im Zusammenhang mit der Menstruation *in einem Abfall des Östrogenspiegels und des Progesteronspiegels* zu finden ist. Bei entsprechend empfindlichen Frauen kann der Auslösung der Migräne *durch die Gabe von Östrogen* vorgebeugt werden. Die Gabe von Progesteron kann jedoch *nicht* die Migräneattacke verhindern. Entsprechend kann vermutlich *der Abfall des Plasmaöstradiolspiegels* für die Generierung der Migräneattacke verantwortlich gemacht werden. Die *absoluten* Hormonspiegel scheinen dagegen nicht von Bedeutung zu sein. In unterschiedlichen Studien konnte kein fester Zusammenhang zwischen der absoluten Konzentration der verschiedenen Hormone und der Auslösung von Migräneattacken aufgedeckt werden.

Weitergehende Analysen der Hormonkonzentrationen ergaben bisher keine einheitliche Meinung zur Bedeutung der verschiedenen Hormone für die Auslösung der Migräneattacken. Weder das

- follikelstimulierende Hormon noch das
- luteinisierende Hormon (LH)

unterscheiden sich zwischen Patientinnen, die an einer menstruell gebundenen Migräne leiden, und gesunden Kontrollgruppen. Als mögliche Ursache der Kopfschmerzauslösung während des Östradiolabfalls wurde ein *Effekt des Hormons auf die vaskuläre Reaktivität* angenommen, wobei eine *Vasodilatation* aufgrund der geringeren Hormonkonzentration verantwortlich gemacht wurde.

Dabei sollen insbesondere ein Anstieg der Prostaglandin-E_2- und -F_2-Konzentration sowie ein Abfall der Thrombozyten-Serotoninkonzentration eine Rolle spielen. **!**

In verschiedenen *Hormonprovokationstests* wurde über Auffälligkeiten bei Patientinnen berichtet, bei denen menstruationsgebundene Migräneattacken auftreten. Allerdings ist deren Bedeutung bis heute weitgehend unklar, insbesondere ergeben sich daraus bis heute keine bedeutsamen therapeutischen Konsequenzen:

- Patientinnen mit einer menstruellen Migräne kennzeichnen sich durch eine *reduzierte Magnesiumkonzentration in den Leukozyten*.
- Es besteht eine *reduzierte postsynaptische α_2-Adrenorezeptor-Hyposensitivität*, gekennzeich-

net durch eine reduzierte Hormonantwort nach Gabe von Clonidin.
- Es findet sich eine *reduzierte funktionelle hypothalamische Opioidaktivität*, gekennzeichnet durch einen Verlust der LH-Reaktion auf Naloxon.
- Es liegt eine *erhöhte hypothalamische Serotoninaktivität* vor, gekennzeichnet durch eine erhöhte Prolactinfreisetzung durch Dopaminantagonisten.

Therapie der menstruellen Migräne. Aufgrund des zeitlichen Zusammenhangs mit der Menstruation lag es in früheren Jahren nahe, *hormonelle Therapieverfahren* einzusetzen. Aufgrund der Verbindungen zwischen der Östrogenkonzentration und der Migränegenerierung wurde früher die

- Gabe von Östrogen 3–10 Tage vor der Menstruation

empfohlen. Allerdings zeigte sich, *daß damit der Zeitpunkt des Eintretens der Migräneattacke nur verschoben wird*, bis der natürliche Abfall wiederum auftritt. Die Gabe von transdermalen Hormonpflastern hat sich in kontrollierten Studien als nicht effektiv erwiesen. Gleiches gilt für die orale Gabe von Östrogenen.

> **MERKE**
>
> Der Einsatz von Östrogen *in Form von einem auf die Haut auftragbaren Gel* hat sich in placebokontrollierten Doppelblindstudien als wirksam erwiesen. Allerdings sind entsprechende Präparate in Deutschland derzeit nicht zugelassen. *Das Gel wird 2 Tage vor der erwarteten Migräneattacke aufgetragen und in den nächsten 7 Tagen weiter angewendet.*

Durch diese einfache Maßnahme kann bei den betroffenen Patientinnen *mit großer Zuverlässigkeit* die Auslösung der Migräneattacke verhindert werden. Voraussetzung dafür ist natürlich, daß tatsächlich dieser *enge, ausschließliche* Zusammenhang zwischen dem Hormonspiegelabfall und der Migräneattacke besteht. Dieses ist, wie bereits dargelegt, nur bei wenigen Ausnahmen der Fall.

- Als weitere Möglichkeit besteht die prophylaktische Gabe von Naproxen. Einzelheiten sind dazu auf S. 340 ff ausgeführt.

In allen anderen Fällen gilt für die Therapie der Migräneattacke im zeitlichen Zusammenhang mit der Menstruation das, was für die Behandlung der Migräneattacke bereits dargelegt wurde. Die Migräneattacke, unabhängig, ob sie nun im Zusammenhang oder nicht im Zusammenhang mit der Menstruation auftritt, wird *nach den beschriebenen allgemeinen Vorgehensweisen* behandelt. Bei schweren Migräneattacken, die sich einer Akutmedikation hartnäckig widersetzen, sollte frühzeitig auch eine konsequente prophylaktische Therapie eingeleitet werden.

Schwangerschaft und Migräne

Gegenseitige Beeinflussung. Die Migräne ist von besonderer Bedeutung für eine mögliche oder bestehende Schwangerschaft.

- Zum einen ergibt sich die Frage, *wie eine Migräne während der Schwangerschaft zu behandeln ist*, insbesondere, welche Medikamente indiziert oder kontraindiziert sind.
- Zum anderen sorgen sich betroffene Patientinnen, *ob die Schwangerschaft per se durch die Migräneerkrankung bedroht wird*.
- Schließlich ist von Bedeutung, *welche Auswirkungen die Schwangerschaft auf den Verlauf der Migräneattacke haben kann*.

Erfreulicherweise läßt sich beobachten, daß *der Migräneverlauf* durch die Schwangerschaft *sehr günstig beeinflußt wird*. Tatsächlich gibt es kaum eine bessere prophylaktische Maßnahme für Migräneattacken als die Schwangerschaft. Aus epidemiologischen Studien ist bekannt, *daß bei fast 70 % der betroffenen Patientinnen eine deutliche Verbesserung oder sogar ein völliges Sistieren der Migräne während der Schwangerschaft zu beobachten ist*. Der Effekt auf den Migräneverlauf zeigt sich *insbesondere in den letzten beiden Dritteln* der Schwangerschaft. Ob bei wiederholten Schwangerschaften der positive Effekt auf die Migräne allmählich nachläßt, ist bisher durch Studien nicht geklärt.

Nur *bei einem kleinen Teil* der Patientinnen findet sich *ein konstanter Verlauf* oder gar *eine Verschlechterung der Migräne* während der Schwangerschaft. Dies scheint insbesondere für Patientinnen zu gelten, die an einer *Migräne mit Aura* leiden. Treten Migräneattacken *erstmalig* während der Schwangerschaft auf, handelt es sich vorwiegend um eine Migräne mit Aura. Allerdings ist dies nur bei einer Minderzahl der Betroffenen der Fall; in einer französischen Studie zeigte sich dies bei 13 % der untersuchten Patientinnen. *Nach der Entbindung* findet sich bei etwa knapp *der Hälfte* der Patientinnen in der ersten Woche ein *erneutes Auftreten von Kopfschmerzen*, vorwiegend

Kopfschmerz vom Spannungstyp, jedoch auch Kopfschmerzen im Sinne der Migräne.

Verbesserung des Migräneverlaufs. Die Begründung für die z. T. spektakuläre Verbesserung der Migräne während der Schwangerschaft steht noch aus; es gibt keine klaren empirischen Befunde, die diesen Umstand erklären können. Allerdings werden *verschiedene Hypothesen* diskutiert.

- Zunächst wird angenommen, daß *die erhöhten Konzentrationen von Östrogen und Progesteron und deren konstante Spiegel* während der Schwangerschaft die Basis für die Verbesserung sind.
- Andere Erklärungen gehen davon aus, daß *ein veränderter Serotoninstoffwechsel* während der Schwangerschaft und *eine erhöhte Konzentration von endogenen Opioiden* (Endorphine) für die Verbesserung verantwortlich zu machen sind.
- Eine entscheidende Bedeutung scheint allerdings *die veränderte Lebensweise* während der Schwangerschaft zu haben. Schwangere Frauen ernähren sich bewußter, haben einen regelmäßigeren Schlaf-Wach-Rhythmus, vermeiden Alkohol und Nikotin, versuchen, streßfreier zu leben und sind im Arbeitsprozeß weniger beansprucht. Es besteht eine schwangerschaftsbedingte Kontrolle von Auslösefaktoren und entsprechend werden weniger Migräneattacken generiert. Empirische Untersuchungen, die diese Hypothese bestätigen, liegen jedoch nicht vor.

Behandlung der Migräne während der Schwangerschaft

Prophylaxe. Erfreulicherweise wird durch den Spontanverlauf während der Schwangerschaft die Migränetherapie positiv unterstützt. Generell gilt, daß *eine medikamentöse Therapie während der Schwangerschaft*, wenn irgendwie möglich, *zu vermeiden* ist. Insbesondere gilt dies natürlich für prophylaktische Maßnahmen, bei denen täglich Medikamente eingenommen werden müssen. Die Migräneprophylaktika, die sich als besonders wirksam erwiesen haben, sind *während der Schwangerschaft kontraindiziert*. Dies gilt für die β-Rezeptorenblocker, Flunarizin und die Serotoninantagonisten.

! Die Kontraindikation bestimmter Medikamente spielt eine wichtige Rolle, wenn eine Schwangerschaft geplant oder auch nur möglich ist. Da gerade junge Frauen solche Medikamente bei schweren Migräneverläufen einsetzen, müssen sie auf die Notwendigkeit einer adäquaten Kontrazeption hingewiesen werden.

Zur Vorbeugung von Migräneattacken empfehlen sich entsprechend, wie sonst auch, in erster Linie *Verhaltensmaßnahmen* wie

- Entspannungsübungen sowie
- Kennenlernen und Vermeidung von Triggerfaktoren.

Bei extrem schweren Migräneverläufen während der Schwangerschaft, insbesondere bei der Migräne mit Aura, kann zunächst die *Gabe von Magnesium* zur Migräneprophylaxe erwogen werden. Der Effekt von Magnesium auf den Migräneverlauf zeigte sich in klinischen Studien als gering, in *Einzelfällen* ist jedoch ein bedeutsamer Effekt zu erzielen. Zur Therapie des arteriellen Bluthochdruckes wird während der Schwangerschaft Propranolol eingesetzt. Es ergibt sich dabei kein Hinweis auf eine Teratotoxizität. Trotzdem sollte der Einsatz von *Propranolol* zur Migräneprophylaxe während der Schwangerschaft sehr zurückhaltend und nur als letzte Möglichkeit erwogen werden.

Attackentherapie. Es gibt nur sehr wenig Literatur zur Wirksamkeit und Verträglichkeit von Medikamenten in der Therapie der Migräneattacke während der Schwangerschaft. Gleiches gilt für die Auswirkungen einer medikamentösen Migränetherapie auf die Geburt und das Stillen. In erster Linie sollte zur Akutmedikation von Migräneattacken während der Schwangerschaft die Gabe von

- *Metoclopramid 20 mg* und
- *Paracetamol 1000 mg*

eingesetzt werden. Dabei soll auf den zeitlichen Abstand von 15 min geachtet werden. Sollte Paracetamol nicht ausreichend wirksam sein, kann auch die Gabe von

- *Acetylsalicylsäure 1000 mg*

erwogen werden. Zu dieser Substanz gibt es eine umfangreiche Literatur hinsichtlich des Einsatzes während der Schwangerschaft, und es gibt keine Hinweise darauf, daß fetale Mißbildungen induziert werden.

Die *neueren nichtsteroidalen Antirheumatika* sollten bei der Schwangerschaft *nicht* eingesetzt werden, weil einerseits keine ausreichenden Erfahrungen vorliegen und andererseits auch keine Hinweise dafür bestehen, daß ihre Effektivität zur

Kupierung der Migräneattacke größer ist als die der seit vielen Jahrzehnten eingesetzten oben genannten Substanzen. Besonders muß darauf geachtet werden, daß nichtsteroidale Antirheumatika *nicht kontinuierlich* eingesetzt werden. Insbesondere während des letzten Trimenons ergibt sich dadurch

— die Gefahr einer *Verlängerung der Schwangerschaft*,
— das erhöhte Risiko einer *Präeklampsie* und
— ein *erhöhtes Blutungsrisiko* für die Mutter und das Kind,
— ebenso kann eine *persistierende pulmonale Hypertension* auftreten.

MERKE

Streng kontraindiziert sind *Ergotalkaloide* wie Ergotamintartrat und Dihydroergotamin. Die Substanzen haben während der Schwangerschaft einen *uterotonischen Effekt*. Darüber hinaus zeigt sich Ergotamin als *embryotoxisch*.
— Für den Einsatz von Sumatriptan liegen derzeit noch keine ausreichenden Daten vor. Zwar gibt es Berichte von Schwangerschaften, die während einer Therapie mit Sumatriptan aufgetreten sind. Dabei sind *bisher* keine Probleme verzeichnet worden. Bevor jedoch ausreichend Erfahrungen vorliegen, darf Sumatriptan während der Schwangerschaft *nicht* eingesetzt werden.

Hormontherapie

Bei hartnäckigen Migräneattacken, die schwer zu therapieren sind, werden häufig *orale Kontrazeptiva* für die Generierung der Migräneattacken verantwortlich gemacht. Die empirische Überprüfung eines Zusammenhangs zwischen oraler Kontrazeption und Migräne dagegen läßt *keine eindeutige Verbindung* erkennen. In einigen Studien ergeben sich Hinweise für ein tatsächlich erhöhtes Auftreten von Migräneattacken, wobei dies je nach Studie bei 18–50 % der betroffenen Patientinnen der Fall sein soll; in anderen Studien zeigt sich dagegen sogar eine Verbesserung unter der Therapie mit oralen Kontrazeptiva bei bis zu 35 % der Patientinnen. In *placebokontrollierten Doppelblindstudien* findet sich allerdings *kein bedeutsamer Unterschied* zwischen Gruppen von Patientinnen, die mit oralen Kontrazeptiva oder Placebo behandelt wurden.

! Alles in allem zeichnet sich somit ab, daß zwischen der oralen Kontrazeption mit Hormonpräparaten und der Migräne *kein* definitiver Zusammenhang besteht.

Das *Neuauftreten von Migräneattacken* im Zusammenhang mit der Einnahme von oralen Kontrazeptiva wird ebenfalls immer wieder diskutiert. Allerdings liegt das häufigste Erstauftretensalter der Migräne im 2. Lebensjahrzehnt, also genau in der Zeit, in der auch erstmalig orale Kontrazeptiva eingenommen werden. Insofern scheint hier nur *ein rein statistischer Zusammenhang* – ohne ätiologische Relevanz – zu bestehen.

Auch für die Therapie ergibt sich *keine besondere* !
Auswirkung einer oralen Kontrazeption.

Die Therapie der Migräne bei bestehender oder nicht bestehender oraler Kontrazeption unterscheidet sich nicht; auch sind keine Interferenzen zwischen oralen Kontrazeptiva und Migränemedikamenten bekannt. Bei der Durchführung der Migränetherapie gelten die gleichen Richtlinien wie sonst auch.

Nur für den *seltenen therapierefraktären Fall* ist !
ein *Auslaßversuch* ratsam. Den Patientinnen sollte dann eine andere Methode der Kontrazeption empfohlen werden.

Im Zusammenhang mit dem *erhöhten Risiko von arteriellen oder venösen zerebralen Thrombosen sowie einer Subarachnoidalblutung* sollte bei plötzlichem Auftreten neurologischer fokaler Störungen möglichst umgehend eine neurologische Untersuchung veranlaßt werden. Dies gilt auch, *wenn unerwartete Kopfschmerzattacken auftreten* – auch wenn diese täglich vorkommen. Aus diesem Grunde sollten gerade Patientinnen, die eine orale Kontrazeption durchführen, hinsichtlich des Verlaufs der Erkrankung in *zeitlich engeren Abständen* kontrolliert werden. Eine Beratung über die Vermeidung von Risikofaktoren, insbesondere Nikotin, sollte veranlaßt werden, auch im Hinblick auf ein *möglicherweise erhöhtes Risikos für Schlaganfälle* bei einer Migräneerkrankung. Insgesamt ist dieses Risiko jedoch extrem gering. Migräne stellt deshalb *keinesfalls* eine Kontraindikation für den Einsatz von oralen Kontrazeptiva dar.

Menopause und höheres Lebensalter der Frau

Es wird häufig die Meinung vertreten, daß die Migräneattacke im höheren Lebensalter „allmählich ausbrennt", also an Häufigkeit und an Intensität abnimmt. In Studien, die sich mit diesem Fragenkomplex beschäftigen, zeigt sich jedoch, daß bei mehr als 50 % der Betroffenen *während der Menopause und danach keine Veränderung des bisherigen Migräneverlaufes* zu beobachten ist. Bei ca. 47 % der Patientinnen zeigt sich sogar *eine Verschlechterung*.

! Eine *Hysterektomie* oder eine *Ovarektomie*, die auch heute noch gelegentlich zur Therapie einer schweren Migräneattacke Patientinnen zugemutet wird, hat *keinen Effekt* auf den Verlauf einer Migräne.

Auch im hohen Lebensalter bleibt das Überwiegen der Migränehäufigkeit bei Frauen im Vergleich zu Männern bestehen. Hormontherapien im hohen Lebensalter können die Migräne nicht beeinflussen. Entsprechend gilt auch in dieser Situation, daß die Migränetherapie *wie sonst auch* durchgeführt werden sollte.

- Im sehr hohen Lebensalter, *jenseits des 75. oder 80. Lebensjahres*, scheint dagegen eine Änderung einzutreten.
- Tatsächlich gibt es in den spezialisierten Migräneambulanzen keinen Patienten oder keine Patientin, der bzw. die älter als 80 Jahre ist und über Migräneattacken klagt.
- Diese Beobachtung kann viele Gründe haben, z. B.: 1) Die Migräne tritt nicht mehr auf. 2) Die Migränepatienten sterben früher. 3) Alte Leute kommen aus Mobilitätsgrunden kaum noch in die Spezialambulanzen etc.

6. Kopfschmerz vom Spannungstyp

INTERNATIONAL HEADACHE SOCIETY

IHS-Klassifikation (Code 2)

2 Kopfschmerz vom Spannungstyp

- 2.1 Sporadisch auftretender episodischer Kopfschmerz vom Spannungstyp
- 2.1.1 Sporadisch auftretender episodischer Kopfschmerz vom Spannungstyp assoziiert mit perikranialer Schmerzempfindlichkeit
- 2.1.2 Sporadisch auftretender episodischer Kopfschmerz vom Spannungstyp nicht assoziiert mit perikranialer Schmerzempfindlichkeit
- 2.2 Gehäuft auftretender episodischer Kopfschmerz vom Spannungstyp
- 2.2.1 Gehäuft auftretender episodischer Kopfschmerz vom Spannungstyp assoziiert mit perikranialer Schmerzempfindlichkeit
- 2.2.2 Gehäuft auftretender episodischer Kopfschmerz vom Spannungstyp nicht assoziiert mit perikranialer Schmerzempfindlichkeit
- 2.3 Chronischer Kopfschmerz vom Spannungstyp
- 2.3.1 Chronischer Kopfschmerz vom Spannungstyp assoziiert mit perikranialer Schmerzempfindlichkeit
- 2.3.2 Chronischer Kopfschmerz vom Spannungstyp nicht assoziiert mit perikranialer Schmerzempfindlichkeit
- 2.4 Wahrscheinlicher Kopfschmerz vom Spannungstyp
- 2.4.1 Wahrscheinlicher sporadisch auftretender episodischer Kopfschmerz vom Spannungstyp
- 2.4.2 Wahrscheinlicher gehäuft auftretender episodischer Kopfschmerz vom Spannungstyp
- 2.4.3 Wahrscheinlicher chronischer Kopfschmerz vom Spannungstyp

FRÜHER VERWENDETE BEGRIFFE: Spannungskopfschmerz, Muskelkontraktionskopfschmerz, psychomyogener Kopfschmerz, streßabhängiger Kopfschmerz, gewöhnlicher Kopfschmerz, essentieller Kopfschmerz, idiopathischer und psychogener Kopfschmerz.

AN ANDERER STELLE KODIERT: Kopfschmerzen vom Spannungstyp als sekundäre Folge einer anderen Erkrankung werden entsprechend dieser Erkrankung kodiert.

ALLGEMEINER KOMMENTAR:
PRIMÄRER UND/ODER SEKUNDÄRER KOPFSCHMERZ: Tritt ein Kopfschmerz mit dem klinischen Bild eines Kopfschmerzes vom Spannungstyp in engem zeitlichen Zusammenhang mit einer anderen Erkrankung auf, die als Ursache von Kopfschmerzen angesehen wird, sollte der Kopfschmerz entsprechend der ursächlichen Erkrankung als sekundärer Kopfschmerz kodiert werden. Wenn sich aber ein vorbestehender Kopfschmerz vom Spannungstyp in engem zeitlichen Zusammenhang mit einer Erkrankung, die als Ursache von Kopfschmerzen angesehen wird, verschlechtert, ergeben sich zwei Möglichkeiten, die ein Abwägen erfordern. Der Patient kann entweder ausschließlich die Diagnose eines Kopfschmerzes vom Spannungstyp erhalten oder aber die Diagnose eines Kopfschmerzes vom Spannungstyp *und* eines sekundären Kopfschmerzes entsprechend der anderen Erkrankung. Letzteres Vorgehen empfiehlt sich bei Vorliegen folgender Punkte: Es besteht ein unmittelbarer zeitlicher Zusammenhang zur angenommenen ursächlichen Erkrankung; der Kopfschmerz vom Spannungstyp hat sich deutlich verschlechtert; es bestehen sehr gute Hinweise, daß die betreffende Erkrankung Kopfschmerzen vom Spannungstyp hervorrufen oder verschlimmern kann und nach Ende der angenommenen ursächlichen Erkrankung kommt es zum Verschwinden oder zumindest zur deutlichen Besserung des Kopfschmerzes vom Spannungstyp.

Einleitung

Der Kopfschmerz vom Spannungstyp ist der häufigste primäre Kopfschmerz. Die Lebenszeitprävalenz in der Geamtbevölkerung variiert in Studien zwischen 30 und 78%. Gleichzeitig ist es der am wenigsten untersuchte primäre Kopfschmerz, obwohl er die größte sozio-ökonomische Bedeutung hat.

Während man bei diesem Kopfschmerz ursprünglich eine primär psychogene Ursache annahm, legen nun eine Vielzahl von Studien, die nach Erscheinen der ersten Version der *Internationalen Klassifikation von Kopfschmerzen* durchgeführt wurden, nahe, daß zumindest den schwereren Verlaufsformen eine neurobiologische Genese zugrunde liegt.

Die Unterscheidung zwischen einer episodischen und chronischen Verlaufsform, wie sie in der ersten Version der *Internationalen Klassifikation von Kopfschmerzen* vorgenommen worden war, hat sich als extrem hilfreich erwiesen. Die chronische Verlaufsform ist eine ernstzunehmende Erkrankung, die die Lebensqualität deutlich beeinträchtigt und zu einer erheblichen Behinderung führt. In der vorliegenden Version wurde beschlossen, den episodischen Kopfschmerz vom Spannungstyp noch weiter in einen *sporadischen* Subtyp mit weniger als 1 Tag/Monat und einen Subtyp mit *häufigeren* Attacken zu unterteilen. Der sporadische Subyp hat nur wenige Auswirkungen auf das Leben des Betroffenen und verdient nur wenig Aufmerksamkeit der Medizin. Der Subtyp mit häufigeren Attacken hingegen kann mit erheblicher Behinderung einhergehen und zum Teil teure Medikamente und eine prophylaktische Behandlung erforderlich machen. Die chronische Verlaufsform ist natürlich grundsätzlich mit einem hohen Grad an Behinderung und hohen personellen und sozio-ökonomischen Kosten verbunden.

In der ersten Auflage wurde willkürlich zwischen Patienten mit und ohne erhöhter Schmerzempfindlichkeit der perikranialen Muskulatur unterschieden. Diese Unterteilung hat sich als berechtigt erwiesen, wobei sich als einzig hilfreiches Unterscheidungskriterium die manuelle Palpation und nicht, wie in der ersten Auflage angenommen, auch das Oberflächen-EMG oder die Druckalgesiometrie erwiesen hat. Deshalb wurde in der zweiten Auflage lediglich die manuelle Palpation und hier vorzugsweise die druck-kontrollierte Palpation zur Unterscheidung der Unterformen des Kopfschmerzes vom Spannungstyp herangezogen.

Die genaue Pathophysiologie des Kopfschmerzes vom Spannungstyp ist nicht bekannt. Periphere Mechanismen scheinen sehr wahrscheinlich beim 2.1. *sporadisch auftretenden episodischen Kopfschmerz vom Spannungstyp* und beim 2.2 *gehäuft auftretenden episodischen Kopfschmerz vom Spannungstyp* eine Rolle zu spielen, während zentrale Schmerzmechanismen beim 2.3 *chronischen Kopfschmerz vom Spannungstyp* entscheidend sind. Das Klassifikationskommitee hält weitere wissenschaftliche Untersuchungen zur Pathophysiologie und Behandlung des Kopfschmer- zes vom Spannungstyp für äußerst wünschenswert.

Es gibt Anlaß zur Vermutung, daß die diagnostischen Kriterien der ersten Auflage dazu führen, daß fälschlicherweise einige Patienten mit einer leichten Migräne ohne Aura in die Spannungskopfschmerzgruppe eingeordnet wurden und manche Patienten mit einer chronischen Migräne als chronischer Kopfschmerz vom Spannungstyp kodiert wurden. Die klinische Erfahrung stützt diese Annahme, insbesondere bei Patienten, die zusätzlich unter Migräneattacken leiden oder die Symptome zeigen, wie sie für die Pathophysiologie der Migräne typisch sind (Schoenen et al. 1987). Innerhalb des Klassifikationskommitees gab es Überlegungen, die diagnostischen Kriterien des Kopfschmerzes vom Spannungstyp restriktiver zu formulieren, in der Hoffnung, zumindest Migränepatienten auszuschließen, deren Kopfschmerz phänomenologisch einem Kopfschmerz vom Spannungstyp ähnelt. Dies hätte jedoch die Sensitivität der Kriterien beeinträchtigt, ohne daß der Vorteil einer solche Änderung wissenschaftlich belegt wäre. Da ein Konsens in diesem Punkt nicht erreicht werden konnte, findet sich im Anhang ein Vorschlag für derartige restriktivere Kriterien unter A2 *Kopfschmerz vom Spannungstyp*. Das Klassifikationskommitee empfiehlt, Patienten, die entsprechend der Klassifikation diagnostiziert wurden, mit Patienten zu vergleichen, deren Diagnose auf den Kriterien im Anhang beruht. Dies betrifft sowohl das klinische Bild als auch pathophysiologische Mechanismen und das Ansprechen auf Medikamente.

2.1 Sporadisch auftretender episodischer Kopfschmerz vom Spannungstyp

BESCHREIBUNG: Seltene Kopfschmerzepisoden mit einer Dauer von Minuten bis Tagen. Der Schmerz ist typischerweise beidseitig lokalisiert und von drückender, beengender Qualität. Er erreicht eine leichte bis mäßige Intensität und verstärkt sich nicht durch körperliche Routineaktivitäten. Es besteht keine begleitende Übelkeit, aber Photophobie oder Phonophobie können vorhanden sein.

DIAGNOSTISCHE KRITERIEN:

A. Wenigstens 10 Episoden, die die Kriterien B–D erfüllen und durchschnittlich an <1 Tag/Monat (<12 Tage/Jahr) auftreten
B. Die Kopfschmerzdauer liegt zwischen 30 Minuten und 7 Tagen
C. Der Kopfschmerz weist mindestens 2 der folgenden Charakteristika auf:
   1. beidseitige Lokalisation
   2. Schmerzqualität drückend oder beengend, nicht pulsierend
   3. leichte bis mittlere Schmerzintensität
   4. keine Verstärkung durch körperliche Routineaktivitäten wie Gehen oder Treppensteigen
D. Beide folgenden Punkte sind erfüllt:
   1. Keine Übelkeit oder Erbrechen (Appetitlosigkeit kann auftreten)
   2. Photophobie oder Phonophobie, nicht jedoch beides kann vorhanden sein
E. Nicht auf eine andere Erkrankung zurückzuführen[1]

ANMERKUNG:
1. Vorgeschichte, körperliche und neurologische Untersuchungen geben keinen Hinweis auf eine der unter 5 bis 12 aufgeführten Erkrankungen oder Vorgeschichte und/oder körperliche und/oder neurologische Untersuchungen lassen an eine solche Erkrankung denken, doch konnte diese durch geeignete Untersuchungen ausgeschlossen werden oder eine solche Erkrankung liegt vor, die Kopfschmerzen traten jedoch nicht erstmals in engem zeitlichen Zusammenhang mit dieser Erkrankung auf.

2.1.1 Sporadisch auftretender episodischer Kopfschmerz vom Spannungstyp assoziiert mit perikranialer Schmerzempfindlichkeit

DIAGNOSTISCHE KRITERIEN:

A. Episoden erfüllen die Kriterien A–E für 2.1 *sporadisch auftretender episodischer Kopfschmerz vom Spannungstyp*
B. Erhöhte Schmerzempfindlichkeit der perikranialen Muskulatur bei manueller Palpation

2.1.2 Sporadisch auftretender episodischer Kopfschmerz vom Spannungstyp nicht assoziiert mit perikranialer Schmerzempfindlichkeit

DIAGNOSTISCHE KRITERIEN:

A. Episoden erfüllen die Kriterien A–E für 2.1 *sporadisch auftretender episodischer Kopfschmerz vom Spannungstyp*
B. Keine erhöhte Schmerzempfindlichkeit der perikranialen Muskulatur bei manueller Palpation

KOMMENTAR: Eine erhöhte perikraniale Schmerzempfindlichkeit nachgewiesen durch manuelle Palpation ist der wichtigste Befund bei Patienten mit Kopfschmerzen vom Spannungstyp. Die Schmerzempfindlichkeit steigt dabei mit der Intensität und Häufigkeit der Kopfschmerzen vom Spannungstyp an und wird während des eigentlichen Kopfschmerzes noch weiter verstärkt. Die diagnostische Wertigkeit des EMG und der Druckalgesimetrie ist limitiert, sie sind daher in dieser 2. Auflage nicht mehr aufgeführt. Eine erhöhte perikraniale Schmerzempfindlichkeit des M. frontalis, M. temporalis, M. masseter, der Mm. pterygoideii, des M. sternocleidomastoideus, M. splenius und des M. trapezius kann auf einfache Weise durch manuelle Palpation mit kleinen rotierenden Bewegungen und festem Druck (idealerweise mit einem Palpometer) des 2. oder 3. Fingers bestimmt werden. Ein lokaler Schmerzempfindlichkeitsscore von 0 bis 3 für jeden einzelnen Muskel kann zu einem individuellen Gesamtscore zusammengezählt werden. Es konnte gezeigt werden, daß der Gebrauch von Hilfsmitteln, die eine Palpation mit kontrolliertem Druck erlauben, zu validieren und reproduzierbaren Ergebnisse führt. Allerdings sind diese Hilfsmittel nicht generell verfügbar, so daß in der Praxis zumindest die manuelle Palpation als klassische klinische Untersuchungsmethode durchgeführt werden sollte.

Die Palpation ist als richtungsgebend für die Behandlung sehr hilfreich, sie unterstützt aber auch die Aussagekraft der Erklärungen gegenüber dem Patienten.

2.2 Gehäuft auftretender episodischer Kopfschmerz vom Spannungstyp

BESCHREIBUNG: Häufig auftretende Kopfschmerzepisoden mit einer Dauer von Minuten bis Tagen. Der Schmerz ist typischerweise beidseits lokalisiert und von von drückender, beengender Qualität. Er erreicht eine leichte bis mäßige Intensität und verstärkt sich nicht durch körperliche Routineaktivitäten. Es besteht keine begleitende Übelkeit, aber Photophobie oder Phonophobie können vorhanden sein.

DIAGNOSTISCHE KRITERIEN:

A. Wenigstens 10 Episoden, die die Kriterien B–D erfüllen und durchschnittlich an ≥ 1 Tag/Monat, aber <15 Tagen/Monat über mindestens 3 Monate auftreten (≥ 12 und <180 Tage/Jahr)
B. Die Kopfschmerzdauer liegt zwischen 30 Minuten und 7 Tagen
C. Der Kopfschmerz weist mindestens 2 der folgenden Charakteristika auf:
   1. beidseitige Lokalisation
   2. Schmerzqualität drückend oder beengend, nicht pulsierend
   3. leichte bis mittlere Schmerzintensität
   4. keine Verstärkung durch körperliche Routineaktivitäten wie Gehen oder Treppensteigen
D. Beide folgenden Punkte sind erfüllt:
   1. Keine Übelkeit oder Erbrechen (Appetitlosigkeit kann auftreten)
   2. Photophobie oder Phonophobie, nicht jedoch beides kann vorhanden sein
E. Nicht auf eine andere Erkrankung zurückzuführen[1]

ANMERKUNG:
1. Vorgeschichte, körperliche und neurologische Untersuchungen geben keinen Hinweis auf eine der unter 5 bis 12 aufgeführten Erkrankungen oder Vorgeschichte und/oder körperliche und/oder neurologische Untersuchungen lassen an eine solche Erkrankung denken, doch konnte diese durch geeignete Untersuchungen ausgeschlossen werden oder eine solche Erkrankung liegt vor, die Kopfschmerzen traten jedoch nicht erstmals in engem zeitlichen Zusammenhang mit dieser Erkrankung auf.

KOMMENTAR: Der gehäuft auftretende episodische Kopfschmerz vom Spannungstyp findet sich nicht selten zusätzlich bei Patienten mit einer Migräne ohne Aura. Das gemeinsame Auftreten von Kopfschmerzen vom Spannungstyp und Migräne sollte idealerweise durch einen Kopfschmerzkalender gezeigt werden. Die Behandlung der Migräne unterscheidet sich deutlich von der des Kopfschmerzes vom Spannungstyp. Es ist daher von größter Wichtigkeit, Patienten zu schulen, diese Kopfschmerzen zu differenzieren, damit sie jeweils die richtige Behandlung wählen und um damit langfristig einen medikamenteninduzierten Kopfschmerz zu verhindern.

2.2.1 Gehäuft auftretender episodischer Kopfschmerz vom Spannungstyp assoziiert mit perikranialer Schmerzempfindlichkeit

DIAGNOSTISCHE KRITERIEN:

A. Episoden erfüllen die Kriterien A–E für 2.2 *gehäuft auftretender episodischer Kopfschmerz vom Spannungstyp*
B. Erhöhte Schmerzempfindlichkeit der perikranialen Muskulatur bei manueller Palpation.

2.2.2 Gehäuft auftretender episodischer Kopfschmerz vom Spannungstyp nicht assoziiert mit perikranialer Schmerzempfindlichkeit

DIAGNOSTISCHE KRITERIEN:

A. Episoden erfüllen die Kriterien A–E für 2.2 *gehäuft auftretender episodischer Kopfschmerz vom Spannungstyp*
B. Keine erhöhte Schmerzempfindlichkeit der perikranialen Muskulatur bei manueller Palpation

2.3 Chronischer Kopfschmerz vom Spannungstyp

AN ANDERER STELLE KODIERT:
4.8 neu aufgetretener Dauerkopfschmerz

BESCHREIBUNG:
Erkrankung, die sich aus einem episodischen Kopfschmerz vom Spannungstyp entwickelt und mit täglichen oder sehr häufigen Kopfschmerzepisoden mit einer Dauer von Minuten bis Tagen einhergeht. Der Schmerz ist typischerweise beidseits lokalisiert und von drückender, beengender Qualität. Er erreicht eine leichte bis mäßige Intensität und verstärkt sich nicht durch körperliche Routineaktivitäten. Milde Übelkeit, Photophobie oder Phonophobie können vorhanden sein.

DIAGNOSTISCHE KRITERIEN:

A. Ein Kopfschmerz, der die Kriterien B–D erfüllt, tritt an durchschnittlich ≥ 15 Tagen/Monat über mindestens 3 Monate (mindestens 180 Tage/Jahr)[1] auf
B. Der Kopfschmerz hält für Stunden an oder ist kontinuierlich vorhanden
C. Der Kopfschmerz weist mindestens 2 der folgenden Charakteristika auf:
   1. beidseitige Lokalisation
   2. Schmerzqualität drückend oder beengend, nicht pulsierend

2.3 Chronischer Kopfschmerz

3. leichte bis mittlere Schmerzintensität
4. keine Verstärkung durch körperliche Routineaktivitäten wie Gehen oder Treppensteigen

D. Beide folgenden Punkte sind erfüllt:
1. Höchstens eines ist vorhanden: milde Übelkeit oder Photophobie oder Phonophobie
2. weder Erbrechen noch mittlere bis starke Übelkeit

E. Einnahme von Kopfschmerzakutmedikation an 10 Tagen/Monat.

F. Nicht auf eine andere Erkrankung zurückzuführen[2; 3]

ANMERKUNGEN:

1 Der 2.3 *chronische Kopfschmerz vom Spannungstyp* entwickelt sich mit der Zeit aus einem episodischen Kopfschmerz vom Spannungstyp; wenn die Kriterien A–E von einem Kopfschmerz erfüllt werden, der eindeutig täglich auftritt und von den ersten 3 Tagen seines Auftretens an nicht remittiert ist, erfolgt eine Kodierung unter 4.8. *neu aufgetretener Dauerkopfschmerz.* Wird die Art und Weise des Kopfschmerzbeginns nicht erinnert oder ist der Beginn unklar, sollte eine Kodierung unter 2.3 *chronischer Kopfschmerz vom Spannungstyp* erfolgen.

2 Vorgeschichte, körperliche und neurologische Untersuchungen geben keinen Hinweis auf eine der unter 5 bis 12 aufgeführten Erkrankungen oder Vorgeschichte und/oder körperliche und/oder neurologische Untersuchungen lassen an eine solche Erkrankung denken, doch konnte diese durch geeignete Untersuchungen ausgeschlossen werden oder eine solche Erkrankung liegt vor, die Kopfschmerzen traten jedoch nicht erstmals in engem zeitlichen Zusammenhang mit dieser Erkrankung auf.

3. Besteht ein Medikamentenübergebrauch, der das Kriterium B einer der Unterformen von 8.2. *Kopfschmerz bei Medikamentenübergebrauch* erfüllt, bleibt es solange unsicher, ob dieses Kriterium E tatsächlich erfüllt ist, solange es nicht innerhalb von 2 Monaten nach Medikamentenentzug zu keiner Besserung gekommen ist (siehe Kommentar).

KOMMENTAR:

Die Einführung der 1.5.1 *chronischen Migräne* in der 2. Auflage der *Internationalen Klassifikation von Kopfschmerzen* hat das Problem der Differentialdiagnose zwischen dem 2.3. *chronischen Kopfschmerz vom Spannungstyp* und dieser chronischen Migräne aufgeworfen. Beide Diagnosen erfordern Kopfschmerzen an mindestens 15 Tagen pro Monat, die die jeweiligen Kopfschmerzkriterien erfüllen. Es ist damit theoretisch möglich, daß ein Patient beide Diagnosen aufweist. Eine sehr kleine Gruppe von Patienten weist Kopfschmerzen mit 15 oder mehr Attacken pro Monat auf, die die diagnostischen Kriterien sowohl für eine 1.5.1 *chronische Migräne* als auch einen 2.3. *chronischen Kopfschmerz vom Spannungstyp* erfüllen. Dies ist möglich, wenn jeweils genau 2 von 4 Schmerzkriterien erfüllt sind und gleichzeitig eine leichte Übelkeit besteht. In diesen Einzelfällen sollten andere klinische Hinweise berücksichtigt werden, die in den diagnostischen Kriterien nicht erwähnt werden. Der klinisch Tätige sollte dann die bestmögliche Diagnose wählen. Wenn unsicher ist, wieviele Attacken den einen oder anderen Satz von diagnostischen Kriterien erfüllen, wird der prospektive Einsatz eines Kopfschmerzkalenders dringend empfohlen.

In vielen unklaren Fällen spielt ein Medikamentenübergebrauch eine Rolle. Erfüllt dieser das Kriterium B einer der Unterformen von 8.2. *Kopfschmerz bei Medikamentenübergebrauch* ist die Grundregel, sowohl 2.4.3 *wahrscheinlicher chronischer Kopfschmerz vom Spannungstyp* als auch 8.2.7 *wahrscheinlichen Kopfschmerz bei Medikamentenübergebrauch* zu kodieren. Sind die Kriterien 2 Monaten nach Ende des Medikamentenübergebrauch noch immer erfüllt, sollte allein 2.3. *chronischer Kopfschmerz vom Spannungstyp* als Diagnose gewählt und die Diagnose 8.2.7 *wahrscheinlicher Kopfschmerz bei Medikamentenübergebrauch* fallengelassen werden. Sind die Kriterien jedoch zu irgendeinem Zeitpunkt früher nicht mehr erfüllt, weil eine Verbesserung eingetreten ist, sollte 8.2 *Kopfschmerz bei Medikamentenübergebrauch* diagnostiziert werden. Die Diagnose 2.4.3 *wahrscheinlicher chronischer Kopfschmerz vom Spannungstyp* fällt dann weg.

Nicht vergessen sollte man, daß einige Patienten mit einem reinen chronischen Kopfschmerz vom Spannungstyp migräneähnliche Symptome in Phasen starker Schmerzen entwickeln. Umgekehrt können auch Patienten mit Migräne im Intervall zunehmend Kopfschmerzen wie bei einem Spannungskopfschmerz entwickeln, deren Genese letztlich unklar ist.

2.3.1 Chronischer Kopfschmerz vom Spannungstyp assoziiert mit perikranialer Schmerzempfindlich

DIAGNOSTISCHE KRITERIEN:

A. Der Kopfschmerz erfüllt die Kriterien A–E für 2.3 *chronischer Kopfschmerz vom Spannungstyp*
B. Erhöhte Schmerzempfindlichkeit der perikranialen Muskulatur bei manueller Palpation

2.3.2 Chronischer Kopfschmerz vom Spannungstyp nicht assoziiert mit perikranialer Schmerzempfindlichkeit

DIAGNOSTISCHE KRITERIEN:

A. Der Kopfschmerz erfüllt die Kriterien A–E für 2.3 *chronischer Kopfschmerz vom Spannungstyp*
B. Keine erhöhte Schmerzempfindlichkeit der perikranialen Muskulatur bei manueller Palpation

2.4 Wahrscheinlicher Kopfschmerz vom Spannungstyp

KOMMENTAR:
Patienten, die einen dieser Kriteriensätze erfüllen, k-önnen auch die Kriterien einer der Unterformen von 1.6 *wahrscheinliche Migräne* erfüllen. In diesen Fällen sollten alle zusätzlich zur Verfügung stehenden Informationen berücksichtigt werden, um zu entscheiden, welche Alternative die wahrscheinlichere ist.

2.4.1 Wahrscheinlicher sporadisch auftretender episodischer Kopfschmerz vom Spannungstyp

DIAGNOSTISCHE KRITERIEN:

A. Episoden erfüllen die Kriterien A–D für 2.1 *sporadisch auftretender episodischer Kopfschmerz vom Spannungstyp* mit einer Ausnahme
B. Episoden erfüllen nicht die Kriterien für 1.1 *Migräne ohne Aura*
C. Nicht auf eine andere Erkrankung zurückzuführen

2.4.2 Wahrscheinlicher gehäuft auftretender episodischer Kopfschmerz vom Spannungstyp

DIAGNOSTISCHE KRITERIEN:

A. Episoden erfüllen die Kriterien A–D für 2.2 *gehäuft auftretender episodischer Kopfschmerz vom Spannungstyp* mit einer Ausnahme
B. Episoden erfüllen nicht die Kriterien für 1.1 *Migräne ohne Aura*
C. Nicht auf eine andere Erkrankung zurückzuführen

2.4.3 Wahrscheinlicher chronischer Kopfschmerz vom Spannungstyp

DIAGNOSTISCHE KRITERIEN:

A. Ein Kopfschmerz, der die Kriterien B–D erfüllt, tritt an durchschnittlich ≥ 15 Tagen/Monat über mindestens 3 Monate (mindestens 180 Tage/Jahr) auf
B. Der Kopfschmerz hält für Stunden an oder ist kontinuierlich vorhanden
C. Der Kopfschmerz weist mindestens 2 der folgenden Charakteristika auf:
   1. beidseitige Lokalisation
   2. Schmerzqualität drückend oder beengend, nicht pulsierend
   3. leichte bis mittlere Schmerzintensität
   4. keine Verstärkung durch körperliche Routineaktivitäten wie Gehen oder Treppensteigen
D. Beide folgenden Punkte sind erfüllt:
   1. höchstens eines ist vorhanden: milde Übelkeit oder Photophobie oder Phonophobie
   2. weder Erbrechen noch mittlere bis starke Übelkeit
E. Nicht auf eine andere Erkrankung zurückzuführen, aber es besteht oder bestand innerhalb der letzten 2 Monate ein Medikamentenübergebrauch, der das Kriterium B einer der Unterformen von 8.2. *Kopfschmerz bei Medikamentenübergebrauch* erfüllt.

Fallschilderungen

Fallbericht 1: Episodischer Kopfschmerz vom Spannungstyp

Frau Müller ist 29 Jahre alt, verheiratet und Mutter einer 3jährigen Tochter. Beruflich ist sie halbtags als Büroangestellte tätig. Bereits seit der Schulzeit klagt sie über Kopfschmerzen. Die Beschwerden treten ca. an 4 Tagen im Monat auf. An solchen Tagen erwacht die Patientin meist am Morgen bereits mit einem dumpfen Druck im Kopf. Im Laufe des Vormittages nimmt der Druck zu, und die Patientin hat das Gefühl, als ob ein Gürtel den Kopf einschnürt. Der Kopfschmerzcharakter ist drückend und ziehend. Die Schmerzintensität ist mittelstark. Die Patientin klagt nicht über Übelkeit, ihr Appetit ist jedoch während solcher Kopfschmerzperioden eingeschränkt. Trotz der Kopfschmerzen sucht sie ihren Arbeitsplatz auf und kann auch ihr Tagespensum ohne erhebliche Beeinträchtigung bewältigen. Da Frau Müller aus Erfahrung weiß, daß Spazierengehen an der frischen Luft die Kopfschmerzen verbessern kann, versucht sie sich nach Möglichkeit bei Kopfweh körperlich zu betätigen.

Mehrmalige ärztliche Untersuchungen konnten bisher keine Kopfschmerzursache aufdecken. Allgemeine und neurologische Untersuchungen zeigten regelrechte Befunde. Da die Patientin sich wegen eines möglichen Hirntumors sorgte, wurden vor 2 Jahren ein kraniales Computertomogramm und ein EEG veranlaßt, ohne daß ein pathologischer Befund aufgedeckt werden konnte. Frau Müller führt regelmäßig einen Kopfschmerzkalender (Abb. 6.1).

Fallschilderungen

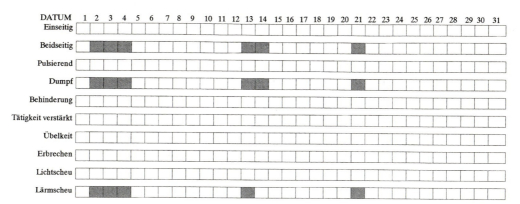

Abb. 6.1. Kieler Kopfschmerzkalender bei episodischem Kopfschmerz vom Spannungstyp

Der Fallbericht beschreibt die typischen Merkmale eines *episodischen Kopfschmerzes vom Spannungstyp* (Abb. 6.2). Die diagnostischen Kriterien dieser Kopfschmerzentität sind in typischer Weise gegeben. Frau Müller behandelt ihre Kopfschmerzen mit einem Schmerzmittel und spürt dadurch eine gute Linderung. Seitdem sie über das Kopfschmerzleiden ausführlich aufgeklärt wurde, macht die Patientin sich keine Sorgen mehr. Sie versucht, körperlich aktiv zu sein, sich zu erholen und zu entspannen. Durch dieses Verhalten ist die Patientin am besten in der Lage, Kopfschmerzen vorzubeugen.

Fallbericht 2: Chronischer Kopfschmerz vom Spannungstyp

Herr Sommer ist 44 Jahre alt, verheiratet und arbeitet als Servicetechniker im Außendienst. Er steht unter häufigem Termindruck. Seine Ehefrau leidet an einem Alkoholproblem, der 14jährige Sohn hat erhebliche Schwierigkeiten in der Schule. Vor 2 Jahren hat die Familie ein Haus gebaut, zur Tilgung der Schulden sind häufige Überstunden notwendig.

Seit etwa eineinhalb Jahren klagt Herr Sommer über ständige, beidseitige Kopfschmerzen. Die Kopfschmerzen sind täglich vorhanden, ihre Intensität ist schwach, häufig verspürt der Patient auch nur einen Kopfdruck, so als ob ein schwerer Helm auf dem Kopf laste. Ständig besteht das Gefühl einer Leere im Kopf. Die Kopfschmerzen beginnen meist im Nacken und strahlen nach vorne zur Stirn aus. Er kann sich bei der Arbeit schlecht konzentrieren, und seine Tätigkeit kostet ihn wesentlich mehr Kraft und Anstrengung als früher. Der Patient ist seit einigen Monaten häufig gereizt, laute Musik oder Lärm stören ihn sehr. Übelkeit oder Erbrechen begleiten die Kopfschmerzen nicht. In letzter Zeit schläft Herr Sommer schlecht und grübelt sehr viel.

Die häufige Einnahme von Schmerztabletten an 12 Tagen pro Monat führt nur zu einer kurzzeitigen Besserung der Beschwerden. Sein Hausarzt konnte keinen auffälligen Untersuchungsbefund erheben. Röntgenaufnahmen der Nasennebenhöhlen, ein kraniales Computertomogramm und eine orthopädische Untersuchung zeigten keine pathologischen Besonderheiten. Die Behandlung durch einen Akupunkturspezialisten erzielte keinen Erfolg, auch die Therpieversuche eines Heilpraktikers lösten das Kopfschmerzproblem nicht. Der Kopfschmerzverlauf innerhalb eines Zeitraumes von 4 Wochen ist in Abb. 6.3 dargestellt.

Herr Sommer leidet an einem *chronischen Kopfschmerz vom Spannungstyp*. Seine Kopfschmerzerkrankung erfüllt die operationalen Kriterien dieser Kopfschmerzform. Deutlich auffällig ist, daß *psychosozialer Streß* am Arbeitsplatz und im familiären Bereich mit der Kopfschmerzproblematik einhergehen. Der Patient versucht die Kopfschmerzen durch häufige Einnahme von Analgetika zu kupie-

Abb. 6.2.
Klinische Merkmale des Kopfschmerzes vom Spannungstyp

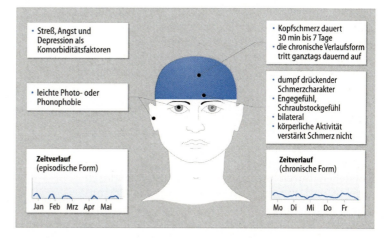

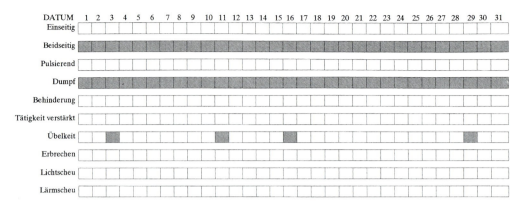

Abb. 6.3. Kieler Kopfschmerzkalender bei chronischem Kopfschmerz vom Spannungstyp

ren, und es besteht die Gefahr, daß *medikamenteninduzierte Dauerkopfschmerzen* das primäre Kopfschmerzproblem zusätzlich komplizieren. Mittlerweile wurde Herr Sommer zu einem Neurologen überwiesen. Die dort eingeleitete kombinierte Therapie mit Amitryptilin, eine Reduktion von Medikamenten zur Kopfschmerzkupierung, Entspannungstraining und psychotherapeutische Maßnahmen zielen auf die multifaktorielle Problematik dieses Kopfschmerzleidens.

Die Schwierigkeit der Wissenschaft mit dem „gemeinen Schädelweh"

Trivialität vs. brisantes Gesundheitsproblem

Der *Kopfschmerz vom Spannungstyp* ist mit Abstand die *häufigste Kopfschmerzform* und zählt überhaupt zu den häufigsten Erkrankungen. Er ist so häufig, so trivial, daß ihm seitens der Wissenschaft *so gut wie keine Aufmerksamkeit* geschenkt und er sowohl hinsichtlich der Erforschung als auch der Ausbildung von Ärzten weitgehend übersehen wird. Da die Erforschung dieser häufigsten Schmerzerkrankung des Menschen erst in jüngster Zeit begann, fehlt zu diesem Thema auch ein zum Migränekapitel analoger Abschnitt über die wissenschaftsgeschichtliche Ideenentwicklung zu diesem Krankheitsbild (Abb. 6.4).

Trotz oder möglicherweise auch aufgrund der bisherigen wissenschaftlichen Skotomisierung hat diese Kopfschmerzerkrankung *erhebliche Auswirkungen auf den Lebensablauf* der Betroffenen und verursacht *enorme soziale Kosten*. Die Kosten entstehen durch medizinische Versorgung, durch direkte und indirekte Konsequenzen der Erkrankung, insbesondere durch reduzierte Arbeitsfähigkeit oder kompletten Ausfall der Arbeitsfähigkeit.

In einer dänischen Studie wird geschätzt, daß der Arbeitszeitverlust durch die Migräne 270 Arbeitstage pro 1000 Beschäftigte pro Jahr beträgt. Die entsprechende Zahl für den Kopfschmerz vom Spannungstyp ist erheblich größer, nämlich

– *920 Tage pro 1000 Arbeitnehmer pro Jahr.*

3 % der deutschen Bevölkerung leiden an Kopfschmerz vom Spannungstyp *an mehr als der Hälfte der Tage*. Aus den verschiedenen internationalen epidemiologischen Studien zeigt sich, daß *zwischen 40 % und 90 %* der Bevölkerung an *episodisch auftretendem Kopfschmerz vom Spannungstyp* leidet.

> **MERKE**
>
> Der Kopfschmerz vom Spannungstyp stellt das *gravierendste Problem* von allen Kopfschmerzerkrankungen dar.

Um so erstaunlicher ist, daß das *Wissen um diese Kopfschmerzform* im Vergleich zu anderen Kopf-

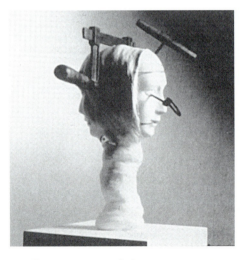

Abb. 6.4. Darstellung eines Kopfschmerzes vom Spannungstyp mit typischem bohrendem Schmerzcharakter und pressendem Schraubstockgefühl

schmerzerkrankungen *am wenigsten entwickelt* ist. So wurde der erste wissenschaftliche Kongreß, der ausschließlich dem Thema Kopfschmerz vom Spannungstyp gewidmet war, erst im Jahre 1992 in Kopenhagen abgehalten. Die erste Monographie, die ausschließlich diesem Kopfschmerzproblem gewidmet war, erschien im Jahre 1993. Es gibt weltweit nur ganz wenige Forschergruppen, die sich dem Problem des Kopfschmerzes vom Spannungstyp widmen. Dafür gibt es mehrere Gründe.

- Wissenschaftler, die sich mit diesem Thema beschäftigen, erwerben sich bei ihren Kollegen den Ruf, bestenfalls *populärwissenschaftlich* zu arbeiten.
- *Drittmittelgeber* und *Gesundheitspolitiker haben wenig oder gar kein Wissen über die gesundheitspolitische Bedeutung* dieser Kopfschmerzerkrankung.
- Wissenschaftler halten sich bei der Erforschung dieser Erkrankung zurück, da sie sich hier auf ein *schwieriges, unklar definiertes interdisziplinäres Feld* begeben, das im Niemandsland zwischen der Neurologie, Psychiatrie, Psychologie, Orthopädie u. a. liegt. Aus diesem Grunde widmet man sich lieber anderen erfolgs- und imageträchtigeren Forschungsgegenständen.

Konsequenz ist, daß das Wissen über die Entstehungsbedingungen dieser Kopfschmerzform weitgehend in den Kinderschuhen steckt. *Auch die therapeutischen Möglichkeiten sind deshalb weitgehend frustrierend.* Seitens der Verhaltensmedizin wurden Konzepte zur Angstbehandlung auf den Kopfschmerz vom Spannungstyp übertragen. Erfolge sind jedoch nur durch *langwierigen* Einsatz dieser Maßnahmen zu erzielen und teilweise trotzdem nur *mittelmäßig*. Seit der Einführung der *Acetylsalicylsäure* und des *Paracetamols* gab es praktisch keinen entscheidenden Meilenstein mehr in der medikamentösen Behandlung des episodischen Kopfschmerzes vom Spannungstyp. Seit Anfang der 60er Jahre des 20. Jahrhunderts ist bekannt, daß *Antidepressiva* in der Prophylaxe des chronischen Kopfschmerzes vom Spannungstyp wirksam sein können. Seit dieser Zeit hat sich praktisch auch keine wesentliche neue Erkenntnis zur Behandlung *dieser* Kopfschmerzform hinzugesellt.

Seit Anfang der 90er Jahre hat sich das Interesse mehr auf den Kopfschmerz vom Spannungstyp gerichtet. Durch eine *exakte operationalisierte Klassifikation* war es möglich, nun das Krankheitsbild erstmalig näher zu differenzieren und damit einer wissenschaftlichen Evaluation zugänglich zu machen. Neue diagnostische und pathophysiologische Einblicke wurden dadurch realisiert.

Trotzdem ist *das Wissen zum Kopfschmerz vom Spannungstyp minimal*. Im Gegensatz dazu ist das Leid, das diese Kopfschmerzform vermittelt, erdrückend. Gerade der Kopfschmerz vom Spannungstyp ist durch eine *sehr große Breite der klinischen Ausdrucksformen* gekennzeichnet. Die episodische Verlaufsform des Kopfschmerzes vom Spannungstyp kann sich in Form eines lästigen dumpfen Kopfdruckes charakterisieren, der kaum Krankheitswert hat. Es wäre fast unnatürlich, dieses Gefühl nicht zu kennen. Insbesondere die chronische Form des Kopfschmerzes vom Spannungstyp dagegen kann derart gravierend für den Betroffenen sein, daß sie zur Aufgabe der beruflichen Tätigkeit und zu einer drastischen Einschränkung der allgemeinen Tätigkeit führt. Diese Kopfschmerzform kann das berufliche und soziale Leben komplett zerstören. Aufgrund der Häufigkeit und der gravierenden Beeinflussung der Lebensqualität durch den Kopfschmerz vom Spannungstyp muß sich jeder Arzt mit dieser Kopfschmerzform eingehendst beschäftigen.

Schwierigkeiten bei der Namengebung

Die Namengebung ist exemplarisch für die Schwierigkeiten beim wissenschaftlichen Umgang mit dieser Kopfschmerzerkrankung. Frühere Bezeichnungen, die in den medizinischen Lehrbüchern für diese Kopfschmerzform gewählt wurden, lassen sich *kaum überblicken*. So werden Begriffe wie

- Spannungskopfschmerz,
- Muskelkontraktionskopfschmerz,
- Streßkopfschmerz,
- gemeines Schädelweh,
- gewöhnlicher Kopfschmerz,
- essentieller Kopfschmerz,
- psychomyogener Kopfschmerz,
- idiopathischer Kopfschmerz,
- psychogener Kopfschmerz,
- normaler Kopfschmerz usw.

für die Erkrankung verwendet. Aus dem Hintergrund einer *möglichst ätiologisch orientierten Krankheitsbezeichnung*, die im medizinischen Krankheitsmodell häufig bevorzugt wird, lassen sich die vorstehenden Begriffe leicht verstehen. *Für keines der unterschiedlichen, spezifizierten ätiologischen Konzepte gibt es jedoch genügend wissenschaftliche Evidenz.*

Eine *ätiologisch fixierte* Namengebung würde auch dazu führen, daß neue wissenschaftliche Hypothesen *nicht generiert* werden und andererseits therapeutische Konzepte *ohne entsprechende Prüfung eingesetzt* oder aufgrund der Vorurteilsbildung *nicht entwickelt* werden. Das Kopfschmerzklassifikationskomitee der Internationalen Kopfschmerzgesellschaft mußte sich bei der Namengebung mit diesem Problem besonders eingehend beschäftigen. Ein eindeutig ätiologisch wegweisender Begriff, wie z. B. *Muskelkontraktionskopfschmerz* oder *psychogener Kopfschmerz*, hätte dem Konzept der internationalen Kopfschmerzklassifikation gänzlich entgegengestanden. Eine ätiologisch orientierte Klassifikation bei den Kopfschmerzerkrankungen, bei denen entsprechende pathophysiologische und ätiologische Befunde noch nicht vorhanden sind, soll ja gerade vermieden werden.

Das Gegenstück zu dieser ursächlich orientierten Klassifikation wäre eine *reine Ausschlußdiagnose* im Sinne eines sog. *idiopathischen Kopfschmerzes* oder im Sinne einer Kopfschmerzform, die nicht der einer Migräne oder der eines Clusterkopfschmerzes entspricht. Eine solche nihilistische Definition würde jedoch dem derzeitigen Kenntnisstand der Wissenschaft auch nicht gerecht werden.

Entsprechend einigte man sich auf den Begriff „tension-type headache". Der Begriff *Spannung* impliziert sowohl eine muskuläre als auch eine psychische Spannung. Im Englischen wird der Begriff „tension" jedoch im allgemeinen im Sinne *einer psychischen Spannung* gebraucht. Aus diesem Grunde wählte man den Begriff, um die Verbindung zur Spannung bzw. Anspannung zu bahnen, jedoch nicht, um eine ausschließliche Festlegung auf diesen Faktor zu begründen. *Bei der Übersetzung ins Deutsche* ergaben sich Schwierigkeiten. Die Übersetzung „*Spannungstypkopfschmerz*" erschien nicht mit dem allgemeinen Sprachgefühl vereinbar. „*Spannungsassoziierter Kopfschmerz*" würde wahrscheinlich am ehesten die Bedeutung des englischen Terminus treffen. Um eine möglichst wörtliche Übersetzung zu haben, wurde die offizielle Beschreibung „*Kopfschmerz vom Spannungstyp*" gewählt.

Ebenso wie die englische Begriffsbildung letztlich einen *Kompromiß* darstellt, ist auch die deutsche Übertragung der kleinste gemeinsame Nenner verschiedenster anderer Möglichkeiten. Grund für die nicht voll befriedigende Namensgebung ist auch hier, daß es sich um eine *sehr große inhomogene Gruppe* verschiedenster Ausprägungsweisen handelt und eine einheitliche präzise Klassifikation heute noch nicht möglich ist.

Schwierigkeiten bei der Klassifikation

Phänomenologie vs. Ätiologie. Der Begriff „Kopfschmerz vom Spannungstyp" kann sowohl eine eigenständige primäre Kopfschmerzdiagnose darstellen als auch eine rein deskriptive Beschreibung einer Kopfschmerzform bei einer eindeutig faßbaren Ursache beinhalten.

- Bei den sekundären Kopfschmerzformen ist es möglich, die *phänomenologische Auftretensweise* des Kopfschmerzes vom Spannungstyp durch die 4. Stelle des Codes anzugeben.
- Umgekehrt kann beim Kopfschmerz vom Spannungstyp mit der 4. Stelle die *angenommene ätiologische Bedingung* kodiert werden.

An dieser Stelle zeigt sich auch *eine gewisse Unreife des Klassifikationssystems* der Internationalen Kopfschmerzgesellschaft. Obwohl eigentlich bei den primären Kopfschmerzformen eine eindeutige, rein deskriptive, operationalisierte Klassifikation vorgenommen werden soll, wird hier nun eine Möglichkeit eingebaut, um auch ätiologische Aspekte der Kopfschmerzform in die Diagnose einfügen zu können. Die Kopfschmerzklassifikation wird sich insofern untreu, als *eindeutig definierte Krankheitsentitäten*, wie z. B. Kiefergelenkserkrankungen oder psychiatrische Erkrankungen, *als ätiologische Faktoren für eine primäre Kopfschmerzform* angegeben werden. Es wäre möglicherweise sinnvoller gewesen, für solche klar abgrenzbaren Erkrankungen *eigene diagnostische Gruppen im Rahmen der sekundären Kopfschmerzformen* vorzusehen und hier eine Vermischung zwischen primären und sekundären Kopfschmerzformen im Rahmen des Kopfschmerzes vom Spannungstyp zu vermeiden.

Bezug zu strukturellen Läsionen. Eine weitere Schwierigkeit bei der Anwendung des Klassifikationssystems ist die *zeitliche Beziehung zwischen dem Auftreten einer klar diagnostizierbaren Erkrankung und dem Kopfschmerz vom Spannungstyp*. Tritt die als Ursache des Kopfschmerzes vom Spannungstyp angenommene Erkrankung in deutlicher zeitlicher Korrelation mit dem Kopfschmerzleiden auf, sollte der Kopfschmerz als *sekundärer Kopfschmerz* klassifiziert und dementsprechend zunächst die organische Erkrankung als diagnostische Grundlage herangezogen werden. Der Kopfschmerz vom Spannungstyp wird dann mit der 4. Stelle des Codes beschrieben.

Besteht der Kopfschmerz vom Spannungstyp jedoch *ohne eine assoziierte organische Erkrankung* oder aber *ohne eine zeitliche Korrelation mit einer neu aufgetretenen organischen Erkrankung*, dann sollte er als *primäre Kopfschmerzform* klassifiziert werden. Das gleiche gilt, wenn dieser Schmerz schon bestand und eine organische Erkrankung zu einem späteren Zeitpunkt auftritt, *diese organische Erkrankung jedoch den Kopfschmerz vom Span-*

nungstyp erschwert. Auch in diesem Fall soll der Kopfschmerz vom Spannungstyp als *primäre Kopfschmerzform* klassifiziert werden, und der ätiologische Faktor oder der erschwerende Faktor in der 4. Stelle der Kopfschmerzdiagnose angegeben werden.

Unterschiedliche Begleitphänomene. Die notwendigen *Begleitphänomene* des Kopfschmerzes vom Spannungstyp werden im Klassifikationssystem für den episodischen und den chronischen Kopfschmerz vom Spannungstyp unterschiedlich angegeben. *Beim episodischen Kopfschmerz vom Spannungstyp ist das Auftreten von Übelkeit, ebenso wie das Auftreten von Erbrechen, als Kriterium nicht erlaubt.* Das Auftreten von Appetitlosigkeit dagegen, als mildeste Form der Übelkeit, ist jedoch möglich. *Im Gegensatz dazu darf beim chronischen Kopfschmerz vom Spannungstyp Übelkeit als Begleitsymptom auftreten.* Sowohl beim episodischen als auch beim chronischen Kopfschmerz vom Spannungstyp darf jedoch *nur eine* der genannten Begleitstörungen auftreten, d. h. *beim episodischen Kopfschmerz vom Spannungstyp entweder Photophobie oder Phonophobie, beim chronischen Kopfschmerz vom Spannungstyp entweder Übelkeit oder Photophobie oder Phonophobie.*

Interpretation operationaler Kriterien. *In der Praxis* erweist sich diese Differenzierung häufig als schwierig, da es im wesentlichen *vom Grad der Fragestellung* abhängt, wie der Patient antwortet. Es gibt kaum einen Patienten, der die Frage nach *Lärmüberempfindlichkeit* verneint. Schließlich hängt dies auch davon ab, wie unangenehm oder wie stark der Lärm ist. Fragt man also eher in diese Richtung mit entsprechender „Schärfe", dann wird man immer eine bejahende Antwort erhalten. An diesem Beispiel zeigt sich, daß auch klar definierte operationalisierte diagnostische Kriterien immer *durch die Interpretation seitens des Patienten und seitens des Arztes* an diagnostischer Trennschärfe verlieren können.

Klinisches Bild

Schmerzintensität

Über 60 % der Betroffenen geben einen mittelstarken Kopfschmerz an. Etwa 16 % der Patienten mit *episodischem* Kopfschmerz vom Spannungstyp erleiden sehr starke Schmerzintensitäten. Der entsprechende Prozentsatz beim *chronischen* Kopfschmerz vom Spannungstyp beträgt 33 %. Die Schmerzintensität für den Kopfschmerz vom Spannungstyp ist weder zwischen Männern und Frauen noch innerhalb der verschiedenen Altersgruppen unterschiedlich ausgeprägt.

Auf einer *Skala von 1 bis 7*, wobei 1 „sehr schwache Beschwerden" und 7 „sehr starke Beschwerden" ausdrückt, beträgt der Mittelwert der Schmerzintensität *des episodischen Kopfschmerzes vom Spannungstyp 4,4* und der Mittelwert der Schmerzintensität *des chronischen Kopfschmerzes vom Spannungstyp 4,8.*

Schmerzlokalisation

Das Wandern bzw. die umschriebene Auftretensweise der Migränekopfschmerzen zeigt der Kopfschmerz vom Spannungstyp nicht. Im typischen Fall ist er *bilateral* lokalisiert. Dies ist jedoch nicht so zu verstehen, daß der Kopfschmerz *an der linken und der rechten Schädelseite* auftreten muß. Er kann genauso *einseitig* vorhanden sein. So ist eine der häufigsten Auftretensweisen das *Bestehen im Nackenbereich.* Streng genommen handelt es sich nämlich auch hier um ein einseitiges Auftreten, nämlich im Bereich der okzipitalen Schädelseite (Abb. 6.5).

Ebenso kann der Kopfschmerz vom Spannungstyp nicht nur *oberhalb* der Linie zwischen Augen und Meatus acusticus lokalisiert sein, sondern auch *unterhalb.* Die häufig vorgenommene Unterteilung in

- *Kopf-* und
- *Gesichtsschmerzen*

ist artifiziell. Auch das Gesicht gehört, ebenso wie die Kieferregion, zum Kopf. Entsprechend kann Kopfschmerz vom Spannungstyp auch in diesen Bereichen auftreten.

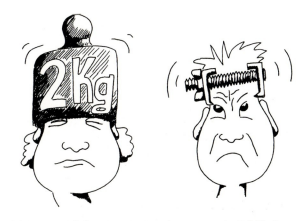

Abb. 6.5. Kopfschmerz vom Spannungstyp mit Gefühl eines Gewichts auf dem Kopf und Gefühl der Kompression der Schädelkalotte

Einfluß körperlicher Aktivität

Wichtig ist die Information, daß der Kopfschmerz vom Spannungstyp *bei körperlicher Aktivität nicht verstärkt* wird. Dazu die nennt Kopfschmerzklassifikation als Beispiel Treppensteigen oder ähnliche körperliche Bewegungen. Von diagnostischer Bedeutung ist diese Frage auch, weil z. B. ein *Spaziergang* diese Kopfschmerzform verbessert. Bei einer Migräneattacke wäre eine entsprechende körperliche Aktivität in aller Regel nicht vorstellbar.

Symptomprofil

Das Symptomprofil des Kopfschmerzes vom Spannungstyp weist eine *außerordentliche Variabilität und Vielfalt* auf. Dies ist eines der wichtigsten Differenzierungsmerkmale im Vergleich zur Migräne. *Migränetypische Symptome* können auch beim Kopfschmerz vom Spannungstyp beobachtet werden, *allerdings ist die Häufigkeit der einzelnen Begleitstörungen und der klinischen Ausprägungsweisen des Schmerzes deutlich geringer als bei der Migräne.* Nachfolgende Angaben resultieren aus einer populationsbezogenen (für die Gesamtbevölkerung repräsentativen) Studie zur Epidemiologie von Kopfschmerzen in Deutschland (zur Methodik s. S. 113 ff).

- 77 % der Menschen, die an einem Kopfschmerz vom Spannungstyp leiden, geben an, daß dieser Kopfschmerz *anfallsweise* in Episoden auftritt.
- 28 % berichten, daß der Kopfschmerz vom Spannungstyp *einseitig* auftreten kann. Bei 44 % ist eine *beidseitige Auftretensweise* vorhanden, bei den übrigen Patienten *variiert das Auftreten*.
- Der Kopfschmerzcharakter wird bei 44 % als *pulsierend und pochend* angegeben, 55 % berichten einen *dumpf-drückenden* Charakter.
- 47 % berichten, daß *ihre Tagesaktivitäten* durch den Kopfschmerz vom Spannungstyp *erheblich beeinträchtigt* werden.
- Bei 51 % besteht *Lärmempfindlichkeit* und bei 30 % *Lichtempfindlichkeit*.
- Bei 42 % der Betroffenen wird der Kopfschmerz *durch körperliche Aktivität verstärkt*.
- 22 % der Betroffenen geben *Übelkeit* als Begleitstörung an.

Geschlechterunterschiede in der Auftretensweise des Kopfschmerzes vom Spannungstyp lassen sich nicht aufdecken. Bei Männern und Frauen treten die klinischen Erscheinungsweisen dieser Kopfschmerzform *gleichsinnig* auf.

Aufgrund der Häufigkeit der Migränesymptome wird die Frage wissenschaftlich intensiv diskutiert, ob ein fließender Übergang zwischen Migräne und Kopfschmerz vom Spannungstyp in der Realität abgebildet wird, der sich dann in der „Restkategorie" des „reinen Kopfschmerzes vom Spannungstyp" manifestiert. Dieser fließende Übergang zwischen den beiden Polen *Migräne* einerseits und *Kopfschmerz vom Spannungstyp* andererseits wird im Rahmen der sog. *Kontinuitätshypothese* angenommen.

Altersabhängige Faktoren

Die klinischen Erscheinungsbilder des Kopfschmerzes vom Spannungstyp äußern sich *relativ wenig in Abhängigkeit vom Lebensalter*. *Keine bedeutsamen Unterschiede* finden sich für das *anfallsweise Auftreten*, die *Lärmempfindlichkeit* und *Lichtempfindlichkeit* als Begleitstörungen, das Auftreten von *Übelkeit*, die *einseitige Lokalisation* bzw. das *beidseitige Auftreten*. Im Gegensatz dazu zeigt sich jedoch eine *deutliche Altersabhängigkeit* der *Verstärkung der Kopfschmerzen durch körperliche Aktivität* und des *Schmerzcharakters*. Während *59 % der bis 29jährigen* eine Verschlechterung des Kopfschmerzes durch körperliche Aktivität angeben, berichten nur noch *27 % der über 50jährigen* über eine Verstärkung der Kopfschmerzen. Nur *48 % der bis 29jährigen* schildern, daß der Kopfschmerz vom Spannungstyp einen *dumpf-drückenden Charakter* besitzt, dagegen geben *über 63 % der 50jährigen und älteren* einen dumpf-drückenden Kopfschmerzcharakter an.

> **MERKE**
>
> Insgesamt zeigt sich, daß auch beim Kopfschmerz vom Spannungstyp *ein einzelnes Symptom* nicht in der Lage ist, die Diagnose zu begründen. Vielmehr muß bei dieser Kopfschmerzform *die individuelle Symptomkonstellation* erfaßt und mit dem IHS-Kriterienpaket des Kopfschmerzes vom Spannungstyp auf Übereinstimmung geprüft werden.

Begleitsymptome

Die *Mannigfaltigkeit der Ausdrucksweisen* des Kopfschmerzes vom Spannungstyp erlaubt *keine scharfe Spezifität* der diagnostischen Kriterien. Aus diesem Grunde ist es auch erforderlich, daß die Subkriterien A–E der Kriteriensätze, einschließlich der Begleitstörungen des Kopfschmerzes vom

Spannungstyp, *komplett erfüllt* sind. Ein einziges diagnostisches Kriterium, das den Kopfschmerz vom Spannungstyp begründen würde, existiert nicht. Umgekehrt existiert jedoch ein Begleitmerkmal von Kopfschmerzen, das den Kopfschmerz vom Spannungstyp *ausschließt*, und zwar jegliche Form, sowohl die *episodische* als auch die *chronische* Form. Es handelt sich hierbei um *Erbrechen*.

> **MERKE**
>
> Tritt Erbrechen auf im Zusammenhang mit Kopfschmerzen, handelt es sich *in keinem Fall* um einen Kopfschmerz vom Spannungstyp.

Dauer der Kopfschmerzepisoden

Beim *episodischen* Kopfschmerz vom Spannungstyp dauern die Kopfschmerzepisoden *im Mittel 14,3 h*. Bei 7 % dauern sie maximal 1 h, bei 8 % bis zu 2 h, bei 12 % bis zu 3 h, bei 8 % bis zu 4 h, bei 9 % bis zu 5 h, bei 5 % bis zu 7 h, bei 5 % bis zu 8 h, bei weiteren 8 % bis zu 1 Tag. Bis zu 2 Tage dauert der episodische Kopfschmerz vom Spannungstyp bei 11 % der Betroffenen, bis zu 3 Tage bei 3 % und mehr als 4 Tage bei weiteren 3 %.

Hinsichtlich der Auftretensdauer der Kopfschmerzepisoden zeigen sich *deutliche Geschlechterunterschiede*. Bei den *Frauen* dauert die mittlere Kopfschmerzepisode *15,9 h*, bei den *Männern* dagegen nur *11,9 h*. Auch *im Lebensalter* zeigt sich eine *Zunahme der Dauer* der Kopfschmerzepisoden. Während bis 29jährige im Mittel eine Dauer von 11 h aufweisen, zeigen 30- bis 49jährige eine Kopfschmerzepisodendauer von 15,7 h und Menschen, die älter als 50 Jahre sind, eine Kopfschmerzdauer von 14 h.

Kopfschmerztage pro Monat

Die Betroffenen geben an, *im Mittel an 3,3 Tagen pro Monat episodischen Kopfschmerz vom Spannungstyp* erdulden zu müssen. 57 % der Betroffenen leiden bis zu 2 Tagen im Monat an dieser Kopfschmerzform, 16 % bis zu 3 Tagen. *Bei 3 % besteht ein Kopfschmerz vom Spannungstyp an mehr als 15 Tagen im Monat*. Diese Patienten erfüllen die Kriterien des chronischen Kopfschmerzes vom Spannungstyp.

Zwischen Männern und Frauen zeigen sich keine Unterschiede hinsichtlich der Kopfschmerztage pro Monat *(Frauen 3,3 Tage pro Monat, Männer 3,2 Tage pro Monat)*. Allerdings zeigt sich ein *Ansteigen der Kopfschmerztage pro Monat mit dem Lebensalter* (bis 29 Jahre 2,8 Tage pro Monat, 30–49 Jahre 2,7 Tage pro Monat, 50 Jahre und älter 4,6 Tage pro Monat).

Jahreszeitliche Einflüsse auf das Kopfschmerzgeschehen

Nur 7 % der vom episodischen Kopfschmerz vom Spannungstyp und 10 % der vom chronischen Kopfschmerz vom Spannungstyp Betroffenen sehen einen *Zusammenhang zwischen dem Wetter und ihrem Kopfschmerzproblem*. Ein direkter Zusammenhang zwischen einer speziellen Jahreszeit und den Kopfschmerzen wird *von keinem* der Patienten angegeben. Episodische und chronische Kopfschmerzen vom Spannungstyp sind so häufig, daß eine Häufung in einer bestimmten Jahreszeit auch der allgemeinen Beobachtung widersprechen würde. Eine direkte Verbindung zwischen meteorologischen Wetterdaten und dem Kopfschmerzgeschehen scheint nur *bei einer Minderheit* der Betroffenen zu existieren.

Assoziation mit bestimmten Wochentagen

Nur *18 %* der Betroffenen berichten, daß der episodische Kopfschmerz vom Spannungstyp *an besonderen Wochentagen* gehäuft auftrete. 4 % geben den Montag als häufigsten Kopfschmerztag an, 5 % den Samstag und 3 % den Sonntag. Der Dienstag, Mittwoch oder Donnerstag werden jeweils von 1 % als häufigster Kopfschmerztag genannt, 2 % geben an, daß der Freitag der häufigste Kopfschmerztag ist. Insgesamt zeigt sich somit, *daß eine besondere Auftretenshäufigkeit zu bestimmten Wochentagen im allgemeinen nicht besteht*.

Geschlechterunterschiede hinsichtlich des Auftretens des episodischen Kopfschmerzes vom Spannungstyp an bestimmten Wochentagen bestehen ebenfalls nicht *(Frauen 17 %, Männer 1 %)*. In der Lebensspanne zeigt sich jedoch ein unterschiedliches Auftretensverhalten zu bestimmten Wochentagen. *27 % der bis 29jährigen* geben an, daß der episodische Kopfschmerz vom Spannungstyp zu besonderen Wochentagen gehäuft auftrete. *Bei 8 % ist dies der Samstag oder der Montag, bei % der Sonntag*. Die übrigen Wochentage werden mit einer Häufigkeit von 1 % angegeben. Bei den 30- bis 49jährigen dagegen tritt am häufigsten der episodische Kopfschmerz vom Spannungstyp am Montag bei 4 % auf. Bei den Patienten, die 50 Jahre und älter sind, tritt mit größter Häufigkeit der episodische Kopfschmerz vom Spannungstyp am Samstag mit 7 % auf.

Assoziation mit bestimmten Tageszeiten

Der episodische Kopfschmerz vom Spannungstyp tritt *bei 54 % der Betroffenen zu bestimmten Tageszeiten* bevorzugt auf. Gipfel zeigen sich in der Zeit zwischen

— *6 und 9 Uhr* bei 19 % und
— *18 und 24 Uhr* bei 11 %.

9 % geben an, daß der Kopfschmerz zwischen 10 und 12 Uhr bevorzugt auftritt, 6 % zwischen 13 und 14 Uhr und weitere 9 % zwischen 15 und 17 Uhr. Geschlechterunterschiede hinsichtlich der tageszeitlich besonders häufigen Auftretensweise des episodischen Kopfschmerzes vom Spannungstyp zeigen sich nicht *(Frauen 43 %, Männer 49 %)*. Auch zeigen sich keine Unterschiede in der Auftretenshäufigkeit zu bestimmten Tageszeiten im Laufe der Lebensspanne.

Erstmaliges Auftreten

Im Mittel tritt der *episodische* Kopfschmerz vom Spannungstyp *im 28. Lebensjahr* als Problem auf, ebenso der chronische Kopfschmerz vom Spannungstyp. Bis zum 15. Lebensjahr besteht der Kopfschmerz vom Spannungstyp bereits bei 11 %, zwischen dem 15. und 20. Lebensjahr tritt der episodische Kopfschmerz vom Spannungstyp erstmalig bei 28 % auf, bei weiteren 17 % zwischen dem 20. und 25. Lebensjahr und bei weiteren 12 % zwischen dem 25. und 30. Lebensjahr.

Der *chronische* Kopfschmerz vom Spannungstyp tritt *nicht vor dem 10. Lebensjahr* auf. Bis zum 15. Lebensjahr sind allerdings bereits 12 % der Betroffenen erkrankt. Der Auftretensgipfel liegt zwischen dem 15. und 20. Lebensjahr, in dieser Zeitspanne tritt der Kopfschmerz bei 33 % der Betroffenen erstmalig auf. Bei weiteren 20 % der Betroffenen liegt das Manifestationsalter zwischen dem 20. und 25. Lebensjahr.

Im Mittel geben die Betroffenen an, *seit 11 Jahren* bereits an *episodisch* auftretendem Kopfschmerz vom Spannungstyp erkrankt zu sein. Die mittlere Auftretensdauer des *chronischen* Kopfschmerzes vom Spannungstyp *beträgt 12 Jahre*. An dieser langen Zeitspanne zeigt sich die große individuelle Betroffenheit. Geschlechterunterschiede hinsichtlich der Bestehensdauer der episodischen Kopfschmerzanfälle bestehen nicht (Frauen 12 Jahre, Männer 10 Jahre).

! Hier zeigt sich, daß diese hartnäckige chronische Kopfschmerzform bei mehr als 66 % der Erkrankten *bereits vor dem 25. Lebensjahr* auftritt.

Geschlechterunterschiede hinsichtlich des Erstmanifestationsalters zeigen sich nicht (mittleres Erstmanifestationsalter bei Frauen 28 Jahre, bei Männern 29 Jahre).

Komorbidität

MERKE

28 % der Patienten, die einen *episodischen* Kopfschmerz vom Spannungstyp aufweisen, befinden sich *wegen einer anderen Erkrankung* – außer ihrer Kopfschmerzerkrankung – in *ständiger* ärztlicher Behandlung. Der Anteil der Patienten, die die Kriterien des *chronischen* Kopfschmerzes vom Spannungstyp aufweisen und sich wegen einer *anderen* Erkrankung in *ständiger* ärztlicher Behandlung befinden, beträgt sogar *43 %*.

Geschlechterunterschiede finden sich dabei nicht, naturgemäß zeigt sich jedoch ein deutliches Ansteigen der Notwendigkeit für eine ärztliche Behandlung wegen einer zusätzlichen anderen Erkrankung mit dem Lebensalter.

Arterielle Hypertonie. Bei 14 % der an einem episodischen Kopfschmerz vom Spannungstyp Erkrankten wird ein

— *arterieller Bluthochdruck*

als zusätzliche Begleiterkrankung angegeben, die entsprechende Diagnose geben 23 % derjenigen an, die die Kriterien des chronischen Kopfschmerzes vom Spannungstyp erfüllen. Die weiteren zusätzlichen Erkrankungen umfassen eine Vielzahl verschiedenster Diagnosen.

Schlaf und Depressivität. Patienten, die über Kopfschmerz vom Spannungstyp klagen, zeigen *häufiger Störungen ihres Schlafmusters* als die sonstige Bevölkerung.

— Aus Schlafuntersuchungen ergeben sich Hinweise, daß Patienten mit einem chronischen Kopfschmerz vom Spannungstyp eine *ausgeprägte Reduktion der Schlafstadien II, III und IV* aufweisen, während das *Schlafstadium I deutlich stärker* als bei gesunden Probanden ausgeprägt ist. !
— Im Gegensatz dazu wurde eine *erhöhte REM-Schlafaktivität („rapid eye-movement") bei der Auslösung von Migräneattacken* beschrieben.

Ausführliche Untersuchungen zum Schlafverhalten von Patienten mit chronischem Kopfschmerz vom

Spannungstyp stehen jedoch noch aus, so daß eine abschließende Bewertung des Zusammenhanges zwischen Schlafstörungen und Kopfschmerzgeschehen offenbleiben muß. Umgekehrt ist jedoch bekannt, *daß Schlafentzug bei über einem Drittel ansonsten gesunder Probanden zu Kopfschmerz führt*, der die Kriterien des episodischen Kopfschmerzes vom Spannungstyp erfüllt. So könnte gefolgert werden, daß ständige Schlafprobleme auch zu einem täglichen chronischen Kopfschmerz vom Spannungstyp beitragen können.

Das im EEG registrierte *Schlafmuster* von Patienten mit chronischem Kopfschmerz vom Spannungstyp scheint in einigen Aspekten dem von Patienten zu gleichen, die an einer *Depression* erkrankt sind. Möglicherweise ist die gemeinsame Verbindung zwischen Schlafstörungen, Kopfschmerzgeschehen und Depressivität eine *Veränderung im serotoninergen System*. Serotonin ist bei allen 3 Funktionen beteiligt, und eine Störung könnte sich auf den verschiedenen Reaktionsebenen auswirken. Umgekehrt ist bekannt, daß *Antidepressiva*, die auf das serotoninerge System einwirken, sowohl günstigen Einfluß auf die Depressivität als auch auf das Kopfschmerzgeschehen und das Schlafmuster haben können.

Zeitlicher Verlauf und Chronifizierung

Subdifferenzierung

Die IHS-Klassifikation erlaubt eine *differenzierte Klassifikation* des Kopfschmerzes vom Spannungstyp. Die wichtigste Subdifferenzierung bezieht sich dabei auf den *zeitlichen Verlauf der Erkrankung*. Es wird ein episodischer von einem chronischen Kopfschmerz vom Spannungstyp abgegrenzt. Zusätzlich werden zwei weitere Spezialformen spezifiziert: der „sporadisch auftretende Kopfschmerz vom Spannungstyp" und der „neu aufgetretene Dauerkopfschmerz". Diese Differenzierung ist besonders *aus therapeutischen Gesichtspunkten* von Bedeutung, da ein *episodischer* Kopfschmerz vom Spannungstyp gänzlich anders behandelt werden sollte als ein *chronischer* Kopfschmerz vom Spannungstyp.

Aus *forschungsstrategischen Gründen* ist jedoch eine solche Subdifferenzierung problematisch, da sich ein chronischer Kopfschmerz vom Spannungstyp in der Regel aus einem episodischen Kopfschmerz vom Spannungstyp bildet und sich sowohl einheitliche pathophysiologische Bedingungen als auch unterschiedliche Aspekte differenzieren lassen. Es gilt also, bei den Kopfschmerzverlaufsformen sowohl *gleiche Faktoren* herauszuarbeiten als auch *unterschiedliche Bedingungen* zu bestimmen, die den Übergang der episodischen Verlaufsform in die chronische Verlaufsform erklären. Die Differenzierung wird, etwas willkürlich, an die *Kopfschmerzfrequenz* angelehnt, wobei ein Kopfschmerz an weniger als 180 Tagen pro Jahr als episodische Verlaufsform und ein Kopfschmerz an mehr als 180 Tagen pro Jahr als chronischer Kopfschmerz vom Spannungstyp angesprochen wird. Dabei ist zu berücksichtigen, daß *spezifische Kopfschmerztage* gemeint sind, nicht Kopfschmerztage durch unterschiedliche Kopfschmerzentitäten, wie z. B. Migräne und Kopfschmerz vom Spannungstyp. Dies ist von Bedeutung, weil viele Patienten mit einem chronischen Kopfschmerz vom Spannungstyp *zusätzlich* auch noch an Migräneattacken leiden.

Ein Problem bei der Subdifferenzierung ist auch, daß sich der sog. *medikamenteninduzierte Kopfschmerz* häufig in Form eines chronischen Kopfschmerzes vom Spannungstyp darstellt.

Verschiedene Autoren vertreten die Meinung, daß man deshalb lieber die Diagnose eines *Kombinationskopfschmerzes* stellen sollte oder noch allgemeiner die Diagnose eines „chronischen täglichen Kopfschmerzes".

Bei beiden Formen werden die verschiedenen *zugrundeliegenden Kopfschmerzentitäten nicht thematisiert*. Darüber hinaus wird auch die quantitative Bedeutung der einzelnen zugrundeliegenden Kopfschmerzerkrankungen nicht verdeutlicht, beispielsweise, ob bei einem chronischen Kopfschmerz vom Spannungstyp zusätzlich eine Migräne vorliegt, die nur an 5 Tagen im Jahr auftritt oder aber z. B. an mehr als 12 Tagen pro Monat besteht.

Die Differenzierung und operationalisierte Darlegung der Kopfschmerzhäufigkeit ist durch solche Konzepte noch schwieriger. Dies ergibt sich insbesondere aus der Tatsache, daß der Kopfschmerz vom Spannungstyp und die Migräne – in ganz unterschiedlicher zeitlicher Gewichtung – gleichzeitig bestehen können.

> **MERKE**
>
> Aus diesem Grunde wird das Konzept bevorzugt, die einzelnen zugrundeliegenden Kopfschmerzerkrankungen genau abzugrenzen und dann spezifisch quantitativ darzulegen.

Für die allgemeine Praxis problematisch ist die *Subsumierung des Medikamentenmißbrauchs* als ätiologischen Faktor in die Gruppe des Kopfschmerzes vom Spannungstyp. Tatsächlich ist es dadurch möglich, den medikamenteninduzierten Kopfschmerz *in 2 Gruppen* in der Klassifikation unterzubringen, nämlich einmal als

– *chronischen Kopfschmerz vom Spannungstyp*

und einmal in die Gruppe 8 der IHS-Klassifikation, als

– *Kopfschmerzen in Verbindung mit Substanzeinnahme oder deren Mißbrauch.*

Weiterhin ist problematisch, daß bei dieser Differenzierung jeweils *unterschiedliche Kriterien* angegeben werden. So wird beim medikamenteninduzierten Kopfschmerz, der in die Gruppe 8 eingegliedert wird, gefordert, daß der tägliche auftretende Kopfschmerz sich nach Absetzen der verantwortlichen Medikamente *bessert* und wieder seine primäre episodische Verlaufsform einnehmen kann. Eine solche Forderung ist in der Gruppe 2 beim Kopfschmerz vom Spannungstyp nicht vorgesehen. Es zeigt sich also deutlich, daß bei der Klassifikation des Kopfschmerzes vom Spannungstyp *noch viele Probleme zu lösen sind.*

Gerade Patienten mit einem *chronischen Kopfschmerz vom Spannungstyp*, der nahezu täglich oder sogar täglich auftritt, bilden eine *recht homogene Gruppe* von Problempatienten, die sich insbesondere in *speziellen Zentren* und *Kopfschmerzkliniken* wiederfinden. Umgekehrt sind Menschen mit einem *sporadischen Kopfschmerz vom Spannungstyp*, der nur gelegentlich auftritt, ebenfalls *eine homogene Gruppe* mit sog. „normalen Kopfschmerzen", denen man *keinen Krankheitswert* zuordnet. Aus diesem Grund ist eine Subdifferenzierung nach dem zeitlichen Verlauf von besonderer Bedeutung.

Chronifizierungsmechanismen

Der Kopfschmerz vom Spannungstyp besitzt einen herausragenden Stellenwert, weil er zum einen ausgesprochen häufig vorkommt und zum anderen zudem auch noch über viele Jahrzehnte im Leben der Betroffenen auftritt. Das Vorhandensein und die Entwicklung der Kopfschmerzerkrankung pro Zeiteinheit gehört deshalb ebenso zur Diagnose wie die Beschreibung der klinischen Erscheinungsweise. Deshalb schreibt die IHS-Kopfschmerzklassifikation vor, daß neben der eigentlichen Diagnose auch die Kopfschmerztage pro Monat angegeben werden sollen. Tatsächlich ist ein episodischer Kopfschmerz vom Spannungstyp, der an 5 Tagen im Jahr auftritt etwas völlig anderes als ein chronischer Kopfschmerz vom Spannungstyp, der an 365 Tagen im Jahr seit 2 Jahrzehnten vorhanden ist.

Neben der Anzahl der Kopfschmerztage pro Zeiteinheit wird von einer modernen Kopfschmerzdiagnostik auch gefordert, daß sie die Bedeutung der unterschiedlichen Kopfschmerzdiagnosen angibt, die bei einem Patienten gleichzeitig oder zu unterschiedlichen Zeitpunkten im Laufe des Lebens auftreten. Beispielsweise können Patienten mit einer Migräne gleichzeitig oder zu unterschiedlichen Zeiten ebenso an einem Kopfschmerz vom Spannungstyp leiden. Besteht nun zunächst eine Migräne z. B. an 12 Tagen pro Monat und später noch ein Kopfschmerz vom Spannungstyp an 3 Tagen pro Monat, dann ist das 1. Stadium in einem möglichen Chronifizierungsprozeß zunächst die Migräne und das 2. Stadium der Kopfschmerz vom Spannungstyp. Schließlich kann in einem 3. Stadium auch noch eine weitere Kopfschmerzerkrankung hinzukommen, z. B. ein medikamenteninduzierter Kopfschmerz. Treten nunmehr mit zunehmenden Lebensalter auch noch weitere sekundäre Kopfschmerzerkrankungen auf, z. B. aufgrund vaskulärer Störungen, dann liegen in diesem Chronifizierungsprozeß bereits 4 oder gar mehr unterschiedliche Kopfschmerzdiagnosen vor, die es gilt, im einzelnen abzugrenzen und spezifisch zu behandeln. Spritzen, Tabletten und „Einrenken" im Gießkannenprinzip führen hier nicht weiter, sondern nur eine sorgfältige und geduldige Analyse der verschiedenen Kopfschmerzerkrankungen.

Ein erhebliches Problem stellt die Definition von ätiologischen Faktoren im Chronifizierungsprozeß dar. Dies betrifft gerade psychische Mechanismen. So wird insbesondere der Kopfschmerz vom Spannungstyp, mit psychischen Bedingungen in Zusammenhang gebracht, die auch den Chronifizierungsprozeß beeinflussen können. Dies zeigt sich schon aus der früheren Namengebung, wie psychogener Kopfschmerz, psychomyogener Kopfschmerz, multifaktoriell bedingter Kopfschmerz, Streßkopfschmerz, psychoneurotischer Kopfschmerz etc. Bei der Beurteilung der Chronifizierung einer solchen Erkrankung kann nun einerseits die psychische Bedingung das *erste* Stadium der Chronifizierung darstellen. Sind andererseits aber die psychischen Faktoren *sekundäre* Folge des Kopfschmerzes, dann ist der Kopfschmerz das entscheidende primäre Stadium für die Ausbildung chronifizierender Konsequenzen. Bei Betrachtung anderer Schmerzkrankheiten, wie z. B. der rheumatoiden Arthritis oder der Tumorschmerzen, zeigt sich, daß ein Großteil der Betroffenen aufgrund der primären Schmerzkrankheit sekundär psychische Störungen aufweisen. In aller Regel bilden sich dabei *depressive Reaktionen* aus.

Beim Kopfschmerz vom Spannungstyp wird eine Reihe klar definierter psychiatrischer Diagnosen, die aufgrund von DSM-III-R-Kriterien operational eindeutig definiert sind, als ätiologische Faktoren angesehen. Dazu zählen v. a. der *psychosoziale Streß, Angstkrankheiten, Depression und Kopfschmerz im Rahmen von kognitiven Störungen.* Als weitere ätiologische Faktoren werden muskulärer Streß, übermäßiger Gebrauch von Medikamenten gegen Kopfschmerz vom Spannungstyp und die oromandibuläre Dysfunktion angesehen. Auch können mehrere Faktoren gleichzeitig oder konsekutiv wirksam sein.

Bei der Beschreibung eines Chronifizierungsprozesses von Kopfschmerzerkrankungen – und gerade bei Kopfschmerzen vom Spannungstyp – ist die Angabe solcher Faktoren von entscheidender Bedeutung. Dazu gehört primär eine eingehende neurologisch-psychiatrische Verlaufsuntersuchung. Aufgrund einer neurologischen Ausschlußdiagnostik mit der Feststellung eines regelrechten körperlichen neurologischen Befundes können entsprechende Faktoren allein nicht erfaßt werden.

> **MERKE**
>
> Die *neurologisch-psychiatrische Diagnostik und Therapie* beginnt ja dann gerade erst bei den primären Kopfschmerzerkrankungen, wenn der neurologische Befund sich als *regelgerecht* erweist. Ein regelrechter neurologischer Status ist bei primären Kopfschmerzerkrankungen nicht End-, sondern der *Startpunkt* für die neurologische Therapie.

Gerbershagen hat auf gravierende diagnostische Defizite in der Evaluation chronischer Schmerzen hingewiesen. Es sind dies

- die *statische* Definition der Chronifizierung mit einem festen Zeitpunkt (6 Monate),
- das *Fehlen* operationalisierter Diagnosekriterien,
- die *Nichtanwendung* validierter Anamneseinstrumente,
- die *mangelnde Befunddokumentation,*
- die *mangelnde* Erhebung von *Untersuchungsparameter,*
- die mangelnde *Verlaufskontrolle* und
- die Anwendung eines *monokausal* orientierten medizinischen Krankheitsmodells.

Die Folge dieser Mängel sind fachspezifische Globaldiagnosen (z. B. HWS-Syndrom, Kopfschmerz bei chronischer Sinusitis, atypischer Gesichtsschmerz, Nacken-Schulter-Schmerz etc.), Schrotschußtherapie und letztlich die Chronifizierung, die Gerbershagen für die verschiedenen Schmerzkrankheiten allgemein in 3 Stadien differenziert hat. Der spezielle Chronifizierungsprozeß bei Kopfschmerzen vom Spannungstyp kann in weitere Stadien unterteilt werden.

> **MERKE**
>
> - Das 1. Stadium ist ein *subklinisches* Stadium mit zeitlich begrenzten, hinsichtlich der Intensität schwach ausgeprägten Kopfschmerzsymptomen.
> - Das 2. Stadium ist durch den *episodischen* Kopfschmerz vom Spannungstyp, operational definiert durch die IHS-Kriterien bzw. die ICD-10-NA-Kriterien. In diesem Stadium werden in der Regel Selbstmedikation und nichtmedikamentöse Therapieverfahren von den Betroffenen durchgeführt.
> - Das 3. Stadium der *Chronifizierung* ist durch aktives Gesundheitsverhalten, Arztkonsultation und Informationsaufnahme zum Kopfschmerzgeschehen charakterisiert.
> - Bei mangelnder adäquater Therapie entsteht das 4. Stadium, der *chronische* Kopfschmerz vom Spannungstyp.
> - Erfolgt auch hier keine adäquate Therapie, schließt sich als 5. Stadium dann die Ausbildung *psychischer Konsequenzen* als Reaktion auf das Kopfschmerzgeschehen in Form von *emotionalen, affektiven Dysfunktionen* und *Depression* an.

Erfreulicherweise liegen für die Kopfschmerzerkrankungen mittlerweile eindeutig operationalisierte diagnostische Kriterien, standardisierte Diagnoseinstrumente und wissenschaftlich begründete Therapieverfahren vor. Dieses Wissen ist erst in den letzten Jahren entstanden und deswegen nicht allgemein verfügbar. Die größte Behinderung in der Umsetzung dieses Wissens ist das Fehlen von *gesundheitspolitischen* Entscheidungen, die Inhalte in Aus-, Weiter- und Fortbildung für Ärzte verfügbar zu machen und für Problempatienten spezialisierte ambulante und stationäre Einrichtungen zu etablieren. Das Vorhandensein von regionalen Klassifikationssystemen und die unterschiedliche Terminologie erschweren die Nachvollziehbarkeit und die Reproduzierbarkeit von Studien zum *Chronifizierungsprozeß* bei Kopfschmerzerkrankungen. Zur adäquaten Diagnostik und Behandlung sowie zur *Prävention* der Chronifizierungsvorgänge ist eine frühzeitige neurologisch-psychiatrische Behandlung erforderlich, um in den Chronifizierungsprozeß eingreifen zu können. Ein Großteil der Patienten weist erhöhte *Depressions-Scores* und ein inadäquates *Medikationsverhalten* auf.

Perikraniale Muskelschmerzempfindlichkeit

Subdifferenzierung

Sowohl in der Bevölkerung als auch bei medizinischen Berufsgruppen wird der Kopfschmerz vom Spannungstyp häufig mit *einer Erkrankung der perien Muskeln und Sehnen* in Verbindung gebracht. Aufgrund der wissenschaftlichen Literatur ist die Frage weitgehend *offen*, inwieweit solche peripheren Faktoren als ätiologische Bedingungen für den Kopfschmerz vom Spannungstyp angesehen werden müssen. So werden Kopfschmerzprobleme unterschieden, bei denen periphere Störungen eine bedeutsame Rolle spielen, wie z. B. im Bereich der Kaumuskeln oder der Nackenmuskulatur. Bei anderen Störungen spielen solche muskulären Faktoren nur eine untergeordnete Rolle.

Aus diesem Grunde wurde eine *Subdifferenzierung* des Kopfschmerzes vom Spannungstyp in Formen, die mit einer Störung der perikranialen Muskulatur und in Formen, die nicht mit einer entsprechenden Störung der perikranialen Muskulatur einhergehen, vorgenommen. Als wesentliche Voraussetzung für die Unterscheidung werden durch die Klassifikation angegeben:

— *manuelle Palpation*

oder die Untersuchung der Schmerzempfindlichkeit der perikraniellen Muskulatur mit einem

— *Druckalgometer.*

Darunter versteht man ein geeichtes Gerät *zur mechanischen Induktion von Schmerz*, z. B. mit einem Druckstempel. Als apparativer Zusatzparameter wird auch eine

— *erhöhte elektromyographische Aktivität in der perikrianalenn Muskulatur*

im Ruhezustand oder während Provokationstests angegeben. Ob eine solche Subdifferenzierung und insbesondere die *Operationalisierung* durch die angegebenen Untersuchungsverfahren das Problem optimal lösen, ist heftig umstritten. Entscheidend ist jedoch, daß durch diese Subdifferenzierung eine intensive Stimulation von Untersuchungen erfolgt ist, auf deren Basis neue pathophysiologische Erkenntnisse gewonnen werden konnten.

! Nach neueren Studien haben 50–65 % der Patienten, die an einem episodischen Kopfschmerz vom Spannungstyp erkrankt sind, eine erhöhte Muskelschmerzempfindlichkeit der perikranialen Muskulatur.

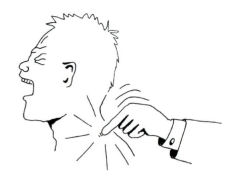

Abb. 6.6. Die Feststellung einer erhöhten Muskelschmerzempfindlichkeit erfolgt im klinischem Alltag durch Palpation

Zur Bestimmung der perikranialen Schmerzempfindlichkeit eignet sich als *sensitivste Untersuchungsmethode* die *manuelle Palpation*, da mit diesem Verfahren eine wesentlich sensiblere Erfassung und Reizung möglich ist als mit einem Druckalgometer oder mit der EMG-Aktivität (Abb. 6.6). Ein entscheidendes Problem bei der manuellen Palpation ist jedoch die *Abhängigkeit der Untersuchungsergebnisse von der Erfahrung* des Untersuchers. Ähnlich wie bei der Auskultation der Herztöne ist es notwendig, Sicherheit in der Erfassung einer *normalen Aktivität* zu erhalten. Dazu ist es erforderlich, den Druck individuell zu bestimmen, bei dem gesunde Menschen keinen Schmerz angeben. Durch Übung ist diese Sicherheit sehr schnell zu erwerben. Auch wenn es sich hier nicht um ein objektives Untersuchungsverfahren handelt, das aufgrund seiner *interindividuellen* Variabilität nur schwer von anderen Untersuchern ohne die entsprechende Erfahrung reproduzierbar ist, ist bei entsprechender Erfahrung diese Methode doch unter die Rubrik „Ärztliche Kunst" zu subsumieren.

Tatsächlich haben derzeit die Untersuchungsergebnisse *wenig Einfluß auf die Therapieplanung*. Eine entsprechende adäquate Erfassung ist deshalb für den Therapieerfolg nicht von entscheidender Bedeutung. In jedem Fall sollten *mehrere Muskelstellen* palpiert werden. In der Regel sind *8 korrespondierende Muskelpaare* ausreichend. *Finden sich an mehr als 50 % der palpierten Lokalisationen erhöhte Schmerzempfindlichkeiten*, dann kann die Subklassifikation in den Kopfschmerz vom Spannungstyp *mit Störung der perikranialen Muskulatur* vorgenommen werden.

Die Unterscheidung zwischen einer normalen und gestörten perikranialen Muskelfunktion ist *aus pathophysiologischer Sicht* jedoch von großer Bedeutung, da es dadurch möglich ist, Subgruppen von Patienten zu differenzieren, bei denen die Kopfschmerzen durch unterschiedliche pathogenetische Bedingungen generiert werden. Allerdings sind derzeit noch keine ausreichenden Befunde vorhanden, die die entsprechende Subdifferenzierung als zwingend notwendig belegen.

Provokationsmanöver

Vielfach können erst durch *Provokationsmanöver*, wie z. B. die *Induktion von experimentellem Schmerz* und die *Erfassung der Reaktion der Muskulatur,* auf das Regulationsverhalten Rückschlüsse gewonnen werden. Eine entsprechende Untersuchungsmethode ist die *exterozeptive Suppression* der Aktivität des M. temporalis. Mit diesem Verfahren ist es bei einem hohen Prozentsatz der an einem chronischen Kopfschmerz vom Spannungstyp Betroffenen möglich, abnorme Reaktionen auf schmerzhafte trigeminale Reizungen festzustellen. *Die späte Suppressionsphase ist bei einem Großteil der betroffenen Patienten verkürzt oder fehlt vollständig.* Diese Untersuchungsmethode steht in aller Regel nur Neurologen zur Verfügung. Sie ist von großer klinischer Bedeutung, da *ein objektiver apparativer Parameter* für die Diagnose zur Verfügung steht und direkt ein Einblick in die Funktionsweise des antinozizeptiven Systems gewonnen wird.

Muskelpalpationstechniken

Zur Definition dessen, *was* unter perikranialer Muskelschmerzempfindlichkeit oder unter gestörter Funktion der perikranialen Muskulatur zu verstehen ist, herrscht im klinischen Alltag keine einheitliche Meinung. So stellen z. B. Ohrbach u. Gale (1989) fest:

! – Muskelschmerzempfindlichkeit ist definiert durch die Angabe von Schmerz bei Palpation.

Natürlich ist meßtechnisch diese traditionelle Definition *äußerst unbefriedigend*. Der Patient weiß nicht sicher, wann er bei der palpatorischen Untersuchung Schmerz oder nur Druck angeben soll. Der Untersucher wiederum hat kein interindividuell standardisiertes Konzept, mit dem er die Palpation ausführt. Auch werden in der Literatur *sehr unterschiedliche Palpationsanweisungen* wiedergegeben, die die große Varianz der Techniken verdeutlichen, z. B.

! – „Weicher, jedoch starker Fingerdruck" (Burch 1983)
– „Leichter Fingerdruck" (Myers et al. 1983)
– „Kräftig palpieren" (Scott u. Lundien 1980)
– „Starker Fingerdruck" (Kleinknecht et al. 1986)
– „Palpation der Muskeln mit den Händen" (Thomas u. Okeson 1987)
– „Mit den Fingern auf verschiedene Stellen drücken" (Farina et al. 1986)

Bei der manuellen Palpation ist unbefriedigend, daß *Palpationsort, Dauer, Winkel* und *Intensität nicht genau definiert* sind. Darüber hinaus ist nicht davon auszugehen, daß die *Fingerdurchmesser der verschiedenen Untersucher konstante Maße* aufweisen. So muß angenommen werden, daß mit der bisherigen klinischen Methode die Gefahr sehr groß ist, eine bestehende Muskelschmerzempfindlichkeit nicht aufzudecken oder aber eine zu konstatieren, die tatsächlich gar nicht besteht. Die *diagnostische Wertigkeit* dieser herkömmlichen Untersuchungsmethode ist somit sehr zweifelhaft. Hinzu kommt, daß auch bei jedem Gesunden, wenn man nur ausreichend starken Druck bei der Palpation wirken läßt, Schmerz hervorgerufen werden kann. Drei Fragen ergeben sich dann in dieser Situation:

1. Ist bei dem gesunden Probanden *ein subklinischer Zustand* vorhanden, !
2. wurde *zu stark gedrückt* oder
3. besteht bei der Schmerzempfindlichkeit physiologischerweise *eine große Variabilität*, die die Spezifität dieses Maßes a priori verhindert.

Druckalgometer

Aufgrund dieser Problematik der manuellen Palpation wurden *verschiedenste Druckalgometer* entwickelt. Dabei handelt es sich um Geräte, die in der Lage sind, durch definierten Druck auf die perikraniale Muskulatur entweder Druck- oder Schmerzreize auszulösen. Durch Bestimmung der Antwort der Patienten kann dann die Korrespondenz zwischen den jeweiligen Druckreizen, die definiert appliziert werden, und der Reaktion des Patienten bestimmt werden. Durch solche Verfahren ist es möglich, die *Untersuchervariabilität zu reduzieren* und damit genauere Antworten zu erhalten. Entwickelt wurden beispielsweise elektronische Geräte, die über einen *Drucksensor* in der Lage sind, die durch den Druckapplikator induzierten Auflagedrucke quantitativ zu bestimmen, um dann die Korrespondenz zwischen den jeweiligen Auflagedrucken und der Reaktion des Probanden angeben zu können. Die Druckapplikatoren werden in aller Regel ebenfalls *in der Hand des Untersuchers* gehalten und auf die Kopfmuskulatur aufgesetzt. Auch dadurch ergibt sich trotz möglichst genauer Druckerfassung *eine große Variabi-*

lität in der Art, wie der Druckapplikator aufgesetzt wird, in welchem Winkel er zur Kopfmuskulatur appliziert wird, usw.

Ein Instrument, das zwischen der normalen manuellen Palpation und einem Druckalgometer angesiedelt ist, wurde ebenfalls entwickelt. Dabei wird über einen *dünnen Druckaufnehmer, der filmartig auf die Fingerkuppen aufgesetzt werden kann,* mit den Händen palpiert, und gleichzeitig wird der applizierte Druck an einem Registriergerät angezeigt. Auch dieses Verfahren erfordert Übung, und die Interpretation kann nur nach Standardisierung erfolgen.

Eine wesentliche *Anforderung* an die Messung der Schmerzempfindlichkeit der perikranialen Muskulatur ist, daß das Verfahren möglichst *robust, unkompliziert* und *ortsunabhängig* eingesetzt werden kann. Dazu wurde ein Gerät konstruiert, dessen Aufbau *einem Kopfhörer ähnlich* ist. Über einen individuell angepaßten Bügel sind *zwei kreisrunde Auflageflächen von 3 cm Durchmesser* miteinander verbunden. Die Auflageflächen liegen an der rechten und linken Seite der Schädelkalotte über den Ohren dem *Cartilago auriculae* an. Die Auflageflächen werden über dem Oberrand der Meatus acusticus externa rechts und links *standardisiert* plaziert. Im Mittelpunkt der Auflagefläche ist ein *Druckstempel* angebracht. Somit können *eine definierte Druckposition* und auch *ein definierter Druckwinkel* verwirklicht werden. Auf den Stempel wird über eine arretierbare Feder eine Kraft ausgeübt und beidseits auf den M. temporo parietalis und M. temporalis ein *konstanter Druck* appliziert (Abb. 6.7).

Der Auflagedruck wird *zu Beginn der Reizung* von den Probanden *nicht als schmerzhaft* empfunden. Erst *mit verlaufender Zeit* entsteht ein stetig bezüglich seiner Intensität zunehmender Schmerz, der von den Probanden über eine Skala im Zeitverlauf angegeben werden kann. Damit ist durch einfache Zeitmessung das *Überschreiten der Schmerzschwelle* und *das Erreichen bestimmter überschwelliger Schmerzintensitäten* quantitativ anzugeben. Dieses einfache Verfahren ist überall einsetzbar und kann eine genaue Analyse der perikranialen Schmerzempfindlichkeit realisieren.

Ätiopathogenetische, klinische und therapeutische Bedeutung

Die Unterteilung des Kopfschmerzes vom Spannungstyp nach der Kopfschmerzklassifikation der Internationalen Kopfschmerzgesellschaft in Formen mit normaler und erhöhter Schmerzempfindlichkeit der perikranialen Muskulatur ist sinnvoll,

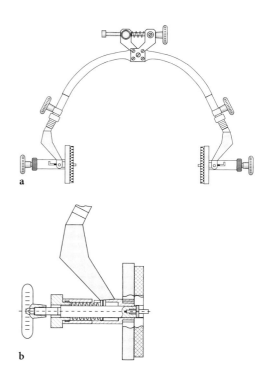

Abb. 6.7. Druckalgometer (Göbel 1992). **a** Gesamtaufbau, **b** Darstellung der Auflagefläche mit Druckstempel

wenn sich dadurch entweder *ätiopathogenetische, klinisch phänomenologische* oder *therapeutische* Besonderheiten zwischen den beiden Formen unterscheiden lassen. Untersuchungen zeigen, daß *keine bedeutsamen absoluten Unterschiede* in der allgemeinen Schmerzempfindlichkeit der perikranialen Muskulatur zwischen gesunden Probanden, Patienten, die an einer Migräne leiden, und Patienten, die am Kopfschmerz vom Spannungstyp erkrankt sind, bestehen. *Standardisierte algesimetrische Untersuchungen* zeigen jedoch, daß die *Verteilung der Schmerzempfindlichkeit* der perikranialen Muskulatur bei den Patienten mit Kopfschmerz vom Spannungstyp gegenüber den Vergleichsgruppen *asymmetrischer* ist und sich darunter tatsächlich *Patienten mit einer auffällig hohen Schmerzempfindlichkeit* der perikranialen Muskulatur befinden (Abb. 6.8).

Die perikraniale Schmerzempfindlichkeit erweist sich also bei Patienten mit Kopfschmerz vom Spannungstyp *heterogener* als bei Migränepatienten und bei Gesunden. Unterteilt man Patienten, bei denen durch druckalgesimetrische Untersuchungen die perikraniale Schmerzempfindlichkeit analysiert wurde, in *Subgruppen mit niedriger und mit hoher Schmerzempfindlichkeit,* zeigen sich *deutliche Unterschiede in verschiedensten Ausprägungsdimensionen des Kopfschmerzleidens.* In bezug auf klinische Kopfschmerzcharakteristika zeigt sich, daß bei Patienten, die am Kopfschmerz vom

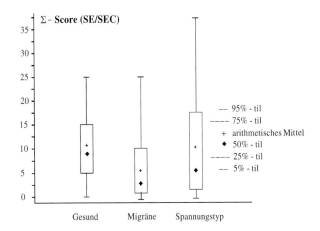

Abb. 6.8. Verteilung der Schmerzempfindlichkeit der perikranialen Muskulatur bei Gesunden, Patienten mit einer Migräne und Patienten mit Kopfschmerz vom Spannungstyp. Es zeigt sich eine deutlich erhöhte Variabilität der perikranialen Schmerzempfindlichkeit beim Kopfschmerz vom Spannungstyp. (Nach Göbel 1992)

Spannungstyp *mit hoher Schmerzempfindlichkeit* der perikranialen Muskulatur leiden, auch eine *höhere klinische Kopfschmerzintensität* und eine *eher wechselnde Kopfschmerzlokalisation* nachzuweisen ist. Die Patienten mit *niedriger Schmerzempfindlichkeit* der perikranialen Muskulatur geben dagegen an, daß *äußere Bedingungen*, wie z. B. körperliche Betätigung, Ruhe, Arbeit etc., ihre Kopfschmerzen beeinflussen können, während bei ca. 33% der Patienten mit hoher Schmerzempfindlichkeit der perikranialen Muskulatur solche äußeren Faktoren keine Rolle spielen. Patienten *mit hoher Schmerzempfindlichkeit* der perikranialen Muskulatur weisen darüber hinaus eine *signifikant höhere Ausprägung von vegetativen Begleitsymptomen* auf, sie fühlen sich allgemein schwächer, klagen über Völlegefühl, sind eher erschöpfbar und geben signifikant häufiger Fröstelgefühle und kalte untere Extremitäten an.

Bei Untersuchungen der Reaktion der perikranialen Muskulatur *auf experimentelle Schmerzreizung am Kopf* zeigt sich zudem ein *deutlich unterschiedliches Verhalten der EMG-Aktivität* im M. frontalis und in den temporoparietalen Muskeln, je nachdem, ob es sich um hochempfindliche oder niedrigempfindliche Patienten handelt. Bei der Untersuchung wird den Patienten der Druckapplikator über dem Ohr auf den M. temporalis aufgesetzt, und es wird konstanter Druck auf die Muskulatur ausgeübt. Dadurch entsteht zunehmend im Bereich der Druckinduktionsstelle ein Muskelschmerz, der im weiteren Zeitverlauf kontinuierlich zunimmt. Gleichzeitig wird die Oberflächen-EMG-Aktivität im M. frontalis und im M. temporalis abgeleitet. Die EMG-Aktivität während der kontinuierlichen Zunahme der Schmerzintensität wird registriert, und der Anstieg der Schmerzintensität wird über eine Skala durch den Probanden direkt angegeben. Somit ist es möglich, einen *direkten Zusammenhang* zwischen der EMG-Aktivität bei zunehmender experimenteller Schmerzreizung zu erfassen (Abb. 6.9).

Setzt man diese Untersuchungsmethode bei Patienten, die die Kopfschmerzen im Sinne des Kopfschmerzes vom Spannungstyp aufweisen, ein und differenziert diese in Gruppen, die eine hohe perikraniale und eine normale perikraniale Schmerzempfindlichkeit aufweisen, zeigt sich, daß bei den Patienten, die eine *hochempfindliche* perikraniale Muskulatur besitzen, die EMG-Scores *von niedrigem Niveau beginnend* mit zunehmender experimenteller Schmerzintensität *ansteigen*, um in der *Entspannungsphase* wieder *abzufallen*. Dagegen weisen Patienten mit einer *niedrigen* bzw. *normalen* perikranialen Schmerzempfindlichkeit

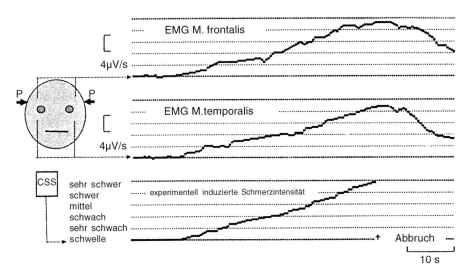

Abb. 6.9. Objektive Analyse des Zusammenhanges zwischen experimentell induziertem Schmerz und reflektorischer EMG-Aktivitätsveränderung. Simultane Registrierung der EMG-Aktivität und der experimentell induzierten Schmerzintensität. CSS = Schmerzskalierungssystem

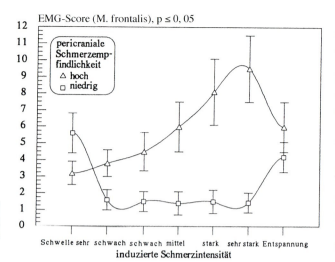

Abb. 6.10. Reaktion der perikranialen Muskulatur auf experimentell induzierten Schmerz bei Patienten mit Kopfschmerz vom Spannungstyp in Abhängigkeit von der perikranialen Muskelschmerzempfindlichkeit. Patienten mit einer niedrigen perikranialen Muskelschmerzempfindlichkeit zeigen eine quantitative Fehlregulation mit Reduktion der EMG-Aktivität während der experimentellen Schmerzapplikation. Patienten mit einer hohen perikranialen Muskelschmerzempfindlichkeit zeigen dagegen eine übermäßige EMG-Reaktion während der Schmerzstimulation

einen *Abfall der EMG-Scores bei Beginn* der experimentellen Schmerzreizung auf, und die Scores bleiben dann im gesamten überschwelligen Schmerzempfindungsintervall *auf niedrigem Niveau* bestehen und *steigen erst wieder in der Entspannungsphase* an (Abb. 6.10).

Patienten mit hoher Schmerzempfindlichkeit der perikranialen Muskulatur unterscheiden sich somit nachweisbar in *relevanten Variablen* von den Patienten mit normaler Schmerzempfindlichkeit der perikranialen Muskulatur. Auffallend ist, daß in der erstgenannten Gruppe die *Kopfschmerzsymptomatik stärker ausgeprägt ist und durch äußere Variablen weniger beeinflußt* wird. Deutlich unterscheidet sich die *EMG-Reaktivität* der perikranialen Muskulatur zwischen den beiden Gruppen *während experimenteller Kopfschmerzapplikation*: Die Spannungskopfschmerzpatienten mit normaler Schmerzempfindlichkeit der perikranialen Muskulatur zeigen ein *qualitativ* verändertes Verhalten, indem sie vor und nach Reizapplikation hohe und während des Reizes niedrige EMG-Scores aufweisen. Die Patienten mit hoher Schmerzempfindlichkeit der perikranialen Muskulatur dagegen reagieren *quantitativ* verändert, indem sie im Vergleich zu Gesunden und Patienten mit Migräne vor und nach Reizapplikation zwar niedrige, aber während des experimentellen Kopfschmerzes überhöhte EMG-Scores zeigen.

Aus den Befunden geht hervor, daß *entsprechend der Supersensitivitätstheorie*, eine *Fehlreaktion* des Schmerzwahrnehmungsapparates bei Kopfschmerz vom Spannungstyp anzunehmen ist. Beim Kopfschmerz vom Spannungstyp wird meist eine *generelle erhöhte Schmerzempfindlichkeit* beschrieben, allerdings finden sich auch Arbeiten, die von einer *erniedrigten Sensibilität* berichten (Wahrnehmungsdefizithypothese). Die unterschiedlichen Ergebnisse in der Literatur lassen sich jedoch dadurch erklären, daß in der Regel eine Subdifferenzierung in Abhängigkeit von der perikranialen Schmerzempfindlichkeit nicht vorgenommen wurde und entsprechend, je nach ausgewählter Patientengruppe, ganz unterschiedliche Ergebnisse resultieren können.

Ursächliche Faktoren

Kodierung

Die erste Auflage der Kopfschmerz-Klassifikation der International Headache Society sah an der 4. Stelle der Klassifikation zum Kopfschmerz vom Spannungstyp vor, einen angenommenen *ursächlichen* Faktor anzugeben; 9 unterschiedliche Bedingungen werden in der Klassifikation differenziert. Die zweite Auflage nennt diese Faktoren nicht mehr. Sie werden jedoch nachfolgend aufgrund ihrer großen therapeutischen Relevanz aufgelistet:

0. Kein ursächlicher Faktor feststellbar
1. Mehr als ein Faktor der unter 2–9 aufgelisteten Bedingungen (Listung in der Reihenfolge der Bedeutung)
2. Oromandibuläre Dysfunktion
3. Psychosozialer Streß
4. Angst
5. Depression
6. Kopfschmerz als Vorstellung oder Idee
7. Muskulärer Streß
8. Mißbrauch von Medikamenten gegen Kopfschmerz vom Spannungstyp
9. Eine der Erkrankungen, die unter den sekundären Kopfschmerzformen der IHS-Klassifikation aufgelistet sind

Die Faktoren umfassen ganz unterschiedliche Aspekte und erstrecken sich *von primär organischen Bedingungen*, wie z. B. einer oromandibulären Dysfunktion, hin zu *komplexen psychischen Störungen* wie Angst, Depression oder Kopfschmerz als Wahrnehmungsstörung. Ob diese Bedingungen tatsächlich entscheidend für die Vielzahl der verschiedenen klinischen Kopfschmerzproble-

Ursächliche Faktoren

me vom Spannungstyp sind, muß derzeit noch offen bleiben. Zunächst sind diese Faktoren mehr als *Diskussionsgrundlage* denn als definitive Ursachen des Kopfschmerzgeschehens zu verstehen.

Die Bedingungen zeigen, daß der Kopfschmerz vom Spannungstyp nicht nur ein primäres Kopfschmerzgeschehen darstellen kann, sondern auch als *sekundärer Kopfschmerz* auftreten kann. Aus diesem Grunde ist es notwendig, eine eingehende körperliche Untersuchung durchzuführen und solche ursächlichen Bedingungen aufzudecken.

Trotz eingehender Analyse findet sich bei vielen Patienten *kein* ätiologisch faßbarer Grund. Natürlich sind auch bei diesen Patienten pathophysiologische Mechanismen am Wirken, die wir jedoch offensichtlich noch *nicht kennen* oder aufgrund mangelnder Kenntnisse *nicht auffinden* können. Darüber hinaus ist es möglich, daß diese Kopfschmerzen durch Veränderungen im Neurotransmittersystem im Zentralnervensystem entstehen, die durch periphere Parameter derzeit *nicht erfaßt* werden können (Abb. 6.11).

Oromandibuläre Dysfunktion

Die Regulierung der Kiefer- und Kaubewegungen erfordert besonders *eingehende und differenzierte Steuerungsvorgänge* seitens des Zentralnervensystems. Es können sich sowohl periphere als auch zentrale Störungen auswirken. Bei Störungen der Kieferfunktion werden *permanent Gegenregulationsmaßnahmen* seitens des Zentralnervensystems erforderlich, wobei *ein hoher Verbrauch von Neurotransmittern* erforderlich ist. Solche Störungen machen sich bemerkbar durch Kiefergelenkgeräusche bei Bewegungen des Kauapparates oder durch eingeschränkte Bewegungsfähigkeit der Kiefer. Auch Schmerzen bei Bewegungen des Kiefers, Zähneknirschen und permanentes starkes Zusammenbeißen der Zähne können entsprechende Störungen bedingen. Völlig offen ist hier jedoch, ob die Kopfschmerzen die Folge oder die Ursache solcher Parafunktionen sind.

Die oromandibuläre Dysfunktion als Grundlage eines Kopfschmerzes vom Spannungstyp zeigt sich durch eine *erhöhte Schmerzempfindlichkeit der Kaumuskulatur, Schmerz im Bereich der präaurikulären Region* und *der Kiefergelenke*. Während des Kauens kann der *Schmerz verschlimmert* werden, und die *Kiefergelenksbeweglichkeit ist reduziert*. Darüber hinaus können *Geräusche bei der Kieferbewegung* und eine *Blockade der Kieferbewegung* oder eine *unglatte Kieferbewegung* beobachtet werden.

Die Annahme einer Verbindung zwischen einer oromandibulären Dysfunktion und Kopfschmerzen nährt sich hauptsächlich aus der Tatsache, daß Kopfschmerzstörungen bei Patienten mit einer oromandibulären Dysfunktion *doppelt so häufig* gefunden werden wie in einer Normalpopulation. Allerdings sind diese Studien vor Einführung der Klassifikation der Internationalen Kopfschmerzgesellschaft durchgeführt worden. In jedem Fall zeigen diese Studien jedoch, daß es eine Reihe von Menschen gibt, die eine ausgeprägte oromandibuläre Dysfunktion *ohne irgendein Kopfschmerzsyndrom* aufweisen.

Bei solchen Untersuchungen muß darüber hinaus beachtet werden, daß das gleichzeitige Auftreten von einer oromandibulären Dysfunktion und von Kopfschmerzen *aufgrund der extremen Prävalenz beider Störungen* ohne ursächliche Beziehung sehr häufig anzutreffen sein wird. Besonders im Einzelfall sind also Kausalität und rein zufällige Koinzidenz zu differenzieren.

Bei 28 % der oromandibulären Dysfunktionen zeigt sich zumindest ein Symptom einer *oralen Parafunktion*, insbesondere

— Zungenpressen (18 %),
— Gaumenbeißen (10 %) oder
— Zungenlippenbeißen (9 %).

Abb. 6.11.
Ätiologische Faktoren beim Kopfschmerz vom Spannungstyp

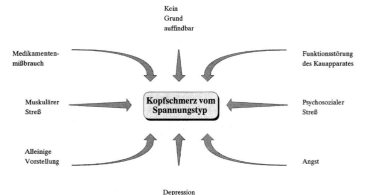

Am häufigsten findet sich als Symptom einer oromandibulären Dysfunktion eine

– irreguläre Kieferbewegung

beim Öffnen oder beim Schließen. Die Gesamtprävalenz der oromandibulären Dysfunktion beträgt *13 % der Gesamtbevölkerung*. Die oromandibuläre Dysfunktion tritt bei Frauen 3mal häufiger auf als bei Männern. Altersabhängige Faktoren lassen sich dagegen nicht beobachten.

Interessanterweise zeigen sich keine Unterschiede zwischen der Häufigkeit der oromandibulären Dysfunktion in der Gruppe von Menschen, die an Migräne, an Kopfschmerz vom Spannungstyp oder überhaupt nicht an Kopfschmerzen leiden. Allerdings findet sich bei Betrachtung von *Patienten mit chronischem Kopfschmerz vom Spannungstyp*, daß *einzelne Symptome* der oromandibulären Dysfunktion *signifikant häufiger* auftreten als bei Patienten, die keinen Kopfschmerz vom Spannungstyp aufweisen. Bei Frauen tritt Zähnepressen bei ca. 45 % der Patientinnen mit chronischem Kopfschmerz vom Spannungstyp auf, während Zähnepressen in der Population ohne Kopfschmerz vom Spannungstyp bei 20 % zu beobachten ist. Eine mandibuläre Parafunktion tritt in der Gruppe mit chronischem Kopfschmerz vom Spannungstyp bei ca. 42 % auf, in der Gruppe ohne Kopfschmerz vom Spannungstyp bei ca. 35 %. Auch irreguläre Bewegungen im Temporo-Mandibular-Gelenk zeigen sich bei Patienten mit chronischem Kopfschmerz vom Spannungstyp bei ca. 41 %, bei Patienten ohne Kopfschmerz vom Spannungstyp bei 32 %. Geräusche im Temporo-Mandibular-Gelenk finden sich bei 28 % der Patienten mit chronischem Kopfschmerz vom Spannungstyp, bei Menschen ohne Kopfschmerz vom Spannungstyp bei 8 %.

Aus diesen neueren Untersuchungen zeigt sich, daß Kiefergelenksstörungen einen geringeren Zusammenhang zu dem Kopfschmerzgeschehen haben als vielmehr die *Parafunktionen*. Tatsächlich läßt sich ein *experimenteller Kopfschmerz vom Spannungstyp* durch eine *Störung des Seitenausgleiches* provozieren. 56 % der Probanden entwickeln innerhalb von zwei Wochen bei solchen Maßnahmen Kopfschmerzen. Diese Untersuchung weist deutlich darauf hin, daß eine *kausale Beziehung* zwischen einer oromandibulären Dysfunktion und der Genese von Kopfschmerzen besteht. Unabhängig davon können die Parafunktionen bei chronischem Kopfschmerz vom Spannungstyp auch *Folge* des chronischen Kopfschmerzleidens sein. Die entsprechende Muskelhyperaktivität kann durch eine Vielzahl von Faktoren bedingt werden, insbesondere durch eine Malokklusion, durch emotionalen Streß, durch Traumata oder andere muskuläre Hyperaktivität.

Psychosozialer Streß

Dieser Begriff ist sehr weit gefaßt. Ob eine Situation ein psychischer oder ein sozialer Streß ist, kann nur *durch die in dieser Situation stehende Person* angegeben werden. Folgende Streßsituationen können prinzipiell unterschieden werden:

– Partnerschaftsbezogener Streß,
– Familien- und Elternstreß,
– anderer auf zwischenmenschliche Beziehungen bezogener Streß,
– Streß im Beruf,
– Streß aufgrund bestimmter Lebensumstände,
– finanzieller Streß,
– Streß bei Gesetzeskonflikten,
– Streß bei Entwicklungskonflikten,
– Streß bei körperlichen Erkrankungen oder Verletzungen.

Zur genauen Differenzierung und Klassifikation von psychosozialem Streß fordert die Klassifikation die Kriterien des *DSM-IV*.

Angst

Angst vor Gefahren geht mit einer *erhöhten Aktivierung und Arbeitsbereitschaft* des Körpers einher. Angst stimmt auf *Anspannung, Angriff oder Flucht* ein und bereitet so Reaktionen psychisch und körperlich vor. In dieser Situation werden *eine Reihe von Regulationsvorgängen* im Zentralnervensystem und im peripheren Nervensystem ständig beansprucht. Halten solche Bedingungen länger an, kann es zu einer *Überbeanspruchung der Systeme* kommen. Ängste können *vielfältig* ablaufen (s. DSM-IV) und lassen sich entsprechend in verschiedene Gruppen einteilen:

– *Existenzängste*: Es handelt sich hier um Ängste vor der Bedrohung oder der Verletzung der körperlichen Unversehrtheit. Beispiele sind Todesangst, Ansteckungsangst, Verletzungsangst, Herzangst, Höhenangst, Tierangst, Flugangst, Angst vor Angreifern, Dunkelangst, Angst vor freien Plätzen, Wasserangst, Gewitterangst etc.
– *Leistungsangst*: Diese betrifft Angst vor Prüfungen, Angst in der Schule oder im Sport etc.
– *Soziale Angst*: Soziale Angst tritt in Situationen ein, in denen man sich der Begutachtung und Beurteilung anderer Personen ausgesetzt fühlt, z. B. als Verlegenheit, Schüchternheit oder Publikumsangst.

Ursächliche Faktoren

Depression

Die Anzeichen und Merkmale der Depression umfassen ein *vielfältiges Störungsbild*:

- Die Stimmung ist gedrückt und apathisch.
- Das Selbstbild ist negativ durch Selbsttadel und Selbstvorwürfe gefärbt.
- Es besteht der Wunsch, sich zurückzuziehen und anderen fernzubleiben.
- Oft findet sich Schlaf- und Appetitmangel sowie der Verlust des sexuellen Begehrens, manchmal besteht jedoch auch gesteigerter Appetit und Abnahme der Müdigkeit.
- Die Aktivität kann stark reduziert sein, bis hin zur Interessenlosigkeit, bei anderen Menschen jedoch auch stark bis zu agitierter Unruhe gesteigert sein.
- Oft bestehen nicht vermeidbare Todes- oder Suizidgedanken.
- Das Denken kann verlangsamt sein, und Konzentrationsstörungen können bestehen.

Es gibt viele Hinweise, daß die Depression ebenfalls durch eine *Störung des serotoninergen Systems* im Gehirn entsteht. Deshalb sind wahrscheinlich auch Antidepressiva, die die Wiederaufnahme des Serotonins an den Synapsen hemmen, sowohl bei der Depression als auch beim chronischen Kopfschmerz vom Spannungstyp wirksam. Auch hier fordert die Klassifikation die Kriterien des *DSM-IV*.

Kopfschmerz als Konversionsreaktion

Kopfschmerz als *Konversionsreaktion* und *alleinige Vorstellung* bei psychischen Grunderkrankungen umfaßt Kopfschmerzen im Zusammenhang mit *Persönlichkeitsvariationen* als auch bei *schizophrenen Störungen* im Sinne von Coenästhesien. Auch hier sind wiederum die entsprechenden *DSM-III-R*-Kriterien gefordert.

Muskulärer Streß

Diese spezielle Streßform wird durch *ungünstige Körperpositionen*, z. B. Sitzen am Schreibtisch oder schlechte Betteinrichtungen, verursacht. Ebenso kann entsprechender Streß durch *Haltungsstörungen* und *Störungen durch einen Mangel an Schlaf oder Ruhepausen mit Entspannung* bedingt sein.

Medikamentenmißbrauch

Bestimmte Mengen von Schmerz- oder Beruhigungsmitteln können ebenfalls zu einer Störung der zentralen Neurotransmission führen und damit eine Störung im antinozizeptiven System herbeiführen. Folgende Mengen können als *Schwellendosis* angesehen werden:

- Mehr als *45 g Acetylsalicylsäure pro Monat* (d. h. regelmäßig ca. 3 Tabletten pro Tag).
- Mehr als *45 g Paracetamol pro Monat* (d. h. regelmäßig ca. 3 Tabletten pro Tag).
- *Opioidhaltige Schmerzmittel* (z. B. Morphin): *Mehr als zweimalige Einnahme pro Monat.*
- *Benzodiazepinhaltige Beruhigungsmittel*: *Mehr als 300 mg pro Monat* (d. h. ca. 3 Tabletten pro Tag).

Die angegebenen Mengen dürfen *nicht als individuell verbindlich* angesehen werden. Bei einzelnen Patienten können bereits wesentlich geringere Mengen mit einem Kopfschmerz vom Spannungstyp einhergehen. Dies trifft insbesondere zu, wenn Medikamente eingenommen werden, die in einer Tablette gleich mehrere Wirkstoffe enthalten, sogenannte *Kombinationspräparate*. Diese Medikamente sind besonders in der Lage, Kopfschmerz vom Spannungstyp auszulösen. Aus diesem Grunde sollten solche Kombinationspräparate prinzipiell *nicht* verordnet oder eingenommen werden. Darüber hinaus gibt es bis heute keine eindeutige Evidenz, daß Kombinationspräparate eine bessere klinische Wirksamkeit haben als ausreichend dosierte Monopräparate.

Multifaktorielle Entstehung

Der Kopfschmerz vom Spannungstyp kann *eine Vielzahl unterschiedlicher ursächlicher Faktoren* besitzen. Die vielfältigen Funktionen des peripheren und des zentralen Nervensystems können auf den verschiedensten Ebenen gestört oder überansprucht sein. Aus diesem Grunde ist häufig eine *multifaktorielle Genese* des Kopfschmerzes vom Spannungstyp anzunehmen, und es ist sehr schwer, einen einzelnen Faktor abzugrenzen.

Kopfschmerz vom Spannungstyp als sekundärer Kopfschmerz

Die klinischen Kriterien des Kopfschmerzes vom Spannungstyp können auch *durch eine Vielzahl von klar faßbaren organischen Bedingungen* im Sinne eines sekundären Kopfschmerzgeschehens ausgelöst werden. Aus diesem Grund muß eine sorgfältige körperliche und neurologische Untersuchung durchgeführt werden, um solche zugrundeliegenden faßbaren Bedingungen aufdecken zu können. Ein Problem für den Praktiker ist, daß er vor der Entscheidung steht, den Kopfschmerz *entweder als primären Kopfschmerz* vom Spannungstyp zu klassifizieren und auf der vierten Stelle einen ursächlichen Faktor anzugeben oder aber das Kopfschmerzgeschehen *als sekundäres Kopfschmerzleiden* aufzufassen und ihn dann entsprechend in eine der Erkrankungen der Gruppe 5–11 der IHS-Klassifikation einzuordnen. In dieser Situation empfehlen die allgemeinen Regeln der Klassifikation, *immer die 1. Kopfschmerzkategorie* in der Klassifikation heranzuziehen, für die die Kriterien erfüllt sind. Dies bedeutet, daß man in diesem Fall die Kopfschmerzen unter Kopfschmerz vom Spannungstyp einreihen wird. Die Ziffer 9 auf der 4. Codestelle wird nur benutzt, wenn eine Verschlimmerung eines bestehenden Kopfschmerz vom Spannungstyp in Korrespondenz zu einer organischen Erkrankung steht.

Multiple ätiologische Faktoren

Als ursächlicher Faktor läßt sich beim *chronischen Kopfschmerz vom Spannungstyp* bei nahezu 50 % der Patienten ein *Medikamentenmißbrauch* feststellen. Darüber hinaus entstehen entweder primär oder sekundär aufgrund der Kopfschmerzproblematik eine Reihe von *psychischen* Problemen. *Depressivität, Schlafstörungen, Angst, sozialer Rückzug* sind die häufigsten psychischen Auffälligkeiten bei diesen Patienten. Aus diesem Grunde ist es unbedingt erforderlich, daß im ärztlichen Gespräch solche Bedingungen analysiert und einer spezifischen Therapie zugeführt werden. In neueren Studien konnte gezeigt werden, *daß mehr als zwei Drittel der betroffenen Patienten ausgeprägte psychische Störungen aufweisen.*

Kombiniertes Auftreten mit anderen Kopfschmerzformen

50 % der Menschen, bei denen die Kriterien des Kopfschmerzes vom Spannungstyp erfüllt sind, geben an, *ausschließlich nur an dieser einen Kopfschmerzform zu leiden*. Bei der anderen Hälfte der Menschen bestehen zusätzlich eine oder mehrere andere Kopfschmerzformen. 51 % der Frauen geben dabei an, an verschiedenen Kopfschmerzformen zu leiden, während bei den Männern 44 % an verschiedenen Kopfschmerzformen erkrankt sind.

Interessanterweise zeigt sich eine *deutliche Altersabhängigkeit* des Auftretens von verschiedenen Kopfschmerzformen im Zusammenhang mit einem Kopfschmerz vom Spannungstyp. Bei Menschen bis zum 29. Lebensjahr geben 59 % an, neben dem Kopfschmerz vom Spannungstyp noch mindestens an einem anderen Kopfschmerztyp zuleiden. Bei Menschen im Alter zwischen 30–49 Jahre, die an einem Kopfschmerz vom Spannungstyp leiden, geben nur noch 49 % an, an mindestens einer weiteren Kopfschmerzform erkrankt zu sein. Menschen, die älter als 50 Jahre sind, geben nur noch mit einer Häufigkeit von 35 % an, an mindestens einer weiteren Kopfschmerzform neben dem Kopfschmerz vom Spannungstyp zu leiden.

> **MERKE**
>
> Dies zeigt, daß *insbesondere bei jungen Menschen* ganz besonders sorgfältig *nach dem Vorliegen von mehreren Kopfschmerzformen gefragt* werden muß. Die isolierte Einteilung der Betroffenen nach einer einzelnen Kopfschmerzform wird in den meisten Fällen nicht zu einem gewünschten Therapieerfolg führen, da der überwiegende Teil der Patienten an mehr als an einer Kopfschmerzerkrankung leidet, und entsprechend jede Kopfschmerzform spezifisch behandelt werden muß.

Repräsentative Daten zum Kopfschmerz vom Spannungstyp in Deutschland

Erste populationsbezogene Analyse

Nachfolgend werden Daten zur Symptomkonstellation und zum Gesundheitsverhalten von Migränepatienten berichtet, die in einer repräsentativen, populationsbezogegenen Studie von Göbel u. Petersen-Braun (1994) zur Epidemiologie von Kopfschmerzen in Deutschland erstmals erhoben wurden (Einzelheiten zur Methodik s. S. 113 ff).

Arbeitsausfall

Patienten, die vom Kopfschmerz vom Spannungstyp betroffen sind, gaben an, *im Mittel an 7 Tagen im letzten Halbjahr* aufgrund eines *episodischen* Kopfschmerzes vom Spannungstyp arbeitsunfähig gewesen zu sein. Dabei zeigt sich, *daß das Ausmaß der Arbeitsunfähigkeit interindividuell ganz unterschiedlich ausgeprägt ist.* 63 % der vom episodischen Kopfschmerz vom Spannungstyp betroffenen Menschen sind noch nie aufgrund der Kopfschmerzform arbeitsunfähig gewesen; 20 % jedoch sind im letzten halben Jahr an mindestens 1–5

Tagen arbeitsunfähig gewesen, 7 % an 6–10 Tagen, 4 % an 11–15 Tagen und weitere 6 % an mehr als 15 Tagen.

Der *chronische* Kopfschmerz vom Spannungstyp verursachte im Mittel bei den Betroffenen *an 10 Tagen im letzten halben Jahr* Arbeitsunfähigkeit. Auch hier sind die Erkrankten *ganz unterschiedlich* vom Arbeitsausfall betroffen. 53 % geben an, noch nie wegen des chronischen Kopfschmerzes vom Spannungstyp ihre Arbeit versäumt zu haben. 29 % dagegen sind an mindestens 1–5 Tagen arbeitsunfähig wegen des chronischen Kopfschmerzes vom Spannungstyp gewesen. Weitere 6 % gaben Arbeitsunfähigkeit an 6–10 Tagen an. 9 % waren arbeitsunfähig an mehr als 20 Tagen.

MERKE

An diesen Zahlen zeigt sich sehr deutlich, daß zwar *bei einem Großteil* der Betroffenen der Kopfschmerz vom Spannungstyp eine sehr geringgradige Beeinträchtigung bedingt und zu den normalen Unpäßlichkeiten gezählt werden kann. Jedoch existiert *eine Gruppe von sehr schwer Betroffenen*, die *nicht nur für sich* stark an den Beschwerden leiden, sondern auch durch *häufige Arbeitsunfähigkeit am Arbeitsplatz und im sozialen Umfeld* einem großen Leidensdruck ausgesetzt sind.

Für die Beeinträchtigung des Arbeitslebens zeigen sich auch *Geschlechtsunterschiede*. Während 70 % der betroffenen Männer angeben, noch nie wegen des Kopfschmerzes vom Spannungstyp arbeitsunfähig gewesen zu sein, berichten nur 56 % der Frauen, wegen Kopfschmerz vom Spannungstyp noch nie die Arbeit versäumt zu haben. Umgekehrt ist jedoch die *mittlere Auftretenshäufigkeit* der Tage mit Arbeitsunfähigkeit im letzten Halbjahr bei den Männern mit 8 Tagen höher als bei den Frauen mit 6,5 Tagen.

Auch zeigt sich eine *deutliche Altersabhängigkeit* der Beeinflussung der Arbeitsfähigkeit durch Kopfschmerz vom Spannungstyp. Bis zum 29. Lebensjahr besteht bei den Betroffenen im Mittel Arbeitsunfähigkeit nur an 4,7 Tagen im letzten halben Jahr. Dagegen zeigt sich bei den 30- bis 49jährigen eine mittlere Arbeitsunfähigkeit von 7 Tagen im letzten halben Jahr. Bei den über 50jährigen schließlich zeigt sich eine Arbeitsunfähigkeit im Mittel an 10 Tagen im letzten halben Jahr aufgrund Kopfschmerz vom Spannungstyp. Die Problematik des Kopfschmerzes vom Spannungstyp für das Individuum nimmt offensichtlich mit zunehmendem Lebensalter zu.

Die *Beeinträchtigung der normalen Beschäftigung* durch den Kopfschmerz vom Spannungstyp wird im Mittel *auf einer Stufen-Skala mit 4,4* angegeben. Dabei bedeutet 1 „überhaupt keine unangenehme Beeinträchtigung der Beschäftigung" und 7 „eine äußerst unangenehme Beeinträchtigung der Beschäftigung". Zwischen Männern und Frauen zeigen sich keine Unterschiede in dieser Beeinträchtigung *(Frauen 4,4; Männer 4,4)*, und auch im Laufe der Lebensjahre bleibt die quantitative Beeinträchtigungsausprägung durch den Kopfschmerz vom Spannungstyp im Mittel konstant *(bis 29 Jahre: 4,2; 30-49 Jahre 4,5; 50 Jahre und älter 4,3)*.

Beeinträchtigung von Freizeitaktivitäten

Nicht nur das Berufsleben, sondern auch das *Freizeitleben* wird durch Kopfschmerz vom Spannungstyp deutlich beeinflußt. *Innerhalb der letzten Monate* wird im Mittel angegeben, *daß an 6,4 Tagen aufgrund eines episodischen Kopfschmerzes vom Spannungstyp die normale Freizeitaktivität behindert wurde*. Beim *chronischen* Kopfschmerz vom Spannungstyp werden *im Mittel 8,6 Tage mit reduzierter Freizeitaktivität* im letzten halben Jahr mitgeteilt. 34 % der vom episodischen Kopfschmerz vom Spannungstyp Betroffenen geben an, noch nie eine Behinderung der Freizeitaktivität durch diesen Kopfschmerz erlitten zu haben. Beim chronischen Kopfschmerz vom Spannungstyp beträgt dieser Prozentsatz 33 %.

42 % der vom *episodischen* Kopfschmerz vom Spannungstyp Betroffenen geben an, im letzten halben Jahr an mindestens 1–5 Tagen ihre normale Freizeitaktivität nicht wahrgenommen haben zu können. 16 % berichten von einer Behinderung ihrer Freizeitaktivitäten an 6–10 Tagen im letzten halben Jahr. Weitere 3 % waren an 11–15 Tagen nicht in der Lage, ihre normale Freizeitaktivität wahrzunehmen.

53 % der Patienten, bei denen ein *chronischer* Kopfschmerz vom Spannungstyp besteht, waren im letzten halben Jahr an mindestens 1–5 Tagen aufgrund ihrer Kopfschmerzen von ihrer normalen Freizeitaktivität abgehalten worden. Bei 10 % der vom chronischen Kopfschmerz vom Spannungstyp Betroffenen war im letzten halben Jahr an mehr als 20 Tagen eine Teilnahme an normalen Freizeitaktivitäten nicht möglich.

Hinsichtlich der Behinderung der Freizeitaktivität zeigen sich *keine Unterschiede zwischen Männern und Frauen*. Bei den betroffenen Frauen wird im Mittel eine Behinderung der Freizeitaktivität an 6,8 Tagen im letzten halben Jahr angegeben, bei den Männern an 6,0 Tagen im letzten halben Jahr. *Die Behinderung der Freizeitaktivität nimmt im Laufe des Lebens durch den Kopfschmerz vom Spannungstyp zu.* Während die bis 29jährigen im letzten halben Jahr an 5,6 Tagen nicht ihre normale Freizeitaktivität durchführen konnten, zeigte sich bei den 30- bis 49jährigen ein Freizeitaktivitätsausfall an 6,0 Tagen und bei den 50jährigen und älteren an 8,3 Tagen im letzten halben Jahr. Auch an diesen Zahlen wird deutlich, daß der individuelle Leidensdruck mit zunehmender Dauer des Kopfschmerzleidens fortbesteht.

Auf einer *7stufigen Skala* wird die Beeinträchtigung der Freizeitaktivitäten durch *episodischen* Kopfschmerz vom Spannungstyp *im Mittel mit 4,2* angegeben. Dabei bedeutet 1 „überhaupt keine unangenehme Beeinträchtigung der Freizeitaktivitäten" und 7 „eine äußerst unangenehme Beeinträchtigung der Freizeitaktivitäten". Beim *chronischen* Kopfschmerz vom Spannungstyp beträgt diese Einstufung *im Mittel 4,4*. Geschlechtsunterschiede in dieser Einstufung zeigen sich nicht *(Frauen 4,1, Männer 4,2)*. Auch eine bedeutsame Veränderung der Beurteilung der Beeinträchtigung der Freizeitaktivitäten spiegelt sich im Lebenslauf nicht wider *(bis 29 Jahre 4,5; 30-49 Jahre 4,1; 50 Jahre und älter 3,9)*.

Wie die Betroffenen ihren Kopfschmerz selbst bezeichnen

Nur *2 % der Patienten*, deren Kopfschmerzen die Kriterien des Kopfschmerzes vom Spannungstyp erfüllen, bezeichnen ihren Kopfschmerz als *Spannungs-* bzw. *Verspannungskopfschmerz*.

> **MERKE**
>
> Die Bezeichnung *Kopfschmerz vom Spannungstyp* ist in der Bevölkerung gänzlich unbekannt.

6 % der Betroffenen benennen ihren Kopfschmerz als *Migräne*. Am häufigsten werden die Kopfschmerzen *auslöserorientiert* benannt. 5 % bezeichnen den Kopfschmerz als *Anstrengungs-* oder *Streß-* oder *Belastungskopfschmerz*, 2 % bezeichnen ihn als *Wetterwechselkopfschmerz* oder *föhnbedingten Kopfschmerz*. Weitere 2 % bezeichnen die Beschwerden als *Wochenendkopfschmerzen* oder *Freizeit-* bzw. *Streßkopfschmerzen*. 1 % bezeichnet die Beschwerden als *psychischen Kopfschmerz* oder als *Nervenkopfschmerz*, 1 % als *Erschöpfungs-*, *Übermüdungs-* oder *Konzentrationskopfschmerz*, ein weiteres Prozent führt die Beschwerden auf die *Brille* oder auf *Kontaktlinsen* zurück. Eine Gruppe von 11 % der Betroffenen orientiert sich bei der Namengebung der Beschwerden an der *symptomatischen* Äußerung des Kopfschmerzes. 3 % bezeichnen die Beschwerden als *dumpfen Kopfschmerz* oder als *klopfenden Kopfschmerz*, 1 % bezeichnet ihn als *Außer-Gefecht-Setz-Kopfschmerz*, 4 % als *Druckkopfschmerz*, 2 % als *stechenden Kopfschmerz*, weitere 2 % als *Reißen im Kopf*, 1 % als *Rauschen* oder *Brummkopfschmerz*, ein weiteres Prozent als *dröhnenden Kopfschmerz*.

8 % der Betroffenen orientieren sich bei der Namengebung an *pathophysiologischen Konzepten*. 3 % gehen davon aus, daß der Kopfschmerz durch *Verspannung* oder *Verkrampfung* im Rücken- oder Nackenbereich entsteht, 2 % nehmen eine *Begleiterscheinung der Menstruation* oder *der Einnahmepause der Pille* an und bezeichnen ihn als *Vorregelkopfschmerz*, 1 % nimmt an, daß die Beschwerden durch eine *Abnutzung* bzw. einen *Verschleiß* oder durch *verkalkte Halswirbel* zustande kommt, 1 % geht davon aus, daß die Kopfschmerzen durch *Kreislaufprobleme* oder durch einen *niedrigen Blutdruck* entstehen, ein weiteres Prozent sieht die Ursache in einer *Hormonumstellung während der Wechseljahre*, 2 % gehen davon aus, daß die Beschwerden durch *Infekte* generiert werden oder durch *Narben* im Kopfbereich.

2 % bezeichnen den Kopfschmerz aufgrund der *Lokalisation*, z. B. als *Schläfen-, Stirn-, Nacken-, Hinterkopf-* oder *Augenkopfschmerz*.

5 % wählen ganz *allgemeine Begriffe* wie z. B. *Kopfschmerzen* oder *Kopfweh, Neuralgie* oder *vasomotorischer Kopfschmerz*.

Von ganz entscheidender Bedeutung ist, daß *64 % der Betroffenen überhaupt keinen Namen für ihren Kopfschmerz zu nennen wissen* und die Beschwerden ertragen, ohne daß sie jemals in Erwägung gezogen haben, daß ihre Beschwerden auch präzise bezeichnet werden können und entsprechend man auch etwas dagegen tun kann.

Geschlechtsunterschiede in der Bezeichnung der Kopfschmerzen existieren nicht. Die unterschiedlichen Namenkonzepte werden bei Männern und bei Frauen in weitgehend gleicher Häufigkeit angegeben.

Ursachenattribution durch die Patienten

50 % der Betroffenen mit einem episodischen Kopfschmerz vom Spannungstyp gehen davon aus, daß der Kopfschmerz *durch eine körperliche*

Erkrankung bedingt ist. Bei den Patienten, die an einem chronischen Kopfschmerz vom Spannungstyp leiden, glauben dies 60 %. 24 % der vom episodischen Kopfschmerz vom Spannungstyp Betroffenen haben sich bisher *nicht überlegt*, woher ihre Kopfschmerzen kommen, dieser Prozentsatz beträgt beim chronischen Kopfschmerz vom Spannungstyp nur 10 %.

! Interessanterweise gehen 62 % der befragten *Frauen* von einer körperlichen Ursache aus, während nur 38 % der befragten *Männer* eine körperliche Ursache ihrer Kopfschmerzerkrankung annehmen. Eine bedeutsame Altersabhängigkeit der Ursachenattribution besteht nicht.

Beim episodischen Kopfschmerz vom Spannungstyp geben 71 % der Befragten, die eine körperliche Ursache annehmen, an, daß der *Bewegungsapparat* für die Kopfschmerzen verantwortlich ist. Hier werden am häufigsten Verspannungen, Verkrampfungen der Rücken- und Nackenmuskulatur sowie eine falsche Körperhaltung genannt (63 %). Es folgt dann mit 16 % die Nennung von Bandscheiben- und Wirbelsäulenschäden sowie Rückenschmerzen. Mit geringerer Häufigkeit werden Verkalkungen, Abnutzungen, Verschleißerscheinungen der Wirbelsäule, Rheuma, Skoliosen, Wirbelsäulenverkrümmung, Myalgien, Spondylosen, eingeklemmte Nerven, eine kaputte Muskulatur bzw. ein Zervikalsyndrom genannt.

Auch beim chronischen Kopfschmerz vom Spannungstyp stehen *Störungen des Bewegungsapparates* ganz im Vordergrund der körperlichen Ursachenerklärung durch die Patienten. Hier findet sich das gleiche Erklärungsprofil wie bei dem episodischen Kopfschmerz vom Spannungstyp.

Als zweithäufigste Erklärung werden *Herz- und Kreislauferkrankungen* angeführt. So gehen 20 % der vom episodischen Kopfschmerz vom Spannungstyp Betroffenen davon aus, daß Durchblutungsstörungen, Kreislaufprobleme und ein niedriger Blutdruck für die Beschwerden verantwortlich sind. Der entsprechende Prozentsatz beim chronischen Kopfschmerz vom Spannungstyp beträgt 6 %. Mit geringerer Häufigkeit werden Herzerkrankungen, Gefäßverengungen, Gefäßkrämpfe, Blutarmut und Thrombose als Erklärung der Kopfschmerzen durch die Patienten selbst genannt.

Beim episodischen als auch beim chronischen Kopfschmerz vom Spannungstyp nehmen 6 % der Betroffenen an, daß *hormonelle Beschwerden* die Kopfschmerzen bedingen. Darunter werden Hormonschwankungen, Menstruationsbeschwerden, die Pillenpause und das prämenstruelle Syndrom genannt. Weiterhin werden Wechseljahre sowie Schilddrüsenerkrankungen und gynäkologische Operationen als Ursache angesehen.

9 % der vom episodischen Kopfschmerz vom Spannungstyp und 11 % der vom chronischen Kopfschmerz vom Spannungstyp betroffenen Patienten machen die *Lebensführung* für ihre Kopfschmerzen verantwortlich. Darunter werden Symptome wie Aufregung, Streß, Zeitdruck, Überarbeitung und Überanstrengung, zu wenig oder zu viel Schlaf, Übermüdung, unregelmäßiges oder zu spätes Essen und schlechte Ernährung subsumiert.

Eine weitere wichtige Gruppe von Erklärungsversuchen des Kopfschmerzes vom Spannungstyp sind *Kiefererkrankungen, Erkrankungen des Halses, der Nase oder der Ohren sowie Augenerkrankungen*. Beim episodischen Kopfschmerz vom Spannungstyp gehen 16 % der Betroffenen von solchen Störungen aus, beim chronischen Kopfschmerz vom Spannungstyp 6 % der Betroffenen. Darunter fallen Erkältungen, Schnupfen, grippale Infekte und andere Atemwegserkrankungen. Weitere angenommene Ursachen sind Fehlsichtigkeit, Augenfehler und Augenschwäche, schlechte Zähne, Zahnprobleme, eine falsche Kieferstellung durch eine Prothese oder durch eine Klammer, Vereiterung des Rachens, Nasennebenhöhlenentzündungen, Augenüberanstrengung, Bildschirmarbeit, chronische Rhinitis, Ohrenschmerzen und Ohrenerkrankungen sowie eine Stirnhöhlenentzündung. 4 % der vom episodischen Kopfschmerz vom Spannungstyp Betroffenen nehmen eine *Erkrankung im Bereich des Kopfes* an. Dazu zählen Kopfverletzungen, Gehirnerschütterungen, Neuralgien, Nervenentzündungen, Hirnhautentzündungen oder ein Hirntumor. Beim chronischen Kopfschmerz vom Spannungstyp findet sich eine entsprechende Erklärung nicht.

3 % der vom episodischen Kopfschmerz vom Spannungstyp und 17 % der vom chronischen Kopfschmerz vom Spannungstyp Betroffenen sehen die Ursache ihrer Kopfschmerzen in *Umweltfaktoren*. Dazu zählen Wetterfühligkeit, Föhn, Abgase, Zugluft, schlechte Raumluft, das Passivrauchen, O_2-Mangel, Neonlicht, Lichtempfindlichkeit, eine allgemeine Umweltbelastung und eine Reizüberflutung.

2 % der vom episodischen Kopfschmerz vom Spannungstyp und 6 % der vom chronischen Kopfschmerz vom Spannungstyp Betroffenen sehen *psychische Ursachen* ihrer Beschwerden. Dazu zählen sie eine nervliche Überlastung, erhöhte Nervosität, seelische Belastung, Depressivität, eine Störung des vegetativen Nervensystems und eine allgemeine psychische Überbeanspruchung.

4 % der vom episodischen Kopfschmerz vom Spannungstyp und 6 % der von einem chronischen

Kopfschmerz vom Spannungstyp Betroffenen geben *Stoffwechselbeschwerden* als Ursache ihrer Kopfschmerzen an. Dazu zählen sie Verdauungsbeschwerden, Magen-Darm-Erkrankungen, eine Diät, eine Gewichtsreduktion, eine eingeschränkte Nierenfunktion oder eine Zuckerkrankheit.

1 % der vom episodischen Kopfschmerz vom Spannungstyp betroffenen Personen nimmt an, daß die Beschwerden durch eine *Allergie* z. B. durch bestimmte Nahrungsmittel ausgelöst werden.

Als weitere Erklärung geben 4 % mit episodischem Kopfschmerz vom Spannungstyp an, daß Ursachen wie Autounfälle, Arbeitsunfälle, eine Veranlagung oder Vererbung, eine Medikamentennebenwirkung, Übergewicht oder eine Infektion für die Kopfschmerzen verantwortlich seien.

! Obwohl der Großteil der Patienten einen spezifischen Namen für die Beschwerden nicht angeben kann, können nahezu alle *irgendeine Ursache* für ihre Kopfschmerzen benennen. Es zeigt sich jedoch, daß die Konzepte bei den Betroffenen extrem unterschiedlich sind, und daraus ein *sehr inhomogenes Gesundheitsverhalten* in bezug auf eine Linderung der Beschwerden resultiert. Auch hier zeigt sich, daß in der Bevölkerung das Wissen zur Entstehung von Kopfschmerzen gering ist und wissenschaftlich begründete Konzepte den Betroffenen kaum zur Verfügung stehen.

Bei der Ursachenattribution zeigen sich *deutliche Geschlechtsunterschiede*. 79 % der Frauen gehen von einer Störung im Bereich des Bewegungsapparates als Ursache aus, während der entsprechende Prozentsatz bei Männern nur 59 % beträgt. Die Annahme, daß der Bewegungsapparat für den Kopfschmerz vom Spannungstyp verantwortlich ist, findet sich mit *zunehmendem Alter* weniger häufig. Während die bis 29 Jahre alten Betroffenen noch zu 78 % annehmen, daß Verspannungen oder Wirbelsäulenschäden für die Kopfschmerzen verantwortlich sind, sind die über 50jährigen nur noch zu 64 % davon überzeugt, daß entsprechende Schäden zu ihren Kopfschmerzen führen. Hinsichtlich der Ursachenattribution Herz- oder Kreislauferkrankungen zeigt sich im Gegensatz dazu ein Anstieg. Während die bis 29jährigen zu 17 % eine Ursache ihrer Kopfschmerzen in einer Herz- oder Kreislauferkrankung sehen, steigt dieser Prozentsatz bei den über 50jährigen auf über 38 % an.

Arztkonsultation beim Kopfschmerz vom Spannungstyp

MERKE

- Nur 36 % der Patienten mit *episodischem* Kopfschmerz vom Spannungstyp haben wegen ihrer Kopfschmerzen jemals einen Arzt aufgesucht.
- 43 % der an *chronischem* Kopfschmerz vom Spannungstyp Erkrankten haben wegen ihrer Beschwerden einen Arzt konsultiert.

Die betroffenen Frauen erklären *wesentlich häufiger*, einen Arzt zu Rate zu ziehen (42 %), als die betroffenen Männer (29 %). Während die bis 29jährigen nur zu einem Prozentsatz von 22 % einen Arzt aufsuchen, steigt die *Arztkonsultationshäufigkeit* auf 34 % im 30.–49. Lebensjahr an und erreicht 51 % bei den Menschen, die 50 Jahre und älter sind.

Die Gründe, *warum man wegen der Beschwerden nicht zum Arzt geht*, sind ganz unterschiedlich. So berichten 58 % derjenigen, die die Kriterien des episodischen Kopfschmerzes vom Spannungstyp aufweisen und bisher noch nie wegen ihrer Kopfschmerzen zum Arzt gegangen sind, daß sie aufgrund eines *geringen Leidensdrucks* einen Arztbesuch bisher nicht durchgeführt haben. Der entsprechende Prozentsatz bei den Patienten mit chronischem Kopfschmerz vom Spannungstyp umfaßt 65 %. Als Gründe werden dazu speziell angeführt, daß die *Schmerzen nicht so lange* andauern, sie *leicht* und *zu ertragen* seien. Weitere Gründe sind die *geringe Auftretenshäufigkeit* der Beschwerden und die Annahme, daß man *wegen Kopfschmerzen ganz allgemein nicht zum Arzt* gehen würde, da Kopfschmerzen ja keine Erkrankung seien und von selbst wieder verschwinden würden.

Als weiteren wichtigen Grund nennen 32 % der vom episodischen Kopfschmerz vom Spannungsyp und 41 % der vom chronischen Kopfschmerz vom Spannungstyp betroffenen Patienten, die bisher noch nie wegen ihrer Kopfschmerzen beim Arzt waren, daß sie sich *selbst behandeln* würden. Als spezieller Grund wird angegeben, daß *Schmerzmittel fast immer wirken* würden. Außerdem wüßten die Betroffenen, woher die Schmerzen kämen, und sie könnten sich *durch Ruhe, durch Hinlegen* und *durch Entspannung* selbst helfen. Zu entsprechenden Maßnahmen zählen auch *Spazierengehen, frische Luft, Therapie durch Sport* oder *Therapie durch Kopfmassage*.

> **MERKE**
>
> Als weiterer wichtiger Grund für das Nichtkonsultieren wird ein *mangelndes Vertrauen zum Arzt und in die ärztliche Kompetenz* angeführt (episodischer Kopfschmerz vom Spannungstyp 13 %, chronischer Kopfschmerz vom Spannungstyp 6 %). Hier wird im einzelnen berichtet, daß die Ärzte sowieso die Ursache der Kopfschmerzen nicht finden könnten und daß die Medizin bei Kopfschmerzen hilflos sei. Außerdem würden die verschriebenen Medikamente nur die Symptome, nicht die Ursachen bekämpfen. Schließlich würden die Ärzte nur Medikamente verordnen. Außerdem sei durch die ärztliche Behandlung die angenommene Ursache, z. B. Wetter oder Streß, nicht veränderbar.

Alters- und Geschlechtseffekte in den Begründungen, bei Kopfschmerz vom Spannungstyp nicht zum Arzt zu gehen, gab es nicht. Auch in den unterschiedlichen Lebensspannen werden keine unterschiedlichen Gründe qualitativ oder quantitativ angegeben.

Auswahl von therapeutischen Maßnahmen durch Patienten

Diejenigen Patienten, die wegen ihrer Kopfschmerzen noch nie einen Arzt aufgesucht haben und sich selbst behandeln, setzen am häufigsten eine *medikamentöse Therapie* ein (episodischer Kopfschmerz vom Spannungstyp 67 %, chronischer Kopfschmerz vom Spannungstyp 82 %). Am häufigsten werden ganz allgemein *Kopfschmerztabletten* oder *Schmerztabletten* angegeben (episodischer Kopfschmerz vom Spannungstyp 51 %, chronischer Kopfschmerz vom Spannungstyp 71 %). In erster Linie werden *nicht rezeptpflichtige Medikamente* verwendet (episodischer Kopfschmerz vom Spannungstyp 73 %, chronischer Kopfschmerz vom Spannungstyp 71 %). Vier Präparate werden dabei am häufigsten eingenommen: *Aspirin, Thomapyrin, Spalt- und ASS-ratiopharm*. Auch *verschreibungspflichtige Medikamente* werden von den Betroffenen eingesetzt, die jedoch nicht durch eine eigene Arztkonsultation verordnet wurden (episodischer Kopfschmerz vom Spannungstyp 10 %, chronischer Kopfschmerz vom Spannungstyp 12 %). Am häufigsten werden dabei Präparate wie *Gelonida, Silentan* und *Contraneural* genannt. Sowohl die vom chronischen als auch vom episodischen Kopfschmerz vom Spannungstyp Betroffenen geben zu 12 % an, daß sie erst dann Medikamente einsetzen, wenn anderes nicht hilft. 1 % der vom episodischen Kopfschmerz vom Spannungstyp Betroffenen gibt an, daß sie sich mit *Menthol* die Stirn einreiben, und ein weiteres Prozent, daß sie *inhalieren* würden.

Als zweithäufigste Eigenmaßnahme beim Kopfschmerz vom Spannungstyp wird *Ruhe und Entspannung* angegeben (episodischer Kopfschmerz vom Spannungstyp 47 %, chronischer Kopfschmerz vom Spannungstyp 35 %). Dazu zählen Bettruhe, Hinlegen, Ausruhen, Schlafen, ein Heizkissen oder eine Wärmflasche in den Nacken legen, Streßabbau, Vermeidung von Streß, Reduktion der körperlichen Aktivitäten, Entspannungsübungen, wie z. B. autogenes Training oder Yoga.

Weitere häufige Maßnahmen sind *Bäder, Massagen und Bestrahlungen* (episodischer Kopfschmerz vom Spannungstyp 14 %, chronischer Kopfschmerz vom Spannungstyp 10 %). Dabei werden insbesondere feuchte Tücher, Kompressen, Massagen an der Stirn, der Schläfe und dem Rücken, Bäder, kaltes Duschen, Fangopackungen, Dampfbäder und Bestrahlungen angewendet.

Bewegung wird als weitere Maßnahme zur Eigenbehandlung des Kopfschmerzes vom Spannungstyp eingeleitet (episodischer Kopfschmerz vom Spannungstyp 12 %, chronischer Kopfschmerz vom Spannungstyp 6 %). Dazu zählen Bewegungen an frischer Luft, oft Spaziergänge, Gymnastik, Sport sowie Streck- und Stretchübungen.

Sowohl 6 % der vom episodischen als auch der vom chronischen Kopfschmerz vom Spannungstyp Betroffenen nennen bestimmte *diätetische Maßnahmen*, die sie zur Selbstbehandlung des Kopfschmerzes einleiten. Dazu zählen das Trinken von Kaffee mit Zitronensaft, Trinken von Tee, generell ausreichendes Essen und Trinken sowie die Einnahme von Vitaminen und Kalzium.

Den *Gebrauch von „Hausmitteln"* benennen 5 % der vom episodischen Kopfschmerz vom Spannungstyp, jedoch nicht die vom chronischen Kopfschmerz vom Spannungstyp Betroffenen. Dazu zählt das Einreiben mit *ätherischen Pflanzenölen*, insbesondere mit Pfefferminzöl.

Geschlechtsspezifische Unterschiede in der Selbstbehandlung des Kopfschmerzes vom Spannungstyp und Unterschiede der Selbstbehandlung in unterschiedlichen Lebensphasen bestehen nicht.

Informationsquellen über Therapiemöglichkeiten

Die Information, welche *Behandlungsmöglichkeit* beim Kopfschmerzleiden zu bevorzugen ist, kommt bei den vom *episodischen* Kopfschmerz vom Spannungstyp Betroffenen mit 32 % *aus der Familie* und wird quasi tradiert. Am zweithäufigsten informieren sich die Patienten im *Bekanntenkreis*, an 3. Stelle folgen sie der *Empfehlung des Apothekers*. Die *Werbung* in Zeitschriften, Funk und Fernsehen ist Informationsquelle für 11 % der Betroffenen. *Berichte* in Printmedien, *Werbung im Apothekenschaufenster* und *Zufallsentscheidungen* sind weitere therapiebestimmende Faktoren.

33 % der Patienten mit chronischem Kopfschmerz vom Spannungstyp verlassen sich auf Empfehlungen aus der *Familie*. An zweithäufigster Stelle werden mit 23 % *frühere Empfehlungen eines Arztes* genannt, gefolgt von Empfehlungen aus der *Apotheke* (17 %). Es zeigt sich, daß beim chronischen Kopfschmerz vom Spannungstyp *mehr professionelle Informationsquellen* gewählt werden als beim episodischen Kopfschmerz vom Spannungstyp.

Welche Ärzte konsultiert werden

Episodischer Kopfschmerz vom Spannungstyp: 71 % der Patienten, die einen Arzt aufsuchen, konsultieren einen *praktischen Arzt* oder *Allgemeinarzt*. Entsprechend der vermuteten Ursache im Bereich des Bewegungssystems konsultieren 27 % einen *Orthopäden*, 25 % gehen zum *Internisten* und 19 % zum *Neurologen* (Mehrfachnennungen möglich). Mit der nächstgrößeren Häufigkeit wird dann bereits schon der Heilpraktiker von 8 % der Betroffenen aufgesucht, je 4 % gehen zum Augenarzt, zum Arzt für Naturheilverfahren, zum Psychiater bzw. Psychologen oder zum Frauenarzt.

Chronischer Kopfschmerz vom Spannungstyp: Mit der größten Häufigkeit von 69 % wird der *praktische Arzt* oder der *Allgemeinarzt* aufgesucht. *Neurologen* und *Orthopäden* werden jeweils von 38 % der Betroffenen konsultiert. Es folgt dann mit 15 % die Konsultation bei einem *Arzt für Naturheilverfahren*. Jeweils 8 % der Betroffenen gehen zum Psychiater oder zum Frauenarzt und 23 % suchen einen *Heilpraktiker* auf.

Geschlechtsspezifische Unterschiede in der Arztkonsultation lassen sich nicht aufdecken. Allerdings zeigt sich, daß mit zunehmendem Lebensalter der praktische Arzt oder der Allgemeinarzt weniger häufig aufgesucht werden (bis 29 Jahre 84 %, von 30–49 Jahre 69 %, 50 Jahre und älter 68 %). Dagegen steigt die Konsultationsrate bei einem Orthopäden im Lebensalter an (bis 29 Jahre 21 %, 30–49 Jahre 23 %, 50 Jahre und älter 34 %). Ebenfalls läßt sich ein Anstieg bei der Konsultation von Heilpraktikern verzeichnen.

Welche Diagnosen von Ärzten mitgeteilt werden

Das Konzept des Kopfschmerzes vom Spannungstyp hat sich im klinischen Alltag in der Versorgung der Patienten *sehr wenig etabliert*. Der übergroße Teil der Betroffenen, die die Kriterien des Kopfschmerzes vom Spannungstyp erfüllen, erhält in der ärztlichen Sprechstunde die Mitteilung, daß bei ihnen *eine Störung des Bewegungsapparates* im Bereich der Halswirbelsäule vorliegt (episodischer Kopfschmerz vom Spannungstyp 46 %, chronischer Kopfschmerz vom Spannungstyp 31 %). Als Diagnose wird in aller Regel eine *Verkrampfung oder eine Verspannung der Rücken- und Nackenmuskulatur* sowie *eine falsche Körperhaltung* mitgeteilt. Darüber hinaus werden *Bandscheiben-* und *Wirbelsäulenschäden* sowie *Verschleißerscheinungen* und *Wirbelsäulenverkrümmungen* im Bereich der Halswirbelsäule angegeben. Weitere Diagnosen sind *eingeklemmte Nerven, Zervikalsyndrom* oder *Spondylose*. Als weitere wichtige Diagnosegruppe mit 14 % werden beim *episodischen Kopfschmerz vom Spannungstyp Herz- und Kreislauferkrankungen* genannt. Darunter fallen *Durchblutungsstörungen, Kreislaufprobleme*, ein *zu niedriger oder zu hoher Blutdruck, Gefäßverengungen, Herzerkrankungen* und *Blutarmut*. Eine entsprechende diagnostische Einordnung wird beim chronischen Kopfschmerz vom Spannungstyp nicht mitgeteilt.

Sowohl beim *episodischen* als auch beim *chronischen* Kopfschmerz vom Spannungstyp wird 8 % der betroffenen Patienten die Diagnose einer *Migräne* bekanntgegeben. !

11 % der Betroffenen werden Diagnosen aus dem Bereich der *Hals-, Nasen- und Ohrenkrankheiten, der Augenkrankheiten und Zahn-, Mund- und Kieferkrankheiten* genannt. Darunter fallen Fehlsichtigkeit, allgemeine Augenfehler, schlechte Zähne, falsche Kieferstellung, Sinusitis, Augenstörungen, Ohrenerkrankungen und Eiterherde im Bereich des Nasen-Rachen-Raumes.

4 % der Patienten mit episodischem Kopfschmerz vom Spannungstyp wird mitgeteilt, daß ihre Kopfschmerzen *nervlich oder psychisch* bedingt seien und daß Störungen des vegetativen Nervensystems oder seelische Belastungen oder Depressionen vorliegen. Der entsprechende Prozentsatz beträgt beim chronischen Kopfschmerz vom Spannungstyp 23 %.

Hormonelle Beschwerden werden 6 % der vom episodischen Kopfschmerz vom Spannungstyp Betroffenen und 8 % der vom chronischen Kopfschmerz vom Spannungstyp Betroffenen übermittelt. Dazu zählen Hormonschwankungen, Menstruationsbeschwerden, die Pillenpause, das prämenstruelle Syndrom, die Wechseljahre und Schilddrüsenerkrankungen.

5 % der Patienten mit episodischem Kopfschmerz vom Spannungstyp und 10 % der vom chronischen Kopfschmerz vom Spannungstyp Betroffenen erhalten als diagnostische Erklärung *Umweltveränderungen*. Dazu zählen Wetterfühligkeit, schlechte Luft, Umweltbelastungen allgemeiner Art, Abgase, Lärmbelästigungen, ungünstige Lichteinflüsse, wie z. B. von Neonlicht und übermäßige Lichtempfindlichkeit.

3 % der vom episodischen Kopfschmerz vom Spannungstyp Betroffenen erhalten als diagnostische Erklärung den Hinweis, daß die Kopfschmerzen durch *Magen-Darm-Beschwerden*, durch *Verdauungsprobleme*, durch *Nierenfunktionsveränderungen*, durch eine *Zuckerkrankheit* oder durch *ungünstige Ernährung* bedingt seien. Beim chronischen Kopfschmerz vom Spannungstyp wird diese Erklärung nicht mitgeteilt. Eine Auslösung des Kopfschmerzes vom Spannungstyp durch Allergien wird sowohl beim episodischen als auch beim chronischen Kopfschmerz vom Spannungstyp von den behandelnden Ärzten den Patienten nicht bekanntgegeben. Die Kopfschmerzentstehung durch *Medikamente* und deren *Nebenwirkungen* wird 1 % der vom episodischen Kopfschmerz vom Spannungstyp Betroffenen übermittelt. Beim chronischen Kopfschmerz vom Spannungstyp findet sich diese Mitteilung in keinem Fall.

> **MERKE**
>
> Die explizite Namensnennung „Kopfschmerz vom Spannungstyp" findet sich bei den Patienten, die die Kriterien der *episodischen* Verlaufsform erfüllen, nur
> – bei *1 %*.
> Bei Patienten, die die *chronische* Verlaufsform des Kopfschmerzes vom Spannungstyp erfüllen, wird diese Diagnose
> – *überhaupt nicht* genannt.

Diagnosenmitteilung durch unterschiedliche Berufsgruppen

Verschiedene medizinische Berufsgruppen haben eine sehr unterschiedliche Herangehensweise an den Kopfschmerz vom Spannungstyp. Je nach medizinischer Disziplin bekommen die betroffenen Patienten ganz unterschiedliche Diagnosen eröffnet. Eine Erkrankung des *Bewegungsapparates* wird von den *Orthopäden* favorisiert. 77 % der befragten Patienten geben an, daß ihnen eine entsprechende Diagnose berichtet wurde, in aller Regel eine Verspannung der Nackenmuskulatur durch eine falsche Körperhaltung oder Spondylose oder allgemein ein Zervikalsyndrom. Auch bei anderen medizinischen Berufsgruppen wird nahezu der Hälfte der Patienten eine entsprechende Diagnose eröffnet.

Die Diagnose *Migräne* bei Patienten, deren Kopfschmerzen die Kriterien des Kopfschmerzes vom Spannungstyp erfüllen, wird am häufigsten von *Heilpraktikern* genannt. 17 % der Betroffenen erhalten diese Diagnose von dieser Berufsgruppe.

Herz-Kreislauf-Erkrankungen werden am häufigsten von *Allgemeinärzten*, *praktischen Ärzten* oder *Internisten* als Diagnose übermittelt. Dazu zählen insbesondere Durchblutungsstörungen, ein niedriger Blutdruck oder allgemeine Kreislaufprobleme. Weitere diagnostische Erklärungen finden sich mit *nahezu gleicher Verteilung* bei den verschiedenen Berufsgruppen mit geringer Häufigkeit. Dazu zählen Streß, psychische Ursachen, Kopftraumata, Erkrankungen im Bereich des Kiefers, des Halses, der Nase, der Ohren und der Augen, hormonelle Bedingungen, Umweltbedingungen, Stoffwechselbeschwerden, Allergien, Genußgifte und andere.

Bescheinigung der Arbeitsunfähigkeit durch verschiedene Berufsgruppen

Obwohl der Kopfschmerz vom Spannungstyp bei einem übergroßen Teil der Betroffenen nicht zur Arbeitsunfähigkeit führt, gibt es einen Teil schwer betroffener Patienten, die entweder hin und wieder oder permanent aufgrund vom Kopfschmerz vom Spannungstyp arbeitsunfähig werden. Die unterschiedlichen medizinischen Disziplinen weisen unterschiedliches Verhalten hinsichtlich einer Ausstellung einer Arbeitsunfähigkeitsbescheinigung auf. Am zurückhaltendsten sind die *praktischen Ärzte* und die *Allgemeinärzte*. Von ihnen werden nur 4 % der Betroffenen regelmäßig und 17 % gelegentlich krank geschrieben. Konsultierte *Orthopäden* schreiben Arbeitsunfähigkeitsbescheinigungen beim Kopfschmerz vom Spannungstyp bei 13 % der Patienten immer aus und bei 23 % gelegentlich. Ganz ähnlich verhalten sich *Neurologen* (immer 14 %, gelegentlich 23 %). Etwas zurückhaltender sind *Internisten* (7 % immer, 21 % gelegentlich). Mit großer Wahrscheinlichkeit spiegeln diese Zahlen wider, daß *Spezialisten* bei größerem Leidensdruck aufgesucht werden und sich eine stärkere Betroffenheit durch die Erkrankung auch in einer größeren Wahrscheinlichkeit für eine Arbeitsunfähigkeitsbescheinigung niederschlägt.

Welche Medikamente verordnet werden

Menschen, die wegen eines *episodischen* Kopfschmerzes vom Spannungstyp einen Arzt aufsuchen, erhalten eine Vielfalt von medikamentösen Behandlungen. 42 % der Konsultierer werden von ihren Ärzten *nicht rezeptpflichtige Tabletten* verordnet. Im Vordergrund stehen dabei *Aspirin*, *Thomapyrin* und *Paracetamol-ratiopharm*. Mit zweitgrößter Häufigkeit (26 % der Betroffenen) werden rezeptpflichtige Tabletten verordnet. Im Vordergrund stehen hier *Gelonida*, *Dolomo* und *Dolviran*. Die Verordnung von *Brausetabletten* erfolgt bei 14 %. Hier werden am häufigsten *Aspirin plus C* und *ASS + C* eingesetzt. 7 % der Betroffenen erhalten Zäpfchen, darunter mit größter Häufigkeit *Ergo-Lonarid*(!) und *Muskeltrancopal*. 5 % erhalten Dragees, im Vordergrund steht hier die Verordnung von *Optalidon*, *Effekton retard*, *Belladonna* und *Carnigen*. Bei weiteren 14 % der vom episodischen Kopfschmerz vom Spannungstyp Betroffenen werden eine Vielfalt anderer medikamentöser Behandlungsverfahren eingesetzt, darunter in erster Linie *Injektionen*, *Salben* und *Säfte*.

Patienten, die von einem *chronischen* Kopfschmerz vom Spannungstyp betroffen sind, erhalten eine ähnliche Vielfalt unterschiedlicher medikamentöser Behandlungsverfahren. Auch hier steht ganz im Vordergrund bei 77 % der Betroffenen der Einsatz von Tabletten. 62 % erhalten rezeptfreie Tabletten, insbesondere *Aspirin*, *Thomapyrin*, *Paracetamol-ratiopharm*, *Migränin* und *Optalidon*. Bei 31 % werden verschreibungspflichtige Tabletten eingesetzt, hier ganz besonders *Gelonida*.

Bei 8 % werden *ergotaminhaltige Zäpfchen* verordnet, am häufigsten wird hier *Ergo-Lonarid* genannt. Weitere 8 % erhalten *Brausetabletten*, insbesondere *Aspirin plus C* und *ASS + C*. Weitere 8 % erhalten bevorzugt Dragees, am häufigsten wird hier *Optalidon* verordnet. Bei 15 % gelangen andere Anwendungsformen zum Einsatz, ganz im Vordergrund stehen *Injektionsbehandlungen* und *Tees* (Pfefferminz, Baldrian). Das Verordnungsverhalten der verschiedenen Arztgruppen unterscheidet sich nicht bedeutsam.

Ärztlich empfohlene nichtmedikamentöse Therapiemaßnahmen

Neben der medikamentösen Therapie werden beim *episodischen* Kopfschmerz vom Spannungstyp von 69 % der Patienten zusätzlich oder ausschließlich *nichtmedikamentöse Therapiemaßnahmen* eingesetzt. Beim *chronischen* Kopfschmerz vom Spannungstyp beträgt dieser Prozentsatz jedoch nur 38 %. 20 % mehr Frauen als Männer wenden neben den medikamentösen Therapiemaßnahmen auch nichtmedikamentöse Therapieverfahren an. Im Laufe der Lebensspanne verändert sich die Häufigkeit des zusätzlichen Einsatzes von nichtmedikamentösen Therapieverfahren nicht.

Bei *episodischem* Kopfschmerz vom Spannungstyp werden von 65 % derjenigen, die weitere Maßnahmen neben Medikamenten einsetzen, in erster Linie *Bäder, Massagen und Bestrahlungen* eingesetzt. Im Vordergrund stehen Massagen der Stirn, der Schläfen und des Rückens, Fangopackungen und Bäder. Mit geringerer Häufigkeit werden Wärmebestrahlungen und Elektromassagen benutzt.

41 % setzen *aktive Bewegungsübungen* als nichtmedikamentöse Begleittherapie ein. In erster Linie werden hier krankengymnastische Übungen, Bewegung an frischer Luft, Spaziergänge, Sport, Schwimmen, Streck- und Dehnübungen durchgeführt.

15 % der Betroffenen versuchen zusätzlich *Entspannungsmaßnahmen* als Begleittherapie. Im Vordergrund stehen hier Ruhe, Entspannung, autogenes Training, Entspannungsübungen, Yoga, Schlafen, Vermeidung von Streß, Muskelentspannung durch Anwendung von Heizkissen oder Wärmflaschen und Bettruhe.

Eine *Veränderung der Lebensgewohnheiten* versuchen 20 % der Betroffenen als nichtmedikamentöse Begleittherapie. Dazu zählen Verzicht auf Genußmittel wie Auslassen von Kaffee oder Alkohol oder Nikotin, eine Verbesserung der Körperhaltung, Gestaltung eines gleichmäßigen Tagesablaufes und eines ausgeglichenen Privatlebens.

Durch *veränderte Eßgewohnheiten* versuchen 9 % ihre Kopfschmerzen positiv zu beeinflussen. Dazu zählen Nahrungsmittelumstellung, Einnahme von Vitaminen, Umstellung von Weiß- auf Schwarzbrot und das Trinken von bestimmten Kräutertees.

Weitere 8 % gehen davon aus, daß durch Absetzen der Pille, durch Inhalationen sowie Einsetzen von Durchblutungscremes die Schmerzen verbessert werden können; 1 % der Betroffenen glaubt, daß der episodische Kopfschmerz vom Spannungstyp durch eine Zahnbehandlung positiv beeinflußt werden kann.

Auch beim *chronischen* Kopfschmerz vom Spannungstyp werden neben der medikamentösen Therapie weitere Maßnahmen zur Therapie des Kopfschmerzes empfohlen. Alle Patienten (100 %) erhalten *Rezepte für Massagen und Wärmeanwendungen*. Weiteren 40 % wird empfohlen, *krankengymnastische Übungsbehandlungen* durchzuführen. Die *Veränderung der Lebensgewohnheiten* wird 20 % angeraten.

Hinsichtlich der Verordnung von Bädern, Massagen und Bestrahlungen gibt es keine Unterschiede bei Männern und bei Frauen. Während nur 24% der *Männer* Krankengymnastik verordnet bekommen, sind dies dagegen 48% bei den betroffenen *Frauen*. Hinsichtlich der sonstigen Therapiemaßnahmen gibt es keine geschlechtsspezifischen Unterschiede. Die Therapieempfehlungen im Verlaufe der unterschiedlichen Lebenszeitspannen unterscheiden sich nicht.

Bei den verschiedenen *Arztgruppen* lassen sich *besondere Bevorzugungen bestimmter nichtmedikamentöser Therapiemaßnahmen* erkennen. Die Empfehlung von Bädern, Massagen und Bestrahlungen findet sich bei allen medizinischen Disziplinen mit nahezu gleicher Häufigkeit zwischen 65% und 70%. Orthopäden sehen am häufigsten die Notwendigkeit für Krankengymnastik und Bewegung (56%). Bei Internisten wird diese Therapieform am wenigsten häufig empfohlen (25%). Umgekehrt raten Orthopäden am wenigsten häufig, die Eßgewohnheiten zu verändern (4%). Dieser Rat wird von Internisten jedoch bevorzugt gegeben (25%).

Zufriedenheit mit den nichtmedikamentösen Behandlungsverfahren

Die unterschiedlichen nichtmedikamentösen Begleitmaßnahmen zur Therapie des Kopfschmerzes vom Spannungstyp werden von den Patienten ganz unterschiedlich beurteilt.

! Am angenehmsten wird der *Einsatz von Bädern, Massagen und Bestrahlungen* empfunden (episodischer Kopfschmerz vom Spannungstyp 46%, chronischer Kopfschmerz vom Spannungstyp 40%). *Krankengymnastik, Bewegung an frischer Luft, Sport und Schwimmen* werden von ca. 20% der Betroffenen als leicht zu befolgende und deshalb angenehme Maßnahmen empfunden.

Die sonstigen Maßnahmen wie Ruhe, Entspannung und Lebensgewohnheiten, Eßgewohnheiten verändern werden nur von einer Minderheit als leicht befolgbar angesehen. Als *besonders lästige Begleitmaßnahme* wird die *Veränderung der Lebensgewohnheiten* beurteilt. Dazu zählen insbesondere der Verzicht auf Rauchen und andere Genußmittel, die Gestaltung eines gleichmäßigen Tagesablaufs und die Verbesserung der Körperhaltung.

Globale Zufriedenheit mit den eingesetzten Medikamenten

Der Einsatz von Medikamenten ist Hauptbestandteil der Therapie für die meisten an episodischem oder chronischem Kopfschmerz vom Spannungstyp erkrankten Patienten. Dem von ihnen jeweils als *Hauptpräparat* angegebenen Medikament wird vom überwiegenden Anteil der Patienten eine *zufriedenstellende Wirkung* zugesprochen. 71% der Patienten, deren Kopfschmerz die Kriterien des *episodischen* Kopfschmerzes vom Spannungstyp erfüllt, beurteilen ihre Zufriedenheit auf einer 7stufigen Skala (1 „überhaupt nicht zufrieden" bis 7 „voll und ganz zufrieden") mit den *Noten 6 oder 7*. Als Mittelwert errechnet sich 6,03. Beim *chronischen* Kopfschmerz vom Spannungstyp zeigt sich ein ähnliches Ergebnis, 70% der Patienten geben die Note 6 oder 7. Hier errechnet sich ein geringfügig kleinerer Mittelwert mit 5,73. Es zeigt sich allerdings beim chronischen Kopfschmerz vom Spannungstyp, daß 3% der Patienten mit der medikamentösen Therapie überhaupt nicht zufrieden sind.

Beurteilung der eingesetzten Wirkstoffe durch die Patienten

Die verschiedenen zur Medikation beim Kopfschmerz vom Spannungstyp eingesetzten Medikamente werden sehr unterschiedlich beurteilt. Das hängt zum einen von der *Zusammensetzung* und der *Zubereitungsart* der Arzneistoffe ab, aber auch davon, ob sie über *Selbstmedikation* oder *aufgrund ärztlicher Verordnung* eingesetzt werden. Nachfolgend sollen die Meinungen über die 5 Wirkstoffe bzw. Wirkstoffkombinationen wiedergegeben werden, die in der untersuchten Stichprobe am häufigsten eingesetzt wurden.

Für die *Selbstmedikation* zeigt sich, daß *Aspirin* und *Aspirin plus C* am häufigsten verwendet werden. Die überwiegende Mehrzahl der Anwender bewertet diese Medikamente *nur positiv (jeweils 59%)*. *Thomapyrin* wird von *54% nur positiv* beurteilt, *ASS ratiopharm* von 44% und *Spalt* von *50% nur positiv*.

Bei den *von Ärzten verordneten Präparaten* findet sich ebenfalls *Aspirin* am häufigsten. 40% der Patienten beurteilen die *Tablettenform* als *nur positiv*. *Aspirin plus C* findet sich am zweithäufigsten und wird von 64% der Betroffenen *nur positiv* beurteilt. *Paracetamol-ratiopharm* wird von 38%, *Thomapyrin* von 40% und *Ergo-Lonarid-Zäpfchen* werden von *20% nur positiv* eingestuft. Faßt man alle Präparate zusammen, unabhängig davon, ob sie selbst gekauft oder verordnet wurden, wird die Aspirintablette von 50%, Thomapyrin von 47%, ASS ratiopharm von 44% und Paracetamol-ratiopharm von 42% nur positiv eingestuft.

Kopfschmerz und perikraniale Muskulatur

Muskelschmerz und Muskelpathologie

Muskelschmerzen, insbesondere im Hals-Nacken-Bereich, gehören zu den *häufigsten Schmerzproblemen* des Menschen. Allerdings müssen sie nicht mit einer *faßbaren Muskelpathologie* verknüpft sein. Dies zeigt sich schon daran, daß Muskelschmerzen in den genannten Bereichen sehr schnell entstehen können und auch durch unspezifische therapeutische Maßnahmen wieder remittieren. Auch *faßbare morphologische Veränderungen*, wie z. B. Muskelanspannungen, oder autonome Veränderungen wie Vasodilatation, Schwitzen oder Schwellung sind nicht im Sinne einer 1 : 1-Relation mit den schmerzhaften Bedingungen assoziiert. Auch bei einigen anderen pathologischen Veränderungen der Muskulatur besteht nur ein *loser Zusammenhang* zwischen pathologischen Muskelveränderungen und Schmerz. Ein typisches Beispiel ist der Schmerz bei einem Herzinfarkt. Heberden (1772) nahm noch an, daß die Angina pectoris eine Erkrankung des Brustgewebes sei. Der Erfinder des Stethoskops Laennec (1826) vermutete, daß der Myokardinfarkt und die dabei auftretenden Schmerzen zu den Neuralgien zu rechnen seien. Neuere Untersuchungen zeigen, daß es keine festen Zusammenhänge zwischen der Lokalisation eines Herzinfarkts und der Entstehung sowie dem Ausmaß von Schmerzen gibt. Auch EKG-Befunde und hämodynamische Veränderungen innerhalb des Herzens sind nicht mit dem Ausmaß, der Intensität sowie der Lokalisation von Schmerzen assoziiert.

! Dieses Beispiel zeigt, daß die pathologischen Mechanismen im Muskel *nur wenig* zur Erklärung des Auftretens des Schmerzes im Zusammenhang mit der Erkrankung beitragen können.

🔍 **Unter der Lupe 6.1.**
Muskelläsion und Muskelschmerz
Der Zusammenhang zwischen den morphologischen Veränderungen im Bereich der Muskulatur und der Entstehung von Muskelschmerz ist weitgehend ungeklärt. *Drei wesentliche Schmerzsituationen* können unterschieden werden:
– *Spontanschmerz* ohne Einwirken äußerer Reize;
– *Hyperalgesie*, die dadurch charakterisiert ist, daß *Schmerzreize*, die auch normalerweise Schmerz auslösen, in der gegebenen Situation *außergewöhnlich starken Schmerz* auslösen;
– *Allodynie*, die dadurch gekennzeichnet ist, daß *normalerweise nicht schmerzhafte Reize* zu *Schmerzen* führen.

Ausbreitung von Muskelschmerzen

Die Injektion von 6%igen Kochsalzlösungen in den *Bandapparat* der Wirbelkörper führt zu einem klar lokalisierbaren *scharfen Schmerz*, der sofort nach der Injektion entsteht und für einige Minuten anhält. Nach einer Dauer von 1 min entsteht auch im *umliegenden Gewebe* ein unangenehmer Druck mit einer erhöhten Schmerzempfindlichkeit, der seinen Gipfel bereits nach 2 min erhält und *Stunden* andauert. Außerdem entsteht bei einigen Patienten eine *erhöhte Anspannung* mit einer *Allodynie* und *Hyperalgesie* der Muskulatur in von der Injektionsstelle *entfernten Bereichen*. Diese Veränderungen treten bereits 5 min nach der Injektion auf und dauern 4 h an. Das Ausbreitungsgebiet des Schmerzes hält sich dabei *nicht* an Dermatombegrenzungen. Außerdem zeigt sich das Ausbreiten bei den Patienten in ganz unterschiedlicher Weise. Wird ein *Lokalanästhetikum* an der gleichen Stelle injiziert, an der vorher der Schmerz durch die Natriumchloridinjektion induziert wurde, kann *der ausgebreitete Schmerz nicht* beeinflußt werden und auch die *erhöhte Schmerzempfindlichkeit* in diesen Bereichen kann *nicht* verändert werden.

! Diese Untersuchungen belegen, daß von einem *schmerzhaften Muskel* nicht notwendigerweise auf pathophysiologische Veränderungen in dem betroffenen Muskel geschlossen werden darf und daß im Bereich des Bewegungssystems Schmerzen auftreten können, ohne daß an der jeweiligen Stelle *faßbare Veränderungen* bestehen.

Neurogene Entzündung im Bereich der Kopfmuskulatur

Durch intradermale Injektion von Capsaicin werden *nozizeptive C-Fasern* erregt (Abb. 6.12). Die Injektion induziert eine *3fache Antwort des Gewebes*. Zunächst wird eine *kleine Blase* ausgelöst, die sehr stark schmerzhaft ist. Weiterhin entsteht eine *lokale ödematöse Schwellung* durch *Plasmaextravasation* (neurogenes Ödem) und um diese Schwellung eine *Rötung* durch *Vasodilatation*.

! Die *neurogene Entzündung*, deren Mechanismen auch für die Entstehung der Migräne als bedeutsam erachtet werden, kann also auch im Bereich der *Muskulatur* und der *Haut* ausgelöst werden.

Allerdings konnte durch weitergehende Untersuchungen verdeutlicht werden, daß die Entstehung der neurogenen Entzündung *keine entscheidende Bedingung* für das Ausbreiten von Schmerz ist, da

Abb. 6.12.
Duale Ordnung der sensiblen Afferenzen in der Peripherie. Unmyelinisierte dünne Nervenfasern können durch starke Reize erregt werden, und durch die Erregung kann ein Schmerzerleben ausgelöst werden. Schwache Reize führen dagegen zu einer Erregung von dicken myelinisierten Nervenfasern und können ein Druckerlebnis vermitteln

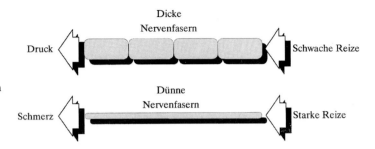

durch geeignete Manöver, wie wiederholte vorherige Applikation von kleinen Dosen von Capsaicin, die neurogene Reaktion verhindert werden kann, aber trotzdem eine *Schmerzausbreitung* besteht. Bei der Ausbreitung des Schmerzes und der sensorischen Störungen können *unterschiedliche Phänomene* beobachtet werden.

— Zunächst einmal zeigt sich ein kleines Gebiet einer *thermalen Hyperalgesie*, das sich über einen Radius von 1–2 cm um die Injektionsstelle erstreckt, ca. 15 min nach der Injektion entsteht und für 2 h anhält.
— Als 2. Phänomen zeigt sich ein Gebiet einer *mechanischen Hyperalgesie*, das deutlich größer ist als das vorgenannte, ebenfalls nach 15 min entsteht und für 2 h anhält.
— Als 3. Besonderheit läßt sich ein großes Gebiet einer *Hyperalgesie für Stichreize* beobachten, das 20 min nach der Injektion auftritt und sogar bis zu 24 h lang beobachtet werden kann.

Interessanterweise findet sich, daß die *nervale afferente Erregung* in den unmyelinisierten Fasern *nicht länger als 3 min* andauert und auch *nicht weiter als 4 mm von der Injektionsstelle* entfernt beobachtet werden kann. Darüber hinaus konnten auch keine Hinweise dafür gefunden werden, daß die Ausdehnung des Schmerzes durch eine Freisetzung von *chemischen Stimuli* oder durch sekundäre *vaskuläre Veränderungen* bedingt ist. Gleiches gilt auch für die Injektionsstelle selbst. Durch Einsatz einer Lokalanästhesie an der Injektionsstelle kann die Ausbreitung des Schmerzes *nicht* verhindert werden. Es lassen sich jedoch an den Stellen, die nun durch eine Allodynie verändert worden sind, in den afferenten Nerven durch *normale* mechanische Reize Schmerzempfindungen auslösen. Dies kann beobachtet werden, obwohl in der Haut selbst oder in den peripheren Nerven *in keiner Weise irgendwelche Veränderungen feststellbar* sind.

! Aus diesen Gründen muß geschlossen werden, daß die Veränderungen, die zu der Ausbreitung des Schmerzes und zu den veränderten Wahrnehmungsphänomenen in der Haut führen, im *Zentralnervensystem* generiert werden.

Aus diesen Untersuchungen läßt sich ableiten, daß *eine periphere lokale Störung in der Haut oder in den Muskeln* in der Lage ist, eine *höhere Erregbarkeit* der Neurone zu bedingen, die in das erregte Gebiet projizieren. Darüber hinaus kann offensichtlich in relativ kurzer Zeit (bis zu 30 min) *eine Ausbreitung der zentralen Erregbarkeit auch auf benachbarte Neurone* bedingt werden, die bis zu 24 h unterhalten werden kann. Es kann somit geschlossen werden, daß die Ausbreitung des Schmerzes eine weitgehende *Angelegenheit des Zentralnervensystems* ist (Abb. 6.13).

Bei der Erklärung der erhöhten zentralen Erregbarkeit und der Ausbreitung dieser Phänomene auf benachbarte Neurone müssen *2 unterschiedliche Mechanismen* berücksichtigt werden.

— Zum einen kann durch eine gesteigerte afferente Aktivierung in unmyelinisierten C-Fasern *innerhalb von Minuten* eine erhöhte zentrale Erregbarkeit bedingt werden.
— In einer 2. Stufe jedoch wird *erst nach mehreren Minuten* eine Erhöhung der Erregbarkeit ausgelöst, welche auch für Stunden anhalten kann.

Dieses 2. Phänomen wird insbesondere *durch verstärkte afferente Stimulierung aus den Muskeln und Eingeweiden* bedingt. Als wesentlicher Mechanismus wird dabei eine *Aktivierung von NMDA-Rezeptoren* angenommen. Eine zusätzliche Sensitivierung erfolgt durch *Freisetzung von Neuropeptiden* aus den Nervenfasern, wie z. B. Neurokinine und Substanz P. Durch diese Neuropeptide werden weitere sekundäre intrazelluläre und extrazelluläre Veränderungen mit der Folge einer Synthese von neuen Proteinen bedingt. Diese Veränderungen können *für Tage* anhalten. Die Konsequenz der Neuropeptidfreisetzung ist, daß die betroffenen Neurone *verstärkt erregbar* werden und dies zu einer anhaltenden neuronalen Aktivität führt. Außerdem werden die *rezeptiven Felder ausgedehnt* und die entsprechenden *sensorischen Schwellen erniedrigt*. Zusätzlich entsteht eine *Allodynie*:

Abb. 6.13.
Verschiedene Bedingungen, die zu pathologischem Schmerz führen können, ohne daß strukturelle Läsionen nachweisbar sein müssen

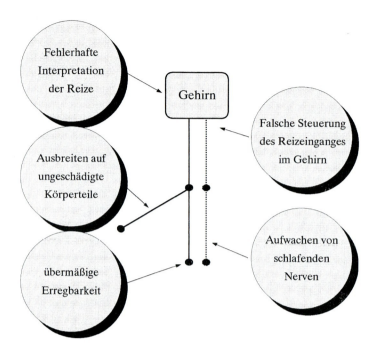

Zellen, die normalerweise erst durch starke Reize aktiviert werden, können nun auch bei schwachen Reizen erregt werden. Gleiches gilt für benachbarte Nervenzellen, die nicht in die entsprechende Region projizieren. Die gesteigerte Erregbarkeit wird durch folgende Mechanismen erklärt: zum einen durch *direkte Aktivierung von NMDA-Rezeptoren* und zum anderen durch eine *Reduktion der normalen inhibitorischen antinozizeptiven Mechanismen*. Bei Kopfschmerz vom Spannungstyp lassen sich keine strukturellen Veränderungen im Muskel nachweisen. Die skizzierten Mechanismen erklären, wie Schmerz im Muskel ohne solche strukturellen Läsionen auftreten können.

Durch den genannten 2phasigen Prozeß, d. h.

— einerseits durch *direkte Steigerung der Erregbarkeit* und
— andererseits durch *Reduktion der normalen inhibitorischen Mechanismen*

kann verständlich werden, warum *bei klinischen Kopfschmerzphänomenen* wie Kopfschmerz vom Spannungstyp sowohl klinische Störungen vorkommen können, bei denen *Schmerz und erhöhte Schmerzempfindlichkeit* der Muskulatur auftreten, als auch klinische Störungsbilder, bei denen *nur Schmerz ohne die erhöhte muskuläre Erregbarkeit* vorkommt. Im 1. Fall könnte es zu einem *Auftreten beider Mechanismen* kommen und die erhöhte Muskelschmerzempfindlichkeit durch die reduzierte inhibitorische Aktivität erklärt werden. Im 2. Fall, wenn also nur die erhöhte Erregbarkeit entsteht, kann verstanden werden, warum hier Schmerzen auftreten, jedoch bei *ungestörter zentraler inhibitorischer Aktivität* keine verstärkte Empfindlichkeit der Muskulatur beobachtet werden kann.

> **MERKE**
>
> Die skizzierten Mechanismen legen dar, daß es *nicht notwendig* ist, daß überdauernde langanhaltende pathophysiologische Veränderungen in den Sehnen oder in den Muskeln vorliegen müssen, um langanhaltende und sich ausbreitende Schmerzen in der Muskulatur zu erzeugen.

Die *zwanghafte Suche nach peripheren Veränderungen* bei Schmerzen im Bereich der Muskulatur, im Bereich des Nackens und des Kopfes ist bei dauerhaften schmerzhaften Problemen in der Peripherie in aller Regel erfolglos. Durch *kurze Störungen im Bereich des Bewegungsapparates* können im Zentralnervensystem langfristige Veränderungen induziert werden und dann zu einem *dauerhaften klinischen Kopfschmerzproblem* führen. Der entscheidende Punkt dabei ist, daß man sich nicht vorstellen darf, daß es eine direkte 1 : 1-Verkabelung im Nervensystem gibt, sondern daß die Zellen ihre Erregbarkeit *im Zentralnervensystem* übertragen können. Darüber hinaus wird die Erregbarkeit in der Peripherie durch die *deszendierende Aktivität* des Zentralnervensystem variiert (Abb. 6.14, 6.15).

Kopfschmerz und perikraniale Muskulatur

Elektromyographische Aktivität

Der Kopfschmerz vom Spannungstyp wurde unter anderem auch deshalb so benannt, weil die Annahme bestand, daß diese Kopfschmerzerkrankung durch eine *übermäßige Aktivität der Kopfmuskulatur* erzeugt wird. Betrachtet man jedoch die Untersuchungen, die zu diesem Thema vorliegen, dann ergeben sich extrem widersprüchliche Befunde, was u. a. darauf zurückzuführen ist, daß die *elektromyographischen Ableitungen* von unterschiedlichen Untersuchern ganz different vorgenommen wurden. In den Untersuchungen, die vor der Einführung der IHS-Klassifikation durchgeführt wurden, kann in etwa der Hälfte der zahlreichen Studien keine Veränderung der perikranialen EMG-Aktivität gefunden werden, in der anderen Hälfte bestehen Hinweise dafür, daß eine erhöhte EMG-Aktivität bei Kopfschmerz vom Spannungstyp vorliegt. In neueren Studien, die die IHS-Klassifikation berücksichtigen, ergeben sich dagegen *keine Hinweise auf eine erhöhte Spontan-EMG-Aktivität* der Kopfmuskulatur (Abb. 6.16).

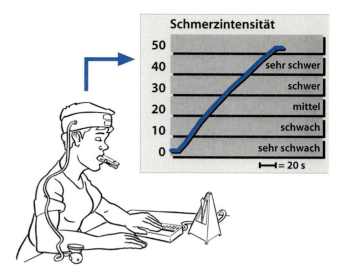

Abb. 6.14. Experimentelle Auslösung von Kopfschmerz vom Spannungstyp durch Drosselung der perikranialen Blutzirkulation mit einer speziellen Manschette und rhythmischer Kauaktivität. Die induzierte Schmerzintensität wird durch einen Schieberegler von dem Patienten angezeigt. (Nach Göbel 1992)

Abb. 6.15.
Zirkadiane Variation der perikranialen Schmerzempfindlichkeit im überschwelligen Schmerzempfindungsbereich. Es zeigt sich eine deutliche erhöhte Schmerzempfindlichkeit in der Nacht und am frühen Abend. Eine niedrige Schmerzempfindlichkeit besteht am Vormittag und am frühen Nachmittag. Die Frauen weisen eine doppelt so hohe Schmerzempfindlichkeit auf wie die untersuchten Männer. (Nach Göbel 1992)

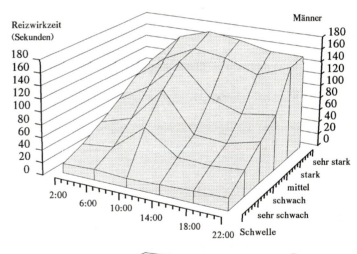

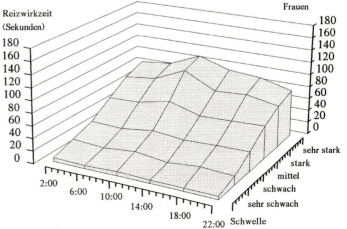

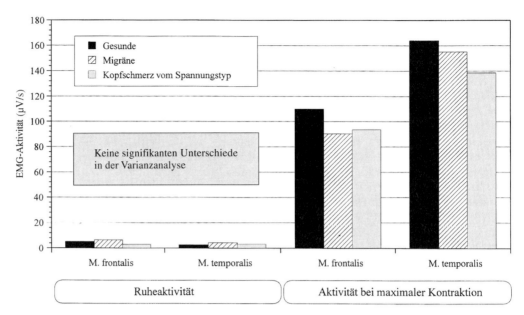

Abb. 6.16. Vergleich der perikranialen EMG-Aktivität bei Gesunden, Patienten mit Migräne und Patienten mit Kopfschmerz vom Spannungstyp. (Nach Göbel 1992)

Pathologisch hohe EMG-Werte mit einem Überschreiten von 2 Standardabweichungen lassen sich nur *in einem geringen Prozentsatz* bei Patienten mit Kopfschmerz vom Spannungstyp aufdecken. Auch lassen sich *keine signifikanten Korrelationen zwischen den EMG-Aktivitäten in der Muskulatur und Kopfschmerzparametern*, wie z. B. Kopfschmerzintensität, Kopfschmerztage pro Monat, Kopfschmerzcharakter, Begleitstörungen, zusätzliche psychische Variablen und Schmerzempfindlichkeit der perikraniellen Muskulatur, feststellen.

Während streßhafter Situationen, wie z. B. beim schnellen Lösen von Rechenaufgaben, ergibt sich in einigen Studien der Hinweis auf eine *erhöhte EMG-Reagibilität* in den perikraniellen Muskeln bei Patienten mit Kopfschmerz vom Spannungstyp. *Andere Studien* jedoch können solche Ergebnisse nicht bestätigen und zeigen *keine Unterschiede* auf zwischen Patienten, die am Kopfschmerz vom Spannungstyp leiden, und Probanden, die keine Kopfschmerzstörungen aufweisen. Ein Zusammenhang zwischen EMG-Aktivität und Streß ist zwar bekannt und nachgewiesen, insbesondere durch Studien mit ambulanter EMG-Aufzeichnung. Insgesamt konnte jedoch kein Unterschied zwischen den EMG-Parametern bei Menschen, die an Kopfschmerz vom Spannungstyp leiden, im Vergleich zu gesunden Probanden nachgewiesen werden.

Auch der Zusammenhang zwischen *phasenweise erhöhter EMG-Aktivität* und episodischem Kopfschmerz vom Spannungstyp ist bisher durch keine Untersuchung eindeutig geklärt worden. Zwar gibt es *vereinzelte* Studien, die einen solchen Zusammenhang nahelegen, aber eine deutlich größere Anzahl weiterer Studien, in denen eine sorgfältige Registrierung sowohl der EMG-Aktivität als auch der Kopfschmerzaktivität vorgenommen wurde, kann einen solchen Zusammenhang nicht reproduzieren. Aus diesem Grund kann gefolgert werden, daß die erhöhte EMG-Aktivität *kein Prädiktor bzw. kein ätiologischer Faktor* für das Entstehen eines Kopfschmerzes vom Spannungstyp ist.

! Bei den erhöhten Muskelaktivitäten handelt es sich um *produktive Schutzmechanismen* und nicht um kausale, ätiologische Faktoren.

Auch die *EMG-Biofeedback-Therapie* ergibt *keine aussagekräftigen Hinweise* hinsichtlich der ätiologischen Bedeutung der EMG-Aktivität für den Kopfschmerz vom Spannungstyp. Zwar wird die EMG-Biofeedback-Therapie für Kopfschmerz vom Spannungstyp seit vielen Jahrzehnten propagiert. Allerdings ist die *Effektivität* dieser Therapieform nach wie vor umstritten. Keinesfalls können mögliche Therapieeffekte ex juvantibus einen Zusammenhang zwischen Kopfschmerz und EMG-Aktivität belegen. Tatsächlich ist es sogar möglich, *Therapieeffekte* durch EMG-Biofeedback dann zu erzielen, wenn man die Probanden lehrt, *die Muskulatur* aktiv *anzuspannen*. Darüber hinaus gibt es Studien, die eine therapeutische Effektivität solcher Verfahren *nicht* belegen können. Insbesondere gibt es auch keine Befunde, die nachweisen, daß EMG-Biofeedback im Sinne einer Reduktion der Muskelanspannung nur bei denjenigen Probanden wirksam ist, die vor der Therapie eine erhöhte EMG-Aktivität in der Kopfmuskulatur aufweisen.

Kopfschmerz und perikraniale Muskulatur

! Insgesamt ergibt sich aus all diesen verschiedenen Evidenzlinien, daß heute *keine Grundlage* für die Annahme existiert, daß Kopfschmerz vom Spannungstyp, der früher als Muskelkontraktionskopfschmerz bezeichnet wurde, mit einer *erhöhten EMG-Aktivität* im Zusammenhang steht.

Reaktion des Muskels auf muskulären Streß

Ausführlich wurden die morphologischen Veränderungen im Bereich der schmerzhaften Muskulatur beim sogenannten

— *Fibromyalgiesyndrom*

untersucht. Schmerzhafte Muskulatur findet sich am häufigsten *im Bereich der Schulter*. Dabei ist in aller Regel der M. trapezius beteiligt. Nach der Klassifikation des American College of Rheumatology ist die Fibromyalgie dadurch charakterisiert, daß *bei mittelmäßigem Druck* auf 18 spezifizierte Muskellokalisationen an mindestens 11 *eine erhöhte Muskelschmerzempfindlichkeit* angegeben wird. Ein Fibromyalgiesyndrom wird bei 1–3 % der Gesamtbevölkerung angenommen. Charakteristisch ist dabei, daß der Schmerz in Ruhephasen auftritt und durch aktive Bewegung häufig verschlimmert wird. Untersuchungen zur schmerzhaften Muskulatur beziehen sich in aller Regel auf morphologische Veränderungen bei Fibromyalgiesyndrom, wobei Biopsien zumeist im Bereich des M. trapezius entnommen wurden.

Nach ihrer Verlaufsrichtung werden *Muskelfasertypen* differenziert. Es handelt sich dabei um *aufsteigende, transversale und absteigende Fasern*. Der untere Teil der deszendierenden, die transversalen und die aszendierenden Fasern werden vorwiegend von *Typ-I-Muskelfasern* gebildet. Dagegen finden sich im oberen Drittel des Muskels vermehrt *Typ-II-Fasern*. Die Muskelfasern sind signifikant kleiner als in den unteren zwei Dritteln des Muskels. Beim Muskelaufbau zeigen sich je nach Geschlecht *deutliche Unterschiede*. Bei Frauen ist die *Verteilung der Muskelfasern* gleichmäßiger als bei Männern. Zwischen den Geschlechtern zeigt sich außerdem ein ausgeprägter Unterschied in der *Muskelfasergröße*. Bei Frauen finden sich halb so große Faserdurchmesser. Die Muskelkraft ist proportional zum Muskelfaserdurchmesser, d. h. aufgrund der morphologischen Unterschiede ist die durch den Muskel aufbringbare Kraft bei Frauen deutlich geringer als bei Männern.

Eine *verstärktes Muskeltraining* mit mechanischer Kraftausübung führt zu einem *Anstieg der Fasergröße*. Darüber hinaus zeigt sich ein *verändertes morphologisches Bild des interfibrillären Netzwerkes*, das aus den Mitochondrien und dem sarkotubulären System gebildet wird.

— Die Anfärbung von großen Typ-I-Muskelfasern hinsichtlich oxidativer Enzyme deckt sog. *Mottenfraßfasern* auf. Dieses Bild ergibt sich durch eine ungleichmäßige Anfärbung *bei Verlust oxidativer Enzyme* in der Muskelfaser. Entsprechende Fasern zeigen sich in einem Großteil des *deszendierenden Teils* des M. trapezius bei Patienten ohne Muskelschmerz. Es wird angenommen, daß die Mottenfraßfasern aufgrund einer *lokalisierten Hypoxie* in der Muskelfaser entstehen. Bei *experimentell induzierter Ischämie* zeigt sich *ein deutlicher Anstieg* der Mottenfraßfasern 6 h nach der Ischämie.
— Als weiterer Hinweis für eine *mitochondriale Störung* werden die sog. „ragged red fibers" aufgefaßt. Liegen keine primären mitochondrialen Muskelerkrankungen vor, wird die Bildung von „ragged red fibers" in erster Linie durch eine Störung der *muskulären Blutzirkulation* bedingt. Bei *experimenteller Ischämieinduktion* im Rattenmuskel zeigt sich bereits nach 12 h eine *Häufung* der „ragged red fibers" in der Muskulatur. Bei Menschen, die *keinen Muskelschmerz* im M. trapezius empfinden, werden mit einer *Wahrscheinlichkeit von 31 %* ebenfalls „ragged red fibers" gefunden.

Bei muskulärer Arbeit kommt es zu einem *Anstieg des mechanischen Drucks* in der Muskulatur. Aufgrund des erhöhten intramuskulären Druckes kann es zu einer *reduzierten Mikrozirkulation* in verschiedenen Muskelteilen kommen. Bei *überlanger* Anspannung der Muskulatur ohne entsprechende Phasen einer Entspannung kann sich eine *überdauernde Mikrozirkulationsstörung* über entsprechend lange Zeitphasen einstellen.

Eine weitere Form einer Mikroläsion in den Muskelfasern entsteht durch eine *übermäßige Krafteinwirkung und Anspannung durch äußere Kräfte* am Muskel. Bei dieser Einwirkung kommt es zu einer *Mikroläsion* im Bereich der sog. Z-Linien in Verbindung mit einer *myofibrillären Dysorganisation*.

Mikroläsionen können also

— sowohl *mechanisch*
— als auch *metabolisch*

im Muskel erzeugt werden. Dabei kommt es nicht darauf an, daß maximale Streßfaktoren einwirken. Auch *submaximale Bedingungen* mit entsprechend langer Zeiteinwirkung können zu den beschriebenen Läsionen führen. Die Läsionen müssen nicht unbedingt zu Schmerzhaftigkeit der Muskulatur führen. Vielmehr ist dazu eine *quantitative Aus-*

weitung der Läsionen erforderlich. Auch in nicht schmerzhaften Muskeln können also Mikroläsionen gefunden werden, jedoch in deutlich geringerer Anzahl als in schmerzhaften Muskeln.

Übermäßig *aktive* Muskelbewegungen mit großer Kraftanwendung können auch zu einer *Läsion der kontraktiven und zytoskeletalen Faserbestandteile* führen. Die Folge ist eine Desorganisation der myofibrillären Z-Bänder. Diese Desorganisation verdeutlicht sich durch eine *unregelmäßige Anordnung der Myofibrillen*. Zudem kann eine *Disruption der Sarkomere* induziert werden. Zwischen mechanisch aktiv induzierten Mikroläsionen und Muskelschmerzen besteht eine enge zeitliche Verbindung.

Morphologische Veränderungen bei chronischen Muskelschmerzen

Bei Vorliegen eines *chronischen Muskelschmerzsyndroms* können deutliche Veränderungen im Aufbau eines Muskels festgestellt werden.

- Die *Typ-I-Fasern* sind bei den Patienten *signifikant größer*.
- Ebenso zeigen sich auch die *Typ-II-Fasern vergrößert*.

Darüber hinaus findet sich ein

- *verringertes Verhältnis der Blutkapillarenanzahl pro Faser*

bei betroffenen Patienten im Vergleich zu gesunden Kontrollprobanden. Es kann angenommen werden, daß dadurch die Möglichkeit der *Substratzufuhr* und des *Metabolitenabtransports* reduziert ist. Im Bereich des *M. trapezius* ist bereits bei gesunden Menschen im Vergleich zu anderen Muskeln ein *geringeres Blutkapillar-Faser-Verhältnis* vorhanden, so daß sich hier entsprechende Veränderungen *besonders schnell* zu schmerzhaften Bedingungen entwickeln können.

Als weiteres Charakteristikum zeigt sich in *schmerzhaften Muskeln* ein

- *Anstieg der mitochondrialen Dichte*.

Durch laserdopplersonographische Untersuchungen wurde zudem gezeigt, daß in einem schmerzhaften Muskel ein

- *reduzierter lokaler Blutfluß*

sowohl in Ruhe als auch unter Aktion festzustellen ist. Schließlich fand sich auch eine

- *Reduktion an energiereichen Phosphaten*

bei lokalisierten Trapeziusmyalgien.

Gestörte Mikrozirkulation bei schmerzhaften Muskeln

Eine *gestörte Mikrozirkulation bei schmerzhaften Muskeln* auf der Grundlage einer Fibromyalgie konnte durch verschiedene Untersuchungen bestätigt werden. Durch Einsatz von Oxygenelektroden kann die O_2-Spannung direkt in Muskeln bestimmt werden. Dadurch zeigt sich, daß die O_2-*Spannung bei Patienten mit schmerzhaften Muskeln* gegenüber gesunden Kontrollprobanden *deutlich reduziert* ist. Bei Induktion einer experimentellen Ischämie in den entsprechenden Muskeln können ähnliche Werte bestimmt werden wie bei klinischen Muskelschmerzen. Aus solchen Untersuchungen wird auf eine reduzierte Mikrozirkulation bei Muskelschmerzen geschlossen. Umgekehrt kann durch eine *Blockade des Ganglion stellatum* eine *Reduktion der Schmerzen* und eine *Reduktion der Druckpunkte* erzeugt werden. Der Wirkmechanismus beruht dabei nicht auf der Reduktion einer primär erhöhten sympathischen Aktivität, sondern vielmehr auf einem *direkten Effekt im Sinne einer Erhöhung der intramuskulären Mikrozirkulation*.

Eine weitere strukturelle Auffälligkeit bei schmerzhaften Muskeln ist die Bildung von sogenannten

- *Gummibandstrukturen*

der Muskelfasern. Diese Strukturausbildung wird auf der Grundlage von *verbindenden retikulären Fasern* vermutet. Bei Patienten mit einer Fibromyalgie soll sich eine solche Gummibandstruktur häufiger finden als bei Patienten mit einem chronischen myofazialen Schmerz.

Einzelfaserableitung im schmerzhaften Muskel

Durch *Einzelfaserableitungen* konnte gezeigt werden, daß bei Menschen im M. trapezius einzelne motorische Einheiten *eine kontinuierliche Aktivität auch in absoluter Muskelruhe* aufweisen. Dabei wird keine mechanische Aktivität im Muskel ausgelöst. Durch Applikation von unterschiedlichen Testmanövern kann zudem gezeigt werden, daß *psychischer Streß oder andere mentale Einwirkungen* zu einer *langanhaltenden elektromechanischen Aktivität* in einer räumlich begrenzten Anzahl von motorischen Einheiten führen können. *Patienten mit einer Myalgie* des M. trapezius sind dabei *weniger effektiv* in der Lage, zwischen den einzelnen Kontraktionen ihre *Muskulatur zu entspannen*. Die Folge eines solchen Verhaltens ist, daß in Bereichen des Muskels die *Mikrozirkulation* auch während der Entspannungsphase gedrosselt ist. Auf der Grundlage solcher Mechanismen ist es möglich, daß *nozizeptive Fasern in Muskeln lokal gereizt* werden, mit der Folge, daß über *Reflexmechanismen* die γ-Motoneurone aktiviert werden und es über *Rückkopplungsmechanismen* zu einer *weiteren Muskelkontraktion* kommt. Eine persistierende Aktivität in *einzelnen motorischen Einheiten* kann also bei entsprechend langer Zeit zu einer *komplexen Verstärkung der Pathomechanismen* führen, und nach und nach kann sich die entsprechende Kontraktion auf weitere Bereiche des Muskels *ausdehnen*.

Von der muskulären Mikroläsion zum klinischen Kopfschmerz

Aufgrund der morphologischen Veränderungen im Muskel kann nicht direkt auf die *Entwicklung eines klinischen Kopfschmerzproblems* geschlossen werden. Dazu sind weitere *zusätzliche Hypothesen* erforderlich, die in Einzelheiten noch nicht experimentell geklärt sind. Es ist davon auszugehen, daß die pathophysiologische Kette durch eine der beschriebenen *Mikroläsionen* im Muskel, insbesondere durch eine *Drosselung der muskulären Mikrozirkulation* bedingt ist. Wie bereits ausgeführt, muß eine Mikroläsion nicht per se zu einem pathologischen Zustand führen, sondern kann durch Reparaturmechanismen ausgeglichen werden.

! Erst bei einer *zeitlichen und räumlichen Summation solcher Mikroläsionen* und *mangelnden Reparaturmechanismen* im Muskel scheint ein klinisches Beschwerdebild generiert zu werden.

Von therapeutischer Bedeutung ist, daß *periphere Mechanismen in der Initialphase* des klinischen Beschwerdebildes wahrscheinlich *spätere sekundäre Veränderungen im Zentralnervensystem* verhindern können. Dies begründet ein möglichst schnelles Eingreifen in den pathophysiologischen Mechanismus. Werden quantitativ – räumlich und zeitlich – übermäßig bestehende Mikroläsionen nicht eliminiert, wird eine *Veränderung der Schmerzmodulation* im Bereich des Rückenmarks und des Hirns in Gang gesetzt. Die *supraspinale Sensibilisierung* für Schmerzreize scheint dabei die bedeutendste Bedingung für die *Entwicklung eines chronischen Kopfschmerzes vom Spannungstyp* zu sein. Interessanterweise gibt es ein sehr ähnliches Modell für die Migräne, wobei die primäre Generierung des klinischen Beschwerdebildes dabei nicht im Muskel, sondern im Bereich der Gefäße angenommen wird.

Warum es zu einer *erhöhten Zahl von Mikroläsionen* im Muskel kommt, kann *ganz unterschiedliche Gründe* haben. Ein *übermäßiger muskulärer Streß* durch ungünstige muskuläre Belastung aufgrund äußerer Umstände, wie z. B. ungünstiges Sitzmöbel oder ungünstige Bettkonstellation, ist dabei eine Möglichkeit. *Streß, Angst und andere psychische Faktoren* können ebenso periphere Mikroläsionen im Muskel bedingen oder dazu beitragen. Die Muskelkontraktion steht primär unter zentraler Kontrolle und *eine unzureichende Innervation des Bewegungsapparates aufgrund fehlerhafter zentraler Ansteuerung ist Hauptbeeinflussungsquelle für inadäquate Muskelsteuerung* (Abb. 6.17, 6.18).

Exterozeptive Suppression der Aktivität des Musculus temporalis

Antinozizeptive Reflexe

Durch schmerzhafte Ereignisse im Organismus werden Schutzreflexe ausgelöst, um den Körper vor Schaden zu bewahren. Diese Schutzreflexe werden auch bezeichnet als

– *antinozizeptive Reflexe.*

Solche Reflexe können natürlich auch *bei nicht schmerzhaften Ereignissen* ausgelöst werden, z. B. als *Schreckreaktionen*. Allerdings zeigt sich bei systematischen Studien, daß diese Reaktionen *maximal* sind, wenn der Reiz *stark und schmerzhaft* ist. Auch im Bereich des Kopfes gibt es eine Reihe solcher Schutzreflexe, und es lag nahe, die Reagibilität dieser Reflexe im Zusammenhang mit klinischen Kopfschmerzsyndromen zu untersuchen. Eine geringe diagnostische Verwertbarkeit hat sich hinsichtlich der Analyse des Blinkreflexes und des Stapediusreflexes ergeben. Im Gegensatz dazu zeigte sich eine *experimentelle und sogar klinische Verwertbarkeit von Kieferreflexen* in der Kopfschmerzanalyse und -diagnostik. Der *Kieferöffnungsreflex* wurde tierexperimentell bei Katzen analysiert. Durch Applikation eines intraoralen elektrischen Reizes werden bilateral die Kieferöffnungsmuskeln aktiviert. Gleichzeitig werden die Kieferschließmuskeln, insbesondere der M. masseter, gehemmt. Durch eingehende Tierversuche, insbesondere bei der Katze, sind sowohl die *physiologische Verschaltung* als auch die *pharmakologische Modulation* des Reflexes weitgehend bekannt.

Bei Applikation von schmerzhaften Reizen im Bereich von Kopf und Mundstrukturen zeigt sich also

– einerseits eine *Aktivierung*,
– andererseits eine *Suppression*

Abb. 6.17.
Neuronale Verbindungen zwischen dem N. trigeminus, dem Nucleus caudalis des N. trigeminus und den oberen zervikalen Segmenten. Das neuronale Netzwerk ist verantwortlich dafür, daß bei Kopfschmerz vom Spannungstyp der Schmerz im Bereich des Nackens und der Schulter verspürt wird. Dies ist auch der Grund, warum häufig fälschlich angenomen wird, daß Kopfschmerz vom Spannungstyp durch die Halswirbelsäule entsteht

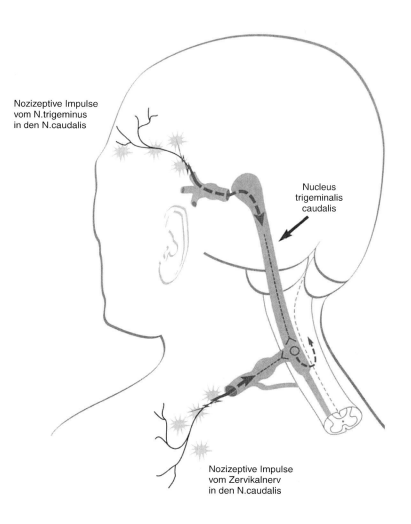

der Muskelaktivität. Der *Schutzmechanismus* besteht darin, daß bei schmerzhafter Stimulation von oralen Strukturen, wie z. B. bei Verletzung der Lippen oder Zunge während des Kauens, schnell die *Kaumuskelaktivität gehemmt* und der *Kieferschluß gebremst* bzw. sogar *durch Kieferöffnen antagonisiert* wird.

Beim Menschen hat sich die *Hemmung der Kieferschließmuskulatur* als diagnostisch verwertbar erwiesen. Bei schmerzhafter Reizung von peri- oder intraoralen Strukturen zeigen sich in den Kieferschließmuskeln, insbesondere im M. temporalis, *2 zeitlich aufeinanderfolgende Suppressionsphasen*. Diese können immer dann beobachtet werden, wenn der M. temporalis zu einem gewissen Grad, im Minimum ca. 30%, *aktiv vorinnerviert* ist. Da diese Suppressionsperioden der Muskelaktivität durch extern applizierte Reize ausgelöst werden können, werden sie entsprechend *„exterozeptive Suppressionsperioden"* genannt (Abb. 6.19). Dieser Begriff grenzt die Hemmphasen in der Muskulatur von der propriozeptiven *„silent period"* ab, die ausschließlich durch *periphere* Re-

flexmechanismen generiert wird und nicht mit der exterozeptiven Suppression, die durch *zentrale* neurophysiologische Mechanismen generiert wird, verwechselt werden darf.

Aus diesem Grunde sollten Begriffe wie „silent period", kutane „silent period", inhibitorische Perioden oder inhibitorischer Reflex vermieden werden, weil so die *spezifischen zentralnervösen Besonderheiten* des antinozizeptiven Schutzreflexes in der Bezeichnung nicht zum Ausdruck kommen.

Die Reflexantwort bei schmerzhafter perioraler oder oraler Reizung bei willkürlich angespannter Kaumuskulatur besteht in 2 aufeinanderfolgenden Suppressionsphasen der Muskelaktivität. Diese Suppressionsphasen werden als *ES 1* oder *ES 2* bezeichnet bzw. *frühe oder späte Suppressionsphase*. Diese beiden Suppressionsphasen sind durch eine dazwischenliegende *Phase mit Muskelaktivität* voneinander getrennt, die auch als *Fazilitationsperiode* bezeichnet wird (Abb. 6.20).

Das Phänomen der exterozeptiven Suppression wurde bereits von Clemente et al. im Jahre 1966

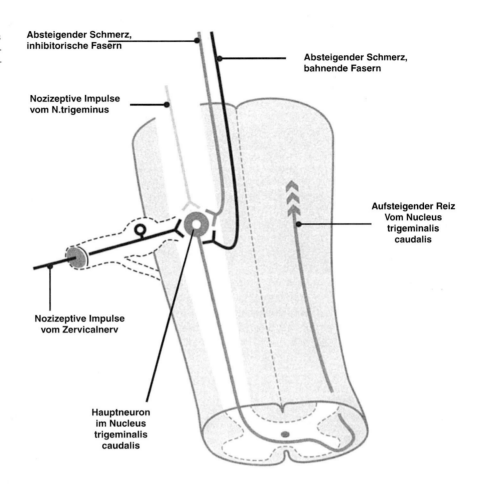

Abb. 6.18.
Nozizeptive Stimulation des Nucleus caudalis durch vaskuläres und muskuläres Gewebe

beschrieben. Durch Reizung der *Area 43 im Gyrus orbitalis* der Katze konnten sie entsprechende Suppressionsphasen erzeugen und gleichzeitig den Masseterreflex unterdrücken. Die charakteristischen Suppressionsphasen im M. masseter und im M. temporalis beim Menschen demonstrierten dann erstmalig Godaux u. Desmedt im Jahre 1975. In folgenden Studien wurde die *neurophysiologische Vermittlung* der Suppressionsphasen näher analysiert. Aus den Studien ergab sich die Erkenntnis, daß die

— ES 1 durch eine *oligosynaptische Verschaltung* und die
— ES 2 durch eine *polysynaptische Verschaltung* im *Hirnstamm* vermittelt wird. Während die oligosynaptische Vermittlung der ES 1 ausschließlich im Bereich der *Pons* und der *Medulla oblongata* lokalisiert ist, umfaßt der polysynaptische Schaltkreis der ES 2 auch *limbische Strukturen* und wahrscheinlich sogar *kortikale Areale* des Nervensystems.

Sowohl die ES 1 als auch die ES 2 wird in Systemen vermittelt, die dem sogenannten

— *deszendierenden antinozizeptiven System* (ANS)

zugerechnet werden.

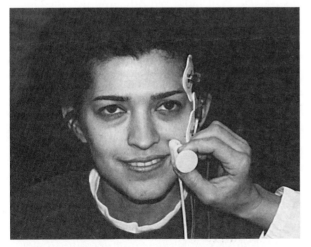

Abb. 6.19. Auslösung der exterozeptiven Suppression der Aktivität des M. temporalis im Labor

Abb. 6.20.
Reflexantwort bei Auslösung der exterozeptiven Suppression. Die *Pfeile* markieren den Zeitpunkt der Applikation des Schmerzreizes an der Lippenkommissur. Darstellung von 10 Reizwiederholungen im Abstand von 2 s

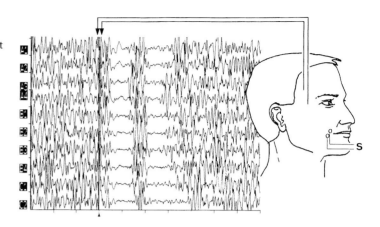

Erstmalig wurde die *exterozeptive Suppression* (ES) zur Analyse von Kopfschmerzmechanismen von dem Belgier Jean Schoenen eingesetzt. Im Jahre 1987 berichtete er, daß dieser Reflex bei Patienten mit *chronischem* Kopfschmerz vom Spannungstyp gegenüber Kontrollgruppen *Veränderungen* aufweist.

Nachdem sich herausgestellt hat, daß bei *chronischem* Kopfschmerz vom Spannungstyp *eine Verkürzung oder sogar ein Fehlen der ES 2* überzufällig häufig auftritt, wurde die ES intensiv bei Kopfschmerz vom Spannungstyp und auch bei anderen Erkrankungen untersucht.

Reflexweg der ES 1 bei perioraler Stimulation

Zur *experimentellen Auslösung* der exterozeptiven Suppression werden typischerweise *elektrische Reize* eingesetzt. Eine Standardreizkonstellation ist ein Rechteckimpuls von 20 mA und 0,2 ms Dauer. Durch die elektrische Stimulation der *sensiblen Trigeminusäste* werden *alle Fasertypen* im peripheren Nerv aktiviert, d. h. Typ-I a-, Typ-I b-, Typ-II-, Typ-III- und Typ-IV-Fasern. Eine direkte Erregung von *I a-Fasern des M. temporalis* ist bei Reizung am lateralen Mundwinkel nicht zu erwarten. Eine denkbare direkte Erregung von I b-Fasern mit Inhibition des M. temporalis müßte durch Stimulation im Bereich des M. digastricus als funktionellen Antagonisten bedingt werden. Allerdings wurde nachgewiesen, daß eine solche *Antagonistenhemmung* in der Kaumuskulatur *nicht existiert*. Aufgrund dieser Befunde ist davon auszugehen, daß die exterozeptive Suppression durch eine *afferente Erregung von Typ-II-, Typ-III- und Typ-IV-Fasern* bedingt wird. Diese Fasern vermitteln den Reiz aus der Peripherie in das zentrale Nervensystem. Mittels Blockade des N. alveolaris mit Lidocain und genaue zeitliche Erfassung der Blockade konnte gezeigt werden, daß die ES 1 und die ES 2 in gleichem Maße auf die *Leitungsanästhesie* reagieren. Entsprechend kann gefolgert werden, *daß die ES 1 und die ES 2 über die gleichen Afferenzen vermittelt werden*. Die Auslösbarkeit der Suppressionsperioden ist abhängig von der Reizintensität. Bei *sehr schwachen Reizen* wird zunächst *nur die ES 1* induziert, und *erst bei stärkeren Reizen tritt eine ES 2 auf*. Allerdings gibt es auch Menschen, bei denen bei schwachen Reizen zunächst die ES 2 beobachtbar ist und erst dann – bei stärker werdenden Reizen – die ES 1. Dies sind jedoch Ausnahmen.

Die afferenten Fasern leiten die periphere Erregung zum *Nucleus pontinus* des *N. trigeminus*. Bei einer mittleren Nervenleitgeschwindigkeit von ca. 50 m/s und einem Weg von ca. 10 cm werden für diese afferente Erregungstransmission ca. *2 ms* benötigt. Im *pontinen Trigeminuskern* erfolgt eine *erste synaptische Umschaltung* auf das 2. afferente Neuron. Der weitere Reflexweg bezieht den *Nucleus reticularis gigantocellularis*, den *rostralen Anteil des Nucleus reticularis ventralis* und den *medialen Anteil des Nucleus reticularis lateralis* ein. Diese Kerngebiete werden als das

– *medulläre Inhibitionszentrum (MI)*

zusammengefaßt. Der *Nucleus reticularis pontis caudalis* und der *Nucleus reticularis pontis oralis* werden als das sogenannte

– *pontine Fazilitationszentrum (PF)*

bezeichnet. Als bedeutsamer Neurotransmitter in diesen Ganggebieten gilt das *Serotonin*. Zwischen dem medullären Inhibitionszentrum und dem motorischen Trigeminuskern bestehen *direkte hemmende Verbindungen*, und die motorischen Aktionspotentiale werden supprimiert.

Durch *direkte Ableitungen an der Eintrittsstelle des N. alveolaris inferior an der Ponsoberfläche* und durch *intrazelluläre Ableitungen an den α-Moto-*

Exterozeptive Suppression der Aktivität des Musculus temporalis

neuronen des M. masseter ergeben sich Hinweise darauf, daß es sich bei dem afferenten Reflexweg um eine *disynaptische Verschaltung* handelt. Eine *Variabilität der Latenz der ES 1* kann zum einen *durch unterschiedliche Erregungsschwellen an afferenten Nervenfasern* als auch *durch ein unterschiedlich stark ausgeprägtes örtliches und zeitliches Summationsverhalten* bedingt sein. Dagegen ist *die Dauer der ES 1* in erster Linie durch die *Dauer des Reizes* determiniert (Tabelle 6.1). Durch einen längeren Reiz werden in den Afferenzen mehr Aktionspotentiale erzeugt, entsprechend wird über einen längeren Zeitraum die Muskelaktivität supprimiert, und die Dauer der ES 1 steigt an.

Reflexweg der ES 2 bei perioraler Stimulation

Die peripheren Afferenzen erreichen, wie bereits beschrieben, zunächst den *Nucleus spinalis* und den *Nucleus principalis* des *N. trigeminus*. Die zweiten afferenten Neurone ziehen dann von diesen beiden Kernen ausgehend zum *kontralateralen Nucleus posteromedialis des Thalamus* und dann von dort zum *Cortex cerebri*. Der weitere Reflexweg und die Beeinflussung der Reflexaktivität durch kortikale Mechanismen ist noch nicht eindeutig geklärt. Durch *Reizung an Katzenhirnen* ist bekannt, daß bei elektrischer Aktivierung von bestimmten *kortikalen* Arealen eine *Suppression der Masseteraktivität* herbeigeführt werden kann. Insbesondere ist diese Suppression durch Reizung des *Gyrus orbitalis* möglich. Der Gyrus orbitalis entspricht funktionell der Area 43 im menschlichen Gehirn.

Die Area 43 ist oberhalb des Sulcus lateralis am unteren Ende des Sulcus centralis lokalisiert. Reizt man dieses Gebiet bzw. das benachbarte sekundäre sensible Areal (S II), so wird *beim Menschen Bewegungsdrang* ausgelöst, begleitet von *Lähmungen, unwillkürlicher Bewegung* und *Suppression der willkürlichen Kontrolle*. Die *Area 43* enthält *Afferenzen* direkt aus dem Nucleus ventralis posterolateralis thalami und dem Nucleus ventralis posteromedialis thalami. Aufgrund dieser Befunde ergeben sich Hinweise, daß die Area 43 beim Menschen die Region ist, die bei der Modulation des afferenten Schenkels im *Reflexweg der ES 2* von besonderer Bedeutung ist. Auch konnte mittlerweile gezeigt werden, daß durch eine *direkte Aktivierung dieser Hirnbereiche* durch transkortikale Magnetstimulation eine *späte Suppressionsperiode* ausgelöst werden kann (Abb. 6.21). Aus *tierexperimentellen Versuchen* ist auch bekannt, daß von der Area 43 ein efferentes System direkt in Gebiete projiziert, die in Verbindung mit der Suppressionstätigkeit gebracht werden.

Aufgrund der *kurzen Latenz* muß davon ausgegangen werden, daß nur *wenige Synapsen* in diesen efferenten Reflexbogen geschaltet sind. Es wird angenommen, daß zusätzlich *modulierende Einflüsse aus dem limbischen System* und auch aus dem *Griseum centrale mesi* mit einfließen. Diese deszendierenden modulierenden Einflüsse werden zu den Strukturen *des absteigenden antinozizeptiven Systems* gezählt. Aufgrund dieses komplexen Reflexweges wird die *lange Latenz der ES 2 von durchschnittlich 50 ms* verständlich, da hier der Reflexweg über Hirnstamm, Thalamus, Kortex und deszendierendes System führt. Neben der ES 2 gibt es auch bei einigen Probanden eine ES 3. *Suppressionsperiode*, die sogenannte ES 3. Das Auslösen einer solchen Suppressionsperiode könnte durch eine *Schleife* in dem beschriebenen Reflexweg bedingt sein (Abb. 6.22).

Das System kann als *Schutzmechanismus* während des Kaumechanismus verstanden werden. Es ist in der Lage, bei *Verletzungen* von körpereigenen oralen Strukturen durch das Kauen schnell die Kaumuskulatur zu hemmen und damit die Mundstrukturen sowie die Zähne vor Verletzungen zu bewahren.

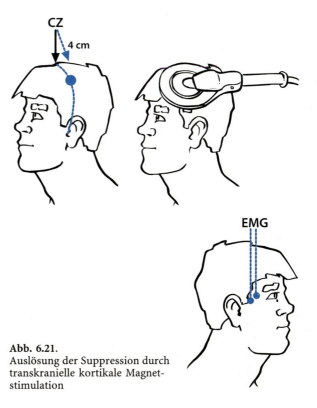

Abb. 6.21.
Auslösung der Suppression durch transkranielle kortikale Magnetstimulation

Tabelle 6.1. Ergebnisse verschiedener Arbeitsgruppen zum Einfluß unterschiedlicher Reizparameter auf die Ausprägung der ES bei gesunden Probanden (*N. V* 1 + 2 + 3: 1., 2. bzw. 3. Trigeminusast; *LES 1*: Latenz der ES 1; *LES 2*: Latenz der ES 2; *DES 2*: Dauer der ES 2; *NLG*: Nervenleitgeschwindigkeit)

Autoren	Reizbedingungen	Ableitbedingungen	Ergebnisse
Cruccu u. Bowsher (1986)	Reizung des N. V 3 in Höhe Foramen ovale, sub- und supramaximale Reize	Ipsi- und kontralateral, M. masseter, Patienten mit Trigeminusneuralgie auf der Seite der Reizung	Kontralateral: LES 1: 10–15 ms; LES 2: 40–50 ms; DES 2: 30–50 ms Ipsilateral: LES 1 kürzer als kontralateral DES 1 länger als kontralateral; LES 2 und DES 2 wie kontralateral Auslösbarkeitsschwelle der ES 1 ipsilateral niedriger als kontralateral;
Desmedt u. Godaux (1976)	Ober- und Unterlippe, Nadelelektroden, 1,0/0,2/0,05 Hz, 0,5 ms	M. masseter Nadelelektroden, Gesunde	LES 1: ca. 14 ms; LES 2: 40–65 ms Zunehmende Habituation der ES2 mit zunehmender Reizfrequenz
Godaux u. Desmedt (1975)	Reizung des N. V 3, oberflächlich, 0,5–15 mA, 1,0 Hz, 1,0 ms	M.temporalis, M. masseter, oberflächlich oder mit Nadelelektroden	LES 1: 10,5–17,0 ms; LES 2: 35,0–51,0 ms Mit zunehmender Reizstärke nehmen die Latenzen für die ES 1 und die ES 2 ab Die Reizschwellen für die ES 1 und die ES 2 liegen gleich hoch Xylocaininjektion im Bereich des Foramen mandibulae führt zu gleich starker Reduktion der ES 1 und der ES 2 Die NLG der Afferenzen, die die ES 1 und die ES 2 auslösen, liegt bei ca. 40 m/s ES 1 und ES 2 werden über die gleichen Afferenzen ausgelöst Mit zunehmender Reizstärke sind die ES 1 und die ES 2 deutlicher ausgeprägt und gehen ineinander über
Göbel et al. (1993)	N. V 2 + 3, oberflächlich, 10, 20, 30 mA, 0,2 ms, 0,5 ms, 0,5/2,0/4,0 Hz	M. temporalis ipsilat. oberflächlich, Gesunde, 95%ige Reduktion gefordert	Es bestehen keine Geschlechtsunterschiede in der Ausprägung der ES unter verschiedenen Reizbedingungen Eine submaximale Vorinnervation reduziert die DES 2 Die ES 2 habituiert bei 2,0 Hz und bei 4,0 Hz, nicht aber bei 0,5 Hz Die Auftretenshäufigkeit der ES 2 nimmt mit zunehmender Reizfrequenz ab Die LES 1 und die LES 2 sind nicht abhängig von der Reizstärke Die DES 1 und die DES 2 nehmen mit zunehmender Reizstärke zu
Haßfeld u. Meinck (1992)	N. V 1 + 2 + 3, oberflächlich 0,1 ms; 12–26 mA, 0,2/0,5/1,0/2,0/5,0 Hz	M. temporalis, M. masseter, bds. intrakutan, oberflächlich, Gesunde	Mit zunehmender Reizstärke nimmt der Grad der Suppression der Muskelaktivität zu, bis sich eine ES1 und eine ES 2 deutlich abgrenzen lassen; Auslösbarkeitsschwelle der ES1 bei ca. 14 ms Je langsamer die Reizfrequenz, desto häufiger läßt sich die ES reproduzieren Die Reflexschwellen der ES 1 und der ES 2 steigen mit zunehmendem Alter
Schoenen et al. (1987)	N. V 2 + 3; oberflächlich 20 mA, 0,1 ms, 0,03/0,5/2,0/Hz	M. temporalis, oberflächlich, Gesunde, Patienten, mit Migräne oder Kopfschmerz vom Spannungstyp, 80%ige Reduktion gefordert	Gesunde: LES 1: 12,61 ± 2,31 ms; LES 2: 48,33 ± 6,55; DES 1: 17,76 ± 3,14 ms; DES 2 (0,03 Hz): 47,19 ± 7,63 ms; DES 2 (0,5 Hz): 44,89 ± 6,51 ms; DES 2 (2,0 Hz): 36,09 ± 9,22 ms Bei Migränepatienten ergeben sich ähnliche Werte; bei Patienten mit Kopfschmerz vom Spannungstyp ist die DES 2 bei allen 3 verschiedenen Reizfrequenzen signifikant verkürzt

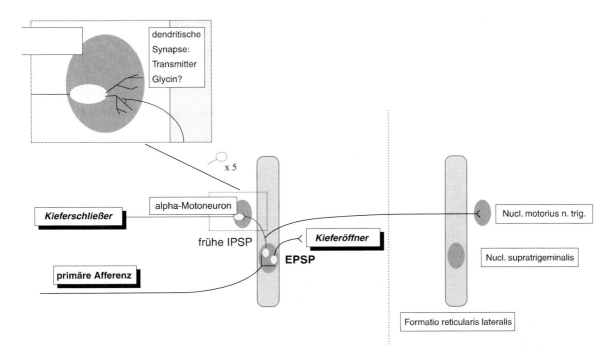

Abb. 6.22. Neuronale Verschaltung der frühen exterozeptiven Suppressionsperiode

Praktisches Vorgehen bei der Messung der ES

Stimulation. Zur Induktion der ES wird der Patient gebeten, *seine Zähne maximal zusammenzubeißen*. Als Schmerzreiz wird ein *elektrischer Rechteckstimulus* verwendet, der im Bereich des 2. und 3. Trigeminusastes appliziert wird. Als bevorzugte Stelle wird die

— laterale Lippenkommissur

verwendet. Auch bei Reizung anderer Strukturen, wie z. B. N. mandibularis, N. infraorbitalis, Zahnpulpa, Mundschleimhaut etc., können Suppressionsperioden ausgelöst werden. Maximale Suppressionsperioden können dann ausgelöst werden, wenn der Reiz deutlich schmerzhaft erlebt wird. Aus diesem Grunde sollte eine zumindest *leicht schmerzhafte Reizintensität* appliziert werden (Tabelle 6.2).

! Als *Standardstimulus* wird ein *Reiz von 0,2 ms und 20 mA* eingesetzt.

Bei Reizung des 1. Trigeminusastes kann ebenfalls eine Suppressionsperiode ausgelöst werden. Hier ist jedoch der Unterschied, daß nur eine 2. Suppressionsperiode, nicht eine 1. Suppressionsperiode beobachtet werden kann. Von besonderer Bedeutung ist die *gewählte Reizwiederholungsfrequenz bei repetitiver Stimulation*. Aufgrund der *großen Variabilität* der späten Suppressionsperiode ist es notwendig, wiederholt Reize zu applizieren und dann *Mittelwerte der Suppressionsperioden* zu bestimmen. Die ES 2 unterliegt einem *ausgeprägten Habituationsverhalten* bei schneller repetitiver Reizung. Zur Vermeidung einer Habituation sollte deshalb ein *Reizabstand von mindestens 10 s* gewählt werden. Zur Bestimmung von aussagefähigen Mittelwerten sollten die Ergebnisse von *10 Reizungen* gemittelt werden. Die oligosynaptisch vermittelte ES 1 zeigt im Gegensatz zur polysynaptisch vermittelten ES 2 kein Habituationsverhalten, auch nicht bei schneller Reizrepetition.

Als Reizelektroden empfehlen sich *Silberchloridelektroden* oder aber auch *mit Kochsalz getränkte Filzelektroden*, die eine Depolarisierung vermeiden.

Ableitung. Die *Erfassung der Suppressionsperioden* ist sehr einfach mit jedem handelsüblichen *EMG-Gerät* möglich. Die Oberflächenaktivität des M. temporalis wird durch *Oberflächenelektroden* direkt erfaßt. Die *aktive Elektrode* wird über dem *Arcus zygomaticus auf dem Muskelbauch des M. temporalis* plaziert, die *Referenzelektrode* wird *vor dem Tragus* lokalisiert. Die *Erdelektrode* kann ebenfalls über eine Oberflächenelektrode *auf der Wange* angebracht werden, wodurch Reizartefakte weitestgehend bei der perilabialen Reizung vermieden werden. *Die Reizung erfolgt ipsilateral zur Ableitung*, Seitenunterschiede bei der exterozeptiven Suppression spielen für eine diagnostische

Tabelle 6.2. Überblick über die Arbeiten, in denen Varianten der exterozeptiven Suppression des M. masseter oder des M. temporalis beschrieben werden (Abkürzungen wie in Tabelle 6.1)

Autoren und Jahr der Veröffentlichung	Reizbedingungen	Ergebnisse
Cruccu u. Bowscher (1986)	Reizung: N. V 3, Foramen ovale ipsi- und kontralateral, supra- und submaximale Reize Ableitung: bds. M. masseter bei maximaler Kontraktion, Trigeminusneuralgie	Dauer der ES 1 bis zu 40 ms Ipsilateral ist die ES 1 immer länger als kontalateral Bei größerer Reizintensität kann die kontralaterale ES 1 fehlen ES 2 zeigt keine Seitenunterschiede
Godaux u. Desmedt (1975)	Reizung: oberflächlich und kontralateral zum Ableitort an der Unterlippe, 0,5–15 mA, 1,0 Hz, 0,1 ms Ableitung: kontralateral oberflächlich oder mit Nadelelektroden, M. masseter, M. temporalis, Willkürinnervation Gesunde	ES 1 vernachlässigbar klein, obwohl die ES 2 gut entwickelt war, ES 1 und ES 2 scheinen bei höheren Reizstärken zu verschmelzen Mit zunehmender Reizstärke nehmen die Latenzen für die ES 1 und die ES 2 ab Die Schwellen für die Auslösbarkeit von ES 1 und ES 2 sind gleich
Ongerboer de Visser u. Goor (1976)	Reizung: N. V 1, 2, 3, unilateral 100–200 V, 0,2 ms, und Salven mit 300 Reizen/s bei 10–15 V Ableitung: M. masseter bds., maximale Kontraktion Gesunde	Direkter Übergang von ES 1 und ES 2 mit teilweiser „break-through voluntary activity"
Ongerboer de Visser (1983)	Reizung: N. V 2, 3, unilateral 100–200 V, 0,2 ms Ableitung: M. masseter bds., maximale Kontraktion, Gesunde	„silent period" (SP) mit Dauern zwischen 15 und 98 ms (Mittel 51,4 ms) Einige SP zeigen 1 oder 2 Unterbrechungen, so daß gelegentlich 3 SP entstehen
Ongeboer de Visser et al. (1989)	Reizung: N. V 3, bds., oberflächlich Einzelreize, 0,1 ms alle 10–30 s Ableitung: M. masseter bds, maximale Kontraktion, oberflächlich oder Nadelelektroden, Verschiedene Hirnstammläsionen	Bei medianer und paramedianer Läsion links in mittlerer und oberer Pons Fehlen der ES 1 links bei Stimulation rechts und umgekehrt trotz vorhandener ES 2
de Noordhout et al (1992)	Reizung: transkortikale Magnetstimulation, CZ, C 3, C 4, F 7, F 8, T 5, P 3, P 4, O 1, O 2, p_p 1, p_p 2, 10–80%, elektrisch: N. V 1, Coissura, labialis Ableitung: M. temporalis, M. interosseus bds.	Bei elektrischer Reizung des N. V 1 fehlt bds. die ES 1, die ES 2 ist bds vorhanden Bei transkortikaler Magnetstimulation ist die ipsilateral ausgelöste ES 1 länger als die kontralaterale, die ES 2 sind bds. gleich
Sharav u. Tal (1989)	Reizung: N. V 2, schmerzhafter und nicht schmerzhafter Reize Ableitung: M. masseter, adäquate Muskelkraft, Probanden teilweise in Hypnose	Bei schmerzhaften Reizen kann es zur Verschmelzung der ES 1 und der ES 2 kommen
Haßfeld u. Meink (1992)	Reizung: N. V 1, 2, 3, oberflächlich, 8–26 mA, 0,2/0,5/1,0/2,0/5,0 Hz 0,1 ms Ableitung: M. masseter bds. bei unterschiedlich starker Vorinnervation, Gesunde	Bei starken Reizen Verschmelzung der ES 1 und der ES 2 Bei Reizung des N. V 1 tritt stets nur eine Hemmphase auf

Fragestellung keine Rolle. *Probleme* bei der perilabialen Reizung können *bei metallischem Zahnersatz unter der Reizfläche* auftreten. In diesem Fall ist es ebenfalls möglich, *auf der kontralateralen Seite* zu reizen, ohne daß das Ergebnis bedeutsam beeinflußt wird. Während der Reizung wird der Patient gebeten, die Zähne maximal zusammenzubeißen. Bei über 50%iger willkürlicher Anspannung der Kaumuskulatur besteht kein bedeutsamer Einfluß zwischen der Muskelaktivität und der Dauer bzw. der Latenz der Suppressionsperioden.

Antwortmittelung. Zur Erreichung einer zuverlässigen Aussage empfiehlt es sich aufgrund der großen Variabilität der ES 2 *mindestens 10 Reize abzuleiten* und dann *aufgrund der Mittelwerte* die Ausprägung der Latenz und der Dauer zu bestimmen. Weitere Ableitungen sind zwar im Hinblick auf eine größere Stabilität der bestimmten Parameter wünschenswert, allerdings ist dafür auch ein *größerer Zeitaufwand* erforderlich. Zudem ist die *Belastung der Probanden* bei längeren Reizserien aufgrund der Schmerzhaftigkeit der Reize größer. Für klinische Zwecke ist deshalb eine Mittelung von 10 Reizantworten ausreichend. Die Gleichrichtung des EMG-Signals erbringt zwar optisch schönere Kurven, *eine Notwendigkeit für die Gleichrichtung besteht jedoch nicht*. Systematische Analysen von gleichgerichteten Auswertungen und nicht gleichgerichteten Ableitungen erbrachten keine bedeutsamen Unterschiede. Daher ist also auch mit wirklich einfachsten Geräten, die die Gleichrichtung nicht immer bieten, eine Ableitung möglich.

Analyse. In der Ausmessung der Latenz und der Dauer der Suppressionsphasen ist ein *standardisiertes Vorgehen* einzuhalten. Die ES 1 und insbesondere die ES 2 zeigen einen *graduellen Beginn* und auch ein *graduelles Ende*. Die Folge ist, daß eine Definition notwendig ist, um die Parameter einheitlich zu bestimmen. Als *Standard* hat sich mittlerweile durchgesetzt, zunächst die *Prästimulusaktivität 20 ms vor Reizapplikation* zu bestimmen und eine *80 %ige Suppression dieser EMG-Aktivität als Beginn* bzw. *ein Überschreiten der 80 %igen Suppression als Ende der Suppressionsphasen* heranzuziehen. Prinzipiell ist eine Vielzahl verschiedener Definitionen möglich, im Hinblick auf eine diagnostische Standardisierung sollte jedoch diese Definition zumindest herangezogen werden, um vergleichbare Ergebnisse zu erzielen. Dieses Verfahren wird bevorzugt, weil es mit einfachsten Geräten durchzuführen und somit überall anwendbar ist.

Bei der *Mittelwertbildung* stellt sich das Problem, ob man *Ableitungen mit einer fehlenden* *Suppressionsperiode* in die Mittelwertbildung einbeziehen sollte. Einer fehlenden Periode kann eine *Zeitphase von 0 ms* zugeordnet werden, und es ist möglich, diese fehlende Phase in *den Mittelwert eingehen* zu lassen. Dies ist von Bedeutung, da die Dauer der ES 2 diagnostisch verwertet wird.

Aufgrund der unterschiedlichen Methodik in den verschiedenen neurophysiologischen Labors sollten jeweils *laboreigene Normdaten* erarbeitet werden. Als *diagnostisch relevant* können Dauern bewertet werten, die *um mindestens 50 % des Normalwertes verkürzt* sind.

Normalwerte. Zwischen den *Reizparametern* und der *Reflexantwort* bestehen deutliche Zusammenhänge. In Tabelle 6.3 werden die durchschnittliche Dauer und Latenz der ES 1 und der ES 2 bei den verschiedenen Reizkonstellationen nach Mittelung von 16 Reizungen bei unterschiedlichen Reizfrequenzen angegeben. Die Bestimmung der Dauer der ES 1 bzw. der ES 2 basiert auf dem *Definitionskriterium einer 95 %igen Suppression*. Bei Fehlen einer Suppressionsperiode wurde der *Wert 0* in den Mittelwert eingerechnet, aus diesem Grund ergeben sich auch für die Dauer der ES 2 kürzere Werte als bei Normtabellen, bei denen eine fehlende ES 2 nicht in die Mittelwertbildung einbezogen wurde.

Die Ausprägung der ES 2 ist *deutlich reizfrequenzabhängig*. Bei einer Reizung von 0,5 Hz zeigt sich ein deutlich häufigeres Auftreten der ES 2 als bei einer Reizung von 4 Hz. Aus der Abb. 6.23 ergibt sich, daß die ES 2 bei höherer Reizfrequenz signifikant *habituiert*, während bei einer Reizfrequenz von 0,5 Hz ein Habituationsverhalten nicht besteht. Zwischen Männern und Frauen bestehen keine signifikanten Unterschiede in der Reflexantwort. In Tabelle 6.4 sind die Mittelwerte und die Standardabweichungen im Vergleich bei weiblichen und männlichen Probanden bei 5 verschiedenen Suppressionsparametern angegeben. Die Werte beziehen sich auf eine Reizkonstellation von *0,5 Hz Reizfrequenz, 20 mA Reizintensität und 0,2 ms Reizdauer*. Es sind die Reizantworten von jeweils 16 verschiedenen Reizungen aufgelistet. Durch computerisierte Auswertung ist es möglich, direkt die Suppressionsperioden zu definieren und eine objektive Ausmessung der Periodendauer zu erhalten (Abb. 6.24).

Normvarianten der Suppressionsparameter

Nicht bei allen Probanden tritt die ES 1 *und* die ES 2 auf. Im Einzelfall treten *überhaupt keine Suppressionsperioden* auf, es kann auch *entweder*

Tabelle 6.3.
Mittelwerte und Standardabweichungen der ES-Parameter bei Männer und Frauen bei 16 sukzessiv in Abständen von 2 s applizierten Reizen. Reizwiederholungsfrequenz 0,5 Hz, Reizintensität 20 mA, Reizdauer 0,2 ms (n=40). Statistisch sind alle Ergebnisse nicht signifikant.

Parameter	Kurve	Mittelwerte ± Standardabweichung	
		weiblich	männlich
Latenz der ES 1	01	12,13 ± 1,90	11,89 ± 1,49
	02	11,50 ± 1,76	11,37 ± 1,89
	03	11,61 ± 2,06	11,50 ± 1,57
	04	11,78 ± 2,45	11,45 ± 1,47
	05	11,56 ± 2,41	13,11 ± 2,68
	06	11,44 ± 1,95	12,58 ± 2,34
	07	11,78 ± 2,37	11,17 ± 1,69
	08	12,44 ± 1,58	12,32 ± 2,69
	09	11,58 ± 2,03	11,79 ± 2,02
	10	11,41 ± 1,66	12,15 ± 1,70
	11	12,28 ± 3,21	11,84 ± 1,34
	12	12,64 ± 2,62	11,78 ± 1,77
	13	11,65 ± 3,33	11,88 ± 2,06
	14	11,72 ± 3,20	11,17 ± 2,75
	15	12,78 ± 3,37	11,74 ± 1,82
	16	12,67 ± 2,90	12,29 ± 2,09
Latenz der ES 2	01	55,15 ± 7,94	57,86 ± 11,16
	02	54,08 ± 10,56	53,60 ± 6,63
	03	54,00 ± 8,67	50,50 ± 6,00
	04	51,64 ± 9,10	52,53 ± 9,02
	05	53,53 ± 8,41	51,50 ± 8,88
	06	51,07 ± 6,89	52,80 ± 8,79
	07	54,33 ± 8,90	52,86 ± 7,69
	08	53,13 ± 7,74	51,46 ± 8,77
	09	54,53 ± 8,45	54,23 ± 9,38
	10	53,23 ± 8,40	53,08 ± 6,05
	11	53,46 ± 9,32	52,73 ± 7,17
	12	55,08 ± 4,72	56,08 ± 10,66
	13	53,50 ± 8,94	53,54 ± 7,43
	14	54,00 ± 7,86	54,33 ± 7,95
	15	57,92 ± 7,69	51,92 ± 8,91
	16	55,64 ± 8,84	54,10 ± 5,15
Dauer der ES 1	01	13,78 ± 5,89	14,25 ± 6,67
	02	14,89 ± 2,85	14,55 ± 5,44
	03	15,61 ± 3,84	14,90 ± 3,51
	04	16,06 ± 3,84	14,55 ± 3,61
	05	16,06 ± 3,81	13,90 ± 6,66
	06	15,83 ± 3,15	14,05 ± 5,01
	07	15,11 ± 3,51	14,30 ± 6,67
	08	14,33 ± 2,35	14,60 ± 5,23
	09	14,11 ± 4,70	15,15 ± 5,25
	10	15,56 ± 5,95	13,60 ± 5,47
	11	14,78 ± 4,18	14,30 ± 4,66
	12	13,67 ± 4,78	13,95 ± 6,42
	13	15,17 ± 6,25	13,45 ± 7,22
	14	15,83 ± 3,87	13,80 ± 5,60
	15	13,56 ± 4,25	14,40 ± 5,50
	16	12,77 ± 5,54	12,89 ± 5,68
Dauer der ES 2	01	17,22 ± 16,61	19,10 ± 14,60
	02	17,83 ± 17,81	15,30 ± 11,98
	03	18,56 ± 17,25	18,75 ± 13,06
	04	20,22 ± 17,63	17,65 ± 11,74
	05	19,72 ± 11,04	16,45 ± 12,96
	06	18,28 ± 16,13	16,90 ± 13,78
	07	13,89 ± 9,11	16,90 ± 13,42
	08	17,89 ± 13,19	14,80 ± 14,18
	09	14,39 ± 10,29	14,50 ± 12,92

Tabelle 6.3 (*Forts.*)

Parameter	Kurve	Mittelwerte ± Standardabweichung	
		Wieblich	männlich
	10	17,39 ± 16,66	13,10 ± 12,31
	11	14,50 ± 13,93	13,10 ± 12,96
	12	14,28 ± 12,93	12,00 ± 12,96
	13	13,94 ± 14,40	12,95 ± 11,17
	14	13,33 ± 10,43	11,05 ± 10,72
	15	11,94 ± 9,73	13,45 ± 13,54
	16	15,77 ± 10,18	13,05 ± 12,96
Dauer der Fazilitation	01	27,31 ± 8,48	29,36 ± 11,11
	02	27,08 ± 11,65	27,00 ± 8,37
	03	26,40 ± 10,51	23,63 ± 6,49
	04	24,00 ± 9,38	26,18 ± 9,41
	05	26,06 ± 8,79	22,92 ± 9,73
	06	23,86 ± 7,34	25,21 ± 9,42
	07	27,67 ± 9,46	25,69 ± 9,90
	08	26,33 ± 8,10	23,58 ± 9,46
	09	26,07 ± 8,44	26,23 ± 9,65
	10	23,75 ± 8,70	26,62 ± 7,41
	11	25,77 ± 9,93	23,80 ± 6,88
	12	27,67 ± 4,77	28,50 ± 12,40
	13	25,27 ± 10,79	24,25 ± 8,52
	14	25,00 ± 9,08	27,00 ± 9,16
	15	30,54 ± 8,50	25,00 ± 10,21
	16	27,84 ± 8,75	27,84 ± 5,61

die ES 2 oder die ES 1 fehlen. Es wurde zudem ein direkter Übergang von der ES 1 in die ES 2 beobachtet, schließlich können auch eine *ES 3* oder auch eine *ES 4* auftreten. Die pathophysiologischen Bedeutungen solcher Normvarianten sind bisher nicht geklärt (Abb. 6.25).

Suppressionsperioden bei Kopfschmerz vom Spannungstyp

Trotz unterschiedlicher Reizkonstellationen und Auswertedefinitionen der Reizantwort ergeben sich *konsistent verkürzte Dauern* der späten Suppressionsperiode in Analysen verschiedener Autoren. Als sichere Reduktion wird eine *mindestens 50%ige Verkürzung gegenüber dem Kontrollwert* bei der jeweiligen Reizkonstellation angesehen. Das *Fehlen der späten Suppressionsperiode* tritt beim chronischen *Kopfschmerz vom Spannungstyp* überzufällig häufig gegenüber gesunden Kontrollpersonen auf. Bei einer Reizfrequenz von 2 Hz kann ein solches Fehlen bei 40–80 % der untersuchten Probanden, je nach Suppressionsdefinition (80 % bzw. 95 %) beobachtet werden. Nach systematischer Analyse zeigt sich, daß *bis zu 80 % der untersuchten Patienten* mit chronischem Kopfschmerz vom Spannungstyp bedeutsame Anomalien im Verhalten der späten Suppressionsperiode aufweisen.

Auch bei *episodischem Kopfschmerz vom Spannungstyp* lassen sich *verkürzte oder fehlende späte Suppressionsperioden* aufdecken. Allerdings gibt es bis heute keine Studie, die einen genauen Zusammenhang mit der Attackenhäufigkeit, der Attackenintensität und insbesondere auch mit den sonstigen Charakteristika des episodischen Kopfschmerzes vom Spannungstyp analysiert hat. Im Hinblick auf die große Variabilität der klinischen Ausprägungsweise des episodischen Kopfschmerzes vom Spannungstyp von 5 Episoden pro Jahr bis hin zu 14 Episoden pro Monat sollte die diagnostische Bedeutung der Suppressionsperioden sehr zurückhaltend beurteilt werden. In diesem Zusammenhang sollte auch klar zum Ausdruck gebracht werden, daß die exterozeptiven Suppressionsperioden *keinesfalls als diagnostisches Validierungskriterium* herangezogen und die Diagnose allein aufgrund der Suppressionsperioden gestellt werden dürfen.

MERKE

Die Ableitung der Suppressionsperioden ergibt vielmehr einen *Einblick in die Pathophysiologie*

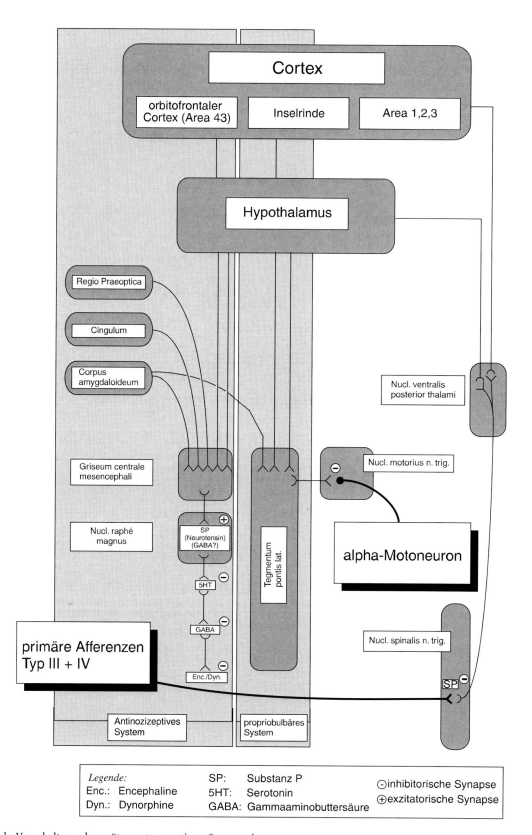

Abb. 6.23. Neuronale Verschaltung der späten exterozeptiven Suppression

Tabelle 6.4a. Durchschnittliche Latenz und Dauer der ES-Parameter bei verschiedenen Reizkonstellationen nach Mittelung der initialen 4 Reflexantworten (n=40)

Reizkonstellation	Reflexkomponente			
	ES 1		ES 2	
	Latenz [ms]	Dauer [ms]	Latenz [ms]	Dauer [ms]
0,5 Hz/10 mA/0,2 ms	12,33 ± 2,75	6,59 ± 6,42	57,93 ± 6,47	10,82 ± 13,11
0,5 Hz/20 mA/0,2 ms	11,65 ± 1,82	14,81 ± 4,61	53,68 ± 8,68	18,06 ± 14,98
0,5 Hz/30 mA/0,2 ms	12,54 ± 2,19	16,32 ± 6,31	53,23 ± 9,23	17,67 ± 14,40
0,5 Hz/10 mA/0,5 ms	11,89 ± 1,48	12,50 ± 5,57	55,91 ± 7,80	13,64 ± 12,31
0,5 Hz/20 mA/0,5 ms	12,32 ± 2,35	16,30 ± 5,24	54,17 ± 10,29	18,10 ± 14,40
0,5 Hz/30 mA/0,5 ms	13,12 ± 3,07	18,36 ± 9,08	53,75 ± 9,98	17,93 ± 15,50
2,0 Hz/10 mA/0,2 ms	12,44 ± 2,57	6,48 ± 7,10	55,36 ± 6,36	6,01 ± 9,96
2,0 Hz/20 mA/0,2 ms	11,95 ± 2,57	13,94 ± 6,74	54,81 ± 8,50	9,00 ± 11,62
2,0 Hz/30 mA/0,2 ms	12,40 ± 2,14	14,71 ± 8,06	53,42 ± 11,31	8,93 ± 11,34
2,0 Hz/10 mA/0,5 ms	11,73 ± 1,78	11,22 ± 6,35	56,34 ± 8,58	8,64 ± 11,41
2,0 Hz/20 mA/0,5 ms	12,76 ± 2,50	14,59 ± 5,60	53,60 ± 9,41	10,01 ± 11,64
2,0 Hz/30 mA/0,5 ms	13,62 ± 3,07	15,94 ± 7,09	55,41 ± 10,36	9,85 ± 11,43
4,0 Hz/10 mA/0,2 ms	12,28 ± 2,17	4,84 ± 6,09	52,85 ± 6,97	2,86 ± 4,51
4,0 Hz/20 mA/0,2 ms	11,86 ± 2,21	12,73 ± 5,24	54,07 ± 10,96	7,18 ± 10,56
4,0 Hz/30 mA/0,2 ms	12,56 ± 2,49	13,56 ± 6,74	48,50 ± 8,52	6,23 ± 11,08
4,0 Hz/10 mA/0,5 ms	11,47 ± 1,85	11,05 ± 5,25	54,07 ± 7,14	6,24 ± 9,56
4,0 Hz/20 mA/0,5 ms	12,91 ± 2,61	14,00 ± 5,25	51,34 ± 9,24	7,38 ± 10,55
4,0 Hz/30 mA/0,5 ms	13,58 ± 2,98	14,86 ± 8,76	49,96 ± 9,84	6,38 ± 10,45

Tabelle 6.4b. Durchschnittliche Latenz und Dauer der ES-Parameter bei verschiedenen Reizkonstellationen nach Mittelung von 16 Reflexantworten (n=40; *n.f.* wegen fehlender Meßdaten konnte der Mittelwert nicht berechnet werden)

Reizkonstellation	Reflexkomponente			
	ES 1		ES 2	
	Latenz [ms]	Dauer [ms]	Latenz [ms]	Dauer [ms]
0,5 Hz/10 mA/0,2 ms	12,92 ± 2,77	6,98 ± 6,78	57,70 ± 7,63	8,78 ± 11,56
0,5 Hz/20 mA/0,2 ms	11,93 ± 2,25	14,47 ± 5,07	53,70 ± 8,23	15,54 ± 13,25
0,5 Hz/30 mA/0,2 ms	12,61 ± 2,48	16,33 ± 5,62	53,08 ± 10,05	17,16 ± 13,53
0,5 Hz/10 mA/0,5 ms	11,73 ± 1,79	12,06 ± 5,53	55,88 ± 7,18	11,85 ± 11,39
0,5 Hz/20 mA/0,5 ms	12,51 ± 2,51	15,63 ± 5,46	52,25 ± 9,65	16,54 ± 13,74
0,5 Hz/30 mA/0,5 ms	13,26 ± 3,04	17,71 ± 7,91	51,83 ± 9,20	16,92 ± 14,73
2,0 Hz/10 mA/0,2 ms	12,66 ± 2,49	5,51 ± 6,24	53,47 ± 7,56	2,66 ± 6,49
2,0 Hz/20 mA/0,2 ms	11,80 ± 2,30	13,04 ± 5,02	55,27 ± 8,36	4,68 ± 8,17
2,0 Hz/30 mA/0,2 ms	12,59 ± 2,49	14,47 ± 5,92	51,13 ± 10,60	5,56 ± 8,90
2,0 Hz/10 mA/0,5 ms	11,62 ± 1,88	10,83 ± 5,77	55,04 ± 8,81	4,37 ± 8,18
2,0 Hz/20 mA/0,5 ms	12,65 ± 2,56	14,02 ± 5,34	52,51 ± 9,52	6,91 ± 9,86
2,0 Hz/30 mA/0,5 ms	13,34 ± 2,87	15,17 ± 7,03	52,98 ± 9,15	6,30 ± 9,66
4,0 Hz/10 mA/0,2 ms	12,46 ± 2,49	4,17 ± 5,70	n.f.	n.f.
4,0 Hz/20 mA/0,2 ms	11,84 ± 2,07	11,28 ± 5,25	n.f.	n.f.
4,0 Hz/30 mA/0,2 ms	12,27 ± 2,23	12,93 ± 6,65	45,99 ± 6,87	2,36 ± 6,51
4,0 Hz/30 mA/0,5 ms	11,47 ± 1,98	9,78 ± 5,52	54,14 ± 6,06	2,21 ± 5,54
4,0 Hz/10 mA/0,5 ms	12,56 ± 2,50	13,02 ± 5,18	51,23 ± 7,65	2,72 ± 6,42
4,0 Hz/20 mA/0,5 ms	13,43 ± 3,01	12,51 ± 8,00	48,57 ± 11,22	2,28 ± 6,16

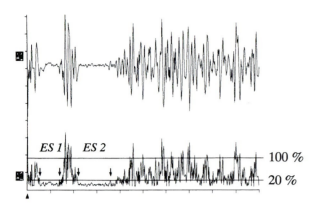

Abb. 6.24. Computerisierte Analyse der Dauer der ES 1 und ES 2. Die *obere Spur* zeigt die Originalabbleitung. Die *untere Spur* zeigt das gleichgerichtete Signal. Mit dem Computer wird die 20%ige Suppression ermittelt und die Dauer der Perioden bestimmt. (Nach Göbel 1993)

des jeweiligen individuellen Kopfschmerzproblems und kann bei einer Reduktion der Suppressionsperioden für den Arzt und für den Patienten ein *Beleg* dafür sein, daß *eine Anomalie oder eine Störung in der Reflexantwort des körpereigenen antinoziceptiven Systems* besteht. Diagnostische oder therapeutische Entscheidungen sollten jedoch *nicht* aufgrund der Ergebnisse veranlaßt werden.

Suppressionsperioden bei Migräne

Aus verschiedenen Studien ergeben sich keine Hinweise darauf, daß die Suppressionsperioden *bei Migräne im kopfschmerzfreien Intervall* Veränderungen aufweisen. Die Suppressionsperioden unterliegen jedoch *während der Migräneattacke* vor und nach der Therapie Veränderungen. In einer doppelblinden Studie wurden zu 4 Zeitpunkten die Suppressionsperioden bestimmt. Während 2 Messungen im *Migräneintervall* wurde ein *Placebo* gegeben, und vor und nach Gabe wurden die Suppressionsparameter analysiert. Bei einer 2. Analyse während des kopfschmerzfreien Intervalls wurden die Suppressionsparameter vor und nach *Gabe von 6 mg Sumatriptan s.c.* bestimmt. Das gleiche Design wurde *während zweier Migräneattacken* bei den betreffenden Patienten durchgeführt.

Es zeigte sich, daß *nur während der Migräneattacke bei Gabe von Sumatriptan* eine *signifikante Verlängerung der ES 2* zu beobachten ist. Dieser Befund weist darauf hin, daß bei erfolgreicher Behandlung der Migräne ein *signifikanter Effekt im Reflexgeschehen* ausgelöst wird. Es ist wahrscheinlich, daß die *serotoninerge Aktivität der supprimie-* *renden Interneurone* verstärkt wird und dadurch eine Verlängerung der späten Suppressionsperiode während der Migräneattacke zu beobachten ist. Da Sumatriptan normalerweise die Blut-Hirn-Schranke nur schwer überwinden kann, ist anzunehmen, daß eine Störung der Blut-Hirn-Schranke während der Migräneattacke durch die neurogene Entzündung entsteht, während im kopfschmerzfreien Intervall die Substanz nicht in der Lage ist, in die entsprechenden Schaltkreise vorzudringen.

ES bei anderen Kopfschmerzerkrankungen

Bei Clusterkopfschmerz oder Kopfschmerzen ohne begleitende strukturelle Läsion sowie bei sekundären Kopfschmerzen gibt es bis heute *keine übereinstimmenden Berichte*, die auf eine Veränderung der Suppressionsperioden hinweisen. Insofern ist davon auszugehen, daß die verkürzten oder fehlenden späten Suppressionsperioden *spezifische Informationen über die pathophysiologischen Vorgänge beim Kopfschmerz vom Spannungstyp* beinhalten.

Beim *medikamenteninduzierten Kopfschmerz* ist die Aussage schwierig, da die zugrunde liegende primäre Kopfschmerzerkrankung erst durch den Entzug bestimmt werden muß. Eine adäquat kontrollierte Studie wurde bisher nie durchgeführt. Bei einer Analyse von Patienten mit medikamenteninduziertem Kopfschmerz ergeben sich Hinweise, daß ebenfalls eine Verkürzung der späten Suppressionsperiode auftritt, allerdings ist die Variabilität und die Streubreite der Meßergebnisse sehr groß, so daß im Einzelfall keine sichere Aussage getroffen werden kann.

ES bei anderen neurologischen Störungen

Das Verhalten der Suppressionsperioden wurde auch bei einigen weiteren neurologischen Erkrankungen analysiert. Es ergeben sich Hinweise dafür, daß beim *Morbus Parkinson* eine *Verkürzung der späten Suppressionsperiode* zu beobachten ist. Auch beim *Torticollis spasticus* ergeben sich Hinweise dafür, daß *in dem betroffenen M. sternocleidomastoideus verkürzte späte Suppressionsperioden* zu beobachten sind, während der M. masseter bzw. der M. temporalis kein verändertes Suppressionsverhalten aufweisen.

Pharmakologische Modulation der ES

Die pathophysiologische Bedeutung der späten Suppressionsperioden für primäre Kopfschmerzer-

Abb. 6.25. Normvarianten der exterozeptiven Suppression:
(1) typisches Ableitbild mit 1. und 2. Suppressionsperiode;
(2) Fehlen der 2. Suppressionsperiode;
(3) Fehlen der 1. Suppressionsperiode;
(4) Fehlen beider Suppressionsperioden;
(5) Fehlen der interponierten Erregungsperiode;
(6) zusätzliche Auslösung einer 3. Suppressionsperiode und auch einer 4. Suppressionsperiode;
(7) Verkürzung der späten Suppressionsperiode

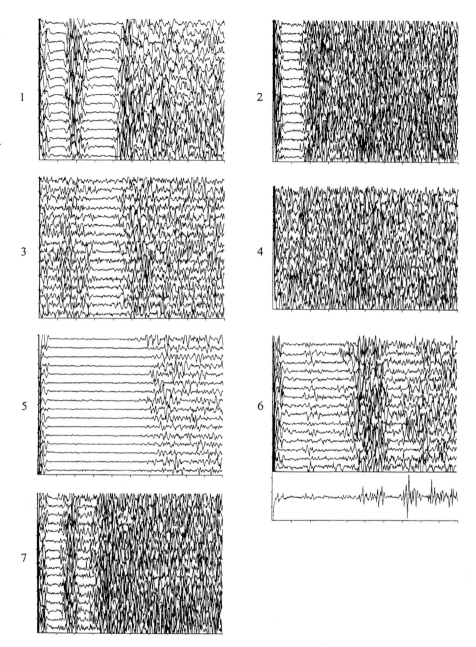

krankungen ergibt sich auch aus dem *Verhalten bei Gabe verschiedener Substanzen*, die zur Therapie von Kopfschmerzen eingesetzt werden. So zeigt sich, daß bei Gabe von *Acetylsalicylsäure* sowohl bei Gesunden als auch bei Patienten mit einem Kopfschmerz vom Spannungstyp und mit einer Migräne *signifikante Verlängerungen der späten Suppressionsperioden* entstehen können. Aus diesem Verhalten ergeben sich deutliche Hinweise darauf, daß Acetylsalicylsäure durch serotoninerge Aktivierung *auf antinozizeptive Systeme im Bereich des Hirnstamms* Einfluß nimmt (Abb. 6.26).

Bei Applikation von *Pfefferminzöl*, das ebenfalls zur symptomatischen Kupierung von Kopfschmerzerkrankungen eingesetzt werden kann, zeigt sich eine *signifikante Verkürzung der späten Suppressionsperiode bei Gesunden*. Dies korrespondiert mit der Beobachtung, daß *durch Reizreduktion* eine Verkürzung der Suppression entsteht. Auch bei Gabe von einem *Lokalanästhetikum* im Reizbereich kann eine *signifikante Reduktion der späten Suppressionsperiode* beobachtet werden. Die externe Applikation von Pfefferminzöl *reduziert den peripheren afferenten Reizinput* und führt dadurch zu einem direkten analgetischen Effekt.

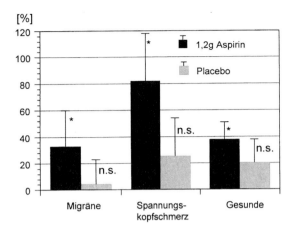

Abb. 6.26. Prozentuale Zunahme der Dauer der ES 2 nach Gabe von Placebo und ASS. Nur durch Gabe von Acetylsalicylsäure ist eine signifikante Verlängerung im Sinne einer Normalisierung der späten Suppressionsperiode feststellbar. Dies trifft insbesondere für Patienten mit einem Kopfschmerz vom Spannungstyp zu

Modulation der ES

Bei Applikation von elektrischen Reizen an *entfernten Körperstellen*, z. B. am Zeigefinger oder im Bereich des Unterschenkels, und Ableitung der Suppressionsparameter am M. temporalis kann eine *Verkürzung der späten Suppressionsperiode* beobachtet werden. Die stärkste Beeinflussung der späten Suppressionsperiode läßt sich bei einem *Stimulusintervall von 60-80 ms* beobachten, d. h. daß die entsprechende Zeitdifferenz *zwischen dem peripher gesetzten Reiz und dem perilabial applizierten Reiz zur Induktion der Suppressionsperioden* bestehen muß. Die Konditionierbarkeit scheint zudem bei Patienten mit einem Kopfschmerz vom Spannungstyp größer zu sein als bei gesunden Probanden. Auch *bei elektromagnetischer Kortexstimulation* kurz vor der Applikation eines Reizes zur Induktion der Suppressionsperioden kann die *späte Suppressionsperiode verkürzt* werden. Man reizt dazu über dem Vertex oder über der zur Reizstelle kontralateralen temporalen Kortexregion. Auch durch alleinige transkortikale Magnetstimulation läßt sich eine späte Suppressionsperiode *direkt* auslösen.

Pathophysiologische Bedeutung der ES

Die *Interpretation* der fehlenden und verkürzten Suppressionsperioden für die Genese des Kopfschmerzes vom Spannungstyp ist von herausragender Bedeutung. Bei *gesunden* Probanden zeigt sich eine *deutliche Reizabhängigkeit* der späten Suppressionsperiode. Schwache Reize bedingen kurze Dauern, während starke Reize eine lange Dauer der ES 2 hervorrufen. Die verkürzten oder fehlenden späten Suppressionsperioden bei Patienten mit Kopfschmerz vom Spannungstyp könnten deshalb so interpretiert werden, *als ob die Reize bei Patienten mit Kopfschmerz vom Spannungstyp schwächer wahrgenommen werden als bei Gesunden*. Diese Interpretation steht jedoch *im Kontrast* zu der Tatsache, daß in vielen Studien die Untersuchung der Wahrnehmungs- und Schmerzschwellen bei Patienten mit Kopfschmerz vom Spannungstyp genau das Gegenteil aufzeigen, nämlich, *daß die Empfindlichkeit bei Patienten mit Kopfschmerz vom Spannungstyp höher ist*. Auch die Muskelschmerzempfindlichkeit mit einer Allodynie der perikranialen Muskulatur ist ja eines der charakteristischen Zeichen dieses Schmerzsyndromes. Es ist deshalb *sehr unwahrscheinlich*, daß die Veränderung der ES 2 durch diese *peripheren Wahrnehmungsmechanismen* zustande kommt.

Vielmehr muß angenommen werden, daß *die zentrale Inhibition gestört ist*. !

Geht man davon aus, daß die sensorische Empfindlichkeit beim Kopfschmerz vom Spannungstyp *sogar erhöht* ist, sollte bei einem regelrecht empfindlichen zentralen Inhibitionsmechanismus sogar eine *Verlängerung* der späten Suppressionsperioden beobachtet werden. Da aber das Gegenteil der Fall ist, kann angenommen werden, *daß im Bereich des Hirnstamms eine fehlende Suppressionsaktivität bei den Patienten generiert wird*. Eine weitere Interpretationsmöglichkeit, daß die *Motoneurone des M. temporalis* eine *verstärkte Erregbarkeit* aufweisen und damit die Suppressionsperioden weniger stark zum Ausdruck kommen, läßt sich *nicht* mit der Tatsache vereinbaren, *daß die ES 1 keine Anomalien aufweist*. Bei einer erhöhten Erregbarkeit der Motoneurone sollten ja sowohl die ES 1 als auch die ES 2 gleichartig verändert sein. Daher verstärkt sich auch die Vermutung, daß eine *selektive Störung* im Suppressionsmechanismus für die anormale späte exterozeptive Suppression anzunehmen ist.

Als plausibelste Erklärung bleibt, daß durch

— *eine erhöhte Aktivierung aus der Peripherie*,

wie z. B. durch muskulären Streß, erhöhte Muskelschmerzempfindlichkeit etc., oder aber durch

— *eine erhöhte zentrale efferente Aktivität*,

z. B. in Form von psychischem Streß, Depressivität etc., ein *erhöhter Einfluß auf die im Reflexbogen beteiligten Hirnstammstrukturen* ausgeübt wird. Es kann angenommen werden, daß dadurch ein ähnliches Verhalten wie bei peripherer elektrischer Stimulation oder bei transkortikaler Magnetstimulation bedingt wird. Die Folge dieser verstärkten afferenten und efferenten Aktivierung kann eine *Hemmung der die späten Suppressionsperioden induzierenden inhibitorischen Hirnstammneurone* sein.

! Diese hemmenden Hirnstammneurone werden im *periaquäduktalen Grau und im Nucleus raphe magnus* vermutet, die mit dem antinozizeptiven System in Verbindung gebracht werden.

Eine solche permanente Aktivierung mit Hemmung der inhibitorischen Interneurone im antinozizeptiven System kann zum einen *für die verkürzten Suppressionsperioden* verantwortlich sein, zum anderen *für das primäre Kopfschmerzgeschehen*. Umgekehrt kann durch pharmakologische Einflußnahme in diesen Mechanismus eine Normalisierung der Suppressionsperioden bedingt und das Kopfschmerzgeschehen normalisiert werden.

Oromandibuläre Dysfunktion

Definition und operationale Diagnostik

Die Bedeutung von *Erkrankungen der Zähne und des Kausystems* für die Entstehung von Kopfschmerzen wird von den Vertretern der unterschiedlichen medizinischen Berufsgruppen extrem different bewertet. Es gibt die Ansicht, daß bei *jedem* Kopfschmerzpatienten eine zahnärztliche Untersuchung zu erfolgen habe und eine Aufbißschiene angepaßt werden sollte. Hintergrund einer solchen Vorgehensweise ist die Meinung, daß eine *Bißführungsschiene* oder eine *Aufbißschiene* dazu führe, daß eine *okklusale und muskuläre Äquilibrierung* sowie eine *physiologische Positionierung des Kondylus bzw. des Diskus* ermöglicht wird. Aufgrund der Häufigkeit des Kopfschmerzes vom Spannungstyp ist das Bestehen dieses Kopfschmerzleidens bei Patienten mit einer oromandibulären Dysfunktion allerdings *allein aus Zufallsgründen* extrem häufig zu erwarten.

Unter der Annahme, daß eine *okklusale oder eine muskuläre Dysregulation* für die Kopfschmerzen verantwortlich zu machen ist, wird häufig versucht, den Unterkiefer in der *terminalen Kontaktposition* oder auch in *protrusiver Position* einzustellen. Die Schienen können mit einem lateralen bzw. einem frontalen Schild versehen werden, um nachts keine Extrembewegungen zu ermöglichen. Auch soll das *Ausschalten von iatrogenen Reizen*, wie z. B. Rauhigkeiten an Füllungen, sowie das *Ausschalten von oralen Automatismen* Schmerzen effektiv therapieren können. Von den Autoren wird auch eine *„elektronische Systemdiagnostik"* im Sinne der Elektroakupunktur nach Voll, der Bioresonanzmethode oder der Nadelakupunktur als verantwortbare und effektive Methode beschrieben. Als Wirkmechanismus wird eine *Kontrolle der biologisch funktionellen und der bioenergetischen Ebenen* angegeben. Alle diese Annahmen sind jedoch *nicht durch wissenschaftliche Studien bestätigt*, und es bleibt offen, welche Beteiligung Störungen im Bereich des Kausystems für die Generierung von Kopfschmerzen haben.

Aufgrund dieser unsicheren Ansätze wurde bei der Klassifikation des Kopfschmerzes vom Spannungstyp ein neuer Sammelbegriff gebildet, die

– oromandibuläre Dysfunktion (OMD).

Folgende Kriterien sind zur Feststellung der OMD festgelegt:

> **MERKE**
>
> Mindestens 3 der folgenden Bedingungen müssen erfüllt sein:
>
> 1. *temporomandibuläre Kiefergelenksgeräusche* bei Kieferbewegung;
>
> 2. *eingeschränkte oder unebene Kieferbeweglichkeit*;
>
> 3. *Schmerz während der Kaufunktion*;
>
> 4. *Kieferblockierung* beim Öffnen;
>
> 5. *Zahnpressen*;
>
> 6. *Zahnknirschen*;
>
> 7. andere *orale Parafunktionen* (z. B. Beißen oder Pressen im Bereich von Zunge, Lippe, Wange).

Diese Kriterien werden in Zukunft ermöglichen, daß *international vergleichbare Daten* bei diesem Störungsbild erhoben werden können. Die Erfüllung der Kriterien hängt davon ab, *ob die Patienten die entsprechenden Symptome wahrnehmen*. Entscheidend ist also bei der Feststellung einer OMD, daß eine eingehende Befragung des Patienten erfolgt. Jeder Arzt, der einen Patienten mit Kopfschmerzen untersucht, sollte eine entsprechende Befragung des Patienten durchführen. Dabei kann die nachfolgende Checkliste verwendet werden.

Unter der Lupe
**Checkliste zur Bestinnmung
der oromandibulären Dysfunktion (OMD)**

1. *Hören Sie bei Kieferbewegungen Geräusche?*
   ☐ ständig
   ☐ gelegentlich
   ☐ nie
2. *Können Sie Ihren Kiefer nur unvollständig öffnen, oder verspüren Sie eine unregelmäßige Bewegung bei der Kieferfunktion?*
   ☐ ständig
   ☐ gelegentlich
   ☐ nie
3. *Ist Ihre Kieferbewegung mit Schmerzen verbunden?*
   ☐ ständig
   ☐ gelegentlich
   ☐ nie
4. *Wenn Sie Ihren Kiefer öffnen, kann es dann vorkommen, daß die weitere Bewegung plötzlich gestoppt wird und Ihr Kiefer blockiert ist?*
   ☐ ständig
   ☐ gelegentlich
   ☐ nie
5. *Bemerken Sie, daß Sie unbewußt die Zähne zusammenbeißen?*
   ☐ ständig
   ☐ gelegentlich
   ☐ nie
6. *Bemerken Sie, daß Sie mit den Zähnen knirschen?*
   ☐ ständig
   ☐ gelegentlich
   ☐ nie
7. *Bemerken Sie, daß Sie auf Ihre Lippe, auf Ihre Zunge oder auf Ihren Gaumen beißen?*
   ☐ ständig
   ☐ gelegentlich
   ☐ nie
8. *Bemerken Sie, daß Sie mit Ihrer Lippe gegen die Zähne oder gegen den Gaumen andrücken?*
   ☐ ständig
   ☐ gelegentlich
   ☐ nie
9. *Bemerken Sie Schmerzen im Bereich des Kiefergelenkes, im Bereich der Ohren oder im Bereich des Gaumens?*
   ☐ ständig
   ☐ gelegentlich
   ☐ nie

Bei jeder Untersuchung eines Patienten mit Kopfschmerzen sollte auch eine *Inspektion des Mund- und Rachenraumes* einschließlich des Gebisses erfolgen. Eine gestörte Kaufunktion, Zahnverlust oder ungünstige konservative Zahnbehandlung können zu einer Störung der perikranialen Muskulatur führen. Werden mindestens 3 Fragen mit „gelegentlich" beantwortet, sind die Kriterien der OMD erfüllt.

Im Zweifelsfall sollten immer *zahnärztliche Untersuchungen* veranlaßt werden.

Klinische Befunde bei oromandibulärer Dysfunktion

Klinische Untersuchungsbefunde und -methoden zur OMD-Feststellung

- Inspektion hinsichtlich einer *Abweichung der Struktur des Kiefergelenks.*
- *Auskultation* des Kiefergelenkes bei der Unterkieferbewegung. Auf Knacken, Klicken, Reibegeräusche oder andere Gelenkgeräusche ist zu achten.
- Erfassung einer *eingeschränkten Mundöffnung.*
- Erfassung einer *übermäßigen Bewegungsmöglichkeit des Unterkiefers.*
- Palpation einer *möglichen Schwellung bzw. Erguß* im Bereich des Kiefergelenkes.
- Erfassung einer *Gelenkinstabilität.*
- Erfassung einer *erhöhten Schmerzempfindlichkeit* des Kiefergelenks bei Palpation.
- Bestimmung der *Zahnkontakte* im Bereich der Molaren, Prämolaren und Schneidezähne.
- Achten auf *Verlust der Molaren* und auf Zeichen für Malfunktionen.

Ursachen für eine oromandibuläre Dysfunktion

Störungen, die zu einer OMD führen können, sind sehr mannigfaltig. Dabei gibt es reine periphere lokale Störungen bis hin zu komplexen psychischen Problemen. Entsprechend können folgende Erscheinungen zu einer OMD beitragen:

- *Zahnverlust,*
- *Okklusionsstörung,*
- *myofunktionelle Störungen,*
- *psychische Probleme,*
- *Muskeldysfunktion,*
- *Kiefergelenksdysfunktion,*
- *habituelles Pressen,*
- *habituelles Knirschen,*
- *habituelles Weichteilknabbern,*
- *übermäßiges Kaugummikauen,*
- *Kauen an Gegenständen,* wie z. B. an Bleistiften oder Büroklammern,
- *Zungendruck,*

- *protrusive Unterkieferhaltung,*
- *Osteopathie,*
- *Ernährungsfaktoren,*
- *Systemerkrankungen.*

Wenn aufgrund der Screeningfragen *Hinweise für eine OMD* gegeben sind, sollte bei entsprechenden Bedingungen eine *zahnärztliche Vorstellung* veranlaßt werden.

Malokklusion und Kopfschmerz

In einer ausführlichen dänischen Studie wurde *über 15 Jahre* bei Patienten untersucht, ob eine *Korrelation zwischen einer erhöhten Muskelschmerzempfindlichkeit der pericranialen Muskulatur, Kopfschmerz und Bruxismus* besteht. Dabei zeigte sich, daß *nur außerordentlich lockere/oberflächliche Zusammenhänge* vorliegen. In einer anderen Studie wurde im Sinne von *Kurzzeitmechanismen* eine *experimentelle Störung der Bißfunktion* durch Aufheben des seitensymmetrischen Bisses induziert. Dabei konnten bei über

- *56 % der ansonsten gesunden Probanden*

während einer 2wöchigen Untersuchungsperiode Kopfschmerzen im Sinne von *Kopfschmerz vom Spannungstyp* induziert werden. Diese Studie belegt somit eindeutig, daß durch eine *Fehlokklusion* Kopfschmerzen hervorgerufen werden können. Allerdings ist diese Studie bisher nie repliziert worden.

In einer weiteren Studie wurde versucht, *durch anhaltendes Zähnezusammenbeißen* mit unterschiedlichen Intensitäten Migräneattacken zu generieren. Es zeigte sich jedoch, daß *bei 6 %* der sich so sich verhaltenden Probanden keine Migräne, sondern ein *Kopfschmerz vom Spannungstyp* innerhalb von 24 h erzeugt wurde, Migräneattacken aber nur in seltenen Ausnahmefällen auftraten. Interessanterweise zeigte sich dabei auch, daß die ausgeübte Kraft *nicht* mit der Häufigkeit von Kopfschmerzen korreliert war. Probanden, die mit 30 % ihrer maximalen Kraft die Zähne zusammenbissen, wiesen keine größere Kopfschmerzhäufigkeit auf als die Probanden, bei denen die Kraft nur 5 % betrug. Diese Studie zeigt *Interpretationsprobleme* bei experimentellen Ansätzen. Ebenso wie nämlich die *direkt ausgeübte Kraft* im Bereich des Kauapparates als Erklärung herangezogen werden kann, kann die *aktive Innervierung der Muskulatur und die Konzentration auf die Ausübung der Muskelfunktion* für die Kopfschmerzen verantwortlich gemacht werden. Es zeigt sich deutlich, wie schnell einseitige Sichtweisen zu Fehlinterpretationen führen können und daß tatsächliche Bedingungen durch Untersuchungen möglicherweise eher verschleiert als offengelegt werden.

Daß nicht nur allein die Provokationsmanöver verantwortlich sein können, sondern auch *andere Faktoren*, zeigen weitere Untersuchungen. So konnte bei Patienten, die per se an einem klinischen Kopfschmerz vom Spannungstyp leiden, bei gleicher muskulärer Anspannung des Kauapparates mit *wesentlich größerer Häufigkeit (78 %) ein Kopfschmerz induziert* werden als bei gesunden Kontrollpersonen (10 %).

MERKE

Die Daten belegen, daß *eine isolierte, periphere Sichtweise* in der Klärung der Pathophysiologie und der Therapie des Kopfschmerzes vom Spannungstyp nicht ausreicht. Vielmehr muß angenommen werden, daß sowohl periphere als auch zentrale Mechanismen *in Wechselwirkung* stehen. *Periphere Mechanismen* können dabei *als Auslöser für zentrale Prozesse* dienen, die dann sich selbst unterhaltend ablaufen und ein chronisches Kopfschmerzproblem bedingen.

Zusammenhang mit klinischer Kopfschmerzerkrankung

In einer repräsentativen dänischen Studie wurde die *Häufigkeit der oromandibulären Dysfunktion* (OMD) nach den IHS-Kriterien analysiert. Dabei wurden Probanden zwischen dem 25. und 64. Lebensjahr eingeschlossen. Neben der Vorlage eines *Fragebogens* mit 12 Fragen, den die Patienten unabhängig ausfüllten, wurde eine *zahnärztliche Untersuchung* durchgeführt. Die Ergebnisse des Fragebogens waren dabei dem Zahnarzt nicht zugänglich.

Es zeigte sich dabei, daß am häufigsten, *bei 22 % der untersuchten Probanden, Zähnepressen* gefunden wurde. *Bei 15 %* wurde Zähneknirschen festgestellt. *Bei 28 %* zeigte sich zumindest *eine von verschiedenen Parafunktionen*, wie z. B. Zungenpressen (18 %), Gaumenbeißen (10 %) oder Zungen-/Lippebeißen (9 %). Der *zahnärztlich am häufigsten festgestellte Befund bestand in irregulären Kieferbewegungen* oder irregulärem Kieferöffnen oder -schluß (29 %). Daneben fand sich bei 15 % eine *irreguläre Funktion des temporomandibulären Gelenks*. Insgesamt ergab die Untersuchung, daß

- *bei 13 % der Bevölkerung eine OMD*

vorliegt. Dabei stellte sich auch ein *Ungleichgewicht zwischen Männern und Frauen* mit einem Verhältnis von *1 : 3* dar. Altersspezifische Unterschiede fanden sich nicht. Von Bedeutung ist, daß sich in der Häufigkeit der OMD *keine Unterschiede* zeigten, gleichgültig ob es sich um *Patienten mit einer Migräne* oder mit einem *Kopfschmerz vom Spannungstyp* handelte oder ob *überhaupt keine Kopfschmerzerkrankung* vorlag.

! Der einzige *Zusammenhang* zwischen Kopfschmerz vom Spannungstyp und OMD zeigte sich in der *Häufigkeit der Kopfschmerztage*. Je größer die Häufigkeit der Kopfschmerztage pro Monat

! — *bei chronischem Kopfschmerz vom Spannungstyp*

war, um so häufiger konnten *Zeichen einer OMD* aufgedeckt werden.

Es fand sich kein signifikanter Zusammenhang zwischen den Parametern der *OMD* und Kopfschmerzparametern in der Gruppe der *Migränepatienten*. Bei Patienten mit einem *episodischen* Kopfschmerz vom Spannungstyp zeigte sich ebenfalls kein Zusammenhang zwischen den Kopfschmerzparametern und den Merkmalen der oromandibulären Dysfunktion. Aus diesen Daten ist zu erkennen, daß eine *ursächliche Beziehung* zwischen der **oromandibulären** Dysfunktion und episodischem Kopfschmerz vom Spannungstyp *nicht* besteht. Lediglich bei *chronischem Kopfschmerz vom Spannungstyp* zeigt sich

— als sekundäre Folge

des Kopfschmerzleidens *eine verstärkte Symptomatik der* **oromandibulären** *Dysfunktion* in Abhängigkeit von der Häufigkeit der Kopfschmerztage pro Monat. Überhaupt kein Zusammenhang konnte mit Migräneparametern festgestellt werden.

! Die Daten legen nahe, daß ein therapeutischer Effekt einer Behandlung durch Aufbißschienen oder sonstige okklusale Therapieangriffe *nicht zu einer Verbesserung* der Migräne und des episodischen Kopfschmerzes vom Spannungstyp führen können. Auch beim chronischen Kopfschmerz vom Spannungstyp ist von solchen Therapiemanövern wenig Effekt zu erwarten, da es sich um sekundäre Folgen und nicht um primäre Bedingungen handelt.

Biochemische Untersuchungen

Serotoninmetabolismus

Im Zusammenhang mit der Hypothese, daß die *Migräne* eine *Störung der Thrombozytenfunktion* darstellen könnte, wurden viele Untersuchungen auch an Patienten mit Kopfschmerz vom Spannungstyp als Kontrollgruppe durchgeführt. Die Thrombozyten stellen die Hauptspeicher von Serotonin im Körper dar, weshalb sie mit großem Interesse in ihrer Funktion analysiert wurden. Problematisch bei all diesen Untersuchungen ist jedoch, daß sie *vor Einführung der IHS-Klassifikation* durchgeführt wurden. Dies bedeutet, daß klare *Einschlußkriterien* und insbesondere *Ausschlußkriterien* in aller Regel nicht vorlagen. Darüber hinaus wurden bei diesen Studien *konfundierende Variablen*, wie z. B. Medikamenteneinnahme, Nahrungsmittelzufuhr und psychische Störungen, in aller Regel nicht kontrolliert. Auch muß bei solchen Untersuchungen berücksichtigt werden, *welche Proben* untersucht wurden.

Serotonin wird in seiner *inaktiven Form* in den *Thrombozyten* gespeichert. In dieser Form ist Serotonin biologisch kaum aktiv. Dagegen wird im *Plasma* Serotonin in wesentlich geringerer Konzentration angetroffen, allerdings ist das hier frei auffindbare Serotonin *biologisch sehr potent* und zeigt einen *schnellen Metabolismus*. Allein diese Tatsache trägt zu einer großen Variabilität der Untersuchungsergebnisse bei. Aus diesem Grunde muß streng unterschieden werden zwischen Untersuchungen hinsichtlich

— *Thrombozytenkonzentration von Serotonin* und
— *freiem Serotonin im Plasma.*

Bezüglich der Konzentration von Serotonin in *Thrombozyten* wurde gezeigt, daß sich bei Patienten mit einem *Kopfschmerz vom Spannungstyp* eine *reduzierte Serotoninkonzentration* nachweisen läßt. Allerdings konnte dieser Befund *nur für männliche Patienten* bestätigt werden. In einer weiteren Studie zeigte sich parallel zu diesem Befund, daß die Aktivität der *Monoaminoxidase* (MAO) bei Patienten mit Kopfschmerz vom Spannungstyp *reduziert* ist, wobei auch hier *nur bei Männern* signifikante Befunde aufgedeckt werden konnten. Diese unerwarteten Ergebnisse deuten darauf hin, daß *geschlechtsabhängige Mechanismen* beachtet werden müssen und daß nicht übereinstimmende Ergebnisse anderer Studien möglicherweise durch Variablen bedingt sind, die in aller Regel nicht bei der Analyse berücksichtigt wurden.

Die *Wiederaufnahmeaktivität der Thrombozyten* für Serotonin soll nach einer Studie beim Kopfschmerz vom Spannungstyp erhöht sein. In einer anderen Studie wurde jedoch genau das Gegenteil gefunden, nämlich eine erniedrigte Affinität der Thrombozyten für 5-HT. Auch hier zeigt sich wieder die Widersprüchlichkeit solcher Befunde und die mangelnde Interpretationsfähigkeit für die

Pathophysiologie des Kopfschmerzes vom Spannungstyp.

In einer unkontrollierten Studie wurde beschrieben, daß die *Lymphozyten* und die *Monozyten* bei Patienten mit Kopfschmerz vom Spannungstyp einen Verlust von Bindungsstellen für Serotonin während der Kopfschmerzphase aufweisen sollen. Die Ergebnisse sind jedoch ebenfalls nicht verwertbar, da entsprechende experimentelle Kontrollmechanismen nicht berücksichtigt wurden.

Thrombozytenfreisetzungsfaktor

Bei Migräne wurde berichtet, daß Plasma, das während der Attacke gewonnen wurde, in der Lage ist, in vitro aus den Thrombozyten der entsprechenden Patienten MET (s. unten) und auch Serotonin freizusetzen. Im Vergleich dazu ist es nicht möglich, bei Gesunden oder bei Patienten mit Kopfschmerz vom Spannungstyp eine entsprechende Freisetzung zu erzeugen. Aus diesen Befunden kann geschlossen werden, daß ein entsprechender *Thrombozytenfreisetzungsfaktor*, unabhängig ob er überhaupt etwas mit dem Kopfschmerzgeschehen zu tun haben sollte, bei Patienten mit Kopfschmerz vom Spannungstyp *nicht existiert*.

5-Hydroxyindolessigsäure (5-HIES)

Im allgemeinen zeigen die Untersuchungsbefunde, daß die Plasmaspiegel von 5-HT und von dem Abbauprodukt des 5-HT, der 5-Hydroxyindolessigsäure (5-HIES) bei Kopfschmerz vom Spannungstyp *normal* sind. Untersuchungen von 5-HT-Konzentrationen im Plasma und insbesondere im Serum sind mit großer Zurückhaltung zu interpretieren, da es während der Blutabnahme und der Serumaufbereitung zu *Koagulationsprozessen* und *Thrombozytenaktivation* kommt, wobei große Mengen von Thrombozyten 5-HT freigesetzt werden können. Entsprechend werden bei mangelnder experimenteller Kontrolle eine Reihe von Mechanismen in Gang gesetzt, die die Interpretation der Ergebnisse völlig unmöglich machen können.

Methionin-Enkephalin (MET)

Neben Serotonin ist auch MET in den *Granula der Thrombozyten* gespeichert. Das Thrombozyten-MET ist in seiner Konzentration bei Gesunden und bei Patienten mit Kopfschmerz vom Spannungstyp *nicht unterschiedlich* vorhanden. Im Gegensatz dazu soll das *Plasma-MET* sowohl im Vergleich zu Gesunden als auch im Vergleich zu Patienten mit einer Migräne bei Patienten mit Kopfschmerz vom Spannungstyp *signifikant erhöht* sein.

Dopamin

Es bestehen auch Hinweise dafür, daß die *Ausscheidung von Dopamin* im 24-h-Urin bei Patienten mit Kopfschmerz vom Spannungstyp *reduziert* ist und daß die *zirkadiane Rhythmik der Ausscheidung der Metaboliten von Noradrenalin, Adrenalin und Dopamin verschoben* ist. Dabei ist die normale Differenz zwischen der Ausscheidung am Tage und in der Nacht bei Patienten mit Kopfschmerz vom Spannungstyp aufgehoben.

3-Methoxy-4-Hydroxyphenylglycol (MHPG)

In einer weiteren Studie ergaben sich Hinweise darauf, daß der *Plasmaspiegel von 3-Methoxy-4-Hydroxyphenylglycol* (MHPG) bei Patienten mit Kopfschmerz vom Spannungstyp dazu herangezogen werden kann, *das therapeutische Ansprechen auf Dizanid* vorherzusagen. Je höher der Baseline-Plasmaspiegel von MHPG sich darstellte, desto häufiger zeigte sich nach einer 4wöchigen Behandlung mit Dizanid, daß die Therapie effektiv war. MHPG spiegelt die *zentrale noradrenerge Aktivität* wider. Aus diesem Grunde kann angenommen werden, daß eine hohe zentrale noradrenerge Aktivität mit Kopfschmerz vom Spannungstyp assoziiert ist. Allerdings war auch diese Studie nicht streng experimentell kontrolliert, und die Bedeutung dieses Befundes muß noch offenbleiben.

Melatonin

Schließlich bestehen auch Hinweise darauf, daß bei *Frauen*, die am Kopfschmerz vom Spannungstyp leiden, die *nächtlichen Plasmaspiegel von Melatonin* reduziert sind. Möglicherweise können diese Befunde eine *globale Störung der sympathischen Aktivität* im Sinne einer *Hypofunktion* widerspiegeln.

Endogene Opioide

Endogene Opioide sind in der Lage, an körpereigene Opioidrezeptoren zu binden. Dadurch ist es dem Organismus möglich, die *Schmerzempfindlichkeit direkt zu beeinflussen*. Diese vom Körper selbst hergestellten Opioide können in *3 Klassen* aufgeteilt werden:

- *Endorphine,*
- *Enkephaline,*
- *Dymorphine.*

Diese Neuropeptide stammen aus *3 Vorläufermolekülen,* dem *Proopiomelanocortin* (POMC), dem *Proenkephalin A* und dem *Proenkephalin B.* Es ist möglich, durch eine *Lumbalpunktion* Liquor cerebrospinalis zu gewinnen und die entsprechenden *Opioidkonzentrationen* zu bestimmen. Bei solchen Untersuchungen müssen jedoch sorgfältig *Alters- und Geschlechtsfaktoren,* die *Menstruationsphase, zirkadiane Rhythmen* und insbesondere die *Einnahme von Medikamenten* kontrolliert werden. Auch dann noch sind in der biochemischen Analyse der Neuropeptide *große Variationsbreiten* bei der Bestimmung zu beachten.

Die *Endorphine* können in 2 Formen bestimmt werden:

- *β-Endorphin* und
- *N-Acetyl-β-Endorphin.*

Bei Patienten *mit einer Migräne und einem Kopfschmerz vom Spannungstyp* findet sich, daß das *β-Endorphin nur zu 20 % der Konzentration von Kontrollgruppen* vorkommt. Im Gegensatz dazu zeigt sich bei Probanden, die *sekundäre Kopfschmerzen* aufweisen, *keine veränderte Konzentration* von β-Endorphin im Liquor cerebrospinalis. Allerdings gibt es auch Studien, die diese Ergebnisse nicht reproduzieren konnten.

Das *N-Acetyl-β-Endorphin* scheint dagegen bei Patienten mit primären Kopfschmerzen (*Migräne und zusätzlich chronischer Kopfschmerz vom Spannungstyp*) um *etwa das Vierfache in der Konzentration* im Vergleich zu Kontrollgruppen *erhöht* zu sein. Allerdings müssen auch diese Studien noch reproduziert werden.

Für das *Met-Enkephalin* ergeben sich Hinweise für *erhöhte Konzentrationen* im Liquor cerebrospinalis im Vergleich zu Kontrollgruppen. Diese Erhöhung ist nicht spezifisch für chronischen Kopfschmerz vom Spannungstyp, sondern kann auch bei anderen *neurogen induzierten Schmerzen* beobachtet werden.

Für das *Dymorphin* lassen sich im Liquor cerebrospinalis *leicht reduzierte Konzentrationen* im Vergleich zu gesunden Kontrollgruppen aufdecken. Auch bei Patienten mit *anderen idiopathischen Schmerzsyndromen* finden sich reduzierte Konzentrationen an Dymorphin im Liquor cerebrospinalis.

Insgesamt zeigt die Analyse der endogenen Opioide im Liquor cerebrospinalis, daß bei *chronischem Kopfschmerz vom Spannungstyp Veränderungen der Konzentrationen* im Vergleich zu Gesunden zu beoachten sind. Es ist bis heute unklar, ob diese Konzentrationsveränderungen ein *reaktives Verhalten* auf das Schmerzproblem darstellen oder ob es sich dabei um *ätiologische Faktoren* handelt. Die deutlich reduzierte Aktivität von β-Endorphin deutet darauf hin, daß es sich beim chronischen Kopfschmerz vom Spannungstyp um eine Erkrankung handeln könnte, die auf der *Basis einer erhöhten Inaktivierung von β-Endorphinen* zu verstehen ist. Derzeit sind diese Befunde allerdings noch nicht ausreichend reproduziert worden, und es bleibt offen, ob sie als spezifische ätiologische Bedingung angesehen werden können oder aber nur eine *Begleitreaktion* der Therapie bzw. der Erkrankung darstellen (Abb. 6.27).

Schlußfolgerungen

Insgesamt sind die biochemischen Befunde beim Kopfschmerz vom Spannungstyp sehr *spärlich* und *widersprüchlich.* Das hängt damit zusammen, daß die *Einschlußkriterien* sehr unterschiedlich gehand-

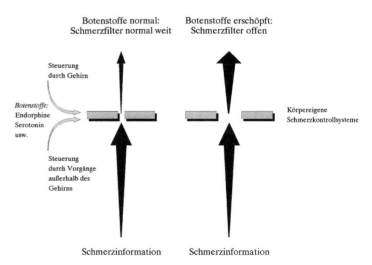

Abb. 6.27.
Modellhafte Darstellung einer reduzierten Neurotransmitteraktivität in der Pathophysiologie des Kopfschmerzes vom Spannungstyp. Während bei normaler Regulation antinozizeptiver Hirnstammsysteme die afferente Schmerzstimulation im Hirnstamm normal reguliert werden kann, ist durch eine Erschöpfung der Botenstoffe diese Regulation bei Kopfschmerz vom Spannungstyp entweder episodisch oder chronisch ausgefallen

habt wurden. *Komorbidität* wie Depressivität sowie *konfundierende Variablen* wie Geschlecht oder Alter wurden häufig nicht beachtet. Auch die *methodischen Unterschiede* bei der Erfassung der verschiedenen biochemischen Marker sind gravierend und lassen Vergleiche der Studienergebnisse in der Regel nicht zu. Zudem ist der *Zeitpunkt der Erfassung* der Parameter, z. B. während der kopfschmerzfreien Zeit oder während der Kopfschmerzepisode, häufig nicht vergleichbar. Dazu kommt, daß ein Großteil der Patienten mit Kopfschmerz vom Spannungstyp *gleichzeitig noch an Migräne* leidet, möglicherweise behandelt wird oder vorbehandelt wurde. Auch diese Aspekte sind in vielen Studien *nicht kontrolliert*, geschweige denn ausgewertet angegeben. Aus diesen Gründen sind die biochemischen Daten für die Pathophysiologie des Kopfschmerzes vom Spannungstyp für klare Schlußfolgerungen z. Z. noch nicht zu verwerten.

Intrazerebraler Blutfluß bei Kopfschmerz vom Spannungstyp

Der regionale *intrazerebrale* Blutfluß bei Patienten mit Kopfschmerz vom Spannungstyp wurde bisher *nicht eingehend genug analysiert*. In einer Studie, in der Patienten mit einem chronischen Kopfschmerz vom Spannungstyp ausführlich untersucht wurden, zeigten sich bei Anwendung des ^{133}Xenon-SPECT *keine Auffälligkeiten* hinsichtlich des regionalen zerebralen Blutflusses. Es fanden sich *keine Asymmetrien* zwischen den beiden Hemisphären und auch *keine fokalen Veränderungen* im Sinne einer Hyper- oder Hypoperfusion. Eine Korrelation zwischen der Seitigkeit der Kopfschmerzen und Auffälligkeiten des regionalen zerebralen Blutflusses konnte ebenfalls nicht aufgedeckt werden. Aus diesen Untersuchungen kann geschlossen werden, daß der regionale zerebrale Blutfluß bei Kopfschmerz vom Spannungstyp *keine Besonderheiten* aufweist.

Genetik

Der Kopfschmerz vom Spannungstyp ist so häufig, daß ein *Einfluß von genetischen Faktoren* generell als *sehr unwahrscheinlich* angesehen wird. Dies gilt primär zunächst für den *episodischen* Kopfschmerz vom Spannungstyp. Untersuchungen zur Genetik des *chronischen* Kopfschmerzes vom Spannungstyp liegen nur sehr spärlich vor. Aus älteren Untersuchungen ist bekannt, daß *nur 18 % der Patienten* mit einem Kopfschmerz vom Spannungstyp berichten, daß *in ihrer Familie* Kopfschmerzen als besonderes Problem aufgefallen sind. Tatsächlich gibt es keine umfassende Studie, die einen Nachweis einer familiären Häufung eines chronischen Kopfschmerzes vom Spannungstyp erbringen könnte. *Aufgrund der großen Häufigkeit bei exakter Klassifikation* des Kopfschmerzes vom Spannungstyp ist davon auszugehen, daß in jeder Familie, die aus einem Elternpaar und einem Kind besteht, *mindestens ein Familienangehöriger* an Kopfschmerz vom Spannungstyp leidet. Wenn aufgrund dieser hohen Prävalenzzahl ein genetischer Einfluß von Bedeutung sein sollte, dann muß angenommen werden, daß dieser genetische Einfluß *polygenetisch* vermittelt wird.

Psychologische Theorien zur Pathophysiologie

Theoretische Ansätze

Die Namengebungen *Spannungskopfschmerz* oder *Muskelkontraktionskopfschmerz* zielten auf die früher allgemein übliche Vermutung, daß die erhöhte Muskelanspannung *in Verbindung mit erhöhten psychischen Anspannungsgraden* das Schmerzsyndrom bedingt. Die primäre Annahme dieser Theorie war, daß für die Schmerzentstehung eine *langanhaltende oder übermäßige Muskelanspannung* im Bereich der Schulter, der Nacken- und der Kopfmuskulatur vorausgesetzt werden muß. Entsprechend sollte auch eine hohe Korrelation zwischen der Kopfschmerzhäufigkeit und der Kopfschmerzintensität sowie der *EMG-Aktivität* in den entsprechenden Muskeln aufgedeckt werden können. Je höher also die EMG-Aktivität in den betroffenen Muskeln sei, um so höher sei auch die Schmerzintensität. Bei *chronischem* Kopfschmerz vom Spannungstyp sollte schließlich eine *permanente Tonuserhöhung* in Muskeln bestehen.

Eine verstärkte und langandauernde erhöhte Muskelanspannung soll also zu dem Kopfschmerz beitragen. Entsprechend soll durch eine *Reduzierung* der Muskelaktivität eine *Reduktion* der Kopfschmerzintensität und -dauer erzeugt werden. Diese Theorie wird noch heute *weit verbreitet* angetroffen. Allerdings läßt sie offen, *wieso es letztlich zu diesen erhöhten Muskelanspannungen kommen soll und welche Prozesse dazu beitragen, daß die erhöhte Muskelanspannung bei den betroffenen Patienten *aufrechterhalten* wird. Für diese Fragen hat die Psychologie zwei entscheidende theoretische Ansätze entwickelt, die *emotionale* und *kognitive* Aspekte differenzieren.

Emotionale Theorien

Den entscheidenden Beitrag zur Kopfschmerzentstehung innerhalb der Klasse emotionaler Theorien lieferte die *Psychoanalyse*. Nach psychoanalytischer Auffassung entsteht psychogener Schmerz durch

— eine *suboptimale Lösung für unbewußte Konflikte*

innerhalb des Individuums. Durch den Schmerz kann der Betroffene *aggressive Impulse gegen sich selbst* und *gegenüber anderen Personen kontrollieren*. Es ist möglich, Aggressionen gegen andere *auf die eigene Person umzuleiten*. Allerdings ist diese Annahme nie empirisch bestätigt worden. Zwar gibt es Hinweise dafür, daß Patienten mit Kopfschmerz vom Spannungstyp eine *erhöhte Ängstlichkeit* aufweisen, allerdings ist es bisher nie gelungen, die angenommenen *zugrundeliegenden Konflikte* direkt empirisch darzulegen. Entscheidendes Problem dieser Theorie ist auch, daß die Schmerzentstehung *post hoc* erklärt wird. Bei einer Literaturanalyse zeigt sich, daß nur bei ca. 5–15 % der Patienten mit Kopfschmerzen die beschriebenen psychopathologischen Auffälligkeiten wahrscheinlich sind. Selbst bei diesen ist es noch unklar, ob die Schmerzen zu diesen psychopathologischen Auffälligkeiten *geführt* haben oder aber ob sie eine *ätiologische Bedingung* für die Entstehung der Schmerzen darstellen.

Ein weiterer wichtiger emotionaler Faktor beim Kopfschmerz vom Spannungstyp ist eine

— *erhöhte Depressivität*.

Es wird angenommen, daß Kopfschmerzen möglicherweise *eine Symptomausdrucksform für Depressionen* darstellen. Empirisch wird diese Annahme durch Hinweise gestützt, daß Patienten mit *chronischen Kopfschmerzproblemen emotionale Reize mit größerer Schwierigkeit differenzieren* können. Darüber hinaus gibt es Befunde, die zeigen, daß *antidepressive Substanzen* einen *positiven Einfluß auf den Kopfschmerzverlauf* haben können.

Kognitive Theorien

Auch eine *Wahrnehmungstheorie* versucht, die Entstehung von Kopfschmerzen zu erklären.

! Nach der Wahrnehmungstheorie besteht eine *Diskrepanz zwischen den Wahrnehmungen aus dem Körperbereich und den Wahrnehmungen aus dem Umweltbereich.*

Normalerweise besteht eine *Ausgewogenheit* zwischen externen und internen Reizen. Unter der Bedingung, daß entweder eine *ausgeprägte Reduktion der externen Reizaufnahme* besteht, wie z. B. bei einer Reizdeprivation, oder aber, daß eine *extrem hohe physiologische Reizaufnahme* vorliegt, können *körperbezogene Wahrnehmungseingänge eine höhere Wahrscheinlichkeit für die Empfindung* bekommen. Besteht nun eine *Fehlinterpretation* dieser erhöhten körperlichen Wahrnehmungsinhalte *im Sinne einer Erkrankung*, können diese Wahrnehmungsinhalte *als Schmerz* erlebt werden. Allerdings gibt es für diese Theorie bisher *keine empirische Evidenz*.

In einer weiteren Wahrnehmungstheorie wird die *physiologische Dysregulation aufgrund einer Wahrnehmungsablenkung von dem entsprechenden physiologischen Prozeß* als Grundlage für die Entstehung von Erkrankungen angesehen. Die logische therapeutische Maßnahme ist, die Aufmerksamkeit wieder zu der fehlgeleiteten physiologischen Regulation hinzulenken. Entsprechend soll durch Biofeedbacktechniken eine regelgerechte Funktion wieder herbeigeführt werden. Tatsächlich sind die therapeutischen Ergebnisse von Biofeedbackmaßnahmen ein gewisser Beleg für diese Annahme.

Streßtheorien

Im Gegensatz zu den zahllosen Studien über den Zusammenhang zwischen Streß und Migräne gibt es *nur wenige prospektive Studien*, die den Zusammenhang zwischen streßhaften Ereignissen im Alltag und der Ausprägung von Kopfschmerz vom Spannungstyp untersuchen. Aus den verschiedenen Studien ergeben sich Hinweise dafür, *daß kontinuierlicher Streß Kopfschmerz vom Spannungstyp auslöst*, während akute Streßspitzen für Migräneattacken verantwortlich sein können.

Allerdings muß in diesem Zusammenhang betont werden, *daß Streß keine gegebene Größe per se ist*. Vielmehr hängt es von dem jeweiligen Rahmen ab, ob Streß als solcher wirkt und erlebt wird. Zum einen muß *von dem Individuum* die streßhafte Situation als solche *wahrgenommen* und auch eine mögliche Implikation für das Wohlbefinden gesehen werden. Neben diesem Wahrnehmungscharakter des Stresses ist es auch von entscheidender Bedeutung, ob der Betreffende in der Lage ist, *auf die streßhafte Situation zielgerichtet zu reagieren*, d. h. ob er ein Verhaltensinventar zur Verfügung hat, um die streßhafte Situation zu bewältigen.

Durch neuere Studien wird die Annahme gestützt, daß eine *kontinuierliche Einwirkung selbst geringer Streßfaktoren* zum Kopfschmerzgeschehen beiträgt, während außergewöhnliche, extreme Streßsituationen weniger entscheidend sind.

Die Studienergebnisse der Literatur müssen gegenwärtig noch *sehr zurückhaltend interpretiert* werden. Das hat wesentlich damit zu tun, daß die untersuchten Patienten in der Regel *keine klar abgegrenzte neurologische Kopfschmerzdiagnose* erhalten haben, sondern nur allgemein unter dem Thema Kopfschmerz untersucht worden sind. Insofern kann auf spezifische Faktoren der verschiedenen Kopfschmerzentitäten noch nicht geschlossen werden. Auch die Tatsache, daß Streßbewältigungstraining in der Lage ist, Kopfschmerzen zu reduzieren, ist kein *ausreichender* empirischer Beweis für die Bedeutung von Streßfaktoren in der Generierung von Kopfschmerzen. Natürlich stützen diese Ergebnisse jedoch eine solche Annahme.

Diagnose

Erfassung der Kopfschmerzmerkmale

Die zeitliche Ausdehnung des *episodischen* Kopfschmerzes vom Spannungstyp kann zwischen *30 min und 7 Tagen* variieren. An dieser Breite zeigt sich, daß die zeitliche Erfassung des episodischen Kopfschmerzes vom Spannungstyp nur einen *geringen* diagnostischen Beitrag leisten kann. Gleiches gilt für den *Kopfschmerzcharakter.* Dieser wird als *pressend oder ziehend* angegeben. In jedem Fall soll er *nicht pulsierend* sein, wie also der typische Schmerzcharakter der Migräne. Die *normale körperliche Aktivität wird nicht unmöglich,* kann jedoch durch den Kopfschmerz vom Spannungstyp *behindert* werden. Die *Kopfschmerzintensität ist leicht oder mittelstark,* nimmt also nicht die Schweregrade der Migräne an. Erbrechen in Verbindung mit Kopfschmerzen schließt die Diagnose eines Kopfschmerzes vom Spannungstyp aus. Zur sicheren Erfassung der Kopfschmerzmerkmale sollte in unklaren Fällen prospektiv ein diagnostischer Kopfschmerzkalender geführt werden.

Die phänomenologischen Kopfschmerzmerkmale sind *relativ unspezifisch* und können prinzipiell *auch bei symptomatischen Kopfschmerzformen* vorhanden sein. Tatsächlich muß deshalb beim Kopfschmerz vom Spannungstyp eine sehr sorgfältige *allgemeine* und *neurologische* Untersuchung vorgenommen werden, damit entsprechende sekundäre Kopfschmerzformen erfaßt oder ausgeschlossen werden können. Von ganz entscheidender Bedeutung für die Diagnose ist der

– *Ausschluß einer organischen Erkrankung,*

die als ätiologischer Faktor für einen sekundären Kopfschmerz vom Spannungstyp herangezogen werden kann. Die Diagnose eines Kopfschmerzes vom Spannungstyp kann nur *nach einer adäquaten körperlichen Untersuchung* durch einen Arzt gestellt werden. Allein aufgrund des häufigen Auftretens ist man in den meisten Fällen schon bei einer ausführlichen Anamneseerhebung und Dokumentation der Kopfschmerzphänomenologie in der Lage, die richtige Diagnose zu stellen. Der Kopfschmerz vom Spannungstyp als primäre Kopfschmerzform ist ja die häufigste Kopfschmerzform überhaupt, *Zufallstreffer* sind deshalb sehr wahrscheinlich. Für den einzelnen Patienten, bei dem eine symptomatische Kopfschmerzform besteht, ist dies jedoch kein Trost. Es gilt deshalb, in der kinischen Untersuchung besonders sorgfältig nach strukturellen Läsionen zu fahnden.

Besondere Aufmerksamkeit muß in der Praxis immer dann aufgewendet werden, wenn die Kopfschmerzphänomenologie sich *in den letzten Wochen oder Monaten geändert* hat. Dies gilt insbesondere bei einer *kontinuierlichen Zunahme der Kopfschmerzhäufigkeit und der Kopfschmerzintensität.* Auch Begleitsymptome, wie *zunehmende Müdigkeit, Konzentrationsverlust oder Erbrechen* müssen immer eine intensive und sorgfältige körperliche und neurologische Untersuchung veranlassen und bei Zweifelsfällen zusätzliche adäquate apparative Zusatzbefunde initiieren.

Die Kopfschmerzform kann auch mit Fragebögen oder mit einer Computeranalyse *relativ sicher* diagnostiziert werden, allerdings bleibt immer *eine diagnostische Unschärfe,* da der körperliche und neurologische Befund durch solche Maßnahmen nicht berücksichtigt werden können. Die diagnostische Sicherheit wird erhöht, wenn eine entsprechende Kopfschmerzphänomenologie seit langen Jahren besteht,und sich keine Änderung eingestellt hat.

Technik der manuellen Palpation

Im klinischen Alltag spielt die Anwendung von Druckalgometern zur Bestimmung einer erhöhten Schmerzempfindlichkeit noch eine sehr untergeordnete Rolle. Wichtig ist deshalb, daß man eine *möglichst standardisierte Vorgehensweise* im klinischen Alltag *hinsichtlich der manuellen Palpation* durchführt. Dazu benutzt man eine *bimanuelle Palpation symmetrisch an den korrespondierenden Kopfmuskeln* bzw. Kopfarealen. Folgende Muskeln sollten palpiert werden: *M. frontalis, M. temporalis, M. masseter, M. sternocleidomastoideus* und *M. trapezius* (Abb. 6.28).

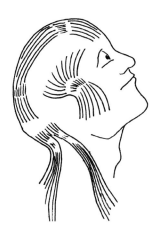

Abb. 6.28. Die perikraniale Muskulatur kann Auslöser von Veränderungen im Zentralnervensystem sein, die dann zu einem dauerhaften Schmerzproblem beitragen

Bei der Palpation soll auch darauf geachtet werden, daß nicht nur die *Muskelbäuche*, sondern auch deren *Insertionsgebiete* palpiert werden. Eine besonders einfühlsame Palpation wird realisiert, wenn man die Palpation mit 2 Fingern ausübt, und zwar *dem Zeige- und Mittelfinger*. Bei der Palpation sollte man diese Finger *leicht rotieren* lassen, da durch diese Bewegungen die Muskelrezeptoren des Patienten besonders empfindlich stimuliert werden und Triggerpunkte sowie lokale schmerzhafte Muskelknoten besser lokalisiert werden können. Diese manuelle Palpation kann nur schwer mit einem mechanischen Druckalgometer durchgeführt werden. Zudem kann der Untersucher durch die *sensorische Erfassung der Muskelstruktur* eine adäquate Druckstimulation ausüben. Nachdem die Muskulatur bisymmetrisch palpiert wurde, sollte man dann *unilateral* die entsprechende Muskulatur untersuchen, um *Seitenunterschiede* besser bestimmen zu können. Zur Erfassung der Reaktionen des Probanden ist es gut, einen *Score* zu verwenden, beispielsweise

! 0 – keine Schmerzempfindung,
1 – leichte Schmerzempfindung,
2 – mittlere Schmerzempfindung,
3 – starke Schmerzempfindung.

Der Score wird vom Untersucher *der mimischen und verbalen Reaktion* des Patienten direkt zugeordnet. Die Aufsummierung der Einzelscores ergibt einen *Gesamtscore*, der als Maßzahl für die Muskelschmerzempfindlichkeit registriert und dokumentiert werden kann.

Zur Bestimmung der Muskelschmerzempfindlichkeit im Therapieverlauf oder gar im Rahmen von Forschungsprojekten sollte die Palpation möglichst *blind* durchgeführt und dabei ein *exaktes standardisiertes Vorgehen* festgelegt werden. Die Erfassung des Scores muß dabei durch einen Arzt erfolgen, der über die sonstigen klinischen Daten und die Behandlung keine Informationen hat. Dadurch ist es möglich, Untersuchungseinflußfaktoren möglichst gering zu halten. Unabhängig davon sollte bei der Untersuchung immer *ein festes Schema* eingehalten werden, um eine optimale Standardisierung und Einübung zu ermöglichen. Nur bei einem solchen Vorgehen ist es möglich, eine systematische klinische Erfahrung aufzubauen.

Auch ist die Bestimmung der sensorischen und mechanischen Eigenschaften der *Kaumuskulatur*, der *zervikalen* und der *Schultermuskulatur* neben denen der perikranialen Muskulatur erforderlich. Häufig sind auch diese Muskelgruppen bei Patienten, die an einem episodischen oder chronischen Kopfschmerz vom Spannungstyp leiden, in ihrer Funktion verändert. Durch Palpation lassen sich entsprechende Bänder oder Ketten von Muskelfasern bestimmen, die einen stark erhöhten Tonus aufweisen und stark schmerzempfindlich sind. Die *Funktionsveränderungen* zeigen sich nicht nur in den betroffenen *Muskeln*, sondern auch in deren *Sehnenansätzen*. Aufgrund der sehr variablen Anatomie dieser Muskulatur lassen sich solche Veränderungen am ehesten durch manuelle Palpation mit Erfassung der verhärteten Muskelstrukturen bestimmen.

Neben der Bestimmung der sensorischen und mechanischen Funktionen der Muskulatur sollte auch die *Beweglichkeit der Halswirbelsäule* bestimmt werden. Dazu wird die Halswirbelsäule aktiv und passiv bewegt und dabei untersucht, ob Bewegungseinschränkungen und schmerzhafte Blockierungen vorliegen (Abb. 6.29).

Indikation für zusätzliche radiologische Untersuchungen

Eine Indikation für eine *routinemäßige* radiologische Untersuchung der Halswirbelsäule ist *nicht* gegeben. !

Nativ- oder Funktionsaufnahmen der Halswirbelsäule sollten *nur* dann veranlaßt werden, wenn aufgrund der klinischen Untersuchungsergebnisse *Hinweise für einen lokalen pathologischen Prozeß* bestehen. Die Bestimmung einer

– zervikalen Spondylose

ist für die Diagnose wie auch für die Pathophysiologie des Kopfschmerzes vom Spannungstyp *ohne Erklärungswert*.

Diagnose

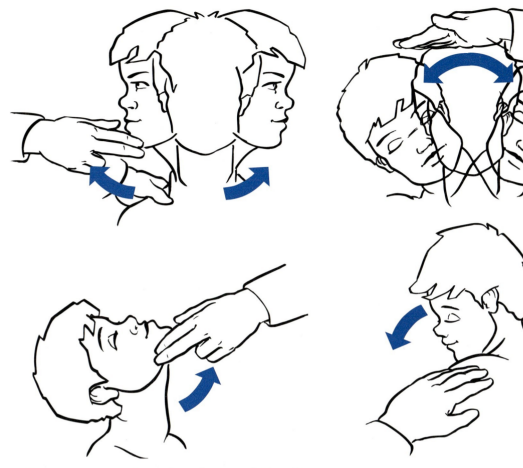

Abb. 6.29. Systematische Analyse der Beweglichkeit der Halswirbelsäule und der perikranialen Muskulatur (Rotation, Lateralflexion, Retro- und Anteroflexion)

Unter der Lupe 6.2.
HWS-Röntgen und CCT bei Kopfschmerz vom Spannungstyp?

In einer umfangreichen japanischen Untersuchung wurden 425 Patienten sowohl *klinisch als auch neuroradiologisch* analysiert und die unterschiedlichen Befunde in Zusammenhang gebracht. Über 90 % der untersuchten Patienten klagten über eine Verspannung der Nackenmuskulatur, 23 % klagten über eine Verspannung der Schultermuskulatur. Bei 92 % war eine erhöhte Schmerzempfindlichkeit im Bereich des Halses und im Bereich des Nackens vorhanden. 20 % der Betroffenen klagten über sehr ausgeprägte Symptome. Bei 84 % der untersuchten Patienten konnten psychische Faktoren wie Streß und Angstprobleme gefunden werden. Etwa 1,2 % zeigten die Symptome einer Depression.

Bei 231 dieser 425 Patienten wurden *Röntgenaufnahmen* der Halswirbelsäule (HWS) durchgeführt. Es zeigte sich dabei, daß *bei 31 % Normalbefunde* bestanden. Bei 65 % zeigten sich spondylotische Veränderungen. Das mittlere Alter innerhalb dieser Gruppe betrug 59 Jahre. Als pathologische Befunde konnten Randzackenbildungen, Verschmälerung des Bandscheibenraumes, verengte Foramina intervertebralia und osteochondrotische Veränderungen beschrieben werden. In Einzelfällen konnten eine Verknöcherung des hinteren Längsbands, eine Skoliose, eine Kyphose und traumatische Veränderungen aufgedeckt werden.

Bei 241 dieser 425 Patienten wurde zusätzlich ein *Computertomogramm (CCT)* durchgeführt. *Bei 71 % der Patienten lag ein Normalbefund vor.* Ein *einzelnes lakunäres hypodenses Areal konnte bei 17 %* im Bereich der Basalganglien oder im Bereich der weißen Substanz festgestellt werden. Das mittlere Alter in dieser Gruppe betrug 62 Jahre. *Bei 5 % der Patienten zeigten sich multiple lakunäre Läsionen.* Das mittlere Alter in dieser Gruppe betrug 70,3 Jahre. In Einzelfällen konnten weitere Befunde, wie z. B. eine allgemeine Hirnatrophie oder nichtlakunäre Infarkte, beschrieben werden.

Die Untersuchung zeigt deutlich, daß das Vorhandensein des Kopfschmerzes vom Spannungstyp *nicht an degenerative Veränderungen der Halswirbelsäule gebunden* ist. *Altersentsprechend* zeigt sich mit zunehmendem Lebensalter eine große Häufigkeit von degenerativen HWS-Veränderungen. Menschen, die jedoch solche degenerativen HWS-Veränderungen nicht aufweisen, können ebenso an einem Kopfschmerz vom Spannungstyp leiden. Somit zeigt sich, daß die HWS-Veränderungen eine *altersgebundene Bedingung* darstellen und keinen direkten pathogenetischen Einfluß auf das Kopfschmerzgeschehen haben. Aus anderen Untersuchungen ist bekannt, *daß bei Patienten mit ausgeprägten degenerativen Veränderungen überhaupt kein Kopfschmerzleiden vorhanden sein muß* und bei Patienten, die ausgeprägte und auch ständige Kopfschmerzprobleme im Sinne eines Kopfschmerzes vom Spannungstyp aufweisen, radiologisch keine erkennbaren Veränderungen im Bereich der Halswirbelsäule bestehen. Diese Befunde zeigen noch einmal deutlich, daß man mittels HWS-Röntgenaufnahmen und CCT zwar eine Reihe altersgebundener Befunde aufdecken kann, diese jedoch *überhaupt keinen Erklärungswert* für das Kopfschmerzgeschehen haben und folglich keinerlei Auswirkungen auf die weitere Therapie haben können.

Differentialdiagnose

Eine *neurologische Begleitsymptomatik* wie bei der Migräne mit Aura oder Begleitstörungen des Clusterkopfschmerzes besteht *bei Kopfschmerz vom Spannungstyp nicht.* Die *klinische Symptomatik* der Migräne ohne Aura ist im typischen Fall *problemlos* vom Kopfschmerz vom Spannungstyp abzugrenzen, wobei bei Migräne ein starker, pulsierender, unilateraler Kopfschmerz, welcher sich durch körperliche Aktivität verstärkt, von Übelkeit, Erbrechen, Lärm- und Lichtempfindlichkeit begleitet wird.

In Grenzfällen ist die Differenzierung *schwierig,* da einige Patienten sich nur schwer an die einzelnen Merkmale ihrer Kopfschmerzen erinnern können. Das *prospektive* Führen eines Kopfschmerzkalenders kann jedoch solche Schwierigkeiten beheben und durch Veranschaulichung des Verlaufs kann die Diagnose eindeutig gestellt werden. Zur einfachen Differenzierung der Migräne und des Kopfschmerzes vom Spannungstyp wurde der *Kieler Kopfschmerzfragebogen* entwickelt.

Verschiedene Kopfschmerzformen ohne begleitende strukturelle Läsion können sich *in Form eines Kopfschmerzes vom Spannungstyp* äußern. Dazu gehören der *Kopfschmerz durch äußeren Druck,* der *benigne Kopfschmerz durch körperliche Anstrengung* oder der *Kopfschmerz bei sexueller Aktivität.* Die *zeitliche Korrelation* mit der auslösenden Bedingung ist hier für die Diagnosestellung entscheidend.

Die häufigste Bedingung für die Entstehung eines Kopfschmerzleidens im Sinne eines *chronischen* Kopfschmerzes vom Spannungstyp ist *Medikamentenmißbrauch bei primär episodischem Kopfschmerzgeschehen.* Ein solches Kopfschmerzleiden ist leicht *durch die Erfassung der Tage pro Monat, an denen Kopfschmerzkupierungsmedikamente eingenommen werden,* aufzuzeigen. Handelt es sich um *mehr als 10 Tage pro Monat,* ist die Wahrscheinlichkeit eines medikamenteninduzierten oder medikamentenunterhaltenden Kopfschmerzgeschehens sehr hoch.

Der Kopfschmerz vom *vasodilatorischen Typ* ist *schwer* vom Kopfschmerz vom Spannungstyp abgrenzbar. Ein Prototyp ist der durch Nitroglycerin oder durch Histamin induzierte Kopfschmerz. Der Kopfschmerzcharakter ist ein wichtiges Unterscheidungskriterium. Es handelt sich dabei um einen bifrontal-temporalen pulsierenden Kopfschmerz. Außerdem muß eine sorgfältige Erfassung der Medikamenten- und Substanzeinnahme erfolgen, die mit dem Kopfschmerzgeschehen in Verbindung stehen könnten.

> **MERKE**
>
> Die Frage nach der *Häufigkeit von Medikamenteneinnahmen* aufgrund des Kopfschmerzes ist elementar, da ohne die Änderung eines Medikamentenmißbrauchs keine Therapieform zu einer Besserung des Kopfschmerzleidens führen wird.

Aus der Sicht der Patienten sind mögliche *intrakranielle Raumforderungen* als Grundlage des Kopfschmerzgeschehens von großer Bedeutung. Rein quantitativ stehen Kopfschmerzen aufgrund eines Hirntumors im Hinblick auf die große Zahl von Kopfschmerzleiden extrem im Hintergrund. Andererseits äußern sich Raumforderungen im Bereich des Zentralnervensystems in fast der Hälfte der Fälle u. a. auch durch Kopfschmerzen. Dies gilt ganz besonders bei Kindern, bei denen nahezu zwischen 90 % und 100 % der Betroffenen über *Kopfschmerzen als frühes Warnsymptom von Hirntumoren* klagen. Die *Charakteristika* des Kopfschmerzes entsprechen zunächst *weitgehend den Kriterien des Kopfschmerzes vom Spannungstyp.* Hinzu kommt jedoch, daß der Kopfschmerz *beim Aufstehen aus einer liegenden Position,* z. B. am Morgen beim Aufstehen oder auch während des Tages nach einem Mittagsschlaf, *verstärkt* auftreten kann und zusätzlich *Begleitstörungen* wie Erbrechen und Übelkeit mit dem Kopfschmerzgeschehen einhergehen. Besonders *wahrscheinlich* wird die Diagnose eines Kopfschmerzes bei einer intrakraniellen Raumforderung, wenn das Kopfschmerzleiden *erst seit einigen Wochen besteht und kontinuierlich von Woche zu Woche zunimmt* und schließlich dann auch noch bei der neurologischen Untersuchung entsprechende neurologische Ausfälle aufgedeckt werden können.

Der Kopfschmerz bei *erniedrigtem intrakraniellen Druck* (Prototyp: postpunktioneller Kopfschmerz) kann in aller Regel leicht durch die *Verschlechterung im Stehen* und *deutliche Besserung im Liegen* differentialdiagnostisch eingeordnet werden. Auch *körperliche Aktivierung verschlechtert* in aller Regel diesen Kopfschmerz durch die senkrechte Lage.

Kopfschmerz im Zusammenhang mit einer *idiopathischen intracraniellen Hypertension* (sog. Pseudotumor cerebri bzw. gutartige intrakranielle Hypertension) kann einige Merkmale des Kopfschmerzes vom Spannungstyp aufweisen. Darüber hinaus bestehen jedoch *Begleitstörungen*, die zur entsprechenden Diagnose führen. Dazu zählen v. a. ein *Papillenödem ohne neuroradiologische Hinweise für eine intrakranielle Raumforderung, Doppelbilder* und insbesondere *Sehstörungen*. Dieses Kopfschmerzleiden tritt häufig bei *übergewichtigen Frauen* auf und kennzeichnet sich durch *außergewöhnlich starken Kopfschmerz von pulsierendem, pochendem Charakter*, der ebenfalls von *Übelkeit* und *Erbrechen* begleitet sein kann.

Kopfschmerz bei *Schädeltrauma* kann ebenfalls in Form eines Kopfschmerzes vom Spannungstyp auftreten. Die *Anamnese* und der *neurologische Befund* werden Hinweise für das Trauma geben.

Gefäßstörungen sind häufig Ursache für sekundären Kopfschmerz vom Spannungstyp. Ursachen können *Infarkte, Hämatome, Gefäßfehlbildungen, Gefäßentzündungen, Thrombosen* oder *Blutdrucksteigerungen* sein. Die arterielle Hypotonie ist dagegen selten die Ursache von Kopfschmerzen.

> **MERKE**
>
> Es ist wichtig, sich bewußt zu machen, daß eine erhöhte perikraniale Schmerzempfindlichkeit oder Myogelosen im Bereich der zervikalen Muskulatur keinesfalls wegweisend für die Diagnose eines Kopfschmerzes vom Spannungstyp sind.

Solche Veränderungen können bei einer Vielzahl von Kopfschmerzerkrankungen sekundäre Folge sein und sind in keiner Weise als ursächliche Faktoren für eine Vielzahl der verschiedenen Kopfschmerzerkrankungen zu interpretieren. Entsprechende Störungen lassen sich z. B. bei der Migräne, beim Clusterkopfschmerz, bei Kopfschmerzen ohne aufdeckbare strukturelle Läsionen, bei intrakraniellen Raumforderungen und intrakraniellen Blutungen feststellen.

Die *Halswirbelsäule* wird *fälschlicherweise* als häufige Ursache von Kopfschmerz vom Spannungstyp angesehen. Durch wissenschaftliche Daten ist dies jedoch nicht zu belegen. Degenerative Veränderungen der HWS können bei vergleichbaren kopfschmerzfreien Personen in *gleicher Häufigkeit* gefunden werden wie bei Kopfschmerzpatienten. Der *zervikogene Kopfschmerz* muß vom Kopfschmerz vom Spannungstyp klar abgegrenzt werden. Zervikogener Kopfschmerz äußert sich *durch die einseitige Lokalisation im Nacken* und *Hinterkopf* und kann *durch spezifische Bewegungen ausgelöst* werden. Es bestehen *Bewegungseinschränkungen* gegen aktive und passive Bewegungen und eine *abnorme Schmerzüberempfindlichkeit der Muskulatur*. Durch radiologische Untersuchungen finden sich *abnorme Flexions- bzw. Extensionsbewegungen, Fehlstellungen* oder gravierende *Veränderungen*, wie z. B. Frakturen, kongenitale Anomalien, Knochentumoren oder rheumatoide Arthritis etc. Eine Spondylose oder eine Osteochondrose ist kein Beleg für einen zervikogenen Kopfschmerz.

Akute oder *chronische Infektionen* können ebenfalls Ursache für sekundären Kopfschmerz vom Spannungstyp sein. Die *akute Sinusitis* ist häufige Quelle dieser Kopfschmerzen. Die chronische Sinusitis dagegen verursacht kein dauerndes Kopfschmerzleiden. Operative Eingriffe bei klinischen oder radiologischen Zeichen einer chronischen Sinusitis zur Therapie der Kopfschmerzen erbringen in der Regel keine Besserung. Auch Stoffwechselstörungen, wie z. B. *Hypoxie, Hyperkapnie* sowie *Dialyse* können zur Entstehung sekundärer Kopfschmerzen vom Spannungstyp beitragen.

Der *atypische Gesichtsschmerz* ist durch eine *tägliche Präsenz auf einem umschriebenen Gesichtsbereich* charakterisiert. Sensorische oder andere neurologische Defizite sowie lokale Befunde bestehen nicht. Der Schmerz *kann sich mit der Zeit ausbreiten*, er wird *in der Tiefe* lokalisiert. Die Abgrenzung vom Kopfschmerz vom Spannungstyp erfolgt durch die permanente umschriebene Lokalisation im Gesichtsbereich.

Bei der Differentialdiagnose des Kopfschmerzes vom Spannungstyp ist von entscheidender Bedeutung, daß sowohl *primäre* Kopfschmerzen als auch *sekundäre* Kopfschmerzen vorliegen können und darüber hinaus *nicht nur ein Kopfschmerzleiden* vorhanden sein muß, sondern eine *Vielzahl verschiedener Kopfschmerzerkrankungen* bestehen kann, die es gilt, im einzelnen abzugrenzen. Aus diesem Grunde ist eine ausführliche, eingehende neurologische Untersuchung erforderlich. Bestehen Zweifel, ob eine *strukturelle Läsion* besteht, sollte ein *EEG* und ggf. auch eine *Computertomographie* durchgeführt werden. Diese Untersuchungsverfahren sind jedoch nur dann sinnvoll einzusetzen, wenn tatsächlich eine solide neurologische Untersuchung erfolgte, da vielerlei neurologische Erkrankungen zusätzlich bestehen können, die durch diese Untersuchungsmethode nicht erfaßbar sind.

Grundsätzliches zur Therapie des Kopfschmerzes vom Spannungstyp

Differentielles Vorgehen

Die *wissenschaftliche Basis* für die Behandlung des Kopfschmerzes vom Spannungstyp ist *sehr dünn*. Es gibt nur sehr wenige kontrollierte Studien zu den verschiedenen Therapiestrategien. Darüber hinaus ist die *Kombination* mehrerer therapeutischer Ansätze, wie sie in der Praxis ja häufig durchgeführt wird, so gut wie gar nicht wissenschaftlich untersucht. Auch behandeln viele Patienten ihren Kopfschmerz vom Spannungstyp selbständig, insbesondere durch *Selbstmedikation*. Diese Gruppe der Patienten entzieht sich weitestgehend einer wissenschaftlichen Evaluation. Für die Gruppe derjenigen Patienten, die nur gelegentlich betroffen sind und nur einen geringen Leidensdruck aufweisen, ist Selbstmedikation und Selbstbehandlung eine akzeptable Intervention, wenn sie adäquat erfolgt. Dennoch bleibt eine Gruppe von Patienten, die sehr *schwer betroffen* ist und die einer *intensiven ärztlichen Aufmerksamkeit* bedarf. Leider ist das Image des Kopfschmerzes vom Spannungstyp in der *Medizin* und in der *ärztlichen Praxis* nicht besonders gut, und somit wird den Patienten nicht die erforderliche Aufmerksamkeit zuteil. Um *Chronifizierungsprozessen* vorzubeugen, sind eine sorgfältige Behandlung und die Investition von Zeit und Beratung von großer Bedeutung. Gerade beim Kopfschmerz vom Spannungstyp sind *Einsichten in das Kopfschmerzgeschehen und Informationen* für die therapeutische Effizienz von herausragender Bedeutung. Ob es sich dabei um einen Placeboeffekt oder um einen Effekt der guten Information handelt, ist sekundär. Entscheidend ist, daß es dem Patienten besser geht und Chronifizierungsmechanismen durchbrochen werden können. Ungeachtet dessen gibt es eine Reihe sinnvoller therapeutischer Vorgehensweisen. Zunächst einmal ist die Behandlung des chronischen von der des episodischen Kopfschmerzes vom Spannungstyp zu unterscheiden.

> **MERKE**
>
> Für beide Verlaufsformen gilt, daß *auf Medikamente möglichst verzichtet* und zunächst immer *nichtmedikamentöse Maßnahmen* eingeleitet werden sollten.

Dazu gehören eine *genaue Aufklärung* und ein *genaues Verständnis über die Mechanismen* des Kopfschmerzes (s. oben). Voraussetzung für eine gute Therapie ist ebenfalls eine *regelmäßige Kopfschmerztagebuchführung*.

Im Hinblick auf die mannigfaltigen Einflußfaktoren auf den Kopfschmerz vom Spannungstyp muß eine *sehr individuelle Beratung* erfolgen, um solche Bedingungen herauszuarbeiten. Die Diskussionen müssen folgende Themenkreise betreffen:
- bisherige Medikation,
- bisherige nichtmedikamentöse Behandlungsverfahren,
- mögliche psychische Einflußfaktoren,
- mögliche *Komorbiditätsfaktoren*, wie z. B. Schlafschwierigkeiten oder affektive Störungen.

Prinzipiell mögliche *Behandlungsverfahren* bei Kopfschmerz vom Spannungstyp sind nachfolgend aufgelistet.

> **MERKE**
>
> **Episodischer Kopfschmerz vom Spannungstyp**
> *Nichtmedikamentöse Therapieverfahren*
> - *Ausschaltung ätiologischer Faktoren*, z. B.:
>   – psychische Störungen,
>   – muskulärer Streß,
>   – oromandibuläre Dysfunktion etc.
> - Symptomatische Therapie:
>   – Entspannungsübungen,
>   – Ausgleichsgymnastik,
>   – Biofeedback,
>   – Wärmeanwendungen,
>   – Massagen.
>
> *Medikamentöse Verfahren*
> - *Acetysalicylsäure;*
> - *Paracetamol;*
> - *Ibuprofen;*
> - *ätherische Öle?*

> **MERKE**
>
> **Chronischer Kopfschmerz vom Spannungstyp**
> **Nichtmedikamentöse Verfahren**
> - *Ausschaltung ätiologischer Faktoren*, z. B.:
>   - psychische Störungen,
>   - muskulärer Streß,
>   - oromandibuläre Dysfunktion etc.
>   Symptomatische *Therapie*:
>   - Entspannungsübungen,
>   - Ausgleichsgymnastik,
>   - Biofeedback,
>   - Wärmeanwendungen,
>   - Massagen.
>
> **Medikamentöse Verfahren**
> Keine regelmäßige Einnahme von Schmerzmitteln!!
> *Zur Linderung:*
> - Pfefferminzöl.
> *Zur Vorbeugung:*
> - Amitryptilin,
> - Doxepin,
> - Imipramin.
> *Unwirksam oder gefährlich:*
> - Ergotamin, Codeine, Benzodiazepine, Schmerzmittel,
> - Koffein,
> - β-Blocker, Neuroleptika.

Diagnostische Transparenz und Beratung

In der ärztlichen Sprechstunde werden in aller Regel jene Patienten um Rat fragen, die mit der Selbstmedikation *nicht* zurechtkommen. Für diese Gruppe ist es zunächst notwendig, sich eingehend für *das Kopfschmerzproblem zu interessieren* und eine

- *genaue Analyse der Kopfschmerzproblematik*

vorzunehmen. Der nächste entscheidende Schritt ist die Durchführung einer

- *sorgfältigen körperlichen und neurologischen Untersuchung*.

Das Interesse und die Sorgfalt wird der Patient mit *Vertrauen* honorieren, und er wird die therapeutischen Ratschläge *adäquat umsetzen*. Im Anschluß an die Untersuchung sollte der Patient dann ausführlich über die erhobenen Befunde *informiert* werden. Entscheidend ist dabei, daß man dem Patienten Sicherheit gibt, daß aufgrund der Untersuchungsbefunde *keine Zweifel* bestehen, um welche Kopfschmerzform es sich handelt. Man sollte dem Patienten dabei erklären, daß der neurologische Befund *regelrecht* und es deshalb *nicht* erforderlich ist, weitere apparative diagnostische Maßnahmen (z. B. CT oder MRT) zu veranlassen. Einige Patienten haben Angst vor Hirntumoren oder anderen bedrohlichen Erkrankungen und geben bei mangelnder Information das sog. „*Doctor-Hopping*" oder „*Doctor-Shopping*" nicht auf, bis alle möglichen Untersuchungen durchgeführt sind.

Nur die ausführliche Information und Unterrichtung des Patienten, über das was der Arzt *veranlaßt* und warum er etwas *nicht* unternimmt, wird dem Patienten Ruhe und Vertrauen geben, die entsprechende Therapie einzuhalten.

- Bei *Festhalten* des Patienten an weiterer apparativer Diagnostik kann die Erklärung helfen, daß aufgrund des regelgerechten neurologischen Untersuchungsbefundes *Zufallsbefunde* im MRT oder im CT *weniger wahrscheinlich* sind als bei Menschen, die man ohne entsprechende neurologische Untersuchung einer apparativen Diagnostik zuführt.
- Darüber hinaus sollte der Patient informiert werden, daß es ihm durch die apparative Untersuchung *keinesfalls besser geht*, sondern nur eine *unnütze Zusatzinformation* für die Behandlung des Kopfschmerzes vorliegt, die nicht nur sinnlos ist, sondern obendrein Zeit und Geld kostet.

Aufklärung über pathophysiologische Mechanismen

Wesentlich wichtiger als der frustrane Versuch, bei dieser Kopfschmerzform struktruelle Läsionen aufzudecken, ist es, den Patienten ausführlich über die *Pathophysiologie* des Kopfschmerzes vom Spannungstyp zu informieren.

> **MERKE**
>
> Neben der *Sicherheit* in der Diagnostik will jeder Patient eine Erklärung haben, *warum gerade er* an diesem Kopfschmerzproblem erkrankt ist und welche Ursache das Leiden hat.

Da die Wissenschaft sich hierüber selbst *nicht* in allen Einzelheiten im klaren ist, wird man versuchen, dem Patienten *modellhafte Vorstellungen* über die Entstehung des episodischen oder chronischen Kopfschmerzes vom Spannungstyp zu vermitteln. In der folgenden Übersicht ist ein Beratungsgespräch wiedergegeben, an das man sich bei der Information des Patienten halten kann.

Unter der Lupe
Wie der Kopfschmerz vom Spannungstyp entsteht
Informieren Sie Ihre Patienten!

Alle Patienten wollen wissen, wie die Entstehung ihres Kopfschmerzproblems erklärt werden kann. Die Mitteilung, daß die Kopfschmerzen auf eine abgenutzte *Halswirbelsäule* zurückzuführen sind, ist zwar einfach und üblich; sie hat aber ungefähr das Niveau der Eröffnung eines Frauenarztes gegenüber einer Schwangeren, daß das Kind der *Storch* bringen wird.

Der nachfolgende Vorschlag ermöglicht eine zeitgemäßere Aufklärung:

„Aufgrund der ausführlichen Untersuchung gibt es überhaupt keinen Zweifel, daß Sie an Kopfschmerz vom Spannungstyp leiden. Alle Kriterien für diese Diagnose sind komplett erfüllt. Die genauen Abläufe bei der Entstehung des Kopfschmerzes vom Spannungstyp sind bis heute allerdings noch nicht geklärt. Viele Forscher gehen davon aus, daß keine einheitliche Verursachung der vielen Formen des Kopfschmerzes vom Spannungstyp anzunehmen ist. Der Name „Kopfschmerz vom Spannungstyp" und die früher verwendeten Namen „Muskelkontraktionskopfschmerz" oder „Spannungskopfschmerz" beziehen sich auf eine erhöhte Muskelanspannung als Kopfschmerzursache. Die Begriffe „psychogener Kopfschmerz" oder „Streßkopfschmerz" deuten auf eine psychische Verursachung hin. Bezeichnungen wie „normaler Kopfschmerz" wiederum lassen vermuten, daß der Kopfschmerz eine nicht krankheitsbedingte Reaktion des Körpers ist, etwa vergleichbar mit Müdigkeit oder Hunger. Obwohl der Kopfschmerz vom Spannungstyp die häufigste Kopfschmerzform ist, hat die Wissenschaft bis heute noch keine allgemein akzeptierte Erklärung für die Entstehung dieser Kopfschmerzen erarbeiten können. Dieses „Nichtwissen" ist von besonderer Bedeutung: Wenn eine Ursache nicht bekannt ist, kann auch eine „ursächliche Behandlung" erfolgen.

Viele Untersuchungen weisen darauf hin, daß bei Kopfschmerzen vom Spannungstyp eine Störung des körpereigenen Schmerzabwehrsystems besteht. Die Schmerzempfindung kann nicht nur durch Einwirkungen von außen gesteuert werden, sondern das Gehirn kann auch selbständig regulieren, wieviele Schmerzinformationen in das Gehirn hineingelassen werden und wieviele davon bewußt erlebt werden. Solche Steuerungsvorgänge gibt es prinzipiell bei allen Sinnesorganen. Besonders deutlich wird dies beim Sehen: Das Gehirn reguliert hier über die Pupille sehr exakt, wieviel Licht in das Auge eintreten darf. Hier kann man die Funktion des „Lichtfilters" Pupille direkt beobachten. Auch beim Hören sind entsprechende Mechanismen tätig. Liest man z. B. konzentriert in einem Straßencafé ein Buch, kann das Gehirn die gesamte Aufmerksamkeit auf den Inhalt des Buches lenken, und der umgebende Verkehrslärm wird völlig „ausgeblendet".

Bei der Steuerung der Schmerzinformation können die beteiligten Filter oder Blenden nicht direkt beobachtet werden. Aufgrund vieler Untersuchungen werden diese Schmerzfilter im Hirnstamm, also im unteren Teil des Gehirns, angenommen. Sie arbeiten nicht mechanisch, wie z. B. die Pupille des Auges. Vielmehr steuern sie – ähnlich wie bei einem Lautstärkeregler eines Radios – über elektrische und chemische Mechanismen die Schmerzinformationen der Nerven.

Die Steuervorgänge werden ständig den Umweltbedingungen angepaßt. Es können sowohl Vorgänge außerhalb des Organismus die Schmerzfilter beeinflussen als auch Vorgänge innerhalb des Organismus. Die Steuerung erfolgt über Botenstoffe, die die Filter öffnen und schließen können. Als besonders wichtiger Botenstoff wird das „Serotonin" angesehen. Das Serotonin ist im Gehirn in Speichern angelegt, damit es ständig für die Regulation der Filter zur Verfügung steht. Bei Verbrauch des Botenstoffes wird er wieder neu gebildet, und der Vorrat wird somit normalerweise immer aufrechterhalten.

Der gesamte Vorgang ist den Bremssystemen im Auto sehr ähnlich. Die Geschwindigkeit kann je nach Bedarf durch das Bremspedal reguliert werden. Voraussetzung dafür ist, daß genügend Bremsflüssigkeit im Vorratsbehälter ist, um die Steuerung der Bremsscheiben zu regulieren. Bei einem Mangel an Bremsflüssigkeit versagt das Regulierungssystem, und die Geschwindigkeit kann nicht beeinflußt werden.

Bestehen kurzzeitige außergewöhnliche Belastungen für den Organismus, kann es zu einem vorübergehenden zu starken Verbrauch der Botenstoffe kommen. Solche Belastungen können z. B. besonderer körperlicher oder psychischer Streß sein. Möglich sind z. B. zu langes und eintöniges Sitzen am Schreibtisch mit Fehlhaltung der Nackenmuskulatur; die Schmerzinformationen aus den Muskeln müssen permanent reguliert werden, und ein übermäßiger Verbrauch der Nervenbotenstoffe im Gehirn ist die Folge. Auch zu wenig Schlaf mit zu langen Wachzeiten kann dafür verantwortlich sein. Gleiches gilt für andere Belastungen des Organismus, z. B. durch Alkohol oder Nikotin. Auch Arbeiten unter ungünstigen Lichtbedingungen oder bei Lärm kann das gleiche bewirken. Ein weiterer Grund kann sein, daß zuwenig Botenstoffe im Körper gebildet werden und deshalb ein primärer Mangel besteht.

In dieser Situation liegt eine vorübergehende Erschöpfung der Nervenbotenstoffe vor, die die Schmerzfilter normalerweise steuern. Die Folge ist eine vorübergehende zu starke Öffnung der Filter und ein ungesteuertes Einströmen der Schmerzinformationen in das Gehirn. Da die Schmerzinformationen vom Kopf besonders fein reguliert werden, wirken sich die Störungen im Kopfbereich besonders stark aus, und das „Kopfweh" entsteht durch zeitweisen ungehemmten Einstrom der Schmerzinformationen. Ruhe und Entspannung führen zu einem reduzierten Verbrauch der Nervenbotenstoffe und zu einer ungestörten Nachproduktion; die Speicher im Gehirn können sich wieder auffüllen, und eine normale Regulation kann sich wieder einstellen.

Schmerzmittel, wie z. B. Acetylsalicylsäure, können direkt auf die Schmerzfilter einwirken und die kurzzeitige Erschöpfung durch verstärkte Aktivierung der Nervenbotenstoffe ausgleichen. Dies gilt jedoch nur für den kurzzeitigen, vorübergehenden Einsatz. Bei ständiger Einnahme kommt es zu einer permanente Aktivierung der Botenstoffe, und es entsteht ein zu starker Verbrauch. Die Folge sind eine dauerhafte Erschöpfung und ein ständiger Kopfschmerz, der „medikamenteninduzierte Dauerkopfschmerz". Erst ein mehrtägiger Entzug der Schmerzmittel und Zeit zur Nachbildung der Botenstoffe können die Schmerzfilter wieder normal arbeiten lassen, indem die Nervenbotenstoffe in den Speichern wieder normal aufgefüllt werden.

Beim chronischen Kopfschmerz vom Spannungstyp ist der vorübergehende Mangel an Nervenbotenstoffen in einen dauernden Mangel übergegangen. Die Folge ist ein permanenter, zumeist täglicher Kopfschmerz. Die Gründe für diese permanente Erschöpfung können sehr vielfältig sein. Bei manchen Patienten findet sich kein Grund. Möglicherweise kann ein verstärkter Verbrauch der Nervenbotenstoffe verantwortlich sein, ebenso ein zu langsames Nachbilden. Es ist möglich, daß diese spezifische Eigenart bei den betreffenden Patienten ein angeborenes Charakteristikum und nicht durch eine andere Störung bedingt ist.

Korrektur unrealistischer Ziele

Die *Korrektur unrealistischer Ziele* ist eine besonders wichtige Maßnahme, bevor ein Therapiekonzept erstellt wird. Viele Patienten glauben, daß der Kopfschmerz allein – und einfach – durch einen richtigen Griff in die Arzneimittelkiste weggezaubert werden kann. Gerade bei einem Leiden wie dem chronischen Kopfschmerz vom Spannungstyp muß man dem Patienten verdeutlichen, daß es sich *um einen besonders schwer zu behandelnden Kopfschmerz* handelt, bei dem der erste Schritt in der Therapie nicht unbedingt zum Erfolg führen muß und man deshalb zweite, dritte und weitere Strategien einsetzen muß.

Gerade beim *chronischen Kopfschmerz vom Spannungstyp* gehen wissenschaftliche Studien davon aus, daß eine Therapie *bereits bei einer Reduktion des Kopfschmerzleidens um 50%* als effektiv gelten kann. Ob diese willkürliche Grenze sinnvoll ist oder nicht, sei dahingestellt, in jedem Fall bringt sie zum Ausdruck, daß man das Leiden in aller Regel nur schwer aus der Welt schaffen und eine Veränderung häufig nicht erreichen kann. *Der Patient muß auf diese Perspektive eingestimmt werden*, damit er nicht unzufrieden wird und mögliche sinnvolle Therapien, die erst durch eine konsequente Anwendung zum Erfolg führen, nicht nach kurzer Phase abbricht, um eine erneute Therapie zu beginnen – usw.

Generell gilt beim Kopfschmerz vom Spannungstyp, daß das Leiden weniger mit dem erklärten Ziel einer Heilung behandelt werden kann als vielmehr *im Sinne einer Linderung*. Sind jedoch klare ätiologische Faktoren bei einem Patienten vorhanden, wie z. B. Angstkrankheiten, muskulärer Streß oder Medikamentenmißbrauch, müssen diese im einzelnen *herausgefiltert* und dann *kausal behandelt* werden. In dieser Situation ist dann eine kurative Behandlung möglich. Da allerdings bei vielen Patienten solche Kausalfaktoren nicht aufdeckbar sind, ist diese kurative Perspektive leider nicht generell vorhanden.

Mitarbeit des Patienten

> **MERKE**
>
> Kein Patient darf erwarten, daß der Arzt sich allein Mühe gibt, während er selbst die Behandlung nur passiv „entgegennehmen" kann.

Als entscheidende Voraussetzung für eine erfolgreiche Therapie gilt, daß der Patient regelmäßig und genau einen *Kopfschmerzkalender* führen muß. In diesen Kalender müssen die *Kopfschmerztage*, die *Kopfschmerzbegleitmerkmale* und insbesondere die verschiedenen *therapeutischen Maßnahmen* exakt eingetragen werden. Dazu gehört auch die minutiöse Notierung des *Gebrauchs von Genußmitteln*, wie z. B. Kaffee, Nikotin, Alkohol, und selbstverständlich auch die *Registrierung von Analgetika*, seien es rezeptierte oder über Selbstmedikation bezogene Medikamente. Dabei ist zu beachten, daß ein Teil der Patienten *freiverkäufliche Schmerzmittel* (sog. Pain-Killer) nicht als Medikamente ansieht, sondern häufig als Hilfsmittel oder sogar als ganz normale alltägliche Lebensmittel. Aus diesem Grunde werden diese Medikamente häufig gar nicht zur Sprache gebracht und dann auch bei einer möglichen Therapieentscheidung übersehen. Ohne eine *Kontrolle der Einnahme von Medikamenten* ist die sinnvolle Therapie eines Kopfschmerzes vom Spannungstyp nicht möglich. Deshalb muß Klarheit darüber bestehen, welche Medikamente der Patient einnimmt und welche nicht. Auch muß der Patient genau darüber informiert sein, daß im Falle eines medikamenteninduzierten Dauerkopfschmerzes überhaupt keine Therapie erfolgreich sein kann, wenn nicht zunächst ein *Medikamentenentzug* durchgeführt wird. Mit Hilfe der Daten aus der prospektiven Selbstbeobachtung wird sowohl die diagnostische Evaluation gesichert als auch der weitere Therapieerfolg dokumentiert. Hinsichtlich der Möglichkeiten einer *sinnvollen Selbstmedikation* wird auf das Kapitel zur Selbstmedikation bei primären Kopfschmerzen verwiesen. Eine *effektive Therapie* des episodischen Kopfschmerzes vom Spannungstyp kann bereits dadurch gewährleistet sein, daß der Patient darüber informiert wird, welche Medikamente er wie einnehmen muß und welche nichtmedikamentösen Maßnahmen sinnvoll sind. Eine weitere Therapie kann dann *direkt durch den Patienten* fortgeführt werden, ohne daß es einer ärztlichen Konsultation bedarf. Bei *schwierigen Kopfschmerzproblemen*, die durch Selbstbehandlung nicht in den Griff zu bekommen waren, muß eine *ausführliche Beratung* über die möglichen Therapiemaßnahmen erfolgen.

Grundlagen der Therapieentscheidung

Zur Festlegung der Therapieentscheidung ist *eine Reihe von Informationen* erforderlich, die aus dem Anamnesegespräch und der Untersuchung gewonnen werden. Als wichtigste Differenzierung ist es notwendig, einen *episodischen* von einem *chronischen* Kopfschmerz vom Spannungstyp abzugrenzen und die spezifischen Therapiestrategien für beide Kopfschmerzformen mit dem Patienten zu erörtern.

> **MERKE**
>
> – Als generelle Regel gilt, daß bei *einem chronischen Kopfschmerz vom Spannungstyp* eine *analgetische Dauermedikation* mit herkömmlichen Schmerzmitteln *unter allen Umständen vermieden* werden muß.

Aus diesem Grunde haben nichtmedikamentöse Therapieverfahren herausragenden Stellenwert.

> – Dagegen ist *bei episodischem Kopfschmerz vom Spannungstyp* eine *Analgetikamedikation vertretbar*, solange diese nicht an mehr als 10 Tagen pro Monat durchgeführt wird.

Für die Therapieentscheidung ist besonders wichtig, welche *bisherigen Maßnahmen* bereits durchgeführt worden sind. Der Erfolg dieser Maßnahmen ist zu erfragen. Allerdings sollte man sich nicht davon beirren lassen, daß diese oder jene Therapiestrategie sich bisher nicht als ausreichende effektiv erwiesen hat, weil möglicherweise Fehler bei der Dosierung oder bei der Anwendung gemacht wurden. Auch bei erfolglosen Behandlungsversuchen sollte deshalb genau geklärt werden, *wie der Patient vorgegangen ist* und was möglicherweise dazu geführt hat, daß keine ausreichende Effektivität erzielt werden konnte.

Für die Therapieentscheidung ist auch das Wissen erforderlich, welche *beruflichen Bedingungen* vorhanden sind, ob eine *mögliche Müdigkeit* als Nebenwirkung in Kauf genommen werden kann, ob *Vorerkrankungen* bestehen, die eine Therapie nicht ermöglichen, und insbesondere auch, ob *psychosoziale Faktoren* von entscheidender Bedeutung sind.

Bei der Empfehlung von *physikalischen Therapiemaßnahmen* ist zu bedenken, ob solche Möglichkeiten überhaupt in Wohnortnähe zu realisieren sind und ob der zeitliche und berufliche Rahmen des Patienten die Durchführung solcher Maßnahmen ermöglicht.

Problematisch ist häufig, daß die Offenheit der Patienten gegenüber *verhaltensmedizinischen Maßnahmen* erst allmählich aufgebaut werden muß, und besonders, daß eine Motivierung zu *psychiatrischer Behandlung* im Bedarfsfall anfangs oft sehr schwer ist. Die Einsicht in die *pathophysiologischen Bedingungen* des Kopfschmerzes vom Spannungstyp werden dem Patienten jedoch auch solche Schritte plausibel machen und damit effektive Therapiemaßnahmen ermöglichen.

> **MERKE**
>
> *Bis zu 80 % einer effektiven Therapie* beruhen auf der Erfassung der richtigen Informationen, auf einer genauen Beratung des Patienten hinsichtlich Verhaltensänderungen und auf adäquaten Informationen über die Bedingungen des Kopfschmerzgeschehens.
> – Die medikamentöse Therapie ist dagegen nur das letzte i-Tüpfelchen einer erfolgreichen Therapie.

Kontrolle des Medikamentenkonsums

Viele der Patienten betreiben einen *Medikamentenfehlgebrauch* und deshalb ist es erforderlich, daß vor Aufnahme aufwendiger und teurer Therapiemaßnahmen der Medikamentenkonsum kontrolliert wird.

! Ohne die Einstellung eines Medikamentenmißbrauchs werden die therapeutischen Maßnahmen ergebnislos bleiben oder nur kurzzeitige Effekte aufweisen können.

Aus diesem Grunde muß ein *konsequenter Medikamentenentzug* durchgeführt und anschließend eine Akutmedikation *an maximal 10 Tagen pro Monat* realisiert werden. Als *Alternative für eine Akutmedikation* bei hartnäckigen Kopfschmerzen können eingesetzt werden:

— lokale Applikationen einer transkutanen elektrischen Nervenstimulation,
— Wärme- oder Kälteanwendungen,
— ätherische Pflanzenöle (Pfefferminzöl),
— Entspannungsübungen,
— mimische Gesichtsübungen sowie
— Selbstmassagen.

Anleitungen zur praktischen Durchführung finden sich im nachfolgenden Text. Dem Patienten muß verdeutlicht werden, daß bei Fortsetzung eines Medikamentenmißbrauchs eine effektive Therapie seiner hartnäckigen Kopfschmerzen *nicht möglich* sein wird. Im Gegenzug muß der Patient kontinuierlich und konsequent *nichtmedikamentöse Therapieverfahren* in eigener Regie durchführen. Nur durch eine motivierte und stetige nichtmedikamentöse Therapie wird es möglich sein, das Kopfschmerzgeschehen effektiv zu durchbrechen. Dazu muß der Patient Eigenverantwortung und Eigenleistungen auf sich nehmen.

Verhaltensmedizinische Verfahren

Wissenschaftliche Grundlagen

Bei der *Bewertung von nichtmedikamentösen Therapieverfahren* zur Behandlung des Kopfschmerzes vom Spannungstyp fällt auf, daß die Einschlußkriterien der verschiedenen Studien oft sehr weit gefaßt wurden und eine *genaue diagnostische Zuordnung des Kopfschmerzbildes zur Therapieform* häufig nicht möglich ist. Ob also Therapieverfahren bei dem Kopfschmerz vom Spannungstyp wirklich ausreichend und wirksam sind, muß mit Vorsicht bewertet werden (Abb. 6.30).

Gruppensprechstunde „Patientenseminar"

Von Gerber u. Göbel (1995) wurde ein *Patientenseminar* entwickelt, das in Form einer Gruppensprechstunde Kopfschmerzpatienten über ihre Erkrankung aufklärt und in dem den Betroffenen durch den behandelnden Arzt *zeitökonomisch und kostenökonomisch* Informationen zu einer effektiveren Therapie vermittelt werden sollen. Ärzte, die dieses Patientenseminar durchführen, müssen eine 15 h umfassende Ausbildung absolvieren.

Das Patientenseminar kann in Form einer *Gruppensprechstunde* in der Praxis des behandelnden Arztes durchgeführt werden. *Wöchentlich eine Sitzung mit einer Dauer von ca. 60–90 min* sollte die Regel sein. Das Seminar setzt sich aus 10 Sitzungen zusammen, in denen den Patienten die wesentlichen Kenntnisse zur Kopfschmerztherapie vermittelt werden. Durch diese limitierte Anzahl von Terminen und die Zusammenfassung der Patienten in einer Gruppe ist es möglich, sowohl zeit- als auch kostengünstig vorzugehen. Für das Patientenseminar wurden von Gerber u. Göbel (1995) Materialien wie *Kopfschmerztagebücher, Kopfschmerzfragebögen, Streßanalysebogen sowie Materialien für Entspannungstechniken und Beratung* erarbeitet, die die Vermittlung der Inhalte erleichtern und standardisieren.

Folgende Inhalte werden in den einzelnen Sitzungen mit den Patienten besprochen.

1. **Sitzung: Kopfschmerzsymptomatik.** In der ersten Sitzung berichten die Patienten über ihre *Kopfschmerzsymptomatik*. Dabei werden die *verschiedenen Kopfschmerzmerkmale* herausgearbeitet, es wird versucht, *Auslösefaktoren* herauszufinden, und das *Umfeld der Kopfschmerzproblematik* wird bewußt gemacht. Dazu ist es erforderlich, daß die Gruppe hinsichtlich des Kopfschmerzproblems möglichst *homogen* ist, in aller Regel Kopfschmerz vom Spannungstyp bzw. Migräne. Dadurch ist es möglich, effektiv Informationen an die einzelnen Gruppenmitglieder weiterzugeben, ohne auf seltenere Kopfschmerzprobleme, die den Großteil der Gruppe nicht betreffen, ausführlicher eingehen zu müssen.
2. **Sitzung: Erläuterung der Diagnose durch den Arzt.** In dieser Sitzung bekommen die Patienten Informationen über ihr Kopfschmerzgeschehen. Dabei werden insbesondere die *diagnostischen Kriterien*, die *verschiedenen Kopfschmerzformen* und die *erforderlichen diagnostischen Schritte* erläutert. Zugleich werden erste Informationen über die *Ätiologie* und die *Pathophysiologie* der Kopfschmerzerkrankung gegeben. Neben den *körperlichen* Fakto-

Abb. 6.30.
Nichtmedikamentöse Therapiebausteine bei Kopfschmerz vom Spannungstyp

kausal

▷ Vermeidung von muskulärem Streß
 • krankengymnastische Rücken- und Haltungsschule
 • ergonomischer Arbeitsplatzaufbau

▷ Behandlung psychischer Störungen
 • Angst
 • Depressivität

▷ Behandlung der oromandibulären Dysfunktion

symptomatisch

▷ Entspannungsverfahren
 • progressive Muskelrelaxation nach Jacobson
 • EMG-Biofeedback

▷ Streßbewältigungsstrategien
 • Patientenseminar
 • Streßimmunisierung

▷ Physiotherapie
 • Massagen, Krankengymnastik, Manualtherapie
 • Thermotherapie (Kälte und Wärme)
 • transkutane elektrische Nervenstimulation (TENS)
 • Einsatz von Lokalästhetika

ren werden auch *verhaltensmäßige* und *psychische* Prozesse erläutert. Die Patienten erhalten *Kopfschmerzkalender*, mit denen sie als Hausaufgabe nun eine Selbstbeobachtung durchführen können, die dann als Grundlage für die weiteren Sitzungen dient.

3. **Sitzung: Spezifische Auslösebedingungen.** In dieser Sitzung werden in Gruppendiskussion die *einzelnen auslösenden Faktoren*, die die Patienten kennen, besprochen. Es werden z. B. *streßauslösende Situationen* referiert und die *Reaktionen der jeweiligen Betroffenen* diskutiert. Auch die *Gestaltung des Tagesablaufs, Gestaltung des Schlafes* und andere Faktoren werden besprochen. Ergebnis dieser Sitzung soll sein, daß die Patienten in der Lage sind, spezifische Auslösebedingungen zu erkennen und in Streßanalysebögen ihr Verhalten bei Streßsituationen zu bewerten, um adäquate Schritte einzuleiten.

4. **Sitzung: Medikamentöse Möglichkeiten.** Schwerpunkt dieser Sitzung ist die Erläuterung der verschiedenen *medikamentösen Möglichkeiten* in der Kopfschmerztherapie; es werden *Vorteile, Nachteile, Wirkungen und Nebenwirkungen* eingehend besprochen. Das *adäquate Einnahmeverhalten* und die *verschiedenen Einnahmesituationen* werden diskutiert sowie *Ängste und Erwartungen der Patienten* thematisiert.

5. **Sitzung: Streßanalyse und Bewältigungsstrategien.** In dieser Sitzung werden *die verschiedenen Auslösefaktoren spezifisch geordnet*, und es werden *Bewältigungsstrategien* aufgebaut und geübt. Als erster Schritt werden dazu *die Stressoren* hierarchisch geordnet, und den Patienten wird der *Zusammenhang mit dem Kopfschmerzgeschehen* bewußt gemacht. Die Möglichkeit, auf die Streßfaktoren durch Techniken einzuwirken, wird erörtert und ein Entspannungstraining (progressive Muskelrelaxation) wird vorgestellt. Der Patient soll in die Lage versetzt werden, bei Streßfaktoren nicht in unkoordiniertes Verhalten überzuge-

hen, sondern *zielgerichtete Bewältigungsmaßnahmen* zu generieren.

6. **Sitzung: Progressive Muskelrelaxation I.** In dieser Sitzung wird nun die *progressive Muskelrelaxation nach* Jacobson praktisch vermittelt. Die Entspannungsübungen in dieser Sitzung werden auf *Tonband* aufgezeichnet, damit die Patienten dann die Kassette zu Hause einsetzen können. Als Hausaufgabe sollen die Patienten *regelmäßig die Entspannung üben* und *darüber ein Protokoll führen*.

7. **Sitzung: Progressive Muskelrelaxation II.** In dieser Sitzung wird bereits die *Beeinflussung der Kopfschmerzproblematik durch die täglichen häuslichen Übungen* diskutiert. Zur weiteren Vertiefung von Bewältigungsverfahren bei Streßreaktionen werden Möglichkeiten einer *differentiellen Entspannung* vermittelt. Dazu gehört, daß die Patienten lernen, in spezifischen Alltagssituationen, z. B. beim Sitzen, Gehen, Stehen oder Sprechen, durch kurze Anspannung die Entspannungsreaktion einzuleiten. In dieser Sitzung werden auch experimentell *Stressoren*, wie z. B. Telefonklingeln, Eintreten ungebetener Besucher in den Raum, systematisch durch mögliche Gegenreaktionen geübt.

8. **Sitzung: Gegenkonditionierung, Streßimmunisierung.** In dieser Sitzung werden *Komponenten von Selbstsicherheits- und Selbstbehauptungstrainings* vermittelt. Die Patienten sollen lernen, *belastende Situationen des Alltags durchzuspielen und adäquat darauf zu reagieren*. Bei aufkommenden aversiven Körperempfindungen sollen sie in die Lage versetzt werden, mit Entspannung und nicht mit Anspannung zu reagieren.

9. **Sitzung: Schmerzbewältigung.** Aufbauend auf der bisherigen Bewältigung von Kopfschmerzanfällen soll versucht werden, *adäquate Techniken* zu erarbeiten, *um bei weiteren Schmerzanfällen zielgerichtet reagieren zu können*. Den Patienten werden *spezifische kognitive und körperorientierte Methoden*, wie z. B. Imaginationstechniken, bekanntgegeben, mit denen sie dann auf die Schmerzen reagieren können. So werden z. B. beim Kopfschmerz vom Spannungstyp *Unterbrechung der Arbeit, Entspannungsmaßnahmen, Aktivierungsprozesse oder körperliche Betätigung* als mögliche alternative Therapiestrategien vorgestellt und geübt. In dieser Sitzung sollen solche Maßnahmen auch durch eine Videokamera aufgezeichnet werden, und in der Gruppe sollen die Verhaltensmaßnahmen diskutiert werden.

10. **Sitzung: Rekapitulation und Abschluß.** In dieser Sitzung werden die im Patientenseminar vorgestellten *Techniken* noch einmal *rekapituliert* und die *Erfahrungen der Patienten besprochen*. Ziel dieser Sitzung ist auch, die Gruppe im Sinne einer *Selbsthilfegruppe* weiter aktiv zu halten, ohne daß es der ärztlichen Sprechstunde bedarf. Den Patienten wird angeboten, bei Schwierigkeiten im weiteren Verlauf jederzeit ärztlichen Rat einzuholen.

Muskelentspannung

Die *Kausalität* eines erhöhten Muskeltonus mit erhöhter Schmerzempfindlichkeit der Muskulatur für den Kopfschmerz vom Spannungstyp ist *nicht belegt*. Vielmehr sprechen die aktuellen Befunde dafür, daß die erhöhte Muskelspannung

— *eine Folge*

und nicht eine Bedingung der Schmerzen darstellt.

Unabhängig davon haben *Entspannungsverfahren* und *physikalische Maßnahmen zur Lockerung der Muskulatur* ihren festen Platz in der Therapie des Kopfschmerzes vom Spannungstyp gefunden. Bei der Bewertung solcher Therapiemaßnahmen ist zu bedenken, daß eine klare wissenschaftliche Evaluation der Effektivität der Therapiemethoden nicht vorliegt. Dennoch geben viele Patienten an, daß sie durch solche Maßnahmen eine *deutliche Linderung* ihrer Beschwerden erzielen können. Da gerade bei hartnäckigen Kopfschmerzen eine Therapie jetzt und heute am individuellen Patienten erforderlich ist – nicht irgendwann, wenn vielleicht einmal eine wissenschaftliche Studie die Effektivität belegt hat –, ist die Anwendung solcher Maßnahmen aufgrund der klinischen Erfahrung bis auf weiteres als verantwortbar anzusehen.

In erster Linie sollte jeder Patient die

— *progressive Muskelrelaxation nach* Jacobson

erlernen. Es handelt sich dabei um ein einfach zu erlernendes, effektives und überall einsetzbares Verfahren. Es wurden verschiedene Versionen und Modifikationen dieses Verfahrens entwickelt. Die Überlegenheit einer speziellen Technik ist bisher nicht nachgewiesen worden; entscheidend ist nicht so sehr, welche Form eingesetzt wird, sondern daß eine bestimmte Form *regelmäßig und konsequent* angewendet wird.

Als Therapieziel der Entspannungstechniken gilt, daß der Patient einen *erhöhten Muskeltonus wahrnimmt* und *zielgerichtet darauf Einfluß nehmen kann*.

Entscheidend ist also die Bewußtmachung eines Muskeltonus und eine aktive Regulation. Durch das Üben der bewußten Rückmeldung des Muskeltonus und der zielgerichteten Beeinflussung soll der Patient in die Lage versetzt werden, entsprechende Maßnahmen auch *in Alltagssituationen* einzusetzen und in jeglicher Position seinen Muskeltonus aktiv zu verändern. Wesentliches Ziel ist, daß der Patient sich *bewußt macht*, wie er sich bewegt, wie er steht, wie er geht, wie er sitzt, wie er liegt und wie er eine bestimmte körperliche Tätigkeit durchführt. Durch die Bewußtmachung soll er auch in die Lage versetzt werden, eine mechanisch schonende und ökonomisch sinnvolle körperliche Aktivität durchzuführen. Wichtig dabei ist, möglichst nur so viel an mechanischen Elementen zu beanspruchen, wie unbedingt erforderlich ist, und das sonstige Bewegungssystem in einem entspannten Zustand zu belassen.

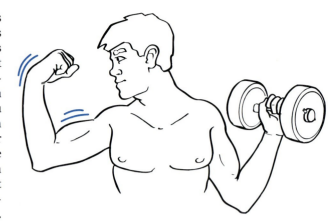

Abb. 6.31. Ein Pflaster auf die verspannte Muskulatur kann helfen, das Bewußtsein auf die erhöhte Anspannung zu lenken

EMG-Biofeedback

In der Literatur gibt es über 40 Studien, die sich mit EMG-Biofeedback-Therapieverfahren beschäftigen. Die Studien zeigen, daß sowohl ein *Entspannungstraining* als auch *EMG-Biofeedback* eine ca. *50 %ige Reduktion der Kopfschmerzparameter* zur Folge haben. Auch für die Kombination beider Therapieverfahren ergibt sich eine gleiche Veränderung. Als Kontrollmethoden wurden entweder sog. falsche Biofeedbackmeldungen gegeben oder sog. nichtkontingente Reaktionen auf die vegetativen Funktionen zurückgemeldet. Es zeichnet sich ab, *daß die adäquate Rückmeldung im Biofeedback zu signifikanteren Ergebnissen führt als die nichtadäquate Rückmeldung*.

Dabei findet sich, daß *ein Teil* der Patienten *gut anspricht*, ein anderer Teil aber *keinen ausreichenden Erfolg* aufweist. Insgesamt ergibt sich aus den Studien auch, daß man nicht von vornherein sagen kann, *welcher Patient* für eine Therapie besonders gut geeignet ist und welcher nicht. Auch kann man bei diesen Therapieformen die unterschiedlichen Techniken nicht gegeneinander austauschen. Prädiktoren, welche Kopfschmerzform, welcher Patient und welche Therapieform am besten aufeinander abgestimmt sind, gibt es leider nicht, d. h. man kann verschiedene Techniken bei dieser Therapieform hinsichtlich ihrer spezifischen Wirksamkeit bei bestimmten Patienten nicht vorab bewerten (Abb. 6.31).

Streßmanagement

Während Muskelentspannungstrainings und EMG-Biofeedback vorwiegend bei chronischem Kopfschmerz vom Spannungstyp eingesetzt werden, wird die kognitiv verhaltensmedizinische Behandlung im Sinne des *Streßmanagements* vorwiegend *bei episodisch auftretenden Kopfschmerzen* genutzt. Dies gilt insbesondere für Patienten, bei denen folgende Gegebenheiten zutreffen:

- übermäßig großer täglicher Streß,
- *Depressivität* oder
- *andere Lebensbewältigungsprobleme*.

Die Patienten sollen durch die Behandlung in die Lage versetzt werden, Techniken zu erlernen, mit denen sie solche Streßsituationen in den Griff bekommen können. Typischerweise sind in solchen Streßbewältigungstrainings auch *Entspannungstrainings* integriert, so daß also mehrdimensionale Aspekte berücksichtigt werden. Wissenschaftliche Evaluationen solcher Studien zeigen, daß diese Therapieverfahren *hochwirksam* sein können. Problematisch ist jedoch, daß solche Therapieverfahren *zeitaufwendig, kostenaufwendig* und auch *nicht überall zugänglich* sind.

Langzeiteffekte nichtmedikamentöser Therapieverfahren

Bei Einsatz von *EMG-Biofeedback* und *Muskelrelaxationstherapieverfahren* zeigt sich, daß die positiven Therapieeffekte *mindestens noch 3–6 Monate nach Beendigung der Therapie* weiter zu beobachten sind. Bei Einsatz von *Streßbewältigungstrainings* findet sich in Studien, daß die positiven Therapieeffekte *noch 1–3 Jahre nach Beendigung der Therapie* vorhanden sind. Allerdings gibt es auch Studien, die nur eine *kurzfristige Aufrechterhaltung* der Therapieeffekte nach einem Beobachtungszeitraum von einem Jahr registrierten. *Problematisch bei der Bewertung* solcher Untersuchungen ist, daß bei größeren Zeiträumen häufig *andere Therapieverfahren* zusätzlich oder ersatzweise initiiert wurden und eine eindeutige Zuordnung zum Behandlungsverfahren und zur Therapie nicht ohne weiteres möglich ist.

Welche Kopfschmerzformen schlecht ansprechen

Es gibt einige *deutliche Prädiktoren* für eine wahrscheinlich nur geringe Therapieeffektivität nichtmedikamentöser Verfahren. In allererster Linie ist hier der

— *Analgetikamißbrauch*

zu nennen. Generell führt ein nicht unterbrochener Schmerzmittelmißbrauch zu mangelhafter Therapieeffektivität *sowohl bei nichtmedikamentösen wie auch bei medikamentösen Maßnahmen.* Vor einer Kontrolle des Medikamentenmißbrauchs ist die Durchführung von aufwendigen nichtmedikamentösen Therapieverfahren sinnlos. So ist es wenig fruchtbringend, wenn man bei Patienten mit chronischen Kopfschmerzproblemen, bei denen Medikamentenmißbrauch als ein wichtiger chronifizierender Faktor vorliegt, nicht initial einen Medikamentenentzug in der Akutphase der Behandlung durchführt, sondern in Kur- oder Rehabilitationseinrichtungen direkt verhaltensmedizinische Verfahren anwendet.

Ein zweiter wichtiger Hinweis für ein schwer mit verhaltensmedizinischen Therapieverfahren zu behandelndes Kopfschmerzproblem ist

— *ein kontinuierlicher, täglicher Kopfschmerz.*

Je länger der Kopfschmerz bereits in dieser täglichen Verlaufsform besteht, desto *schwieriger* wird es sein, die Chronifizierung durch nichtmedikamentöse Therapieverfahren zu unterbrechen.

Ein besonderes Problem ergibt sich bei der Behandlung vom Kopfschmerz vom Spannungstyp immer dann, wenn

— *Angst, Depressivität oder andere psychische Störungen*

bestehen, die *als ätiologische Faktoren* für den Kopfschmerz vom Spannungstyp zu bewerten sind. Die alleinige Durchführung von verhaltensmedizinischen Therapieverfahren bei solchen Patienten hat wahrscheinlich keine Aussicht auf Erfolg.

Verhaltensmedizinische Behandlung von Kindern

Die wissenschaftliche Evaluation der *Behandlung von Kindern* mit episodischem oder chronischem Kopfschmerz vom Spannungstyp ist sehr spärlich. Gerade bei Kindern ist eine *nichtmedikamentöse, verhaltensmedizinische Therapie* besonders wünschenswert. Die *Evaluation von Streßfaktoren, Schlafverhalten, Freizeitverhalten, Fernsehkonsum und Ernährung* ist hier besonders wichtig, um ätiologische Faktoren zu erfassen, die einen *episodischen* Kopfschmerz vom Spannungstyp generieren können.

Ein *chronischer* Kopfschmerz vom Spannungstyp entwickelt sich in aller Regel erst *nach dem 10. Lebensjahr*, und zwar dann, wenn ätiologische Faktoren nicht adäquat erfaßt bzw. beseitigt worden sind. Als Therapiemaßnahme bei Kindern bietet sich neben der *Elimination ätiologischer Faktoren* insbesondere ein Entspannungsverfahren an. Zur Erfassung von ätiologischen Faktoren und von Auslösemechanismen sollte ein *kindgerechtes Tagebuch* geführt werden. Die *Beteiligung der Eltern* bei der Selbstbeobachtung des Kindes ist von ganz besonderer Bedeutung.

EMG-Biofeedback und *Entspannungstrainings* wurden in verschiedenen Studien bei Kindern evaluiert. Es zeigte sich, daß die Zielparameter bei einer Patientengruppe mit einem mittleren Lebensalter von 15 Jahren *bei einer kombinierten verhaltensmedizinischen Therapie*, bestehend aus Muskelentspannungstraining und EMG-Biofeedback, *nach einer dreimonatigen Therapiephase um 42 % reduziert* wurden und daß sich *nach einem Jahr eine 95%ige Kopfschmerzreduktion* einstellte.

Die Behandlung von Kindern mit häufigen Kopfschmerzproblemen ist eine *besonders zeitaufwendige Maßnahme*, die einen erfahrenen Therapeuten benötigt. Aus diesem Grunde sollten Kinder mit problematischen Kopfschmerzen nach Möglichkeit *einem spezialisierten Arzt* vorgestellt werden, der eng *mit entsprechend ausgebildeten Psychologen* zusammenarbeitet.

Kosten- und Zeitökonomie

Im Hinblick auf die große Prävalenz von Kopfschmerzerkrankungen, insbesondere des Kopfschmerzes vom Spannungstyp, wäre es wünschenswert, wenn die verhaltensmedizinischen nichtmedikamentösen Therapieverfahren kostengünstig und zeitlich wenig aufwendig verfügbar wären. Tatsächlich sind *die hohen Kosten* im Zusammenhang mit *dem großen erforderlichen Zeitaufwand* die Hauptgründe, warum verhaltensmedizinische Therapieverfahren nur eine limitierte Verbreitung finden. Als weiterer Grund dafür muß gelten, daß *die Ausbildung in solchen Therapieverfahren nur punktuell* möglich ist und auch *Therapeuten nur in Ausnahmefällen unmittelbar verfügbar* sind.

Normale verhaltensmedizinische Behandlungsreihen benötigen eine *Therapie über Monate mit wöchentlichen Sitzungen.* Kurztherapieverfahren versuchen, mit wöchentlichen Sitzungen von 1 h, maximal *beschränkt auf 2 Monate*, auszukommen.

Als *Therapiealternative* wurden deshalb auch Informationsmaterialien in Form von *Patientenratgebern* oder von *Audio- oder Videobändern* untersucht. Der Vorteil dieser Maßnahmen ist, daß die Patienten nicht auf Therapeuten angewiesen sind und zu Hause bequem die Therapieinhalte erarbeiten können. Solche Therapiemaßnahmen können auch mit *initialen Therapeutenkontakten* verbunden sein, so daß die Patienten nach einer Startphase selbständig weiterüben können.

Kombination mit medikamentösen Therapieverfahren

Kontrollierte Studien zur *Kombination von verhaltensmedizinischen und medikamentösen Therapieverfahren* sind nur sehr spärlich. Dies hat seinen Hintergrund in dem wissenschaftlichen Bemühen, die einzelnen Wirkfaktoren isoliert darzustellen. Der isolierte Vergleich von medikamentösen und nichtmedikamentösen Therapieverfahren erscheint hier jedoch wenig sinnvoll, da eine isolierte nichtmedikamentöse Behandlung oder eine isolierte medikamentöse Behandlung bei hartnäckigem Kopfschmerz vom Spannungstyp in jedem Fall *als unzureichende Therapiemaßnahme* angesehen werden muß. Die Kombination beider Therapiemaßnahmen muß deshalb wissenschaftlich weiter analysiert werden.

Physiotherapie

Prävention von muskulärem Streß

Physiotherapeutische Verfahren zielen darauf, die Folgen von *Störungen im Bereich des Bewegungssystems* positiv zu beeinflussen. Die Methoden werden in der Regel erst dann eingesetzt, wenn solche Störungen bereits eingetreten sind.

! Wünschenswert wäre es, daß solche Störungen durch bewußtes Verhalten des Patienten *vermieden* werden können.

Mechanische Fehlbelastungen und muskulärer Streß treten naturgemäß mit größter Wahrscheinlichkeit im Bereich der *Halswirbelsäule* ein, da die *Beweglichkeit* der Halswirbelsäule besonders groß ist und die kontinuierliche Kontrolle der *Haltung des Kopfes im Raum* sowie die *permanente Ausrichtung der Sinnesorgane* im Bereich des Kopfes auf äußere Reize eine *permanente Korrektur* der mechanischen Elemente der Halswirbelsäule erfordern. Auch die *kontinuierliche Aufrechterhaltung des Gleichgewichts* in der aufrechten Stellung des Menschen erfordert eine ständige mechanische Regulation. Durch bewußte Maßnahmen des Patienten sollen Störungen im Bereich der mechanischen Regulation verhindert und damit auch der Entstehung von Kopf- und Gesichtsschmerzen vorgebeugt werden.

Vermeidung von unphysiologischen Sitz- und Standpositionen

Durch eine *unphysiologische Sitz- und Standposition* mit Anteroposition des Kopfes, Protraktionsstellung der Schulter und einer flektierten Haltung der Wirbelsäule wird eine ständige mechanische Überbeanspruchung von Gelenken, Sehnen und Weichteilen bedingt. Die Folge dieser sog. *sternalen Belastungshaltung* sind die Entstehung von *lokalen Entzündungen* in den überbeanspruchten Geweben und eine *Freisetzung von Entzündungsmediatoren* mit der Konsequenz einer erhöhten Schmerzempfindlichkeit der Strukturen. Es entstehen sog. *pseudoradikuläre Schmerzen* mit Projektion der Beschwerden in die betroffenen Segmente.

Zur Vorbeugung dieser unphysiologischen sternalen Belastungshaltung sollten dem betroffenen Patienten *Maßnahmen im Sinne einer krankengymnastischen Rücken- und Haltungsschule* zugänglich gemacht werden. Ziel solcher Maßnahmen ist die Erkenntnis des Patienten, daß er durch eigene bewußte *Haltungskorrekturen* seinem Kopfschmerz oder Nackenschmerz direkt vorbeugen und darauf Einfluß nehmen kann. Einige Beispiele sollen nachfolgend skizziert werden.

Kinder und Jugendliche. *Lange Schulwege mit in der Hand getragenen schwere Büchertaschen* führen bei Kindern dazu, daß eine gerade Haltung nicht möglich ist, sondern zum Ausgleich des Gewichts der Tasche eine *nach vorn gebeugte Haltung* eingenommen wird. Daraus wiederum entsteht ein muskulärer Streß, der bereits in der Schule zu erheblichen Kopfschmerzen beitragen kann. Die *Gestaltung der Schulmöbel* kann ebenfalls zur Vermeidung oder zur Erhöhung von muskulärem

Streß beitragen. Unverständlicherweise werden die Stühle der Kinder in aller Regel ohne Armstützen ausgestattet. Die Folge ist, daß ein entspanntes Zurücklehnen mit Entlastung des Schultergürtels nur schwer möglich ist.

Auch die *Sitzhaltung beim Fernsehen* kann bei Kindern durch die Konzentration auf das Geschehen im Fernsehen völlig in Vergessenheit geraten, und einseitige unphysiologische Sitzhaltungen werden vom Nervensystem über längere Zeit ignoriert. Die Folge ist die Entstehung eines muskulären Streßproblems. Aus diesem Grunde sollten die Kinder möglichst eine *entspannte Sitzhaltung* einnehmen und *Fernsehzeiten limitieren*.

Muskulärer Streß im Alltag. Die *Arbeiten im Haushalt*, die nach wie vor vorwiegend von Frauen ausgeführt werden, sind sehr häufig durch ungünstige muskuläre Tätigkeiten gekennzeichnet. Es ist deshalb auf eine möglichst physiologische Gestaltung dieser Arbeitsplätze zu achten. Insbesondere sollten Reinigungsvorgänge mit dem Staubsauger, dem Besen oder dem Putzlappen so durchgeführt werden, *daß ein übermäßiges Bücken nicht erforderlich ist*. Dies kann man z. B. erreichen, indem man entsprechend *lange Stiele an den Arbeitsgeräten* anbringt. Wenn Putzarbeiten durchgeführt werden sollen, die normalerweise durch Vornüberbeugen ausgeübt werden, sollte nach Möglichkeit ein Gerät mit einem Stiel eingesetzt werden, oder die Reinigungsarbeiten sollten *im Knien* durchgeführt werden. Ebenfalls sollten Tätigkeiten, die *Sitzen* möglich sind, nicht im Stehen ausgeführt werden (z. B. Bügeln, Kartoffelnschälen u. ä.). Arbeitsgeräte im Haushalt, wie z. B. Kühlschränke, Küchenschränke, Herde oder Spülbecken, werden teilweise sehr niedrig angebracht. Aus diesem Grunde müssen häufig Bückvorgänge durchgeführt und Gegenstände emporgehoben werden. Bereits *bei der Installation solcher Geräte* sollte darauf geachtet werden, daß *eine adäquate Arbeitshöhe* eingehalten werden kann. Ist dies nicht möglich, sollten Gegenstände, die häufig gebraucht werden, möglichst *in Armhöhe* plaziert und weniger häufig gebrauchte Gegenstände in anderen ungünstigeren Höhen deponiert werden. Auch durch eine *korrekte Stehhaltung* an den Arbeitsgeräten kann eine deutliche muskuläre Entlastung ermöglicht werden.

Hausarbeit. Hausarbeit ist ganz besonders mit *häufigem Tragen von schweren Gegenständen* verbunden. Besonders das Mutterdasein erfordert das häufige Emporheben von Kindern. Dabei kommt es zu extremen *einseitigen und falschen Belastungen der Wirbelsäule*. Man sollte hier versuchen, die Lasten nach Möglichkeit *gleichmäßig auf die Arme zu verteilen* und insbesondere eine sternale Belastungshaltung zu vermeiden.

Sitzende Tätigkeit. Bei *sitzender Tätigkeit* an jeglichen Arbeitsplätzen sollte darauf geachtet werden, daß eine *kontinuierliche Dynamik* im Bewegungssystem möglich ist. Durch eine einseitige statische Haltung werden lokale muskuläre Streßprobleme erzeugt, die zu den oben genannten Veränderungen führen können. Durch eine ständige dynamische Variation kommt es zu einem Ausgleich solcher Streßprobleme, womit Schmerzen vorgebeugt werden kann. Die Benutzung eines *Stuhles mit einer dynamischen Rückenlehne* ist ein besonders gutes Mittel, um eine ergonomische und ermüdungsfreie Tätigkeit im Sitzen zu ermöglichen. Die Wirbelsäule kann auf diese Weise, je nach Arbeitshaltung, verschiedene Positionen einnehmen. Durch die dynamischen Veränderungen kommt es zu einer ständigen Neuregulation der Rückenstatik, so daß eine lokale Fehlbeanspruchung und ein muskulärer Streß gar nicht erst entstehen. Beim Sitzen sollte darüber hinaus beachtet werden, daß die *Füße eine feste Bodenberührung* haben, die *Kniegelenke im rechten Winkel angebeugt* sind, die *Oberschenkel bequem auf der Sitzfläche* aufliegen und das *Becken leicht nach vorn rotiert* ist. Der Stuhl sollte immer mit *Armlehnen* ausgestattet sein, damit in der Sitzposition eine seitliche Stütze vorhanden ist und die Wirbelsäule und die Rückenmuskulatur das Gleichgewicht nicht allein aufrechterhalten müssen. Ein *Drehstuhl* verhindert, daß *Drehbewegungen in den Wirbelgelenken* ausgeführt werden müssen. Die Ablagen von häufig gebrauchten Gegenständen in der Nähe der Sitzposition vermeidet ständige muskuläre Veränderungen. Aus diesem Grunde sollten z. B. Lexika, häufig gebrauchte Texte, Nachschlagewerke etc. *in Griffnähe* deponiert sein.

Verhalten bei Lastentragen. Bei *stehender Tätigkeit* oder *bei Tätigkeit in Bewegung* sollte darauf geachtet werden, daß das Tragen von Lasten soweit möglich vermieden wird. Wenn das Tragen notwendig ist, sollten solche *Lasten möglichst leicht* sein. Beim *Heben* soll immer darauf geachtet werden, daß die Lasten *mit gebeugten Knien* und *bei gestrecktem Rücken* so nahe wie nur irgend möglich *am Körper* gehalten werden, um eine übermäßige Beanspruchung der Wirbelsäule aufgrund von Hebelwirkungen zu vermeiden. Es ist also darauf zu achten, daß die Lasten möglichst *nicht* mit einem gestreckten Rücken *körperentfernt* getragen und *nicht bei gebeugter Wirbelsäule* angehoben werden. Das Anheben der Lasten und die Einnahme der Tragerichtung sollten *nacheinander* erfolgen. Dreht man beim Anheben der Lasten simultan die Wirbelsäule, kommt es zusätzlich zu einer mechanischen Beanspruchung der kleinen Wirbelgelenke mit der Folge, daß bei ungünstiger Arbeitsposition eine Überanstrengung in diesem Bereich entsteht. Dies gilt insbesondere auch für die *Belastung der Bandscheiben*, die durch die Drehbewegung stark in Mitleidenschaft gezogen werden können.

Aus den vorgenannten Mechanismen leiten sich einige einfache Regeln ab, die in die Lage versetzen, muskulären Streß zu vermeiden (s. auch nachfolgende Übersicht „Allgemeine Regeln ..."):

! - Möglichst *auf das Tragen von schweren Lasten verzichten*.
- Wenn notwendig, *Lasten auf mehrere Personen verteilen*.
- Beim Anheben den *Rücken gerade halten*.
- *Anheben der Lasten mit gebeugten Knien und gestrecktem Rücken*.
- Die Last *so nah wie möglich am Körper* anheben.
- Die Lasten möglichst *gleichmäßig auf beide Arme* verteilen.
- Beim Anheben von Lasten die *Arbeitsposition möglichst häufig wechseln*.

▶ *Allgemeine Regeln zur Vermeidung von muskulärem Streß*

1. *Keine einseitigen muskulären Belastungen* zulassen.
2. Bei Schreibarbeiten, Arbeiten am Computer, Lesen, Fernsehen, Handarbeiten, Autofahren etc. *öfter eine Pause* machen.
3. Wenn aufgrund übermäßiger Konzentration häufig vergessen wird, eine Pause zu machen: einen *Zeitgeber* benutzen, der nach einer fest eingestellten Zeit (z. B. eine Stunde, Eieruhr) ein Signal gibt.
4. Wenn Sie ganztägig sitzend arbeiten, investieren Sie, anstatt einmal im Jahr für 14 Tage in Urlaub zu fahren, das gesparte Geld in einen *Stuhl mit dynamischer Rückenlehne*. Der Erholungs- und Entspannungseffekt für das gesamte Berufsleben wird deutlich größer sein als der Urlaub. Benutzen Sie eine *Nackenstütze und Armlehnen*, wenn Sie über längere Zeit sitzend tätig sein müssen.
5. Benutzen Sie eine *Leiter* oder einen *Stuhl*, anstatt mit den Händen über dem Kopf zu arbeiten.
6. Bei notwendigen Drehbewegungen *drehen Sie sich mit dem ganzen Körper,* und *vermeiden Sie abrupte Drehbewegungen des Kopfes*.
7. Beugen Sie sich beim Haarewaschen nicht über das Waschbecken unter den Wasserhahn, sondern stellen Sie sich *gerade* unter die Dusche.
8. *Vermeiden Sie Zugluft*, dies führt zur Auslösung von muskulären Schon- und Schutzreflexen, die einen muskulären Streß bedeuten.
9. *Tragen Sie bei kaltem Wetter hohe Kragen oder einen Schal*, um den Hals vor einseitiger Kälteeinwirkung zu schützen; dadurch wird permanente muskuläre Anspannung vermieden.
10. Führen Sie regelmäßig *isometrische Übungen* durch.
11. Lassen Sie *automatische Ausgleichsbewegungen* des Körpers zu und unterdrücken Sie nicht Gähnen oder Streck- und Reckbewegungen, die der Körper durchführen möchte.
12. Benutzen Sie *beim Liegen ein kleines Kopfkissen*.
13. Setzen Sie sich bei Gesprächen dem Partner *nicht frontal* gegenüber, sondern plazieren Sie *den Besucherstuhl im 90°-Winkel* am Schreibtischrand. Ihre mimische Muskulatur wird entlastet, und die Halsmuskulatur kann sich durch abwechselnde Rotationsbewegungen entlasten.

Isometrische Übungen

Neben der Prävention von muskulärem Streß gibt es *aktive therapeutische Maßnahmen* der Physiotherapie, um direkt pathophysiologische Prozesse im Bereich der Muskulatur positiv zu beeinflussen. Zu unterscheiden sind

- *isometrische Übungen*,
- *aktive Bewegungsübungen* und
- *passive Massagetechniken*.

Bestehen beim Kopfschmerz vom Spannungstyp *muskuläre Faktoren*, sollten die Patienten angeleitet werden, *isometrische Übungen* einzusetzen, um den muskulären Streß auszugleichen. Die Übungen sind *sehr einfach* durchzuführen, können *in jeder Situation* unterstützend angewendet werden und sind *eigenständig* durch den Patienten durchführbar. Darüber hinaus benötigen sie *nur kurze Zeit* und können neben der direkten muskulären Beeinflussung auch eine *günstige Arbeitsentlastung* mit sich bringen. Die Übungen sollten *mit ca. 50 % der maximalen Kraft* durchgeführt werden. Die einzelnen Übungen benötigen nur 10–15 s, sollten jedoch 3- bis 5mal *täglich* wiederholt werden. Die Maßnahmen können in *sitzender Position* durchgeführt werden. *Beide Beine* sollen dabei *fest auf dem Boden* plaziert werden, das *Becken* soll *leicht nach vorn* geneigt sein und eine *entspannte gerade*

Sitzhaltung mit leichtem Hohlkreuz eingenommen werden. Die unterschiedlichen perikranialen Muskelanteile werden dann gezielt durch 3 Übungen isometrisch angespannt und entspannt.

Übung für die vordere Halsmuskulatur und die paravertebrale Muskulatur

! Die beiden Hände werden gefaltet und vor dem Kopf mit den Innenflächen der Hände auf die Stirn gelegt. Zur Entlastung des M. sternocleidomastoideus wird der Kopf leicht nach vorne geneigt. Nun wird der Kopf in die Handinnenfläche gedrückt, ohne daß es dabei zu einer Bewegung kommt. Durch die Wirkung von Kraft und Gegenkraft kommt es dabei in der vorderen Halsmuskulatur und in der Prävertebralmuskulatur zu einer isometrischen Anspannung, die nach 15 s wieder entlastet wird (Abb. 6.32).

Übung für die dorsale Halsmuskulatur

Es werden die gefalteten Hände gegen den Hinterkopf gelegt, und der Kopf wird gegen die Handinnenflächen gedrückt (Abb. 6.33). !

Übung für die laterale Halsmuskulatur

Der Kopf wird nach links bzw. nach rechts gedreht. ! Die rechte bzw. linke Hand wird an die rechte bzw. an die linke Schläfe mit der Handinnenfläche gelegt. Der Kopf wird in die entsprechende Handinnenfläche rotiert, ohne daß es dabei zu einer mechanischen Bewegung kommt (Abb. 6.34).

Die Übungen sollten am Arbeitsplatz und auch zu anderen Gelegenheiten *regelmäßig* durchgeführt werden. Die einzelnen Übungen können dabei *5 mal wiederholt* werden und sollten *im Tagesverlauf 3 mal* eingesetzt werden. Zur Unterstützung der isometrischen Übungen kann bei der Anspannung die Einatmung erfolgen und bei der Entspannung die Ausatmung.

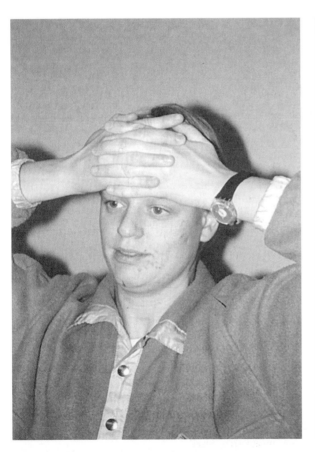

Abb. 6.32. Übungen für die vordere Halsmuskulatur und die paravertebrale Muskulatur

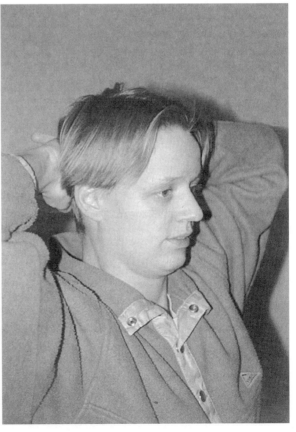

Abb. 6.33. Übung für die dorsale Halsmuskulatur

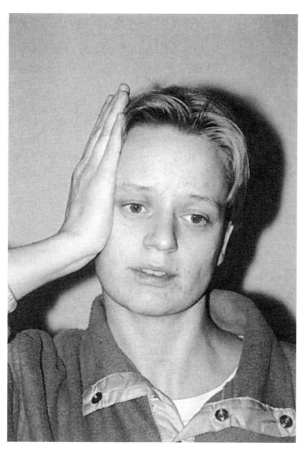

Abb. 6.34. Übung für die laterale Halsmuskulatur

Halswirbelsäulengymnastik

Muskulärer Streß entsteht insbesondere bei einseitiger muskulärer Belastung im Bereich der Halswirbelsäule. Einfache *Halswirbelsäulengymnastik* kann dazu beitragen, daß dieser muskuläre Streß abgebaut wird. Nachfolgend werden einige leicht durchzuführende Übungen beschrieben.

1. Das Kinn wird auf das Sternum aufgelegt, und anschließend wird der Kopf nach rechts bzw. nach links lateral gedreht. Die Übungen werden so durchgeführt, daß bei einer Drehung der Kopf in lateraler Endposition maximal angehoben ist und bei der nächsten Drehung der Kopf in Form einer Nickbewegung gesenkt wird (Abb. 6.35 a–c).
2. Das Kinn wird auf die Brust gelegt und der Kopf dabei gerüttelt (Abb. 6.36).
3. Der Kopf wird schubladenartig auf der Halswirbelsäule nach vorn geschoben und anschließend wieder zurückgezogen (Abb. 6.37).
4. Durch Schulterrollen werden Schulter- und die Nackenmuskulatur gelockert (Abb. 6.38).

Kurzzeitige Ruhigstellung

Bei *extremer Schmerzempfindlichkeit der perikranialen Muskulatur* kann durch eine vorübergehende Ruhigstellung eine Reduktion der übermäßigen nozizeptiven afferenten Aktivität erreicht werden. In jedem Falle sollte diese Ruhigstellung *auf wenige Tage (maximal 3) limitiert* sein, da es sonst erneut zu einer Fehlregulation im Bewegungssystem kommt.

In *Extremsituation* können indiziert sein:

— Ruhigstellung mit *Bettruhe* und die Verwendung eines *Wattekragens*.

In dieser Phase kann eine zusätzliche

— *pharmakologische Sedierung* durch Benzodiazepine

erforderlich und hilfreich sein. Auch in dieser Situation sollte unter allen Umständen von vornherein eine zeitliche Limitierung dieser pharmakologischen Maßnahme (auf *maximal 3 Tage* festgelegt werden.

Während des Tages können nach dieser initialen Intensivphase ebenfalls ein Wattekragen, HWS-Binden, Stützbandagen oder ähnliches zur Ruhigstellung getragen werden. Zusätzliche *isometrische Übungen* unter krankengymnastischer Anleitung können eine Störung der neuronalen Propriozeption und eine muskuläre Atrophie verhindern.

Lokale Thermotherapie

Während der Phase der Ruhigstellung kann eine *lokale Wärmetherapie* durchgeführt werden mit

— feucht-heißen Kompressen,
— Fangopackungen,
— Fön,
— Brennsalben oder
— Brennwatte.

Bei der *Brennwatte* (Thermazet-Watte) kann die direkte physikalische Wärme im Sinne eines Wärmestaus durch die zusätzliche Wirkung des Capsaicins unterstützt werden. Wird die Brennwatte über Nacht getragen, kann dieser Effekt kontinuierlich wirken und durch den Schweiß noch zusätzlich aktiviert werden.

Abb. 6.35 a–c. Halswirbelsäulengymnastik zur Reduktion von muskulärem Streß
Abb. 6.36 (rechts außen). Halswirbelsäulengymnastik (Fortsetzung)

Physiotherapie

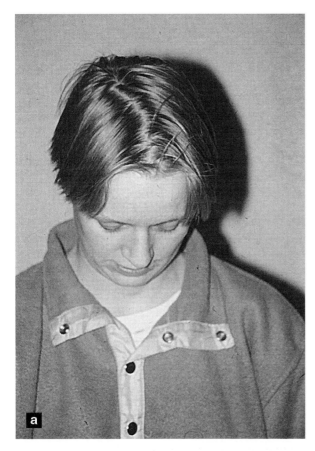
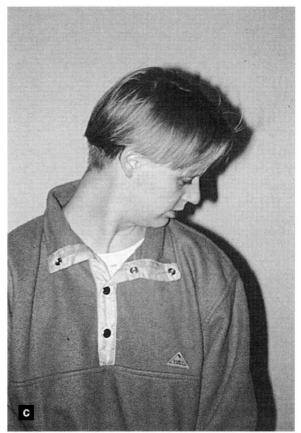
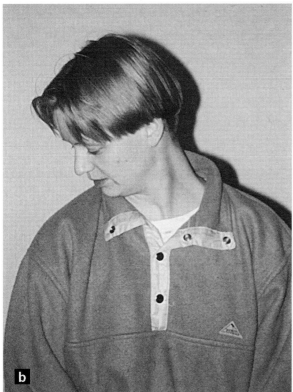
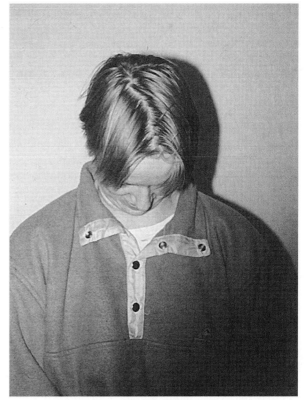

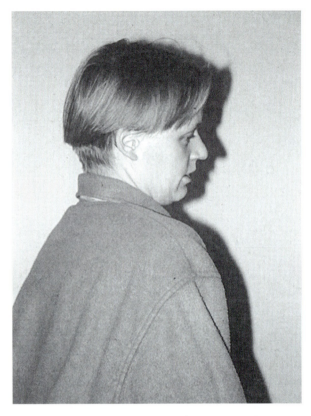

Abb. 6.37. Halswirbelsäulengymnastik (Fortsetzung)

Abb. 6.38. Halswirbelsäulengymnstik (Fortsetzung)

Elektrotherapie

Zusätzliche physikalische Effekte können erzeugt werden durch

- *lokale Elektrotherapie* und
- *transkutane elektrische Nervenstimulation* (TENS).

Bereits in der Initialphase sollte dem Patienten gezeigt werden, wie er durch solche Maßnahmen in der Lage ist, auch in Akutsituationen ohne Einsatz von Medikamenten eine *Schmerzlinderung* zu erzielen. Die Therapieverfahren sollen über eine Beeinflussung des körpereigenen antinozizeptiven Systems zu einer Reduktion der afferenten Schmerzinformation führen.

Unterstützender Einsatz von Lokalanästhetika

Durch gezielten *Einsatz von Lokalanästhetika* im Bereich der tonisch und sensorisch veränderten Muskulatur können sowohl *direkte Wirkungen* im Bereich der Muskulatur als auch *sekundäre Wirkungen* durch veränderte nozizeptive Reflexe induziert werden.

> **MERKE**
>
> Dabei sollte unter *keinen Umständen* eine Lokalanästhesie als *singuläre* und insbesondere kausale Therapie eingesetzt bzw. bewertet werden.

Zur *lokalen Quaddeltherapie* werden 8–10 ml niederprozentiges Lidocain oder Procain im Bereich der hyperästhetischen Head-Zonen als Quaddeln appliziert.

> **MERKE**
>
> Die *intravenöse Infusion* von niederprozentigem Lidocain oder Procain erbringt nur zeitweilige Effekte und hat sich in Doppelblindstudien *nicht als effektiv* erwiesen. Wegen möglicher Komplikationen sollte deshalb darauf verzichtet werden.

Massagetechniken

Massagetechniken werden seit vielen Generationen in vielen Kulturen traditionell eingesetzt. Bis heute liegt jedoch kein klares Verständnis der Wirkungsweise vor. Durch Massagetechniken sollen der *erhöhte Muskeltonus* und *lokale Muskelspasmen* verändert werden. *Sekundär* soll dadurch eine *Reduktion der erhöhten Schmerzempfindlichkeit* herbeigeführt werden.

Das therapeutische Rationale der Massage basiert auf der Annahme, daß der *Reflexbogen zwischen den Muskelspindelrezeptoren und der Muskelanspannung* positiv beeinflußt wird. Darüber hinaus sollen *körpereigene Opioide* durch die Massage freigesetzt werden. Der Wirkmechanismus wird also sehr ähnlich interpretiert wie bei anderen traditionellen Therapieverfahren, insbesondere bei der *Akupunktur*. Eine besonders große Beeinflussung solcher neurophysiologischen Mechanismen soll durch die *Bindegewebsmassage* herbeigeführt werden. Die verschiedenen Massagetechniken sind sehr mannigfaltig. Durch Muskelklopfen sollen auch tieferliegende Muskeln erreicht werden. Durch Muskelkneten und Muskelkompression sollen ödematöse Veränderungen und Gewebsadhäsionen positiv verändert werden.

Durch die Anwendung von *Hitze* oder von *Kälte* lassen sich die *Effekte der Massage* zusätzlich verbessern. Lokale Wärme oder Kälte können mittels Heizkissen, Flüssigkeitskompressen oder Wärmeakkus appliziert werden. Durch diese thermische Beeinflussung können auch *tiefere Muskeln* (bis zu 4 cm) erreicht werden. Neben dem direkten Effekt auf die *mechanischen Muskeleigenschaften* wird auch die *regionale Muskeldurchblutung* verbessert, indem es zu einer gefäßerweiternden Wirkung kommt. Damit kann der Muskelmetabolismus normalisiert werden. Bei *akuten Schmerzen* können lokale Kälteanwendungen schnell den Schmerz beseitigen sowie durch Unterbrechung des Reflexbogens den erhöhten Muskeltonus reduzieren.

Bei akuten Kopfschmerzattacken und bei kontinuierlichen Dauerkopfschmerzen können die klassischen Massagetechniken und auch krankengymnastische Übungsbehandlungen *schmerzprovozierend* sein. Aus diesem Grunde sollten erst Maßnahmen getroffen werden, um die Schmerzempfindlichkeit der Kopfmuskulatur und des Bewegungsapparates zu reduzieren, so daß dann eine schmerzfreie Behandlung durchgeführt werden kann.

Techniken bei hochakuten Schmerzen. Solange die perikraniale Muskulatur noch hochschmerzempfindlich ist, kann die sog. *Münzmassage* eingesetzt werden. Man benutzt dazu eine normale Geldmünze, die man über die Haut gleiten läßt. Durch diese mechanische Irritation werden Nozizeptoren der Haut und der Muskulatur gereizt, womit das afferente Erregungsmuster verändert wird und so die Schmerzempfindlichkeit reduziert werden kann. Zugleich werden vegetative Reflexe verändert, die periphere Vasomotorik und der erhöhte Muskeltonus normalisiert. Das Verfahren ist sehr *einfach und billig* einzusetzen und kann auch von ungeschulten Kräften, z. B. Familienangehörigen des Patienten, durchgeführt werden (Abb. 6.39).

Technisch geht man dabei so vor, *daß eine 5-DM-Münze mit leichtem Druck halbschräg über die Haut gezogen wird.* Der Druck wird dabei so dosiert, daß ein *deutlicher, jedoch erträglicher Schmerz* ausgelöst wird. Im Nacken setzt man dabei die Münze *neben den Dornfortsätzen* auf und zieht dann die Münze horizontal in den entsprechenden Dermatomen zur seitlichen Halsbegrenzung oder auch bis zum Schultergelenk. In akuten Stadien kann zur Reduktion der Schmerzempfindlichkeit noch ein *Öl* oder eine *Creme* aufgetragen werden. Abschließend streicht man die betreffen-

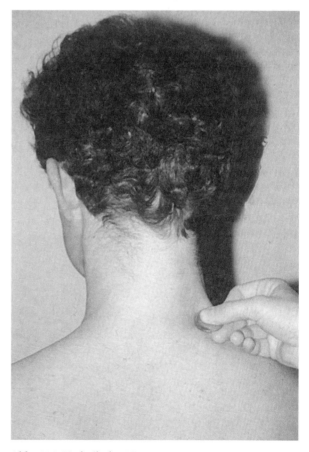

Abb. 6.39. Technik der Münzmassage

den Areale mit der flachen Hand ab, *um lokale Stauungen auszugleichen.*

Aktive Selbstmassagetechniken. Durch die Massage können *lokale humorale und auch neuronale Wirkungen* im Bewegungssystem induziert werden. Die Massage sollte nach Möglichkeit so gestaltet werden, daß der Patient sich nicht passiv bedienen lassen muß, sondern daß er gerade im Kopf- und Gesichtsbereich *aktiv eine Selbstmassage* durchführen kann. Dies ist möglich, indem der Patient *mit aufgestützten Ellbogen am Tisch* sitzt. Die einzelnen Schritte können dann direkt vom Patienten in Eigenmaßnahme durchgeführt werden. Auch hier sollte möglichst 3 *mal täglich* eine Übung erfolgen.

M. masseter. *Bei leichtem Zubeißen des Kiefers* palpiert der Patient den Muskel mit beiden Händen bei aufgestützten Ellbogen. Durch leichtes Kauen kann der Patient den sich anspannenden Muskel genau ertasten und dann den Verlauf vom Ansatz bis zum Ursprung mit *Druckbewegungen* massieren. Die Ausübung des Druckes sollte so stark sein, daß die *Intensität gerade noch ertragen* werden kann. Bestehende Myogelosen sollten speziell palpiert werden, bis sie sich auflösen.

M. temporalis. Auch der M. temporalis kann vom Patienten durch *Zusammenbeißen des Kiefers* erfaßt und in seinem gesamten Verlauf massiert werden. *Lokale Muskeldruckpunkte* lassen sich direkt feststellen und eingehend bearbeiten.

Ansatz des M. pterygoideus medialis. Die Daumen der beiden Hände werden an der *Innenseite des Kieferwinkels* auf den Muskelansatz gedrückt. Die übrigen Finger üben eine *Gegenkraft* von außen auf den Unterkiefer aus. Nun kann mit dem Daumen der Muskelansatz beidseits massiert werden.

M. digastricus enter posterior. Bei *dorsal geneigtem Kopf* kann mit dem Zeigefinger der Muskelbauch *beidseits* zwischen dem Mastoid und dem Unterkiefer palpiert und massiert werden.

M. frontalis. Mit den *Fingerkuppen* kann der Muskel beidseits an der Stirn *in kreisenden Bewegungen* kräftig palpiert und massiert werden. Abschließend sollte der Muskel von der Mittellinie zu den Ohren hin *kräftig mit den Fingerkuppen überstrichen* werden.

Mm. suboccipitales. Auch diese Muskeln werden *mit den Fingerkuppen durch kreisende Bewegungen* kräftig palpiert und massiert. Anschließend werden die Muskeln mit den Fingerkuppen von der Mittellinie zum Ohr hin *ausgestrichen.*

Wärmetherapie

Durch Einsetzen von *lokaler Wärme* soll eine *lokale Hyperämie* im entsprechenden Areal ausgelöst werden. Man verspricht sich davon ein *erhöhtes Angebot an Sauerstoff* und einen *schnelleren Abbau von Stoffwechselmetaboliten* im Bereich des durch muskulären Streß überbeanspruchten Muskels. Darüber hinaus sollen eine *verbesserte venöse und arterielle Blutströmung* ermöglicht werden und auch ein Lymphstau durch eine *Verbesserung des Lymphstroms* normalisiert werden. Zusätzlich sollen durch die lokale Wärme der *Muskeltonus reduziert* und eine *Reduktion der Muskelschmerzempfindlichkeit* herbeigeführt werden.

Lokale Wärme kann bei Kopf- und Gesichtsschmerzen durch mehrere Maßnahmen appliziert werden:

- Einsatz von *Rotlicht,*
- lokale Applikation einer *Wärmflasche,*
- lokale Applikation von *Fangopackungen,*
- *Warmwasserduschen,*
- *Heiße Rolle,*
- *Steam packs,*
- *Heilbäder* mit oder ohne Badezusätze.

Anwendung von warmem Wasser. Die Anwendung von warmem Wasser ist die *einfachste Wärmeapplikation.* So kann beispielsweise die *heiße Rolle* in jedem Haushalt hergestellt werden. Man benutzt dazu *mehrere ineinander gerollte Frotteehandtücher.* In das *mittlere* Frotteehandtuch wird *heißes Wasser* gegossen. Nimmt nun die Wärmeeinwirkung im Laufe der Zeit ab, wird einfach das äußere Frotteehandtuch abgenommen, so daß weiterhin eine erhöhte Temperatur auf die Halsmuskulatur einwirken kann.

Durch *heiße Bäder* oder *Warmwasserduschen* kann ebenfalls eine sehr einfache Wärmeanwendung erfolgen. Durch *Zusatz von ätherischen Ölen* in Form von Pflanzenölen oder Pflanzenextrakten kann eine zusätzliche positive Wirkung erreicht werden. Eine muskelrelaxierende Wirkung kann durch Heublumenbäder, durch Rosmarin- oder Wachholderbäder erzeugt werden. Einen nachgewiesenen, signifikant muskelrelaxierenden Effekt hat Pfefferminzöl.

Trockene Wärme. Trockene Wärme kann in Form von *Wärmflaschen* oder durch *Infrarotlampen* im Bereich der schmerzhaften Muskulatur appliziert werden. Die Thermotherapie sollte von dem Patienten *insbesondere bei hartnäckigen Kopfschmerzen* regelmäßig im Rahmen eines festen Therapieprogrammes *systematisch über 14 Tage* eingesetzt werden. Unter stationären Bedingungen ist eine solche Thermotherapie besonders effektiv.

Kältetherapie. Während die Wärmetherapie bei chronischen Prozessen eingesetzt wird, kann die Kältetherapie *bei akutem Muskelstreß* mit akut erhöhtem Muskeltonus und erhöhter Muskelschmerzempfindlichkeit sehr effektiv wirken. Einfache Applikationsformen von Kälte sind z. B.

- Kältesprays,
- Eispackungen,
- Kühlakkus,
- Kaltluft,
- kalte Wickel.

Durch lokale Kälteapplikation wird zunächst eine *lokale Vasokonstriktion in der Haut* bewirkt. Danach entsteht *eine lokale Vasodilatation mit einer reaktiven Erwärmung*. Entscheidend ist, daß durch die lokale Kälteapplikation ein direkter *analgetischer und antiphlogistischer Effekt* erzielt werden kann. Die Kälteapplikation erfolgt direkt *auf den schmerzhaften Muskel*.

Das *direkte Aufsprühen von Kältesprays* muß *vorsichtig dosiert* erfolgen. Bei übermäßiger Anwendung kann eine sehr schmerzhafte *lokale Erfrierung* herbeigeführt werden. Das Kältespray wird vorsichtig *aus einer Entfernung von 30 cm* aufgesprüht, bis sich auf der Haut eine leichte Frostkondensschicht ausbildet.

Stimulationstechniken (TENS, Akupunktur etc.)

Die *transkutane elektrische Nervenstimulation* (TENS) soll bei systematischem Gebrauch eine Reduktion von muskulären Schmerzen herbeiführen können. Das Rationale dieser Therapie basierte auf der mittlerweile weitestgehend verworfenen *Gate-Control-Theorie* von Melzack u. Wall (1965). Grundlage dieser Theorie ist die Annahme, *daß durch Applikation von nicht schmerzhaften Reizen auf die Haut der Einstrom von schmerzhaften Reizen im Bereich des Rückenmarkes gehemmt werden kann*. Entsprechend versucht man mit einer *kontinuierlichen elektrischen Stimulation* im Bereich der Haut, eine nicht schmerzhafte Dauerstimulierung zu erzeugen, die zu einer reflektorischen Hemmung der Spontanschmerzen führen soll.

Die heutigen *TENS-Geräte* sind kleine, streichholzschachtelgroße Geräte, die in der Tasche oder am Gürtel getragen werden können. Über ein kleines Kabel kann der Strom über Elektroden, die auf der Haut angebracht sind, direkt wirken. Moderne Geräte können mit unterschiedlichen Reizparametern arbeiten. Dabei werden *Stromstärken bis zu 50 mA* und *Stromimpulsfrequenzen zwischen 1 Hz und 100 Hz* bei einer *Impulsbreite zwischen 0,1 ms und 0,5 ms* eingesetzt. In aller Regel werden Frequenzen um 85 Hz verwendet. Die Stromstärke wird von dem Patienten so eingestellt, daß eine *maximal tolerierbare Intensität*, die jedoch nicht schmerzhaft sein soll, appliziert wird. In aller Regel werden breitflächige selbstklebende Elektroden eingesetzt.

Die TENS-Geräte führen meist nur zu einer *vorübergehenden Linderung*, was jedoch von Patienten mit hartnäckigen Kopfschmerzen bereits als wichtige Verbesserung der Kopfschmerzproblematik erlebt werden kann. Bei einigen Patienten können auch über die Zeit der Anwendung hinaus positive Effekte erzielt werden, jedoch ist dies sehr selten. Als Vorteil kann gewertet werden, daß die Patienten damit *unabhängig von einem Therapeuten* werden und eine aktive Maßnahme ohne Einsatz von Medikamenten durchführen. TENS-Geräte können ärztlicherseits verordnet werden.

Andere Arten der Anwendung physikalischer Einwirkungen, wie

- Gleichstromtherapie,
- Reizstromtherapie mit Impulsströmen,
- Hochfrequenztherapien mit Kurzwellen oder Mikrowellen,
- Ultraschalltherapie,
- Akupunktur

haben bei Kopf- und Gesichtsschmerzen nur einen *geringen* Stellenwert. Problematisch bei diesen Verfahren ist darüber hinaus, daß eine *gesicherte Wirkung bisher durch wissenschaftliche Studien nicht belegt* ist. Außerdem besteht bei diesen Verfahren als besonderer Nachteil eine *Abhängigkeit von der ärztlichen Praxis*, da diese Methoden nicht eigenständig durchgeführt werden können.

Therapie bei oromandibulärer Dysfunktion

Verschiedene Therapiebausteine

Die Behandlung der oromandibulären Dysfunktion (OMD) wird durch die *verschiedenen Fachgebiete* sehr different durchgeführt, je nachdem, ob die Behandlung aus zahnmedizinischer, kieferorthopädischer, manual- oder chirotherapeutischer Sicht veranlaßt wird. Läßt sich eine *kausale Bedingung* feststellen und verändern, ist der Therapieerfolg am besten. Allerdings ist eine solche kausale Bedingung sehr häufig nicht auffindbar, und entsprechend können nur *symptomatische Behandlungsverfahren* angeboten werden. Durch die symptomatische Therapie sollen eine *Schmerzreduktion* herbeigeführt und die *Parafunktionen beseitigt* werden. Insgesamt unterscheiden sich die Therapieerfolge der verschiedenen Maßnahmen kaum. Bei einer *konsequenten intensiven Behandlung* sind mit den unterschiedlichsten Verfahren recht *vergleichbare Ergebnisse* zu erzielen. Bei der Bewertung der Therapie ist zu berücksichtigen, daß die OMD nicht eine zeitlich unbegrenzte pathophysiologische Störung sein muß, sondern auch ohne weiteres eine *Spontanremission* aufweisen und – unabhängig von irgendeiner Maßnahme – eine *Restitutio ad integrum* erfolgen kann (Abb. 6.40).

Die Therapie der OMD basiert auf mehreren Bausteinen:

1. *Beratung* und *Information* des Patienten über die pathophysiologischen Bedingungen sind die primären Voraussetzungen für eine effektive Therapie. Der Patient muß darauf aufmerksam gemacht werden, daß er auf die Kieferstellung und die Kieferbewegung aufpassen und Zähnezusammenbeißen, Knirschen etc. vermeiden soll. Eine gute Möglichkeit ist, daß der Patient sich Signale in seiner Umgebung sucht, die er als *Hinweisreiz* für die Aufmerksamkeit auf seinen Kauapparat wählt. Dies kann z. B. Telefonklingeln oder aber der Glockenschlag einer Uhr sein.
2. Die nächste wichtige Maßnahme besteht darin, dem Patienten *aktive gymnastische Übungen für den Kieferbereich* beizubringen.
3. Ist die Kiefermuskulatur sehr schmerzhaft, kann durch ein *Kältespray*, das auf die Kiefermuskulatur aufgesprüht wird, eine temporäre Schmerzlinderung herbeigeführt werden. Dann können die gymnastischen Übungen während der Kältespraywirkung durchgeführt werden.
4. Eine ähnliche Maßnahme kann durch eine *temporäre Triggerpunktinjektion mit Lokalanästhetika* erfolgen. Der Nachteil ist jedoch, daß hier ein Arzt zugegen sein muß.
5. Regelmäßiges Trainieren eines *Muskelentspannungsverfahrens* (progressive Muskelrelaxation nach Jacobson) gehört zum Standardprogramm.
6. Das Erlernen von *Streßbewältigungsmaßnahmen* und *Selbstsicherheit* wird dazu führen, daß die Rückfallgefahr reduziert wird und einer weiteren OMD vorgebeugt wird.
7. Liegen aufgrund der Parafunktionen *entzündliche Gelenkveränderungen* vor, kann die *zeitweise Applikation eines nichtsteroidalen Antirheumatikums*, wie z. B. Diclofenac, Linderung bringen. Solche Maßnahmen sollten jedoch nur für 10–14 Tage durchgeführt werden.

Abb. 6.40. Möglichkeiten in der Therapie von Kopfschmerzen zurückzuführen auf oromandibuläre Dysfunktion

Verhalten	Aufklärung und Information		
	Aktive Bewegungstherapie		
	Entspannungsverfahren		
	Stressbewältigungstherapie		
	Bio-Feedback		
	Schmerzbewältigungstherapie		
	Ggf. verhaltensmedizinisch geleitete Medikamentenpause		
Physiotherapie	Krankengymnastik auf neurophysiologischer Grundlage		
	Wärme		
	Massagen		
Analgetika	Non-Opioid-Analgetika	Aspirin (4 x 1 g)	
		Paracetamol (4 x 1 g)	
		Ibuprofen (4 x 600 mg)	
		Naproxen (2 x 1000 mg)	
	Coxibe	Refecoxib (50 mg zur Nacht)	
		Celecoxib (2 x 200 mg)	
		Parecoxib (2 x 20 mg)	
	Cave:	Keine Einnahme von Analgetika auf Bedarfsbasis!	
	Cave:	Zur Vermeidung medikamenteninduzierter Chronifizierung und medikamenteninduzierter Dauerkopfschmerzen initial durch hohe Dosierung schnelle Schmerzlinderung anstreben	
Trizyklische Antidepressiva	Amitriptylin	25 - 150 mg oral	
	Doxepin	25 - 150 mg oral	
	Clomipramin	25 - 150 mg oral	
	Trimipramin	25 - 150 mg oral	
Botulinum-Toxin		50 - 100 U Botox®	
		200 - 500 U Dysport®	

Therapie bei oromandibulärer Dysfunktion

8. Ist die OMD bereits *länger chronifiziert*, kann die *Therapie mit einem trizyklischen Antidepressivum*, wie z. B. Amitriptylin, hilfreich sein. Die Medikation sollte so verabreicht werden, wie sie auch sonst bei chronischem Kopfschmerz vom Spannungstyp eingesetzt wird.
9. Als Unterstützung der genannten Maßnahmen kann zusätzlich zur Stabilisierung und Neueinstellung des Kiefers vom Zahnarzt *eine Aufbißschiene* angepaßt werden. Um dies zu realisieren, muß eine *sorgfältige Prüfung der Aufbißkontakte* durchgeführt werden. Die genaue Wirkungsweise der Aufbißschienen ist nicht bekannt. Es wird diskutiert, ob durch die Aufbißschiene eine *gestörte Okklusion normalisiert* werden kann. Dies soll durch eine Neueinstellung des Muskelspiels sowie eine Vermeidung von Bruxismus erzielt werden.

Krankengymnastische Übungen

Gerade bei *oromandibulärer Dysfunktion (OMD)* ist es erforderlich, daß der Patient Maßnahmen kennenlernt, mit denen er sich die *Bewegungen des Unterkiefers bewußt* macht, und Möglichkeiten hat, aktiv auf die mechanischen Vorgänge Einfluß zu nehmen. Eine ideale Übungsposition ist das *entspannte Liegen auf dem Rücken*. Die Übungen sollen so durchgeführt werden, daß es nicht zu übermäßigen Anstrengungen kommt, sondern eine *angenehme und bewußte Bewegung* durchgeführt werden kann. Damit die Konzentration auf den Kiefer und seine Bewegungen möglichst groß ist, schließt der Patient die Augen und schirmt Umweltreize, insbesondere auch akustische, ab. Anschließend konzentriert er sich auf seinen Unter- und Oberkiefer sowie auf die Lage der Zunge und des Kinns.

Wahrnehmung der Kieferbewegungen. Zur *Bewußtmachung der Kieferbewegungen* öffnet und schließt der Patient ganz langsam seinen Mund. Die Kieferbewegungen sollen dabei *sehr klein* sein, entscheidend ist, daß der Patient die Veränderung im Kiefergelenk *wahrnimmt*. Zwischen Kieferöffnung und -schluß soll jeweils eine Pause von 5 s liegen. Der Patient soll darauf achten, daß die Kiefermuskulatur die Bewegung *ganz ruhig und entspannt* durchführt (Abb. 6.41, 6.42).

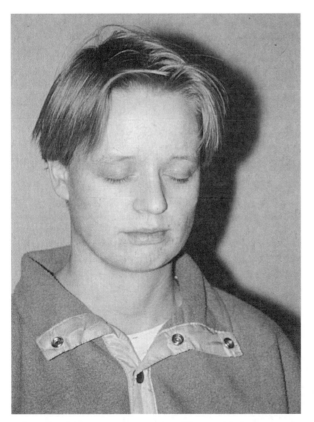

Abb. 6.41. Krankengymnastische Übungen bei oromandibulärer Dysfunktion, s. Text

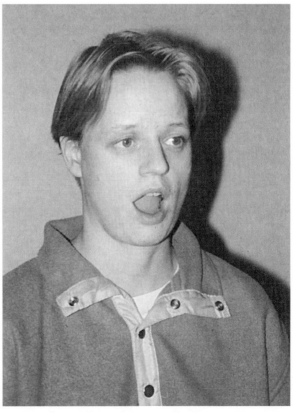

Abb. 6.42. Krankengymnastische Übungen bei oromandibulärer Dysfunktion, s. Text

Seitwärtsbewegung des Kiefers. Nun wird der Patient gebeten, den Unterkiefer bei *leicht geöffneter Haltung* nach rechts, zurück in die Ausgangslage, nach links und wieder zurück in die Ausgangslage zu positionieren. Auch diese Bewegung soll *ganz entspannt und ruhig* geschehen. Der Patient konzentriert sich dabei auf die Bewegung des Unterkiefers. Die Links- und Rechtsbewegungen sollen *20mal* durchgeführt werden. In der linken und rechten Position wird jeweils eine *Pause von 3 s* eingehalten (Abb. 6.43, 6.44).

Pro- und Retrotraktion. Die nächste Bewußtmachung der Kieferbewegung besteht in der *systematischen langsamen Protrusion und Retrusion* des Unterkiefers. Der Patient bewegt dabei den Unterkiefer langsam nach vorn und zurück. Es soll darauf geachtet werden, daß die Bewegung *langsam und entspannt* erfolgt. In der jeweiligen Endbewegung soll wiederum eine *Pause von 3 s* eingehalten werden (Abb. 6.45, 6.46).

Kombination der Bewegungen. In der abschließenden Übung werden nun die Mundöffnung, die seitlichen Bewegungen nach links und rechts sowie die Vorwärts- und Rückwärtsbewegung des Unterkiefers *kombiniert*. Dabei soll der Patient ebenfalls darauf achten, daß die Bewegungen *entspannt und locker* ablaufen.

Wiederherstellung einer physiologischen Okklusion

Störungen der Okklusionsverhältnisse, wie z. B. Okklusionsnebengeräusche, Hyper- oder Nonokklusion, Frühkontakte und Balance-Interferenzen, werden zahnärztlicherseits als wichtige Bedingungen von oromandibulären Dysfunktionen angesehen. Die Therapie richtet sich bei solchen Störungen entsprechend auf die *Wiederherstellung einer physiologischen Okklusion*. Als therapeutische Maßnahmen werden eine *Ruhigstellung* oder eine *Entlastung* durch eine Aufbißschiene sowie ein möglichst *kausales Ausschalten der zu der Okklusionsstörung führenden Faktoren* veranlaßt. Solche Maßnahmen können z. B. in dem *Entfernen von unphysiologischen Zahnkontakten* und dem *Ermöglichen einer balancierten Führung der Kieferexkursionen* bestehen. Bei der Therapie eines bestimmten Patienten kann allerdings häufig nicht vorhergesagt werden, ob solche Maßnahmen effektiv sind. Aus diesem Grunde sollten solche Therapietechniken erst dann eingesetzt werden, wenn konservative Maßnahmen nicht zum gewünschten Erfolg führen.

Gleiche Zurückhaltung gilt für *direkte operative Eingriffe im Temporomandibulargelenk*. Zunächst sollten immer konservative Therapiestrategien veranlaßt werden. Operative Eingriffe im Kiefergelenk bei Kopfschmerzproblemen sind *nur im seltensten Ausnahmefall* sinnvoll. Indikation und Therapieeffekte sind wissenschaftlich so gut wie nicht evaluiert. Operative Eingriffe sollten auch schon aus diesem Grunde nur nach sorgfältigster Prüfung erwogen werden.

Prädiktoren für eine erfolgreiche Therapie

Sichere Prädiktoren für eine erfolgreiche Therapie bei OMD *gibt es nicht*. In verschiedenen Studien wurden Möglichkeiten eingehend analysiert, Patienten bereits vor der Therapie zu erkennen, die von einer möglichen oromandibulären Behandlung besonders profitieren. Die Annahme, daß ein kontinuierlicher einseitiger Kopfschmerz besonders erfolgreich durch oromandibuläre Behandlung gebessert werden kann, hat sich nicht bestätigt. Bei deutlicher Einschränkung der aktiven bzw. passiven Mundöffnung bzw. -schließung können Rückschlüsse auf einen myogenen Faktor als Ursache einer OMD angenommen werden. Eine Störung in der temporomandibulären Gelenkfunktion kann angenommen werden, wenn Patienten während des Kauaktes Schmerzen verspüren. *Schmerz während des Kauvorgangs* scheint ein besonderer Prädiktor für einen positiven Therapieeffekt durch eine oromandibuläre Behandlung zu sein.

Zurückhaltender Einsatz von irreversiblen Maßnahmen

Insgesamt muß die Datenlage in der Literatur zur Frage einer effektiven Behandlung der OMD als *unbefriedigend* gelten. Experimentelle Befunde und empirische Evidenz für einen sicheren Zusammenhang zwischen einer OMD, Okklusionsstörungen und Kopfschmerzbeschwerden sind nicht ausreichend vorhanden. Aus diesem Grunde sollten Patienten *möglichst nicht invasiv* behandelt werden, insbesondere sollten *irreversible Maßnahmen,* wie z. B. Entfernen von Zähnen oder ausgeprägte Einschleifvorgänge, nach Möglichkeit *vermieden* werden. Auf jeden Fall ist zu berücksichtigen, daß eine periphere Störung einem komplexen Geschehen wie dem Kopfschmerz vom Spannungstyp in aller Regel als monokausale Erklärung nicht gerecht wird.

Therapie bei oromandibulärer Dysfunktion

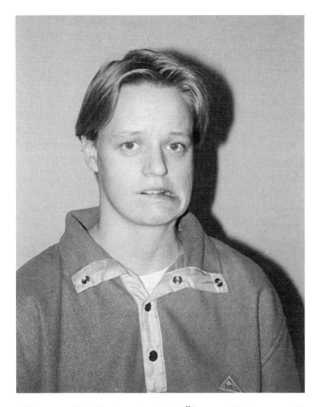

Abb. 6.43. Krankengymnastische Übungen bei oromandibulärer Dysfunktion, s. Text

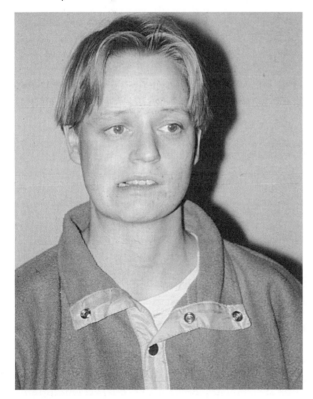

Abb. 6.44. Krankengymnastische Übungen bei oromandibulärer Dysfunktion, s. Text

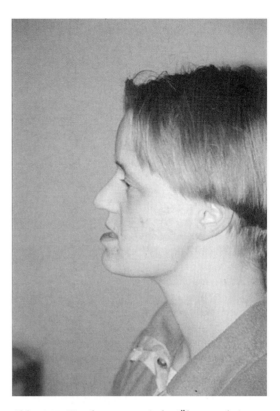

Abb. 6.45. Krankengymnastische Übungen bei oromandibulärer Dysfunktion, s. Text

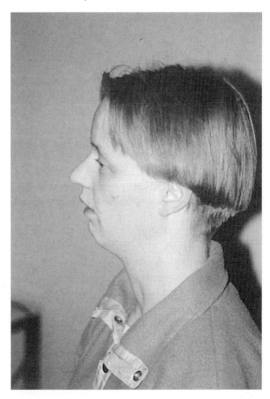

Abb. 6.46. Krankengymnastische Übungen bei oromandibulärer Dysfunktion, s. Text

Manualtherapie und Halswirbelsäule

Manualtherapeutische Klassifikation

Aus *orthopädischer und kieferorthopädischer Betrachtungsweise* werden die sog. *banalen Kopfschmerzen* im Sinne des Kopfschmerzes vom Spannungstyp auf eine *Funktionsstörung der Halswirbelsäule* zurückgeführt. In diesem Paradigma werden mehrere Charakteristika für einen halswirbelsäulenbedingten oder -abhängigen Kopfschmerz angegeben:

! – Der Kopfschmerz ist *vorwiegend halbseitig*.
– *Haltung und Bewegung* können den Kopfschmerz *beeinflussen*.
– Der Schmerz zeigt eine *eindeutig angebbare Lokalisation und Ausstrahlung*.
– Der Schmerz ist *von äußeren Bedingungen abhängig*. Dazu zählen z. B. körperliche Aktivität, Ermüdung, Befindlichkeit. Entspannung und Ruhe können den Schmerz verbessern. Trotzdem bleibt ein *permanenter Grundschmerz*.

Neben diesem halswirbelsäulenabhängigen Schmerz wird ein weiterer Schmerz angenommen, der seine *Ursache im Kopfgelenkbereich der Halswirbelsäule* haben soll. Folgende Bedingungen und Symptome werden für diesen *kopfgelenksbereichinduzierten Schmerz* angegeben:

! – Die Schmerzen *entstehen im Nacken* und können in *den vorderen Kopfbereich, zu den Augen, zu den Schläfen und zu den Ohren, ausstrahlen*.
– Die Schmerzen sind häufig *mit Schwindel assoziiert*, die Symptomatik besteht in einer *Gangunsicherheit, Taumeligkeit* und einer Art *Trunkenheit*.
– Als zusätzliches Begleitsymptom besteht *Übelkeit*, jedoch nicht Erbrechen.
– Weiteres Begleitsymptom kann ein *Tinnitus*, gelegentlich auch mit *Hörstörungen* und *Schmerzen im Bereich des Ohres* sein.
– Schließlich sollen bei längeren Verläufen zusätzlich *psychische Veränderungen im Sinne eines Psychosyndroms* mit Reduktion der Konzentration, der psychischen und physischen Energie und Leistungsfähigkeit, sowie *vegetative Störungen* in Form von Schlafproblemen, Fröstelgefühlen, Stuhlgangproblemen etc. auftreten.

Systemtheoretischer Ansatz

Der manualtherapeutische Ansatz beruht auf einem *systemtheoretischen Hintergrund*. Während früher ein mehr eingleisiges, mechanisches Denken die Halswirbelsäule als ätiologische Bedingung für Kopfschmerzen einstufte, überwiegt nun ein

– *übergreifendes, synthetisches Denken*

im Sinne der *Systemtheorie* und der *Kybernetik*. Dabei werden die *Informationen in einem Gesamtsystem, die Verknüpfungsmuster und die Baupläne des Systems* als notwendig für die Entstehung von Gesundheit und Krankheit angesehen. Eine *gestörte Information* in diesem System kann zu *Krankheiten* führen, entsprechend kann eine *spezifische Informationsgabe* zu einer *Veränderung der pathophysiologischen Mechanismen* beitragen und die Gesundung herbeiführen. Bei der Betrachtung von Krankheit sollen *Materie, Energie und deren Steuerung* berücksichtigt werden.

Im Bereich der Halswirbelsäule und des Bewegungsapparates ist die

– *Materie*

durch die *knöchernen Elemente in Form von Knorpeln, Gelenkkapseln und Bändern etc.* gegeben. Die

– *Energie*,

also die Fähigkeit, Arbeit zu verrichten, wird durch die *Muskulatur* repräsentiert. Die

– *steuernden und regulierenden Elemente*

sind in Form des *peripheren und zentralen Nervensystems* gegeben.

In der systemgeleiteten manualtherapeutischen Vorgehensweise werden unterschieden:

– eine sog. *klassische Halswirbelsäule* und
– der *Kopfgelenkbereich*.

Wirbelgelenke

Im Bereich der *Halswirbelsäule* werden die *Wirbelgelenke* als wichtige pathophysiologische Grundlage von Kopfschmerzen angesehen. Durch die Schrägstellung der Gelenkfacetten sind sowohl eine Ante- und Retroflexion als auch eine Seitneigung und eine Rotation möglich. Aufgrund dieser Schrägstellung werden auch bei jeder Bewegung *eine Seitneigung und eine Rotation* aneinander gekoppelt.

Im Gegensatz zur als wichtig angesehenen pathophysiologischen Rolle dieser *Gelenkfacetten* wird möglichen strukturellen Veränderungen der *Bandscheiben* im Bereich der Intervertebralräume *weniger Bedeutung* zugesprochen, da mittlerweile bekannt ist, daß solche strukturellen Veränderungen der Intervertebralräume bereits seit früher Jugend ohne irgendwelche Beschwerden auftreten können. Erst wenn es zu einer *direkten mechanischen Beeinträchtigung von neuronalem Gewebe* (Nervenwurzel, Spinalkanal) kommt, werden schmerzhafte pathophysiologische Prozesse initiiert.

Kraniozervikaler Übergang

Im *Kopfgelenkbereich* zeigt sich ein spezieller Bereich der Halswirbelsäule. Der 1. Wirbel, der *Atlas*, stellt eine *Ringstruktur* dar, die sich um den Dens des Axis dreht. Dadurch wird eine große Mobilität im kraniozervikalen Übergang, vorwiegend im Sinne einer *Rotation um die Längsachse* im Gelenk zwischen Atlas und Axis, möglich. Der Atlas bekommt damit die Funktion einer *Beilagescheibe* unter dem Kopf. Eine aktive Rotationsmobilität ist im *Atlantookzipitalgelenk* nicht möglich. Das *Ligamentum transversum atlantis* zusammen mit dem hinteren Längsband sichert das Rückenmark gegenüber dem Dens ab.

Bei einer *Funktionsstörung* eines der beschriebenen Wirbelgelenke entsteht in den den Segmenten zugeordneten Muskeln eine *Tonuserhöhung* sowie eine *Erhöhung der Schmerzempfindlichkeit*. Durch Palpation der Muskulatur in den unterschiedlichen Segmenten soll es möglich sein, die *Lokalisation der segmentalen Störung* festzustellen.

Zwei wichtige Schmerzformen werden im Rahmen dieses Paradigmas differenziert. Es handelt sich zum einen um den

— *Rezeptorenschmerz*,

der im Sinne eines übertragenen Schmerzes über spinale Umschaltung sich im Bereich der Head-Zonen ausbreiten kann. Davon ist abzugrenzen der sogenannte

— *neuralgische oder radikuläre Schmerz*,

der als projizierter Schmerz im Ausbreitungsgebiet des irritierten Nervs auftritt.

Pathophysiologisches Konzept

Ursache von Kopfschmerzen in diesem Paradigma sollen vorwiegend die *Rezeptorenschmerzen* sein, die durch *Funktionsstörungen im Bewegungssegment*, in Muskelbändern und insbesondere in Wirbelgelenken auftreten können. Auch *degenerative Veränderungen der Wirbelgelenke*, wie z. B. Spondylarthrosen oder Arthropathien, sollen zu Rezeptorschmerzen führen. Als adäquate Reize zur Rezeptoraktivierung sollen sowohl mechanische Reize als auch chemische Reize fungieren.

Die Halswirbelsäule übt wichtige Funktionen als Sinnesorgan *bei der Steuerung von Bewegung und Haltung* aus. So gibt es wichtige anatomische Verbindungen zwischen den Muskel- und Sehnenrezeptoren der Halswirbelsäule, dem Vestibulärsystem, der Formatio reticularis und den okulomotorischen Kernen. Aufgabe dieses Gesamtsystems ist es, die *Lage des Körpers kontinuierlich zu kontrollieren* und dabei die Sinnesinformationen aus dem Tiefensinn, dem Gleichgewichtssinn und dem Sehfeld miteinander in Bezug zu setzen.

Erst durch diese *Gesamtinformation* ist eine gezielte Steuerung von Haltung und Bewegung möglich. In diesem Sinne sind die Halswirbelsäule (HWS) und die Halsmuskulatur nicht nur als ein Bewegungsapparat, sondern auch als *ein Sinnessystem* aufzufassen. Auch Afferenzen des *N. trigeminus und der oberen Zervikalwurzel* treten in diesem System in Interaktion. Zwischen dem spinalen Trigeminuskern und den 1.–3. zervikalen Spinalnerven bestehen Interneurone, wodurch ein *übertragener Schmerz* in beiden Systemen erklärt werden kann. Entsprechend können bei Störungen im HWS-Bereich Kopf- und Gesichtsschmerzen enstehen, und umgekehrt kann bei Kopf- und Gesichtsschmerzen eine Beteiligung der Nackenmuskulatur beobachtet werden.

Lang andauernde pathophysiologische Erregungen in diesem Bereich sollen zu einer komplexen Störung des gesamten Systems beitragen können. Dies betrifft sowohl *muskuläre* als auch *sensible Störungen* und schließlich auch *komplexe vegetative* und *psychische Funktionen*.

> **MERKE**
>
> Die pathophysiologischen Veränderungen in diesem Gesamtsystem bezeichnet man aus manualtherapeutischer Sicht als
>
> — *vertebrale Dysfunktion*.

Der Terminus „vertebrale Dysfunktion" löst Begriffe wie HWS-Verrenkungen, Blockierungen, Subluxation und andere ab. Schmerzen, die in der Wirbelsäule ihre Ursache haben sollen, werden in erster Linie auf einen *Verlust an Gelenkspiel und -beweglichkeit* zurückgeführt. Entsprechend soll es zu einer teilweise endgradigen aktiven und passiven Bewegungseinschränkung in den kleinen Wirbelgelenken kommen. Als Folge dieses Gelenkspielverlustes soll es zu *Tonusveränderungen der segmentalen Muskulatur,* zu einer *erhöhten Schmerzempfindlichkeit* im Bereich des gestörten Bewegungssegmentes und zu *abnormen neurophysiologischen Reaktionen* in dem entsprechenden Gelenk kommen. Bei Bestehenbleiben dieser Störung enstehen zusätzlich *afferente Begleitreaktionen im entralnervensystem* und *übertragener Schmerz* im Bereich des Ausbreitungsgebietes des N. trigeminus.

- Das *Bewegungsdefizit* im Wirbelgelenk soll einerseits durch eine *direkte mechanische Beeinflussung* des Gelenks hervorgerufen werden, wie z. B. gestörte Gleitvorgänge, oder aber durch *reflektorische Hemmechanismen von außen.* Da bei diesen Störungen nicht strukturelle Läsionen sondern nur funktionelle Veränderungen auftreten, ist eine *prinzipielle Reversibilität* dieser vertebralen Dysfunktion gegeben, wenn die auslösende Bedingung behoben wird. Wie es genau zu diesen funktionellen vertebralen Dysfunktionen kommen soll, ist weitestgehend *nicht durch empirische Befunde gesichert.* Einerseits werden *plötzliche unvorhergesehene Fehlbelastungen* und andererseits *langandauernde Überlastungen* angeschuldigt. Ursächlich dafür sollen z. B. Traumata sein, wie insbesondere das HWS-Schleudertrauma.
- Von diesen Gelenkstörungen wird *die Instabilität und die Hypermobilität* der HWS pathophysiologisch abgegrenzt. Zwar kommt es auch dabei zu einer Reizung der Gelenkrezeptoren, allerdings liegt hier die Störung nicht im Gelenk selber, sondern im Bereich der Sehnen und Bandstrukturen.
- Als *direkte strukturelle Läsionen*, nicht jedoch im Sinne einer vertebralen Dysfunktion, kann eine Reihe von *Erkrankungen im HWS-Bereich* zu Kopfschmerzen führen. Dazu zählen insbesondere eine chronische Entzündung in Form einer primär chronischen Polyarthritis, Mißbildungen oder HWS-Formvarianten, wie z. B. Blockwirbel, basiläre Impression, Übergangswirbel oder eine Densaplasie.

Palpationsfunktionsanalyse

Die pathophysiologischen Veränderungen im Bereich des komplexen Systems müssen nach manualtherapeutischem Verständnis durch *systematische Untersuchungstechniken* in Erfahrung gebracht werden. In erster Linie müssen dabei zunächst durch eine *ausführliche Anamnese* Ort, Art, Dauer und Intensität der Schmerzen sowie das klinische Bild von dem Patienten ermittelt werden.

Die segmentalen Störungen werden durch eine *detaillierte Palpation* der Nackenstrukturen, einschließlich des Hautbindegewebes, der Muskulatur und der knöchernen Strukturen festgestellt. Die *aktive und die passive Mobilität der gesamten HWS* wird in allen 3 Achsen bestimmt. Die *Palpationsfunktionsanalyse* im Sinne der manuellen Medizin (Chirotherapie) erhebt detaillierte Auskünfte über eine *gestörte Gelenkmechanik.* Zusätzlich werden in diesem Systembereich auch *sensible Veränderungen* im Sinne einer Hypästhesie, einer Hyperalgesie und einer Allodynie festgestellt. Die Art und der Ort eines möglichen übertragenen Schmerzes im *trigeminalen System* werden ebenfalls bestimmt. In diesem manualtherapeutischen Paradigma gehört auch eine *komplette neurologische Untersuchung* zur Diagnostik.

Durch eine HWS-Röntgenaufnahme kann aus manualtherapeutischer Sichtweise *kein* Aufschluß auf die entsprechenden Störungen gewonnen werden.

Vielmehr können damit nur grobe Veränderungen im Sinne von z. B. Anomalien oder Blockwirbeln festgestellt werden. In Einzelfällen können jedoch Funktionsaufnahmen sinnvoll sein.

Pragmatische Diagnostik

Die *Muskelpalpation* erbringt am sensitivsten Auskünfte über funktionelle Störungen im HWS-Bereich. Zur *pragmatischen Diagnostik* wird der Patient gebeten, auf einem Stuhl Platz zu nehmen und aufrecht zu sitzen. Der Untersucher stellt sich seitlich neben den Patienten. Mit der nichtdominanten Hand fixiert der Untersucher das Kinn des Patienten von vorn. Mit der dominanten Hand wird die Palpation vorgenommen, indem die Hand so auf dem Nacken lokalisiert wird, daß der Zeigefinger und der Daumen links und rechts von der Dornfortsatzreihe die paravertebrale Muskulatur im Seitenvergleich palpieren können. Man beginnt dabei mit der subokzipitalen Region. Zunächst wird oberflächlich durch leichten Druck palpiert; durch allmähliche Zunahme des Drucks werden auch die tieferliegenden Muskelschichten erfaßt.

Es ist dabei notwendig, zunächst nur einen *leichten Druck* auszuüben, um eine

- *Allodynie*

der Muskelgruppen zu bestimmen. Eine

- *Hyperalgesie*

wird durch *stärkeren Druck* geprüft, wobei auch auf *Abwehrreaktionen* geachtet wird. Bei der

Untersuchung schreitet man von Segment zu Segment fort, indem man von der subokzipitalen Region kaudalwärts vorgeht.

Nach der Palpation wird am sitzenden Patient die *Beweglichkeit* geprüft. Dazu wird die aktive und die passive Bewegung nach ventral und dorsal im Sinne einer Flexion und Extension, einer Seitneigung sowie einer Rotation nach beiden Seiten beobachtet. Störungen lassen sich in Form einer *passiven endgradigen Bewegungseinschränkung* beobachten. Weiterer Hinweis für eine Störung ist eine *schmerzhafte Hemmung* der endgradigen Bewegungsmöglichkeit.

Zur *spezifischen Überprüfung der Kopfgelenke* beugt man den Kopf des Patienten weit nach vorne. Dagegen wird bei einer geraden oder bei einer rückgebeugten HWS die Rotationsbeweglichkeit *der mittleren und unteren HWS* analysiert.

Beim liegenden Patienten kann durch Entlastung der kleinen Wirbelgelenke eine besonders detaillierte Untersuchung des Systems erfolgen.

Therapeutische Konsequenzen

Hauptzweck der Manualtherapie ist es, die physikalischen Veränderungen im Bereich des Bewegungsapparates durch *physikalische Manipulationen* zu korrigieren und somit die pathophysiologischen Grundlagen für die Schmerzentstehung zu beheben. Voraussetzung für ein effektives Vorgehen ist, daß die *physikalische Grundlage der Störung* bekannt ist, also hier insbesondere, ob es sich um eine Störung im Bereich der „klassischen HWS" oder des atlantookzipitalen Kopfgelenkbereichs handelt. Darüber hinaus ist die *exakte Lokalisation* der Beschwerden ebenfalls erforderlich. Die *Art* der physikalischen Störungen im Sinne einer Hypomobilität oder einer Hypermobilität muß ebenfalls bekannt sein. Mobilisationstechniken sowie die manuelle Therapie zielen darauf, eine *physiologische Mobilisation der HWS* wieder herbeizuführen.

Manualtherapeutische oder chiropraktische Maßnahmen sollen die *reduzierte Beweglichkeit der kleinen Wirbelgelenke* wieder normalisieren.

> **MERKE**
>
> Das Rationale der Therapie ist, *die Gelenkfacetten geringfügig überphysiologisch zu bewegen*, um das blockierte Gelenk wieder in eine freie Beweglichkeit zu versetzen.

Dieses soll möglich werden, indem das Gelenk in die *endgradige Bewegungsposition* gebracht wird und dann durch eine *geringfügige schnelle, ruckartige Bewegung* über diese Endposition hinaus bewegt wird. Die Anhänger der verschiedenen manualtherapeutischen Schulen sind von der überaus großen Effektivität solcher manualtherapeutischen und chiropraktischen Manöver überzeugt. Insbesondere sollen solche Manöver auch *völlig unabhängig vom speziellen zugrundeliegenden Kopfschmerzleiden* bei Kopfschmerz generell wirksam sein. Allerdings liegen bis heute nur *sehr begrenzte empirische Untersuchungen* zur Wirksamkeit solcher Maßnahmen vor. In Hinblick auf die zentralen Mechanismen der Chronifizierung ist vom Rationale her zudem *nicht nachvollziehbar*, wie manualtherapeutische Techniken eine Veränderung des Kopfschmerzes vom Spannungstyp erzielen sollen. Im Hinblick auf den häufig empfohlenen Einsatz dieser Therapiemethode bei Kopfschmerz vom Spannungstyp sollte das Vorgehen hier jedoch transparent gemacht werden.

Als *Wirkrationale* wird angesehen, daß durch die chiropraktischen Manöver die blockierte Bewegung überwunden wird und dadurch das versteifte und schmerzhafte Gelenk wieder in eine *normale Mobilität* mit reduzierter Schmerzempfindlichkeit zurückgeführt wird. Weitere Wirkmechanismen werden darin gesehen, daß *lokale Ödeme reduziert* werden und daß durch den chirotherapeutischen Eingriff eine Gegenirritation mit einer *lokalen Freisetzung von Endorphinen* ermöglicht wird. Es muß jedoch klar herausgestellt werden, daß solche manualtherapeutischen Manöver durch Beschädigung der hirnversorgenden Gefäße *zu vaskulären Komplikationen mit*

— Todesfolge

führen können. Auch müssen *Kontraindikationen* wie insbesondere Arthritis oder Gefäßerkrankungen beachtet werden. Völlig verkannt wird dabei auch, daß lokale Veränderungen in der Peripherie sehr schnell zu zentralnervösen Mechanismen führen, die Kopfschmerzerkrankungen unterhalten, auch wenn die periphere Störung lange abgeklungen ist.

Die verschiedenen *manualtherapeutischen Schulen* sind derzeit kaum zu überblicken. In den verschiedenen Ländern entwickelten sich wiederum einzelne Zweige solcher manualtherapeutischen Richtungen, die meist noch durch den einzelnen Therapeuten persönlichkeitsgebunden sind. Für den Nichtmanualtherapeuten sind solche Einzelschulen ohne größere Relevanz, da die *prinzipiellen Annahmen* der verschiedenen Richtungen weitestgehend identisch sind. In Deutschland werden insbesondere folgende Richtungen vertreten:

- *Atlastherapie* nach Arlen,
- Sandberg-Gutmann-*Therapie*,
- HIO-*Techniken*.

Medikamentöse Therapie des episodischen Kopfschmerzes vom Spannungstyp

Cave: Medikamentenabusus

Bei der Behandlung der *akuten Kopfschmerzepisode* ist zu berücksichtigen, daß die wenigsten Patienten einen Arzt aufsuchen und sich in aller Regel selbständig in der Apotheke ein Medikament besorgen. Die *Auswahl der Medikamente* ist jedoch wichtig, da bei einer ungünstigen Einnahme das Kopfschmerzproblem *kompliziert* werden kann, sich *in seiner Häufigkeit vermehrt* und *in der Intensität verstärkt*. Aus diesem Grunde ist es von Bedeutung, sich Gedanken zu machen, welches Medikament eingenommen werden soll (Abb. 6.47).

Kombinationspräparate sind die Medikamente, die neben einem eigentlich *schmerzlindernden Wirkstoff* auch noch *andere Substanzen* beinhalten. Häufig sind dies *beruhigende* und *muskelentspannende* oder auch *anregende Substanzen*. Dazu zählen z. B. Koffein, Barbiturate oder Codein. Diese Kombinationspräparate wurden unter dem Aspekt entwickelt, daß die Kopfschmerzformen *multifaktoriell entstehen* und folglich auch *multifaktoriell behandelt* werden sollten. Die meisten Medikamente der *früheren* Jahre beinhalten mehrere Wirkstoffe. Die Kombinationspräparate zeigen sich in ihrer Wirksamkeit den Präparaten mit nur einer Substanz *nicht überlegen*. Sie führen jedoch mit wesentlich größerer Wahrscheinlichkeit als die Monopräparate zu einem ganz entscheidenden Hauptproblem, nämlich dem *medikamenteninduzierten Dauerkopfschmerz*.

Aufgrund der *psychischen Wirkdimensionen* der zugefügten Kombinationspartner ist auch ein *Mißbrauch* dieser Medikamente sehr häufig zu beobachten. Die Patienten nehmen dann die Medikamente zur Beruhigung oder auch zur Anregung, je nach Wirkstoff. Oft kommt es zu einer Dosissteigerung und dann zu einer häufigeren Mehreinnahme der Medikamente. Die Folge ist eine *Medikamentenabhängigkeit* und schließlich ein *medikamenteninduzierter Dauerkopfschmerz*. Aus diesem Grunde sollte der Gebrauch von Kombinationspräparaten vermieden werden.

! In diesem Zusammenhang muß darauf hingewiesen werden, daß die Induktion eines medikamenteninduzierten Kopfschmerzes in der Regel *nur* dann beobachtet wird, wenn ein *primäres Kopfschmerzleiden* besteht, nicht jedoch, wenn die Substanzen wegen *anderer Krankheiten* verwendet werden müssen.

Besonders wichtig beim praktischen Einsatz ist, daß die Substanzen *normalerweise nicht vom Arzt verschrieben,* sondern selbständig über die Apotheke besorgt werden. Eine *intensive Beratung* ist hier besonders wichtig, damit eine richtige Einnahme erfolgt. In erster Linie gehört dazu, daß eine *ausreichende Dosis* verabreicht wird. Auch müssen die *Nebenwirkungen* der Medikamente und die *Kontraindikationen* beachtet werden. Praktische Hinweise zur Beratung der Patienten in der Apotheke finden sich auf S. 483 ff.

Pfefferminzöl

In Anbetracht der Tatsache, daß 85 % der ca. 3 Mrd. Analgetikaeinzeldosierungen, die in der Bundesrepublik Deutschland allein im Zuge der *Selbstmedikation* gekauft werden, gegen Kopfschmerzen eingenommen werden, ist die Suche nach *erweiterten Therapiemöglichkeiten* für dieses Alltagsleiden dringend notwendig. Die sehr häufige oder gar tägliche Einnahme von Analgetika zur Kopfschmerzkupierung verbietet sich, da eine *Potenzierung und Chronifizierung* der Kopfschmerzen die Regel ist.

Die wirksamsten Medikamente zur Schmerz- und insbesondere zur Kopfschmerztherapie haben ihren *Ursprung in der Natur*. Die Salicylsäure aus dem Saft der Saalweide (Abb. 6.48), das Morphin aus dem Saft des Schlafmohns, die Ergotalkaloide aus dem Mutterkorn und das Capsaicin aus dem Cayennepfeffer sind dafür Beispiele. Die *Pfefferminze* ist eine seit dem Altertum bekannte und bis heute in der Medizin für verschiedene Erkrankungen eingesetzte Heilpflanze (Abb. 6.49). Eines der Hauptanwendungsgebiete von Pfefferminzpräparaten sind Kopfschmerzen, zu deren Therapie schon Plinius der Ältere die Anwendung von *Auflagen aus frischen Pfefferminzblättern auf die Schläfen* empfahl. Pfefferminzöl wird außerdem bei Erkrankungen des Gastrointestinaltrakts, die vermehrt mit Meteorismus, schmerzhaften Spasmen und Koliken einhergehen, angewandt. Hier ist insbesondere das Colon irritabile zu erwähnen. Weiterhin wird Pfefferminzöl *bei Schmerz- und Verspannungszuständen der Muskulatur* lokal eingesetzt.

! Die Anwendung bei Kopfschmerz vom Spannungstyp erfolgt durch *großflächiges Auftragen* des Pfefferminzöls auf Stirn- und Schläfenhaut. Im *Abstand von 15 min* kann die Präparation in gleicher Weise wiederholt aufgetragen werden.

Medikamentöse Therapie des episodischen Kopfschmerzes vom Spannungstyp

Abb. 6.47.
Akuttherapie des Kopfschmerzes vom Spannungstyp

Rating	Substanz	Dosis	Wichtige Kontraindikationen	Wichtige Nebenwirkungen
⇑⇑ 1. Wahl	Oleum menthae pipertae	10%ige ethanolische Lösung mehrfach äußerlich im Bereich der schmerzhaften Kopfpartien aufgetragen	absolut: • Säuglinge und Kleinkinder	gelegentlich: • Brennen oder Rötung der Haut
⇑⇑ 1. Wahl	Acetylsalicyl-säure	1000 mg oral 2 x 500 mg i.v.	absolut: • Magen-Darm-Ulzera • Hämorrhagische Diathese relativ: • Analgetikaasthma • Allergische Diathese • Niereninsuffizienz • Kinder mit fieberhaften Infekten	häufig/gelegentlich: • Gastrointestinale Beschwerden selten • Analgetikaasthma
⇑⇑ 1. Wahl	Paracetamol	1000 mg oral 1000 mg rektal	absolut: • keine relativ: • Leberfunktionsstörung • Nierenschädigung	häufig/gelegentlich: • Keine bei Beachtung der Höchstdosen
⇑⇑ 1. Wahl	Ibuprofen	400 - 600 mg oral 400 - 600 mg rektal	wie Acetylsalicylsäure	wie Acetylsalicylsäure
⇑⇑ 1. Wahl	Naproxen	500 - 1000 mg oral 500 mg rektal	wie Acetylsalicylsäure	wie Acetylsalicylsäure
⇑⇑	Wirkung in kontrollierten Studien oder Metaanalysen und in der klinischen Anwendung eindeutig erwiesen.			
⇑	In der klinischen Anwendung wirksam, es fehlen jedoch ausreichend positive kontrollierte Studien.			
⇔	Wirksamkeit in Einzelfällen gegeben, es fehlen jedoch ausreichend positive kontrollierte Studien oder Studienergebnisse sind widersprüchlich			
	Bei der Einstufung in Medikamente der 1., 2. oder 3. Wahl wurde insbesondere auch das Nebenwirkungspotential berücksichtigt. CAVE: Analgetika maximal an 10 Tagen pro Monat einnehmen			

Abb. 6.48.
Medikamentöse Prophylaxe des chronischen Kopfschmerzes vom Spannungstyp

Rating	Substanz	Dosis	Wichtige Kontraindikationen	Wichtige Nebenwirkungen
⇑⇑ 1. Wahl	Oleum menthae pipertae	10%ige ethanolische Lösung mehrfach äußerlich im Bereich der schmerzhaften Kopfpartien aufgetragen	absolut: • Säuglinge und Kleinkinder	gelegentlich: • Brennen oder Rötung der Haut
⇑⇑ 1. Wahl	Acetylsalicyl-säure	1000 mg oral 2 x 500 mg i.v.	absolut: • Magen-Darm-Ulzera • Hämorrhagische Diathese relativ: • Analgetikaasthma • Allergische Diathese • Niereninsuffizienz • Kinder mit fieberhaften Infekten	häufig/gelegentlich: • Gastrointestinale Beschwerden selten • Analgetikaasthma
⇑⇑ 1. Wahl	Paracetamol	1000 mg oral 1000 mg rektal	absolut: • keine relativ: • Leberfunktionsstörung • Nierenschädigung	häufig/gelegentlich: • Keine bei Beachtung der Höchstdosen
⇑⇑ 1. Wahl	Ibuprofen	400 - 600 mg oral 400 - 600 mg rektal	wie Acetylsalicylsäure	wie Acetylsalicylsäure
⇑⇑ 1. Wahl	Naproxen	500 - 1000 mg oral 500 mg rektal	wie Acetylsalicylsäure	wie Acetylsalicylsäure
⇑⇑	Wirkung in kontrollierten Studien oder Metaanalysen und in der klinischen Anwendung eindeutig erwiesen.			
⇑	In der klinischen Anwendung wirksam, es fehlen jedoch ausreichend positive kontrollierte Studien.			
⇔	Wirksamkeit in Einzelfällen gegeben, es fehlen jedoch ausreichend positive kontrollierte Studien oder Studienergebnisse sind widersprüchlich			
	Bei der Einstufung in Medikamente der 1., 2. oder 3. Wahl wurde insbesondere auch das Nebenwirkungspotential berücksichtigt. CAVE: Analgetika maximal an 10 Tagen pro Monat einnehmen			

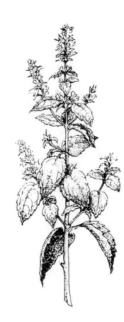

Abb. 6.49.
Bereits Plinius der Ältere empfahl das Auflegen von Pfefferminzblättern zur Therapie von Kopfschmerzen

Unter kontrollierten Bedingungen in Form einer randomisierten placebokontrollierten Doppelblindstudie im Meßwiederholungsdesign wurden die *Wirksamkeit* und *Verträglichkeit* einer lokal applizierten Pfefferminzölpräparation bei klinischem Kopfschmerz vom Spannungstyp bestimmt. Im Vergleich zu der Gabe von Placebo ist 10%iges Pfefferminzöl in ethanolischer Lösung *bereits nach 15 min* in der Lage, eine *signifikante Reduktion* der klinischen Kopfschmerzintensität zu erzielen. Die klinische Reduktion der Schmerzintensität setzte sich im Verlauf der Beobachtungszeit von einer Stunde *weiter fort*. Auch Paracetamol erweist sich als signifikant gegenüber Placebo wirksam. *Zwischen der Wirksamkeit von 1 g Paracetamol und 10%igem Pfefferminzöl in ethanolischer Lösung besteht kein signifikanter Unterschied.* Bei gleichzeitiger Gabe von 1 g Paracetamol plus 10 %igem Pfefferminzöl in ethanolischer Lösung läßt sich eine *additive Tendenz* feststellen. Pfefferminzöl stellt somit eine *verträgliche und kostengünstige Alternative* zu anderen medikamentösen Therapiemöglichkeiten dar und ist hinsichtlich Wirksamkeit und Verträglichkeit der Standardmedikation Paracetamol ebenbürtig.

Acetylsalicylsäure

Acetylsalicylsäure (Aspirin) ist das beim Kopfschmerz vom Spannungstyp am häufigsten eingenommene Schmerzmittel. Die Substanz existiert bereits seit über 100 Jahren. Die Dosierung sollte *500–1000 mg* betragen. Aufgrund der besseren Verträglichkeit ist wie bei der Migräne die *Brausetablette* vorzuziehen. Darüber hinaus ist die Substanz auch als *Kautablette* erhältlich, die einen schnellen Wirkungseintritt aufweist. Diese kann auch eingenommen werden, wenn ein Wasserhahn und ein Trinkgefäß gerade nicht zur Verfügung stehen.

Paracetamol

Als Alternative zur Acetylsalicylsäure kann Paracetamol eingenommen werden. Auch Paracetamol ist ein *gut verträgliches Schmerzmittel*, das in einer Dosis von *500–1000 mg* verabreicht werden sollte. Paracetamol ist hinsichtlich seiner schmerzlindernden Wirksamkeit *möglicherweise nicht so wirksam wie Aspirin*.

Ibuprofen

Das Medikament Ibuprofen wird zu den sog. *nichtsteroidalen Antirheumatika* gezählt. Die schmerzlindernde Wirksamkeit ist ähnlich wie die des Aspirins. In neueren kontrollierten Studien hat sich auch Ibuprofen bei der Behandlung des Kopfschmerzes vom Spannungstyp *gegenüber Placebo hochsignifikant überlegen* gezeigt. Die Dosierung beträgt *400 mg*. Eine Überlegenheit im Vergleich zu der klinischen Wirksamkeit der Acetylsalicylsäure scheint nicht zu bestehen. In einer Studie wurde die Geschwindigkeit des Wirkungseintrittes analysiert, und es zeigte sich, daß *bereits nach 15–30 min ein klinisch signifikanter Effekt* durch Ibuprofen zu erzielen ist.

Naproxen

Auch Naproxen gehört zu den *nichtsteroidalen Antirheumatika* und führt zu ähnlichen schmerzlindernden Effekten wie das Ibuprofen. Die Substanz wird als *Naproxensalz* eingesetzt, womit *eine sehr schnelle Absorption* und ein sehr schneller Wirkeintritt erreicht wird. Die Dosierung beträgt *500 mg*. Maximale Plasmakonzentrationen werden bereits 1 h nach der Einnahme registriert. In klinischen Studien zeigte sich eine *signifikante Überlegenheit von Naproxensodium gegenüber Placebo und Paracetamol* bei Kopfschmerz vom Spannungstyp. *Nebenwirkungen* können in Form von *Übelkeit, Schwindel* und *Müdigkeit* auftreten. Allerdings waren diese Nebenwirkungen in entsprechenden Studien *nur geringgradig* ausgeprägt. *Übelkeit, Schwäche* und *Magenbeschwerden* sind häufigere Nebenwirkungen von Naproxensodium. Bei *Langzeitanwendung* von Naproxensodium kommt es zu *gastrointestinalen Störungen*.

Besondere pharmakologische Aspekte

Die bei Kopfschmerz vom Spannungstyp im akuten Anfall eingesetzten *Analgetika* werden in der Gruppe der *Nichtopioidanalgetika* zusammengefaßt, da sie keine Wirkung an den Opioidrezeptoren entfalten. Bei den Schmerzmitteln handelt es sich um *pharmakologisch unterschiedliche Substanzen*. Die frühere Differenzierung in periphere und zentral wirksame Analgetika sollte heute nicht mehr vorgenommen werden, da einerseits die früher als peripher eingestuften Analgetika deutliche zentrale Effekte haben und andererseits die Opioidanalgetika ebenfalls eine Reihe von peripheren Effekten aufweisen. Die Nichtopioidanalgetika können gruppiert werden in

- *nichtsteroidalen Antirheumatika* (z. B. Acetylsalicylsäure),

- *Anilinderivate* (z. B. Paracetamol) und
- *nichtsauren Pyrazole* (z. B. Metamizol).

Zusätzlich gibt es noch weitere Nichtopioidanalgetika, die *nicht* in diese Gruppen eingeordnet werden können, wie z. B. das Flupirtin.

Nichtsteroidale Antirheumatika. Namengebend bei diesen Substanzen ist die *potente entzündungshemmende Wirkung*. Neben der starken antiphlogistischen Wirkung bestehen darüber hinaus *analgetische* und *antipyretische* Effekte. Es wird angenommen, daß diese Effekte durch eine *periphere und zentrale Hemmung der Prostaglandinsynthese* erzeugt werden. Die nichtsteroidalen Antirheumatika werden sowohl nach oraler als auch nach rektaler Gabe sehr *schnell resorbiert,* und die *Bioverfügbarkeit ist hoch.*

Zum *Einsatz beim Kopfschmerz vom Spannungstyp* sollten möglichst Substanzen mit *schnellem Wirkungseintritt* und *kurzer Wirkungszeit* verwendet werden. Da der Kopfschmerz vom Spannungstyp bereits nach wenigen Stunden remittiert, sind lange Wirkungszeiten in der Regel nicht von Vorteil, da eine *Wiederholungsapplikation* bei längeren Kopfschmerzepisoden möglich ist. Die *Nebenwirkungspotenz* der verschiedenen nichtsteroidalen Antirheumatika ist prinzipiell sehr ähnlich. In jedem Fall sollte eine *Dauermedikation vermieden* werden, und die Substanz sollte *maximal an 10 Tagen im Monat* eingenommen werden.

Indomethacin wird nicht zum Einsatz beim Kopfschmerz vom Spannungstyp empfohlen, da die Substanz relativ häufig selbst zentralnervöse Symptome wie Müdigkeit, Schwindel und Kopfschmerzen induziert.

Nebenwirkungen werden seitens der nichtsteroidalen Antirheumatika insbesondere im *Magen-Darm-Trakt* erzeugt. *Übelkeit, Schmerzen* und *okkulte Blutverluste* werden relativ gut toleriert, es treten jedoch auch gravierende Nebenwirkungen wie *Ulerationen* oder *lebensbedrohliche Blutungen* auf. Allein aus diesem Grunde sollte bei häufigerem Gebrauch solcher Substanzen eine ärztliche Untersuchung durchgeführt werden.

> **MERKE**
>
> Bei *chronischem Kopfschmerz vom Spannungstyp* sollten nichtsteroidale Antirheumatika *vermieden* werden, da eine tägliche kontinuierliche Einnahme in aller Regel zu einer Verfestigung und Zunahme der Kopfschmerzproblematik führt.

Die Einnahme von *Medikamenten zur Ulusprophylaxe,* wie z. B. *H2-Blocker* (z. B. Ranitidin 300 µg/Tag), *Pirenzepin* (100 µg/Tag) oder das Prostaglandinanalogon *Misoprostol* (4mal 200 µg/Tag), ist bei Kopfschmerz vom Spannungstyp wegen der episodischen Einnahme *nicht erforderlich*, im Gegensatz zu anderen chronischen Erkrankungen, bei denen kontinuierlich nichtsteroidale Antirheumatika zur Entzündungshemmung eingenommen werden.

Weitere Nebenwirkungen der nichtsteroidalen Antirheumatika sind bei empfindlichen Personen *allergische Hautreaktionen, Thrombozytenaggregationshemmung, pseudoallergische Reaktionen mit Bronchospasmus* (Salicylatasthma) und *Störungen der Nierenfunktion*. Bei Patienten mit *Asthma, allergischer Rhinitis* und *Urtikaria* in der Vorgeschichte sollten die Substanzen *zurückhaltend* eingesetzt werden. Bei Einnahme von nichtsteroidalen Antirheumatika im Zusammenhang mit *Antikoagulanzien* oder mit *Antidiabetika* können aufgrund der Verdrängung aus der Plasmaeiweißbindung die Gefahren einer *Hypoglykämie* oder einer *erhöhten Blutung* resultieren. *Nicht eingesetzt* werden dürfen nichtsteroidale Antirheumatika im 3. Trimenon der Schwangerschaft sowie bei Patienten mit *Magen-Darm-Ulcera*. Die Acetylsalicylsäure wurde bei Kindern mit der Entwicklung eines *Reye-Syndroms* in Zusammenhang gebracht. Aus diesem Grunde sollte bei Kindern bis zu 12 Jahren, die zusätzlich aktuell an einer Virusinfektion erkrankt sind, Acetylsalicylsäure nicht eingesetzt werden.

Anilinerivate. *Paracetamol* gehört zur Gruppe der Anilinderivate und ist *das einzige derzeit in Deutschland verfügbare Medikament aus dieser Gruppe*. Die *antiphlogistische* Eigenschaft von Paracetamol ist gegenüber den nichtsteroidalen Antirheumatika wesentlich geringer. Die *analgetische* Effektivität ist mit der der nichtsteroidalen Antirheumatika vergleichbar. Die *Vorteile* von Paracetamol liegen in der *guten Verträglichkeit* und dem *Fehlen von gastrointestinalen Störungen*. Aus diesem Grund wird das Medikament *insbesondere bei Kindern und Säuglingen* eingesetzt. Die Substanz kann auch als Suppositorium oder als Saft appliziert werden. Insbesondere kommt es nicht zu Darmreizungen bei rektaler Anwendung. Bei *Überdosierung* werden *schwere Leberschäden* induziert, die *bei 10 g/Tag bei Erwachsenen bereits tödlich* sein können. Ein weiterer Vertreter der Anilinderivate, *Phenazetin*, wurde wegen *schwerer Nierenschädigung* aus dem Verkehr genommen. Ob solche Nierenschäden auch bei Paracetamolmißbrauch über lange Jahre auftreten, ist bis heute nicht genau bekannt.

Nichtsaure Pyrazole. Als besonderer Wirkmechanismus der nichtsauren Pyrazole kann die *spasmolytische Wirkung* genannt werden. Darüber hinaus besteht ähnlich wie bei den nichtsteroidalen Antirheumatika eine *analgetische* und eine *antipyretische Effektivität*. Ein entzündungshemmender Effekt ist jedoch sehr geringgradig ausgeprägt. *Metamizol* war bis vor wenigen Jahren noch das am häufigsten eingesetzte Medikament aus dieser Gruppe und wurde wegen der breiten Verfügbarkeit und des niedrigen Preises auch beim Kopfschmerz vom Spannungstyp sehr oft benutzt. Eine *größere analgetische Wirkung* im Vergleich zu Paracetamol und zu Acetylsalicylsäure ist belegt. Der Gebrauch von Metamizol wurde jedoch *drastisch eingeschränkt*, als bekannt wurde, daß es unter Metamizol zu *schweren Blutbildveränderungen*, insbesondere zu einer *toxischen Agranulozytose* kommen kann. Zwar tritt diese toxische Agranulozytose nur mit einer Häufigkeit von ca. 1 : 10 auf, allerdings ist diese Inzidenz im Hinblick auf die weite Verbreitung des Kopfschmerzes vom Spannungstyp mit ca. 1,3 Milliarden Kopfschmerztagen pro Jahr in der Gesamtbevölkerung im Deutschland und insbesondere auch im Hinblick auf die vorliegenden Therapiealternativen von großer Bedeutung.

! Aus dem genannten Grunde wird Metamizol nur dann zur Akuttherapie des Kopfschmerzes vom Spannungstyp *nur dann* empfohlen, wenn *alle anderen therapeutischen Möglichkeiten ohne Erfolg versucht worden sind*.

Studien zum Einsatz von Metamizol bei Kopfschmerz vom Spannungstyp liegen nicht vor. Als weitere *Nebenwirkung* von Metamizol sind *allergische Reaktionen* bekannt. Eine intravenöse Gabe bei Kopfschmerz vom Spannungstyp, bei der es – v. a. bei zu schneller Applikation – zum Schock kommen kann, ist in aller Regel *nicht* indiziert. Als *Kontraindikationen* für den Einsatz von Metamizol gelten eine *akute hepatische Porphyrie*, eine *Pyrazolallergie* und ein *angeborener Glykose-6-Phosphatase-Dehydrogenase-Mangel*.

Flupirtin. Flupirtin gehört weder zur Gruppe der oben beschriebenen Medikamente noch zu den Opioidanalgetika. Es wirkt nicht über eine Hemmung der Prostaglandinsynthese und auch nicht über eine Wirkung auf die Opioidrezeptoren. Aus diesem Grunde bestehen auch nicht die entsprechenden Nebenwirkungen der auf diese Systeme wirkenden Substanzen. Es wird *vermutet*, daß die Effektivität der Substanz über eine *GABA-agonistische Wirkung* und *einen NMDA-antagonistischen Effekt* zustande kommen könnte. Eine Besonderheit von Flupirtin ist die *muskelrelaxierende Wirkung*, die in der Größenordnung von Tetrazepam, Diazepam und Baclofen liegen soll. Die Wirksamkeit von Flupirtin in der Therapie des Kopfschmerzes vom Spannungstyp ist durch eine kontrollierte Studie belegt.

Unter Flupirtin können gelegentlich *Müdigkeit, Schwindel, Übelkeit, Magenbeschwerden, Verstopfung* und *Durchfall* auftreten. Seltene Nebenwirkungen sind *Schwitzen, Mundtrockenheit, Hautreaktionen* und *Sehstörungen*. Die Nebenwirkungen sind *dosisabhängig* und in vielen Fällen verschwinden sie im Verlaufe der weiteren Behandlung. Selten wird auch ein *Anstieg der Leberenzyme* (Transaminasen) beobachtet.

Opioidanalgetika. Opioidanalgetika werden beim Kopfschmerz vom Spannungstyp *generell nicht empfohlen*, da diese bei dem chronischen Leiden über längere Zeit eingenommen werden müßten. Die *Abhängigkeitsproblematik* dieser Substanzen verbietet einen Dauergebrauch nach Bedarf.

! Darüber hinaus liegen bis heute *keine kontrollierten Studien* zum Einsatz von niedrig- oder hochpotenten Opioiden beim Kopfschmerz vom Spannungstyp vor. Auch die *Kombination* von Opioidanalgetika, wie z. B. Codein, mit Nichtopioidanalgetika sollte vermieden werden, da bis heute eine Wirkungsverbesserung durch solche Zusätze nicht belegt ist.

Psychotrope Substanzen. Beim Kopfschmerz vom Spannungstyp wird häufig auch eine Reihe von *psycho-* und *neurotropen Substanzen* eingesetzt. Dazu gehören insbesondere die

- *Muskelrelaxanzien* und
- *Benzodiazepine*.

Das Rationale für den Einsatz solcher Medikamente ist in der Annahme begründet, daß der Kopfschmerz vom Spannungstyp durch eine *erhöhte Muskelanspannung* bedingt ist. Eine solche Annahme läßt sich jedoch durch die aktuelle Studienlage *nicht belegen*. Nur bei einem Teil der Patienten ist eine muskuläre Begleitkomponente beim Kopfschmerz vom Spannungstyp vorhanden. Die *erhöhte Muskelanspannung* wird dabei *als Folge*, nicht als primäre Ursache des Kopfschmerzleidens angesehen. Aus diesem Grunde sollten Muskelrelaxanzien beim Kopfschmerz vom Spannungstyp *nicht eingesetzt werden*. Darüber hinaus konnte durch klinische Studien *keine Effektivität* dieser Substanzen beim Kopfschmerz vom Spannungstyp aufgezeigt werden. Medikamente, wie z. B. Baclofen, Benzodiazepam, Tizanidin oder Dantrolen, sollten deshalb beim Kopfschmerz vom Spannungstyp nicht verwendet werden. Auch sollten solche Substanzen nicht in Kombination mit Analgetika eingesetzt werden.

Kombinationspräparate. Nach wie vor existiert eine Vielzahl von *Kombinationspräparaten*, die durch Selbstmedikation von den Patienten beim Kopfschmerz vom Spannungstyp eingenommen werden oder die ärztlicherseits rezeptiert werden. Die wissenschaftliche Datenlage für die Begründung solcher Kombinationen ist *außerordentlich enttäuschend*. Eine erhöhte Wirksamkeit läßt sich durch solche Kombinationen *nicht* nachweisen. Auch die Annahme, daß Nebenwirkungen durch Kombinationen verringert werden können, indem die Kombinationspartner niedriger dosiert werden, läßt sich nicht bestätigen. Das Argument, daß sich die *Compliance* des Patienten durch ein Kombinationspräparat verbessert, weil dann nur noch ein Präparat anstatt 2 oder 3 Präparate eingenommen werden, ist ebenfalls wenig überzeugend. Die Compliance steigt mit der Qualität der Arzt-Patienten-Interaktion und der Intensität der Beratung, nicht jedoch mit der Anzahl der einzunehmenden Medikamente.

Bei Einnahme von Kombinationspräparaten kann bei Auftreten von möglichen *Nebenwirkungen* nicht gesagt werden, *welcher Kombinationspartner* diese Nebenwirkung induziert. Darüber hinaus besteht die Problematik, daß durch den *Zusatz von neurotropen und psychotropen Substanzen* ein erhöhtes Risiko für *Abhängigkeit* gegeben ist. Die Konsequenz einer *erhöhten Einnahme* kann dann die Generierung eines *medikamenteninduzierten Kopfschmerzes* sein mit der Folge, daß Dosissteigerung und Einnahmehäufigkeit zur vermeintlichen Kopfschmerzbekämpfung noch zusätzlich zunehmen können. Damit ergibt sich genau das Gegenteil dessen, was eigentlich als Begründung für den Einsatz von Kombinationspräparaten immer wieder genannt wird: nicht die Einsparung, sondern die

— *Zunahme des Medikamentenkonsums.*

Wesentlich effektiver als die Addition von Kombinationspartnern ist die *ausreichende Dosierung einer einzelnen Wirksubstanz.*

Pfefferminzöl. Die Hauptbestandteile (50–86 %) des Öls der Pflanze Mentha piperita sind *Menthol* und *Menthon*. Weiterhin ist eine Reihe anderer organischer Substanzen in niedrigerer Konzentration enthalten, die bei der pharmakologischen Wirkung von Pfefferminzöl eine untergeordnete Rolle spielen. Zur Kopfschmerztherapie wird das Öl traditionell *extern auf die schmerzhaften Areale* aufgetragen. Über die *Resorptionszeit* von Pfefferminzöl durch die intakte Haut findet man in der Literatur stark variierende Angaben, die zwischen *wenigen Minuten und 1 h* liegen. Bei Läsionen im Bereich der Haut erfolgt die Resorption jedoch wesentlich schneller. Als *Nebenwirkung* der lokalen Anwendung von Menthol sind *allergische Reaktionen* (Typ-IV-Reaktion) der Haut beschrieben worden. Das Risiko einer Sensibilisierung gilt jedoch als gering. Allgemein wird die *Toxizität* von Menthol als *sehr gering* eingestuft. Über die systemischen Wirkungen von Pfefferminzöl bzw. seiner Hauptbestandteile Menthol und Menthon ist wenig bekannt. Der *First-pass-Metabolismus in der Leber ist hoch*, für Menthol ist ein *enterohepatischer Kreislauf* beschrieben. Die inaktivierten Metaboliten werden jedoch größtenteils *über die Niere eliminiert*.

Kontrollierte klinische Studien zum Nachweis der *analgetischen Wirksamkeit* von Oleum menthae piperitae bei Kopfschmerzen oder anderen Schmerzerkrankungen lagen bis vor kurzem trotz der breiten Anwendung durch die Bevölkerung in allen Teilen der Welt nicht vor. In einer randomisierten placebokontrollierten Doppelblindstudie im *Cross-over-Design* wurden die analgetische *Wirksamkeit* und *Verträglichkeit* einer lokal applizierten *Pfefferminzölpräparation* bei klinischem Kopfschmerz vom Spannungstyp bestimmt. Die Prüfung erfolgte sowohl gegen die Vergleichssubstanz Paracetamol als auch gegen Placebo. Die flüssige Prüfpräparation enthielt *10 g Pfefferminzöl in Ethanol (90 %ig)* ad 100, das Placebo entsprach einer *Ethanollösung (90 %ig)*, der zur Verblindung Spuren von Pfefferminzöl zugesetzt wurden. Das Vergleichspräparat enthielt *1000 mg Paracetamol*, die *wirkstofffreie Placebokapsel* war hinsichtlich Aussehen und Größe mit dem Verum identisch. Insgesamt wurden 164 Kopfschmerzepisoden bei 41 Patienten untersucht. Je ein Kopfschmerzanfall pro Patient wurde im Cross-over-Design doppelblind mit Pfefferminzöl plus Paracetamolplacebo, mit Paracetamol plus Pfefferminzölplacebo, mit Pfefferminzöl plus Paracetamol oder mit Pfefferminzölplacebo plus Paracetamolplacebo therapiert. Die Applikation des Öls erfolgte *großflächig* auf Stirn und Schläfen und war *2mal (nach 15 und 30 min) zu wiederholen*. Die Beurteilung der Kopfschmerzparameter erfolgte mit einem Kopfschmerztagebuch nach 15, 30, 45 und 60 min. Als Ergebnis fand sich, daß im Vergleich zu der Gabe von Placebo 10 %iges Pfefferminzöl in ethanolischer Lösung *bereits nach 15 min* in der Lage war, eine *signifikante Reduktion der klinischen Kopfschmerzintensität* zu erzielen (Abb. 6.50). Die klinische Reduktion der Schmerzintensität setzte sich im Verlauf der Beobachtungszeit von 1 h *weiter fort*. Auch Paracetamol erwies sich als signifikant gegenüber Placebo wirksam. *Zwischen der Wirksamkeit von 1 g Paracetamol und 10 %igem Pfefferminzöl in ethanolischer Lösung bestand kein signifikanter Unterschied.* Bei gleichzeitiger Gabe von 1 g Paracetamol plus 10 %igem Pfefferminzöl in ethanolischer Lösung ließ sich die Tendenz eines additiven Effekts feststellen, die jedoch die Signifikanzgrenze nicht überschritt.

Als zusätzlicher Wirkparameter wurde die *kopfschmerzbedingte Behinderung* bestimmt, die neben der Schmerzintensität auch die zusätzlichen Aspekte des Kopfschmerzleidens, wie insbesondere *Begleitsymptome* und *Störungen von weiteren körperlichen und psychischen Befindlichkeitsparametern* beinhaltet. Die Erfassung der kopfschmerzbedingten Behinderung mit der 5stufigen Skala *vor Beginn der Behandlung* zeigte *keine signifikanten Unterschiede zwischen den 4 Behandlungsarten* und war mittelstark ausgeprägt. Zum relativen Vergleich der Therapieeffekte auf die Ausprägung der kopfschmerzbedingten Behinderung wurden die Differenzen zwischen dem Behinderungsgrad vor und 60 min nach Therapieapplikation analysiert (Abb. 6.51). Es konnte *60 min nach der Therapie* bei *kombinierter* Therapie mit Paracetamol plus Oleum menthae piperitae die *stärkste Reduktion* der Behinderung gefunden werden. Auch in den übrigen 3 Behandlungsbedingungen fand sich eine *signifikante Abnahme* der kopfschmerzbedingten Behinderung. Der Effekt der *kombinierten Behandlung* zeigte sich *signifikant größer* als die Effekte von *Paracetamol* als alleinige Therapie bzw. von *ausschließlicher Placeboanwendung*. Dagegen wurde der Effektunterschied zwischen Oleum menthae piperitae als alleinige Therapie und der kombinierten Applikation von Paracetamol plus Oleum menthae piperitae nicht signifikant. Unerwünschte

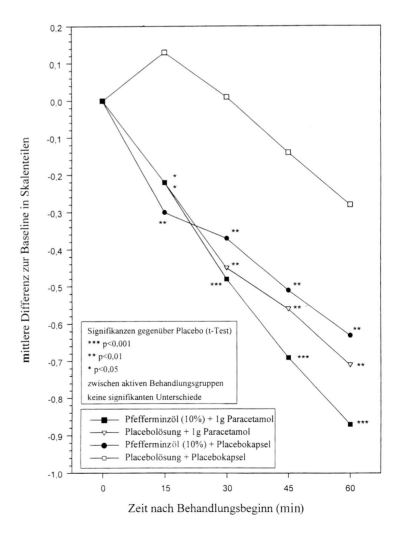

Abb. 6.50.
Vergleich der mittleren Abnahme der Schmerzintensität durch Pfefferminzöl, Paracetamol und Placebo in der Therapie des Kopfschmerzes vom Spannungstyp bei 41 Patienten. (Nach Göbel et al. 1995)

Abb. 6.51.
Reduktion der kopfschmerzbedingten Behinderung bei Kopfschmerz vom Spannungstyp durch Placebo, Pfefferminzöl und Paracetamol. (Nach Göbel et al. 1995)

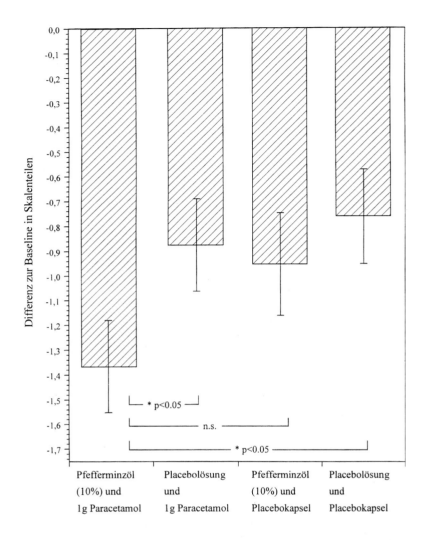

Arzneimittelwirkungen wurden von den Patienten nicht berichtet. Die *Wirkmechanismen* von Pfefferminzöl bei lokaler Anwendung sind erst dank neuer Untersuchungen näher bekannt (Abb. 6.52).

Stimulation von Kälterezeptoren: Bei lokaler Applikation von Pfefferminzöl auf die Haut, selbst in geringen Mengen, kommt es zu einer Sensibilisierung und Stimulation von Kälte- und Druckrezeptoren mit *konsekutiver Auslösung eines langanhaltenden Kältegefühls* im Bereich der Anwendung. Wärmerezeptoren bleiben dagegen unbeeinflußt. Man nimmt an, daß es sich bei der Wirkung an den Kälterezeptoren entweder um *enzymatische Veränderungen,* oder aber um *sterische Veränderungen der Calciumkanäle* dieser Nervenzellen handelt. Neueste Ergebnisse zeigen, daß durch Menthol eine *Veränderung der Zellmembran der Kälterezeptoren* mit darauffolgender Verminderung des Ausstroms von Calciumionen bewirkt wird, die zu einer *vermehrten elektrischen Aktivität* der Kälterezeptoren führt. Durch die Stimulation der Kälterezeptoren lassen sich möglicherweise auch die *analgetischen Effekte* von Pfefferminzöl erklären (s. unten), da die Kältereize, die über langsam leitende A_δ-Fasern fortgeleitet werden, zu einer *Blockierung der durch die C-Fasern fortgeleiteten Schmerzreize im Bereich der Substantia gelatinosa* des Rückenmarks durch segmentale Hemmung führen können. Darüber hinaus wird beschrieben, daß geringe Konzentrationen von Menthol lediglich ein Kältegefühl vermitteln, während hohe Konzentrationen von Menthol (2–5 %) sogar eine lokal anästhesierende Wirkung entfalten.

Hemmung von Serotonin und Substanz P. In einer experimentellen Arbeit über die Wirkung von Pfefferminzöl an der glatten Muskulatur des Gastrointestinaltrakts am Tier konnte gezeigt werden, daß *Pfefferminzöl die durch 5-Hydroxytryptamin- (Serotonin) und SubstanzP-induzierten Kontraktionsantworten der Muskulatur wirkungsvoll, nichtkompetitiv hemmt.* Beide Substanzen spielen bei *Regulationsmechanismen* des trigeminovasku-

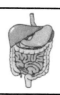
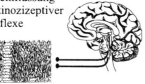
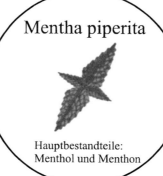

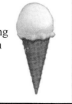

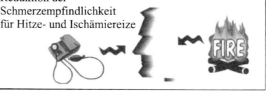

Abb. 6.52. Wirkmechanismen von Pfefferminzöl

lären Systems, das für die Generierung von Kopfschmerzen verantwortlich ist, eine entscheidende Rolle. Das heißt, es könnte bei lokaler Anwendung von Pfefferminzöl über die oben genannten Mechanismen zur Auslösung *analgetischer Effekte* durch Inhibition nozizeptiver Afferenzen kommen. *Zentral stimulierende Effekte* von Pfefferminz, additiv zu den oben genannten Mechanismen, könnten zudem endogene antinozizeptive Systeme aktivieren.

Muskelrelaxierende Wirkung: Pfefferminzöl übt einen relaxierenden Einfluß auf glatte Muskulatur aus, wahrscheinlich bedingt durch eine *reversible sterische Änderung des spannungsabhängigen Calciumionenkanals.* 10%iges Pfefferminzöl in ethanolischer Lösung führt zu einer *signifikanten Reduktion der EMG-Oberflächenaktivität des M. temporalis.* Die erhöhte Anspannung der perikranialen Muskulatur mit erhöhten Oberflächen-EMG-Aktivitäten wird als eine Begleiterscheinung des Kopfschmerzes vom Spannungstyp beschrieben.

Blutflußsteigerung in Hautkapillaren: Die lokale Applikation von Pfefferminzöl auf der intakten Haut im Bereich des Gesichts führt beim Gesunden zu einer *erheblichen Steigerung des Blutflusses* in den Hautkapillaren. Diese neuen Erkenntnisse des Effekts von Pfefferminzöl auf die Hautdurchblutung wurden durch Messung mit auf der Hautoberfläche aufgesetzten Laser-Dopplersonden gewonnen. Eine physiologische Erklärung für dieses Phänomen ist die *Vasodilatation durch den antagonistischen Effekt* von Pfefferminzöl. Denkbar ist weiterhin eine Vasodilatation bedingt durch die Aktivierung von neuronalen nozizeptiven Afferenzen und Auslösung eines Axonreflexes mit nachfolgender Gefäßerweiterung.

Effekte auf antinozizeptive Reflexe: Die Dauer der späten *exteroven Suppression* (ES12) wird beim Menschen durch 10 %iges Pfefferminzöl in ethanolischer Lösung *signifikant reduziert.* Die ES12 entsteht durch serotinerg vermittelte muskuläre Inhibition der Kaumuskelaktivität bei plötzlicher schmerzhafter Reizung des N. trigeminus. Die ES12 wird als quantitativ meßbarer antinozizeptiver Schutzreflex aufgefaßt. Die Latenz und Dauer der motorischen Suppression kann quantitativ als Ausdruck der antinozizeptiven Aktivität experimentell bestimmt werden. Eine Verminderung der nozizeptiven Reizung führt zu einer geringeren Ausprägung der Reflexantwort. Die Reduktion der antinozizeptiven Antwort durch Pfefferminzöl belegt eine *Reduktion der peripheren afferenten*

Erregung mit dem Kennzeichen einer reduzierten Suppressionsdauer.

Reduktion der Schmerzempfindlichkeit: Die experimentelle Schmerzempfindlichkeit für *Hitzereize* wird durch 10%iges Pfefferminzöl in ethanolischer Lösung *signifikant reduziert*. Auch die Schmerzempfindlichkeit für experimentelle *Ischämie* der perikranialen Muskulatur wird durch 10%iges Pfefferminzöl in ethanolischer Lösung *signifikant reduziert*. Damit weist Pfefferminzöl einen direkten Effekt auf nozizeptive Mechanismen auf.

Effekte auf den psychologischen Status: Die Erfassung der *Befindlichkeitsdimensionen* mit quantitativen, standardisierten, psychometrischen Verfahren zeigt, daß die Ausprägung der Dimension „Emotionale Gereiztheit", gebildet von den Eigenschaften „Erregtheit", „Empfindlichkeit" und „Ärgerlichkeit" von 10%igem Pfefferminzöl als Monosubstanz *signifikant reduziert* wird. Die Störung der aktuellen psychischen Befindlichkeit ist ein wesentliches Begleitsymptom von Kopfschmerzen und die Normalisierung ein wesentliches Therapieziel.

Platz in der Therapie. Die skizzierten Wirkmechanismen weisen auf die *mannigfaltigen Ansatzpunkte* von Pfefferminzöl im Kopfschmerzgeschehen hin. Als Schlußfolgerung kann festgestellt werden, daß bei nachgewiesener klinischer Wirksamkeit unter kontrollierten klinisch-experimentellen Bedingungen der Einsatz von 10%igem Pfefferminzöl in ethanolischer Lösung in der Kupierung des Kopfschmerzes vom Spannungstyp *eine verträgliche und kostengünstige Alternative* zu den bisherigen therapeutischen Möglichkeiten darstellt.

MERKE

Pfefferminzöl ist der Standardmedikation Paracetamol *hinsichtlich Wirksamkeit und Schnelligkeit des Wirkungseintrittes* als alleinige Therapieform *ebenbürtig* und damit eine mögliche Ergänzung bzw. Erweiterung der bislang für diese Indikation zur Verfügung stehenden Behandlungsmöglichkeiten. Bei kombiniertem Einsatz von Paracetamol mit Pfefferminzöl lassen sich zusätzliche Therapieeffekte mit besonders ausgeprägter Reduzierung der *kopfschmerzbedingten Behinderung* erzielen.

Aufgrund der möglichen Nebenwirkungen im Langzeiteinsatz und auch wegen der Kosten, insbesondere bei großer Kopfschmerzhäufigkeit, sollten Ärzte und Apotheker überlegen, ob die Gabe von Analgetika bei Kopfschmerz vom Spannungstyp wirklich dem Einsatz einer externen Applikation von Oleum menthae piperitae grundsätzlich vorzuziehen ist.

Medikamentöse Therapie des chronischen Kopfschmerzes vom Spannungstyp

Rationale und Indikationsstellung

MERKE

Bei sehr häufig oder gar täglich auftretendem Kopfschmerz vom Spannungstyp sollte unter allen Umständen die *kontinuierliche Einnahme von Schmerzmitteln vermieden* werden, da es dann mit größter Wahrscheinlichkeit zu einer Verschlechterung des Kopfschmerzleidens mit häufigeren Attacken und stärkeren Kopfschmerzintensitäten kommt. Deshalb sind gerade beim chronischen Kopfschmerz vom Spannungstyp *nichtmedikamentöse Maßnahmen* primär einzusetzen.

Neben den nichtmedikamentösen Maßnahmen kann auch eine *medikamentöse Therapie* bei chronischem Kopfschmerz vom Spannungstyp wirkungsvoll sein. Eine solche Behandlung ist immer dann zu überlegen, wenn der Kopfschmerz vom Spannungstyp

— an mindestens 15 Tagen pro Monat besteht,

also ein *chronischer* Kopfschmerz vom Spannungstyp vorliegt. Auch *bei Überschreiten der maximalen Einnahmehäufigkeit von Akutmedikation* mit einer höheren Einnahmefrequenz als

— an 10 Tagen pro Monat

ist die Indikation für eine kontinuierliche medikamentöse Therapie des Kopfschmerzes vom Spannungstyp gegeben.

Die wissenschaftliche Datenlage zur medikamentösen Therapie beim chronischen Kopfschmerz vom Spannungstyp ist weit weniger umfangreich als die wissenschaftlichen Untersuchungen zur medikamentösen Prophylaxe der Migräne. Eine Reihe von verschiedenen Substanzgruppen wurden beim chronischen Kopfschmerz vom Spannungstyp untersucht, insbesondere

— *trizyklische Antidepressiva*,
— *nichtsteroidale Antirheumatika*,
— *Muskelrelaxanzien* und
— *Neuroleptika*.

Moderne Studien zur Prophylaxe des Kopfschmerzes vom Spannungstyp liegen kaum vor, und die heutigen Therapiestrategien basieren weitestgehend auf *Studien der 60er und 70er Jahre*, bei denen die Klassifikation der Internationalen Kopfschmerzgesellschaft *noch nicht* vorlag und auch die Studiendesigns *nicht* den heutigen Ansprüchen genügten.

Nichtselektive 5-HT-Reuptake-Hemmer

Als prophylaktische Medikation der *ersten Wahl* bei chronischem Kopfschmerz vom Spannungstyp werden die trizyklischen Antidepressiva aufgrund des 5-HT-Reuptake-hemmenden Mechanismus angesehen. Bei der Auswahl der Medikamente geht man in der Reihenfolge vor:

- *Amitriptylin*,
- *Doxepin*,
- *Imipramin*,
- *Nortriptylin* und
- *Desipramin*.

Die Reihenfolge ergibt sich aufgrund der verfügbaren Studien. *Amitriptylin* ist das weltweit am häufigsten eingesetzte und am besten untersuchte Medikament in der Prophylaxe des chronischen Kopfschmerzes vom Spannungstyp. Therapieempfehlungen raten allgemein von der täglichen Einnahme von Analgetika bei chronischen Kopfschmerz vom Spannungstyp zur Kopfschmerzkupierung wegen der Nebenwirkungen ab, insbesondere wegen der Gefahr der weiteren Chronifizierung und Potenzierung des Kopfschmerzleidens.

Amitriptylin, Nortriptylin und Doxepin haben im Gegensatz zu Imipramin und Desipramin *einen größeren Effekt auf die Inhibition der Serotoninwiederaufnahme*. Imipramin und Desipramin weisen dagegen eine größere Wirkung *in der Hemmung der Wiederaufnahme von Norepinephrin* auf. Gemeinsam ist allen Substanzen, daß sie zudem *anticholinerge Wirkungen* besitzen. Während Amitriptylin leicht sedierend wirkt, wird Imipramin eine stimulierende Wirkung zugesprochen.

! Der wesentliche Grund für die Einnahme von trizyklischen Antidepressiva zur Prophylaxe des Kopfschmerzes vom Spannungstyp besteht darin, daß diese Medikamente *über lange Zeit ohne gravierende Nebenwirkungen* eingesetzt werden können.

Insbesondere zeigt sich bei Langzeiteinnahme eine *Reduktion* und nicht eine Zunahme *der Kopfschmerzproblematik* wie bei übermäßiger Einnahme von Akutmedikation in Form von Analgetika. Auch zeigen sich keine *Gewöhnungs- und Abhängigkeitseffekte* bei den trizyklischen Antidepressiva im Gegensatz zu anderen psychotropen Substanzen, insbesondere den Benzodiazepinen oder den Amphetaminen. Die fehlende Gewöhnungspotenz wird auf die nicht bestehende Wiederaufnahmehemmung von Dopamin zurückgeführt. Medikamente wie z. B. Amphetamin oder Kokain sind potente Hemmer der Wiederaufnahme von Dopamin, zeigen eine starke Gewöhnungsgefahr sowie euphorisierende und stimulierende Effekte.

Neben verhaltensmedizinischen Maßnahmen wird in erster Linie die prophylaktische Gabe des Serotonin- und Noradrenalin-Wiederaufnahmehemmers Amitriptylin empfohlen, dessen Effektivität bei chronischem Spannungskopfschmerz erstmalig in einer Studie von Lance u. Curran /1962) gezeigt wurde. Zahlreiche nachfolgende Studien bestätigten dessen *klinische Effektivität*. Da die frühen Studien aber meist globale, retrospektive Effektivitätsparameter ohne tägliche prospektive Erfassung der Kopfschmerzmerkmale einsetzten, ist der Einsatz von Amitriptylin bei chronischem Kopfschmerz vom Spannungstyp eine nach wie vor *kontrovers diskutierte Frage*. Auch der Wirkmechanismus von Amitriptylin in der Therapie des chronischen Kopfschmerzes vom Spannungstyp ist weitgehend unklar. Abbildung 6.53 zeigt das Ergebnis einer *neueren doppelblinden, randomisierten und placebokontrollierten Studie im Parallelgruppendesign*. Nach Prüfung der Ein- und Ausschlußkriterien und mit Einverständnis wurden die Patienten doppelblind und randomisiert einer Placebo- bzw. Amitriptylingruppe zugeteilt. Während der 6wöchigen Therapiephase führten die Patienten kontinuierlich ein *Kopfschmerztagebuch* mit stündlicher Notierung der Kopfschmerzpräsenz. Die Studienmedikation bestand aus *25 mg Amitriptylin-HCl* oder Placebo in identisch aussehenden Kapseln. Die Dosis wurde *in aufsteigender Dosierung* verabreicht: eine Kapsel pro Tag in der 1. Woche (25 mg), zwei Kapseln pro Tag in der 2. Woche (50 mg) und 3 Kapseln pro Tag ab der 3. Woche (75 mg). Die Patienten wurden instruiert, die Medikamente am Abend vor dem Schlafengehen einzunehmen. Als Wirksamkeitsparameter wurde die *mittlere tägliche Kopfschmerzdauer pro Woche* verwendet.

Die Patienten der *Amitriptylingruppe* wiesen eine mittlere tägliche Kopfschmerzdauer von 11,1 ± 5,0 h in der 1. Woche auf, während die Patienten der *Placebogruppe* einen Mittelwert von 9,9 ± 5,1 h als Ausgangswert zeigten. Abbildung 6.53 veranschaulicht die Reduktion der mittleren

Medikamentöse Therapie des chronischen Kopfschmerzes vom Spannungstyp

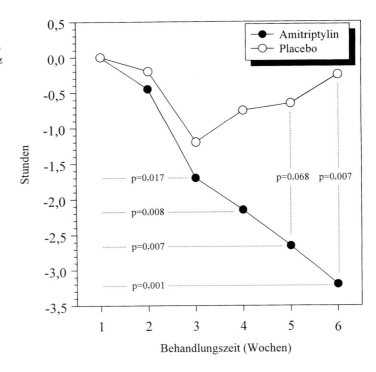

Abb. 6.53.
Reduktion der mittleren täglichen Kopfschmerzdauer in Stunden bei Gabe von Placebo oder Amitriptylin bei chronischem Kopfschmerz vom Spannungstyp. (Nach Göbel et al. 1994)

täglichen Kopfschmerzdauer in beiden Gruppen während der Wochen 2–6 im Vergleich zur 1. Behandlungswoche. Intraindividuelle Vergleiche in der *Placebogruppe* zeigten *keine signifikanten Unterschiede* in der Kopfschmerzdauer über die gesamte Behandlungsperiode. Im Gegensatz dazu fand sich mit Beginn der 3. Behandlungswoche eine *hochsignifikante Reduktion der Kopfschmerzdauer in der Amitriptylingruppe, welche kontinuierlich von der Wochen 3–6 weiter zunahm.* Ein Gruppenvergleich in der Woche 6 zeigte in der Amitriptylingruppe eine signifikant kürzere mittlere Kopfschmerzdauer als in der Placebogruppe.

Die Behandlung führte zu folgenden *Nebenwirkungen*: *Mundtrockenheit* (Amitriptylingruppe: 54 %; Placebogruppe: 17 %), *leichte Müdigkeit* (Amitriptylingruppe: 62 %; Placebogruppe: 27 %), *Gewichtszunahme* (Amitriptylingruppe: 16 %; Placebogruppe: 0 %), *Obstipation* (Amitriptylingruppe: 8 %; Placebogruppe: 3 %), *Bauchschmerzen* (Amitriptylingruppe: 0 %; Placebogruppe: 13 %), und *Schwindel* (Amitriptylingruppe: 4 %; Placebogruppe: 3 %).

Die behandelten Patienten zeichneten sich durch eine *langjährige Kopfschmerzanamnese* und durch *viele vergebliche Therapieversuche* aus. Als Hauptbefund zeigte sich eine signifikante Reduktion der täglichen Kopfschmerzdauer *um ca. 30 %* nach einer Therapiedauer von 6 Wochen *bei guter Verträglichkeit*. Intraindividuell zeigte sich eine signifikante Reduktion in der Amitriptylingruppe *bereits in der 3. Therapiewoche*, während in der Placebogruppe keine signifikante Veränderung der Kopfschmerzdauer zu verzeichnen war. Trotz der statistisch signifikanten Unterschiede zwischen der Amitriptylin- und der Placebobehandlung wird deutlich, daß unter der Therapie mit Amitriptylin das Kopfschmerzproblem *nur zu einem Teil gelindert* und keinesfalls behoben wird. Andererseits gehört der chronische Kopfschmerz vom Spannungstyp nach wie vor zu den hartnäckigsten und am schwersten behandelbaren Kopfschmerzerkrankungen. Dies wird auch an der langen Leidensgeschichte der behandelten Patienten deutlich. Unter Berücksichtigung der eingeschränkten Therapiemöglichkeiten scheint deshalb auch eine im Mittel um 30 % verkürzte Dauer der Kopfschmerzen von *klinischer* Signifikanz.

Wirkungsweise von Amitriptylin. Zum Wirkmechanismus der Amitriptylintherapie bei chronischem Kopfschmerz vom Spannungstyp werden verschiedene Hypothesen diskutiert. Es besteht weitgehend Konsens, daß der *antidepressive Effekt* dieser Substanz für den therapeutischen Effekt *nicht verantwortlich* ist, da eine signifikante Korrelation zwischen der analgetischen Effektivität und den Depressivitätsparametern nicht besteht. Auch der *Dexamethasonsuppressionstest*, der bei Patienten mit endogener Depression abnormale Werte aufweisen kann, zeigt bei Patienten mit chronischem Kopfschmerz vom Spannungstyp *Normalwerte*.

Frühere Studien gingen zunächst von einem *peripheren Wirkansatz* aus. Unter der Annahme, daß der chronische Kopfschmerz vom Spannungstyp durch eine Minderdurchblutung von perikranialen Muskeln entsteht, wurde angenommen, daß der Effekt durch eine *Vasodilatation* in verspannten Kopfmuskeln bedingt wird. Rolf et al. (1981) fanden eine reduzierte Konzentration von Serotonin in den Thrombozyten bei Patienten mit chronischem Kopfschmerz vom Spannungstyp und nahmen einen *defekten Serotoninmetabolismus* bei dieser Kopfschmerzerkrankung an. Boiardi et al. (1984) zeigten bei Migränepatienten, daß die *Konzentration von Serotonin in den Thrombozyten* nach 4wöchiger Gabe von *Amitriptylin* signifikant *reduziert* wird, während die Met-Enkephalinkonzentration durch Amitriptylin, nicht jedoch durch Clomipramin signifikant erhöht wird.

Spätere Studien beziehen die Effektivität auf *Wirkungen im Zentralnervensystem*. Durch den *serotoninpotenzierenden* Effekt des Reuptake-Hemmers sollen deszendierende antinozizeptive Hirnstammsysteme aktiviert werden. Es wurde jedoch gezeigt, daß Substanzen wie Zimelidin, Clomipramin oder Trazodon, die ebenfalls serotoninerge Effekte im ZNS ausüben, im Gegensatz zu Amitriptylin *keine analgetische Wirkung* bei postherpetischer Neuralgie haben. Es wird deshalb postuliert, daß die klinischen Effekte von den serotoninergen Mechanismen *unabhängig* sind. Einige Autoren nehmen einen *direkten analgetischen Effekt* von Amitriptylin an.

Weitere Daten weisen auf eine *Potenzierung der endogenen Opioidanalgesie* hin. Diese soll durch Blockierung der Serotoninaufnahme im ZNS mit verstärkter serotoninerger Aktivität an *spinalen Endigungen* des durch endogene Opioide modulierten antinozizeptiven Systems erreicht werden. Es wurde auch gezeigt, daß Amitriptylin bei Katzen die segmentale und periventrikuläre Hemmung von Neuronen des Nucleus caudalis verstärkt und dadurch die übermäßige Aktivierung von *Wide-dynamic-range*-Neuronen verhindert.

Die *Nebenwirkungen* einer Amitriptylintherapie, wie etwa Sedierung, könnten eine *sehr einfache Erklärung* für die klinische Wirkung darstellen. Ein Placebo (ohne entsprechende Nebenwirkungen) wäre dann kein adäquates Kontrollmedium. Allerdings wird diese Annahme durch den *zeitlichen Verlauf* der Amitriptylinwirkung *entkräftet*: Die Nebenwirkungen treten bereits in der 1. Woche auf und bleiben während der gesamten Behandlungszeit konstant. Im Gegensatz dazu tritt die klinische Wirkung erst nach der 3. Woche auf und nimmt bei konstanter Nebenwirkungsrate weiter zu.

Eine Reihe *weiterer pharmakologischer Wirkmechanismen* ist bekannt. So zeigt sich unter chronischer Gabe von trizyklischen Antidepressiva eine *Reduktion der Anzahl der β-adrenergen Bindungsstellen* und entsprechend eine Abnahme der Wirkung von β-adrenergen Substanzen. Ebenfalls finden sich eine *Desensibilisierung der präsynaptischen α₂-Adrenorezeptoren* und eine *erhöhte neuronale Ansprechbarkeit für α₁-adrenerge Agonisten*. Während die *Anzahl der 5-HT₂-Rezeptoren* durch die Therapie mit trizyklischen Antidepressiva abzunehmen scheint, steigt die *Empfindlichkeit für Serotonin* an. Darüber hinaus zeigt sich ein *antagonistischer Effekt auf H₁- und H₂-Rezeptoren sowie auf α-Adrenorezeptoren und cholinerge Rezeptoren*.

> **MERKE**
>
> Zusammenfassend zeigen die Ergebnisse, daß Amitriptylin die klinische Ausprägung von chronischem Kopfschmerz vom Spannungstyp signifikant reduzieren kann, auch wenn das Kopfschmerzleiden schon seit *langem* besteht und *viele vergebliche* Therapieversuche durchgeführt worden sind. Die klinische Wirkung wird wahrscheinlich durch *sensorische* und nicht durch muskuläre Mechanismen bedingt.

Selektive 5-HT-Reuptake-Hemmer

Anfang der 90er Jahre wurden *modernere selektiv wirkende, nicht trizyklische Antidepressiva* eingeführt. Diese haben eine besondere Wirkung auf *Serotonin-Subrezeptoren*. Verfügbar sind *Fluoxetin, Fluvoxamin, Trazodon und Ketanserin*. Fluoxetin und Fluvoxamin haben eine hohe selektive Wirkung für das *serotoninerge System*, insbesondere den *5-HT₂-Rezeptor*. Trazodon wirkt dagegen *α-adrenolytisch* und zeigt *agonistische Wirkungen an Serotonin- und Histaminrezeptoren*. Ketanserin ist ein *selektiver 5-HT₂-Antagonist*. Allerdings zeigen klinische Untersuchungen, in denen diese selektiven Serotonin-Wiederaufnahmehemmer eingesetzt wurden, *keine überzeugende Wirkung in der Prophylaxe des Kopfschmerzes vom Spannungstyp*. Trotz Einführung dieser modernen Antidepressiva gilt nach wie vor Amitriptylin als Medikament der ersten Wahl. Studien, die eine Überlegenheit der selektiven Antidepressiva gegenüber den trizyklischen Antidepressiva belegen, sind derzeit nicht bekannt.

Nichtsteroidale Antirheumatika

Gelegentlich werden *nichtsteroidale Antirheumatika* bei chronischem Kopfschmerz vom Spannungstyp zur Kopfschmerzprophylaxe eingesetzt. Insbesondere werden dabei Substanzen mit langer Halbwertszeit verwendet. Kontrollierte Untersuchungen zum Einsatz solcher Substanzen liegen nicht vor. Es muß jedoch angenommen werden, daß die langzeitige Einnahme von nichtsteroidalen Antirheumatika zu einer *Verschlimmerung und Chronifizierung des Kopfschmerzleidens* im Sinne eines medikamenteninduzierten Kopfschmerzes beiträgt. Darüber hinaus ist die *Verträglichkeit dieser Substanzen bei regelmäßiger Einnahme* problematisch. Aus diesem Grunde sollten nichtsteroidale Antirheumatika zur Prophylaxe des Kopfschmerzes vom Spannungstyp *nicht* verwendet werden.

Muskelrelaxanzien

Substanzen mit *muskelrelaxierender Wirkung* werden aufgrund der Symptompräsentation der Patienten mit schmerzhafter, verspannter Muskulatur nach wie vor häufig eingesetzt. Eine überzeugende Wirkung konnte in den wenigen Studien, die zum Einsatz dieser Substanzen vorliegen, nicht gezeigt werden. Aufgrund der *zentralen Nebenwirkungen* mit Müdigkeit und Abhängigkeitsproblematik sollten bei einem chronischen Leiden wie dem Kopfschmerz vom Spannungstyp solche Substanzen *vermieden* werden.

Botulinumtoxin

Bei oromandibulärer Dysfunktion und bei muskulärem Streß, z. B. bei kraniozervikaler Dystonie, Massetterspasmus, Bruxis etc. kann der Einsatz von Botulinumtoxin durch erfahrene Anwender erwogen werden (Abb. 6.54 bis 6.57). Einzelheiten zur Behandlung mit Botulinumtoxin s. auch im Migränekapitel.

Die größte Zahl an klinischen Studien zur Anwendung von Botulinumtoxin A (BTX-A) bei Kopfschmerzen liegt für den Kopfschmerz vom Spannungstyp vor. Erste Studien wählten ein standardisiertes Design mit festgelegten Injektionsstellen und relativ niedrigen Dosierungen. Eine individuelle Auswahl von Triggerpunkten erfolgte aus Standardisierungsgründen nicht. In der Regel wurden nur Patienten mit therapierefraktären, langjährigen Verläufen in die Studien aufgenommen. Als Folge konnte eine signifikante Wirksam-

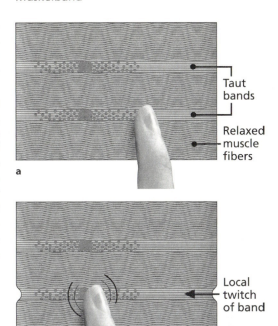

Abb. 6.54. Strukturelle Präsentation muskulärer Triggerpunkte

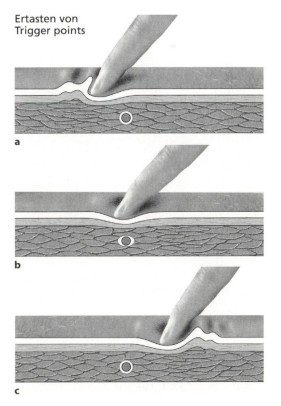

Abb. 6.55. Palpation muskulärer Triggerpunkte

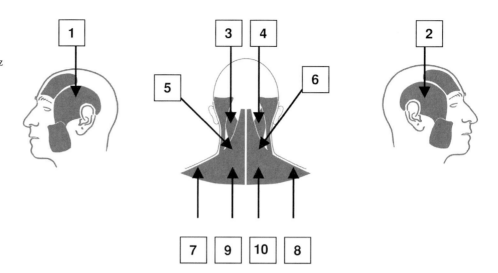

Abb. 6.56. Häufige Lokalisationen muskulärer Triggerpunkte bei Kopfschmerz vom Spannungstyp

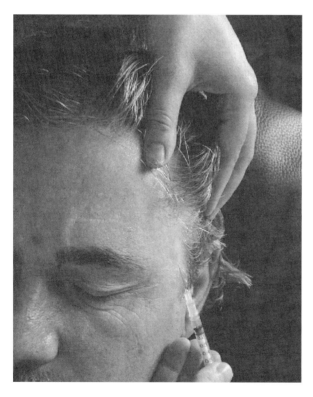

Abb. 6.57. Injektion von Botulinumtoxin A in den M. temporalis bei oromandibulärer Dysfunktion mit Hyperaktivität und Hypertrophie des M. temporalis und M. massetter

keit von BTX-A in diesen Studien nicht festgestellt werden. Auf diesen Erfahrungen aufbauende Studien zeigen eine signifikante klinische Wirksamkeit von BTX-A. Auch in der Langzeitanwendung über 15 Monate zeigt sich ein anhaltender Effekt. Dabei ist von Bedeutsamkeit, daß sich bei den Wiederholungsinjektionen ein treppenförmiger Therapieeffekt einstellt und bei jeder Injektion der konsekutive Therapieeffekt auf dem vorhergehend erzielten Effekt aufbaut.

Bedeutsames Ergebnis bisheriger Erfahrungen mit BTX-A in der Schmerztherapie ist, daß die Injektion am Ort des Schmerzes oder der Triggerpunkte erfolgen sollte, nicht jedoch standardisiert. So wie bei der Behandlung von Dystonien die Injektion gezielt in den betroffenen Muskel erfolgt, muß dies auch bei der Behandlung von Schmerzen geschehen. Ein mangelnder Therapieeffekt von BTX-A beim Torticollis spasmodicus bei einem bilateralen standardisierten Injektionsschema würde nicht verwundern – gleiches gilt für die Behandlung des Kopfschmerzes vom Spannungstyp. Dieser entscheidende Punkt sollte bei der offenen Anwendung aufgrund der vorliegenden Erfahrung beachtet werden. Auch die Injektion hoher Dosen führt nicht zu einer Wirksamkeit, wenn der Wirkstoff in pathophysiologisch nicht beteiligte Muskelareale injiziert wird. Hervorzuheben ist auch, daß eine besonders gute Wirksamkeit zu resultieren scheint, wenn sowohl eine Migräne als auch ein Kopfschmerz vom Spannungstyp besteht. Bei den meisten Studien wurde entweder das eine oder das andere Krankheitsbild behandelt. Die vorgenannten Punkte erklären die unterschiedlichen Ergebnisse vieler Studien und sollten bei deren Bewertung berücksichtigt werden.

Die Wirksamkeit der Behandlung mit Botulinumtoxin A von Schmerzen bei muskulärer Hyperaktivität, insbesondere aufgrund von Dystonie und von Spastik, ist empirisch gut belegt. Myofasziale Schmerzen und muskuläre Triggerpunkte können bei Beachtung individueller klinischer Ausprägungen erfolgreich behandelt werden. Es differieren noch die Ansichten zur Dosierung, zu Injektionsarealen und zum methodischen Vorgehen (Placebokontrolle, Zielparameter etc.). Auch fehlen Vergleichsstudien zu Standardmedikamenten. Daher ist zur Zeit der Einsatz von Botulinumtoxin A erst nach Ausschöpfung von Standardtherapieverfahren und Evaluation in spezialisierten Zentren begründet. Die teilweise widersprüchlichen Befunde erfordern weitere Studien. Die Erwägung des Einsatzes von Botulinumtoxin A im Rahmen der speziellen Schmerztherapie stellt für Patienten und Ärzte eine neue Option dar. Der Einsatz erfordert jedoch genaue funktionell-anatomische Kenntnisse sowie umfangreiche Erfahrung und Expertise in der Anwendung.

Verschiedene andere Substanzen

Aufgrund der Hartnäckigkeit des chronischen Kopfschmerzes vom Spannungstyp wurde eine Reihe weiterer Substanzen in der Therapie dieses Kopfschmerzleidens analysiert. Dazu zählen β-Blocker, Antiepileptika, Barbiturate, Methysergid u. v. a. Keine der Untersuchungen konnte eine Wirksamkeit und insbesondere eine Langzeitverträglichkeit nachweisen. Aus diesem Grunde sind die beschriebenen Substanzen *nicht* zum Einsatz in der Prophylaxe des chronischen Kopfschmerzes vom Spannungstyp angezeigt.

Praktisches Vorgehen

Aufgrund der wissenschaftlichen Datenlage kann derzeit als Mittel der ersten Wahl das

— *Amitriptylin-HCl*

zur *Prophylaxe* des Kopfschmerzes vom Spannungstyp empfohlen werden. Voraussetzung für den Einsatz ist, daß der Patient genau über seine Diagnose aufgeklärt worden ist, und er das Rationale für die Langzeittherapie verstanden hat. Für dieses Beratungsgespräch sind *mindestens 30 min* zu veranschlagen. Wird diese Zeit nicht investiert und versteht der Patient den Hintergrund nicht, wird er aufgrund der Nebenwirkungen der Substanz die Einnahme nach wenigen Tagen abbrechen. Ein Therapieeffekt kann dann nicht erzielt werden. Dies ist insbesondere deshalb von Relevanz, weil im *Beipackzettel* die Indikation Kopfschmerz vom Spannungstyp nach wie vor *nicht explizit ausgewiesen* ist. Die Patienten können bei mangelnder Beratung den Eindruck gewinnen, daß sich der Arzt bei der Verschreibung des Medikaments *geirrt* und er überhaupt nicht nachvollzogen hat, warum ihn der Patient konsultiert hat. Im Gegenteil gewinnt der Patient den Eindruck, daß *die beschriebenen Indikationen* wie Depression, Angst oder Zwangkrankheiten die Bestätigung dafür sind, daß

— der Arzt dem Patienten überhaupt nicht zugehört und wenn doch, ihn völlig mißverstanden hat.

Der Patient muß deshalb eine Erklärung bekommen, warum die Substanz bei ihm eingesetzt wird und welche Wirkungsweise zu einer Verbesserung des Kopfschmerzes vom Spannungstyp führen soll. Insbesondere sollte er darauf aufmerksam gemacht werden, daß dieses Wissen nicht im Beipackzettel wiederzufinden ist, weil es sich um ein lange bekanntes Medikament handelt und bei

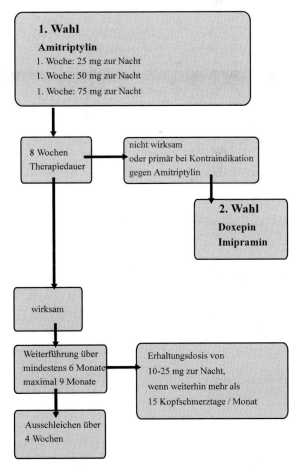

Abb. 6.58. Praktisches Vorgehen in der Prophylaxe des chronischen Kopfschmerzes vom Spannungstyp mit Serotonin Re-uptake-Hemmern

der Abfassung des Beipackzettels dieses Wissen noch nicht verfügbar war.

Das *praktische Vorgehen bei der Einstellung* einer prophylaktischen Therapie zeigt Abb. 6.54. In der Regel beginnt man mit einer *Dosis von 25 mg Amitriptylin*, die der Patient zum Schlafengehen einnimmt. Bei *akuter Verträglichkeit* erhöht man diese Dosis nach einer Woche auf *50 mg*. Auch hier reicht die einmalige Gabe am Abend zum Schlafengehen. Wird auch diese Dosis ohne Probleme vertragen, kann man in der 3. Woche auf *75 mg* zur Nacht aufdosieren. Bestehen Unverträglichkeiten in Form von Müdigkeit oder Schwindel, bleibt man bei der jeweiligen Dosis, die *gerade noch toleriert* wird. Der Patient muß darauf aufmerksam gemacht werden, daß in der Initialphase *nur Nebenwirkungen* auftreten und der *therapeutische Effekt* sich erst *nach 2–3 Wochen* einstellt. Wenn der Patient *nach 8 Wochen* keinen therapeutischen Effekt angibt, sollte auf ein *Antidepressivum der zweiten Wahl* übergegangen werden, insbesondere zunächst auf Doxepin oder Imipramin.

Als *Nebenwirkungen der trizyklischen Antidepressiva* werden vom Patienten in erster Linie *Mundtrockenheit, Müdigkeit, Schwindel, Obstipation, Harnverhalten, Erregungszustände, Schlafprobleme und Gewichtszunahme* angegeben. Darauf sollten die Patienten genauestens hingewiesen werden. Bei einer sorgfältigen *langsamen Eindosierung* sollten unerträgliche Nebenwirkungen weitestgehend vermieden werden. Es besteht *keine* Notwendigkeit für eine forcierte Hochdosierung, in aller Regel wird dadurch die Compliance des Patienten zunichte gemacht. *Schwerwiegende Nebenwirkungen* können in Einzelfällen *kardiale Arrhythmien* und *andere Erregungsleitungsstörungen, Glaukom* sowie *Harnverhalten* sein. Aus diesem Grunde sollten die *Kontraindikationen*, insbesondere *Engwinkelglaukom, Prostataadenom, Schwangerschaft* und *Stillen*, streng beachtet werden. Bei Patienten *über dem 60. Lebensjahr* sollte aufgrund der kardialen Nebenwirkungen von Amitriptylin bevorzugt Doxepin eingesetzt werden, das hinsichtlich der kardialen Nebenwirkungen weniger problematisch ist.

MERKE

Für den therapeutischen Effekt kommt es weniger auf die absolute Dosis an, als vielmehr auf die *kontinuierliche, zuverlässige Einnahme*.

Die Dosen zur effektiven Therapie des chronischen Kopfschmerzes vom Spannungstyp liegen deutlich unter denen, die bei der endogenen Depression eingesetzt werden. In der Regel sollten *Dosen von mehr als 75 mg Amitriptylin pro Tag* nicht eingesetzt werden. Gleiches gilt für Doxepin. Auswertungen von Studienergebnissen zeigen, daß nicht erwartet werden darf, daß es bei einer Mehrzahl der mit medikamentöser Monotherapie behandelten Patienten zu einem kompletten Sistieren des chronischen Kopfschmerzes vom Spannungstyp kommt. Vielmehr wird nur eine *zeitweise Linderung* herbeigeführt.

MERKE

Aus diesem Grunde darf die Amitriptylintherapie *nicht allein* eingesetzt, sondern sollte immer nur als ein möglicher Baustein innerhalb eines Gesamtkonzepts einer *mehrfaktoriellen Therapie* durchgeführt werden. Entsprechend müssen weitere *nichtmedikamentöse Maßnahmen* angeboten werden.

Die Therapie sollte von Anfang an *zeitlich begrenzt* sein. Dem Patienten sollte mitgeteilt werden, daß bei mangelnder Effektivität nach 8 Wochen die Absetzung erfolgt. Ist eine ausreichende Wirkung zu verspüren, dann wird mindestens 6 bis maximal 9 Monate weitertherapiert. Anschließend wird die Medikation wieder *im selben Schema rückwärts ausgeschlichen*, in dem sie initial eingeschlichen worden ist. Sollte nach Absetzen der Therapie nach der 6- bis 9monatigen Phase wieder eine Verschlechterung des Leidens auftreten, kann eine *Erhaltungsdosis von 10–25 mg* zur Nacht weitergeführt werden.

Ein wesentlicher Punkt ist, daß eine *klare Struktur* in die Medikation des Patienten gebracht wird. Gerade bei chronischem Kopfschmerz vom Spannungstyp wird von den Patienten eine Vielzahl verschiedenartiger Medikamente eingenommen. Da zudem häufig ein Arztwechsel vorgenommen wird, kann die Folge sein, daß der Patient schon 7–8 verschiedene Substanzen einnimmt und dann beim nächsten Arztbesuch eine weitere verschrieben bekommt. Aus diesem Grunde muß eingehendst mit dem Patienten besprochen werden, *welche Substanzen abzusetzen* sind und wie die weitere Therapie strategisch geplant wird. In aller Regel sollte versucht werden, *mit einem Medikament* auszukommen. Die meisten Patienten behalten nicht mehr die Übersicht, wenn mehrere Substanzen verschrieben werden; Nebenwirkungen können nicht kontrolliert werden, und ein positiver therapeutischer Effekt wird so von Anfang unmöglich gemacht.

> **MERKE**
>
> Die medikamentöse Prophylaxe des Kopfschmerzes vom Spannungstyp stellt im *Gesamtkonzept* einer erfolgreichen Therapie sozusagen das Salz in der Suppe dar. Mit dem alleinigen Verabreichen des Salzes ohne adäquate *Beratung* und ohne adäquate *nichtmedikamentöse Therapie* und *Verhaltensänderung* des Patienten sowie ohne gezielte Behandlung von *Begleiterkrankungen* wie Angst und Depression, ohne Behebung von Faktoren, die zu *muskulärem Streß* oder *oromandibulärer Dysfunktion* führen, wird eine erfolgreiche Behandlung nicht möglich sein.

Unter der Lupe
Wie man einem Patienten den Grund für die prophylaktische Therapie mit einem trizyklischen Antidepressivum erklären kann

Die Beipackzettel von Antidepressiva beinhalten in aller Regel *nicht die Indikation des chronischen Kopfschmerzes vom Spannungstyp*. Im besten Falle werden chronische Schmerzsyndrome allgemein genannt. Liest der Patient, daß er ein Medikament gegen Depressionen und andere psychische Erkrankungen verschrieben bekommen hat, ist er wenig motiviert, das Medikament regelmäßig einzunehmen. Folgende Erklärungen können dazu verhelfen, daß der Patient den Grund für die Verschreibung dieser Substanz versteht:

„Aus einer Reihe von neueren wissenschaftlichen Untersuchungen ist bekannt, daß beim Kopfschmerz vom Spannungstyp eine Störung in den körpereigenen Schmerzfiltern besteht. Diese Schmerzfilter sind im Bereich des Übergangs vom Rückenmark zum Gehirn angesiedelt und können von außen nicht gesehen werden. Das Gehirn kann in die Lage versetzt werden, das Ausmaß von Schmerzen, die erlebt werden, direkt zu beeinflussen.

Die Schmerzfilter werden auch als Schmerzschleusen oder Schmerzkontrollsysteme bezeichnet. Prinzipiell haben alle Sinnesorgane solche Sinnesfilter, damit das Gehirn das Ausmaß der Wahrnehmungen direkt regulieren kann. Besonders deutlich kann man einen solchen Sinnesfilter beim Auge sehen. Nichts anderes als einen solchen Filter stellt die Pupille dar. Das Gehirn reguliert über die Pupille ganz genau, wieviel Licht in das Auge eintreten darf. Hier kann man die Funktion des Lichtfilters Pupille direkt beobachten. Wenn man sich stark erschreckt, kann die Pupille plötzlich weit aufgehen, und es kommt zu einer vorübergehenden Störung der Steuerung. Auch beim Hören sind Filter tätig. Liest man z. B. konzentriert in einem Straßencafé ein Buch, kann das Gehirn die Hörwahrnehmungen von der Straße durch den Hörfilter so reduzieren, daß die gesamte Aufmerksamkeit auf den Inhalt des Buches gelenkt und der umgebende Verkehrslärm völlig ausgeblendet wird.

Bei der Steuerung der Schmerzinformation können die beteiligten Schmerzfilter oder -blenden nicht direkt beobachtet werden. Aufgrund vieler Untersuchungen wird angenommen, daß sich diese Schmerzfilter im Hirnstamm, dem unteren Teil des Gehirns, befinden. Auch arbeiten diese Filter nicht mechanisch, wie z. B. die Pupille im Auge. Vielmehr steuern sie, ähnlich wie ein Lautstärkeregler im Radio, über elektrische und chemische Vorgänge die Schmerzinformationen der Nerven.

Die Steuervorgänge werden ständig den Umweltbedingungen angepaßt. Die Schmerzfilter können sowohl durch Vorgänge außerhalb des Körpers als auch durch Vorgänge innerhalb des Körpers beeinflußt werden. Die Steuerung der Filter erfolgt über Botenstoffe, die die Filter öffnen und schließen können. Der gesamte Vorgang ist ähnlich wie bei einem Bremssystem im Auto. Die Geschwindigkeit des Autos kann je nach Bedarf durch das Bremspedal gesteuert werden. Voraussetzung dafür ist, daß genügend Bremsflüssigkeit im Vorratsbehälter ist, um die Steuerung der Bremsscheiben zu regulieren. Bei einem Mangel an Bremsflüssigkeit versagt das Regulierungssystem, und die Geschwindigkeit kann nicht oder nur sehr schwer beeinflußt werden.

Als eine Art von Bremsflüssigkeit bei den Schmerzfiltern im Hirnstamm wird das sogenannte Serotonin angesehen. Dies ist ein Stoff, der im Gehirn in Speichern angelegt ist, ähnlich wie ein Vorratsbehälter im Bremssystem. In diesen Speichern oder Vorratsbehältern ist die Substanz ständig vorhanden, um bei Bedarf in den Schmerzfiltern eingesetzt werden zu können. Beim Verbrauch des Botenstoffes erfolgt eine Nachbildung, und der Vorrat wird somit normalerweise immer aufrechterhalten.

Bestehen kurzzeitige außergewöhnliche Belastungen für den Organismus, kann es zu einem vorübergehenden zu starken Verbrauch der Botenstoffe kommen. Solche Belastungen können z. B. besonderer körperlicher oder psychischer Streß sein. Möglich sind z. B. zu langes und eintöniges Sitzen am Schreibtisch mit Fehlhaltung der Nackenmuskulatur. Die Schmerzinformationen aus den Muskeln müssen dann permanent reguliert werden, und ein übermäßiger Verbrauch der Nervenbotenstoffe im Gehirn ist die Folge. Auch zu wenig Schlaf mit *zu langen Wachzeiten kann dafür verantwortlich sein. Gleiches gilt für andere Belastungen des Organismus, z. B. in Form von Alkohol oder Nikotin. Auch Arbeiten unter ungünstigen Lichtverhältnissen oder bei Lärm können gleichartig wirken. Ein weiterer Grund für einen Mangel an diesen Botenstoffen ist, daß zu wenige von diesen Botenstoffen nachgebildet werden.*

Wenn eine solche Situation vorliegt, können die Schmerzfilter nicht normal gesteuert werden, und ähnlich wie in der Schrecksekunde die Pupillen aufgehen, weil die Steuerung versagt, kommt es zu einem dauerhaften Versagen der Schmerzfilter, und die Schmerzinformationen aus Muskeln, Sehnen und Wirbeln des Kopfes werden verstärkt wahrgenommen. Die Folge ist der Kopfschmerz vom Spannungstyp. Wenn die Nervenbotenstoffe wieder nachgebildet werden und es nur zu einer vorübergehenden zu starken Öffnung der Filter kommt, wird das Kopfschmerzgeschehen wieder beendet. Da die Schmerzinformationen vom Kopf besonders fein reguliert werden, wirken sich die Steuerungen im Kopf besonders stark aus, und das Kopfweh entsteht durch zeitweisen ungehemmten Einstrom der Schmerzinformationen. Ruhe und Entspannung führen zu einem reduzierten Verbrauch der Botenstoffe und zu einer ungestörten Nachproduktion. Die Speicher im Gehirn können sich wieder auffüllen, und eine normale Regulation kann sich wieder einstellen. Aus neuen Untersuchungen ist auch bekannt, daß Schmerzmittel, wie z. B. die Acetylsalicylsäure, den Mangel an den Botenstoffen vorübergehend ausgleichen können und die kurzzeitige Erschöpfung durch eine verstärkte Aktivierung wieder normalisieren.

Dies gilt jedoch nur für den kurzzeitigen, vorübergehenden Einsatz. Bei ständiger Einnahme von Schmerzmitteln kommt es zu einer permanenten Aktivierung der Botenstoffe, und es entsteht ein kontinuierlicher zu starker Verbrauch, der seinerseits dazu führt, daß mit der Zeit ein komplettes Versiegen im Vorratsbehälter die Folge ist. Es entsteht dadurch eine dauerhafte Erschöpfung und ein ständiger Kopfschmerz, der sogenannte medikamenteninduzierte Dauerkopfschmerz. Erst ein mehrtägiger Entzug der Schmerzmittel und Zeit zur Nachbildung der Botenstoffe können die Schmerzfilter wieder normal arbeiten lassen. Die Nervenbotenstoffe können dann in den Speichern wieder langsam aufgefüllt werden.

Beim chronischen Kopfschmerz vom Spannungstyp ist der vorübergehende Mangel an Nervenbotenstoffen in einen dauernden Mangel übergegangen. Die Folge ist ein permanenter, zumeist täglicher Kopfschmerz.

Da der Botenstoff Serotonin auch andere Funktionen steuert, wie den Appetit, den Schlaf, den Speichelfluß, aber auch psychische Funktionen wie insbesondere die Stimmung, kommt es bei solchen Störungen neben dem Kopfschmerzgeschehen auch zu einer Vielzahl weiterer Beschwerden.

Amitriptylin wird normalerweise zur Behandlung von Depressionen eingesetzt. Grund für den Einsatz ist, daß dieses Medikament in der Lage ist, den Botenstoff Serotonin wieder normal zur Geltung gelangen zu lassen. Das Serotonin spielt auch in der Entstehung von psychischen Erkrankungen, wie vor allem bei Depression und Schlafproblemen, eine herausragende Rolle. Allerdings sind dabei Speicher in ganz anderen Bereichen des Gehirns betroffen. Der Einsatz von Amitriptylin beim chronischen Kopfschmerz vom Spannungstyp erfolgt, um das reduzierte Angebot an Serotonin im Hirnstamm wieder auszugleichen. Da die Speicher erst langsam aufgefüllt werden müssen, ist eine bestimmte Zeit notwendig, bis die Substanz zur Wirkung gelangt. In aller Regel kann vor 2-3 Wochen keine bedeutsame Verbesserung gespürt werden. Um die Speicher komplett aufzufüllen, verwendet man das Medikament bei guter Wirksamkeit für ca. 6-9 Monate. Nach dieser Therapiezeit sollte das Serotonin wieder ausreichend vorhanden sein, und dann wird die kurmäßige Behandlung mit dem Medikament beendet.“

Es empfiehlt sich, dem Patienten diesen Text auch zum Lesen als Anhang an einen Kopfschmerzkalender mitzugeben. Er kann dann die Informationen zu Hause nochmals, ggf. mehrmals lesen und sie sich verständlich machen. Ohne eine adäquate Erklärung wird dem Patienten das gesamte Vorhaben schleierhaft sein. Bei Analyse des Einnahmeverhaltens von Patienten ohne entsprechende Aufklärung zeigt sich, daß ein Großteil von ihnen die medikamentösen Prophylaktika nicht dauerhaft und kontinuierlich und folglich ohne den gewünschten Effekt einnimmt.

7. Selbstmedikation bei Migräne und Kopfschmerz vom Spannungstyp

Die Apotheke als primäre Anlaufstelle für Kopfschmerzpatienten

Aktuelle repräsentative Untersuchungen zeigen, daß 71 % der Menschen in *Deutschland* im Laufe ihres Lebens zumindest zeitweise an Kopfschmerzen leiden. 3 % der Bevölkerung werden täglich von Kopfschmerzen geplagt. Etwa 9 Mio. Menschen erfüllen die Merkmale der Migräne und leiden im Mittel an ca. 34 Tagen pro Jahr an dieser Kopfschmerzform. Etwa 29 Mio. Menschen sind von Kopfschmerz vom Spannungstyp betroffen, der im Mittel an 35 Tagen pro Jahr besteht. Weitere 4,3 Mio. Menschen geben andere Kopfschmerzformen an. Im Mittel sind die Betroffenen an ca. 17 Tagen pro Jahr aufgrund ihrer Kopfschmerzerkrankung arbeitsunfähig, und an 16 Tagen pro Jahr sind sie nicht in der Lage, ihre geplanten Freizeitaktivitäten durchzuführen.

Trotz erheblichen Leidensdrucks konsultieren aber nur *ca. 20 % der Betroffenen* bis zum 35. Lebensjahr wegen der Kopfschmerzen einen Arzt. Das Wissen über Kopfschmerzerkrankungen, ihre Entstehung und Behandlung ist in der Bevökerung sehr gering. Informationen über Behandlungsmöglichkeiten werden in erster Linie aus dem Familien- und Bekanntenkreis übermittelt. Die medikamentöse Behandlung von Kopfschmerzen mit *Nichtopioidanalgetika* ist die am häufigsten eingesetzte Selbsttherapie. Die *Apotheke* ist somit die häufigste Anlaufstelle für die professionelle Beratung von Kopfschmerzpatienten.

Nichtmedikamentöse oder medikamentöse Behandlung von Kopfschmerzen?

Vorbeugung und Behandlung von Kopfschmerzen *ohne Medikamente* besitzen im Vergleich zur medikamentösen Therapie vorrangigen Stellenwert. Dazu gehören *Kenntnisse über die Entstehung von Kopfschmerzen, die Identifizierung und die Vermeidung von individuellen Auslösefaktoren sowie die Kenntnis von nichtmedikamentösen Behandlungsstrategien*. Die Gestaltung der Lebensführung zur Vermeidung von Auslösesituationen (Einhalten eines gleichmäßigen Schlaf-Wach-Rhythmus, Ernährung etc.) und das Führen eines Kopfschmerzkalenders sollten ebenfalls bekannt sein. Das regelmäßige Üben des Entspannungstrainings „Progressive Muskelrelaxation nach Jacobson" kann die Kopfschmerzproblematik reduzieren helfen.

Diese Übersicht beschränkt sich auf Informationen zur *Selbstmedikation* bei Kopfschmerzerkrankungen. Sie soll Entscheidungsgrundlagen für die *Beratungssituation in der Apotheke* geben. In bezug auf Informationen zur nichtmedikamentösen Kopfschmerztherapie wird auf die einschlägigen Kapitel in diesem Buch verwiesen.

Bedeutung der Beratung in der Apotheke

Die Beratung von Kopfschmerzpatienten in der Apotheke ist für eine sichere und effektive Therapie von *herausragender Bedeutung*. Eine adäquate Beratung kann zu einer deutlichen Reduktion der Behinderung durch Kopfschmerzerkrankungen führen. Eine mangelhafte Information und daraus resultierendes Fehlverhalten, z. B. tägliche Einnahme von Analgetika, kann dagegen das Kopfschmerzleiden verschlimmern und zu einer extremen Behinderung durch diese Schmerzen beitragen. Langfristig kann eine fehlerhafte Selbstmedikation zu gravierenden und sogar lebenslimitierenden Komplikationen führen.

Abgabesituation in der Apotheke

Nachfrage und Empfehlung

Der Handverkauf von Nichtopioidanalgetika für Kopfschmerzerkrankungen wird in erster Linie durch die *Nachfrage des Betroffenen* und die *Empfehlung des Apothekers* gesteuert.

! Die Nachfrage wird in der Regel bestimmt durch

- einen *spezifizierten Präparatewunsch* des Kunden,
- einen unspezifischen *indikationsbezogenen Arzneimittelwunsch* des Kunden, also die Frage nach einem „Kopfschmerzmittel", oder
- die *Schilderung von Symptomen vom Patienten*, verbunden mit der Hoffnung, daß der Apotheker ein passendes Mittel auswählt.

Gezielter Präparatewunsch

Eine hinsichtlich der verantwortlichen Arzneimittelabgabe unbefriedigende Situation spiegelt der *vorgefaßte Wunsch nach Art, Zubereitung und Menge eines bestimmten Präparates* wider. Die Beratungsmöglichkeit des Apothekers kann unter dieser Voraussetzung nicht unmittelbar zur Wirkung kommen. Ohne Nachfragen des Apothekers bleibt ein *inadäquates Selbstmedikationsverhalten* unkorrigiert. Der Kaufanreiz wird oft geprägt durch die *Laienwerbung* in den verschiedenen Medien, die die Erkenntnisse der Kopfschmerzforschung oft nicht berücksichtigt. Der Apotheker sollte sich in jedem Falle darum bemühen, Zugang zu dem Patienten zu finden, um ihn beraten zu können.

! Vier Fragen stehen dabei im Vordergrund:

- Ist bei der vorliegenden Symptomkonstellation eine *Selbstmedikation zu verantworten*?
- Handelt es sich um ein *sinnvolles Präparat* für die entsprechende Indikation?
- Ist der Patient über das *richtige Einnahmeverhalten* im Bilde?
- Kennt der Patient *Risiken und Nebenwirkungen*?

Ist der Patient an einem Beratungsgespräch interessiert, können die entsprechenden Fragen leicht *diskutiert* werden (s. unten). Besteht keine Motivation für eine Beratung, kann zumindest auf *indikationsbezogene Patientenratgeber* in Form von Broschüren und Büchern hingewiesen werden.

Ungezielte Frage nach einem „Kopfschmerzmittel"

Bei einem *ungezielten Arzneimittelwunsch* kann der Apotheker im Gespräch prüfen, ob die Voraussetzungen zur Selbstmedikation vorliegen, und eine spezifische Beratung durchführen. Es kann ein *indikationsgerechtes Arzneimittel* ausgewählt werden unter Abwägung von Wirkprofil und individuellem Nutzen-Risiko-Verhältnis. Dazu sind spezifische Kenntnisse erforderlich, die nachfolgend beschrieben werden.

Schilderung von Symptomen

Die *anspruchsvollste Beratungstätigkeit* muß bei der Symptomschilderung des Patienten und dem Wunsch nach einem geeigneten Medikament erfolgen. In dieser Situation sind die *diagnostischen Merkmale* der primären Kopfschmerzen besonders wichtig. Es sollten die Grenzen und Gefahren der Selbstmedikation besonders beachtet werden.

Kriterien für die Verantwortbarkeit der Selbstmedikation

Der Apotheker ist gehalten, in Erfahrung zu bringen, ob *Selbstmedikation* bei dem individuellen Kopfschmerzproblem verantwortbar ist, oder ob der Patient zu einem *Arztbesuch* motiviert werden sollte.

Folgende Gegebenheiten sind *Voraussetzung für eine Selbstmedikation* bei Kopfschmerzen: !

- *Bekannte gleichbleibende Kopfschmerzmerkmale*.
- Durch ärztliche Untersuchung *bereits festgelegte Diagnose* der Kopfschmerzerkrankung.
- *Kenntnis der Kopfschmerzdiagnose* seitens des Patienten.
- *Kenntnis und Ausschöpfung nichtmedikamentöser Vorbeuge- und Behandlungsmethoden*.
- *Kenntnis und Beachtung der Wirkungen, Risiken und Nebenwirkungen* der eingesetzten Medikamente seitens des Patienten.
- *Ausreichende Reduktion der kopfschmerzbedingten Behinderung durch die Selbstmedikation*.

Abbildung 7.1 zeigt den zeitlichen Verlauf verschiedener Kopfschmerztypen und deren Kombination. Es ist ersichtlich, daß Selbstmedikation *nur bei anfallsweise auftretenden Kopfschmerzen* erfolgen sollte. Dauerkopfschmerzen sollten durch den Arzt behandelt werden. Als Faustregel kann gelten, daß Selbstmedikation von Kopfschmerzen *maximal an 10 Tagen pro Monat* erfolgen sollte.

Differenzierung von Kopfschmerzen in der Apotheke

Bei den *primären* Kopfschmerzerkrankungen sind die Kopfschmerzen – definitionsgemäß – die eigentliche, primäre Erkrankung. Die Suche nach anderen Erkrankungen als Ursache dieser Kopf-

Differenzierung von Kopfschmerzen in der Apotheke

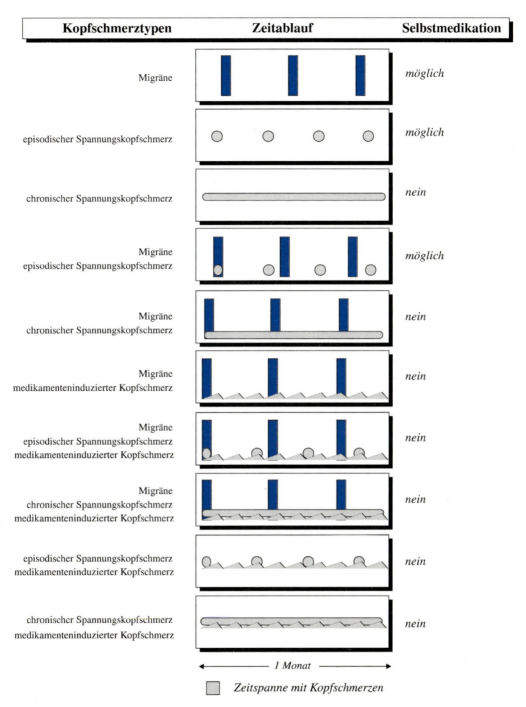

Abb. 7.1. Zeitlicher Ablauf verschiedener Kopfschmerztypen und Möglichkeiten der Selbstmedikation

schmerzen ist ergebnislos. Die *Kopfschmerzen sind die Erkrankung* selbst.

Primäre Kopfschmerzerkrankungen können über Jahrzehnte anfallsweise oder andauernd in gleicher Weise auftreten. Wurde die Diagnose durch ärztliche Untersuchung gesichert, ist bei gleichbleibendem Ablauf der Kopfschmerzerkrankung eine *Selbstmedikation* bei Beachtung bestimmter Regeln und Grenzen *verantwortbar* (s. unten). Die häufigsten primären Kopfschmerzerkrankungen sind der Kopfschmerz vom Spannungstyp und die Migräne.

Sekundäre Kopfschmerzen sind dagegen *symptomatische Äußerung* einer zugrundeliegenden Erkrankung. Die Therapie zielt in erster Linie auf die *Behebung dieser Kopfschmerzursache*.

Die Häufigkeitsverteilung der Kopfschmerzdiagnosen zeigt, daß unter den Menschen, die angeben, an Kopfschmerzen zu leiden, bei 53,6 % der Kopfschmerz vom Spannungstyp, bei 38,4 % der Kopfschmerz vom Migränetyp und nur bei 7,9 % andere Kopfschmerzen bestehen. Man hat es also mit einem „Kopfschmerzeisberg" zu tun, wobei 2 Kopfschmerzformen für 94 % aller Kopfschmerzen verantwortlich sind. Für die Selbstmedikation sind deshalb in erster Linie *diese beiden Kopfschmerzformen* genau zu kennen. Etwa die Hälfte der Betroffenen leidet an *beiden Formen*. Die nachfolgenden Ausführungen beschränken sich deshalb auch auf diese beiden Kopfschmerztypen. Als Komplikation falscher Medikation kann häufig auch ein *medikamenteninduzierter Kopfschmerz* entstehen. Die Charakteristika auch dieses Kopfschmerzleidens sollen beschrieben werden.

Merkmale der Migräne

Die *Kopfschmerzphase* ist der bekannteste Abschnitt der Migräneattacke. Ein Verlauf einer Migräne, der nur Kopfschmerzen als Symptom aufweist, wird als

— *Migräne ohne Aura*

bezeichnet. Der Grund für den großen Bekanntheitsgrad ist, daß ca. *90 % der Migräneattacken* ohne neurologische Begleitsymptome (Aura) einhergehen. Die übrigen 10 % der Migräneattacken, bei denen vor Beginn der Kopfschmerzphase neurologische Begleitstörungen auftreten, werden entsprechend

— *Migräne mit Aura*

genannt.

Die Kopfschmerzphase während der Migräne ist charakterisiert durch einen *typischerweise einseitig auftretenden Kopfschmerz*. Oft ist dieser um ein Auge oder im Schläfenbereich lokalisiert. Aber auch jede andere Region kann betroffen sein, und es ist ebenso möglich, daß der Schmerz beidseitig im Kopfbereich auftritt. Häufig verändert der Kopfschmerz während der Attacke seine Lokalisation und zieht umher.

Der Schmerz wird als *pulsierend, hämmernd oder pochend* verspürt. Jeder *Pulsschlag* verstärkt den Kopfschmerz; entsprechend ändert sich die Schmerzintensität wellenförmig.

Während der Migräneattacke kann die Intensität so zunehmen, daß Arbeits- oder Freizeitaktivitäten behindert oder komplett unmöglich gemacht werden. *Körperliche Belastungen*, wie z.B. Treppensteigen oder Koffertragen, *verstärken* die Kopfschmerzen.

Appetitlosigkeit, *Übelkeit* oder *Erbrechen* sind charakteristische Begleitstörungen. Zusätzlich können *Reizstörungen anderer Sinnesorgane* auftreten, wie z.B. Lärm- oder Lichtüberempfindlichkeit. Besonders unangenehm ist eine ausgeprägte Geruchsüberempfindlichkeit. Die Patienten legen sich typischerweise ins Bett, ziehen die Vorhänge zur Verdunklung zu und erbitten Ruhe.

Da die Migräne eine anfallsweise auftretende Erkrankung ist, muß es zur Diagnosestellung mindestens bereits 5 abgelaufene Kopfschmerzanfälle gegeben haben.

Merkmale des Kopfschmerzes vom Spannungstyp

Der Kopfschmerz vom Spannungstyp wird aufgrund seines zeitlichen Verlaufs in *2 Formen* unterteilt,

— einen *episodischen Kopfschmerz vom Spannungstyp* und
— einen *chronischen Kopfschmerz vom Spannungstyp*.

Die episodische Form tritt in *Anfällen* auf, die *Minuten bis Tage* andauern können. Der Kopfschmerz hat typischerweise einen *pressenden, drückenden oder ziehenden* Charakter. Normalerweise tritt er *beidseits* auf. Die Beschwerden können jedoch auch einseitig vorhanden sein und können grundsätzlich an jeder Stelle des Kopfes bestehen. Oft zieht der Schmerz auch umher, und eine feste Lokalisation kann nicht angegeben werden. Zumeist ist aber der *Schläfenbereich* betroffen. Auch findet sich der Schmerz oft *an der Stirn* oder tritt zunächst im *Nackenbereich* am Halsansatz auf, um im weiteren Verlauf über den Hinterkopf nach vorne zur Stirn und zu den Augen zu ziehen. Viele Patienten zeigen bei der Beschreibung ihrer Beschwerden eine „*Helmabstreifbewegung*", um die Ausbreitung des Kopfschmerzes vom Nacken zur Stirn zu charakterisieren.

Oft wird der Kopfschmerz als *enges, drückendes Band um den Kopf* oder aber als *auf dem Kopf lastendes Gewicht* beschrieben. Andere Patienten verspüren einen *zu engen Hut* auf dem Kopf oder haben das Gefühl, daß ihr *Kopf in einer Klammer* steckt. Manchmal werden die Beschwerden gar nicht als Schmerz, sondern als *dumpfes, leeres Gefühl oder Druck* im Kopf verspürt. Die Kopfschmerzintensität ist *leicht bis mittelstark*. Die Kopfschmerzen *verschlechtern sich nicht bei normaler körperlicher Aktivität*, werden im Gegenteil beim Spazierengehen oft besser. Übelkeit und Erbrechen treten nicht auf, Licht- oder Lärmempfindlichkeit können jedoch vorkommen.

Die *chronische Form* zeigt die gleichen Kopfschmerzcharakteristika, tritt aber seit mindestens einem halben Jahr an mindestens 15 Tagen pro Monat auf. Übelkeit, Lärm- oder Lichtempfindlichkeit können die Kopfschmerzen begleiten, Erbrechen schließt diese Diagnose jedoch aus.

Merkmale des Kopfschmerzes bei chronischer Substanzwirkung

Bei *chronischem Gebrauch von Analgetika oder Ergotalkaloiden* bei primären Kopfschmerzen kann ein sog. *medikamenteninduzierter Kopfschmerz* entstehen. Es handelt sich dabei um einen *beidseitigen, diffusen pulsierenden Dauerkopfschmerz* ohne die typischen Begleitereignisse der Migräne. Bisher wurde diese Kopfschmerzform nur beschrieben, wenn die Substanzen wegen einer primären Kopfschmerzerkrankung eingenommen wurden.

! Kopfschmerzen bei chronischer Substanzwirkung kennzeichnen sich durch folgende Merkmale:

— *tägliche Einnahme eines Kopfschmerzkupierungsmittels* länger als 3 Monate,
— Einnahme *einer bestimmten Menge* eines Kopfschmerzkupierungsmittels (s. unten),
— *mehr als 15 Kopfschmerztage* pro Monat,
— *Kopfschmerzremission innerhalb eines Monats nach Substanzentzug.*

Für den *Ergotamin-Kopfschmerz* gelten folgende spezielle Merkmale:

— *tägliche Einnahme von Ergotalkaloiden* (oral >2 mg, rektal >1 mg),
— *diffuser, pulsierender, pochender Dauerkopfschmerz.*

Der durch *Analgetika* induzierte Kopfschmerz ist durch eine oder mehrere der folgenden Bedingungen gekennzeichnet:

— monatliche Einnahme von *mindestens 50 g eines Nichtopioidanalgetikums,*
— Einnahme von *mindestens 100 Tabletten pro Monat eines Kombinationspräparates,*
— *tägliche Einnahme eines Opioidanalgetikums.*

Als *Sicherheitsschwelle* für die Prophylaxe des medikamenteninduzierten Kopfschmerzes kann demnach folgende Verhaltensregel gelten:

— Keine regelmäßige Einnahme von Kopfschmerzmitteln *an mehr als 10 Tagen pro Monat!*

Auftretenshäufigkeit des medikamenteninduzierten Kopfschmerzes

In *spezialisierten Kopfschmerzzentren* ist der medikamenteninduzierte Kopfschmerz ein *alltägliches Problem.* Etwa *20 %* der Patienten stellen sich wegen dieser Beschwerden vor. Die Zahl der stationären Behandlungen wegen medikamenteninduzierter Kopfschmerzen steigt zudem kontinuierlich Jahr für Jahr.

Aus einer Untersuchung in der Schweiz ist bekannt, *daß 4,4 % der Männer und 6,8 % der Frauen pro Woche mindestens einmal ein Schmerzmittel einnehmen. Täglich* nehmen 2,3 % der Schweizer Schmerzmittel ein! Aus Erhebungen in Krankenhäusern, in denen Sucht- und Abhängigkeitserkrankungen behandelt werden, ist bekannt, daß Schmerzmittelabhängigkeit wesentlich häufiger vorkommt als Abhängigkeit von anderen Medikamenten, wie z. B. Beruhigungs-, Schlaf- oder Aufputschmitteln. An täglichen Kopfschmerzen leiden *3 % der Deutschen.* Das sind ca. 2,4 Mio. Menschen. Bei wievielen davon dieses tägliche Leiden medikamenteninduziert ist oder bei wievielen es durch falsche Einnahme von Medikamenten unterhalten wird, ist unbekannt.

Falsches Einnahmeverhalten meist nicht bewußt

Die *wenigsten Menschen wissen,* daß ihr Kopfschmerz durch die regelmäßige Einnahme von Kopfschmerzmedikamenten in seiner Häufigkeit, Hartnäckigkeit und Dauer zugenommen hat. Im Gegenteil versuchen die Betroffenen sogar, irgendwann einmal das Medikament zu finden, das alle ihre Beschwerden löst. Aus diesem Grunde werden sehr häufig die Medikamente gewechselt und neue Substanzen ausprobiert.

Zunächst *glauben viele Patienten nicht,* daß ihre Kopfschmerzen durch die Medikamente unterhalten werden: Sie haben gelernt, daß das Weglassen mit sicherer Regelmäßigkeit nach ein paar Stunden zu schlimmen Kopfschmerzen und die Einnahme von Kopfschmerzmedikamenten zu einer meist guten, wenn auch nur vorübergehenden – zumindest stundenweisen – Kupierung führt. Viele Patienten trauen sich ohne Kopfschmerzmittel nicht auf die Straße. So wird z. B. rituell bei Verlassen des Hauses nochmals die Handtasche kontrolliert, ob auch wirklich die Migränezäpfchen dabei sind – denn nach 4–5 h kommen die Kopfschmerzen wieder, und nur nach einem schnellen Gang in die Kaufhaustoilette und erneuter Arzneimittelzufuhr kann der Tag bewältigt werden.

Manche Patienten *erahnen* den Zusammenhang zwischen ihrem Leid und der Medikamenteneinnahme, die meisten jedoch nicht. Verantwortungsvolle Apotheker, die dem Betroffenen bei Einkauf der Medikamente zu einem Arztbesuch oder gar zu einer Schmerzmittelreduktion raten, werden gemieden. Um den Eindruck zu wahren, gehen manche Patienten am Montag in die Apotheke A, am Mittwoch in die Apotheke B und am Samstag in die Apotheke C. Neben dem eigentlichen Schmerzmittel werden häufig auch noch Beruhigungs-, Abführ-, Schlafmittel, Nasentropfen und andere Arzneimittel eingenommen. Bei der ärztlichen Untersuchung finden sich bei vielen Menschen bereits die *Auswirkungen* des Medikamentenmißbrauches.

Grund für die kontinuierliche Medikamenteneinnahme ist der *Entzugskopfschmerz,* der bei Nachlassen der Medikamentenwirkung eintritt. Bei 90 % der Patienten ist dieser Kopfschmerz von mittlerer bis starker Intensität. Er wird von Übelkeit, Erbrechen, Angst und Unruhe, Kreislaufstörungen, Schwindel und teilweise sogar Fieber begleitet. Die Einnahme von 1–2 Tabletten behebt häufig diese Qual – leider nur vorübergehend – und führt gleichzeitig dazu, daß es von Mal zu Mal schlimmer wird.

Kombinationspräparate: Pro und Contra

Bei der Behandlung der *akuten Kopfschmerzepisode* ist zu berücksichtigen, daß die wenigsten Patienten einen Arzt aufsuchen und sich in aller Regel selbständig in der Apotheke ein Medikament besorgen. Die *Auswahl der Medikamente* ist jedoch wichtig, da sich bei einer ungünstigen Einnahme das Kopfschmerzproblem *verkomplizieren* kann, sich *in seiner Häufigkeit vermehrt* und sich *in der Intensität verstärkt*. Aus diesem Grund ist es von Bedeutung, sich Gedanken zu machen, welches Medikament eingenommen werden soll.

Kombinationspräparate sind die Medikamente, die neben einem eigentlich *schmerzlindernden Wirkstoff* auch noch *andere Substanzen* beinhalten. Häufig sind dieses *beruhigende* und *muskelentspannende* oder auch *anregende Substanzen*. Dazu zählen z. B. Koffein, Barbiturate oder Codein.

Diese Kombinationspräparate wurden unter der Vorstellung entwickelt, daß die Kopfschmerzformen *multifaktoriell entstehen* und entsprechend auch *multifaktoriell behandelt* werden sollten. Die meisten Medikamente der *früheren* Jahre beinhalten mehrere Wirkstoffe. Die Kombinationspräparate zeigen sich in ihrer Wirksamkeit den Präparaten mit nur einer Substanz *nicht überlegen*. Sie führen jedoch mit wesentlich größerer Wahrscheinlichkeit in der Daueranwendung als die Monopräparate zu zwei ganz entscheidenden Hauptproblemen, nämlich

- zu dem *medikamenteninduzierten Dauerkopfschmerz und*
- *der Analgetikanephropathie*

Aufgrund der *psychischen Wirkdimensionen* der zugefügten Kombinationspartner ist auch ein *Übergebrauch* dieser Medikamente sehr häufig zu beobachten. Die Patienten nehmen dann die Medikamente zur Beruhigung oder auch zur Anregung, je nach Wirkstoff. Oft kommt es zu einer Dosissteigerung und dann zu einer häufigeren Mehreinnahme der Medikamente.

Besonders wichtig beim praktischen Einsatz ist, daß die Substanzen *normalerweise nicht vom Arzt verschrieben* werden, sondern selbständig über die Apotheke besorgt werden. Eine *intensive Beratung* ist hier besonders wichtig, damit eine richtige Einnahme erfolgt. In erster Linie gehört dazu, daß eine *ausreichende Dosis* verabreicht wird.

Kombinationspräparate enthalten neben Schmerzmitteln Kombinationspartner in Form von Koffein, Codein oder anderen Substanzen. Neben sog. Zweierkombinationen werden auch Dreierkombinationen, z. B. in Form von Acetylsalicylsäure plus Paracetamol plus Koffein vertrieben.

! Obwohl immer wieder argumentiert wird, daß mit solchen Kombinationen Schmerzmittel eingespart werden können, ist es Alltag in Kopfschmerzpraxen und -kliniken, daß sich Patienten hilfesuchend vorstellen, die seit Jahren täglich ihre Kopfschmerzen mit 10 bis 30 Tabletten pro Tag behandelten. Es ist ist ebenfalls Alltagserfahrung in spezialisierten Kliniken, daß Patienten mit einem analgetikainduzierten Kopfschmerz in deutlich größerer Häufigkeit Kombinationspräparate einnehmen. Auch Patienten mit einer Analgetikanephropathie verwendeten in der Regel solche Kombinationspräparate.

In Ländern, in denen diese fixen Zusammensetzungen verboten wurden, zeigte sich eine deutliche Reduktion dieser Komplikation. Die Analgetikanephropathie ist gekennzeichnet durch eine Papillennekrose und eine chronische interstitielle Nephritis, die letztlich zu einer dialysepflichtigen Niereninsuffizienz führen können. Früher galt als Hauptverursacher das inzwischen verbotene Phenazetin, jetzt sind Analgetikakombinationspräparate hauptverantwortlich. Sowohl Paracetamol als auch Acetylsalicylsäure werden im Rahmen des renalen Ausscheidungsprozesses in den Nierenpapillen stark angereichert. In Anwesenheit von höheren Acetylsalicylsäurekonzentrationen verändert sich der Paracetamolmetabolismus, was zur Entstehung von für das Nierengewebe toxischen Metaboliten führt, die letztlich eine Papillennekrose hervorrufen (Dugin 1996). In Ungarn konnte gezeigt werden, daß bei 14,8% der dialysepflichtigen Patienten ursächlich eine Analgetikanephropathie zugrunde lag. 95,2% der betroffenen Patienten hatten Mischanalgetika eingenommen (Pinter et al. 2001).

Das Verbot von Analgetikamischpräparaten, bestehend aus einer Kombination von 2 Analgetika und zumindest einem potentiell abhängigmachenden Stoff (Koffein oder Codein), hat in Schweden zu einer signifikant geringeren Häufigkeit der Analgetikanephropathie geführt, während in Ländern, in denen diese Medikamente weiter frei verfügbar sind (z. B. Belgien) die Raten der Analgetikanephropathie konstant erschreckend hoch sind (Noels et al. 1995). In Belgien konnte gezeigt werden, daß bei 15,6% der dialysepflichtigen Patienten ursächlich eine Analgetikanephropathie zugrunde lag. Dabei zeigt sich eine klare regionale Korrelation zwischen Auftreten einer Analgetikanephropathie und den Verkaufszahlen von Analgetikamischpräparaten. In Regionen, in denen vornehmlich Monoanalgetika verkauft werden, liegt die Inzidenz der Analgetikanephropathie signifikant niedriger (Elseviers u. de Broe 1994).

Selbstmedikation von primären Kopfschmerzen bedeutet in der Regel eine *Langzeittherapie*, da es sich definitionsgemäß um chronische Erkrankungen handelt.

Neue Studien analysierten die einmalige Akutbehandlung von Kopfschmerzen mit einer fixen Kombination aus Acetylsalicylsäure, Paracetamol und Koffein in einer Dosierung von 2 Tbl. (pro Tablette 250 mg Acetylsalicylsäure, 250 mg Paracetamol und 65 mg Koffein) pro Einzeldosis sowohl zur Behandlung von Migräneattacken als auch zur Behandlung von Kopfschmerzen vom Spannungstyp. Diese Studien hatten jedoch nur die Wirksamkeit und Verträglichkeit in der singulären Kurzzeitanwendung untersucht und konnten keinerlei Aussagen zur Verträglichkeit in der Langzeitanwendung, gerade in der Selbstmedikation primärer Kopfschmerzen, begründen. Zudem handelte es sich um sehr artifizielle Einschlußkriterien (Goldstein et al. Cephalalgia 1999; 19: 684–691): Patienten mit schweren Migräneattacken, mit Erbrechen bei mehr als 20% der Anfälle und der Notwendigkeit, sich hinzulegen, bei mehr als 50% der Anfälle wurden ausgeschlossen. Auch wurden die Studien nie ausführlich einzeln publiziert, die Ergebnisse liegen nur in Form von gepoolten Übersichten vor.

Trotz der für die Selbstmedikation irrelevanten Akut-Datenlage und zudem einer abweichenden Zusammensetzung des US-Präparats (Paracetamolanteil um 20% geringer, Koffeinanteil um 30% geringer) wurde eine in Deutschland erhältliche Dreierkombination, bestehend aus 250 mg Acetylsalicylsäure, 200 mg Paracetamol und 50 mg Koffein (Thomapyrin) als Mittel der ersten Wahl für die Selbstmedikation von Kopfschmerzen eingestuft. Gerade für diese Dreierkombination finden sich aber überhaupt keine publizierten Daten aus kontrollierten Studien zur Wirksamkeit bei Migräne und Kopfschmerz vom Spannungstyp gemäß heute gültigen Qualitätsstandards.

Ein Medikament mit 3 aktiven Wirkstoffen kann Nebenwirkungen und Komplikationen aller 3 Kombinationspartner verursachen. Ein Medikament mit nur einem aktiven Wirkstoff kann dagegen nur die Nebenwirkungen dieses Arzneimittels bedingen. Allein diese Tatsache spricht für den Einsatz von Monopräparaten. Zudem werden seit Jahrzehnten bewährte Substanzen wie Paracetamol oder Naproxen nicht mehr in neuen Studien untersucht. Blendet man die frühere Datenlage aus und berücksichtigt nur aktuelle Studien, die den singulären Einsatz von Wirkstoffgemischen untersuchen, werden diese Substanzen methodenimmanent fehlbewertet.

FAZIT
Nach alledem gilt, daß Kombinationspräparate in der Behandlung von Kopfschmerzen nicht eingesetzt werden sollten und für ihre Verwendung keine ausreichend begründete Evidenz zu sehen ist.

Allgemeine Regeln für die Selbstmedikation

Da es sich bei primären Kopfschmerzen um *chronische Leiden* handelt, müssen Vorsichtsmaßnahmen für die Vorbeugung von Kopfschmerzen aufgrund *chronischer Substanzwirkung* beachtet werden. Durch die Vermeidung folgender *kritischer Schwellen* kann einem medikamenten-induzierten Kopfschmerz bei Selbstmedikation weitgehend vorgebeugt werden.

Unter der Lupe
Kritische Schwellen zur Vermeidung medikamenteninduzierter Kopfschmerzen

Schwelle Nr. 1: Analgetikamenge

– Limitierung des monatlichen Analgetikaverbrauchs auf *maximal 50 g* Acetylsalicylsäure oder die äquivalente Menge eines vergleichbaren Analgetikums (50 g Paracetamol; 20 g Ibuprofen).

Begründung: Durch diese monatliche Portionierung wird die kritische Substanzmenge nicht erreicht.

Schwelle Nr. 2: Analgetikazubereitung und -art

– Keine Einnahme eines oder mehrerer Medikamente mit zwei oder mehreren Wirkstoffen.

– Keine Einnahme von Opioidanalgetika für die Indikation Migräne oder Kopfschmerz vom Spannungstyp.

Begründung: Das Hinzufügen von Kombinationssubstanzen zu Analgetika (z. B. Kodein, Koffein, Ethenzamid, Thiamin, Chinin, Salacetamid etc.) potenziert nicht deren Wirksamkeit bei primären Kopfschmerzen, erhöht jedoch das Nebenwirkungsrisiko und die Gefahr psychischer Gewöhnung. Aufgrund der psychischen Wirkdimensionen der zugefügten Kombinationspartner ist ein Mißbrauch dieser Medikamente sehr häufig zu beobachten. Die Patienten nehmen dann die Medikamente zur Beruhigung oder auch zur Anregung, je nach Wirkstoffinhalt. Oft kommt es zu einer Dosissteigerung und dann zu einer Mehreinnahme der Medikamente. Die Folgen sind Medikamentenabhängigkeit und schließlich medikamenteninduzierter Dauerkopfschmerz.

Schwelle Nr. 3: Zeitliches Einnahmeverhalten

– Keine Einnahme von Kopfschmerzmitteln an mehr als 10 Tagen pro Monat.

Schwelle Nr. 4: Kopfschmerzhäufigkeit

– Keine Selbstmedikation bei Bestehen von Kopfschmerzen an mehr als 14 Tagen pro Monat.

Die Patienten sollten beraten werden, alle Schwellen sorgfältig zu beachten. Wenn bereits eine oder gar mehrere Schwellen überschritten wurden, besteht große Gefahr, daß die Selbstmedikation zu Komplikationen führt. In diesem Fall sollten die Patienten zu einem *Arztbesuch* motiviert werden. Und es sollte dringend eine konsequente ärztliche Behandlung der primären Kopfschmerzformen eingeleitet werden.

Selbstmedikation bei Migräne

Reizabschirmung

Es gehört zu einer der ersten Maßnahmen in der Behandlung des Migräneanfalls, eine *Reizabschirmung* einzuleiten. Man sollte sich deshalb

– in ein ruhiges, dunkles Zimmer zurückziehen.

Dies führt in aller Regel zu einer Unterbrechung der momentanen Tagesaktivität. Da die Lärm- und Lichtempfindlichkeit vielen Betroffenen gut bekannt ist, aber aufgrund der Alltagsbedingungen eine Reizabschirmung nicht immer möglich ist, versuchen sich viele Menschen durch schnelle und übermäßige Einnahme von Medikamenten arbeitsfähig zu erhalten. Diese Situation ist ein wesentlicher Grund für einen Arzneimittelfehlgebrauch mit der Gefahr der Entstehung eines medikamenteninduzierten Dauerkopfschmerzes (s. oben).

Auch wenn ein Medikament sehr gut und sehr schnell hilft, sollte *trotzdem* die Ruhephase eingehalten werden.

Medikamentöse Behandlung der leichten Migräneattacke

Leichte Migräneattacken lassen sich von schweren Migräneattacken abgrenzen durch

– *langsamen Beginn* der Kopfschmerzintensität,
– *schwache bis mittlere Kopfschmerzintensität*,
– *fehlende oder nur gering ausgeprägte Aurasymptome*,
– *mäßige Übelkeit und fehlendes Erbrechen*

Zur Behandlung dieser leichten Migräneattacken wird die *Kombination eines Medikaments gegen die Übelkeit* (Metoclopramid oder Domperidon) *mit einem Schmerzmittel* (Analgetikum) empfohlen. Weder Metoclopramid noch Domperidon sind derzeit rezeptfrei erhältlich. Die Patienten sollten jedoch auf diese Möglichkeit vom Apotheker hingewiesen werden, auch um einen Arztbesuch nahezulegen.

Bei den ersten Anzeichen einer entstehenden Migräneattacke können *20 mg Metoclopramid* als Zäpfchen oder Tropfen genommen werden. Alternativ können *20 mg Domperidon* als Tablette eingenommen werden.

Die letztgenannte Substanz ist aufgrund geringerer Nebenwirkungen *bei Kindern* vorzuziehen.

Die Gabe eines Medikaments gegen Übelkeit und Erbrechen hat sich in der Behandlung der Migräneattacke als sinnvoll erwiesen, da sie einerseits *direkt und gezielt die Symptome Übelkeit und Erbrechen reduziert*, andererseits die *Magen- und Darmaktivität normalisieren* kann. Dadurch kann die Aufnahme des Medikaments gegen die Schmerzen verbessert und beschleunigt werden.

! Man wartet deshalb *etwa 15 min*, bis das Medikament seine Wirkung entfaltet, und gibt erst dann das Schmerzmittel.

Bestehen bei leichten Migräneattacken überhaupt keine Übelkeit und kein Erbrechen, kann *das Schmerzmittel direkt* eingenommen und auf das Medikament gegen Übelkeit und Erbrechen verzichtet werden.

Als *Schmerzmittel* bei leichten Migräneattacken werden *3 Substanzen* empfohlen:

— Acetylsalicylsäure (ASS)
— Paracetamol
— Ibuprofen

Prinzipiell sollte eine Selbstmedikation zur Vermeidung von Komplikationen an maximal 14 Tagen pro Monat durchgeführt werden (s. oben). *Falls keine ausreichende Reduktion der kopfschmerzbedingten Behinderung erzielt wird, sollte eine Arztkonsultation erfolgen*, da bei häufigen Attacken eine prophylaktische Therapie mit rezeptpflichtigen Substanzen indiziert sein kann.

Metoclopramid und Domperidon

Appetitlosigkeit, Übelkeit und Erbrechen können Begleitsymptome von Migräneattacken sein. Zusätzlich ist oft die *Muskulatur des Magens* in ihrer Peristaltik gestört und damit die Fortbewegung des Speisebreis. Sogenannte *Antiemetika* sollen diese Funktionsstörungen bei Migräne beheben. Die Magenlähmung während der Migräne führt dazu, daß die üblichen Migränemittel nur schwer in den Darm weitertransportiert werden. Die gewünschte Wirkung bleibt dann aus. Aus diesem Grunde sollte man bei Migräne *15 min vor Einnahme des Migränemittels* ein Antiemetikum einnehmen. Innerhalb dieses Zeitraumes wird die Steuerung der Magenbeweglichkeit wieder normalisiert, und das Migränemittel kann dann seine Wirksamkeit entfalten.

— *Wirkungsbild*:
Normalisierung der Magen-Darm-Beweglichkeit, Linderung von Übelkeit und Erbrechen.
— *Anwendung:*
Metoclopramid: 20 Tropfen, bei im Migräneanfall frühen Erbrechen 1 Zäpfchen mit 20 mg; ersatzweise Domperidon: 30 Tropfen.
— *Vorsichtsmaßnahmen:*
Ein vorsichtiger Einsatz sollte bei Nierenerkrankungen und bei Kindern unter 14 Jahren erfolgen. Die Medikamente dürfen bei Darmverschluß und -blutungen, Epilepsie, Bewegungsstörungen, bestimmten hormonbildenden Tumoren und in Kombination mit MAO-Hemmern nicht eingesetzt werden.
— *Mögliche unerwünschte Wirkungen:*
Selten treten *Müdigkeit, Schwindel* oder *Durchfall* auf. Sehr selten können kurz nach der Einnahme *Bewegungsstörungen* in Form von unwillkürlichen Mundbewegungen, Schlund- und Zungenkrämpfen, Kopfdrehungen, Schluckstörungen oder Augendrehungen auftreten. In diesem Fall liegt eine *Überdosierung* vor, und ein Arzt sollte gerufen werden. Durch Gabe eines Gegenmittels können diese Erscheinungen schnell behoben werden.

Acetylsalicylsäure

Den *stärksten schmerzlindernden Effekt* bei Kopfschmerzen in der Reihe der in der Apotheke ohne Rezept erhältlichen Schmerzmittel besitzt wahrscheinlich die *Acetylsalicylsäure*. Sie ist auch das weltweit am häufigsten bei Migräne eingesetzte Medikament. Acetylsalicylsäure sollte *möglichst als Brauselösung* eingenommen werden, weil dadurch eine schnelle und sichere Aufnahme im Magen-Darm-Trakt erfolgt. Ähnlich schnell scheint auch die Aufnahme bei einer *Kautablette*. Wird bei Verwendung einer normalen Tablette nicht genügend Flüssigkeit nachgetrunken (*mindestens 250 ml*), bleibt das Medikament aufgrund der migränebedingten Magen-Darm-Lähmung zu lange im Magen liegen, wird vom Darm nicht aufgenommen und kann dort unerwünschte Ereignisse in Form einer lokalen Gastritis mit Magenschmerzen bewirken.

Zur Erzielung einer ausreichenden Wirksamkeit ! beträgt die Dosierung von Acetylsalicylsäure bei *Jugendlichen 500 mg*, bei *Erwachsenen 1000–1500 mg*!

Die Einnahme einer Tablette à 500 mg reicht also bei Erwachsenen nicht aus, vielmehr sind 2–3

Tabletten erforderlich. Die Wirkung setzt in der Regel *nach 20–60 min* ein.

- *Wirkungsbild:*
  Schmerzlindernd, fiebersenkend, entzündungshemmend.
- *Anwendung:*
  Acetylsalicylsäure sollte als Brauselösung in 250 ml Wasser gelöst eingenommen werden. Das Medikament wird erst im Dünndarm in den Körper aufgenommen. Durch die Brauselösung passiert es schnell den Magen und kann so am besten seine Wirksamkeit erlangen. Die Beifügung von Vitamin C in Brausetabletten dient zur Bildung der sprudelnden Kohlensäure und einer erhöhten Magenverträglichkeit; sie ist keine Beimengung einer Substanz im Sinne von Kombinationspräparaten.
- *Vorsichtsmaßnahmen:*
  ASS darf nicht bei Magen- und Darmgeschwüren, Verengung der Atemwege, Asthma, Nesselausschlag (Urtikaria) und Störung der Blutgerinnung eingenommen werden.
- *Mögliche unerwünschte Wirkungen:*
  Selten treten Magenbeschwerden auf. Überempfindlichkeitsreaktionen, wie Hautausschläge oder Atemnot, Magen-Darmblutungen oder Verminderung der Blutplättchen, können sehr selten auftreten.

Paracetamol

Paracetamol wird *bevorzugt bei Kindern* als Schmerzmittel verabreicht. Es kann als *Zäpfchen*, *Brausegranulat zum Trinken*, als *Kautablette*, *Saft* oder *Tropfen* verabreicht werden.

! Bei *Kindern* beträgt die Dosis *500 mg*, bei *Erwachsenen 1000 mg*. Die Wirkung tritt in der Regel nach *30–60 min* ein. Bei Erbrechen zu Beginn der Migräneattacke kann Paracetamol auch als Zäpfchen eingesetzt werden.

- *Wirkungsbild:*
  Schmerzlindernd, fiebersenkend.
- *Anwendung:*
  Paracetamol kann als Tablette, Saft oder Zäpfchen eingenommen werden.
- *Vorsichtsmaßnahmen:*
  Bei *Leber-* und *Nierenerkrankungen* muß vorsichtig dosiert werden (Arzt befragen). Bei *Glucose-6-phosphat-Dehydrogenasemangel* darf Paracetamol nicht verwendet werden.
- *Mögliche unerwünschte Wirkungen:*
  Paracetamol ist normalerweise *gut verträglich*. Sehr selten treten *Überempfindlichkeitsreaktionen, wie Hautausschläge oder Atemnot, Blutbildveränderungen und Blutdruckabfall bis zum Schock,* auf.

Ibuprofen

Die Wirksamkeit von Ibuprofen in der Behandlung der Migräneattacke ist *nicht so gut untersucht* wie die der Acetylsalicylsäure. Die Substanz ist als *Tablette, Brausegranulat, Zäpfchen und Kapsel* erhältlich. Es wird angenommen, daß Ibuprofen der Acetylsalicylsäure und dem Paracetamol in seinem schmerzlindernden Effekt ähnlich ist.

Die Einzeldosierung beträgt bei *Kindern 200 mg*, bei *Erwachsenen 400 mg*.

- *Wirkungsbild:*
  Schmerzlindernd, entzündungshemmend, fiebersenkend.
- *Anwendung:*
  Ibuprofen kann als *Tablette, Granulatlösung oder Zäpfchen* eingenommen werden.
- *Vorsichtsmaßnahmen*
  und unerwünschte Wirkungen:
  Die Vorsichtsmaßnahmen und unerwünschten Wirkungen unterscheiden sich nicht wesentlich von denen der *Acetylsalicylsäure.*

Behandlung der schweren Migräneattacke

Eine *schwere Migräneattacke* besteht, wenn das zunächst eingesetzte Behandlungsschema für leichte Migräneattacken sich als *nicht ausreichend wirksam* erweist. Schwere Migräneattacken liegen jedoch auch dann vor, wenn *sehr stark ausgeprägte einzelne neurologische Begleitstörungen der Migräne (Aurasymptome) oder aber auch eine Kombination von mehreren Aurasymptomen* auftreten. Eine Selbstmedikation sollte in dieser Situation *nicht* durchgeführt werden. Unter dieser Voraussetzung können heute 2 mögliche Therapiewege beschritten werden, die Gabe von Ergot-Alkaloiden oder Sumatriptan. Beide Möglichkeiten bedürfen der Verordnung durch einen Arzt, weshalb hier nicht näher darauf eingegangen werden soll.

Selbstmedikation bei episodischen Kopfschmerz vom Spannungstyp

Allgemeine Maßnahmen

Der episodische Kopfschmerz vom Spannungstyp kann durch *sehr unterschiedliche Bedingungen* ausgelöst werden. Dazu gehören ungünstige Schlafpositionen, monotones Sitzen am Arbeitsplatz, ungünstiger Lichteinfall, Fehlhaltungen, körperliche und psychische Dauerbelastungen. Als allgemeine Maßnahmen zur Linderung der Beschwerden können *Spaziergänge an der frischen Luft, Sport bzw. Gymnastik, kalte Arm- oder Fußbäder, sowie kalte Kompressen auf der Stirn* eingesetzt werden (Abb. 7.2).

Analgetika

Bei der Behandlung der akuten Kopfschmerzepisode ist hier besonders zu berücksichtigen, daß die wenigsten Patienten einen Arzt aufsuchen und sich in aller Regel selbständig in der Apotheke ein Medikament besorgen.

! Die *Selbstmedikation des episodischen Kopfschmerzes vom Spannungstyp* sollte mit den gleichen Analgetikagruppen erfolgen, die oben für die Selbstmedikation der Migräne angegeben wurden. *Die Dosierungsanleitungen gelten entsprechend.* Die vorherige Einnahme eines Antiemetikums entfällt jedoch.

Ätherische Pflanzenöle

Als Alternative zu den Analgetika können bei leichten Kopfschmerzen vom Spannungstyp auch *ätherische Pflanzenöle* eingesetzt werden. In klinischen Untersuchungen zeigte sich bei dieser Kopfschmerzform eine *ähnliche Wirksamkeit wie die von Paracetamol*. Experimentelle Studien weisen darauf hin, daß die schmerzlindernde Wirkung vom *Pfefferminzöl* ausgeht und der Zusatz von Eukalyptusöl der analgetischen Potenz entgegenwirkt. Über die Wirksamkeit *anderer Zubereitungen* ätherischer Pflanzenöle liegen bisher keine kontrollierten Studien vor. Aus diesem Grund empfiehlt sich das *Auftragen von Pfefferminzöl* als Monopräparat. Das Öl sollte *großflächig auf Stirn, Schläfe und Nacken* eingerieben werden.

Verhalten bei chronischem Kopfschmerz vom Spannungstyp

Bei täglich oder sehr häufig auftretendem Kopfschmerz vom Spannungstyp (*häufiger als 14 Tage pro Monat*) sollte unter allen Umständen die *kontinuierliche Einnahme von Schmerzmitteln vermieden* werden, da sonst mit größter Wahrscheinlichkeit eine Verschlechterung des Kopfschmerzleidens – mit häufigeren Attacken und stärkeren Kopf-

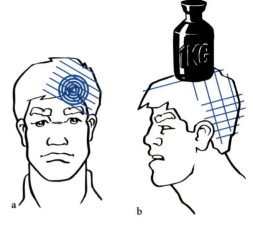

Abb. 7.2. Auch in der Selbstmedikation müssen Migräne (**a**) und Kopfschmerz vom Spannungstyp (**b**) unterschieden werden

schmerzintensitäten – eintritt. Es ist eine besonders wichtige Aufgabe des Apothekers, auf dieses Problem hinzuweisen. Wegen der genannten Gründe sind gerade bei dieser Kopfschmerzform *nichtmedikamentöse Maßnahmen primär* einzusetzen.

Darüber hinaus können jedoch auch *Medikamente zur Vorbeugung* kontinuierlich eingesetzt werden. Eine prophylaktische Behandlung ist immer dann zu überlegen, wenn der Kopfschmerz an mindestens 15 Tagen pro Monat besteht, also ein *chronischer* Kopfschmerz vom Spannungstyp vorliegt. Als Möglichkeiten bieten sich in dieser Situation sog. trizyklische Antidepressiva an, die von einem *Arzt* verschrieben werden müssen.

Unter der Lupe
Allgemeine Regeln
bei der Selbstmedikation von Kopfschmerzen

- Limitierung des monatlichen Analgetikaverbrauches auf *maximal 50 g Acetylsalicylsäure* oder äquivalente Menge eines vergleichbaren Analgetikums (*50 g Paracetamol; 20 g Ibuprofen*).
- Keine Einnahme eines oder mehrerer Medikamente *mit zwei oder mehr Wirkstoffen.*
- *Keine Einnahme von Opioidanalgetika* für die Indikationen Migräne oder Kopfschmerz vom Spannungstyp.
- Keine Einnahme von Kopfschmerzmitteln *an mehr als 10 Tagen pro Monat.*
- *Keine Selbstmedikation* bei Bestehen von Kopfschmerzen *an mehr als 14 Tagen pro Monat.*

Repräsentative Daten zur Selbstmedikation bei Kopfschmerzen

Wie Präparate zur Selbstmedikation beurteilt werden

Die folgenden Daten wurden im Rahmen der für die deutsche Gesamtbevölkerung repräsentativen Studie zur Epidemiologie von Kopfschmerzen erhoben (zur Methodik s. S. 113 ff). Patienten, die Medikamente über Selbstmedikation einnehmen, sind größtenteils mit den von ihnen verwendeten Präparaten zufrieden (Abb. 7.3), gleichgültig für welche Kopfschmerzform die Selbstmedikation durchgeführt wird. Die vielfältigen Präparate, die zur Selbstmedikation vom Kopfschmerz vom Spannungstyp angeboten werden, werden von den Benutzern aufgrund unterschiedlicher Eigenschaften ausgewählt und als jeweiliges Hauptpräparat eingesetzt. Am wichtigsten ist den Benutzern, *daß die Präparate ausreichend wirken*. Dabei werden in allererster Linie *schneller Wirkungseintritt* sowie *zuverlässige und gute Kupierung* der Schmerzen genannt. Weitere Argumente sind *eine schnelle und gute Wirkung bei geringer Dosierung* und *eine anhaltende Schmerzkupierung* (Abb. 7.4).

Die zweitwichtigste Basis für die Auswahl eines Präparates ist *die Nebenwirkungsrate und Verträglichkeit*. Als Hauptpunkte werden hier genannt, daß *geringe Nebenwirkungen* auftreten, daß das Präparat als *unschädlich für den Körper* angesehen wird und daß es *das Allgemeinempfinden nicht*

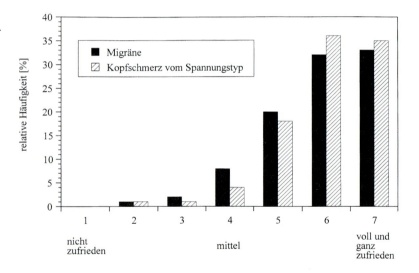

Abb. 7.3.
Zufriedenheit mit der gegenwärtigen medikamentösen Therapie in der Selbstmedikation von Migräne und Kopfschmerz vom Spannungstyp

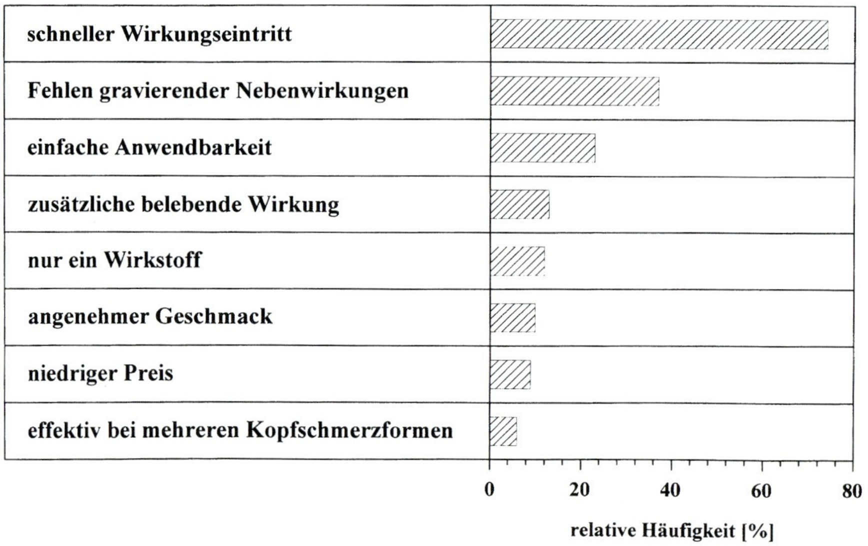

Abb. 7.4.
Eigenschaften eines Medikaments, das Patienten für die Selbstbehandlung von primären Kopfschmerzen als wichtig ansehen

beeinträchtigt. Darüber hinaus werden eine *gute Magenverträglichkeit* und *Fehlen eines Einflusses auf Reaktionszeit und Kreislauf* angegeben.

Erst an dritter Stelle für die Entscheidung zum Einsatz eines bestimmten Präparates rangieren *leichte Anwendbarkeit* und *günstige Handhabung*. Im Vordergrund stehen dabei die *Auflösbarkeit* einer Brausetablette in Wasser, des weiteren der *angenehme Geschmack* sowie *die leichte Schluckbarkeit* des Medikaments.

Erwünschte Begleitwirkungen werden als weiteres Entscheidungskriterium für die Einnahme eines bestimmten Präparates genannt. Dazu zählt, daß das Medikament neben der Schmerzreduktion auch *aufmuntert* und *belebt*. Der *Nachtschlaf* soll jedoch *nicht gestört* werden.

Die Möglichkeit, *das Präparat für verschiedene Anwendungsgebiete einzusetzen*, wird ebenfalls als Vorteil und als Entscheidungsgrund für die Einnahme angegeben. Dazu zählt insbesondere, daß das Medikament *gegen unterschiedliche Kopfschmerzarten wirkt*, daß es *vielseitig für alle Schmerzen einsetzbar* ist und daß es *sowohl bei leichten als auch bei starken Kopfschmerzen* zur Anwendung gelangen kann.

Auch die *Wirk- und Inhaltsstoffe* des Präparates werden für die Entscheidung der Einnahme herangezogen. Dabei achten die Anwender darauf, ob es sich um ein *Monopräparat* handelt, ob ein *Vitaminzusatz* besteht und ob das Präparat einen *relativ natürlichen Inhaltsstoff* besitzt.

Die Darreichungsform selbst hat einen relativ geringen Einfluß auf die Entscheidung für ein bestimmtes Präparat. Argument für eine bestimmte *Darreichungsform* ist, daß sie eine *angenehme Einnahme* ermöglicht, wie z. B. Kautabletten oder schnell zerfallende Brausetabletten.

Schließlich ist noch eine Vielzahl nicht kategorisierbarer Entscheidungsgründe für die Anwender von Bedeutung. Dazu gehören unter anderem, ob das Medikament *kostengünstig* ist, ob es *seit langem bekannt* ist und ob *keine Negativmeldungen* in der Presse zu lesen sind.

Die Profile zeigen, daß die unterschiedlichen Präparate hinsichtlich der verschiedenen Bewertungsdimensionen von den Anwendern recht differenziert beurteilt werden. Von herausragender Bedeutung für die Entscheidung sind die Wirkung und die Nebenwirkungen.

Was an den eingesetzten Medikamenten nicht gefällt

Neben Vorteilen nennen die Betroffenen in der systematischen Befragung auch eine Reihe von Nachteilen der von ihnen eingesetzten Präparate (Abb. 7.5). Die häufigsten werden nachfolgend angegeben. In erster Linie sind dabei die *Nebenwirkungen* zu nennen. Am wenigsten günstig werden die *Kombinationspräparate* eingestuft. An Nachteilen nennen die Patienten, daß die *Verträglichkeit* der Substanzen zu wünschen übrig läßt, daß *zu wenig über Langzeitwirkungen bekannt* sei, daß *Magenprobleme, Aufstoßen, Sodbrennen, Brechreiz, Durchfall* oder *Verstopfung* eintreten können.

Als weiterer Nachteil werden *Wirkungsdefizite* der Präparate genannt. Insbesondere bei *starken Kopfschmerzen* ist die Wirkung nicht ausreichend, und auch die *Geschwindigkeit des Wirkungsein-*

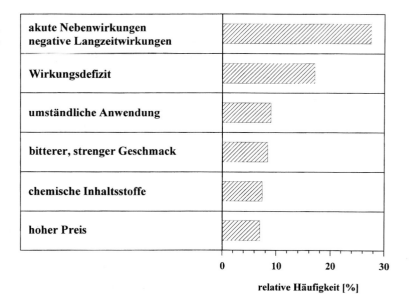

Abb. 7.5.
Eigenschaften eines Medikaments, das Patienten davon abhält, es bei der Selbstmedikation von primären Kopfschmerzen auszuwählen

tritts ist verbesserungsbedürftig. Außerdem wird es als Nachteil empfunden, wenn man *mehr als eine Tablette* einnehmen muß, um eine ausreichende Wirksamkeit zu erzielen.

Die *Anwendung* und die *Handhabbarkeit* werden ebenfalls z. T. als Nachteil angesehen, so z. B. das *Auflösen in Wasser*, da nicht immer Wasser oder ein Trinkgefäß zur Hand ist. Auch die Tatsache, daß sich manche Brausetabletten nicht ausreichend im Wasser lösen und daß feste Bestandteile zu *Reizungen im Nasen-Rachen-Raum* führen, wird als Nachteil angegeben.

Was an Schmerzmitteln verbessert werden sollte

Patienten, die Schmerzmittel einnehmen, haben z. T. klare Vorstellungen, welche Verbesserungen für eine Optimierung der medikamentösen Kopfschmerztherapie durchgeführt werden sollten. Hinsichtlich der Darreichungsform besteht der Wunsch, eher *Lutschtabletten* als Tabletten zum Schlucken einzusetzen. Auch werden Lösungen in Form von *Tropfen* oder *auflösbarem Pulver* bevorzugt. Des weiteren wird eine *verringerte Tablettengröße* angeregt. Generell werden *Brausetabletten* und *Zäpfchen* gegenüber Tabletten zum Schlucken bevorzugt.

Bei den Präparaten, die Acetylsalicylsäure enthalten, wird der bittere, saure Geschmack als verbesserungswürdig angesehen; man wünscht sich *zusätzliche Geschmacksrichtungen*.

Insbesondere wird aber eine schnellere und eine effektivere Wirkung gefordert. Außerdem sollte es eine höhere Dosierung in einer Tablette geben.

Die Handhabbarkeit wird ebenfalls als verbesserungsfähig beurteilt. So sollte die Verpackung verbessert werden und die Abtrennbarkeit der einzelnen Dosiseinheiten möglich sein. Auch sollten die Tabletten besser teilbar sein, damit die Dosen besser portioniert werden könnten.

Hinsichtlich der Nebenwirkungen wird eine reduzierte Nebenwirkungsrate als wünschenswert angegeben und eine bessere Information über Langzeitwirkungen. Auch sollten die Wirkungen auf den Magen-Darm-Trakt verringert werden.

Wie die Betroffenen ihre Medikamente dosieren

Hinsichtlich der Dosierung zeigen die Betroffenen ein deutlich unterschiedliches Einnahmeverhalten, je nachdem, ob das Präparat zur Selbstmedikation erworben oder über ein Rezept vom Arzt verordnet wurde. Patienten, die *Selbstmedikation* betreiben, neigen zu einer *deutlich niedrigeren Dosierung* als die Patienten, die das Medikament vom Arzt verordnet bekommen haben. Bei Selbstmedikation wird in aller Regel *eine* Dosiseinheit des Medikaments eingesetzt, also entweder *eine* Tablette oder *ein* Dragee. 50–80 % aller Anwender (je nach Präparat) beschränken sich auf die Applikation dieser Einzeldosis.

Bei verschriebenen Präparaten ist die Dosierung deutlich höher. In aller Regel werden hier 2 Dosiseinheiten eingenommen. Grund für dieses Einnahmeverhalten könnte einmal die *Empfehlung des Arztes* sein, eine entsprechende ausreichende analgetische Dosierung zu verwenden. Ein weiterer Grund könnte darin liegen, daß die *Patienten mit stärkeren Kopfschmerzen* einen Arzt konsultieren und sich dabei eine höhere Dosis als notwendig herausgestellt hat.

Wie die Medikamente eingenommen werden

Zu einer verbesserten Resorption und schnelleren Magen-Darm-Passage wird allgemein das Einnehmen der Präparate mit ausreichend Wasser, mindestens 250 ml, empfohlen. Tatsächlich halten sich auch die meisten Patienten, unabhängig davon, ob sie das Präparat aus eigener Entscheidung erworben haben oder von einem Arzt verordnet bekommen, an diese Einnahmeempfehlung. Eine Ausnahme zeigt sich nur bei einer Kautablette. Diese Darreichungsform nehmen 75 % der Anwender *ohne* Wasser ein. Überraschenderweise zeigt sich auch, *daß Brausetabletten von 6 % der Patienten ohne Wasser eingenommen werden* (Abb. 7.6).

Hinsichtlich des *Einnahmezeitpunkts* läßt sich eine *Orientierung am Kopfschmerzgeschehen* feststellen. Eine Einnahme im Zusammenhang mit dem Essen wird in aller Regel nicht für bedeutsam gehalten. Wenn jedoch ein Medikament im Zusammenhang mit den Mahlzeiten eingenommen wird, geschieht dies im überwiegenden Falle *nach Beendigung der Mahlzeit*. Auch hier zeigen sich keine Unterschiede im Einnahmeverhalten für Selbstmedikation und ärztliche Verordnung.

Schnelligkeit des Wirkungseintrittes

Als wichtiger Vorteil für den Einsatz eines Medikaments bei Kopfschmerzen wird die *Schnelligkeit der Wirkung* angesehen. Hier zeigen fast alle am häufigsten eingesetzten Präparate *einen Wirkungseintritt zwischen 30 und 40 min*. Eine Ausnahme ist nur ein einziges Präparat, bei dem die *Acetylsali-*

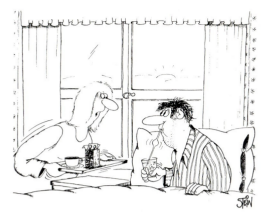

Warum wartest du nicht einfach, bis sich dein Aspirin aufgelöst hat?

Abb. 7.6. Ein einfacher Grund für die Nichteffektivität einer medikamentösen Kopfschmerztherapie ist oft die falsche Anwendung

cylsäure als Kautablette* vorliegt. Bei dieser Applikationsform geben die Anwender eine Wirkung *schon nach 19 min* an.

Die *Responderraten* der eingesetzten Kopfschmerzkupierungsmittel sind *von der jeweiligen Verwendergruppe abhängig.* Patienten, die über *Selbstmedikation* Kopfschmerztherapie betreiben, zeigen *deutlich höhere Responderquoten* nach 2 h. Bei den über Selbstmedikation eingenommenen Präparaten geben nahezu 60–80 % der Befragten an, daß ihre Kopfschmerzen nach 2 h entweder kaum noch spürbar oder völlig verschwunden sind (Abb. 7.7).

Bei den Patienten, die ihr Medikament *über ein ärztliches Rezept* erworben haben, sind die *Responderraten deutlich geringer.* Der Prozentsatz der Patienten, bei denen die Schmerzen nach 2 h kaum noch spürbar oder völlig verschwunden sind, liegt hier, je nach eingenommenem Präparat, zwischen 30 % und 53 %.

MERKE

Es bleibt festzuhalten, *daß bei den unterschiedlichen Anwendungsgruppen sehr unterschiedliche Kopfschmerzprobleme vorliegen.* Personen, die eine *Selbstmedikation* betreiben, sind mit den von ihnen eingesetzten Medikamenten in aller Regel sehr zufrieden, und bei ihnen sind die Responderraten erstaunlich hoch. Bei Patienten, die zum *Arzt* gehen und sich ein Medikament verordnen lassen, sind diese hingegen deutlich niedriger. Die Ergebnisse wissenschaftlicher Untersuchungen an Patienten in spezialisierten Kopfschmerzzentren oder in ärztlichen Praxen dürfen deshalb *nur sehr vorsichtig auf die Gesamtheit der Kopfschmerzpatienten* übertragen werden.

Wiederkehrkopfschmerz

Ein wesentliches Problem der medikamentösen Therapie von Kopfschmerzerkrankungen ist das *Wiederauftreten von Kopfschmerzen* nach zunächst erfolgreicher Kupierung der jeweiligen Kopfschmerzepisode. Auch bei diesem Problem zeigt sich ein sehr unterschiedliches Verhalten, je nachdem, ob die Arzneimittel zur Selbstmedikation erworben wurden oder ob ein Arzt die Medikamente verordnet hat.

Die Auftretensrate von Wiederkehrkopfschmerzen, die eine weitere Einnahme eines Medikaments erforderlich machen, liegt bei Patienten, die *Selbst-*

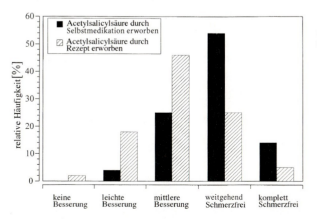

Abb. 7.7. Populationsbezogene Analyse der Wirksamkeit von Acetylsalicylsäure bei Einahme durch ärztliche Verordnung oder durch Selbstmedikation

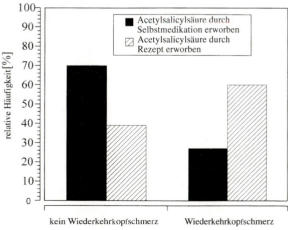

Abb. 7.8. Häufigkeit von Wiederkehrkopfschmerz bei Einahme von Acetylsalicylsäure durch ärztliche Verordnung oder durch Selbstmedikation

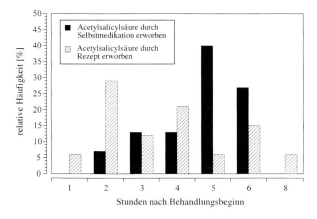

Abb. 7.9. Zeit bis zum Eintreten von Wiederkehrkopfschmerz bei Einahme von Acetylsalicylsäure durch ärztliche Verordnung oder durch Selbstmedikation

medikation betreiben, zwischen *10 % und 31 %*. Werden jedoch Präparate eingesetzt, die *ärztlich verordnet* wurden, dann zeigt sich, daß die Wahrscheinlichkeit für ein Wiederauftreten des Kopfschmerzes nach anfänglich ausreichender Reduktion *zwischen 25 % und 80 %* liegt. Auch hier wird deutlich, daß die Kopfschmerzen der Patienten, die einen Arzt konsultieren, wesentlich problematischer sind als diejenigen derer, die ausschließlich Selbstmedikation betreiben (Abb. 7.8). Zudem tritt in der Gruppe der Patienten, die Selbstmedikation betreiben, der Wiederkehrkopfschmerz später auf (Abb. 7.9).

Einnahmezeitpunkt der erneuten Medikation beim Wiederkehrkopfschmerz

Patienten, die Selbstmedikation durchführen, nehmen *nach ca. 5 h* bei Wiederauftreten des Kopfschmerzes erneut eine Dosis eines Medikaments zur Kopfschmerzkupierung ein. Der Einnahmezeitpunkt zur Kupierung des Wiederkehrkopfschmerzes liegt auch bei den verordneten Präparaten zwischen *4–6 h*. Bedeutsame Unterschiede hinsichtlich des Zeitpunkts, zu dem eine erneute Medikation beim Wiederauftreten des Kopfschmerzes durchgeführt wird, bestehen zwischen den Patientengruppen also nicht.

Was die Patienten über die eingesetzten Präparate wissen

Der Großteil der Patienten, die ein Kopfschmerzmedikament zur Selbstmedikation erwerben, hat *keine Vorstellung über den Wirkstoff* in dem gekauften und eingenommenen Arzneimittel. Zumeist wissen *60–100 %* der Benutzer nicht, um welchen Wirkstoff es sich handelt. Etwas besser sieht die Situation bei den Patienten aus, die ein Medikament aufgrund ärztlicher Verordnung einnehmen. Doch auch hier ist in der Regel *nur etwa der Hälfte* der Patienten bekannt, welcher Wirkstoff in dem von ihnen eingenommenen Arzneimittel zur Anwendung gelangt. Die Zahlen zeigen, daß weniger der Wirkstoff als die jeweilige *Marke* des Präparats für die Patienten von Bedeutung ist. Aus dem mangelnden Wissen über den oder die Inhaltsstoffe läßt sich auch schließen, a) daß den meisten Patienten nicht bekannt sein dürfte, ob es sich um ein Monopräparat oder um ein Kombinationspräparat handelt, b) daß hinsichtlich der *Einsatzweise* und der *Nebenwirkungsproblematik* der eingesetzten Medikamente *Informationsdefizite* bestehen müssen.

Wechseln von Kopfschmerzmedikamenten

Patienten, die an einem *episodischen* Kopfschmerz vom Spannungstyp leiden, bleiben in aller Regel bei einem einmal ausgewählten Medikament. *72 % der Betroffenen* haben bisher noch *kein anderes Medikament* als das zunächst ausgewählte eingesetzt. Dagegen ist der entsprechende Prozentsatz bei Patienten, die an einem *chronischen* Kopfschmerz vom Spannungstyp leiden, deutlich geringer. Hier haben *mehr als 43 % das Medikament bereits mindestens einmal gewechselt*.

Frauen zeigen eine leicht erhöhte Tendenz, auch ein anderes Präparat einzusetzen. Ebenso zeigt sich naturgemäß mit zunehmendem Alter, daß unterschiedliche Präparate verwendet werden. Am häufigsten werden rezeptfreie Tabletten gewechselt. 86 % der „Umsteiger" entfallen auf diese Gruppe. *Thomapyrin, Spalt* und *Aspirin* sind die Medikamente, von denen am häufigsten zugunsten anderer gewechselt wird. Grund dafür ist, daß diese Präparate *initial am häufigsten* eingesetzt werden. Im Gegensatz dazu ist die Häufigkeit des Wechselns von verschreibungspflichtigen Tabletten auf andere geringer. Nur 16 % der Wechsel fallen auf diese Gruppe.

Als *wichtigste Gründe für das Wechseln* geben die Patienten *Nebenwirkungen* an. Dazu zählen Übelkeit, Erbrechen, Magenbeschwerden, Nierenprobleme, Abhängigkeitsängste, Kreislaufstörungen, Herzbeschwerden, Allergien, Magen- und Darmbeschwerden, Appetitlosigkeit, Atemnot, Müdigkeit und weitere unerwünschte Wirkungen. *51 % der Wechsel werden durch die Nebenwirkungsproblematik veranlaßt. Eine nicht ausreichende Wirkung ist nur bei 34 % der Wechsel* verantwortlich. Die

Repräsentative Daten zur Selbstmedikation bei Kopfschmerzen

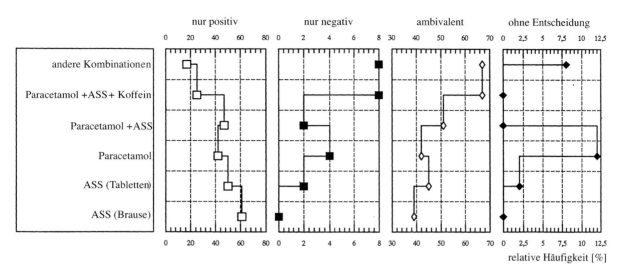

Abb. 7.10. Populationsbezogene Beurteilung von verschiedenen Wirkstoffen und deren Kombination in der Therapie von primären Kopfschmerzen durch Selbstmedikation

Patienten innerhalb dieser Gruppe geben an, daß keine ausreichende Wirkung zu erzielen sei, daß eine anfängliche gute Wirkung nachgelassen habe, daß die Dosis gesteigert werden müsse, weil die Wirkung nur noch verlangsamt eintrete.

Weitere Gründe für einen Wechsel sind *negative Meldungen in der Öffentlichkeit* über Langzeitnebenwirkungen, *ungünstige Handhabbarkeit* sowie ein *unangenehmer Geschmack*.

Die überwiegende Mehrzahl der *Anwender von Kombinationspräparaten* ist *mit zunehmender Anzahl der Kombinationssubstanzen zunehmend unzufriedener* mit ihrer medikamentösen Selbsttherapie (Abb. 7.10).

Komedikation zum Schmerzmittel

Der Anteil der Patienten mit *episodischem* Kopfschmerz vom Spannungstyp, die neben dem Schmerzmittel noch ein weiteres Medikament einnehmen, beträgt 17 %. Beim *chronischen* Kopfschmerz vom Spannungstyp beträgt der entsprechende Anteil 23 %. Die betroffenen *Frauen* nehmen mit deutlich größerer Häufigkeit (23 %) ein weiteres Medikament ein als die Männer (11 %). Auch zeigt sich *mit zunehmendem Lebensalter* eine größere Wahrscheinlichkeit für die Einnahme eines weiteren Medikaments neben dem Schmerzmittel (bis 29 Jahre 11 %, 30–49 Jahre 13 %, 50 Jahre und älter 28 %).

Im Vordergrund der zusätzlichen Einnahme stehen bei episodischem Kopfschmerz vom Spannungstyp *Vitaminpräparate* (29 %), *Mittel gegen zu niedrigen Blutdruck* (16 %) und – mit geringerer Häufigkeit (zwischen 2 % und 4 %) – *Stärkungsmittel, Kreislauftropfen, Eisenpräparate* und *Durchblutungsmittel*. Patienten mit chronischem Kopfschmerz vom Spannungstyp nehmen ebenfalls am häufigsten *Vitaminpräparate* ein (43 %). Daneben werden von 14 % zusätzlich zu den Schmerzmitteln *Schlaf- oder Beruhigungsmittel* konsumiert.

8. Clusterkopfschmerz und andere trigemino-autonome Kopfschmerzerkrankungen

INTERNATIONAL HEADACHE SOCIETY

IHS-Klassifikation (Code 3)

3	**Clusterkopfschmerz und andere trigemino-autonome Kopfschmerzerkrankungen**
3.1	Clusterkopfschmerz
3.1.1	Episodischer Clusterkopfschmerz
3.1.2	Chronischer Clusterkopfschmerz
3.2	Paroxysmale Hemikranie
3.2.1	Episodische paroxysmale Hemikranie
3.2.2	Chronische paroxysmale Hemikranie (CPH)
3.3	Short-lasting Unilateral Neuralgiform headache attacks with Conjunctival injection and Tearing (SUNCT)
3.4	Wahrscheinliche trigemino-autonome Kopfschmerzerkrankung
3.4.1	Wahrscheinlicher Clusterkopfschmerz
3.4.2	Wahrscheinliche paroxysmale Hemikranie
3.4.3	Wahrscheinliches SUNCT-Syndrom

AN ANDERER STELLE KODIERT:

4.7 HEMICRANIA CONTINUA

ALLGEMEINER KOMMENTAR

PRIMÄRER UND/ODER SEKUNDÄRER KOPFSCHMERZ?
Tritt ein Kopfschmerz mit dem klinischen Bild einer trigemino-autonomen Kopfschmerzerkrankung in engem zeitlichen Zusammenhang mit einer Erkrankung auf, die als Ursache von Kopfschmerzen angesehen wird, sollte der Kopfschmerz entsprechend der ursächlichen Erkrankung als sekundärer Kopfschmerz kodiert werden. Wenn sich aber eine vorbestehende trigemino-autonome Kopfschmerzerkrankung in engem zeitlichen Zusammenhang mit einer Erkrankung, die als Ursache von Kopfschmerzen angesehen wird, verschlechtert, ergeben sich zwei Möglichkeiten, die ein Abwägen erfordern. Der Patient kann entweder ausschließlich die Diagnose einer trigemino-autonomen Kopfschmerzerkrankung erhalten oder aber die Diagnose einer trigemino-autonomen Kopfschmerzerkrankung und eines sekundären Kopfschmerzes entsprechend der anderen Erkrankung. Letzteres Vorgehen empfiehlt sich bei Vorliegen folgender Punkte: Es besteht ein unmittelbarer zeitlicher Zusammenhang zur angenommenen ursächlichen Erkrankung; die trigemino-autonome Kopfschmerzerkrankung hat sich deutlich verschlechtert; es bestehen sehr gute Hinweise, daß die betreffende Erkrankung eine trigemino-autonome Kopfschmerzerkrankung hervorrufen oder verschlimmern kann und nach Ende der angenommenen ursächlichen Erkrankung kommt es zum Verschwinden oder zumindest zur deutlichen Besserung der trigemino-autonomen Kopfschmerzerkrankung.

Einleitung

Das gemeinsame Charakteristikum der trigemino-autonomen Kopfschmerzerkrankungen (TAK) sind Kopfschmerzen, die von autonomen parasympathischen Symptomen im Kopfbereich begleitet werden. Experimentelle Untersuchungen und Untersuchungen mit funktioneller Bildgebung beim Menschen legen nahe, daß diese Symptome einen normalen trigeminoparasympathischen Reflex aktivieren, während Zeichen einer kranialen sympathischen Dysfunktion sekundärer Natur sind.

Die *Hemicrania continua*, bei der autonome Merkmale weniger konstant vorhanden sind, wird unter der Gruppe 4 *andere primäre Kopfschmerzen* geführt.

3.1 Clusterkopfschmerz

FRÜHER VERWENDETE BEGRIFFE:
Ziliare Neuralgie, Erythromelalgie des Kopfes, Bing-Erythroprosopalgie, Hemicrania angioparalytica, Hemicrania periodica neuralgiformis, Histaminkopfschmerz, Horton-Syndrom, Harris-Horton-Syndrom, migränöse Neuralgie nach Harris, Petrosusneuralgie nach Gardner, Sluder-Neuralgie, Neuralgie des Ganglion sphenopalatinum, Vidianusneuralgie.

AN ANDERER STELLE KODIERT:
Ein symptomatischer Clusterkopfschmerz als sekundäre Folge einer anderen Erkrankung wird entsprechend dieser Erkrankung kodiert.

BESCHREIBUNG:
Attacken eines schweren, streng einseitigen Schmerzes orbital, supraorbital, temporal oder in einer Kombination dieser Lokalisationen von 15–180 Minuten Dauer und einer Häufigkeit von einer Attacke jeden zweiten Tag bis zu 8 Attacken/Tag. Ein oder mehrere der nachfolgend genannten Begleitsymptome kommen vor: konjunktivale Injektion, Lakrimation, nasale Kongestion, Rhinorrhoe, vermehrtes Schwitzen im Bereich von Stirn und Gesicht, Miosis, Ptosis, Lidödem. Während der Attacken sind die meisten Patienten unruhig oder agitiert.

DIAGNOSTISCHE KRITERIEN:
A. Wenigstens 5 Attacken, welche die Kriterien B–D erfüllen
B. Starke oder sehr starke einseitig orbital, supraorbital und/oder temporal lokalisierte Schmerzattacken, die unbehandelt 15 bis 180 Minuten[1] anhalten.
C. Begleitend tritt wenigstens eines der nachfolgend angeführten Charakteristika auf:
   1. ipsilaterale konjunktivale Injektion und/oder Lakrimation
   2. ipsilaterale nasale Kongestion und/oder Rhinorrhoe
   3. ipsilaterales Lidödem
   4. ipsilaterales Schwitzen im Bereich der Stirn oder des Gesichtes
   5. ipsilaterale Miosis und/oder Ptosis
   6. körperliche Unruhe oder Agitiertheit
D. Die Attackenfrequenz liegt zwischen 1 Attacke jeden 2. Tag und 8/Tag[2]
E. Nicht auf eine andere Erkrankung zurückzuführen[3]

ANMERKUNGEN:
1. Während eines Teils (aber weniger als der Hälfte) des Zeitverlaufes des Clusterkopfschmerzes können die Attacken weniger schwer sein und/oder kürzer oder länger andauern.
2. Während eines Teils (aber weniger als der Hälfte) des Zeitverlaufes des Clusterkopfschmerzes können die Attacken seltener auftreten.
3. Vorgeschichte, körperliche und neurologische Untersuchungen geben keinen Hinweis auf eine der unter 5 bis 12 aufgeführten Erkrankungen oder Vorgeschichte und/oder körperliche und/oder neurologische Untersuchungen lassen an eine solche Erkrankung denken, doch konnte diese durch geeignete Untersuchungen ausgeschlossen werden oder eine solche Erkrankung liegt vor, die Kopfschmerzen traten jedoch nicht erstmals in engem zeitlichen Zusammenhang mit dieser Erkrankung auf.

KOMMENTAR: Akute Attacken gehen mit einer Aktivierung des posterioren hypothalamischen Graus einher. Clusterkopfschmerzen werden möglicherweise in 5% der Fälle autosomal-dominant vererbt.

Die Attacken treten üblicherweise in Serien auf, die Wochen oder Monate andauern (sogenannte Clusterperioden). Zwischengeschaltet sind Remissionszeiten, die meist Monate oder Jahre anhalten. Bei etwa 10–15% der Patienten ist der Verlauf jedoch chronisch.

In einer großen Serie von Nachuntersuchungen konnte gezeigt werden, daß 27% der Patienten lediglich eine Clusterperidode hatten. Diese sollten unter 3.1 Clusterkopfschmerz kodiert werden.

Während einer Clusterperiode und bei der chronischen Verlaufsform können Attacken regelmäßig durch Alkohol, Histamin oder Nitroglyzerin ausgelöst werden. Der Schmerz ist schwerpunktmäßig orbital, supraorbital oder temporal bzw. in einer Kombination dieser Orte lokalisiert, kann aber auch in andere Regionen ausstrahlen. Üblicherweise tritt der Schmerz innerhalb einer Clusterperiode immer auf derselben Seite auf. Während der schlimmsten Attacken ist der Schmerz von der Intensität her unerträglich. Die Patienten sind in der Regel nicht in der Lage, sich hinzulegen und laufen charakteristischerweise umher.

Das Erkrankungsalter liegt meist zwischen 20 und 40 Jahren. Aus bisher nicht bekannten Gründen sind Männer 3–4mal häufiger betroffen als Frauen.

CLUSTERKOPFSCHMERZ MIT GLEICHZEITIG VORHANDENER TRIGEMINUSNEURALGIE (CLUSTER-TIC-SYNDROM):
Es sind einige Patienten beschrieben worden, die sowohl einen 3.1 *Clusterkopfschmerz* als auch eine 13.1 *Trigeminusneuralgie* aufwiesen. Diese Patienten sollten beide Diagnosen erhalten. Die Wichtigkeit dieser Beobachtung liegt darin, daß beide Erkrankungen separat behandelt werden müssen, um Schmerzfreiheit zu erreichen.

3.1.1 Episodischer Clusterkopfschmerz

BESCHREIBUNG:
Clusterkopfschmerzattacken treten in Perioden mit einer Dauer von 7 Tagen bis 1 Jahr auf, die von schmerzfreien Episoden von einem Monat Dauer oder länger unterbrochen werden.

DIAGNOSTISCHE KRITERIEN:

A. Die Attacken erfüllen die Kriterien A–E für 3.1 *Clusterkopfschmerz*
B. Wenigsten 2 Clusterperioden mit einer Dauer von 7 bis 365 Tagen, die durch Remissionsphasen von ≥ 1 Monat Dauer voneinander getrennt sind.

ANMERKUNG:
1. Clusterperioden halten üblicherweise 2 Wochen bis 3 Monate an.

KOMMENTAR:
Die Dauer der Remissionsperioden wurde in der 2. Auflage auf ein Minimum von 1 Monat erhöht.

3.1.2 Chronischer Clusterkopfschmerz

BESCHREIBUNG:
Clusterkopfschmerzattacken treten über einen Zeitraum von mehr als einem Jahr ohne Remission bzw. mit Remissionsphasen von weniger als einem Monat Dauer auf

DIAGNOSTISCHE KRITERIEN:

A. Die Attacken erfüllen die Kriterien A–E für 3.1 *Clusterkopfschmerz*
B. Attacken treten >1 Jahr ohne Remissionsphasen auf oder die Remissionsphasen halten <1 Monat an.

KOMMENTAR:
Der chronische Clusterkopfschmerz kann de novo entstehen, früher als *primär chronischer Clusterkopfschmerz* bezeichnet oder aus der episodischen Form übergehen, früher als *sekundär chronischer Clusterkopfschmerz* bezeichnet. Bei einigen Patienten kann sich aus einem chronischen Clusterkopfschmerz die episodische Form entwickeln.

3.2 Paroxysmale Hemikranie

BESCHREIBUNG:
Attacken mit den gleichen Schmerzcharakteristika und Begleitsymptomen wie beim Clusterkopfschmerz. Die Attacken halten jedoch kürzer an, treten wesentlich häufiger auf, betreffen ganz überwiegend Frauen und sprechen absolut zuverlässig auf Indometacin an.

DIAGNOSTISCHE KRITERIEN:

A. Wenigstens 20 Attacken, die die Kriterien B–D erfüllen
B. Starke einseitig orbital, supraorbital und/oder temporal lokalisierte Schmerzattacken, die 2 bis 30 Minuten anhalten
C. Begleitend tritt wenigstens eines der nachfolgend angeführten Charakteristika auf:
   1. ipsilaterale konjunktivale Injektion und/oder Lakrimation
   2. ipsilaterale nasale Kongestion und/oder Rhinorrhoe
   3. ipsilaterales Lidödem
   4. ipsilaterales Schwitzen im Bereich der Stirn oder des Gesichtes
   5. ipsilaterale Miosis und/oder Ptosis
D. Die Attackenfrequenz liegt bei über 5/Tag über mindestens die Hälfte der Zeit hinweg, auch wenn Perioden mit einer niedrigeren Frequenz vorkommen können
E. Attacken kann durch therapeutische Dosen von Indometacin[1] komplett vorgebeugt werden.
F. Nicht auf eine andere Erkrankung zurückzuführen[2]

ANMERKUNGEN:
1. Um ein inkomlettes Ansprechen auszuschließen, sollte Indometacin in einer Tagesdosis von ≥ 150 mg oral oder rektal oder von ≥ 100 mg als Injektion eingesetzt werden. Als Erhaltungsdosen sind meist jedoch geringere Mengen erforderlich.
2. Vorgeschichte, körperliche und neurologische Untersuchungen geben keinen Hinweis auf eine der unter 5 bis 12 aufgeführten Erkrankungen oder Vorgeschichte und/oder körperliche und/oder neurologische Untersuchungen lassen an eine solche Erkrankung denken, doch konnte diese durch geeignete Untersuchungen ausgeschlossen werden oder eine solche Erkrankung liegt vor, die Kopfschmerzen traten jedoch nicht erstmals in engem zeitlichen Zusammenhang mit dieser Erkrankung auf.

KOMMENTAR:
Es besteht kein vermehrtes Auftreten bei Männern. Die Erkrankung tritt im allgemeinen erstmals im Erwachsenenalter auf, allerdings sind auch Fälle im Kindesalter beschrieben.
In der ersten Auflage wurden alle paroxysmale Hemikranien unter dem Begriff *chronisch paroxysmale Hemikranie* zusammengefaßt. Eine ausreichend vorhandene klinische Evidenz für eine episodische Form hat zur Aufteilung in zwei Formen in Analogie zum Clusterkopfschmerz geführt.

PAROXYSMALE HEMIKRANIE MIT GLEICHZEITIG VORHANDENER TRIGEMINUSNEURALGIE (CPH-TIC-SYNDROM):
Patienten, die die Kriterien sowohl für eine 3.2 *paroxysmale Hemikranie* als auch eine 13.1 *Trigeminusneuralgie* erfüllen, sollten beide Diagnosen erhalten. Die Unterscheidung ist wichtig, da beide Erkrankungen einer Behandlung bedürfen. Die pathophysiologische Bedeutung dieser Beziehung ist noch unklar.

3.2.1 Episodische paroxysmale Hemikranie

BESCHREIBUNG:
Attacken einer paroxysmalen Hemikranie treten in Perioden mit einer Dauer von 7 Tagen bis 1 Jahr auf, die von schmerzfreien Episoden von einem Monat Dauer oder länger unterbrochen werden.

DIAGNOSTISCHE KRITERIEN:
A. Die Attacken erfüllen die Kriterien A–F für 3.2 *paroxysmale Hemikranie*
B. Wenigstens 2 Kopfschmerzperioden mit einer Dauer von 7 bis 365 Tagen, die durch Remissionsphasen von ≥ 1 Monat Dauer voneinander getrennt sind

3.2.2 Chronische paroxysmale Hemikranie

BESCHREIBUNG:
Attacken einer paroxysmalen Hemikranie treten über einen Zeitraum von mehr als einem Jahr ohne Remission bzw. mit Remissionsphasen von weniger als einem Monat Dauer auf.

DIAGNOSTISCHE KRITERIEN:

A. Die Attacken erfüllen die Kriterien A–F für 3.2 *paroxysmale Hemikranie*
B. Attacken treten >1 Jahr ohne Remissionsphasen auf oder die Remissionsphasen halten <1 Monat an.

3.3 Short-lasting Unilateral Neuralgiform headache attacks with Conjunctival injection and Tearing (SUNCT)

BESCHREIBUNG:
Das SUNCT-Syndrom ist ist gekennzeichnet durch kurz anhaltende einseitige Schmerzattacken, die deutlich kürzer als bei anderen TAK sind. In der Regel tritt ipsilateral zum Schmerz eine deutliche Lakrimation und konjunktivale Injektion auf.

DIAGNOSTISCHE KRITERIEN:

A. Wenigstens 20 Attacken, die die Kriterien B–D erfüllen
B. Einseitige orbital, supraorbital oder temporal lokalisierte Attacken von stechender oder pulsierender Qualität, die 5 bis 240 Sekunden andauern.
C. Der Schmerz wird begleitet durch eine ipsilaterale konjunktivale Injektion und Lakrimation
D. Die Attackenfrequenz liegt bei 3 bis 200/Tag.
E. Nicht auf eine andere Erkrankung zurückzuführen[1]

ANMERKUNG:
1. Vorgeschichte, körperliche und neurologische Untersuchungen geben keinen Hinweis auf eine der unter 5 bis 12 aufgeführten Erkrankungen oder Vorgeschichte und/oder körperliche und/oder neurologische Untersuchungen lassen an eine solche Erkrankung denken, doch konnte diese durch geeignete Untersuchungen ausgeschlossen werden oder eine solche Erkrankung liegt vor, die Kopfschmerzen traten jedoch nicht erstmals in engem zeitlichen Zusammenhang mit dieser Erkrankung auf.

KOMMENTAR:
Dieses Syndrom wurde erstmals nach Publikation der ersten Auflage der *Internationalen Klassifikation von Kopfschmerzen* beschrieben und ist in der letzten Dekade allgemein akzeptiert worden.
Bei einigen Patienten tritt nur entweder eine konjunktivale Injektion oder eine Lakrimation auf oder andere kraniale autonome Symptome wie eine nasale Kongestion, eine Rhinorrhoe oder ein Lidödem sind zu sehen. 3.3 *SUNCT* könnte eine Unterform von A3.3 *Short-lasting Unilateral Neuralgiform headache attacks with cranial Autonomic symptoms* (SUNA) sein, das im Anhang beschrieben ist.
Nach dem Stand der Literatur könnte ein 3.3 *SUNCT-Syndrom* am ehesten durch eine Läsion in der hinteren Schädelgrube imitiert werden oder die Hypophyse ist involviert.

SUNCT MIT GLEICHZEITIG VORHANDENER TRIGEMINUSNEURALGIE:
Es wurden Patienten mit einer Überlappung von 3.3 *SUNCT* und einer 13.1 *Trigeminusneuralgie* beschrieben. Diese Patienten sollten beide Diagnosen erhalten. Die Differenzierung ist klinisch meist schwierig.

3.4 Wahrscheinliche trigemino-autonome Kopfschmerzerkrankung

BESCHREIBUNG:
Kopfschmerzattacken, die den trigemino-autonomen Kopfschmerzerkrankungen zugerechnet werden, aber die diagnostischen Kriterien für eine der oben beschriebenen Subtypen der trigemino-autonomen Kopfschmerzerkrankungen nicht komplett erfüllen.

DIAGNOSTISCHE KRITERIEN:

A. Die Attacken erfüllen alle spezifischen Kriterien eines Subtyps der trigemino-autonomen Kopfschmerzerkrankungen mit einer Ausnahme
B. Nicht auf eine andere Erkrankung zurückzuführen

KOMMENTAR:
Patienten, die unter 3.4 *wahrscheinliche trigemino-autonome Kopfschmerzerkrankung* kodiert werden, hatten in der Regel entweder bislang keine ausreichend hohe Attackenzahl oder aber ausreichend häufig Attacken, die jedoch eines der übrigen Kriterien nicht erfüllen.

3.4.1 Wahrscheinlicher Clusterkopfschmerz

DIAGNOSTISCHE KRITERIEN:

A. Die Attacken erfüllen alle Kriterien A–D für 3.1 Clusterkopfschmerz mit einer Ausnahme
B. Nicht auf eine andere Erkrankung zurückzuführen

3.4.2 Wahrscheinliche paroxysmale Hemikranie

DIAGNOSTISCHE KRITERIEN:

A. Die Attacken erfüllen alle Kriterien A–E für 3.2 *paroxysmale Hemikranie* mit einer Ausnahme
B. Nicht auf eine andere Erkrankung zurückzuführen

3.4.3 Wahrscheinliche Short-lasting Unilateral Neuralgiform headache attacks with Conjunctival injection and Tearing (SUNCT)

DIAGNOSTISCHE KRITERIEN:

A. Die Attacken erfüllen alle Kriterien A–D für 3.3 *Short-lasting Unilateral Neuralgiform headache attacks with Conjunctival injection and Tearing* (SUNCT)
B. Nicht auf eine andere Erkrankung zurückzuführen

Namengebung und Einteilung

Namengebendes Charakteristikum des Clusterkopfschmerzes ist das

− *episodisch dicht gehäufte Auftreten*

von Kopfschmerzattacken. Diese *Häufung* der Anfälle wird von einer Periode *mit kompletter Kopfschmerzfreiheit* unterbrochen, die unterschiedlich lang sein kann, *Monate oder auch Jahre*. Während der Clusterperiode können *pro Tag 1–8 Attacken* auftreten, die zeitlich begrenzt sind. Die *Clusterperioden* können ebenfalls unterschiedlich lang sein, sie können sich *über 1 Woche bis zu 1 Jahr* erstrecken (Abb. 8.1).
Entscheidend ist, daß bei *episodischem Clusterkopfschmerz* eindeutige, *mindestens einmonatige Intervalle ohne Clusterkopfschmerzattacken* bestehen. Während der Clusterepisoden treten die Kopfschmerzattacken mit einer *Dauer von 15–180 min* auf. Eine tägliche Häufung (wie erwähnt: bis zu 5 Attacken) ist möglich.
Paradox ist die Namengebung beim *chronischen Clusterkopfschmerz*. Die Bezeichnung ist in sich widersprüchlich, wenn man als wesentliches Cha-

Namengebung und Einteilung

Abb. 8.1.
Klinische Merkmale des Clusterkopfschmerzes

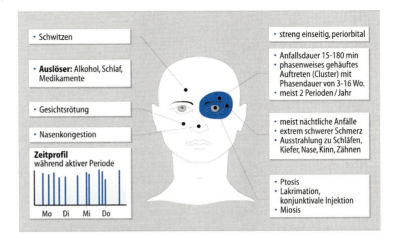

rakteristikum die *periodisch gehäuft auftretenden Kopfschmerzattacken neben den kopfschmerzfreien Episoden* ansieht. Beim chronischen Clusterkopfschmerz fehlen die freien Intervalle, allerdings besteht auch beim chronischen Clusterkopfschmerz das Charakteristikum *des zeitlich gehäuften Auftretens von Kopfschmerzattacken pro Tag.*

Bei einigen Patienten erfüllen die Attacken nicht alle Kriterien. Dies ist z. B. möglich, wenn die Kopfschmerzattacken entweder *kürzer oder länger als 15–180 min* ausfallen. In solchen Situationen ist die Diagnose möglich:

— wahrscheinliche trigemino-autonome Kopfschmerzerkrankung.

Im *weiteren Verlauf* der prospektiven Dokumentierung der Attackenphänomenologie wird sich dann in aller Regel eine klare Diagnosestellung ermöglichen lassen (Abb. 8.2).

Wenn man die Kriterien des Clusterkopfschmerzes kennt, ist eine *Fehldiagnose im klinischen Alltag kaum möglich.* Bei richtiger Fragestellung durch den Arzt während der Anamnese wird der Patient *aufgrund der Intensität und Hartnäckigkeit* sowie nach dem *immer wiederkehrenden Anfallsverlauf* die verschiedenen Merkmale des Clusterkopfschmerzes klar angeben können. Problematisch ist jedoch die Tatsache, daß der Clusterkopfschmerz zu den *seltenen Kopfschmerzformen* gehört und somit deren Charakteristika nicht immer und überall präsent sind.

! Der Clusterkopfschmerz gehört deshalb zu den *am häufigsten fehldiagnostizierten* Kopfschmerzformen.

Verantwortlich für diese Tatsache ist auch, daß der Begriff *Clusterkopfschmerz* und die *Beschreibung der Kriterien* erst im Jahre 1952 von Kunkle et al.

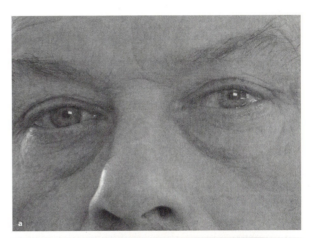

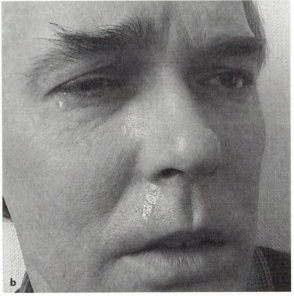

Abb. 8.2a,b.
Fotoaufnahmen von zwei Patienten während einer Cluster-Attacke. Deutlich sind die trigemino-autonomen Symptome wie Injektion, Lakrimation, Lidödem, Ptosis und Schwitzen zu sehen

```
Erstbeschreibung:
1840 Romberg
1878 Eulenberg
```

```
1926 Harris: „periodische migränöse Neuralgie"
```

```
1939 Horton, MacLean, Craig: „Histaminkopfschmerz"
```

```
1947 Ekbom: Periodizität
```

```
1952 Kunkle: Auftreten in zeitlichen Haufen (Cluster)
```

```
1962: Aufnahme in Ad-hoc-Klassifikation
```

```
1988: operationale Definition durch International Headache Society
```

```
1996: operationale Definition durch WHO
```

Abb. 8.3. Geschichte des Clusterkopfschmerzes

eingeführt wurden (Abb. 8.3). In der medizinischen Ausbildung der *heutigen Ärztegeneration* wurde der Clusterkopfschmerz deshalb *kaum berücksichtigt*. Dazu kommt, daß eine Reihe von *verschiedenartigsten Syndromen* mit dem Clusterkopfschmerz in Verbindung gebracht wurden und eine *übermäßige Anzahl von Bezeichnungen* existiert, die letztlich alle in dem Begriff Clusterkopfschmerz zusammenzuführen sind. Aufgrund der *kaum übersehbaren Anzahl von verschiedenen Einzelsyndromen* ist das Bild des Clusterkopfschmerzes im Medizinstudium häufig nicht transparent geworden. Diagnostische Kriterien für Erkrankungen wie Bing-Erythroprosopalgie, ziliare oder migränöse Neuralgie nach Harris, Erythromelalgie des Kopfes, Horton-Syndrom, Histaminkopfschmerz, Petrosusneuralgie nach Gardner, Neuralgie des Ganglion sphenopalatinum, Vidianusneuralgie, Sluder-Neuralgie, Hemicrania periodica neuralgiformis, rote Migräne, Charly-Syndrom, autonome Gesichtszephalgie, Histaminzephalgie und viele andere haben dazu beigetragen, daß Generationen von Medizinstudenten und Ärzten völlig unklar blieb, was hinter diesem Kopfschmerzsyndrom eigentlich verborgen ist.

Aus diesen mannigfaltigen Bezeichnungen ist auch abzuleiten, daß diese Kopfschmerzform *immer wieder beobachtet* wurde, aber die *klinische Entität nie konsensfähig beschrieben* wurde; ihre Seltenheit ist dafür sicherlich auch mit verantwortlich. Auf der anderen Seite ist die *Schwere des Kopfschmerzleidens* ein Grund dafür, daß immer wieder *Einzelschicksale von Betroffenen* in der Literatur beschrieben wurden. Frühe Berichte stammen z. B. von Oppermann (1747), der eine „Hemicrania horo logica" bei einer 35jährigen Patientin beschrieb, die seit 6 Jahren an täglich auftretenden Kopfschmerzen litt, die mit einer Attackendauer von 15 min regelmäßig alle Stunde auftraten und die Patientin mit großer Genauigkeit in diesem Stundenrhythmus peinigten. Hutchinson (1822) beschrieb einen Patienten, bei dem zeitweise täglich Kopfschmerzattacken auftraten, die dann für längere Perioden wieder verschwanden. Er nannte diese Art von Kopfschmerzen „Neuralgia spasmodica". Ähnliche Kopfschmerzverläufe wurden von Hall (1834) als „Hemicrania intermittens" beschrieben.

Epidemiologie

Prävalenz

Die epidemiologischen Daten zur *Prävalenz* des Clusterkopfschmerzes sind sehr *lückenhaft*. Frühe Daten wurden von dem Berliner Internisten und Kopfschmerzpionier von Heyck (1976) gesammelt. Er ging davon aus, daß 6% der Bevölkerung an Migräne leiden. Von diesen 6% konsultiert ein Drittel einen Arzt wegen Kopfschmerzen. Aufgrund der Angaben in seiner Praxis wußte er, daß etwa *ein Patient mit einem Clusterkopfschmerz auf 50 Migränepatienten* kommt. Aus diesen Zahlen errechnete Heyck eine Prävalenz des Clusterkopfschmerzes von ungefähr *4 Patienten auf 10 000 Menschen*. Ähnliche Zahlen ergeben sich auch aus einer *italienischen Studie*, bei der auf der Basis der Konsultationsraten in spezialisierten Kopfschmerzzentren die Prävalenz des Clusterkopfschmerzes geschätzt wurde. Es wurde errechnet, daß *von 10 000 Menschen zwischen 1 und 4 an Clusterkopfschmerzen* leiden.

Eine einzige für die Gesamtbevölkerung eines Landes *repräsentative Studie zur Prävalenz* des Clusterkopfschmerzes wurde in San Marino von DÕAlessandro (1986) durchgeführt. Bei einer Gesamtpopulation des Kleinstaates von 21792 Einwohnern fanden sich *15 Patienten*, die die Kriterien des Clusterkopfschmerzes erfüllten. Damit errechnet sich eine *Prävalenz von 0,07 %*. Die Übertragbarkeit der Zahlen auf andere Länder sollte natürlich wegen der Inselsituation des Staates San Marino vorsichtig vorgenommen werden, aber insgesamt zeigt sich, daß man davon ausgehen muß, daß *auf 1000 Menschen weniger als ein Patient mit Clusterkopfschmerz* kommt. Dies bestätigt noch einmal die Seltenheit dieser Kopfschmerzform.

Auf der Basis einer sorgfältig geplanten, *für den US-Staat Minnesota repräsentativen Studie*, die in den Jahren zwischen 1979 und 1981 durchgeführt wurde, konnte eine *aktuelle Reanalyse der Daten unter Berücksichtung der IHS-Kriterien* vorgenommen werden. Es zeigte sich, daß die *altersjustierte Inzidenz für Clusterkopfschmerz 15,6 pro 100 000 Personen pro Jahr für Männer* und *4,0 pro 100 000 Personen pro Jahr für Frauen* betrug. Die durchschnittliche Inzidenz betrug *9,8 pro 100 000 Personen pro Jahr*. Der Gipfel der Inzidenz in der Gruppe der *Männer* lag zwischen dem *40. und 49. Lebensjahr*, in der Gruppe der *Frauen* zwischen dem *60. und 69. Lebensjahr*. Aus einer Studie von Ekbom et al. aus dem Jahre 1978 ergibt sich eine Prävalenz des Clusterkopfschmerzes von 0,9 %.

Kulturelle Unterschiede

Ob es kulturelle Unterschiede in der Prävalenz des Clusterkopfschmerzes gibt, ist bisher nicht ausreichend bekannt; eine *chinesische Studie* enthält *extrem geringe Prävalenzzahlen* (0,006 %). Allerdings ist *aufgrund methodischer Besonderheiten* die Validität dieser Angabe mit Zurückhaltung zu bewerten. Andere Autoren vermuten, daß der Clusterkopfschmerz *in der amerikanischen farbigen Bevölkerung häufiger* vorkommt als in der weißen. Ob dies zutrifft, ist ebenfalls nicht empirisch belegt.

Geschlechterunterschiede

Aus verschiedenen epidemiologischen Studien (s. oben) ergeben sich *deutliche und übereinstimmende Hinweise* dafür, daß der Clusterkopfschmerz als einzige Form der primären Kopfschmerzerkrankungen *ein deutliches Überwiegen bei Männern* aufweist. Die unterschiedlichen Angaben zum Anteil der Männern innerhalb der Gruppe der Patienten mit chronischem und episodischem Clusterkopfschmerz liegen zwischen *90 % und 70 %*.

Klinik

Zeitlicher Verlauf

Im Mittel findet sich eine *Attackendauer von 30–45 min*. In aller Regel dauern die Attacken nicht länger als 2 h. Die Attackendauer ist *zu Beginn einer Clusterepisode und zum Ende der Clusterepisode kürzer als in der Mitte* der Clusterepisode. In einer Analyse von Russell (1981) zeigt sich, daß bei 29 % die Attacke kürzer als 30 min, bei 62 % bis zu 45 min und bei 78 % weniger als 1 h dauert. Der *schnelle Aufbau der Schmerzattacke* wird durch die Tatsache deutlich, daß bei fast allen Patienten der *Gipfel der Schmerzintensität bereits nach 10 min* erreicht ist. Dieses *Plateau* wird *für ca. 30 min* eingehalten, anschließend klingt die Attacke ab. Das *Abklingen* der Clusterkopfschmerzphase ist in aller Regel innerhalb von 40 min abgeschlossen. Beim Auftreten der Attacken in der Nacht oder am Tage zeigen sich keine unterschiedlichen Zeitverlaufsmuster.

Attackenfrequenz

Die *mittlere Attackenfrequenz* beim Clusterkopfschmerz beträgt *2 Attacken pro Tag während der Clusterphase*. Mehr als 3–4 Attacken pro Tag während der Clusterphase sind selten. Das Minimum der von der IHS-Klassifikation geforderten Attackenfrequenz von einer Attacke jeden 2. Tag ist ebenfalls nur im Ausnahmefall anzutreffen. Die Attackenfrequenz unterscheidet sich nicht zwischen episodischem und chronischem Clusterkopfschmerz. Die *Attackenhäufigkeit* im Zeitverlauf der Erkrankung scheint *bei episodischem Clusterkopfschmerz zuzunehmen, während sie bei chronischem Clusterkopfschmerz konstant bleibt bzw. leicht abnimmt*. Bei beiden Formen jedoch zeigt sich, daß *mit zunehmender Erkrankungsspanne eine Verlängerung der einzelnen Attacken* zu beobachten ist.

Tageszeitliche Bindung

Bei der Mehrzahl der Patienten zeigt sich eine *typische tageszeitliche Bindung* des Auftretens der Clusterattacken (Abb. 8.4). Die Analyse ergibt, daß die Attacken

- *am häufigsten nachts zwischen 1 Uhr und 2 Uhr*

zu beobachten sind, *ein 2. Gipfel zwischen 13 Uhr und 15 Uhr* am Nachmittag auftritt und bei einer 3. Gruppe *um 21 Uhr*. Eindeutig überwiegt jedoch das *nächtliche Auftreten* zwischen 1 Uhr und 3 Uhr. Systematische Analysen zeigen, daß bei über 50 % der Patienten die Attacken *aus dem Schlaf heraus* beginnen. Auch bei Auftreten von Clusterattacken während der Tageszeit besteht die Tendenz, daß sie aus einem kurzen Tagesschlaf heraus beginnen.

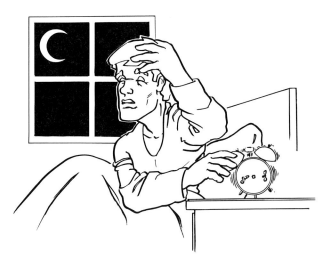

Abb. 8.4. Einige Patienten mit Clusterkopfschmerzen können ihre Uhr nach dem Auftreten der nächsten Attacke stellen, da diese in festen, regelmäßigen Abständen (nahezu minutengenau) auftreten, typischerweise in der Nacht zwischen Mitternacht und 3.00 Uhr

Dauer der Cluster- und Remissionsphasen

Die *Clusterphase* (mit Produktion von Clusterattacken) dauert im Mittel *zwischen 1 und 2 Monate* an (Abb. 8.5). Es gibt jedoch Patienten, bei denen solche Clusterperioden nur *einige wenige Tage* andauern, während es wieder andere Patienten gibt, bei denen die Clusterphasen *bis zu einem Jahr* kontinuierlich zu beobachten sind. In der Regel treten *pro 24 Monate 1–2 Clusterphasen* auf. Verschiedene Beobachtungen deuten darauf hin, daß auch eine *jahreszeitliche Bindung* der Clusterphasen besteht, wobei eine *jahreszeitliche Häufung* im *Februar* und im *Juni* angenommen wird. Dagegen zeigen sich im *August* und im *November gehäufte Phasen von Remissionsperioden*. Interessanterweise werden diese jahreszeitlichen Häufungen mit dem *Sonnenstand* in Verbindung gebracht. Ein *Auftretensgipfel* wird *7–10 Tage vor dem längsten und vor dem kürzesten Tag des Jahres* beschrieben (Abb. 8.6).

Die *Dauer der Remissionsphasen* beträgt zwischen 6 Monaten und 2 Jahren. Bei einzelnen Patienten lassen sich konstante Muster dieser Remissionsphasen beobachten. Allerdings gibt es bei verschiedenen Patienten ganz unterschiedliche Phasenlängen. 67 % der Patienten zeigen Remissionsphasen auf, die weniger als ein Jahr betragen, 81 % zeigen Remissionsphasen, die kürzer als 2 Jahre andauern. In *Ausnahmefällen* lassen sich Remissionsphasen beobachten, die *länger als 20 Jahre* dauern. Ähnlich wie bei der Migräne läßt sich bei Frauen *während der Schwangerschaft eine geringere Aktivität* der Kopfschmerzerkrankung beobachten.

Auftretensalter

Das *mittlere Alter für erstmaliges Auftreten* des Clusterkopfschmerzes *beträgt* nach verschiedenen Studien *28–30 Jahre*. Allerdings kommt erstmaliges Auftreten auch in deutlich späteren Lebensjahren vor, läßt sich dagegen *so gut wie nie bei Kindern und Jugendlichen* finden. Clusterkopfschmerz bei Kindern und Jugendlichen ist die extrem seltene Ausnahme.

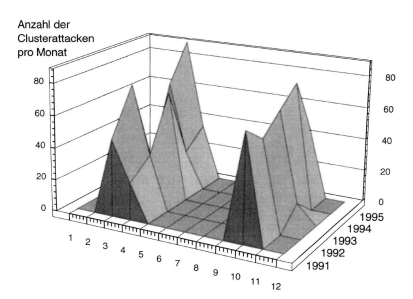

Abb. 8.5. Gehäuftes Auftreten der Kopfschmerzattacken bei episodischem Clusterkopfschmerz zu verschiedenen Monaten im Zeitraum von 1991–1995

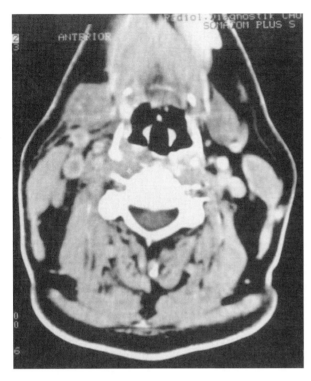

Abb. 8.6. CT eines 50jährigen Patienten, der bei Anlage eines Herzschrittmachers über die rechte V. jugularis eine Thrombose im mittleren Drittel des Gefäßes entwickelte. Bei diesem Patienten traten in der Folge charakteristische unilaterale Kopfschmerzen im Sinne eines episodischen Clusterkopfschmerzes auf

Schmerz

Wesentliches Charakteristikum des Clusterkopfschmerzes ist das *streng einseitige Auftreten*. Bei *über 90%* beginnt der Schmerz in der *Augenregion*, entweder hinter dem Auge, über dem Auge oder im frontotemporalen Augenbereich. Der Schmerz kann auch *zur Stirn, zum Kiefer, zum Rachen, zum Ohr, zum Hinterhaupt oder – in seltenen Fällen – auch zum Nacken und zur Schulter ausstrahlen*. Der Anstieg der Schmerzintensität ist sehr schnell. Aus dem Wohlbefinden heraus kommt es *innerhalb von 10 min zu einem extrem schweren, oft als vernichtend erlebten Schmerz*. Die Patienten beschreiben den Schmerz als ein glühendes Messer, das in das Auge gestochen wird, als einen brennenden Dorn, der in die Schläfe gerammt wird. Im schmerzhaften Bereich besteht zudem eine *Allodynie für Berührung und Kälte*, d.h. es tritt eine Schmerzempfindung bei sonst nicht schmerzhaften Reizen auf. In dem betroffenen Areal werden von manchen Patienten auch außerhalb der Attacken eine Allodynie und eine Hyperalgesie verspürt.

Neben dem extrem starken Grundschmerz können während der Clusterattacke auch einzelne „Schmerzblitze" oder Stiche im betroffenen Areal verspürt werden, die nur *1–2s* dauern. So wie die Dauer zur Phasenmitte der Clusterperiode ansteigt, zeigt sich häufig auch ein *Anstieg der Schmerzintensität zur Phasenmitte*. Bei nahezu allen Patienten besteht ein streng seitenkonstantes Auftreten der Clusterattacken: Clusterkopfschmerz tritt demnach *immer auf derselben Seite* auf und *simultan nie (!) beidseitig*. Nur in extrem seltenen Ausnahmen gibt es einen *Wechsel des Auftretens* von der einen zur anderen Seite *zwischen den verschiedenen Clusterperioden*. Innerhalb derselben Clusterperiode wechselt der Clusterkopfschmerz praktisch nie.

Begleitstörungen

Neben den charakteristischen einseitigen Schmerzattacken und dem typischen zeitlichen Auftreten sind die *Begleitstörungen* unverkennbare Merkmale des Clusterkopfschmerzes. Auch die Begleitstörungen treten *unilateral – auf der vom Schmerz betroffenen Seite –* auf und sind mit einer *Störung des autonomen Nervensystems* assoziiert. Am häufigsten findet sich mit einer Frequenz von *ca. 80% ein Tränenfluß am betroffenen Auge. Konjunktivale Injektion* zeigt sich als zweithäufigstes Begleitsymptom mit einer *Häufigkeit zwischen 50 und 80%*. Ein *inkomplettes* Horner-Syndrom mit einer leichten *ipsilateralen Miosis* oder *Ptosis* kann während der Attacke bei nahezu *bis zu 70%* der Patienten beobachtet werden, bei längeren Verläufen kann bei einigen Patienten auch *während der Remissionsphase* ein inkomplettes Horner-Syndrom weiter bestehen. Bei ca. *60–80%* zeigt sich eine *nasale Kongestion* oder eine *Rhinorrhö* auf der betroffenen Seite. *Gesichtsschwitzen* und *Gesichtsröten* läßt sich ebenfalls auf der betroffenen Seite finden, allerdings tritt diese Störung mit deutlich geringerer Häufigkeit als die vorgenannten Beschwerden auf.

Vegetative Begleitstörungen wie eine *Fluktuation der Herzfrequenz* oder *kardiale Arrhythmien* lassen sich ebenfalls bei einzelnen Patienten beobachten. Gleichzeitig kann ein *Anstieg des diastolischen und systolischen Blutdrucks* gemessen werden. Erbrechen tritt nahezu niemals auf, *Übelkeit* hingegen bei ca. der Hälfte der Patienten. Häufig ist Übelkeit jedoch nur eine *Folge der Medikation*, weniger eine Begleitstörung im Spontanverlauf. Von einigen Patienten wird *erhöhter Speichelfluß* angegeben, ebenso eine *Diarrhö*. Weitere *fokale neurologische Begleitstörungen* sind in Einzelfällen *kontralaterale Parästhesien, Schwindel, Ataxie* und *epileptische Anfälle*. *Überempfindlichkeit für Lärm und Licht* wird fast von allen Patienten angegeben. Bei wenigen Patienten sind die autonomen Begleitstörungen *so gering* ausgeprägt, daß sie sie nicht wahrnehmen. Allerdings sind solche geringgradigen autonomen Störungen *bei weniger als 3–5 % der Patienten* zu erwarten.

Körperliche Aktivität

Ein charakteristisches Merkmal des Clusterkopfschmerzes ist das *Verlangen der Patienten nach körperlicher Aktivität*. Im typischen Fall schildern die Betroffenen, daß sie sich körperlich aktivieren müssen, vom Bett aufstehen und umhergehen. Sie laufen während der Schmerzattacken auf und ab, schlagen schmerzgeplagt mit der Faust auf den Tisch, machen das Schlafzimmerfenster auf und zu und laufen ruhelos und agitiert von einem Zimmer in das andere.

! Beim Clusterkopfschmerz unterscheidet sich das Verhalten der Betroffenen grundsätzlich vom Ruhebedürfnis der Patienten während einer Migräneattacke.

Auslösefaktoren

Eine der Merkwürdigkeiten des Clusterkopfschmerzes ist, *daß viele Auslösefaktoren nur während der Clusterperiode Clusterattacken triggern*, während sich die Patienten in der Remissionsphase solchen Bedingungen ohne Konsequenzen aussetzen können. Der *bekannteste* Auslösefaktor für den Clusterkopfschmerz ist *Alkohol*. Interessanterweise zeigt sich hier, daß nicht der Alkohol per se die einzelnen Clusterattacken auslöst, sondern daß es auch *auf die Menge* des eingenommenen Alkohols ankommt. *Kleine Mengen* von Alkohol können die Clusterattacken *sehr potent und zuverlässig* während der Clusterperiode generieren, während *größere Mengen* teilweise sogar *Clusterattacken effektiv verhindern* können. Es wird sogar beschrieben, *daß durch die regelmäßige Einnahme größerer Alkoholmengen die Remissionsphasen deutlich verlängert werden und das Auslösen von Clusterattacken dadurch vermieden werden kann*. Eine Reihe weiterer Substanzen ist hinsichtlich ihrer Potenz, Clusterattacken auszulösen, bekannt. Dazu gehören insbesondere das *Histamin* und das *Nitroglyzerin*. Wenn bei den Patienten der Verdacht auf einen Clusterkopfschmerz besteht und die Attackenphänomenologie von den Patienten unklar beschrieben wird, kann *aus diagnostischen Gründen* eine Einzelattacke, z. B. mit einer *sublingualen Nitroglyzeringabe*, ausgelöst werden und dann – im Beisein des Arztes – prospektiv erfaßt werden (s. unten).

Merkwürdigerweise können Medikamente, die, *nach Beginn* der Clusterattacke eingenommen, gut wirksam sind, nicht *präventiv* wirken, wenn Attacken experimentell ausgelöst werden, z. B. durch alkoholische Getränke oder durch Nitroglyzerin. Der Grund dafür ist unbekannt.

Genetik

Eine *familiäre Häufung* des Clusterkopfschmerzes ist *extrem selten*. In epidemiologischen Studien zeigt sich *bei weniger als 1 % der betroffenen Patienten*, daß ein *weiteres* Familienmitglied am Clusterkopfschmerz leidet. Nach einer neueren Studie sollen 5 % der Fälle autosomal vererbt werden.

Begleit- und Vorerkrankungen

Charakteristische *Vorerkrankungen* bei Patienten mit Clusterkopfschmerz werden in der Literatur *nicht* beschrieben. Zwar werden Clusterkopfschmerzen *mit einer erhöhten Anfälligkeit für Schädel-Hirn-Trauma und Magenulzera* in Verbindung gebracht, allerdings sind solche Häufungen gegenüber Kontrollgruppen *nicht signifikant* erhöht. Der regelgerechte allgemeine und neurologische Befund ist eine Bedingung für die Diagnose Clusterkopfschmerz. Spezifische Vor- oder Begleiterkrankungen können somit mit diesem Kopfschmerzsyndrom nicht in Zusammenhang gebracht werden.

Physische und psychische Merkmale

Patienten mit Clusterkopfschmerz, insbesondere die überwiegend betroffenen *Männer*, werden in der Literatur teilweise *mit einem bestimmten Aussehen*, dem sog. *Löwengesicht*, in Verbindung gebracht. Damit ist eine *kantig ausgeprägte Physiognomie mit großen Akren und markanten Gesichtszügen* gemeint. Eine systematische Analyse dieser physiognomischen Merkmale wurde jedoch *nie durchgeführt*. Als ein weiteres Charakteristikum wird für diese Patienten angegeben, daß sie *bestimmte Persönlichkeitsmerkmale* aufweisen sollen. Sie sollen gewöhnlich *unsichere Menschen* sein, die sich gern von anderen Leuten lenken lassen. Entsprechend soll sogar ein charakteristisches Merkmal sein, daß die Patienten mit einem Clusterkopfschmerz *niemals alleine zur Sprechstunde* kommen, sondern *nur in Begleitung ihrer Ehefrau* den Arzt konsultieren. Andere Autoren beschreiben die Patienten als *zwanghaft, überkontrolliert* und als *Menschen, die sich mit Arbeit überlasten*. Entsprechende Daten wurden jedoch nie mit modernen Untersuchungsverfahren erhoben und sollten deshalb als *Anekdoten am Rande* bewertet werden.

Der Zusammenhang mit *bestimmten Lebensgewohnheiten* wird in der Literatur ebenfalls hin und wieder diskutiert. Insbesondere sollen *übermäßiger Alkoholgenuß* und v. a. *Nikotinmißbrauch* (auffällig starkes Rauchen) mit dem Clusterkopfschmerz in Zusammenhang stehen. *Alkohol- oder Nikotinentzug zeigen jedoch keinen deutlichen Effekt* auf den Verlauf des Clusterkopfschmerzes. Diese Studien müssen sehr zurückhaltend bewertet werden, da aufgrund der kleinen Fallzahlen statistische Aussagen nicht möglich sind.

Diagnosestellung

In aller Regel wird sich ein Patient mit Clusterkopfschmerzen *nicht während einer akuten Attacke* in der Nacht beim Arzt vorstellen können. Vielmehr *berichtet er* über das Auftreten der Attacken in der *Remissionsphase*. Da ein allgemeines Wissen über den Clusterkopfschmerz in der Bevölkerung weitgehend fehlt, werden die meisten Patienten ihren Kopfschmerz als *Migräne* beschreiben.

> **MERKE**
>
> Es ist extrem wichtig, daß man sich auf solche von den Patienten *vorgegebenen Diagnosen*, die möglicherweise auch durch voruntersuchende Ärzte bestätigt wurden, *nicht verläßt* und *gezielt nach den Merkmalen des Kopfschmerzes fragt*.

Solche gezielten und systematischen Fragen sind natürlich nur möglich, wenn die Merkmale, auf denen die Diagnosestellung beruht, dem untersuchenden Arzt *bekannt* sind. In aller Regel können Patienten mit Clusterkopfschmerz das Auftreten ihrer Attacken *sehr detailliert* beschreiben, weil die Clusterattacken so einschneidende Erlebnisse sind, daß man sie schwer vergißt. Viele Patienten sind erleichtert, wenn die teilweise als abnorm erlebten Phänomene in Begleitung mit den Kopfschmerzen, die andere Menschen ja nicht kennen können, gezielt erfragt werden und wenn sie merken, daß der Arzt über das entsprechende Kopfschmerzbild offensichtlich informiert ist. Durch das Vorhandensein der durch die IHS-Klassifikation geforderten Merkmale ist in aller Regel eine *exakte Diagnosestellung* möglich.

Problematisch ist manchmal die *Erfassung der Dauer der Clusterkopfschmerzattacke*. Wenn 2, 3 oder 4 Clusterkopfschmerzattacken auftreten, sind sich die Patienten nicht sicher, ob es sich um eine *einzelne Attacke* handelt, die mit Unterbrechungen 8 h andauert, oder ob es *mehrere Attacken* sind. In solchen Fällen kann das *Führen eines Kopfschmerzkalenders* nähere Auskunft geben. Solange die Patienten nicht in ärztlicher Behandlung waren, werden sie üblicherweise Medikamente aus der Analgetikareihe eingenommen haben. Da die Clusterkopfschmerzattacke meist nach 1 h abklingt, besteht bei den Patienten der Eindruck, *daß die Remission durch die Medikamente bewirkt wird*. Erst aufgrund der langen Dauer von Clusterserien und aufgrund der neurologischen Begleitstörungen suchen die Patienten dann Hilfe.

Zur Diagnosestellung müssen die *Charakteristika der Kopfschmerzattacke* genau erfragt werden. Dazu zählen in erster Linie *die Dauer, die Unilateralität, die Schwere der Attacke, die Lokalisation im Augenbereich und auch das Reagieren des Patienten mit körperlicher Aktivität*.

! Da die Patienten eine Reihe der *neurologischen Begleitstörungen* wie insbesondere das inkomplette Horner-Syndrom nicht selbst wahrnehmen, empfiehlt es sich, sie anzuleiten, während der Attacke *in den Spiegel* zu schauen oder noch besser *sich fotografieren zu lassen* und das Bild beim nächsten Arztbesuch mitzubringen.

Objektive diagnostische Tests

Bestehen Zweifel, ob es sich um einen Clusterkopfschmerz handelt, kann *während einer Clusterperiode* während der Sprechstunde eine Clusterattacke durch Gabe von *sublingualem Nitroglyzerin* ausgelöst werden.

Die Voraussetzung für eine *erfolgreiche iatrogene Provokation* einer Attacke ist, daß *innerhalb der letzten 8 h keine Attacke spontan* generiert wurde und daß *innerhalb der letzten 24 h keine vasokonstriktorischen Substanzen* eingenommen wurden, und es sollte keine *prophylaktische Medikation* vorausgegangen sein.

Unter der Lupe
Diagnostische Provokation
Bei der experimentellen Generierung einer Clusterattacke gibt man dem Patienten 1 mg Nitroglyzerin sublingual. Bevor man das Mittel verabreicht, läßt

man den Patienten *30 min auf einer Liege ruhen*. In der Regel wird die Attacke *innerhalb von 30–60 min* nach Gabe von Nitroglyzerin ausgelöst. Der Test wird als *positiv* angesehen, wenn die experimentell induzierte Clusterattacke den klinisch spontanen Clusterattacken entspricht. Der Nitroglyzerintest läßt sich nicht sinnvoll einsetzen, wenn sich der Patient in einer Remissionsphase befindet.

Klinische Untersuchungen

Zur Diagnosestellung ist ein *regelgerechter neurologischer und allgemeiner Befund* erforderlich. Apparative Zusatzbefunde können *keinen* positiven Beitrag zur Diagnose bringen. Es gibt jedoch Situationen, in denen Zweifel bestehen, ob es sich um ein primäres Kopfschmerzleiden handelt. Solche *Zweifel* ergeben sich insbesondere nach folgenden Gegebenheiten:

- Das Alter, in dem der Clusterkopfschmerz auftritt, liegt in aller Regel um das 30. Lebensjahr. Tritt er erstmalig bei einem *sehr jungen Patienten* oder bei *einem Patienten über dem 60. Lebensjahr* auf, sollte bei pathologischen Befunden nach einer detaillierten neurologischen Untersuchung eine *weitergehende Diagnostik* eingeleitet werden.
- Gleiches gilt bei Patienten in anderem Lebensalter, bei denen eine *atypische Präsentation* des Clusterkopfschmerzes vorliegt und bei denen die Kopfschmerzen *erst kürzlich* generiert wurden.
- Die Notwendigkeit einer eingehenden neurologischen Untersuchung inklusive *bildgebenden Verfahren* ist immer dann gegeben, wenn der Kopfschmerz einen *allmählich zunehmenden, gravierenden Verlauf* einnimmt oder zusätzliche *uncharakteristische Begleitstörungen* auftreten, insbesondere *Konzentrationsstörungen, Gedächtnisstörungen, Übelkeit, Erbrechen, Bewußtseinsstörungen, Anfälle* etc.

Als bildgebendes Verfahren wird bei Clusterkopfschmerz in erster Linie ein *Magnetresonanztomogramm (MRT)* des Hirns veranlaßt. Besonders zu achten ist dabei auf einen *möglichen Hypophysentumor* oder eine *Raumforderung im Bereich der Schädelbasis*. Nasen- und *Nasennebenhöhlenprozesse* müssen durch anamnestische Angaben erfaßt werden und ggf. *HNO-ärztlich* ausgeschlossen bzw. bestätigt werden. Weitergehende diagnostische Eingriffe, wie z. B. eine Lumbalpunktion oder aufwendige elektrophysiologische Untersuchungsverfahren, sind der Diagnose des Clusterkopfschmerzes nicht dienlich.

Abgrenzung gegenüber anderen Kopfschmerzentitäten

Wichtig ist die Abgrenzung gegenüber der *Migräne*. Die Differentialdiagnose gelingt durch die genaue Bestimmung der *Attackendauer*, die bei der Migräne über 4 h liegt, beim Clusterkopfschmerz unter 3 h. Das *streng einseitige (immer auf derselben Seite), sich nicht ändernde Auftreten um das Auge herum*, ist ebenfalls bei der Migräne so gut wie nie zu beobachten. Die *charakteristischen neurologischen Begleitstörungen* sind bei der Migräne nicht vorhanden, so daß bei Kenntnis dieser Merkmale die Abgrenzung leicht gelingt. Die Lokalisation des Schmerzes bei Migräne ist zwar auch oft periorbital, aber die Migränekopfschmerzen breiten sich in andere Bereiche des Kopfes aus und bleiben nicht auf die Seite begrenzt. Das streng begrenzte, immer konstante Auftreten an der gleichen Lokalisation ist bei einer Migräne extrem ungewöhnlich.

Die *Trigeminusneuralgie* kann ebenfalls mit dem Clusterkopfschmerz verwechselt werden. Allerdings dauern die kurzen, blitzartigen Schmerzepisoden der Trigeminusneuralgie maximal 2 min an und können sich sehr häufig wiederholen. Darüber hinaus können sie durch externe Reize, wie z. B. Kauen, Sprechen etc., ausgelöst werden. Alle diese Merkmale finden sich beim Clusterkopfschmerz nicht. Auch fehlt bei Clusterkopfschmerzen die sichere Wirkung von Carbamazepin, die bei der Trigeminusneuralgie zu verzeichnen ist.

Am ehesten läßt sich die *chronische paroxysmale Hemikranie* mit dem Clusterkopfschmerz verwechseln. Tatsächlich können auch hier die gleichen neurologischen, autonomen Begleitstörungen auftreten, jedoch ist die Dauer der Attacken wesentlich kürzer und die Attackenfrequenz wesentlich höher als beim Clusterkopfschmerz. Das sichere Ansprechen der chronisch paroxysmalen Hemikranie auf Indometacin fehlt beim Clusterkopfschmerz.

Symptomatische Kopfschmerzen, wie z. B. bei Nasennebenhöhlenprozessen, sind in aller Regel durch einen Dauerschmerz charakterisiert. Das charakteristische attackenweise Auftreten und die Provokation durch Nitroglyzerin oder Alkohol fehlen. Die beschriebenen neurologischen Begleitstörungen sind ebenfalls nicht zu beobachten.

Augenerkrankungen können manchmal mit ähnlichen Kopfschmerzattacken auftreten. Ein Beispiel ist das Glaukom. Allerdings fehlen dann das für den Clusterkopfschmerz typische zeitliche Auftretensmuster, die Attackendauer und die Attackenfrequenz. Auch die charakteristischen Begleitstörungen des Clusterkopfschmerzes wie Nasenkongestion oder Rhinorrhö lassen sich beim Glaukom nicht beobachten. Bei posttraumatischen oder postoperativen Kornealäsionen können ebenfalls Augenreizungen und Schmerzen im Sinne einer Clusterattacke beobachtet werden. Allerdings zeigen sich auch bei diesen Störungen weder das charakteristische zeitliche Muster noch die typischen autonomen Begleitstörungen. Darüber hinaus lassen sich vom Augenarzt die entsprechenden Korneaveränderungen aufdecken.

Verlauf

Ein *charakteristischer Verlauf* der Clusterkopfschmerzen kann im Einzelfall *nicht angegeben* werden. Epidemiologische Langzeitstudien liegen bis heute nicht vor. Als eine der wenigen sicheren Aussagen kann gelten, daß *eine aktive Clusterkopfschmerzproduktion nach dem 75. Lebensjahr so gut wie nie zu beobachten ist.* Es lassen sich sowohl *Übergänge* von einem episodischen in einen chronischen Clusterkopfschmerz beobachten, als auch umgekehrt. Der *Einfluß einer prophylaktischen Medikation* auf den Spontanverlauf ist bis heute *nicht exakt bekannt*. Besteht primär ein *episodischer* Clusterkopfschmerz, dann kann *bei ungefähr 80 % der Patienten auch noch nach 10 Jahren ein episodischer* Clusterkopfschmerz beobachtet werden. Bei ca. 12 % der Patienten mit einem *episodischen* Clusterkopfschmerz wird im Laufe der nächsten 10 Jahre ein *chronischer* Clusterkopfschmerz zu beobachten sein. Bei *über 50 %* der Betroffenen bleibt ein *primär chronischer Clusterkopfschmerz über 10 Jahre bei seiner chronischen Verlaufsform* und zeigt keine längerdauernden Remissionsphasen. *Bei ca. 10 % ist eine länger anhaltende Remissionsphase von mehr als 3 Jahren zu erwarten.*

Pathophysiologie des Clusterkopfschmerzes

Ort der Schmerzentstehung

Eines der wesentlichen Merkmale des Clusterkopfschmerzes ist die *periorbitale bzw. retroorbitale Lokalisation*. Der Clusterkopfschmerz kann auch bei Menschen bestehen, bei denen eine *Enukleation des Augapfels* ipsilateral zur Schmerzseite erfolgte. Eine *intraorbitale Schmerzentstehung* ist deshalb *nicht* anzunehmen. Aus diesem Grunde ist es wahrscheinlich, daß der Kopfschmerz in *peri- bzw. retroorbitalen Strukturen* entsteht. Bei der Feststellung, welche Strukturen in der Genese der Clusterkopfschmerzen eine entscheidende Rolle spielen, ist zunächst von Interesse, daß Clusterkopfschmerz auch bei *morphologisch abgrenzbaren Erkrankungen* auftreten kann. Solche morphologisch definierten Krankheitsbilder sind beispielsweise *obere zervikale Meningeome, paraselläre Meningeome, große arteriovenöse Malformationen in den unterschiedlichsten ipsilateralen Hirnstrukturen, Ethmoidalzysten im Bereich des Klivus und im Bereich der suprasellären Zisternen, Hypophysenadenome, Verkalkungen im Bereich des 3. Ventrikels, ipsilaterale Aneurysmata und Aneurysmata der A. communicans anterior.* Alle diese Strukturen zeigen eine *Beziehung zur Mittellinie im Bereich des Sinus cavernosus*. Es liegt deshalb nahe anzunehmen, daß der *Sinus cavernosus* die morphologische Struktur ist, die für die Genese des Clusterkopfschmerzes besonders relevant ist.

Hinweise aus apparativen Untersuchungen

Während des Spontanverlaufs eines Clusterkopfschmerzes wurden verschiedene apparative Untersuchungen durchgeführt. So zeigte sich bei der Erhebung von Magnetresonanztomogrammen (MRT) während einer Clusterkopfschmerzattacke, daß die *Aufnahme von Kontrastmittel im Bereich des Sinus cavernosus verstärkt* ist, was darauf hinweist, daß im Sinus cavernosus eine *entzündliche Veränderung* abläuft. Darüber hinaus wurden in der Clusterkopfschmerzepisode im *Liquor* und im *peripheren Blut* Hinweise für *entzündliche Veränderungen* aufgedeckt. Bei der Durchführung einer *Phlebographie* ergaben sich Hinweise für das Vorliegen einer *venösen Vaskulitis im Bereich des Sinus cavernosus und der oberen Augenvene* während der Clusterperiode. Interessanterweise kommt es während der *Remissionsphase* zu einer *vollständigen Rückbildung* dieser auffälligen Befunde. Aus diesen Untersuchungen kann geschlossen werden, daß das venöse Stromgebiet und der Sinus cavernosus für die Genese von Clusterkopfschmerzen tatsächlich von herausragender Bedeutung sind (Abb. 8.7).

Die *parasympathische Versorgung* verläuft über den N. petrosus profundus und die Rami orbitalis aus dem *Ganglion sphenopalatinum* sowie über weitere Mikroganglien. Die parasympathischen Fasern passieren die *Fissura supraorbitalis* im

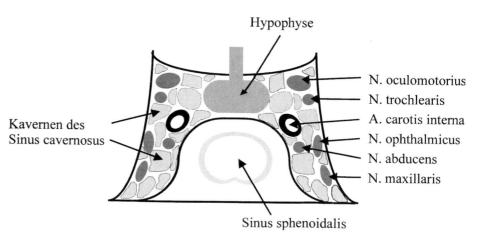

Abb. 8.7. Sinus cavernosus: schematisierter Frontalschnitt. Sympathische Fasern, welche die A. carotis interna, die Duravenen, die Augen und die Epiphyse versorgen, ziehen vom Ganglion cervicale superior mit der A. carotis interna vom Hals zum Canalis carotis. Äste des N. caroticus internus ziehen zum N. ophthalmicus mit dem N. abducens, um die Augen und die Stirnhaut zu innervieren. Weitere Äste ziehen zum N. oculomotorius, um die glatte Muskulatur des M. levator palpebrae zu versorgen. Andere Äste versorgen die Epiphyse, die duralen Venen und den duralen Sinus. Ebenso werden die Wand des Sinus cavernosus und die versorgenden Venen innerviert. Interessanterweise zeigt sich, daß Patienten mit einem Clusterkopfschmerz während der Clusterperiode eine *teilweise Fehlfunktion der sympathischen Fasern im Bereich des Auges und der Stirnhaut* aufweisen. Diese Fehlfunktion erscheint in der Regel *ipsilateral* zur auftretenden Seite des Clusterkopfschmerzes. Darüber hinaus findet sich bei diesen Patienten auch eine *gestörte Melatoninproduktion*, die auf eine Läsion des Sympathikus im Bereich der Epiphyse hinweist. Als Erklärung für diese sympathische Fehlfunktion kann angeführt werden, daß der Verlauf der Sympathikusfasern durch den Sinus cavernosus aufgrund der dort möglicherweise ablaufenden Entzündung gestört ist und somit die Fehlfunktion dort generiert wird

Bereich des Sinus cavernosus. Die *sensorischen Fasern* zur Innervation der Orbita werden vom *N. opthalmicus* gestellt und verlaufen teilweise ebenfalls durch den *Bereich des Sinus cavernosus.* Ein Teil der Fasern versorgt die A. basilaris und verläuft dazu streckenweise mit dem N. abducens. Auch der N. petrosus superficialis major versorgt die *A. carotis interna* mit sensorischen Fasern. Die *sensorische Versorgung des Sinus cavernosus* erfolgt über Fasern des *N. trigeminus* und des *N. facialis.* Die *duralen Venen* und die *duralen Sinus* werden durch nozizeptive Fasern aus dem *N. tentorius* innerviert. Die sensorischen, die sympathischen und parasympathischen Fasern bilden einen *Plexus im Bereich des Sinus cavernosus.* Im Verlauf der A. carotis interna im Canalis carotis befinden sich zusätzliche Mechanorezeptoren.

Die *Entstehung des Clusterkopfschmerzes* ist aufgrund der anatomischen Strukturen und der genannten Befunde im *Bereich des Sinus cavernosus* anzunehmen Bei Durchführung einer *Karotisangiographie* zeigen sich im entsprechenden Bereich während der Clusterperiode eine *Dilatation* des Sinus cavernosus oder auch eine *Passagebehinderung* in der orbitalen Phlebographie. Die Veränderungen, insbesondere die Dilatation des Sinus cavernosus, zeigten sich *ipsilateral* zur Kopfschmerzseite. Zusätzlich können *Gefäßdilatationen während der Attacken* im Bereich der *A. opthalmica,* der *A. cerebri anterior* und der *A. cerebri media* beobachtet werden.

Auch wurde über *Gefäßdilatationen* im Bereich der *A. opthalmica* und der *A. cerebri anterior zwischen den Clusterkopfschmerzattacken* berichtet. Aufgrund dieser Tatsache bleibt es offen, ob die Gefäßdilatationen *direkt im Zusammenhang mit der Schmerzentstehung* zu sehen sind. Unabhängig von der Kausalität ergibt sich jedoch aus der Ipsilateralität ein Hinweis für einen *Zusammenhang* zwischen Phasen der Dilatation und dem Kopfschmerzgeschehen.

Phlebographische Untersuchungen ergeben Hinweise auf eine *Phlebitis* im *Bereich der V. opthalmica superior und im Bereich des Sinus cavernosus* während einer Clusterkopfschmerzperiode. Interessanterweise ergeben sich *ähnliche Befunde* auch *beim Tolosa-Hunt-Syndrom,* bei dem eine granulomatöse Entzündung in den entsprechenden Strukturen angenommen wird. Beide Erkrankungen können auch durch eine *antiphlogistische Therapie* mit *Kortikosteroiden* sehr effektiv behandelt werden. Völlig offen ist, *warum* es während einer Clusterkopfschmerzperiode zu der Entzündung des Sinus cavernosus und der umgebenden Venen kommt.

Hypothetisch kann angenommen werden, daß eine häufig beschriebene *Enge der Luftwege* im Bereich der Nasen- und Nasennebenhöhlen bei Patienten mit Clusterkopfschmerz zu einer *Passagebehinderung der Belüftung der Ethmoidalzellen* führen könnte und eine entsprechende ipsilaterale

Infektion begünstigt wird. Daß es konsekutiv zu einer *Ausbreitung der Entzündung zum ipsilateralen Sinus cavernosus* kommt, ist eine mögliche Hypothese für die *Genese* von Clusterkopfschmerz. Belege dafür ergeben sich aus neuen SPECT-Untersuchungen (s. nächster Absatz).

1.1 Bildgebende Verfahren

Aufgrund der Daten neuerer bildgebender Verfahren kann versucht werden, die Genese des Clusterschmerzes, der charakteristischen Begleiterscheinungen und des zeitlichen Verlaufs der Erkrankung zu erklären.

Auf der Grundlage von PET-Untersuchungen wird bei Clusterkopfschmerzen eine spezifische Aktivierung von Hirnarealen im inferioren posterioren hypothalamischen Grau, ein Hirnareal, das für zirkadiane und Schlaf-Wach-Rhythmen verantwortlich ist, diskutiert. Ergebnisse der funktionellen Bildgebung lassen diese spezifische Aktivierung von Hirnarealen bei Clusterkopfschmerzen im Bereich des inferioren posterioren hypothalamischen Graus annehmen. Welche Ursachen diese Aktivierung wiederum hat und ob sie lediglich eine Folge der Clusterattacken ist, ist jedoch offen.

Orbitale Phlebogramme, die bei Clusterkopfschmerzpatienten während aktiver Clusterperioden durchgeführt wurden, ergaben Hinweise auf entzündliche Prozesse im Sinus cavernosus und im Bereich der Vena ophthalmica superior ungeklärter Genese. Auf knöchern begrenztem engsten Raum (s. Abb. 8.8 und 8.9) gebündelt liegen im Bereich des Sinus cavernosus sensorische Fasern des N. ophthalmicus *(1)*, sympathische Fasern, die

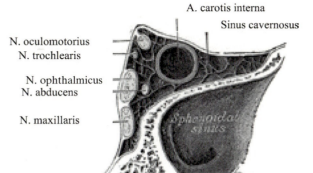

Abb. 8.9. Anatomische Situation im Sinus cavernosus

ipsilateral das Augenlid, das Auge, das Gesicht, die Orbita und die retroorbitalen Gefäße versorgen *(2)*, venöse Gefäße, die Orbita und Gesicht drainieren *(3)* und die Arteria carotis interna *(4)*. Lokale entzündliche Prozesse können damit sowohl sensorische und autonome Nervenfasern als auch venöse und arterielle Gefäße beeinflussen. Eine Irritation der Nervenfasern ist dabei sowohl unmittelbar durch entzündliche Neuropeptide denkbar als auch als Folge einer mechanischen Kompression durch entzündlich erweiterte und aufgequollene Gefäße. Mit dieser Theorie lassen sich der Clusterschmerz und die vielfältigen Begleiterscheinungen erklären. Auch die Fähigkeit vasodilatierender Substanzen, Clusterattacken während aktiver Clusterperioden zu provozieren (Alkohol, Nitroglyzerin, Histamin, Hypoxie) und von vasokonstriktiven Substanzen (Sauerstoff, Sumatriptan, Ergotamin), diese schnell zu beenden, ist mit dem Modell kompatibel.

Es wird angenommen, daß während aktiver Clusterperioden eine basale entzündliche Grundreaktion vorliegt, die attackenweise exazerbiert. Die abgebildeten orbitalen Phlebogramme, die einen entzündlichen Prozeß nahelegten, wurden jeweils zwischen zwei Attacken während einer Clusterperiode durchgeführt. Bei Patienten mit chronischen oder episodischen Clusterkopfschmerzen wurde während einer aktiven Clusterperiode ein Tc-99 m Albumin SPECT jeweils 10 min, 1 h, 3 h und 6 h nach Injektion von 600 MBq Tc-99 m humanem Serumalbumin (HSA) durchgeführt. Bei der gesunden Kontrollgruppe fand sich eine inhomogene Aktivitätsverteilung (Abb. 8.10 und 8.11). Im Gegensatz hierzu fand sich bei den Clusterkopfschmerzpatienten in der aktiven Phase eine Traceranreicherung in der Region des Sinus cavernosus, des Sinus sphenoparietalis, der Vena opthalmica, der Sinus petrosus und des Sinus sigmoideus. Die Seite der Cluster-

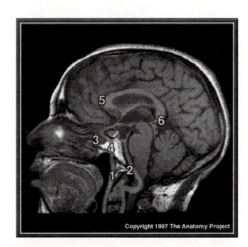

Abb. 8.8. Die Lage des Sinus cavernosus: Das markierte Areal *(3)* liegt direkt hinter dem Auge. Dort werden die Clusterschmerzen verspürt

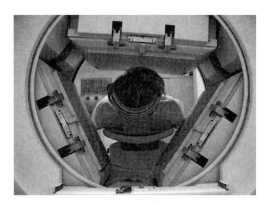

Abb. 8.10. Untersuchung entzündlicher Veränderungen im Sinus cavernosus bei einem Clusterkopfschmerzpatient mit der SPECT-Kamera

kopfschmerzen und des regionalen Proteinaustritts korrespondierte bei allen Clusterkopfschmerzpatienten. Nach effektiver prophylaktischer Behandlung mit Verapamil oder Kortikoiden verschwand die Tracermehranreicherung. Eine aktive Clusterkopfschmerzperiode ist somit assoziiert mit einer regionalen Plasmaeiweißextravasation in venösen Blutleitern der Hirnbasis als Zeichen einer lokalen vaskulären Entzündung. Eine erfolgreiche Behandlung mit Verapamil oder Kortikoiden blockiert sowohl die ipsilaterale Plasmaextravasation als auch Clusterkopfschmerzattacken. Beim chronischen Clusterkopfschmerz ist diese entzündliche Grundreaktion kontinuierlich vorhanden, bei der episodischen Form nur periodisch. Die hohe und zuverlässige Wirksamkeit entzündungshemmend wirkender Kortikosteroide zur Prophylaxe von Clusterkopfschmerzen wird ebenfalls verständlich. Der Sinus cavernosus wird von der Halsschlagader, den Sehnerven, den Augennerven und den Gesichtsnerven durchquert. Alle diese Nerven sind während der Clusterattacke betroffen. Mit dieser Theorie lassen sich der Clusterschmerz und die vielfältigen Begleiterscheinungen erklären. Auch die Fähigkeit vasodilatierender Substanzen, Clusterattacken während aktiver Clusterperioden zu provozieren (Alkohol, Nitroglyzerin, Histamin, Hypoxie) und von vasokonstriktiven Substanzen (Sauerstoff, Sumatriptan, Ergotamin), diese schnell zu beenden, ist mit dem Modell kompatibel.

Ebenfalls wird die Entstehung der Schmerzen aus dem Schlaf heraus, das aufrechte Sitzen der Patienten im Bett bzw. das Aufstehen und die motorische Unruhe der Patienten verständlich: Die venöse Drainage des Sinus cavernosus ist aufgrund

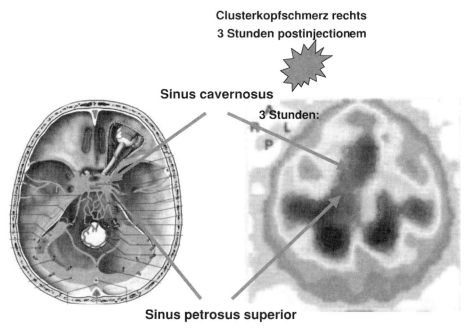

Abb. 8.11. Diagnostischer Nachweis einer unilateralen Plasmaextravasation als Ausdruck einer Vaskulitits im Sinus cavernosus bei einem Patienten mit aktiver Clusterperiode. Auf der Seite der Clusterattacken im rechten Sinus cavernosus und sinus petrosus superior finden sich deutliche Entzündungszeichen im Form asymmetrischen Austretens von Plasma aus den Venen *(blaue Areale)* im Tc-99 m Albumin SPECT jeweils 10 min, 1 h, 3 h und 6 h nach Injektion von 600 MBq Tc-99 m humanem Serumalbumin (HSA). Während initial nach 10 min eine Symmetrie des venösen Gefäßsystems zu beobachten ist, findet sich durch die zeitlich zunehmende Plasmaextravasation nach 3 h eine deutliche Assymetrie

der hydrostatischen Bedingungen im Liegen schlechter als im Sitzen oder im Stehen. Wir gehen daher davon aus, daß während aktiver Clusterperioden eine entzündliche Grundreaktion vorliegt, die attackenweise exazerbiert. Auch wird verständlich, warum Rauchen und die Jahreszeitübergänge mit naßkaltem Wetter mit Nasennebenhöhlenentzündungen mit aktiven Clusterperioden einhergehen.

Entzündungshemmende Medikamente wie Kortison führen zum schnellen Stoppen aktiver Clusterperioden. Sie eignen sich jedoch aufgrund Langzeitnebenwirkungen nicht zur Dauertherapie. Kalziumantagonisten wie Verapamil verhindern die Entzündungsauswirkungen durch Prophylaxe der Plasmaextravasation und sind für die Langzeitbehandlung geeignet. Nichtsteroidale Entzündungshemmer wie Indometacin können bei Sonderformen der Clusterkopfschmerzen wie der chronischen paroxysmalen Hemikranie besonders wirksam sein, reichen aber zumeist nicht aus. Dies gilt auch für Aspirin, Ibuprofen etc. Im akuten Anfall sind diese Medikamente wirkungslos, viele Menschen nehmen sie jedoch ein und glauben irrtümlich, daß das Abklingen der Attacken nach 2–3 h durch diese Medikamente bedingt wird. Einzelfallberichte zur Wirksamkeit von Marcumar bei Clusterattacken liegen ebenfalls vor, wahrscheinlich wird durch dieses Medikament verhindert, daß sich durch die venöse Vaskulitis die Blutplättchenaggretation im Sinus cavernosus intensiviert. Die Wirksamkeit von Azathioprin in Einzelfallberichten könnte auf einer Reduktion der entzündlichen Grundreaktion basieren.

Phospholipide

Hinweise für eine *Störung der Phospholipidmetabolisierung* ergeben sich durch eine signifikante *Reduktion der Cholinkonzentration in den Erythrozyten* um ca. 50 % im Vergleich zu gesunden Kontrollpersonen. Cholin wird durch Phosphatidylcholin in den Membranen generiert. Interessanterweise zeigt sich, daß während einer zweiwöchigen Behandlung mit *Lithium* eine Normalisierung des Cholingehalts in den Erythrozyten auftritt. Die Renormalisierung wird durch eine *Hemmung des Cholinausstroms* der Erythrozyten ermöglicht; dies begründet einen Erklärungsansatz zum Wirkmechanismus von Lithium in der Therapie des Clusterkopfschmerzes.

Prostaglandine

Der Einsatz von *antiphlogistischen Substanzen*, wie z. B. Acetylsalicylsäure oder Indometacin, hat *keinen* großen therapeutischen Effekt bei Clusterkopfschmerz. Da diese Substanzen zur Gruppe der Prostaglandinsynthesehemmer gezählt werden, ist es unwahrscheinlich, daß die Prostaglandine eine besondere Rolle in der Genese der Clusterkopfschmerzen spielen. Tatsächlich konnten auch *keine signifikanten Unterschiede in der Prostaglandinaktivität* bei Clusterkopfschmerz aufgedeckt werden.

Leukotriene

Die Leukotriene spielen eine wichtige Rolle in der *Induktion von Hyperalgesie,* in der *Erhöhung der Gefäßpermeabilität* sowie bei der *Reduktion von nozizeptiven Reaktionen bei Gabe von Bradykinin.* Es gibt Hinweise dafür, daß *während der Remissionsphase* des Clusterkopfschmerzes die *Freisetzung von Leukotrien B_4 und Leukotrien C_4* im Vergleich zu gesunden Probanden *signifikant reduziert* ist.

Bei Patienten mit Clusterkopfschmerz konnte eine *erhöhte Anzahl von Mastzellen in der Haut* ipsilateral zur schmerzhaften Seite, aber auch auf der schmerzfreien Seite im Vergleich zu gesunden Kontrollpersonen aufgedeckt werden. Die Mastzellen sind der Hauptspeicher von *Histamin*, das *während einer Clusterkopfschmerzattacke in erhöhter Konzentration* gefunden wird. Die Mastzellenhäufung findet sich bei Patienten mit Clusterkopfschmerzen während der Attacke insbesondere im Bereich *der perivaskulären und der kutanen Nerven*. Nach einer Clusterkopfschmerzattacke läßt sich eine *erhöhte Anzahl von Mastzelldegranulationen* beobachten, die wahrscheinlich im Zusammenhang mit Axonreflexen gesehen werden können. Solche erhöhten Degranulationsvorgänge finden sich sowohl während einer Clusterkopfschmerzperiode als auch im schmerzfreien Intervall.

Monoamine

Die *Monoaminoxydaseaktivität der Thrombozyten* ist bei den betroffenen Patienten sowohl während der Attacke als auch zwischen den Clusterattacken *reduziert*. Innerhalb der Clusterattacken findet sich ein stärkerer Abfall. Darüber hinaus zeigt sich, daß die MAO-Aktivität eine *größere Thermostabilität* bei Clusterkopfschmerzpatienten im Vergleich zu gesunden Kontrollpersonen aufweist. Die reduzierte MAO-Aktivität kann als *Hinweis für eine gestörte Membranfunktion* bei Clusterkopfschmerzpatienten interpretiert werden.

Auch wurde bei Clusterkopfschmerzpatienten eine *signifikant erhöhte Konzentration von Norepinephrin und Epinephrin* während der akuten *Clusterperiode* beschrieben. Allerdings fanden sich solche erhöhten Konzentrationen *nur für das konjugierte Norepinephrin und Epinephrin*, nicht jedoch für das freie Norepinephrin und Epinephrin. Ein Anstieg von Norepinephrin läßt sich sowohl während einer spontanen Clusterattacke als auch nach durch Nitroglyzerin induzierten Attacken beobachten. Dieser Anstieg könnte als eine *normale Antwort auf die Vasodilatation* interpretiert werden. Insgesamt sind die Veränderungen der Monoamine bei Clusterkopfschmerz *wenig spezifisch*. Die Veränderungen könnten auf körperliche Bewegungen, jahreszeitliche Einflüsse oder auch auf die Behandlung zurückgeführt werden.

Hinsichtlich der *Serotoninaufnahme* in die Thrombozyten gibt es Berichte über sehr widersprüchliche Befunde. Es wurden sowohl eine reduzierte Aufnahme als auch eine regelrechte Aktivität beschrieben.

Aminosäuren

Die *exzitatorischen Aminosäuren*, insbesondere *Glutamat, Aspartat und Glyzin,* üben wichtige Neurotransmitterfunktionen im Zusammenhang mit der *nozizeptiven Transmission* aus. Das Verhalten dieser exzitatorischen Aminosäuren in den Thrombozyten wird als Modell für das Verhalten im Bereich der Neurone angesehen. So konnte gezeigt werden, daß die *Glyzinkonzentrationen in den Thrombozyten bei Clusterkopfschmerzpatienten signifikant reduziert* sind. Glutamat und Aspartat zeigten jedoch keine veränderten Konzentrationen im Vergleich zu Gesunden. Die exzitatorischen Aminosäuren weisen zwischen der aktiven Phase und der Remissionsphase keine unterschiedlichen Konzentrationen auf.

Neuropeptide und Opioide

Bei Patienten mit *episodischem Clusterkopfschmerz* konnten *erhöhte Konzentrationen von Met-Enkephalin im Plasma* während einer akuten Clusterattacke gefunden werden. Zwischen den Attacken während einer Clusterperiode und während der Remissionsperiode zeigten sich dagegen *normale Spiegel*. Bei *chronischem Clusterkopfschmerz* fanden sich *vor der Generierung einer akuten Attacke* im Vergleich der Zeiten während bzw. nach einer Attacke *erhöhte Met-Enkephalinspiegel* im Plasma. Es kann angenommen werden, daß der Anstieg von Met-Enkephalin im Plasma als *sekundäre Reaktion auf eine erhöhte Sympathikusaktivität* während einer Clusterattacke entsteht. Grund dafür ist, daß Met-Enkephalin vorwiegend in den Nebennieren gespeichert und bei erhöhter Sympathikusaktivität in den Kreislauf freigesetzt wird. In Studien konnten bei Clusterkopfschmerzen auch *erniedrigte Konzentrationen von Met-Enkephalin im Liquor cerebrospinalis* gemessen werden. Dies kann als Hinweis für eine *reduzierte körpereigene antinozizeptive Aktivität* interpretiert werden, die die Entstehung der Schmerzkrankheit bedingen könnte.

Bei der Analyse von *inflammatorischen Neuropeptiden* bei Clusterkopfschmerzpatienten findet sich, daß *während einer akuten Clusterattacke* in der V. jugularis *erhöhte Spiegel von „calcitonine gene-related peptide" (CGRP)* und *von vasoaktivem intestinalen Polypeptid (VIP)* gefunden werden können. Neuropeptid Y und Substanz P zeigen dagegen während der Clusterattacke keine erhöhten Werte. Interessanterweise besteht *nach der Behandlung* der Clusterattacke – sowohl mit Sauerstoff als auch mit Sumatriptan s.c. – *eine signifikante Reduzierung* der erhöhten CGRP-Spiegel. Die Applikation von Analgetika induziert dagegen keine Veränderung der Neuropeptidspiegel. Diese Befunde weisen direkt darauf hin, daß während der Clusterattacke eine *Aktivierung im trigeminovaskulären System* vorliegt und die erfolgreiche Behandlung eine direkte Blockierung dieser erhöhten Aktivität bedingen kann. Auch wurde die Einzelfallbeobachtung gemacht, daß ein Patient, bei dem sich ein *Pseudoaneurysma des Sinus cavernosus* entwickelte, eine *Schmerzphänomenologie im Sinne eines Clusterkopfschmerzes* aufwies. Dieser Befund deutet auf die Wichtigkeit des Sinus cavernosus in der Pathophysiologie des Clusterkopfschmerzes hin.

Substanz P

Substanz P gehört zu den Neuropeptiden, die im Zusammenhang mit der *neurogenen Entzündung*, der *nozizeptiven Transmission* in den Neuronen und im Zusammenhang mit Vaso*reaktionen* von besonderer Bedeutung sind.

Substanz P führt zu einer *direkten Erhöhung der Schmerzempfindlichkeit* und kann *selbst Schmerz induzieren*. Aus diesem Grunde wurde eine erhöhte Substanz-P-Aktivität in den Neuronen des N.

trigeminus und des N. facialis als Ursache für den Schmerz während der Clusterattacke vermutet. Die direkte Vasoaktivität dieses Neuropeptids wurde zudem als Ursache der autonomen Störungen während der Clusterattacke interpretiert. Allerdings konnte im *Liquor cerebrospinalis* während der aktiven Clusterperiode *keine veränderte Konzentration von Substanz P* im Vergleich zur Remissionsperiode und im Vergleich zu gesunden Probanden aufgedeckt werden. Dagegen zeigte sich eine *reduzierte Substanz-P-Aktivität im Plasma*. Dies könnte auf eine *erhöhte Metabolisierung* während einer Clusterattacke hinweisen. Für das Neuropeptid CGRP konnten dagegen während einer Clusterperiode erhöhte Konzentrationen im Speichel gefunden werden. Gleiches gilt für das vasoaktive intestinale Polypeptid (VIP).

Der inhibitorische Transmitter *Somatostatin* ist in der Lage, die *Freisetzung von Substanz P zu blockieren*. Somatostatin kann im Bereich der sympathischen Ganglien vorgefunden werden. Durch die Blockade der Freisetzung von Substanz P könnte *Somatostatin für die Akuttherapie* des Clusterkopfschmerzes in Erwägung gezogen werden. Allerdings findet sich eine sehr ausgeprägte *Tachyphylaxie*, weshalb der Einsatz von Somatostatin zur Therapie des Clusterkopfschmerzes *wenig sinnvoll* ist. Es konnte freilich gezeigt werden, daß die *Somatostatinkonzentrationen im Plasma* während der Clusterperiode *reduziert* sind und die *Injektion von Somatostatin* den akuten Clusterkopfschmerz *kupieren* kann.

Chronobiologie

Eines der besonderen Charakteristika des Clusterkopfschmerzes ist das *zeitlich gehäufte Auftreten* von Attacken mit dazwischen liegenden Remissionsperioden. Aufgrund dieses zeitlich gebundenen Auftretens lag es nahe, *veränderte zirkadiane bzw. zirkannuelle Rhythmen* als Ursache für die Genese dieses Kopfschmerzleidens anzusehen. Solche veränderten chronobiologischen Aktivitäten könnten für die *Störung des vaskulären und autonomen Gleichgewichts* verantwortlich sein. Auch die Beendigung der Clusterperiode könnte mit dieser pathophysiologischen Annahme in Einklang gebracht werden: Nach Abklingen der Desynchronisation der chronobiologischen Funktionen ist ein Äquilibrium wieder aufgebaut und die Remissionsphase beginnt.

Für diese Interpretation spricht, daß meist *zu Beginn* der aktiven Clusterperiode ein *sehr rigides Zeitmuster* der Clusterattacken zu beobachten ist, *zum Ende* einer aktiven Clusterphase hingegen ein *unregelmäßiges Verhalten* der Attacken. In diesem Zusammenhang ist auch von Interesse, daß von mehreren Autoren *Einflüsse der Jahreszeit* auf den Verlauf des Clusterkopfschmerzes beschrieben wurden. Es zeigen sich *jahreszeitliche Häufungen von aktiven Clusterperioden* in den Monaten *März, April und Mai* sowie in den Monaten *September, Oktober und November*. Individuell kann diese zeitliche Präferenz jedoch Schwankungen unterliegen. Auch der *Sonnenstand* wurde mit dem Auftreten von Clusterperioden in Verbindung gebracht. So konnte z. B. in *Nordamerika während des höchsten und während des niedrigsten Sonnenstandes* ein erhöhtes Auftreten von Clusterperioden beobachtet werden. *In skandinavischen Ländern* zeigt sich ein verstärktes Auftreten von Clusterperioden im Januar und im August, während im April und im November reduzierte Clusteraktivität zu verzeichnen ist. Allerdings besteht auch hier eine *individuelle Gebundenheit* des zeitlichen Musters. Diese Gebundenheit kann durch *externe chronobiologisch wirksame Triggeraktivitäten* erklärt werden, wie z. B. Umwelteinflüsse im Sinne von tageszeitlicher Aktivität, Streß, Arbeitsbelastung, psychosoziale Bedingungen usw.

Die besondere chronobiologische Aktivität von Clusterkopfschmerzattacken wird auch deutlich in ihrem bis heute nicht verstandenen Auftreten *zu ganz bestimmten Zeiten*. So zeigt das *Auftreten mit dem Aufwachen* nach einer Schlafphase im Abstand von 2 h oder das immer wieder fixierte *nächtliche Auftreten zu bestimmten Zeitpunkten* die Bedeutung von chronobiologischen Veränderungen für die Genese des Clusterkopfschmerzes.

Von diesen Beobachtungen ausgehend wurde versucht, die biologischen Grundlagen der chronobiologischen Veränderungen bei Clusterkopfschmerzpatienten aufzudecken. Aus Untersuchungen auf diesem Gebiet ist bekannt, daß das

Melatonin

für die Steuerung von zirkadianen Rhythmen von besonderer Bedeutung ist. Es zeigte sich jedoch bei Clusterkopfschmerzpatienten, die über mehrere Monate systematisch untersucht wurden, *keine signifikante Veränderung der Melatoninkonzentration zwischen den verschiedenen Monaten*. Allerdings konnte im Vergleich zu gesunden Kontrollpersonen über den gesamten Beobachtungszeitraum von einem Jahr *eine reduzierte mittlere Melatoninkonzentration* bei Clusterkopfschmerzpatienten aufgedeckt werden. Aber auch die *zirkadiane Variation* innerhalb der Gruppe der Patienten, die an Clusterkopfschmerz leiden, *weist Veränderungen auf*. So zeigt sich eine *Erniedri-*

gung des maximalen Anstiegs während der Nacht im Zeitraum einer aktiven Clusterperiode. Auch der *Zeitpunkt des maximalen Anstiegs* der nächtlichen Melatoninkonzentration kann entweder verfrüht oder aber verspätet sein. Prinzipiell könnte dieses Verhalten allein *durch den schmerzinduzierten Streß* erklärt werden. Allerdings sind *sonstige Streßbedingungen nicht in der Lage,* ähnliche Veränderungen im Melatoninhaushalt zu bedingen.

Die *Ursachen der veränderten Melatoninmetabolisierung* sind von besonderer Bedeutung, da sie – vielleicht – der Schlüssel für die Genese des Clusterkopfschmerzes sein könnten. Das chronobiologische Verhalten der Melatoninkonzentration wird durch einen *endogenen Zeitgeber* moduliert. Dieser endogene Zeitgeber kann *durch innere und äußere Bedingungen* beeinflußt werden. Dazu zählen insbesondere das *Tageslicht* und das *Schlafverhalten*. Melatonin wird aus dem Serotonin metabolisiert. Interessanterweise konnten für *Serotonin veränderte Stoffwechselbedingungen im Jahresablauf* festgestellt werden.

Auch für das *Nor-Epinephrin* sind *zirkadiane Veränderungen* bekannt. Von vorrangiger Bedeutung ist dabei, daß das Nor-Epinephrin am Morgen maximale Konzentrationen aufweist. Gründe für diese erhöhte Konzentration am Morgen können die Lageabhängigkeit der Nor-Epinephrinspiegel nach dem Aufstehen und der Zusammenhang mit dem Schlaf sein. Darüber hinaus ist jedoch auch eine Veränderung durch *primäre* endogene Rhythmen bekannt.

Hormonelle Veränderungen

Hormone spielen in der *zeitlichen Steuerung* von Körperfunktionen eine herausragende Rolle. Dies wird insbesondere im Bereich der *Reproduktionsfunktionen* deutlich. Aus diesem Grunde wurden hormonelle Veränderungen auch im Zusammenhang mit dem zeitlichen Auftreten von Clusterattacken analysiert. So zeigte sich, daß die *morgendlichen Gipfel in der Cortisolkonzentration* bei Clusterkopfschmerzpatienten zeitlich *entweder verfrüht oder verspätet* auftreten. Dieser Shift kann auch während einer Lithiumbehandlung gefunden werden. Die *Cortisolproduktion* ist im *Tagesverlauf* bei Clusterkopfschmerzpatienten *erhöht*. Dieses Verhalten zeigt sich nicht nur während der aktiven Clusterphase sondern auch während der Remissionsphase. Damit sind die Veränderungen des Cortisols *nicht primär streßgebundene Besonderheiten* sondern wahrscheinlich *primäre Veränderungen im Bereich der Hypothalamus-Hypophysen-Nebennierenrinden-Achse*. Hinweise auf solche Störungen ergeben sich auch aus einer reduzierten Erhöhung von Cortisol und ACTH nach insulininduzierter Hypoglykämie während der Clusterattacke und während der Remissionsphase.

Auch bestehen Hinweise auf *veränderte tageszeitliche Variationen des Prolaktinspiegels*. So zeigen sich *reduzierte Prolaktinspiegel im Tagesverlauf* sowohl während der aktiven Clusterperiode als auch in der Remissionsphase. Bei Gabe des D_2-Antagonisten Metoclopramid läßt sich bei Clusterkopfschmerzpatienten ein reduzierter Anstieg von Prolaktin nachweisen. Als mögliche Erklärung kann *eine verminderte Sensibilität der laktotrophen Zellen* in der Hypophyse vermutet werden. Ein ähnlich reduzierter Anstieg von Prolaktin läßt sich nach Gabe von Morphin beobachten. Im Zusammenhang mit den reduzierten Reaktionen des Cortisols und ACTH auf Insulinprovokation kann angenommen werden, daß bei Clusterkopfschmerzpatienten *eine verminderte Reaktion auf verschiedenartigste externe oder interne Stressoren* vorliegt.

Eine besondere Aufmerksamkeit hat die Analyse von möglichen Veränderungen im Bereich der *Geschlechtshormone* gefunden. In mehreren Studien wurden eine *verminderte Konzentration von Testosteron*, eine *reduzierte Produktion* im Tagesverlauf und *Verschiebungen der maximalen Konzentration* während des Tages beschrieben. Eine Erklärung für diese Veränderungen liegt bisher nicht vor, möglicherweise sind diese als *Reaktion auf die erhöhten Plasmacortisolspiegel* anzusehen. Ein regelgerechtes Verhalten wurde für Progesteron und Östrogenaktivität bei Clusterkopfschmerzpatienten beschrieben.

> **MERKE**
>
> Bei Provokation mit dem Dopaminantagonisten *Metoclopramid* kann bei Clusterkopfschmerzpatienten ein *ausgeprägter Anstieg des Wachstumshormons* induziert werden. Bei Gabe von L-Dopa zeigt sich dieser Anstieg nicht. Bei anderen schmerzhaften Erkrankungen zeigt sich eine entsprechende Reaktion nicht, so daß diese exzessive Erhöhung des Wachstumshormons nach Metoclopramidgabe als *spezifische Reaktion* bei Clusterkopfschmerzpatienten interpretiert werden kann.

Immunsystem

Aufgrund des Zusammenhangs zwischen *Streß, Schmerz und Immunsystem* wurden auch immunologische Parameter bei Clusterkopfschmerzpatienten analysiert. Es zeigte sich, daß im Vergleich zur Remissionsphase während der Clusterperiode eine *Erhöhung der Monozyten- und eine Reduktion der Lymphozytenanzahl* zu beobachten ist. Aufgrund des möglichen Zusammenhangs zwischen Streßreaktionen und der aktiven Clusterphase wurden auch *andere Schmerzerkrankungen* auf immunologische Veränderungen hin analysiert. Wie zu erwarten, zeigte sich *auch bei Patienten mit Rückenschmerzen*, wie bei Patienten mit einer aktiven Clusterperiode, eine *erhöhte Anzahl von Monozyten* und eine *reduzierte Anzahl von T-Lymphozyten sowie T-Helferzellen*. Aufgrund dieses Verhaltens kann angenommen werden, daß es sich hier um *sekundäre Parameter der schmerzinduzierten Streßsituation* handelt. Hinweise für veränderte Konzentrationen der zirkulierenden Immunkomplexe, der Immunglobuline, der Antikardiolipin-Antikörper und auf ein verändertes Verhalten des Komplementsystems fanden sich bei Patienten mit Clusterkopfschmerzen *nicht*. Auch bestehen keine gesicherten Hinweise für ein verändertes Verhalten der *Histokompatibilitätsantigene* bei Clusterkopfschmerzpatienten.

Die *Konzentration des lymphozytären β-Endorphins* ist sowohl in der aktiven Clusterperiode als auch während der Remissionsphase *deutlich reduziert*. Dieser Hinweis auf eine Störung der endogenen Opioidsysteme, welche durch Serotonin, Dopamin und γ-Aminobuttersäure moduliert werden, kann ebenfalls mit einer *Läsion des Immunsystems* in Verbindung gebracht werden, da β-Endorphin in den peripheren Blutlymphozyten aufgefunden werden kann.

Untersuchungen des Blutflusses

Veränderungen *hämodynamischer Parameter* lassen sich während einer akuten Clusterkopfschmerzattacke *direkt* beobachten. Es entstehen eine konjunktivale Injektion, eine Rötung der Haut und eine Nasenkongestion. Manche Patienten frösteln, andere zeigen Gesichtsschwitzen. Aus diesem Grunde sind hämodynamische Parameter bereits in früheren Untersuchungen ausführlich analysiert worden.

Während einer Clusterkopfschmerzattacke kann eine *erhöhte okuläre Pulsation mit einem erhöhten okulären Blutfluß* beobachtet werden. Diese Veränderungen finden sich *in beiden Augen*, sowohl auf der Seite mit als auch auf der Seite ohne Symptome. Allerdings ist die Erhöhung des okulären Blutflusses *auf der betroffenen Seite stärker*. Diese Veränderungen können im Sinne einer *okulären Vasodilatation* interpretiert werden. In der *attackenfreien Zeit* während einer aktiven Clusterperiode zeigen sich jedoch ein *erniedrigter okulärer Blutfluß* und ein *reduzierter intraokulärer Druck*. Diese Veränderungen können in beiden Augen beobachtet werden und entweder durch eine Vasokonstriktion oder aber durch einen erhöhten vaskulären Widerstand erklärt werden.

Im Gegensatz zu den intraokulären Blutflußänderungen konnten bis heute *keine Veränderungen des regionalen zerebralen Blutflusses* zweifelsfrei festgestellt werden. Bei Nutzung der ^{133}Xenon-Methode zur Untersuchung des regionalen zerebralen Blutflusses zeigt sich bei einem Teil der Patienten ein geringgradiger Anstieg, bei anderen ein geringgradiger Abfall und bei wieder anderen Patienten keine Veränderung. Auch mit Hilfe der SPECT-Methode konnten keine einheitlichen Veränderungen während spontaner oder während alkohol- bzw. nitroglyzerininduzierter Clusterattacken beobachtet werden.

Während obige Untersuchungen des regionalen zerebralen Blutflusses Aussagen über die Blutflußmenge erlauben, können durch den Einsatz der transkraniellen Dopplersonographie Informationen über die *Blutflußgeschwindigkeit* erhoben werden. Bei Einsatz solcher Untersuchungsverfahren fällt auf, daß *sowohl während spontaner Schmerzattacken als auch während nitroglyzerininduzierter Clusterattacken eine beidseitige Reduktion der Flußgeschwindigkeit in der A. cerebri media* beobachtet werden kann. Diese Reduktion der Blutflußgeschwindigkeit zeigt sich *auf der betroffenen Seite verstärkt*. Bei simultaner Bestimmung des regionalen zerebralen Blutflusses bei diesen Patienten ließ sich beobachten, daß der mittlere zerebrale Blutfluß trotz der reduzierten Blutflußgeschwindigkeit nicht verändert ist.

Aus diesen Befunden kann geschlossen werden, daß während der Clusterattacke die A. cerebri media eine *Vasodilatation* aufweist, wobei die Vasodilatation auf der zur Clusterattacke ipsilateralen Seite verstärkt ist. Ähnlich wie bei der Analyse der intraokulären hämodynamischen Parameter zeigt sich auch während der Clusterperiode *außerhalb der Attacke* eine *Erhöhung der Blutflußgeschwindigkeit in der A. cerebri media*. Dieser Befund kann durch eine *Vasokonstriktion* erklärt werden. Interessanterweise kann nachgewiesen werden, daß auch nach Gabe von Nitroglyzerin die Reduktion der Blutflußgeschwindigkeit in der A. cerebri media auf der betroffenen Seite stärker ausgeprägt ist als auf der nicht betroffenen Seite.

Als weiterer Hinweis für eine Veränderung der hämodynamischen Parameter konnte *eine reduzierte Vasoreaktivität für CO_2 in der A. cerebri anterior* nachgewiesen werden, die sich jedoch *nur auf der von der Clusterattacke betroffenen Seite* findet. Die CO_2-Reaktivität in den sonstigen Gefäßen ist nicht verändert. Während der Remissionsperiode zeigt sich zudem in allen Gefäßen eine regelgerechte CO_2-Reaktivität.

! Insgesamt weisen die Untersuchungen hämodynamischer Parameter intra- und extrazerebraler Gefäße darauf hin, daß die Veränderungen des Blutflusses *nicht eine primäre Quelle* des Clusterkopfschmerzes darstellen, sondern vielmehr eine sekundäre Konsequenz der Kopfschmerzerkrankung sind.

Neuronale Veränderungen

Verschiedene *elektrophysiologische Verfahren* wurden eingesetzt, um Veränderungen der neuronalen Aktivität bei Clusterkopfschmerz zu analysieren. Auch hierbei bieten sich die Analysen im Seitenvergleich sowie während der Clusterperiode im Vergleich zur Remissionsperiode an. Hinweise für eine *Störung sensorischer Leitungsbahnen* ergeben sich durch den Einsatz von akustisch evozierten Hirnstammpotentialen und durch somatosensorisch evozierte Potentiale.

Besonders eingehend wurden die *Pupillenreaktionen* bei Clusterkopfschmerzpatienten analysiert. Die *Miose* ist eines der prägnanten Charakteristika des Clusterkopfschmerzes. Die *konsensuelle Lichtreaktion* ist bei Clusterkopfschmerzpatienten *schneller und ausgeprägter*. Es zeigen sich eine schnellere und größere Konstriktion auf Licht und eine verlangsamte und reduzierte Dilatation bei Dunkelheit. Während einer Clusterattacke läßt sich diese *Fehlregulation auf der betroffenen Seite* in stärkerem Ausmaße beobachten als in der Remissionsphase. Die Reaktion der Pupille auf *schmerzhafte elektrische Reize des N. suralis* ist auf der vom Clusterkopfschmerz betroffenen Seite *reduziert*. Möglicherweise wird diese reduzierte Pupillendilatation durch ein *verstärktes Angebot an freigesetzten Neuropeptiden* wie Substanz P und Neurokinin A bedingt, die zu einer direkten Pupillenkonstriktion führen. Wird der *N. infratrochlearis* direkt elektrisch stimuliert, zeigt sich ebenfalls eine *unilaterale Pupillenkonstriktion*, die nicht durch cholinerge Mechanismen bedingt ist. Diese Reaktion kann ebenfalls durch die Freisetzung von Substanz P und Neurokinin A vermittelt werden. Möglicherweise werden diese Neuropeptide während der Clusterattacke verstärkt freigesetzt (s. oben), da die *Reaktion auf Stimulation des N. infratrochlearis außerhalb der aktiven Clusterperiode wesentlich geringer* ausfällt. Diese Befunde weisen darauf hin, daß nicht allein sympathische Leitungsbahnen sondern auch sensorische Fasern des *N. trigeminus* in der Pathophysiologie des Clusterkopfschmerzes eine bedeutsame Rolle spielen können. Für eine Veränderung der sensorischen Eigenschaften spricht auch, daß während der kopfschmerzfreien Periode eine erhöhte Schmerzempfindlichkeit der Clusterkopfschmerzpatienten beobachtet werden kann, die insbesondere auf der vom Clusterkopfschmerz betroffenen Seite verstärkt ausgeprägt ist. Während der Remissionsphase ist die Schmerzempfindlichkeit wieder normalisiert.

Im Zusammenhang mit der verstärkten Reaktion ! auf die Stimulation des N. infratrochlearis können diese Befunde als ein *Hinweis für eine erhöhte Erregbarkeit von nozizeptiven Neuronen des N. trigeminus* interpretiert werden.

Weitere Veränderungen der Pupillenreaktion zeigen sich auch bei *pharmakologischer Stimulation*. So findet sich bei *bilateraler Instillation von indirekten Sympathomimetika* wie z. B. Hydroxyamphetamin eine *reduzierte Mydriasis* auf der vom Clusterkopfschmerz *betroffenen Seite* während der aktiven Clusterphase außerhalb einer Attacke. Umgekehrt zeigt sich bei Gabe eines *direkten Sympathomimetikums* wie z. B. Phenylephrin auf dem vom Clusterkopfschmerz betroffenen Auge eine *verstärkte Mydriasis*. Aus diesen Befunden wird auf eine *reduzierte Funktion des Sympathikus auf der symptomatischen Seite* geschlossen. Auch die experimentell induzierte Schweißreaktion, z. B. bei Applikation von Hitze, ist auf der symptomatischen Seite bei den betroffenen Patienten während der aktiven Phase in der kopfschmerzfreien Zeit reduziert. Durch Gabe von Pilocarpin läßt sich dagegen auf der symptomatischen Seite eine verstärkte Schweißreaktion beobachten. Auch diese Befunde können als Hinweis für eine *Störung von sympathischen Fasern* aufgefaßt werden. Durch die reduzierte Aktivität stellt sich eine *Überempfindlichkeit* der postsynaptischen Rezeptoren ein. Die *Lokalisation* der sympathischen Hyperfunktion muß jedoch nicht unbedingt in der *Peripherie* liegen, da ähnliche Befunde auch *beim zentralen Horner-Syndrom* beobachtet werden können.

Attackenprovokation

Eine besondere Auffälligkeit des Clusterkopfschmerzes ist, daß während der aktiven Clusterperiode *vasodilatierende Substanzen* wie Alkohol, Histamin und Nitroglyzerin mit großer Zuverlässigkeit Clusterattacken provozieren können. Interessanterweise sind diese Agenzien *während der Remissionsperiode* hinsichtlich der Provokation von Clusterattacken *völlig inaktiv*. Der zuverlässigste Effekt läßt sich durch *Histamin* erzielen. Bei Gabe von 0,3 mg Histamin s.c. stellt sich innerhalb von 10 min ein pulsierender, pochender Kopfschmerz ein.

Bei *Nitroglyzerin* korrespondiert der Zeitpunkt der Kopfschmerzentstehung mit dem *maximalen vasodilatorischen Effekt* der Substanz. Erst *nach ca. 30–45 min* stellt sich während einer aktiven Clusterperiode eine typische Clusterattacke ein. Da der Zeitpunkt der maximalen Vasodilatation *bereits überschritten* ist, kann *nicht* angenommen werden, daß die Clusterattackeninduktion eine *direkte Folge der Vasodilatation* ist. Dafür spricht auch, daß mit *Nitrogylcerin nicht zu jedem Zeitpunkt* eine Clusterattacke provoziert werden kann. Es besteht eine *Refraktärperiode für mehrere Stunden* nach einer spontanen Attacke. Darüber hinaus zeigt sich bei Patienten, die aufgrund der großen Regelmäßigkeit der Clusterattacken die nächste Attacke bereits vorhersehen können, daß die erwartete spontane Attacke durch eine experimentell provozierte Attacke *zeitlich verschoben* wird.

Ähnlich wie bei Histamin läßt sich auch nach Gabe von *Alkohol* eine *Latenzperiode von 30–45 min* bis zum Auftreten einer Clusterattacke beobachten. Durch Alkohol kann *bei ca. 50 %* der vom Clusterkopfschmerz betroffenen Patienten während der aktiven Phase eine Clusterattacke provoziert werden. Interessanterweise zeigt sich dabei auch ein *Dosiseffekt*. Während geringe Mengen von Alkohol zu einer Clusterprovokation führen, können große Mengen von Alkohol das Auftreten weiterer Attacken *hinauszögern* und *Pausen bis zu 3 Tagen* zwischen einzelnen Clusterattacken in der aktiven Periode erzeugen. Bei einigen Patienten stellt sich dann jedoch ein *Reboundmechanismus* mit zeitweilig erhöhter Attackenfrequenz ein.

Auch die *Hypoxie* wurde als mögliche Attackenprovokation angesehen. Diese Beobachtung stützt sich zunächst auf die Tatsache, daß die *Gabe von reinem Sauerstoff* während einer Clusterattacke den Clusterkopfschmerz schnell reduzieren kann. Auch das *nächtliche Auftreten* wurde mit einer reduzierten O$_2$-Sättigung in der Nacht und mit einer möglichen *Schlafapnoe* in Verbindung gebracht. Auch ist es möglich, daß während der Clusterattacke aufgrund einer *gestörten zentralen Autoregulation* eine *reduzierte Versorgung* des Zentralnervensystems mit Sauerstoff vorliegt. Dieser Befund stützt sich auf die Beobachtung, daß die O$_2$-Sättigung nach Nitroglyzeringabe bei Patienten mit Clusterkopfschmerzattacken ausgeprägter ist und länger andauert als bei Kontrollpersonen.

Psychologische Merkmale

Im Gegensatz zu Migräne und Kopfschmerz vom Spannungstyp wurden *psychologische Untersuchungen* bei Patienten mit Clusterkopfschmerz nur in sehr limitiertem Ausmaß durchgeführt. Bereits in der früheren Kopfschmerzliteratur wird der Patient mit Clusterkopfschmerz durch eine *Dissonanz zwischen der grobstrukturierten körperliche Statur und der großen psychischen Unsicherheit* charakterisiert.

> **MERKE**
>
> Der Körperbau wurde mit dem Schlagwort „Löwengesicht" bzw. „Löwenstatur" beschrieben.

Darunter wird eine grobe Gesichtsstruktur mit großen Akren, tief modulierten Gesichtsstrukturen, dicker orangenschalenartiger Haut, groben Knochenstrukturen, breiten Schultern und klobigen Extremitäten verstanden. Diese „hypermaskuline Statur" wird durch *psychische Unsicherheit und Ängstlichkeit* konterkariert.

Nach Ausführungen des Kopfschmerzpioniers Graham kommt deshalb der typische Clusterkopfschmerzpatient *in Begleitung seiner Ehefrau* zur Sprechstunde. Er soll *abhängig* und *anlehnungsbedürftig* sein. Diese Dissonanz aus Körperstatur und psychischer Charakterisierung hat Graham als

- „Löwe-Maus-Syndrom"

beschrieben. Eine solche Charakterisierung war jedoch *weit entfernt von experimenteller Bestätigung*, sie gibt allerdings den klinischen Eindruck der damaligen Zeit wieder.

Erst in späteren Jahren wurden vereinzelt *standardisierte Persönlichkeitsuntersuchungen* bei Clusterkopfschmerzpatienten durchgeführt. Dabei zeigten sich *Tendenzen zu erhöhter Gewissenhaftigkeit, Selbstzufriedenheit, erhöhtem Kontrollbedürfnis und Anspannung*. Im Minnesota-Multiphasic-Personality Inventory (*MMPI*) fand sich bei Clusterkopfschmerzpatienten eine Tendenz zu *er-*

höhter *Hypochondrie* und *Hysterie*. Diese Ergebnisse sind jedoch sehr zurückhaltend zu interpretieren, da dieses Meßverfahren aus methodischen Gründen *nicht aussagekräftig* ist. Insgesamt läßt die derzeitige Datenlage *keine Schlußfolgerung* hinsichtlich eines speziellen Persönlichkeitsprofils bei Clusterkopfschmerzpatienten zu. Auch gegenüber dem Löwen-Maus-Syndrom muß große Zurückhaltung aufgebracht werden. Durch die Unvorhersagbarkeit und die Schwere der Schmerzen sind die Patienten extrem stark behindert. Viele wissen nicht, wann die nächste Attacke auftritt. Es wäre außerordentlich ungewöhnlich, wenn diese Patienten beim Arztkontakt *ein völlig normales Erleben und Verhalten* aufweisen würden.

Zusammenfassendes Modell zur Pathophysiologie des Clusterkopfschmerzes

Die Durchführung von orbitalen Phlebogrammen bei Clusterkopfschmerzpatienten ergibt Hinweise auf *entzündliche Prozesse im Sinus cavernosus* und im *Bereich der V. ophthalmica superior*. Die Genese dieser entzündlichen Prozesse ist bis heute nicht geklärt. Durch die Entzündung der venösen Gefäßabschnitte kann eine *Behinderung des venösen Abflusses* entstehen. Die entzündliche Veränderung der Wand des Sinus cavernosus kann die *ipsilateralen sympathischen Fasern beeinträchtigen*, die mit der A. carotis interna ziehen und für die sympathische Versorgung des Augenlides, des Auges, des Gesichtes, der Orbita und der retrobitalen Gefäße zuständig sind. Die *operative Durchtrennung des N. petrosus superficialis major* oder *des N. facialis* kann ebenso wie eine *trigeminale Rhizotomie* die Clusterkopfschmerzattacken vollständig zum *Sistieren* bringen. Aufgrund dieser Beobachtungen kann daraus geschlossen werden, daß sowohl Fasern des *N. trigeminus* als auch des *N. facialis* in der Pathophysiologie des Clusterkopfschmerzes eine *bedeutsame Rolle* spielen. Auch die veränderte Pupillenreaktion auf Stimulation des N. infratrochlearis läßt auf eine Beteiligung sensorischer Trigeminusfasern schließen. Durch *Ausbreitung der entzündlichen Reaktion* und *mögliche Diffusion der entzündlichen Neuropeptide* im Bereich des Sinus cavernosus auf den in der Nachbarschaft des Sinus cavernosus ziehenden *N. ophthalmicus* kann die *ipsilaterale Entstehung des Schmerzes* erklärt werden. Aufgrund der *engen räumlichen Beziehung der sympathischen und der sensorischen Fasern und der entzündlichen Veränderung* im Bereich des Sinus cavernosus können sowohl die sensorischen als auch die autonomen Auffälligkeiten im Zusammenhang mit Clusterkopfschmerzattacken verstanden werden.

> **MERKE**
>
> Als weitere Besonderheit ist zu beachten, daß in dem interessierenden anatomischen Areal die *A. carotis interna* durch den Canalis carotis tritt und das Gefäß durch eine knöcherne Ummantelung *bei einer möglichen Vasodilatation mechanisch eingeengt* ist. Tritt nun ein entzündlicher Prozeß vom Sinus cavernosus auf die A. carotis interna über, kann die *Gefäßwand ödematös anquellen*, und die Folge ist eine *Kompression der sympathischen Fasern* im Canalis carotis. Die sympathischen Fasern werden direkt mechanisch irritiert, und die Aktivierung sensorischer nozizeptiver Fasern sowie die Deaktivierung sympathischer Neurone kann die *Symptomvielfalt* der Clusterkopfschmerzattacke erklären. Ein ähnlicher Prozeß könnte bei der *Provokation* von Clusterkopfschmerzattacken durch Nitroglyzerin, Histamin, Alkohol oder Hypoxie eine Rolle spielen.

Clusterkopfschmerzen treten in der Regel *erst im mittleren und höheren Lebensalter* auf. Grund dafür könnte sein, daß die *Elastizität der Gefäße* im mittleren Alter nachläßt und es dann aufgrund der physikalischen Grundregel „actio = reactio" zu einer *Kompression der sympathischen Fasern* kommt. *Durch die größere Gefäßelastizität im jugendlichen Alter wird eine mögliche Kompression der sympathischen Fasern ausgeglichen*. Die bei Patienten mit Clusterkopfschmerz beschriebenen *gröberen Gesichtsstrukturen* können möglicherweise auch im Bereich der Schädelbasis vorhanden sein, und die *anatomische Ausbildung des Canalis carotis* könnte bei Clusterkopfschmerzen *durch eine besondere Enge* charakterisiert sein. Möglicherweise sind diese einfachen anatomischen Besonderheiten Grund dafür, warum *gerade ältere Männer* mit besonderen Schädelstrukturen Clusterkopfschmerzen entwickeln. Auch die strenge *Unilateralität* könnte durch eine *unilateral bestehende besondere Anatomie* des Canalis carotis erklärt werden.

Die *Latenz* zwischen der Gabe von vasodilatierenden Substanzen und dem Auftreten der Clusterattacke *nach ca. 30–40 min* könnte darauf basieren, daß die mechanische Irritation der Sympathikusfasern durch die Pulsationen der Gefäßwand *erst nach Summierung* einer Vielzahl von Gefäßpulsationen ausreicht, um eine entsprechende Läsion zu bedingen.

Spontane Clusterattacken könnten im Rahmen dieser modellhaften Vorstellungen dann auftreten, wenn eine *basale entzündliche Grundreaktion* im Bereich des Sinus cavernosus anhält. Während dieser Zeit ist die Anfälligkeit für Clusterattacken gegeben. Klingt diese entzündliche Reaktion spontan ab oder wird eine Kortikosteroidtherapie durchgeführt, tritt die Remissionsphase ein. Im Falle einer *permanenten entzündlichen Reaktion* im Bereich des Sinus cavernosus kann ein *chronischer Clusterkopfschmerz* ohne dazwischenliegende Remissionsphasen begründet werden.

Die *schnelle Linderung* der Clusterkopfschmerzattacke durch *vasokonstriktive Substanzen* wie z. B. Sumatriptan könnte dadurch erklärt werden, daß es zu einer *schnellen Vasokonstriktion der A. carotis im Bereich des Canalis carotis* kommt und dadurch die *mechanische Irritation sensorischer Trigeminusfasern und darüber hinaus die mechanische Läsion der perivaskulären sympathischen Fasern schnell gestoppt* werden. Gleiches gilt für die Applikation von Ergotalkaloiden und die Inhalation von Sauerstoff, die ebenfalls eine Vasokonstriktion bedingen. Der schmerzlindernde Effekt nach subkutaner Applikation von Sumatriptan tritt bereits nach 5–10 min ein. Daß dieser schnelle Effekt aufgrund der Inhibition eines entzündlichen Prozesses zustande kommt, muß sehr bezweifelt werden, da die Blockierung einer entzündlichen Reaktion innerhalb von Minuten sehr unwahrscheinlich ist. Die *Beendigung einer einfachen mechanischen Irritierung* der Gefäßwand im Bereich des Canalis carotis durch die schnelle Vasokonstriktion ist dagegen naheliegender und plausibler. Gleiches gilt für die Inhalation von reinem Sauerstoff, der mit ähnlicher Geschwindigkeit den Clusterkopfschmerz kupieren kann. Die *prophylaktische Gabe von Kortikosteroiden* kann bei Patienten mit Clusterkopfschmerzattacken ebenfalls eine sehr sichere und zuverlässige prophylaktische Therapie darstellen. Durch *Hemmung der basalen entzündlichen Reaktionen* im Bereich des Sinus cavernosus ist eine Erklärung für die Wirksamkeit gegeben. Die prophylaktische Gabe von Ergotalkaloiden verhindert die mechanische Irritation.

Das *tageszeitliche Gebundensein* von Clusterkopfschmerzattacken könnte mit *tageszeitlich verändertem Druck* im Sinus cavernosus erklärt werden. In der *Nacht während des Schlafens* kommt es in liegender Position zu einem *Anstieg des venösen Druckes* im Bereich des Schädels, was schon hydrostatisch durch die reduzierte Flüssigkeitssäule im Liegen bedingt ist. Durch eine *venöse Stauung* kann eine vorliegende entzündliche Reaktion im Bereich des Sinus cavernosus *verstärkt* werden und dann die entzündliche Reaktion vom Sinus auf die sensorischen autonomen Fasern im Bereich des N. trigeminus bzw. der A. carotis interna übergehen.

Auch das *zeitliche Verhalten* der Clusterkopfschmerzattacke kann im Rahmen dieser Überlegungen erklärt werden. Durch eine mögliche *mechanische Schädigung* von sympathischen Fasern im Canalis carotis tritt eine gestörte sympathische Aktivität auf. Folge ist eine quasi pathophysiologisch bedingte *mechanische Sympathikolyse*. Bekanntermaßen kommt es bei einer arteriovenösen Verschlußkrankheit der Extremitäten durch eine Sympathikolyse zu *einer deutlichen Verbesserung* der Schmerzen und der Beschwerden. Nach der im Rahmen der pathophysiologischen Bedingungen im Bereich des Canalis carotis induzierten Sympathikolyse kann durch die Reduktion des Sympathikotonus eine *Reduktion des erhöhten kranialen Venendruckes* erzielt werden. Der pathophysiologische Prozeß bedingt damit gleichzeitig *einen symptomlimitierenden therapeutischen Mechanismus* mit festem Zeitablauf, wie er bei Clusterkopfschmerzattacken typischerweise klinisch zu beobachten ist. Die *Refraktärzeit* nach einer Clusterattacke kann nun ebenfalls nach diesen Überlegungen erklärt werden, da die *Sympathikusfasern anhaltend lädiert* sind und ein erneutes übermäßiges Ansteigen des intrakraniellen Venentonus zunächst verhindert wird. Erst nach genügend langer Erholungszeit der sympathischen Aktivität kann das pathophysiologische Geschehen erneut in Gang gesetzt werden.

Therapie des Clusterkopfschmerzes

Allgemeine Hinweise

Die grundsätzliche Vorgehensweise bei der Behandlung des Clusterkopfschmerzes weist gegenüber der Behandlung der Migräne und des Kopfschmerzes vom Spannungstyp einige *Besonderheiten* auf. Durch den klaren zeitlichen Verlauf des Clusterkopfschmerzes besteht eine *relative Uniformität* der Erkrankung. Im Gegensatz zur breiten Mehrdimensionalität der therapeutischen Bemühungen z. B. bei Kopfschmerz vom Spannungstyp richtet sich die Behandlung des Clusterkopfschmerzes zunächst auf *wenige nichtmedikamentöse Maßnahmen* zur Verhinderung der Provokation von Anfällen. Im weiteren jedoch sind dann *gezielte medikamentöse Therapieverfahren* in aller Regel *hoch wirksam*. Um diese einsetzen zu können, muß klargestellt sein, daß es sich *tatsächlich* um einen Clusterkopfschmerz handelt, da die meisten Therapiestrategien selektiv nur für diese Kopfschmerzerkrankung eingesetzt werden können und bei anderen Kopfschmerzerkrankungen fehlplaziert, wirkungslos und *zumeist schädlich* sind.

Aufgrund der deutlich geringeren Prävalenz gibt es für den Clusterkopfschmerz *keine in allen Einzelheiten wissenschaftlich abgesicherten Therapiestrategien*. Für einige Therapieverfahren existieren häufig nur Erfahrungswerte und offene, unkontrollierte Studien. Aufgrund der geringen Prävalenz wird der einzelne behandelnde Arzt auch *nicht auf einen umfangreichen Erfahrungshorizont* bei der Behandlung des Clusterkopfschmerzes zurückgreifen können. Da andererseits eine Reihe von Maßnahmen bei fehlerhafter Anwendung auch zu *erheblichen Komplikationen* führen kann, sollte die Behandlungseinleitung durch einen *auf Kopfschmerztherapie spezialisierten Neurologen* vorgenommen werden. Die Weiterführung und die Verlaufsbeobachtung kann dann durch den Hausarzt erfolgen.

Verhaltensmedizinische Maßnahmen

Von besonderer Wichtigkeit ist, daß der Clusterkopfschmerz im Gegensatz zu anderen primären Kopfschmerzen *nur minimal durch psychische Mechanismen beeinflußt* wird. Veränderungen der Lebensgewohnheiten, Entspannungsverfahren, Streßbewältigung und andere Maßnahmen können den Clusterkopfschmerzverlauf nicht bedeutsam verändern. Die meisten Clusterkopfschmerzpatienten wissen schon bei der Erstvorstellung, daß *Alkoholgenuß* während der Clusterperiode mit Clusterattacken „bestraft" wird und vermeiden ihn von sich aus. In jedem Fall sollten die Patienten *hinsichtlich provokativer Agenzien* befragt werden.

Besonders wichtig ist, daß die Patienten ausführlich über ihre Erkrankung *aufgeklärt* werden. Die Schmerzen sind für die Patienten in der Regel verheerend. Ohne *adäquate Information* über die Erkrankung, ohne die *Gewißheit*, an welcher Erkrankung sie leiden, ohne *ausführliche Erklärung der Krankheitsursache, der Krankheitsentstehung* besteht ein sehr großes Risiko, daß die Patienten zu

- Schmerzkrüppeln

werden und weder am sozialen noch am beruflichen Leben teilnehmen. Es ist deshalb erforderlich, daß der behandelnde Arzt nicht nur diagnostische und therapeutische Sicherheit *ausstrahlt*, sondern diese Sicherheit auch *besitzt und umsetzt*. Erst aufgrund eines *klaren Krankheitsverständnisses* wird der Patient sich *konsequent der Behandlung unterziehen* und die Maßnahmen durchführen.

Bereits bei der ersten Vorstellung sollte der Patient *einen genauen Behandlungsplan* bekommen, in dem die einzelnen Maßnahmen und die unterschiedlichen Behandlungszeiten enthalten sind. Der Patient sollte angehalten werden, einen *Kopfschmerzkalender* zu führen, mit dem die Attacken und die Attackenphänomenologie genau dokumentiert werden und der Verlauf kontrolliert werden kann. Der Patient sollte Informationen darüber erhalten, *wie lange* die prophylaktische Behandlung durchgeführt wird, *zu welchem Zeitpunkt* er ein bestimmtes Medikament einnehmen muß und *welche Nebenwirkungen* zu erwarten sind. Auch sollte er über den *prinzipiell möglichen Verlauf* von Clusterkopfschmerz informiert sein und verstehen, daß *Remissionsphasen über längere Zeit* auftreten, es dann aber *auch nach Monaten oder Jahren* erneut zu Clusterkopfschmerzperioden kommen kann. Auf unsinnige Therapieverfahren bei Clusterkopfschmerz, wie z. B. Akupunktur, wird er sich dann nicht hilflos einlassen. Dabei ist es wichtig, daß „abergläubischem Verhalten" vorgebeugt wird, welches durch eine *zeitliche Koinzidenz* von unsinniger Therapie und Beendigung der Clusterperiode – ebenso wie durch eine Koinzidenz von Einsatz unsinniger Therapie und Beendigung der spontan zeitlich limitierten aktuellen Clusterattacke – entstehen könnte.

Im Hinblick auf die *mögliche Provokation* von Attacken durch Alkohol, vasodilatorische Substanzen wie Nitrate oder Histamin sollte der Patient informiert werden, *solche Stoffe zu vermeiden*. Dazu ist auch eine *genaue Medikamentenanamnese* erforderlich. Bei einigen Patienten kann auch *Nikotin* Clusterkopfschmerzattacken provozieren. Aus diesem Grunde sollten rauchende Patienten veranlaßt werden, das Rauchen abzusetzen. Ernährungsfaktoren haben keinen großen Einfluß auf den Clusterkopfschmerzverlauf, weshalb diätetische Maßnahmen nicht erfolgversprechend sind.

Diagnosesicherung und Therapieevaluation

Zur *Diagnosesicherung* kann während der aktiven Clusterperiode eine *Attackenprovokation* mit dem Nitroglyzerintest durchgeführt werden. Dies hat den Vorteil, daß sowohl der Patient als auch der Arzt die Sicherheit haben, daß es sich um Clusterkopfschmerz handelt. Darüber hinaus wird die *Compliance* seitens des Patienten enorm verstärkt, da er erkennt, daß der Arzt *nun ganz genau weiß*, um welche Kopfschmerzform es sich handelt. Auch kann bei der so provozierten Attacke direkt und im Beisein des Arztes eine *Attackenkupierung* durchgeführt werden und somit *sofort die Effektivität und die Verträglichkeit* von Akutmaßnahmen in der Praxis *analysiert* werden. Der Patient ist damit so entlastet, daß er bei nächtlichen Clusterattacken eigene Erfahrungen sammeln und diese dann dem Arzt mitteilen kann.

Spezielle nichtmedikamentöse Therapieverfahren

Der Einsatz von nichtmedikamentösen Therapiemaßnahmen, wie *Biofeedback, Massagen, Manualtherapie, transkutane elektrische Nervenstimulation (TENS), Akupunktur etc.,* ist bei Clusterkopfschmerz *sinnlos*.

Akuttherapie vs. prophylaktische Therapie

Während bei der Migräne die Notwendigkeit einer kontinuierlichen prophylaktischen Therapie in Verbindung mit einer immer notwendigen Attackentherapie in Abhängigkeit von der spontanen Attackenfrequenz entschieden werden muß, ist aufgrund der hohen Attackenhäufigkeit während einer aktiven Clusterperiode *die Erforderlichkeit einer prophylaktischen Therapie allein aufgrund der Diagnosestellung gegeben*. Nach den diagnostischen Kriterien tritt der Clusterkopfschmerz in einer Attackenfrequenz zwischen einer Attacke jeden 2. Tag und 5 Attacken pro Tag auf. Aus diesem Grunde gilt die Regel, daß eine prophylaktische Therapie *generell* angezeigt ist.

> **MERKE**
>
> Die *Auswahl der prophylaktischen Therapie* richtet sich jedoch danach, ob es sich um
> - einen *episodischen Clusterkopfschmerz* oder um
> - einen *chronischen Clusterkopfschmerz*
>
> handelt. Die Auswahl wird durch die Dauer der Einsetzbarkeit der Medikamente in Abhängigkeit von ihrer Wirksamkeit und Verträglichkeit bestimmt.

Aufgrund der Dauer der Notwendigkeit einer Prophylaxe muß deshalb sorgfältig zwischen einem *episodischen* und einem *chronischen* Clusterkopfschmerz differenziert werden.

Auswahl der medikamentösen Therapie

Aufgrund der hohen Attackenhäufigkeit während einer aktiven Clusterperiode gilt die Regel, daß eine prophylaktische Therapie generell angezeigt ist. Die Wahl des Prophylaktikums richtet sich danach, ob es sich um

- episodischen Clusterkopfschmerz oder um
- chronischen Clusterkopfschmerz

handelt. Neu diagnostizierter Clusterkopfschmerz im 1. Verlaufsjahr wird wie ein episodischer Clusterkopfschmerz behandelt.

Zur Prophylaxe des Clusterkopfschmerzes werden verschiedene Substanzen eingesetzt. Für viele dieser Substanzen und noch mehr für die Dosierungen ist die Wirksamkeit eher durch empirische Traditionen als durch wissenschaftliche Studien belegt. Neben der Wirksamkeit steht bei der Auswahl der Substanzen die Verträglichkeit, die Dauer der Anwendbarkeit, die Einfachheit der Anwendung und auch die Kombinierbarkeit mit der Akutmedikation im Vordergrund. Es werden deshalb zunächst die wirksamen Substanzen mit ihren Vor- und Nachteilen aufgeführt.

Eine Einteilung der Substanzen in Medikamente der 1., 2. und 3. Wahl gibt Tabelle 8.1 wieder.

Tabelle 8.1. Prophylaxe des Clusterkopfschmerzes. Die Substanzen sind unter Berücksichtigung von Wirksamkeit, Verträglichkeit und Handhabbarkeit in Klassen der 1., 2. oder 3. Wahl eingeteilt. Bei Einsatz von Substanzen der 2. und 3. Wahl sind Anwendungsbeschränkungen bei Langzeittherapie zu beachten. Die Auswahl innerhalb einer Wahlklasse muß individuell entschieden werden. Dosierungen s. Text

	Episodischer Clusterkopfschmerz	Chronischer Clusterkopfschmerz
1. Wahl	Verapamil[a] Ergotamin[b]	Verapamil[b] Lithium[b]
2. Wahl	Methysergid[c] Kortikosteroide[c] Lithium[c]	Kortikosteroide[c]
3. Wahl	Valproinat[c]	Methysergid[c] Valproinat[c] Pizotifen[c] Capsaicin[c] Topiramat[c] Gabapentin[c]

Umfang klinischer Studien: [a] Anerkannt und durch klinische Studien erwiesen; [b] zwar kontrollierte Studien, aber nicht in notwendigem Umfang; [c] nicht oder durch Studien nur unzureichend belegt.

Sistieren die Attacken unter der prophylaktischen Therapiemaßnahme, sollte die Therapie noch 14 Tage über die letzte Attacke hinaus fortgeführt werden.

Medikamente zur Prophylaxe

Ergotamintartrat

Als eine prophylaktische Behandlung der 1. Wahl bei episodischem Clusterkopfschmerz kann nach wie vor das Ergotamintartrat angesehen werden. Es können damit Erfolgsraten im Sinne eines Sistierens der aktiven Clusterperiode von über 70% erwartet werden. Wenn die Kontraindikationen dieser vasoaktiven Substanz beachtet werden, sind die Nebenwirkungen häufig bemerkenswert gering.

Ein Teil der Patienten kann initial mit Übelkeit oder Erbrechen reagieren. Wenn dies der Fall ist, kann in den ersten 3 Tagen Metoclopramid 3mal 20 Tropfen zusätzlich verabreicht werden Die Dosierung des Ergotamintartrat erfolgt oral oder als Suppositorium in einer Menge von 3–4 mg pro Tag, auf 2 Dosen verteilt.

Treten die Clusterattacken ausschließlich nachts auf, kann die Gabe eines Suppositoriums mit 2 mg Ergotamin zur Nacht ausreichend sein. Bei nächtlichen Attacken kann unter stationären Bedingungen die intramuskuläre Injektion von 0,25–0,5 mg Ergotamin beim Schlafengehen das Ausbrechen der nächtlichen Clusterattacke verhindern.

Der Behandlungszeitraum sollte auf maximal 4 Wochen festgesetzt werden. Ein Reboundeffekt ist nicht zu erwarten. Tritt nach Abbruch der Ergotamingabe erneut eine aktive Clusterperiode auf, kann die Behandlung weitergeführt werden.

Da bei episodischem Clusterkopfschmerz die Therapie zeitlich begrenzt ist, müssen Langzeitwirkungen der Ergotamineinnahme, insbesondere ein Ergotismus, nicht befürchtet werden. Allerdings ist es erforderlich, daß die Einnahmedauer und Dosierung streng limitiert und der Verlauf überwacht wird.

! Wird Ergotamintartrat zur Prophylaxe des Clusterkopfschmerzes eingesetzt, darf Sumatriptan nicht zur Attackentherapie angewandt werden.

Eine mögliche Alternative zu Ergotalkaloiden ist der Einsatz von Naratriptan 2mal 2,5 mg pro Tag. In einer kleinen Serie konnten dabei Verbesserungen bei 7 von 9 Patienten beobachtet werden. Diese Option ist auch als Add-on-Therapie zu erwägen, wenn hochdosierte Gaben von Verapamil den Cluster nicht ausreichend zum Stillstand bringen.

Verapamil

Verapamil gehört zur Gruppe der Kalziumantagonisten und eignet sich aufgrund der guten Verträglichkeit insbesondere auch zur Dauertherapie bei chronischem Clusterkopfschmerz. Oft stellt sich aber unter Verapamil kein komplettes Sistieren der aktiven Clusterkopfschmerzphase ein. In einer offenen Studie konnte bei 69% der Patienten eine Verbesserung von mehr als 75% der Clusterkopfschmerzparameter beobachtet werden.

Zur Aufrechterhaltung konstanter Serumspiegel sollten nur retardierte Präparate mit einer Wirkzeit von 12 h eingesetzt werden. Diese erlauben auch gerade in der Nacht die Aufrechterhaltung ausreichender Serumkonzentration. Die Dosierung beginnt mit 2mal 120 mg pro Tag (z. B. Isoptin KHK 2mal 1), eine mittlere Dosis ist 2mal 240 mg (z. B. Isoptin RR 2mal 1).

In Abhängigkeit vom Therapieerfolg kann unter stationären Bedingungen in speziellen Zentren bis auf Dosierungen von 1200 mg (!) pro Tag erhöht werden. Aufgrund der guten Verträglichkeit und problemlosen Kombinierbarkeit mit einer Akuttherapie mit Sauerstoff oder mit Sumatriptan wird Verapamil vielfach als Substanz der 1. Wahl angesehen. Bei höherer Dosierung können Nebenwirkungen in Form von Unterschenkelödemen und allgemeine Schwäche auftreten.

Da Verapamil in der Regel erst nach einer Woche wirksam ist, kann initial für 3 Tage eine hochdosierte Kortisonstoßtherapie (z. B. Methylprednisolon 1000 mg i.v.) erfolgen, um ein schnelles Sistieren der Attacken zu erreichen.

Lithium

Die klinische Wirkung wurde in einer Reihe offener, unkontrollierter Studien gezeigt. Es können Verbesserungsraten bei bis zu 70% der behandelten Patienten erwartet werden. Es wird angenommen, daß bei chronischem Clusterkopfschmerz eine bessere Wirksamkeit als bei episodischem Clusterkopfschmerz erzielt werden kann. Dabei ist von Interesse, daß nach einer Lithiumbehandlung eine chronische Verlaufsform wieder in eine episodische Verlaufsform mit freien Intervallen zurückgeführt werden kann. Die Wirkungsweise von Lithium in der Therapie des Clusterkopfschmerzes ist nicht geklärt. In Vergleichsstudien zwischen Lithium und Verapamil zeigt sich, daß beide Substanzen weitgehend ähnliche Wirksamkeitsraten aufweisen.

Medikamente zur Prophylaxe

> **MERKE**
>
> Verapamil ist jedoch hinsichtlich der Nebenwirkungen dem Lithium überlegen. Darüber hinaus zeigt sich auch ein schnellerer Wirkungseintritt nach Verapamilgabe. Lithium ist als Therapeutikum der 2. Wahl anzusehen. Eine Kombination mit Verapamil ist möglich.

Lithium ist insbesondere aus der Prophylaxe von manisch-depressiven Erkrankungen bekannt. Aufgrund des engen therapeutischen Fensters von Lithium sollte bei der Entscheidung für eine Lithiumtherapie die Einleitung durch einen mit dieser Therapieform erfahrenen Neurologen durchgeführt werden. Während der Therapie sollten auch Serumspiegelkontrollen vorgenommen werden. Der Serumspiegel wird am Morgen nüchtern bestimmt, noch bevor die morgendliche Dosis eingenommen wurde. Ein 12-stündiges Intervall zur letzten Dosis sollte eingehalten werden. Der therapeutische Bereich liegt bei einem Serumspiegel zwischen 0,7 mmol/l und 1 mmol/l. Normalerweise wird eine Dosis von 2mal 400 mg Lithium benötigt, das entspricht einer Menge von 2mal 10,8 mmol Lithium. Die Therapieeinleitung erfolgt vom 1.–3. Tag mit täglich einer Tablette zu 400 mg am Morgen. Ab dem 4. Tag erhöht man dann auf täglich 2 Tbl. zu 400 mg.

Methysergid

Der Serotoninantagonist Methysergid gehört zu den wirksamen prophylaktischen Medikamenten in der Therapie des episodischen Clusterkopfschmerzes. Während Methysergid bei der Migräne häufig sehr zurückhaltend eingesetzt wird, da die Langzeitanwendung mit der Gefahr einer möglichen retroperitonealen Fibrose verbunden sein kann, ist diese Problematik beim episodischen Clusterkopfschmerz wegen des zeitlich begrenzten Einsatzes weniger von Bedeutung. Ein Erfolg kann bei ungefähr 70% der Patienten erwartet werden. Ebenso wie die prophylaktische Therapie mit Ergotamin kann auch der Einsatz von Methysergid bei wiederholten aktiven Clusterperioden an Wirksamkeit verlieren.

> Die Dosierung kann langsam aufgebaut werden, bis sich ein ausreichender klinischer Erfolg einstellt. Man beginnt zunächst mit 3mal 1 mg Methysergid pro Tag und steigert bis maximal 3mal 2 mg pro Tag.

An Nebenwirkungen können Übelkeit, Muskelschmerzen, Mißempfindungen, Kopfdruck und Fußödeme in einzelnen Fällen auftreten. Bei unkontrollierter Langzeitanwendung können fibrotische Komplikationen in verschiedenen Körperregionen auftreten.

Aus diesem Grunde ist die prophylaktische Therapie mit Methysergid in jedem Fall auf maximal drei Monate zu limitieren. !

Erst nach einer einmonatigen Mindestpause kann dann eine erneute Therapie mit Methysergid, falls erforderlich, eingeleitet werden. Die zeitliche Ausgestaltung der Methysergidtherapie während der aktiven Clusterphase kann ähnlich erfolgen wie die zeitliche Planung mit Ergotamin. Die Wirkungsweise des Methysergid bei Clusterkopfschmerz ist nicht geklärt. Aufgrund des Nebenwirkungsspektrums ist Methysergid ein Medikament der 2. Wahl.

Kortikosteroide

> **MERKE**
>
> Der Einsatz von Kortikosteroiden zur Prophylaxe von Clusterkopfschmerzattacken wird oft und mit zuverlässigem Erfolg bei ca. 70–90% der Patienten vorgenommen, obwohl kontrollierte Studien zu dieser Therapieform fehlen.
> Im Hinblick auf die pathophysiologische Modellvorstellung mit einer entzündlichen Veränderung im Bereich des Sinus cavernosus ist eine begründete Rationale für den Einsatz von Kortikosteroiden gegeben.

Hinsichtlich der Dosierung und der zeitlichen Ausgestaltung bei der Gabe von Kortikosteroiden in der Prophylaxe von Clusterkopfschmerzattacken kann in der Regel nur auf Erfahrungswerte, nicht jedoch auf kontrollierte Studien zurückgegriffen werden. Zuverlässige Vergleichsstudien mit anderen prophylaktischen Medikamenten liegen nicht vor.

> **MERKE**
>
> Eine in verschiedenen Kopfschmerzzentren übliche Vorgehensweise besteht in der initialen Gabe von 100 mg Prednison oder Prednisolon in 2 über den Tag verteilten Dosen. Diese Dosierung wird für 3 Tage aufrecht erhalten. Am 4. Tag erfolgt eine Dosisreduktion zunächst unter Einschränkung der am Abend eingenommenen Dosis um 10 mg. Oft ist bereits initial

nach dem 1.–5. Tag eine deutliche Reduktion oder sogar eine komplette Remission der Attacken zu beobachten. Jeden weiteren 4. Tag wird dann um zusätzliche 10 mg reduziert. Diese Reduktion wird so lange vorgenommen, bis man bei 0 mg angekommen ist oder aber erneut Schmerzattacken auftreten.

Die Schwelle, bei der erneut Clusterkopfschmerzattacken auftreten können, liegt beim chronischem Clusterkopfschmerz häufig zwischen 10 und 20 mg Prednison. In solchen Fällen kann eine Erhaltungsdosis, die möglichst nicht über 7,5 mg Prednison pro Tag liegen soll, verabreicht werden. Diese Erhaltungsdosis sollte zur Realisierung einer zirkadianen Therapie nur morgendlich gegeben werden. Eventuell kann auch eine alternierende Erhaltungsdosis erwogen werden. Dabei verabreicht man die für 2 Tage benötigte Erhaltungsdosis alle 48 h jeweils morgens.

Bei Absetzen einer Kortikoidlangzeittherapie, die über Monate durchgeführt wurde, soll eine streng zirkadiane orale Therapie mit Reduktion der zuletzt eingenommenen Dosis um je 1 mg pro Monat veranlaßt werden.

Prinzipiell sollte die Prednisongabe nach den Mahlzeiten, vornehmlich nach dem Frühstück, erfolgen. Generell sollte bei Erzielung eines befriedigenden Behandlungsergebnisses die Therapie mit der kleinstmöglichen Erhaltungsdosis fortgeführt werden. Aufgrund von Langzeitnebenwirkungen müssen Kortikosteroide bei chronischen Clusterkopfschmerzen mit Restriktion eingesetzt werden. Kortikosteroide sind Substanzen der 2. Wahl.

Topische Kortikosteroide

Eine weitere Option ist die Anwendung von topischen Kortikosteroiden in Form von Nasensprays. Studien liegen dafür noch nicht vor. Nach eigenen Erfahrungen kann jedoch bei einer Anwendung von Beclometasondipropionat (Beconase) 4mal 1 Sprühstoß je Nasenloch/Tag bei ca 60% der Patienten ein Sistieren der Attacken beobachtet werden.

Pizotifen

Die Wirksamkeit von Pizotifen bei Clusterkopfschmerz ist durch mehrere offene Studien belegt. Es ergeben sich dabei Wirksamkeitsraten von ca. 50%. Pizotifen kann als Medikament der 3. Wahl eingesetzt werden, wenn Kontraindikationen gegenüber wirksameren Substanzen bestehen oder wenn Unwirksamkeit dieser Substanzen vorliegt. Die Dosierung beträgt 3mal 0,5 mg bis 3mal 1 mg pro Tag. Auch hier wird eine langsame Dosissteigerung über ca. eine Woche vorgenommen und die Dosis bei Effektivität konstant gehalten. Als Nebenwirkungen können Müdigkeit, Schwindel und aufgrund gesteigerten Appetits eine Gewichtszunahme beobachtet werden.

Valproinsäure

In Studien ergeben sich Hinweise darauf, daß auch Valproinsäure zur Prophylaxe des Clusterkopfschmerzes eingesetzt werden kann. Hinweise für eine besondere Vorteilhaftigkeit oder Überlegenheit dieser Therapieform gegenüber den oben genannten Substanzgruppen ergeben sich dabei jedoch nicht. Bei Wirkungslosigkeit anderer Therapiemethoden kann der Einsatz von Valproinsäure erwogen werden. Dabei empfiehlt sich eine einschleichende Dosierung mit stufenweisem Aufbau der optimal wirksamen Dosis. Die Initialdosis beträgt dabei in der Regel 5–10 mg/kg Körpergewicht, die alle 4–7 Tage um etwa 5 mg/kgKG erhöht werden sollte. Die mittlere Tagesdosis beträgt für Erwachsene i. allg. 20 mg/kgKG.

Eine Effektivität kann teilweise erst nach 2–4 Wochen beobachtet werden. Aus diesem Grund sollte eine langsame Dosisanpassung erfolgen und der Therapieerfolg im Einzelfall abgewartet werden. Bei Erwachsenen werden in der Regel Tagesdosen von 1000–2000 mg verteilt auf 3 Einzelgaben verabreicht. Valproinsäure kann als Therapeutikum der 3. Wahl eingesetzt werden. In einer aktuellen placebokontrollierten Studie mit 96 Patienten konnte keine signifikante Wirksamkeit von Valproinsäure in der Prophylaxe des Clusterkopfschmerzes festgestellt werden, in der Placebogruppe fand sich eine Responsrate von 62%, in der Verumgruppe von 50%.

Topiramat

In einer offenen Studie wurde von einer Wirkung von Topiramate bei 9 von 12 Patienten berichtet. Maximale Dosen von 200 mg per Tag wurden eingesetzt.

Gabapentin

In einer weiteren offenen Studie wurde von einer Wirkung von Gabapentin in einer Tagesdosis von

900 mg berichtet. 12 von 12 Patienten erlebten dabei eine schnelle und effektive Besserung. In anderen Serien konnten diese Effekte jedoch nur teilweise repliziert werden.

Capsaicin

Capsaicin ist ein pflanzliches Analgetikum, das aus Chillipfeffer gewonnen wird. Capsaicin setzt Substanz P frei, ein Neuropeptid, welches im Zusammenhang mit der neurogenen Entzündung und der Sensibilisierung von nozizeptiven Fasern eine besondere Rolle spielt. Durch die Freisetzung wird Substanz P erschöpft. Auf die erste Phase der Überreagibilität, die sich in Form von Brennen äußert, folgt eine Phase der Unempfindlichkeit. Es läßt sich dann eine Abnahme der Mikrovesikel in den sensorischen Nervenendigungen feststellen. Die Anwendung von Capsaicin bei Clusterkopfschmerzpatienten konnte in einer offenen Studie bei 67% der Patienten eine deutliche Verbesserung des Krankheitsverlaufes erbringen. Die Capsaicinlösung wird dabei als Suspension in beide Nasenöffnungen gegeben. Dabei entstehen initial eine deutlich brennende Sensation der Nasenschleimhaut und eine Rhinorrhö. Die Applikation wird über einen Zeitraum von 10 Tagen vorgenommen. Vergleichsstudien zu anderen prophylaktischen Therapiestrategien liegen nicht vor. In einer aktuellen placebokontrollierten Studie mit intranasal angewendeten Civamiden (Zucapsaicin) fand sich eine Wirksamkeit bei 55,5% in der Verumgruppe und bei 25,9% in der Placebogruppe.

Behandlung der akuten Clusterkopfschmerzattacke

Sauerstoff

Als Therapiemethode der 1. Wahl zur Kupierung einer akuten Clusterattacke gilt die Inhalation von 100%igem Sauerstoff. Die einzige Limitierung dieser Therapieform besteht darin, daß die Verfügbarkeit einer O_2-Flasche nicht immer gewährleistet ist. Allerdings stellen Sanitätsfachhandlungen tragbare O_2-Geräte zur Verfügung, die der Patient ggf. mit sich führen kann. Die Therapie gründet auf der Beobachtung, daß Clusterkopfschmerzpatienten bei tiefem Einatmen am offenen Fenster eine Verbesserung ihrer Kopfschmerzsymptomatik erleben. Durch Inhalation von reinem Sauerstoff aus einer O_2-Flasche kann diese Therapiestrategie perfektioniert werden.

FAZIT
Bei Applikation von 100%igem Sauerstoff mit einem O_2-Gerät wird eine Dosierung von 10 l/min für 10 min gewählt. Zur bequemen Applikation des Sauerstoffs wird in der Regel eine Mundmaske benutzt. Der Patient atmet mit normaler Geschwindigkeit.

In vergleichenden Untersuchungen zeigte sich, daß das Einatmen von reinem Sauerstoff die gleiche Wirksamkeit wie die sublinguale Applikation von Ergotamintartrat besitzt. Die O_2-Therapie zeichnet sich durch eine besonders gute Verträglichkeit und durch einen besonders schnellen Wirkeintritt aus. Bei über 2/3 der Attacken kann innerhalb von 7 min eine Kopfschmerzbesserung erzielt werden. Bei den übrigen Attacken kann der Wirkeintritt innerhalb der nächsten 15 min erwartet werden. Von besonderer Bedeutung ist, daß die Sauerstofftherapie bei Kontraindikationen gegen Ergotamin und Sumatriptan eingesetzt werden kann. Insbesondere bestehen keine Kontraindikationen seitens des kardiovaskulären Systems.

Interessanterweise zeigt sich ein unterschiedliches Ansprechverhalten der O_2-Therapie in Abhängigkeit vom Zeitverlauf der Attacke. Eine optimale Ansprechbarkeit findet sich im unmittelbaren Attackenbeginn und im Attackenmaximum. Dagegen läßt sich die Zunahme der Schmerzattacke in der Crescendophase bis zum Erreichen des Attackenmaximums nicht verhindern. Es wird angenommen, daß der Wirkmechanismus der O_2-Therapie durch einen akuten aktiven vasokonstriktorischen Effekt erzielt wird. !

Sumatriptan subcutan

FAZIT
Die effektivste pharmakologische Maßnahme zur Kupierung einer akuten Clusterkopfschmerzattacke ist die subcutane Applikation von Sumatriptan. Durch Gabe von 6 mg Sumatriptan s.c. werden innerhalb von 15 min über 74% der behandelten Attacken beendet.

Die Patienten können die Substanz jederzeit eigenständig mit einem Autoinjektor applizieren und sind damit unabhängig von einem unhandlichen O_2-Gerät. Höhere Dosierungen als 6 mg zeigen keine bessere Effektivität. In Langzeitstudien ergeben sich keine Hinweise dafür, daß die große Effektivität von Sumatriptan zur Kupierung der akuten Clusterattacke im Laufe der Zeit nachläßt oder daß sich das Nebenwirkungsprofil verändert.

Die Frage, wie häufig Sumatriptan in der Kupierung der Clusterattacke eingesetzt werden kann, ist bisher noch nicht abschließend geklärt. Es kann sein, daß während der Einstellungsphase einer prophylaktischen Therapie noch eine große Attackenfrequenz (bis zu 8 Attacken täglich) besteht. In dieser Situation ist zu bedenken, daß der Clusterkopfschmerz eine außerordentlich große Behinderung der Patienten bedeutet und in aller Regel mit schwersten Schmerzen einhergeht. In Langzeituntersuchungen wurde von einzelnen Patienten die normalerweise empfohlene Maximalapplikation von 2mal 6 mg pro Tag Sumatriptan um ein Vielfaches überschritten. Komplikationen sind dabei nicht aufgetreten. Im Ausnahmefall muß also erwogen werden, ob im Hinblick auf mangelnde Therapiealternativen bis zum Eintreten der Wirksamkeit einer prophylaktischen Therapie eine Überschreitung der maximalen Tagesapplikation verantwortet werden muß. Dies kann jedoch immer nur im Einzelfall entschieden werden.

! Grundsätzlich ist zu beachten, daß Sumatriptan keinesfalls parallel zu einer prophylaktischen Therapie mit Ergotamintartrat oder Methysergid eingesetzt werden darf. Unproblematisch ist die Gabe von Sumatriptan in Verbindung mit Kortikosteroiden, Lithium und Kalziumantagonisten. In jedem Fall ist primär eine optimale prophylaktische Therapie anzustreben. Mit den heutigen Möglichkeiten sollte es in aller Regel möglich sein, in kürzester Zeit eine deutliche Reduktion der Attackenfrequenz oder gar ein Sistieren herbeizuführen.

Nasale Applikation eines Triptans

Eine Alternative zu Sumatriptan s.c. ist die nasale Anwendungsform von Sumatriptan 20 mg oder Zolmitriptan 5 mg. Allerdings ist die Zuverlässigkeit der Effektivität bei nasaler Applikation aufgrund nicht vorliegender Studien nicht vorhersehbar. Eigene Erfahrungen zeigen, daß im Einzelfall eine gute Wirkung zu beobachten ist, viele Patienten jedoch nicht darauf ansprechen.

Ergotalkaloide

Bei oraler oder rektaler Applikation von Ergotamintartrat ist die Zeit bis zum Wirkeintritt in der Regel unzumutbar lang, nicht selten kommt es vorher zu einer Spontanremission der Attacke. Eine schnelle Applikationsform ist die intramuskuläre Applikation oder die sublinguale Route. Zu diesen Applikationswegen liegen jedoch im wesentlichen nur offene Studien vor. Darin werden Erfolgsraten von ca. 60–70% kupierten Clusterkopfschmerzattacken nach 30 min beschrieben.

Als Alternative ist auch die i.m.-Applikation von Dihydroergotamin (DHE) erwogen worden. Kontrollierte Studien zur Wirksamkeit und Verträglichkeit sind jedoch nicht bekannt, und deshalb können keine gesicherten Angaben über diese Therapieform erfolgen. Zusätzlich ist die Anwendung limitiert, da ein Autoinjektor nicht zur Verfügung steht.

Intranasales Cocain oder Lidocain

Als weitere Option zur Kupierung von Clusterkopfschmerzattacken kann intranasales Lidocain eingesetzt werden. In einer placebokontrollierten Studie fand sich bei nitroglycerininduzierten Clusterattacken eine prompte Remission der Schmerzen nach 31 min bei intranasaler Anwendung von Cocain (10%ige Lösung, Cocainhydrochlorid 1 ml, entsprechend 40–50 mg je Anwendung) und nach 37 min bei Anwendung von Lidocain (10%ige Lösung, 1 ml). In der Placebogruppe zeigte sich eine Besserung erst nach ca. 59 min (s. Tabelle 8.2).

Operative Maßnahmen

FAZIT
Im Hinblick auf die mannigfaltigen Therapiealternativen mit großer Wirksamkeit haben operative Therapiemaßnahmen heute nur noch historischen Stellenwert.

Im Wesentlichen wurden zwei Therapiestrategien durchgeführt, die Durchtrennung oder Dekompression des Nervus intermedius bzw. des Nervus petrosus superficialis major und direkte Eingriffe im Bereich des Nervus trigeminus.

Unwirksame bzw. obsolete Therapieverfahren

Übliche Analgetika, seien es Opioid- oder Nichtopioidanalgetika, sind in der Therapie der akuten Clusterattacke wirkungslos. Da Clusterattacken nach 30–60 min spontan abklingen können, wird von vielen Patienten irrtümlicherweise angenommen, daß dieses Abklingen durch die Applikation eines Analgetikums erzielt wird. Die Folge ist, daß über Jahre oder Jahrzehnte unnötigerweise ineffektive und nebenwirkungsträchtige Medika-

Unwirksame bzw. obsolete Therapieverfahren

mente eingenommen werden. Ohne Wirksamkeit sind auch Carbamazepin, Phenytoin, β-Blocker, Antidepressiva, Histaminantagonisten, Biofeedback, Akupunktur, Neuraltherapie, Lokalanästhetika, physikalische Therapie und jegliche Form der Psychotherapie.

Tab. 8.2 Attackentherapie des Clusterkopfschmerzes

Rating	Substanz	Dosis	Kontraindikationen	Nebenwirkungen
⇑ ⇑ 1. Wahl	Sauerstoff	Inhalation von 100% O₂, 7 l/Min. über 15 Minuten	keine	keine
⇑ ⇑ 1. Wahl	Sumatriptan	6 mg s.c.	absolut: – Kardiale, zerebrale oder periphere Durchblutungsstörungen – Unkontrollierte arterielle Hypertonie – Kombination mit Methysergid oder Ergotaminen relativ: – <18 Jahre (Ausnahme: Sumatriptan nasal mite 10 mg) – >65 Jahre	häufig/gelegentlich: – Engegefühl thorakal, im Rachen oder Halsbereich – Schwere- oder Wärmegefühl in den Gliedmaßen – Kribbelparästhesien – Muskelschwäche oder Myalgien – Schwindel – Schläfrigkeit – Lokale Reaktion an Injektionsstelle (bei s.c.)
⇑ ⇑ 1. Wahl	Sumatriptan	6 mg s.c.		
⇑ ⇑ 2. Wahl	Sumatriptan	20 mg nasal		
⇑ ⇑ 2. Wahl	Solmitriptan	2,5–5 mg oral 5 mg nasal		
⇑ ⇑ 3. Wahl	Lidocain	4% Lösung nasal ipsilateral zum Schmerz	absolut: Schwere Überleitungsstörungen Dekompensierte Herzinsuffizienz	selten bei Überdosierung: Schwindel Erbrechen Benommenheit Krampfanfälle Rhythmusstörungen Schock

⇑ ⇑ Wirkung in kontrollierten Studien oder Metaanalysen und in der klinischen Anwendung eindeutig erwiesen.
⇑ In der klinischen Anwendung wirksam, es fehlen jedoch ausreichend positive kontrollierte Studien.
⇔ Wirksamkeit in Einzelfällen gegeben, es fehlen jedoch ausreichend positive kontrollierte Studien oder Studienergebnisse sind widersprüchlich
Bei der Einstufung in Medikamente der 1., 2. oder 3. Wahl wurde insbesondere auch das Nebenwirkungspotential berücksichtigt.

Tab. 8.3. Attackentherapie des Clusterkopfschmerzes

Rating	Substanz	Dosis	Kontraindikationen	Nebenwirkungen
Substanzen für zeitlich befristete Einnahme: (ggfs. in Kombination mit einer Substanz für langfristige Einnahme)				
⇑ ⇑ 1. Wahl	Prednisolon	Startdosis 100 mg, Reduktion um 20 mg in Schritten von 3 Tagen	absolut: – Magen-Darm-Ulzera – Akute Infektion – Psychiatrische Anamnese – Eng- und Weitwinkelglaukom	häufig/gelegentlich: – Magenbeschwerden – Depressionen, Gereiztheit, Euphorie – Erhöhtes Infektionsrisiko – Diabetes mellitus – Glaukom – Hypertonie
⇑ ⇑ 2. Wahl	Ergotamintartrat	2 mg abends bei nächtlichen Attacken, sonst 2 × 2 mg	absolut: – Kardiale, zerebrale oder periphere Durchblutungsstörungen – Arterielle Hypertonie – Kombination mit Methysergid oder Triptanen	häufig/gelegentlich: – Übelkeit – Erbrechen – Parästhesien – Vasospasmen – Muskelschmerzen oder -schwäche

Tab. 8.3. Attackentherapie des Clusterkopfschmerzes *(Fortsetzung)*

Rating	Substanz	Dosis	Kontraindikationen	Nebenwirkungen
Substanzen für zeitlich befristete Einnahme: (ggfs. in Kombination mit einer Substanz für langfristige Einnahme)				
⇑ ⇑ 2. Wahl	Naratriptan	2,5 mg abends bei nächtlichen Attacken, sonst 2 × 2,5 mg	absolut: – Kardiale, zerebrale oder periphere Durchblutungsstörungen – Unkontrollierte arterielle Hypertonie – Kombination mit Methysergid oder Ergotaminen relativ: – <18 Jahre – >65 Jahre	gelegentlich/selten: – Engegefühl thorakal, im Rachen oder Halsbereich – Schwere- oder Wärmegefühl in den Gliedmaßen – Kribbelparästhesien – Muskelschwäche oder Myalgien – Schwindel – Schläfrigkeit
Substanzen für langfristige Einnahme: (ggfs. anfangs in Kombination mit einer Substanz für zeitlich befristete Einnahme)				
⇑ ⇑ 1. Wahl	Verapamil	2 × 120 bis 240 mg, in Einzelfällen bis 2 × 480 mg	absolut: – Sinusknotensyndrom – AV-Block II° oder III° – Akuter Myokardinfarkt	häufig/gelegentlich: – Obstipation – Schwindel – Müdigkeit – Knöchelödem – AV-Block I° oder höher – Bradykardie – Exanthem
⇑ ⇑ 2. Wahl	Lithium	Plasmaspiegel 0,6 bis 1,0 mmol/l	absolut: – schwere Herzfunktionsstörungen – Niereninsuffizienz – M. Addison	häufig/gelegentlich: – Tremor – Muskelschwäche – Polyurie – Hypothyreose oder euthyreote Struma
⇑ ⇑ 2. Wahl	Valproinsäure	20 mg/kg Körpergewicht	absolut: – Lebererkrankungen in Anamnese oder Familie – Pankreaserkrankungen in Anamnese oder Familie – Porphyrie	häufig/gelegentlich: – Haarausfall – Gewichtszunahme – Parästhesien – Müdigkeit – Blutbildveränderungen selten: – Schwere Leber- oder Pankreasfunktionsstörungen
⇑ ⇑ 3. Wahl	Methysergid	2 × 2 bis 4 mg	absolut: – Kardiale, zerebrale oder periphere Durchblutungsstörungen – Arterielle Hypertonie – Kombination mit Triptanen oder Ergotaminen	häufig/gelegentlich: – Nausea – Benommenheit – Schwindel – Myalgien bei Langzeiteinnahme: – Retroperitoneal-, Perivascular- oder Peribronchialfibrose
⇑ ⇑ 3. Wahl	Topiramat	2 × 50 bis 100 mg	absolut: – < 2 Jahren relativ: – Veranlagung zu Nierensteinen	häufig/gelegentlich: – Parästhesien – Müdigkeit – Schwindel – Konzentrationstörungen – Gewichtsverlust
⇑ ⇑ 3. Wahl	Gabapentin	Ab 3 × 300 mg	absolut: – Akute Pankreatitis	häufig/gelegentlich: – Müdigkeit – Schwindel – Ataxie – Schlaflosigkeit – Übelkeit – Appetitlosigkeit

⇑ ⇑ Wirkung in kontrollierten Studien oder Metaanalysen und in der klinischen Anwendung eindeutig erwiesen.
⇑ In der klinischen Anwendung wirksam, es fehlen jedoch ausreichend positive kontrollierte Studien.
⇔ Wirksamkeit in Einzelfällen gegeben, es fehlen jedoch ausreichend positive kontrollierte Studien oder Studienergebnisse sind widersprüchlich
Bei der Einstufung in Medikamente der 1., 2. oder 3. Wahl wurde insbesondere auch das Nebenwirkungspotential berücksichtigt.

9. Paroxysmale Hemikranie, SUNCT

Klinik

> **MERKE**
>
> Bei der episodischen und chronischen paroxysmalen Hemikranie handelt es sich um einen *einseitigen periorbitalen Schmerz*, der *immer nur auf der gleichen Seite* auftritt.

Der Schmerz betrifft insbesondere die *Augen* und die *Temporalregion*, die *Stirn* und die *Ohrregion*. Teilweise kann der Schmerz auch in den *Nacken*, den *Arm* und die *Schulter* ausstrahlen. Auch während der Zeit *zwischen* den einzelnen Schmerzparoxysmen kann das betroffene Gebiet eine *verstärkte Schmerzempfindlichkeit* aufweisen. Während der Patient beim Clusterkopfschmerz in der Regel aus dem Bett aufsteht und körperliche Aktivität sucht, bleiben Patienten mit einer paroxysmalen Hemikranie *eher im Bett* liegen, verhalten sich *ruhig* oder *krümmen sich vor Schmerz*. Weitere charakteristische Merkmale sind das *tägliche Auftreten* und die *hohe Frequenz* der Schmerzparoxysmen. Im Mittel treten pro 24 h *zwischen 10 und 20 Attacken* auf. Allerdings gibt es auch bei einigen Betroffenen bis zu 30 und mehr Attacken pro 24 h. Die Attackendauer beträgt *zwischen 2 und 30 min*. Nur selten dauern sie länger als 45 min. In prospektiven Studien zeigte sich eine mittlere Attackenfrequenz von 8 Attacken pro Tag, wobei die Spannweite 2–14 Attacken *im Minimum* beträgt. *Im Maximum* umfaßt das Mittel *15 Attacken pro Tag* bei einer Spannweite von 6–40 Attacken pro 24 h (Abb. 9.1).

Während beim Clusterkopfschmerz eine nächtliche Attackenhäufung zu beobachten ist und auch Attacken zu bestimmten Uhrzeiten mit besonderer Betonung auftreten können, sind die Attacken bei der chronischen paroxysmalen Hemikranie *weitgehend gleichmäßig über den Tagesverlauf* präsent. Der Beginn der Attacken erfolgt in aller Regel plötzlich. *Innerhalb von Sekunden bis maximal einer Minute ist die maximale Schmerzintensität erreicht*. Bei einigen Patienten können durch bestimmte *mechanische Manöver* Schmerzparoxysmen ausgelöst werden. Dazu zählen insbesondere *Kopfdrehungen* oder *von außen ausgeübter Druck auf den Querfortsatz der Nervenwurzeln C2, C4 und C5 sowie auf den N. occipitalis major*. Bei großer Attackenfrequenz geben die Patienten manchmal einen *Dauerkopfschmerz* an, und sie berichten nicht, daß sie zwischen einzelnen Schmerzparoxysmen schmerzfreie Intervalle erleben. Es ist deshalb sehr wichtig, gezielt nach diesen Schmerzparoxysmen zu fragen und damit den Weg zu einer effizienten Therapie zu bahnen.

Verlaufsformen

Ähnlich wie der Clusterkopfschmerz in episodischer und chronischer Verlaufsform auftreten kann, gibt es auch bei der chronischen paroxysmalen Hemikranie Verläufe, bei denen *Remissionsphasen* zwischen die Attackenperioden geschaltet sind, und Verläufe, bei denen solche freien Intervalle *nicht* auftreten. Es kann auch eine episodische Verlaufsform in eine chronische Verlaufsform übergehen. So wie der Name „chronischer Clusterkopfschmerz" eigentlich einen Widerspruch beinhaltet, impliziert letztlich auch die Bezeichnung „episodische paroxysmale Hemikranie" einen Widerspruch; sie geht auf den Erstbeschreiber Sjaastad zurück und bezieht sich *rein phänomenologisch* auf die chronische Verlaufsform. Die anfangs beschriebenen Patienten zeigten das Merkmal eines zeitweise für kurze Phasen täglich auftretenden, streng einseitigen Schmerzes, weshalb der – aus phänomenologischer Sicht – beschreibende Terminus „chronische paroxysmale Hemikranie" sehr treffend gewählt ist.

Neurologische Begleitstörungen

Mehr als die Hälfte der Patienten zeigt während der Schmerzparoxysmen eine *Lakrimation des auf der*

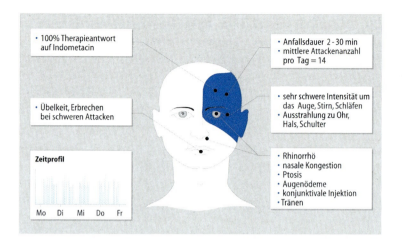

Abb. 9.1.
Klinische Merkmale der chronischen paroxysmalen Hemikranie

Schmerzseite liegenden Auges. Auch das kontralaterale Auge kann betroffen sein, jedoch ist die Lakrimation dann weniger ausgeprägt. Als zweithäufigstes Begleitsymptom findet sich eine *konjunktivale Injektion mit deutlicher Rötung der Konjunktiven.* Weiterhin findet sich mit abfallender Häufigkeit eine *ipsilaterale nasale Kongestion* sowie eine *Rhinorrhö.* Ebenfalls können ein Lidödem oder eine *Miosis* während der Attacken bestehen. Das Lidödem kann auch eine Ptosis vortäuschen. Ein charakteristisches Horner-Syndrom wie beim Clusterkopfschmerz ist jedoch bei der chronisch paroxysmalen Hemikranie bisher noch nicht beschrieben worden. Zusätzlich können *Störungen der Schweißreaktionen* mit übermäßigem Schwitzen im betroffenen Gebiet oder am gesamten Körper auftreten.

SUNCT-Syndrom

Die Abkürzung *SUNCT-Syndrom* steht für „shortlasting unilateral neuralgiform headache attacks with conjunctival injection, tearing, sweating and rhinorrhoea". Mit diesem Syndrom ist bei einzelnen Patienten ein *sehr ähnliches* Krankheitsbild wie das der chronisch paroxysmalen Hemikranie beschrieben worden. Die Schmerzen sind jedoch im Gegensatz zur chronisch paroxysmalen Hemikranie durch *sehr kurze Episoden* gekennzeichnet, die *zwischen 15 und 60 s* andauern und mit einer großen Attackenfrequenz *von 5–30 Attacken pro Stunde* auftreten können. Die Schmerzen sind ebenfalls *um das Auge herum* lokalisiert und mit den *typischen Begleitstörungen* der chronischen paroxysmalen Hemikranie assoziiert. Die Attacken können durch *Kaumanöver* ausgelöst werden, sprechen jedoch *nicht* auf *Indometacin* oder *Carbamazepin* an. Ob es sich um Attacken einer *Trigeminusneuralgie* handelt, muß zum jetzigen Zeitpunkt offen bleiben.

Cluster-tic-Syndrom (Japs-and-jolts-Syndrom)

Hierbei handelt es sich um ein weiteres Schmerzsyndrom, das *Merkmale der Trigeminusneuralgie* aufweist. In der Literatur wird es auch als „Japs-and-jolts-Syndrom" (Schlag- und Drucksyndrom) beschrieben. Die *schlagenden und druckartigen Schmerzen* werden meist im *Ober- oder Unterkiefer* verspürt und können *zu den Schläfen* ausstrahlen. Auch diese Schmerzparoxysmen können mit *okulären Symptomen* wie konjunktivale Injektion und Lakrimation einhergehen. Das Auftreten der Attacken ist zeitlich *sehr unzuverlässig* vorherzusagen. Es können mehrere Paroxysmen auftreten, die dann wieder von langen Pausen unterbrochen werden. In einzelnen Fällen können die Attacken auf *Carbamazepin* ansprechen. Aufgrund des unvorhersehbaren zeitlichen Auftretens bleiben sie in der Regel *unbehandelt.* Auch hier ist anzunehmen, daß es sich *wahrscheinlich um Symptome einer Trigeminusneuralgie* handelt.

Epidemiologie

Die chronisch paroxysmale Hemikranie wurde erst *1976* von Sjaastad beschrieben. Sie gehört zu den *außerordentlich seltenen Kopfschmerzsyndromen.* Weltweit sind bisher *nicht mehr als 150 Patienten* beschrieben worden. Selbst in spezialisierten Kopfschmerzzentren mit 4000–5000 Patienten pro Jahr kann damit gerechnet werden, daß sich nur alle 5 Jahre einmal ein Patient mit einer chronisch paroxysmalen Hemikranie vorstellt. Aufgrund der

Pathogenese

Seltenheit der Erkrankung können epidemiologische Daten *nur sehr zurückhaltend* angegeben werden. Zunächst war angenommen worden, daß die chronisch paroxysmale Hemikranie *ausschließlich bei Frauen* auftritt. Allerdings stellte sich heraus, daß *auch Männer* davon betroffen sein können, und heute wird ein Verhältnis von *7 Frauen auf 1 Mann* angenommen. Inwieweit dieses Verhältnis tatsächlich die Realität widerspiegelt, muß offen bleiben, da dieses Syndrom offenbar keinen Neuigkeitswert mehr hat und neue Fälle nicht mehr in die Literatur eingegangen sind (s. Abb. 9.2a, b).

Verlauf

Das Syndrom kann *bereits in der Kindheit* auftreten und *bis ins hohe Lebensalter* beobachtet werden. Das mittlere Auftretensalter liegt jedoch etwa *im 35. Lebensjahr*. Die episodische Verlaufsform scheint ein *Vorstadium* der chronischen Verlaufsform zu sein, das mittlere Lebensalter der von der *episodischen* Verlaufsform betroffenen Menschen beträgt *25 Jahre*, das der *chronischen* Verlaufsform *36 Jahre*. Hinweise für eine familiäre Häufung liegen nicht vor. Auch ist kein sicherer Zusammenhang mit hormonellen Faktoren bekannt. Zwar zeigt sich bei einzelnen Patientinnen während der Schwangerschaft eine Verbesserung oder gar eine Remission der chronischen paroxysmalen Hemikranie. Allerdings sind diese Beobachtungen auf *Einzelfälle* beschränkt. Ein Zusammenhang zwischen der Antibabypille und dem Krankheitsverlauf ist ebenfalls nicht bekannt.

Pathogenese

Die Entstehung der chronisch paroxysmalen Hemikranie ist *weitgehend unklar*. Das hängt damit zusammen, daß die Erkrankung *erst wenige Jahrzehnte* als solche erkannt worden ist und zudem nur *wenige Patienten* angetroffen werden können, die die typischen Merkmale dieses Schmerzsyndroms aufweisen. Hinsichtlich der Schmerzentstehung können nur hypothetische Überlegungen angestellt werden. Während der *Schmerz* streng einseitig auftritt, können die *vegetativen Störungen* bei der chronisch paroxysmalen Hemikranie beide Augen betreffen, wobei jedoch auch hier die vom Schmerz betroffene Seite verstärkte vegetative Symptome aufweist. Aus diesem Grund kann angenommen werden, daß eine Läsion im zentralen Nervensystem *in mittelliniennahen Strukturen* lokalisiert werden könnte. Die Gründe für die Schmerzentstehung bleiben unklar.

Es wurden ausführliche Analysen des *intraokulären Druckes* während der Schmerzparoxysmen durchgeführt. Dabei zeigte sich, daß im Zusammenhang mit den Schmerzattacken ein *Anstieg der intraokulären Druckpulse* zu beobachten ist. Auch der *okuläre Blutfluß* ist in zeitlicher Korrelation zu den Schmerzparoxysmen *gesteigert*. Der Anstieg der Druckpulse kann durch eine *intraokuläre Vasodilatation* erklärt werden, die möglicherweise direkt neuronal bedingt ist oder aber durch Freisetzung von vasodilatorischen Neuropeptiden vermittelt wird. Hinweise für eine *entzündliche Reaktion* im betroffenen Auge ergeben sich auch durch eine *erhöhte Korneatemperatur*, die während der Schmerzparoxysmen gemessen werden kann.

Die vegetativen Symptome der chronisch paroxysmalen Hemikranie können auf eine *erhöhte sympathische Stimulation* zurückgeführt werden. Hinweise dafür ergeben sich aus der verstärkten Schweißreaktion sowie aus der Beobachtung, daß

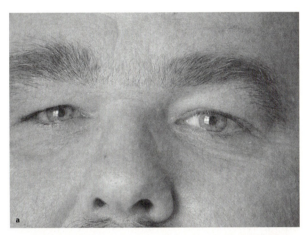
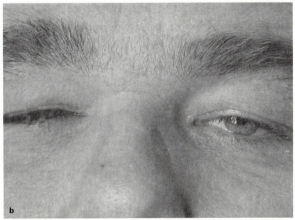

Abb. 9.2a,b. Patient mit SUNCT-Syndrom. Es zeigt sich eine konjunktivale Injektion, Lidschwellung, Lakrimation und sekundenlange stechende orbitale Schmerzattacken

die intraokulären Druckpulsationsanstiege durch einen α-Blocker gehemmt werden können. Im Hinblick auf die nasale Kongestion, die Rhinorrhö sowie die Miosis ist zusätzlich anzunehmen, daß auch ein *erhöhter parasympathischer Tonus* während der Schmerzparoxysmen vorliegt. Störungen im Bereich des vegetativen Nervensystems sind auch durch *Herzrhythmusveränderungen* während der Schmerzparoxysmen belegt. Im Hinblick auf die durch mechanischen Druck auf die Querfortsätze triggerbaren Schmerzparoxysmen kann eine *direkte neuronale Aktivierbarkeit* angenommen werden.

Völlig unklar ist, warum *Indometacin* einen so sicheren und spezifischen Effekt bei der chronisch paroxysmalen Hemikranie ausübt. Nach Absetzen von Indometacin kommt es zu einer erneuten Exazerbation der Schmerzparoxysmen. Aus diesem Grunde kann *nicht* angenommen werden, daß Indometacin *eine direkte Normalisierung* der pathophysiologischen Mechanismen herbeiführt. Da andere, die Prostaglandine wesentlich stärker hemmende, nichtsteroidale Antirheumatika bei der chronisch paroxysmalen Hemikranie keine Wirkung haben, ist es unwahrscheinlich, daß ein entsprechender Wirkmechanismus von besonderer Bedeutung ist.

Differentialdiagnose

Die chronisch paroxysmale Hemikranie muß einerseits gegen den *Clusterkopfschmerz* und andererseits gegen die *Trigeminusneuralgie* abgegrenzt werden. Bei Kenntnis der diagnostischen Kriterien und des neurologischen Befundes können diese drei Kopfschmerzentitäten sicher differenziert werden.

> **MERKE**
>
> Die klare Abgrenzung ist deswegen von besonderer Bedeutung, da bei allen drei Erkrankungen eine *grundsätzlich unterschiedliche Behandlung* durchgeführt werden muß, die bei richtiger Auswahl in einem großen Prozentsatz sehr effektiv ist, bei Fehlindikation jedoch *wirkungslos* bleibt.

Hinsichtlich der Abgrenzung der chronisch paroxysmalen Hemikranie zum *Clusterkopfschmerz* ist zunächst die *große Attackenfrequenz* der chronisch paroxysmalen Hemikranie von Bedeutung. Als zweites entscheidendes Merkmal ist für die Differentialdiagnose die *kurze Attackendauer* wichtig, die in der Regel *nicht mehr als 20 min* beträgt. Schließlich spricht die chronische paroxysmale Hemikranie *sicher und absolut auf Indometacin* an, während der Clusterkopfschmerz dadurch *in keiner Weise* zu beeinflussen ist.

Hinsichtlich der Differenzierung von der *Trigeminusneuralgie* ist von Bedeutung, daß bei der Trigeminusneuralgie die *vegetativen Symptome* nicht zu beobachten sind. Die Schmerzattacken sind bei der Trigeminusneuralgie *noch kürzer* als bei der chronisch paroxysmalen Hemikranie und durch *nadelstichartige, blitzartige Schmerzsensationen* charakterisiert, die Sekunden, maximal aber 2 min andauern. Die Trigeminusneuralgie kann durch *Triggerfaktoren* wie z. B. Kauen, Schlucken oder Berühren der Gesichtshaut ausgelöst werden. Entsprechende Triggerfaktoren sind bei chronisch paroxysmaler Hemikranie nicht wirksam. Während die Trigeminusneuralgie mit großer Wahrscheinlichkeit auf eine *Carbamazepintherapie* anspricht, ist die Carbamazepingabe bei der chronisch paroxysmalen Hemikranie wirkungslos.

Therapie

> **MERKE**
>
> Aufgrund der kurz anhaltenden und paroxyxsmal auftretenden Attacken ist eine *symptomatische Attackenkupierung nicht sinnvoll*. In jedem Fall muß eine *prophylaktische Therapie* durchgeführt werden. *Indometacin* muß allein schon aus diagnostischen Gründen eingesetzt werden und zeigt bei Vorliegen einer chronisch paroxysmalen Hemikranie definitionsgemäß einen absolut durchschlagenden Erfolg.

Zur *diagnostischen Testung*, ob eine chronisch paroxysmale Hemikranie bei einem streng einseitigen, mehrmals am Tag auftretenden Schmerz bestehen könnte, wird

– Indometacin

3mal täglich in langsam aufsteigender Dosis bis zu maximal *150 mg/Tag für 4 Tage* gegeben. Ein positives Ansprechen der Schmerzerkrankung auf diese Therapie stellt sich *innerhalb weniger Stunden bis maximal nach 5 Tagen* ein. In der Regel ist nach 2 Tagen sicher zu erkennen, ob eine Besserung zu erzielen ist. Die *Erhaltungstherapie* wird dann individuell je nach Attackenverlauf vorgenommen. Normalerweise wird eine Therapie mit *3mal 25 mg Indometacin* ausreichend sein. Bei sehr leichten Attacken ist jedoch auch mit geringeren Dosen schon eine ausreichende Effektivität zu erzielen, bei sehr schweren Attacken können auch

Dosen bis zu 300 mg und mehr notwendig sein. Wird die Indometacingabe *abgesetzt*, kommt es *innerhalb von wenigen Stunden zu einem neuen Auftreten der Schmerzattacken*. Aus diesem Grunde kann es sein, daß eine *lebenslange Indometacingabe* erwogen werden muß. Die Indometacintherapie ist *rein symptomatisch* und kann keine Heilung des Krankheitsgeschehens erbringen. Dennoch empfiehlt es sich, *mindestens einmal pro Jahr einen Absetzversuch* vorzunehmen, um zu sehen ob eine Weiterführung noch erforderlich ist. Die weitere Therapie kann dann bei Notwendigkeit sofort wieder aufgenommen werden.

Eine *absolute Kontraindikation* für die Gabe von Indometacin sind *ungeklärte Blutbildungsstörungen* und *Überempfindlichkeitsreaktionen* gegen Indometacin. Bei Kindern *unter 14 Jahren* und bei *Magen- und Zwölffingerdarmgeschwüren* soll Indometacin nur unter strenger Abwägung des Nutzens angewendet werden. Im *letzten Schwangerschaftsdrittel* besteht eine *absolute Kontraindikation* gegen die Einnahme, in den ersten beiden Schwangerschaftsdritteln sollte Indometacin ebenfalls nach Möglichkeit nicht verwendet werden.

Nebenwirkungen können häufig in Form von *Erbrechen, Übelkeit, Bauchschmerzen und Durchfällen* sowie *Blutverlusten aus dem Magen-Darm-Trakt* mit den *Symptomen einer Anämie* auftreten. *Schwindel* und *Benommenheit* können ebenfalls häufige Nebenwirkungen bei hohen Dosierungen sein. Gelegentlich können bei Langzeittherapie *Magen-Darm-Geschwüre* sowie *Schläfrigkeit, Ermüdbarkeit* und *Tinnitus* bestehen. Nur sehr selten können *psychische Störungen*, wie z. B. Ängste, Verwirrtheit, psychotische Symptome, *Nierenschäden, Ödeme, Blutdruckanstieg, Hautreaktionen, Leukopenie*, sowie bei der Langzeitbehandlung eine *Pigmentdegeneration der Retina* und *Korneatrübungen* eintreten. Auch sind *Wechselwirkungen* mit verschiedenen Medikamenten, insbesondere mit *Digoxin* und *Lithium* zu berücksichtigen. Bei gleichzeitiger Gabe von *Kortikoiden* wird das Risiko für Magen-Darm-Blutungen erhöht. Der Wirkmechanismus von Indometacin bei der chronisch paroxysmalen Hemikranie ist unklar.

10. Verschiedenartige Kopfschmerzformen ohne strukturelle Läsion

INTERNATIONAL HEADACHE SOCIETY

IHS-Klassifikation (Code 4)

4 Andere primäre Kopfschmerzen
4.1 Primärer stechender Kopfschmerz
4.2 Primärer Hustenkopfschmerz
4.3 Primärer Kopfschmerz bei körperlicher Anstrengung
4.4 Primärer Kopfschmerz bei sexueller Aktivität
4.4.1 Präorgasmuskopfschmerz
4.4.2 Orgasmuskopfschmerz
4.5 Aufwachkopfschmerz
4.6 Primärer Donnerschlagkopfschmerz
4.7 Hemicrania continua
4.8 Neu aufgetretener Dauerkopfschmerz

ALLGEMEINER KOMMENTAR
PRIMÄRER UND/ODER SEKUNDÄRER KOPFSCHMERZ?
Tritt ein Kopfschmerz in engem zeitlichen Zusammenhang mit einer anderen Erkrankung auf, die als Ursache von Kopfschmerzen angesehen wird, sollte der Kopfschmerz entsprechend der ursächlichen Erkrankung als sekundärer Kopfschmerz kodiert werden. Dies gilt auch, wenn der Kopfschmerz die Charakteristika einer Migräne oder eines anderen primären Kopfschmerzes aufweist. Wenn sich aber ein vorbestehender Kopfschmerz in engem zeitlichen Zusammenhang mit einer Erkrankung, die als Ursache von Kopfschmerzen angesehen wird, verschlechtert, ergeben sich zwei Möglichkeiten, die ein Abwägen erfordern. Der Patient kann entweder ausschließlich die Diagnose des vorbestehenden Kopfschmerzes erhalten oder aber die Diagnose des vorbestehenden Kopfschmerzes und eines sekundären Kopfschmerzes entsprechend der anderen Erkrankung. Letzteres Vorgehen empfiehlt sich bei Vorliegen folgender Punkte: Es besteht ein unmittelbarer zeitlicher Zusammenhang zur angenommenen ursächlichen Erkrankung; der primäre Kopfschmerz hat sich deutlich verschlechtert; es bestehen sehr gute Hinweise, dass die betreffende Erkrankung den primären Kopfschmerz hervorrufen oder verschlimmern kann und nach Ende der angenommenen ursächlichen Erkrankung kommt es zum Verschwinden oder zumindest zur deutlichen Besserung des primären Kopfschmerzes.

Einleitung

Dieses Kapitel beinhaltet eine klinisch sehr heterogene Gruppe von Kopfschmerzen. Über die Pathogenese dieser Kopfschmerztypen ist noch immer wenig bekannt und die Therapie erfolgt auf der Basis von Einzelfallberichten und nicht kontrollierten Studien.

Einige der in diesem Kapitel aufgeführten Kopfschmerztypen können symptomatischer Natur sein und machen eine sorgfältige Untersuchung mit Bildgebung und anderen Verfahren erforderlich.

Der Beginn einiger dieser Kopfschmerzen, insbesondere des 4.6 *Donnerschlagkopfschmerzes*, kann akut sein und Betroffene werden häufig in Notaufnahmen vorstellig. In diesen Fällen sind geeignete Untersuchungen (die zerebrale Bildgebung im besonderen) unverzichtbar.

Dieses Kapitel enthält auch einige klinische Entitäten wie den 4.1 *primären stechenden Kopfschmerz* und den erst kürzlich beschriebenen 4.5 *Einschlafkopfschmerz*, die in den meisten Fällen primärer Natur sind.

4.1 Primärer stechender Kopfschmerz

FRÜHER VERWENDETE BEGRIFFE:
Eispickelschmerz, Jabs-and-jolts-Syndrom, periodische Ophtalmodynie.

BESCHREIBUNG:
Vorübergehende und umschriebende schmerzhafte Stiche im Kopf, die spontan ohne eine organische Erkrankung der betreffenden Strukturen oder eines Hirnnervens auftreten.

DIAGNOSTISCHE KRITERIEN:

A. Kopfschmerz in Form einzelner Stiche oder einer Serie von Stichen, die die Kriterien B–D erfüllen
B. Ausschließlich oder vorrangig auf das Versorgungsgebiet des ersten Trigeminusastes (Orbital-, Schläfen- oder Scheitelregion) beschränkt

C. Die einzelnen Stiche halten nur wenige Sekunden an und wiederholen sich mit einer unregelmäßigen Frequenz von einem Stich bis zu vielen pro Tag
D. Keine Begleitsymptome
E. Nicht auf eine andere Erkrankung zurückzuführen[1]

ANMERKUNG:
1. Vorgeschichte, körperliche und neurologische Untersuchungen geben keinen Hinweis auf eine der unter 5 bis 12 aufgeführten Erkrankungen oder Vorgeschichte und/oder körperliche und/oder neurologische Untersuchungen lassen an eine solche Erkrankung denken, doch konnte diese durch geeignete Untersuchungen ausgeschlossen werden oder eine solche Erkrankung liegt vor, die Schmerzen traten jedoch nicht erstmals in engem zeitlichen Zusammenhang mit dieser Erkrankung auf.

KOMMENTAR:
In einer einzelnen deskriptiven Studie hielten 80% der Stiche 3 oder weniger Sekunden an. Ein Status mit einer Dauer der aktiven Periode von bis zu 1 Woche ist beschrieben und in seltenen Fällen können die Stiche über mehrere Tage hinweg wiederholt auftreten.

Die Lokalisation der Stiche kann innerhalb der Kopfhälfte und zwischen den Kopfhälften wechseln. Wenn der Schmerz ausschließlich auf eine bestimmten Region begrenzt ist, setzt die Diagnose den Ausschluss einer strukturellen Veränderung am Orte des Schmerzes bzw. im Versorgungsgebiet des betreffenden Hirnnervens voraus.

Stechende Kopfschmerzen treten häufiger bei Personen auf, die unter Migräne (etwa 40%) oder Clusterkopfschmerzen (etwa 30%) leiden, wobei sie dann in der Regel auf der Seite auftreten, auf der auch gewöhnlich die Kopfschmerzen verspürt werden.

Über ein Ansprechen des Schmerzes auf Indometacin wurde in einem gewissen Prozensatz der Fälle in nicht-kontrollierten Studie berichtet – aber auch über eine fehlende oder nur unvollständige Wirkung.

4.2 Primärer Hustenkopfschmerz

FRÜHER VERWENDETE BEGRIFFE:
Benigner Hustenkopfschmerz, Kopfschmerz bei Valsalva-Manöver

BESCHREIBUNG:
Durch Husten hervorgerufene Kopfschmerzen in Abwesenheit jeglicher intrakranialer Erkrankung.

DIAGNOSTISCHE KRITERIEN:
A. Kopfschmerz, der die Kriterien B und C erfüllt
B. Der Kopfschmerz beginnt plötzlich und hält 1 Sekunde bis zu 30 Minuten an
C. Der Schmerz wird ausgelöst durch Husten, Pressen und/oder Valsalva-Manöver oder tritt ausschließlich in Verbindung damit auf.
D. Nicht auf eine andere Erkrankung zurückzuführen[1]

ANMERKUNG:
1. In ca. 40% der Fälle ist der Hustenkopfschmerz symptomatischer Natur. Bei der Mehrzahl der Patienten besteht eine Arnold-Chiari-Malformation Typ I. Andere Ursachen können Erkrankungen der Karotiden, der vertebro-basilären Gefäße oder zerebrale Aneurysmen sein. Die zerebrale Bildgebung spielt daher eine wichtige Rolle bei der Differenzierung der sekundären Formen vom 4.2 *primären Hustenkopfschmerz*.

KOMMENTAR:
Der primäre Hustenkopfschmerz ist meist beidseitig lokalisiert und tritt vor allem bei Patienten auf, die älter als 40 Jahre alt sind. Der primäre Hustenkopfschmerz spricht üblicherweise auf Indometacin an. In Einzelfällen war Indometacin aber auch bei symptomatischen Fällen wirksam.

4.3 Primärer Kopfschmerz bei körperlicher Anstrengung

FRÜHER VERWENDETE BEGRIFFE:
Benigner Kopfschmerz bei körperlicher Anstrengung
AN ANDERER STELLE KODIERT.
Eine Migräne, die durch körperliche Anstrengung ausgelöst wurde, wird unter 1. Migräne entsprechend dem Subtyp kodiert.

BESCHREIBUNG: Kopfschmerz, hervorgerufen durch jede Form von körperlicher Anstrengung. Subtypen, wie der „Gewichtheberkopfschmerz", werden anerkannt.

DIAGNOSTISCHE KRITERIEN:
A. Pulsierender Kopfschmerz, der die Kriterien B und C erfüllt.
B. Kopfschmerz, der 5 Minuten bis 48 Stunden anhält
C. Der Schmerz wird hervorgerufen durch körperliche Anstrengung oder tritt ausschließlich während oder nach einer solchen auf.
D. Nicht auf eine andere Erkrankung zurückzuführen[1]

ANMERKUNG:
1. Beim erstmaligen Auftreten dieses Kopfschmerzes ist der Ausschluss einer Subarachnoidalblutung und einer Arteriendissektion obligatorisch.

KOMMENTAR:
Der primäre Kopfschmerz bei körperlicher Anstrengung tritt bevorzugt bei hohen Temperaturen oder in großen Höhen auf. Es gibt Berichte, dass er bei manchen Patienten durch die Einnahme von Ergotamintartrat verhindert werden kann. Indometacin scheint in der Mehrzahl der Fälle wirksam zu sein.

Der Kopfschmerz, der von Gewichthebern beschrieben wird, wird als Unterform des Kopfschmerzes bei körperlicher Anstrengung angesehen. Aufgrund seines plötzlichen Beginns und der vermuteten Mechanismen scheinen mehr Gemeinsamkeiten mit dem 4.2 *primären Hustenkopfschmerz* zu bestehen.

4.4 Primärer Kopfschmerz bei sexueller Aktivität

FRÜHER VERWENDETE BEGRIFFE:
Benigner Orgasmuskopfschmerz, Koituscephalgie, sexueller Kopfschmerz

BESCHREIBUNG:
Kopfschmerz, der durch sexuelle Aktivität hervorgerufen wird. In der Regel beginnt der Kopfschmerz bei zunehmender sexueller Erregung als dumpfer, bilateraler Schmerz und intensiviert sich schlagartig während des Orgasmus. Intrakraniale Erkrankungen bestehen nicht.

4.4.1 Präorgasmuskopfschmerz

DIAGNOSTISCHE KRITERIEN:
A. Dumpfer Schmerz in Kopf und Nacken, der mit dem Gefühl einer Muskelkontraktion im Nacken und der Kaumuskulatur einhergeht und das Kriterium B erfüllt
B. Tritt während sexueller Aktivität auf und verstärkt sich mit zunehmender Erregung
C. Nicht auf eine andere Erkrankung zurückzuführen

4.4.2 Orgasmuskopfschmerz

AN ANDERER STELLE KODIERT:
Es gibt Berichte über lageabhängige Kopfschmerzen, die nach dem Koitus auftreten und dem Kopfschmerz bei Liquorunterdruck ähneln. Diese Kopfschmerzen werden nun unter 7.2.3 *Kopfschmerzen zurückzuführen auf ein spontanes (oder idiopathisches) Liquorunterdrucksyndrom* geführt, da sie auf ein Liquorleck zurückzuführen sind.

DIAGNOSTISCHE KRITERIEN:
A. Plötzlich auftretender starker („explosiver") Kopfschmerz, der das Kriterium B erfüllt
B. Kopfschmerz tritt während des Orgasmus auf
C. Nicht auf eine andere Erkrankung zurückzuführen[1]

ANMERKUNG:
1. Beim erstmaligen Auftreten eines Orgasmuskopfschmerzes ist der Ausschluss einer Subarachnoidalblutung und einer Arteriendissektion obligatorisch.

KOMMENTAR:
Eine Verbindung zwischen 4.4 *primärem Kopfschmerz bei sexueller Aktivität*, 4.3 *primärem Kopfschmerz bei körperlicher Anstrengung* und Migräne ist in 50% der Fälle beschrieben.

In der ersten Auflage der *Internationalen Klassifikation von Kopfschmerzen* wurden zwei Unterformen (dumpfer Typ und explosiver Typ) geführt. In den vergangenen Jahren wurden keine gezielten Untersuchungen unternommen, zu klären, ob es sich um unterschiedliche Entitäten handelt. In den meisten Publikation wurden nur explosive Kopfschmerzen (vom „vaskulären Typ") beschrieben. Der dumpfe Typ könnte als Form des Kopfschmerzes vom Spannungstyp angesehen werden, doch gibt es keine Beweise, die dies belegten.

Derzeit sind keine Daten darüber verfügbar, wie lange Kopfschmerzen bei sexueller Aktivität anhalten. In den meisten Fällen geht man jedoch von einer Dauer von 1 Minute bis 3 Stunden aus.

4.5 Primärer schlafgebundener Kopfschmerz

FRÜHER VERWENDETE BEGRIFFE:
Hypnic-Headache-Syndrom, „alarm clock" headache-syndrome

BESCHREIBUNG:
Kopfschmerzattacken von dumpfer Qualität, die den Patienten immer aus dem Schlaf erwecken.

DIAGNOSTISCHE KRITERIEN:
A. Dumpfer Kopfschmerz, der die Kriterien B–D erfüllt.
B. Kopfschmerz beginnt ausschließlich im Schlaf und erweckt den Patienten
C. Der Kopfschmerz weist mindestens zwei der folgenden Charakteristika auf:
   1. tritt wenigstens 15 Mal/Monat auf
   2. hält mindestens 15 Minuten nach dem Aufwachen an
   3. Kopfschmerzbeginn nach dem 50. Lebensjahr
D. Keine autonomen Symptome und nicht mehr als eines der Begleitsymptome Übelkeit, Photophobie oder Phonophobie

E. Nicht auf eine andere Erkrankung zurückzuführen[1]

ANMERKUNG:
1. Eine intrakraniale Erkrankung muss ausgeschlossen sein. Eine Unterscheidung von einer der trigemino-autonomen Kopfschmerzerkrankungen ist für eine erfolgreiche Behandlung erforderlich.

KOMMENTAR:
Der Schmerz ist meistens von leichter bis mittelstarker Intensität, nur ca. 20% der Patienten berichten über starke Schmerzen. Der Schmerz ist bei Zweidrittel der Betroffenen bilateral. Die Attacken halten meist 15 bis 180 Minuten an, in Einzelfällen sind auch längere Zeiten beschrieben.

Koffein und Lithium waren in Einzelfällen wirksam.

4.6 Primärer Donnerschlagkopfschmerz

FRÜHER VERWENDETE BEGRIFFE:
Benigner Donnerschlagkopfschmerz

AN ANDERER STELLE KODIERT:
4.2 *primärer Hustenkopfschmerz*, 4.3 *primärer Kopfschmerz bei körperlicher Anstrengung* und 4.4 *primärer Kopfschmerz bei sexueller Aktivität* können das Bild eines Donnerschlagkopfschmerzes aufweisen, sollten jedoch unter diesen Diagnosen und nicht als 4.6. *primärer Donnerschlagkopfschmerz* kodiert werden.

BESCHREIBUNG: Plötzlich auftretender Kopfschmerz stärkster Intensität, der einem Kopfschmerz bei Ruptur eines intrakranialen Aneurysmas ähnelt.

DIAGNOSTISCHE KRITERIEN:
A. Starker Kopfschmerz, der die Kriterien B und C erfüllt
B. Beide der folgenden Charakteristika sind erfüllt:
   1. plötzlicher Beginn; die maximale Intensität wird in <1 Minute erreicht
   2. hält 1 Stunde bis 10 Tage an
C. Kopfschmerzen treten nicht regelmäßig über mehrere Wochen oder Monate hinweg auf[1]
D. Nicht auf eine andere Erkrankung zurückzuführen[2]

ANMERKUNGEN:
1. Die Kopfschmerzen können innerhalb der ersten Woche nach erstmaligem Auftreten erneut wiederkehren.
2. Normalbefunde für Liquor und zerebrale Bildgebung sind erforderlich.

KOMMENTAR:
Die Evidenz dafür, dass ein Donnerschlagkopfschmerz als eigenständige primäre Erkrankung existiert, ist nur schwach. Es sollte daher sorgfältig nach einer zugrundeliegenden Erkrankung gefahndet werden. Der Donnerschlagkopfschmerz tritt häufig in Verbindung mit ernsthaften intrakranialen vaskulären Erkrankungen auf, insbesondere einer Subarachnoidalblutung. Eine solche und andere Erkrankungen wie eine intrazerebrale Blutung, Sinusvenenthrombose, nichtrupturierte vaskuläre Malformation (meist Aneurysma), arterielle Dissektion (intra- und extrakranial), Angiitis des ZNS, reversible benigne ZNS-Angiopathie oder ein Hypophyseninfarkt müssen daher ausgeschlossen werden. Andere organische Ursachen eines Donnerschlagkopfschmerzes sind eine Kolloidzyste des 3. Ventrikels, ein Liquorunterdruck und eine akute Sinusitis (besonders in Verbindung mit einem Barotrauma). Die Diagnose eines 4.6 *primären Donnerschlagkopfschmerzes* sollte erst in Erwägung gezogen werden, wenn alle anderen organischen Ursachen ausgeschlossen werden konnten.

4.7 Hemicrania continua

BESCHREIBUNG:
Anhaltender, streng einseitiger Kopfschmerz, der auf Indometacin anspricht.

DIAGNOSTISCHE KRITERIEN:
A. Kopfschmerzen seit >3 Monaten, die die Kriterien B–D erfüllen
B. Der Schmerz weist alle der folgenden Charakteristika auf:
   1. einseitiger Kopfschmerz ohne Seitenwechsel
   2. täglich und kontinuierlich, ohne schmerzfreie Intervalle
   3. mittelstarke Intensität, jedoch mit Exazerbationen mit starken Schmerzen
C. Wenigstens eines der nachfolgend angeführten autonomen Symptome tritt während der Exazerbationen auf der Seite des Schmerzes auf:
   1. konjunktivale Injektion und/oder Lakrimation
   2. nasale Kongestion und/oder Rhinorrhoe
   3. Miosis und/oder Ptosis
D. Zuverlässiges Ansprechen auf therapeutische Dosen von Indometacin
E. Nicht auf eine andere Erkrankung zurückzuführen[1]

ANMERKUNGEN:
1. Vorgeschichte, körperliche und neurologische Untersuchungen geben keinen Hinweis auf eine der unter 5 bis 12 aufgeführten Erkrankungen oder Vorgeschichte und/oder körperliche und/oder neurologische Untersuchungen lassen an eine solche Erkrankung denken, doch konnte diese durch geeignete Untersuchungen ausgeschlossen werden oder eine solche Erkrankung liegt vor, die Kopfschmerzen traten jedoch nicht erstmals in engem zeitlichen Zusammenhang mit dieser Erkrankung auf.

KOMMENTAR:
Die Hemicrania continua weist in der Regel keine Remission auf, nur wenige Einzelfälle mit einer Remission sind beschrieben. Ob dieser Kopfschmerztyp in Abhängigkeit von der Dauer der Beschwerden noch weiter unterteilt werden kann, bleibt noch zu klären.

4.8 Neu aufgetretener Dauerkopfschmerz

FRÜHER VERWENDETE BEGRIFFE:
chronischer *de novo* Kopfschmerz, chronischer Kopfschmerz mit akutem Beginn

BESCHREIBUNG:
Ein täglicher Kopfschmerz, der sehr schnell nach Auftreten nicht mehr remittiert (innerhalb spätestens 3 Tagen). Der Schmerz ist typischerweise beidseits lokalisiert, von drückender, beengender Qualität und erreicht eine leichte bis mittlere Intensität. Eine milde Übelkeit, Photophobie oder Phonophobie können vorhanden sein.

DIAGNOSTISCHE KRITERIEN:
A. Kopfschmerz, der innerhalb von 3 Tagen nach Beginn[1] die Kriterien B–D erfüllt
B. Der Kopfschmerz tritt täglich auf und remittiert nicht während eines Zeitraumes von >3 Monaten
C. Der Kopfschmerz weist mindestens 2 der folgenden Charakteristika auf:
   1. beidseitige Lokalisation
   2. drückend oder beengend, nicht pulsierend Qualität
   3. leichte bis mittlere Schmerzintensität
   4. keine Verstärkung durch körperliche Routineaktivität wie Gehen oder Treppensteigen
D. Beide folgenden Punkte sind erfüllt:
   1. höchstens eines ist vorhanden: milde Übelkeit oder Photophobie oder Phonophobie
   2. weder mittlere bis starke Übelkeit noch Erbrechen
E. Nicht auf eine andere Erkrankung zurückzuführen[2]

ANMERKUNG:
1. Der Kopfschmerz kann von seinem ersten Auftreten an ohne Remissionen sein oder sich sehr schnell zu einem kontinuierlichen Dauerschmerz ohne Remissionen entwickeln. Ein solcher abrupter Beginn oder eine solche schnelle Entwicklung müssen vom Patienten eindeutig erinnert und beschrieben werden, ansonsten sollte die Diagnose 2.3 *chronischer Kopfschmerz vom Spannungstyp* vergeben werden.
2. Vorgeschichte, körperliche und neurologische Untersuchungen geben keinen Hinweis auf eine der unter 5 bis 12 aufgeführten Erkrankungen oder Vorgeschichte und/oder körperliche und/oder neurologische Untersuchungen lassen an eine solche Erkrankung denken, doch konnte diese durch geeignete Untersuchungen ausgeschlossen werden oder eine solche Erkrankung liegt vor, die Kopfschmerzen traten jedoch nicht erstmals in engem zeitlichen Zusammenhang mit dieser Erkrankung auf.

KOMMENTAR:
In der zweiten Auflage der Internationalen Klassifikation von Kopfschmerzen wird erstmals ein 4.8 *neu aufgetretener Dauerkopfschmerz* als eigenständige Kopfschmerzform neben dem 2.3 chronischen Kopfschmerz vom Spannungstyp anerkannt. Auch wenn viele Ähnlichkeiten mit dem Kopfschmerz vom Spannungstyp bestehen, ist der neu aufgetretene Dauerkopfschmerz doch deshalb einzigartig, da er täglich auftritt und das fast oder ganz von Anfang an bei Patienten, die noch keine Kopfschmerzanamnese aufweisen Ein klares Erinnern des Beginns ist für die Diagnose eines 4.8 *neu aufgetretenen Dauerkopfschmerzes* unerläßlich.

Der Kopfschmerz kann Merkmale einer Migräne oder eines Kopfschmerzes vom Spannungstyp aufweisen. Sekundäre Ursachen von Kopfschmerzen wie Liquorunterdruck bzw. Liquorüberdruck, Kopfschmerz zurückzuführen auf eine (meist virale) Infektion oder posttraumatische Kopfschmerzen sollten durch geeignete Untersuchungen ausgeschlossen werden.

Besteht oder bestand innerhalb der letzten 2 Monate ein Medikamentenübergebrauch, der das Kriterium B einer der Unterformen von 8.2. *Kopfschmerz bei Medikamentenübergebrauch* erfüllt, sollte als Grundregel jeder vorbestehende Kopfschmerz und 8.2.7 *Kopfschmerz bei Medikamenten&bergebrauch*, nicht jedoch ein 4.8 *neu aufgetretener Dauerkopfschmerz* kodiert werden.

Der neu aufgetretene Dauerkopfschmerz kann zwei Verläufe nehmen, den einer selbstlimierenden Erkrankung, die innerhalb von einigen Monaten ohne Behandlung verschwindet oder den einer refraktären Form, die auch aggressiven Therapieschemata gegenüber resistent ist. Das Klassifikationskommitee zielt darauf ab, wissenschaftliche Untersuchungen zur genaueren klinischen Charakterisierung und zur Pathophysiologie zu stimulieren; insbesondere sind Studien zum Vergleich von 4.8 *neu aufgetretener Dauerkopfschmerz* und 2.3 *chronischer Kopfschmerzen vom Spannungstyp* nötig.

Primärer stechender Kopfschmerz

Klinik und Pathophysiologie. Der primär stechende Kopfschmerz kann sich unter *verschiedenen Verlaufsformen* präsentieren. Der Begriff des *Eispickelkopfschmerzes* deutet auf einen *kurzen schlagenden, stechenden Schmerz* hin, der an Nadelstiche erinnert. Diese Schmerzform soll bei *Migränepatienten* verstärkt im migränefreien Intervall zu beobachten sein. Insbesondere tritt der Eispickelkopfschmerz bei Patienten mit *größerer Migräneattackenfrequenz* auf. Teilweise kann diese Schmerzform eine kommende Migräneattacke ankündigen. Häufig findet sich auch eine zeitliche Korrelation zwischen der Migräneattacke und dem idiopathischen stechenden Kopfschmerz. Eispickelkopfschmerz kann auch bei anderen primären Kopfschmerzen wie *Kopfschmerz vom Spannungstyp* und *Clusterkopfschmerz* beobachtet werden. Von einigen Autoren wird das *Japs-and-jolts-Syndrom* als Clustervariante angegeben, anderere subsumieren es unter den primären stechenden Kopfschmerz. Auch bei diesem Syndrom können als Charakteristika kurzzeitige scharfe, schlagende und stechende Schmerzparoxysmen beobachtet werden.

Bei der sog. *Ophthalmodynie* handelt es sich um einen *stechenden Schmerz im Auge*. Auch dieses Schmerzsyndrom kann vorwiegend bei Migränepatienten beobachtet werden.

Therapie. Ähnlich wie bei der chronisch paroxysmalen Hemikranie kann durch *Gabe von Indometacin mit einer Dosis von 3mal 25 mg bis 3mal 50 mg oral pro Tag der idiopathisch stechende Kopfschmerz deutlich gelindert werden. Andere nichtsteroidale Antirheumatika zeigen weniger gute Erfolge.* Neben der Attackenphänomenologie ergeben sich auch hier Hinweise für eine Verbindung mit der Pathophysiologie der chronisch paroxysmalen Hemikranie. Differentialdiagnostisch entscheidend ist jedoch, dass die Schmerzparoxysmen wesentlich kürzer andauern und dass die vegetativen Begleitstörungen nicht vorhanden sind

Kopfschmerz durch äußeren Druck

Diese Schmerzform wird wahrscheinlich durch eine *direkte mechanische Kompression des N. trigeminus oder der Nn. occipitales* bedingt.

Als therapeutische Maßnahme kann nur die *Vermeidung der mechanischen Kompression* angegeben werden.

Kältebedingter Kopfschmerz

Pathophysiologie. Bei Einwirkung von *äußerer* Kälte durch kalte Außentemperaturen werden *thermosensitive Rezeptoren des N. trigeminus* aktiviert und bei Überschreitung der Schmerzschwelle kann eine Schmerzempfindung *direkt* induziert werden. Gleiches gilt für die Applikation von Kälte im *Mund-Rachen-Raum*. Bei Patienten, die primäre Kopfschmerzen aufweisen, insbesondere Migräne, zeigt sich eine *erhöhte Inzidenz* des Kältekopfschmerzes. Dies kann als Hinweis darauf interpretiert werden, dass bei diesen Patienten eine *primäre Überempfindlichkeit des nozizeptiven Systems* vorliegt und eine erhöhte Anfälligkeit für Kälteschmerzinduktion besteht.

Therapie. Als therapeutische Maßnahme ist eine *langsame Aufnahme von kalten Speisen und Vermeidung von äußeren Kälteeinwirkungen* zu nennen.

Primärer Hustenkopfschmerz

Klinik und Pathophysiologie. Primärer Hustenkopfschmerz kann auftreten, wenn Patienten *husten*, die *Nase putzen*, den *Rücken strecken* oder sogar wenn sie *lachen*. Die Bezeichnung benigner Hustenkopfschmerz soll zum Ausdruck bringen, dass solche Symptome *nicht mit einer strukturellen Läsion* einhergehen müssen, was früher angenommen wurde. Auf der anderen Seite gibt es jedoch *eine Reihe von intrakraniellen Störungen, die zu ähnlichen Symptomen führen*. Aus diesem Grunde muß eine *sorgfältige neurologische Untersuchung* und aufgrund der sich darstellenden Symptome dann *eine gezielte weiterführende Diagnostik* veranlaßt werden. Dabei ist insbesondere auf mögliche *Prozesse in der hinteren Schädelgrube* zu achten, die zu einer Kompression der Liquorzirkulationswege führen können. Mögliche Störungen sind z. B. eine *Arnold-Chiari-Malformation*, eine *Platybasie*, ein *subdurales Hämatom*, zerebelläre oder zerebrale *Raumforderungen* oder ein *Morbus Paget mit basilärer Impression*. Bei ca. *10–20 %* der Patienten können die beschriebenen Störungen aufgedeckt werden. Entsprechend müssen diese Kopfschmerzen als *symptomatische Kopfschmerzformen* klassifiziert werden. Lassen sich solche Störungen jedoch nicht feststellen, ist die Diagnose des benignen Hustenkopfschmerzes begründet.

Der *Spontanverlauf* ist individuell sehr schwer vorherzusagen. Bei etwa einem Drittel der Patienten remittieren die Kopfschmerzen innerhalb von 5 Jahren, bei den restlichen Patienten ist zumeist nach 10 Jahren ebenfalls eine Kopfschmerzfreiheit zu beobachten.

Hinsichtlich der *pathophysiologischen Mechanismen* des gutartigen Hustenkopfschmerzes wird angenommen, dass es während des Hustens zu einer *Störung des Druckgradientenausgleichs in der*

Liquorsäule kommt. Zu Beginn des Hustens ist der Druck des Liquor cerebrospinalis im unteren Anteil der Liquorsäule gegenüber dem oberen Anteil der Liquorsäule erhöht. In der 2. Phase des Hustenvorgangs kommt es dann zu einer *Reversion dieser Druckdifferenz*. Bei benignem Hustenkopfschmerz könnte eine *mögliche Blockierung dieses Ausgleichs* für die Kopfschmerzentstehung verantwortlich sein. Eine weitere Erklärung wäre der *plötzliche Anstieg des venösen Druckes* während des Hustenvorgangs. Eine andere mögliche Erklärung ist, dass der benigne Hustenkopfschmerz während des *mechanischen Streckvorgangs nozizeptiver Fasern im Rückenmark* beim Husten entsteht.

Behandlung. Kontrollierte Studien zur Behandlung des benignen Hustenkopfschmerzes liegen nicht vor. Von entsprechender Bedeutung ist die *kausale Hustentherapie*. Hinsichtlich einer *symptomatischen Therapie* wurde von einzelnen Patienten eine gute Wirksamkeit von *Indometacin 3mal 50 mg pro Tag* berichtet.

Primärer Kopfschmerz durch körperliche Anstrengung

Klinik und Pathophysiologie. Die Entität des benignen Kopfschmerzes durch körperliche Anstrengung könnte ein *Sammelbegriff für verschiedenartigste Kopfschmerzformen* sein, die durch plötzliche Veränderung der körperlichen Tätigkeit hervorgerufen werden. Deshalb wird auch *eine mögliche Überschneidung mit dem Begriff des gutartigen Hustenkopfschmerzes und dem Kopfschmerz bei sexueller Aktivität* diskutiert. Diese Kopfschmerzform kann insbesondere *bei schnellen Veränderungen der körperlichen Tätigkeit*, wie z. B. beim Gewichtheben, beim Rennen, bei der Defäkation usw., auftreten. Die Schmerzcharakteristika entsprechen denen des Kopfschmerzes vom vasodilatorischen Typ in Form eines *beidseitigen pulsierenden Kopfschmerzes ohne Begleitstörungen* der Migräne. Als pathophysiologische Grundlage wird wie beim benignen Hustenkopfschmerz eine *plötzliche Erhöhung des venösen Druckes* vermutet. Ob ein *plötzlicher Anstieg des arteriellen Blutdruckes mit einer arteriellen Dilatation* als Kopfschmerzursache angesehen werden könnte, wird ebenfalls diskutiert.

Therapie. Patienten, die über entsprechende Beschwerden klagen, sollten zunächst *sorgfältig neurologisch* untersucht werden, um strukturelle Läsionen auszuschließen. Im Zweifelsfall sollte auch eine gezielte *apparative Diagnostik* veranlaßt werden. Sollten strukturelle Läsionen nicht aufgedeckt werden, ist die Diagnose des benignen Kopfschmerzes bei körperlicher Anstrengung begründet. Als therapeutische Verhaltensmaßnahme sollte dem Patienten eine *allmähliche Zunahme der körperlichen Aktivität* empfohlen werden, *abrupte Veränderungen* der körperlichen Betätigung sollten *vermieden* werden. Die *Erklärung* des Anstiegs des venösen Druckes wird dem Patienten helfen, den Grund zu verstehen, warum er an Kopfschmerzen leidet. Sollten trotzdem Kopfschmerzen auftreten und nicht nach kurzer Zeit spontan remittieren, kann die *Gabe von Indometacin bis zu 3mal 50 mg pro Tag* hilfreich sein.

Primärer Kopfschmerz bei sexueller Aktivität

Klinische Typen. *Koitus* oder *Masturbation* können von Kopfschmerzen begleitet werden, die meist als ein *dumpfer beidseitiger Druck* im Kopf beginnen. Mit *zunehmender sexueller Erregung* können die Kopfschmerzen *extrem stark – nahezu explosionsartig* – werden. Trotz sorgfältiger Untersuchung finden sich keine stukturellen intrakraniellen Erkrankungen. Kopfschmerzen bei sexueller Aktivität treten *nicht nur während des Orgasmus* auf. Deswegen wird der Begriff „Orgasmuskopfschmerz" heute nicht mehr verwendet.

Es werden 3 Typen dieser Kopfschmerzen unterschieden:

- Der „dumpfe Typ": *beidseitig* auftretend, meist im *Nacken, dumpf*-drückend. Die Kopfschmerzintensität steigt *proportional mit zunehmender sexueller Erregung* an. Die Ursache dieser Kopfschmerzen wird durch die *zunehmende Muskelanspannung* erklärt.
- Der „explosive Typ": mit *stärkerer Intensität* und *schlagartig kurz vor dem Orgasmus* auftretend. Die Ursache wird in einem *plötzlichen Anstieg des Blutdrucks* gesehen.
- Der „lageabhängige Typ": ähnlich wie bei Kopfschmerzen nach einer diagnostischen Lumbalpunktion *im Stehen* auftretend, *während des Hinlegens* verschwindend. Es wird angenommen, dass *während des sexuellen Höhepunkts* ein *Duraleck* eintritt. Die senkrechte Liquorsäule übt im Stehen einen erhöhten Druck auf dieses Leck aus. Der *Liquorunterdruck* führt dann zu den *lageabhängigen Kopfschmerzen*.

Pathophysiologie. Die Kopfschmerzdauer kann *5 min bis 2 Tage* betragen. Die Ursachen werden vorwiegend *mechanisch* interpretiert, als *zu starke Muskelanspannung* oder *zu hoher Blutdruckan-*

stieg. Auch *zerebrale arterielle Spasmen* können in einzelnen Fällen verantwortlich gemacht werden. Tatsächlich gibt es immer wieder spontane Berichte über *Schlaganfälle* im Zusammenhang mit Kopfschmerzen beim sexuellen Verkehr. Eine biochemische Erklärung wäre, dass während des Orgasmus plötzlich Endorphine zu schnell freigesetzt werden, die dann *für endogene Schmerzkontrollsysteme nicht zur Verfügung stehen* und zu einem plötzlichen Ausfall dieser Schmerzfilter führen. Tatsächlich ist mehr die *sexuelle Erregung* als die körperliche Aktivität *mit der Kopfschmerzentstehung korreliert*. Die Symptomatik solcher Kopfschmerzen kann auch *bösartige Ursachen* haben: Bei etwa 5% der Betroffenen ist eine *Subarachnoidalblutung* die Ursache, gelegentlich auch ein *Hirnstamminfarkt* oder eine *-thrombose*.

An „Sexkopfschmerzen" leiden *mehr Männer* als Frauen. Das Geschlechterverhältnis beträgt ca. *3 : 1*. Trotz gleichbleibender sexueller Praktiken der Betroffenen können die Kopfschmerzen über lange Strecken verschwinden, zu anderen Zeitphasen jedoch wieder auftreten.

Diagnostik. Zur Diagnostik genügt *bei typischem Verlauf* neben der neurologischen Untersuchung die *Anfertigung eines kranialen Computertomogramms* zum Ausschluß intrakranieller Läsionen. Bei *weiteren klinischen Auffälligkeiten*, insbesondere *Nackensteifigkeit*, sollte eine *Lumbalpunktion* durchgeführt werden. Die Indikation zur eventuellen *zerebralen Angiographie* basiert dann auf der Grundlage dieser Befunde. In der Regel ist eine Angiographie nicht notwendig.

Sowohl für den Patienten als auch für den erstuntersuchenden Arzt ist der *explosive Schmerztyp*, der in der Literatur auch als *Donnerschlagkopfschmerz* („thunder clap headache") bezeichnet wird, von besonderer Bedeutung. Klinisch-phänomenologisch ist der Kopfschmerztyp nur schwer von Kopfschmerzen bei einer *Subarachnoidalblutung* zu unterscheiden. Bei der Diagnostik sollten deshalb bei Patienten, die einen explosiven Schmerztyp *unabhängig von sexueller Aktivität*

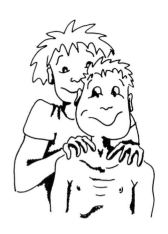

Abb. 10.1.
Die langsame Steigerung der sexuellen Erregung ist bei Kopfschmerz bei sexueller Aktivität manchmal die effektivste therapeutische Maßnahme

aufweisen, ein *kraniales Computertomogramm (CCT)* und eine *Untersuchung des Liquor cerebrospinalis* veranlaßt werden. Ergeben diese Untersuchungsmethoden regelgerechte Befunde, kann fast immer auf eine zerebrale Angiographie verzichtet werden. Bei Bestehen eines *explosiven Schmerztyps im Zusammenhang mit sexueller Aktivität*, der die typischen Kriterien aufweist und der *nicht mit Nackensteifigkeit* verbunden ist, ist zunächst – neben der neurologischen Untersuchung – *allenfalls ein CCT* erforderlich. Erst bei Vorliegen von abnormen neurologischen Befunden muß eine weitergehende apparative Diagnostik veranlaßt werden.

Therapie. Die Behandlung von „Sexkopfschmerzen" erfolgt durch folgende Maßnahmen:

— Die *Beratung über die Bedingungen* der Kopfschmerzen und über deren *Verlauf*.
— Die Information, dass bei aufkommenden Kopfschmerzen *die sexuelle Erregung nur langsam beschleunigt werden soll*. Dieser Hinweis ist zwar simpel, löst das Problem aber oft sehr wirkungsvoll (Abb. 10.1).
— Bei *regelmäßigem Auftreten* von Sexkopfschmerzen kann die *Gabe eines β-Rezeptorenblockers*, wie z.B. Propranolol (Dosierungsbereich 40–200 mg pro Tag), erwogen werden.

11. Sekundäre Kopfschmerzen

Kopfschmerzursachen und Kopfschmerztypen

Die primären Kopfschmerzerkrankungen werden in der Kopfschmerzklassifikation in den Gruppen 1–4 plaziert. Zwei dieser Kopfschmerzerkrankungen, die Migräne und der Kopfschmerz vom Spannungstyp, umfassen nahezu 92 % aller Kopfschmerzprobleme. In den Gruppen 5–12 werden die *sekundären Kopfschmerzerkrankungen* eingeordnet. Diese sekundären Kopfschmerzformen können durch eine *Vielzahl unterschiedlicher pathophysiologischer Bedingungen* verursacht werden. In der IHS-Klassifikation werden 159 verschiedene Hauptdiagnosen in den Gruppen 5–12 differenziert. Im Hinblick auf die möglichen kausalen Bedingungen kann jedoch eine *erhebliche größere Anzahl von spezifischen Erkrankungen* unterschieden werden. Beispielsweise kann eine *Vielzahl von Infektionskrankheiten* mit den unterschiedlichsten Erregern zu Kopfschmerzen führen. Auch können die *verschiedenartigsten Substanzen* Kopfschmerzen erzeugen. Dabei muß man sich darüber im klaren sein, dass die Gruppe der sekundären Kopfschmerzformen *nur ca. 8 %* aller Kopfschmerzen ausmacht.

Trotz der Vielzahl verschiedener Ursachen im Bereich der sekundären Kopfschmerzerkrankungen können sich Kopfschmerzen *phänomenologisch* nur *in einer überschaubaren Zahl unterschiedlicher Schmerztypen* äußern. Von besonderer Bedeutung ist in diesem Zusammenhang, dass auch sekundäre Kopfschmerzen sich *im Gewand von primären Kopfschmerzen* darstellen können. Dies betrifft insbesondere den Kopfschmerz vom Spannungstyp und die Migräne, doch genauso den Clusterkopfschmerz. Deshalb dürfen Kopfschmerzerkrankungen *nie ohne eine körperliche Untersuchung* und nur aufgrund der phänomenologischen Merkmale allein diagnostiziert werden. Außerdem können ja primäre Kopfschmerzerkrankungen bestehen und strukturell faßbare Erkrankungen sowohl *gleichzeitig* mit der primären Kopfschmerzerkrankung einhergehen als auch erst *im späteren Verlauf* neu auftreten. Diese Gegebenheiten haben in der Vergangenheit zu einer Reihe von Schwierigkeiten in der Diagnostik und Behandlung von Kopfschmerzerkrankungen geführt.

So ist z. B. die Annahme, dass *Migräne* durch niedrigen Blutdruck bedingt ist, nach wie vor weit verbreitet. Da Migräne bei jungen Frauen besonders prävalent ist und bei diesen auch oft eine zeitweilige arterielle Hypotonie beobachtet werden kann, ist damit ein rein *zufälliges Zusammentreffen* gegeben, und bisher hat keine Studie die primäre ätiologische Bedeutung der arteriellen Hypotonie für Migränekopfschmerzen nachweisen können. Gleiches gilt für *degenerative Veränderungen* im Bereich der Halswirbelsäule. Solche Veränderungen sind nahezu bei jedem Menschen im mittleren Lebensalter anzutreffen, und die primären Kopfschmerzerkrankungen sind in der Bevölkerung extrem prävalent. Folglich werden röntgenologische Untersuchungen der Halswirbelsäule *nahezu in jedem Fall* degenerative Veränderungen aufdecken. Gleiches gilt für *Kopfschmerz als mögliche Nebenwirkung von Medikamenten*. Da Kopfschmerzen quasi ubiquitär angetroffen werden, muß über sie auch in Studien als unerwünschte Ereignisse im Rahmen von Medikamentenprüfungen berichtet werden. An diesem Beispiel wird besonders deutlich, dass es dringend erforderlich ist, keine Studien ohne *adäquate Kontrollgruppen* durchzuführen, um die ursächliche Bedingung der Medikamenteneinnahme für den Kopfschmerz zu klären. In aller Regel sind auch in Placebogruppen hohe Kopfschmerzraten vorzufinden.

Neben diesen allgemeinen Erwägungen müssen bei der Diagnostik spezielle Überlegungen angestellt werden, um Kopfschmerzerkrankungen entweder unter den primären oder den sekundären Kopfschmerzformen *einordnen* zu können.

! Als entscheidendes diagnostisches Kriterium für die Gruppierung gilt die *zeitliche Beziehung* zwischen der Entwicklung der Kopfschmerzen und der Entwicklung einer faßbaren strukturellen oder funktionellen Läsion.

Patienten, die *erstmals* einen bestimmten Kopfschmerz in enger zeitlicher Beziehung zum Beginn einer der Störungen entwickeln, die zu den sekundären Kopfschmerzerkrankungen gerechnet werden, sind auch *innerhalb dieser Gruppen* zu verschlüsseln. Von entscheidender Bedeutung ist, dass das Kopfschmerzgeschehen mit dem Eintreten der faßbaren Läsion aufgetreten ist. Aber auch durch diesen Zusammenhang ist *eine ursächliche Beziehung* zwischen der Kopfschmerzsymptomatik und der erfaßten Störung *noch nicht belegt*.

Die Klassifikationsgrundlage bei sekundären Kopfschmerzen ist also die *angenommene oder nachgewiesene Ursache* des Kopfschmerzleidens. Somit unterscheidet sich das Vorgehen von dem bei den primären Kopfschmerzen, bei denen allein die Kopfschmerzphänomenologie die deskriptive diagnostische Basis darstellt.

INTERNATIONAL HEADACHE SOCIETY

Einleitung Sekundäre Kopfschmerzen

Wenn bei einem Patienten erstmals Kopfschmerzen oder eine neue Form von Kopfschmerzen zusammen mit einem Hirntumor auftreten, ist es folgerichtig zu schließen, dass die Kopfschmerzen sekundäre Folge des Tumors sind. In diesen Fällen sollte nur die Diagnose 7.4 *Kopfschmerz zurückzuführen auf ein Neoplasma* vergeben werden, auch wenn die Kopfschmerzen die Phänomenologie einer Migräne, eines Kopfschmerzes vom Spannungstyp oder eines Clusterkopfschmerzes aufweisen. In anderen Worten, ein de novo-Kopfschmerz, der in Zusammenhang mit einer anderen Erkrankung auftritt, von der bekannt ist, dass sie Kopfschmerzen verursachen kann, ist immer sekundärer Natur.

Die Situation stellt sich anders da, wenn ein Patient bereits unter einem primären Kopfschmerz litt, der sich dann in engem zeitlichen Zusammenhang mit einer anderen Erkrankung verschlechtert. In der ersten Auflage der Internationalen Klassifikation von Kopfschmerzen war nach vielen Diskussionen beschlossen worden, dass nur ein neu auftretender Kopfschmerz als sekundärer Kopfschmerz bezeichnet werden kann. Während der Erstellung der zweiten Auflage wurde jedoch offensichtlich, dass dieses Vorgehen zu unakzeptablen Situationen führen konnte. Wie z.B. ist mit einer Patientin zu verfahren, die im Laufe ihres gesamten Lebens bislang erst zehn Migräneattacken erlitten hatte und die nun unmittelbar nach einem Schädeltrauma zwei Migräneattacken pro Woche entwickelt und dadurch massiv behindert ist? Nach den Regeln der ersten Auflage konnte diese Patientin nur die Diagnose einer Migräne erhalten. Ein anderes Beispiel ist ein Patient, der unter Kopfschmerzen vom Spannungstyp leidet und bei dem sich die Kopfschmerzen in Zusammenhang mit einem Hirntumor verstärken, ohne dass sich die Kopfschmerzcharakteristika ändern. Die Diagnose 7.4 *Kopfschmerz zurückzuführen auf ein Neoplasma* konnte hier früher nicht vergeben werden. Schließlich konnte in der Vergangenheit praktisch nie die Diagnose eines Kopfschmerzes bei Medikamentenübergebrauch gestellt werden, da dieser ja grundsätzlich eine Verschlechterung eines bestehenden primären Kopfschmerzes, meist einer Migräne, ist. Die Diagnose durfte damit ausschließlich die einer Migräne sein.

Aus diesen Gründen wurde eine neue Übereinkunft zur Diagnose und Kodierung von primären Kopfschmerzen getroffen, die sich in engem zeitlichen Zusammenhang mit einer Erkrankung, die aufgrund aussagekräftiger wissenschaftlicher Untersuchungen als Ursache von Kopfschmerzen angesehen wird, signifikant verschlechtern. Diese Patienten können nun zwei Diagnosen erhalten, die primäre und eine zusätzliche sekundäre Kopfschmerzdiagnose. In der Theorie ist das neue System offener für Interpretationen als das alte, tatsächlich aber wurden die alten Kodierregeln in der Praxis immer dann nicht befolgt, wenn sich daraus unsinnige Diagnosen ergeben hätten. Die Schwierigkeit des neuen Systems liegt darin, zu entscheiden, ob ein Patient, dessen primärer Kopfschmerz sich in Zusammenhang mit einer anderen Erkrankung verschlechtert, ausschließlich die alte primäre Diagnose erhält oder ob eine zusätzliche sekundäre Kopfschmerzdiagnose hinzugefügt wird. Letzteres Vorgehen mit Vergabe zweier Diagnosen empfiehlt sich bei Vorliegen folgender Punkte: Es besteht ein unmittelbarer zeitlicher Zusammenhang, es ist zu einer deutlichen Verschlechterung des primären Kopfschmerzes gekommen, es bestehen andere Hinweise, dass die möglicherweise verantwortliche Erkrankung primäre Kopfschmerzen in ähnlicher Weise verschlimmern kann und es kommt zum Verschwinden der Kopfschmerzen nach Heilung oder Abklingen dieser anderen Erkrankung.

In der ersten Auflage der *Internationalen Klassifikation von Kopfschmerzen* variierten die diagnostischen Kriterien für sekundäre Kopfschmerzen stark und die angegebenen Kopfschmerzcharakteristika waren häufig wenig informativ. Für die vorliegende zweite Auflage wurde daher beschlossen, das Format zu standardisieren und, falls möglich, mehr Kopfschmerzcharakteristika aufzuführen. Die diagnostischen Kriterien haben daher folgenden Aufbau:

DIAGNOSTISCHE KRITERIEN FüR SEKUNDÄRE KOPFSCHMERZEN:
A. Kopfschmerz, der wenigstens eines (oder mehr) der nachfolgenden Charakteristika aufweist[1,2] und die Kriterien C und D erfüllt
B. Eine andere Erkrankung, von der bekannt ist, dass sie Kopfschmerzen verursachen kann, konnte nachgewiesen werden
C. Der Kopfschmerz tritt in enger zeitlicher Beziehung zu dieser anderen Erkrankung auf und/oder es besteht eine andere Evidenz für einen kausalen Zusammenhang
D. Der Kopfschmerz wird deutlich abgeschwächt oder er verschwindet innerhalb von 3 Monaten (dieser Zeitraum kann für einige Erkrankungen auch kürzer sein) nach erfolgreicher Behandlung bzw. Spontanremission der ursächlichen Erkrankung[3]

ANMERKUNGEN:
1. In der wissenschaftlichen Literatur finden sich für die meisten sekundären Kopfschmerzen nur spärliche Informationen über das klinische Bild. Aber auch bei den sekundären Kopfschmerzen, die gut beschrieben sind, fehlen meist diagnostisch wegweisende Merkmale. Die in den diagnostischen Kriterien unter A angegebenen Merkmale sind daher in der Regel nicht sehr hilfreich, einen kausalen Zusammenhang herzustellen. Das Kriterium A wird daher nicht nur zur Beschreibung der Kopfschmerzen herangezogen, sondern dient auch der Darstellung, wie viel oder wenig über diesen Kopfschmerz bekannt Der Aufbau des diagnostischen Kriteriums A erlaubt daher nun auch, eine Reihe von klinischen Merkmalen aufzuführen. Man hofft, dass hierdurch die klinische Erforschung der Charakteristika sekundärer Kopfschmerzen stimuliert wird und diese in näherer Zukunft helfen wird, das diagnostische Kriterium A für diese Kopfschmerzen eindeutiger zu definieren.
2. Fehlen Informationen zum Kopfschmerz, ist die Feststellung „keine typischen Charakteristika bekannt" angegeben.
3. Das diagnostische Kriterium D ist für nicht jeden sekundären Kopfschmerztyp gesichert und bestimmte Erkrankungen können derzeit nicht erfolgreich behandelt werden und weisen auch keine Spontanremission auf. In diesen Fällen kann das Kriterium D durch die Formel ersetzt werden: „Andere Ursachen wurden durch geeignete Untersuchungen ausgeschlossen.".

In vielen Fällen fehlen Informationen über den Behandlungsverlauf oder die Diagnose muss vor Ablauf der Zeit gestellt werden, die für die Remission der Erkrankung als erforderlich angesehen wird. In diesen Fällen sollten die Kopfschmerzen als *wahrscheinlich zurückzuführen auf [Erkrankung]* bezeichnet werden: Ein eindeutiger kausaler Zusammenhang kann erst nach Erfüllen des Kriteriums D hergestellt werden. Dies betrifft insbesondere die Situationen, in denen ein primärer Kopfschmerz durch eine sekundäre Ursache verschlimmert wurde. Beispielsweise dürfte die überwiegende Mehrheit der Patienten, die ansonsten die Kriterien einer 1.5.1 *chronischen Migräne* erfüllt, einen Medikamentenübergebrauch betreiben und von einer Beendigung des Medikamentenübergebrauch profitieren. Als Grundregel sollten vor Durchführung des Medikamentenentzuges in diesem Fall die Diagnose des vorbestehenden Migränesubtyps (meist einer 1.1 *Migräne ohne Aura*), einer 1.6.1 *wahrscheinlichen chronischen Migräne* und eines 8.2.7 *wahrscheinlichen Kopfschmerzes bei Medikamentenübergebrauch* vergeben werden. Nach einem Entzug ist das Kriterium D für 8.2. *Kopfschmerz bei Medikamentenübergebrauch* nicht erfüllt, wenn ein Patient innerhalb von 2 Monaten keine Besserung aufweist. Die Diagnose muß dann zugunsten einer 1.5.1 *chronischen Migräne* fallengelassen werden. Eine ähnliche Regel gilt für Patienten, die Medikamente übergebrauchen, aber ansonsten die Kriterien eines 2.3. *chronischen Kopfschmerzes vom Spannungstyp* erfüllen.

In den meisten Fällen enthält das Kriterium D ein Zeitlimit für die Besserung des Kopfschmerzes nach Heilung, spontaner Remission oder Beseitigung der ursächlichen Störung. In der Regel beträgt dieses Limit 3 Monate, es kann aber bei einigen sekundären Kopfschmerzen auch kürzer sein. Persistiert der Kopfschmerz über die 3 Monate (oder ein kürzeres Zeitlimit) hinaus, muß man sich fragen, ob die Kopfschmerzen wirklich aus der angenommenen sekundären Ursache resultieren. Sekundäre Kopfschmerzen, die länger als 3 Monate anhalten, wurden immer wieder beschrieben, nie aber in ihrer Ätiologie endgültig wissenschaftlich bewiesen. Sie werden daher im Anhang als chronische Kopfschmerzen zurückzuführen auf [Erkrankung] aufgeführt.

In der ICD-10 Klassifikation der Weltgesundheitsorganisation ist eine ähnliche Vorgehensweise wie in der IHS-Klassifikation möglich. Auch mit der ICD-10 kann ein *spezieller ätiologischer* Faktor angegeben und als zusätzlicher Code die Kopfschmerzerkrankung dokumentiert werden. Das Vorgehen ist in der *Konversionstabelle* für die ICD-10 und die IHS-Klassifikation (s. S. 13 ff) verdeutlicht.

Die Bedeutung des ätiologischen Faktors

Obwohl die *Diagnostik* der sekundären Kopfschmerzen in aller Regel problemlos gelingt, da ein wegweisender neurologischer oder allgemeiner Befund vorliegt und zusätzliche apparative diagnostische Maßnahmen diesen ätiologischen Faktor weiter eingrenzen lassen, ist es im Einzelfall möglicherweise schwierig, die *Bedeutung des ätiologischen Faktors* für das Kopfschmerzleiden *exakt zu begründen*. Beispielsweise kann ein Patient seit Jahrzehnten an einer Migräne mit Aura leiden, die 5- bis 6mal pro Jahr auftritt. Im mittleren Lebensalter kann dann möglicherweise ein Aneurysma symptomatisch werden und dadurch aufgedeckt werden. Ob diese strukturelle Läsion nun für die Migräneattacken verantwortlich ist, kann nicht unmittelbar belegt werden. Hier muß abgewartet werden, ob eine Therapie der strukturellen Läsion, wie in diesem Fall z. B. eine Operation, das Kopfschmerzleiden beheben kann. Eine ähnliche Situation ergibt sich auch bei dem *medikamenteninduziertem Dauerkopfschmerz*. Ob die kontinuierliche Medikamenteneinnahme für den Dauerkopfschmerz verantwortlich ist, kann erst entschieden werden, wenn eine erfolgreiche Entzugsbehandlung durchgeführt worden ist.

Im Einzelfall kann sich jedoch auch eine *umgekehrte Situation* als schwierig für eine kausale Interpretation erweisen. So kann beispielsweise ein *Meningeom* eindeutig zeitlich mit dem Auftreten von Kopfschmerzen korreliert sein. Aber auch nach einer optimalen Operation können die Kopfschmerzen weiterhin bestehen bleiben. Dieses Beispiel zeigt, dass der weiterbestehende Kopfschmerz einerseits weiterhin auf das Meningeom zurückgeführt werden kann, andererseits aber auch – aufgrund der Operationsfolgen – im Sinne eines posttraumatischen Kopfschmerzes interpretiert werden könnte. Sieht man jedoch von solchen Spezialfällen ab, ist eine eindeutige Zuordnung fast immer möglich.

12. Kopfschmerz zurückzuführen auf ein Kopf- und/oder HWS-Trauma

INTERNATIONAL HEADACHE SOCIETY

IHS-Klassifikation (Code 5)

5	**Kopfschmerz zurückzuführen auf ein Kopf- und/oder HWS-Trauma**
5.1	Akuter posttraumatischer Kopfschmerz
5.1.1	Akuter posttraumatischer Kopfschmerz bei mittlerer oder schwerer Kopfverletzung
5.1.2	Akuter posttraumatischer Kopfschmerz bei leichter Kopfverletzung
5.2	Chronischer posttraumatischer Kopfschmerz
5.2.1	Chronischer posttraumatischer Kopfschmerz bei mittlerer oder schwerer Kopfverletzung
5.2.2	Chronischer posttraumatischer Kopfschmerz bei leichter Kopfverletzung
5.3	Akuter Kopfschmerz nach HWS-Beschleunigungstrauma
5.4	Chronischer Kopfschmerz nach HWS-Beschleunigungstrauma
5.5	Kopfschmerz zurückzuführen auf ein traumatisches intrakraniales Hämatom
5.5.1	Kopfschmerz zurückzuführen auf ein epidurales Hämatom
5.5.2	Kopfschmerz zurückzuführen auf ein subdurales Hämatom
5.6	Kopfschmerz zurückzuführen auf ein anderes Kopf- oder HWS-Trauma
5.6.1	Akuter Kopfschmerz zurückzuführen auf ein Kopf- oder HWS-Trauma
5.6.2	Chronischer Kopfschmerz zurückzuführen auf ein Kopf- oder HWS-Trauma
5.7	Kopfschmerz nach Kraniotomie
5.7.1	Akuter Kopfschmerz nach Kraniotomie
5.7.2	Chronischer Kopfschmerz nach Kraniotomie

ALLGEMEINER KOMMENTAR

PRIMÄRER UND/ODER SEKUNDÄRER KOPFSCHMERZ?

Tritt ein neuer Kopfschmerz erstmals in engem zeitlichen Zusammenhang mit einem bekannten Trauma auf, sollte der Kopfschmerz als Kopfschmerz zurückzuführen auf ein Trauma kodiert werden. Dies ist auch der Fall, wenn der Kopfschmerz das klinische Bild einer Migräne, eines Kopfschmerzes vom Spannungstyp oder eines Clusterkopfschmerzes aufweist. Wenn sich ein vorbestehender primärer Kopfschmerz in engem zeitlichen Zusammenhang mit einem Trauma verschlechtert, ergeben sich zwei Möglichkeiten, die ein Abwägen erfordern. Der Patient kann entweder ausschließlich die Diagnose des vorbestehenden primären Kopfschmerzes erhalten oder aber die Diagnose des vorbestehenden primären Kopfschmerzes *und* eines Kopfschmerzes zurückzuführen auf ein Trauma. Letzteres Vorgehen empfiehlt sich bei Vorliegen folgender Punkte: Es besteht ein unmittelbarer zeitlicher Zusammenhang zum Trauma; die primären Kopfschmerzen haben sich deutlich verschlechtert; es bestehen sehr gute Hinweise, daß das betreffende Trauma Kopfschmerzen verschlimmern kann und es kommt zum Verschwinden des Kopfschmerzes nach Erholung vom Trauma.

DEFINITIV, WAHRSCHEINLICH ODER CHRONISCH?

In den meisten Fällen ist eine sekundäre Kopfschmerzdiagnose nur endgültig, wenn der Kopfschmerz innerhalb einer festgelegten Zeit nach erfolgreicher Behandlung oder Spontanremission der zugrundeliegenden Erkrankung verschwindet oder sich zumindest deutlich bessert. In diesen Fällen ist dieser zeitliche Zusammenhang der Besserung ein entscheidender Teil des Kausalnachweises. Dies ist bei den posttraumatischen Kopfschmerzen nicht der Fall. Der Kausalzusammenhang wird durch den Kopfschmerzbeginn in engem zeitlichen Zusammenhang zum Trauma belegt, während ein mögliches Persistieren der Kopfschmerzen nach dem Trauma allgemein anerkannt ist. In diesen Fällen wird z. B. nach einem Kopftrauma ein 5.2 *chronischer posttraumatischer Kopfschmerzen* diagnostiziert. Bis ein ausreichender Zeitraum für eine Besserung verstrichen ist, wird die Diagnose 5.1. *akuter posttraumatischer Kopfschmerzen* verwandt, wenn hierfür die Kriterien erfüllt sind. Das gleiche gilt für Kopfschmerzen nach HWS-Beschleunigungstraumen. Die Möglichkeit der Diagnose eines wahrscheinlichen Kopfschmerzes zurückzuführen auf ein Kopf- und/oder HWS-Trauma besteht hingegen nicht.

Einleitung

Kopfschmerzen können nach Verletzung des Kopfes, der Halswirbelsäule oder des Gehirns auftreten. Kopfschmerzen nach einem Schädeltrauma werden dabei häufig von Symptomen wie Schwindel, Konzentrationsstörungen, Nervosität, Persönlichkeitsveränderungen oder Schlafstörungen begleitet. Diese Symptomkonstellation wird als posttraumatisches Syndrom bezeichnet, wobei die Kopfschmerzen in der Regel das dominierende Symptom sind.

Kopfschmerzen nach einem Schädeltrauma können eine Vielzahl von Schmerzmustern aufweisen, die primären Kopfschmerzen ähneln. Am häufigsten, bei ca. 80% der Patienten, ähneln die Kopfschmerzen einem

Kopfschmerz vom Spannungstyp. In einigen Fällen kann eine typische Migräne mit oder ohne Aura getriggert werden und auch ein clusterkopfschmerzähnliches Syndrom ist in Einzelfällen beschrieben worden

Es ist einfach, die Verbindung zwischen Kopfschmerzen und Trauma herzustellen, wenn die Kopfschmerzen unmittelbar oder in den ersten Tagen nach dem Kopf- oder HWS-Trauma auftreten. Schwierig wird es, wenn die Kopfschmerzen erst Wochen oder gar Monate nach dem Trauma beginnen und dazu noch die Mehrheit der Kopfschmerzen das Bild eines Kopfschmerzes vom Spannungstyp aufweist, ist doch die Prävalenz dieses Kopfschmerzes in der Bevölkerung sowieso sehr hoch. Diese verzögert beginnenden posttraumatischen Kopfschmerzen sind nur in Einzelfallberichten beschrieben und nicht in Fall-Kontroll-Studien.

Es gibt anerkannte Risikofaktoren für einen ungünstigen Verlauf nach Kopf- oder HWS-Beschleunigungstrauma. Frauen haben ein höheres Risiko, einen posttraumatischen Kopfschmerz zu entwickeln, und mit steigendem Alter geht eine langsamere und unvollständigere Erholung einher. Mechanische Faktoren, wie z. B. die Stellung des Kopfes zum Zeitpunkt des Aufpralls, ob rotiert oder inkliniert, erhöhen das Risiko für einen posttraumatischen Kopfschmerz. Die Beziehung zwischen dem Schweregrad des Traumas und dem Schweregrad des posttraumatischen Syndroms ist noch nicht endgültig geklärt. Auch wenn kontroverse Daten vorliegen, leitet sich aus der Mehrzahl der Studien ab, daß posttraumatische Kopfschmerzen seltener sind, wenn das Kopftrauma schwerer ausgeprägt ist. Die kausale Beziehung zwischen einem Kopf-und/oder HWS-Trauma und den Kopfschmerzen ist jedoch in Fällen mit einem sehr leichten Trauma nur schwer herzustellen.

Die Rolle von Rechtsstreitigkeiten in der Chronifizierung der Kopfschmerzen wird noch diskutiert. Es gibt einige Studien, die eine Abnahme der Kopfschmerzen in den Ländern zeigen, in denen Unfallopfer keine Entschädigung erhalten. Der 5.2 *chronische posttraumatische Kopfschmerz* und der 5.4 *chronische Kopfschmerz bei HWS-Beschleunigungstrauma* sind häufig Teil eines posttraumatischen Syndroms. Bei diesen Syndromen ist es schwierig, die komplexe Interaktion zwischen organischen und psychosozialen Faktoren zu bemessen.

5.1 Akuter posttraumatischer Kopfschmerz

5.1.1 Akuter posttraumatischer Kopfschmerz bei mittlerer oder schwerer Kopfverletzung

DIAGNOSTISCHE KRITERIEN:
A. Kopfschmerz, der die Kriterien C und D erfüllt (keine typischen Charakteristika bekannt).
B. Kopftrauma, welches wenigstens einen der folgenden Punkte erfüllt:
   1. Bewußtseinsverlust >30 Minuten
   2. Glasgow Coma Scale (GCS) <13
   3. posttraumatische Amnesie >48 Stunden
   4. Nachweis einer traumatischen Hirnläsion in der zerebralen Bildgebung (zerebrales Hämatom, intrazerebrale und/oder subarachnoidale Blutung, Hirnkontusion und/oder Schädelfraktur)
C. Der Kopfschmerz tritt innerhalb von 7 Tagen nach dem Kopftrauma oder nach Wiedererlangen des Bewußtseins auf
D. Einer der beiden folgenden Punkte ist erfüllt:
   1. der Kopfschmerz verschwindet innerhalb von 3 Monaten nach dem Kopftrauma
   2. der Kopfschmerz persistiert, aber es sind noch keine 3 Monate seit dem Kopftrauma verstrichen

5.1.2 Akuter posttraumatischer Kopfschmerz bei leichter Kopfverletzung

DIAGNOSTISCHE KRITERIEN:
A. Kopfschmerz, der die Kriterien C und D erfüllt (keine typischen Charakteristika bekannt).
B. Kopftrauma, welches alle der folgenden Punkte erfüllt:
   1. kein Bewußtseinsverlust oder Bewußtseinsverlust <30 Minuten Dauer
   2. Glasgow Coma Scale (GCS) $\geq$ 13
   3. Symptome und/oder Zeichen einer Hirnerschütterung
C. Der Kopfschmerz tritt innerhalb von 7 Tagen nach dem Kopftrauma auf
D. Einer der beiden folgenden Punkte ist erfüllt:
   1. der Kopfschmerz verschwindet innerhalb von 3 Monaten nach dem Kopftrauma
   2. der Kopfschmerz persistiert, aber es sind noch keine 3 Monate seit dem Kopftrauma verstrichen

KOMMENTAR:
Leichte Kopfverletzungen können einen Symptomenkomplex mit Störungen der Kognition, des Verhaltens und des Bewußtseins sowie einer Glasgow Coma Scale >13 zur Folge haben. Sie können mit oder ohne Auffälligkeiten in den neurologischen Untersuchungen, der zerebralen Bildgebung (CCT, MRT), dem EEG, den evozierten Potentialen, der Liquoruntersuchung, den Vestibularisfunktionstests und der neuropsychologische Testung einhergehen. Es gibt keinen Hinweis darauf, daß eine Auffälligkeit in diesen Untersuchungen die Prognose ändert oder einen Beitrag zur Therapie leistet. Diese Untersuchungen sollten nicht als Routineverfahren bei Patienten mit anhaltenden posttraumatischen Kopfschmerzen eingesetzt werden. Sie sollten von Fall zu Fall oder zu Forschungszwecken Berücksichtigung finden.

5.2 Chronischer posttraumatischer Kopfschmerz

KOMMENTAR:
Chronische posttraumatische Kopfschmerzen sind häufig Teil eines posttraumatischen Syndroms, das eine Anzahl von Symptomen wie Gleichgewichtsstörungen, Konzentrationsstörungen, eingeschränkte Arbeitsfähigkeit, Gereiztheit, depressive Verstimmung und Schlafstörungen umfasst. Der Zusammenhang zwischen Rechtsstreitigkeiten bzw. einer noch ausstehende Regelung von Kompensationsansprüchen und dem zeitlichen Verlauf chronischer posttraumatischer Kopfschmerzen ist noch nicht eindeutig geklärt, es ist aber wichtig, Patienten in Hinblick auf eine

mögliche Simulation und/oder den Wunsch nach einer überhöhten Kompensation zu beurteilen.

5.2.1 Chronischer posttraumatischer Kopfschmerz bei mittlerer oder schwerer Kopfverletzung

DIAGNOSTISCHE KRITERIEN:

A. Kopfschmerz, der die Kriterien C und D erfüllt (keine typischen Charakteristika bekannt).
B. Kopftrauma, welches wenigstens einen der folgenden Punkte erfüllt:
   1. Bewußtseinsverlust >30 Minuten
   2. Glasgow Coma Scale (GCS) <13
   3. posttraumatische Amnesie >48 Stunden
   4. Nachweis einer traumatischen Hirnläsion in der zerebralen Bildgebung (zerebrales Hämatom, intrazerebrale und/oder subarachnoidale Blutung, Hirnkontusion und/oder Schädelfraktur)
C. Der Kopfschmerz tritt innerhalb von 7 Tagen nach dem Kopftrauma oder nach Wiedererlangen des Bewußtseins auf
D. Der Kopfschmerz persistiert für über 3 Monate nach dem Kopftrauma

5.2.2 Chronischer posttraumatischer Kopfschmerz bei leichter Kopfverletzung

DIAGNOSTISCHE KRITERIEN:

A. Kopfschmerz, der die Kriterien C und D erfüllt (keine typischen Charakteristika bekannt).
B. Kopftrauma, welches alle der folgenden Punkte erfüllt:
   1. kein Bewußtseinsverlust oder Bewußtseinsverlust <30 Minuten Dauer
   2. Glasgow Coma Scale (GCS) >13
   3. Symptome und/oder Zeichen einer Hirnerschütterung
C. Der Kopfschmerz tritt innerhalb von 7 Tagen nach dem Kopftrauma auf
D. Der Kopfschmerz persistiert für über 3 Monate nach dem Kopftrauma

KOMMENTAR:
Leichte Kopfverletzungen können einen Symptomenkomplex mit Störungen der Kognition, des Verhaltens und des Bewußtseins sowie einer Glasgow Coma Scale >13 zur Folge haben. Sie können mit oder ohne Auffälligkeiten in den neurologischen Untersuchungen, der zerebralen Bildgebung (CCT, MRT), dem EEG, den evozierten Potentialen, der Liquoruntersuchung, den Vestibularisfunktionstests und der neuropsychologische Testung einhergehen. Es gibt keinen Hinweis darauf, daß eine Auffälligkeit in diesen Untersuchungen die Prognose ändert oder einen Beitrag zur Therapie leistet. Diese Untersuchungen sollten nicht als Routineverfahren bei Patienten mit anhaltenden posttraumatischen Kopfschmerzen eingesetzt werden. Sie sollten von Fall zu Fall oder zu Forschungszwecken Berücksichtigung finden.

5.3 Akuter Kopfschmerz nach HWS-Beschleunigungstrauma

DIAGNOSTISCHE KRITERIEN:

A. Kopfschmerz, der die Kriterien C und D erfüllt (keine typischen Charakteristika bekannt).
B. Anamnese eines HWS-Beschleunigungstraumas (plötzliche und bedeutsame Akzelerations- oder Dezelerationsbewegung der HWS) in Verbindung mit einem Nackenschmerz
C. Der Kopfschmerz tritt innerhalb von 7 Tagen nach dem HWS-Trauma auf
D. Einer der beiden folgenden Punkte ist erfüllt:
   1. der Kopfschmerz verschwindet innerhalb von 3 Monaten nach dem HWS-Trauma
   2. der Kopfschmerz persistiert, aber es sind noch keine 3 Monate seit dem HWS-Trauma verstrichen

KOMMENTAR:
Der Begriff des HWS-Beschleunigungstraumas bezieht sich auf eine plötzliche Akzeleration oder Dezeleration der HWS (in der Mehrzahl der Fälle bei Verkehrsunfällen). Das klinische Bild beinhaltet Symptome, die sowohl von der HWS als auch von extrazervikalen Strukturen herrühren und ebenso Störungen der Neurosensorik, des Verhaltens, der Kognition und des Affekts. Das Erscheinungsbild und die Art der Entwicklung über die Zeit kann dabei sehr variabel sein. Kopfschmerzen sind bei diesem Syndrom sehr häufig. Die „Quebec Task Force on Whiplash-Associated Disorders" hat eine Klassifikation mit 5 Kategorien vorgeschlagen, die bei der Durchführung prospektiver Studien hilfreich sein könnte.

Es besteht ein wichtiger Unterschied in der Inzidenz des HWS-Beschleunigungstraumas in verschiedenen Ländern, was möglicherweise in Zusammenhang mit der zu erwartenden Entschädigung zu sehen ist.

5.4 Chronischer Kopfschmerz nach HWS-Beschleunigungstrauma

DIAGNOSTISCHE KRITERIEN:

A. Kopfschmerz, der die Kriterien C und D erfüllt (keine typischen Charakteristika bekannt).
B. Anamnese eines HWS-Beschleunigungstraumas (plötzliche und bedeutsame Akzelerations- oder Dezelerationsbewegung der HWS) in Verbindung mit einem Nackenschmerz
C. Der Kopfschmerz tritt innerhalb von 7 Tagen nach dem HWS-Trauma auf.
D. Der Kopfschmerz persistiert für über 3 Monate nach dem HWS-Beschleunigungstrauma

KOMMENTAR:
Der chronische Kopfschmerz nach HWS-Beschleunigungstrauma ist häufig Bestandteil eines posttraumatischen Syndroms.

Der Zusammenhang zwischen Rechtsstreitigkeiten bzw. einer noch ausstehende Regelung von Kompensationsansprüchen und dem zeitlichen Verlauf chronischer posttraumatischer Kopfschmerzen ist noch nicht eindeutig geklärt.

Es gibt keinen Beweis, daß eine noch ausstehende Regelung von Kompensationsansprüchen Einfluß auf die Chronifizierung der Kopfschmerzen hat, es ist aber wichtig, Patienten in Hinblick auf eine mögliche Simulation und/oder den Wunsch nach einer überhöhten Kompensation zu beurteilen.

5.5 Kopfschmerz zurückzuführen auf ein traumatisches intrakraniales Hämatom

AN ANDERER STELLE KODIERT:
Kopfschmerzen zurückzuführen auf eine traumatische intrazerebrale und/oder subarachnoidale Blutung oder ein traumatisches intrazerebrales Hämatom werden unter 5.1.1 *akuter posttraumatischer Kopfschmerz bei mittlerer oder schwerer Kopfverletzung* oder 5.2.1 *chronischer posttraumatischer Kopfschmerz bei mittlerer oder schwerer Kopfverletzung* kodiert.

5.5.1 Kopfschmerz zurückzuführen auf ein epidurales Hämatom

DIAGNOSTISCHE KRITERIEN:

A. Akut auftretender Kopfschmerz, der die Kriterien C und D erfüllt (keine weiteren typischen Charakteristika bekannt).
B. Nachweis eines epiduralen Hämatoms in der zerebralen Bildgebung
C. Der Kopfschmerz tritt innerhalb von Minuten bis 24 Stunden nach Entwicklung des Hämatoms auf
D. Einer der beiden folgenden Punkte ist erfüllt:
   1. der Kopfschmerz verschwindet innerhalb von 3 Monaten nach Entlastung des Hämatoms
   2. der Kopfschmerz persistiert, aber es sind noch keine 3 Monate seit der Entlastung des Hämatoms verstrichen

KOMMENTAR:
Ein epidurales Hämatom tritt innerhalb von Stunden nach einem Kopftrauma auf, welches durchaus moderat sein kann. Es geht grundsätzlich mit fokal-neurologischen Symptomen und Störungen des Bewußtseins einher. Ein notfallmäßiger chirurgischer Eingriff ist unumgänglich.

5.5.2 Kopfschmerz zurückzuführen auf ein subdurales Hämatom

DIAGNOSTISCHE KRITERIEN:

A. Akuter oder zunehmender Kopfschmerz, der die Kriterien C und D erfüllt (keine weiteren typischen Charakteristika bekannt).
B. Nachweis eines subduralen Hämatoms in der zerebralen Bildgebung
C. Der Kopfschmerz tritt innerhalb von 24 bis 72 Stunden nach Entwicklung des Hämatoms auf
E. Einer der beiden folgenden Punkte ist erfüllt:
   1. der Kopfschmerz verschwindet innerhalb von 3 Monaten nach Entlastung des Hämatoms
   2. der Kopfschmerz persistiert, aber es sind noch keine 3 Monate seit der Entlastung des Hämatoms verstrichen

KOMMENTAR:
Anhand des zeitlichen Verlaufes können verschiedene Arten des subduralen Hämatoms unterschieden werden. Beim akuten und subakuten Hämatom, die üblicherweise nach einem offensichtlichen Kopftrauma auftreten, sind Kopfschmerzen häufig (11–53%), werden aber üblicherweise von fokal-neurologischen Defiziten und Bewußtseinsstörungen in den Hintergrund gedrängt. Beim chronischen subduralen Hämatom sind Kopfschmerzen noch häufiger (bis zu 81%) und – obwohl weniger stark – meist das führende Symptom. Die Diagnosestellung kann hier schwierig sein, weil das ursprüngliche Kopftrauma oft trivial ist und von den Patienten bereits vergessen wurde. Bei älteren Personen mit zunehmenden Kopfschmerzen sollte immer an ein chronisches subdurales Hämatom gedacht werden, insbesondere wenn sie zusätzlich eine kognitive Beeinträchtigung und diskrete fokal-neurologische Defizite aufweisen.

Ein bilaterales subdurales Hämatom kann als Komplikation eines Liquorunterdrucks auftreten. Der Kopfschmerz sollte dann darunter kodiert werden. In diesen Fällen ist der Kopfschmerz initial lageabhängig und bleibt im weiteren Verlauf entweder vornehmlich lageabhängig oder er entwickelt sich zum Dauerschmerz.

5.6 Kopfschmerz zurückzuführen auf ein anderes Kopf- oder HWS-Trauma

5.6.1 Akuter Kopfschmerz zurückzuführen auf ein anderes Kopf- oder HWS-Trauma

DIAGNOSTISCHE KRITERIEN:

A. Kopfschmerz, der die Kriterien C und D erfüllt (keine typischen Charakteristika bekannt)
B. Nachweis eines Kopf- oder HWS-Traumas einer Art, die oben nicht beschrieben ist
C. Der Kopfschmerz entwickelt sich in engem zeitlichen Zusammenhang zu dem Kopf- oder HWS-Trauma und/oder es besteht eine andere Evidenz für einen kausalen Zusammenhang
D. Einer der beiden folgenden Punkte ist erfüllt:
   1. Der Kopfschmerz verschwindet innerhalb von 3 Monaten nach dem Kopf- oder HWS-Trauma
   2. Der Kopfschmerz persistiert, aber es sind noch keine 3 Monate seit dem Kopf- oder HWS-Trauma verstrichen

5.6.2 Chronischer Kopfschmerz zurückzuführen auf ein anderes Kopf- oder HWS-Trauma

DIAGNOSTISCHE KRITERIEN:

A. Kopfschmerz, der die Kriterien C und D erfüllt (keine typischen Charakteristika bekannt)

B. Nachweis eines Kopf- oder HWS-Traumas einer Art, die oben nicht beschrieben ist
C. Der Kopfschmerz entwickelt sich in engem zeitlichen Zusammenhang zu dem Kopf- oder HWS-Trauma und/oder es besteht eine andere Evidenz für einen kausalen Zusammenhang
D. Der Kopfschmerz persistiert für über 3 Monate nach dem Kopf- oder HWS-Trauma

5.7 Kopfschmerz nach Kraniotomie

5.7.1 Akuter Kopfschmerz nach Kraniotomie

DIAGNOSTISCHE KRITERIEN:

A. Kopfschmerz variabler Intensität mit einem Schmerzmaximum im Bereich der Kraniotomie, der die Kriterien C und D erfüllt
B. Die Kraniotomie erfolgte nicht aufgrund eines Kopftraumas[1]
C. Der Kopfschmerz tritt innerhalb von 7 Tagen nach der Kraniotomie auf
D. Einer der beiden folgenden Punkte ist erfüllt:
   1. der Kopfschmerz verschwindet innerhalb von 3 Monaten nach der Kraniotomie
   2. der Kopfschmerz persistiert, aber es sind noch keine 3 Monate seit der Kraniotomie verstrichen

ANMERKUNG:
1. Erfolgte die Kraniotomie aufgrund eines Traumas erfolgt eine Kodierung unter 5.1.1 *akuter posttraumatischer Kopfschmerz bei mittlerer oder schwerer Kopfverletzung*.

5.7.2 Chronischer Kopfschmerz nach Kraniotomie

DIAGNOSTISCHE KRITERIEN:

A. Kopfschmerz variabler Intensität mit einem Schmerzmaximum im Bereich der Kraniotomie, der die Kriterien C und D erfüllt
B. Die Kraniotomie erfolgte nicht aufgrund eines Kopftraumas[1]
C. Der Kopfschmerz tritt innerhalb von 7 Tagen nach der Kraniotomie auf
D. Der Kopfschmerz persistiert für über 3 Monate nach der Kraniotomie

ANMERKUNG:
1. Erfolgte die Kraniotomie aufgrund eines Traumas erfolgt eine Kodierung unter 5.2.1 *chronischer posttraumatischer Kopfschmerz bei mittlerer oder schwerer Kopfverletzung*.

KOMMENTAR:
Ein sofortiger postoperativer Schmerz tritt bei bis zu 80% der Patienten auf, bildet sich aber bei den meisten Patienten innerhalb von 7 Tagen zurück. Nach einer Kraniotomie persistiert der Kopfschmerz als Folge des Eingriffs bei nur einem Viertel der Patienten über 3 Monate hinaus. Eingriffe in der hinteren Schädelgrube, insbesondere subokzipitale Kraniotomien bei Akustikusneurinomen, gehen häufiger mit Postkraniotomiekopfschmerzen einher.

Die Pathogenese des chronischen Kopfschmerzes nach Kraniotomie ist unklar, möglicherweise spielen eine meningeale Entzündung, Nerveneinklemmung, die Adhäsion von Muskeln an der Dura oder andere Mechanismen eine Rolle. Modifikationen des operativen Vorgehens wie der Einsatz der osteoplastischen Kranioplastie könnten durch Verhinderung der Adhäsion von Muskeln und Faszien an der darunterliegenden Dura zu einer Verringerung der Inzidenz von Postkraniotomiekopfschmerzen führen.

Akuter posttraumatischer Kopfschmerz

Epidemiologie

Etwa *300 Menschen auf 100 000 Einwohner* erleiden pro Jahr ein Schädel-Hirn-Trauma, das zur stationären Aufnahme führt. In Deutschland sind dies somit ca. 240 000 Betroffene pro Jahr. Bei ca. 8 000 dieser Betroffenen ist das Schädel-Hirn-Trauma so ausgeprägt, daß sie daran sterben. Häufigste Quelle von Schädel-Hirn-Traumen sind *Verkehrsunfälle, Stürze, Unfälle am Arbeitsplatz oder im Haushalt sowie Sportverletzungen*. Sicherste Maßnahmen zur Vermeidung von Schädel-Hirn-Traumen sind *präventive* Schritte. Die Einführung von Sicherheitsgurten, Airbags, Geschwindigkeitsbegrenzungen, Alkoholverbot etc. führten zu wesentlichen Verbesserungen der Situation.

Hat sich ein Schädel-Hirn-Trauma ereignet, kann die direkte Schädigungeinwirkung *nicht mehr geändert* werden. Ein Schädel-Hirn-Trauma kann einerseits durch *direkte* Schädigungseinwirkung pathologische Konsequenzen bewirken, andererseits können auch *sekundäre* Komplikationen zu bleibenden Schäden beitragen.

Akute posttraumatische Kopfschmerzen, die innerhalb von acht Wochen nach Wiedererlangen des Bewußtseins abklingen, treten nach epidemiologischen Studien bei ca. *33–66 %* der betroffenen Patienten auf.

Klinik

Akuter posttraumatischer Kopfschmerz äußert sich häufig in Form des *Kopfschmerzes vom Spannungstyp* oder in Form des *Kopfschmerzes vom vasodilatatorischen Typ*. Im ersten Falle findet sich ein beidseitiger, oft frontal lokalisierter, dumpf drückender Schmerz. Im zweiten Falle ist der Kopfschmerz ebenfalls beidseits lokalisiert, äußert sich pulsierend oder pochend und ist nicht von Übelkeit, Erbrechen oder einer Aura begleitet. Der Kopfschmerz kann *kontinuierlich während mehrerer Tage oder auch Wochen* bestehen bleiben, kann in einzelnen Fällen aber auch *durch stunden- bis tageweises episodisches Auftreten* charakterisiert sein. Die Lokalisation der Kopfschmerzen ist bei einigen Patienten *klar umschrieben*, bei anderen wiederum ist ein mehr *diffuses Schmerzbild* gegeben. *Körperliche Betätigung, plötzliche Lageänderungen, körperliche Anstrengung, psychische Interferenzen* können die Kopfschmerzen *verschlechtern* oder bei episodischem Auftreten entsprechende *Anfälle auslösen*. Posttraumatische Kopfschmerzen können durch *Ruhe, emotionale Ausgeglichenheit und Entspannung* in der Regel *verbessert* werden. Auch körperliche Tätigkeit, wenn sie *nicht mit übermäßigen Anstrengungen einhergeht*, kann den Kopfschmerz vermindern. Die Schmerzintensität liegt *zwischen mittelstarken und sehr starken Bereichen*. Eine direkte Korrelation zwischen der Traumaintensität und der klinischen Ausprägung kann dabei jedoch *nicht* festgestellt werden. Die Schmerzen können, insbesondere zu Beginn, auch von *Übelkeit* und *Erbrechen* begleitet sein.

Bei *genauer Analyse* der verschiedenen Kopfschmerzmerkmale können zumindest *7 Typen*, je nach zugrundeliegender Definitionsart, unterschieden werden.

— Der Kopfschmerz *vom vasodilatatorischen Typ* entsteht nach posttraumatischer *intrakranieller Vasodilatation*. Er hat einen *pulsierenden, pochenden Charakter* und kann durch *körperliche Aktivität* wie z. B. Laufen, Bücken, Heben, Husten, Pressen etc. *verschlimmert* werden.
— Der Kopfschmerz *vom Typ der lokalen Läsion* äußert sich in Form eines *nicht pulsierenden Dauerkopfschmerzes*, der ein *deutliches Maximum in einem umschriebenen Areal* besitzt und in die Umgebung ausstrahlen und sich auch auf weiter entfernte Gebiete erstrecken kann. Dieser Kopfschmerz tritt insbesondere auf, wenn sich eine *lokale Schädelverletzung* ereignet hat und dabei *neuronale oder vaskuläre Strukturen* in Mitleidenschaft gezogen worden sind.
— Der Kopfschmerz *vom Typ der Migräne* (posttraumatische Migräne) im Anschluß an ein Schädel-Hirn-Trauma findet sich insbesondere *bei Kindern und Heranwachsenden*. Der Spezialbegriff der „Fußballmigräne" beschreibt ein typisches Traumageschehen. Durch einen kurzen Schlag auf den Schädel, z. B. beim Köpfen oder beim Hinfallen können bei dem Betroffenen Migräneattacken erstmalig generiert werden. Das *Intervall* zwischen dem Trauma und der Migräne beträgt *zwischen 10 min und mehreren Stunden*. Neben den Kopfschmerzen können die typischen *migränespezifischen Begleitstörungen* wie Übelkeit, Erbrechen, Licht- und Lärmüberempfindlichkeit auftreten. Dem Kopfschmerzgeschehen können auch *Auraphasen* wie bei der Migräne vorausgehen, oder diese können im Sinne einer *prolongierten Aura* mit dem Kopfschmerz auftreten. In der Analyse von Jugendlichen mit Schädel-Hirn-Trauma zeigt sich, daß *nur bei ca. 1–4 %* posttraumatische Migräneanfälle beschrieben werden.

! Ob die posttraumatische Migräne ein *symptomatisches Geschehen* des Schädel-Hirn-Traumas darstellt oder aber ob das Schädel-Hirn-Trauma selbst nur ein *Triggerfaktor* für die Genese einer Migräneattacke ist, ist bis heute nicht eindeutig geklärt.

Insbesondere bei *Entschädigungsansprüchen* nach Unfällen stellt sich immer wieder die Frage, ob die Migräne durch den Unfall ausgelöst worden ist oder ob sie auch unabhängig vom Unfall spontan aufgetreten wäre. Sicher kann dies für die posttraumatische Migräne im Rahmen *akuter posttraumatischer Kopfschmerzen* angegeben werden. Nach der Definition klingt dieser posttraumatische Kopfschmerz oder hier die posttraumatische Migräne innerhalb von 8 Wochen nach der Verletzung ab. In der Situation eines *Neuauftretens von Migräneanfällen* nach einem Schädel-Hirn-Trauma und der *Remission* der Migräneattacken innerhalb des angegebenen Zeitraums kann davon ausgegangen werden, daß die Migräneanfälle *symptomatische Äußerung* des Schädel-Hirn-Traumas darstellen, diese also durch das Schädel-Hirn-Trauma direkt bedingt sind.

— *Clusterkopfschmerzen* im typischen Sinn sind bisher nicht mit definitiver Sicherheit als Folge eines Schädel-Hirn-Traumas beschrieben worden. Es gibt zwar Berichte in der Literatur, die möglicherweise im Sinne eines Clusterkopfschmerzes als Folge von Schädel-Hirn-Traumen zu interpretieren sind, insgesamt ist die *Evidenz jedoch sehr gering*.
— Bei *Verletzungen des Halssympathikus* mit umschriebenen Verletzungen im Bereich des Halses, die die Umgebung der A. carotis einbeziehen, können *frontotemporale Kopfschmerzen* auftreten, die mit *schweren vegetativen Störungen* einhergehen. Dazu gehören insbesondere *Schweiß(sekretions)störungen, Mydriasis, Sehstörungen, Übelkeit, Erbrechen, Lärm- und Lichtempfindlichkeit*. Bei ausgeprägten Störungen des Halssympathikus kann auch ein *Horner-Syn-*

drom mit Ptosis und Miosis bestehen. Pathophysiologisch entsteht das Syndrom durch eine zeitweilige Überaktivität oder eine zeitweilige Minderaktivität des Sympathikus. Bei Gabe eines *β-Blockers*, z. B. Propranolol 2mal 50 mg, kann es zu einem völligen Sistieren des Kopfschmerzleidens kommen.

— *Symptomatischer Kopfschmerz vom Spannungstyp* mit beidseitigem, dumpf drückendem Kopfschmerz, der nicht von Übelkeit, Erbrechen, Lärm- und Lichtempfindlichkeit begleitet ist, zeigt sich *am häufigsten* als Kopfschmerz nach einem Schädel-Hirn-Trauma. Als ätiologische Faktoren können nach Schädel-Hirn-Traumen z. B. *muskulärer Streß, Angst und Depression* bestehen. Bei der Beurteilung solcher Kopfschmerzen müssen jedoch auch *mögliche Versicherungsansprüche* erwogen werden. Generell ist es sehr schwierig bis unmöglich, ein Kopfschmerzleiden erfolgreich zu therapieren, solange mögliche Schadensansprüche nicht ausgeglichen sind. *Die Behandlung des posttraumatischen Kopfschmerzes vom Spannungstyp unterscheidet sich nicht von der des primären Kopfschmerzes vom Spannungstyp.*

— Nach einem *Schleudertrauma* können nach einer freien Latenzzeit sowohl *episodische als auch Dauerkopfschmerzen* auftreten. Bei mehr als zwei Drittel der Betroffenen tritt ein *okzipitaler Kopfschmerz* auf, der *in den Nacken* ausstrahlt. Die Schmerzen können auch *in beide Arme* ausstrahlen. Bei ca. 15% der Patienten besteht ein *anfallsweise auftretender Kopfschmerz*. Nur ein Viertel der betroffenen Patienten klagt nicht über Kopfschmerzen. Die anfallsweise auftretenden Kopfschmerzen können phänomenologisch dem Typ der Migräne oder dem Kopfschmerz vom Spannungstyp entsprechen.

Neuere Untersuchungen belegen, daß *nach Schleudertraumata der Halswirbelsäule funktionelle Veränderungen im Zentralnervensystem* auftreten können. Insbesondere sind davon *vegetative Reflexe* als auch *nozizeptive Reflexe* betroffen. Regelrechte bildgebende Verfahren sind *keine Grundlage dafür, daß eine Schädigung ausgeschlossen wird*.

Pathophysiologie

Bei einem akuten Schädel-Hirn-Trauma können *zwei unterschiedliche direkte pathophysiologische Mechanismen* unterschieden werden. An der *Seite der Gewalteinwirkung* („coup") oder *an der gegenüberliegenden Seite* („contre coup") entsteht die

— *direkte kortikale Kontusion.*

In der Regel ist der *frontale oder der temporale Lappen* betroffen.

Als 2. Form der direkten Hirnschädigung können aufgrund

— *mechanischer Scherbewegungen*

Verletzungen im Bereich der weichen Substanz in Form von Rissen und Durchtrennungen der Neurone beobachtet werden. Bei der Durchführung *bildgebender Verfahren* können solche Läsionen *verborgen* bleiben. Bei *sekundären Mikroblutungen* können jedoch *kleine intrazerebrale Hämatome* aufgedeckt werden. Stunden bis Tage nach dieser Läsion können als Folge der Axonläsionen *geschrumpfte retrahierte Axone* beobachtet werden. Die Mikroglia weist kompensatorisch eine Hypertrophie auf und kann an der Stelle der Läsion in Form von *Mikrogliahäufchen* beobachtet werden.

Als *sekundäre Folge* von Schädel-Hirn-Traumen können verschiedene Komplikationen auftreten. Häufigste Folge ist eine *intrakranielle Blutung*, entweder in Form eines epiduralen oder subduralen Hämatoms (Abb. 12.1). *Subdurale* Blutungen gehen häufig auch mit einer *intrazerebralen Blutung* einher. Die Blutung als solche führt wiederum zu einer *Traumatisierung von Hirngewebe* durch Kompression des zentralen Nervensystems entweder direkt oder indirekt in Form einer Herniation. Ein *Hirnödem* kann sowohl mit oder ohne intra-

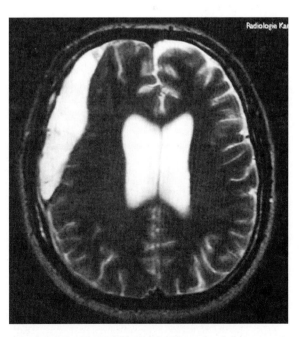

Abb. 12.1. Patient mit posttraumatischem Kopfschmerz nach Schädeltrauma und subduralem Hämatom

kraniellem Hämatom auftreten. Ursachen können eine *Zunahme der Extra- oder Intrazellularflüssigkeit* sowie *Extravasation* sein. Ein erhöhter *intrakranieller Druck* schließlich kann zu einer *Tonsillen- oder Tentoriumsherniation* führen.

Aufgrund der gestörten Autoregulation nach einem Schädel-Hirn-Trauma bei einer *mangelnden zerebralen Perfusion* kann eine *zerebrale Ischämie* auftreten. Schließlich kann bei einem *Riß der Dura mater* eine *Infektion* im Zentralnervensystem ausgelöst werden und sich entweder eine Meningitis oder ein zerebraler Abszeß ausbilden.

Diese mannigfaltigen pathophysiologischen Prozesse machen verständlich, daß *allein der Schweregrad* eines Schädel-Hirn-Traumas nicht mit der Inzidenz von akuten posttraumatischen Kopfschmerzen korreliert ist. *Unabhängig von der Zeitspanne der Bewußtlosigkeit* zeigte sich bei Patienten, die weniger als 60 min Bewußtlosigkeit bis hin zu mehr als 24 h Bewußtlosigkeit aufwiesen, eine *nahezu gleiche Inzidenz von posttraumatischen Kopfschmerzen*, die bei ca. 40–50 % liegt. Die wenigen Untersuchungen, die in der Literatur zu diesem Thema auffindbar sind, legen nahe, daß Patienten, die *mehr als 7 Tage Bewußtlosigkeit* aufweisen, sogar *eher eine geringere Inzidenz* von Kopfschmerzen nach dem Aufwachen haben als Patienten, die nur kurzfristig bewußtlos sind.

Verhalten	Frühzeitige Mobilisierung	
	Entspannungsverfahren	
	Schnelle Rückkehr in den Beruf	
Physiotherapie	Krankengymnastik auf neurophysiologischer Grundlage	
	Wärme	
	Massagen	
Medikamente	Non-Opioid-Analgetika	Aspirin (4 x 1 g)
		Paracetamol (4 x 1 g)
		Ibuprofen (4 x 600 mg)
		Naproxen (2 x 1000 mg)
	Coxibe	Refecoxib (50 mg zur Nacht)
		Celecoxib (2 x 200 mg)
		Parecoxib (2 x 20 mg)
	Opioid-Analgetika	Tramadol Retardtabletten (Aufdosierung von 2 x 50 mg bis auf 2 x 300 mg über 12 Tage, je nach Erfordernis
		Morphin Retardtabletten (Aufdosierung von 2 x 10 mg beginnend, wenn vorgenannte Optionen nicht ausreichen. Steigerung alle 2 Tage um 2 x 10 mg bis ausreichende Analgesie erreicht. Evtl. Antiemetikum hinzufügen, Obstipationsprophylaxe mit Ernährungsanpassung und ggf. Macrogol
	Cave:	Keine Einnahme von Analgetika auf Bedarfsbasis!
	Cave:	Zur Vermeidung medikamenteninduzierter Chronifizierung und medikamenteninduzierter Dauerkopfschmerzen initial durch hohe Dosierung schnelle Schmerzlinderung anstreben, Begrenzung der Therapie jedoch auf 3-4 Wochen
Lokale Injektionstherapie	Lokalanästhetika	
	Kortikosteroide	
	Botulinum-Toxin	

Abb. 12.2. Möglichkeiten in der Therapie des akuten posttraumatischen Kopfschmerzes

Therapie des akuten posttraumatischen Kopfschmerzes

Bei akuten posttraumatischen Kopfschmerzen sollte eine *intensive therapeutische Beratung* erfolgen, um mögliche Chronifizierungsprozesse früh zu erfassen und zu verhindern (Abb. 12.2). Wichtigste Maßnahme ist, dem Patienten die *Grundlage* seines Kopfschmerzleidens genau zu erklären. Im Gegensatz zu sonst angeratener physischer Inaktivität mit Bettruhe sollten die Patienten ermuntert werden, möglichst *frühzeitig aufzustehen* und *sich zu bewegen*. Auch sollten möglichst frühzeitig eine *krankengymnastische Therapie* und bei Eintreten reflektorischer Muskelhartspanns *Wärmeanwendungen* sowie *Massagen* eingeleitet werden. Bei Vorliegen von Triggerpunkten im Bereich der zervikalen Muskulatur kann die *Injektion von Lokalanästhetika* oder *langwirksamen Kortikosteroiden* hilfreich sein. Frühzeitig zu veranlassen sind das Erlernen der *progressiven Muskelrelaxation* sowie der *Einsatz von Schmerzimmunsierungstraining*.

Zur *medikamentösen Akuttherapie* sollte bei einem Dauerkopfschmerz möglichst auf die kontinuierliche Gabe von Analgetika verzichtet werden. Die kontinuierliche Gabe von *Amitryptilin* in einer Dosierung von *25–100 mg pro Tag* kann die Schmerzen lindern und einen Chronifizierungsprozeß vermeiden. Gelegentlich ist die zusätzliche Gabe *eines niederpotenten Neuroleptikums* wie z. B. 3mal 25 mg Atosil hilfreich. Sollten initial *stark ausgeprägte Schmerzen* vorhanden sein, sollte die Gabe von *mittelpotenten Analgetika* nach einem festen Zeitschema möglichst unverzüglich eingeleitet werden. Möglich ist z. B. die Gabe von *Tramadol in retardierter Form 2mal 100 mg pro Tag*. Wegen Begleitstörungen wie Übelkeit oder Erbrechen können *Antiemetika* gegeben werden, z. B. Metoclopramid 4mal 20 mg.

Prognose

Schädel-Hirn-Traumen sind für die Patienten ein *einschneidendes Erlebnis* in ihrem Leben. Bei der Verarbeitung solcher Ereignisse muß berücksichtigt werden, daß nicht allein die körperlichen Störungen verkraftet werden müssen. Häufig tritt zudem bei einem Schädel-Hirn-Trauma auch ein *organisches Psychosyndrom* in den verschiedenen Schweregraden auf. So läßt sich oft ein *pseudoneurasthenisches Syndrom* beobachten. Neben den subjektiven Beschwerden wie z. B. Frösteln, Schwindel und Müdigkeit findet sich im intraindividuellen Vergleich eine *Reduktion des allgemeinen psychischen Leistungsvermögens*.

Dies führt auch dazu, daß dem Patienten eine *adäquate Verarbeitung des Krankheitsbildes* oft *nicht gelingt*. Das pseudoneurasthenische Syndrom ist ohne psychiatrische Ausbildung als solches nur schwer zu erkennen, weshalb die Beschwerden des Patienten oft als psychogen, neurotisch oder als Rentenbegehren interpretiert werden.

Im Mittel dauern posttraumatische Kopfschmerzen *1–2 Wochen*. Nur ein Drittel der Patienten, die einen posttraumatischen Kopfschmerz aufweisen, klagen *länger als 8 Monate* über Beschwerden. Bei der großen Mehrzahl der Patienten ist also eine *Remission* zu erzielen. Der Einfluß von anstehenden Entschädigungsansprüchen auf die posttraumatischen Beschwerden darf nicht überbewertet werden. Bis zu 75 % der Patienten, bei denen Entschädigungsansprüche abgegolten wurden, sind *trotzdem 2 Jahre nach diesem Zeitpunkt weiter arbeitsunfähig*. Diese Zahl belegt auch noch einmal die Notwendigkeit einer möglichst frühen intensiven Therapie, um Chronifizierungsprozesse zu verhindern.

Chronischer posttraumatischer Kopfschmerz

Klinik

Ebenso wie der akute posttraumatische Kopfschmerz mit sehr unterschiedlicher Phänomenologie einhergehen kann, tritt auch der *chronische posttraumatische* Kopfschmerz in *unterschiedlichsten Symptomvariationen* auf. Chronischer posttraumatischer Kopfschmerz kann als *Dauerkopfschmerz*, aber auch als *anfallsweiser Kopfschmerz* bestehen. Die phänomenologischen Typen unterscheiden sich nicht prinzipiell von denen des akuten posttraumatischen Kopfschmerzes. Bei knapp der Hälfte der Patienten tritt der Kopfschmerz anfallsartig auf, wobei im Mittel 3 Attacken unterschiedlicher Dauer pro Monat beschrieben werden. 20 % der Patienten zeigen einen Dauerkopfschmerz. Tritt der chronische posttraumatische Kopfschmerz in Form der Migränetypologie auf, können die phänomenologischen Kriterien der primären Migräne beobachtet werden.

Der chronische posttraumatische Kopfschmerz ist durch eine *Vielzahl von Begleitstörungen* charakterisiert. Dazu gehören insbesondere *Schwindel, Konzentrationsstörungen, Denkverlangsamung, rasche Ermüdbarkeit, Gedächtnisverlust, Ängstlichkeit, Depressivität, Schlafstörungen, Frösteln, Kältegefühl, mangelnde sexuelle Erregbarkeit, Appetitlosigkeit* und andere psychische vegetative Störungen. Am häufigsten (ca. 25 % der Patienten) finden sich dabei Schwindel, Schlafschwierigkeiten und Depressivität. Zusammenfassend handelt es sich um die *Symptome eines organischen Psychosyndroms* vom Schweregrad eines *pseudoneurasthenischen Syndroms*.

Mit der Bezeichnung *posttraumatisches* oder *postkontusionelles* Syndrom wird der *Spezialfall einer Pseudoneurasthenie* benannt, und sie sollte deshalb *vermieden* werden. Der chronische posttraumatische Kopfschmerz ist definitionsgemäß eine Folge, d.h. er *entwickelt sich* aus einem akuten posttraumatischen Kopfschmerz, der spätestens innerhalb von 14 Tagen nach Wiedererlangen des Bewußtseins auftritt.

Bei etwa *einem Drittel* der Patienten, die akut an einem posttraumatischen Kopfschmerz leiden, bleibt das Schmerzgeschehen in Form des chronischen posttraumatischen Kopfschmerzes *länger als 8 Wochen nach der Verletzung* bestehen. Allerdings können Kopfschmerzen *auch mit längerer Latenz* nach dem schädigenden Ereignis in Form von chronischen posttraumatischen Kopfschmerzen auftreten. Bei *ca. 33 %* entwickeln sich chronische posttraumatische Kopfschmerzen *im engen zeitlichen Zusammenhang* mit dem schädigenden Ereignis, bei *ca. 20 %* treten die posttraumatischen Kopfschmerzen *nach einem Intervall von 2–4 Wochen* nach der Verletzung auf, bei *18 %* treten die Beschwerden innerhalb eines Zeitraumes von *1–3 Monaten* auf, und bei *über 30 %* treten posttraumatische Kopfschmerzen erst *nach 3 Monaten* auf. Die Inzidenz von chronischen posttraumatischen Kopfschmerzen hängt nicht vom Vorbestehen von Kopfschmerzen vor der Verletzung ab. Menschen, die vor einem Unfall Kopfschmerzen aufwiesen, bekommen mit der gleichen Wahrscheinlichkeit posttraumatischen Kopfschmerzen wie Menschen, die vor der Verletzung nicht an Kopfschmerzen litten. Der *episodisch auftretende posttraumatische Kopfschmerz* äußert sich überwiegend in Form der *Migränetypologie*. Das Zeitintervall zwischen der Verletzung und dem Eintreten der ersten Migräneattacke kann dabei zwischen wenigen Stunden bis zu mehreren Wochen betragen.

Pathophysiologie

Eine positive Korrelation zwischen dem Ausmaß des Schädel-Hirn-Traumas in Abhängigkeit von der Dauer der Bewußtlosigkeit und der Inzidenz von chronischen posttraumatischen Kopfschmerzen läßt sich nicht aufdecken. Es besteht sogar die Tendenz, daß die Wahrscheinlichkeit für das Auftreten posttraumatischer chronischer Kopfschmerzen bei Patienten mit einer kurzzeitigen Bewußtlosigkeit größer ist.

Bei Patienten, bei denen nach dem Schädel-Hirn-Trauma *überhaupt keine Bewußtlosigkeit* eingetreten ist, ist die Inzidenz von chronisch posttraumatischen Kopfschmerzen mit 42 % sogar *am höchsten*.

Die Inzidenz posttraumatischer Kopfschmerzen beträgt bei Patienten, bei denen die Bewußtlosigkeit weniger als 15 min betrug, 38 %, und bei Patienten, die länger als 15 min bewußtlos waren, nur 23 %. Diese zunächst *paradoxe* Gegebenheit findet sich jedoch *auch bei anderen Schmerzsyndromen* im Zusammenhang mit Verletzungen des Zentralnervensystems. So zeigte sich bei Kriegsverletzungen durch Schußwunden, daß bei *kleinen umschriebenen* Verletzungen *verheerende, hartnäckige* Schmerzen im Sinne eines zentralen Schmerzes resultieren können, während bei ausgeprägten Verletzungen überhaupt keine Schmerzprobleme persistieren müssen. Dieses Paradoxon kann *durch den Ausfall lokaler hemmender Neurone bei kleinen Läsionen* erklärt werden. Bei mangelnder Inhibition nozizeptiven Inputs durch umschriebene neuronale Malfunktion können somit zentral generierte Schmerzen entstehen. Kommt es jedoch zu großräumigen Neuronenuntergängen, werden auch die direkt nozizeptiven Neurone einer Läsion unterzogen, und das gesamte System ist funktionell gestört.

In der früheren Literatur fanden *psychische Prozesse* als Erklärung für die Entstehung chronischer posttraumatischer Kopfschmerzen große Aufmerksamkeit. Bei ca. 30–50 % der betroffenen Patienten fanden sich *erhöhte Werte für Depressivität und Ängstlichkeit*. Entsprechend wurde die Hypothese aufgestellt, daß diese psychischen Befunde in der Genese des chronischen posttraumatischen Kopfschmerzes *ätiologisch* von Bedeutung sind. Auch das *Verhalten der behandelnden Ärzte* wurde als Faktor für die Entstehung chronisch posttraumatischer Kopfschmerzen angesehen. Dabei sollte die Chronifizierung hauptsächlich *durch nicht einfühlsame Ärzte* bedingt sein, die die Beschwerden des Patienten nicht sehr ernst nahmen und keine spezifischen Behandlungen einleiteten. Bei der Interpretation von Veränderungen der psychischen Befindlichkeit im Zusammenhang mit der Inzidenz von chronischen posttraumatischen Kopfschmerzen muß jedoch beachtet werden, daß beide Störungsbereiche *koexistente Symptome einer pathophysiologischen Basis* sein können und nicht das eine Symptom das andere bedingen *muß*.

Besondere Beachtung in der Diskussion der Entstehung von chronischem posttraumatischem Kopfschmerz fand der Begriff der *Unfall- und Rentenneurose*. Dieses Syndrom soll aus den Symptomen Schwindel, Nervosität, Ermüdbarkeit, Kopfschmerzen, vegetativen Störungen usw. bestehen. Ursache für die Symptomatik soll nicht die Verletzung oder das Trauma sein, sondern der *mit der Krankheit erzielbare Gewinn* in Form von Entschädigungszahlungen oder Versorgungsansprüchen. Bei dieser frühen Diskussion wurde jedoch außer acht gelassen, daß bei Nachuntersuchungen von entsprechenden Patientengruppen *nur eine Minderzahl nach der Entschädigung eine Remission* aufwies. Darüber hinaus wurde in anderen Studien belegt, daß auch bei Patienten, die *keine Entschädigungsansprüche* haben, eine *identische Symptomatologie* zu verzeichnen ist.

Zusammenfassend können im Einzelfall bei posttraumatischen Kopfschmerzen *isolierte physische und psychische Bedingungen* nicht unterstellt werden. Das Schädel-Hirn-Trauma führt zu *Verletzungen im Bereich des Zentralnervensystems*, der Unfall ist sowohl mit psychischen als auch mit physischen Störungen verbunden. Dabei spielen die *individuellen Bewältigungsmöglichkeiten* eines Patienten und auch die *spezifischen ärztlichen Behandlungsmaßnahmen* eine Rolle. Mögliche unfallbedingte Entschädigungsansprüche sind im Rahmen dieser Bewältigungsmaßnahmen nur ein einzelner Faktor. Neuere Untersuchungen zum Kompensationsverlauf im Rahmen von Schleudertraumata der Halswirbelsäule belegen, *daß die subjektiven Klagen mit nachweisbaren neuronalen Störungen einhergehen*. Die Verarbeitung der Beschwerden des Patienten im Sinne einer Unfallneurose kann dazu beitragen, die Bewältigungsmaßnahmen zu behindern. Entscheidend ist deshalb, möglichst frühzeitig *spezifische therapeutische Maßnahmen* einzuleiten, um dem Chronifizierungsprozeß entgegenzuwirken. Im Hinblick auf die große Bedeutung von psychischen Bewältigungsmöglichkeiten gehört dazu auch der Einsatz intensiver verhaltenstherapeutischer Therapiemethoden.

Therapie chronischer posttraumatischer Kopfschmerzen

Ganzheitlicher Ansatz

Die Behandlung chronischer posttraumatischer Kopfschmerzen ist eine besondere ärztliche Herausforderung. Könnte eine *einfache Therapie* mit den gängigen Möglichkeiten den posttraumatischen Kopfschmerz beheben, wäre ein posttraumatischer Kopfschmerz nicht in die chronische Form übergegangen. Ein erfolgversprechender Ansatz ist deshalb nur von einem *ganzheitlich orientierten Therapiekonzept* zu erwarten (Abb. 12.3). Dabei ist auch eine befristete *stationäre interdisziplinäre Schmerzbetreuung* mit anschließender ambulanter Weiterbetreuung von besonderer Bedeutung. Hier steht die ganzheitliche *Integration neurologischer und verhaltensmedizinischer Ansätze* im Vordergrund. Die neurologische Betreuung bezieht sich auf eine *sorgfältige Diagnose* und die Einleitung wissenschaftlich erprobter und geeigneter *medikamentöser Verfahren*. Die verhaltensmedizinische Konzeption geht davon aus, daß die Entstehung und Aufrechterhaltung von Schmerzzuständen u. a. durch Verhalten, Lebensweise und -führung des jeweiligen Patienten geprägt sind. Verhaltensmedizinische Behandlungsansätze beziehen sich somit auf das *Erlernen von Strategien zur Bewältigung chronischer Schmerzzustände*, aber auch auf *Strategien zur Vermeidung von Schmerzzuständen durch falsche Verhaltensmuster*. Techniken wie Schmerzimmunisierungs- und Streßbewältigungstraining, Entspannung, Biofeedback etc. sind heute wissenschaftlich erprobt, effektiv und werden als feste Bausteine in Schmerztherapien integriert. In Deutschland *mangelt* es an stationären Therapiemöglichkeiten, in vergleichbaren europäischen Ländern sind entsprechende stationäre Einrichtungen seit langem etabliert. Eine adäquate breite Versorgung läßt sich nur durch eine spezialisierte, ganzheitliche neurologisch-verhaltensmedizinische Schmerztherapie erreichen. Es muß hierbei betont werden, daß hinter dem Begriff der neurologisch-verhaltensmedizinischen Konzeption ein

— *ganzheitliches medizinisches Konzept*

steht, das sich *nicht nur auf die Fachgebiete der Neurologie und Verhaltensmedizin* bezieht. Vielmehr umfaßt die interdisziplinäre Integration zahlreiche medizinische Fachgebiete, die sich zum Ziel gesetzt haben, den Schmerzpatienten an eine *aktive Bewältigung* seiner chronischen Erkrankung heranzuführen. Insbesondere soll eine Wiedereingliederung in das berufliche und soziale Leben ermöglicht werden. Es versteht sich daher von selbst, daß neben neurologischen, psychiatrischen und verhaltensmedizinischen Spezialisten auch Orthopäden, Anästhesisten, Physio- und Sporttherapeuten sowie Sozialarbeiter in die Therapie integriert werden müssen.

Ein Großteil akuter und chronischer Schmerzerkrankungen kann durch eine krankheitsspezifische zeitgemäße Therapie der einschlägigen Fachdisziplinen *effektiv* behandelt werden. Es gibt

Verhalten	• Aufklärung und Information	
	• Schnelle Erledigung möglicher Kompensationsansprüche und rechtlicher Auseinandersetzungen	
	• Frühzeitige Mobilisierung; aktive Bewegungstherapie	
	• Entspannungsverfahren	
	• Stressbewältigungstherapie	
	• Bio-Feedback	
	• Schmerzbewältigungstherapie	
	• Ggf. verhaltensmedizinisch geleitete Medikamentenpause	
	• Schnelle Rückkehr in den Beruf	
Physiotherapie	• Krankengymnastik auf neurophysiologischer Grundlage	
	• Wärme	
	• Massagen	
Analgetika	• Non-Opioid-Analgetika	Aspirin (4 x 1 g)
		Paracetamol (4 x 1 g)
		Ibuprofen (4 x 600 mg)
		Naproxen (2 x 1000 mg)
	Coxibe	Refecoxib (50 mg zur Nacht)
		Celecoxib (2 x 200 mg)
		Parecoxib (2 x 20 mg)
	Opioid-Analgetika	Tramadol Retardtabletten (Aufdosierung von 2 x 50 mg bis auf 2 x 300 mg über 12 Tage, je nach Erfordernis
		Morphin Retardtabletten (Aufdosierung von 2 x 10 mg beginnend, wenn vorgenannte Optionen nicht ausreichen. Steigerung alle 2 Tage um 2 x 10 mg bis ausreichende Analgesie erreicht. Evtl. Antiemetikum hinzufügen, Obstipationsprophylaxe mit Ernährungsanpassung und ggf. Macrogol
	Cave: Keine Einnahme von Analgetika auf Bedarfsbasis!	
	Cave: Zur Vermeidung medikamenteninduzierter Chronifizierung und medikamenteninduzierter Dauerkopfschmerzen initial durch hohe Dosierung schnelle Schmerzlinderung anstreben. Im chronischen Verlauf, falls erforderlich, auf retardierte Opioidanalgetika umstellen.	

a

Rating	Substanz	Dosis	Wichtige Kontraindikationen	Wichtige Nebenwirkungen
⇑⇑ 1. Wahl	Amitriptylin	25 - 150 mg oral	absolut: • Engwinkelglaukom • AV-Block III. Grades, Schenkelblock Relativ: • Prostatahypertrophie • Erhöhte Krampfbereitschaft • Leberfunktionsstörung	häufig/gelegentlich: • Sedierung • Akkomodationsstörung • Mundtrockenheit • Obstipation • Miktionsstörungen • Orthostatische Dysregulation • Tremor • Tachykardie • Gewichtszunahme selten: • Leberfunktionsstörungen
⇑ 1. Wahl	Doxepin	25 - 150 mg oral		
⇑ 1. Wahl	Clomipramin	25 - 150 mg oral		
⇑ 1. Wahl	Trimipramin	25 - 150 mg oral		
⇔ 2. Wahl	Botulinum-Toxin A	50 - 100 U Botox® 200 - 500 U Dysport®	absolut: • Myasthenia gravis, Lambert-Eaton-Syndrom • Infektionen relativ: • Koagulopathie	selten: • Myalgien im Injektionsbereich • Paresen im Injektionsbereich
⇑⇑	Wirkung in kontrollierten Studien oder Metaanalysen und in der klinischen Anwendung eindeutig erwiesen.			
⇑	In der klinischen Anwendung wirksam, es fehlen jedoch ausreichend positive kontrollierte Studien.			
⇔	Wirksamkeit in Einzelfällen gegeben, es fehlen jedoch ausreichend positive kontrollierte Studien oder Studienergebnisse sind widersprüchlich			
Bei der Einstufung in Medikamente der 1., 2. oder 3. Wahl wurde insbesondere auch das Nebenwirkungspotential berücksichtigt.				

b

Abb. 12.3a, b.
(a) Möglichkeiten in der Therapie des chronischen posttraumatischen Kopfschmerzes.
(b) Medikamentöse Prophylaxe des chronischen posttraumatischen Kopfschmerzes

jedoch eine Gruppe von Schmerzerkrankungen, die sich einer Therapie im Rahmen der ambulanten und stationären *Regelversorgung* hartnäckig widersetzen und teilweise über Jahre und Jahrzehnte andauern oder immer wieder anfallsweise bestehen. *Der chronische posttraumatische Schmerz ist dafür ein einzelnes, sehr charakteristisches Beispiel.*

Die Patienten leben einerseits mit der Information, daß *nichts Effektives* für sie getan werden kann, andererseits ist ihnen unklar, *warum keine Behandlungsmöglichkeiten bestehen* sollen. Die Folge ist, daß die Betroffenen ständig nach einer effektiven Therapie suchen, ohne zu wissen, wohin sie sich wenden können. Der Schmerz ist nicht mehr sekundäres Warnsignal, sondern ist oder wird zu einer eigenständigen Schmerzkrankheit. Aufgrund ständiger Mißerfolge in der Vergangenheit wird das *Vertrauen der Patienten zur medizinischen Versorgung* reduziert, und häufig werden unkonventionelle Therapieverfahren aufgegriffen und/oder unkontrollierte Selbstmedikationen eingeleitet. Die Schmerzerkrankung kann *alle psychischen und physischen Bereiche* beeinträchtigen. Insbesondere werden auch soziale Beziehungen in Mitleidenschaft gezogen. Die verschiedenen ambulanten und stationären Einrichtungen des Gesundheitssystems werden in Anspruch genommen, ohne daß ein positiver Therapieeffekt erzielt wird.

Aufgrund des erheblichen Wissenszuwachses auf dem Gebiet der Versorgung chronischer therapieresistenter Schmerzerkrankungen ist ein effizienter Zugang zu Diagnostik und Therapie dieser Erkrankungen *nur durch ein spezifisches Diagnostik- und Therapieangebot* möglich. Dabei gibt es keine umfassende Zuständigkeit eines einzelnen Fachgebietes für alle Aspekte der Schmerztherapie. Chronische Schmerzerkrankungen können teilweise nur durch eine *multidisziplinäre spezialisierte Schmerztherapie* adäquat behandelt werden. Diese sollte stets erfolgen, wenn alle Möglichkeiten einer fachspezifischen ambulanten Schmerztherapie ausgeschöpft worden sind.

Integration ambulanter und stationärer Schmerztherapie

Generell sollte immer eine *ambulante Behandlung* angestrebt werden. Jedoch benötigt auch ein ambulant tätiger Schmerzspezialist für besondere diagnostische und therapeutische Problemfälle eine *spezialisierte stationäre Einrichtung*, die personell und apparativ in der Lage ist, diese besonderen hartnäckigen Schmerzkrankheiten zu behandeln. Da die Patienten im wesentlichen langzeit-chronifizierte Schmerzkranke mit erheblicher schmerzbedingter Behinderung sind, richtet sich die Therapie auf die Reduktion der *Behinderung* und des durch den Schmerz bedingten *Leidens* und die Wiederherstellung der *Arbeitsfähigkeit*.

- In erster Linie soll dabei die *Erhaltung bzw. die Wiederherstellung der Arbeitsfähigkeit* erreicht werden.
- Der Aufbau einer *aktiven Selbständigkeit* und die *Beendigung einer ineffektiven kontinuierlichen Inanspruchnahme von Gesundheitsdiensten* aufgrund fehlender eindeutiger Diagnosen bzw. inadäquater Therapien sind weitere Ziele.

Zielgeleitete Maßnahmen

Aus diesen primären Zielen ergeben sich folgende Maßnahmen für die Therapie:

- Präzisierung, Aktualisierung und Ergänzung der neurologischen und verhaltensmedizinischen Diagnostik (*multiprofessionale Einzelfalldiagnostik*).
- Analyse der *biologischen, psychosozialen und ökonomischen Bedingungen* der Schmerzkrankheit.
- Reduktion der durch Schmerzen induzierten *Behinderung* der Betroffenen, d. h. das Bemühen um weniger Arbeitsausfälle.
- Verbesserung des künftigen *Leistungsvermögens*, d. h. das Bemühen, eine vorzeitige Berentung zu vermeiden.
- *Spezifische Diagnostik und Behandlung von psychischen und sozialen Krankheitsbedingungen* und deren Auswirkungen auf das Krankheitserleben (z. B. Depression).
- *Aufklärung und Gewinnung von Einsichten* über die individuellen Schmerzerkrankungen, Entstehungsmechanismen, medikamentöse und nichtmedikamentöse Behandlungsverfahren zur Selbstkontrolle und Selbstbehandlung der Schmerzerkrankungen.
- *Beratung und Vermittlung von Kenntnissen zu Fragen der verbleibenden Leistungsfähigkeit am Arbeitsplatz* und evtl. Einleitung von berufsfördernden Maßnahmen.
- Angebot eines *multidimensionalen stationären Behandlungskonzeptes*, das medikamentöse und nichtmedikamentöse Strategien verbinden soll (Ganzheitsansatz).
- Angebot von einzel- und gruppentherapeutischen *verhaltensmedizinischen Behandlungskonzepten* zur Bewältigung akuter und chronischer Schmerzzustände.
- Alltagsbezogene verhaltensmedizinische und soziotherapeutische *Maßnahmen zur Reintegration in Familie und Beruf*.

– Erarbeitung von *Nachsorge- und Langzeitkonzepten* einschließlich Kontaktaufnahme zum Hausarzt, Betriebsarzt, zu Sozialdiensten und Selbsthilfegruppen.
– *Individuelle Behandlung der spezifischen Schmerzerkrankung(en) und der Begleiterkrankung(en).*
– *Gutachtenerstellung.*

Diagnostische Verfahren

Ausgehend von den genannten Zielen und Aufgaben ist ein *interdisziplinärer und multidisziplinärer Ansatz für die Diagnostik* und Behandlung festgeschrieben. Im Rahmen einer Aufnahmeuntersuchung werden auch die *verhaltensmedizinischen bzw. verhaltensanalytischen Methoden* zur Diagnostik der Schmerzerkrankung als entscheidende diagnostische Bausteine durchgeführt. Diese beziehen sich sowohl auf eine ausführliche Analyse der früheren und jetzigen Lebenssituation als auch auf gezielte psychologische und psychophysiologische Untersuchungsmethoden. Die *medizinische Diagnostik* richtet sich ebenso wie die verhaltensmedizinische Diagnostik auf die Entwicklung eines Genesemodells (Ursachenklärung) mit anschließender Formulierung von Therapiezielen und Behandlungsmaßnahmen.

Krankheitsspezifische Therapie

Krankheitsspezifische Schulungs- und Trainingsmaßnahmen zielen auf eine optimale medikamentöse und nichtmedikamentöse Therapie der Schmerzformen. Gerade der richtige Einsatz dieser Therapieverfahren ist für eine effektive Therapie von besonderer Bedeutung. Solche spezifischen Programme sollen auch in Gruppenarbeit durchgeführt werden, um die Motivation zur Einhaltung der Maßnahmen zu optimieren. In solchen Behandlungssitzungen soll über die *Entstehung und den Verlauf der Erkrankungen, die Wirkungsweise und das Therapieverfahren* aufgeklärt werden, sollen *Einflußfaktoren sowie Verhaltensregeln für die Selbstkontrolle* erarbeitet und *Informationen über soziale Hilfsmöglichkeiten* gegeben werden. Im wesentlichen werden Methoden zur nichtmedikamentösen Kontrolle von Schmerzen vermittelt und praktisch eingeübt.

Bewegungs-, Sport- und Physiotherapie

Die Indikation zur *Bewegungs- und Physiotherapie* erfolgt ärztlicherseits und ist auf das therapeutische Gesamtkonzept, das für den jeweiligen Patienten erarbeitet wird, abgestimmt. Bei der Bewegungstherapie, einschließlich aktiver und passiver balneotherapeutischer Methoden, geht es vorwiegend um eine *den gesamten Körper beanspruchende Bewegung* mit dem Ziel der Steigerung der Ausdauer und Verbesserung der Leistungsfähigkeit. Dies bedingt auch eine *klare Prävention* von anfallsweise auftretenden Schmerzformen. Ein wesentlicher Aspekt ist darüber hinaus die *Förderung eines differenzierten Selbsterlebens* und das *Erleben eines gesunden Körpergefühls*. Insgesamt dient die Bewegungstherapie der Förderung und der Erprobung der körperlichen Belastbarkeit im Hinblick auf das Erwerbsleben. *Passive physikalische Therapie* wirkt vorwiegend *entspannend*. Sie erzielt eine *Schmerzlinderung* und ist hilfreich zur *Einleitung einer aktiven Therapie*.

Verhaltensmedizinische Maßnahmen

Verhaltensmedizinische Therapieverfahren *korrigieren fehlgeleitete Schmerzverhaltensweisen*. Ziel der Maßnahmen ist eine *Verbesserung der Krankheitsakzeptanz und der emotionalen Krankheitsverarbeitung, eine Identifikation und Modifikation von psychischen Faktoren und Reduzierung von psychosozialen Belastungen und Verhaltensproblemen*, die sich negativ auf den Krankheitsverlauf auswirken oder Schmerzen unterhalten. Diese Behandlung ist v. a. Aufgabe der *klinischen Psychologie*, der *Verhaltensmedizin* und der *Psychotherapie*. Maßnahmen in Form von psychologischen therapeutischen Einzelgesprächen und therapeutischer Gruppenarbeit sind dazu erforderlich.

Im Vordergrund der Psychotherapie sollen Streßbewältigungstraining, Schmerzdesensibilisierungsbehandlung, Schmerzmittelentwöhnung, Entspannungsverfahren, Hypnose und eine Verbesserung der Krankheitsbewältigung sowie Biofeedbackverfahren stehen. Bei Suchtverhalten erfolgt eine gezielte Motivationsarbeit in Form von Einzelberatung durch den hinreichend psychotherapeutisch geschulten Psychologen bzw. Arzt. Folgende Verfahren sollen zum Einsatz kommen:

– *Schmerzimmunisierungstraining,*
– *Streßbewältigungstraining,*
– *Konkordanztherapie,*
– *soziales Kompetenztraining,*
– *Aktivitätstraining,*
– *kognitiv-verhaltensorientierte Therapie,*
– *Biofeedback,*
– *Entspannungstechniken,*
– *Sozialberatung und berufsbezogene Maßnahmen,*
– *operante Therapie,*
– *„pain cocktail"* (Schmerzmedikation nach Zeitschema, nicht nach Bedarf).

Einbeziehung der Angehörigen

In einigen Fällen erfordert eine umfassende Behandlung und die Sicherung eingeleiteter Maßnahmen die *Einbeziehung von Familienangehörigen*. Sie müssen bezüglich des Krankheitsprozesses und der eingeleiteten Therapiemaßnahmen *aufgeklärt* werden, damit auch im familiären und sozialen Umfeld ein adäquater Umgang mit der Erkrankung ermöglicht wird.

Rationale der Therapie
Bei der Behandlung dürfen somatische und psychische Aspekte *nicht unabhängig* voneinander verstanden und therapeutisch angegangen werden. Sowohl bei somatischen als auch bei psychischen und sozialen Behandlungsmaßnahmen muß *jeweils der andere Bereich* mit bedacht werden. Der Patient darf *in keinem Fall als passiver Gegenstand* einer Therapiemaßnahme aufgefaßt werden, sondern muß in die Lage versetzt werden, seine Schmerzerkrankung in Zukunft selbst *aktiv* in den Griff zu bekommen und Verhaltensmaßnahmen zu generieren, die eine Prävention und eine positive therapeutische Beeinflussung der Schmerzerkrankung ermöglichen. Entscheidend ist die Vermittlung der Hilfe zur Selbsthilfe. Dazu gehört auch, daß der Patient in der Lage ist, *psychosoziale Belastungsfaktoren zu reduzieren* und eine *persönliche Stabilität und soziale Handlungskompetenz wiederzuerlangen*. Spritzen, Tabletten und „Einrenken" im Gießkannenprinzip und andere „Schrotschußtherapien" führen hier nicht weiter – im Gegensatz zu einer sorgfältigen Analyse der verschiedenen Schmerzerkrankungen und deren spezifischer Therapie. Der Patient erlernt dazu in den verschiedenen Verfahren *Copingstrategien* (d. h. spezifische Bewältigungstechniken), mit denen er krankheitsbedingte Einschränkungen kompensieren kann. Der Patient wird aktiv in die Behandlungsplanung und in das Therapiekonzept einbezogen.

Genereller Therapieablauf
Solange Schmerzpatienten unkontrolliert Analgetika oder neurotrope bzw. psychotrope Substanzen einnehmen, ist eine weitere effiziente Therapie ausgeschlossen. In der Regel ist deshalb bei einem Teil der Patienten zunächst ein *stationärer Schmerzmittelentzug* erforderlich.

Anschließend muß das *zugrundeliegende Schmerzproblem diagnostiziert* werden. Es schließt sich eine spezielle medikamentöse und nichtmedikamentöse Therapie dieser Schmerzen an. Dazu gehören:

- Information über die Bedingungen von Schmerzen (Edukation),
- Patientenseminare,
- Literatur, Kopfschmerzratgeber etc. (Bibliotherapie),
- Kennenlernen und Vermeiden von Auslösemechanismen,
- Ernährungsberatung und -umstellung,
- Tagesplanung,
- Bewegungstherapie,
- progressive Muskelrelaxation,
- Biofeedbackverfahren (EMG-Biofeedback, Gefäßtraining etc.),
- operante Therapieverfahren (Aufdeckung und Beseitigung positiver Verstärker für Schmerzverhalten, Erhöhung der körperlichen Aktivität),
- kognitive Verfahren (Management schmerzaufrechterhaltender Kontingenzen),
- Streßbewältigungstraining (Biofeedback, Beratung für effektives Streßmanagement, Selbstreguliertes Medikationsprogramm, Information zu Streß und Schmerz, Bewegungstherapie, Individual- und Gruppentherapie, Familientherapie, therapeutisches Milieu, in dem Wert auf maximale Entspannung und Selbstbeteiligung gelegt wird),
- Selbstsicherheitstraining (Abbau von Ängsten und Erhöhung der sozialen Kompetenz mit dem Ziel, Auslösesituationen von Schmerzanfällen kontrollieren zu können),
- Schmerzimpfungstraining (situationale Analyse durch tägliche Aufzeichnung von Schmerzepisoden, ihrer Auslöser und Intensität; Analyse von Schmerzverhalten im Hinblick auf die Verbindung zwischen Kognition, Copingstrategien und Schmerzepisoden; Präsentation einer Schmerzstimulation und Diskussion über Gedanken und Gefühle; Vergleich zwischen experimentellem und klinischem Schmerz; Erörterung der individuellen Schmerzkonzepte der Patienten; Erlernen neuer Bewältigungsstrategien, z. B. Fokussierung der Aufmerksamkeit, Entspannung, Imagination, Selbstinstruktion; Übertragung der Trainingsinhalte auf den Alltag; Videofeedback),
- Nervenblockaden, Triggerpunktinfiltration, Neuraltherapie,
- Krankengymnastik,
- Reizverfahren (TENS),
- Phytotherapie,
- medikamentöse Schmerzprophylaxe,
- medikamentöse Attackentherapie.

Das Therapieprogramm soll *in möglichst kurzer Zeit* realisiert werden und muß aufgrund der diagnostischen Einordnung und gemäß der Persönlichkeit des Patienten *individuell zusammengestellt* und durchgeführt werden.

Dokumentation und Evaluation

Die Durchführung der Behandlung wird vorwiegend durch standardisierte Beobachtungsmaßnahmen *überwacht und dokumentiert*. Eine kontinuierliche Evaluation und Qualitätskontrolle muß gewährleistet werden.

Die *kontinuierliche Verlaufskontrolle* von operationalen Schmerzparametern ist *obligatorisch*. Dazu werden Schmerzfragebögen, Schmerzkalender, psychophysiologische und klinisch-neurophysiologische Methoden in Eigen- und Fremdbeobachtung eingesetzt.

Für die Diagnose und die Evaluation zu erhebende standardisierte klinische Daten und Laborergebnisse sind u.a.:

- standardisierte klinische Anamnese,
- standardisierte Schmerzanalyse,
- standardisierte Erfassung der Diagnosen,
- standardisierte Schmerzdokumentation,
- standardisierte psychophysiologische Tests,
- standardisierte neurophysiologische Tests,
- standardisierte Laborergebnisse.

Diese Daten müssen zu einer Evaluierung der Effizienz der Therapie *kontinuierlich* erhoben und ausgewertet werden.

Spezielle medikamentöse Therapie bei chronischem posttraumatischem Kopfschmerz

Zur *medikamentösen Therapie* können die Therapieprinzipien angewendet werden, die *auch für den chronischen Kopfschmerz vom Spannungstyp* beschrieben worden sind (s. S. 438 ff). Falls die Beschwerden durch prophylaktische Maßnahmen nicht ausreichend reduziert werden können, ist auch die Notwendigkeit für eine *kontinuierliche Akutmedikation* mit Analgetika begründet. Dabei sollte jedoch strikt darauf geachtet werden, daß eine *Dosierung „nach Bedarf"* vermieden wird, weil diese häufige *Schmerzmitteleinnahmespitzen*, eine *Konditionierung des Zusammenhanges zwischen Schmerzmitteleinnahme und Schmerzlinderung* bedingt und dadurch *Abhängigkeit, Dosiszunahme* und schließlich *Nebenwirkungen* entstehen. Bei der Gabe von Analgetika sollte deshalb immer ein *festes Dosisintervall* eingehalten und auf eine *ausreichende Dosierung* geachtet werden.

Zunächst kann zur symptomatischen Kupierung ein Analgetikum in Form von *Acetylsalicylsäure* oder *Paracetamol* eingesetzt werden; mögliche Dosierung: *3mal 1000 mg pro Tag*.

> **MERKE**
>
> Der Einsatz von Kombinationsanalgetika sollte vermieden werden, da durch die Kombinationspartner die Problematik von Abhängigkeit und Nebenwirkungen potenziert wird.

Sollte unter diesen Maßnahmen eine ausreichende symptomatische Schmerzkupierung nicht möglich sein, kann im nächsten Schritt auf *mittelpotente Opioid-Analgetika* übergegangen werden, z. B. durch die Gabe von *retardiertem Tramadol* in einer *Dosis von 2mal 100 mg*. Durch diese Darreichungsform wird das Medikament in einem Zeitraum von *8–10 h* freigegeben, so daß während der Wirkzeit eine ausreichende Schmerzkupierung möglich ist und ein konstanter Wirkspiegel aufrechterhalten wird (Abb. 12.4). Bei Übelkeit oder Erbrechen sollte auf ein *Antiemetikum* wie z. B. 4mal 20 mg Metoclopramid zurückgegriffen werden.

Als Alternative für die symptomatische medikamentöse Therapie eignet sich auch die *Gabe von Clomipramin* in einer Dosierung von *3mal 10 mg pro Tag bis 3mal 25 mg pro Tag*. Die Dosis sollte langsam *innerhalb von 1–2 Wochen* aufgebaut werden. Zur Verstärkung der Wirksamkeit kann zusätzlich ein *niederpotentes Neuroleptikum* wie z. B. Promethazin 3mal 25 mg oder Levomepromazin 3mal 25 mg hinzugegeben werden.

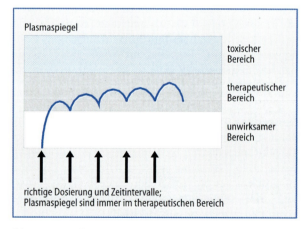

Abb. 12.4. Bei chronischem Kopfschmerz im Zusammenhang mit strukturellen Läsionen ist in der Regel die Gabe von Medikamenten nach festem Zeitschema erforderlich. Die Medikation nach Bedarf ist inadäquat. Dabei soll ein ausreichender therapeutischer Wirkspiegel erreicht werden, um Lücken ohne analgetische Wirkung zu vermeiden. Moderne Opioidanalgetika bei schweren posttraumatischen Schmerzen geben den Wirkstoff in retardierter Form frei, so daß nur eine 2malige Einnahme pro Tag erforderlich ist (s. Anhang 1, Dosierungstabellen)

Treten die Kopfschmerzen in *Form von Migräneattacken* auf, sollte zusätzlich ein Behandlungsversuch *mit den für Migräne einschlägigen Prophylaktika* (s. S. 331 ff) veranlaßt werden.

Prognose

Studien zum *Langzeitverlauf* des chronischen posttraumatischen Kopfschmerzes weisen daraufhin, daß dieser *für mindestens 2 Jahre* nach der Verletzung besteht. Allerdings wurden moderne Therapiestrategien, insbesondere unter Beachtung von verhaltensmedizinischen Therapiemaßnahmen, in der Vergangenheit nicht ausreichend berücksichtigt. Prognosestudien fehlen derzeit noch.

Halswirbelsäulenschleudertrauma

Pathophysiologie

Durch Auffahrunfälle mit Heckaufprall oder Frontalkollision können *plötzliche Retro- und Anteflexionsbewegungen der HWS* erzeugt werden. Aufgrund der Hebelwirkung im Bereich der zervikokranialen Übergangsregion und im Bereich des kaudalen Anteils der HWS können dabei *funktionelle und strukturelle Verletzungen* auftreten. Die Folge ist ein sogenanntes

— *oberes bzw. unteres Schleudertrauma*

der HWS (synonym HWS-Schleudertrauma, zervikozephales Beschleunigungstrauma, Akzelerations- oder Deakzelerationstrauma). Ein HWS-Schleudertrauma kann *nicht nur bei Heck- oder Frontalkollision* auftreten, sondern *auch bei übermäßigen lateralen Flexionsbewegungen* bei Lateralkollision. Durch die *schnellen Scher- und Zugbewegungen* können *Subluxationen, Wirbelfrakturen, Abbruch des Dens axis, Schädelbasisringfrakturen* und *Kondylenabscherungen* auftreten. Die *paravertebralen Bänder, Muskeln und Kapselstrukturen* können *gedehnt, gezerrt* werden oder *reißen*. Bei Auftreten von *Gefäßverletzungen* können zudem Blutungen, Gefäßeinrisse und Gefäßverschlüsse hervorgerufen werden. Besonders können durch die plötzliche Beschleunigung auch *neuronale Strukturen* strukturell und funktionell gestört werden. Je nach Ausmaß und Art der Beschleunigungskräfte können *unterschiedliche Grade* des HWS-Schleudertraumas unterschieden werden.

Klinik

Im Vordergrund der Symptomatik bei HWS-Schleudertrauma stehen *Nackenschmerzen und Nackensteife* bei über 90 % der Patienten. Etwa *70 % geben Kopfschmerzen an*, die phänomenologisch dem *Kopfschmerz vom Spannungstyp* ähnlich sind. Aufgrund der Vielzahl von möglichen Schädigungsfolgen kann *eine große Anzahl weiterer Symptome* die Beschwerden begleiten. Dazu gehören insbesondere bei über der Hälfte der Patienten *Schwindel, Schulter-Arm-Schmerzen, Müdigkeit, Abgeschlagenheit, sensorische Reizbarkeit, Depressivität, Leistungsreduktion, Übelkeit und Erbrechen*. Bei Beteiligung von *medullären und radikulären Strukturen* können zudem *sensorische, motorische und vegetative Störungen* auftreten.

Bei der klinischen Beurteilung ist von Bedeutung, daß die Symptome

— *erst mit zeitlicher Verzögerung*

auftreten können. So sind *mehr als 33 %* der Akutverletzten *zunächst beschwerdefrei*. Mit einer zeitlichen Latenz von *im Mittel 12 h* treten dann die Beschwerden auf. Im Einzelfall können auch erst nach 48 h Symptome manifest werden. Die Beschwerden klingen in der Regel bereits nach mehreren Tagen oder zumindest innerhalb einiger Wochen ab. *Bei mehr als 60 % sind nach 12 Wochen keine Beschwerden mehr vorzufinden*. Nach 6 Monaten geben nur noch ca. 15 % der betroffenen Patienten Symptome an. Allerdings kann auch bei einem Teil der Patienten noch nach längerer Zeit episodisch Nacken- und Kopfschmerz auftreten. Nur bei ca. 5 % bestehen die Beschwerden länger als ein Jahr, in seltenen Einzelfällen kann auch über Jahre über anhaltende Symptome geklagt werden.

Diagnostik

Je nach klinischer Symptomatik und neurologischem Untersuchungsbefund ist eine unterschiedliche apparative Diagnostik erforderlich. Liegen neben der Schmerzproblematik *keine neurologischen Ausfälle* vor, sind *Nativröntgenaufnahmen der HWS in 2 Ebenen, Schrägaufnahmen und Funktionsaufnahmen* ausreichend. Dabei finden sich *ca. 3- bis 6mal häufiger degenerative Veränderungen* als bei Normalkollektiven. Treten *zusätzliche neurologische Störungen* auf, sind weitere spezifische Maßnahmen, insbesondere *ein MRT der HWS, CT, Myelographie und neurophysiologische Untersuchungsmaßnahmen*, erforderlich. Bei *wechselnden Bewußtseinszuständen* ist zusätzlich ein *kraniales Computertomogramm (CCT)* zur Erfassung einer möglichen intrazerebralen Blutung, eines subduralen Hämatomes oder eines zerebralen Insultes notwendig. Die *Beteiligung der hirnzuführenden Gefäße* kann durch *dopplersonographische Untersuchungen* (extrakranieller Doppler, transkranieller Doppler, Duplex) und ggf. *Angiographie* erfaßt werden. Je nach Symptomatik können *zusätzlich augenärztliche oder HNO-ärztliche Untersuchungsmethoden* notwendig werden.

Therapie

In der Initialphase der Therapie wird eine *Immobilisation der HWS* angestrebt. Am ehesten eignet sich dazu ein durch seinen Klettverschluß leicht anlegbarer

— *Camp-Kragen.*

Um eine maximale Entlastung der Intervertebralgelenke zu ermöglichen, wird *eine leichte Schrägstellung durch leichtes Anheben des Kinns* vorgenommen. In der Initialphase sollte der Camp-Kragen *über 24 h* getragen werden. *Nur bei ausgeprägten Beschwerden ist zusätzliche vorübergehende Bettruhe* erforderlich. Stellt sich eine *Besserung* der *Beschwerden* ein, sollte eine *Reduktion der Tragezeit* eingeleitet werden, um eine Frühmobilisation der HWS wieder zu ermöglichen. In der Regel beträgt die *Tragedauer 7–14 Tage.*

— *Physikalische Therapie*

in Form von *Fango, Rotlicht, Lichtbogen oder Wärmflasche* führt zu einer erhöhten lokalen Durchblutung und kann *die Heilung beschleunigen*. Zur begleitenden *symptomatischen Therapie bei ausgeprägten Beschwerden* können

— *Analgetika,*

wie z. B. *3mal 1 g Acetylsalicylsäure oder 3mal 1 g Paracetamol* oder bei ausgeprägten Symptomen auch *3mal 50 mg Diclofenac,* verabreicht werden. *In der Initialphase* bei erhöhtem Muskeltonus kann zusätzlich die Gabe von *Diazepam 3mal 5 mg,* maximal auf 5 Tage beschränkt, erwogen werden. Im Anschluß an die Phase der Akuttherapie können intensive

— *krankengymnastische Maßnahmen*

eine schnelle und effiziente Rehabilitation begünstigen. Dazu gehören *isometrische Bewegungsübungen,* Stabilisierungsübungen und *Kräftigungsübungen der Nacken- und Halsmuskulatur.* Besteht ein *endgradiges gelenkmechanisches Defizit* mit Verlust des Gelenkspiels, können manualtherapeutische Maßnahmen veranlaßt werden. Solche Maßnahmen sollten jedoch *nur bei strenger Indikationsstellung bei einem voll ausgebildeten Manualmediziner* veranlaßt werden. Keinesfalls sollten solche Maßnahmen in der Akutphase durchgeführt werden, weil dadurch der therapeutischen Immobilisation entgegengewirkt wird. Die Anwendung von Lokalanästhetika oder von antiphlogistischen Salben erbringt *keinen* entscheidenden zusätzlichen therapeutischen Effekt und sollte deshalb unterlassen werden.

13. Kopfschmerz zurückzuführen auf Gefäßstörungen im Bereich des Kopfes und des Halses

INTERNATIONAL HEADACHE SOCIETY

IHS-Klassifikation (Code 6)

6	Kopfschmerz zurückzuführen auf Gefäßstörungen im Bereich des Kopfes und des Halses
6.1	Kopfschmerz zurückzuführen auf einen ischämischen Infarkt oder transitorische ischämische Attacken
6.1.1	Kopfschmerz zurückzuführen auf einen ischämischen Infarkt (zerebraler Infarkt)
6.1.2	Kopfschmerz zurückzuführen auf eine transitorische ischämische Attacke (TIA)
6.2	Kopfschmerz zurückzuführen auf eine nicht-traumatische intrakraniale Blutung
6.2.1	Kopfschmerz zurückzuführen auf eine intrazerebrale Blutung
6.2.2	Kopfschmerz zurückzuführen auf eine subarachnoidale Blutung (SAB)
6.3	Kopfschmerz zurückzuführen auf eine nicht-rupturierte Gefäßfehlbildung
6.3.1	Kopfschmerz zurückzuführen auf ein sackförmiges Aneurysma
6.3.2	Kopfschmerz zurückzuführen auf eine arterio-venöse Malformation (AVM)
6.3.3	Kopfschmerz zurückzuführen auf eine durale arterio-venöse Fistel
6.3.4	Kopfschmerz zurückzuführen auf ein kavernöses Angiom
6.3.5	Kopfschmerz zurückzuführen auf eine Enzephalo-trigeminale Angiomatose (Sturge-Weber-Syndrom)
6.4	Kopfschmerz zurückzuführen auf eine Arteriitis
6.4.1	Kopfschmerz zurückzuführen auf eine Riesenzellarteriitis
6.4.2	Kopfschmerz zurückzuführen auf eine primäre Vaskulitis des ZNS
6.4.3	Kopfschmerz zurückzuführen auf eine sekundäre Vaskulitis des ZNS
6.5	A. carotis- oder A. vertebralis-Schmerz
6.5.1	Kopf-, Gesichts- oder Halsschmerz zurückzuführen auf eine arterielle Dissektion
6.5.2	Kopfschmerz bei Endarteriektomie
6.5.3	Kopfschmerz bei Angioplastie der A. carotis
6.5.4	Kopfschmerz zurückzuführen auf eine intrakraniale endovaskuläre Intervention
6.5.5	Kopfschmerz bei Angiographie
6.6	Kopfschmerz zurückzuführen auf eine Hirnvenenthrombose
6.7	Kopfschmerz zurückzuführen auf andere intrakraniale Gefäßstörungen
6.7.1	CADASIL (Zerebrale autosomal dominante Angiopathie mit subakuter ischämischer Leukoenzephalopathie)
6.7.2	MELAS (Mitochondriale Enzephalopathie, Laktatazidose und Stroke-like episodes)
6.7.3	Kopfschmerz zurückzuführen auf eine benigne Angiopathie des ZNS
6.7.4	Kopfschmerz zurückzuführen auf einen Hypophyseninfarkt

ALLGEMEINER KOMMENTAR

PRIMÄRER UND/ODER SEKUNDÄRER KOPFSCHMERZ?
Tritt ein neuer Kopfschmerz erstmals in engem zeitlichen Zusammenhang mit einer vaskulären Störung auf, sollte der Kopfschmerz als Kopfschmerz zurückzuführen auf eine vaskuläre Störung kodiert werden. Dies ist auch der Fall, wenn der Kopfschmerz das klinische Bild einer Migräne, eines Kopfschmerzes vom Spannungstyp oder eines Clusterkopfschmerzes aufweist. Wenn sich ein vorbestehender primärer Kopfschmerz in engem zeitlichen Zusammenhang mit einer vaskulären Störung verschlechtert, ergeben sich zwei Möglichkeiten, die ein Abwägen erfordern. Der Patient kann entweder ausschließlich die Diagnose des vorbestehenden primären Kopfschmerzes erhalten oder aber die Diagnose des vorbestehenden primären Kopfschmerzes und eines Kopfschmerzes zurückzuführen auf eine Gefäßstörung. Letzteres Vorgehen empfiehlt sich bei Vorliegen folgender Punkte: Es besteht ein unmittelbarer zeitlicher Zusammenhang zur vaskulären Störung; die primären Kopfschmerzen haben sich deutlich verschlechtert; es bestehen sehr gute Hinweise, daß die betreffende Gefäßstörung Kopfschmerzen verschlimmern kann und es kommt zum Verschwinden des Kopfschmerzes nach der Akutphase der Gefäßstörung.

DEFINITIV, WAHRSCHEINLICH ODER CHRONISCH?
In der Regel ist die Diagnose eines *Kopfschmerzes zurückzuführen auf eine Gefäßstörung* nur definitiv, wenn der Kopfschmerz innerhalb einer spezifizierten Zeit nach dem Auftreten oder nach der Akutphase der Erkrankung verschwindet oder sich zumindest deutlich bessert. Ist dies nicht der Fall oder bevor die spezifizierte Dauer

verstrichen ist, sollte im Regelfall die Diagnose eines *Kopfschmerzes wahrscheinlich zurückzuführen auf eine Gefäßstörung* gewählt werden.

Ist der Kopfschmerz nach 3 Monaten nicht verschwunden oder hat sich nicht zumindest deutlich verbessert, kann alternativ auch die nur im Anhang aufgeführte Diagnose eines *A6.8 chronischen Kopfschmerzes nach Gefäßstörung* gewählt werden. Derartige Kopfschmerzen sind nur schlecht dokumentiert und weitere Forschung ist erforderlich, um bessere Kriterien für den Kausalzusammenhang zu erarbeiten.

Einleitung

In der Regel läßt sich ein kausaler Zusammenhang zwischen Kopfschmerzen und den aufgeführten Gefäßstörungen leicht herstellen, da die Kopfschmerzen akut auftreten, mit anderen neurologischen Symptomen verbunden sind und häufig schnell remittieren. Der Nachweis des engen zeitlichen Zusammenhanges zwischen Auftreten der Kopfschmerzen und diesen neurologischen Symptome ist dabei entscheidend, um den Kausalzusammenhang zu ermitteln.

Bei vielen dieser Störungen, z. B. beim ischämischen bzw. hämorrhagischen Infarkt werden die Kopfschmerzen durch fokal-neurologische Symptome und/oder Bewußtseinstörungen überschattet. Bei anderen Störungen stehen die Kopfschmerzen ganz im Vordergrund, wie z. B. bei der Subarachnoidalblutung. Bei einigen Erkrankungen, die sowohl Kopfschmerzen als auch einen Hirninfarkt hervorrufen können, z. B. bei einer Gefäßdissektion, einer Hirnvenenthrombose, einer Riesenzellarteriitis oder anderen Angiitiden des ZNS sind Kopfschmerzen oft ein initiales Warnsymptom. Es ist hier von entscheidender Bedeutung, den Zusammenhang zwischen den Kopfschmerzen und der zugrundeliegenden Störung zu erkennen, um die richtige Diagnose stellen und die entsprechende Therapie schnellstmöglich einleiten zu können, um potentiell verheerende neurologische Komplikationen zu verhindern.

Diese Gefäßstörungen können auch bei Patienten auftreten, die bereits unter einem primären Kopfschmerz gelitten haben. Ein entscheidender Hinweis auf eine vaskuläre Genese von Kopfschmerzen ist hier der in der Regel plötzliche Beginn eines neuen Kopfschmerztypes, wie er dem Patienten bislang unbekannt war. In diesen Fällen sollte immer nach vaskulären Ursachen der Kopfschmerzen gefahndet werden.

Die diagnostischen Kriterien der aufgeführten Gefäßstörungen enthalten immer dann, wenn möglich folgende Punkt:

A. Kopfschmerz, der wenigstens eines (oder mehr) der nachfolgenden Charakteristika (wenn bekannt) aufweist und die Kriterien C und D erfüllt
B. Diagnostische Leitkriterien der vaskulären Störung
C. Der Kopfschmerz tritt in enger zeitlicher Beziehung zu der vaskulären Störung auf und/oder es besteht eine andere Evidenz für einen kausalen Zusammenhang
D. Der Kopfschmerz wird deutlich abgeschwächt oder verschwindet innerhalb eines spezifizierten Zeitraumes[1] nach Auftreten oder Remission oder nach der Akutphase der vaskulären Störung

ANMERKUNG:
1. Bei einigen Kopfschmerzen zurückzuführen auf eine Gefäßstörung wird das Kriterium D nicht aufgeführt, da die Datenlage nicht ausreicht, ein genaues Zeitlimit für das Verschwinden oder die Besserung der Kopfschmerzen anzugeben.

6.1 Kopfschmerz zurückzuführen auf einen ischämischen Infarkt oder transitorische ischämische Attacken

6.1.1 Kopfschmerz zurückzuführen auf einen ischämischen Infarkt (zerebraler Infarkt)

DIAGNOSTISCHE KRITERIEN:

A. Jeder neue akut aufgetretene Kopfschmerz, der das Kriterium C erfüllt
B. Neurologische Symptome eines frischen ischämischen Infarktes und/oder dessen Nachweis in der zerebralen Bildgebung
C. Der Kopfschmerz entwickelt sich gleichzeitig oder in engem zeitlichen Zusammenhang mit den neurologischen Zeichen oder anderen Hinweisen eines ischämischen Infarktes

KOMMENTAR:
Da die Kopfschmerzen beim ischämischen Infarkt mit fokal-neurologischen Symptomen und/oder einer Beeinträchtigung des Bewußtseins einhergehen, ist die Abgrenzung von einem primären Kopfschmerz in der Regel einfach. Der Kopfschmerz ist in der Regel moderat und hat keine spezifischen Charakteristika.

Ein ischämischer Infarkt wird in 17% bis 34% der Fälle von Kopfschmerzen begleitet. Kopfschmerzen sind dabei häufiger bei Infarkten im Versorgungsgebiet der A. basilaris als im Versorgungsgebiet der A. carotis. Die Kopfschmerzen sind bei der ätiologischen Einordnung der Infarkte wenig hilfreich mit Ausnahme von Dissektionen, bei denen Kopfschmerzen extrem häufig sind und von lakunären Infarkten, bei denen Kopfschmerzen sehr selten sind.

6.1.2 Kopfschmerz zurückzuführen auf eine transitorische ischämische Attacke (TIA)

DIAGNOSTISCHE KRITERIEN:

A. Jeder neue akut aufgetretene Kopfschmerz, der das Kriterium C erfüllt
B. Fokal-neurologisches Defizit ischämischer Genese, das weniger als 24 Stunden anhält
C. Der Kopfschmerz entwickelt sich gleichzeitig mit Einsetzen des fokal-neurologischen Defizites
D. Der Kopfschmerz verschwindet innerhalb von 24 Stunden

KOMMENTAR:
Kopfschmerzen sind nur selten ein prominentes Symptom einer TIA und dann eher im basilären als im Carotis-Stromgebiet. Die Differentialdiagnose zwischen einer TIA mit Kopfschmerzen und einer Migräneattacke mit Aura kann besonders schwierig sein. Die Art und Weise des Beginns ist ausschlaggebend: Das fokal-neurologische Defizit beginnt bei der TIA typischerweise plötzlich, während es sich bei der Migräneaura allmählich entwickelt. Darüber hinaus treten „positive" Phänomene (z. B. ein Flimmerskotom) häufiger bei Migränauren auf, während bei einer TIA negative Phänomene überwiegen.

6.2 Kopfschmerz zurückzuführen auf eine nicht-traumatische intrakraniale Blutung

AN ANDERER STELLE KODIERT:
Kopfschmerzen zurückzuführen auf eine traumatische intrazerebrale und/oder subarachnoidale Blutung oder ein traumatisches intrazerebrales Hämatom werden unter 5.1.1 *akuter posttraumatischer Kopfschmerz bei mittlerer oder schwerer Kopfverletzung* oder 5.2.1 *chronischer posttraumatischer Kopfschmerz bei mittlerer oder schwerer Kopfverletzung* kodiert.

Kopfschmerzen zurückzuführen auf eine traumatisches epidurales Hämatom werden unter 5.5.1 *Kopfschmerzen zurückzuführen auf ein epidurales Hämatom* kodiert; Kopfschmerzen zurückzuführen auf ein traumatisches subdurales Hämatom werden unter 5.5.2 *Kopfschmerzen zurückzuführen auf ein subdurales Hämatom* kodiert.

6.2.1 Kopfschmerz zurückzuführen auf eine intrazerebrale Blutung

DIAGNOSTISCHE KRITERIEN:

A. Jeder neue akut aufgetretene Kopfschmerz, der das Kriterium C erfüllt
B. Neurologische Symptome einer frischen nicht-traumatischen intrazerebralen Blutung und/oder deren Nachweis in der zerebralen Bildgebung
C. Der Kopfschmerz entwickelt sich gleichzeitig oder in engem zeitlichen Zusammenhang mit der intrazerebralen Blutung

KOMMENTAR:
In diesem Zusammenhang beinhaltet der Begriff *intrazerebral* auch *intrazerebellär*.

Kopfschmerzen treten bei Blutungen häufiger auf und sind stärker ausgeprägt als beim ischämischen Infarkt. Üblicherweise wird der Kopfschmerz von fokal-neurologischen Defiziten oder einer Bewußtseinsstörung überlagert. Er kann aber auch vorrangiges Frühsymptom einer zerebellären Blutung sein, die im Einzelfall eine notfallmäßige operative Entlastung erforderlich macht.

Der 6.2.1 *Kopfschmerz zurückzuführen auf eine intrazerebrale Blutung* wird häufiger durch subarachnoidales Blut oder eine lokale Kompression hervorgerufen als durch eine intrakraniale Druckerhöhung. In Einzelfällen kann sich der Kopfschmerz als Donnerschlagkopfschmerz manifestieren.

6.2.2 Kopfschmerz zurückzuführen auf eine subarachnoidale Blutung (SAB)

DIAGNOSTISCHE KRITERIEN:

A. Starker Kopfschmerz mit plötzlichem Beginn, der die Kriterien C und D erfüllt
B. Nachweis einer nicht-traumatischen subarachnoidalen Blutung mit oder ohne anderen klinischen Symptomen mittels zerebraler Bildgebung (CCT oder MRT T2 oder Flair) oder Liquoruntersuchung
C. Der Kopfschmerz entwickelt sich gleichzeitig mit der Blutung
D. Der Kopfschmerz verschwindet innerhalb von 1 Monat

KOMMENTAR:
Eine Subarachnoidalblutung ist die mit Abstand häufigste Ursache für einen extremen Kopfschmerz mit abrupten Beginn (Donnerschlagkopfschmerz). Sie ist noch immer ein ernstes Krankheitsbild (50% der Patienten sterben in Folge der SAB, häufig noch bevor sie das Krankenhaus erreicht haben und 50% der Überlebenden behalten bleibende Schäden zurück).

Läßt man Traumata unberücksichtigt, resultieren 80% der Fälle aus einem rupturierten sakkulären Aneurysma.

Die Kopfschmerzen sind zu Beginn häufig einseitig und werden von Übelkeit, Erbrechen, Bewußtseinsstörungen, Nackensteifigkeit und selten auch von Fieber oder Herzrhythmusstörungen begleitet. Manchmal ist der Kopfschmerz aber auch weniger stark und tritt ohne Zusatzsymptome auf. Der abrupte Beginn ist das Leitsymptom. Jeder Patienten mit abrupten Kopfschmerzbeginn oder Donnerschlagkopfschmerz sollte auf eine SAB hin untersucht werden. Die Diagnose kann meist mittels CCT ohne Kontrastmittel oder MRT (Flair Sequenz) bestätigt werden. Die Sensitivität der Bildgebung liegt bei >90 % in den ersten 24 Stunden. Ist die zerebrale Bildgebung negativ, zweideutig oder technisch inadäquat, sollte eine Lumbalpunktion durchgeführt werden.

Eine Subarachnoidalblutung ist ein neurochirurgischer Notfall.

6.3 Kopfschmerz zurückzuführen auf eine nicht-rupturierte Gefäßfehlbildungen

AN ANDERER STELLE KODIERT:
Ein Kopfschmerz zurückzuführen auf eine rupturierte Gefäßfehlbildung wird unter 6.2.1 *Kopfschmerz zurückzuführen auf eine intrazerebrale Blutung* oder 6.2.2 *Kopfschmerz zurückzuführen auf eine subarachnoidale Blutung* kodiert.

6.3.1 Kopfschmerz zurückzuführen auf ein sackförmiges Aneurysma

DIAGNOSTISCHE KRITERIEN:

A. Jeder neue akut aufgetretene Kopfschmerz einschließlich Donnerschlagkopfschmerzen und/oder schmerzhafter Parese des N. oculomotorius, der die Kriterien C und D erfüllt
B. Nachweis eines sackförmigen Aneurysmas mittels zerebraler Bildgebung
C. Der Nachweis des ursächlichen Zusammenhanges mit dem sackförmigen Aneurysmas besteht
D. Der Kopfschmerz verschwindet innerhalb von 72 Stunden
E. Eine Subarachnoidalblutung, intrazerebrale Blutung oder eine andere Ursache für Kopfschmerzen konnten durch geeignete Untersuchungen ausgeschlossen werden

KOMMENTAR:
Etwa 18% der Patienten mit einem nicht-rupturierten Aneurysma berichten über Kopfschmerzen.

Diese Kopfschmerzen weisen üblicherweise keine spezifischen Merkmale auf. Bei etwa 50% der Patienten gehen einer aneurysmatisch bedingten Subarachnoidalblutung Donnerschlagkopfschmerzen voraus. Obwohl Donnerschlagkopfschmerzen auch in Abwesenheit einer Gefäßmalformation auftreten können, sollte mit Hilfe geeigneter nicht-invasiver Verfahren (MRA oder CT-Angio) oder im Zweifelsfall auch mittels konventioneller Angiographie nach einer solchen Fehlbildung gesucht werden. Eine klassische Variante des „Vorwarnschmerzes" als Hinweis auf eine bevorstehende Ruptur oder eine zunehmende Vergrößerung eines Aneurysmas ist eine schmerzhafte Lähmung des 3. Hirnnerven mit einem retroorbitalen Schmerz und einer erweiterten Pupille als Hinweis auf ein Aneurysma der A. communicans posterior oder des Endabschnittes der A. carotis interna.

6.3.2 Kopfschmerz zurückzuführen auf eine arterio-venöse Malformation (AVM)

DIAGNOSTISCHE KRITERIEN:

A. Jeder neue akut aufgetretene Kopfschmerz, der die Kriterien C und D erfüllt
B. Nachweis einer arterio-venösen Malformation mittels zerebraler Bildgebung
C. Der Nachweis des ursächlichen Zusammenhanges mit der arterio-venösen Malformation besteht
D. Der Kopfschmerz verschwindet innerhalb von 72 Stunden
E. Eine Subarachnoidalblutung, intrazerebrale Blutung oder eine andere Ursache für Kopfschmerzen konnten durch geeignete Untersuchungen ausgeschlossen werden

KOMMENTAR:
Es gibt Fallberichte über Verbindungen zwischen einer arterio-venösen Malformation (AVM) und einer Vielzahl von Kopfschmerzen wie dem Clusterkopfschmerz, der chronisch paroxysmalen Hemikranie (CPH) und dem SUNCT-Syndrom. Allerdings fanden sich bei diesen Fällen jeweils durchweg atypische Details. Es gibt bislang keine eindeutige Evidenz für eine Beziehung zwischen arterio-venösen Malformationen und diesen primären Kopfschmerzen in ihrem typischen Auftreten.

Bei bis zu 58% der Frauen mit einer arterio-venösen Malformation bestand eine Migräne mit Aura. Ein gewichtiges Argument zugunsten einer kausalen Beziehung ist hier die eindeutige Korrelation zwischen der Seite, auf der die Kopfschmerzen bzw. die Aura auftritt und die Seite, auf der die AVM lokalisiert ist. Damit besteht die begründete Vermutung, daß eine AVM Migräneattacken mit Aura verursachen kann (symptomatische Migräne). In großen AVM-Fallserien ist eine Migräne als Leitsymptom im Gegensatz zu Blutungen, epileptischen Anfällen oder fokal-neurologischen Defizite jedoch deutlich seltener.

6.3.3 Kopfschmerz zurückzuführen auf eine durale arterio-venöse Fistel

DIAGNOSTISCHE KRITERIEN:

A. Jeder neue akut aufgetretene Kopfschmerz, der das Kriterium C erfüllt
B. Nachweis einer duralen arterio-venösen Fistel mittels zerebraler Bildgebung
C. Der Nachweis des ursächlichen Zusammenhanges mit der duralen arterio-venösen Fistel besteht
D. Eine Subarachnoidalblutung, intrazerebrale Blutung oder eine andere Ursache für Kopfschmerzen konnten durch geeignete Untersuchungen ausgeschlossen werden

KOMMENTAR:
Untersuchungen, die sich den Kopfschmerzen bei einer duralen arterio-venösen Fistel widmen, fehlen bislang. Ein schmerzhafter, pulsierender Tinnitus kann das führende Symptom sein, ebenso Kopfschmerzen mit anderen Zeichen eines erhöhten Hirndruckes bei verminderten venösen Abfluß oder einer Sinusvenenthrombose. Fisteln zwischen der A. carotis interna und dem Sinus cavernosus können sich als schmerzhafte Ophthalmoplegie manifestieren.

6.3.4 Kopfschmerz zurückzuführen auf ein kavernöses Angiom

AN ANDERER STELLE KODIERT:
Kopfschmerz zurückzuführen auf eine intrazerebrale Blutung oder auf einen zerebralen Krampfanfall als Folge eines kavernöses Angioms werden unter 6.2.1 Kopfschmerz zurückzuführen auf eine intrazerebrale Blutung oder 7.6 Kopfschmerz zurückzuführen auf einen zerebralen Krampfanfall kodiert.

DIAGNOSTISCHE KRITERIEN:

A. Jeder neue akut aufgetretene Kopfschmerz, der das Kriterium C erfüllt

B. Nachweis eines kavernösen Angioms mittels zerebraler Bildgebung
C. Der Nachweis des ursächlichen Zusammenhanges mit dem kavernösen Angioms besteht
D. Eine Subarachnoidalblutung, intrazerebrale Blutung oder eine andere Ursache für Kopfschmerzen konnten durch geeignete Untersuchungen ausgeschlossen werden

KOMMENTAR:
Kavernöse Angiome werden zunehmend mittels MRT entdeckt. Es gibt bislang keine guten Untersuchungen, die sich den Kopfschmerzen bei Vorliegen dieser Fehlbildungen widmen. Allerdings wurde häufiger über Kopfschmerzen als Folge einer zerebralen Blutung oder eines zerebralen Anfalles berichtet, sie sollten entsprechend kodiert werden.

6.3.5 Kopfschmerz zurückzuführen auf eine Enzephalo-trigeminale Angiomatose (Sturge-Weber-Syndrom)

DIAGNOSTISCHE KRITERIEN:

A. Jeder neue akut aufgetretene Kopfschmerz, der das Kriterium C erfüllt
B. Gesichtsangiom (Naevus flammeus), zerebrale Krampfanfälle und Nachweis eines meningealen Angioms ipsilateral zum Gesichtsangiom mittels zerebraler Bildgebung
C. Der Nachweis des ursächlichen Zusammenhanges mit den Angiomen besteht
D. Andere Ursache für Kopfschmerzen konnten durch geeignete Untersuchungen ausgeschlossen werden

KOMMENTAR:
Über begleitende Kopfschmerzen wurde zwar häufig berichtet, sie sind aber nur schlecht dokumentiert. Einzelfälle legen nahe, daß das Sturge-Weber-Syndrom Ursache einer symptomatischen Migräne sein kann, insbesondere von Migräneattacken mit einer prolongierten Aura (möglicherweise zurückzuführen auf eine chronische Minderdurchblutung).

6.4 Kopfschmerz zurückzuführen auf eine Arteriitis

6.4.1 Kopfschmerz zurückzuführen auf eine Riesenzellarteriitis

FRÜHER VERWENDETE BEGRIFFE:
Arteriitis temporalis, Horton-Syndrom

DIAGNOSTISCHE KRITERIEN:

A. Jeder neue und persistierende Kopfschmerz, der die Kriterien C und D erfüllt
B. Wenigstens einer der folgenden Punkte ist erfüllt:
  1. geschwollene und schmerzempfindliche Kopfhautarterie verbunden mit einer erhöhten Blutsenkungsgeschwindigkeit (BSG) und/oder einem erhöhten C-reaktiven Protein (CRP)
  2. Nachweis einer Riesenzellarteriitis in der Biopsie der A. temporalis
C. Der Kopfschmerz entwickelt sich in engem zeitlichen Zusammenhang mit anderen Symptomen oder Zeichen einer Riesenzellerateriitis
D. Verschwinden oder entscheidende Besserung der Kopfschmerzen innerhalb von 3 Tagen nach Beginn einer Hochdosistherapie mit Kortikoiden

KOMMENTAR:
Von allen Arteriitiden und Kollagenosen ist die Riesenzellarteriitis diejenige Erkrankung, die am häufigsten mit Kopfschmerzen einhergeht (aufgrund der Entzündung von Kopfarterien, häufig Ästen der A. carotis externa). Folgende Punkte müssen betont werden:
- Die Variabilität der Kopfschmerzcharakteristika und der Begleitsymptome (Polymyalgia rheumatica, Einschränkung der Kieferöffnung) ist derart groß, daß jeder neu aufgetretene und persistierende Kopfschmerz bei einer Person über 60 Jahren an eine Riesenzellarteriitis denken lassen und zu geeigneten Untersuchungen Anlaß geben sollte.
- Ebenfalls suggestiv für eine Riesenzellarteriitis sind in kurzer Folge rezidivierende Attacken einer Amaurosis fugax verbunden mit Kopfschmerzen; sie sollten ebenfalls unmittelbar zu gezielten Untersuchungen Anlaß geben.
- Das Hauptrisiko liegt in einer Erblindung als Folge einer anterioren ischämischen Optikusneuropathie. Dies kann durch eine notfallmäßig eingeleitete Kortikoidtherapie verhindert werden.
- Der Abstand zwischen der Erblindung eines Auges und des anderen beträgt üblicherweise weniger als 1 Woche.
- Zusätzlich besteht auch das Risiko des Auftretens zerebraler ischämischer Ereignisse oder einer Demenz.
- Bei der histologischen Untersuchung ist eine langstreckige Aufarbeitung notwendig, weil die A. temporalis häufig unbefallene Areale („skip areas") aufweist.
- In der duplexsonographischen Untersuchung der Temporalarterien kann möglicherweise eine Verdikkung der Arterienwand dargestellt werden, was bei der Auswahl des Biopsieortes hilfreich sein kann.

6.4.2 Kopfschmerz zurückzuführen auf eine primäre Vaskulitis des ZNS

FRÜHER VERWENDETE BEGRIFFE:
Isolierte zerebrale Angiitis, granulomatöse Vaskulitis des ZNS

DIAGNOSTISCHE KRITERIEN:

A. Jeder neue und persistierende Kopfschmerz, der die Kriterien D und E erfüllt
B. Zeichen einer Hirnbeteiligung jeglicher Art (Infarkt, zerebraler Krampfanfall, Störungen der Kognition oder des Bewußtseins).

C. Nachweis einer ZNS-Vaskulitis mittels Hirnbiopsie oder meningealer Biopsie oder Verdacht auf eine Vaskulitis in der zerebralen Angiographie in Abwesenheit einer systemischen Vaskulitis
D. Der Kopfschmerz entwickelt sich in engem zeitlichen Zusammenhang mit den Zeichen der Hirnbeteiligung
E. Besserung des Kopfschmerzes innerhalb eines Monats nach Beginn einer Kortikoid- oder immunsuppressiven Therapie

KOMMENTAR:
Kopfschmerzen sind das Leitsymptom einer primären oder sekundären Vaskulitis des ZNS. Sie sind in 50 bis 80% der Fälle vorhanden – je nach eingesetztem Diagnoseverfahren, d. h. Angiographie oder Histologie. Die Kopfschmerzen haben kein spezifisches Muster und sind deshalb nur von geringem diagnostischen Nutzen bis andere Symptome wie fokal-neurologische Defizite, zerebrale Krampfanfälle, Beeinträchtigung der kognitiven Leistungsfähigkeit oder Störungen des Bewußtseins auftreten. Das Fehlen von Kopfschmerzen und einer Pleozytose im Liquor macht jedoch die Diagnose einer zerebralen Vaskulitis unwahrscheinlich.
Die Pathogenese der Kopfschmerzen ist multifaktoriell: Entzündung, Infarkt (ischämisch oder hämorrhagisch), erhöhter intrakranialer Druck und Subarachnoidalblutung kommen infrage.
Der Behandlungseffekt ist weit weniger dramatisch als bei dem 6.4.1 *Kopfschmerz zurückzuführen auf eine Riesenzellarteriitis*. Eine histologisch nachgewiesene primäre Vaskulitis des ZNS ist eine ernste und nicht selten tödlich verlaufende Erkrankung.

6.4.3 Kopfschmerz zurückzuführen auf eine sekundäre Vaskulitis des ZNS

DIAGNOSTISCHE KRITERIEN:

A. Jeder neue und persistierende Kopfschmerz, der die Kriterien D und E erfüllt
B. Zeichen einer Hirnbeteiligung jeglicher Art (Infarkt, zerebraler Krampfanfall, Störungen der Kognition oder des Bewußtseins).
C. Nachweis einer systemischen Arteriitis
D. Der Kopfschmerz entwickelt sich in engem zeitlichen Zusammenhang mit den Zeichen einer Hirnbeteiligung
E. Besserung innerhalb eines Monats nach Beginn einer Kortikoid- oder immunsuppressiven Therapie

KOMMENTAR:
Kopfschmerzen sind das Leitsymptom einer primären oder sekundären Vaskulitis des ZNS. Sie sind in 50 bis 80% der Fälle vorhanden – je nach eingesetztem Diagnoseverfahren, d. h. Angiographie oder Histologie. Die Kopfschmerzen haben kein spezifisches Muster und sind deshalb nur von geringem diagnostischen Nutzen bis andere Symptome wie fokal-neurologische Defizite, zerebrale Krampfanfälle, Beeinträchtigung der kognitiven Leistungsfähigkeit oder Störungen des Bewußtseins auftreten. Das Fehlen von Kopfschmerzen und einer Pleozytose im Liquor macht jedoch die Diagnose einer zerebralen Vaskulitis unwahrscheinlich.
Grundsätzlich können hier in der Praxis zwei Probleme auftreten. Entweder ist der Nachweis einer zerebralen Vaskulitits bei einem Patienten erforderlich, der unter einer der vielen Erkrankungen leidet, die eine Vaskulitits hervorrufen können. Oder bei einem Patienten mit einer nachgewiesenen zerebralen Vaskulitis muß die zugrundeliegende Erkrankung (Entzündung, Infektion, Intoxikation, Malignom, ...) aufgedeckt werden.
Die Pathogenese der Kopfschmerzen ist multifaktoriell: Entzündung, Infarkt (ischämisch oder hämorrhagisch), erhöhter intrakranialer Druck und Subarachnoidalblutung kommen infrage.

6.5 A. carotis- oder A. vertebralis-Schmerz

6.5.1 Kopf-, Gesicht- oder Halsschmerz zurückzuführen auf eine arterielle Dissektion

DIAGNOSTISCHE KRITERIEN:

A. Jeder neue akut aufgetretene Kopf-, Gesichts- oder Halsschmerz mit oder ohne anderen neurologischen Symptomen, der die Kriterien C und D erfüllt
B. Nachweis einer Dissektion mittels geeigneter Gefäß- oder bildgebender Untersuchung
C. Der Kopfschmerz tritt auf derselben Seite und in engem zeitlichen Zusammenhang zur Dissektion auf
D. Der Kopfschmerz verschwindet innerhalb eines Monats

KOMMENTAR:
Kopfschmerzen mit oder ohne Schmerzen im Halsbereich können die einzige Manifestation der Dissektion einer Halsarterie sein. Sie sind bei weitem das häufigste Symptom (55–100% der Fälle) und auch das häufigste Erstsymptom (33–86% der Fälle).
Der Kopf-, Gesichts- oder Halsschmerz ist üblicherweise einseitig (ipsilateral zur betroffenen Arterie), von starker Intensität und anhaltend (im Mittel 4 Tage). Er hat kein konstantes spezifisches Muster und ist zum Teil irreführend, weil andere Kopfschmerzen wie Migräne, Clusterkopfschmerzen, Donnerschlagkopfschmerzen oder eine Subarachnoidalblutung (insbesondere da sich eine intrakraniale Vertebralisdissektion als Subarachnoidalblutung maifestieren kann) imitiert werden. Begleitsymptome in Form von Zeichen einer zerebralen oder retinalen Ischämie und lokale Zeichen sind häufig: Insbesondere ein schmerzhaftes Horner-Syndrom oder ein schmerzhafter Tinnitus mit plötzlichem Beginn sind sehr suggestiv für eine Dissektion der A. carotis.
Die Kopfschmerzen gehen Symptomen einer Ischämie in der Regel voran und erfordern daher eine frühe Diagnose und rasche Einleitung einer Therapie. Die Diagnose basiert auf duplexsonographischen Untersuchungen, MRT, MRA oder Spiral-CT und in Zweifelsfällen auf der konventionellen Angiographie. Häufig sind mehrere dieser Untersuchungen erforderlich, da jede von ihnen unauffällig sein kann. Hinsichtlich der Therapie existieren keine randomisierten Untersuchungen,

6.5 A. carotis- oder A. vertebralis-Schmerz

aber es besteht der Konsens, zunächst zu Heparinisieren und dann entsprechend der Gefäßerholung für 3 bis 6 Monate befristet auf eine orale Antikoagulation überzugehen.

6.5.2 Kopfschmerz bei Endarteriektomie

DIAGNOSTISCHE KRITERIEN:

A. Akut aufgetretener Kopfschmerz mit einem der folgenden klinischen Bildern, der die Kriterien C und D erfüllt:
   1. diffuser, milder Schmerz
   2. einseitiger, cluster-ähnlicher Schmerz, der ein bis zweimal am Tag in Attacken von 2 bis 3 Stunden Dauer auftritt
   3. einseitiger, pulsierender, starker Schmerz
B. Zustand nach Karotisendarteriektomie
C. In Abwesenheit einer Dissektion entwickelt sich der Kopfschmerz innerhalb einer Woche nach der Operation
D. Der Kopfschmerz verschwindet innerhalb eines Monats nach der Operation

KOMMENTAR:
Es wurden drei verschiedene Kopfschmerzformen beschrieben, die nach einer Operation im Bereich der A. carotis auftreten können. Die häufigste Form (bis zu 60 %) ist ein isolierter leichter, diffus lokalisierter Kopfschmerz, der innerhalb der ersten Tage nach der Operation auftritt. Es handelt sich dabei um eine gutartige, selbst limitierende Störung. Die zweite Kopfschmerzform ist ein einseitiger clusterkopfschmerzähnlicher Schmerz mit Attacken, die 2–3 Stunden anhalten und ein bis zwei Mal pro Tag auftreten. Dieser Kopfschmerz ist in bis zu 38% der Fälle beschrieben und verschwindet innerhalb von etwa 2 Wochen. Die dritte Kopfschmerzform ist Teil des seltenen Hyperperfusionssyndroms mit einem starken einseitigen, pulsierenden Schmerz, der nach einem freien Intervall von 3 Tagen nach der Operation auftritt. Er geht häufig einem Anstieg des Blutdruckes und dem Auftreten von zerebralen Krampfanfällen bzw. von neurologischen Defiziten um den 7. Tag herum voran. Eine notfallmäßige Behandlung ist notwendig, da diese Symptome eine zerebrale Blutung ankündigen können.

6.5.3 Kopfschmerz bei Angioplastie der A. carotis

DIAGNOSTISCHE KRITERIEN:

A. Jeder neue akut aufgetretene Kopfschmerz, der die Kriterien C und D erfüllt
B. Zustand nach extra- oder intrakranialer Angioplastie
C. In Abwesenheit einer Dissektion entwickelt sich der Kopfschmerz innerhalb einer Woche nach der Angioplastie
D. Der Kopfschmerz verschwindet innerhalb eines Monats

KOMMENTAR:
Die perkutane transluminale Angioplastie (PTA) und das Stenting werden derzeit in randomisierten Studien gegenüber der Operation untersucht. Daten über Kopfschmerzen sind noch immer selten und in den umfangreichen Studien über die PTA der A. carotis wurden Kopfschmerzen nicht erwähnt. In einer kleinen Untersuchung mit 53 Patienten traten während der Ballondilatation bei 51% der Patienten Schmerzen im Halsbereich und bei 33% der Patienten Kopfschmerzen auf. Die Schmerzen verschwanden in der Regel innerhalb von Sekunden nach Deflation des Ballons.

Über Kopfschmerzen als Teil eines Hyperperfusionssyndroms (siehe 6.5.2 *Kopfschmerz bei Endarteriektomie*) wurde auch nach PTA der A. carotis berichtet.

6.5.4 Kopfschmerz zurückzuführen auf eine intrakraniale endovaskuläre Intervention

DIAGNOSTISCHE KRITERIEN:

A. Einseitiger, starker, lokalisierter Schmerz mit akutem Beginn, der die Kriterien C und D erfüllt
B. Zustand nach intrakranialer Angioplastie oder Embolisation
C. Der Kopfschmerz beginnt innerhalb von Sekunden nach Beginn des Eingriffs
D. Der Kopfschmerz verschwindet innerhalb einiger Stunden nach Ende des Eingriffs

KOMMENTAR:
Nach Ballondilatation oder Embolisation einer arteriovenösen Malformation bzw. eines Aneurysmas wurde über einen spezifischen Kopfschmerztyp berichtet. Es handelt sich um einen starken Schmerz mit abrupten Beginn, der im zur betreffenden Arterie zugehörigen Bereich lokalisiert ist, innerhalb von wenigen Sekunden nach der Intervention beginnt und schnell wieder verschwindet.

6.5.5 Kopfschmerz bei Angiographie

DIAGNOSTISCHE KRITERIEN:

A. Akut aufgetretener Kopfschmerz mit einem der folgenden klinischen Bildern, der die Kriterien C und D erfüllt:
1. diffuser, brennender Kopfschmerz von starker Intensität
2. Kopfschmerz mit dem Erscheinungsbild einer Migräne bei Patienten, die unter Migräne leiden
B. Zustand nach intraarterieller Angiographie der Aa. carotes oder vertebrales
C. Der Kopfschmerz beginnt während der Angiographie
D. Der Kopfschmerz verschwindet innerhalb von 72 Stunden

KOMMENTAR:
Die direkte Injektion von Kontrastmittel in die Aa. carotes und vertebrales verursacht einen heftigen, diffusen Kopfschmerz mit brennender Mißempfindung, der

spontan remittiert. Die Injektion kann darüber hinaus bei Patienten, die unter Migräne leiden, eine Migräneattacke triggern Hier sollte sowohl unter 1. Migräne (entsprechend dem Subtyp) und 6.5.5 *Kopfschmerz bei Angiographie* kodiert werden.

6.6 Kopfschmerz zurückzuführen auf eine Hirnvenenthrombose

DIAGNOSTISCHE KRITERIEN:

A. Jeder neu aufgetretene Kopfschmerz mit oder ohne neurologischen Symptomen, der die Kriterien C und D erfüllt
B. Nachweis einer Hirnvenenthrombose mittels zerebraler Bildgebung
C. Der Kopfschmerz und andere neurologische Symptome (falls vorhanden) treten in enger zeitlicher Beziehung zur Hirnvenenthrombose auf
D. Der Kopfschmerz verschwindet innerhalb eines Monats nach geeigneter Behandlung

KOMMENTAR:
Kopfschmerzen sind bei weitem das häufigste Symptom einer Hirnvenenthrombose (in ca. 80–90% der Fälle) und auch das häufigste Frühsymptom. Die Kopfschmerzen weisen keine spezifischen Charakteristika auf. Meistens sind sie diffus, nehmen im Verlauf zu, erreichen eine starke Intensität und sind verbunden mit anderen Zeichen eines erhöhten intrakranialen Drucks. Sie können aber auch einseitig sein, plötzlich auftreten und dann irreführend sein, wenn sie eine Migräne, ein Liquorunterdrucksyndrom oder eine SAB (welche durch eine Hirnvenenthrombose verursacht werden kann) nachahmen. Kopfschmerzen können das einzige Symptom einer Hirnvenenthrombose sein. In über 90 % der Fälle werden sie jedoch von anderen Symptomen wie fokalneurologischen Defiziten, zerebralen Krampfanfällen und/oder Zeichen eines erhöhten intrakranialen Druckes, einer subakuten Enzephalopathie oder einem Sinuscavernosus-Syndrom begleitet.

In Anbetracht des Fehlens spezifischer Charakteristika, sollte jeder neu aufgetretene und anhaltende Kopfschmerz verdächtig sein, insbesondere dann, wenn bei einem Patienten ein erhöhtes Thromboserisiko besteht. Die Diagnose basiert auf der zerebralen Bildgebung (MRT + MRA oder CCT + CT Angio oder intraarterielle Angiographie in Zweifelsfällen). Die Behandlung sollte so früh wie möglich begonnen werden und eine symptomatische Therapie, die Gabe von Heparin gefolgt von einer zumindest 6-monatigen Antikoagulation und – falls indiziert – eine Behandlung der ätiologischen Faktoren beinhalten.

6.7 Kopfschmerz zurückzuführen auf andere intrakraniale Gefäßstörungen

6.7.1 Zerebrale autosomal dominante Angiopathie mit subakuter ischämischer Leukoenzephalopathie (CADASIL)

DIAGNOSTISCHE KRITERIEN:

A. Attacken einer Migräne mit Aura mit oder ohne anderen neurologischen Symptomen
B. Typische Signalveränderungen in der weißen Sustanz im MRT (T2-Wichtung).
C. Diagnostischer Nachweis mittels Hautbiopsie oder genetische Untersuchung (Notch 3-Mutation).

KOMMENTAR:
CADASIL wurde erst kürzlich als autosomal-dominante (wenn auch vereinzelte sporadische Fälle bekannt sind) Erkrankung der kleinen Hirnarterien identifiziert, die klinisch durch rezidivierende kleine tiefgelegene Infarkte, eine subkortikale Demenz, Störungen der Stimmung und eine Migräne mit Aura gekennzeichnet ist.

Eine Migräne mit Aura kommt in einem Drittel der Fälle vor und ist üblicherweise das erste Symptom der Erkrankung, die im Mittel im Alter von 30 Jahren beginnt, etwa 15 Jahre vor dem ersten ischämischen Infarkt und 20–30 Jahre vor dem Tod. Die Migräneattacken erfüllen die diagnostischen Kriterien für eine 1.2 *Migräne mit Aura*, weisen jedoch eine unübliche Häufigkeit von prolongierten Auren auf.

Im MRT finden sich in der T2-Wichtung immer auffällige Veränderungen der weißen Substanz. Die Erkrankung betrifft die glatte Muskulatur in der Media der kleinen Arterien und ist auf eine Mutation des Notch 3-Genes zurückzuführen. Die Diagnose erfolgt über eine einfache Hautbiopsie mit immunologischem Nachweis von Notch 3-Antikörpern.

CADASIL ist ein exzellentes Model, um die Pathophysiologie der Migräne mit Aura und die Beziehung zwischen einer Migräne mit Aura und ischämischen Hirninfarkten zu studieren.

6.7.2 Mitochondriale Enzephalopathie, Laktatazidose und Stroke-like episodes (MELAS)

DIAGNOSTISCHE KRITERIEN:

A. Attacken einer Migräne mit und ohne Aura
B. Infarktähnliche Episoden und zerebrale Krampfanfälle
C. Genetische Veränderung (3243 Punkt mitochondriale DNA-Mutation im tRNA Leu (Gen) oder andere DNA MELAS-Punktmutation)

KOMMENTAR:
Migräneattacken sind häufig bei MELAS, was zu der Hypothese geführt hat, daß mitochodriale Mutationen bei der Vererbung der Migräne mit Aura eine Rolle spielen. Allerdings konnte die 3243 Mutation bei 2 Gruppen von Patienten mit Migräne mit Aura nicht

identifiziert werden. Möglicherweise spielen andere bis jetzt noch nicht identifizierte Mutationen sowohl bei der Migräne als auch dem ischämischen Hirninfarkt eine Rolle, insbesondere weil Migräneattacken, meistens solche mit Aura, auch bei anderen mitochondrialen Erkrankungen vorkommen.

6.7.3 Kopfschmerz zurückzuführen auf eine benigne (oder reversible) Angiopathie des ZNS

DIAGNOSTISCHE KRITERIEN:

A. Diffuser, starker Kopfschmerz mit abruptem oder progressivem Beginn mit oder ohne neurologischen Symptomen und/oder zerebralen Krampfanfällen, der die Kriterien C und D erfüllt
B. Darstellung von perlenschnurartigen Veränderungen in der Angiographie sowie Ausschluß einer Subarachnoidalblutung durch eine geeignete Untersuchung.
C. Mindestens einer der folgenden Punkte ist erfüllt:
   1. der Kopfschmerz entwickelt sich gleichzeitig mit den neurologischen Defiziten und/oder zerebralen Krampfanfällen
   2. der Kopfschmerz führt zur Angiographie und dem Auffinden der perlenschnurartigen Veränderungen
D. Der Kopfschmerz (und andere vorhandene neurologische Symptome) verbessern sich spontan innerhalb von 2 Monaten

KOMMENTAR:
Diese noch kaum verstandene Erkrankung ist klinisch charakterisiert durch schwere, diffus lokalisierte Kopfschmerzen mit sehr variablem Beginn: Der Beginn kann plötzlich sein und eine Subarachnoidalblutung vortäuschen oder entweder rasch progressiv über Stunden oder langsamer progredient über Tage. Sie ist eine der bekannten Ursachen eines Donnerschlagkopfschmerzes. Die Kopfschmerzen können das einzige Symptom dieser Störung sein; sie sind aber üblicherweise verbunden mit fluktuierenden fokal-neurologischen Defiziten und gelegentlich mit zerebralen Krampfabfällen. Die Angiographie zeigt per definitionem ein pathologisches Bild mit alternierenden Segmenten einer arteriellen Vasokonstriktion und Vasodilatation.

Bislang konnte eine Vielzahl von Ursachen identifiziert werden. Am besten definiert ist die postpartale Angiopathie, die in einigen Fällen mit Bromocriptin in Verbindung gebracht wurde. Die Erkrankung ist zwar auch ohne Behandlung innerhalb von 2 Monaten selbstlimitierend mit Verschwinden der angiographischen Auffälligkeiten. Aufgrund der schwierigen Abgrenzung zur primären Angiitis des ZNS wird aber oft eine befristete Kortikoidtherapie durchgeführt.

6.7.4 Kopfschmerz zurückzuführen auf einen Hypophyseninfarkt

DIAGNOSTISCHE KRITERIEN:

A. Starker, akut aufgetretener retroorbital, frontal oder diffus lokalisierter Kopfschmerz, der von mindestens einem der folgenden Symptome begleitet wird und die Kriterien C und D erfüllt:
   1. Übelkeit und Erbrechen
   2. Fieber
   3. Bewußtseinseinschränkung
   4. Hypophysenunterfunktion
   5. Hypotension
   6. Ophthalmoplegie oder Störung der Sehschärfe
B. Nachweis eines akuten hämorrhagischen Hypophyseninfarktes mittels zerebraler Bildgebung
C. Der Kopfschmerz entwickelt sich gleichzeitig mit dem hämorrhagischen Hypophyseninfarkt
D. Der Kopfschmerz und andere Symptome verschwinden innerhalb eines Monats

KOMMENTAR:
Dieses extrem seltene Syndrom ist ein akut lebensbedrohliches Krankheitsbild. Es ist gekennzeichnet durch eine spontane hämorrhagische Infarzierung der Hypophyse. Es handelt sich um eine der Ursachen eines Donnerschlagkopfschmerzes.

Das MRT ist sensitiver als das CCT in der Aufdeckung von intrasellären Pathologien.

Akute ischämische zerebrovaskuläre Störungen

Klinik

Kopfschmerz in Zusammenhang mit einer *akuten ischämischen zerebrovaskulären Störung* kann zeitlich dem Auftreten der neurologischen Störungen vorausgehen, mit ihnen gleichzeitig auftreten oder aber auch ihnen nachfolgen. Von besonderer diagnostischer Bedeutung ist, daß Kopfschmerzen *erstes Hinweissymptom* für eine drohende ischämische zerebrovaskuläre Störung darstellen können. Damit der Kopfschmerz mit dem ischämischen Geschehen in Verbindung gebracht werden kann, ist es erforderlich, daß eine enge zeitliche Beziehung zwischen *Neuauftreten von Kopfschmerzen* und dem *Beginn der neurologischen Störungen* besteht. Lagen schon Kopfschmerzen vor, ist es erforderlich, daß eine *neue phänomenologische Konstellation* der Kopfschmerzen mit den ischämischen zerebrovaskulären Störungen verbunden ist, um das Kopfschmerzgeschehen ätiologisch in diese Gruppe einzuordnen. In diesem Zusammenhang ist besonders darauf zu achten, daß bei Neuauftreten von Kopfschmerzen oder bei einer Veränderung der phänomenologischen Merkmale eine sehr aufmerksame klinische und neurologische Untersuchung durchgeführt werden muß. Im Hinblick auf die *ubiquitäre Verbreitung* von Kopfschmerzen kann es sein, daß im Laufe der Behandlung Kopfschmerzen fehlinterpretiert werden und mögliche Hinweissymptome für einen drohenden Schlaganfall übersehen werden.

Eine *ätiologische* Zuordnung der verschiedenen Ausprägungen der *Kopfschmerzphänomenologie* ist *nicht möglich*. Es gibt *keine spezifischen Merkmale*, die darauf schließen lassen, daß der Kopfschmerz auf der Basis einer akuten ischämischen zerebrovaskulären Störung entsteht. Bei einem *Verschluß der A. carotis* zeigt sich als Kopfschmerzprägnanztyp ein *ipsilateraler periorbitaler Kopfschmerz*, der die Stirn- und die Schläfenregion mit einbezieht, und bei Vorliegen einer *Thrombose des Hauptstammes der A. cerebri media* findet sich vorwiegend ein *Schmerz hinter dem und um das ipsilaterale Auge*. Im Einzelfall darf man jedoch auf eine solche Lokalisation nicht vertrauen. Prinzipiell gilt, daß eine sichere Korrelation zwischen dem Ort der akuten ischämischen zerebrovaskulären Störung und der Auftretensweise des Kopfschmerzes nicht besteht. Dies gilt auch für räumlich voneinander entfernte Stromgebiete, wie z. B. für das Stromgebiet der A. cerebri posterior bzw. anterior. Ischämische Störungen in diesen Gefäßbereichen können mit *völlig identischem Kopfschmerzgeschehen* einhergehen. Von Bedeutung ist dies auch für eine Erkrankung im Bereich des vertebrobasilären Stromgebietes. Auch hier darf nicht angenommen werden, daß es dabei zu Störungen ausschließlich im Bereich des Hinterhaupts kommt. Vielmehr können auch hier Kopfschmerzen an jeder Lokalisation des Schädels auftreten.

Bei etwa *der Hälfte der Patienten* findet sich ein Kopfschmerz, der *ipsilateral zum Läsionsgebiet* auftritt. *50 %* der Betroffenen weisen Kopfschmerzen für einen Zeitraum von *weniger als 8 h* auf, bei *der anderen Hälfte* treten sie *länger als 24 h* auf. Der Kopfschmerzbeginn kann sich schlagartig mit dem Entstehen der neurologischen Symptome einstellen; auch eine allmähliche, *graduelle Zunahme* der Kopfschmerzen ist beobachtbar. Der *Schmerzcharakter* kann sich dabei im Verlaufe der Auftretenszeit *ändern*, es handelt sich in aller Regel um einen *Dauerkopfschmerz*, der *dumpf drückend* ist.

Kopfschmerzen, die dem Auftreten neurologischer Symptome vorausgehen, können häufig bei *embolischen Urachen* einer akuten ischämischen vaskulären Störung beobachtet werden. Die *Zeitdifferenz* zwischen dem Auftreten der ersten Kopfschmerzen und dem Beginn der neurologischen Symptomatik beträgt in der Regel *mehr als 24 h*. Allerdings gilt auch hier, daß der Kopfschmerz sich als neues Symptom darstellen muß oder in Form eines neuen Kopfschmerztyps. Kopfschmerzen, die seit Jahren anfallsweise oder dauernd bestehen und die typischen Merkmale von primären Kopfschmerzen aufweisen, dürfen nicht in Zusammenhang mit dem akuten ischämischen Ereignis gesehen werden.

In *ca. 10 % aller akuten ischämischen zerebrovaskulären Störungen* lassen sich Stunden bis Tage vor dem Eintreten einer neurologischen Störung Kopfschmerzen als *Vorwarnsymptom* feststellen.

Kopfschmerzen können ebenfalls im Zusammenhang mit *transitorischen ischämischen Attacken (TIA)* bei ca. *50 %* der betroffenen Patienten auftreten. Aufgrund des Auftretens der Kopfschmerzen lassen sich jedoch *keine Vorhersagen über den weiteren Verlauf* der TIA machen. Auch bestehen keine Unterschiede hinsichtlich der demographischen Charakteristika der Patienten, die Kopfschmerzen aufweisen oder nicht. Die klinischen und apparativen Untersuchungsbefunde zeigen ebenfalls *keine signifikanten Unterschiede zwischen den Patienten mit oder ohne Kopfschmerzen* im Rahmen einer TIA. In der Regel beginnen die Kopfschmerzen *mit dem Einsetzen der neurologischen Symptomatik*, Kopfschmerzen als Vorwarnsymptom einer TIA sind sehr selten. Auch findet sich in der Regel *ein globaler Kopfschmerz* und nicht eine umschriebene Lokalisation. Mit Zunahme der Anzahl der TIA steigt die Wahrscheinlichkeit für Kopfschmerzen an. Bei TIA beträgt die *mittlere Auftretenszeit* der Kopfschmerzen *2 h*. Die Kopfschmerzintensität ist *leicht bis mittel*. Erbrechen tritt nicht auf. Mit diesen Merkmalen ist die Kopfschmerzphänomenologie leicht von der der Migräne zu differenzieren.

Gründe, warum manche Patienten Kopfschmerzen aufweisen und andere nicht, sind nur marginal bekannt. Aus prospektiven Studien kennt man jedoch *Faktoren*, die ein Auftreten von Kopfschmerzen im Zusammenhang mit akuten ischämischen zerebrovaskulären Störungen wahrscheinlich machen. Eine *erhöhte Wahrscheinlichkeit für Kopfschmerzen* besteht bei *Vorliegen einer ischämischen Herzkrankheit, kortikalen Infarkten* und *Infarkten im Stromgebiet der A. cerebri posterior*. Eine erniedrigte Wahrscheinlichkeit für Kopfschmerzen dagegen findet sich bei Patienten mit einer arteriellen Hypertonie, bei Marklagerinfarkten und bei Infarkten im Stromgebiet der A. cerebri anterior. Aufgrund der klinischen Merkmale kann somit *nicht zuverlässig* auf das pathophysiologische Geschehen geschlossen werden.

Pathophysiologie

Etwa 2 von 1000 Menschen erleiden pro Jahr einen Schlaganfall. Nach Herzerkrankungen und Krebs ist der Schlaganfall die *dritthäufigste Todesursache*. Arterielle Hypertonie, Herzerkrankungen, Diabetes mellitus, genetische Bedingungen, Blutfett, Rauchen, Ernährung und die Einnahme von oralen Kontrazeptiva sind wichtige Risikofaktoren. Eine akute ischämische zerebrovaskuläre Störung kann durch *mehrere pathophysiologische Mechanismen* generiert werden. Dazu gehören in erster Linie

- der *Verschluß eines Gefäßes* durch einen *Thrombus* oder durch einen *Embolus*,
- die *Ruptur der Gefäßwand* mit der Folge einer Blutung,
- eine *Erkrankung der Gefäßwand selbst* sowie
- *hämatologische Erkrankungen*.

Pathophysiologische Folgen dieser Störungen sind *in ca. 85 %* eine Ischämie mit einem Infarkt sowie *in 15 %* eine Hämorrhagie mit einer mechanischen Bedrängung des Hirngewebes. Als Folge einer akuten ischämischen zerebrovaskulären Störung kann eine *Reduktion des globalen zerebralen Blutflusses* beobachtet werden. Es kommt zu *Störungen der Autoregulation*, d. h. die Versorgung mit Sauerstoff und Glukose kann nicht mehr an die regionalen Bedürfnisse des Hirngewebes angepaßt werden. Die Folge ist, daß sich Areale mit erniedrigtem oder erhöhtem Blutfluß (Luxusperfusion) beobachten lassen, die jedoch nicht die regionalen Versorgungsansprüche des Gehirngewebes decken. Die Luxusperfusion resultiert durch eine Vasodilatation von Arteriolen aufgrund einer Laktatazidose. Die Folge dieser Vorgänge ist die Initiierung und das Ablaufen der sogenannten

- *ischämischen Kaskade*,

bei der es zu einer *Produktion und Akkumulation von toxischen Substanzen* und schließlich zum *neuronalen Zelltod* kommt. Insbesondere spielen dabei Neurotoxine, in Sonderheit der exzitatorische Neurotransmitter Glutamat eine wesentliche Rolle.

Hinsichtlich der *Kopfschmerzentstehung* gibt es wenige Hypothesen, die bisher experimentell noch nicht ausreichend belegt sind. Bei einem *hämorrhagischen Infarkt* kann durch den Austritt des Blutes eine direkte *mechanische Kompression mit Schmerzentstehung* generiert werden. Bei der Mehrzahl ischämischer Störungen liegt eine Blutung jedoch nicht vor. Im Rahmen der *Luxusperfusion* kann es jedoch zu einer *Vasodilatation* kommen, wodurch *perivaskuläre Nozizeptoren stimuliert* werden können. Gleiches gilt für die pathophysiologische Situation einer Gefäßwanddilatation aufgrund eines Embolus oder eines Thrombus. Der *Ausfall körpereigener schmerzhemmender Systeme* oder Neurone aufgrund *lakunärer Infarkte* kann ebenfalls als Denkmöglichkeit für die Kopfschmerzentstehung angenommen werden. Die Freisetzung von exzitatorischen Aminosäuren sowie die Entstehung von Neurotoxinen kann zu einer *direkten Aktivierung* nozizeptiver Systeme führen (Abb. 13.1).

Therapie

Bei Kopfschmerz im Rahmen einer akuten ischämischen zerebrovaskulären Störung ist eine *ätiologisch orientierte Therapie* wichtigstes Prinzip (Abb. 13.2). Zur symptomatischen Therapie können *Analgetika in fester Dosierung* eingesetzt werden, wie z. B. *3mal 1000 mg Paracetamol* oder *3mal 1000 mg Acetylsalicylsäure*. Beim Vorliegen einer *intrakraniellen Blutung* darf Acetylsalicylsäure jedoch *nicht* eingesetzt werden.

Bei *ausgeprägten Kopfschmerzen* sollten frühzeitig *mittelpotente Opioidanalgetika*, wie z. B. *retardiertes Tramadol 2mal 100 mg*, eingesetzt werden

Intrazerebrales Hämatom

Klinik

Ein *supratentorielles Hämatom* führt durch den Masseneffekt zu einem *plötzlich, explosionsartig einsetzenden Kopfschmerz*, der mit einem *Verlust des Bewußtseins* einhergeht oder innerhalb von 24–48 h zur Bewußtlosigkeit führt. Als Zeichen einer fokalen zerebralen Störung können eine *Hemiparese*, eine *Hemihypästhesie* oder eine *homonyme Hemianopsie* auftreten. Eine *Parese des N. oculomotorius* weist auf eine transtentoriale Herniation hin.

Ein *zerebelläres Hämatom* äußert sich ebenfalls in *plötzlich auftretenden Kopfschmerzen*, die von entweder gleichzeitig oder allmählich einsetzenden *zerebellären Zeichen* oder *Hirnstammsymptomen*, wie z. B. Ataxie, Nystagmus, Dysarthrie, Schwindel und Erbrechen, gekennzeichnet sind. Kommt es zu einer *Obstruktion der Liquorpassage*, kann sich ein *Hydrozephalus* mit einem erhöhten intrazerebralen Druck einstellen.

Abb. 13.1.
Ursachen von zerebrovaskulären Erkrankungen

atheromatöser/thrombotischer Verschluß
- extrakranielle Arterien
- intrakranielle Arterien der Hirnoberfläche
- die Hirnoberfläche perforierende Arterien und Arteriolen

Embolisation
- atheromatöse Plaques der extrakraniellen Arterien oder des Aortenbogens
- kardiale Embolien
- Luftembolien
- Fettembolien
- Tumorgewebeembolien

Gefäßwanderkrankungen
- Arteriitiden
- luetische Vaskulitis
- fibromuskuläre Dysplasie
- Sarkoidose

Bluterkrankungen
- Koagulopathien
- Hämoglobinopathien
- idiopathische thrombozytopenische Purpura
- Hyperviskositätssyndrome (Polyzytämien, Thrombozytämien ...)

venöse Thrombosen
- septisch
- aseptisch

intrakranielle Blutungen
- intrazerebrale Blutung
  - Hypertension
  - Aneurysmata
  - Neoplasien
  - Antikoagulation
  - Koagulopathien
  - disseminierte intravasale Koagulation
  - Septikämie
  - thrombotische thrombozytopenische Purpura
- Subarachnoidalblutung
  - Aneurysmata
  - arteriovenöse Mißbildungen
  - Traumen
  - Tumoren
  - Antikoagulation
  - Koagulopathien

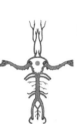
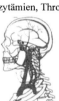

Eine *Pons-Blutung* äußert sich in einem *plötzlichen Verlust des Bewußtseins*, einer *Tetraplegie*, verlangsamter Atmung, Stecknadelpupillen, Fieber und Augenbewegungsstörungen. Die Mortalität bei pontinen Hämatomen ist sehr hoch.

Im *kranialen Computertomogramm* kann die Lokalisation des Hämatoms exakt bestimmt werden. Es zeigt sich ein *Bereich mit erhöhter Dichte*, die nach Kontrastmittelgabe nicht zunimmt. Bei Liquorpassagebehinderung kann zusätzlich ein Hydrozephalus bestehen. Die *Indikation für eine Angiographie* ist gegeben, wenn sich im kranialen Computertomogramm Hinweise für eine mögliche *arteriovenöse Malformation* oder ein *Aneurysma* ergeben, wenn es sich um *junge Patienten* handelt oder wenn eine *operative Maßnahme* vorgesehen ist. Sollte sich in der Angiographie keine Blutungsquelle darstellen, kann nach einigen Wochen nach der Hämatomresorption ein Kontrollcomputertomogramm mit doppelter Kontrastmitteldosis veranlaßt werden, in dem sich dann eventuell eine kleine arteriovenöse Malformation darstellen läßt.

Ein *intrazerebrales Hämatom* ist *bei ca. 50 % der Betroffenen mit Kopfschmerzen verbunden*. Ein Zusammenhang zwischen Lokalisation der Blutung und der Kopfschmerzphänomenologie besteht nicht. Der Kopfschmerz selbst tritt jedoch *meistens umschrieben* auf und besitzt eine *außerordentlich schwere, explosionsartige Intensität*.

Intrazerebrales Hämatom

Akute ischämische zerebrovaskuläre Störung	Kausale Therapie	
	Non-Opioid-Analgetika	Aspirin (4 x 1 g)
		Paracetamol (4 x 1 g)
		Ibuprofen (4 x 600 mg)
		Naproxen (2 x 1000 mg)
	Coxibe	Refecoxib (50 mg zur Nacht)
		Celecoxib (2 x 200 mg)
		Parecoxib (2 x 20 mg)
	Mittelpotente Opioid-Analgetika	Tramadol Retardtabletten (Aufdosierung von 2 x 50 mg bis auf 2 x 300 mg über 12 Tage, je nach Erfordernis
	hochpotente Opioid-Analgetika	Morphin Retardtabletten (Aufdosierung von 2 x 10 mg beginnend, wenn vorgenannte Optionen nicht ausreichen. Steigerung alle 2 Tage um 2 x 10 mg bis ausreichende Analgesie erreicht. Evtl. Antiemetikum hinzufügen, Obstipationsprophylaxe mit Ernährungsanpassung und ggf. Macrogol
	Cave!	Keine Einnahme von Analgetika auf Bedarfsbasis!
Intracerebrales Hämatom	Neurochirurgische Evakuation	
	Non-Opioid-Analgetika	Cave! Keine Acetylsalicylsäure und andere NSAR bei intrakranieller Blutung!
		Paracetamol (4 x 1 g)
	Mittelpotente Opioid-Analgetika	Tramadol Retardtabletten (Aufdosierung von 2 x 50 mg bis auf 2 x 300 mg über 12 Tage, je nach Erfordernis
	hochpotente Opioid-Analgetika	Morphin Retardtabletten (Aufdosierung von 2 x 10 mg beginnend, wenn vorgenannte Optionen nicht ausreichen. Steigerung alle 2 Tage um 2 x 10 mg bis ausreichende Analgesie erreicht. Evtl. Antiemetikum hinzufügen, Obstipationsprophylaxe mit Ernährungsanpassung und ggf. Macrogol
	Cave!	Keine Einnahme von Analgetika auf Bedarfsbasis!
Sub- und epidurales Hämatom	Neurochirurgische Evakuation	
	Symptomatische Analgesie wie bei intracerebralem Hämatom	
Subarachnoidalblutung	Neurochirurgische Evakuation, z.B. Aneurysmaklippung	
	Vasospasmus-Prophylaxe mit Nimodipin	
	Bettruhe	
	Symptomatische Analgesie wie bei intracerebralem Hämatom	

Abb. 13.2. Möglichkeiten in der Therapie von Kopfschmerz bei Gefäßerkrankung

Pathophysiologie

Die *Kopfschmerzentstehung* kann durch den *direkten mechanischen Effekt der Blutung* auf das Hirngewebe und die Gefäße verstanden werden. Durch die *lokale Kompression von schmerzempfindlichen Strukturen* wird das nozizeptive System aktiviert. Darüber hinaus kann es durch die Blutung zu einer *lokalen, umschriebenen Störung hemmender antinozizeptiver Systeme* im Gehirn kommen und dadurch indirekt Schmerz induziert werden.

Die intrazerebrale Blutung ereignet sich, definitionsgemäß, innerhalb des Hirngewebes. Kommt es zu einer *Beteiligung des Kortex*, kann die Blutung sich auch auf den *Subarachnoidalraum* ausdehnen. Blutungen innerhalb des *Marklagers* können zusätzlich sich auch in das *Ventrikelsystem* ausbreiten.

> **MERKE**
>
> Die häufigste, nichttraumatische Ursache eines intrazerebralen Hämatoms ist
> — die *arterielle Hypertension*.

Ca. *50 %* aller intrazerebralen Hämatome sind durch *Bluthochdruck* bedingt. Zweithäufigste Ursache sind *arteriovenöse Malformationen* und *Aneurysmata*, die ca. 30 % der intrazerebralen Hämatome bedingen. Das intrazerebrale Hämatom führt durch seinen raumfordernden Effekt zu einer *Gewebeverlagerung des Gehirns*. Durch den unmittelbaren Druck auf das umliegende Hirngewebe entsteht eine *Ischämie* mit der Folge einer umschriebenen *Hirngewebsnekrose* um das Blutungsareal. Normalerweise wird das Hämatom *innerhalb von 4–8 Wochen resorbiert* und läßt eine zystische Höhle zurück. Auf der Grundlage einer arteriellen Hypertonie ereignen sich ca. 70 % der intrazerebralen Blutungen im Bereich der Basalganglien oder des Thalamus. Etwa 8 % der intrazerebralen Hämatome finden sich im Kleinhirn und ca. 5 % in der Brücke.

Therapie

Kleine Hämatome, insbesondere tief liegende, ohne große raumfordernde Wirkung, werden heute *vorwiegend konservativ* behandelt. In anderen Fällen ist eine dringliche *neurochirurgische Evakuation* erforderlich. Die Intensität der Kopfschmerzen erfordert die Gabe von *niedrig bzw. hochpotenten Opioidanalgetika*.

> **MERKE**
>
> Acetylsalicylsäure und andere thrombozytenaggregationshemmende Analgetika dürfen bei einer intrakraniellen Blutung nicht gegeben werden.

Sub- und epidurale Hämatome

Als *Folge einer Kopfverletzung* mit Beteiligung der meningealen Gefäße können *Blutungen in den epiduralen Raum* auftreten. In der Regel finden sich epidurale Blutungen im Bereich der temporalen und der temporoparietalen Region. Ebenso kann durch eine *Rupturierung des Sinus sagittalis* oder des *Sinus transversus* ein epidurales Hämatom entstehen.

Bei einer *Rupturierung der Brückenvenen* kann ein *rein subdurales Hämatom* auftreten. Bei *intrazerebralen kortikalen Blutungen* kann sich das Blut *auf den subduralen Raum ausbreiten,* und das Bild einer gleichzeitigen intrazerebralen und subduralen Blutung kann sich zeigen.

Bei den *subduralen* Hämatomen findet sich im allgemeinen eine *sehr langsame, allmähliche Entwicklung klinischer Symptome,* da die Blutungsquelle im Bereich der Brückenvenen durch kleine Gefäße und niedrigen Blutdruck charakterisiert ist. Entsprechend kann eine *Latenzperiode von mehreren Wochen bis zu Monaten* zwischen einer auch geringgradigen Schädelverletzung und dem Beginn der Symptome auftreten. Besteht jedoch die Blutungsquelle aus kleinen Arterien im *Bereich des Kortex*, kann es zu einer *akuten Entwicklung* eines subduralen Hämatoms kommen. Durch den mechanischen Kompressionsdruck ist in diesem Fall *Kopfschmerz häufig erstes Symptom*, bevor es zu neurologischen Störungen kommt. Ein umschriebener Kopfschmerztyp, der mit dem subduralen Hämatom in eindeutige Verbindung gebracht werden kann, besteht nicht. Jedoch muß beim subduralen Hämatom berücksichtigt werden, daß der Kopfschmerz *nicht in Form eines Dauerkopfschmerzes* bestehen muß, sondern *auch anfallsweise* nur zu bestimmten Tagesabschnitten vorhanden sein kann. Liegt das Hämatom im Bereich der *hinteren Schädelgrube*, kann neben einem *okzipitalen Kopfschmerz* auch eine *Nackensteifigkeit* bei der klinischen Untersuchung erfaßt werden. Kopfschmerz kann das *einzige Symptom* für ein subdurales Hämatom sein. Bei einer Analyse von Patienten zeigt sich, daß bei ca. 66 % ein Kopfschmerz in der Phänomenologie des Kopfschmerzes vom Spannungstyp mit einem subduralen Hämatom einhergeht. Bei Vorliegen eines *chronischen subduralen Hämatoms* treten Kopfschmerzen *bei 80 %* der Betroffenen auf. Beim chronischen subduralen Hämatom ergeben sich zusätzlich Hinweise für *veränderte Bewußtseinslagen*, entweder in Form von fluktuierenden Bewußtseinslagen oder in Form von einer allmählichen Abnahme des Bewußtseins, Symptomen eines erhöhten intrakraniellen Druckes und gelegentlichen Hinweisen für lokale zerebrale Störungen.

> **MERKE**
>
> Beim epiduralen Hämatom ist der Kopfschmerz meistens ein herausragendes und frühes Symptom, daß zusätzlich von einer Störung des Bewußtseins und fokalen neurologischen Ausfällen begleitet wird. Die Dilatation der ipsilateralen Pupille weist auf eine drohende tentorielle Einklemmung hin. Eine bestimmte Kopfschmerzphänomenologie ist mit dem epiduralen Hämatom nicht verbunden. Zur Therapie ist eine umgehende Evakuation des Hämatoms erforderlich (Abb. 13.3).

Subarachnoidalblutung

Klinik

Die *intrakraniellen Gefäße* befinden sich in dem Raum zwischen der Arachnoidea und der Pia mater und versorgen das Gehirngewebe durch kleine perforierende Äste. Bei einer *Blutung aus diesen Gefäßen* oder bei *Blutung aus einem Aneurysma* füllt sich dieser Raum mit Blut. Liegt ein Aneurysma *innerhalb des Hirngewebes*, kann ein *intrazerebrales Hämatom,* oder aber bei einer Ruptur

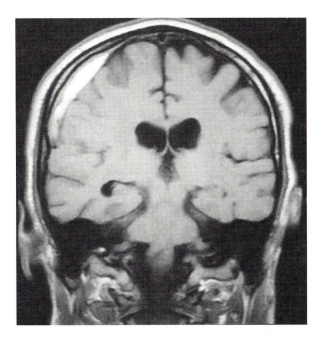

Abb. 13.3. Subdurales Hämatom

außerhalb des Hirngewebes, eine *Subarachnoidalblutung* resultieren. Bei einem *Riß der Arachnoidea* kann zusätzlich auch ein *Subduralhämatom* die Folge sein (Abb. 13.4).

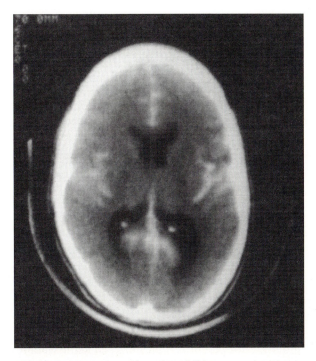

Abb. 13.4. Massive Subarachnoidalblutung mit Blutansammlung in basalen Zisternen

Die *Einjahresinzidenz der Subarachnoidalblutung* beträgt ca. *10–15 Personen auf 100000.* Etwa 70% aller Subarachnoidalblutungen werden durch ein *Aneurysma* verursacht. Eine *arteriovenöse Malformation* ist in ca. 5% der Fälle Blutungsursache. Weitere weniger häufige Ursachen sind Erkrankungen, die mit *Gerinnungsstörungen* einhergehen, *Antikoagulanzienbehandlung, Vaskulitiden* und *Tumore.* Bei ca. *20%* der Betroffenen ist *keine Ursache aufzudecken.* Möglicherweise handelt es sich hier um verborgene arteriovenöse Malformationen oder um kleine thrombosierte Aneurysmen.

MERKE

Die *Stärke der Blutung* ist in der Regel direkt mit der *Ausprägungsintensität der Symptome* korreliert. Ganz im Vordergrund steht ein *schlagartig einsetzender, sehr schwerer Kopfschmerz.* Anschließend kann sich *sofortige Bewußtlosigkeit* oder *allmählich eintretende Bewußtlosigkeit* einstellen. Hinzu können *epileptische Anfälle* kommen. *Übelkeit* und *Erbrechen* sind weitere typische Begleitstörungen.

Die Symptomatik kann *für mehrere Tage* bestehen bleiben. Bei einzelnen Patienten können *schon Tage vor dem Auftreten* der Subarachnoidalblutung *kleine Sickerblutungen* im Bereich der Blutungsquelle entstehen, und sogenannte *Hinweiskopfschmerzen* von leichter Intensität, die episodisch auftreten können, können dem Geschehen vorausgehen („Kopfschmerz wie noch nie").

In der neurologischen Untersuchung findet sich innerhalb von 3–12 h eine *Nackensteifigkeit* als Meningismuszeichen. Bei der Streckung des gebeugten Knies wird durch Zug der Nervenwurzel ein Schmerz induziert (*Kernig-Zeichen*). Durch den direkten mechanischen Druck des Hämatoms oder durch ein intrazerebrales Hämatom kann *Somnolenz* oder auch *Koma* induziert werden. Bei fokalen Läsionen können zusätzlich durch die Subarachnoidalblutung *fokale zerebrale Störungen* wie z. B. Paresen erzeugt werden. Eine *Okulomotoriusparese* weist auf die drohende transtentorielle Einklemmung hin oder ist ein Zeichen einer direkten Kompression durch ein Aneurysma der A. communicans posterior oder der A. basilaris. Durch den Anstieg des intrakraniellen Druckes können ein *Pupillenödem* oder auch eine *Glaskörperblutung* auftreten. *Fieber* und *arterielle Hypertonie* können zusätzlich bei ischämischen hypothalamischen Störungen auftreten.

Kopfschmerz als Vorwarnsymptom

Ca. *50 %* der Patienten, die eine Subarachnoidalblutung erleiden, können Tage oder auch Monate zuvor *Hinweissymptome* haben. In erster Linie gehört dazu *Kopfschmerz*, der aufgrund kleiner Leckblutungen oder durch eine Dilatation eines Aneurysmas ohne tatsächliche Blutung auftritt. Die Kopfschmerzen haben in der Regel einen *episodischen Charakter*. Sie zeigen teilweise *migräneartige Symptome* wie Übelkeit und Erbrechen *(ungefähr 20 %)*, Nackenschmerzen und Nackensteifigkeit *(ca. 25 %)*, *fokale zerebrale Störungen* wie Skotome, Schleier- und Schlierenbildung im Gesichtsfeld sowie *motorische und sensorische fokale Defizite*. Die Dauer der Kopfschmerzepisoden beträgt in der Regel *1–2 Tage*. In Ausnahmefällen können bei Eintreten einer kleineren Blutung auch Kopfschmerzen bis zu 2 Wochen bestehen.

! Aufgrund des *plötzlichen Einsetzens* bei kleinen Leckblutungen können die meisten Patienten auch bei Vorliegen einer zusätzlichen Migräne die *Besonderheit*

– dieses „Kopfschmerzes wie noch nie" klar schildern

und mehr als die Hälfte der Patienten sucht deshalb einen Arzt auf.

Merkmale des Kopfschmerzes bei Subarachnoidalblutung

Der Kopfschmerz bei einer Subarachnoidalblutung setzt in der Regel derartig *schlagartig und fulminant* ein, daß der Betroffene den Eindruck hat, daß sein Kopf explodiert oder platzt. Aufgrund des plötzlichen Eintretens wurde der Kopfschmerz auch mit dem Beinamen

– „Donnerschlagkopfschmerz" („thunder clap headache")

bezeichnet. Viele Patienten fallen dabei auf die Knie oder werden auf den Boden geworfen. Der Kopfschmerz tritt zunächst in der Regel *lokalisiert* auf, *strahlt aber schnell zum Nackenbereich und zum Hals aus*. Erreicht das Blut den Spinalkanal und stellt sich zusätzlich eine aseptische meningeale Reaktion ein, können auch innerhalb des ersten Tages *Rückenschmerzen* entstehen. Die Dauer der initialen explosiven Kopfschmerzen beträgt in der Regel *1 h*. Je nach Blutungsgröße können die Kopfschmerzen innerhalb von 3–15 Tagen remittieren, in der Regel bestehen sie 1 Woche.

In der Analyse von Patienten, die einen sog. *Donnerschlagkopfschmerz* aufweisen, zeigt sich bei Anwendung eines kranialen Computertomogramms und einer Angiographie, daß *bei ca. 70 % eine Subarachnoidalblutung* besteht. Bei den restlichen 30 % kann kein Aneurysma oder eine vaskuläre Malformation aufgedeckt werden. Auch in der *Langzeitanalyse* bis zu 3 Jahren ergab sich in dieser Gruppe kein Hinweis für eine spätere Subarachnoidalblutung.

Diagnostik

> **MERKE**
>
> Aufgrund der Häufigkeit von Kopfschmerzerkrankungen ist es wichtig, den *Donnerschlagkopfschmerz* bei einer möglichen Subarachnoidalblutung zu kennen und schnell Konsequenzen zu veranlassen.

Verdacht auf eine Subarachnoidalblutung besteht immer dann, wenn *donnerschlagartig* ein ungewöhnlich starker Kopf- oder Gesichtsschmerz auftritt, der *initial umschrieben* lokalisiert ist (Abb. 13.5). Hochgradig verdächtig ist der Kopfschmerz als Symptom einer Subarachnoidalblutung dann, wenn *zusätzlich Übelkeit, Erbrechen und Nackensteifigkeit* bestehen. Bei diesen Patienten sollte *umgehend eine kranielle Computertomographie* veranlaßt werden. Ein Magnetresonanztomogramm in der Initialphase ist wenig sinnvoll, da das Blut im Subarachnoidalraum nur wenig signaldifferent ist. Ergeben sich keine Hinweise für eine Subarachnoidalblutung im kranialen Computertomogramm, was bei kleinen Blutungsquellen möglich ist, sollte eine *Lumbalpunktion* durchgeführt werden. Ist ein kraniales Computertomogramm nicht sofort erhältlich, sollte bei wachen, orientierten Patienten ohne fokale neurologische Zeichen auch die *sofortige* Durchführung einer Lumbalpunktion veranlaßt werden.

> **MERKE**
>
> Bei Patienten mit Bewußtseinsstörungen oder mit fokal-neurologischen Symptomen besteht die Gefahr, daß eine Massenblutung vorliegt und durch die Lumbalpunktion eine transtentorielle Herniation bedingt wird.

Ist der Liquor cerebrospinalis klar, ist keine weitere Diagnostik erforderlich. Ist der Liquor cerebro-

Abb. 13.5.
Diagnostisches Vorgehen bei Verdacht auf Subarachnoidalblutung *(SAB)*

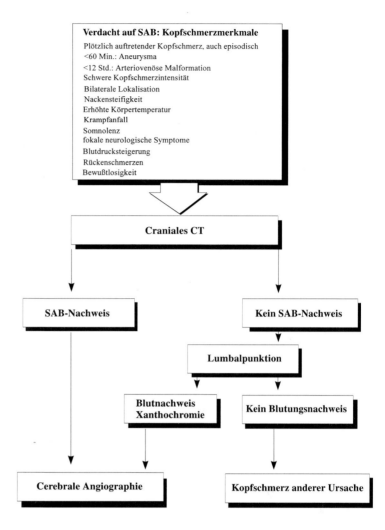

spinalis jedoch *xanthochrom oder bei einer atraumatischen Punktion blutig*, ist die Diagnose einer Subarachnoidalblutung bestätigt, und eine *zerebrale Angiographie* muß veranlaßt werden. Die Xanthochromie entsteht durch Abbauprodukte des Hämoglobins, wobei jedoch mindestens 6 h seit Beginn der Blutung verstrichen sein müssen. Ein Magnetresonanztomogramm kann bei Verdacht auf eine früher abgelaufene Blutung eingesetzt werden, da das Methämoglobin eine Signalerhöhung bedingen kann. In der initialen diagnostischen Phase jedoch ist ein Magnetresonanztomogramm wenig aufschlußreich.

Typische Hinweise in einem *kranialen Computertomogramm* für eine Subarachnoidalblutung sind *der direkte Blutnachweis in der Sylvi-Furche, in dem Interhemisphärenspalt, in den basalen Zisternen, im Bereich des Tentorium cerebelli, der Ventrikel sowie über den Hemisphärenoberflächen*. Zusätzlich können *mögliche Komplikationen oder kausale Bedingungen*, wie z. B. ein Hydrozephalus, ein intrazerebrales Hämatom, eine arteriovenöse Malformation oder ein Tumor erfaßt werden. Der Ort der Blutungsquelle gibt Aufschluß darüber, welches Gefäß betroffen ist.

Bei Nachweis einer Subarachnoidalblutung wird die *Angiographie* schnellstmöglich durchgeführt. Bei ca. 20 % der Angiographien kann eine Quelle für die Subarachnoidalblutung nicht gefunden werden. Mögliche Ursachen können arterielle Spasmen aufgrund der Blutung sein, was eine Wiederholung der Angiographie zu einem späteren Zeitpunkt erforderlich machen kann.

Pathophysiologie

Der donnerschlagartig einsetzende Kopfschmerz bei einer Subarachnoidalblutung wird durch *plötzlichen mechanischen Druck, Zug und Zerrung* der zerebralen Gefäße und der Arachnoidea bedingt. Zudem werden *nozizeptive Fasern des N. trigeminus direkt stimuliert* und durch Blutbestandteile *sensibilisiert*. Ein erhöhter intrakranieller Druck, ein

Hydrozephalus und eine zusätzliche zerebrale Ischämie sind weitere Ursachen für den Kopfschmerz.

Bei der Entstehung von Kopfschmerzen durch *nicht rupturierte Gefäßfehlbildungen* scheinen andere Mechanismen für die Schmerzgenese verantwortlich zu sein. In erster Linie ist eine *Anspannung des Aneurysmasackes* durch eine Blutdruckerhöhung als Schmerzquelle anzusehen. Auch äußerer Druck auf den Aneurysmasack, z. B. im Bereich des Tentoriums, kann durch *Aktivierung von nozizeptiven Trigeminusfasern* zu Schmerz führen. Ein Aneurysma der A. carotis interna oder der A. basilaris mit Kontakt zum N. oculomotorius kann zu *Augenmuskelparesen und Schmerz* führen. Die Erkennung dieser Verbindung ist wichtig, da dadurch ein Aneurysma aufgedeckt werden kann, ohne daß es zu einer Blutung kommen muß.

Eine *Carotis-cavernosus-Fistel* mit *Exophthalmus, Abflußstörung der Fundus- und Konjunktivalvenen* kann durch ein Aneurysma der A. carotis interna im Bereich der intrakavernösen Verlaufsstrecke eintreten. Dieser Bereich betrifft jedoch nur *ca. 2 % aller intrakraniellen Aneurysmata*. Eine Blutung im Subarachnoidalraum läßt sich dabei nicht feststellen. Ein Aneurysma in diesem Areal läßt sich zumeist durch eine langsame Zunahme einer *schmerzlosen Parese* des N. oculomotorius, N. abducens und N. trochlearis bemerkbar machen. Tritt eine *akute Ischämie* dieser Nerven auf, kann sich ein plötzlicher starker Schmerz retro- und periorbital im Zusammenhang mit einer kompletten Ophthalmoplegie einstellen.

Zerebrales Aneurysma

Ca. 1 % der Bevölkerung trägt nach Autopsiebefunden ein *intrakranielles Aneurysma*. Zu einer *Aneurysmaruptur* kommt es *bei ca. 12 von 100000 Menschen pro Jahr*. Während *vor dem 40. Lebensjahr* eine Aneurysmaruptur *häufiger bei Männern* auftritt, ist dies *nach dem 40. Lebensjahr* in viel höherem Ausmaße *bei Frauen* der Fall. Eine Aneurysmaruptur tritt meistens zwischen dem 40. und 60. Lebensjahr auf. Aber auch in jeder anderen Altersgruppe kann eine Ruptur bestehen. *Genetische Einflüsse* spielen nur in Ausnahmefällen eine Rolle und sind teilweise mit Bindegewebserkrankungen verbunden. In der Regel treten intrakranielle Aneurysmata *sackförmig im Bereich von Gefäßgabelungen* auf. Die Größenausdehnung kann von wenigen Millimetern bis zu mehreren Zentimetern betragen. Neben dem sackförmigen Aneurysma gibt es auch *fusiforme Aneurysmata*, die im Bereich der A. carotis oder der A. basilaris durch eine arteriosklerotische Wandschwäche entstehen können. Nekrotische Aneurysmata sind Folge einer Gefäßwandinfektion und können sich hämatogen ausbreiten. Die *Wahrscheinlichkeit für eine Ruptur* steigt direkt mit der *Größe des Aneurysmas* an. Ein Aneurysma, das klein, d. h. unter 6 mm Durchmesser, ist, rupturiert nur selten. *Plötzliche Blutdruckerhöhungen*, wie z. B. körperliche Anstrengung, Pressen oder Koitus, können Auslöser für eine Ruptur sein. *Riesenaneurysmata* mit einem Durchmesser von mehr als 2,5 cm zeigen paradoxerweise ebenfalls *nur eine geringe Wahrscheinlichkeit für eine Ruptur*, da sie teilweise mehrere thrombosierte Wandschichten aufweisen.

Behandlung

> **MERKE**
>
> Der vernichtende schwere Kopfschmerz benötigt eine *sofortige und potente analgetische Behandlung*. Aufgrund der Blutungsgefahr sollte Acetylsalicylsäure nicht eingesetzt werden, da dadurch die Blutungszeit und die Plättchenaggregation ungünstig beeinflußt werden. Wegen der Schwere des Kopfschmerzes werden in der Regel mittelpotente *Opioidanalgetika* eingesetzt (s. Anhang 1). *Hochpotente Opioidanalgetika* können zu einer *Maskierung des Bewußtseinsgrades* führen und eine Verschlechterung verschleiern.

Zur Behandlung des *Vasospasmus* und der *zerebralen Ischämie* wird für einen Zeitraum von 14 Tagen *Nimodipin* gegeben. *Bettruhe* soll Blutdruckschwankungen verhindern und dadurch Wiederholungsblutungen präventiv positiv beeinflussen. Wird eine rein *konservative Behandlung* durchgeführt, wird *der Zeitraum der Bettruhe auf 2 Wochen beschränkt*. Als einzig zuverlässige Methode zur Vermeidung einer Wiederholungsblutung kann die *Klippung des Aneurysmahalses* gelten. Je nach Schweregrad wird der Zeitpunkt der Operation innerhalb der ersten 3 Tage nach Auftreten der Subarachnoidalblutung gewählt.

Prognose

Die Prognose einer Subarachnoidalblutung ist *ungünstig*. Etwa *15 % der Patienten sterben, bevor sie die Klinik erreichen*. Von denen, die innerhalb von 3 Tagen nach der Blutung operiert werden können, *sterben ca. 33 %* innerhalb von 3 Monaten nach der Blutung. Etwa 50 % erholen sich ausreichend und werden wieder arbeitsfähig. Wird ein *Aneurysma* als Nebenbefund aufgedeckt, muß sorgfältig entschieden werden, ob eine Operation für den Patienten gewinnbringend ist oder nicht.

! Nach neueren Studien beträgt das *Blutungsrisiko für ein unrupturiertes Aneurysma ca. 1 % pro Jahr.* Dabei ist jedoch auch die *Größe des Aneurysmas* zu beachten. Aneurysmata, die mehr als 1 cm Durchmesser aufweisen, zeigen das größte Blutungsrisiko. Im Hinblick auf die *Operationsmortalität*, die bei einem Aneurysma ohne Subarachnoidalblutung unter 5 % liegt, ist eine vorzeitige Operation, insbesondere bei jungen Patienten, durch eine längere Lebenserwartung gut begründet.

Arteriovenöse Malformationen

Pathophysiologie

Arteriovenöse Malformationen stellen *Entwicklungsanomalien der intrakraniellen Gefäße* dar. Trotz der Tendenz zu einer raumfordernden Wirkung sind sie *nicht neoplastischer Natur*. Die zuführenden Arterien versorgen direkt ein Knäuel von Blutgefäßen von unterschiedlichem Durchmesser. Die arteriovenöse Malformation versorgt nicht die Kapillaren und führt das oxygenierte Blut *direkt* in das venöse System. Am häufigsten finden sich arteriovenöse Malformationen im Stromgebiet der A. cerebri media, sie können jedoch auch in jedem anderen Gefäßgebiet angetroffen werden. Im Bereich des Gefäßknäuels finden sich *kleine Blutungen, thrombosierte Gebiete und kalzifizierte Knötchen*. Die Venen sind *dilatiert* und können *aneurysmatisch erweiterte Segmente* aufweisen. An den zuführenden Gefäßen können gelegentlich *sackförmige Aneurysmen* gefunden werden.

Bei mehr als der Hälfte werden arteriovenöse Malformationen *aufgrund einer Blutung* aufgedeckt. Häufig sind dabei auch der Intrazerebralraum und der intraventrikuläre Bereich betroffen. Das Blutungsrisiko ist bei *kleinen* arteriovenösen Malformationen größer als bei ausgedehnten arteriovenösen Malformationen. Arteriovenöse Malformationen, die kleiner als 3 cm Durchmesser sind, zeigen ein Blutungsrisiko von 50 % für die nachfolgenden 5 Jahre. Größere Ausdehnungen haben ein Blutungsrisiko von ca. 2–3 % pro Jahr. Die *Mortalität* von Blutungen bei arteriovenösen Malformationen ist deutlich geringer als bei Aneurysmablutungen. Sie beträgt ca. 10 %.

Klinik

Klinisch können sich arteriovenöse Malformationen in Form von *umschriebenen, gut lokalisierbaren Kopfschmerzattacken* zeigen. Sie haben meist einen *pulsierenden, pochenden Charakter* und treten *unilateral* auf. Damit zeigen sie wesentliche Merkmale von Migränekopfschmerzen. *Große* arteriovenöse Malformationen führen zu *fokalen neurologischen Symptomen*, insbesondere zu Paresen und Gesichtsfelddefekten. Zusätzlich können auch fokale generalisierte *zerebrale Krampfanfälle* auftreten. Bei der Auskultation können über der Kalotte *Strömungsgeräusche* gehört werden.

Therapie

Bei der Therapie von arteriovenösen Malformationen muß das Risiko einer operativen Behandlung dem Verlauf bei konservativer Behandlung gegenübergestellt werden (Abb. 13.6). Die *Indikation für eine operative Intervention* ist insbesondere gegeben

- bei einem *sich ausdehnenden Hämatom* aufgrund einer arteriovenösen Malformation,
- bei *jungen Patienten*, bei denen noch keine Blutung aufgetreten ist, und
- bei Patienten, bei denen *zunehmende neurologische Störungen* auftreten.

Epileptische Anfälle lassen sich durch eine Operation in der Regel wenig beeinflussen und stellen deshalb keine unmittelbare Operationsindikation dar. Als operative Methode wird zumeist eine *Exzision der arteriovenösen Malformation* durchgeführt. Eine weitere Möglichkeit stellt die *Embolisation* dar. Die *Radio-Therapie* kann bei tief gelegenen arteriovenösen Malformationen die Methode der Wahl sein.

Riesenzellarteriitis

Epidemiologie

Die Riesenzellarteriitis ist zwar ein dramatisches, jedoch *seltenes* Kopfschmerzleiden. Es tritt in der Regel *nicht vor dem 50. Lebensjahr* auf und zeigt mit zunehmendem Lebensalter eine deutliche höhere Inzidenz. Im Mittel sind die Patienten *bei der ersten Manifestation 70 Jahre* alt. Etwa *2 von 10000 Menschen* erkranken. Eine *deutliche* Geschlechtsbevorzugung besteht nicht, jedoch scheinen Frauen häufiger betroffen zu sein als Männer.

Arteriovenöse Malformation	Operative Entfernung, Embolisation, Radiotherapie	
	Nonopioid-Analgetika	Paracetamol (4 x 1 g)
		Novaminsulfon (4-6 x 1 g)
	Mittelpotente Opioid-Analgetika	Tramadol Retardtabletten (Aufdosierung von 2 x 50 mg bis auf 2 x 300 mg über 12 Tage, je nach Erfordernis
	hochpotente Opioid-Analgetika	Morphin Retardtabletten (Aufdosierung von 2 x 10 mg beginnend, wenn vorgenannte Optionen nicht ausreichen. Steigerung alle 2 Tage um 2 x 10 mg bis ausreichende Analgesie erreicht. Evtl. Antiemetikum hinzufügen, Obstipationsprophylaxe mit Ernährungsanpassung und ggf. Macrogol
	Antikonvulsiva	z.B. Carbamazepin retard 2 x 400 mg
	Cave!	Keine Einnahme von Analgetika auf Bedarfsbasis!
		Cave! Keine Acetylsalicylsäure und andere NSAR bei intrakranieller Blutung!
Riesenzellarteriitis	Kortikosteroide	Methylprednisolon 1 g / die für 5 Tage
		Anschließend Dosisreduktion auf Erhaltungsdosis von 10 mg / die für mindestens ein Jahr
Systemischer Lupus erythematodes und primäre intrakranielle Arteriitis	Immunsuppression	Kortikosteroide
		Immunsuppressiva (Azathioprin, Cyclophosphamid)
	Non-Opioid-Analgetika	Aspirin (4 x 1 g)
		Paracetamol (4 x 1 g)
		Ibuprofen (4 x 600 mg)
		Naproxen (2 x 1000 mg)
	Coxibe	Refecoxib (50 mg zur Nacht)
		Celecoxib (2 x 200 mg)
		Parecoxib (2 x 20 mg)
	Mittelpotente Opioid-Analgetika	Tramadol Retardtabletten (Aufdosierung von 2 x 50 mg bis auf 2 x 300 mg über 12 Tage, je nach Erfordernis
	hochpotente Opioid-Analgetika	Morphin Retardtabletten (Aufdosierung von 2 x 10 mg beginnend, wenn vorgenannte Optionen nicht ausreichen. Steigerung alle 2 Tage um 2 x 10 mg bis ausreichende Analgesie erreicht. Evtl. Antiemetikum hinzufügen, Obstipationsprophylaxe mit Ernährungsanpassung und ggf. Macrogol
	Cave!	Keine Einnahme von Analgetika auf Bedarfsbasis!
Karotis- und Vertebralisdissektion	Antikoagulation	
	Cave!	Prophylaxe ischämischer Komplikationen nur bei extrakranieller Dissektion, sonst Gefahr einer Subarachnoidalblutung
Kopfschmerz nach Endarteriektomie	Symtomatische Analgesie	s. systemischer Lupus

Abb. 13.6. Möglichkeiten in der Therapie von Kopfschmerz bei Gefäßerkrankungen

Klinik

Das Leiden gehört zu den Kopfschmerzerkrankungen, die *umgehende, schnelle Maßnahmen* erfordern, um schädigende Komplikationen zu vermeiden.

> **MERKE**
>
> Aus diesem Grunde ist es wichtig, allein *aufgrund der klinischen Symptomatik* sofort therapeutische und bestätigende diagnostische Maßnahmen einzuleiten.

Bei der Diagnosestellung ist die Tatsache erschwerend, daß das klinische Bild sich *sehr vielseitig* präsentieren kann und daher im Einzelfall die Gefahr von *Fehlinterpretation* groß ist. Etwa die Hälfte der Patienten stellt sich mit *Kopfschmerzen als Primärsymptom* vor. Die Kopfschmerzen können ein sehr unterschiedliches klinisches Bild aufweisen.

Bei 25 % der Betroffenen präsentieren sie sich als *bilaterale, temporale Kopfschmerzen*. Die Kopfschmerzen können jedoch auch *diffus im gesamten Schädel* auftreten, *nur an der Stirn* lokalisiert sein, *am Hinterhaupt* oder *einseitig im Bereich einer Temporalarterie* vorhanden sein. Eine umschriebene Lokalisation im Bereich eines entzündeten Gefäßastes, wie z. B. im Bereich einer A. temporalis, ist also keineswegs Prädilektionsstelle des Kopfschmerzes, sondern im Gegenteil eine hinsichtlich der Wahrscheinlichkeit eher im Hintergrund stehende Lokalisation. *Weitere Symptome* sind *Nackenschmerzen, Ohrschmerzen, Hals- bzw. Rachenschmerzen sowie eine Kiefersperre.*

! *Schmerzen im Gesicht, im M. Masseter und eine Kiefersperre* sind nahezu pathognomonisch für eine Riesenzellarteriitis.

Diese Symptomatik tritt jedoch *nur bei ca. 10 %* der betroffenen Patienten auf. *Weitere Symptome, wie Gesichtsschmerzen, Augenschmerzen, Überempfindlichkeit der Kopfhaut für Schmerzreize, Schultergürtelschmerzen, Muskelverspannungen im Bereich der Schultermuskulatur, Doppelbilder sowie Haarverlust,* können die diagnostische Fahndung weiter erschweren. In der Regel findet sich eine Vielzahl verschiedenster Einzelsymptome bei den Patienten. Es ist deshalb erforderlich, daß eine genaue

Analyse und klinische Untersuchung durchgeführt werden. Eine *asymptomatische Riesenzellarteriitis* ist ein außergewöhnliches und extrem unwahrscheinliches Ereignis.

Der Kopfschmerz ist somit das *wegweisende Leitsymptom*. Er kann bei der Hälfte der Patienten als Dauerkopfschmerz bestehen, bei der anderen Hälfte episodisch auftreten. Der Schmerz charakterisiert sich als *oberflächlich brennender, schneidender und stechender Schmerz*. Die Schmerzintensität kann *alle Schweregrade* umfassen. Im Hinblick auf die vielfältigen zusätzlichen Beschwerden der Riesenzellarteriitis kann bei nicht intensiver Befragung des Patienten der Kopfschmerz gar nicht von den Betroffenen angegeben werden, und *Schulter- und Muskelschmerzen* können ganz in den Vordergrund gestellt werden. Die Folge ist, daß eine Frühdiagnose der Riesenzellarteriitis versäumt werden kann. So können Patienten, die sich primär wegen Schmerzen im Bereich der Schultergürtelmuskulatur und Schmerzen beim Kauen vorstellen, fehldiagnostiziert werden.

> **MERKE**
>
> – In diesem Zusammenhang ist wichtig, daß *allein aufgrund einer klinischen Verdachtsdiagnose* bereits therapeutische Maßnahmen spezifisch eingeleitet werden müssen, da es keine sichere diagnostische Maßnahme gibt, die eine Riesenzellarteriitis bestätigen kann.
> – Es muß bei der Untersuchung eines Patienten mit Verdacht auf Riesenzellarteriitis bedacht werden, daß auch eine *normale Senkungsgeschwindigkeit und ein regelrechter Biopsiebefund* eine Riesenzellarteriitis *nicht ausschließen* können.

Eine *Hyperästhesie* oder eine *Allodynie der Kopfhaut* beim Berühren des Kopfes, beim Kämmen oder Huttragen können Hinweise für eine Beteiligung der Kopfhaut sein, die auch eine Ursache für eine Kopfhautnekrose werden kann. Bei ca. 25 % der Patienten kann *plötzlicher Sehverlust eines Auges* das erste und einzige Symptom der Riesenzellarteriitis sein. Neben dem häufigen einseitigen Sehverlust können auch *beidseitige Erblindungen* auftreten. Die Erblindung kann sowohl zeitweise im Sinne einer Amaurosis fugax als auch permanent bestehen. Ursache für die Erblindung ist die *entzündliche Beteiligung der A. ciliaris posterior*, welche die Papille versorgt. Folge der entzündlichen Quellung diese Gefäßes ist ein ischämisches *Papillenödem*, das auch den N. opticus betrifft. Bei Beteiligung der Augenmuskelnerven oder der äußeren Augenmuskeln selbst können auch *Doppelbilder* auftreten. In seltenen Fällen kann auch ein *Gangrän der Zunge* auftreten. Bei Beteiligung weiterer Gefäße, wie z. B. der A. vertebralis, der Aorta, der Koronargefäße etc., können weitere Symptome generiert werden. Obwohl die Entstehung eines Schlaganfalls sehr selten ist, können Störungen im Sinne einer *transitorischen ischämischen Attacke* zu Schwindel, Myelopathien und Neuropathien führen.

Die *Einbeziehung des Bewegungsapparates* ist eine besonders prägnante Äußerung der Riesenzellarteriitis und kann die Diagnostik verschleiern. *Chronische Schmerzen und Bewegungseinschränkungen im Bereich des Schultergürtels und des Schultergelenkes können bei ca. 40 % der Patienten beobachtet werden*. Weniger häufig ist eine Beteiligung des Beckengürtels zu beobachten. Die Symptomatik der *Polymyalgia rheumatica* läßt sich durch eine *Biopsie* mit dem Nachweis entzündlicher Veränderungen ohne Hinweise für eine granulomatöse Arteriitis belegen. Eine entzündliche Beteiligung der Muskeln läßt sich trotz Muskelschmerzen durch eine Biopsie *nicht* belegen. Die Symptomatik ist *insbesondere am Morgen nach dem Aufstehen* besonders ausgeprägt. Etwa die Hälfte der Patienten mit einer Polymyalgia rheumatica zeigt im Krankheitsverlauf die Entwicklung einer Riesenzellarteriitis. Sicherheit, daß eine niedrigdosierte Kortikoidtherapie bei einer Polymyalgia rheumatica die Entwicklung einer Riesenzellarteriitis vermeiden kann, besteht nicht.

Eine *geschwollene, spontan schmerzhafte oder auch verstärkt schmerzhafte Kopfhautarterie*, die ein aufgehobenes Pulsationsverhalten aufweist, kann vorhanden sein (Abb. 13.7). Allerdings kann das betroffene Gefäß bei der Palpation auch *völlig regelrechte Befunde* aufweisen. Bei fortgeschritte-

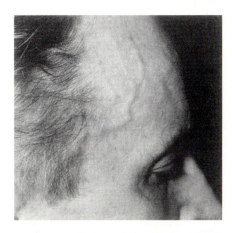

Abb. 13.7. Arteriitis temporalis mit geschwollenen Gefäßanteilen

nen Befunden können *trophische Störungen* bis zu einer *Kopfhautnekrose* aufgedeckt werden. Bei der *Augenspiegelung* kann eine *abgeblaßte Papille mit einem Papillenödem* aufgrund einer ischämischen Optikusneuropathie durch die granulomatöse Entzündung festgestellt werden. Die vordere ischämische Optikusneuropathie ist Ursache für die Erblindung. Bei entzündlicher Beteiligung der Augenmuskelnerven oder der Augenmuskeln können *Augenmuskelparesen mit Doppelbildern* festgestellt werden. Die Untersuchung des *Mundes* kann *trophische Störungen* bis hin zum *Zungengangrän* aufdecken. Die Palpation der Muskeln und Gelenke kann insbesondere im Bereich des Schultergürtels *verdickte Gelenke, Sehnen und Bänder* feststellen lassen. *Fieber und Bewegungseinschränkungen*, insbesondere im Bereich des Kiefergelenkes, mit *Anorexie* und *Gewichtsverlust* können ebenfalls vorhanden sein.

Laborbefunde

Die granulomatöse Entzündung bei der Riesenzellarteriitis kann zu einer *verstärkten Aggregation der Erythrozyten* führen. Die Folge ist, daß die *Blutsenkungsgeschwindigkeit massiv erhöht* sein kann. Je stärker die Erythrozyten aggregiert sind, um so schneller stellt sich die Sedimentation innerhalb der Blutsäule ein. Beim Erwachsenen betragen die *Normalwerte* der Blutsenkungsgeschwindigkeit nach Westergren *bei Männern unter 10 mm/h, bei Frauen unter 20 mm/h*. Da Faktoren wie Hypercholesterinämie und Anämie die Blutsenkungsgeschwindigkeit beeinflussen, können *bei Patienten über dem 50. Lebensjahr Werte über 40 mm/h als aussagekräftig* angesehen werden. Allerdings ist dabei zu berücksichtigen, daß insbesondere bei sonst völlig gesunden *älteren* Menschen Werte, die *größer als 80 mm/h* sind, beobachtet werden können.

> **MERKE**
>
> – Bei der Riesenzellarteriitis lassen sich *Sedimentationsraten im Mittel von 90 mm/h* feststellen. Allerdings ist *bei ca. 10 %* der betroffenen Patienten die Sedimentationsgeschwindigkeit *unter 50 mm/h*.
> – Eine normale Sedimentationsgeschwindigkeit schließt das Vorliegen einer Riesenzellarteriitis *keinesfalls* aus und kann bei ca. 3 % der Patienten gefunden werden.

Während einer *Kortikosteroidtherapie* kann sich die Blutsenkungsgeschwindigkeit *wieder normalisieren*. Ein *klinisches Rezidiv* kann jedoch eintreten, *ohne* daß es dabei zu einer erneuten Erhöhung der Sedimentationsgeschwindigkeit kommen muß. Aufgrund der mannigfaltigen Störfaktoren, die die Sedimentationsgeschwindigkeit beeinflussen können, ist das *C-reaktive Protein* ein zuverlässigeres und spezifischeres Maß für den entzündlichen Prozeß. In neueren Untersuchungen zeigt sich, daß *eine aktive Riesenzellarteriitis nahezu immer mit einem erhöhten C-reaktiven Protein* einhergeht. Weitere Hinweise für die entzündliche Reaktion können eine *Anämie, pathologische Leberwerte, Blutbildstörungen mit Lymphozytose, Leukozytose, Thrombozytose* sowie eine *veränderte Elektrophorese mit α_2-Globulinvermehrung* darstellen. Die *Komplementfaktoren* und das *Serumalbumin* können *erhöht* sein.

Bestätigende Diagnostik

> **MERKE**
>
> Bei *klinischem Verdacht* auf das Vorliegen einer Riesenzellarteriitis
> – muß eine *Steroidtherapie umgehend* veranlaßt werden,
> da eine Erblindung jederzeit plötzlich auftreten kann.

Erst dann sollte eine *Biopsie der A. temporalis* dringlich eingeleitet werden. Auch eine Biopsie kann *nicht in jedem Fall* das Vorliegen einer Riesenzellarteriitis nachweisen. Grund dafür ist, daß die entzündlichen Veränderungen nur an *bestimmten Stellen* des Gefäßsystems auftreten können und man bei einer Biopsie außerhalb dieser Stellen entsprechende pathologische Veränderungen nicht erfaßt. Im Zweifelsfall kann eine *selektive extrakranielle Angiographie* Hinweise für eine aussagekräftige Biopsielokalisation geben. Die Entnahme eines *möglichst großen Gefäßsegmentes* kann ebenfalls die Wahrscheinlichkeit für einen spezifischen Befund erhöhen. Die *Biopsie der kontralateralen A. temporalis* kann die Aussagekräftigkeit optimieren. Bioptisch kann eine *Verdickung der Arterienwand* nachgewiesen werden. Oft zeigt sich bei weit fortgeschrittener Entzündung auch ein *thrombosiertes Gefäßlumen*. Die entzündlichen Veränderungen im Bereich der Media äußern sich durch *Rundzellinfiltrate* und *Riesenzellen*. Das Vorhandensein von Riesenzellen ist jedoch nicht in jedem Einzelfall gegeben.

Histologisch zeigen sich die Veränderungen als *fleckartig auftretende granulomatöse Mediaentzündung mit lymphozytären Infiltrationen*. Zusätzlich sind *Epitheloidzellen* und *Histiozyten* einbezogen. Zusätzlich kann es zu einer *Zerreißung der Elastica interna* kommen. Aufgrund des fleckenartigen Auftretens der entzündlichen Veränderungen mit benachbarten Arealen von entzündeten und nichtentzündeten Bereichen ist es erforderlich, daß bei der Biopsie *mindestens ein Gefäßabschnitt von 2 cm Länge* erfaßt wird. Um die entzündeten Bereiche in diesem Gefäßabschnitt bestimmen zu können, sollten *Schnitte in Abständen von maximal 1 mm* auf der gesamten Länge untersucht werden.

Die Riesenzellarteriitis läßt sich bei *Autopsien* mit größter Häufigkeit in der A. temporalis superficialis, der A. ciliaris posterior, der A. ophtalmica und der A. vertebralis feststellen. Dafür ist die ausgeprägte Ausbildung von elastischen Fasern im Bereich der Media und der Adventitia in diesen Gefäßen verantwortlich. Die entzündliche Beteiligung der A. carotis interna und externa sowie der Gefäße nach Penetration der Dura ist selten. Dies ist Grund dafür, warum bei einer Riesenzellarteriitis zerebrale Ischämien unwahrscheinlich sind.

Differentialdiagnose

Zur Diagnosestellung ist nach den IHS-Kriterien in erster Linie die *klinische Manifestation* von Bedeutung. Durch die *Biopsie* soll die Riesenzellarteriitis bestätigt werden. Allerdings ist dies nur möglich, wenn tatsächlich durch die Biopsie der entzündete Gefäßabschnitt erfaßt wird.

! Besteht eine charakteristische klinische Symptomatik, ist der Patient älter als 50 Jahre alt, ist die Blutsedimentationsgeschwindigkeit größer als 40 mm/h und stellt sich eine sofortige und andauernde Besserung nach Gabe von Kortikosteroiden ein, kann auch bei negativem Biopsiebefund die Diagnose als gegeben angesehen werden.

Erhöhte Blutsedimentationsgeschwindigkeiten mit Werten über 100 mm/h können bei *raumfordernden Prozessen, Sarkomen, monoklonalen Gammopathien, Gerinnungsstörungen, Bindegewebserkrankungen, Leukämien, Lymphomen und Hyperglobulinämien* gefunden werden. Bei *akuten entzündlichen Prozessen, Leber- und Darmerkrankungen* können noch erheblich höhere Sedimentationsgeschwindigkeiten bestehen. *Andere systemische Vaskulitiden* im Zusammenhang mit Kopfschmerzen können durch *zusätzliche Organma-nifestationen* aufgedeckt werden. *Einseitige Sehstörungen* bis hin zur Erblindung können bei einer *nicht entzündlich bedingten ischämischen vorderen Neuropathie des N. opticus* bedingt sein. Ursachen dafür sind meist eine arterielle Hypertonie oder ein Diabetes mellitus. Eine erhöhte Blutsedimentationsgeschwindigkeit oder ein erhöhtes C-reaktives Protein findet sich bei diesen nicht entzündlich bedingten Neuropathien des N. opticus *nicht*.

Therapie

Bei klinischer Verdachtsdiagnose muß umgehend ! eine *hochdosierte Therapie mit Kortikosteroiden* veranlaßt werden.

Wird aus Gründen einer *möglichen Absicherung* der Patient zunächst zu einem kraniellen Computertomogramm angemeldet und der Befund abgewartet, kann unter ambulanten Bedingungen bis zur nächsten Vorstellung schnell eine Woche verstreichen und dadurch eine *irreversible Erblindung* riskiert werden. Gleiches gilt, wenn bei einem Normalbefund im kraniellen Computertomogramm ein *primäres Kopfschmerzleiden* angenommen wird und keine weiteren spezifischen diagnostischen und therapeutischen Maßnahmen veranlaßt werden. *Nicht akzeptabel* ist auch, wenn bei der Verdachtsdiagnose eine Arterienbiopsie veranlaßt wird und mit einer Kortikoidtherapie bis zum Eintreffen des histologischen Befundes *abgewartet* wird.

Inital sollten *hochdosiert Kortikoide* eingesetzt werden. Man gibt *1 g Methylprednisolon für 5 Tage*. Hat sich bereits auf einem Auge eine *Erblindung* eingestellt oder tritt eine *Amaurosis fugax* rezidivierend auf, ist auch der *Einsatz von Megadosen mit 2mal 1 g Methylprednisolon pro Tag* begründet.

Im akuten Notfall gibt es keine Gegenanzeige gegen diese hochdosierte Kortikoidtherapie. Die Gefahr von *Nebenwirkungen* ist bei kurzfristiger hochdosierter Prednisolontherapie *gering*. Möglich sind jedoch *Magen- und Darmulzera*, die aufgrund der Kortikoidbehandlung symptomarm verlaufen können.

Wird eine Riesenzellarteriitis *nicht hochdosiert* mit Kortikosteroiden behandelt, muß *bei über zwei Drittel der Patienten mit einer vollständigen Erblindung* gerechnet werden. Unter einer Kortikoidtherapie stellt sich bei weniger als 10 % eine Erblindung auf einem Auge ein. Unter der Steroidtherapie kommt es zu einer *sehr schnellen Remission* der Schmerzen. Innerhalb von 1–2 Tagen sind die Patienten schmerzfrei. Im *Langzeitverlauf* sollten regelmäßig *Blutsedimentationsgeschwindigkeiten und das C-reaktive Protein* erfaßt werden. Beide Parameter sollten sich in Korrelation zur klinischen Besserung normalisieren. Ist dies der Fall, können die Steroiddosen *graduell reduziert* werden. Man führt eine *Dauertherapie* mit einer

Erhaltungsdosis von täglich 10 mg Prednison über einen Zeitraum von *zunächst 3 Monaten* weiter. Klinische Parameter und Laborparameter werden dabei im Langzeitverlauf regelmäßig erfaßt. Sollte es, was möglich ist, zu einem *Wiederauftreten* der Symptomatik kommen, muß eine *erneute Hochdosierung* der Kortikoidtherapie erfolgen. Im typischen Fall ist eine *Kortikoiderhaltungsdosis für mindestens ein Jahr* erforderlich.

Verlauf und Prognose

Der *Spontanverlauf* der Riesenzellarteriitis erstreckt sich im allgemeinen über *1–2 Jahre*. Vor Einführung der Kortikoidtherapie erblindeten mehr als 50 % der Patienten, und mehr als 33 % der Patienten verstarben. Die Inzidenz für Schlaganfälle ist nicht größer als für nicht betroffene Personen. Die *Kortikoidtherapie* kann den entzündlichen Prozeß *nur symptomatisch* kupieren, während des Spontanverlaufes ist also *zumindest über 1–2 Jahre eine kontinuierliche Betreuung* der Patienten erforderlich, und die klinischen Parameter sind sorgfältig zu kontrollieren. Auch *unter intensiver Therapie muß bei ca. 10 % der Patienten mit einer Erblindung* gerechnet werden. In der Regel tritt diese in den ersten 2 Wochen nach Ausbrechen der Erkrankung ein. Die Nebenwirkungen der Kortikoidtherapie umfassen während der Langzeittherapie die bekannten Symptome des *Cushing-Syndroms*.

Systemischer Lupus erythematodes (LE)

Epidemiologie

Die Prävalenz des Lupus erythematodes beträgt ca. *50 Personen auf 100000 Einwohner*. Die Erkrankung beginnt meist *zwischen der Pubertät und dem 40. Lebensjahr*. Es sind *3mal mehr Frauen als Männer* betroffen. Bei ca. 60 % der Erkrankten ist eine *ZNS-Beteiligung* vorhanden.

Klinik

Die Symptome des *Lupus erythematodes* (LE) sind *extrem mannigfaltig* und insbesondere während der Initialphase *unspezifisch*. Bei *einem Drittel* der Patienten treten Kopfschmerzen auf. Die Kopfschmerzphänomenologie kann dabei vom *Migränetyp* oder aber auch vom *Kopfschmerz vom Spannungstyp* sein. Bei anfallsweisem Auftreten kann ein einseitiger Kopfschmerz mit visuellen Aurasymptomen wie bei der visuellen Migräneaura bestehen. Die *Mehrzahl der Patienten* klagt über *Müdigkeit, Appetitlosigkeit, Gewichtsverlust, Fieber und andere Allgemeinsymptome. Myalgien* und *Arthralgien* sind weitere häufige Beschwerden. Die neurologischen Symptome *bei zentraler Manifestation* äußern sich in *Krampfanfällen, Störungen der langen Bahnen, psychotischen Manifestationen, Hirnnervenlähmungen, Persönlichkeitsstörungen und meningitischen Reizsymptomen*. Die Störungen können in Form von akuten Schüben und Remissionsphasen auftreten. Die *Kopfschmerzsymptomatik* kann auch durch *sekundäre Komplikationen* der Erkrankung, wie z. B. ein Anstieg des arteriellen Blutdruckes, des intrakraniellen Druckes oder Nierenfunktionsstörungen mit einer Urämie bedingt sein.

Ein Zusammenhang zwischen dem *Auftreten von Anticardiolipin-Antikörpern und Migräne* bei Patienten mit einem systemischen Lupus erythematodes wurde zunächst vermutet, jedoch in prospektiven Studien *nicht belegt*.

Pathophysiologie

Im Bereich der *parenchymalen und leptomeningealen Gefäße* kommt es zur Ausbildung einer *fibrinoiden und hyalinen Degeneration* sowie zu einer *endothelialen Proliferation*. Die Folge sind *perivaskuläre lymphozytäre Infiltrationen, Gefäßverschlüsse und Mikroblutungen*. Möglicherweise sind diese Vorgänge Ursache für die episodisch auftretenden Kopfschmerzen.

Therapie

- Die symptomatische Therapie der Kopfschmerzen bei Lupus erythematodes beschränkt sich auf die *Gabe von Analgetika wie Acetylsalicylsäure oder Paracetamol. Vasoaktive Substanzen* wie Ergotalkaloide oder Sumatriptan sind *kontraindiziert*.
- Die *spezifisch pathophysiologisch orientierte Therapie* umfaßt die Gabe von Kortikosteroiden und Immunsuppressiva wie Azathioprin oder Cyclophosphamid sowie den Einsatz der Plasmapherese.

Primär intrakranielle Arteriitis

Klinik

Die *primäre intrakranielle Arteriitis*, die isolierte Angiitis des Zentralnervensystems, wird auch als *granulomatöse Angiitis* bezeichnet. Klinisch äußert sich das Syndrom in erster Linie durch *Kopf-

schmerzen, die bei *über 66 %* der Patienten auftreten. Die Kopfschmerzen haben in der Regel eine *starke Intensität*, sind *im gesamten Kopf* lokalisiert und haben meist einen *pulsierenden, pochenden Charakter*. Die Kopfschmerzintensität zeigt eine *graduelle Zunahme*. Aufgrund dieser Merkmale können die Beschwerden vom *Kopfschmerz vom Spannungstyp gut differenziert* werden. Weitere unspezifische *Allgemeinsymptome* sind *subfebrile Temperaturen, Appetitlosigkeit, Gewichtsverlust, Sehstörungen* und *kognitive Beeinträchtigungen*. Bei über 90 % der Patienten stellen sich im Laufe der Erkrankung *disseminierte fokale neurologische Störungen* ein. Dazu gehören bei einem Drittel der Patienten *epileptische Anfälle*. Bei spinaler Beteiligung kann sich die Erkrankung primär als *Rückenschmerz* präsentieren. Die Symptome *entwickeln sich über einen Zeitraum von mindestens 6 Monaten*, können aber auch *abrupt* einsetzen. Hinweise für eine systemische Entzündung, Infektion oder eine systemische Vaskulitis bestehen nicht. Die Erkrankung kann *in jedem Lebensalter* auftreten, das mittlere Manifestationsalter beträgt ca. 50 Jahre.

Diagnostik

Bei der primären intrakraniellen Arteriitis ist die *Blutsedimentationsgeschwindigkeit* in der Regel *normal oder nur mäßiggradig erhöht*. Als Zeichen der entzündlichen Reaktion können *Blutbildveränderungen mit einer Leukozytose* bestehen. Im *Liquor cerebrospinalis* findet sich eine *leichte lymphozytäre Pleozytose* und eine *Erhöhung des Eiweißes*. Zellzahlen über 200 Zellen/ll sind ungewöhnlich. Aufgrund von Mikrohämorrhagien läßt sich bei ca. 20 % der Patienten eine *Xanthochromie* nachweisen. Oligoklonale Banden finden sich nicht. Laborbefunde im Sinne von Kollagenosen lassen sich nicht aufdecken. Im kranialen Computertomogramm (CT) und im Magnetresonanztomogramm (MRT) zeigen sich *Zeichen für multifokale ischämische Störungen*. In der zerebralen Angiographie findet sich eine *segmentale Gefäßverengung* bei ca. 50 % der Patienten. Aufgrund des charakteristischen Aussehens wird dieses Muster auch als *„Würstchenmuster"* bezeichnet. Weitere Hinweise für die Vaskulitis können *Gefäßverschlüsse* sein. Diese Befunde sind jedoch nicht spezifisch, da sie auch bei anderen Erkrankungen, insbesondere bei einer Arteriosklerose, Entzündungen sowie bei Heroin- oder Amphetaminmißbrauch auftreten können. Darüber hinaus können die angiographischen Befunde vollständig regelrecht sein. Auch die direkte bioptische Untersuchung der Gefäße zeigt bei 25 % der Patienten keine pathologischen Auffälligkeiten.

Differentialdiagnose

Differentialdiagnostisch müssen *andere Vaskulitiden* abgegrenzt werden, die das ZNS betreffen können. Dazu gehören *rheumatoide Vaskulitis, Lupus erythematodes, Polyarteriitis nodosa, lymphomatoide Granulomatose* und *maligne Angioendotheliose*. *Morbus Hodgkin* kann durch eine systemische Beteiligung abgegrenzt werden. *Herpes zoster* läßt sich durch den segmentalen Befall und spezifische Laborbefunde sowie die Hautefloreszenzen charakterisieren. Sowohl die *Sarkoidose* als auch die *Wegener-Granulomatose* weisen eine systemische Beteiligung auf. Gleiches gilt für die *Borreliose* und die *Syphilis*, die zudem durch spezifische serologische Untersuchungen erfaßt werden können. Die *obliterative Aortenarteriitis* („Takayasu's disease") äußert sich durch Schmerzen in der oberen Extremität in Verbindung mit Kopfschmerzen.

Pathogenese

Pathogenetisch ist die Erkrankung durch *umschriebene nekrotisierende granulomatöse Entzündungen der Gefäßwand* charakterisiert. Die Veränderungen treten bevorzugt im Bereich der kleinen Blutgefäße auf. Histologisch sind die Veränderungen durch *Auftreten von mehrkernigen Riesenzellen, polymorphkernigen Zellen, Histiozyten und Mononukleozyten* charakterisiert. Die Entzündungen treten bevorzugt im *Bereich der leptomeningealen Gefäße* auf. Vorwiegend sind die entzündlichen Veränderungen im Bereich der *Adventitia* und der *Intima* aufzufinden.

Behandlung

Wird die Erkrankung nicht behandelt, tritt im Spontanverlauf in der Regel *innerhalb von 3 Jahren der Tod* ein. Bei gesicherter Diagnose (Biopsie) werden die Patienten mit *Kortikosteroiden und Cyclophosphamid* behandelt.

Zur *symptomatischen Therapie der Kopfschmerzen* eignen sich *Acetylsalicylsäure und andere nichtsteroidale Antiphlogistika*. Bei *starken Beschwerden* können auch *Opioidanalgetika* notwendig sein. Eine *Dosierung nach festem Zeitschema* sollte beachtet werden, damit eine dauernde Schmerzreduktion erzielt werden kann.

Arteria-carotis- oder Arteria-vertebralis-Schmerz

A.-carotis- oder A.-vertebralis-Dissektion

Klinik

Unilaterale Hals- und Kopfschmerzen sind wichtigste Symptome für das Vorliegen einer Dissektion der Halsgefäße. In Einzelfällen kann der Schmerz singuläres Symptom sein. Der Schmerz beginnt zumeist plötzlich und kann ipsilateral zu Auge, Ohr und Schulter ausstrahlen. Dabei können auch alle Teile des Kopfes mit einbezogen werden. Tritt der Schmerz im Bereich des Gesichts und des Halses auf, ist er in der Regel jedoch unilateral lokalisiert. Tritt Kopfschmerz im Zusammenhang mit einem Dissekat auf, besteht er bei nur einem Drittel der Patienten als beidseitiger Kopfschmerz. Am häufigsten findet sich ein umschriebener klar lokalisierbarer *Schmerz*.

Ist die A. carotis betroffen, findet sich der Schmerz bevorzugt im Bereich des Kiefers, des Auges und des Ohres. Bei einer Dissektion der A. vertebralis tritt der Schmerz dagegen bevorzugt im Bereich des Hinterhauptes und des Nackens auf. Ein spezifisches Schmerzcharakteristikum kann nicht angegeben werden, der Schmerz kann sowohl pulsierend, pochend als auch drückend und stechend sein. Die Schmerzintensität kann ebenfalls verschiedenste Ausprägungsgrade von sehr schwachem bis sehr starkem Schmerz haben.

! In der Regel handelt es sich um einen *Dauerkopfschmerz*, der für eine Zeitphase von ca. *1 Woche* im Mittel besteht. Der Schmerz kann jedoch auch *nur stundenweise* auftreten und kann sich *bis zu 1 Monat* erstrecken.

Pathophysiologie

> **MERKE**
>
> Die Kombination von fokalen, plötzlich auftretenden neurologischen Störungen im Sinne einer Amaurosis fugax, transitorischen ischämischen Attacken oder bleibenden neurologischen Defiziten mit *einseitigen Hals-, Gesichts- oder Kopfschmerzen* sind extreme Verdachtsmomente für das Vorliegen einer Dissektion der A. carotis.

Der Schmerz entsteht durch eine *mechanische Irritation vaskulärer Nozizeptoren* aufgrund der Dilatation der Gefäßwand. Infolge der *Blutung in die Gefäßwand* entsteht mechanischer Druck, der das *hintere Gefäßlumen verengt* und den *perivaskulären Raum komprimiert*. Daraus folgt eine Einengung des Gefäßlumens über mehrere Zentimeter. Entsprechend finden sich als häufigste Begleitsymptome *Zeichen einer zerebralen oder retinalen Ischämie*.

Treten *Zeichen einer vertebrobasilären Ischämie* im Zusammenhang mit Nacken- oder Hinterhauptskopfschmerzen auf, besteht der hochgradige Verdacht auf eine *Dissektion der A. vertebralis*. Eine *Beteiligung des Halssympathikus* kann sich bei etwa der Hälfte der Patienten mit einer *Dissektion der A. carotis* finden. Es handelt sich dabei um ein *inkomplettes Horner-Syndrom ohne Ausfall der Schweißfunktion*.

Dissekate der A. carotis oder der A. vertebralis können entweder *spontan* entstehen oder aber *durch traumatische Einwirkungen*, wie z. B. ein Schleudertrauma oder

— chiropraktische Manipulationen

hervorgerufen werden. In der Literatur gibt es eine Reihe von Fallberichten, bei denen die Durchführung von chiropraktischen Manövern bei Patienten mit zervikalen Schmerzen oder Kopfschmerzen zu einer Dissektion der A. vertebralis führte und dabei

— tödliche Ausgänge

zu verzeichnen waren. Warum bei manchen Menschen auch *Bagatelltraumen* zur Auslösung einer Dissektion führen können, ist noch nicht vollständig geklärt. Eine *lokale Gefäßwandschädigung*, wie z. B. durch eine fibromuskuläre Dysplasie, wird als mögliche Grundlage angenommen. Auch ist bekannt, daß eine *nontraumatische Dissektion* der A. carotis oder der A. vertebralis bei Patienten, die an einer *Migräne* leiden, häufiger auftritt als bei gesunden Versuchspersonen. Umgekehrt muß darauf hingewiesen werden, daß eine Dissektion mit dem Bild einer Migräne mit Aura oder einer Migräne ohne Aura auftreten kann. Aus diesen Gründen ist eine *sorgfältige neurologische Untersuchung* bei Erstmanifestationen solcher Ereignisse dringend erforderlich. Gleiches gilt, wenn Patienten mit einer längeren Migräneanamnese plötzlich neue Symptomkonstellationen der Kopfschmerzphase und der Auraphase der Migräneattacke aufweisen.

Therapie

Bei Vorliegen der *klinischen Verdachtsdiagnose* durch die typische Symptomkonstellation sollte umgehend eine *dopplersonographische Untersuchung der Halsgefäße* einschließlich Duplexscan, eine *Magnetresonanztomographie* und eine *Angiographie* veranlaßt werden. Die Frühdiagnose ist wichtig, um *mögliche ischämische Folgen* zu verhindern.

> **MERKE**
>
> Bestehen Hinweise für die Diagnose, wird im akuten Stadium eine
> — *Vollheparinisierung*
>
> vorgenommen. Dieses Therapieprinzip gilt jedoch nur bei einer *Dissektion im extrakraniellen Gefäßverlauf.*
> — Besteht eine *Dissektion der A. vertebralis im intrakraniellen Bereich* mit der Folge einer *Subarachnoidalblutung*, ist der Einsatz von Antikoagulanzien kontraindiziert.

Idiopathische Karotidynie

Klinik
Typisches Merkmal der Karotidynie ist die *erhöhte Druckempfindlichkeit, Schwellung und die verstärkte Pulsation der A. carotis*, insbesondere im Bereich der Bifurkation.

Solche Veränderungen lassen sich jedoch *auch bei Schädigungen mit nachweisbarer Ätiologie* beobachten, insbesondere bei der Dissektion der A. carotis oder bei einem Verschluß dieses Gefäßes, bei entzündlichen Erkrankungen, wie z. B. der Riesenzellarteriitis, oder als Begleitstörungen von primären Kopfschmerzen, wie z. B. Migräne, Kopfschmerz vom Spannungstyp oder Clusterkopfschmerz. Die Schmerzen können *in Attacken* auftreten und *über Minuten* andauern, sie können jedoch auch *monatelang* bestehen.

Entscheidend für die Diagnosestellung der Karotidynie ist, *daß Ursachen für symptomatische Karotisschmerzen mit adäquaten Untersuchungsmethoden nicht aufgedeckt werden können.*

Das Krankheitsbild der Karotidynie fand in den 60er und 70er Jahren große Aufmerksamkeit, als adäquate Untersuchungsmethoden kaum vorlagen. Es muß deshalb angenommen werden, daß eine Reihe der Patienten, bei denen früher eine Karotidynie diagnostiziert wurde, einen symptomatischen Karotisschmerz aufwiesen. Nach den früheren Literaturberichten kann die Karotidynie anfallsartig auftreten, aber auch als Dauerschmerz bestehen. Der Schmerzcharakter kann *sowohl dumpf brennend als auch pulsierend pochend* sein. In der neuen Literatur sind *kaum noch Fallberichte* zur Karotidynie vorhanden. Dies mag daher kommen, daß heute sehr exakte Untersuchungsverfahren zur Verfügung stehen, die bei entsprechender Klinik den Nachweise einer *organischen Gefäßschädigung* bringen können. Als solche kommen in Betracht: Verschlußkrankheit, Riesenzellarteriitis, fibromuskuläre Dysplasie, Lymphadenitis, lokaler Tumor. Darüber hinaus können bei einer Reihe *primärer Kopfschmerzen* entsprechende Störungen auftreten, insbesondere bei Migräne, Clusterkopfschmerz und bei chronischer paroxysmaler Hemikranie.

Zudem wurde die Karotidynie mit dem *atypischen Gesichtsschmerz* in Verbindung gebracht. Auch bei diesem handelt es sich um einen Schmerz *ohne nachweisbare organische Schädigung*. Der einzige Unterschied zur Karotidynie besteht in der *Lokalisation*. Tatsächlich wurde von Fay die druckschmerzhafte A. carotis als ein Zeichen angesehen für die

— „atypische Gesichtsneuralgie" (nach dem Fay-Test).

Zusammenfassend muß angenommen werden, daß die Karotidynie *keine spezifische Krankheitsentität* darstellt, sondern eine *Symptombeschreibung*, die bei Einsatz entsprechender moderner Untersuchungstechnik auf eine organische Gefäßschädigung zu beziehen ist.

Therapie
Aufgrund der unspezifischen Symptomatik kann *keine allgemeine Therapie* angegeben werden. Entscheidend ist, daß eine *adäquate Diagnostik* eingeleitet wird und die *ätiologische Klärung* der organischen Gefäßschädigung gesichert wird. Das therapeutische Vorgehen orientiert sich dann an dieser ätiologischen Grundlage.

Kopfschmerzen nach Endarteriektomie

Klinik
Bei der Kopfschmerzentstehung nach Endarteriektomie darf die Operation weniger im Sinne einer Ursache angesehen werden, sondern vielmehr als *zeitlicher Auslösepunkt für verschiedenartigste Kopfschmerzformen. Spezifische Kopfschmerzmerkmale oder spezifische pathophysiologische Bedingungen existieren nicht.* So kann der Kopfschmerz unilateral oder bilateral auftreten, die Lokalisation des Kopfschmerzes ist nicht festgelegt; gleiches gilt für die zeitliche Dauer. Insofern kann ein entitätsspezifisches Kopfschmerzsymptom nicht angegeben werden. Entsprechend können die Kopfschmerzen *im Sinne eines Kopfschmerz vom Spannungstyp, einer Migräne oder eines Clusterkopfschmerzes* auftreten. Auch können die Kopfschmer-

zen *durch eine Irritation des Halssympathikus, durch entzündliche Veränderungen im Bereich des Gefäßes, durch eine postoperative Ischämie oder Blutung, durch eine erhöhte postoperative zerebrale Perfusion oder durch andere Bedingungen* verursacht werden.

Am häufigsten findet sich der *Kopfschmerz vom vasodilatatorischen Typ* mit pulsierenden, pochenden diffusen Kopfschmerzen ohne weitergehende Begleitstörungen. Dieser Kopfschmerz *remittiert nach wenigen Tagen*, ist also selbstlimitierend und möglicherweise durch eine zentrale Perfusionsreduktion bedingt. Als zweithäufigster Typ entsteht der sog. *clusterähnliche Kopfschmerz*, charakterisiert durch retrookuläre Schmerzen mit Miosis und konjunktivaler Injektion. An 3. Stelle in der Häufigkeit findet sich ein *einseitiger pulsierender, pochender schwerer Kopfschmerz*, der mit arterieller Hypertonie, fokalen oder generalisierten Anfällen sowie neurologischen Defiziten einhergeht.

Therapie

In erster Linie ist eine *sorgfältige postoperative Kontrolle der Gefäßsituation* erforderlich. Dazu kommt eine genaue *Blutdruckeinstellung*. Ist eine Blutungsgefahr nicht gegeben, kann als *symptomatische Therapie Acetylsalicylsäure*, alternativ *Paracetamol* verabreicht werden.

Hirnvenenthrombose

Klinik

Hirnvenen- und Sinusthrombosen können als *Sinusthrombosen ohne nachweisbare Ursache* oder als *symptomatische Sinusthrombosen*, am häufigsten in Form einer *septischen* Sinusvenenthrombose, auftreten. Als *häufigstes Initialsymptom* der Sinusvenenthrombose findet sich *der Kopfschmerz* bei ca. 60–90 % der betroffenen Patienten.

! Bei etwa zwei Dritteln zeigen sich *neurologische fokale Ausfälle und Bewußtseinsstörungen*, bei ca. der Hälfte *epileptische Anfälle*. Die Symptomatik kann in sehr *unterschiedlichen* Ausprägungen auftreten, von leichten unspezifischen Kopfschmerzen mit angedeuteten zeitweise bestehenden Paresen bis hin zu ausgeprägten Bewußtseinsstörungen, Koma und Mittelhirnsyndrom. Somit ergibt sich eine ausgeprägte Variabilität der Symptomatik.

Im Vordergrund steht jedoch bei fast allen Patienten der Kopfschmerz. Von Bedeutung ist zudem, daß der Kopfschmerz bereits als *Initialsyndrom* auftreten kann. Eine *topographische* Zuordnung des Kopfschmerzes zur Lokalisation der Sinusvenenthrombose ist *nicht* möglich. Auch kann der Kopfschmerz in *jeglicher Variation* an unterschiedlichen Kopfstellen auftreten. Gleiches gilt für die *Variabilität der Intensitätsausprägung*. Der Kopfschmerz hat einen *klaren Beginn*. In der Regel handelt es sich um einen *täglichen Kopfschmerz*, der *neu* aufgetreten ist und *von morgens bis abends* vorhanden ist. Im Einzelfall kann der Kopfschmerz jedoch auch episodisch bestehen.

> **MERKE**
>
> Das Neuauftreten von Kopfschmerzen, *meist von wenigen Tagen bis ca. 1–2 Monaten*, in Verbindung mit *lokalen neurologischen* Ausfällen und *variierenden* Bewußtseinsstörungen ist die entscheidende Leitsymptomkonstellation für die Sinusvenenthrombose.

Hinzu kommt *ca. bei 33 %* der Patienten eine *intrakranielle Drucksteigerung*. Dabei läßt sich ein intrazerebraler Prozeß im CCT oder MRT *nicht* feststellen. Auch können *Schwindel, Sehstörungen, Tinnitus und Augenmuskelparesen* auftreten. Es liegt somit *das klinische Bild der gutartigen intrazerebralen Drucksteigerung* im Sinne des „Pseudotumor cerebri" vor, dessen häufigste Ursache die Sinusvenenthrombose darstellt. Bei *spannungsbedingter Blutung* kann ein plötzlicher, sog. *Donnerschlagkopfschmerz* auftreten. Das Beschwerdebild kann sich akut, aber auch sehr langdauernd über Wochen oder Monate entwickeln. Im letzteren Fall steht ein *Dauerkopfschmerzproblem* im Vordergrund der Beschwerden.

Die fokale Symptomatik und die variierenden Bewußtseinszustände müssen selbst bei einer *vorläufigen Verdachtsdiagnose* zu *umgehenden therapeutischen Maßnahmen* veranlassen. Wird eine Sinusvenenthrombose nicht rechtzeitig behandelt, muß mit einer *Mortalität von mindestens 50 %* gerechnet werden. Bei rechtzeitiger Einleitung einer Therapie kann dagegen mit einer vollständigen Erholung bei bis zu 80 % der Patienten gerechnet werden.

Pathophysiologie

Durch die Verlegung der Abflußwege des Gehirns wird eine *erhebliche Erhöhung des venösen Druckes* bedingt. Die Folge ist ein *Austritt von Plasma in das Hirngewebe* und die Entstehung von *lokalen Stauungshämorrhagien*. Bei umgehender Auflösung der Thrombose durch Fibrinolyse kann wieder ein regelgerechter venöser Abfluß entstehen. Der Druckanstieg im arteriellen Schenkel wird reduziert und dadurch das Blutungsrisiko deutlich vermindert. Die Entstehung des Kopfschmerzes kann einerseits durch *druckbedingte Dilatation* der Arterien und andererseits *durch Stauungsblutungen* erklärt werden.

! Die Sinusvenentrombose muß *bei jedem neu aufgetretenen Kopfschmerz* differentialdiagnostisch in Erwägung gezogen werden, insbesondere wenn die Kopfschmerzproblematik in der gegebenen Form erst seit Tagen bis wenigen Wochen besteht.

Das *Auftrittsmaximum* findet sich im *3. Lebensjahrzehnt*. Es sind *fast doppelt so viele Frauen wie Männer* betroffen. Die *blande* Sinusvenenthrombose findet sich am häufigsten in der *Schwangerschaft*, im *Wochenbett* und bei *Kontrazeptivaeinnahme*. Die häufigste symptomatische Form, die *septische Sinusvenenthrombose*, ist meist eine *Komplikation von bakteriellen Infektionsherden* in den verschiedenen Kopf- und Gesichtsarealen. Dazu gehören insbesondere eine Mastoiditis, eine Sinusitis, Zahnabszesse, Furunkeln und Gesichtsabszesse. Letztere führen insbesondere zur Thrombose des Sinus cavernosus, die sich durch eine ausgeprägte und schmerzhafte Ophtalmoplegie, Proptose und Chemose charakterisiert. Das Syndrom kann sowohl *uni-* als auch *bilateral* auftreten. Weitere Ursachen für *seltene symptomatische Sinusvenenthrombosen* können Gerinnungsstörungen, Hämoblastosen, Tumore, Traumata, Diabetes mellitus, Kortikoidtherapie und eine Meningoenzephalitis sein.

Diagnose

> **MERKE**
>
> − Bei *Verdacht auf eine Sinusvenenthrombose* soll umgehend ein *Computertomogramm* veranlaßt werden. Neben dem Ausschluß anderer Ursachen für eine Hirndrucksymptomatik können sich weitere *Verdachtshinweise* für eine Sinusvenenthrombose in Form von *intrazerebralen Blutungen, Verstreichung der Sulci durch die Hirnschwellung und eine Kontrastmittelaussparung im D-förmigen Confluens sinus (positives D-Zeichen)* ergeben.
> − Durch eine *Kernspintomographie* können in den saggitalen Abbildungen *Thrombosierungen* direkt dargestellt werden.
> − Beweisend für eine Sinusvenenthrombose ist die *zerebrale Viergefäßangiographie*, insbesondere wenn im CCT oder MRT keine pathognomonischen Befunde aufzudecken sind.
> − Die Zuverlässigkeit der MRT-Angiographie kann derzeit noch nicht abschließend bewertet werden.
> − In der *digitalen Subtraktionsangiograhie* können direkte venöse Ersatzdrainagen in Gestalt von *geschlängelten und irregulären Brückenvenen* an der Hirnoberfläche aufgedeckt werden.
> − Zur Erfassung von symptomatischen Sinusvenenthrombosen sind weitere *spezifische Laboruntersuchungen* erforderlich.

Differentialdiagnose

Kopfschmerz bei erhöhtem Venendruck *ohne Thrombosierung* kann bei Herzinsuffiziens, zervikalen Raumforderungen oder bei einer ausgeprägten Struma mit Obstruktion des Abflusses enstehen. Auch bei plötzlicher körperlicher Anstrengung mit starker muskulärer Kompression kann ein akuter Anstieg im venösen System mit Kopfschmerzen auftreten (z. B. sog. Gewichtheberkopfschmerz, Kopfschmerz bei sexueller Aktivität). Gleiches gilt für Kopfschmerz beim sog. Thoracic-outlet-Syndrom aufgrund venöser Kompression im Halsbereich.

Therapie

Bei Vorliegen einer Sinusvenenthrombose muß so schnell wie möglich eine *Vollheparinisierung* erfolgen, um eine venöse Druckentlastung zu erreichen (Abb. 13.8). Initial wird eine Heparindosis von *5000 IE i.v.* verabreicht. Mittels *Perfusor* werden anschließend *24000–38000 IE/24 h* gegeben, wobei eine Erhöhung der PTT auf den 2fachen Wert der oberen Norm angestrebt wird. Durch Computertomogramm und Liquorpunktion sind *Kontraindikationen gegen die Heparinisierung* (Blutung!) auszuschließen.

Bei Hirnschwellung mit drohender Einklemmung werden *80 mg Dexamethason initial* verabreicht und *eine Erhaltungstherapie mit 3mal 8 mg pro Tag* durchgeführt. Zusätzliche drucksenkende Maßnahmen in Form von *hyperosmolaren Lösungen*, *Hyperventilation* und *Oberkörperhochlagerung* werden veranlaßt.

Hirnvenenthrombose	Antikoagulation	Vollheparinisierung mit initial 5000 I.E. i.v., danach über Heparinperfusor Erhöhung der PTT auf 2 x obere Norm
	Hirnödemprophylaxe	Initial 80 mg Dexamethason (z.B. Fortecortin Danach Erhaltungsdosis 3 x 8 mg Oberkörperhochlage Hyperventilationsbeatmung
		Hyperosmolare Lösungen (Mannit, Sorbit, Glycerin)
Arterielle Hypertension	Kausale Therapie bei sekundären Hypertonieformen	
	Symptomatische Blutdrucksenkung	
Arterielle Hypotonie und hypotone Kreislaufdysregulation	Kausale Therapie bei sekundären Hypotonieformen	
	Symptomatische Blutdruckerhöhung	
	Kreislauftraining	
	Cave:	Keine Dauermedikation mit Vasokonstriktoren (Ergotalkaloide, Sympatikomimetika) wegen Gefahr der Chronifizierung

Abb. 13.8. Möglichkeiten in der Therapie von Kopfschmerzen bei Gefäßerkrankungen (Fortsetzung)

CADASIL

Das CADASIL-Syndrom („cerebral autosomal dominant arteriopathy with subcortical infarcts and leucoenzephalopathy") besteht aus wiederkehrenden Episoden neurologischer fokaler Ausfälle in Form von wiederholten Schlaganfällen. Diese starten im mittleren Lebensalter und führen häufig zur Demenz, motorischer Behinderung und Pseudobulbärparalyse. Weitere klinische Symptome können sich entwickeln. Das Magnetresonanztomogramm betroffener Personen kann extensive Bereiche erhöhter T2-Signale aufweisen. CADASIL ist eine angeborene Arterienerkrankung des Gehirns, welche mit einer Chromosomenveränderung auf Chromosom 19 in Verbindung gebracht wird. CADASIL trat in einer Familie mit familiär hemiplegischer Migräne auf, auch diese Erkrankung ist mit einer Veränderung des Chromosoms 19 assoziiert. Die familiäre hemiplegische Migräne tritt üblicherweise früher als das CADASIL-Syndrom auf, hat eine gutartige Prognose und im MRT finden sich keine Besonderheiten.

Allein aufgrund dieser klinischen Aspekte ist anzunehmen, daß CADASIL eine eigenständige Erkrankung und somit von der Migräne abzugrenzen ist. CADASIL kann durch die genannten charakteristischen MRT-Auffälligkeiten diagnostiziert werden. Das MRT zeigt eine Leukenzephalopathie in verschiedenem Ausmaß in der T2-Gewichtung. Darüber hinaus finden sich multiple Infarktareale. In einer Studie wurden 7 Familien mit insgesamt 148 Mitgliedern untersucht, 23 Männer und 22 Frauen waren dabei von CADASIL klinisch betroffen. Als häufigste Symptome fanden sich subkortikale Infarkte (84%), eine progressive subkortikale Demenz mit Pseudobulbärparalyse (31%), eine Migräne mit Aura (22%) und affektive Erkrankungen mit schweren depressiven Episoden (20%). Alle betroffenen Patienten zeigten deutliche MRT-Auffälligkeiten mit hyperintensiven Läsionen in der subkortikalen weißen Substanz und Basalganglien, letztere fanden sich auch bei 19 klinisch nicht betroffenen Patienten. Im Mittel traten die Symptome im 45. Lebensjahr auf. Migräneattacken fanden sich dabei bereits früher, im Mittel im 38. Lebensjahr. Die Schlaganfälle traten dagegen im Mittel im 49. Lebensjahr auf. Die mittlere Lebenserwartung betrug 64,5 Jahre.

Veränderungen der weißen Substanz sind häufig bei der Migräne beobachtet worden, insbesondere bei der Migräne mit Aura (Tabelle 13.1). Einige Autoren nehmen an, daß diese Veränderungen durch wiederholte lokale ischämische Defizite entstanden sind, insbesondere während der Migräneaura. Anderseits kann angenommen werden, daß sowohl die Migräne mit Aura als auch die Auffälligkeiten der weißen Substanz eine Konsequenz einer zugrundeliegenden vaskulären Erkrankung ist, die aufgrund einer mitochondrialen Störung oder durch das Antiphospholipid-Antikörpersyndrom entsteht.

MELAS (mitochondriale Enzephalopathie, Laktatazidose, schlaganfallähnliche Episoden)

Mitochondriale Myopathie, Enzephalopathie, Laktatazidose und Schlaganfall (MELAS) ist eine progressive neurodegenerative Erkrankung. Die Patienten können sporadisch betroffen sein oder als Familienmitglied von betroffenen Stammbäumen, wobei die klinische Symptomatik in unterschiedlichem Ausmaß präsent sein kann. Die typische Auftretensweise der Symptome umfaßt die im Namen beschriebenen Auffälligkeiten wie mitochondriale Enzephalomyopathie, Laktatazidose und schlaganfallähnliche Episoden. Andere Merkmale wie Diabetes mellitus und Hörstörungen können ebenfalls im Rahmen der Erkrankung bestehen.

Die Pathophysiologie des MELAS-Syndroms betrifft mehrere Organsysteme, das ZNS, die Skelettmuskulatur, die Augen, die Herzmuskulatur und in geringerer Häufigkeit auch den Gastrointestinaltrakt. Etwa 80% der betroffenen Patienten, die klinische Charakteristika aufweisen, haben eine heteroplastische A- bis B-Punktmutation in der Dihydrouridinschleife des tRNA-Gens am Basenpaar 3243, d. h. eine A-3243-G-Mutation. Es wird angenommen, daß die auftretenden Schlaganfälle nicht vaskulärer Natur sind und durch vorübergehende oxidative Phosphorylierungsstörungen des Hirnparenchyms verursacht werden. Eine mitochondriale Angiopathie kleiner Gefäße ist verantwortlich für die MRT-Auffälligkeiten in den betroffenen Regionen sowie für die mitochondrialen Störungen im Bereich der Endothelzellen und der glatten Muskulatur der Blutgefäße.

Die beschriebene A-3243-G-Mutation kann bei ca. 16,3 auf 100.000 Menschen geschätzt werden. Daten zur Häufigkeit der klinischen Manifestation der Erkrankung stehen nicht zur Verfügung. Im Hinblick auf diese relativ große Häufigkeit kann angenommen werden, daß mitochandriale Störungen zur größten Gruppe von neurogenetischen Erkrankungen gezählt werden müssen.

Aufgrund der Progression der Erkrankung besteht eine hohe Morbidität und Mortalität. Die Enzephalomyopathie in Verbindung mit schlaganfallähnlichen Episoden, Hemiplegie und Hemianopsie weist ausgeprägte Schweregrade auf. Darüber hinaus können fokale und generalisierte Krampfanfälle auftreten. Ferner wird eine Ventrikelerweiterung, kortikale Atrophie und eine Basalganglienkalzifikation beobachtet. Schließlich treten auch mentale Beeinträchtigungen sowie schwere psychiatrische Störungen in Form von Psychosen auf. Der Prozeß kann zur Demenz weiterschreiten, Kachexie ist häufiger Todesgrund. Überdies können auch kardiale Symptome für die hohe Mortalität verantwortlich gemacht werden. Diese schließen eine hypertrophe Kardiomyopathie und Erregungsleitungsstörungen ein. Schließlich können auch Nierenstörungen aufgrund einer fokal-segmentalen Glomerulosklerose auftreten. Die Symptomatik kann bereits im Alter von 4–15 Jahren

Tabelle 13.1. Klinische und genetische Merkmale von CADASIL, familiärer hemiplegischer Migräne und Migräne mit Veränderungen der weißen Substanz

	CADASIL	Familiäre hemiplegische Migräne	Migräne mit Veränderung der weißen Substanz
Genetik	Autosomal dominant	Autosomal dominant	Autosomal dominant
Chromosomenort	19	19	19
MRT	Läsionen der weißen Substanz	Normal	Läsionen der weißen Substanz
Migräne	Ja	Ja	Ja
Migräne mit Aura und Hemiparese	Ja	Ja	Ja
Schlaganfall	Ja	Nein	Nein
Demenz	Ja	Nein	Nein

auftreten. Die klinische Symptomatik äußert sich zu Beginn durch Schwäche und frühe Ermüdbarkeit. In der frühen Kindheit können zunächst Entwicklungsstörungen sowie Lernstörungen beobachtet werden. Schlaganfallähnliche Symptome gesellen sich später hinzu und zeigen die Erkrankung spezifischer an. Diese Episoden können sich in Form von Erbrechen und Kopfschmerzen, die über mehrere Tage anhalten, äußern. Die betroffen Personen können zerebrale Krampfanfälle und Sehstörungen sowie zusätzlich eine Hemiplegie aufweisen.

Migräne oder migräneartige Kopfschmerzen werden sehr häufig bei den Patienten beobachtet und können ebenfalls die schlaganfallähnlichen Episoden reflektieren. In vielen betroffenen Familien äußern sich die Symptome zunächst ausschließlich durch schwere migräneähnliche Kopfschmerzen.

Im weiteren Verlauf können Sehstörungen in Form einer Ophthalmoplegie sowie einer Erblindung auftreten. Hinzu gesellen sich Hörstörungen, Diabetes, Polydipsie, Polyurie, Palpitationen, Kurzatmigkeit und Herzreizungsstörungen in Form z. B. eines Wolff-Parkinson-White-Syndroms. Akut auftretende gastrointestinale Manifestationen äußern sich durch plötzliche Bauchschmerzen, welche aufgrund einer Pankreatitis, einer ischämischen Kolitis oder einer intestinalen Obstruktion bedingt werden. Eine Polyneuropathie äußert sich durch Hypästhesie, Parästhesien und Schmerzen in den Extremitäten. Schließlich können psychiatrische Störungen in Form von Psychosen und organischem Psychosyndrom bis hin zur Demenz auftreten.

Laboruntersuchungen schließen die Analyse des Serumlaktats, Serumpyruvats, des Liquor cerebrospinalis, der Kreatinkinase sowie genetische Marker (mitochandriale DNA) ein. Die Laktatazidose ist dabei ein besonders bedeutsames Merkmal der Erkrankung. Bei einigen Patienten können erhöhte Laktatspiegel nur im Liquor gefunden werden, nicht jedoch im Blut. Bei einigen Patienten ist die Serumkreatinkinase leicht erhöht. Dieses betrifft insbesondere die Zeit während und nach den schlaganfallähnlichen Episoden.

Im CCT oder im cMRT finden sich hypertense Areale, diese verändern sich später im Sinne einer zerebralen Atrophie oder einer Kalzifikation. In der Positronenemissionstomographie zeigt sich eine reduzierte zerebrale Oxygenmetabolisierungsrate. SPECT-Untersuchungen können zur Darstellung der Progredienz der Erkrankung genutzt werden. Das Echokardiogramm ist hilfreich bei der Bewertung einer möglichen Kardiomyopathie. Weitere Untersuchungen schließen das EEG, EKG sowie die Muskelbiopsie ein.

Die Therapie des Syndroms ist bisher ungeklärt, kontrollierte Studien wurden bisher für keine Therapie durchgeführt. Die Langzeiteffekte von diätetischen Maßnahmen sind unbekannt. Bei einigen Patienten zeigt sich eine positive Effektivität einer Behandlung mit Koenzym Q10. Auch wurde eine Behandlung mit Vitamin K_3 und Vitamin K_1 sowie Vitamin C vorgeschlagen. Positive Berichte liegen für eine Behandlung mit Idebenon vor. Das gleiche gilt für einen Einsatz von Riboflavin und Nicotinamid. Schließlich liegen positive Berichte für die Behandlung mit Dichloracetat, Natriumsuccinat sowie Kreatinmonohydrat vor.

Primäre Angiopathie des ZNS

Die Diagnose der primären Angiitis des ZNS (PACNS) wird dann gestellt, wenn sich keine andere Störung findet, die als Ursache für die Angiitis verantwortlich gemacht werden kann. Häufiger findet sich eine sekundäre Angiitis des ZNS, die in Form von aufdeckbaren Störungen auftritt, z. B. bei einem systemischen Lupus erythematodes, Sjögren-Syndrom etc.

Die primären Angiitiden des ZNS werden als sehr heterogene Gruppe verschiedener Vaskulitiden aufgefaßt, die ausschließlich im ZNS auftreten. Darunter werden zwei Unterformen differenziert, einerseits die GACNS (gliomatöse Angiitis des ZNS) und die BACNS (benigne Angiopathie des ZNS).

Die benigne Angiopathie des ZNS (BACNS) tritt meistens bei jungen Frauen auf und äußert sich zunächst durch einen plötzlichen Beginn von Kopfschmerzen oder von Schlaganfall. In der Angiographie finden sich ausgeprägte Veränderungen der zerebralen Blutgefäße. Die Behandlung besteht in der Gabe von Glukokortikoiden sowie Kalziumantagonisten. Bis heute ist es jedoch noch offen, ob die benigne Angiopathie des ZNS eine pathologische Reaktion der zerebralen Gefäße auf ganz unterschiedliche Störungen darstellt oder ob es sich um eine eigenständige Erkrankung handelt. Die häufigsten Merkmale dieser progressiven Erkrankung sind Kopfschmerzen und Hemiparese.

Hypophyseninfarkt

Der Hypophyseninfarkt kann durch eine Hämorrhagie (ca. 2/3 der Betroffenen) oder durch eine Ischämie (ca. 1/3 der Betroffenen) eines Hypophysenadenoms bedingt werden. Klinisch ist das Bestehen des Hypophysenadenoms vor dem Infarkt meist nicht bekannt. Nur selten tritt ein Hypophyseninfarkt bei einer gesunden Hypophyse auf. Tritt ein Hypophyseninfarkt bei einem peripartalen Blutverlust auf, wird dieser als Sheehan-Syndrom bezeichnet. Die Hypophyse gehört zu den besonders stark vaskularisierten Geweben. Dies erklärt die erhöhte Blutungsdentenz im Vergleich zu anderen intra- und extrakraniellen Tumoren. Ein erhöhtes Risiko findet sich bei Vorliegen einer Hypertonie oder bei Diabetes mellitus. Auch eine Behandlung mit Antikoagulanzien, Thrombozytopenie, Schwangerschaft und eine Behandlung mit Dopaminagonisten gehen mit einem erhöhten Risiko für einen Hypophyseninfarkt einher. Zumeist tritt eine spontane Hypophysenapoplexie zwischen dem 50. und 60. Lebensjahr auf. Männer sind doppelt so häufig betroffen wie Frauen. Zumeist treten kleine Adenomblutungen oder Infarkte subklinisch auf. Daher können bei chirurgisch behandelten Hypophysenadenomen in bis zu 30% der Fälle asymptomatisch abgelaufene Nekrosen oder auch Einblutungen gefunden werden. Die akute klinische Symptomatik einer Hypophyseninfarzierung wird durch die plötzliche raumfordernde Wirkung der Blutung bedingt. Die Leitsymptome des Hypophyseninfarkts sind retroorbitale oder frontale Kopfschmerzen, Übelkeit, Erbrechen, Visus- oder Gesichtsfeldeinschränkungen und Augenmuskellähmungen. Die klinische Symptomatik kann innerhalb von Stunden bis wenigen Tagen voll ausgebildet sein.

Zur Diagnostik wird in erster Linie ein MRT durchgeführt. Während im kranialen CT ein intrasellärer Tumor bei 93–94% sowie eine Einblutung in 21–46% der Fälle gefunden werden kann, zeigt sich im MRT ein intrasellärer Tumor in bis zu 100% und eine Einblutung in bis zu 88%. Nur bei zweifelhaften Befunden ist eine Angiographie zum Ausschluß eines Aneurysmas erforderlich. Differentialdiagnostisch sind am wichtigsten die Abgrenzung einer Subarachnoidalblutung, einer bakteriellen Meningitis sowie einer Sinus-cavernosus-Thrombose.

Die Behandlung erfordert eine sofortige Steroidsubstitution zur Vermeidung einer akuten Nebenniereninsuffizienz. Darüber hinaus muß eine frühzeitige chirurgische Dekompression angestrebt werden. Die Steroidsubstitution erfordert den Einsatz von 100 mg Hydrocortison i.v. im sechsstündigen Abstand. Außerdem muß eine sorgfältige Kontrolle der Osmolalität, des Elektrolyt- und des Flüssigkeitshaushalts zur Prävention eines Diabetes insipidus durchgeführt werden.

Patienten mit deutlich eingeschränktem Sehvermögen und einer verminderten Vigilanz sollten einer frühen chirurgischen Dekompression zugeführt werden. Augenmuskelparesen und Sehstörungen können sich sehr gut erholen. Auch bei einer vollständigen Blindheit wird eine operative Dekompression innerhalb der ersten 8 Tage empfohlen. Besteht bereits eine länger dauernde Optikuskompression, muß mit einer schlechteren Prognose der Visuseinschränkung gerechnet werden. Anschließend ist eine endokrinologische Therapie einer partiellen oder kompletten Hypophysenvorderlappeninsuffizienz durchzuführen.

14. Kopfschmerz zurückzuführen auf nichtvaskuläre intrakranielle Störungen

INTERNATIONAL HEADACHE SOCIETY

IHS-Klassifikation (Code 7)

7	**Kopfschmerz zurückzuführen auf nichtvaskuläre intrakraniale Störungen**
7.1	Kopfschmerz zurückzuführen auf eine Liquordrucksteigerung
7.1.1	Kopfschmerz zurückzuführen auf eine idiopathische intrakraniale Hypertension
7.1.2	Kopfschmerz zurückzuführen auf eine sekundäre Liquordrucksteigerung metabolischer, toxischer oder hormoneller Genese
7.1.3	Kopfschmerz zurückzuführen auf eine sekundäre Liquordrucksteigerung bei Hydrozephalus
7.2	Kopfschmerz zurückzuführen auf einen Liquorunterdruck
7.2.1	Postpunktioneller Kopfschmerz
7.2.2	Kopfschmerz bei Liquorfistel
7.2.3	Kopfschmerz zurückzuführen auf ein spontanes (oder idiopathisches) Liquorunterdrucksyndrom
7.3	Kopfschmerz zurückzuführen auf nichtinfektiöse entzündliche Erkrankungen
7.3.1	Kopfschmerz zurückzuführen auf eine Neurosarkoidose
7.3.2	Kopfschmerz zurückzuführen auf eine aseptische (nichtinfektiöse) Meningitis
7.3.3	Kopfschmerz zurückzuführen auf eine andere nichtinfektiöse entzündliche Erkrankungen
7.3.4	Kopfschmerz zurückzuführen auf eine lymphozytäre Hypophysitis
7.4	Kopfschmerz zurückzuführen auf ein intrakraniales Neoplasma
7.4.1	Kopfschmerz zurückzuführen auf einen erhöhten intrakranialen Druck oder einen Hydrozephalus verursacht durch ein Neoplasma
7.4.2	Kopfschmerz direkt zurückzuführen auf ein Neoplasma
7.4.3	Kopfschmerz zurückzuführen auf eine Meningitis carcinomatosa
7.4.4	Kopfschmerz zurückzuführen auf eine hypothalamische oder hypophysäre Über- oder Unterfunktion
7.5	Kopfschmerz zurückzuführen auf eine intrathekale Injektion
7.6	Kopfschmerz zurückzuführen auf einen zerebralen Krampfanfall
7.6.1	Hemicrania epileptica
7.6.2	Kopfschmerz nach zerebralem Krampfanfall
7.7	Kopfschmerz zurückzuführen auf eine Chiari-Malformation Typ I
7.8	Syndrom der vorübergehenden Kopfschmerzen und neurologischen Defizite mit Liquorlymphozytose
7.9	Kopfschmerz zurückzuführen auf eine andere nichtvaskuläre intrakraniale Störung

ALLGEMEINER KOMMENTAR

PRIMÄRER UND/ODER SEKUNDÄRER KOPFSCHMERZ?

Tritt ein neuer Kopfschmerz erstmals in engem zeitlichen Zusammenhang mit einer nichtvaskulären intrakranialen Störung auf, sollte der Kopfschmerz als Kopfschmerz zurückzuführen auf diese intrakraniale Störung kodiert werden. Dies ist auch der Fall, wenn der Kopfschmerz das klinische Bild einer Migräne, eines Kopfschmerzes vom Spannungstyp oder eines Clusterkopfschmerzes aufweist. Wenn sich aber ein vorbestehender primärer Kopfschmerz in engem zeitlichen Zusammenhang mit einer intrakranialen Störung verschlechtert, ergeben sich zwei Möglichkeiten, die ein Abwägen erfordern. Der Patient kann entweder ausschließlich die Diagnose des vorbestehenden primären Kopfschmerzes erhalten oder aber die Diagnose des vorbestehenden primären Kopfschmerzes und eines Kopfschmerzes zurückzuführen auf eine intrakraniale Störung. Letzteres Vorgehen empfiehlt sich bei Vorliegen folgender Punkte: Es besteht ein unmittelbarer zeitlicher Zusammenhang zur intrakranialen Störung; die primären Kopfschmerzen haben sich deutlich verschlechtert; es bestehen sehr gute Hinweise, daß die betreffende intrakranialen Störung Kopfschmerzen verschlimmern kann und es kommt zur Besserung oder zum Verschwinden des Kopfschmerzes nach Beendigung der intrakranialen Störung.

DEFINITIV, WAHRSCHEINLICH ODER CHRONISCH?

In der Regel ist die Diagnose eines *Kopfschmerzes zurückzuführen auf eine nichtvaskuläre intrakraniale Störung* nur definitiv, wenn der Kopfschmerz nach erfolgreicher Behandlung oder spontaner Remission der ursächlichen Störung verschwindet oder sich zumindest deutlich bessert. Wenn die intrakraniale Störung nicht effektiv behandelt werden kann und sie auch keine Spontanremission aufweist oder wenn noch keine ausreichende Zeit hierfür verstrichen ist, sollte im Regelfall die Diagnose eines *Kopfschmerzes wahrscheinlich zurückzuführen auf eine nichtvaskuläre intrakraniale Störung* gewählt werden.

Wenn die ursächliche Störung effektiv behandelt wurde oder spontan remittiert, aber der Kopfschmerz verschwindet nicht oder bessert sich nicht zumindest deutlich innerhalb von 3 Monaten, ist die alternative Diagnose A 7.10 *chronischer Kopfschmerzes nach intrakranialer Störung*. Diese Diagnose ist ausschließlich im Anhang aufgeführt, da diese Kopfschmerzen nur schlecht dokumentiert sind und weitere Forschung erforderlich ist, um bessere Kriterien für den Kausalzusammenhang zu erarbeiten.

Einleitung

Diese Kapitel beschreibt Kopfschmerzen, die durch Veränderungen des intrakranialen Druckes verursacht werden. Dabei können sowohl ein Liquorüberdruck als auch ein Liquorunterdruck Kopfschmerzen hervorrufen. Andere Kopfschmerzursachen sind nichtinfektiöse entzündliche Erkrankungen, intrakraniale Neoplasmen, zerebrale Krampfanfälle und Raritäten, wie intrathekale Injektionen, Chiari-Malformation Typ I und andere nichtvaskuläre intrakraniale Erkrankungen.

Im Vergleich zu den primären Kopfschmerzen existieren für diese Entitäten nur wenige epidemiologische Studien. Kontrollierte Studie zur Therapie fehlen praktisch gänzlich.

Ein Kopfschmerz, der länger als einen Monat nach erfolgreicher Behandlung oder spontaner Remission einer intrakranialen Erkrankung besteht, beruht in der Regel auf anderen Mechanismen. Chronische Kopfschmerzen, die über mehr als drei Monate nach Behandlung oder Remission einer intrakranialen Störung persistieren, werden im Anhang für Forschungszwecke genauer definiert. Derartige Kopfschmerzen existieren, sind aber bis jetzt nur wenig untersucht und die Aufnahme in den Anhang soll die weitere Erforschung dieser Kopfschmerzen und ihrer Mechanismen stimulieren.

7.1 Kopfschmerz zurückzuführen auf eine Liquordrucksteigerung

AN ANDERER STELLE KODIERT:
7.4.1 Kopfschmerz zurückzuführen auf einen erhöhten intrakranialen Druck oder einen Hydrozephalus verursacht durch ein Neoplasma

7.1.1 Kopfschmerz zurückzuführen auf eine idiopathische intrakraniale Hypertension

FRÜHER VERWENDETE BEGRIFFE:
Gutartige intrakraniale Drucksteigerung, Pseudotumor cerebri, meningealer Hydrops, seröse Meningitis

DIAGNOSTISCHE KRITERIEN:
A. Zunehmender Kopfschmerz, der wenigstens eines der folgenden Charakteristika aufweist und die Kriterien C und D erfüllt:
   1. tägliches Auftreten
   2. diffus lokalisierter und/oder konstanter (nicht pulsierender) Schmerz
   3. Verstärkung durch Husten oder Pressen
B. Es besteht eine intrakraniale Drucksteigerung, die die folgenden Kriterien erfüllt:
   1. bewußtseinsklarer Patient entweder mit normalem neurologischen Untersuchungsbefund oder einem der folgenden pathologischen Befunde:
      a) Papillenödem
      b) vergrößerter blinder Fleck
      c) Gesichtsfeldausfall (zunehmend bei fehlender Behandlung)
      d) Abduzensparese
   2. erhöhter Liquordruck (>200 mm H_2O bei nichtadipösen, >250 mm H_2O bei adipösen Patienten) bestimmt durch Lumbalpunktion im Liegen oder durch epidurales oder intraventrikuläres Druckmonitoring
   3. normale Liquorchemie (erniedrigter Eiweißgehalt möglich) und Liquorzellzahl
   4. Ausschluß einer anderen intrakranialen Erkrankung (einschließlich Hirnvenenthrombose) durch geeignete Untersuchungen
   5. keine metabolische, toxische oder hormonelle Genese der Liquordrucksteigerung
C. Der Kopfschmerz entwickelt sich in engem zeitlichen Zusammenhang zum erhöhten intrakranialen Druck
D. Der Kopfschmerz bessert sich nach einer Reduktion des Liquordrucks auf 120–170 mm H_2O mittels Ablassen von Liquor und verschwindet innerhalb von 72 Stunden nach anhaltender Normalisation des intrakranialen Druckes

KOMMENTAR:
Der *Kopfschmerz zurückzuführen auf eine idiopathische intrakraniale Hypertension* kommt gewöhnlich bei jungen übergewichtigen Frauen vor.

Obwohl die Mehrheit der Patienten ein Papillenödem aufweist, kann es auch fehlen. Andere Symptome sind intrakraniale Geräusche, Tinnitus, vorübergehendes Verschwommensehen oder Doppelbilder.

7.1.2 Kopfschmerz zurückzuführen auf eine sekundäre Liquordrucksteigerung metabolischer, toxischer oder hormoneller Genese

AN ANDERER STELLE KODIERT:
Ein Kopfschmerz zurückzuführen auf einen erhöhten intrakranialen Druck als Folge eines Kopftraumas, einer vaskulären Störung oder einer intrakranialen Infektion wird entsprechend dieser Erkrankungen kodiert. Ein Kopfschmerz zurückzuführen auf einen erhöhten intrakranialen Druck als Nebenwirkung einer Medikation wird unter 8.3 *Kopfschmerz als Nebenwirkung zurückzuführen auf eine Dauermedikation* kodiert.

DIAGNOSTISCHE KRITERIEN:
A. Kopfschmerz, der wenigstens eines der folgenden Charakteristika aufweist und die Kriterien C und D erfüllt:
 1. tägliches Auftreten
 2. diffus lokalisierter und/oder konstanter (nicht pulsierender) Schmerz
 3. Verstärkung durch Husten oder Pressen
B. Es besteht eine intrakraniale Drucksteigerung, die die folgenden Kriterien erfüllt:
 1. bewußtseinsklarer Patient entweder mit normalem neurologischen Untersuchungsbefund oder einem der folgenden pathologischen Befunde:
  a) Papillenödem
  b) vergrößerter blinder Fleck
  c) Gesichtsfeldausfall (zunehmend bei fehlender Behandlung)
  d) Abduzensparese
 2. erhöhter Liquordruck (>200 mm H_2O bei nichtadipösen, >250 mm H_2O bei adipösen Patienten) bestimmt durch Lumbalpunktion im Liegen oder durch epidurales oder intraventrikuläres Druckmonitoring
 3. normale Liquorchemie (erniedrigter Eiweißgehalt möglich) und Liquorzellzahl
 4. Ausschluß einer anderen intrakranialen Erkrankung (einschließlich Hirnvenenthrombose) durch geeignete Untersuchungen
C. Der Kopfschmerz tritt innerhalb von Wochen oder Monaten nach Beginn einer endokrinen Erkrankung, einer Hypervitaminose A oder der Einnahme von Substanzen (keine Medikamente) auf, die eine Erhöhung des Liquordrucks bewirken können
D. Der Kopfschmerz verschwindet innerhalb von 3 Monaten nach Beseitigung der Ursache

KOMMENTAR:
Ein Normaldruckhydrozephalus verursacht keine Kopfschmerzen.

7.1.3 Kopfschmerz zurückzuführen auf eine sekundäre Liquordrucksteigerung bei Hydrozephalus

DIAGNOSTISCHE KRITERIEN:
A. Kopfschmerz, der wenigstens zwei der folgenden Charakteristika aufweist und die Kriterien C und D erfüllt:
 1. diffuser Schmerz
 2. Verstärkung in den Morgenstunden
 3. Verstärkung durch Valsalva-ähnliche Manöver
 4. begleitet von Erbrechen
 5. begleitet von Papillenödem, Abduzensparese, Bewußtseinsstörung, Gangunsicherheit oder erhöhtem Kopfumfang (bei Kindern unter 5 Jahren)
B. Es besteht ein Hochdruckhydrozephalus, die die folgenden Kriterien erfüllt
 1. Ventrikelerweiterung in der zerebralen Bildgebung
 2. intrakranialer Druck >200 mm H_2O bei nichtadipösen oder >250 mm H_2O bei adipösen Patienten
 3. es liegt keine andere Erkrankung vor, die einen erhöhten intrakranialen Druck hervorrufen kann
C. Der Kopfschmerz entwickelt sich in engem zeitlichen Zusammenhang zum erhöhten intrakranialen Druck
D. Der Kopfschmerz verschwindet innerhalb von 72 Stunden nach Normalisierung des Liquordruckes.

7.2 Kopfschmerz zurückzuführen auf einen Liquorunterdruck

7.2.1 Postpunktioneller Kopfschmerz

DIAGNOSTISCHE KRITERIEN:
A. Kopfschmerz, der sich innerhalb von weniger als 15 Minuten nach Aufsetzen oder Aufstehen verstärkt und sich innerhalb von 15 Minuten nach Hinlegen bessert, von wenigstens einem der folgenden Symptome begleitet wird und die Kriterien C und D erfüllt:
 1. Nackensteifigkeit
 2. Tinnitus
 3. Hypakusis
 4. Photophobie
 5. Übelkeit
B. Zustand nach duraler Punktion
C. Der Kopfschmerz entwickelt sich innerhalb von 5 Tagen nach der duralen Punktion
D. Der Kopfschmerz verschwindet entweder[1]:
 1. spontan innerhalb einer Woche
 2. innerhalb von 48 Stunden nach erfolgreichem Verschluß des Liquorlecks (üblicherweise durch ein epidurales Blutpflaster)

ANMERKUNG:
1. In 95% der Fälle trifft dies zu. Wenn der Kopfschmerz persistiert, ist die Kausalität zweifelhaft.

7.2.2 Kopfschmerz bei Liquorfistel

DIAGNOSTISCHE KRITERIEN:
A. Kopfschmerz, der sich innerhalb von weniger als 15 Minuten nach Aufsetzen oder Aufstehen verstärkt, von wenigstens einem der folgenden Symptome begleitet wird und die Kriterien C und D erfüllt:
   1. Nackensteifigkeit
   2. Tinnitus
   3. Hypakusis
   4. Photophobie
   5. Übelkeit
B. Eine bekannte Behandlung oder ein Trauma hat ein Liquorleck hervorgerufen. Wenigstens einer der folgenden Punkte ist erfüllt:
   1. Zeichen eines Liquorunterdrucks im MRT (z.B. pachymeningeales Enhancement)
   2. Nachweis eines Liquorlecks mittels konventioneller Myelographie, CT-Myelographie oder Zisternographie
   3. Liquoröffnungsdruck in sitzender Haltung <60 mm H_2O
C. Der Kopfschmerz entwickelt sich in engem zeitlichen Zusammenhang zum Liquorleck
D. Der Kopfschmerz verschwindet innerhalb von 7 Tagen nach Verschluß des Liquorlecks

7.2.3 Kopfschmerz zurückzuführen auf ein spontanes (oder idiopathisches) Liquorunterdrucksyndrom

FRÜHER VERWENDETE BEGRIFFE:
Spontane intrakraniale Hypotension, primäre intrakraniale Hypotension, hypoliquorrhoischer Kopfschmerz

DIAGNOSTISCHE KRITERIEN:
A. Diffuser und/oder dumpfer Kopfschmerz, der sich innerhalb von weniger als 15 Minuten nach Aufsetzen oder Aufstehen verstärkt, von wenigstens einem der folgenden Symptome begleitet wird und das Kriterium D erfüllt:
   1. Nackensteifigkeit
   2. Tinnitus
   3. Hypakusis
   4. Photophobie
   5. Übelkeit
B. Wenigstens einer der folgenden Punkte ist erfüllt:
   1. Zeichen eines Liquorunterdrucks im MRT (z.B. pachymeningeales Enhancement)
   2. Nachweis eines Liquorlecks mittels konventioneller Myelographie, CT-Myelographie oder Zisternographie
   3. Liquoröffnungsdruck in sitzender Haltung <60 mm H_2O
C. In der Vorgeschichte kein Hinweis auf eine durale Punktion oder eine andere Ursache für eine Liquorfistel
D. Der Kopfschmerz verschwindet innerhalb von 7 Tagen nach Anlage eines epiduralen Blutpflasters

KOMMENTAR:
Die zugrundeliegende Störung kann ein Liquormangel sein. Anamnestisch läßt sich häufig eine triviale Liquordruckerhöhung, z.B. durch starkes Husten, erfragen. In anderen Fällen war es zu einem plötzlichen Abfall des atmosphärischen Druckes gekommen.

Lageabhängige Schmerzen, die einem Liquorunterdruck ähneln, sind postkoital beschrieben worden. Diese Kopfschmerzen sollten hier kodiert werden, da sie auf ein Liquorleck zurückzuführen sind.

Viele Patienten mit einem spontanen Liquorunterdrucksyndrom sprechen auf Behandlungen mit einem epiduralen Blutpflaster, epiduralen Kochsalzinfusionen bzw. pharmakologischen Behandlungen, wie intravenösem Koffein oder herkömmlichen Analgetika an. Bei einigen kommt es zur Spontanremission, während bei anderen Rückfälle nach zunächst erfolgreicher Behandlung auftreten. In Einzelfällen wurde über eine Einklemmung von Durataschen insbesondere im Thorakalbereich berichtet, die erfolgreich operativ behandelt wurden.

Eine Liquorpunktion sollte bei Patienten mit positiven Zeichen eines Liquorunterdrucks im MRT, wie einem pachymeningealen Enhancement, vermieden werden.

7.3 Kopfschmerz zurückzuführen auf nichtinfektiöse entzündliche Erkrankungen

7.3.1 Kopfschmerz zurückzuführen auf eine Neurosarkoidose

DIAGNOSTISCHE KRITERIEN:
A. Kopfschmerz, der die Kriterien C und D erfüllt (keine typischen Charakteristika bekannt).
B. Nachweis einer Neurosarkoidose[1]
C. Der Kopfschmerz entwickelt sich in zeitlichem Zusammenhang zur Neurosarkoidose
D. Der Kopfschmerz verschwindet innerhalb von 3 Monaten nach erfolgreicher Behandlung der Neurosarkoidose

ANMERKUNG:
1. Der Nachweis einer Neurosarkoidose umfasst Hirnnervenstörungen, intrakraniale Raumforderung im MRT, eine aseptische Meningitis und/oder periventrikuläre entzündliche Läsionen und großflächige homogen kontrastmittelaufnehmenden Läsionen, die durch eine Biopsie als nicht-verkäsende Granulome gesichert sind.

7.3.2 Kopfschmerz zurückzuführen auf eine aseptische (nichtinfektiöse) Meningitis

DIAGNOSTISCHE KRITERIEN:
A. Diffuser Kopfschmerz, der das Kriterium D erfüllt
B. In der Liquoruntersuchung finden sich eine lymphozytäre Pleozytose, eine diskrete Liquoreiweißerhöhung und normale Glukosewerte bei fehlendem Nachweis von Infektionserregern
C. Vorangegangen ist der Einsatz von Ibuprofen, Immunglobulinen, Penicillin oder Trimethoprim bzw. intrathekale Injektionen oder Insufflationen
D. Der Kopfschmerz verschwindet innerhalb von 3 Monaten nach Absetzten der beschuldigten Substanz

7.3.3 Kopfschmerz zurückzuführen auf eine andere nichtinfektiöse entzündliche Erkrankung

DIAGNOSTISCHE KRITERIEN:
A. Kopfschmerz, der die Kriterien C und D erfüllt (keine typischen Charakteristika bekannt).
B. Nachweis einer der entzündlichen Erkrankungen, die bekanntermaßen mit Kopfschmerzen assoziiert sind[1]
C. Der Kopfschmerz entwickelt sich in engem zeitlichen Zusammenhang zur entzündlichen Erkrankung
D. Der Kopfschmerz verschwindet innerhalb von 3 Monaten nach erfolgreicher Behandlung der entzündlichen Erkrankung

ANMERKUNG:
1. Kopfschmerzen können in Verbindung mit einer akuten demyelinisierenden Enzephalomyelitis (ADEM), einem systemischem Lupus erythematodes, einem Morbus Behçets, einem Antiphospholipid-Antikörper-Syndrom oder einem Vogt-Koyanagi-Harada-Syndrom auftreten. Üblicherweise sind Kopfschmerzen aber nicht das im Vordergrund stehende Leitsymptom.

7.3.4 Kopfschmerz zurückzuführen auf eine lymphozytäre Hypophysitis

DIAGNOSTISCHE KRITERIEN:
A. Kopfschmerz, der das Kriterium C erfüllt (keine typischen Charakteristika bekannt).
B. Hypopituitarismus, der die folgenden Kriterien erfüllt:
   1. im MRT Nachweis einer symmetrisch vergrößerten und homogen Kontrastmittel aufnehmenden Hypophyse
   2. bioptische Bestätigung einer lymphozytären Hypophysitis
C. Der Kopfschmerz entwickelt sich in engem zeitlichen Zusammenhang zum Hypopituitarismus

KOMMENTAR:
Eine lymphozytäre Hypophysitis wird oft durch eine Hyperprolactinämie (50%) oder durch Autoantikörper gegen hypophyseales Cytosolprotein (20%) begleitet.

Diese Erkrankung entwickelt sich typischerweise am Ende einer Schwangerschaft oder im Wochenbett, kann aber auch bei Männern auftreten.

7.4 Kopfschmerz zurückzuführen auf ein intrakraniales Neoplasma

7.4.1 Kopfschmerz zurückzuführen auf einen erhöhten intrakranialen Druck oder einen Hydrozephalus verursacht durch ein Neoplasma

DIAGNOSTISCHE KRITERIEN:
A. Diffuser, nicht pulsierender Kopfschmerz mit wenigstens einem der folgenden Charakteristika, der die Kriterien C und D erfüllt:
   1. begleitet von Übelkeit und/oder Erbrechen
   2. Verstärkung durch körperliche Anstrengung oder andere Aktivitäten, die den intrakranialen Druck erhöhen können (wie Valsalva Manöver, Husten oder Niesen)
   3. attackenförmiges Auftreten[1]
B. Nachweis eines raumfordernden intrakranialen Tumors im CCT oder MRT, der einen Hydrozephalus[2] verursacht
C. Der Kopfschmerz entwickelt oder verschlechtert sich in engem zeitlichen Zusammenhang zum Hydrozephalus
D. Der Kopfschmerz bessert sich innerhalb von 7 Tagen nach operativer Entfernung des Tumors oder seiner Volumenreduktion

ANMERKUNGEN:
1. Der Beginn der Kopfschmerzen kann plötzlich sein (Donnerschlagkopfschmerzen) und in diesen Fällen auch mit einem Bewußtseinsverlust einhergehen.
2. Zum Beispiel eine Kolloidzyste der 3. Ventrikels.

7.4.2 Kopfschmerz direkt zurückzuführen auf ein Neoplasma

DIAGNOSTISCHE KRITERIEN:
A. Kopfschmerz mit wenigstens einem der folgenden Charakteristika, der die Kriterien C und D erfüllt:
   1. zunehmende Intensität
   2. lokalisiert
   3. Verschlimmerung in den Morgenstunden
   4. Verstärkung durch Husten oder Nachvornebeugen
B. Nachweis eines intrakranialen Neoplasmas in der zerebralen Bildgebung

C. Der Kopfschmerz entwickelt sich in engem zeitlichen und üblicherweise räumlichen Zusammenhang zum Neoplasma auf
D. Der Kopfschmerz verschwindet innerhalb von 7 Tagen nach operativer Entfernung des Tumors, seiner Volumenreduktion bzw. einer Kortikoidbehandlung

7.4.3 Kopfschmerz zurückzuführen auf eine Meningitis carcinomatosa

DIAGNOSTISCHE KRITERIEN:
A. Diffuser oder lokalisierter Kopfschmerz, der das Kriterium C erfüllt
B. Meningeosis carcinomatosa nachgewiesen durch (wiederholte) Liquoruntersuchungen oder Enhancement der Dura im MRT
C. Der Kopfschmerz entwickelt oder verschlechtert sich mit fortschreitender Erkrankung

KOMMENTAR:
Der Kopfschmerz kann sich vorübergehend unter einer intrathekalen Chemotherapie oder unter Prednison (oder Prednisolon) verbessern.

7.4.4 Kopfschmerz zurückzuführen auf eine hypothalamische oder hypophysäre Über- oder Unterfunktion

DIAGNOSTISCHE KRITERIEN:
A. Bilateraler, frontotemporaler und/oder retroorbitaler Kopfschmerz, der die Kriterien C und D erfüllt
B. Wenigstens einer der folgenden Punkte ist erfüllt:
    1. Prolaktin-, STH- und ACTH-Hypersekretion in Verbindung mit einem Mikroadenom <10 mm Durchmesser
    2. Störung der Temperaturregulation, emotionale Veränderung, Veränderung von Durst- und Appetitgefühl, Bewußtseinsstörung in Verbindung mit einem hypothalamischen Tumor
C. Der Kopfschmerz entwickelt sich während der endokrinen Störung
D. Der Kopfschmerz verschwindet innerhalb von <3 Monaten nach operativer Resektion oder effektiver spezifischer medikamentöser Therapie

7.5 Kopfschmerz zurückzuführen auf eine intrathekale Injektion

DIAGNOSTISCHE KRITERIEN:
A. Diffuser Kopfschmerz, der beim Hinlegen bestehen bleibt und die Kriterien C und D erfüllt
B. Zustand nach intrathekaler Injektion
C. Der Kopfschmerz entwickelt sich innerhalb von 4 Stunden nach einer intrathekalen Injektion
D. Der Kopfschmerz verschwindet vollständig innerhalb von 14 Tagen[1]

ANMERKUNG:
1. Persistiert der Kopfschmerz über 14 Tage hinaus, ist ein 7.2.2 Kopfschmerz bei Liquorfistel wahrscheinlich.

7.6 Kopfschmerz zurückzuführen auf einen zerebralen Krampfanfall

KOMMENTAR:
Die Verbindungen zwischen Migräne und Epilepsie sind komplex und bidirektional. Möglicherweise gibt es genetische und/oder Umweltfaktoren, die bei beiden Arten von Attacken die neuronale Erregbarkeit erhöhen bzw. die Schwelle für die Auslösung senken. Epilepsie und Migräne können nebeneinander vorhanden sein, ohne daß die eine Erkrankung einen Risikofaktor für die jeweils andere darstellt. Epilepsie und Migräne können jedoch auch als Folge bestimmter Hirnerkrankungen (z. B. MELAS) bei einem Patienten zusammen auftreten, wobei die Attacken jeweils zeitlich getrennt verlaufen. Weiterhin besteht anscheinend eine hohe Migräneinzidenz bei bestimmten Epilepsieformen, wie der benignen Okzipitalepilepsie, der benignen Rolando-Epilepsie und der kortikoretikulären Epilepsie mit Absencen. Darüber hinaus können sich strukturelle Läsionen, wie z. B. eine arteriovenöse Malformation, sowohl mit dem klinischen Bild einer Migräne mit Aura als auch mit zerebralen Krampfanfällen manifestieren, wobei letztere wiederum meist von Kopfschmerzen begleitet werden. Schließlich wurden zerebrale Krampfanfälle beschrieben, die während oder unmittelbar nach Migräneauren auftraten. Der Begriff „Migralepsie" wurde geprägt, um einen epileptische Anfall zu beschreiben, der zwischen der Aura und der Kopfschmerzphase einer Migräneattacke auftritt. Es sollte kein Grund dafür bestehen, daß epileptische Anfälle, die so empfindlich für äußere und innere Auslösefaktoren sind, nicht auch empfänglich für die kortikalen Veränderung sind, die durch eine Migräne hervorgerufen werden. Dies ist jedoch so selten, daß nur einige Fallberichte veröffentlicht wurden, trotz der Tatsache, daß Migräne und Epilepsie zu den häufigeren Hirnerkrankungen gehören. Einer neueren Veröffentlichung zufolge handelt es sich meistens um genuine Okzipitallappenepilepsien, die eine Migräneaura imitieren. Zwei der drei Patienten von Lennox und Lennox (1990) scheinen z.B. eine symptomatische oder idiopathische Okzipitallappenepilepsie mit visuellen Halluzinationen zu haben.

7.6.1 Hemicrania epileptica

DIAGNOSTISCHE KRITERIEN:
A. Kopfschmerz, der Sekunden bis Minuten anhält, Migränezeichen aufweist und die Kriterien C und D erfüllt
B. Der Patient hat einen fokalen zerebralen Krampfanfall

C. Der Kopfschmerz entwickelt sich synchron zum zerebralen Krampfanfall und ist ipsilateral zu den Entladungen lokalisiert
D. Der Kopfschmerz verschwindet unmittelbar nach dem zerebralen Krampfanfall

KOMMENTAR:
Synchrone ipsilaterale Kopfschmerzen, die Migränemerkmale aufweisen, werden als iktale Manifestation einer Anfallsentladung anerkannt, sind aber selten. Die Diagnose eines Kopfschmerzes als Merkmal eines Krampfanfalls bedarf des Nachweises einer simultanen Beginns der Kopfschmerzen und der elektrischen Entladung im EEG.

7.6.2 Kopfschmerz nach zerebralem Krampfanfall

DIAGNOSTISCHE KRITERIEN:
A. Kopfschmerz mit Merkmalen eines Kopfschmerzes vom Spannungstyp oder bei einem Migränepatienten mit Merkmalen einer Migräne, der die Kriterien C und D erfüllt
B. Der Patient hatte einen fokalen oder generalisierten zerebralen Krampfanfall
C. Der Kopfschmerz entwickelt sich innerhalb von 3 Stunden nach dem zerebralen Krampfanfall
D. Der Kopfschmerz verschwindet innerhalb von 72 Stunden nach dem zerebralen Krampfanfall

KOMMENTAR:
Postiktale Kopfschmerzen mit Migränemerkmalen sind eine anerkannte Folge einer Anfallsentladung. Postiktale Kopfschmerzen sind von Migräneanfällen häufig nicht zu unterscheiden und von Übelkeit und Erbrechen begleitet Sie sind gleich häufig bei Patienten mit oder ohne positiver Migränefamilienanamnese. Eine andere Ähnlichkeit mit Migränekopfschmerzen ist, daß bei einigen Patienten postiktale Kopfschmerzen 3 bis 15 Minuten nach dem Ende visueller Halluzinationen auftreten und um so stärker und länger ausgeprägt sind, je länger die visuellen Erscheinungen waren. Entsprechende postiktale Kopfschmerzen wurden zwar auch bei symptomatischen Patienten beschrieben, sie werden jedoch hauptsächlich bei idiopathischen Okzipitallappenanfällen gefunden. Möglicherweise können durch generalisierte Entladungen im Bereich des Okzipitallappens echte Migräneattacken über trigeminovaskuläre oder Hirnstammmechanismen getriggert werden.

In einer Studie mit 100 Epilepsiepatienten traten postiktale Kopfschmerzen bei 51 Patienten auf. Sie hielten in der Regel zwischen 6-72 Stunden an. Generalisierte Anfälle gingen häufiger als fokale Anfälle mit Kopfschmerzen einher. Neun dieser Patienten litten auch unter einer Migräne: Bei acht dieser Patienten wurde durch die Krampfanfälle eine, wenn auch milde, typische Migräneattacke ausgelöst. Die postiktalen Kopfschmerzen der übrigen 40 Patienten gingen in 11 Fällen mit Erbrechen, in 14 Fällen mit Photophobie und in 4 Fällen mit beidem einher. Der Kopfschmerz war durch Husten, Bücken und plötzliche Kopfbewegungen zu verschlechtern und durch Schlaf zu bessern. Damit ist eindeutig, daß zerebrale Krampfanfälle ein Syndrom hervorrufen können, das in 50 % der Fälle der Kopfschmerzphase einer Migräne entspricht.

7.7 Kopfschmerz zurückzuführen auf eine Chiari-Malformation Typ I

DIAGNOSTISCHE KRITERIEN:
A. Kopfschmerz, der wenigstens eines der folgenden Charakteristika aufweist und das Kriterium D erfüllt:
  1. ausgelöst durch Husten und/oder Valsalvamanöver
  2. protrahiert anhaltender (Stunden bis Tage) okzipitaler und/oder subokzipitaler Kopfschmerz
  3. begleitet von Zeichen einer Hirnstamm-, Kleinhirn- oder Halsmarkstörung
B. Herniation der Kleinhirntonsillen definiert durch wenigstens einen der folgenden Befunde im MRT des kraniozervikalen Überganges:
  1. Kaudalverlagerung der Kleinhirntonsillen um mindestens ≥ 5 mm
  2. Kaudalverlagerung der Kleinhirntonsillen um mindestens ≥ 3 mm Milimeter plus wenigstens einen der folgenden Punkte als Zeichen einer Enge des Subarachnoidalraumes im kraniozervikalen Übergang:
     a) Kompression der Liquorräume hinter oder neben dem Kleinhirn
     b) verringerte Höhe des Supraokziputs
     c) Steilstellung des Tentoriums
     d) Kinking der Medulla oblongata
C. Nachweis einer Funktionsstörung der hinteren Schädelgrube beruhend auf wenigstens 2 der folgenden Kriterien:
  1. Otoneurologische Symptomen (Benommenheit, Gleichgewichtsstörung, Ohrdruck, Hyp- oder Hyperakusis, Schwindelgefühl, Downbeat-Nystagmus, Oszillopsie)
  2. passagere Sehstörungen (Photopsien, Verschwommensehen, Doppelbilder, vorübergehende Gesichtsfelddefekte)
  3. Nachweis klinischer Symptome relevant für Rückenmark, Hirnstamm oder untere Hirnnerven oder einer Ataxie oder Dysmetrie
D. Der Kopfschmerz verschwindet innerhalb von 3 Monaten nach erfolgreicher Behandlung der Chiari-Malformation

KOMMENTAR:
Der Kopfschmerz wird oft ähnlich wie der primäre Hustenkopfschmerz beschrieben mit der Ausnahme einer möglichen längeren Dauer (eher Minuten statt Sekunden).

Auch wenn Kopfschmerz allgemein als das häufigste Symptom einer Chiari-Malformation Typ 1 angesehen wird, können die Patienten auch vestibulo-okuläre Symptome (74%) sowie Störungen der unteren Hirnnerven, des Hirnstammes, des Kleinhirnes (50%) und/oder des Myelons suggestiv für eine Syringomyelie (66%) aufweisen. Auch wenn derzeit noch keine spezifischen Kriterien den Kopfschmerz zurückzuführen auf eine Chiari-Malformation Typ 1 definitiv beschreiben, wird doch in jedem Fall vor einer operativen Intervention die Überprüfung des Vorliegens der aufgeführten klinischen und radiologischen Befunde empfohlen. Die empfohlenen Kriterien bedürfen noch der Validierung und gegebenenfalls der späteren Überarbeitung durch das *Internationale Kopfschmerzklassifikationskommitee*. Insbesondere werden prospektive Studien über den Langzeitverlauf nach der Operation benötigt.

7.8 Syndrom der vorübergehenden Kopfschmerzen und neurologischen Defizite mit Liquorlymphozytose

FRÜHER VERWENDETE BEGRIFFE:
Migräne mit Pleozytose, Pseudomigräne mit lymphozytärer Pleozytose

DIAGNOSTISCHE KRITERIEN:
A. Episoden eines mittelstarken bis starken Kopfschmerzes, der Stunden anhält, bevor er vollständig spontan remittiert und der die Kriterien C und D erfüllt
B. Liquorpleozytose mit Überwiegen von Lymphozyten (>15 Zelle/ml), darüber hinaus keine Auffälligkeiten in der zerebralen Bildgebung, Liquorkultur oder anderen Untersuchungen zur Klärung der Ätiologie
C. Die Episoden mit Kopfschmerzen werden von vorübergehenden neurologischen Defiziten begleitet oder folgen diesen unmittelbar und treten in engem zeitlichen Zusammenhang zur Liquorpleozytose auf
D. Episoden mit Kopfschmerzen und neurologischen Defiziten treten innerhalb <3 Monate wieder auf

KOMMENTAR:
Dieses Syndrom wurde erstmals eindeutig durch Bartleson und Mitarbeiter (1981) beschrieben. In der Literatur wird es auch als „migrainous syndrome with cerebrospinal pleocytosis", und „pseudomigraine with temporary neurological symptoms and lymphocytic pleocytosis" bezeichnet. Das klinische Bild ist geprägt von einer bis zu mehr als 20 unterschiedlichen Episoden mit neurologischen Defiziten gefolgt von einem mittleren bis starken Kopfschmerz. Die meisten Episoden halten über Stunden an. Die neurologische Symptomatik kann entweder die Großhirnhemisphären oder Keinhirn/Hirnstamm einschließen. Am häufigsten sind sensible (78% der berichteten Fälle) und motorische Symptome (56%) und eine Aphasie (68%). Migräneaura-ähnliche Sehstörungen sind selten (18%). Einige Patienten berichten über eine Ausbreitungstendenz der Symptome entsprechende einer typischen Migräneaura. Zwischen den Episoden besteht Symptomfreiheit.

Zusätzlich zur Lymphozytose [10–760 Zellen/µl] finden sich im Liquor bei mehr als 90% der Fälle eine Gesamteiweißerhöhung [20–250 mg/dl] und in mehr als 50% der Fälle eine Erhöhung des Liquoreröffnungsdruckes [100–400 mm H_2O]. Ein Papillenödem ist manchmal vorhanden. Die Bildgebung mittels Routine-CCT oder MRT – ob mit KM oder ohne – ist wie die Angiographie praktisch immer unauffällig. Ebenso sind mikrobiologische Untersuchung durchweg normal. Im EEG und SPECT können Herdbefunde auffallen, die mit den fokalen neurologischen Defiziten korrespondieren.

Die Liquorpleozytose normalisiert sich allmählich bei wiederholter Liquoruntersuchung. Auch wenn systematische Langzeituntersuchungen fehlen, scheint es, als könnten die Beschwerden bei einigen Patienten wiederkehren.

Die meisten der Patienten haben keine Migränevorgeschichte. Der behandelnde Arzt muß andere Differentialdiagnosen in Betracht ziehen, die übereinstimmende Merkmale aufweisen können. Hierzu gehören die familiäre hemiplegische Migräne, Neuroborreliose, Neurosyphilis, Neurobrucellose, Mykoplasmen, Meningitiden, granulomatöse und neo-plastische Arachnoiditis, Enzephalitiden und Vaskulitiden des ZNS.

7.9 Kopfschmerz zurückzuführen auf eine andere nichtvaskuläre intrakraniale Störung

DIAGNOSTISCHE KRITERIEN:
A. Kopfschmerz, der wenigstens eines der folgenden Charakteristika aufweist und die Kriterien C und D erfüllt:
 1. tägliches Auftreten
 2. diffuser Schmerz
 3. Zunahme bei Valsalva-Manöver
B. Nachweis einer intrakranialen Störung, die oben noch nicht erwähnt wurde
C. Der Kopfschmerz entwickelt sich in engem zeitlichen Zusammenhang zu der intrakranialen Störung
D. Der Kopfschmerz verschwindet innerhalb von 3 Monaten nach erfolgreicher Behandlung oder spontaner Remission der intrakranialen Störung

Idiopathische intrakranielle Drucksteigerung

Pathophysiologie

Der Begriff „*Idiopathische intrakranielle Hypertension*" oder synonym „*Pseudotumor cerebri*" bezieht sich auf eine Steigerung des intrakraniellen Drucks ohne Hinweise für eine intrakranielle Raumforderung oder für einen Hydrozephalus. *Eine einheit-*

liche *Ätiologie besteht nicht.* In Einzelfällen kann eine direkte Ursache aufgedeckt werden. Dazu gehören in erster Linie eine *Behinderung des venösen Abflusses* aus dem intrakraniellen Raum sowie eine *Behinderung der Absorption des Liquor cerebrospinalis.* Gründe dafür können *Thrombosen der Sinusvenen* sein. Eine Thrombose des Sinus rectus wird in der Regel sekundär aufgrund einer Mastoiditis verursacht. Bei *Operationen* im Bereich des Halses, z. B. bei Neck-dissection oder bei Bestrahlungen im Halsbereich, können die *Halsvenen komprimiert* werden und entsprechende Abflußbehinderungen erzeugt werden. Gleiches gilt für *massive Vergrößerungen der Schilddrüse. Intrathorakale Raumforderungen* können ebenfalls zu einer Verlegung der venösen Abflußwege beitragen. Schließlich können *Herzerkrankungen* zu einer Erhöhung des venösen Druckes führen. Allerdings ist bei vielen Erkrankten eine spezifische Ursache nicht aufzudecken. Es wird eine Vielzahl von Bedingungen diskutiert, die möglicherweise zu einer gutartigen intrakraniellen Hypertension führen können. Dazu gehören *diätetische Faktoren,* wie z. B. Übergewicht sowie ein Mangel oder ein Überschuß an Vitamin A. *Endogene Faktoren* z. B. während der Schwangerschaft, während der Menarche oder bei hormonproduzierenden Tumoren können ebenfalls bei einer Hypertension vorliegen. Gleiches gilt für *hämatologische Störungen.* Ebenfalls kann eine Reihe von *Medikamenten* mit der Entstehung in Verbindung gebracht werden.

Als pathophysiologischer Mechanismus wird eine *Erhöhung des Hirnvolumens* durch einen erhöhten Flüssigkeitsgehalt oder *eine gestörte Abflußmöglichkeit* aufgrund eines erhöhten Widerstandes angenommen. Entsprechend läßt sich ein *erhöhter Wassergehalt* feststellen. Auch Abflußstörungen lassen sich durch einen *erhöhten Widerstand bei spinaler Infusion* oder durch *Perfusionstests* nachweisen. Die erhöhte Flüssigkeitsansammlung als auch der erhöhte Abflußwiderstand bedingen sich gegenseitig, so daß ein primärer Mechanismus nicht differenziert werden kann.

Die Inzidenz beträgt ca. *2 Erkrankte auf 100000 Menschen pro Jahr.* Obwohl die Erkrankung in jedem Lebensjahr auftreten kann, werden am häufigsten *übergewichtige Frauen im gebärfähigen Alter* von der Erkrankung betroffen.

Klinik

Im Vordergrund der klinischen Symptomatik bestehen bei über 33 % der Betroffenen *Kopfschmerzen.* In der Regel zeigt der Kopfschmerz eine *allmähliche Zunahme,* nur in Ausnahmefällen können auch plötzlich eintretende starke Kopfschmerzen bestehen. Die Kopfschmerzintensität ist meist *mittelstark bis sehr stark.* Das Auftreten des Kopfschmerzes kann unilateral als auch bilateral im gesamten Kopf sein. Neben dem *Dauerkopfschmerz* können auch *einzelne, kurzzeitige, stechende Schmerzattacken* an verschiedenen Kopfstellen auftreten. Der Kopfschmerz hat meist einen *pulsierenden, pochenden Charakter* und kann sowohl durch *Lageänderungen* als auch durch das *Valsalva-Manöver* verändert werden. Tritt der Schmerz hinter dem Auge auf, können Augenbewegungen die Schmerzen verstärken. *Bei ca. 50 %* der Patienten kann *Übelkeit* und *Erbrechen* beobachtet werden. Ebenfalls kann die Erkrankung mit Nackensteifigkeit einhergehen.

Neben den Kopfschmerzen treten als zweithäufigstes Symptom *vorübergehende Gesichtsfelddefekte* auf. Diese Ausfälle können *sekundenlang* anhalten und sich *mehrmals am Tag wiederholen.* Lageveränderungen können solche Gesichtsfeldausfälle ebenfalls auslösen. *Bei ca. 33 % der Patienten* sind *Doppelbilder* bei einer Parese des N. abducens zu beobachten. Weitere visuelle Störungen können in Form von *Visusminderungen* sowie *Schleiersehen* auftreten. Die Sehstörungen können von einem *Papillenödem* begleitet sein, und in der Perimetrie findet sich ein *vergrößerter blinder Fleck,* der auch als Verlaufsparameter herangezogen werden kann. Das Gesichtsfeld kann auch eine periphere Einschränkung aufweisen. Sowohl durch den Untersucher als auch durch den Patienten können *uni- und bilaterale intrakranielle Geräusche* in Form von pulsierendem Rauschen wahrgenommen werden. Der Charakter entspricht häufig dem Rauschen eines Gebirgsbaches und unterscheidet sich damit von den hochfrequenten Ohrgeräuschen bei Innenohrerkrankungen. Die Geräusche werden auf mögliche Turbulenzen im venösen System des Kopfes bezogen. Als Alternativerklärung gelten vaskuläre Pulsationen des Liquor cerebrospinalis. *In Einzelfällen* können auch periphere Symptome in Form von Rückenschmerz, sensible Störungen in Form von Extremitätenparästhesien, Gleichgewichtsstörungen und Schwindel beobachtet werden. *In fortgeschrittenen Erkrankungsstadien* können zudem *neuropsychologische Ausfälle* in Form von Konzentrationsstörungen bestehen. Bei *erkrankten Frauen* lassen sich zusätzliche Auffälligkeiten in Form von *Gewichtszunahme, Ödemen* und *Menstruationsstörungen* aufdecken. Zusätzlich können die Symptome häufig im 1. Trimester der Schwangerschaft oder aber in der postpartalen Zeit auftreten.

Zu Beginn der Erkrankung sind häufig *keine visuellen Störungen* zu finden. Mit zunehmender

Erkrankungsdauer steigt das Risiko für die Beteiligung des Sehnervs erheblich an. Bei bis zu 10 % der Patienten kann bei mangelnder Therapie *eine ein- oder beidseitige Erblindung* im Erkrankungsverlauf auftreten. Durch Erhöhung des intraokulären Druckes und durch gleichzeitiges Auftreten einer intraarteriellen Hypertonie kann die Schädigung des Sehnervs noch verschlimmert werden.

Diagnostik

Im kranialen Computertomogramm (CCT) oder im Magnetresonanztomogramm (MRT) ergeben sich *keine Hinweise für eine Ventrikelerweiterung oder für eine Raumforderung*. Im MRT läßt sich jedoch eine *erhöhte Wassereinlagerung* aufdecken. Das Gesichtsfeld kann eine *periphere Einengung* zeigen, es besteht ein ein- oder beidseitiges *Papillenödem* sowie eine *Vergrößerung des blinden Flecks*. Im Liquor cerebrospinalis finden sich eine *normale Zellzahl, normale Eiweiß-* und *Glukosespiegel*. Der Druck des Liquor cerebrospinalis muß definitionsgemäß *über 20 cm H$_2$O (1961,3 Pa)* bzw. *15 mm Hg* liegen. Am zuverlässigsten läßt sich der Liquordruck durch eine *mindestens 60minütige intrakranielle epidurale Druckmessung* bestimmen. Der Vorteil des Druckmonitorings besteht in der Möglichkeit, einen mittleren Steady-state-Druck zu errechnen und pathologische Abweichungen davon zu erfassen. Durch *spinale Infusion* kann zudem ein erhöhter Abflußwiderstand bestimmt und damit die Diagnose gestützt werden.

! Zur *Verlaufsbeobachtung* eignet sich der Einfachheit halber die *quantitative Perimetrie*. Diese Verlaufsbeobachtung ist sehr wichtig, da trotz in der Regel schnellem Ansprechen auf akute therapeutische Maßnahmen bei einer Vielzahl der Patienten *eine chronische intrakranielle Drucksteigerung* entweder *kontinuierlich* oder *in wiederkehrenden Phasen* besteht.

Aus diesem Grunde sollten *langfristige Verlaufskontrollen* inklusive Kontrolle des Gesichtsfeldes veranlaßt werden. *Bei ca. 10 %* der betroffenen Patienten kann nach initialer Besserung ein *Wiederauftreten* der intrakraniellen Hypertension beobachtet werden. Bei anderen wieder können *spontane Remissionen* bestehen, auch bevor spezifische therapeutische Maßnahmen eingeleitet werden. Bei über der Hälfte der Patienten kann ein *sehr schnelles Ansprechen* auf therapeutische Maßnahmen mit nur noch mild ausgeprägten Symptomen nach 3 Monaten erzielt werden.

Therapie

Bei Vorliegen einer bekannten Ursache sollte eine *ätiologisch orientierte Therapie* veranlaßt werden. Bei den *idiopathischen Formen* wird in erster Linie eine *Gewichtsreduktion bei vorliegendem Übergewicht* angestrebt. Die Durchführung von *wiederholten Lumbalpunktionen* kann den intrakraniellen Druck senken, ist aber für den Patienten auf die Dauer *nicht zumutbar*. Als *medikamentöse Maßnahme* zur Reduktion der Liquorproduktion kann der *Carboanhydrasehemmer Acetazolamid* eingesetzt werden. Bei zusätzlicher Gabe von einem *Schleifendiuretikum*, wie z. B. Furosemid, kann die Wirksamkeit erhöht werden.

Zur *symptomatischen Kopfschmerztherapie* können *Analgetika* wie Paracetamol oder Acetylsalicylsäure eingesetzt werden. Vasoaktive Substanzen wie Ergotalkaloide oder Sumatriptan sind ineffektiv und sollten *nicht* verwendet werden. Bei Vorliegen eines *Dauerkopfschmerzes* kann die *Gabe eines β-Blockers, wie z. B. Metoprolol 2mal 50 mg*, erwogen werden. Zur symptomatischen Kupierung *schwerer Kopfschmerzen* kann auch eine *therapeutische Lumbalpunktion* eingesetzt werden.

Bei mangelnder Wirksamkeit der konservativen Maßnahmen müssen *operative Interventionen* veranlaßt werden. In erster Linie zählt dazu *ein ventrikulo-peritonealer oder ein lumbal-peritonealer Shunt*. Dadurch können sowohl die subjektiven Beschwerden als auch das Fortschreiten des Gesichtsfeldverlustes verhindert werden. Eine *Fensterung der Nervenscheide des N. opticus* kann zu einer Remission des Pupillenödems und auch eingetretener Sehstörungen führen. Der Wirkmechanismus besteht wahrscheinlich in der Schaffung einer funktionellen Fistel mit Abflußmöglichkeit des Liquor cerebrospinalis in die Orbita. Dies kann der Grund dafür sein, daß auch bei einer unilateralen Fensterung eine beidseitige Besserung der Sehstörungen sowie der sonstigen klinischen Symptome beobachtet werden kann.

Hochdruckhydrozephalus

Pathophysiologie

Ein Hydrozephalus entsteht durch ein *erhöhtes Volumen des Liquor cerebrospinalis*, welches entweder aus einer verstärkten Bildung oder aus einer gestörten Absorption resultiert. In Abgrenzung zum Hochdruckhydrozephalus entsteht der *Normaldruckhydrozephalus* durch eine Ausbreitung der Ventrikel *infolge eines atrophischen Prozesses*.

Täglich werden ca. *500 ml Liquor cerebrospinalis* gebildet, wobei die Sekretion vorwiegend im Plexus choroideus in den Seitenventrikeln sowie im 3. und 4. Ventrikel stattfindet. Der Liquor cerebrospinalis strömt durch das Ventrikelsystem *kaudal* und tritt durch die Foramina Luschkae und Magendie in den Subarachnoidalraum über. Nach der Passage des Tentoriums und der Hemisphärenkonvexitäten wird der Liquor cerebrospinalis in den *Arachnoidalzotten* in das *venöse System* abgeleitet. Besteht eine Verlegung des Liquorflußweges *innerhalb* des Ventrikelsystems, spricht man von einem *obstruktiven Hydrozephalus*. (Abb. 14.1). Bei einem *Hydrocephalus communicans* besteht jedoch eine Verlegung der Liquorpassage *außerhalb* des Ventrikelsystems.

! Ursachen für den *obstruktiven Hydrozephalus* können zunächst *angeborene Fehlbildungen* sein; dazu gehören

- Aquäduktstenose,
- Dandy-Walker-Syndrom,
- Arnold-Chiari-Fehlbildung,
- Porenzephalie,
- Arachnoidalzysten.

Ursachen für einen *erworbenen obstruktiven Hydrozephalus* können sein:

- Adhäsion der Ventrikelwände nach
  - Meningitis,
  - Toxoplasmose oder
  - anderen Infektionen,
- intraventrikuläre Blutungen,
- Traumata,
- Raumforderungen,
- Malformationen.

Ursachen für einen *Hydrocephalus communicans* können sein:

- Resorptionsstörungen aufgrund einer Verdickung der Leptomeningen nach Infektionen oder Blutungen,
- ein erhöhter Eiweißgehalt des Liquor cerebrospinalis mit der Folge einer erhöhten Viskosität,
- eine übermäßige Produktion von Liquor cerebrospinalis.

Aufgrund der beschriebenen Mechanismen wird der Druck im Ventrikelsystem erhöht, und es entsteht eine *ballonartige Auftreibung der Ventrikel* (Abb. 14.2). Die Folge des weiteren Druckanstiegs ist eine *Penetration des Liquor cerebrospinalis in die periventrikuläre weiße Substanz*. Durch die mechanische Kompression wird eine *Läsion der weißen Substanz* mit Umbau des Bindegewebes hervorgerufen. Bei weiterem Fortschreiten entsteht eine *Zerstörung auch der grauen Substanz* und eine Reaktion der knöchernen Strukturen (Abb. 14.3). *Beim Kind* kann es zu einer *massiven* Erweiterung der Ventrikel mit einer ausgeprägten *Umfangserweiterung der Kalotte* kommen. Das Hirn kann durch den erhöhten intraventrikulären Druck zu einem *dünnen Saum* komprimiert werden. Bei einem Teil der betroffenen Kinder kann ein *Normaldruckhydrozephalus* entstehen, wobei der intrakranielle Druck sich wieder normalisiert, die Ventrikel jedoch *dilatiert* bleiben. Aufgrund eines *labilen Zustands* kann bei kleinen Kopfverletzungen oder bei anderen Erkrankungen wieder ein Druckanstieg ausgelöst werden.

Klinik

Beim *Hydrozephalus im Säuglings- und Kleinkindalter* vor Verschluß der Schädelnähte zeigt sich ein *erhöhter Umfang der Schädelkalotte*. Die *vordere Fontanelle ist gespannt* und zeigt einen *erhöhten Widerstand* gegen Druck. Es können eine *Fluktuation der Bewußtseinslage* sowie *Übelkeit und Erbrechen* vorliegen. Bei allmählicher Zunahme zeigt sich eine *psychische und soziale Persönlichkeitsstörung sowie geistige Behinderung*. Bei weiterem Fortschreiten der Erkrankung kann sich das sog. „*Sonnenuntergangsphänomen*", eine Retraktion des Oberlides und ein tonischer Abwärtsblick, zeigen. *Kopfschmerzen* treten insbesondere *in der Nacht, nach dem Erwachen* und *nach einer REM-Schlafperiode* mit erhöhtem intrakraniellem Blutfluß und daraus resultierendem erhöhtem intrakraniellem Druck auf.

Der *Hydrozephalus im Jugend- und Erwachsenenalter* zeigt bei plötzlichem Beginn die *Symptome des erhöhten intrakraniellen Drucks* in Form von *Kopfschmerzen, Übelkeit, Erbrechen, Papillenödem und schließlich reduzierter Bewußtseinslage*. Zusätzlich kann der *Aufwärtsblick* gestört sein. Der Kopfschmerz, der die Symptomatik begleitet, kann ein *Dauerkopfschmerz* sein. Er kann jedoch auch *anfallsweise* auftreten und dann Migräneanfällen ähnlich sein. In Verbindung mit den neurologischen Symptomen kann auch die *Symptomatik einer Migräne mit Aura* nachgeahmt werden. Insbesondere zeigt sich eine Verschlimmerung der Symptomatik bei körperlicher Aktivität, wie z. B. Husten, Umhergehen, Treppensteigen oder Tragen von Gewichten. Bei kurzzeitigen Störungen der Zirkulation des Liquor cerebrospinalis mit zeitweisem Kompressionseffekt der kleinen Tonsillen im Foramen magnum kann *bei einer Arnold-*

Abb. 14.1.
Meningeom mit Kompression des Aquädukts

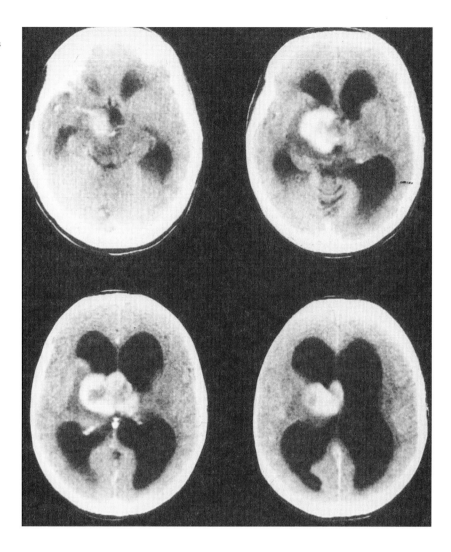

Chiari-Malformation vom Typ 1 ein von Sekunden bis zu Minuten anhaltender pulsierender, pochender Kopfschmerz im okzipitalen Bereich und in der Vertexregion erzeugt werden.

Bei allmählichem Beginn kann sich in zunehmenden Schweregraden ein *organisches Psychosyndrom vom Schweregrad einer Pseudoneurasthenie*, einer organischen Wesensänderung bis hin zur Demenz, darstellen. Außerdem finden sich *Gangstörungen* in Form von kleinschrittigen, trippelnden Bewegungen und zusätzlich eine *Inkontinenz*.

! Diese Symptomatik kann auch beim sog. *Normaldruckhydrozephalus* auftreten, der jedoch *nicht* mit Kopfschmerzen einhergeht.

Die *Entstehung des Normaldruckhydrozephalus* ist nicht eindeutig geklärt. Es wird angenommen, daß eine primäre Erhöhung des Liquordruckes für eine *begrenzte Zeit* bestand, die zu einer Ventrikelerweiterung geführt hat. Durch kompensatorische Mechanismen konnte sich eine Normalisierung des Liquordruckes einstellen, wobei jedoch die Ventrikelerweiterung und die neuronale Schädigung persistieren.

Diagnostik

In der *Schädelübersichtsaufnahme* können die *Kalottengröße* und die *Nahtweite* beurteilt werden. Im *kraniellen Computertomogramm (CCT)* bilden sich die *vergrößerten Ventrikel* ab. Bei einer Erweiterung des 3. Ventrikels und der Seitenventrikel, bei jedoch normal weitem 4. Ventrikel ergeben sich Hinweise auf eine *Aquäduktstenose*. Die Kompression des 4. Ventrikels begründet den Verdacht auf eine *Raumforderung in der hinteren Schädelgrube*. Bestehen eine *periventrikuläre Dichteminderung* und *verstrichene Sulci*, sind Hinweise für einen *erhöhten Liquordruck* gegeben. Zeigen sich diese Zeichen *nicht*, ist ein *atrophischer Prozeß*

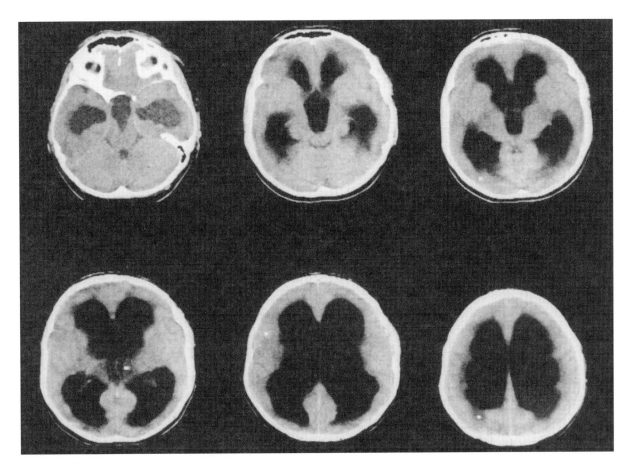

Abb. 14.2. Hydrozephalus mit Shuntoperation

Abb. 14.3.
Wolkenschädel bei chronischer Hirndrucksteigerung

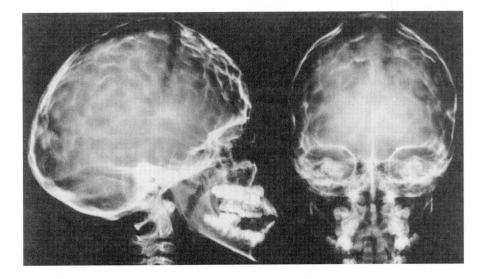

Grundlage der Ventrikelerweiterung. Eine *generalisierte Weitung* der Liquorräume spricht für einen *Hydrocephalus communicans*. Weitere diagnostische Möglichkeiten bestehen in Form von *Ultraschalluntersuchungen, Zysternographie, intrakraniellem Druckmonitoring sowie neuropsychologischen Untersuchungen.*

Behandlung

Bei einer *akuten Verschlechterung* im Rahmen eines Hochdruckhydrozephalus besteht die Möglichkeit zum Einsatz einer *Ventrikeldrainage* oder eines *ventrikulo-peritonealen oder ventrikulo-atrialen Shunts*. Besteht ein *Hydrocephalus communicans* z. B. infolge einer Blutung, kann durch eine *Lumbalpunktion* eine schnelle Linderung erzielt werden.

Bei einer *allmählichen Verschlechterung* besteht ebenfalls die Möglichkeit der Anlage eines *ventrikulo-peritonealen oder ventrikulo-atrialen Shunts*. Ein *Hydrocephalus communicans* ermöglicht auch den Einsatz eines *lumboperitonealen Shunts*. Eine *ätiologisch orientierte Therapie*, z. B. bei einer Raumforderung, kann einen Shunt überflüssig machen.

Als *Komplikationen einer Shuntanlage* mit Shuntdysfunktion können *ein Hämatom, ein subdurales Hygrom, Infektionen oder Obstruktionen* beobachtet werden. Auch bei funktionierenden Shunts können *phasenweise Kopfschmerzen* auftreten. Diese beruhen wahrscheinlich auf einem vorübergehenden Anstieg des intrakraniellen Druckes. Die Dauer des Auftretens der Kopfschmerzen kann sich *über Stunden bis mehrere Wochen* erstrecken. Zusätzlich können *Übelkeit, Erbrechen und Verhaltensveränderungen* die Kopfschmerzen begleiten.

Zur begleitenden *medikamentösen Therapie* können der *Carboanhydrasehemmer Acetazolamid* und das *Schleifendiuretikum Furosemid* eingesetzt werden. Flüssigkeitsrestriktion und hyperosmolare Substanzen (Mannitol, Harnsäure, Glycerol) werden gelegentlich noch verwendet.

Postpunktioneller Kopfschmerz

Die *Lumbalpunktion* zum Zwecke der Liquorentnahme und -untersuchung hat sich seit Quinckes erstmaliger Anwendung in Kiel 1891 als eine unentbehrliche diagnostische Hilfsuntersuchung in der Neurologie etabliert. Sie läßt sich *schnell und problemlos* durchführen und bringt keine ernsthaften Komplikationen mit sich, wenn *Kontraindikationen* beachtet werden, die v. a. in einer *Hirndrucksteigerung* oder aber in einer *verzögerten Gerinnungsfähigkeit* des Blutes bestehen. Eine unerwünschte und für den Patienten unangenehme Nebenwirkung besteht jedoch in einem Kopfschmerzsyndrom, das innerhalb von 24–48 h nach der Punktion auftreten kann: das „*Postlumbalpunktionssyndrom*" (PLPS). Der postpunktionelle Kopfschmerz wird von den medizinischen Fachbereichen *sehr unterschiedlich bezeichnet*. Während Neurologen für das Beschwerdebild den Ausdruck „Postlumbalpunktionskopfschmerz" verwenden, benutzen Anästhesiologen den Begriff „*postspinaler Kopfschmerz*", Radiologen sprechen häufig vom „*postduralen Kopfschmerz*".

Es handelt sich dabei um einen

- *typisch lageabhängigen Nacken-Hinterhaupt-Kopfschmerz*, der v. a. beim Sichaufsetzen oder im Stehen auftritt.

Der Schmerz ist z. T. begleitet von

- *Übelkeit bis zum Erbrechen*,
- *Benommenheit, Verschwommensehen*,
- *Ohrdruck, Tinnitus*,
- gelegentlich auch *Nackensteifigkeit*.

Die Beschwerden bessern sich deutlich

- durch flaches Hinlegen und
- klingen in der Regel *nach 3–7 Tagen* ab; selten wird eine Dauer bis zu 8 Wochen und darüber hinaus beobachtet. Im Einzelfall sind jedoch auch Verläufe von *mehreren Monaten* zu beobachten (Abb. 14.4).

Die *Ätiologie und Pathogenese* des PLPS wird im wesentlichen durch 4 unterschiedliche Annahmen erklärt; das Syndrom soll verursacht werden durch

- *Liquorunterdruck* (Stichlochdrainagen- oder Liquorunterdrucktheorie),
- *vasomotorische Dysregulation*,
- *Freisetzung biochemischer Mediatoren*,
- *psychische Mechanismen*.

Theorie der Stichlochdrainagen

Die „Stichlochdrainagentheorie" nach Sicard (1912) und MacRobert (1918) ist die am häufigsten favorisierte Annahme. Nach dieser Theorie verschließt sich der *durch die Punktion gesetzte Duradefekt* wegen fehlender elastischer Bindegewebskomponenten nur zögernd, so daß ein *Leck* bestehen bleibt, durch das Liquor cerebrospinalis *in den Epiduralraum* abfließen kann. *Die Liquormenge vermindert sich*, da das Gleichgewicht zwischen der Neubildung von Liquor und dem Liquorabfluß gestört ist. Dies bedingt einerseits eine *Minderung des schützenden Flüssigkeitsmantels* und somit eine *Kaudalverlagerung der Hirnmasse mit mechanischen Zug- und Zerrwirkungen* an schmerzempfindlichen Strukturen des Gehirns (intrakranielle Dura, Meningen, Tentorium). Andererseits entsteht durch den Liquorunterdruck eine *Dilatation intrakranieller Gefäße*, wodurch

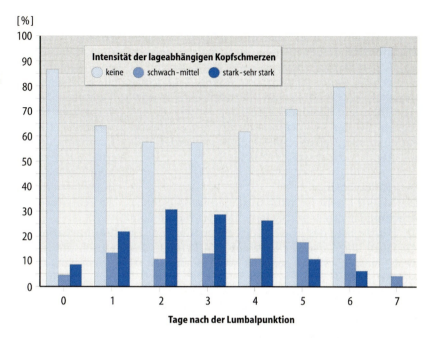

Abb. 14.4.
Relative Häufigkeit von postpunktionellen lageabhängigen Kopfschmerzen an 7 Tagen nach der Punktion. Verwendet wurde eine 20-G-Kanüle. Die Kopfschmerzintensität ist in 3 Gruppen unterteilt: keine, mittlere und starke Kopfschmerzen. Das Maximum der Beschwerden findet sich am 2. Tag nach der Lumbalpunktion (n=44)

eine *Reizung der perivasalen Nozizeptoren* verursacht wird. Aus diese Mechanismen lassen sich sowohl der Kopfschmerz als auch dessen Lageabhängigkeit ableiten.

Diese Hypothese wurde zunächst durch *Entdeckung von Punktionsdefekten in der Dura* bei Autopsien untermauert. Auch konnte bei Laminektomien an Patienten mit kurz vorausgegangener Lumbalpunktion der Liquorabfluß durch das noch bestehende Duraloch *beobachtet* werden. Mit Hilfe von *Kontrastmittel- oder Radioisotopenmyelographie und anschließender Szintigraphie* wurden der Liquoraustritt durch das Punktionsloch und die Ansammlung von Liquor im Epiduralraum ebenfalls nachgewiesen.

Indirekte Beweise stammen aus Studien, bei denen eine Lumbalpunktion *ohne* Liquorentnahme vorgenommen wurde. So führten Sciarra u. Carter (1952) bei einer Gruppe von 62 Patienten eine Lumbalpunktion mit einer Liquorentnahme von 10–12 ml durch, bei einer 2. Gruppe von 45 Patienten wurde jedoch lediglich punktiert, ohne Liquor zu entnehmen. Die resultierenden Kopfschmerzraten bei 46% der Patienten mit Liquorentnahme und bei 38% derjenigen ohne Liquorentnahme *unterschieden sich nicht bedeutsam*. Entsprechend berichtete bereits Alpers (1925), daß der PLP-Kopfschmerz unabhängig von der entnommenen Liquormenge sei.

Es ist jedoch *nicht unumstritten*, daß sich der PLP-Kopfschmerz tatsächlich als eine *direkte Unterdruckfolge* erklären läßt. So benötigte Säker (1953) eine Liquorentnahme von 20–30 ml und eine damit verbundene Absenkung des *Liquordrucks unter 7 cm H_2O (686,5 Pa)* im Liegen, um *experimentell Unterdruckkopfschmerz auszulösen.* Demgegenüber stehen 24–48 h nach üblicher Lumbalpunktion gemessene Liquordruckwerte, die *im Streuungsbereich der Normalwerte* liegen.

Es konnte aber gezeigt werden, daß der Unterdruckkopfschmerz nicht immer direkt mit dem *absoluten Wert* des Liquordruckes korreliert ist, sondern eher aus einer *relativen Veränderung* des Druckverhältnisses zwischen Intra- und Extravasalraum resultiert. Positionsänderungen der Versuchsperson nach erfolgter Unterdruckkopfschmerzinduktion ließen den Kopfschmerz zunächst verschwinden, nach erneuter Liquorentnahme dann aber wieder auftreten. Der Liquordruck war dabei sogar höher als der Normalwert, bei dem keine Kopfschmerzen vorhanden waren.

Vasodilatation und Lageabhängigkeit

Transkraniell-dopplersonographische Untersuchungen

Eine *unterdruckbedingte Vasodilatation* ist mit den heutigen Meßverfahren in vivo *nicht unmittelbar nachzuweisen.* Eine Vasodilatation sollte jedoch aufgrund des vergrößerten Gefäßquerschnittes zu einer *Reduktion der Blutflußgeschwindigkeit* in den betreffenden Gefäßen führen. Eine Möglichkeit, die Blutflußgeschwindigkeit in intrakraniellen Gefäßen zu messen, stellt die transkranielle Dopplersonographie dar. Ein Vergleich der Flußgeschwindigkeiten vor und 48 h nach der Lumbalpunktion sollte bei Patienten, die an postpunktionellen Beschwerden leiden, einen *unterdruckbedingten Abfall der Flußgeschwindigkeiten* nach der Punktion zeigen. *Genau dieser Effekt konnte beobachtet werden*: Nur Patienten mit PLP-Kopfschmerz wiesen einen signifikanten Abfall der Flußgeschwindigkeit in der A. cerebri media auf, während Patienten ohne postpunktionelle Beschwerden diesen Abfall nicht zeigten (Abb. 14.5).

Druckmonitoring

Der Liquor cerebrospinalis wird epidural durch die Arachnoidalzotten resorbiert. Durch *Monitoring des Druckpulses* des Liquor cerebrospinalis können *Aussagen über den Venendruck* im Bereich des Zentralnervensystems gemacht werden. Beim *aufrecht stehenden Menschen* ist der Liquordruck im Bereich des Vertex mit einem Wert von -15 cm H_2O (-1471 Pa) meßbar. *In liegender Position* findet sich ein positiver Druck in allen Bereichen der Liquorsäule mit Werten *zwischen 5 und 18 cm H_2O (490 und 1765 Pa)*. Entfernt man Liquor cerebrospinalis, zeigt sich eine Reduktion des Liquordruckes in aufrechter Position im Bereich des Vertex bis hin zu Werten *von -22 bis -29 cm H_2O ($-2157{,}5$ bis -2844 Pa)* in Verbindung mit Kopfschmerzen. Füllt man das Volumen wieder auf und führt den Druck auf die Normalwerte zurück, zeigt sich eine *Besserung* der Beschwerden. Gleiches gilt bei Einnahme einer horizontalen Lageposition oder bei Kompression der Halsvenen.

Magnetresonanztomographie

Durch neuere Untersuchung mit der *MRT* kann gezeigt werden, daß bei Patienten, die 24 h nach der Lumbalpunktion Kopfschmerzen entwickeln, *das Volumen des Liquor cerebrospinalis signifikant reduziert ist*. Patienten, bei denen ein postpunktionelles Beschwerdesyndrom besteht, zeigen dabei eine *größere Reduktion* des Volumens. Die Folge des Flüssigkeitsverlustes ist eine *Dilatation der Venenwände* aufgrund der mit dem Flüssigkeitsverlust verbundenen Druckabnahme. Bei *experimenteller* Beobachtung der Situation nach einer Lumbalpunktion bei Katzen mit kranialer Fensterung kann zusätzlich eine *ödematöse und zyanotische Veränderung der Gehirnoberfläche* in Verbindung mit einer *Konstriktion der zerebralen Arterien* beobachtet werden.

Venoarterialer Reflex und Lageabhängigkeit

Durch die leckbedingte Drainage des Liquor cerebrospinalis wird eine *Dilatation der zerebralen Venen* bedingt. Dies würde ohne Gegenregulation zu einer Erhöhung des zerebralen Blutflusses aufgrund des reduzierten Venendruckes führen. Die Folge ist eine *schnelle Gegenregulation durch den venoarterialen Reflex* mit einer Konstriktion der zerebralen Arterien. Durch diesen Reflex wird der *zerebrale Blutfluß konstant* gehalten. Aufgrund des reduzierten intrakraniellen Druckes verliert das Liquorpolster an Elastizität, und bei *aufrechter Lage* ist *ein Absacken des Gehirns* die Folge. Durch Druck und Zug auf nozizeptive Strukturen entsteht somit in aufrechter Lage und insbesondere bei körperlicher Bewegung ein Kopfschmerz. Bei horizontaler Lage mit entsprechendem intrakraniellem Druckausgleich ist diese pathophysiologische Bedingung außer Wirkung.

In liegender Position kommt es gegenüber aufrechter Stellung zu einer *Reduktion des hydrostatischen Druckes in den supraaortalen Gefäßen*. Dies führt zu einer relativen Erhöhung des zere-

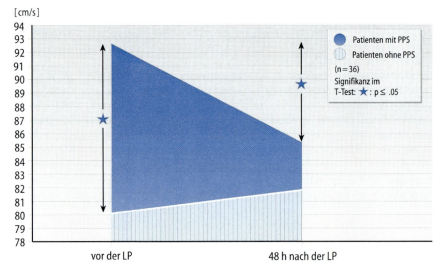

Abb. 14.5.
Transkraniell dopplersonographische Messung der Blutflußgeschwindigkeit in der A. cerebri media am Tag vor der Lumbalpunktion *(LP)* und 48 h danach. Patienten, die postpunktionelle Kopfschmerzen *(PPS)* erleiden, zeigen einen signifikanten Abfall der Blutflußgeschwindigkeiten. Dieser Effekt kann durch unterdruckbedingte Vasodilatation erklärt werden

bralen Blutminutenvolumens und entsprechend durch Autoregulation zu einer *intrakraniellen Vasokonstriktion*. Es ist anzunehmen, daß diese Vasokonstriktion bei vorheriger unterdruckbedingter Dilatation mit einer *Reduktion der Reizung der perivasalen Nozizeptoren* einhergeht und somit daraus eine lageabhängige Verminderung des Kopfschmerzgeschehens resultiert. Reinecke u. Langohr (1987) konnten mit Hilfe der transkraniellen Dopplersonographie entsprechend deutliche Änderungen der intrakraniellen Strömungsgeschwindigkeiten bei diversen Lagerungsmanövern darstellen.

Vasomotorische Dysregulation

Diese von Säker (1953) formulierte Hypothese geht davon aus, daß der Liquorunterdruck *lediglich einen Reiz* darstellt, der an den intrakraniellen Gefäßen eine *vasomotorische Dysregulation mit anhaltender Innervationsstörung* auslöst. Schmitz (1962) ergänzte, daß sich diese besonders *bei vegetativ übererregbaren Patienten* bemerkbar mache. Direkte empirische Belege für diese Hypothese sind jedoch nicht bekannt.

Biochemische Mediatoren

Eine völlig andere Hypothese vertritt Sicuteri (1966). Nach seiner Ansicht wird der postpunktionelle Kopfschmerz durch *punktionsbedingte Einblutungen in den Duralraum mit Freisetzung biochemischer Mediatoren* bedingt. Diese Theorie kann leicht erklären, warum *nur ein Teil* der Patienten postpunktionelle Beschwerden erleidet. Durch ein *Polypeptid vom Bradykinintyp* sollen eine Dilatation von intrakraniellen Gefäßen und der Kopfschmerz hervorgerufen werden. Sichere empirische Belege für diese Annahme sind nicht bekannt. Allerdings findet sich ebenso wie bei den beiden vorgenannten Theorien auch hier die Annahme, daß das Kopfschmerzgeschehen durch eine Dilatation intrakranieller Gefäße ausgelöst wird.

Psychogenie

Kaplan (1967) führte an Strafgefangenen je zur Hälfte „echte" Lumbalpunktionen (mit Durapunktion) und Scheinpunktionen (ohne Durapunktion) durch. Die beiden Gruppen unterschieden sich *nicht signifikant in der Häufigkeit postpunktioneller Beschwerden*. Kaplan vermutete deshalb, daß in der Ätiologie der postpunktionellen Beschwerden *psychische Faktoren* von grundlegender Bedeutung sind. Daniels u. Sallie (1981) beschrieben, daß sich diese Beschwerden *allein durch Suggestion* hervorrufen lassen.

Dem widersprechen jedoch Diener et al. (1985) mit einem Untersuchungsergebnis, bei dem postpunktionelle Beschwerden *nach Periduralanästhesie niemals* auftraten. Sie halten eine rein psychogene Auslösung für unwahrscheinlich. Auch in weiteren Untersuchungen konnte *kein signifikanter Zusammenhang* zwischen den mit dem Freiburger Persönlichkeitsinventar erhobenen *Persönlichkeitsvariablen* und der *Auftretenswahrscheinlichkeit postpunktioneller Beschwerden* beobachtet werden. Lange (1978) fand bei Patienten mit PLPS *erhöhte Neurotizismuswerte* und eine *gesteigerte Punktionsangst*; dieser Autor begreift das Geschehen als komplexe Interaktion physischer und psychischer Faktoren, als psychosomatische Störung.

Pathogenetisch relevante Faktoren

Vorgehen bei der Lumbalpunktion
Kanülenstärke

Die Häufigkeit postpunktioneller Beschwerden nimmt mit dem *Durchmesser der verwendeten Spinalkanüle* zu. In Tabelle 14.1 sind die Ergebnisse verschiedener Studien unter Berücksichtigung der Größe des untersuchten Patientenkollektivs und der verwendeten Kanülenstärke aufgelistet. Aufgrund der benötigten Liquormenge sind bei der diagnostischen Lumbalpunktion *Nadeldurchmesser kleiner als 20–22 G nicht sinnvoll*; zur Durchführung von Spinalanästhesien können dagegen kleinere Kanülenkaliber von 24–28 G verwendet werden. Die Häufigkeit postpunktioneller Beschwerden bei der Spinalanästhesie fällt dadurch *deutlich geringer* aus als bei der diagnostischen Lumbalpunktion.

Kanülenschliff

Die Größe des Duralecks hängt auch vom *Kanülenschliff* ab. Kanülen mit *Quincke-Schliff* ermöglichen ein *relativ glattes Durchtrennen* und auch teilweise Auseinanderdrängen der Durafasern durch seitlichen Anschliff (Abb. 14.6). Greene wies bereits 1926 darauf hin, daß sich bei Verwendung von Kanülen *mit abgerundeter Kanülenspitze* (ähnlich einer leicht abgeschriebenen Bleistiftspitze) eine Zerschneidung des Netzwerks der Durafasern weitestgehend vermeiden läßt. Nach Zurückziehen der Kanüle können sich die Fasern wieder aneinanderlegen, etwa wie ein Lamellenvorhang, dessen Lamellen nicht zerschnitten, sondern nur auseinandergedrängt wurden. Das Prinzip wurde

Tabelle 14.1. Häufigkeit des PLPS in Abhängigkeit von der Kanülenstärke (in Gauge, G) bei verschiedenen Autoren

Autoren	n	16 G	18 G	20 G	22 G	23 G	26 G	Unbekannt
Redlich et al. 1946		74%			52%			
Marshall 1950			14%					
Sciarra u. Carter 1952	62		46%					
	45				37%			
Brocker 1958	200		36,5%					
Kaplan 1967	50				28%			
Aziz et al. 1968	50						26%	
Tourtellotte et al. 1972	50				36%			
	50					12%		
Lange 1978	100		48%					
Smith et al. 1980	50		58%					
Cowan et al. 1980	50		24%					
Carbaat u.v. Crevel 1981	100		33%					
Hilton-Jones 1982	76			38%				
Diener et al. 1985	59			39%				
Dieterich u. Brandt 1985	110			34%				
	50				62%			
Kovanen u. Sulkava 1986	100			52%				
	100				37%			
	100					28%		
Vilming et al. 1988	300		38%					
Göbel u. Schenkl 1990	44			32%				

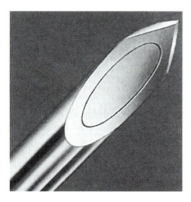

Abb. 14.6. Kanülenspitze mit Quincke-Schliff. Deutlich sind die scharf geschliffenen Facetten an der Kanülenspitze zu sehen. Diese ermöglichen zwar eine einfühlsames, weiches Einführen der Kanüle, führen jedoch zu einem Zerschneiden der Durafasern und zu der Entstehung eines Liquorlecks

Atraumatische Kanülen

Da eine wichtige pathophysiologische Bedingung zur Entstehung von Komplikationen nach einer lumbalen Durapunktion das *Liquorleck* ist, wird durch atraumatische Kanülen versucht, das *Liquorleck möglichst gering* zu halten oder den Einstich so zu gestalten, daß sich ein *schneller Verschluß eines Lecks* durch die elastische Eigenschaft des Gewebes einstellt.

Der Vorteil des Nadelschliffs nach Quincke mit *scharfem, facettenartigem, beidseitigem Randanschliff* ist, daß das Gewebe *sehr leicht durchtrennt* wird und damit eine *sehr sensible Führung der Nadel* ermöglicht wird. Auf der anderen Seite wird jedoch durch den facettenartigen beidseitigen Anschliff *die Dura zerschnitten,* und aufgrund des Zuges der elastischen Fasern entsteht ein *massives Leck*, das sich wegen der zerschnittenen Strukturen nach Rückzug der Nadel nicht schließen kann.

von Hart u. Whitacre (1951) technisch umgesetzt („*Whitacre-Kanüle*"). Nach Verwendung dieser Nadeln wird eine *Gesamtinzidenz postpunktioneller Kopfschmerzen unter 2%* angegeben.

Das Prinzip von *atraumatischen Kanülen* ist, die Durafaser nicht zu durchschneiden, sondern ähnlich wie bei einem Lamellenvorhang *die Fasern auseinanderzudrängen*, ohne daß sie zerschnitten werden. Nach Rückzug der Nadel können sich dann die Fasern *durch den elastischen Zug wieder aneinanderlegen,* und somit wird die Öffnung selbständig verschlossen.

Nachteil aller atraumatischen Kanülen ist jedoch, daß die *Führung* der Kanüle *wesentlich schwieriger* ist, da kein Durchtrennen des Gewebes durch einen scharfen Schnitt erfolgt, sondern das Gewebe nur auseinandergedrängt wird. Mithin ist *ein verstärkter Druck auf das Nadelende* erforderlich, es kommt dadurch zu *möglichen Verbiegungen* der Nadel mit der Folge, daß eine genaue Zielführung erschwert ist. Die atraumatischen Kanülen haben im Prinzip eine Spitze, wie sie auch Akupunkturnadeln besitzen. Sie sind *raketenförmig abgerundet* und weisen keine schneidende Struktur auf. Nach Rückzug der Kanüle kann sich das elastische Gewebe wieder aneinanderfügen.

Problematisch ist bei allen atraumatischen Kanülen auch die *Gestaltung der Öffnung,* durch die der Liquor cerebrospinalis in das Volumen der Hohlkanüle abfließen kann. Die Whitacre-Kanüle und die Kanüle nach Sprotte haben gemeinsam, daß die Öffnung an der Seite liegt. Die Kanüle nach Sprotte unterscheidet sich von der Whitacre-Kanüle nur dadurch, daß das Loch nicht gebohrt, sondern durch einen Schliff in die Hohlkanüle eingebracht wird. Dadurch kann eine *längsovale Öffnung* realisiert werden, und der *Querschnitt* zum Durchfluß des Liquor cerebrospinalis ist *größer.* Nachteil dieses Schliffes dieser Kanüle ist jedoch, daß im Bereich der Öffnung quasi eine *Sollbruchstelle* angebracht ist. Bei *Kontakt mit knöchernen Strukturen* während der Punktion und bei *entsprechendem Druck* auf den Schaft zum Vorführen der Kanüle besteht die Gefahr eines *Abbrechens der Kanülenspitze* mit entsprechenden Komplikationen. Durch den *länglichen Schliff* kann bei Applikation von Kontrastmittel zudem *ein intra- und epiduraler Ausfluß* von Kontrastmittel entstehen, und die Untersuchung kann nicht verwertet werden. Ebenso problematisch ist die *seitliche Öffnung* bei Benutzung der Kanüle *zur Instillation von Wirkstoffen,* da eine *zielgerichtete Plazierung* des Wirkstoffs vor der Kanülenspitze nicht möglich ist. Der Wirkstoff wird lateral von der Kanüle *ungerichtet* appliziert.

Als Verbesserung der Möglichkeiten atraumatischer Kanülen wurde deshalb die *Kanüle nach Göbel* entwickelt (Abb. 14.7). Dabei handelt es sich ebenfalls um eine *raketenspitzenförmige Kanüle,* die *keine schneidenden Flächen* besitzt. Die Kanüle besteht aus einem Schaft, in dem ein Mandrin gleitend gelagert ist. *Die Spitze des Mandrins ragt dabei über den Schaft hinaus.* Im Bereich seiner

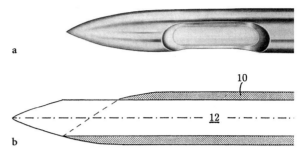

Abb. 14.7. a Atraumatische Kanüle nach Sprotte. Bei dieser Kanüle ist die Öffnung seitlich in die Kanülenwand gefräst. **b** Atraumatische Kanüle nach Göbel. Der Mandrin ist wie die Spitze einer Rakete rund (ohne schneidende Kanten) angeschliffen. Nach Rückzug des Mandrins kann der Liquor in die Schaftöffnung abfließen. Bei Instillation von Wirkstoffen (Medikamente, Kontrastmittel) ist eine punktgenaue Applikation vor der Öffnung möglich. Eine extradurale Applikation und ein Abbrechen der Kanülenspitze wird vermieden (Patentschrift DE 40 38 952 C2)

Spitze ist der Mandrin *mit einem gestuft verjüngten Abschnitt* versehen, der Innenquerschnitt des Schafts ist mit einem entsprechend gestuft verjüngten Abschnitt versehen. Bei dem Eindringen der Kanüle in das Gewebe wird somit *Druck auf den Schaft* ausgeübt. Dabei stößt der stumpf verjüngte Abschnitt auf den ebenfalls passend geformten Abschnitt des Schafts und zieht diesen mit, so daß dieser *unter Vermeidung von Verwerfungen* gestreckt eingeführt werden kann. Nach intraduraler Positionierung wird *der Mandrin zurückgezogen,* und der Liquor kann durch den Schaft abfließen. Ebenso können auch Wirkstoffe *exakt vor der Kanülenöffnung* plaziert werden. Durch diese Kanüle kann eine Durchtrennung der Durafasern vermieden werden mit der Folge, daß nach Rückzug der Kanüle ein elastischer Verschluß der Durchtrittsöffnung erfolgt und daß Kopfschmerz *in nahezu allen Fällen* vermieden werden kann.

Stichtechnik

Durch einen *von lateral schräg nach medial geführten Einstich* soll erreicht werden, daß die Punktionsdefekte in den verschiedenen Geweben *versetzt* auftreten und nach Zurückziehen der Nadel *gegenseitig verdeckt* werden. Analog durchstechen Wiggli u. Oberson (1975) die Rückenmarkhäute *in einem steilen Winkel,* so daß die Lücken in Arachnoidea und Dura nicht auf gleicher Höhe liegen und es dadurch zu einem raschen, gegenseitigen Verschluß des Stichlochs kommen kann. Kainz u. Friedrich (1987) führen den Stich *parallel zur Hauptfaserrichtung* der longitudinal verlaufenden Durafasern und *zerschneiden dadurch möglichst wenige Fasern.*

Entnahmemenge

Die entnommene Liqourmenge übt *keinen entscheidenden Effekt* auf die Genese postpunktioneller Beschwerden aus.

Lagerungsmanöver nach der Punktion

Sicard (1902) forderte als erster *eine 24stündige Bettruhe* nach der Lumbalpunktion. Wie kontrollierte, prospektive Studien jedoch aufzeigten, bieten diese Forderung und sonstige Lagerungspositionen (z. B. postpunktionelle Bauchlagerung) *keine entscheidenden Vorteile* bezüglich der Inzidenz, der Intensität und Dauer postpunktioneller Beschwerden. Sie *verzögern lediglich die Latenz* bis zu deren Einsetzen und können dadurch sogar zu einem verlängerten Krankenhausaufenthalt beitragen.

> **MERKE**
>
> Eine *unverzügliche Mobilisation* der Patienten ist deshalb nicht nur erlaubt, sondern sogar *empfehlenswert*: Unverzügliche *körperliche Aktivität* nach der Punktion kann *prophylaktisch* wirksam sein.

In einer Studie erfaßten Göbel et al. (1992) bei 45 Patienten in den ersten 24 h nach der Punktion mit einem Schrittzähler *die zurückgelegten Schritte*. Es fand sich dabei eine *signifikante negative Korrelation* zwischen dem Ausmaß postpunktioneller Beschwerden und der Schrittanzahl, d. h. je mehr Schritte die Patienten in den ersten 24 h nach der Punktion zurücklegten, um so niedrigere postpunktionelle lageabhängige Kopfschmerzintensitäten wiesen sie 48 h nach der Punktion auf.

Altersabhängigkeit der Beschwerden

Tabelle 14.2 gibt einen Überblick über die Ergebnisse klinischer Studien zur *Altersabhängigkeit* von postpunktionellen Beschwerden. Es zeigt sich eine *deutliche Häufung der Beschwerden in der Lebensspanne zwischen 20 und 40 Jahren.* Darüber hinaus zeigt sich, daß nicht nur die Häufigkeit, sondern auch

— die *Intensität*

der lageabhängigen postpunktionellen Kopfschmerzen mit zunehmendem Alter deutlich geringer wird (Abb. 14.8).

Bergmann (1972) sieht den Grund für eine im Alter verminderte Schmerzreaktion in der *reduzierten Elastizität* und der *geringeren Dehnbarkeit der intrakraniellen Strukturen*. Dieterich u. Brandt (1985) vermuten, daß dieser Unterschied durch die *Gehirninvolution* im Alter bedingt ist. Durch vergrößerte Ventrikel und Subarachnoidalräume besteht eine *erhöhte Liquormenge*. Dadurch vermindert sich der Effekt der Stichlochdrainage an den intrakraniellen schmerzempfindlichen Strukturen. Entsprechend fanden Kovanen u. Sulkava (1986) eine *niedrige Inzidenz* von PLP-Kopfschmerzen bei Patienten mit *Hirnatrophie*.

Bei *Kindern* sind postpunktionelle Beschwerden *sehr selten*. Aufgrund der geringen Körpergröße ist bei Kindern die Liquorsäule niedriger. Somit besteht *ein geringeres Druckgefälle* in der Liquorsäule mit entsprechend geringeren punktionsbedingten Druckdifferenzen, womit die geringere Inzidenz erklärlich ist.

Lateralisation der zerebralen Hämodynamik

Eine *ausgeprägte Imbalance der zerebralen Hämodynamik* zwischen den beiden Hemisphären scheint bei der Genese postpunktioneller Beschwerden ebenfalls bedeutsam zu sein. So weisen Patienten, die ein PLPS entwickeln, vor der Punktion eine *signifikante Lateralisation der Flußgeschwindigkeiten in der A. cerebri media* auf (Abb. 14.9). Der Flow in der rechten Arterie überwiegt bedeutsam. Gegenüber Patienten, die kein PLPS entwickeln, bestehen 2 Unterschiede:

Tabelle 14.2. Altersabhängigkeit des PLPS bei verschiedenen Autoren

Autoren	Lebensjahre							
	3–13	13–20	21–30	31–40	41–50	51–60	61–70	71–80
Lange 1978			68%		46%	39%		
Carbaat u. v. Crevel 1981			41%		39%			27%
Diener et al. 1985		50%	50%	67%	39%	28%	21%	
Bolder 1986	3%	77%						
Vilming et al. 1988				46%		27%		
Göbel et al. (eigene Ergebnisse)			45%	64%	33%	44%	0%	0%

Abb. 14.8.
Altersabhängigkeit von Häufigkeit und Intensität postpunktioneller Kopfschmerzen *(PPS;* bisher unveröffentlichte Daten von Göbel u. Schenkl, Neurologische Universitätsklinik Kiel)

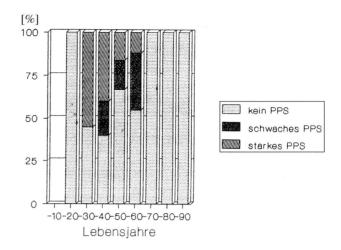

Letztere zeigen zum einen keine *signifikante* Lateralisation und zum anderen ein *relatives Überwiegen des Flows in der linken A. cerebri media.* Es ist denkbar, daß eine signifikante Imbalance besonders anfällig ist für Störungen durch den Punktionsreiz. Damit ist auch ein Erklärungsansatz gegeben, warum nur bei einem Teil der Patienten postpunktionelle Kopfschmerzen hervorgerufen werden.

Geschlecht

In der Mehrzahl der klinischen Studien finden sich *keine signifikanten Geschlechtsunterschiede* bezüglich der Häufigkeit postpunktioneller Kopfschmerzen (s. Tabelle 14.3). Bei den Arbeiten von Lange (1978) und Kovanen u. Sulkava (1986) fällt eine ungewöhnlich hohe Kopfschmerzrate bei den Frauen auf. Solche hohen Kopfschmerzquoten sind nicht mit der Mehrzahl der Studien vereinbar, und es muß gefragt werden, welche anderen Faktoren zu einer Inzidenz von 71 % und 66,7 % geführt haben mögen.

Allgemeine Schmerzempfindlichkeit

Die *Intensität* der lageabhängigen postpunktionellen Kopfschmerzen kann zwischen eben wahrnehmbaren Beeinträchtigungen und sehr schwer ausgeprägten Störungen variieren. Es war schon immer rätselhaft, warum trotz gleicher Punktionsbedingungen die Ausprägungen der Befindensstörungen *so extrem unterschiedlich* sein können. Göbel et al. (1992) haben geprüft, ob sich durch die im algesimetrischen Experiment ermittelte *allgemeine Schmerzempfindlichkeit* die *Ausprägung des*

Abb. 14.9.
Präpunktionelles Verhältnis zwischen der mittleren Flußgeschwindigkeit in der A. cerebri media *rechts* und *links* in Abhängigkeit von der späteren Genese eines postpunktionellen Syndroms. Patienten, die postpunktionelle Beschwerden erleiden, weisen vor der Punktion eine signifikante Asymmetrie (rechtswendig) der zerebralen Hämodynamik auf

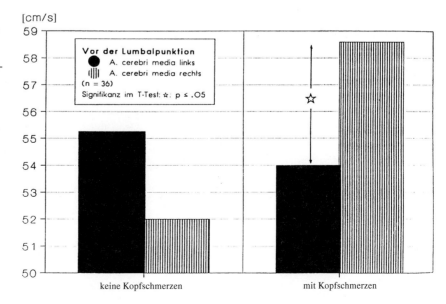

Tabelle 14.3.
Anteile der Frauen und Männer mit PLPS bei verschiedenen Autoren

Autor	n	Frauen	Männer	p < 0,05
Tourtellotte et al. 1972	100	40	13	*
Lange 1978	100	71	42	*
Carbaat u. v. Crevel 1981	100	44,5	31	
Bendig 1985	59	50	31,4	
Dieterich u. Brandt 1985	160	51	39	
Kovanen u. Sulkava 1986	100 (20 G)	66,7	38,5	*
	100 (22 G)	40,6	30,6	
	100 (23 G)	30	20	
Vilming et al. 1988	300	44,5	30	

PLPS *voraussagen* läßt. Dabei fanden sich *sehr signifikante Effekte* der im Laborexperiment ermittelten Schmerzempfindlichkeit auf Intensität und Dauer der postpunktionellen Kopfschmerzen und auch auf vegetative Symptome. Patienten mit hoher allgemeiner Schmerzempfindlichkeit zeigen signifikant ausgeprägtere postpunktionelle Beschwerden (Abb. 14.10).

Persönlichkeit und aktuelle Befindlichkeit

Der *Einfluß psychischer Variablen* auf die Inzidenz postpunktioneller Beschwerden wird sehr kontrovers diskutiert (Tabelle 14.4). Das Spektrum reicht von Autoren, die eine rein psychogene Auslösung der Beschwerden für möglich halten, über solche, die eine psychische Komponente als wichtig betrachten, bis zu denen, die eine psychische Auslösung weitgehend negieren.

Die meisten Untersuchungen müssen *aufgrund methodischer Mängel* kritisch betrachtet werden. So wird bei Kaplan (1967) nicht erwähnt, ob es sich tatsächlich um lageabhängige Kopfschmerzen gehandelt hat. Schmitz (1962) erläutert nicht, wie er die psychische Labilität seiner Patienten überprüft und quantifiziert hat. Daniels u. Sallie (1981) haben nur ein kleines Patientenkollektiv (28 Patienten) untersucht. Bendig (1985) gibt an, daß postpunktionelle Beschwerden nach Periduralanästhesie niemals aufgetreten seien, obwohl dies schon in anderen Studien beschrieben wurde.

In einer Untersuchung von Göbel et al. (1992) wurden bei 45 Patienten vor der Lumbalpunktion *Persönlichkeitseigenschaften mit dem Freiburger Persönlichkeitsinventar* und *Dimensionen der aktuellen Befindlichkeit mit der Eigenschaftswörterliste* quantitativ erfaßt. Dabei zeigte sich, daß Patienten, die sich vor der Punktion *aktuell introvertiert, ärgerlich und deprimiert* fühlten, eine *höhere* *Wahrscheinlichkeit* für stärker ausgeprägte postpunktionelle Beschwerden aufwiesen. Zwischen *Persönlichkeitseigenschaften* und dem *PLPS* fand sich dagegen *kein signifikanter Zusammenhang*.

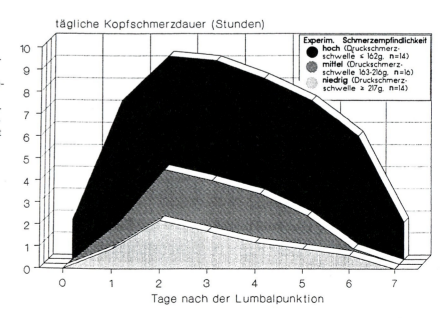

Abb. 14.10.
Dauer der lageabhängigen postpunktionellen Kopfschmerzen in Abhängigkeit von der experimentellen Schmerzempfindlichkeit. Patienten mit hoher Schmerzempfindlichkeit im Laborexperiment leiden 10mal länger an postpunktionellen Beschwerden als Patienten mit niedriger Empfindlichkeit

Tabelle 14.4. Zusammenhang zwischen psychischen Faktoren und postpunktionellen Beschwerden

Autor	Ergebnis
Redlich 1946	PLPS ist geringfügig erhöht bei Patienten mit chronischer Angst und Hypochondrie
Vandam u. Dripps 1956	PLPS bei Patienten in Allgemeinnarkose, bei denen ohne ihr Wissen eine Spinalanästhesie durchgeführt wurde, ist genauso häufig wie sonst. Keine psychogene Auslösung
Schmitz 1962	PLPS ist erhöht bei psychisch und vegetativ labilen Patienten
Kaplan 1967	Patienten mit Scheinpunktion leiden im selben Maße an PLPS wie Patienten mit echter Lumbalpunktion. Psychische Genese entscheidend
Lange 1978	Bei Patienten mit PLPS finden sich erhöhte Neurotizismus scores (Eysenck-Persönlichkeitsinventar), gesteigerte Punktionsangst, vegetative Dysfunktionen
Daniels u. Sallie 1981	PLPS läßt sich allein durch Suggestion erzeugen
Diener et al. 1985	PLPS tritt nicht nach Periduralanästhesie auf. Eine rein psychogene Auslösung ist demnach unwahrscheinlich

Es erscheint zweifelhaft, ob die Frage nach einer „rein psychogenen Auslösung" dieses Beschwerdebildes weiterführt. Vielmehr weisen die Daten darauf hin, daß, wie bei jedem anderen Schmerzsyndrom auch, *psychische und physische Variablen mit unterschiedlicher Gewichtung beteiligt sind*.

Maßnahmen zur Vermeidung von postpunktionellen Beschwerden

Kanülen und Stichtechnik

Aus den vorstehenden Darlegungen leiten sich sowohl prophylaktische als auch therapeutische Maßnahmen ab.

- Die Verwendung *von möglichst dünnen Kanülen* kann die Inzidenz postpunktioneller Beschwerden deutlich reduzieren.

Zur diagnostischen Lumbalpunktion ist aufgrund der Liquorgewinnung *ein Kompromiß mit 20- bis 22-G-Kanülen* erforderlich. Es wird eine *konisch abgerundete Nadelspitze* empfohlen, die eine Zerschneidung von Durafasern weitgehend verhindert.
Bei Verwendung von Kanülen mit Quincke-Schliff empfiehlt sich

- ein Einstich *parallel zur Hauptfaserrichtung*

(Schliffflächen weisen nach kaudal und kranial), wodurch die Durchschneidung von Durafasern reduziert werden kann.

- Durch einen *von lateral schräg nach medial bzw. im steilen Winkel geführten Einstich* können die Punktionsdefekte nach Zurückziehen der Nadel durch die verschiedenen Gewebeschichten abgedichtet werden. Die entnommene Liquormenge selbst übt keinen bedeutsamen Effekt auf die Inzidenz postpunktioneller Beschwerden aus.

Postpunktionelle Lagerungsmanöver

Gemäß kontrollierten prospektiven Studien zeigen postpunktionelle Lagerungspositionen jeglicher Art (z. B. Bauchlage, 24 h Bettruhe etc.) keine signifikanten prophylaktischen Effekte auf Inzidenz, Intensität und Dauer postpunktioneller Beschwerden. Sie verzögern lediglich die Latenz bis zu deren Einsetzen. Eine *unverzügliche Mobilisation* der Patienten ist deshalb durchaus erwünscht. *Körperliche Aktivität* nach der Punktion scheint darüber hinaus *sogar prophylaktisch* wirksam zu sein.

Flüssigkeitszufuhr

Gelegentlich wird eine gesteigerte orale oder intravenöse Flüssigkeitszufuhr nach der Lumbalpunktion empfohlen, um eine schnellere und höhere Liquorsekretion zu erzielen. Der Effekt konnte bislang jedoch *nicht empirisch nachgewiesen*, teilweise auch nicht von anderen Autoren bestätigt werden.

Epidurale Infusion von isotoner Kochsalzlösung hat sich durch den dazu nötigen epiduralen Katheter als unzweckmäßig erwiesen, obwohl sich zunächst die Frequenz und Intensität des PLPS zu vermindern schien.

Hormone

Durch den Einsatz von *Vasopressin* oder seines synthetischen Analogons *Desmopressin* (DDAVP) glaubte man eine *gesteigerte Liquorproduktion* und somit eine Erhöhung des Liquordruckes auslösen zu können. Es fand sich beim Vasopressin *lediglich eine leichte Verminderung der Schmerzintensität, nicht jedoch der Beschwerdehäufigkeit*. Dafür litten aber 25 % der Patienten an *erheblichen Nebenwirkungen* des Medikaments (Durchfall, Schwitzen, abdominelle Krämpfe). In einer Studie von Cowan et al. (1980) mit Desmopressin zeigte sich ähnlich lediglich eine Verminderung der Beschwerdestärke.

Epidurales Blutpflaster („blood patch") zur Vorbeugung

Die *epidurale Injektion von Eigenblut* zum raschen Verschluß des persistierenden Stichlochs hat sich in der Prophylaxe, im Gegensatz zur Therapie (s. unten) des PLPS, *nicht bewährt*. Loeser et al. (1978) und Palahniuk u. Cumming (1979) konnten zeigen, daß sich das Auftreten von postpunktionellen Beschwerden *nicht verhindern* läßt, wenn ein Blutpatch gleich im Anschluß an die Lumbalpunktion ausgeführt wird.

Therapie der postpunktionellen Beschwerden

Flachlagerung

Zur *symptomatischen Behandlung* eines bereits eingetretenen Liquorunterdrucksyndroms ist die sicherste und effektivste Maßnahme, um die lageabhängigen Beschwerden zu verringern,

- die *Flachlagerung*.

An eine *Thromboseprophylaxe* sollte dabei ggf. gedacht werden.

Epidurales Blutpflaster bei Beschwerdepersistenz

Das von Gormley (1960) entwickelte Verfahren der

- *epiduralen Applikation von Eigenblut* zum Verschluß der Punktionslücke

hat sich in der *Therapie von hartnäckig, über 5 Tage persistierenden postpunktionellen Beschwerden* sehr gut bewährt. Viele Autoren konnten bei über 90 % ihrer Patienten mit PLPS *eine sofortige Beseitigung* der Symptome erzielen. Als *Nebenwirkungen* traten gelegentlich *Rücken- und Nackenschmerzen* (35 %), *Fieber* (5 %) und selten eine *Nervenwurzelreizung* auf. Ein Blutpatch sollte bei Patienten mit *Septikämie, Infektionen am Rücken, Blutgerinnungsstörungen oder Antikoagulanzientherapie nicht durchgeführt werden* (zur praktischen Vorgehensweise s. folgende Übersicht).

Unter der Lupe 14.1.
Praktische Vorgehensweise bei der Applikation eines epiduralen autologen Blutpflasters („blood-patch")

- *Indikation:*
  Starke postpunktionelle Kopfschmerzen länger als 5 Tage.
- *Methode:*
  Aus einer Vene des Patienten *10 ml Blut* entnehmen. Dieses Blut mit einer Spinalkanüle in *Höhe der vorherigen Lumbalpunktion* epidural installieren. Anschließend *30 min Bauchlagerung*, während der sich eine gelatinöse Tamponade mit anschließender Vernarbung des Duralecks bildet.
- *Kontraindikationen:*
  Septikämie, Infektionen am Rücken, Gerinnungsstörungen, Antikoagulanzientherapie.
- *Komplikationen (selten):*
  Abszeßbildung, Arachnoiditis, Durapunktion, Infektionen, epidurales Hämatom mit Caudaequina-Läsionen, Rückenschmerzen.
- *Wirksamkeit:*
  Bei über 90 % der Patienten promptes Nachlassen der postpunktionellen Kopfschmerzen.

Verschiedenes

Die Gabe von peripheren Analgetika zur Behandlung des postpunktionellen Kopfschmerzes ist in der Regel *genauso wirkungslos* wie die Verabreichung von Koffein, Ergotamin, Alkohol, Nikotinsäurederivaten, Flunarizin, wie orale Flüssigkeitszufuhr, parenterale Zufuhr von NaCl-Lösungen, Antidiurese mit Desmopressin, Bauchbinden oder Stellatumblockaden.

Feuerstein u. Zeides (1986) berichten in einer kleinen Pilotstudie über eine signifikante Reduktion der Kopfschmerzintensität durch *Theophyllin*. Eine Bestätigung dieser Ergebnisse bleibt abzuwarten. Pfeffer (1953) beschreibt bei rund 90 % seiner Patienten mit PLPS eine Reduktion der Beschwerden durch *Desoxycorticosteronacetat (DCA)*. Replikationen dieses Befundes sind nicht bekannt.

Kopfschmerz bei Liquorfistel

Eine *direkte spontane Duraöffnung* mit Abfluß von Liquor cerebrospinalis kann bei einer Vielzahl von Störungen auftreten. Möglichkeiten sind insbesondere

- angeborene Anomalien,
- *Traumata*,
- *Entzündungen*,
- *mechanischer Druck*,
- *Raumforderungen*,
- *plötzliche Druckänderungen* in der Umgebung beim Tauchen oder beim Fliegen.

Häufig finden sich traumatische Liquorfisteln im Bereich der *frontalen Schädelbasis*. Eine besonders typische Lokalisation für den Austritt von Liquor nach Traumata befindet sich *im Bereich des N. olfactorius*. Am Durchtritt der Nervenwurzeln durch die Schädelbasis können bei mechanischer Abscherung der Nervenwurzeln Lecks entstehen, so daß Liquor austritt. Bei *Frakturen der Schädelbasis* können *Liquorfisteln bei bis zu 50 %* der Patienten beobachtet werden.

Eine direkte zeitliche Korrelation zwischen verschiedenen Traumata und der Fistelung darf *nicht* angenommen werden. Im Gegenteil findet sich eine unmittelbare Ausbildung von Lecks nur bei einem kleinen Teil der Patienten. Bei über 90 % können die Beschwerden erst innerhalb der nachfolgenden 3 Monate oder sogar erst nach mehreren Jahren auftreten. Die Diagnose kann durch den *erhöhten Glukosegehalt im Nasensekret* gestellt werden. Eine besonders eindrucksvolle diagnostische Möglichkeit ist die *intrathekale Gabe von Kontrastmitteln* und die anschließende Durchführung einer *kraniellen Computertomographie (CCT)*.

Ein Shunt bei Behandlung eines Hydrozephalus stellt ein *therapeutisch eingeführtes „Liquorleck"* dar. Tatsächlich können bei den betroffenen Patienten episodische Kopfschmerzen, teilweise mit Übelkeit und Erbrechen, auftreten, die eindeutige Lagabhängigkeit aufweisen. Bei Einnahme einer liegenden Position kommt es zu einer sofortigen Remission der Beschwerden.

Spontanes (idiopathisches) Liquorunterdrucksyndrom

Klinik

Bei diesem seltenen Krankheitsbild kommt es zu einem *intrakraniellen Unterdruck*, ohne daß eine Fistelbildung oder ein Liquorleck vorhanden ist bzw. nachgewiesen werden kann. Im Einzelfall wird das Syndrom jedoch mit einem *Trauma, plötzlicher extremer Anstrengung oder sexueller Aktivität mit Orgasmus* in Verbindung gebracht. Als pathophysiologische Erklärung kann eine *reduzierte Produktion von Liquor cerebrospinalis* angenommen werden. Eine 2. Möglichkeit ist eine *verstärkte Absorption des Liquor cerebrospinalis* in den Arachnoidalzotten. Schließlich ist es möglich, daß es durch *Mikrorisse der Dura* zu einem Versickern von Liquor cerebrospinalis kommen kann. Durch eine *Isotopenszintigraphie* kann in einigen Fällen tatsächlich *eine verstärkte Absorption der Isotope ohne Hinweis auf ein Liquorleck* beobachtet werden. Eine weitere Denkmöglichkeit über die Entstehung dieses Syndroms ist, daß es *im Bereich der Nervenaustrittszonen* zu einem Verlust von Liquor cerebrospinalis kommen kann. Dies trifft vermutlich v.a. für die *lumbalen Nervenwurzeln* zu. Insbesondere bei *plötzlichen intraabdominellen Druckänderungen*, wie z.B. bei Tauchmanövern, kann es zu *einschießenden Wurzelreizungen* in den unteren Extremitäten kommen, denen *lageabhängige Kopfschmerzen* folgen.

Der *Kopfschmerz* bei dem spontanen Liquorunterdrucksyndrom entspricht weitgehend dem *postpunktionellen Kopfschmerzsyndrom*. Übelkeit, Erbrechen, vegetative Störungen wie Schwitzen, Schwindel, Gewichtsverlust oder allgemeine Müdigkeit können zusätzlich bestehen. Lokale Symptome wie z.B. Doppelbilder oder auch Anfälle können auftreten.

Diagnostik

Bei der neurologischen Untersuchung ergeben sich Hinweise für eine *leichte Nackensteifigkeit*. Die Diagnose wird durch die *typische Anamnese*, die *Lageabhängigkeit der Kopfschmerzen* und durch den *Nachweis eines erniedrigten Liquordrucks* gestellt. Bei der Lumbalpunktion ergibt sich eine *leichte Pleozytose*. Im CCT zeigen sich *schmale Ventrikel* und *enge basale Zysternen*.

Therapie

Die therapeutischen Maßnahmen entsprechen denen, die bei postpunktionellem Kopfschmerz angegeben sind.

Intrakranielle Sarkoidose und andere nichtinfektiöse Entzündungsprozesse

Eine Beteiligung des Nervensystems bei der Sarkoidose findet sich bei ca. 8 % der Erkrankten. In der Regel werden die *Meningen* involviert. Häufig sind die *Schädelbasis*, die *Hirnnerven* und die *Hypophyse* mitbetroffen. Der Kopfschmerz entsteht im Zusammenhang mit den *entzündlichen Veränderungen* und den *raumfordernden Prozessen*. Der Kopfschmerz kann *teilweise sehr schwach* ausgeprägt sein. Bei Verlegung der Liquorabflußwege kann sich jedoch ein *plötzlicher Hydrozephalus* mit akut auftretendem Kopfschmerz und erhöhtem intrakraniellem Druck einstellen. Eine *Tonsilleneinklemmung* kann sich in Form von plötzlich auftretenden schwersten Kopfschmerzen und Nackensteifigkeit äußern. Eine Diagnose allein mittels CCT oder MRT ist nicht möglich. Erst der *Nachweis einer Multisystemerkrankung in Verbindung mit den klinischen Störungen und histologischen Befunden* kann eine definitive Diagnose erlauben. Die Therapie besteht in der Gabe von *Kortikosteroiden*.

Auch *Autoimmunvaskulitiden* können mit Kopfschmerzen in Kombination mit sowohl allgemeinentzündlichen als auch neurologischen und psychiatrischen Störungen einhergehen. *Zuverlässige Labormethoden* zur Diagnose dieser Krankheitsgruppe *existieren nicht*. Auch die Differenzierung von verschiedenen Kernbestandteilen und Gewebeantigenen erlaubt erfahrungsgemäß keine definitive Diagnosesicherung.

Das *Tolosa-Hunt-Syndrom* ist durch eine *schmerzhafte Ophthalmoplegie* bei einer *granulomatösen Entzündung* im Bereich des Sinus cavernosus charakterisiert. Das Syndrom kann mit der *ophthalmoplegischen Migräne* verwechselt werden. Differentialdiagnostisch müssen *retroorbitale Läsionen* ausgeschlossen werden. Die granulomatöse Entzündung kann *über Jahre hinweg episodisch* auftreten. Die Beteiligung der Augenmuskelnerven muß nicht klinisch manifest werden. *Allgemeinsymptome* in Form von Müdigkeit und Abgeschlagenheit können zusätzlich auftreten. Die Symptomatik klingt in der Regel zuverlässig bei der *Gabe von Kortikosteroiden* ab.

Kopfschmerz nach intrathekaler Injektion

Bei der Durchführung einer *Pneuenzephalographie* mit Applikation von Luft in den Subarachnoidalraum konnte in Einzelfällen als Komplikation eine *sterile Entzündung der Meningen* erzeugt werden. Diese ging mit Symptomen einer Meningoenzephalitis und Pleozytose einher. Seit Einführung von *Computertomogramm (CT)* und *Magnetresonanztomogramm (MRT)* spielt diese Komplikation jedoch *heute keine Rolle* mehr.

Bei *diagnostischer Applikation von Kontrastmittel* im Rahmen von Szintigraphien sowie bei *therapeutischer Gabe von Wirkstoffen* wie z. B. Antibiotika, Morphin oder Zytostatika können in Einzelfällen *direkte meningitische Reaktionen* mit Kopfschmerzen ausgelöst werden. Im typischen Fall tritt der Kopfschmerz *innerhalb von 5 h nach Applikation* ein. Aufgrund der Verteilung des Agens im Subarachnoidalraum handelt es sich meist um einen *generalisierten Kopfschmerz*, der *sowohl im Liegen als auch im Stehen* vorhanden und deshalb nicht mit einem postpunktionellen Kopfschmerz bei Liquorunterdruck zu verwechseln ist. Im Liquor cerebrospinalis kann eine *Pleozytose* nachgewiesen werden, *ohne* daß ein Erreger verantwortlich gemacht werden kann.

Eine *aseptische Meningitis* kann ebenfalls bei *Entfernung oder Ruptur von intrakraniellen Raumforderungen*, wie z. B. einer Zyste oder einem Kraniopharyngeom auftreten. Dabei werden direkt *irritative Substanzen*, wie z. B. Keratin, Lipide und Cholesterin, freigesetzt. Dies kann zu *extremen, plötzlich einsetzenden Kopfschmerzen mit Übelkeit, Erbrechen, Fieber und Nackensteifigkeit bis hin zur Bewußtlosigkeit* führen. Durch die chemische Reizung der Nervenendigungen in den Meningen kommt es zu einer reflexartigen Aktivierung der Nacken- und Rückenmuskeln.

Intrakranielle Neubildungen

Epidemiologie

Primäre intrakranielle Neubildungen treten bei ca. *6–10 von 100000 Menschen pro Jahr* auf. Bei mindestens ebenso vielen Menschen bilden sich intrakranielle *Metastasen* und *andere Tumore*. Etwa 8 % der primären Tumore finden sich bei Kindern unter dem 15. Lebensjahr. Im Erwachsenenalter treten ca. 85 % der Neubildungen supratentoriell und ca. 15 % infratentoriell auf. Am häufigsten finden sich anaplastische Astrozytome – einschließlich multiforme Glioblastoma – (40 %), Meningeome (15 %) und Metastasen (12 %; s. Abb. 14.11 und 14.12). Bei Kindern zeigen sich jedoch 60 % der Raumforderungen im infratentoriellen Bereich, nur 40 % liegen supratentoriell. Die häufigsten Raumforderungen im Kindesalter werden durch Astrozytome (27 %) und zerebelläre Medulloblastome bedingt.

Im Hinblick auf die extrem große Häufigkeit von Kopfschmerzen mit Lebenszeitprävalenzen von 70 % bis nahezu 100 % sind *Kopfschmerzen aufgrund einer intrakraniellen Neubildung extrem selten*. Liegt jedoch ein Hirntumor vor, ist das Auftreten von Kopfschmerzen ein *häufiges* Symptom. Aus diesem Grunde haben auch viele Menschen, die an hartnäckigen Kopfschmerzen leiden, große Angst, daß bei ihnen ein Hirntumor vorhanden ist.

! Der behandelnde Arzt benötigt deshalb *genaue Kriterien*, um die seltenen Fälle von Kopfschmerzen im Zusammenhang mit strukturellen Läsionen aufgrund eines Hirntumors *zu erkennen* und um andererseits den Patienten mit primären Kopfschmerzen *die Sicherheit zu geben*, daß ihre Beschwerden nichts mit einem Hirntumor zu tun haben.

Aufgrund der Kenntnis von *klinischen Merkmalen und Verlaufsparametern* ist es dem behandelnden Arzt in der Regel möglich, die *Verdachtsdiagnose* eines Hirntumors zu stellen und umgehend spezifische diagnostische Schritte einzuleiten. Anderer-

Intrakranielle Neubildungen

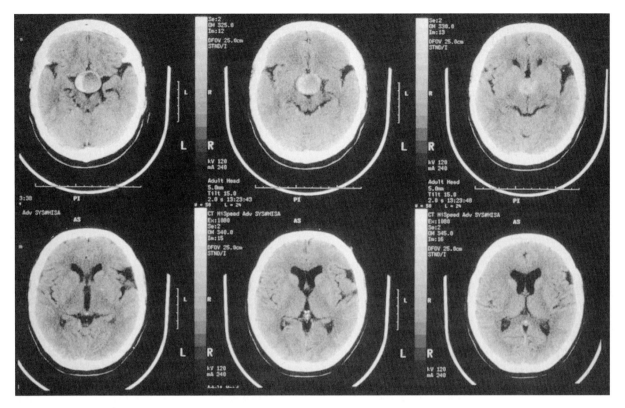

Abb. 14.11. Kraniopharyngeom

seits kann der Arzt unnötige apparative Maßnahmen mit Zeitverlust und unnötigen Kosten vermeiden, wenn ihm Kriterien bekannt sind, anhand derer primäre Kopfschmerzerkrankungen von Erkrankungen mit strukturellen Läsionen differenziert werden können.

Pathophysiologie

Die *direkte Unterscheidung von gutartigen oder bösartigen intrakraniellen Tumoren* im herkömmlichen Sinne erlaubt nicht immer die gleichen Rückschlüsse wie bei extrakraniellen Tumoren. Ein maligner intrakranieller Tumor kann zwar schnelles Wachstum, geringgradige Differenzierung und erhöhte Mitosen sowie vaskuläre Neubildungen aufweisen, doch treten *extrakranielle Metastasen nur in seltenen Fällen* auf. Umgekehrt kann ein gutartiger intrakranieller Tumor bei ungehindertem Wachstum einen *extrem großen raumfordernden und destruktiven Effekt* auf Hirngewebe und Schädelkalotte ausüben. Das Hirngewebe kann dadurch in großem Ausmaße geschädigt werden. Auch können intrakranielle Tumore auftreten, deren operative Entfernung *nicht möglich* ist.

Ein intrakranieller Tumor kann *erhebliche Größenausdehnungen* einnehmen, bevor Symptome erzeugt werden. Die Schmerzentstehung kann *durch mechanische Stimulation von nozizeptiven Strukturen* begründet sein. Dies betrifft zunächst die intrakraniellen Gefäße, die mechanisch verdrängt oder komprimiert werden. Gleiches gilt für die intrakraniellen Verlaufsabschnitte des N. trigeminus, des N. vagus und der oberen Zervikalnerven. Auch die direkte Kompression der Dura kann zu übertragenem Schmerz führen. Stimulation des Tentoriums kann Schmerz im Bereich des Auges und der Stirn auslösen. Eine mechanische Stimulation der Dura im Bereich der hinteren Schädelgrube ist in der Lage, in der Ohrregion Schmerz zu induzieren. Die mechanische Reizung kann einerseits *durch die direkte Wirkung des Tumors* ausgelöst werden, andererseits jedoch *indirekt durch Zug auf schmerzsensible Strukturen*. Weiterhin ist durch die Ausbildung eines *Hydrozephalus* mit erhöhtem intrakraniellem Druck eine mechanische Kompression und Verlagerung schmerzsensitiver Strukturen möglich.

Abb. 14.12.
Glioblastom

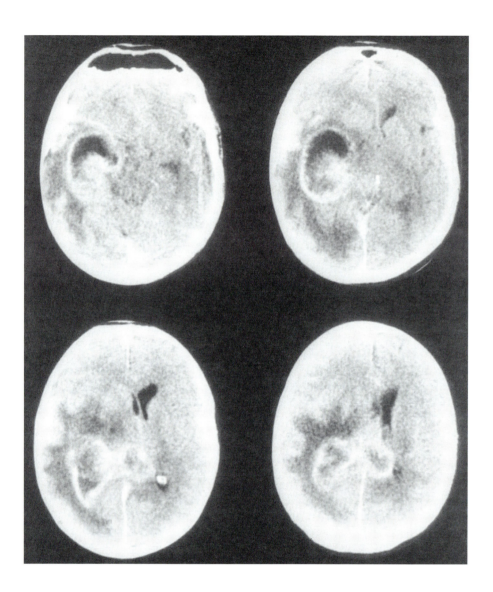

> **MERKE**
>
> Nach neueren Studien leiden ca. 50 % der Patienten, bei denen eine intrakranielle Raumforderung besteht, an Kopfschmerzen.

Identische Häufigkeiten von Kopfschmerzen werden bei Patienten gefunden, die einen primären Hirntumor aufweisen und bei denen Hirnmetastasen eines extrakraniellen Tumors vorliegen. Das *Wachstumsverhalten* des Tumors scheint für die Entstehung von Kopfschmerzen bedeutsam zu sein. Sehr langsam wachsende Tumore, wie z. B. niedriggradige Astrozytome, führen nur in Ausnahmefällen zu Kopfschmerzen. Etwa 90 % dieser Tumore verursachen jedoch fokale oder generalisierte Krampfanfälle. Nur bei ca. 3–5 % dieser Patienten können Kopfschmerzen auftreten.

Tumore, die *infratentoriell* wachsen, führen dagegen *bei über 90 %* der betroffenen Patienten zu Kopfschmerzen. Durch *schnelle Kompression der Passagewege des Liquor cerebrospinalis* mit erhöhtem intrakraniellem Druck und geringer Möglichkeit zur räumlichen Ausbreitung werden nozizeptive Strukturen in aller Regel schnell stimuliert. Selbst *kleine Akustikusneurinome* können aufgrund ihrer Lokalisation bei Kompression des 4. Ventrikels in über 33 % der Fälle Kopfschmerzen erzeugen. Allerdings treten diese erst im späteren Verlauf nach Einstellung von Schädigungen des Hirnnervs auf.

Bei *Hirnmetastasen* entstehen Kopfschmerzen *erst spät und allmählich* mit langsam zunehmender Intensität; dabei können bei ca. 50 % der betroffenen Patienten Kopfschmerzen auch fehlen.

Intrakranielle Neubildungen

Klinik

> **MERKE**
>
> — Aufgrund des allmählichen Wachstums eines intrakraniellen Tumors entwickelt sich die klinische Symptomatik im typischen Fall *graduell über mehrere Wochen bis Jahre*.
> — Bei Auftreten einer *Komplikation* im Sinne einer Blutung oder einer Kompression des Ventrikelsystems mit Ausbildung eines Hydrozephalus können auch *akut* Symptome auftreten.

Das Zeitintervall zwischen dem Auftreten von neurologischen Defiziten und dem Einleiten spezifischer neurologischer Diagnostik beträgt im Mittel 2 Wochen. Bestehen jedoch Kopfschmerzen als Symptom, ist eine *fast doppelt so lange Zeitspanne* zwischen dem Beginn der Symptomatik und der ärztlichen Veranlassung von spezifischer Diagnostik anzutreffen. Im Einzelfall können die Symptome *bis zu einem Jahr* bestehen, bevor eine diagnostische Maßnahme eingeleitet wird (Abb. 14.13).

Hinsichtlich der klinischen Zeichen stehen die *Symptome des erhöhten intrakraniellen Druckes* im Vordergrund. Dazu gehört in erster Linie der Kopfschmerz. Aufgrund seines charakteristischen Auftretens wurde die Form des Kopfschmerzes bei Hirntumor auch als *phänomenologischer Prägnanztyp* in der IHS-Klassifikation – zu verschlüsseln mit der *Ziffer 4* auf der 4. Stelle des IHS-Codes – herausgestellt, nämlich als

— Kopfschmerz vom Typ des erhöhten intrakraniellen Druckes.

Dieser Kopfschmerz zeigt eine kontinuierliche Zunahme der Schmerzintensität im Zeitraum von 3 Monaten oder weniger. Er hat eine *mittlere oder starke Intensität*.

> **MERKE**
>
> — Charakteristisch für diesen Kopfschmerz sind das *Auftreten am Morgen oder nach einem kurzen Schlaf am Tag* und die *spontane Besserung nach dem Aufstehen*; er tritt *mindestens an jedem 2. Morgen* auf.
> — Als 2. wichtiges Symptom des erhöhten intrakraniellen Druckes ist das *Erbrechen* zu nennen. Bei einem Teil der Patienten mit erhöhtem intrakraniellem Druck läßt sich zudem ein *Papillenödem* beobachten.

Durch den Anstieg des Druckes im Liquor cerebrospinalis, der sich in der Nervenscheide des N. opticus fortsetzt, werden die *venöse Drainage* und der *axoplasmatische Fluß in den Neuronen* behindert. Die Folgen sind eine *Schwellung der Papille* und *hämorrhagische Stauungsblutungen*. Das Sehvermögen wird typischerweise initial nicht beeinträchtigt, kann jedoch bedroht sein, wenn das Papillenödem über lange Zeit oder in extremem

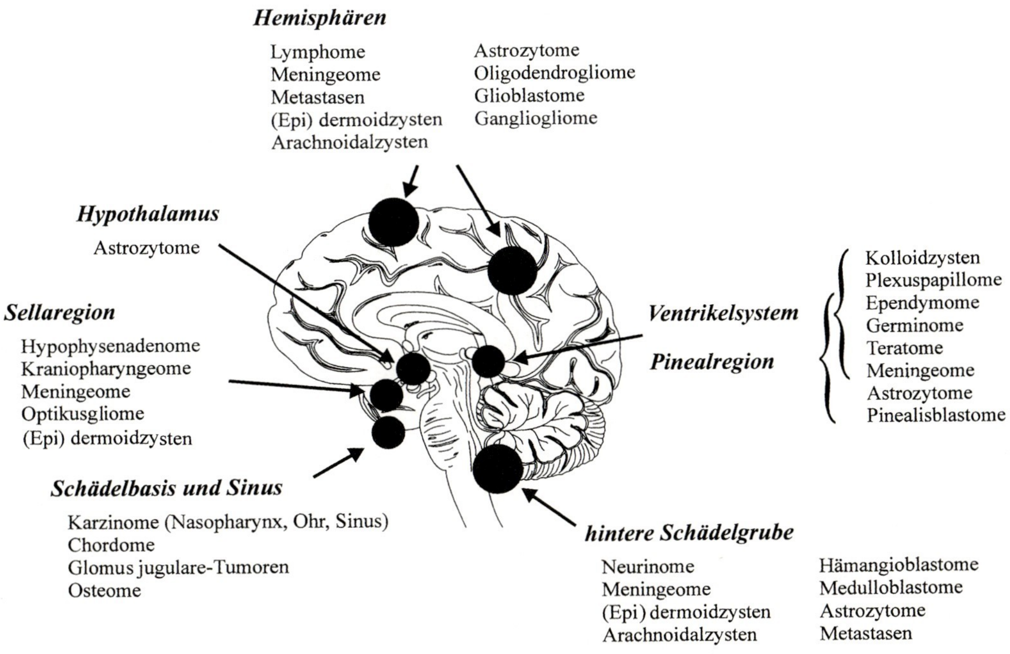

Abb. 14.13. Lokalisation von Hirntumoren

Hemisphären
Lymphome
Meningeome
Metastasen
(Epi)dermoidzysten
Arachnoidalzysten

Astrozytome
Oligodendrogliome
Glioblastome
Gangliogliome

Hypothalamus
Astrozytome

Sellaregion
Hypophysenadenome
Kraniopharyngeome
Meningeome
Optikusgliome
(Epi)dermoidzysten

Schädelbasis und Sinus
Karzinome (Nasopharynx, Ohr, Sinus)
Chordome
Glomus jugulare-Tumoren
Osteome

Ventrikelsystem
Pinealregion

Kolloidzysten
Plexuspapillome
Ependymome
Germinome
Teratome
Meningeome
Astrozytome
Pinealisblastome

hintere Schädelgrube
Neurinome
Meningeome
(Epi)dermoidzysten
Arachnoidalzysten

Hämangioblastome
Medulloblastome
Astrozytome
Metastasen

Ausmaße besteht. Durch den erhöhten intrakraniellen Druck kann es zu einer *räumlichen Verlagerung von Hirngewebe* kommen, mit der Folge einer tentoriellen oder tonsillären Einklemmung.

Der Kopfschmerz wird von fast 80 % der Betroffenen als *dumpf-drückend diffus* – wie ein Kopfschmerz vom Spannungstyp – charakterisiert, der in der Regel *bifrontal* auftritt und *an der zum Tumor ipsilateral liegenden Seite verstärkt* sein kann. Die typische Verstärkung am Morgen nach dem Aufwachen findet sich *nur bei einem Drittel* der Patienten. Ein weiteres Drittel der Betroffenen gibt überhaupt keine tageszeitliche Variation der Kopfschmerzintensität an. Die Verstärkung der Kopfschmerzen durch Kopfbeugung oder -schütteln läßt sich nur bei ca. einem Drittel der Patienten finden. Das Auftreten *im Zusammenhang mit dem Schlafen*, entweder aus dem Schlaf heraus oder beim Einschlafen, zeigt sich auch bei einem Drittel der Betroffenen. *Übelkeit, Erbrechen, Lärm- und Lichtempfindlichkeit* zeigt sich bei mehr als der Hälfte. Trotz der kontinuierlichen strukturellen Läsion findet sich bei ca. der Hälfte der Patienten *kein* Dauerkopfschmerz, sondern ein episodisch auftretender Kopfschmerz. Bei etwa der Hälfte der Betroffenen können *Analgetika* wie Paracetamol oder Acetylsalicylsäure den Schmerz effektiv mildern. Die Kopfschmerzintensität kann *sehr mild* ausgeprägt sein, jedoch bewirkt das Symptom bei ca. 50 % der Patienten den größten Leidensdruck. Das häufig als charakteristisch angesehene *allmähliche Auftreten* mit langsamer Intensitätssteigerung zeigt sich *nur bei 20 %* der Patienten.

Kopfschmerzen aufgrund intrakranieller Neubildung können *auch andere Kopfschmerzmerkmale* aufweisen, die insbesondere auch an *primäre Kopfschmerzerkrankungen* wie die Migräne oder den Clusterkopfschmerz denken lassen. Allerdings zeigen sich dabei noch *zusätzliche Beschwerden* oder neurologische Ausfälle, die mit den primären Kopfschmerzerkrankungen nicht in Einklang zu bringen sind.

> **MERKE**
>
> Aus diesem Grunde ist es extrem wichtig, eine *sorgfältige, fachgerechte neurologische Untersuchung bei allen Kopfschmerzpatienten* durchzuführen, bevor die Diagnose einer primären Kopfschmerzerkrankung gestellt wird.

Bei ca. 5–20 % der Patienten, bei denen eine intrakranielle Raumforderung aufgedeckt wird, treten Kopfschmerzen auf, die die Phänomenologie von Migräneattacken nachahmen. Problematisch ist zudem, daß bei diesen Patienten auch die *typischen Therapiestrategien* der Migräne zur Anfallskupierung *sehr effektiv* sein können.

Eine Ex-juvantibus-Diagnose ist lebensgefährlich und darf deshalb bei Kopfschmerzen keinesfalls Platz greifen. **!**

Die Kopfschmerzphänomenologie kann *Hinweise auf die Lokalisation* der intrakraniellen Raumforderung und die pathophysiologischen Mechanismen geben. Eine 1:1-Beziehung darf dabei jedoch nicht erwartet werden. Besteht ein *ausschließlich einseitiger Kopfschmerz*, so tritt dieser *mit großer Wahrscheinlichkeit ipsilateral zur Tumorlokalisation* auf. Dieses Auftreten ist jedoch nur bei wenigen Patienten zu finden; nahezu 80 % zeigen einen bilateralen Kopfschmerz. Das Auftreten beruht auf einem erhöhten intrakraniellen Druck, auf einer bilateralen Raumforderung oder einer Mittellinienverlagerung mit Beteiligung beider Hemisphären. Allerdings kann der Kopfschmerz auch an allen anderen Stellen des Schädels auftreten, insbesondere im Nackenbereich und auf dem Schädeldach.

Etwa 90 % der Patienten, die einen erhöhten intrakraniellen Druck aufweisen, klagen über Kopfschmerzen. Die Beschwerden werden in der Regel als *Kompressionsgefühl oder Bandgefühl* um den herum Kopf beschrieben, manche Patienten beschreiben den Schmerz als Spannungsgefühl im Kopf bis hin zum Zerplatzen. Bei weit fortgeschrittenem intrakraniellem Druck können die Kopfschmerzen *unerträglich* werden. Eine effektive Linderung der Schmerzen durch Analgetika wie Acetylsalicylsäure oder Paracetamol ist bei erhöhtem intrakraniellem Druck nicht zu beobachten. Bei einer intrakraniellen Raumforderung in der hinteren Schädelgrube präsentieren sich die Kopfschmerzen häufig in Form von Nackenschmerzen. Als Begleitsymptome finden sich zusätzlich Übelkeit, Erbrechen und Papillenödem.

Intrakranielle Raumforderungen und primäre Kopfschmerzen – Warnsymptome

Ein einzelnes charakteristisches Merkmal für den Kopfschmerz bei einer intrakraniellen Raumforderung existiert nicht. Bei Patienten, die *in der Vergangenheit* an Kopfschmerzen gelitten haben, besteht *eine größere Wahrscheinlichkeit* für das Auftreten von Kopfschmerzen nach einer intrakraniellen Raumforderung. Allerdings gibt es dabei keinen spezifischen primären Kopfschmerz, der mit der erhöhten Kopfschmerzinzidenz bei neu aufgetretener intrakranieller Raumforderung in Zusammenhang gebracht werden kann. Erschwerend kommt hinzu, daß bei einigen Patienten der Kopfschmerz bei intrakranieller Raumforderung *die gleichen Merkmale* aufweisen kann wie der primär vorhandene Kopfschmerz. Allerdings lassen sich bei diesen Patienten *Veränderungen der Kopfschmerzintensität, der Häufigkeit* oder eine *neue Konstellation der Begleitsymptome* erkennen. Insbesondere kommen *neurologische fokale Störungen in Form von sensiblen, motorischen und psychischen Störungen* hinzu. *Übelkeit, Erbrechen und fokale sowie generalisierte Anfälle* sind ebenfalls Zeichen für eine intrakranielle Raumforderung.

Klinische Symptome bei erhöhtem intrakraniellem Druck

Von entscheidender Bedeutung in der Diagnostik einer Kopfschmerzerkrankung nach einer intrakraniellen Raumforderung ist die Kenntnis und die Erfassung neurologischer Symptome. Neben den *allgemeinen Zeichen eines erhöhten intrakraniellen Druckes*, nämlich

- *Kopfschmerz,*
- *Erbrechen und*
- *Papillenödem,*

tritt aufgrund der Hirnverlagerung eine Reihe von *neurologischen Störungen* auf. Die *Symptomprogression* ist dabei direkt korreliert mit der *Ausdehnung der strukturellen Läsion*.

Bei einer *lateralen tentorialen Herniation* kann es zu einer Kompression der A. cerebri posterior mit einer daraus resultierenden *homonymen Hemianopsie* kommen. Druck auf die Formatia reticularis bedingt eine *Verschlechterung des Bewußtseinsgrades*. Bei Druck auf den kontralateralen Pedunculus durch das Tentorium cerebelli kann eine *Hemiparese ipsilateral* zur Raumforderung ausgelöst und aufgrund dieses klinischen Befundes eine *falsche* Lokalisation vermutet werden. Die Kompression des N. oculomotorius oder des Okulomotoriuskerns im Mittelhirn kann zu einer *Pupillendilatation* und *zu einer mangelnden Reaktion auf Licht* führen. Ebenfalls kann eine *Okulomotoriusparese* die Folge sein.

Bei einer *zentralen tentoriellen Herniation* sind *Augenbewegungsstörungen* und *eine Abnahme des Bewußtseinsgrades* die Folge. Initial zeigen sich die *Pupillen verengt*, werden dann bei weiterer Kompression jedoch *dilatiert und reagieren nicht mehr auf Licht*. Ein *Diabetes insipidus* kann bei Zug auf die Hypophyse und Druck auf den Hypothalamus auftreten. Eine Einklemmung der Kleinhirntonsillen kann zu *Nackensteifigkeit* und bei Druck auf den Hirnstamm zu *Bewußtlosigkeit und Atemstillstand* führen.

Bei über 30 % der Patienten mit einer intrakraniellen Raumforderung *treten epileptische Anfälle* auf. Die Anfälle können sich generalisiert manifestieren, können jedoch auch initial fokal auftreten und im weiteren Verlauf dann sekundär generalisieren. *Partielle sensorische Anfälle* werden durch Beeinträchtigung des sensorischen Kortex induziert und führen zu einer *Hypästhesie oder Parästhesie* in der kontralateralen Körperhälfte. *Partielle motorische Anfälle* werden durch Läsion im motorischen Kortex bedingt und werden in *tonischen oder klonischen motorischen Entäußerungen* in der kontralateralen Körperhälfte manifest. *Komplexe partielle Anfälle* (Temporallappenepilepsie) sind durch Läsionen im Bereich des medialen Temporallappens bedingt und können sich durch eine Vielzahl neurologischer und psychischer Störungen zeigen, insbesondere durch *sensorische und visuelle Halluzinationen, Geruchs- und Geschmacksveränderungen, Angstgefühle, Déjà-vu-Erlebnisse, Depersonalisation, Derealisation und Automatismen*.

Raumforderungen, die Läsionen im *supratentoriellen Bereich* verursachen, können sich durch mannigfaltige Störungen der zerebralen Funktionen äußern. Läsionen im Frontallappen bedingen *kontralaterale Paresen*. Ist die dominante Hemisphäre betroffen, kann eine *motorische Aphasie* verursacht werden. Insbesondere treten jedoch *Persönlichkeitsveränderungen* im intraindividuellen Vergleich auf. Dazu gehören im typischen Fall *Hemmungslosigkeit, Initiativverlust, intellektuelle Beeinträchtigung, asoziales Verhalten* und weitere Symptome einer organischen Wesensänderung bis hin zur *Demenz*. Eine Läsion im Bereich des Okzipitallappens kann eine *homonyme Hemianopsie* bedingen. Strukturveränderungen im Corpus callosum können zu *Apraxie, Wortblindheit* und zum *Diskonnektionssyndrom* führen. Parietallappenläsionen bedingen *sensorische Veränderungen mit differenzierter Lokalisationsfähigkeit* für Berührung, Punktdiskrimination, *Störungen der Wahrnehmung für passive Bewegungen, Astereognosie und sensorische Unaufmerksamkeit*. Ebenso kann eine *untere homonyme Quadrantenanopsie* bestehen. *Neuropsychologische Ausfälle* können bei Beeinträchtigung der dominanten Hemisphäre in Form einer *Akalkulie*, einer *Agraphie* und einer *Fingeragnosie* auftreten, bei Beeinträchtigung der nichtdominanten Hemisphäre in Form von *Agnosie* und *Apraxie*. Bei direkter Kompressionswirkung supratentorieller Tumoren können *Läsionen des I. und II. Hirnnervs* entstehen. Ist zusätzlich der Sinus cavernosus von der Kompression betroffen, können auch der *III.–VI. Hirnnerv* Störungen aufweisen. Die mechanische Irritation des Hypothalamus oder der Hypophyse löst *endokrine Ausfälle* aus.

Infratentorielle Raumforderungen führen zu *Mittelhirn-, Hirnstamm- und Kleinhirnsymptomen.* Dabei können *direkte Ausfälle der Hirnnerven III.–XII.* durch Kompressionseffekte verursacht werden. Es zeigen sich *sensorische und motorische Läsionen* durch Kompression der langen Bahnen. *Übelkeit, Erbrechen, Pupillenstörungen, Augenbewegungsstörungen, Tremor und Reduktion des Bewußtseins* sind weitere charakteristische Symptome bei Hirnstamm- und Mittelhirnläsionen. Kleinhirnsymptome treten in Form von *Ataxie, Intentionstremor, Nystagmus, Dysmetrie und Dysarthrie* auf.

Diagnostik

Bei *Verdacht* auf einen intrakraniellen Tumor muß eine Reihe von *apparativen diagnostischen Maßnahmen* veranlaßt werden. Die *Schädelübersichtsaufnahme* ergibt Hinweise für Verkalkungen, osteolytische Läsionen, Zeichen eines erhöhten intrakraniellen Drucks, eine Erosion der hinteren Clinoidfortsätze sowie eine Verlagerung des Pinealiskalks.

Da intrakranielle Raumforderungen Metastasen eines extrakraniellen Tumors sein können, müssen zusätzlich *Untersuchungen zur Erfassung eines möglichen Primärtumores* veranlaßt werden. Das *kranielle Computertomogramm (CCT)* ergibt Hinweise für die Lokalisation der Raumforderung, die mögliche Beeinträchtigung von knöchernen Strukturen, eine Mittellinienverschiebung, eine ventrikuläre Kompression und einen Hydrozephalus. Das *Anreicherungsverhalten bei Gabe von Kontrastmitteln* kann zudem Hinweise für die Artdiagnose geben. *Hochauflösende Schichtungen* sind insbesondere bei Hypophysentumoren, Orbitatumoren und Tumoren im Bereich der hinteren Schädelgrube hilfreich. Das *Magnetresonanztomogramm (MRT)* ist insbesondere bei schädelbasisnahen Tumoren und Tumoren im Bereich der hinteren Schädelgrube von großer Aussagekraft. Die *Angiographie* kann zur Operationsplanung notwendig sein.

> **MERKE**
>
> Besteht der Verdacht auf eine intrakranielle Raumforderung, ist die *Lumbalpunktion zunächst kontraindiziert* und erst nach Beurteilung der intrakraniellen Druckverhältnisse ggf. zur Gewinnung der *Liquorzytologie* durchzuführen.

Therapie

Im Rahmen der Behandlung von Kopfschmerzen bei intrakranieller Raumforderung muß darauf geachtet werden, daß *einfache Analgetika*, wie z. B. Acetylsalicylsäure oder Paracetamol, ebenso zu einer *Kopfschmerzremission* führen können *wie die zur Kupierung einer Migräneattacke eingesetzten Medikamente*, wie z. B. Ergotalkaloide. Dies darf *auf keinen Fall* zu der Annahme veranlassen, daß es sich um *primäre Kopfschmerzen* handelt. Eine exakte klinische Anamnese, eine kompetente neurologische Untersuchung und die Durchführung apparativer Maßnahmen bei klinischen Hinweisen auf eine strukturelle Läsion ermöglichen eine sichere Diagnose. Bei *Bestehen eines Hirnödems* kann die *Gabe von Kortikosteroiden* zu einer schnellen Reduktion der Symptome führen. Das *Tumorwachstum* selbst wird dadurch jedoch in der Regel *nicht* beeinflußt. Bei *initialer Gabe von 12 mg Dexamethason* und bei der Fortführung einer *Erhaltungsdosis von 4 mg 4mal täglich* kann innerhalb von wenigen Stunden eine Symptomverbesserung erzielt werden (Abb. 14.14).

! Besteht jedoch der Verdacht auf *ein primäres ZNS-Lymphom*, sollte die Gabe von Dexamethason *vor Entnahme einer Hirnbiopsie vermieden* werden, um die Diagnose nicht zu verschleiern.

Bei ausgeprägten („unerträglichen") Kopfschmerzen kann die *Applikation von Opioidanalgetika* erforderlich sein. Die Dosierung der Opioidgabe muß *individuell* erfolgen. Dosierung und Anwendung sollten sich dabei an das *WHO-Stufenschema* anlehnen (s. Anhang).

- Die entscheidenden therapeutischen Maßnahmen werden vom *Neurochirurgen* durchgeführt. Dazu gehören *die Biopsie, die teilweise oder komplette Tumorresektion sowie die interne Dekompression.*
- Die *Strahlentherapie* erfolgt entweder alleine oder in Kombination mit operativen Maßnahmen. In aller Regel wird dadurch eine Verbesserung der Kopfschmerzsituation erzielt.

Bestehen *postoperativ* weiter leichte Kopfschmerzen, können diese häufig mit *Analgetika* kupiert werden. Treten postoperativ Kopfschmerzen vom Typ des *Liquorunterdruckes* auf, können *operative Maßnahmen zum Duraverschluß* erforderlich werden.

Intrakranielle Neubildungen

Hirnvenenthrombose	Tumorreduktion	Operative Tumorresektion
		Strahlentherapie
		Chemotherapie
	Hirnödemprophylaxe	Initial 80 mg Dexamethason (z.B. Fortecortin
		Danach Erhaltungsdosis z.B. 3 x 8 mg
	Operative Hirndruckentlastung	
	Non-Opioid-Analgetika	Aspirin (4 x 1 g)
		Paracetamol (4 x 1 g)
		Ibuprofen (4 x 600 mg)
		Naproxen (2 x 1000 mg)
		Novaminsulfon (4-6 x 1 g)
	Coxibe	Refecoxib (50 mg zur Nacht)
		Celecoxib (2 x 200 mg)
		Parecoxib (2 x 20 mg)
	Mittelpotente Opioid-Analgetika	Tramadol Retardtabletten (Aufdosierung von 2 x 50 mg bis auf 2 x 300 mg über 12 Tage, je nach Erfordernis
	hochpotente Opioid-Analgetika	Morphin Retardtabletten (Aufdosierung von 2 x 10 mg beginnend, wenn vorgenannte Optionen nicht ausreichen. Steigerung alle 2 Tage um 2 x 10 mg bis ausreichende Analgesie erreicht. Evtl. Antiemetikum hinzufügen, Obstipationsprophylaxe mit Ernährungsanpassung und ggf. Macrogol

Abb. 14.14. Möglichkeiten in der Therapie von Kopfschmerz bei intrakraniellen Neubildungen

Unter der Lupe 14.2.
Besonderheiten von Kopfschmerzen bei intrakraniellen Raumforderungen

— *Kopfschmerz vom Typ des erhöhten intrakraniellen Drucks*
Graduelle Zunahme der Intensität im Zeitraum von 3 Monaten oder weniger, mittlere bis starke Schmerzintensität, Auftreten am Morgen oder nach einem kurzen Schlaf und spontane Besserung nach dem Aufstehen, Auftreten an mindestens jedem 2. Morgen
— *Kopfschmerz vom Spannungstyp*
Beidseitig, frontaler dumpf-drückender Kopfschmerz, anfallsweise oder auch dauernd, milde Schmerzintensität. Im späteren Verlauf immer begleitet von zusätzlichen neurologischen Störungen, insbesondere Übelkeit, Erbrechen, Stauungspapille (bei fast allen Patienten anzutreffen). Diese Begleitsymptome ermöglichen eine Abgrenzung zum Kopfschmerz vom Spannungstyp.
— *Quelle für häufige Fehldiagnose*
Supratentorielle Tumoren (mehr als 85 % aller intrakraniellen Raumforderungen im Erwachsenenalter) werden häufig erst spät symptomatisch, da sie initial nicht zu einer Kompression der Liquorpassagewege führen und relativ viel Platz zur Ausdehnung vorhanden ist.
— *Zusammenhang mit vorher bestehenden Kopfschmerzen*
Bei einem Teil der Patienten kann der Kopfschmerz bei intrakraniellen Raumforderungen komplett identisch mit vorher auftretenden Kopfschmerzen sein. Allerdings zeigen diese Kopfschmerzen ein verändertes Auftretensverhalten: Die Anfallsfrequenz ist höher, die -dauer länger, die Kopfschmerzintensität ist stärker, es treten neue Begleitstörungen auf.

15. Kopfschmerz zurückzuführen auf eine Substanz oder deren Entzug

INTERNATIONAL HEADACHE SOCIETY

IHS-Klassifikation (Code 8)

8	Kopfschmerz zurückzuführen auf eine Substanz oder deren Entzug
8.1	Kopfschmerz induziert durch akuten Substanzgebrauch oder akute Substanzexposition
8.1.1	Kopfschmerz induziert durch Stickoxid(NO)-Donatoren
8.1.1.1	Sofortiger Kopfschmerz induziert durch Stickoxid(NO)-Donatoren
8.1.1.2	Verzögerter Kopfschmerz induziert durch Stickoxid(NO)-Donatoren
8.1.2	Kopfschmerz induziert durch Phosphodiesterase(PDE)-Hemmer
8.1.3	Kopfschmerz induziert durch Kohlenmonoxid
8.1.4	Kopfschmerz induziert durch Alkohol.
8.1.4.1	Sofortiger Kopfschmerz induziert durch Alkohol
8.1.4.2	Verzögerter Kopfschmerz induziert durch Alkohol
8.1.5	Kopfschmerz induziert durch Nahrungsbestandteile und -zusätze
8.1.5.1	Kopfschmerz induziert durch Natriumglutamat
8.1.6	Kopfschmerz induziert durch Kokain
8.1.7	Kopfschmerz induziert durch Cannabis
8.1.8	Kopfschmerz induziert durch Histamin
8.1.8.1	Sofortiger Kopfschmerz induziert durch Histamin
8.1.8.2	Verzögerter Kopfschmerz induziert durch Histamin
8.1.9	Kopfschmerz induziert durch Calcitonin gene-related peptide (CGRP)
8.1.9.1	Sofortiger Kopfschmerz induziert durch CGRP
8.1.9.2	Verzögerter Kopfschmerz induziert durch CGRP
8.1.10	Kopfschmerz als akute Nebenwirkung zurückzuführen auf eine Medikation eingesetzt für andere Indikationen
8.1.11	Kopfschmerz zurückzuführen auf akuten Gebrauch oder Exposition einer anderen Substanz
8.2	Kopfschmerz bei Medikamentenübergebrauch
8.2.1	Kopfschmerz bei Ergotaminübergebrauch
8.2.2	Kopfschmerz bei Triptanübergebrauch
8.2.3	Kopfschmerz bei Analgetikaübergebrauch
8.2.4	Kopfschmerz bei Opioidübergebrauch
8.2.5	Kopfschmerz bei Übergebrauch von Schmerzmittelmischpräparaten
8.2.6	Kopfschmerz zurückzuführen auf den Übergebrauch einer anderen Medikation
8.2.7	Wahrscheinlicher Kopfschmerz bei Medikamentenübergebrauch
8.3	Kopfschmerz als Nebenwirkung zurückzuführen auf eine Dauermedikation
8.3.1	Kopfschmerz induziert durch exogene Hormone
8.4	Kopfschmerz zurückzuführen auf den Entzug einer Substanz
8.4.1	Koffeinentzugskopfschmerz
8.4.2	Opioidentzugskopfschmerz
8.4.3	Östrogenentzugskopfschmerz
8.4.4	Kopfschmerz zurückzuführen auf den Entzug anderer chronisch eingenommener Substanzen

AN ANDERER STELLE KODIERT:
7.1.2 Kopfschmerz zurückzuführen auf eine sekundäre Liquordrucksteigerung metabolischer, toxischer oder hormoneller Genese, 7.3.2 Kopfschmerz zurückzuführen auf eine aseptische (nichtinfektiöse) Meningitis, 10.3.6 Kopfschmerz zurückzuführen auf einen akuten Blutdruckanstieg durch eine exogene Substanz.

ALLGEMEINER KOMMENTAR
PRIMÄRER UND/ODER SEKUNDÄRER KOPFSCHMERZ?
Tritt ein neuer Kopfschmerz erstmals in engem zeitlichen Zusammenhang mit einer Substanzexposition auf, sollte der Kopfschmerz als Kopfschmerz zurückzuführen auf eine Substanz kodiert werden. Dies ist auch der Fall, wenn der Kopfschmerz das klinische Bild einer Migräne, eines Kopfschmerzes vom Spannungstyp oder eines Clusterkopfschmerzes aufweist. Wenn sich aber ein vorbestehender primärer Kopfschmerz in engem zeitlichen Zusammenhang mit einer Substanzexposition verschlechtert, ergeben sich zwei Möglichkeiten, die ein Abwägen erfordern. Der Patient kann entweder ausschließlich die Diagnose des vorbestehenden primären Kopfschmerzes erhalten oder aber die Diagnose des vorbestehenden primären Kopfschmerzes und eines Kopfschmerzes zurückzuführen auf eine Substanz. Letzteres Vorgehen empfiehlt sich bei Vorliegen folgender Punkte: Es besteht ein unmittelbarer zeitlicher Zusammenhang zur Substanzexposition; die primären Kopfschmerzen haben sich deutlich verschlechtert; es bestehen sehr gute Hinweise, daß die betreffende Substanz Kopfschmerzen verschlimmern kann und es kommt zur Besserung oder zum Verschwinden des Kopfschmerzes nach Ende der Substanzexposition.

DEFINITIV, WAHRSCHEINLICH ODER CHRONISCH?
In den meisten Fällen ist die Diagnose eines Kopfschmerzes zurückzuführen auf eine Substanz nur endgültig, wenn der Kopfschmerz nach Ende der Substanzexposition verschwindet oder sich zumindest deutlich bessert. Wird die Substanzexposition beendet, ohne daß der Kopfschmerz innerhalb von 3 Monaten verschwindet oder sich zumindest deutlich verbessert, kann die Diagnose eines A8.5 chronischen Kopfschmerzes nach Substanzexposition in Erwägung gezogen werden, wie sie im Anhang aufgeführt ist. Derartige Kopfschmerzen sind jedoch noch nicht dokumentiert und die Kriterien nur für Forschungszwecke vorgeschlagen.

Im besonderen Fall des 8.2 *Kopfschmerzes bei Medikamentenübergebrauch* ist eine Frist von zwei Monaten vorgegeben, in welcher nach Ende des Medikamentenübergebrauchs eine Besserung eingetreten sein muß, um die Diagnose endgültig zu bestätigen. Vor Ende des Medikamentenübergebrauchs oder während der zwei Monate nach dem Ende des Übergebrauchs sollte die Diagnose 8.2.7 *wahrscheinlicher Kopfschmerz bei Medikamentenübergebrauch* angewandt werden. Sollte innerhalb von zwei Monaten dann keine Besserung eingetreten sein, muß diese Diagnose fallengelassen werden.

Einleitung

Migräniker sprechen physiologischer und vielleicht auch psychologischer Weise übermäßig auf eine Vielzahl externer und äußerer Reize an. Alkohol, Nahrungsmittel und Nahrungszusatzstoffe, Einnahme wie Entzug von Medikamenten und Chemikalien können Berichten zu Folge bei empfänglichen Personen Migräne auslösen oder aktivieren. Die angenommene Beziehung basiert dabei häufig auf Einzelfallschilderungen oder Berichten über Medikamentennebenwirkungen.

Die Tatsache, daß diese Reize mit Kopfschmerzen verbunden sind, beweist nicht ihre Kausalität und entbindet nicht von der Notwendigkeit, nach anderen Ursachen zu suchen. Da häufige Ereignisse eben häufig sind, kann das Zusammentreffen von Kopfschmerzen und einer Substanzexposition reiner Zufall sein. Kopfschmerzen können jederzeit zufällig auftreten. Kopfschmerzen können Symptom einer systemischen Erkrankung sein und Medikamente, die zu deren Behandlung eingesetzt werden, werden häufig fälschlicherweise mit den Kopfschmerzen in Verbindung gebracht. In den Migräneakutmedikationsstudien wurden Kopfschmerzen genauso wie andere Begleitsymptome als unerwünschte Ereignisse aufgeführt, trotz der Tatsache, daß es sich um Symptome der untersuchten Erkrankung und nicht eine Folge der Medikamente handelte. Einige Erkrankungen scheinen zum Auftreten von substanzinduzierten Kopfschmerzen zu prädisponieren. Für sich allein genommen, würde weder die Substanz noch die Erkrankung Kopfschmerzen hervorrufen. Nichtsteroidale Antiphlogistika können bei empfänglichen Personen Kopfschmerzen in Form einer aseptischen Meningitis verursachen.

Schließlich konnte eine akute oder chronische Exposition von bestimmten Substanzen in einen ursächlichen Zusammenhang mit Kopfschmerzen gebracht werden.

8.1 Kopfschmerz induziert durch akuten Substanzgebrauch oder akute Substanzexposition

AN ANDERER STELLE KODIERT:
10.3.6 *Kopfschmerz zurückzuführen auf einen akuten Blutdruckanstieg durch eine exogene Substanz.*

EINLEITUNG
Diese Gruppe von Kopfschmerzen kann verursacht werden durch 1. eine unerwünschte Wirkung einer toxischen Substanz, 2. als unerwünschte Wirkung einer Substanz im Rahmen des normalen therapeutischen Einsatzes und 3. in experimentellen Untersuchungen.

Substanzen wie Kohlenmonoxid, die durch ihre toxische Wirkung Kopfschmerzen verursachen, können verständlicherweise nicht experimentell untersucht werden. Die kausale Verknüpfung zwischen Exposition und den Kopfschmerzen kann hier nur aus Fallbeschreibungen abgeleitet werden, in denen die Substanzen versehentlich oder in suizidaler Absicht angewendet wurden.

Kopfschmerzen als Nebenwirkung sind für viele Medikamente dokumentiert, wobei sich wahrscheinlich oftmals hierin nur die ohnehin hohe Prävalenz von Kopfschmerzen wiederspiegelt. Nur wenn Kopfschmerzen in doppelblind-kontrollierten Studien häufiger nach Verum als nach Placebo auftreten, können sie als echte Nebenwirkung betrachtet werden. Mittels doppelblindem Studiendesign kann die Beziehung zwischen Medikamentenwirkung und Kopfschmerzen auch experimentell untersucht werden. Solche Untersuchungen können, wie z. B. bei den Stickoxid-Donatoren, zu einem tieferen Verständnis der Beteiligung von Neurotransmittern bei der Entstehung von primären Kopfschmerzen beitragen. Eine Vielzahl von Substanzen wie Stickoxid-Donatoren und Histamin lösen bei Gesunden und Migränepatienten unmittelbar Kopfschmerzen aus. Patienten, die unter primären Kopfschmerzen leiden, können darüber hinaus jedoch zusätzlich mit einer Verzögerung von einer bis mehreren Stunden, nachdem die auslösende Substanz aus dem Körper eliminiert wurde, Kopfschmerzen entwickeln.

Substanzen mit potentiell kopfschmerzauslösendem Effekt im klinischen Alltag sollten entsprechend gekennzeichnet werden. Im allgemeinen sind Migränepatienten empfänglicher für derartige Kopfschmerzen als Gesunde. Dasselbe gilt möglicherweise auch für Patienten, die unter chronischen oder episodischen Kopfschmerzen vom Spannungstyp bzw. einer aktiven Episode eines Clusterkopfschmerzes leiden.

Paradoxerweise haben Kopfschmerzen, die nach einem starken Alkoholgenuß auftreten, bei den meisten Menschen auch einen positiven Effekt, in dem sie zukünftig einen exzessiven Genuß vermeiden helfen.

Einige Substanzkombinationen können Kopfschmerzen auch dann hervorrufen, wenn die einzelnen Substanzen dieses nicht vermögen. Dies gilt z. B. für die Kombination aus Alkohol und Disulfiram.

8.1.1 Kopfschmerz induziert durch Stickoxid(NO)-Donatoren

8.1.1.1 Sofortiger Kopfschmerz induziert durch Stickoxid(NO)-Donatoren

FRÜHER VERWENDETE BEGRIFFE:
Nitroglyzerin-Kopfschmerz, Dynamit-Kopfschmerz, Hot dog-Kopfschmerz

DIAGNOSTISCHE KRITERIEN:
A. Kopfschmerz, der wenigstens eines der nachfolgenden Charakteristika aufweist und die Kriterien C und D erfüllt:
   1. bilateral
   2. fronto-temporal lokalisiert
   3. pulsierender Charakter
   4. Verstärkung durch körperliche Aktivität
B. Aufnahme eines Stickoxid-Donators
C. Der Kopfschmerz entwickelt sich innerhalb von 10 Minuten nach Aufnahme des Stickoxid-Donators
D. Der Kopfschmerz verschwindet innerhalb einer Stunde, nachdem die Freisetzung von Stickoxid beendet wurde

8.1.1.2 Verzögerter Kopfschmerz induziert durch Stickoxid(NO)-Donatoren

DIAGNOSTISCHE KRITERIEN:
A. Kopfschmerz bei einer Person, die unter primären Kopfschmerzen leidet, mit den Charakteristika dieses primären Kopfschmerztypes[1] und der die Kriterien C und D erfüllt:
B. Aufnahme eines Stickoxid-Donators
C. Der Kopfschmerz entwickelt sich, nachdem das Stickoxid bereits aus dem Körper eliminiert wurde[2]
D. Der Kopfschmerz verschwindet innerhalb von 72 Stunden nach einer einmaligen Exposition

ANMERKUNGEN:
1. Gesunde Personen entwickeln nur selten einen Kopfschmerz induziert durch Stickoxid(NO)-Donatoren, während Migränepatienten eine Migräneattacke ohne Aura, Patienten mit einem Kopfschmerz vom Spannungstyp einen Kopfschmerz vom Spannungstyp und Clusterpatienten eine Clusterkopfschmerzattacke bekommen.
2. Kopfschmerzen vom Spannungstyp und Migräne entwickeln sich im Mittel erst nach 5–6 Stunden, Clusterkopfschmerzen typischerweise nach 1 bis 2 Stunden.

KOMMENTAR:
Die Kopfschmerzen sind typischerweise bilateral frontotemporal lokalisiert und weisen einen pulsierenden Charakter auf.
Alle Stickoxid-Donatoren (d.h. Amylnitrat, Erythrityltetranitrat, Glyceryltrinitrat [Nitroglyzerin], Isosorbidmono- oder -dinitrat, Natriumnitroprussid, Mannitolhexanitrat, Pentaerythritoltetranitrat) können diesen Kopfschmerztyp insbesondere bei Migränepati- enten auslösen. Nitroglyzerin ist die am besten untersuchte Substanz. Nitroglyzerin verursacht bei den meisten Menschen zuverlässig Kopfschmerzen, wobei Migränepatienten einen deutlich stärkeren Sofortkopfschmerz entwickeln. Nitroglyzerin kann bei Migränepatienten aber auch einen verzögerten Kopfschmerz hervorrufen, welcher die diagnostischen Kriterien einer 1.1. *Migräne ohne Aura* erfüllt, auch bei solchen Patienten, die spontan normalerweise Migräneattacken mit Aura entwickeln. Bei Patienten mit einem chronischen Kopfschmerz vom Spannungstyp konnte bereits länger gezeigt werden, daß Nitroglyzerin einen verzögerten Kopfschmerz induzieren kann, der die Charakteristika eines Kopfschmerzes vom Spannungstyp aufweist. Es ist nicht bekannt, ob derselbe Effekt auch bei Patienten mit einem episodischen Kopfschmerz vom Spannungstyp auftritt. Clusterkopfschmerzpatienten entwickeln außerhalb einer Clusterperiode keine verzögerten Kopfschmerzen. Hingegen löst Nitroglyzerin in einer aktiven Clusterperiode sehr zuverlässig Clusterattacken aus. Diese treten üblicherweise 1–2 Stunden nach Nitroglyzerinexposition auf. Im Gegensatz dazu treten die verzögerten Kopfschmerzen bei Kopfschmerzen vom Spannungstyp und Migräne zwar sehr variabel, im Mittel jedoch erst 5–6 Stunden nach Exposition auf.

Kopfschmerzen sind eine bekannte Nebenwirkung des therapeutischen Einsatzes von Nitroglyzerin und anderen Stickoxid-Donatoren. Bei Dauereinsatz entwickelt sich eine Toleranz innerhalb einer Woche und bei den meisten Betroffenen verschwindet der Nitroglyzerin-induzierte Kopfschmerz innerhalb dieser Zeit. Bei unregelmäßigem Einsatz bleibt der Kopfschmerz bestehen und kann stark genug sein, den therapeutischen Einsatz bei Angina pectoris zu verhindern. Da die meisten Herzpatienten aber männlich und im höheren Alter sind, erklärt sich, warum dieses Problem nicht von größerer praktischer Bedeutung ist.

Andere Stickoxid-Donatoren sind deutlich weniger untersucht, aber es bestehen ausreichend Anhaltspunkte, daß auch sie Kopfschmerzen verursachen können. Isosorbidmononitrat wurde in einer einzelnen doppelblindkontrollierten Studie untersucht und verursacht einen länger anhaltenden Kopfschmerz als Nitroglyzerin, was auf eine langsamere Freisetzung von Stickoxid zurückzuführen ist.

8.1.2 Kopfschmerz induziert durch Phosphodiesterase(PDE)-Hemmer

DIAGNOSTISCHE KRITERIEN:
A. Kopfschmerz, der wenigstens eines der nachfolgenden Charakteristika aufweist und die Kriterien C und D erfüllt:
   1. bilateral
   2. fronto-temporal lokalisiert
   3. pulsierender Charakter
   4. Verstärkung durch körperliche Aktivität
B. Einmalgabe eines Phosphodiesterase-Inhibitors
C. Der Kopfschmerz entwickelt sich innerhalb von 5 Stunden nach Einnahme des Phosphodiesterase-Inhibitors
D. Der Kopfschmerz verschwindet innerhalb von 72 Stunden

KOMMENTAR:
Die Phosphodiesterase ist eine große Gruppe von Enzymen, die die zyklischen Nukleotide cGMP und cAMP abbauen. Wird die Phosphodiesterase inhibiert, steigen folglich die Konzentrationen von cGMP und/oder cAMP an. Die Phosphodiesterase-5-Inhibitoren Sildenafil und Dipyridamol sind die einzigen formal untersuchten Substanzen aus dieser Gruppe. Der Kopfschmerz ist, anders

als nach Nitroglyzerin, monophasisch. Bei Gesunden weist er die Charakteristika eines Kopfschmerzes vom Spannungstyp auf, bei Migränepatienten die einer Migräne ohne Aura. Kopfschmerzen wurden bereits in klinischen Studien als eine Nebenwirkung von Sildenafil dokumentiert, aber erst neuere experimentelle Untersuchungen haben gezeigt, daß diese Nebenwirkung in der Mehrzahl von jungen Menschen, insbesondere bei Frauen, auftritt. Bei Migränepatienten löst Sildenafil üblicherweise Migräneattacken aus. Migränepatienten sollten vor dieser Nebenwirkung gewarnt werden.

8.1.3 Kopfschmerz induziert durch Kohlenmonoxid

FRÜHER VERWENDETE BEGRIFFE:
Lagerarbeiter-Kopfschmerz

DIAGNOSTISCHE KRITERIEN:
A. Bilateraler und/oder Dauerkopfschmerz, der hinsichtlich Intensität und Qualität vom Schweregrad der Kohlenmonoxidintoxikation[1] abhängig sein kann und die Kriterien C und D erfüllt
B. Kohlenmonoxidexposition
C. Der Kopfschmerz entwickelt sich innerhalb von 12 Stunden nach Exposition
D. Der Kopfschmerz verschwindet innerhalb von 72 Stunden nach Elimination des Kohlenmonoxids

ANMERKUNG:
1. Leichter Kopfschmerz ohne gastrointestinale oder neurologische Symptome bei einem Carboxyhämoglobingehalt von 10–20%, mittelstarker pochender Kopfschmerz und eine erhöhte Reizbarkeit bei einem Carboxyhämoglobingehalt von 20–30% und starker Kopfschmerz mit Übelkeit, Erbrechen und Verschwommensehen bei einem Carboxyhämoglobingehalt von 30–40%.

KOMMENTAR:
Bei höherem Carboxyhämoglobingehalt werden Kopfschmerzen üblicherweise nicht mehr geklagt, da es zu Bewußtseinsstörungen kommt.
Es existieren keine guten Studien zur Langzeitwirkung einer Kohlenmonoxidintoxikation auf den Kopfschmerz. Kasuistiken weisen auf die Möglichkeit hin, daß ein chronischer Kopfschmerz nach Kohlenmonoxidintoxikation existiert.

8.1.4 Kopfschmerz induziert durch Alkohol

8.1.4.1 Sofortiger Kopfschmerz induziert durch Alkohol

FRÜHER VERWENDETE BEGRIFFE:
Cocktail-Kopfschmerz

DIAGNOSTISCHE KRITERIEN:
A. Kopfschmerz, der wenigstens eines der nachfolgenden Charakteristika aufweist und die Kriterien C und D erfüllt:
   1. bilateral
   2. fronto-temporal lokalisiert
   3. pulsierender Charakter
   4. Verstärkung durch körperliche Aktivität
B. Aufnahme eines alkoholhaltigen Getränkes[1]
C. Der Kopfschmerz entwickelt sich innerhalb von 3 Stunden nach Aufnahme des alkoholhaltigen Getränkes
D. Der Kopfschmerz verschwindet innerhalb von 72 Stunden

ANMERKUNG:
1. Die Schwellendosis ist nicht bekannt.

KOMMENTAR:
Kopfschmerzen, die auf einen direkten Effekt von Alkohol oder alkoholhaltigen Getränke zurückzuführen sind, sind wesentlich seltener als verzögerte Kopfschmerzen nach Alkoholgenuß.

8.1.4.2 Verzögerter Kopfschmerz induziert durch Alkohol

FRÜHER VERWENDETE BEGRIFFE:
Katerkopfschmerz

DIAGNOSTISCHE KRITERIEN:
A. Kopfschmerz, der wenigstens eines der nachfolgenden Charakteristika aufweist und die Kriterien C und D erfüllt:
   1. bilateral
   2. fronto-temporal lokalisiert
   3. pulsierender Charakter
   4. Verstärkung durch körperliche Aktivität
B. Aufnahme einer moderaten Menge eines alkoholhaltigen Getränkes bei einem Migränepatienten oder einer toxischen Menge bei Personen, die nicht unter Migräne leiden
C. Der Kopfschmerz entwickelt sich, nachdem der Blutalkoholspiegel abgefallen ist oder bereits 0 erreicht hat.
D. Der Kopfschmerz verschwindet innerhalb von 72 Stunden

KOMMENTAR:
Dies ist einer der häufigsten Kopfschmerztypen. Es bleibt unklar, ob zusätzlich zum Alkohol auch andere Inhaltsstoffe von alkoholischen Getränken eine Rolle spielen. Es ist auch unsicher, ob als Mechanismus eine verzögerte toxische Wirkung angenommen werden kann oder ob ähnliche Mechanismen wie beim verzögerten Kopfschmerz hervorgerufen durch Stickoxid-Donatoren involviert sind. Ein Unterschied in der Empfänglichkeit für Katerkopfschmerzen zwischen Kopfschmerzpatienten und Nicht-Kopfschmerzpatienten wurde bisher nicht belegt.
Bei Migränepatienten kann jedoch bereits durch den Genuß einer moderaten Menge eines alkoholischen Getränkes am Folgetag eine Migräneattacke ausgelöst werden, während Nicht-Migränepatienten normalerweise erst der Aufnahme einer großen Menge eines alkoholischen Getränkes bedürfen, um einen 8.1.4.2 *verzögerten Kopfschmerz induziert durch Alkohol* zu entwickeln.

8.1.5 Kopfschmerz induziert durch Nahrungsbestandteile und -zusätze

FRÜHER VERWENDETE BEGRIFFE:
Diät-Kopfschmerz

8.1 Kopfschmerz induziert durch akuten Substanzgebrauch oder akute Substanzexposition

DIAGNOSTISCHE KRITERIEN:
A. Kopfschmerz, der wenigstens eines der nachfolgenden Charakteristika aufweist und die Kriterien C und D erfüllt:
1. bilateral
2. fronto-temporal lokalisiert
3. pulsierender Charakter
4. Verstärkung durch körperliche Aktivität
B. Aufnahme einer Mindestmenge eines Nahrungsmittels oder eines Zusatzstoffes[1]
C. Der Kopfschmerz entwickelt sich innerhalb von 12 Stunden nach der Substanzaufnahme
D. Der Kopfschmerz verschwindet innerhalb von 72 Stunden nach einer einmaligen Substanzaufnahme

ANMERKUNG:
1. Phenylethylamin, Tyramin und Aspartam werden mit Kopfschmerzen in Verbindung gebracht. Ihr Potential, Kopfschmerzen auszulösen, ist aber noch nicht ausreichend validiert.

8.1.5.1 Kopfschmerz induziert durch Natriumglutamat

FRÜHER VERWENDETE BEGRIFFE:
China-Restaurant-Syndrom

DIAGNOSTISCHE KRITERIEN:
A. Kopfschmerz, der wenigstens eines der nachfolgenden Charakteristika aufweist und die Kriterien C und D erfüllt:
1. bilateral
2. fronto-temporal lokalisiert
3. Verstärkung durch körperliche Aktivität
B. Aufnahme von Natriumglutamat
C. Der Kopfschmerz entwickelt sich innerhalb von 1 Stunde nach Natriumglutamataufnahme
D. Der Kopfschmerz verschwindet innerhalb von 72 Stunden nach einer einmaligen Substanzaufnahme

KOMMENTAR:
Die Kopfschmerzen sind meist dumpf, brennend und mit Ausnahme von Migränepatienten nicht-pulsierend. Andere mit diesem Syndrom häufig verbundene Symptome sind: Thorakales Engegefühl, Druck- und Spannungsgefühl im Bereich des Gesichtes, brennende Mißempfindungen im Bereich des Thorax, des Halses oder der Schulter, Gesichtsrötung, Schwindel, abdominelle Beschwerden.

8.1.6 Kopfschmerz induziert durch Kokain

DIAGNOSTISCHE KRITERIEN:
A. Kopfschmerz, der wenigstens eines der nachfolgenden Charakteristika aufweist und die Kriterien C und D erfüllt:
1. bilateral
2. fronto-temporal lokalisiert
3. pulsierender Charakter
4. Verstärkung durch körperliche Aktivität
B. Kokainkonsum
C. Der Kopfschmerz entwickelt sich innerhalb von 1 Stunde nach Kokainkonsum
D. Der Kopfschmerz verschwindet innerhalb von 72 Stunden nach einem einmaligen Kokainkonsum

KOMMENTAR:
Kopfschmerzen sind eine häufig berichtete Nebenwirkung des Kokainkonsums. Die Kopfschmerzen sind häufig, beginnen sofort (oder innerhalb einer Stunde) nach Konsum und sind nicht mit anderen Symptomen verbunden, es sei denn, es kommt zu einem ischämischen Infarkt oder einer TIA.

8.1.7 Kopfschmerz induziert durch Cannabis

DIAGNOSTISCHE KRITERIEN:
A. Kopfschmerz, der wenigstens eines der nachfolgenden Charakteristika aufweist und die Kriterien C und D erfüllt:
1. bilateral
2. stechender oder pulsierend Charakter
3. Druckgefühl im Kopf
B. Cannabiskonsum
C. Der Kopfschmerz entwickelt sich innerhalb von 12 Stunden nach Cannabiskonsum
D. Der Kopfschmerz verschwindet innerhalb von 72 Stunden nach einem einmaligen Cannabiskonsum

KOMMENTAR:
Cannabiskonsum soll einen Kopfschmerz verbunden mit Mundtrockenheit, Parästhesien, Wärmegefühl und Rötung der Konjunktiven verursachen.

8.1.8 Kopfschmerz induziert durch Histamin

KOMMENTAR:
Es konnte gezeigt werden, daß Histamin einen sofortigen Kopfschmerz bei Gesunden und sowohl einen sofortigen als auch einen verzögerten Kopfschmerz bei Kopfschmerzpatienten hervorrufen kann. Letzterer erfüllt die Kriterien einer 1.1 Migräne ohne Aura. Die kopfschmerzinduzierende Wirkung von Histamin wurde nach i.v.-Gabe, kutaner Anwendung und nach Inhalation getestet. Alle Darreichungsrouten hatten den gleichen Effekt. Die Wirkung ist vornehmlich über den H1-Rezeptor vermittelt, da sie fast komplett durch Mepyramin blokkiert werden kann.

8.1.8.1 Sofortiger Kopfschmerz induziert durch Histamin

DIAGNOSTISCHE KRITERIEN:
A. Kopfschmerz, der wenigstens eines der nachfolgenden Charakteristika aufweist und die Kriterien C und D erfüllt:
1. bilateral
2. fronto-temporal lokalisiert
3. pulsierender Charakter
4. Verstärkung durch körperliche Aktivität
B. Histaminaufnahme
C. Der Kopfschmerz entwickelt sich innerhalb von 10 Minuten nach nach Histaminaufnahme
D. Der Kopfschmerz verschwindet innerhalb von 1 Stunde nach Ende der Histaminaufnahme

8.1.8.2 Verzögerter Kopfschmerz induziert durch Histamin

DIAGNOSTISCHE KRITERIEN:
A. Kopfschmerz bei einer Person, die unter primären Kopfschmerzen leidet, mit den Charakteristika dieses primären Kopfschmerztypes[1] und der die Kriterien C und D erfüllt
B. Histaminaufnahme
C. Der Kopfschmerz entwickelt sich, nachdem Histamin aus dem Blut eliminiert ist[2]
D. Der Kopfschmerz verschwindet innerhalb von 72 Stunden nach einer einmaligen Exposition

ANMERKUNGEN:
1. Gesunde Personen entwickeln nur selten einen verzögerten Kopfschmerz induziert durch Histamin, während Migränepatienten eine Migräneattacke ohne Aura, Patienten mit einem Kopfschmerz vom Spannungstyp einen Kopfschmerz vom Spannungstyp und Clusterpatienten eine Clusterkopfschmerzattacke bekommen.
2. Kopfschmerzen vom Spannungstyp und Migräne entwickeln sich im Mittel erst nach 5–6 Stunden, Clusterkopfschmerzen typischerweise nach 1 bis 2 Stunden.

8.1.9 Kopfschmerz induziert durch Calcitonin gene-related peptide

KOMMENTAR:
Die kopfschmerzauslösenden Eigenschaften von CGRP wurden lediglich in einer einzelnen doppelblind-kontrollierten Studie untersucht. Es besteht jedoch kein Zweifel, daß CGRP sofortige Kopfschmerzen auslösen kann. Verzögerte Migräneattacken wurden bei 3 von 10 Probanden erzeugt. Kürzlich konnte gezeigt werden, daß ein CGRP-Antagonist in der Akutbehandlung der Migräne wirksam ist.

8.1.9.1 Sofortiger Kopfschmerz induziert durch CGRP

DIAGNOSTISCHE KRITERIEN:
A. Kopfschmerz, der wenigstens eines der nachfolgenden Charakteristika aufweist und die Kriterien C und D erfüllt:
   1. bilateral
   2. fronto-temporal lokalisiert
   3. pulsierender Charakter
   4. Verstärkung durch körperliche Aktivität
B. Aufnahme von CGRP
C. Der Kopfschmerz entwickelt sich innerhalb von 10 Minuten nach Aufnahme von CGRP
D. Der Kopfschmerz verschwindet innerhalb von 1 Stunde nach Ende der Aufnahme von CGRP

8.1.9.2 Verzögerter Kopfschmerz induziert durch CGRP

DIAGNOSTISCHE KRITERIEN:
A. Kopfschmerz bei einer Person, die unter primären Kopfschmerzen leidet, mit den Charakteristika dieses primären Kopfschmerztypes[1] und der die Kriterien C und D erfüllt
B. Aufnahme von CGRP
C. Der Kopfschmerz tritt auf, nachdem CGRP bereits aus dem Blut eliminiert wurde[2]
D. Der Kopfschmerz verschwindet innerhalb von 72 Stunden nach Ende einer CGRP-Infusion

ANMERKUNGEN:
1. Gesunde Personen entwickeln nur selten einen verzögerten Kopfschmerz induziert durch Histamin, während Migränepatienten eine Migräneattacke ohne Aura, Patienten mit einem Kopfschmerz vom Spannungstyp einen Kopfschmerz vom Spannungstyp und Clusterpatienten eine Clusterkopfschmerzattacke bekommen.
2. Kopfschmerzen vom Spannungstyp und Migräne entwickeln sich im Mittel erst nach 5–6 Stunden, Clusterkopfschmerzen typischerweise nach 1 bis 2 Stunden.

8.1.10 Kopfschmerz als akute Nebenwirkung zurückzuführen auf eine Medikation eingesetzt für andere Indikationen

DIAGNOSTISCHE KRITERIEN:
A. Kopfschmerz, der die Kriterien C und D erfüllt
B. Einsatz einer Medikation für eine andere therapeutische Indikation als Kopfschmerzen
C. Der Kopfschmerz entwickelt sich innerhalb von Minuten bis Stunden nach Medikationseinnahme
D. Der Kopfschmerz verschwindet innerhalb von 72 Stunden nach letzter Medikationseinnahme

KOMMENTAR:
Zahlreiche Medikamenten wurden in Zusammenhang mit der Entstehung von Kopfschmerzen gebracht. Die folgenden Substanzen werden am häufigsten genannt: Atropin, Digitalis, Disulfiram, Hydralazin, Imipramin, Nikotin, Nifedipin, Nimodipin. Ein ausführlichere Liste findet sich im Anhang (Tabelle 1).
Die Kopfschmerzcharakteristika sind in der Literatur nicht gut definiert. Meist sind sie dumpf, kontinuierlich vorhanden, diffus lokalisiert und von mittelstarker bis starker Intensität.

8.1.11 Kopfschmerz zurückzuführen auf akuten Gebrauch oder Exposition einer anderen Substanz

DIAGNOSTISCHE KRITERIEN:
A. Kopfschmerz, der die Kriterien C und D erfüllt
B. Einnahme oder Exposition von einer anderen als der oben aufgeführten Substanzen
C. Der Kopfschmerz entwickelt sich innerhalb 12 Stunden nach Einnahme oder Exposition
D. Der Kopfschmerz verschwindet innerhalb von 72 Stunden nach einmaliger Einnahme oder Exposition

KOMMENTAR:
Zahlreiche organische wie anorganische Substanzen wurden in Zusammenhang mit der Entstehung von Kopfschmerzen gebracht. Die folgenden Substanzen werden am häufigsten genannt:
Anorganische Verbindungen: Arsen, Borat, Bromat, Chlor, Kupfer, Jod, Blei, Lithium, Quecksilber und Tolazolinhydroclorid.

Organische Verbindungen: Alkohol (langkettig), Anilin, Balsam, Kampfer, Kohlenstoffdisulfid, Kohlenstofftetrachlorid, Clordecon, EDTA, Heptachlor, Hydrogensulfid, Kerosin, Methylalkohol, Methylbromid, Methylchlorid, Methyljod, Naphthalen, organische Phosphorverbindungen (Parathion, Pyrethrum).

Die Kopfschmerzcharakteristika sind in der Literatur nicht gut definiert. Meist sind sie dumpf, kontinuierlich vorhanden, diffus lokalisiert und von mittelstarker bis starker Intensität.

8.2 Kopfschmerz bei Medikamentenübergebrauch

FRÜHER VERWENDETE BEGRIFFE:
„Rebound"-Kopfschmerz, medikamenteninduzierter Kopfschmerz, Kopfschmerz bei Medikamentenmißbrauch

EINLEITUNG
Dieser und der folgende Abschnitt befassen sich mit Kopfschmerzen bei chronischer Substanzennahme oder -exposition.

Der Kopfschmerz bei Medikamentenübergebrauch ist das Ergebnis einer Interaktion zwischen exzessiv gebrauchten Medikamenten und empfänglichen Patienten. Das beste Beispiel ist der Übergebrauch von Kopfschmerzmedikamenten bei zu Kopfschmerz neigenden Patienten.

Der bei weitem häufigste Grund für eine Migräne, die an 15 oder mehr Tagen pro Monat auftritt bzw. für ein Mischbild von Migräne und Kopfschmerzen vom Spannungstyp mit 15 oder mehr Kopfschmerztagen pro Monat ist ein Übergebrauch spezifischer Migränetherapeutika und/oder Analgetika. Generell wird ein Medikamentenübergebrauch in Einnahmetagen pro Monat definiert. Entscheidend ist, daß die Einnahme sowohl häufig als auch regelmäßig, d.h. an mehreren Tagen pro Woche erfolgt. Ist das diagnostische Kriterium z. B. $\geq$ 10 Tage im Monat würde dies durchschnittlich 2 bis 3 Einnahmetage in der Woche bedeuten. Folgen auf eine Häufung von Einnahmetagen lange Perioden ohne Medikation, wie man es bei einigen Patienten sieht, ist das Entstehen von Kopfschmerzen bei Medikamentenübergebrauch weit weniger wahrscheinlich.

Ein reiner Kopfschmerz vom Spannungstyp ist meistens nicht auf einen Medikamentenübergebrauch zurückzuführen. Aber unter den Patienten, die in spezialisierten Zentren gesehen werden, hat sich der Kopfschmerz vom Spannungstyp häufig durch einen Medikamentenübergebrauch chronifiziert.

Patienten, bei denen ein neuer Kopfschmerz während eines Medikamentenübergebrauches auftritt bzw. deren Migräne oder Kopfschmerzen vom Spannungstyp sich signifikant verschlimmern, sollten die Diagnose des ursprünglichen Kopfschmerzes und die Diagnose eines 8.2. *Kopfschmerzes bei Medikamentenübergebrauch* erhalten. Darüber hinaus haben Kopfschmerzen, die auf einen Medikamentenübergebrauch zurückzuführen sind, häufig die Eigenart, selbst innerhalb eines Tages zwischen den Charakteristika einer Migräne und denen eines Kopfschmerzes vom Spannungstyp zu wechseln, so daß ein neuer Kopfschmerztyp entsteht.

Die Diagnose eines Kopfschmerzes bei Medikamentenübergebrauch ist klinisch extrem wichtig, weil Patienten nur sehr selten auf eine Kopfschmerzprophylaxe ansprechen, solange ein Medikamentenübergebrauch besteht.

8.2.1 Kopfschmerz bei Ergotaminübergebrauch

DIAGNOSTISCHE KRITERIEN:
A. Kopfschmerz an >15 Tage/Monat, der wenigstens eines der nachfolgenden Charakteristika aufweist und die Kriterien C und D erfüllt:
   1. bilateral
   2. drückende, einengende Qualität
   3. leichte oder mittlere Intensität
B. Ergotamineinnahme an $\geq$ 10 Tagen/Monat regelmäßig über $\geq$ 3 Monate
C. Entwicklung der Kopfschmerzen oder deutliche Verschlechterung während des Ergotaminübergebrauches
D. Der Kopfschmerz verschwindet oder kehrt innerhalb von 2 Monaten nach Beendigung der Ergotamineinnahme wieder zu seinem früheren Auftretensmuster zurück

KOMMENTAR:
Die Bioverfügbarkeit von Ergotaminen ist so variabel, daß eine minimale Grenzschwelle nicht definiert werden kann.

8.2.2 Kopfschmerz bei Triptanübergebrauch

DIAGNOSTISCHE KRITERIEN:
A. Kopfschmerz an $\geq$ 15 Tage/Monat, der wenigstens eines der nachfolgenden Charakteristika aufweist und die Kriterien C und D erfüllt:
   1. vornehmlich einseitig
   2. pulsierende Qualität
   3. mittlere oder starke Schmerzintensität
   4. Verstärkung durch körperliche Routineaktivitäten (z. B. Gehen oder Treppensteigen) oder führt zu deren Vermeidung
   5. Während des Kopfschmerzes besteht mindestens eines:
      a) Übelkeit und/oder Erbrechen
      b) Photophobie und Phonophobie
B. Triptaneinnahme (jede Darreichungsform) an $\geq$ 10 Tagen/Monat regelmäßig über $\geq$ 3 Monate
C. Deutliche Zunahme der Kopfschmerzhäufigkeit während des Triptanübergebrauches
D. Der Kopfschmerz verschwindet oder kehrt innerhalb von 2 Monaten nach Beendigung der Triptaneinnahme wieder zu seinem früheren Auftretensmuster zurück

KOMMENTAR:
Triptane können eine Zunahme der Migränefrequenz bis hin zur chronischen Migräne verursachen. Es gibt Hinweise, daß dies schneller als bei Ergotaminen geschieht.

8.2.3 Kopfschmerz bei Analgetikaübergebrauch

DIAGNOSTISCHE KRITERIEN:
A. Kopfschmerz an ≥ 15 Tage/Monat, der wenigstens eines der nachfolgenden Charakteristika aufweist und die Kriterien C und D erfüllt:
 1. bilateral
 2. drückende/beengende (nicht pulsierende) Qualität
 3. leichte oder mittlere Intensität
B. Einnahme von Analgetika an ≥ 15 Tagen/Monat[1] regelmäßig über ≥ 3 Monate
C. Entwicklung der Kopfschmerzen oder deutliche Verschlechterung während des Analgetikaübergebrauches
D. Der Kopfschmerz verschwindet oder kehrt innerhalb von 2 Monaten nach Beendigung der Analgetikaeinnahme wieder zu seinem früheren Auftretensmuster zurück

ANMERKUNG:
1. Es ist eher Expertenmeinung als formal wissenschaftlich belegt, daß eine Einnahme an ≥ 15 Tagen/Monat und nicht an ≥ 10 Tagen/Monat erforderlich ist, um Kopfschmerz bei Analgetikaübergebrauch zu induzieren.

8.2.4 Kopfschmerz bei Opioidübergebrauch

DIAGNOSTISCHE KRITERIEN:
A. Kopfschmerz an ≥ 15 Tage/Monat, der die Kriterien C und D erfüllt
B. Einnahme von Opioiden an ≥ 10 Tagen/Monat regelmäßig über ≥ 3 Monate
C. Entwicklung der Kopfschmerzen oder deutliche Verschlechterung während des Analgetikaübergebrauches
D. Der Kopfschmerz verschwindet oder kehrt innerhalb von 2 Monaten nach Beendigung der Opioideinnahme wieder zu seinem früheren Auftre-tensmuster zurück

KOMMENTAR:
Prospektive Studien haben gezeigt, daß Patienten, die Opioide übergebrauchen, die höchste Rückfallrate nach einer Entzugsbehandlung aufweisen.

8.2.5 Kopfschmerz zurückzuführen auf den Übergebrauch von Schmerzmittelmischpräparaten

DIAGNOSTISCHE KRITERIEN:
A. Kopfschmerz an ≥ 15 Tage/Monat, der wenigstens eines der nachfolgenden Charakteristika aufweist und die Kriterien C und D erfüllt:
 1. bilateral
 2. drückende/beengende (nicht pulsierende) Qualität
 3. leichte oder mittlere Intensität
B. Einnahme von Schmerzmittelmischpräparaten[1] an ≥ 10 Tagen/Monat regelmäßig über ≥ 3 Monate
C. Entwicklung des Kopfschmerzes oder deutliche Verschlechterung während des Schmerzmittelmischpräparateübergebrauches
D. Der Kopfschmerz verschwindet oder kehrt innerhalb von 2 Monaten nach Beendigung der Schmerzmittelmischpräparateeinnahme wieder zu seinem früheren Auftretensmuster zurück

ANMERKUNG:
1. Die typischerweise betroffenen Schmerzmittelmischpräparate sind solche, die einfache Analgetika mit Opioiden, Butalbital und/oder Koffein kombinieren.

8.2.6 Kopfschmerz zurückzuführen auf den Übergebrauch einer anderen Medikation

DIAGNOSTISCHE KRITERIEN:
A. Kopfschmerz an ≥ 15 Tage/Monat, der die Kriterien C und D erfüllt
B. Regelmäßige Einnahme einer Medikation[1], die oben nicht aufgeführt ist, über ≥ 3 Monate
C. Entwicklung der Kopfschmerzen oder deutliche Verschlechterung während des Medikamentenübergebrauches
D. Der Kopfschmerz verschwindet oder kehrt innerhalb von 2 Monaten nach Beendigung des Medikamentenübergebrauches wieder zu seinem früheren Auftretensmuster zurück

ANMERKUNG:
1. Die Definition des Übergebrauchs in Tagen/Monat dürfte wahrscheinlich in Abhängigkeit der Art der übergebrauchten Substanz variieren.

8.2.7 Wahrscheinlicher Kopfschmerz bei Medikamentenübergebrauch

DIAGNOSTISCHE KRITERIEN:
A. Kopfschmerz, der die Kriterien A–C einer der Unterformen von 8.2.1 bis 8.2.6 erfüllt
B. Einer der beiden folgenden Punkte ist erfüllt:
 1. die übergebrauchte Substanz ist noch nicht entzogen
 2. der Medikamentenübergebrauch wurde innerhalb der letzten 2 Monate beendet, aber der Kopfschmerz ist noch nicht verschwunden oder zu seinem früheren Auftretensmuster zurückgekehrt

KOMMENTAR:
Kodierbare Unterformen des 8.2.7 *wahrscheinlichen Kopfschmerzes bei Medikamentenübergebrauchs sind 8.2.7.1 wahrscheinlicher Kopfschmerz bei Ergotaminübergebrauch, 8.2.7.2 wahrscheinlicher Kopfschmerz bei Triptanübergebrauch, 8.2.7.3 wahrscheinlicher Kopfschmerz bei Analgetikaübergebrauch, 8.2.7.4 wahrscheinlicher Kopfschmerz bei Opioidübergebrauch, 8.2.7.5 wahrscheinlicher Kopfschmerz zurückzuführen auf den Übergebrauch von Schmerzmittelmischpräparaten* und *8.2.7.6 Kopfschmerz wahrscheinlich zurückzuführen auf den Übergebrauch einer anderen Medikation.*

Viele Patienten, die die Kriterien eines 8.2.7 *wahrscheinlichen Kopfschmerzes bei Medikamentenübergebrauch* erfüllen, erfüllen auch die Kriterien von entweder 1.6.5 *wahrscheinliche chronische Migräne* oder

8.4 Kopfschmerz zurückzuführen auf den Entzug einer Substanz

2.4.3 *wahrscheinlicher chronischer Kopfschmerz vom Spannungstyp*. Sie sollten beide Diagnosen erhalten, bis die Ursache durch einen Medikamentenentzug geklärt ist. Bei Patienten mit einer 1.6.5 *wahrscheinlichen chronischen Migräne* sollte zusätzlich der vorbestehende Migränesubtyp kodiert werden (meist eine 1.1 *Migräne mit Aura*).

8.3 Kopfschmerz als Nebenwirkung zurückzuführen auf eine Dauermedikation

DIAGNOSTISCHE KRITERIEN:
A. Kopfschmerz an ≥ 15 Tage/Monat, der die Kriterien C und D erfüllt
B. Dauermedikation[1] für irgendeine therapeutische Indikation
C. Der Kopfschmerz entwickelt sich unter der Medikation
D. Der Kopfschmerz verschwindet nach Beendigung der Medikation[2]

ANMERKUNGEN:
1. Die Definition der Dosis und Dauer wird mit der Art der Medikation variieren.
2. Die Zeit bis zum Verschwinden wird variieren, kann aber bei Monaten liegen.

KOMMENTAR:
Der Kopfschmerz kann Folge eines direkten pharmakologischen Effekts der Medikation sein, wie einer Vasokonstriktion, die eine maligne Hypertension und Kopfschmerz verursacht oder sekundäre Folge einer Medikamentenwirkung wie z. B. einer medikamenteninduzierten intrakranialen Hypertension. Letztere ist anerkannte Komplikation der Dauereinnahme von anabolen Steroiden, Amiodaron, Lithiumcarbonat, Nalidixinsäure, Schilddrüsenhormonen, Tetrazyklinen oder Minozyklin.

8.3.1 Kopfschmerz induziert durch exogene Hormone

DIAGNOSTISCHE KRITERIEN:
A. Kopfschmerz oder Migräne, die die Kriterien C und D erfüllen
B. Regelmäßige Einnahme exogener Hormone
C. Der Kopfschmerz oder die Migräne entwickeln sich innerhalb von 3 Monaten nach Beginn der Einnahme exogener Hormone
D. Der Kopfschmerz oder die Migräne verschwinden oder kehren innerhalb von 3 Monaten nach Beendigung der Einnahme exogener Hormone wieder zu ihrem früheren Auftretensmuster zurück

KOMMENTAR:
Die regelmäßige Einnahme von exogenen Hormonen, typischerweise zur Kontrazeption oder Hormonsubstitution, kann mit einer Frequenzzunahme oder dem neuen Auftreten von Kopfschmerzen oder Migräne einhergehen.
 Wenn eine Frau zusätzlich Kopfschmerzen oder Migräne hervorgerufen durch den Entzug exogener Östrogene entwickelt, sollten beide Diagnosen 8.3.1 *Kopfschmerz induziert durch exogene Hormone* und 8.4.3 *Östrogenentzugskopfschmerz* vergeben werden.

8.4 Kopfschmerz zurückzuführen auf den Entzug einer Substanz

8.4.1 Koffeinentzugskopfschmerz

DIAGNOSTISCHE KRITERIEN:
A. Bilateraler und/oder pulsierender Kopfschmerz, der die Kriterien C und D erfüllt
B. Koffeinkonsum von ≥ 200 mg/Tag über ≥ 2 Wochen hinweg, der unterbrochen oder verzögert ist
C. Der Kopfschmerz entwickelt sich innerhalb von 24 Stunden nach letzten Koffeinkonsum und bessert sich innerhalb von 1 Stunde nach Einnahme von 100 mg Koffein
D. Der Kopfschmerz verschwindet innerhalb von 7 Tagen nach vollständigem Koffeinentzug

8.4.2 Opioidentzugskopfschmerz

DIAGNOSTISCHE KRITERIEN:
A. Bilateraler und/oder pulsierender Kopfschmerz, der die Kriterien C und D erfüllt
B. Tägliche Opioideinnahme über ≥ 3 Monate, die unterbrochen ist
C. Der Kopfschmerz entwickelt sich innerhalb von 24 Stunden nach letzter Opioideinnahme
D. Der Kopfschmerz verschwindet innerhalb von 7 Tagen nach vollständigem Opioidentzug

8.4.3 Östrogenentzugskopfschmerz

DIAGNOSTISCHE KRITERIEN:
A. Kopfschmerz oder Migräne, die die Kriterien C und D erfüllen
B. Tägliche Zufuhr von exogenem Östrogen für ≥ 3 Wochen, die unterbrochen ist
C. Kopfschmerz oder Migräne entwickeln sich innerhalb von 5 Tagen nach letzter Östrogeneinnahme
D. Kopfschmerz oder Migräne verschwinden innerhalb von 3 Tagen

KOMMENTAR:
Ein Östrogenentzug nach Beendigung einer befristeten exogenen Östrogenzufuhr (z.B. in der Pillenpause bei oralen Kombinationskontrazeptiva oder bei einer Hormonersatztherapie) kann mit Kopfschmerzen oder einer Migräne einhergehen.

8.4.4 Kopfschmerz zurückzuführen auf den Entzug anderer chronisch eingenommener Substanzen

DIAGNOSTISCHE KRITERIEN:
A. Bilateraler und/oder pulsierender Kopfschmerz, der die Kriterien C und D erfüllt
B. Tägliche Einnahme einer oben nicht aufgeführten Substanz über >3 Monate, die unterbrochen wurde

C. Der Kopfschmerz entwickelt sich in engem zeitlichen Zusammenhang zum Entzug der eingenommenen Substanz
D. Der Kopfschmerz verschwindet innerhalb von 3 Monaten nach dem Entzug

KOMMENTAR:
Es gibt Meinungen, jedoch noch ohne ausreichenden wissenschaftlichen Beleg, daß ein Entzug folgender Substanzen Kopfschmerzen verursachen kann: Kortikosteroide, trizyklische Antidepressiva, selektive Serotoninwiederaufnahmehemmer (SSRIs) und nichtsteroidale Antiphlogistika.

Kopfschmerz bei akutem Substanzgebrauch

Früher wurden häufig Kopfschmerzen nach Einnahme von Substanzen als *primäre Kopfschmerzerkrankungen* diagnostiziert. So wurde teilweise die Migräne als eine Art von Nahrungsmittelallergie aufgefaßt, bei der bestimmte Wirkstoffe aus Nahrungsmitteln Migräneanfälle auslösen sollten. Tatsächlich gibt es eine Reihe von Wirkstoffen, deren Einnahme zur Ausbildung von Kopfschmerzen führen kann. Diese Kopfschmerzen werden jedoch heute nicht mehr innerhalb der primären Kopfschmerzen klassifiziert, sondern eingestuft als

- *eigenständige sekundäre Kopfschmerzerkrankungen.*

Die *Vielzahl von Substanzen*, die bei akuter Applikation zu Kopfschmerzen führen, läßt eine einheitliche pathophysiologische Erklärung nicht zu. Die Einnahme von *vasodilatatorisch* wirkenden Substanzen kann sehr häufig Kopfschmerzen induzieren. Es wird angenommen, daß die *Reizung der perivaskulären Nozizeptoren* für die Schmerzentstehung verantwortlich ist. In früheren Jahren wurde in Anlehnung an die Zweiphasentheorie der Migräne nach Woolf eine *extrakranielle Verursachung* der Schmerzen durch vasoaktive Substanzen vermutet. Neuere Untersuchungen weisen jedoch darauf hin, daß durch *direkte vaskuläre und neuronale Wirkmechanismen* Schmerzen *intrakraniell* erzeugt werden können. Insbesondere von nichtsteroidalen Antirheumatika ist bekannt, daß antinozizeptive Mechanismen im Bereich des Hirnstamms beeinflußt werden können. Durch akute Veränderungen in diesen Systemen ist ebenfalls die Möglichkeit für die Entstehung von Kopfschmerzen gegeben.

In klinischen Studien zur *Analyse der Effektivität und Verträglichkeit von Medikamenten* findet sich bei nahezu jeder Untersuchung Kopfschmerz als unerwünschtes Ereignis. Dabei muß jedoch berücksichtigt werden, daß aufgrund der *extrem großen Prävalenz* Kopfschmerzen als Symptom *ganz unabhängig* von der Gabe des Wirkstoffes auftreten können. Tatsächlich finden sich in vielen klinischen Prüfungen *auch bei Placebogabe* entsprechend hohe Kopfschmerzauftretensraten. Es muß deshalb angenommen werden, daß die extrem große Spontanprävalenz bei vielen Medikamenten Kopfschmerzen als Nebenwirkung nahelegt. Erst seit der Durchführung von *kontrollierten Doppelblindstudien* ist es möglich, die bedingende Wirkung einer Substanz für die Kopfschmerzgenese zu belegen.

Nitrat- oder Nitrit-Kopfschmerz

Bei der Herstellung von Dynamit fielen erstmals *arbeitsplatzbedingte Kopfschmerzen* auf. Als verantwortliche Substanz wurde das *Nitroglyzerin* identifiziert. Der Kopfschmerz nach Nitroglyzerinexposition zeigt sich *innerhalb von 1 h*, hat einen *pulsierenden, pochenden Charakter und tritt bilateral und frontal auf. Körperliche Betätigung* führt zu einer *Verschlechterung* der Kopfschmerzen. Somit erfüllt der Kopfschmerz die Merkmale des Prägnanztyps „Kopfschmerz vom vasodilatatorischen Typ" (Prototyp: durch Nitroglyzerin, Histamin oder Prostacyclin hervorgerufener Kopfschmerz). Dessen Merkmale sind die bifrontaltemporal pulsierenden Schmerzen, das Fehlen von neurologischen Symptomen, Übelkeit oder Erbrechen in Abgrenzung von Migräneattacken.

Der nitratinduzierte Kopfschmerz kommt *häufiger* bei Patienten vor, die *primär an Migräne* leiden oder die *regelmäßig Alkohol* konsumieren. Ähnliche Kopfschmerzen können bei Patienten beobachtet werden, die *zur therapeutischen Beeinflussung einer Angina pectoris* Nitrate einnehmen müssen. Kopfschmerzen nach dem Genuß von *gepökelten Speisen* werden mit großer Wahrscheinlichkeit ebenfalls durch Nitrat- oder Nitritzusätze hervorgerufen. Diese Kopfschmerzen werden auch als sog. „Hot-dog-Kopfschmerzen" bezeichnet. Bei *therapeutischer Gabe von Nitropräparaten* sollte bei Auftreten von typischen Kopfschmerzen vom vasodilatatorischen Typ in Absprache mit dem behandelnden Kardiologen ein *Umsetzen der Therapie* veranlaßt werden. (Abb. 15.1).

Kopfschmerz hervorgerufen durch Stickoxyddonatoren

In neueren Studien wurde der Effekt von Stickoxyddonatoren, insbesondere von Glyceryl-Trinitrat (GTN) systematisch untersucht. Diese Sub-

Nitrat- oder Nitritkopfschmerz	Expositionsprophylaxe (z.B. Medikamente, Nahrungsmittel)
Natriumglutamatkopfschmerz	Expositionsprophylaxe (Gewürzverstärker, insbesondere in asiatischer Küche)
Kohlenmonoxidkopfschmerz	Expositionsprophylaxe
	Sauerstoffzufuhr
Alkoholkopfschmerz	Expositionsprophylaxe
	Frischluftexposition
	Elektrolyt- und Flüssigkeitszufuhr
	Fruktose 30 g unmittelbar nach Alkoholgenuss
	Acetylsalicylsäure 1 g unmittelbar nach Alkoholgenuss
Kopfschmerz zurückzuführen auf Einnahme anderer Substanzen	Expositionsprophylaxe

Abb. 15.1. Möglichkeiten in der Therapie von Kopfschmerz zurückzuführen auf akute Substanzwirkung

stanz wurde besonders in den Mittelpunkt des Interesses gerückt, da aufgrund der kurzen Halbwertszeit und des möglichen klinischen Einsatzes eine experimentelle Möglichkeit zur Verfügung steht, um Kopfschmerzen systematisch experimentell auszulösen und zu untersuchen. In diesem Modell wird intravenös GTN infundiert und die Kopfschmerzen werden auf einer Skala von 0–10 von den Probanden kategorisiert. In verschiedenen Studien zeigte sich, daß der durch GTN-Infusionen induzierte Kopfschmerz bei gesunden Patienten in der Regel beidseitig auftritt und eine milde bis mittelstarke Intensität aufweist. Die Schmerzqualität ist pulsierend und die Schmerzen werden durch körperliche Aktivität verstärkt. Die Begleitsymptome erinnern an die der Migräne, es können Photophobie, Phonophobie, Übelkeit und Erbrechen auftreten.

In aktuellen Studien zeigte sich, daß Patienten mit primären Kopfschmerzen nach der Infusion von GTN ein unterschiedliches Kopfschmerzprofil aufweisen. Zunächst treten Nichtmigränekopfschmerzen wie bei gesunden Probanden nach der Infusion auf. Zusätzlich treten jedoch verzögert migräneartige Kopfschmerzen in Verbindung mit der Infusion auf. In einer placebokontrollierten Studie zeigte sich, daß bei Migräne-mit-Aura-Patienten 12 h nach der Infusion von GTN verzögert Kopfschmerzen auftreten. Während der Infusion selbst konnten 80% der Patienten Kopfschmerzen verspüren und nur bei 1 von 12 Patienten erfüllten diese Kopfschmerzen die Migränekriterien. Bei 80% der behandelten Patienten trat jedoch verzögert eine reguläre Migräneattacke nach der Infusion auf. Der Gipfel der Migränekopfschmerzen konnte 5,5 h nach der Infusion beobachtet werden. Auf der 10er-Skala erreichten die Migränekopfschmerzen eine Intensität von 7, die Schmerzcharakteristika und die Begleitsymptome waren ähnlich zu den sonst erlittenen spontanen Migräneattacken bei den betroffenen Patienten. In anderen Studien konnte gezeigt werden, daß gesunde Probanden keine verzögerten Migräneattacken erleiden, obwohl sie gleich nach der Infusion die typischen GTN-induzierten Kopfschmerzen berichten. Bei Migränepatienten, die eine Migräne mit Aura aufweisen, können trotz der Induktion einer verzögerten Migräneattacke nach der Infusion Migränesymptome nicht beobachtet werden.

Bei Clusterkopfschmerzpatienten kann eine reguläre Clusterkopfschmerzattacke nach der Infusion von GTN während einer akuten Clusterperiode induziert werden, nicht jedoch in der Remissionsperiode. Die Clusterattacken können mit ziemlicher Zuverlässigkeit innerhalb von 30–50 min nach sublingualer Aufnahme von GTN auftreten. Interessanterweise können Clusterattacken nach Ablaufen einer spontanen Clusterattacke durch GTN nicht ausgelöst werden. Dieses weist darauf hin, daß für einige Stunden nach Ablauf einer spontanen Clusterattacke eine Refraktärperiode besteht.

Natriumglutamat-Kopfschmerz

Nach Verzehr von *mit Natriumglutamat gewürzten Speisen* können *Unwohlsein in Form von Kompressionsgefühl im Bereich des Thorax, Engegefühl im Bereich des Gesichts, brennende Mißempfindungen im Bereich der Schulter, des Halses und des Thorax sowie Schwindel, Bauchschmerzen und Ausschläge* auftreten. Solche Störungen von unterschiedlicher Intensität können *bei etwa einem Drittel der Menschen* beobachtet werden, die mit Natriumglutamat-Gewürzverstärker gewürzte Speisen verzehren. Natriumglutamat wird insbesondere in Soßen im Rahmen der chinesischen Küche verwendet. Aus diesem Grund wurde der damit verbundene Kopfschmerz auch als „China-Restaurant-Syndrom" bezeichnet. Warum es Menschen gibt, die in keiner Weise anfällig gegen erhöhte Dosen von Natriumglutamat sind, ist ungeklärt. Es wird vermutet, daß ein *vasokonstriktorischer* Effekt von Natriumglutamat zur Kopfschmerzgenese beiträgt. Die genauen Mechanismen sind jedoch noch nicht erforscht.

Kohlenmonoxid-Kopfschmerz

Kopfschmerzen *in schlecht belüfteten Räumen* können ubiquitär beobachtet werden. Eine *erhöhte Kohlenmonoxid- und -dioxidkonzentration* könnte dafür verantwortlich sein. Durch erhöhte Konzentrationen von *CO* in der Atemluft entsteht ein *generalisierter pulsierend-pochender Kopfschmerz*. Im Rahmen der Autoregulation kann durch die erhöhte CO-Konzentration eine *Vasodilatation* erzeugt werden. Bei weiterer Zunahme der CO-Konzentration entstehen zusätzliche allgemeine und fokale neurologische Störungen in Form von *psychischer Reizbarkeit*. Im weiteren Verlauf können dann *Übelkeit, Erbrechen, Sehstörungen,* schließlich *Somnolenz, Koma und Tod* eintreten.

Alkohol-Kopfschmerz

Epidemiologie

Kopfschmerz nach Alkoholeinnahme ist der *häufigste symptomatische Kopfschmerz überhaupt*. Nach einer aktuellen Untersuchung in Dänemark beträgt die Einjahresprävalenz 68%. In den USA geben 50% an, im vergangenen Jahr einen „Hangover" erlitten zu haben. Nur 23% der Menschen in Deutschland haben während ihres Lebens *noch nie* Alkoholkopfschmerz erlitten. Das gemeine Schädelweh am Neujahrsmorgen hat schon Wilhelm Busch beschrieben. Katerkopfschmerz ist eine weitverbreitete Erscheinung (Abb. 15.2).

Klinik und Pathophysiologie

Neben den *dumpfen, bohrenden, drückenden oder auch pulsierenden Kopfschmerzen* treten *Übelkeit, Erbrechen, Schwindel, Mundtrockenheit und Gesichtsblässe* auf. Besonders sind auch die *kognitiven Funktionen des Hirns* beeinflußt. Aus Untersuchungen an Testpiloten ist bekannt, daß selbst *noch 48 h nach Abklingen des Katers gravierende Leistungsreduktionen* und entsprechend hohe Fehlleistungsraten bestehen. Fatal ist, daß sich die Betroffenen in dieser späten Katerphase *fit fühlen* und sich volle Leistungsfähigkeit zutrauen. Aus Untersuchungen in England ist bekannt, daß durch „Hang-over" pro Jahr der Volkswirtschaft 2 Mrd. Pfund Sterling verloren gehen. In diesem Zusammenhang ist interessant, daß nach aktuellen Pres-

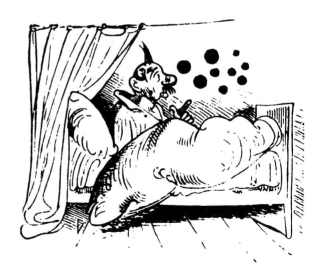

Abb. 15.2. Wilhelm Busch: Kopfschmerzen am Neujahrsmorgen

semeldungen Katerkopfschmerzen im Deutschen Bundestag eine größere Prävalenz aufweisen sollen als in der sonstigen Bevölkerung.

- Ein direkter *Alkoholkopfschmerz* tritt *30 min nach Alkoholkonsum* auf. Diese Spanne entspricht der für die *vasodilatatorische* Wirkung des Alkohols erforderlichen Zeit. Der direkte Gefäßeffekt ist jedoch *nicht* für die Kopfschmerzen verantwortlich. Vielmehr wird eine *Störung der zerebralen Autoregulation* als Ursache angesehen.
- Der *Alkoholentzugskopfschmerz* entsteht *5–10 h nach erfolgter Metabolisierung* des Alkohols. Als Grund für den Katerkopfschmerz wird eine *verzögerte Aussscheidung von Alkoholmetaboliten* angesehen. Außerdem soll eine *temporäre Störung des Redoxsystems* für die Kopfschmerzen verantwortlich sein.

! Drei wesentliche Enstehungshypothesen werden diskutiert:

1. ein *Reboundeffekt* als antagonistische Reaktion des Organismus gegen die Intoxikation;
2. ein *direkter toxischer Alkoholeffekt*;
3. eine *Störung der zerebralen Regulation und zirkadianer Rhythmen*.

Weitere mögliche Ursachen sind eine *zerebrale Hypoxie* bei Reduktion des peripheren Widerstands und gleichzeitiger Minderung der linksventrikulären Auswurfleistung.

Interessanterweise scheint bei der Kopfschmerzentstehung *nicht der Alkohol an sich* entscheidend zu sein, sondern *die Art des alkoholischen Getränks als Gesamtheit*.

Zudem konnte in Laborversuchen die *Einnahme von reinem Ethylalkohol* in verschiedenen Konzentrationen auch bei denjenigen Menschen *keinen Kopfschmerz* induzieren, die sonst entsprechende Kopfschmerzen bei Alkoholgenuß angaben. Wahrscheinlich ist auch das *multifaktorielle Umfeld* des Alkoholkonsums bei der Kopfschmerzentstehung mit verantwortlich, also z.B. langes Aufbleiben, Rauchen, Änderung des Schlaf-Wach-Rhythmus, Streß, soziale Interaktion etc.

Schließlich kommt Katerkopfschmerz *bei Problemtrinkern so gut wie nie* vor. Tatsächlich tritt Kater besonders *bei mittlerem Alkoholkonsum* auf. Kater ist eine sinnvolle Reaktion des Organismus, um vor Sucht zu bewahren. Wer nach Alkoholgenuß Kater verspürt, wird vor Mißbrauch eher geschützt als jemand, der die „Bestrafung" nicht erleidet.

Therapie
Die praktische Konsequenz ist, daß *Alkoholgenuß möglichst vermieden* werden sollte. Folgende Empfehlungen können im „Notfall" die Beschwerden lindern:

> **MERKE**
>
> - Die *orale Einnahme von 30 g Fruktose* erhöht die Metabolisierungsrate von Alkohol um bis zu 30 %. Bis zum Aufwachen ist die Metabolisierung dann weitgehend abgeschlossen, und der Kopfschmerz wird teilweise „verschlafen".
> - Die *Einnahme von 1 g Acetylsalicylsäure* vor dem Schlafengehen kann die Katerhäufigkeit reduzieren. Auch ist 1 g Acetylsalicylsäure *bei bereits vorhandenem Kater* wirksam.
> - Gegen die zerebrale Hypoxie hilft *ein ausgiebiger Spaziergang* an der frischen Luft!
> - *Elektrolythaltige Getränke oder Speisen*, wie Mineralwasser oder auch die berühmten Rollmöpse, können der Dehydrierung und dem Elektrolytverlust entgegenwirken.

Was man bei „Katerkopfschmerz" beachten sollte
- Nicht nach der Devise handeln: „Anfangen, wie man aufgehört hat." Alkohol zum Frühstück *verzögert und verstärkt* das Problem nur.
- Innerhalb von 72 h nach Alkoholkonsum keine wichtigen Entscheidungen treffen – das Urteilsvermögen ist drastisch reduziert!
- β-Blocker vermeiden. Eine kontrollierte Studie zum Einsatz von β-Blockern zeigte keine prophylaktische Wirksamkeit.
- Keine psychotropen Substanzen einnehmen! Die zerebrale Deregulation und die Verschiebung der zirkadianen Rhythmen wird dadurch nur erhöht und verlängert.
- Bei Kater sollte Paracetamol *nicht* verwendet werden, da dessen *Lebertoxizität* bei Alkoholmetabolisierung erhöht ist.
- *Keinesfalls* sollte man *in die Sauna* gehen. Aufgrund der peripheren Widerstandsreduktion und der verminderten linksventrikulären Leistung kann dies *lebensgefährlich* sein.

Unter der Lupe 15.1.
Rotwein, Kopfschmerzen und die Nase
Ein Patient berichtet über Kopfschmerzen, Erhöhung des Blutdrucks und Nasenbluten nach Genuß von 0,25–0,5 l Rotwein. Wie kann man den Zusammenhang erklären?

Aus neueren Untersuchungen ist bekannt, daß Rotwein eine große Potenz zur Freisetzung von Serotonin aus den Thrombozyten hat. Lädt man Thrombozyten mit radioaktiv markiertem Serotonin auf und inkubiert diese so präparierten Thrombozyten mit verschiedenen potentiell serotoninfreisetzenden Substanzen, so zeigt sich, daß Rotwein eine große Aktivität in der Freisetzung des radioaktiv markierten Serotonins besitzt. Im Gegensatz dazu sind Weißwein oder Bier nicht in der Lage, das radioaktiv markierte Serotonin freizusetzen.

Aufgrund dieses Mechanismus wird deutlich, daß Rotwein, ähnlich wie Reserpin, in der Lage ist, Serotonin aus Thrombozyten in das Plasma freizusetzen. Bei diesen Untersuchungen zeigt sich auch, daß innerhalb der verschiedensten Rotweine ganz unterschiedliche Potenzen zur Freisetzung von Serotonin aus den Thrombozyten bestehen. So gibt es „sehr wenig freisetzende" Rotweine und daneben auch „hochpotent freisetzende" Rotweine.

Außer den Unterschieden hinsichtlich der Rotweinbestandteile ist auch festzustellen, daß die Thrombozyten verschiedener Probanden sehr unterschiedlich reagieren. Manche Menschen sind, was die Freisetzung von Serotonin aus Thrombozyten durch Rotwein betrifft, „wenig empfindlich", andere hingegen „hoch empfindlich". Folglich kommt es nicht nur auf die *Potenz des Rotweins* selbst an, sondern auch auf die *Empfindlichkeit der Betroffenen*. Errechnet man einen Korrelationskoeffizenten zwischen der serotoninfreisetzenden Potenz von Rotwein und von Reserpin, so weist dieser mit 0,87 auf eine sehr enge Korrelation hin.

Da aus der Anwendung von Reserpin bekannt ist, daß die Substanz zu einer Herabsetzung der Funktion des Sympathikus und zu einem relativen Überwiegen der Funktion des Parasympathikus führt, kann man vermuten, daß auch Rotwein auf ähnliche Funktionen einwirkt. Durch Überwiegen des Parasympathikotonus kann es zu einer Schwellung der Nasenschleimhaut kommen. Möglicherweise ist diese Schwellung der Nasenschleimhaut Ursache für das von dem Patienten beschriebene Nasenbluten. Die Erhöhung des Blutdrucks nach dem Genuß von Rotwein kann bei dem beschriebenen Patienten auf die initiale schnelle Freisetzung von Serotonin zurückgeführt werden mit einer entsprechenden Zunahme des peripheren Gefäßwiderstands. Dieser schnell erhöhte Blutdruck bei gleichzeitiger Schwellung der Nasenschleimhaut kann somit recht schlüssig das Nasenbluten nach Genuß von Rotwein erklären. Ein ähnlicher Mechanismus wie hier beschrieben, kann auch bei der Auslösung der Kopfschmerzen diskutiert werden.

Kopfschmerz bei Einwirkung von anderen Substanzen

Umweltbedingte Exposition

Eine *Vielzahl verschiedener Wirkstoffe* ist in der Lage, bei entsprechend empfindlichen Menschen Kopfschmerzen hervorzurufen. Dazu gehören insbesondere

— *organische Lösungsmittel.*

Die Lösungsmittel zeichnen sich dadurch aus, daß sie bei Raumtemperatur *flüchtig* sind und sich *in der Atemluft* verteilen können. Aufgrund der *lipophilen Eigenschaften* können sie sich nach Einatmung schnell in fetthaltigen Gewebestrukturen *ansammeln*, insbesondere auch *im Zentralnervensystem*. Es sind sehr unterschiedliche chemische Lösungsmittel im Einsatz, darunter Alkohole, Phenole, aromatische Kohlenwasserstoffe, aliphatische Kohlenwasserstoffe, halogeniert oder unhalogeniert. Die Lösungsmittel werden in Form von z. B. Toluol, Hexan, Azeton, Methanol, Isopropanol, Trichloräthylen oder Chloroform in der Industrie, auf Baustellen und im Handwerk benutzt. Neben der *direkten Einwirkung auf Schleimhäute* mit Reizungen können *Symptome im ZNS* ausgelöst werden.

Als neurologische Symptome können Kopfschmerz, Schwindel, Müdigkeit, Abgeschlagenheit, Übelkeit und auch Unverträglichkeit *auch von anderen Stoffen* hervorgerufen werden. Bei *Dauerexposition* gegenüber organischen Lösungsmitteln können langfristige Schädigungen – *mit bleibenden strukturellen Läsionen* – im Sinne einer Enzephalopathie – verursacht werden.

Der *Phänotyp des Kopfschmerzes* bei der Einwirkung von organischen Lösungsmitteln entspricht am ehesten dem *Kopfschmerz vom vasodilatatorischen Typ* oder dem *Kopfschmerz vom Spannungstyp*.

Das sog. *Sick-building-Syndrom* geht möglicherweise ebenfalls z. T. auf die Wirkung organischer Lösungsmittel zurück. Insbesondere in neuen modernen Gebäuden wird eine Reihe von Baumaterialien verwendet, in denen hoch konzentrierte Lösungsmittel vorhanden sind, wie z. B. *Hartfaserplatten*, *Teppichböden* und *Kunststoffe*. Durch Verwendung von großflächigen Glasfronten mit Wärmeisolierung ist ein *Luftaustausch in diesen Räumen schlecht möglich,* und es kommt zu einer hohen Konzentration der Lösungsmittel. Durch *künstliches Licht und Air-conditioning* mit möglicher bakterieller Belastung der frisch zugeführten

Luft und Austrocknen der Atemwege kann eine *kontinuierliche Belastung des Organismus mit Kompensationsmechanismen des ZNS* induziert werden. Im Rahmen dieses multifaktoriellen Geschehens sollen Kopfschmerzen in entsprechenden Gebäuden mit einer ca. 3mal so großen Inzidenz auftreten wie in herkömmlichen Gebäuden.

Bei der akuten Einwirkung von Substanzen müssen immer *auch andere Faktoren* berücksichtigt werden, die bei der Entstehung von Kopfschmerzen von Bedeutung sein können. Insbesondere beim *Sick-building-Syndrom* können die *Arbeitsplatzgestaltung mit den Lichteinflüssen sowie die Bildschirmarbeit* von großer Bedeutung sein, damit lokale Wirkstoffe zu Kopfschmerz führen können. Dazu gehören auch *Lärmbelastung, elektromagnetische Wellen* und *Ultraschall. Streß und andere psychosoziale Faktoren* sind ebenfalls bei der Auswirkung von kopfschmerzinduzierenden Substanzen involviert.

Des weiteren kann die *Inhalation von Dämpfen* von *Lötzinn, Kupfer* oder *Magnesium* Kopfschmerzen erzeugen. Die Kopfschmerzen werden darüber hinaus von *Intoxikationssymptomen*, wie z. B. psychischer Reizbarkeit, Müdigkeit, Abgeschlagenheit, Konzentrationsverlust, Gedächtnisstörungen sowie zusätzlichen vegetativen Symptomen begleitet. Die *Manganexposition*, insbesondere bei Minenarbeitern und bei Beschäftigten in der eisenverarbeitenden Industrie, kann sich in Form von *anfallsweise oder dauernd auftretenden Kopfschmerzen* äußern und führt bei *chronischer Exposition* zu den *Syndromen der allgemeinen Enzephalopathie*. Neben psychischen Defiziten können v. a. *Bewegungsstörungen* im Sinne eines Parkinson-Syndroms auftreten.

Die mögliche Potenz von *Quecksilber* in der Induktion von Kopfschmerzen wird im Zusammenhang mit *Amalgamzahnfüllungen* diskutiert. Quecksilberintoxikationen mit Kopfschmerzen können jedoch auch bei der *Herstellung von Autobatterien, Lampen und Spiegeln* auftreten. Des weiteren kann es im Rahmen der Arbeit mit *Desinfektionslösungen, Pflanzenschutzmitteln* und *Insektiziden* zur Exposition mit Quecksilber kommen. Neben Kopfschmerzen treten v. a. auch *Bewegungsstörungen* in Form von Tremor und Kleinhirnsymptomen auf.

Auch die *akute Bleiintoxikation* führt zu Kopfschmerzen. Neben den zentralnervösen Störungen treten Symptome in Form von *gastrointestinalen Beschwerden, arterieller Hypertonie, Polyneuropathie* und *Zahnsymptomen* auf.

Neben den beschriebenen Einzelstoffen gibt es eine Reihe anderer Wirkstoffe, die zu Kopfschmerzen führen können. Häufig ist auch erst die *Kombination von Einzelstoffen* in der Lage, Kopfschmerzen zu erzeugen. Das Wissen zur Kopfschmerzgenese, zur Kopfschmerzphänomenologie und zur Behandlung ist jedoch noch sehr lückenhaft. Idealerweise besteht die *Behandlung* aus der *Identifikation des verantwortlichen Stoffes* und der *Beendigung der Exposition*. In vielen Fällen wird jedoch ein Stoff nicht identifiziert werden können.

Opioide

Die akute Einnahme wie auch der Entzug bei Abhängigkeit von *Opioiden* kann zu Kopfschmerzen führen. In der Regel treten Kopfschmerzen vom *Typ des Spannungstyps* oder *vom Migränetyp* auf. Bei Anwendung von *Kokain* können häufig Kopfschmerzen mit oder ohne fokale neurologische Störungen induziert werden. Die Pathogenese ist bisher ungeklärt, möglicherweise sind *direkte Störungen im Bereich des körpereigenen Opioidsystems* und *Veränderungen serotoninerger Funktionen im Zentralnervensystem* sowie *direkte sympathomimetische oder vasokonstriktive Effekte* der Wirkstoffe von Bedeutung.

Die Anwendung von *Kokain in Zusammenhang mit Natriumbikarbonat oder anderen Lösungsmitteln (Crack)* kann zu einer Vielzahl neurologischer Störungen und auch zu Kopfschmerzen führen.

Kopfschmerz zurückzuführen auf chronischen Substanzgebrauch

Definition

Eine sehr häufige Gefahr bei *chronischer Anwendung von Medikamenten* zur Behandlung von Migräneattacken und Kopfschmerzen ist, daß nach zu häufigem Gebrauch der Medikamente das Kopfschmerzleiden *verschlimmert* werden kann (Abb. 15.3).

Alle wirksamen Migräne- und Kopfschmerzmittel können bei Fehlgebrauch eine Zunahme der Kopfschmerzfrequenz erzeugen. Dies trifft in erster Linie für Mischpräparate im Rahmen der Selbstmedikation zu. Ganz besonders gilt dies für die früher in der Migränetherapie eingesetzten Ergotalkaloide. Durch die Dauerstimulation der Serotoninrezeptoren wird eine Rezeptoradaption bei regelmäßigem Gebrauch erzeugt. Durch diesen Gewöhnungseffekt entstehen Dauerkopfschmerzen, die nur gelindert werden können, wenn die Substanz kontinuierlich eingesetzt wird.

Vor Erreichen des Vollbildes des sog. medikamenteninduzierten Dauerkopfschmerzes verspüren die Patienten eine kontinuierliche Frequenzzunahme der Kopfschmerzanfälle und auch eine

Abb. 15.3.
Klinische Merkmale des Kopfschmerzes zurückzuführen auf chronischen Medikamentenübergebrauch

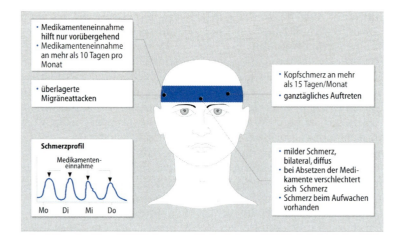

Zunahme des notwendigen Medikamenteneinsatzes. Ein medikamenteninduzierter Kopfschmerz kann auch bei fehlerhafter Einnahme von Triptanen erzeugt werden. Dies gilt insbesondere auch für die Triptane, die erst jüngst zugelassen worden sind und die neben ihrem peripheren auch einen zentralen Wirkmechanismus haben. Berichte in der Literatur über medikamenteninduzierte Kopfschmerzen beim Einsatz der Triptane sind bereits seit einigen Jahren bekannt (z. B. Göbel et al. [1996] Easy therapeutical management of sumatriptan induced daily headache. Neurology 47/1: 297–298).

Zur Vermeidung von medikamenteninduziertem Dauerkopfschmerz bei Einsatz der Triptane ist es erforderlich, daß die wichtigste Regel in der Attackentherapie der Migräne hinsichtlich der Einnahmefrequenz beachtet wird: *Maximal an 10 Tagen pro Monat dürfen Akutmedikamente zur Kupierung von Migräneattacken eingesetzt werden.* Mit anderen Worten: an 20 Tagen im Monat sollen keine Substanzen zur Attackentherapie der Migräne verwendet werden müssen. Bei Beachtung dieser Regel ist gewährleistet, daß sich ein Gewöhnungseffekt der relevanten Rezeptoren nicht einstellt. Die Menge der verwendeten Substanzen als auch die Häufigkeit der Einnahme an den 10 Tagen spielt dabei keine Rolle.

Diese „10er-Regel" (sog. „Kieler Regel") ist durch die Analyse von zahlreichen Verläufen von Patienten der Schmerzklinik Kiel entstanden, die an einem medikamenteninduzierten Dauerkopfschmerz litten. Dabei zeigte sich, daß sich ein entsprechender Kopfschmerz nur bei den Patienten entwickelt, die an mehr als 12 Tagen im Monat Medikamente zur Attackenkupierung einnahmen. Patienten, die an weniger als an 10 Tagen im Monat Attackenmedikamente nutzten, entwickeln keinen medikamenteninduzierten Kopfschmerz.

Die gute Nachricht ist, daß sich bei Einsatz der Triptane die Behandlung des medikamenteninduzierten Kopfschmerzes im Vergleich zu Mischanalgetika oder Ergotaminen sehr einfach gestaltet. Die Symptomatik während der für die Behandlung notwendigen Medikamentenpause von mindestens 14 Tagen ist mild, oft kann die Behandlung ambulant durchgeführt werden. Typischerweise geht man so vor, daß die Akutmedikamente komplett und abrupt abgesetzt werden. Der dann dabei entstehende sog. „Reboundkopfschmerz" oder „Umstellungskopfschmerz" entsteht dann während der Phase der Readaption der Serotoninrezeptoren typischerweise in einem Zeitraum von 5–10 Tagen. Anschließend klingen die spontanen Dauerkopfschmerzen wieder ab. Nach dieser Phase können dann die Triptane wieder eingesetzt werden und mit der gleichen Effektivität zur Migränekupierung verwendet werden. Da die Triptane im eigentlichen Sinne nicht zu einer Abhängigkeit führen und auch kein Entzug durchgeführt wird, sprechen wir heute nicht mehr von einer Medikamentenabhängigkeit und von einem Medikamentenentzug, sondern von einer „Medikamentenpause" und von einem „Umstellungskopfschmerz". Tatsächlich können die Patientin nach dieser Medikamentenpause („drug-holiday") die Substanzen anschließend wieder einsetzen. Wesentlich ist jedoch, daß dabei die 10-Tages-Regel zukünftig eingehalten wird.

Epidemiologie

In *spezialisierten Kopfschmerzzentren* ist der medikamenteninduzierte Kopfschmerz ein *alltägliches Problem*. Etwa 5–10 % der Patienten stellen sich wegen dieser Beschwerden vor. Die Zahl der stationären Behandlungen wegen medikamenteninduzierter Kopfschmerzen in Kliniken mit spezialisierter Kopfschmerzbehandlung steigt zudem kontinuierlich Jahr für Jahr.

Aus einer Untersuchung in der Schweiz ist bekannt, *daß 4,4 % der Männer und 6,8 % der Frauen pro Woche mindestens einmal ein Schmerzmittel einnehmen. Täglich* nehmen 2,3 % der Schweizer Schmerzmittel ein! Aus Untersuchungen in Krankenhäusern, in denen Sucht- und Abhängigkeitserkrankungen behandelt werden, ist bekannt, daß Schmerzmittelabhängigkeit *wesentlich häufiger* vorkommt als Abhängigkeit von anderen Medikamenten wie z. B. Beruhigungs-, Schlaf- oder Aufputschmitteln.

Unter den *20 meistverkauften Medikamenten* in Deutschland finden sich 8 *Schmerzmittel*. Die Bestseller sind die *Kombinationspräparate*, bei denen die Gefahr von medikamenteninduzierten Kopfschmerzen besonders groß ist. Geht man von den Verkaufszahlen aus, kann man annehmen, daß ca. 1 % der deutschen Bevölkerung täglich Schmerzmittel einnimmt – und dies bis zu 10mal pro Tag. An täglichen Kopfschmerzen leiden 3 % der Deutschen. Das sind ca. 2,4 Mio. Menschen. Wieviele davon dieses tägliche Leiden aufgrund von Medikamenteneinnahme haben oder bei wievielen es dadurch unterhalten wird, ist unbekannt.

Die Betroffenen

Bei einer Auswertung der Daten von 100 Patienten, die im Jahr 1990 an der Neurologischen Universitätsklinik Kiel wegen medikamenteninduzierter Kopfschmerzen stationär behandelt wurden, zeigte sich, daß die *Frauen mit einem Anteil von 77 % wesentlich häufiger betroffen sind als die Männer*. 65 % der Menschen haben die Medikamente *wegen einer Migräne* als primärer Kopfschmerzerkrankung eingenommen, bei weiteren 30 % war diese ein *Kopfschmerz vom Spannungstyp*. Bei den meisten Patienten bestehen die primären Kopfschmerzformen bereits *mindestens 20 Jahre*. Im Mittel sind die Patienten *47 Jahre alt*. Im Durchschnitt wurden mehr als 5 verschiedene Ärzte wegen der Kopfschmerzen aufgesucht. Am häufigsten wurde ein Erfolg in der Akupunkturbehandlung erhofft – leider vergeblich.

Merkmale des medikamenteninduzierten Kopfschmerzes

Bei 80 % der betroffenen Menschen besteht ein *täglicher Dauerkopfschmerz* an jedem Tag des Monats *vom Aufwachen bis zum Schlafengehen*. Bei den restlichen Patienten finden sich Kopfschmerzen *an mehr als 20 Tagen pro Monat*. Bei über der Hälfte zeigt sich ein *dumpf-drückender Kopfschmerz*, bei den restlichen hat der Kopfschmerz einen *pulsierenden Charakter,* oder er wird *sowohl dumpf als auch pulsierend* beschrieben. Bei über 80 % finden sich *Übelkeit, Erbrechen, Lärm- und Lichtempfindlichkeit*. Es können *Schwindel, Konzentrationsstörungen, Vergeßlichkeit, Müdigkeit, Kältegefühl, Verstimmungen, Schlafstörungen und andere Begleitsymptome* beobachtet werden. Durch das Führen eines *Schmerzkalenders* kann dies besonders deutlich werden (Abb. 15.4).

Die genannten Krankheitszeichen erlauben !

— eine sichere Abgrenzung des medikamenteninduzierten Kopfschmerzes vom *chronischen Kopfschmerz vom Spannungstyp*.

Ein beträchtlicher Teil der Menschen leidet zudem an *erheblichen psychosozialen Problemen*, entweder im Beruf oder in der Familie. 65 % der Menschen geben einen *sehr schweren Grad der Behinderung* ihres Lebens durch die Dauerkopfschmerzen an. Im Mittel sind die Menschen an 25 Tagen pro Jahr

Abb. 15.4. Kieler Kopfschmerzkalender bei medikamenteninduziertem Kopfschmerz

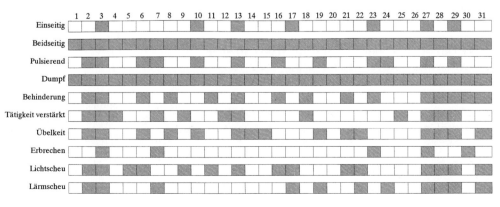

arbeitsunfähig. 9% mußten sogar ihren Beruf deswegen aufgeben. Viele Patienten geben neben den medikamenteninduzierten Kopfschmerzen auch noch *weitere Erkrankungen* an, insbesondere im Bereich des *Bewegungsapparates und der Psyche*. 94% der untersuchten Patienten berichten, daß sie an 30 Tagen pro Monat Medikamente gegen die Kopfschmerzen einnehmen. Die restlichen 6% nehmen an 12–20 Tagen pro Monat Schmerzmittel ein.

! Kombinationspräparate, d.h. Medikamente mit 2 und mehr Inhaltsstoffen, werden von 88% der Betroffenen täglich eingenommen!

Die wenigsten Menschen wissen, daß ihr Kopfschmerz gerade durch die regelmäßige Einnahme von Kopfschmerzmedikamenten in seiner Häufigkeit, Hartnäckigkeit und Dauer so zugenommen hat. Im Gegenteil versuchen die Betroffenen hartnäckig, irgendwann einmal *das* Medikament zu finden, das alle ihre Beschwerden löst. Aus diesem Grunde werden die Medikamente sehr häufig *gewechselt* und neue Substanzen ausprobiert. Dabei kann sich ein richtiger „*Kopfschmerztourismus*" entwickeln. Die Menschen fahren von Kopfschmerzspezialist zu Kopfschmerzspezialist, scheuen keine Zeit und keine Kosten, um von ihren Leiden befreit zu werden (Abb. 15.5).

Am Anfang der Tournee *glauben viele Patienten nicht*, daß ihre Kopfschmerzen durch die Medikamente unterhalten werden: Sie haben gelernt, daß das Weglassen *mit sicherer Regelmäßigkeit* nach ein paar Stunden zu schlimmen Kopfschmerzen und die Einnahme von Kopfschmerzmedikamenten zu einer *genauso sicheren* Kupierung führt – zumindest stundenweise. Viele Patienten trauen sich ohne Kopfschmerzmittel nicht auf die Straße. So wird z.B. bei Verlassen des Hauses – quasi rituell – nochmals die Handtasche kontrolliert, ob auch wirklich die Migränezäpfchen dabei sind – denn nach 4–5 h kommen die Kopfschmerzen wieder, und nur durch einen schnellen Gang in die Kaufhaustoilette und erneuter Medikamenteneinnahme kann man den Tag bestehen. Bei der ärztlichen Untersuchung ist der Satz typisch:

! „Herr Doktor, jetzt nehme ich doch schon so viele Medikamente, und trotzdem wird mein Kopfschmerz nicht besser!"

In dieser Situation hilft nur die *ausführliche Beratung*. Manche Patienten *erahnen* den Zusam-

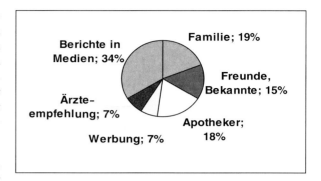

Abb. 15.5. Nur die wenigsten Betroffenen behandeln ihre Kopfschmerzen auf der Grundlage professioneller Beratung, wie die Abbildung zeigt. Die Folge ist das Entgleisen der Behandlung, die Chronifizierung der Kopfschmerzen und die Entwicklung von psychischen und organischen Komplikationen

menhang zwischen ihrem Leid und der Medikamenteneinnahme, die meisten jedoch nicht. *Verantwortungsvolle Apotheker*, die den Betroffenen beim Einkauf der Medikamente zu einem Arztbesuch oder gar zu einer Schmerzmittelreduktion raten, *werden gemieden*. Um den Anschein zu wahren, gehen manche Patienten am Montag in die Apotheke A, am Mittwoch in die Apotheke B und am Samstag in die Apotheke C. Wenn möglich werden *Groß- oder gar Klinikpackungen* geordert, um „immer etwas im Haus zu haben" (Abb. 15.6).

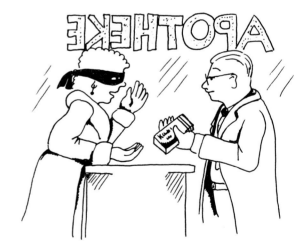

Abb. 15.6. Patientin mit schlechtem Gewissen bei regelmäßigem täglichem, über Jahrzehnte bestehendem Analgetikakonsum

Neben den eigentlichen Schmerzmitteln werden häufig auch noch *Beruhigungs-, Abführ-, Schlafmittel, Nasentropfen und andere Medikamente* eingenommen. Bei der ärztlichen Untersuchung finden sich bei vielen Menschen bereits die *Auswirkungen des Medikamentenmißbrauchs*, wie z. B. *Magenschleimhautentzündung, Magengeschwüre, Blutarmut* oder *Polyneuropathien*. Oft kann man das Leiden schon vom ersten Eindruck her erkennen. Die Menschen sind *bleich*, haben ein *fahles Gesicht* und *graue Augenränder*. Die *Lippen* sind *blaß*, die *Haut hat ihre Spannung verloren und wirkt welk*. Die meisten Patienten kommen erst *nach ca. 10–15 Jahren Leidensweg* zu der Einsicht, etwas Grundlegendes unternehmen zu müssen.

! Der wichtigste Schritt in der Therapie ist, daß der Patient zu der Erkenntnis kommt:

„Gerade weil ich so oft und so viele Medikamente nehme, sind meine Kopfschmerzen so schlimm!"

Grund für die kontinuierliche Medikamenteneinnahme ist der

— *Entzugskopfschmerz* (IHS-Code 8.4.4),

der bei Nachlassen der Medikamentenwirkung mit *gesetzmäßiger Härte* eintritt. Bei 90 % der an der Schmerzklinik Kiel untersuchten Patienten ist dieser Kopfschmerz *von mittlerer bis starker Intensität*, wird von *Übelkeit, Erbrechen, Angst und Unruhe, Kreislaufstörungen, Schwindel und teilweise sogar von Fieber* begleitet. Die Einnahme von 1–2 Tabletten behebt diese Qual – leider nur vorübergehend – und führt gleichzeitig dazu, daß der Schmerz von Mal zu Mal schlimmer wird.

Gefahr von Kombinationspräparaten und Ergotamin

Bei regelmäßiger und überhöhter Einnahme von Migränekupierungsmitteln kann eine *stetige Dosissteigerung* erfolgen. Da insbesondere der Entzug von *Ergotamin* zu einem schweren *Ergotamin-Entzugskopfschmerz* führt, entsteht insbesondere hier ein *Rückkopplungsmechanismus mit immer größerem Bedarf*. Die weitere Anwendung von Ergotamin führt kurzfristig zu einer vorübergehenden Besserung. *Das Problem wird durch den Einsatz von Kombinationspräparaten oder auch Mehrfachmedikation noch verstärkt.* Dies betrifft v. a. die Kombination mit *Phenobarbital, Benzodiazepinen* und *anderen im Zentralnervensystem wirksamen Substanzen*. Aufgrund dieser Gefahr sind sowohl die Gabe von Kombinationspräparaten als auch die Vorgehensweise nach dem Gießkannenprinzip (gleichzeitiger Einsatz mehrerer Medikamente) *zu vermeiden*. Die Patienten müssen auf die Gefahr des medikamenteninduzierten Dauerkopfschmerzes explizit hingewiesen werden.

Um die Wahrscheinlichkeit des Entstehens eines medikamenteninduzierten Dauerkopfschmerzes *möglichst gering* zu halten, ist bei der Einnahme von Ergotamintartrat und anderen Migränemedikamenten eine *Obergrenze* einzuhalten.

Die Begrenzung der Ergotaminapplikation ist auch zur *Vorbeugung des Ergotismus* notwendig. Beim Ergotismus können sich innerhalb der verschiedensten Gefäßabschnitte Durchblutungsstörungen entwickeln. Leitsymptome sind Verschlußerscheinungen von Blutgefäßen mit Zeichen von Kälte, Blässe, Bewegungsschmerzen und im Endstadium Absterben von Körperteilen (Gangränentwicklung).

Aus diesem Grund eignet sich Ergotamin *unter keinen Umständen* zur täglichen Dauereinnahme! ! Es war konsequent, daß im Juli 2003 die Zulassung nahezu aller ergotaminhaltigem Arzneimittel erlosch.

Unter der Lupe 15.2.
Ergotismus als Auswirkung falscher Medikamenteneinnahme

Der medikamenteninduzierte Kopfschmerz ist *nur eine* der gravierendsten Auswirkungen falscher Medikamenteneinnahme. Bei Ergotaminmißbrauch kann sich der sog. *Ergotismus* einstellen. Dieser äußert sich in:

— Nierenerkrankungen bis zum vollständigen Nierenversagen und Dialysepflichtigkeit,
— Magen-Darm-Erkrankungen bis hin zum Absterben von Darmteilen,
— Herz-Kreislauf-Krankheiten bis hin zu tödlich verlaufenden Herzinfarkten,
— Anämien.

In verschiedenen Dialysezentren haben *zwischen 1 % und 32 %* der behandelten Patienten einen *Schmerzmittelmißbrauch* betrieben, der als Grund für die dialysepflichtige Nierenerkrankung angesehen wird.

Die häufigsten Übeltäter

Bei der Auswertung der Daten von Patienten, die an der Schmerzklinik Kiel wegen medikamenteninduzierter Kopfschmerzen stationär behandelt wurden, ergibt sich, daß mit großem Abstand am häufigsten

– *Koffein in Verbindung mit verschiedenen Migränemitteln*

eingenommen wurde. Diese Substanz war früher *in fast allen Migränemedikamenten* enthalten und ist wahrscheinlich deshalb *nur zufällig* der am häufigsten eingenommene Grundstoff. Ob Koffein von sich aus Kopfschmerzen erzeugen kann, ist *umstritten*. Allerdings wissen Kaffee- und Teetrinker, daß sie ihr Getränk regelmäßig zu sich nehmen müssen („Fünf-Uhr-Tee"), um sich wohl zu fühlen. In der *Wechselwirkung mit einem Schmerzmittel* könnte möglicherweise ein sonst harmloser Stoff unkontrollierte Effekte erzeugen.

! Substanzen mit großer Einnahmehäufigkeit bei Patienten mit medikamenteninduziertem Kopfschmerz sind

– *Paracetamol* und
– *Ergotalkaloide*.

Die *sonstigen* Substanzen, die in der Kopfschmerztherapie eingenommen werden, folgen dann *mit relativ gleicher Häufigkeit*. Aufgrund der Ergebnisse muß angenommen werden, daß *potentiell jedes Kopfschmerzmedikament* bei falscher Einnahme zu medikamenteninduzierten Kopfschmerzen führen kann. Diese Aussage gilt *auch für Triptane*.

Im Mittel nehmen die Menschen mit medikamenteninduziertem Dauerkopfschmerz *1–20 Dosiseinheiten der verschiedensten Präparate pro Tag* ein. Im Einzelfall werden bis zu 14 unterschiedliche Präparate täglich eingesetzt.

Wann es kritisch wird

Aus der Untersuchung von Göbel et al. 1993 und auch aus anderen Studien wird deutlich, daß es *kritische Schwellen im Einnahmeverhalten* für die Entstehung von medikamenteninduzierten Kopfschmerzen gibt. Diese Schwellen sind:

MERKE

– *Schwelle Nr. 1*
  – Das Wechseln von einem Medikament mit einem Inhaltsstoff auf Medikamente mit *2* oder *mehreren* Inhaltsstoffen.
– *Schwelle Nr. 2*
  – Die Einnahme von Kopfschmerzmitteln *an mehr als 10 Tagen pro Monat*.
– *Schwelle Nr. 3*
  – Das Entstehen von Kopfschmerzen *an mehr als 14 Tagen pro Monat*.

Die Schwellen 2 und 3 finden sich auch als entscheidende diagnostische Kriterien in der 2. Auflage der internationalen Kopfschmerzklassifikation. Die Patienten sollten motiviert und beraten werden, diese Schwellen zu beachten. Wenn bereits eine oder gar mehrere Schwellen überschritten sind, sollte dringend ein in der Kopfschmerztherapie erfahrener Neurologe konsultiert werden. Man sollte nicht 10 und mehr Jahre damit warten, wie die meisten der Betroffenen es tun.

Pathophysiologie

Bei der Entstehung des medikamenteninduzierten Kopfschmerzes scheinen *2 Hauptfaktoren* zusammenzuwirken, nämlich

– *Lernfaktoren* und
– *Veränderungen des Schmerzwahrnehmungssystems*.

Patienten mit primären Kopfschmerzen kennen die leidvolle Behinderung durch ihre Schmerzen. Sie haben *Angst vor der nächsten Attacke* – Angst vor den Schmerzen, Angst vor dem Naserümpfen der sozialen Umwelt, Angst vor beruflichen Konsequenzen, Angst, den eigenen Leistungsansprüchen nicht zu entsprechen oder Angst, die Hausarbeit und die Versorgung der Familie nicht zu schaffen. Außerdem wissen sie, daß die Medikamente nur hinreichend wirken, wenn sie *möglichst früh* eingenommen werden.

Kopfschmerzmedikamente können diese *Ängste reduzieren*, indem sie die Sicherheit geben, daß die Entstehung der Schmerzen kurzfristig verhindert wird. Damit werden Kopfschmerzmedikamente schnell *zu unentbehrlichen Begleitern* im Alltag. Um wirklich sicher zu gehen, werden die Medikamente manchmal schon eingenommen, *wenn noch gar keine Schmerzen vorhanden sind* oder sie sich mit geringen Ankündigungssymptomen anmelden.

Diese Situation führt zu einer *allmählichen Dosissteigerung*. Kombinationspräparate enthalten zudem teilweise anregende Mittel, wie z. B. Koffein, das kurzfristig erfrischt. Andere Schmerzmittel enthalten beruhigend oder euphorisierend wirkende Bestandteile und helfen besonders, mit der Angst vor der Folter im Kopf umzugehen. Diese Substanzen sind teilweise auch *von sich aus* sucht- oder abhängigkeitserzeugend (Abb. 15.7).

Aufgrund dieser Faktoren steigen *die Einnahmehäufigkeit und die verabreichte Menge* von Kopfschmerzmitteln. Die Wirkung der Medikamente wird durch Bindung an bestimmte Rezeptoren vermittelt, die nach zunehmender Substanzzufuhr ihre *Empfindlichkeit reduzieren* müssen,

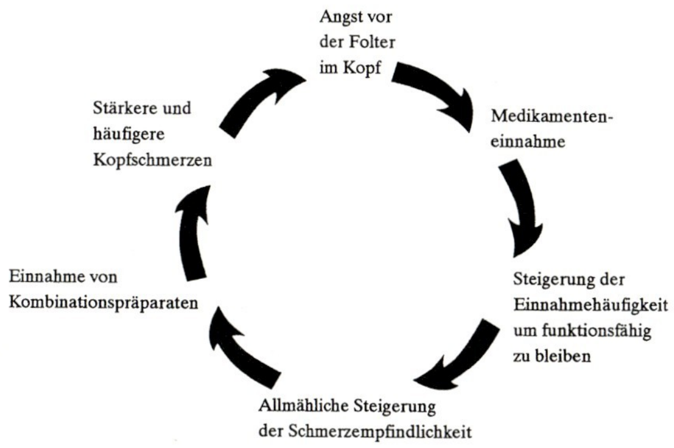

Abb. 15.7. Der Teufelskreis des medikamenteninduzierten Dauerkopfschmerzes

um sich an eine erhöhte Konzentration zu gewöhnen. Andernfalls wäre eine kontinuierliche Fehlregulation die Folge. Die Rezeptoren regulieren jedoch unter anderem auch die *Schmerzempfindlichkeit*. Aufgrund der „Abstumpfung" der Rezeptoren werden die antinozizeptiven Systeme nicht richtig gesteuert, und es kommt *zu einem ungehinderten Einströmen von Schmerzinformationen* in das Bewußtsein. Die Folge ist eine kontinuierlich erhöhte Schmerzempfindlichkeit: *Der Dauerkopfschmerz entsteht.*

In der Folge werden die Kopfschmerzen *immer stärker* erlebt. Deshalb steigt die Angst vor den Beschwerden. Medikamente werden *immer häufiger, immer mehr und immer rascher* eingenommen; sie stimulieren kurzfristig die Regulationsrezeptoren und führen somit für die Dauer ihrer Wirkung zu einer Normalisierung der Schmerzempfindlichkeit; *langfristig* aber bewirken sie eine weitere Reduktion der Rezeptorempfindlichkeit und damit eine stetige Zunahme der Kopfschmerzanfälligkeit. Nach Abklingen der Medikamentenwirkung entsteht ein sog. *Entzugskopfschmerz.* Der *Teufelskreis* hat sich geschlossen.

Behandlung der medikamenteninduzierten Kopfschmerzen

Für die Therapie gibt es nur eine Lösung: Die stetige Medikamentenzufuhr muß *gestoppt* werden!

> **MERKE**
>
> Solange der kontinuierliche Schmerzmittelfehlgebrauch weiter betrieben wird, kann *kein Behandlungsverfahren* eine Besserung erzielen. Es gibt keine andere Lösung des Problems als eine *Schmerzmittelpause!*

Stationäre Behandlung

Langjährige Erfahrungen zeigen, daß ein Schmerzmittelpause *außerhalb einer Klinik in aller Regel erfolglos* bleibt. Nur von erfahrenen Kopfschmerztherapeuten kann – unter entsprechenden organisatorischen Voraussetzungen – eine ambulante Pause mit gewisser Erfolgsaussicht versucht werden (Abb. 15.8). In der Regel sollte eine Pause *immer stationär* durchgeführt werden. Leider gibt es in Deutschland bei den Kostenträgern nur eine sehr gering verbreitete Einsicht, daß in einem normalen Routinekrankenhaus *weder Erfahrung noch Zeit* für eine adäquate Schmerzmittelpause vorauszusetzen sind. Auch fehlt meist das notwendige Umfeld für eine *ganzheitliche* Schmerztherapie mit Integration von *neurologischen und verhaltensmedizinischen* Aspekten.

Die *Etablierung von spezialisierten Schmerzkliniken*, in denen nach wissenschaftlichem Standard behandelt wird, ist dringend notwendig! !

Die stationären Behandlungsmöglichkeiten in *neurologischen Universitätskliniken* sind nur ein Tropfen auf den heißen Stein. Es besteht ein dringender Bedarf an der Einrichtung von weiteren spezialisierten Kopfschmerzabteilungen und -kliniken in Deutschland.

Durchführung der stationären Schmerzmittelpause

Am Aufnahmetag wird der Patient *ausführlich über die Zusammenhänge* zwischen der Medikamenteneinnahme und der Kopfschmerzentstehung informiert (Abb. 15.9). Es wird ihm der *typische Verlauf einer Behandlung* geschildert, und er wird exakt darüber aufgeklärt, welche Symptome und Interventionen er zu erwarten hat. *Am Tag nach der Klinikaufnahme werden dann sämtliche Kopfschmerzmedikamente abgesetzt.*

Nach wenigen Stunden treten *Umstellungskopfschmerzen* auf, die in der Regel als mittelstark bis sehr stark erlebt werden. Begleitsymptome wie *Übelkeit, Erbrechen, Schwindel, Herzrasen, Unruhe, Schlafstörungen, Erregbarkeit, Angstzustände*, gelegentlich *Trugwahrnehmungen* und auch *Fieber* können hinzukommen.

Im Mittel haben diese Beschwerden ihr *Maximum nach 3–4 Tagen*. In der Regel dauert diese 1. Phase der stationären Behandlung mit Umstellungskopfschmerzen *7–10 Tage*, spätestens nach 14 Tagen ist diese schwere 1. Phase auf dem Weg zur Besserung abgeschlossen (Abb. 15.10).

Die Zeit der Schmerzmittelpause ist für viele Patienten sehr schwer. Durch ärztliche Maßnahmen muß versucht werden, *die Beschwerden etwas zu lindern und die Auswirkungen soweit wie möglich zu reduzieren.* Überläßt man die Patienten sich selbst, wird diese Phase in der Regel nicht durchgehalten, und der Griff zu Medikamenten ist vorprogrammiert.

In neueren Untersuchungen zeigte sich, daß unter einer Begleittherapie von Prednisolon deutlich mildere Umstellungssymptome auftreten. Auch ist die Zeit bis zum Abklingen des Dauerkopfschmerzes wesentlich verkürzt. Bewährt haben sich Dosierungen von 250 mg Prednisolon i.v. am ersten Tag. Anschließend erfolgt eine ausschleichende Dosierung mit einem Beginn von 100 mg oral und ein Abbau um jeweils 20 mg alle zwei Tage. Weitere medikamentöse Begleittherapien sind in Tabelle 15.1 aufgelistet.

Für fast alle Patienten kommt innerhalb von 14 Tagen der Morgen, an dem sie fassungslos aufwachen und keine Kopfschmerzen mehr haben. Dieses für die Betroffenen unglaubliche Gefühl stellt sich erstmals wieder ein, *nach vielen Dauerkopfschmerzjahren,* und viele realisieren mit glücklichem Staunen, daß so etwas ohne Medikamenteneinnahme möglich ist.

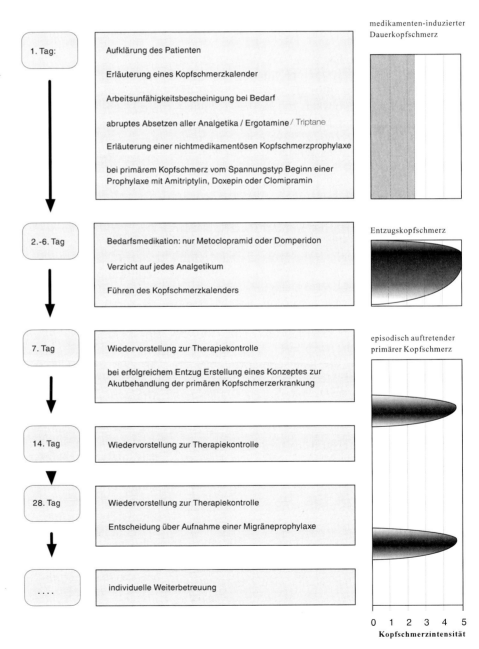

Abb. 15.8. Therapiekonzept zur ambulanten Medikamentenpause bei medikamenteninduziertem Dauerkopfschmerz

Kopfschmerz zurückzuführen auf chronischen Substanzgebrauch

Abb. 15.9. Therapiekonzept zur stationären Medikamentenpause bei medikamenteninduziertem Dauerkopfschmerz

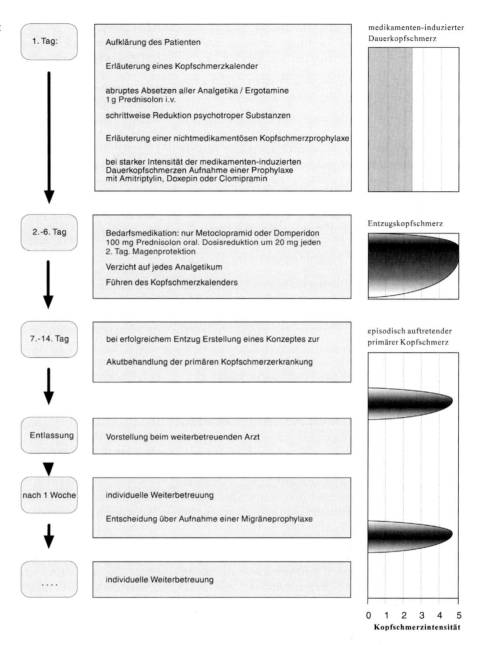

Abb. 15.10.
Mittlere stationäre Verweildauer bei der Behandlung medikamenteninduzierter Kopfschmerzen

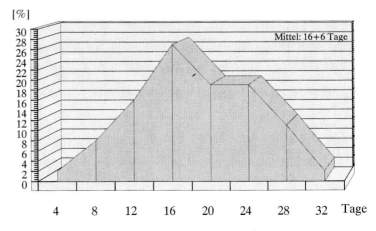

In dieser Phase ist es besonders wichtig, daß die Patienten bewußt zur Kenntnis nehmen, daß die Kopfschmerzfreiheit wieder zurückgekehrt ist,

— *weil sie keine Medikamente mehr genommen haben.*

Aus diesem Grunde sollte auch nicht versucht werden, den Entzug mit Analgetika zu mildern. Die Umstellungsphase wird dadurch lediglich *hinausgezögert*. Bei *Übelkeit oder Erbrechen* kann *Metoclopramid* verabreicht werden. Die *Entzugssymptomatik* muß ggf. mit einem *niedrigpotenten Neuroleptikum* erträglicher gemacht werden. Günstig wirkt sich häufig die *initiale Begleittherapie mit Amitriptylin* aus (oral oder i.v.), die dann auch später ggf. zur Kopfschmerzprophylaxe weitergeführt werden kann.

In einer Langzeituntersuchung von Göbel (1995) zeigte sich, daß *96 %* der mit medikamenteninduzierten Kopfschmerzen aufgenommenen Patienten die Klinik *ohne Dauerkopfschmerz* wieder verlassen konnten (Abb. 15.11).

Was nach der Medikamentenpause passiert

Nach Abklingen der akuten Umstellungsphase ist der medikamenteninduzierte Dauerkopfschmerz unterbrochen. Damit ist das Problem der Patienten jedoch *nur zur Hälfte* gelöst.

! Das *primäre Kopfschmerzleiden* besteht nämlich weiterhin und muß jetzt intensiv einer *optimalen Behandlung* unterzogen werden, damit der Patient nicht wieder zum falschen Verhalten gegenüber Kopfschmerzmedikamenten verleitet wird.

Die Migräne und der Kopfschmerz vom Spannungstyp, die häufigsten Gründe für medikamenteninduzierte Kopfschmerzen, müssen *nach den spezifischen Richtlinien* therapiert werden. Dabei müssen in erster Linie

— *alle verhaltensmedizinischen* und
— *medikamentösen Möglichkeiten* (Prophylaxe!)

– je nach individuellen Gegebenheiten – ausgeschöpft werden. Ziel ist, möglichst viele Kopfschmerzanfälle *zu vermeiden*. Wenn Anfälle auftreten, sollen sie mit einer *wirksamen Therapie ohne negative Langzeitfolgen* behandelt werden.

Kein Hinweis für analgetikainduzierte Kopfschmerzen bei Einsatz retardierter Opioide

Mit zunehmender Einnahmehäufigkeit von Schmerzmitteln steigt bei Migränepatienten das Risiko, zusätzlich zur Migräne analgetikainduzierte Kopfschmerzen zu entwickeln. Besteht neben der Migräne jedoch eine weitere Schmerzerkrankung, kann die regelmäßige Einnahme von Schmerzmitteln unumgänglich sein. Es wurde untersucht, ob Patienten mit Migräne, Rückenschmerzen und medikamenteninduzierten Kopfschmerzen, die im Anschluß an einen erfolgreichen Entzug von spezifischen Migränetherapeutika (Triptane, Ergotamine) bzw. nichtsteroidalen Antiphlogistika auf retardiertes Tramadol zur Behandlung der Rückenschmerzen eingestellt wurden, erneut analgetikainduzierte Kopfschmerzen entwickeln.

In einer aktuellen Studie wurden 15 Patienten mit medikamenteninduzierten Kopfschmerzen bei einer Migräne und Rückenschmerzen nach erfolgreichem Entzug von nichtsteroidalen Antiphlogistika und spezifischen Migränetherapeutika auf retardiertes Tramadol (2 Dosen im Abstand von 12 h) zur Behandlung ihrer Rückenschmerzen eingestellt. Häufigkeit und Intensität von Kopfschmerzen sowie jede zusätzliche Einnahme von Analgetika wurden über einen Beobachtungszeitraum von 6–24 Monaten dokumentiert. Alle 15 auf retardiertes Tramadol eingestellten Patienten behielten die Tramadoleinnahme während des Beobachtungszeitraums bei; die Tagesdosen bewegten sich zwischen 100 und 400 mg. Keiner der Patienten wies eine Zunahme der Kopfschmerzhäufigkeit, Kopfschmerzintensität oder Attackendauer während der Beobachtungsphase auf. Die durchschnittliche Kopfschmerzhäufigkeit sank im Verlauf der Untersuchung von 6,7 auf 5,5 Tage pro Monat.

Die Behandlung von Rückenschmerzen mit retardierten Opioden nach festem Zeitschema bei Patienten mit Migräne und einer Anamnese von medikamenteninduzierten Kopfschmerzen resultierte nicht in einem erneuten Auftreten von analgetikainduzierten Kopfschmerzen. Retardierte Opioide stellen damit bei dieser Patientengruppe eine therapeutische Option dar, die die Kopfschmerzfrequenz nicht beeinflußt.

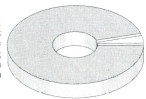

Abb. 15.11.
Heilungschancen bei medikamenteninduziertem Dauerkopfschmerz bei stationärem Entzug in einer spezialisierten Einrichtung

bei 96 % kann der Dauerkopfschmerz durch stationäre Entzugsbehandlung zum Verschwinden gebracht werden

bei 4 % besteht der Dauerkopfschmerz nach Behandlung weiter

16. Kopfschmerz zurückzuführen auf eine Infektion

INTERNATIONAL HEADACHE SOCIETY

IHS-Klassifikation (Code 9)

9	**Kopfschmerz zurückzuführen auf eine Infektion**
9.1	Kopfschmerz zurückzuführen auf eine intrakraniale Infektion
9.1.1	Kopfschmerz zurückzuführen auf eine bakterielle Meningitis
9.1.2	Kopfschmerz zurückzuführen auf eine lymphozytäre Meningitis
9.1.3	Kopfschmerz zurückzuführen auf eine Enzephalitis
9.1.4	Kopfschmerz zurückzuführen auf einen Hirnabszeß
9.1.5	Kopfschmerz zurückzuführen auf ein subdurales Empyem
9.2	Kopfschmerz zurückzuführen auf eine systemische Infektion
9.2.1	Kopfschmerz zurückzuführen auf eine systemische bakterielle Infektion
9.2.2	Kopfschmerz zurückzuführen auf eine systemische virale Infektion
9.2.3	Kopfschmerz zurückzuführen auf eine andere systemische Infektion
9.3	Kopfschmerz zurückzuführen auf HIV/AIDS
9.4	Chronischer postinfektiöser Kopfschmerz
9.4.1	Chronischer Kopfschmerz nach bakterieller Meningitis

AN ANDERER STELLE KODIERT:
Kopfschmerzen zurückzuführen auf extrakraniale Infektionen des Kopfes z. B. der Ohren, Augen oder Nasennebenhöhlen werden als Unterformen von 11 *Kopf- oder Gesichtsschmerz zurückzuführen auf Erkrankungen des Schädels sowie von Hals, Augen, Ohren, Nase, Nebenhöhlen, Zähnen, Mund oder anderen Gesichts- oder Schädelstrukturen* kodiert.

ALLGEMEINER KOMMENTAR
PRIMÄRER UND/ODER SEKUNDÄRER KOPFSCHMERZ?
Tritt ein neuer Kopfschmerz erstmals in engem zeitlichen Zusammenhang mit einer Infektion auf, sollte der Kopfschmerz als Kopfschmerz zurückzuführen auf eine Infektion kodiert werden. Dies ist auch der Fall, wenn der Kopfschmerz das klinische Bild einer Migräne, eines Kopfschmerzes vom Spannungstyp oder eines Clusterkopfschmerzes aufweist. Wenn sich aber ein vorbestehender primärer Kopfschmerz in engem zeitlichen Zusammenhang mit einer Infektion verschlechtert, ergeben sich zwei Möglichkeiten, die ein Abwägen erfordern. Der Patient kann entweder ausschließlich die Diagnose des vorbestehenden primären Kopfschmerzes erhalten oder aber die Diagnose des vorbestehenden primären Kopfschmerzes und eines Kopfschmerzes zurückzuführen auf eine Infektion. Letzteres Vorgehen empfiehlt sich bei Vorliegen folgender Punkte: Es besteht ein unmittelbarer zeitlicher Zusammenhang zur Infektion; die primären Kopfschmerzen haben sich deutlich verschlechtert; es bestehen sehr gute Hinweise, daß die Infektion Kopfschmerzen verschlimmern kann und es kommt zur Besserung oder zum Verschwinden des Kopfschmerzes nach Ende der Infektion.

DEFINITIV, WAHRSCHEINLICH ODER CHRONISCH?
In den meisten Fällen ist die Diagnose eines *Kopfschmerzes zurückzuführen auf eine Infektion* nur endgültig, wenn der Kopfschmerz nach effektiver Behandlung der Infektion oder einer Spontanremission verschwindet oder sich zumindest deutlich bessert. Wenn die Infektion nicht effektiv behandelt werden kann und sie auch keine Spontanremission aufweist oder wenn noch keine ausreichende Zeit hierfür verstrichen ist, sollte im Normalfall die Diagnose eines *Kopfschmerzes wahrscheinlich zurückzuführen auf eine Infektion* gewählt werden.

Dies ist jedoch nicht der Fall für 9.1.1 *Kopfschmerz zurückzuführen auf eine bakterielle Meningitis*. Es ist anerkannt, daß ein solcher Kopfschmerz chronifizieren kann. Wenn die Infektion effektiv behandelt wurde oder spontan remittiert, der Kopfschmerz aber nicht innerhalb von 3 Monaten verschwindet oder sich nicht zumindest deutlich verbessert, ändert sich hier die Diagnose zu 9.4.1 *chronischer Kopfschmerz nach bakterieller Meningitis*.

In anderen Fällen, wenn die Infektion beseitigt wurde, der Kopfschmerz aber nicht innerhalb von 3 Monaten verschwindet oder sich nicht zumindest deutlich verbessert, kann die Diagnose eines A9.4.2 *chronischen postinfektiösen Kopfschmerzes* in Erwägung gezogen werden. Diese bisher nur schlecht dokumentierte Diagnose ist lediglich im Anhang beschrieben. Hier ist weitere Forschung erforderlich, um bessere Kriterien zum Nachweis eines kausalen Zusammenhanges zu etablieren.

Einleitung

Kopfschmerzen sind ein häufiges Begleitsymptom von systemischen viralen Infektionen wie der Influenza. Sie sind auch häufig bei einer Sepsis. Bei anderen systemischen Infektionen findet man sie jedoch seltener.

Kopfschmerzen sind das häufigste und meist auch erste Symptom einer intrakranialen Infektion. Das Auftreten eines neuen Kopfschmerztypes, der diffus lokalisiert ist, einen pulsierenden Charakter aufweist und mit einem allgemeinen Krankheitsgefühl und/oder Fieber einhergeht, sollte auch bei fehlendem Meningismus an eine intrakraniale Infektion denken lassen. Bedauerlicherweise existieren keine guten prospektiven Studien zum Kopfschmerz zurückzuführen auf eine intrakraniale Infektion und präzise diagnostische Kriterien konnten nicht für alle Unterformen ermittelt werden.

9.1 Kopfschmerz zurückzuführen auf eine intrakraniale Infektion

9.1.1 Kopfschmerz zurückzuführen auf eine bakterielle Meningitis

DIAGNOSTISCHE KRITERIEN:
A. Kopfschmerz, der wenigstens eines der nachfolgenden Charakteristika aufweist und die Kriterien C und D erfüllt:
   1. diffus lokalisiert
   2. zunehmende Intensität bis in den sehr starken Bereich
   3. Übelkeit, Photophobie und/oder Phonophobie
B. Nachweis einer bakteriellen Meningitis mittels Liquoruntersuchung
C. Der Kopfschmerz entwickelt sich während der Meningitis
D. Einer der beiden folgenden Punkte ist erfüllt:
   1. der Kopfschmerz verschwindet innerhalb von 3 Monaten nach Abklingen der Meningitis
   2. der Kopfschmerz persistiert, aber 3 Monate nach Abklingen der Meningitis sind noch nicht vorüber

KOMMENTAR:
Kopfschmerzen sind das häufigste und meist auch das erste Symptom einer bakteriellen Meningits. Sie sind das Leitsymptom eines meningealen Syndroms bzw. Meningismus, welches üblicherweise Kopfschmerzen, Nackensteifigkeit und Photophobie umfaßt.

Primäre und sekundäre Meningitiden können durch eine Vielzahl von Mikroorganismen verursacht werden. Der initiale Kopfschmerz wird durch eine direkte Stimulation von sensiblen Nervenendigungen in den Meningen durch die bakterielle Infektion ausgelöst. Bakterienprodukte (Toxine) sowie Entzündungsmediatoren wie Bradykinin, Postaglandine, Zytokine und andere durch den entzündlichen Prozeß freigesetzte Substanzen verursachen nicht nur direkt Schmerzen, sondern führen zu einer Schmerzsensibilisierung und einer Freisetzung von Neuropeptiden.

Persistiert der Kopfschmerz über 3 Monate, erfolgt eine Kodierung unter 9.4.1 *chronischer Kopfschmerz nach bakterieller Meningitis*.

9.1.2 Kopfschmerz zurückzuführen auf eine lymphozytäre Meningitis

DIAGNOSTISCHE KRITERIEN:
A. Kopfschmerz, der wenigstens eines der nachfolgenden Charakteristika aufweist und die Kriterien C und D erfüllt:
   1. akuter Beginn
   2. sehr schwere Intensität
   3. begleitend Nackensteifigkeit, Fieber, Übelkeit, Photophobie und/oder Phonophobie
B. Die Liquoruntersuchung zeigt eine lymphozytäre Pleozytose, eine leichte Eiweißerhöhung und normale Glukosewerte[1]
C. Der Kopfschmerz entwickelt sich in engem zeitlichen Zusammenhang zur Meningitis
D. Der Kopfschmerz verschwindet innerhalb von 3 Monaten[2] nach erfolgreicher Behandlung oder Spontanremission der Infektion

ANMERKUNGEN:
1. Viren, Borrelien, Listerien, Pilze, Mykobakterien und andere Erreger können eventuell durch eine geeignete Methode nachgewiesen werden.
2. Der Kopfschmerz verschwindet üblicherweise innerhalb einer Woche.

KOMMENTAR:
Kopfschmerzen, Fieber, Photophobie und Nackensteifigkeit sind die Hauptsymptome einer lymphozytären oder nichtbakteriellen Meningitis und bleiben auch oft als Hauptsymptome während der Erkrankung bestehen.

Kopfschmerzen können sowohl bei intrakranialen Infektionen als auch bei systemischen Entzündungen auftreten. Da das Vorliegen von Zeichen einer systemischen Entzündung verbunden mit Kopfschmerzen aber nicht zwangsläufig bedeutet, daß eine Meningitis oder Enzephalitis vorliegt, muß die Diagnose einer lymphozytären Meningitis durch eine Liquoruntersuchung bestätigt werden.

Bei den Virusinfektionen spielen die Enteroviren die größte Rolle. Herpes simplex-Viren, Adenoviren, Mumpsviren und andere können aber auch verantwortlich sein.

9.1.3 Kopfschmerz zurückzuführen auf eine Enzephalitis

DIAGNOSTISCHE KRITERIEN:
A. Kopfschmerz, der wenigstens eines der nachfolgenden Charakteristika aufweist und die Kriterien C und D erfüllt:
   1. diffus lokalisiert
   2. zunehmende Intensität bis in den sehr starken Bereich
   3. Übelkeit, Photophobie und/oder Phonophobie
B. Neurologische Symptome und Zeichen einer akuten Enzephalitis bestätigt durch EEG, zerebrale Bildgebung, Liquoruntersuchung und andere Laborbefunde[1]
C. Der Kopfschmerz entwickelt sich in engem zeitlichen Zusammenhang zur Enzephalitis
D. Der Kopfschmerz verschwindet innerhalb von 3 Monaten nach erfolgreicher Behandlung oder Spontanremission der Infektion

ANMERKUNG:
1. Durch eine PCR kann eine spezifische Diagnose gestellt werden.

KOMMENTAR:
Die Ursachen der Kopfschmerzen sind zum einen eine meningeale Reizung zum anderen ein erhöhter intrakranialer Druck. Der Kopfschmerz kann aber auch eine systemische Reaktion auf toxische Produkte des Erregers sein. Die Kopfschmerzen treten manchmal sehr früh im Verlauf der Erkrankung auf und können das einzige klinische Symptom einer Enzephalitis sein.

Herpes simplex-Viren, Arboviren and Mumpsviren sind als Ursache einer Enzephalitis bekannt. Mit Ausnahme des Herpes simplex-Virus (95% mittels PCR) ist die Identifizierung des verursachenden Virus in weniger als die Hälfte der Fälle erfolgreich.

9.1.4 Kopfschmerz zurückzuführen auf einen Hirnabszeß

DIAGNOSTISCHE KRITERIEN:
A. Kopfschmerz, der wenigstens eines der nachfolgenden Charakteristika aufweist und die Kriterien C und D erfüllt:
   1. bilateral lokalisiert
   2. konstanter Dauerschmerz
   3. stetig zunehmende Intensität bis in den mittleren und starken Bereich
   4. Verstärkung durch Pressen
   5. begleitet von Übelkeit
B. Nachweis eines Hirnabszesses mittels zerebraler Bildgebung und/oder anderen Laboruntersuchungen
C. Der Kopfschmerz entwickelt sich während der aktiven Infektion
D. Der Kopfschmerz verschwindet innerhalb von 3 Monaten nach erfolgreicher Behandlung des Abszesses

KOMMENTAR:
Die Ursachen der Kopfschmerzen sind eine direkte Kompression und Irritation meningealer und arterieller Strukturen sowie ein erhöhter intrakranialer Druck.

Die häufigsten Erreger, die Hirnabszesse verursachen, sind Streptokokken, Staphylokokkus aureus, Bacteroides spec. und Enterobakter. Begünstigende Faktoren sind Infektionen der Nasennebenhöhlen, der Ohren, des Kiefers, der Zähne und der Lunge.

9.1.5 Kopfschmerz zurückzuführen auf ein subdurales Empyem

DIAGNOSTISCHE KRITERIEN:
A. Kopfschmerz, der wenigstens eines der nachfolgenden Charakteristika aufweist und die Kriterien C und D erfüllt:
   1. unilateral bzw. deutlich einseitig betont
   2. Schmerzempfindlichkeit des Schädels
   3. begleitet von Fieber
   4. begleitet von Nackensteifigkeit
B. Nachweis eines subduralen Empyems mittels zerebraler Bildgebung und/oder anderen Laboruntersuchungen
C. Der Kopfschmerz entwickelt sich während der aktiven Infektion und ist im Bereich des Empyems lokalisiert oder erreicht dort sein Maximum
D. Der Kopfschmerz verschwindet innerhalb von 3 Monaten nach erfolgreicher Behandlung des Empyems

KOMMENTAR:
Die Ursache der Kopfschmerzen sind eine meningeale Reizung, ein erhöhter intrakranialer Druck oder Fieber.

Ein subdurales Empyem entsteht häufig sekundär infolge einer Sinusitis oder einer Otitis media. Es kann sich aber auch um eine Komplikation einer Meningitis handeln. Eine frühzeitige Diagnose kann am besten mittels CCT oder MRT gestellt werden.

9.2 Kopfschmerz zurückzuführen auf eine systemische Infektion

AN ANDERER STELLE KODIERT:
Ein Kopfschmerz zurückzuführen auf eine Meningitis oder Enzephalitis im Rahmen einer systemischen Infektion sollten entsprechend unter 9.1 Kopfschmerz zurückzuführen auf eine intrakraniale Infektion kodiert werden.

DIAGNOSTISCHE KRITERIEN:
A. Kopfschmerz, der wenigstens eines der nachfolgenden Charakteristika aufweist und die Kriterien C und D erfüllt:
   1. diffuser Schmerz
   2. stetig zunehmende Intensität bis in den mittleren und starken Bereich
   3. begleitet von Fieber, einem allgemeinen Krankheitsgefühl oder systemischen Symptomen
B. Nachweis einer systemischen Infektion
C. Der Kopfschmerz entwickelt sich während der systemischen Infektion
D. Der Kopfschmerz verschwindet innerhalb von 3 Monaten nach erfolgreicher Behandlung der Infektion

KOMMENTAR:
Kopfschmerzen bei systemischen Infektionen sind ein meist unauffälliges Symptom und diagnostisch wenig hilfreich. Diese Krankheitszustände werden dominiert von Fieber, einem allgemeinen Krankheitsgefühl und systemischen Symptomen. Nichtdestotrotz finden sich Kopfschmerzen bei einigen systemischen Infektionen, inbesondere bei Influenza, als Leitsymptom gemeinsam mit Fieber und anderen Symptomen. In anderen Fällen wird die systemische Infektion von einer Meningitis oder Enzephalitis begleitet, der Kopfschmerz sollte dann unter diesen Diagnosen kodiert werden.

Die große Variabilität von systemischen Infektionen in ihrer Potenz, Kopfschmerzen hervorzurufen weist darauf hin, daß dieser Effekt nicht durch Fieber allein entsteht. Zu den Mechanismen der Kopfschmerzentstehung zählen auch direkt durch die Mikroorganismen selbst hervorgerufene Effekte. Bei infektiösen Erkrankungen treten Kopfschmerzen meist gemeinsam mit Fieber auf und können darauf beruhen. In einigen Fällen kann Fieber jedoch auch völlig fehlen. Die Anwesenheit oder das Fehlen von Fieber kann zur Differentialdiagnose der Kopfschmerzen herangezogen werden. Die genaue Entstehung von Kopfschmerzen durch Fieber ist bis jetzt noch unklar. Einige infektiöse Erreger beeinflussen möglicherweise Hirnstammkerne, welche Substanzen freisetzen, die Kopfschmerzen auslösen Endotoxine können möglicherweise auch die induzierbare NOS aktivieren mit der resultierenden Freisetzung von Stickoxiden. Die genauen Mechanismen müssen jedoch noch untersucht werden.

9.2.1 Kopfschmerz zurückzuführen auf eine systemische bakterielle Infektion

DIAGNOSTISCHE KRITERIEN:
A. Kopfschmerz, der die Kriterien für 9.2 *Kopfschmerz zurückzuführen auf eine systemische Infektion* erfüllt
B. Nachweis der entzündliche Reaktion und Identifikation des Erregers mittels Laboruntersuchungen

KOMMENTAR:
Einige ineftiöse Erreger haben eine besondere Affinität zum zentralen Nervensystem. Sie aktivieren möglicherweise Kerne im Hirnstamm, wo die Freisetzung von Toxinen Kopfschmerzen induzieren kann.

9.2.2 Kopfschmerz zurückzuführen auf eine systemische virale Infektion

DIAGNOSTISCHE KRITERIEN:
A. Kopfschmerz, der die Kriterien für 9.2 *Kopfschmerz zurückzuführen auf eine systemische Infektion* erfüllt
B. Klinische und Labordiagnose (Serologie und/oder PCR) einer viralen Infektion

9.2.3 Kopfschmerz zurückzuführen auf eine andere systemische Infektion

DIAGNOSTISCHE KRITERIEN:
A. Kopfschmerz, der die Kriterien für 9.2 *Kopfschmerz zurückzuführen auf eine systemische Infektion* erfüllt
B. Klinische und Labordiagnose (Serologie, Mikroskopie, Kultur oder PCR) einer Infektion durch einen anderen Erreger als ein Bakterium oder Virus

9.3 Kopfschmerz zurückzuführen auf HIV/AIDS

AN ANDERER STELLE KODIERT:
Ein Kopfschmerz zurückzuführen auf eine spezifische Superinfektion sollte entsprechend dieser Infektion kodiert werden.

DIAGNOSTISCHE KRITERIEN:
A. Kopfschmerz mit variablem Beginn, Lokalisation und Intensität[1], der die Kriterien C und D erfüllt
B. Bestätigung einer HIV-Infektion und/oder Diagnose von AIDS sowie Nachweis einer HIV/AIDS-bezogenen Pathophysiologie, die Kopfschmerzen verursachen kann[2] mittels zerebraler Bildgebung, Liquoruntersuchung, EEG und Laboruntersuchungen
C. Der Kopfschmerz entwickelt sich in engem zeitlichen Zusammenhang zu einer HIV/AIDS-bezogenen Pathophysiologie
D. Der Kopfschmerz verschwindet innerhalb von 3 Monaten nach Abklingen der Infektion

ANMERKUNGEN:
1. Kopfschmerzen als Teil einer HIV-Infektion sind meist dumpf und beidseitig lokalisiert. Ansonsten variieren Beginn, Lokalisation und Intensität entsprechend den vorhandenen HIV-bezogenen Erkrankungen (z.B. Meningitis, Enzephalitis oder systemische Infektion).
2. Siehe Kommentar.

KOMMENTAR:
Dumpfe, beidseitige Kopfschmerzen können Teil der Symptomatik einer HIV-Infektion sein. Der Kopfschmerz kann auch auf eine aseptische Meningitis während der HIV-Infektion (nicht nur ausschließlich während der AIDS-Stadien) zurückzuführen sein und auf eine sekundäre Meningitis oder Enzephalitis durch opportunistische Infektionen bzw. Tumoren. Letzteres findet man in der Regel in den AIDS-Stadien. Die häufigsten intrakraniellen Infektionen bei HIV/AIDS sind eine Toxoplasmose und eine Kryptokokkenmeningitis.
Ein Kopfschmerz bei HIV/AIDS-Patienten, der jedoch auf eine opportunistische Infektion zurückzuführen ist, wird entsprechend dieser Infektion kodiert.

9.4 Chronischer postinfektiöser Kopfschmerz

9.4.1 Chronischer Kopfschmerz nach bakterieller Meningitis

DIAGNOSTISCHE KRITERIEN:
A. Kopfschmerz, der wenigstens eines der nachfolgenden Charakteristika aufweist und die Kriterien C und D erfüllt:
   1. diffuser, kontinuierlicher Schmerz
   2. begleitet von Schwindelgefühl
   3. begleitet von Konzentrationsstörungen und/oder Gedächtnisstörungen

B. Nachweis einer früheren intrakranialen bakteriellen Infektion mittels Liquoruntersuchung oder zerebraler Bildgebung
C. Der Kopfschmerz schließt sich dem 9.1.1 *Kopfschmerz zurückzuführen auf eine bakterielle Meningitis* unmittelbar an.
D. Der Kopfschmerz hält mehr als 3 Monate nach Abklingen der Infektion an

KOMMENTAR:
Nach einer Veröffentlichung leiden 32% aller Überlebenden einer bakteriellen Meningitis unter anhaltenden Kopfschmerzen. (Bohr et al, 1983).
  Es besteht kein Hinweis auf ein Persisiteren von Kopfschmerzen nach anderen Infektionen, aber Kriterien für einen A9.4.2 chronischen Kopfschmerz nach nicht-bakterieller Infektion sind im Anhang aufgeführt. Weitere Forschung ist hier erforderlich.

Kopfschmerz bei intrakranieller Infektion

Akute bakterielle Meningitis

Pathophysiologie
Die akute bakterielle Meningitis entsteht durch eine *Infektion des Subarachnoidalraums und der Meningen*. Die Bakterien können entweder *direkt* in den intrakraniellen Raum gelangen, z. B. ausgehend von den Nasennebenhöhlen und dem Mittelohr, oder sie können *hämatogen indirekt* in das ZNS gelangen. Die bakterielle Infektion kennzeichnet sich durch *polymorphe nukleäre Zellen im Liquor cerebrospinalis*. Bei Kindern finden sich am häufigsten *gramnegative* Erreger als Ursache, wie z. B. Escherichia coli, Klebsiella und Hämophilus influenzae. Bei Erwachsenen sind Pneumokokken, Meningokokken, Hämophilus influenzae, Listeria monocytogenes, Streptokokken, Staphylokokken und Mycobacterium tuberculosis Verursacher. Nach *Unfällen, Sinusitis, Mastoiditis* und nach *Lumbalpunktion* können verschiedene Erreger angetroffen werden. Begünstigende Faktoren seitens des Erkrankten sind angeborene oder erworbene Immunstörungen, Alkoholismus, Mangelernährung, Hyposplenismus etc.
  Meist ausgehend von den basalen Zysternen breitet sich die Infektion im *gesamten Liquorraum* aus. Durch diese entzündlichen Veränderungen kommt es zu *sekundären Reaktionen* in den angrenzenden Hirnstrukturen in Form von *entzündlicher Mitreaktion* und *lokaler Ischämie*. Der Kortex selbst wird nicht von den Bakterien tangiert. Durch Mitbeteiligung von kortikalen Venen und meningealen Arterien kann es zusätzlich zu einer *Gefäßwandverklebung* oder zu einer *venösen Trombophlebitis* mit der Folge einer Ischämie oder eines Infarkts kommen. Auch eine *direkte entzündliche Läsion von Hirnnerven* kann sich einstellen. Durch entzündliche Verklebungen im Bereich der Liquorwege kann sich zusätzlich ein *Hydrozephalus* ausbilden.
  Die *Schmerzentstehung* im Rahmen einer akuten bakteriellen Meningitis basiert einerseits auf einer *direkten Stimulation sensorischer Afferenzen* im Bereich der Meningen und der meningialen Gefäße. Durch die Ansammlung von eitrigem Exsudat entsteht zudem ein *erhöhter intrakranieller Druck*, der ebenfalls zu einer Stimulation der nozizeptiven Strukturen führt. Das *reaktive Hirnödem* trägt zusätzlich zur Schmerzentstehung bei. Insbesondere bei der basalen Meningitis mit Beteiligung der basalen Zysternen und entzündlichen Verklebungen der Liquorwege kann eine starke Erhöhung des intrakraniellen Drucks erzeugt werden. Die nozizeptiven Strukturen werden zudem durch die freiwerdenden *inflammatorischen Neuropeptide* und durch die *Temperaturerhöhung* in ihrer Sensibilität gesteigert.

Klinik
Die akute bakterielle Meningitis äußert sich durch die klassische Kombination von

- *Kopfschmerz,*
- *Fieber* und
- *Nackensteifigkeit*.

Die Meningitis weist dabei einen *schweren frontal und okzipital lokalisierten Kopfschmerz* in Verbindung mit *Photo- und Phonophobie* auf. Der Kopfschmerz kann als gewöhnliches Initialsymptom *plötzlich auftreten* und eine *extreme Intensität* innerhalb weniger Minuten entwickeln. In der Regel handelt es sich um einen *nicht streng lokalisierten* Kopfschmerz, der auch in den Nakken, Rücken und bis in die Extremitäten ausstrahlt. Insbesondere zu Beginn können *Übelkeit, Erbrechen* und *Lärm- und Lichtempfindlichkeit* Begleitsymptome sein. *Hohes Fieber, Bewußtseinsstörungen* und *Anfälle* weisen auf eine Meningokokkenmeningitis hin. Das Auftreten von zusätzlichen Hautausschlägen belegt eine systemische Beteiligung.
  Die *Nackensteifigkeit* äußert sich neben den Schmerzen *bei spontanen Bewegungen* durch eine brettartige Steifheit der Nackenmuskulatur bei passiver Bewegung des Halses. Bei Streckung des gebeugten Kniegelenks entsteht Rückenschmerz durch die Dehnung der Lumbalwurzel (Kernig-Zeichen). Die Patienten weisen eine *schmerzreflektorische Hals- und Rückenrigidität* in flektierter liegender Position auf. Bei über 90% der Betroffenen entsteht eine *Störung der Bewußtseinslage*. Zusätzliche Symptome treten in Form von

Hirnnervenstörungen sowie *fokalen* oder *generalisierten Anfällen* auf. Als septische Komplikationen können eine *akute bakterielle Endokarditis* oder eine *pyogene Arthritis* induziert werden.

Die Symptomatik kann in einzelnen Fällen, insbesondere bei Kindern und älteren Menschen, *atypisch* verlaufen. So kann beispielsweise Kopfschmerz und allgemeine Müdigkeit mit intermittierendem Fieber als einzige Symptomatik auftreten. Bei einer chronischen Meningitis kann ein Dauerkopfschmerz mit allgemeiner Müdigkeit und Muskelschmerzen über Wochen und Monate alleinige Symptomatik sein. Bei diesen Verläufen zeigt der neurologische Befund keine Hinweise für Meningismus oder für lokale neurologische Störungen. Typischerweise finden sich diese Störungen bei der *Brucella-Meningitis* oder bei der *tuberkulösen Meningitis*. Subakute chronische Verläufe mit anfallsweisen oder in Episoden auftretenden Kopfschmerzen in Verbindung mit fiebrigen Temperaturen zeigen sich insbesondere bei der tuberkulösen Meningitis als einzige Symptommanifestation. Aufgrund einer allmählich ansteigenden Erhöhung des intrakraniellen Drucks mit Hydrozephalus und meningialer Reizung kann ein zunehmender Kopfschmerz über Wochen und Monate bei der *Streptokokkenmeningitis* gefunden werden. Ähnliche Verläufe finden sich auch *bei immunsupprimierten Patienten*, insbesondere z. B. bei Leukämie, bei Lymphomen, Morbus Hodgkin, AIDS oder Patienten unter immunsuppressiver Therapie.

Im Langzeitverlauf nach erfolgter Akuttherapie können bei Komplikationen *noch über Monate oder auch Jahrzehnte weiterhin Kopfschmerzen* bestehen. Dies trifft insbesondere nach zerebralen Infarkten oder nach Bildung eines Hydrozephalus aufgrund einer Liquorresorptionsstörung zu.

Diagnostik

Bei *Vorliegen eines Papillenödems mit fokalen neurologischen Anzeichen oder einer Bewußtlosigkeit* muß umgehend eine intrakranielle Raumforderung durch ein kranielles Computertomogramm ausgeschlossen werden. Bei *rapider Verschlechterung* sollten noch vor der Durchführung eines CT eine *Blutkultur* angelegt und eine *antibiotische Therapie* eingeleitet werden. Liegen die vorgenannten Hinweise für eine intrakranielle Raumforderung nicht vor oder können sie im kranialen CT ausgeschlossen werden, wird zur Diagnosebestätigung eine *Lumbalpunktion* zur Entnahme des Liquor cerebrospinalis und zur Druckmessung durchgeführt. Der Liquordruck zeigt eine *Erhöhung bis zu 30 cm H_2O*. Es findet sich eine *Pleozytose* zwischen 100 und 10.000 Zellen/mm³. Der *Glukosegehalt* des Liquors kann *reduziert* sein. Blutkulturen können zur *Identifikation des Erregers* beitragen. Zur Aufdeckung einer möglichen *Infektionsquelle* werden *Röntgenaufnahmen* der Lunge, der Nasennebenhöhlen, des Schädels (Fraktur) sowie der unteren Extremitäten durchgeführt.

Behandlung

Bei der Verdachtsdiagnose einer akuten bakteriellen Meningitis muß umgehend *eine adäquate breite antibiotische Therapie* eingeleitet werden, noch bevor ein spezifischer Erreger erfaßt wurde (Abb. 16.1).

Aseptische Meningitis

Pathophysiologie

Bei einer *viralen Allgemeininfektion* kann sich eine *Beteiligung des ZNS* einstellen. Selbst bei nur leichter Allgemeininfektion kann im Einzelfall eine

Abb. 16.1.
Möglichkeiten in der Therapie von Kopfschmerz zurückzuführen auf primär nicht den Kopf betreffende Infektionen

Kopfschmerz zurückzuführen auf primär nicht den Kopf betreffende Infektionen	Kausale Therapie: erregerspezifische Chemotherapie	
	Non-Opioid-Analgetika	Aspirin (4 x 1 g)
		Paracetamol (4 x 1 g)
		Ibuprofen (4 x 600 mg)
		Naproxen (2 x 1000 mg)
	Coxibe	Refecoxib (50 mg zur Nacht)
		Celecoxib (2 x 200 mg)
		Parecoxib (2 x 20 mg)
	Mittelpotente Opioid-Analgetika	Tramadol Retardtabletten (Aufdosierung von 2 x 50 mg bis auf 2 x 300 mg über 12 Tage, je nach Erfordernis
	hochpotente Opioid-Analgetika	Morphin Retardtabletten (Aufdosierung von 2 x 10 mg beginnend, wenn vorgenannte Optionen nicht ausreichen. Steigerung alle 2 Tage um 2 x 10 mg bis ausreichende Analgesie erreicht. Evtl. Antiemetikum hinzufügen, Obstipationsprophylaxe mit Ernährungsanpassung und ggf. Macrogol

extrem schwere zentrale Mitreaktion die Folge sein. Typische *Eintrittspforten* sind der *Respirationstrakt*, der *Magen-Darm-Trakt*, der *Urogenitaltrakt* sowie die *Haut*. Je nach Art des Virus und Lokalisation der entzündlichen ZNS-Beteiligung können *ganz unterschiedliche* klinische Symptome erzeugt werden. Bei Befall der Meningen entsteht die sog. *aseptische Meningitis*, bei entzündlicher Beteiligung des Hirns kann eine Enzephalitis, eine Zerebellitis oder eine Myelitis auftreten. Am häufigsten tritt eine *Meningitis* durch eine virale Infektion im Bereich des ZNS auf. Die häufigsten Erreger einer aseptischen Meningitis sind die *Enteroviren*, das *Mumpsvirus*, das *Herpes-simplex-Virus* und das *Coxsackie-Virus*. Seltene Ursache einer aseptischen Meningitis ist die Infektion mit HIV. Von einer aseptischen Meningitis spricht man auch dann, wenn bei einer Meningitis ein Erregernachweis nicht gelingt.

Klinik

In der *Initialphase* einer aseptischen Meningitis können *dumpf drückende allgemeine Kopfschmerzen, Müdigkeit und Fieber* bestehen. In der *meningitischen Phase* treten dann

- *ausgeprägte, schwere allgemeine Kopfschmerzen* mit plötzlichem Beginn,
- *hohem Fieber*,
- *Appetitlosigkeit*,
- *Lichtempfindlichkeit* sowie
- *Nackensteifigkeit*

als Hauptsymptomatik auf.

Diagnostik

Im Liquor cerebrospinalis finden sich eine *Pleozytose von wenigen hundert Zellen*, ein *anfangs mittelmäßig erhöhtes Eiweiß* und *normale Glukosespiegel*. Durch *Rachenabstriche* oder durch *Stuhlkulturen* kann der mögliche Erreger isoliert werden. Ebenso können *serologische Tests* zur Virusidentifizierung hilfreich sein (Mumps und Herpes simplex). Differentialdiagnostisch müssen andere Ursachen einer aseptischen Meningitis erfaßt werden. Dazu gehören insbesondere eine

- *tuberkulöse Meningitis* oder eine
- *Pilzmeningitis*.

Ebenso kann eine aseptische Meningitis durch eine *Leptospirose* oder eine *Borrelieninfektion* bedingt sein. Auch eine *Meningitis carcinomatosa* kann ähnliche klinische Symptome induzieren. Wichtig ist eine möglicherweise *nur teilweise behandelte bakterielle Meningitis* sowie eine *parameningeale Reaktion*, beispielsweise bei Mastoiditis, zu erfassen, da sich sonst bei mangelnder Behandlung eine septische Meningitis im weiteren Verlauf ausbilden kann.

Eine aseptische (subakute) *lymphozytäre Meningitis* kann auch bei einer Infektion mit *Borrelia burgdorferi* auftreten. Das Syndrom ist charakterisiert durch *phasenhafte schwere Kopfschmerzen* in Verbindung mit *leichten meningealen Reizerscheinungen und neurologischen Ausfällen*. Der Erreger wird durch *Zeckenbiß* übertragen. Die Erkrankung verläuft in *3 Phasen*. Akut nach einem Zeckenbiß, vorwiegend im Frühjahr und Sommer, treten *Arthralgien* und ein *Erythema migrans* auf. Im Stadium 2, das sich nach mehreren Wochen und Monaten anschließt, kann eine *subakute aseptische lymphozytäre Meningitis* oder eine *subakute Enzephalitis* bestehen. Insbesondere bei Kindern und alten Menschen kann ein Dauerkopfschmerz mit Appetitverlust, allgemeiner Müdigkeit, subfebrilen Temperaturen und psychischer Gereiztheit einzige Symptompräsentation sein. Im späteren Verlauf können *periphere Neuropathien mit schweren radikulären Schmerzen* hinzutreten. Im 3. Stadium nach Monaten bis Jahren bestehen Symptome einer *chronischen Enzephalitis mit fokalen neurologischen und psychischen Symptomen*. Der Antikörpernachweis kann die Diagnose bestätigen. Zur Therapie werden *Penicillin oder Tetracycline* eingesetzt.

Behandlung

Die Behandlung der *viralen aseptischen Meningitis* ist *symptomorientiert*. Zur Therapie der Kopfschmerzen eignen sich *Acetylsalizylsäure, Paracetamol oder Metamizol*. In schweren Fällen können auch *Opioidanalgetika* gegeben werden. Die Prognose der aseptischen Meningitis ist in aller Regel *sehr ungünstig*. Bei einer schweren *Herpes-simplex-Meningitis* kann die *intervenöse Gabe von Acyclovir* den Verlauf verbessern.

Enzephalitis

Pathophysiologie

Kopfschmerzen bei einer Enzephalitis können durch *direkte entzündliche Beteiligung noziceptiver Afferenzen* entstehen. Ein *erhöhter intrakranieller Druck* kann ebenfalls zu einer Schmerzinduktion führen. Bei fokaler entzündlicher *Läsion* von nociceptiven Strukturen können ebenfalls Schmerzen enstehen. Die Freisetzung von *inflammatorischen Neuropeptiden* sowie von *Neurotoxinen* kann zusätzlich zu einer direkten schmerzhaften Stimulation führen. Eine *Virusinfektion* kann durch eine direkte akute virale Enzephalitis oder eine Meningoenzephalitis klinische Symptome induzieren. Die sog. *Slow-Virus-Enzephalitis* äußert sich erst durch Symptome nach einer längeren Latenzperiode. Die allergische oder postinfektiöse Enzephalitis sowie die Enzephalitis nach Impfungen entstehen durch *indirekte Immunreaktionen*. Das *Reye-Syndrom* ist eine seltene, bei Kindern auftretende Enzephalopathie, die nach einer *Virusinfektion*, insbesondere mit Influenca-A-, -B- und Varicellavirus auftreten kann. Dabei zeigen sich Schwellungen der Neuronen und der Gliazellen sowie eine Mitbeteiligung im Bereich der Leber, des Herzens und der Nieren. Ein viraler Synergismus mit Kofaktoren wie z. B. der Gabe von Salicylaten wird als mögliche Ursache angesehen.

Klinik

Als allgemeine Symptome treten im frühen Stadium *Kopfschmerzen, Fieber und Muskelschmerzen* auf. *Plötzlich einsetzender und z. T. sehr schwerer Kopfschmerz* kann als alleiniges Frühsymptom ohne andere Hinweise bei einer Enzephalitis bestehen. Auch als unspezifisches Hinweissymptom für mehrere Tage bis Wochen vor Auftreten akuter Störungen kann ein *Dauerkopfschmerz mit Müdigkeit, Abgeschlagenheit und Muskelschmerzen* auf die Erkrankung hinweisen. Je nach Erreger können die klinischen Symptome *sehr unterschiedlich* ausgeprägt sein, so sind die Beschwerden bei der Mumpsenzephalitis geringgradig, während sie bei einer Herpes-simplex-Enzephalitis extrem schwer ausgeprägt sein können, bis hin zur Bewußtlosigkeit. Allgemein sind die Symptome *je nach Lokalisation der Entzündung* unterschiedlich ausgestaltet. Bei einer meningealen Beteiligung finden sich Meningismus und eine Pleozytose im Liquor cerebrospinalis. Bei einer Einbeziehung des Hirnparenchyms können fokale oder allgemeine neurologische Störungen sowie psychiatrische Symptome auftreten. Eine Beteiligung des Mittelhirns kann autonome Störungen zur Folge haben. Ataxie und Dysarthrie weisen auf eine Infektion im Bereich des Kleinhirns hin. Nystagmus, Hirnnervenparesen sowie eine Tetraparese sind Symptome für eine Einbeziehung des Hirnstamms. Die Beteiligung des Myelons äußert sich durch motorische, sensorische sowie autonome Funktionsausfälle.

Hirnabszeß

Pathophysiologie

Eine *zerebrale Eiteransammlung* kann im extraduralen Raum als extraduraler Abszeß, im subduralen Raum als subduraler Abszeß und im Hirnparenchym als zerebraler Abszeß angefunden werden.

Die Entstehung eines zerebralen Abszesses kann durch eine *hämatogene Streuung*, z. B. bei einer subakuten bakteriellen Endokarditis, anderen Herzerkrankungen sowie bei Bronchiektasien auftreten. Die *lokale Ausbreitung* erfolgt meist ausgehend von einer Sinusitis frontalis, einer Schädelbasisfraktur oder von Entzündungen im Bereich des Kauapparates. Die Entzündung breitet sich zunächst *auf kleine Gefäße* aus. Dies führt zu einem Gefäßverschluß und Thrombosierung sowie zu einer direkten Entzündung des Hirnparenchyms. Die entzündliche Reaktion äußert sich durch *polymorphonukleäre Zellen* und durch eine *gestörte Gefäßversorgung*. Es bildet sich eine Zone von *Granulationsgewebe* aus. Dieses wird von einer dünnen *Kapsel* abgegrenzt. Die Kapsel schließt im weiteren Verlauf das nekrotische Gewebe und die Entzündungszellen ein. Der Abszeß wird von einem *Begleitödem* umgeben. Durch die raumfordernde Wirkung kann sich eine *Erhöhung des intrakraniellen Drucks* einstellen. Bei Einbruch in das Ventrikelsystem sowie in den Subarachnoidalraum kann eine eitrige Meningitis als Komplikation auftreten. Für die Entstehung von Kopfschmerzen sind *direkte mechanische Kompressionseffekte*, ein *Anstieg des intrakraniellen Drucks* sowie die *Freisetzung von inflammatorischen Neuropeptiden* mit Sensibilisierung von nozizeptiven Nervenfasern verantwortlich.

Klinik

Kopfschmerzen, Fieber und Müdigkeit sind häufig die ersten Symptome eines Hirnabszesses. Mit zunehmendem intrakraniellem Druck können sich *Übelkeit, Erbrechen und Bewußtseinsstörungen* hinzugesellen. Durch umschriebene strukturelle Läsionen können zusätzliche *fokale neurologische Störungen* in Form von Hemiparesen, Sprachstörungen, Nystagmus sowie fokale und generalisierte epileptische Anfälle auftreten. Die *Eintrittspforte der Infektion* zeigt sich durch *Lokalbefunde* wie z. B. Schmerzhaftigkeit des Mastoids, Ohrausfluß, Herzgeräusche etc. Eine mögliche Progression der Primärerkrankung wie z. B. einer Otitis media sollte *nicht die alleinige Erklärungsmöglichkeit* für eine klinische Verschlechterung darstellen. Die Zunahme der Symptomatik muß auch im Hinblick auf die Ausbildung einer Komplikation im Sinne eines *Hirnabszesses* überdacht werden.

Normalerweise ist bei einem Hirnabszeß ein *Dauerkopfschmerz* zu finden. Allerdings kann beim *chronischen* Hirnabszeß auch ein *episodisch auftretender Kopfschmerz* vorhanden sein, der sich insbesondere bei üblicher *körperlicher Aktivität* verstärkt. Übelkeit und Erbrechen können diesen Kopfschmerz begleiten. Eine sorgfältige klinische und neurologische Untersuchung kann in solchen Fällen auf zusätzliche strukturelle Läsionen hinweisen und die Verwechslung mit einer Migräne verhindern. Dies gilt insbesondere bei chronischen Verlaufsformen eines Hirnabszesses wie z. B. bei Brucellose oder Lysterieninfektion.

Diagnostik

Die diagnostische Bestätigung erfolgt durch die Durchführung eines *kraniellen Computertomogramms* oder eines *Magnetresonanztomogramms*. Während der *Frühphase* der Ausbildung eines Abszesses kann im CCT entweder nur ein Normalbefund oder aber eine Zone mit geringgradiger Dichteminderung aufgedeckt werden. Nach Ausbildung der Kapsel und der zentralen Zone von Granulationsgewebe zeigt sich jedoch das charakteristische Bild, insbesondere nach Gabe von Kontrastmittel, in Form eines *ausgeprägten ringförmigen Randsaums mit einer zentralen Zone von niedriger Dichte*. Die ringförmige Struktur wird wiederum *von einer Zone von niedriger Dichte umgeben*, die das Begleitödem darstellt. Durch den raumfordernden Effekt kann sich eine ventrikuläre Kompression oder eine Verschiebung der Mittellinienstrukturen abbilden. Bei Fortschreiten des Prozesses können Tochterabszesse aufgedeckt werden. Aufgrund der Gefahr des Übersehens von kleinen Abszessen sollte *bei Verdachtsdiagnose immer die Applikation eines Kontrastmittels* durchgeführt werden. Infektionsquellen wie z. B. eine Sinusitis oder eine Mastoiditis können ebenfalls im CCT oder MRT bestimmt werden. Eine Lumbalpunktion sollte vor Durchführung eines CCT oder MRT bei einem verdächtigen raumfordernden Prozeß *nicht* erfolgen.

Therapie

Die Therapie eines Hirnabszesses besteht in der *Gabe von Antibiotika*, einer *Abszeßdrainage durch ein Bohrloch* und der *spezifischen Behandlung der Infektionsquelle*. Die Gabe von *Kortikosteroiden* kann bei Vorliegen eines Ödems vorteilhaft sein, kann jedoch die Anreicherung des Antibiotikums im Abszeßareal behindern. Eine rein *konservative Therapie* ist bei Abszessen, die in tiefen Regionen lokalisiert sind, z. B. im Bereich des Thalamus, bei Vorliegen mehrerer Abszesse sowie im frühen Stadium eines lokalen entzündlichen Abszesses ohne Ausbildung von nekrotischem Gewebe indiziert.

Subdurales Empyem

Klinik

Obwohl die *Infektionsquellen* eines subduralen Empyems die gleichen wie bei einem zerebralen Abszeß sein können, entwickelt sich ein subdurales Empyem *wesentlich seltener* als ein zerebraler Abszeß. Da sich das Empyem *sehr schnell im Bereich des Subduralraums ausdehnen* kann, bildet sich die klinische Störung rapide aus und kann durch die ungehinderte Expansionsmöglichkeit *akut und intensiv Symptome produzieren*. In aller Regel zeigen sich *fokale oder generalisierte Krampfanfälle*.

> **MERKE**
>
> *Schwerste Kopfschmerzen, Fieber und Meningismus* sind die typischen Symptome des subduralen Empyems.

Therapie

Im kranialen Computertomogramm kann man *extrazerebral eine raumfordernde Dichteminderung* aufdecken. Die Behandlung besteht aus *intensiver antibiotischer Therapie* sowie einer *Evakuation der Eiteransammlung* durch ein Bohrloch oder durch eine Kraniotomie.

Intrakranielle Sarkoidose und andere nichtinfektiöse Entzündungsprozesse

Eine Beteiligung des Nervensystems bei der Sarkoidose findet sich bei ca. 8% der Erkrankten. In der Regel werden die *Meningen* involviert. Häufig sind die *Schädelbasis*, die *Hirnnerven* und die *Hypophyse* mitbetroffen. *Kopfschmerz* entsteht im Zusammenhang mit den *entzündlichen Veränderungen* und den *raumfordernden Prozessen*. Der Kopfschmerz kann *teilweise sehr schwach* ausgeprägt sein. Bei Verlegung der Liquorabflußwege kann sich jedoch ein *plötzlicher Hydrozephalus* mit akut auftretendem Kopfschmerz und erhöhtem intrakraniellen Druck einstellen. Eine *Tonsilleneinklemmung* kann sich in Form von plötzlich auftretenden schwersten Kopfschmerzen und Nackensteifigkeit äußern. Eine alleinige Diagnose durch ein kraniales CT oder das MRT ist nicht möglich. Erst der *Nachweis einer Multisystemerkrankung in Verbindung mit den klinischen Störungen und histologischen Befunden* kann eine definitive Diagnose erlauben. Die Therapie besteht in der Gabe von *Kortikosteroiden*.

Auch *Autoimmunvaskulitiden* können mit Kopfschmerzen in Kombination mit sowohl allgemein entzündlichen als auch neurologischen und psychiatrischen Störungen einhergehen. *Zuverlässige Labormethoden* zur Diagnose dieser Krankheitsgruppe *existieren nicht*. Auch die Differenzierung von verschiedenen Kernbestandteilen und Gewebeantigenen erlaubt erfahrungsgemäß keine definitive Diagnosesicherung.

Das *Tolosa-Hunt-Syndrom* ist durch eine *schmerzhafte Ophthalmoplegie* bei einer *granulomatösen Entzündung* im Bereich des Sinus cavernosus charakterisiert. Das Syndrom kann mit der *ophthalmoplegischen Migräne* verwechselt werden. Differentialdiagnostisch müssen *retroorbitale Läsionen* ausgeschlossen werden. Die granulomatöse Entzündung kann *über Jahre hinweg episodisch* auftreten. Die Beteiligung der Augenmuskelnerven muß nicht klinisch manifest werden. *Allgemeinsymptome* in Form von Müdigkeit und Abgeschlagenheit können zusätzlich auftreten. Die Symptomatik klingt in der Regel zuverlässig bei der *Gabe von Kortikosteroiden* ab.

Kopfschmerz nach intrathekaler Injektion

Bei der Durchführung einer *Pneumoenzephalographie* mit Applikation von Luft in den Subarachnoidalraum konnte in Einzelfällen als Komplikation eine *sterile Entzündung der Meningen* erzeugt werden. Diese ging mit Symptomen einer Meningoenzephalitis und Pleozytose einher. Seit Einführung von *CT* und *MRT* spielt diese Komplikation jedoch *heute keine Rolle* mehr.

Bei *diagnostischer Applikation von Kontrastmittel* im Rahmen von Szintigraphien sowie bei *therapeutischer Gabe von Wirkstoffen* wie z. B. Antibiotika, Morphin oder Zytostatika können in Einzelfällen *direkte meningitische Reaktionen* mit Kopfschmerzen bedingt werden. Im typischen Fall tritt der Kopfschmerz *innerhalb von 5 h nach Applikation* ein. Aufgrund der Verteilung des Agens im Subarachnoidalraum handelt es sich meist um einen *generalisierten Kopfschmerz*. Der Kopfschmerz ist *sowohl im Liegen als auch im Stehen* vorhanden, und ist deshalb nicht auf einen postpunktionellen Kopfschmerz bei Liquorunterdruck zu beziehen. Im Liquor cerebrospinalis kann eine *Pleozytose* nachgewiesen werden, *ohne* daß ein Erreger verantwortlich gemacht werden kann.

Eine *aseptische Meningitis* kann ebenfalls bei *Entfernung oder Ruptur von intrakraniellen Raumforderungen* wie z. B. einer Zyste oder einem Kraniopharyngeom auftreten. Dabei werden direkt *irritative Substanzen* wie z. B. Keratin, Lipide und Cholesterin freigesetzt. Dies kann zu *extremen, plötzlich einsetzenden Kopfschmerzen mit Übelkeit, Erbrechen, Fieber und Nackensteifigkeit bis hin zur Bewußtlosigkeit* führen. Durch die chemische Reizung der Nervenendigungen in den Meningen kommt es zu einer reflexartigen Aktivierung der Nacken- und Rückenmuskeln.

Kopfschmerz bei extrakranieller Infektion

Die Diagnose basiert auf dem *Nachweis einer fokalen oder systemischen viralen oder bakteriellen Infektion*. Dabei muß der *Kopfschmerz als neues Symptom oder in Form eines neuen Typs* in zeitlicher Verbindung mit der Infektion auftreten. Nach erfolgreicher Behandlung oder spontaner Remission der Infektion muß der Kopfschmerz *innerhalb eines Monats abklingen*. Der Kopfschmerz bei nicht den Kopfbereich betreffenden Infektionen ist in der Regel *generalisiert, bifrontal und diffus*. In *Einzelfällen* können jedoch auch *umschriebene Schmerzlokalisationen, insbesondere retrookulär oder okzipital* auftreten. Der Schmerz hat einen *pulsierenden, pochenden Charakter* und kann *durch körperliche Aktivität verschlimmert* werden. Neben den Kopfschmerzen können zusätzlich *Allgemeinsymptome der Infektion* bestehen. Dazu zählen insbesondere *Arthralgien, Myalgien, Fieber, Schüttelfrost* und *allgemeine Leistungsschwäche*. Übelkeit, Erbrechen, Lärm- und Lichtüberempfindlichkeit sowie konjunktivale Injektion und erhöhte Nackenmuskulaturanspannung können bestehen. Der Kopfschmerz muß nicht unbedingt mit Fieber einhergehen, sondern kann *auch ohne Fieber* auftreten. Bei Infekten in Verbindung mit *Fieber* können Kopfschmerzen *bei über 80 % der Betroffenen* bestehen. Die Kopfschmerzen können bei verschiedenen Infektionen länger als das Fieber andauern und auch ohne Fieber auftreten.

Durch Infektionen können auch *primäre Kopfschmerzen ausgelöst* werden. Dies gilt für die Migräne, den Kopfschmerz vom Spannungstyp und für den Clusterkopfschmerz. Bei der Genese des Clusterkopfschmerzes wurde auch eine sich über den oberen Respirationstrakt ausbreitende Infektion auf den Sinus cavernosus mit entzündlicher Veränderung im Bereich des Sinus cavernosus diskutiert. Auch die Entstehung der Migräne wurde mit rezidivierenden Exazerbationen von Herpes-simplex-Infektionen in Verbindung gebracht.

Pathophysiologie

Zur Genese von Kopfschmerzen bei Allgemeininfektionen gibt es unterschiedliche Hypothesen. In Verbindung mit der Entstehung von *Fieber* werden *Pyrogene und Toxine der Infektionserreger* freigesetzt. Diese exogenen Pyrogene stimulieren *endogene Pyrogene*, insbesondere Interferon und Interleukin-1. Die endogenen Pyrogene führen zu einer *direkten Sensitivierung von nozizeptiven Strukturen* und sind für *Arthralgien, Myalgien und Kopfschmerzen* verantwortlich. Durch *Störung serotoninerger Hirnstammechanismen* werden zusätzlich *psychische Funktionen, das Schlafverhalten sowie die endogenen antinozizeptiven Systeme* gestört. Des weiteren kommt es zu einer Induktion der *Freisetzung von Prostaglandinen*, Prostazyklin und Thromboxan. Dies führt ebenfalls zu einer *Sensibilisierung von nozizeptiven Strukturen* und zu einer *Vasodilatation*. Durch die Vasodilatation werden die *perivaskulären Nozizeptoren* erregt, und es kommt zum typischen *pulsierenden, pochenden Kopfschmerz*, der sich bei körperlicher Aktivität verschlimmert.

Die *direkte toxische Wirkung von Infektionserregerfragmenten* kann ebenfalls zu einer *Sensibilisierung nozizeptiver Strukturen* und zu einer *Störung des körpereigenen antinozeptiven Systems* führen. Die direkte vaskuläre Wirkung der *inflammatorischen Entzündungsmediatoren* kann eine inflammatorische Reaktion der kranialen Gefäße mit *Vasodilatation, Plasmaextravasation* und *ödematöser Gefäßwandquellung* hervorrufen. Die Folge ist eine *erhöhte Aktivierung trigeminaler Fasern* und die Entstehung von *Kopfschmerz*.

Behandlung

Wenn möglich, ist eine *direkte erregerspezifische antibiotische Therapie* einzuleiten (Abb. 16.1). Bei hohem Fieber ist zusätzlich eine *Fiebersenkung* erforderlich. Zur *symptomatischen Therapie* von Kopfschmerzen in Zusammenhang mit allgemeinen Infektionen wird *Acetylsalicylsäure* oder *Paracetamol* eingesetzt. Werden durch Allgemeininfektionen *primäre Kopfschmerzen*, wie z. B. Migräne oder Clusterkopfschmerzen, induziert, werden die *spezifischen Maßnahmen gegen diese primären Kopfschmerzerkrankungen* durchgeführt.

17. Kopfschmerz zurückzuführen auf eine Störung der Homöostase

INTERNATIONAL HEADACHE SOCIETY
IHS-Klassifikation (Code 10)

10	**Kopfschmerz zurückzuführen auf eine Störung der Homöostase**
10.1	Kopfschmerz zurückzuführen auf eine Hypoxie und/oder Hyperkapnie
10.1.1	Höhenkopfschmerz
10.1.2	Taucherkopfschmerz
10.1.3	Schlaf-Apnoe-Kopfschmerz
10.2	Dialysekopfschmerz
10.3	Kopfschmerz zurückzuführen auf eine arterielle Hypertonie
10.3.1	Kopfschmerz zurückzuführen auf ein Phäochromozytom
10.3.2	Kopfschmerz zurückzuführen auf eine hypertensive Krise ohne hypertensive Enzephalopathie
10.3.3	Kopfschmerz zurückzuführen auf eine hypertensive Enzephalopathie
10.3.4	Kopfschmerz zurückzuführen auf eine Präeklampsie
10.3.5	Kopfschmerz zurückzuführen auf eine Eklampsie
10.3.6	Kopfschmerz zurückzuführen auf einen akuten Blutdruckanstieg durch eine exogene Substanz
10.4	Kopfschmerz zurückzuführen auf eine Hypothyreose
10.5	Kopfschmerz zurückzuführen auf Fasten
10.6	Kopfschmerz zurückzuführen auf eine kardiale Erkrankung
10.7	Kopfschmerz zurückzuführen auf eine andere Störung der Homöostase

AN ANDERER STELLE KODIERT:
7.1.2 Kopfschmerz zurückzuführen auf eine sekundäre Liquordrucksteigerung metabolischer, toxischer oder hormoneller Genese.

ALLGEMEINER KOMMENTAR
PRIMÄRER UND/ODER SEKUNDÄRER KOPFSCHMERZ?
Tritt ein neuer Kopfschmerz erstmals in engem zeitlichen Zusammenhang zu einer Störung der Homöostase auf, sollte der Kopfschmerz als Kopfschmerz zurückzuführen auf diese Störung kodiert werden. Dies ist auch der Fall, wenn der Kopfschmerz das klinische Bild einer Migräne, eines Kopfschmerzes vom Spannungstyp oder eines Clusterkopfschmerzes aufweist. Wenn sich aber ein vorbestehender primärer Kopfschmerz in engem zeitlichen Zusammenhang mit einer Störung der Homöostase verschlechtert, ergeben sich zwei Möglichkeiten, die ein Abwägen erfordern. Der Patient kann entweder ausschließlich die Diagnose des vorbestehenden primären Kopfschmerzes erhalten oder aber die Diagnose des vorbestehenden primären Kopfschmerzes *und* eines Kopfschmerzes zurückzuführen auf eine Störung der Homöostase. Letzteres Vorgehen empfiehlt sich bei Vorliegen folgender Punkte: Es besteht ein unmittelbarer zeitlicher Zusammenhang zur Störung der Homöostase; die primären Kopfschmerzen haben sich deutlich verschlechtert; es bestehen sehr gute Hinweise, daß die Störung der Homöostase Kopfschmerzen verschlimmern kann und es kommt zur Besserung oder zum Verschwinden des Kopfschmerzes nach Ende der Störung der Homöostase.

DEFINITIV, WAHRSCHEINLICH ODER CHRONISCH?
In den meisten Fällen ist die Diagnose eines *Kopfschmerzes zurückzuführen auf eine Störung der Homöostase* nur endgültig, wenn der Kopfschmerz nach effektiver Behandlung oder einer Spontanremission der Störung der Homöostase verschwindet oder sich zumindest deutlich bessert. Wenn die Störung der Homöostase nicht effektiv behandelt werden kann und sie auch keine Spontanremission aufweist oder wenn noch keine ausreichende Zeit hierfür verstrichen ist, sollte im Normalfall die Diagnose eines *Kopfschmerzes wahrscheinlich zurückzuführen auf eine Störung der Homöostase* gewählt werden.
    Wenn die Störung der Homöostase effektiv behandelt wurde oder spontan remittiert, der Kopfschmerz aber nicht innerhalb von 3 Monaten verschwindet oder sich nicht zumindest deutlich verbessert, kann alternativ die im Anhang aufgeführte Diagnose eines A 10.8 *chronischen Kopfschmerzes nach Störung der Homöostase* gewählt werden. Derartige Kopfschmerzen sind jedoch nur schlecht dokumentiert. Hier ist weitere Forschung erforderlich, um bessere Kriterien zum Nachweis eines kausalen Zusammenhanges zu etablieren.

Einleitung

Die hier beschriebenen Kopfschmerzformen wurden früher als *Kopfschmerzen in Verbindung mit metabolischen oder systemischen Erkrankungen* bezeichnet. Die Bezeichnung *Kopfschmerz zurückzuführen auf Störungen der Homöostase* dürfte die wahre Natur der vorgestellten Kopfschmerzen jedoch treffender beschreiben. Kopfschmerzen zurückzuführen auf eine signifikante Störung des arteriellen Blutdruckes bzw. auf eine myokardiale Ischämie wurden in dieses Kapitel neu aufgenommen. Zusätzlich werden Störungen von Mechanismen der Homöostase verschiedenster Systeme einschließlich veränderter arterieller Blutgase, Volumenstörungen wie bei der Dialyse und endokrine Funktionsstörungen abgedeckt. Auch Kopfschmerzen zurückzuführen auf Fasten werden hier beschrieben.

10.1 Kopfschmerz zurückzuführen auf eine Hypoxie und/oder Hyperkapnie

KOMMENTAR:
Der Kopfschmerz tritt innerhalb von 24 Stunden nach akuter Hypoxie mit einem PaO_2 <70 mm Hg auf oder bei Patienten mit chronischer Hypoxie mit einem persistierenden PaO_2 in diesem Bereich oder darunter.

Oftmals ist es schwer, den Effekt der Hypoxie von dem einer Hyperkapnie abzugrenzen.

10.1.1 Höhenkopfschmerz

DIAGNOSTISCHE KRITERIEN:
A. Kopfschmerz, der wenigstens zwei der nachfolgenden Charakteristika aufweist und die Kriterien C und D erfüllt:
   1. bilateral
   2. frontal oder frontotemporal
   3. dumpfe oder drückende Qualität
   4. leichte oder mittlere Intensität
   5. Verstärkung durch Anstrengung, Bewegung, Pressen, Husten oder Bücken
B. Aufstieg in eine Höhe oberhalb von 2500 Meter
C. Der Kopfschmerz entwickelt sich innerhalb von 24 Stunden nach dem Aufstieg
D. Der Kopfschmerz verschwindet innerhalb von 8 Stunden nach dem Abstieg

KOMMENTAR:
Kopfschmerzen sind eine häufige Komplikation eines Aufstieges in größere Höhen; sie treten bei mehr als 80% der Menschen auf. Der 10.1.1 *Höhenkopfschmerz* scheint dabei unabhängig von einer individuellen Kopfschmerzvorgeschichte zu sein, wenn auch Migränepatienten häufig stärkere Kopfschmerzen beschreiben, die ihren typischen Migräneattacken ähneln.

Die akute Bergkrankheit besteht aus zumindest mittelstarken Kopfschmerzen in Verbindung mit einem oder mehreren der folgenden Beschwerden: Übelkeit, Appetitlosigkeit, Müdigkeit, Schwindel oder Schlafstörungen. Die Einnahme von Acetazolamid (2–3 × 125 mg/Tag) kann die Wahrscheinlichkeit des Auftretens einer akuten Bergkrankheit senken. Zu den vorbeugenden Maßnahmen gehören eine 2-tägige Akklimatisationsphase vor der anstrengenden Aktivität in großer Höhe, Alkoholkarenz sowie eine großzügige Flüssigkeitszufuhr. Die meisten Höhenkopfschmerzen sprechen auf einfache Analgetika wie Paracetamol oder Ibuprofen an.

10.1.2 Taucherkopfschmerz

AN ANDERER STELLE KODIERT:
1. *Migräne*, 2. *Kopfschmerz vom Spynnungstyp*, 4.3 *primärer Kopfschmerz bei körperlicher Anstrengung*, 11.2.1 *zervikogener Kopfschmerz*, 13.6 *Supraorbitalisneuralgie*, 13.10 *Kopfschmerz durch äußeren Druck* und 13.11 *kältebdingter Kopfschmerz ausgelöst durch Tauchen* werden bei diesen Störungen kodiert.

DIAGNOSTISCHE KRITERIEN:
A. Kopfschmerz, der die Kriterien C und D erfüllt (keine typischen Charakteristika bekannt)
B. Tauchgang in eine Tiefe von unter 10 Meter
C. Der Kopfschmerz tritt beim Tauchen auf und wird von wenigstens einem der folgenden Symptome einer CO_2-Intoxikation bei fehlender Dekompressionskrankheit begleitet:
   1. Schwindelgefühl
   2. Verwirrtheitszustand
   3. Dyspnoe
   4. Gesichtsrötung
   5. Motorischen Koordinationsstörungen
D. Der Kopfschmerz verschwindet innerhalb von 60 Minuten nach einer Behandlung mit 100% O_2.

KOMMENTAR:
Es ist bekannt, daß eine Hyperkapnie (arterieller PCO_2 >50 mmHg) zu einer Relaxation der glatten Muskulatur zerebraler Gefäße und damit zu einer Vasodilatation und einer Erhöhung des intrakranialen Druckes führt. Es gibt einige Anhaltspunkte, daß eine Hyperkapnie ohne gleichzeitige Hypoxie mit Kopfschmerzen assoziiert sein kann. Das beste klinische Beispiel für Kopfschmerzen, die auf eine Hyperkapnie zurückzuführen sind, sind Kopfschmerzen bei Tauchern. Kohlendioxid kann sich bei einem Taucher akkumulieren, der beim mißglückten Versuch, Atemluft zu konservieren, die Luft gezielt intermittierend anhält (skip breathing) oder nur oberflächlich atmet, um die Variabilität des Auftriebs in engen Passagen eines Wracks oder einer Höhle zu minimieren. Taucher hypoventilieren manchmal aber auch unbewußt, wenn ein enger Tauchanzug oder eine auftriebsvermindernde Weste die Ausdehnung des Brustkorbes behindern oder die Atmung im Vergleich zur körperlichen Anstrengung nicht ausreichend ist. Eine starke körperliche Anstrengung erhöht die CO_2-Produktion um mehr als das 10-fache und führt zu einer vorrübergehenden CO_2-Erhöhung auf über 60 mmHg. Üblicherweise nehmen die

Kopfschmerzen während der Dekompressionsphase des Tauchganges oder beim Wiederauftauchen zu.

Ein milder, unspezifischer Kopfschmerz ist aber auch bei Tauchern mit einer Dekompressionskrankheit üblich und ist dann möglicherweise verbunden mit muskuloskeletalen Schmerzen und in ernsteren Fällen mit fokal-neurologischen Symptomen, Störungen der Atmung, Bewußtlosigkeit und/oder kognitiven Defiziten.

Kopfschmerzen bei Tauchern können aber auch die Folge einer Vergiftung mit Kohlenmonoxid sein. Letzteres kann in seltenen Fällen die Luftversorgung eines Tauchers kontaminieren, wenn das luftzuführende System so positioniert ist, daß es die Abgase eines unsachgemäß positionierten Verbrennungsmotor ansaugt. Ein solcher Kopfschmerz wird unter 8.1.3 *Kopfschmerz durch Kohlenmonoxid induziert* kodiert.

Eine Migräne, Kopfschmerzen vom Spannungstyp, primäre Kopfschmerzen bei körperlicher Anstrengung, zervikogene Kopfschmerzen, eine Supraorbitalisneuralgie, Kopfschmerzen durch äußeren Druck und kältebedingte Kopfschmerzen können während eines Tauchganges auftreten. In diesem Fall sollte das Tauchen eher als ein begünstigender Faktor als als Ursache berücksichtigt werden.

10.1.3 Schlaf-Apnoe-Kopfschmerz

DIAGNOSTISCHE KRITERIEN:
A. Wiederkehrender Kopfschmerz, der wenigstens eines der nachfolgenden Charakteristika aufweist und die Kriterien C und D erfüllt:
   1. tritt an >15 Tagen/Monat auf
   2. bilateral lokalisiert, drückende Qualität, keine begleitende Übelkeit, Phono- oder Photophobie
   3. hält jeweils ≤ 30 Minuten an
B. Mittels nächtlicher Polysomnographie nachgewiesenes Schlaf-Apnoe-Syndrom (Respiratory Disturbance Index ≥ 5)
C. Der Kopfschmerz ist beim Aufwachen vorhanden
D. Der Kopfschmerz verschwindet innerhalb von 72 Stunden nach erfolgreicher Behandlung des Schlaf-Apnoe-Syndromes und kehrt nicht wieder zurück

KOMMENTAR:
Obwohl morgentliche Kopfschmerzen beim Schlaf-Apnoe-Syndrom bedeutend häufiger als in der Normalbevölkerung auftreten, sind Kopfschmerzen beim Erwachen doch ein unspezifisches Symptom, welches bei einer Vielzahl primärer und sekundärer Kopfschmerzerkrankungen ebenso vorkommt, wie bei anderen den Schlaf beeinflussenden respirativen Störungen neben dem Schlaf-Apnoe-Syndrom (z.B. Pickwick-Syndrom, chronisch obstruktive Lungenerkrankung) oder bei anderen primären Schlafstörungen wie den periodischen Beinbewegungen im Schlaf. Die Diagnosestellung eines 10.1.3 *Schlaf-Apnoe-Kopfschmerzes* erfordert eine Polysomnographie über eine Nacht.

Es ist unklar, ob die Ursache des 10.1.3 *Schlaf-Apnoe-Kopfschmerzes* eine Hypoxie, eine Hyperkapnie oder die Störung des Schlafes ist.

10.2 Dialysekopfschmerz

DIAGNOSTISCHE KRITERIEN:
A. Wenigstens 3 akute Kopfschmerzattacken, die die Kriterien C und D erfüllen
B. Der Patient erhält eine Hämodialysebehandlung
C. Der Kopfschmerz entwickelt sich bei mindestens der Hälfte der Hämodialysebehandlungen
D. Der Kopfschmerz verschwindet innerhalb von 72 Stunden nach jeder Hämodialysebehandlung und/oder verschwindet nach einer erfolgreichen Nierentansplantation

KOMMENTAR:
Kopfschmerzen treten häufig im Zusammenhang mit einer arteriellen Hypotonie oder einem Dysäquilibrium-Syndrom auf. Das Dysäquilibrium-Syndrom kann mit Kopfschmerzen beginnen und zu Bewußtseinstörungen bis hin zu einem einem Koma mit oder ohne zerebralen Krampfanfällen führen. Dieses Syndrom ist relativ selten und kann eventuell durch eine Veränderung der Dialyseparameter verhindert werden.

Da Koffein durch eine Hämodialyse sehr schnell entfernt wird, sollte daran gedacht werden, daß bei Patienten, die davon größere Mengen konsumieren, ein 8.4.1 Koffeinentzugskopfschmerz auftreten kann.

10.3 Kopfschmerz zurückzuführen auf eine arterielle Hypertonie

KOMMENTAR:
Eine chronische Hypertonie, die leicht (140–159/90–99) oder moderat (160–179/100–109) ist, scheint keine Kopfschmerzen zu verursachen. Ob eine moderate arterielle Hypertonie aber zu Kopfschmerzen zumindest prädisponiert, wird noch kontrovers diskutiert. Es gibt nur wenig Anhaltspunkte hierfür. Ambulante Blutdruckkontrollen bei Patienten mit einer milden und moderaten arteriellen Hypertonie konnten keinen überzeugenden Zusammenhang zwischen Fluktuationen des Blutdrucks über 24 Stunden hinweg und dem Vorhandensein oder Nicht-Vorhandensein von Kopfschmerzen aufdecken.

10.3.1 Kopfschmerz zurückzuführen auf ein Phäochromozytom

DIAGNOSTISCHE KRITERIEN:
A. Intermittierende Kopfschmerzattacken, die wenigstens eines der nachfolgenden Begleitsymptome aufweisen und die Kriterien C und D erfüllen:
   1. Schwitzen

2. Palpitationen
3. Angst
4. Blässe
B. Nachweis eines Phäochromozytoms mittels biochemischer Untersuchungen, Bildgebung und/oder operativ
C. Der Kopfschmerz tritt zeitgleich mit einem plötzlichen Blutdruckanstieg auf
D. Der Kopfschmerz bessert sich innerhalb von 1 Stunde nach Normalisierung des Blutdruckes

KOMMENTAR:
Paroxysmale Kopfschmerzen treten bei 51-80% aller Patienten mit einem Phäochromozytom auf. Sie sind häufig von schwerer Intensität und frontal oder okzipital lokalisiert. Die Schmerzen werden allgemein als pochend oder anhaltend beschrieben. Ein wichtiges Merkmal der Kopfschmerzen ist die kurze Dauer: <15 Minuten bei 50% der Patienten, < 1 Stunde bei 70% der Patienten. Ein anderes Merkmal sind Befürchtungen und/oder Ängste, die häufig verbunden sind mit dem Gefühl des bevorstehenden Todes, Tremor, Sehstörungen, Bauch- oder Brustschmerzen, Übelkeit und manchmal mit Parästhesien. Während der Attacke kann das Gesicht blass oder gerötet sein.

Die Diagnose wird gesichert über den Nachweis einer erhöhten Exkretion von Katecholaminen und ihrer Metaboliten. Dieser gelingt mittels Analyse des 24-Stunden-Sammelurins, der in der Zeit gesammelt wird, in der der Patient erhöhte Blutdruckwerte hat oder symptomatisch ist.

Wenn die Symptome oder Kennzeichen einer hypertensiven Enzephalopathie vorhanden sind, sollte eine Kodierung unter 10.3.3 *Kopfschmerz zurückzuführen auf eine hypertensive Enzephalopathie* erfolgen. Falls die Diagnose eines Phäochromozytoms bisher noch nicht gestellt wurde und eine hypertensive Enzephalopathie fehlt, sollte eine Kodierung unter 10.3.2 *Kopfschmerz zurückzuführen auf eine hypertensive Krise ohne hypertensive Enzephalopathie* erfolgen, falls hierfür die diagnostischen Kriterien erfüllt sind.

10.3.2 Kopfschmerz zurückzuführen auf eine hypertensive Krise ohne hypertensive Enzephalopathie

DIAGNOSTISCHE KRITERIEN:
A. Kopfschmerz, der wenigstens eines der nachfolgenden Charakteristika aufweist und die Kriterien C und D erfüllt:
    1. bilateral
    2. pulsierender Charakter
    3. hervorgerufen durch körperliche Aktivität
B. Hypertensive Krise definiert als paroxysmaler Anstieg des systolischen (>160 mmHg) und/oder des diastolischen (>120 mmHg) Blutdruckes ohne klinischen Hinweis auf eine hypertensive Enzephalopathie
C. Der Kopfschmerz entwickelt sich in der hypertensiven Krise
D. Der Kopfschmerz verschwindet innerhalb von 1 Stunde nach Normalisierung des Blutdruckes
E. Geeignete Untersuchung schließen das Vorhandensein blutdruckerhöhender Toxine oder Medikamente als Ursache aus

KOMMENTAR:
Paroxysmale Hypertonien können als Folge einer Störung von Barorezeptorreflexen (nach einer Karotisendarteriektomie oder in Folge einer Bestrahlung des Nackens) oder bei Patienten mit einem enterochromafinen Zelltumor auftreten.

10.3.3 Kopfschmerz zurückzuführen auf eine hypertensive Enzephalopathie

DIAGNOSTISCHE KRITERIEN:
A. Kopfschmerz, der wenigstens eines der nachfolgenden Charakteristika aufweist und die Kriterien C und D erfüllt:
    1. diffuser Schmerz
    2. pulsierender Charakter
    3. Verstärkung durch körperliche Aktivität
B. Anhaltende Blutdruckerhöhung auf >160/100 mmHg und wenigstens zwei der folgenden Symptome sind vorhanden:
    1. Verwirrtheitszustand
    2. eingeschränkte Bewußtseinslage
    3. Sehstörungen (nicht wie bei einer typischen Migräneaura) einschließlich Blindheit
    4. zerebrale Krampfabfälle
C. Der Kopfschmerz entwickelt sich in engem zeitlichen Zusammenhang zur Bludruckerhöhung
D. Der Kopfschmerz verschwindet innerhalb von 3 Monaten nach effektiver Behandlung und Kontrolle der arteriellen Hypertonie
E. Andere Ursachen für die neurologische Symptomatik wurden ausgeschlossen

KOMMENTAR:
Eine hypertensive Enzephalopathie entsteht, wenn eine zerebrale Hyperperfusion als Folge eines Blutdruckanstieges nicht länger durch eine kompensatorische zerebrale Vasokonstriktion verhindert werden kann. Mit dem Zusammenbruch der zerebralen Autoregulation zur Steuerung des Blutflusses steigt die endotheliale Permeabilität an und es entwickelt sich ein Hirnödem. Im MRT ist dies vornehmlich in der weißen Substanz der Parietookzipitalregion zu sehen.

Obwohl eine hypertensive Enzephalopathie bei Patienten mit einer chronischen arteriellen Hypertonie üblicherweise mit einem diastolischen Blutdruck von >120 mmHg und einer Retinopathie Grad 3 oder 4 (Keith-Wagner Klassifikation) einhergeht, können auch Patienten mit einem ursprünglich normalen Blutdruck Zeichen einer Enzephalopathie bereits bei Blutdruckwerten, die unterhalb 160/100 mmHg liegen, entwickeln. Eine hypertensive Retinopathie muß zum Zeitpunkt der klinischen Manifestation einer Enzephalopathie noch nicht in jedem Fall präsent sein.

Jede Ursache einer arteriellen Hypertonie einschließlich Phäochromozytom und Zufuhr vasopressorisch wirksamer Toxine kann zu einer hypertensiven Enzephalopathie führen.

10.3.4 Kopfschmerz zurückzuführen auf eine Präeklampsie

DIAGNOSTISCHE KRITERIEN:
A. Kopfschmerz, der wenigstens eines der nachfolgenden Charakteristika aufweist und die Kriterien C und D erfüllt:
   1. bilateral
   2. pulsierender Charakter
   3. Verstärkung durch körperliche Aktivität
B. Schwangerschaft oder Wochenbett (bis zu 4 Wochen postpartal) und Präeklampsie definiert durch beide folgenden Punkte:
   1. Arterielle Hypertonie (Blutdruck >140/90 mm Hg) dokumentiert durch zwei Blutdruckmessungen mit einem Abstand von mindestens 4 Stunden
   2. Proteinurie >0.3 g innerhalb von 24 Stunden
C. Der Kopfschmerz entwickelt sich in den Perioden der Bludruckerhöhung
D. Der Kopfschmerz verschwindet innerhalb von 7 Tagen nach effektiver Behandlung der arteriellen Hypertonie
E. Geeignete Untersuchungen schließen das Vorhandensein blutdruckerhöhender Toxine, Medikamente oder eines Phäochromozytoms als Ursache aus

KOMMENTAR:
Die Plazenta scheint eine entscheidende Rolle bei der Entstehung einer Präeklampsie zu spielen. Die Präeklampsie ist eine Multisystemerkrankung in unterschiedlichen Erscheinungsformen. Zusätzlich zur arteriellen Hypertonie und Proteinurie können Gewebsödeme, eine Thrombozytopenie und Störungen der Leberfunktion auftreten. Die Präeklampsie scheint mit einer starken mütterlichen Entzündungsantwort mit einer breiten Aktivierung des Immunsystems einherzugehen.

10.3.5 Kopfschmerz zurückzuführen auf eine Eklampsie

DIAGNOSTISCHE KRITERIEN:
A. Kopfschmerz, der wenigstens eines der nachfolgenden Charakteristika aufweist und die Kriterien C und D erfüllt:
   1. bilateral
   2. pulsierender Charakter
   3. Verstärkung durch körperliche Aktivität
B. Schwangerschaft oder Wochenbett (bis zu 4 Wochen postpartal) und Präeklampsie definiert durch alle der folgenden Punkte:
   1. Arterielle Hypertonie (Blutdruck >140/90 mm Hg) dokumentiert durch zwei Blutdruckmessungen mit einem Abstand von mindestens 4 Stunden
   2. Proteinurie >0.3 g innerhalb von 24 Stunden
   3. ein zerebraler Krampfanfall ist aufgetreten
C. Der Kopfschmerz entwickelt sich in den Perioden der Bludruckerhöhung
D. Der Kopfschmerz verschwindet innerhalb von 7 Tagen nach effektiver Behandlung der arteriellen Hypertonie
E. Geeignete Untersuchungen schließen das Vorhandensein blutdruckerhöhender Toxine, Medikamente oder eines Phäochromozytoms als Ursache aus
F. Ein Schlaganfall ist ausgeschlossen

KOMMENTAR:
Fallberichte zeigen, daß eine Präeklampsie und eine Eklampsie sowohl während der Schwangerschaft als auch im Wochenbett auftreten können.

10.3.6 Kopfschmerz zurückzuführen auf einen akuten Blutdruckanstieg durch eine exogene Substanz

AN ANDERER STELLE KODIERT:
8.1.6 *Kopfschmerz induziert durch Kokain*.

DIAGNOSTISCHE KRITERIEN:
A. Kopfschmerz, der die Kriterien C und D erfüllt (keine typischen Charakteristika bekannt).
B. Eine geeignete Substanz oder ein Toxin wurde eingenommen und ein akuter Blutdruckanstieg ist aufgetreten
C. Der Kopfschmerz tritt in engem zeitlichen Zusammenhang mit einem akuten Blutdruckanstieg auf
D. Der Kopfschmerz verschwindet innerhalb von 24 Stunden nach Normalisierung des Blutdruckes
E. Es ist keine andere Ursache der Kopfschmerzen bekannt

KOMMENTAR:
Neben Kokain zählen zu den Substanzen, die einen Blutdruckanstieg hervorrufen können, Sympatikomimetika, Amphetamine und Monoaminooxidasehemmer in Verbindung mit tyraminhaltigen Nahrungsmitteln.

Es liegen bisher zu wenig Daten vor, um angeben zu können, wie hoch der Blutdruckanstieg sein muß, um Kopfschmerzen zu erzeugen. Wahrscheinlich variieren diese Grenzen auch individuell. Das Kriterium D ist willkürlich, wurde aber aufgenommen, um die diagnostischen Kriterien zu spezifizieren.

10.4 Kopfschmerz zurückzuführen auf eine Hypothyreose

DIAGNOSTISCHE KRITERIEN:
A. Kopfschmerz, der wenigstens eines der nachfolgenden Charakteristika aufweist und die Kriterien C und D erfüllt:

1. bilateral
2. nicht pulsierend
3. kontinuierlich
B. Nachweis einer Hypothyreose durch geeignete Untersuchungsverfahren
C. Der Kopfschmerz entwickelt sich innerhalb von 2 Wochen nach Auftreten anderer Symptome einer Hypothyreose
D. Der Kopfschmerz verschwindet innerhalb von 2 Monaten nach erfolgreicher Behandlung der Hypothyreose

KOMMENTAR:
Es wird geschätzt, daß etwa 30% der Patienten mit einer Hypothyreose unter Kopfschmerzen leiden. Frauen sind dabei häufiger betroffen. Oft bestand in der Vorgeschichte eine kindliche Migräne. Kopfschmerzen zurückzuführen auf eine Hypothyreose gehen nicht mit Übelkeit oder Erbrechen einher.

10.5 Kopfschmerz zurückzuführen auf Fasten

AN ANDERER STELLE KODIERT:
Ein hypoglykämie-induzierte Migräne wird entsprechend dem Subtyp unter 1. Migräne kodiert mit Angabe der Hypoglykämie als Triggerfaktor.

DIAGNOSTISCHE KRITERIEN:
A. Kopfschmerz, der wenigstens eines der nachfolgenden Charakteristika aufweist und die Kriterien C und D erfüllt:
   1. frontal lokalisiert
   2. diffuser Schmerz
   3. nicht-pulsierend
   4. leichte bis mittelstarke Intensität
B. Der Patient hat über >16 Stunden gefastet
C. Der Kopfschmerz entwickelt sich während des Fastens
D. Der Kopfschmerz verschwindet innerhalb von 72 Stunden nach Nahrungsaufnahme

KOMMENTAR:
Kopfschmerzen, die auf Fasten zurückzuführen sind, treten bei Individuen mit Kopfschmerzen in der Vorgeschichte signifikant häufiger auf. Bei Patienten mit einer Migräne in der Vorgeschichte können die Kopfschmerzen einer 1.1 *Migräne ohne Aura* ähneln.
Die Wahrscheinlichkeit des Auftretens von Kopfschmerzen als Resultat des Fastens steigt mit der Dauer des Fastens.
Kopfschmerzen, die auf Fasten zurückzuführen sind, scheinen unabhängig von der Schlafdauer, einem Koffeinentzug oder einer Hypoglykämie zu sein. Auch wenn Kopfschmerzen unter den Bedingungen einer hypoglykämie-induzierten Hirndysfunktion auftreten können, gibt es keinen abschließenden Beweis, um eine kausale Beziehung zu belegen. Kopfschmerzen können beim Fasten auch ohne eine Hypoglykämie auftreten, insulininduzierte Hypoglykämien rufen bei einem Migränepatienten keine Kopfschmerzen hervor und und schließlich sind Kopfschmerzen keine typische Klage von Patienten, die sich mit einer symptomatischen Hypoglykämie in einer Notaufnahme vorstellen. Kontrollierte Studien sind erforderlich, um eine ursächliche Beziehung – wenn vorhanden – zu beweisen.

10.6 Kopfschmerz zurückzuführen auf eine kardiale Erkrankung

DIAGNOSTISCHE KRITERIEN:
A. Kopfschmerz, der stark sein kann, eine Verstärkung durch körperliche Aktivität aufweist sowie von Übelkeit begleitet wird und die Kriterien C und D erfüllt:
B. Ein akuter Myokardinfarkt ist aufgetreten
C. Der Kopfschmerz entwickelt sich gleichzeitig mit der akuten myokardialen Ischämie
D. Der Kopfschmerz verschwindet nach effektiver medikamentöser Therapie der myokardialen Ischämie oder koronarer Revaskularisation und taucht nicht wieder auf

KOMMENTAR:
Die Diagnose setzt eine sorgfältige Dokumentation der Kopfschmerzen und den gleichzeitigen Nachweis einer kardialen Ischämie mittels Belastungs-EKG oder Myokardszintigraphie vorraus. Ein 10.6. *Kopfschmerz zurückzuführen auf eine kardiale Erkrankung* kann schwerwiegende Folgen haben. Die Abgrenzung von einer 1.1 *Migräne ohne Aura* ist entscheidend, insbesondere, da Medikamente mit einer vasokonstriktiven Wirkung (Triptane, Ergotaminderivate) zur Behandlung der Migräne indiziert, aber bei Patienten mit einer ischämischen Herzerkrankung kontraindiziert sind. Beide Erkrankungen können zu starken Kopfschmerzen mit begleitender Übelkeit führen und beide können durch körperliche Anstrengung getriggert werden. Migräne-ähnliche Kopfschmerzen können darüber hinaus durch eine medikamentöse Behandlung einer Angina pectoris z. B. mit Nitroglyzerin ausgelöst werden.

10.7 Kopfschmerz zurückzuführen auf eine andere Störung der Homöostase

DIAGNOSTISCHE KRITERIEN:
A. Kopfschmerz, der die Kriterien C und D erfüllt
B. Nachweis einer Störung der Homöostase, die oben nicht aufgeführt wurde
C. Der Kopfschmerz entwickelt sich innerhalb von 2 Monaten nach Beginn der Störung und es existieren andere Hinweise, daß die Störung Kopfschmerzen verursachen kann
D. Der Kopfschmerz verschwindet innerhalb von 2 Monaten nach Abklingen der Störung der Homöostase

Höhenkopfschmerz

Höhenkopfschmerz ist einer der *häufigsten und bekanntesten* der Kopfschmerzen bei metabolischen Störungen. Bei experimenteller Schaffung von O_2-Unterdruck in einer Unterdruckkammer erleiden *nahezu alle Probanden in simulierten Höhen von ca. 3000–5000 m Kopfschmerzen*. Der Höhenkopfschmerz tritt *meist bilateral und bifrontal* auf. Er kann jedoch bei ca. 25 % der Patienten einseitig bestehen. Neben den Kopfschmerzen können *Übelkeit, Erbrechen, Schwindel, Herzklopfen* und *Sehstörungen* auftreten. Neben den Kopfschmerzen beim Bergsteigen können auch Kopfschmerzen im Flugzeug auftreten.

Unter der Lupe 17.1.
„Airline-Kopfschmerzen"

In den Bordapotheken von Flugzeugen und auch von Raumfähren sind Medikamente gegen Kopfschmerzen obligater Bestandteil des Inventars. Im Jahre 1994 hat die Deutsche Lufthansa AG auf ihren Flügen 1,2 Mio. Schmerztabletten ausgegeben. Im Flugzeug gehören Kopfschmerzen sowohl bei den Passagieren als auch bei der Crew zum Alltag. Wie auf Erden so auch im Himmel sollten die *speziellen Auslösebedingungen* und *Formen der Kopfschmerzen differenziert* werden, damit eine spezifische und effektive Behandlung erfolgen kann. Die wesentlichen Formen von Kopfschmerzen im Flugzeug sollen nachfolgend skizziert werden.

– **Kopfschmerzen bei Erkrankungen der Nase und der Nasennebenhöhlen**
Ein *Barotrauma* kann eine typische Ursache von Kopfschmerzen im Flugzeug sein. Während des Steigfluges strömt die Luft aus den Tuben und den Nasennebenhöhlenausgängen. Solange die Luftwege nicht durch eine Ventilwirkung verlegt werden, erfolgt der Druckausgleich *ohne Beschwerden*. Beim Sinkflug strömt die Luft zum Druckausgleich wieder in die Hohlräume zurück. Bestehen *Vorerkrankungen im Bereich der Nase oder der Nasennebenhöhlen*, kann der Druckausgleich behindert werden, es entsteht ein sog. *Vakuumsinus*. Ursachen sind insbesondere *eine Infektion der Luftwege mit Schwellung der Schleimhäute, Passageanomalien durch Septumdeviation, hypertrophe Nasenmuscheln* u. a. Diese Besonderheiten führen unter normalen Umständen in der Regel nicht zu Kopfschmerzen, *beim Landeanflug mit schnellem äußeren Druckanstieg und bei erfolglosem Ausgleich* kann jedoch *ein heftiger, plötzlicher Kopfschmerz* ausgelöst werden. Bei solchen Problemen sind eine *HNO-ärztliche Untersuchung* und eine *eventuelle operative Korrektur* erforderlich. Die Applikation von *abschwellenden Nasentropfen* vor Beginn des Landeanfluges kann in manchen Fällen das Auftreten des Problems verhindern.

– **Kopfschmerz bei erniedrigtem Druck des Liquor cerebrospinalis**
Ein Prototyp dieses Kopfschmerzes ist der *Postlumbalpunktionskopfschmerz*. Durch die Lumbalpunktion wird ein Duraleck verursacht. Die damit entstehende Liquordrainage bewirkt im Stehen – aufgrund der senkrecht gelagerten Liquorsäule und entsprechend großer Druckdifferenz – einen Liquorunterdruck mit charakteristischen Kopfschmerzen. Im Liegen verschwinden die Kopfschmerzen durch den Druckausgleich. Normalerweise ist dieses Problem innerhalb von 7 Tagen nach der Lumbalpunktion durch Spontanverschluß des Duralecks beseitigt. Allerdings ist auch ein persistierendes Duraleck möglich. Auch können Durafisteln *posttraumatisch, postoperativ oder ohne erkennbare Ursache*, also idiopathisch, auftreten. *Liegen solche Probleme vor*, können *während des Steigfluges* durch die Druckdifferenz *Ventilmechanismen* wirksam werden, und es kann *Liquor cerebrospinalis aus dem Durasack austreten*. *Lageabhängige Kopfschmerzen mit deutlicher Verschlechterung im Stehen, Übelkeit, Erbrechen, Schwindel und psychischen Begleitsymptomen* sind die Folge. Eine neurologische Untersuchung ist erforderlich. Kommt es *nicht zur Spontanremission*, muß das Leck ausfindig gemacht werden. Möglichkeiten bestehen in der Bestimmung der Glukosekonzentration der *verdächtigten Flüssigkeit*, in der *spinalen Injektion von Farbstoff* oder *von radioaktiven Isotopen*. Ein *epidurales Blutpflaster* oder der *operative Verschluß* der lokalisierten Liquorfistel kann die Beschwerden dauerhaft beheben.

– **Kopfschmerz bei metabolischen Störungen**
Hypoxie durch reduziertes O_2-Angebot im Flugzeug, *Hyperkapnie* und *Dehydrierung* durch verminderte Luftfeuchtigkeit können Kopfschmerzen bedingen. *Reichliches Trinken* von Mineralwasser und Säften wirkt der Dehydrierung entgegen, Alkoholkonsum im Flugzeug verschlimmert sie jedoch.

– **Kopfschmerz bei Substanzeinwirkung oder -entzug**
Häufigste Kopfschmerzursache durch direkte Substanzwirkung im Flugzeug ist *der Konsum von Alkohol*. Dieser Kopfschmerz gehört zu den

wenigen Kopfschmerzerkrankungen, die von den Betroffenen selbst zu verantworten sind.

– **Gutartiger Anstrengungskopfschmerz**
Bei *Druckausgleichsmanövern* mit Erhöhung des intrathorakalen Druckes, besonders im Zusammenhang mit erniedrigtem Außendruck in großer Höhe, kann ein *plötzlicher, teilweise explosionsartiger Kopfschmerz mit Nackenschmerzen und -steifigkeit* entstehen. Der Name „gutartiger Anstrengungskopfschmerz" soll zum Ausdruck bringen, daß diese Störung nicht mit erkennbaren bedrohlichen intrakranialen vaskulären Störungen, wie z. B. einer Aneurysmablutung, einhergeht. Unter *normalen Druckverhältnissen* werden ähnliche Kopfschmerzen auch von *Gewichthebern, Wettläufern* oder *Fußballspielern* berichtet. Auch der *Kopfschmerz bei sexueller Aktivität*, bei dem ein dumpfer, ein explosionsartiger und ein lageabhängiger Typ unterschieden werden, tritt in ähnlicher Form auf. Hypothetisch werden *Veränderungen des intrakraniellen Druckes, zervikale Verletzungen, mechanischer Zug an intrakraniellen Strukturen, ein erhöhter intrathorakaler Druck sowie ein Anstieg des systemischen Blutdruckes* verantwortlich gemacht. Eine sorgfältige neurologische Untersuchung zum Ausschluß von strukturellen Läsionen ist unbedingt erforderlich.

– **Migräne**
Im Vorfeld einer Flugreise kann eine Reihe *potenter Migräneauslöser* Wirkung entfalten. Dazu gehören u. a. Streß, Veränderungen des Schlaf-Wach-Rhythmus, Auslassen von Mahlzeiten und Schlafdefizit. Der *anfallsweise Verlauf und die bekannten Migränekriterien*, wie einseitiger, pochender, pulsierender Kopfschmerz, Verstärkung der Schmerzen bei körperlicher Aktivität, Übelkeit, Erbrechen, Lärm und Lichtüberempfindlichkeit führen zur Diagnose. Bei leichten Attacken kann die Kombination eines Antiemetikums mit einem Analgetikum, bei schweren Attacken die Einnahme eines Serotoninagonisten, rasche Linderung verschaffen. Eine eingehende Beratung, eine neurologische Untersuchung und ggf. prophylaktische Maßnahmen sollten veranlaßt werden.

– **Kopfschmerz vom Spannungstyp**
Psychischer und muskulärer Streß sowie *Verschiebung zirkadianer Rhythmen* sind häufigste Bedingungen für dieses „allgemeine Schädelweh" im Flugzeug. Besonders die Besatzung von Kampfflugzeugen und Crews auf Flügen über mehrere Zeitzonen sind davon betroffen. Gleiches gilt für die Passagiere, die in engen Flugzeugen über mehrere Stunden kaum Möglichkeiten zum Bewegungsausgleich haben. In diese Gruppe sind auch *Kopfschmerzen durch psychische Mechanismen*, wie z. B. durch „Höhenallergie", Flug- und andere Ängste, einzuordnen. Für diese Situation sieht die Bordapotheke die *Einnahme von Schmerzmitteln* vor. Wesentlich besser wäre es, wenn zur Vorbeugung auf einem Kanal des Bordprogramms eine *Anleitung zu einem Entspannungstraining*, wie z. B. der progressiven Muskelrelaxation, und *Ausgleichsgymnastik* über Kopfhörer ständig verfügbar wären. Die Passagiere könnten sich während des Fluges entspannen und hätten das Gefühl, eine Airline gewählt zu haben, die aktiv auch etwas für die Gesundheit der Fluggäste unternimmt.

Die direkte Verursachung von Höhenkopfschmerz durch eine Hypoxie ist *nicht als alleinige Bedingung* anzusehen. Gibt man Probanden *reinen Sauerstoff* auch unter entsprechenden simulierten Höhenbedingungen, kann der Kopfschmerz dadurch *nicht gelindert* werden (Abb. 17.1). *Muskelanspannung und Streß mit der Folge von metabolischen Verschiebungen im Gesamtorganismus*, mit Energiemetabolismus *und Elektrolytverlust beim Schwitzen*, sind wahrscheinlich Bedingungen, die *als Ganzes* den Kopfschmerz verursachen. Zur Therapie sind *Flüssigkeitszufuhr und Mineralien* geeignet. Die *Gabe von Kortikosteroiden* in einer *Dosierung von 4mal 6 mg* hat sich gegenüber Placebo als signifikant besser erwiesen. Allerdings ist dieses Therapieprinzip *nur für die Kurzzeitgabe* geeignet. Das Rationale für die Gabe besteht in der Annahme, daß durch die Hypoxie ein *Hirnödem* generiert wird. In einer weiteren Doppelblindstudie wurde die Gabe von *Acetazolamid in einer Dosierung von 500 mg/Tag* ebenfalls als therapeutisch effektiv eingestuft. Auch werden Furosemid oder andere Diuretika eingesetzt, allerdings liegen dazu keine kontrollierten Studien vor.

Hypoxischer Kopfschmerz

Hypoxischer Kopfschmerz gehört wahrscheinlich zu den *häufigsten sekundären Kopfschmerzformen*. Der Aufenthalt in *schlecht belüfteten Räumen mit vielen Menschen*, in Schulen, Sälen, Büros, Kirchen und am Arbeitsplatz, ist eine Bedingung, unter der eine entsprechende Kopfschmerzgenese häufig stattfinden kann. *Kohlendioxid (CO_2)* ist eines der am potentesten wirkenden *vasodilatatorischen Reagenzien in der zerebralen Zirkulation*. Der

Hypoxie	Höhenkopfschmerz	Flüssigkeits- und Elektrolytzufuhr
		Sauerstoffzufuhr
	Lungenerkrankungen	Kausale Therapie
		Sauerstoffzufuhr
	Schlafapnoe	Kausale Therapie
Hyperkapnie	Kausale Therapie, Sauerstoffzufuhr	
Hypoglykämie	Vermeidung von Blutzuckerschwankungen	
Hämodialyse	Veränderung der Dialyseparameter (Elektrolytkonzentration, Osmolarität), Nierentransplantation	

Abb 17.1. Möglichkeiten in der Therapie von Kopfschmerz zurückzuführen auf eine Störung der Homöostase

Kopfschmerztyp, der bei Hypoxie entsteht, entspricht dem *Kopfschmerz vom vasodilatatorischen Typ* mit *beidseitigen, häufig bifrontalen pulsierenden Schmerzen ohne migränespezifische Begleitstörungen*. Allerdings gibt es auch eine Reihe von anderen Bedingungen, die zu einer Hypoxie und zu Kopfschmerzen führen. Dazu gehört der weiter oben beschriebene *erniedrigte O_2-Partialdruck* in großen Höhen und in Flugzeugen. Bei *Lungenerkrankungen*, die eine Hypoxie verursachen, ist der gleiche Effekt auch bei *normalem Umgebungs-O_2-Druck* zu erwarten. Dies gilt insbesondere für *direkte pulmonale Störungen*, jedoch auch für *sekundäre O_2-Transportstörungen*, wie z. B. Anämie, Herzerkrankungen, Kohlenmonoxidvergiftung oder eine intrazelluläre Hypoxie bei Zyanidvergiftung.

Schnarchen, Übergewicht und Schlafapnoe mit respiratorischen Lücken können ebenfalls zu einer Hypoxie führen und beim Aufwachen mit Kopfschmerzen quittiert werden.

Die pathophysiologische Bedingung für die *Kopfschmerzgenese bei Hypoxie* basiert auf den *vasodilatatorischen Effekten einer erhöhten CO_2-Konzentration* mit Reizung der perivaskulären Nozizeptoren durch die mechanische Ausdehnung der Gefäßwände.

Die *Therapie* besteht entweder *in der Herstellung eines normalen O_2-Partialdrucks* oder aber *in der primären Behandlung der Erkrankungen, die zu einer verminderten O_2-Versorgung der Zellen führen*.

Hyperkapnie

Kopfschmerzen bei einem arteriellen CO_2-Partialdruck von mehr als 50 mm Hg ohne gleichzeitige Hypoxie sind *klinisch von Kopfschmerzen bei Hypoxie mit reduziertem O_2-Partialdruck unter 70 mm Hg nicht zu unterscheiden*. In der Regel wird sich auch eine *Verbindung von Hypoxie und Hyperkapnie* finden. *Auch die pathophysiologischen Bedingungen sind die gleichen*. Durch den erhöhten CO_2-Partialdruck wird eine ausgeprägte Vasodilatation induziert. Der vasodilatatorische Effekt kommt möglicherweise durch Aktivierung der *Stickstoffmonooxidsynthetase* (NOS) zustande, wodurch *eine erhöhte Konzentration von Stickstoffmonooxid* (NO) erzeugt wird. Durch Gabe von *NO-Synthetasehemmer* ist es möglich, die Vasodilatation bei Hyperkapnie zu blockieren.

Hypoglykämie

Hypoglykämie kann als *Auslöser von primären Kopfschmerzen* agieren. Insbesondere bei Jugendlichen und Kindern kann das *Auslassen von Mahlzeiten* mit Abfall des Blutzuckerspiegels Migräneattacken generieren. Eine der wichtigsten vorbeugenden Maßnahmen ist dann, die Nahrungszufuhr *sehr regelmäßig* zu gestalten, so daß Blutzuckerschwankungen nicht auftreten. Gleiche pathophysiologische Mechanismen sind für *Kopfschmerzattacken nach langen körperlichen Betätigungen ohne ausreichende Kalorienzufuhr*, wie z. B. nach Wanderungen oder Märschen oder anderweitiger körperlicher Anstrengung, möglich. Das Auslassen von Frühstück oder die Einnahme inadäquater Frühstücksmahlzeiten unter zeitlicher Streßsituation sind möglicherweise eine der Hauptbedingungen für Kopfschmerzattacken, die im Verlauf des späteren Vormittags entstehen. Gleiches gilt möglicherweise für den häufigen Kopfschmerz am Samstagmorgen, der wegen verspäteter Einnahme des Frühstücks auftreten könnte. Bei der Auslösung von Migräneattacken muß das Kopfschmerzgeschehen als primäre Migräne angesehen werden. Der Kopfschmerz weist dann auch die charakteristischen Kriterien der Migräne auf.

Ob im Zusammenhang mit einer Hypoglykämie *ein eigenständiges Kopfschmerzsyndrom* ausgelöst werden kann, *ist bisher nicht eindeutig geklärt*. Es gibt jedoch Patienten, bei denen eine *Kohlenhydratintoleranz*, wie z. B. eine Fruktoseintoleranz, besteht. Bei diesen Patienten kann *einige Stunden nach Einnahme der Mahlzeit* ein Kopfschmerz auftreten.

Pathophysiologisch kann angenommen werden, daß *durch die Konzentrationsschwankung des Blutglukosespiegels* eine *zentrale neuronale Gegenregulation* erfolgen muß, um das metabolische Gleichgewicht im Zentralnervensystem aufrechtzuerhalten, da Glukose der Hauptenergieträger im ZNS ist. Durch diese Gegenregulationsmaßnahmen könnte ein *verstärkter Neurotransmitterverbrauch* mit der *Folge einer Metabolisierung der Neurotransmitter* bedingt werden. Auch durch eine *zeitweilige Erschöpfung* könnte hypothetisch ein *zeitweises Versagen körpereigener antinozizeptiver Systeme mit trigeminaler Aktivierung* und Kopfschmerz hervorgerufen werden.

Hämodialyse

Kopfschmerzen im Zusammenhang mit einer Hämodialyse können ein *ausgesprochen gravierendes Problem* für die betroffenen Patienten sein. Bei ca. 70 % der Patienten können Kopfschmerzen während der Hämodialyse auftreten. Dabei ist zur Abgrenzung zu anderen Kopfschmerzen das *Auftreten des Kopfschmerzes innerhalb von 24 h nach der Dialyse* erforderlich. Der Kopfschmerz selbst kann im Sinne eines *Kopfschmerzes vom vasodilatatorischen Typ oder eines Kopfschmerzes vom Spannungstyp* auftreten. Zwischen der *arteriellen Hypertonie* und den *Dialyseparametern*, insbesondere dem Dialyseintervall, bestehen eindeutige Beziehungen. Die Kopfschmerzen können *durch Veränderungen der Dialyseparameter* (Elektrolytkonzentration, Osmolarität etc.) beeinflußt werden. Nach erfolgreicher Nierentransplantation treten die Kopfschmerzen in der Regel nicht mehr auf.

Kopfschmerz bei anderen metabolischen Störungen

Kopfschmerzen können nach *generalisierten epileptischen Anfällen* auftreten. Wahrscheinlich hängt die Genese mit einem *erhöhten CO_2-Partialdruck* und einer *gestörten Autoregulation* in Verbindung mit dem Anfallsgeschehen zusammen. Auch die zusätzliche *postiktale Hypoxie* kann für die Kopfschmerzen verantwortlich gemacht werden. Gleiches gilt für die *große Metabolisierung von Glukose* während eines generalisierten Krampfanfalls mit der Entstehung einer Hypoxie. Auch der starke *Verbrauch von Neurotransmittern* während eines generalisierten Krampfanfalles kann verantwortlich sein, da die Neurotransmitter dann für die Modulation körpereigener antinozizeptiver Systeme zeitweise nicht zur Verfügung stehen und diese Situation Kopfschmerzen zur Folge haben kann.

Eine Reihe weiterer metabolischer Störungen kann zu Kopfschmerzen führen. Dies gilt insbesondere für einige *diätetischen Maßnahmen* zur Gewichtsreduktion mit Schwankungen im Blutglukosespiegel.

Auch die *mangelnde Zufuhr von Flüssigkeit* mit Dehydrierung, insbesondere beim alten Menschen, ist häufige Ursache für Kopfschmerzen. Aufgrund des reduzierten Flüssigkeitsangebotes entsteht eine *kranielle Vasodilatation* mit der Genese eines vasodilatatorischen Kopfschmerzes. Allein die *ausreichende Flüssigkeitszufuhr von täglich mehreren Litern über mehrere Tage* kann das Problem auf leichte Art lösen. Dieser Kopfschmerz wird bei älteren Menschen insbesondere dann hervorgerufen, wenn sie *den nächtlichen Toilettengang* vermeiden wollen und eine entsprechende *Flüssigkeitsrestriktion* vornehmen.

Bei neu aufgetretenen Kopfschmerzen sollte also diese Form – Kopfschmerz bei metabolischen

Störungen – in dieser Altersgruppe *immer* erwogen werden. Die Beschwerden lassen sich in der Regel *durch einfache Verhaltensmaßnahmen* bessern und sollten deshalb primär *nicht ausschließlich symptomatisch* mit Analgetika oder anderen eingreifenden Maßnahmen behandelt werden.

Arterieller Hochdruck

Klinik

Etwa *25 % der deutschen Bevölkerung* weisen einen *arteriellen Hypertonus* auf. Allerdings wissen davon ca. 70 % nicht, daß bei ihnen eine arterielle Hypertonie vorliegt. Dies hat zur Folge, daß *ca. 80 %* aller Patienten mit diesem Syndrom *nicht behandelt* werden. Weiterhin sind von denen, die behandelt werden, mehr als 50 % *nicht ausreichend eingestellt*. Die entscheidende Bedrohung für das Gefäßsystem beinhaltet die *diastolische Blutdrucksteigerung*. Jeder nicht reaktiv verursachte Blutdruckwert von mehr als 160/95 mm Hg ist nach der Definition der Weltgesundheitsorganisation (WHO) als Hypertonie zu bezeichnen. Da der arterielle Windkessel seine Elastizität im Laufe des Lebens verliert, steigt im allgemeinen mit dem Älterwerden der systolische Blutdruck an. Der diastolische Blutdruck dagegen zeigt *eine geringere Erhöhung mit zunehmendem Lebensalter*, weshalb die Blutdruckamplitude im Laufe des Lebens größer wird.

Die arterielle Hypertonie ist im Zusammenhang mit dem Thema Kopfschmerzen von besonderer Bedeutung:

— Der Blutdruckanstieg und die Blutdruckerhöhung werden *als Ursache* von Kopfschmerzen angesehen.
— Arterielle Blutdruckwerte können *extrem häufig*, ebenso wie Kopfschmerzen, in der Bevölkerung angetroffen werden.
— Eine Reihe von *therapeutischen Maßnahmen* gegen primäre und sekundäre Kopfschmerzen kann *nicht eingesetzt werden*, wenn erhöhte arterielle Blutdruckwerte vorliegen.
— Der Einsatz einer Reihe von *Medikamenten gegen Kopfschmerzen* kann mit dem gleichzeitigen Einsatz von *Medikamenten gegen eine arterielle Hypertonie nicht vereinbart* werden.
— Medikamente gegen eine arterielle Hypertonie führen häufig als *Nebenwirkungen* selbst zu Kopfschmerzen.

Viele unterschiedliche Formen der arteriellen Hypertonie können unterschieden werden. Die sog. *Grenzwerthypertonie* ist durch systolische Blutdruckwerte zwischen 140 und 160 mm Hg sowie diastolische Blutdruckwerte zwischen 90 und 95 mm Hg definiert. Bei etwa der Hälfte der Patienten geht die Grenzwerthypertonie nach mehreren Jahren in eine *permanente Hypertonie* über. Ein intermittierendes Auftreten von normalen Blutdruckwerten und pathologisch erhöhten Blutdruckwerten wird als *labile Hypertonie* bezeichnet. Bei der sog. *fixierten Hypertonie* besteht ein permanenter arterieller Bluthochdruck. Schließlich können *Blutdruckkrisen* in Form von *plötzlichen Blutdruckanstiegen* auftreten.

Mehr als 80 % aller arteriellen Blutdrucksteigerungen werden durch die sog. *essentielle Hypertonie* verursacht. Neben Kopfschmerzerkrankungen gehört somit die essentielle Hypertonie zu den *häufigsten Erkrankungen* des Menschen. Das Manifestationsalter liegt meist *über dem 30. Lebensjahr*. Bedingt wird die essentielle Hypertonie durch multifaktorielle Störungen der Blutdruckregulation. Dabei spielt insbesondere eine *anlagebedingte Disposition* eine wichtige Rolle. Dazu kommen *Ernährungsfaktoren* und *hormonelle Faktoren*. Die Diagnose der essentiellen Hypertonie basiert auf dem Ausschluß der sekundären Hypertonieformen.

Weniger als 20 % der arteriellen Hypertonien werden durch nachweisbare Ursachen bedingt. Dazu gehören in erster Linie die *renale Hypertonie*, die durch Nierenerkrankungen oder durch eine Nierenarterienstenose bedingt sein kann, und die *endokrine Hypertonie*. Die *kardiovaskuläre Hypertonie* basiert auf stenosierenden Gefäßerkrankungen, weitere Formen sind die *neurogene Hypertonie*, die *Schwangerschaftshypertonie* und schließlich *arterielle Hypertonien als Nebenwirkungen von Medikamenten*. Dazu gehören z. B. Blutdrucksteigerung unter der Therapie mit MAO-Hemmern bei ausgeprägtem Käsegenuß („cheese disease"), die Einnahme von Ovulationshemmern etc.

Das Phäochromozytom kann entweder im *Nebennierenmark* lokalisiert sein (bis zu 90 %) oder ist als *Paraganglion in den lumbalen oder thorakalen Geflechten des Sympathikus* anzutreffen. In ca. 90 % der Fälle handelt es sich um einen *Tumor*. Als hormonproduzierender Tumor produziert das adrenale Phäochromozytom vorwiegend Adrenalin, das extraadrenale Phäochromozytom vorwiegend Noradrenalin. Die Kombination zwischen einem C-Zellkarzinom mit einem Phäochromozytom bildet das sog. Sipple-Syndrom.

Das Phäochromozytom äußert sich bei etwa der Hälfte der Patienten durch *Blutdruckkrisen* oder durch eine *Hypertonie*. Die plötzlichen Blutdruckerhöhungen, die auch während der ärztlichen Untersuchung durch *Palpation des Abdomens* induziert werden können, werden von *Kopfschmer-*

zen, *Herzklopfen* und *Schwitzen* begleitet. Differentialdiagnostisch muß bei dieser Symptomatik auch eine *Hyperthyreose* ausgeschlossen werden. Als weitere Symptome können *Bauchschmerzen, Herzschmerzen, Übelkeit, Erbrechen und bei Hypovolämie auch eine orthostatische Dysregulation* gefunden werden. Durch Hypermetabolismus stellt sich ein *Gewichtsverlust* ein, die *Haut ist blaß*, es können ein *erhöhter Blutglukosespiegel*, eine *Glukosurie* sowie eine *Leukozytose* bestehen.

Beim Phäochromozytom treten Kopfschmerzen *bei über 80 % der Betroffenen anfallsartig* auf. Die Kopfschmerzen *beginnen* in der Regel *sehr schnell*, haben eine *beidseitige* Lokalisation, sind *äußerst intensiv* und haben einem *pulsierenden und pochenden Charakter*. Darüber hinaus sind sie (bei ca. der Hälfte der Patienten) von *Übelkeit* und *teilweise auch Erbrechen* begleitet. Die Kopfschmerzdauer beträgt in über 70 % der Fälle *weniger als eine Stunde*. Darüber hinaus werden die Kopfschmerzen von den oben beschriebenen typischen Symptomen der Hormonfreisetzung begleitet. Eine Abhängigkeit der Kopfschmerzsymptomatik von der speziellen Hormonproduktion besteht nicht in einer 1:1-Beziehung. Allerdings zeigt sich bei den Patienten, die einen vorwiegend *Noradrenalin* produzierenden Tumor aufweisen, eine *Tendenz zu anhaltender Blutdruckerhöhung*, während *adrenalinproduzierende Tumoren* eine Tendenz zu *ausgeprägter Hautblässe und Tremor* aufweisen. In der Zeit der Kopfschmerzepisoden können plötzliche Blutdruckanstiege – bis zu 300/160 mm Hg – auftreten. Allerdings gibt es auch Patienten, die erhebliche Blutdrucksteigerung *ohne* Kopfschmerzepisoden erleiden. Die Kopfschmerzen können auch von sehr kurzer Dauer sein und nur über eine Zeitphase von 1–3 min bestehen. In der Regel aber treten sie in einer Zeitspanne zwischen 1–2 h auf.

> **MERKE**
>
> Es ist wichtig, daß bei entsprechender Kopfschmerzphänomenologie an diese Diagnose gedacht wird und zur diagnostischen Absicherung eine *wiederholte Bestimmung von Adrenalin, Nordrenalin und Dopamin* durchgeführt wird.

Am einfachsten ist die Bestimmung der Abbauprodukte Met- und Normetanephrin und Vanillinmandelsäure *im 24-h-Urin*. Zur Stabilisierung des Urins sollte eine *Ansäuerung* erfolgen. Am Tag vor und während des Tages der Urinsammlung sollten möglichst alle Medikamente abgesetzt sowie Kaffee, Tee, Käse, Alkohol, Nüsse, Bananen und Vanille gemieden werden. Zur Lokalisation des Tumors können Ultraschall, Computertomographie, die selektive Angiographie der Nebennieren und eine Nebennierenszintigraphie durchgeführt werden. Differentialdiagnostisch müssen Hirnstammprozesse und medikamentöse Nebenwirkungen (MAO-Hemmer) erwogen werden. Als Therapie erfolgt eine *Tumorentfernung*. Bei Inoperabilität kann eine *Therapie mit α-Blockern* erwogen werden.

Maligner Hochdruck

Bei der Hypertonie können anfänglich Beschwerden fehlen. Erstes Symptom sind oft charakteristischerweise *am frühen Morgen beim Aufwachen auftretende Kopfschmerzen*, die sich durch Höherstellen des Bettkopfendes bessern können. *Schwindel, Nervosität, Reizbarkeit, Ohrensausen, Belastungsdyspnoe, Herzklopfen, präkardiale Schmerzen und vasomotorische Labilität* sind weitere Begleitsymptome des Hochdruckes.

Das Ausmaß der Gefäßveränderungen kann durch direkte *Inspektion der Gefäße am Augenhintergrund* gemäß der Keith-Wagner-Klassifikation bestimmt werden. Initial finden sich funktionelle Gefäßveränderungen in Form von *verengten Arterien* und *gestreckt verlaufenden Arteriolen*. Bei weiterem Fortschreiten lassen sich strukturell veränderte Gefäße in Form von sog. *Kupferdrahtarterien mit Kaliberunregelmäßigkeiten* und das *Salus-Gunn-Kreuzungszeichen* in Form von Kompression der Venen an den Kreuzungsstellen der Arterien erkennen. Diese strukturellen Veränderungen werden als *Stadium II* klassifiziert. Das *Stadium III* zeigt bereits Schäden im Bereich der Netzhaut in Form von *Blutungen, Degenerationsherden* (Cotton-wool-Herde) und in fortgeschrittenen Fällen *kalkspritzerartige Herde* um die Macula. Im *Stadium IV* findet sich ein *Papillenödem*.

Die *hypertensive Enzephalopathie* kann bei akut auftretenden ausgeprägt hohen Blutdruckanstiegen aufgrund einer Störung der Blut-Hirn-Schranke auftreten. Als Folge stellen sich Extravasate mit unterschiedlich ausgeprägten *Ödemen im Hirngewebe* und erhöhter intrakranieller Druck ein. Klinische Symptome sind akut auftretende Kopfschmerzen, Müdigkeit, zerebrale Krampfanfälle bis hin zu Bewußtseinsstörungen. Weitere Folge kann eine hypertonische Massenblutung sein.

Präeklampsie und Eklampsie

Dieses Syndrom wird wegen der klinischen Merkmale *Ödem, Proteinurie und Hypertension* auch als

EPH-Gestose bezeichnet. Die Erkrankung tritt in der Regel *nach der 20. Schwangerschaftswoche* auf. Meist sind Erstgebärende ab dem 30. Lebensjahr betroffen. Therapeutisch ist die *Gabe von Saluretika* und eine *rasche Blutdrucksenkung* erforderlich. Teilweise kann auch eine *zeitweilige Dialysebehandlung* notwendig werden.

Die klinische Symptomatik des *HELLP-Syndroms* (H für Hämolyse, EL für erhöhte Leberenzyme, LP für limitierte Plättchenzahl) als schwere Verlaufsform der Gestose äußert sich bei über 90 % der betroffenen Frauen mit *rechtsseitigen Oberbauchschmerzen* in Verbindung mit *Übelkeit* und *Erbrechen* sowie den Zeichen der Präklampsie, *Hypertonie* und *Proteinurie*. Im Mutterpaß finden sich oft passagere Phasen mit *Blutdruckerhöhung*.

MERKE

Starke Kopfschmerzen in Verbindung mit *Sehstörungen* und *Oberbauchbeschwerden* sind die wichtigsten Zeichen für eine drohende *Eklampsie*. Bei etwa einem Drittel der Patienten findet sich eine *Hämoglobinämie* oder *Hämoglobinurie*. Die *Thrombozytenzahl* ist stark reduziert. Die *GOT* und die *GPT* sind deutlich erhöht. Ansteigende *Hämatokritwerte* über 38 % und pathologische Veränderung der *Gerinnungsparameter* sind Prädiktoren für eine Verschlechterung des Krankheitsbildes. Ein Anstieg des *Harnsäurespiegels* weist auf eine zusätzliche Nierenbeteiligung hin.

Der Krankeitsverlauf ist im Einzelfall nicht vorherzusagen. Neben *vollständiger Remission* können auch akute *Exazerbationen* beobachtet werden mit *akutem Nierenversagen, Leberruptur* aufgrund subkapsulärer Hämatome, *Lungenödem, zerebralen Gefäßspasmen* und *intrazerebralen Blutungen*. Die mütterliche Mortalität beträgt 3–5 %, die perinatale Mortalität 12–33 %. Nach *antiepileptischer* und *antihypertensiver Medikation* ist eine rasche *Schwangerschaftsbeendigung* (z. B. Sectio caesarea) erforderlich. Eine Notwendigkeit für eine *postpartale Intensivpflege* ist die Regel. Die Laborparameter normalisieren sich im Mittel innerhalb von 10 Tagen post partum. Bei *zerebralen Blutungen* wird nach den Angaben in den entsprechendem Kapitel (S. 561 ff) vorgegangen.

Zusammenhang zwischen Blutdruckerhöhung und Kopfschmerz

Es besteht kein Zweifel, daß *plötzliche starke Blutdruckerhöhungen* mit Kopfschmerzen einhergehen. Unklar ist jedoch die Frage, ob eine *kontinuierliche arterielle Hypertonie* mit verstärktem Kopfschmerzgeschehen assoziiert ist. In großen epidemiologischen Studien zeigt sich, daß eine direkte Korrelation zwischen der Prävalenz von Kopfschmerzen und dem Grad des Blutdruckes *nicht besteht*. *Direkte arteriosklerotische Veränderungen* sind mit einer leicht erhöhten Prävalenz von Kopfschmerzen verbunden. Auch in neueren epidemiologischen Studien, die auf der Basis der Internationalen Kopfschmerzklassifikation durchgeführt wurden, zeigt sich keine unterschiedliche Kopfschmerzprävalenz bei Patienten, die eine normale Blutdrucksituation aufweisen, und Patienten, die eine behandelte oder unbehandelte arterielle Hypertonie haben.

Allerdings weisen *Frauen, die an Migräne leiden*, eine minimale, statistisch jedoch signifikante Erhöhung des diastolischen Blutdrucks im Vergleich zu alterskontrollierten Frauen ohne Migräne auf.

Dieses Ergebnis weist das lange bestehende Vorurteil zurück, daß Migräne mit einer *arteriellen Hypotonie* verbunden ist.

In großen klinischen Studien zur *antihypertensiven Therapie* zeigt sich andererseits, daß die Inzidenz von Kopfschmerzen durch eine effektive antihypertensive Behandlung *reduziert* werden kann. Allerdings können durch antihypertensive Maßnahmen, wie z. B. durch die Gabe von Kalziumantagonisten, die Inzidenzen von Kopfschmerzen behandlungsbedingt *auch wiederum erhöht* werden. Aus der Vielzahl der klinischen Studien läßt sich kein einheitliches Bild ableiten. In einigen Berichten zeigt sich eine Reduktion der Kopfschmerzinzidenz durch die antihypertensive Behandlung, in anderen wiederum nicht.

Als *pathophysiologisches Korrelat* der Kopfschmerzentstehung kann angenommen werden, daß bei *plötzlicher Blutdrucksteigerung* die *veränderte Dehnung des Gefäßbettes mit Reizung perivaskulärer Nozizeptoren* durch die Vasodilatation für das Kopfschmerzgeschehen verantwortlich ist. Plötzliche ausgeprägte Blutdruckveränderungen können zudem zu einer *Störung der Blut-Hirn-Schranke mit Hirnödem* führen. Auch dies kann zu mechanischer Erregung von Nozizeptoren führen. Gleiches gilt für die *Erhöhung des intrakraniellen Druckes bei maligner Hypertonie*.

Therapieprinzipien

Die *schnelle Reduktion der arteriellen Hypertonie* ist primäres Therapieprinzip. Dabei kann mit einer Kopfschmerzreduktion innerhalb von 24 h gerechnet werden. Haben sich bereits *strukturelle Veränderungen* eingestellt, können auch Dauerkopfschmerzen bestehen. Es muß jedoch berücksichtigt werden, daß aufgrund der Häufigkeit von Kopfschmerzen und der arteriellen Hypertonie *andere, nicht auf die Hypertonie bezogene Kopfschmerzen* unabhängig bestehen können. Eine antihypertensive Therapie wird solche Kopfschmerzen nicht verbessern können. Dies gilt insbesondere für den Kopfschmerz vom Spannungstyp oder die Migräne. Bei *symptomatischen Hypertonien* sind möglichst *ätiologische Therapiemaßnahmen* durchzuführen. Bestehen Kopfschmerzen als *Nebenwirkung einer antihypertensiven Therapie*, wie z. B. bei Gabe von Nifedipin, Nitropräparaten oder Reserpin, muß eine *Umstellung* der antihypertensiven Therapie erwogen werden.

Therapie primärer Kopfschmerzen bei konkurrenter Hypertension

In der *Attackentherapie der Migräne* lassen sich bei arterieller Hypertension Analgetika wie Paracetamol, Acetylsalicylsäure oder Ibuprofen in Verbindung mit Metoclopramid problemlos einsetzen. *Bei nicht kontrollierter Hypertonie über 95 mm Hg diastolisch besteht eine Kontraindikation für die Gabe von Ergotalkaloiden und Sumatriptan.* Erst nach suffizienter Behandlung können entweder Sumatriptan oder Ergotalkaloide eingesetzt werden. Im Hinblick auf das wesentlich ausgeprägtere Nebenwirkungsprofil der Ergotalkaloide sollte *bei Notwendigkeit* des Einsatzes von Serotoninagonisten bei ausreichender Einstellung der arteriellen Hypertonie auf den selektiven Serotoninagonisten *Sumatriptan* zugegriffen werden, um das periphere Gesamtgefäßsystem vor vasokonstriktorischen Einflüssen zu bewahren. Hinsichtlich der *prophylaktischen Therapie* empfiehlt sich bei einer arteriellen Hypertonie der *Einsatz von β-Blockern*. In Zusammenarbeit mit dem behandelnden Internisten sollte versucht werden, die Migräneprophylaxe mit der Behandlung der arteriellen Hypertonie in Einklang zu bringen.

Bei der *Therapie des Kopfschmerzes vom Spannungstyp* können ebenfalls Analgetika wie sonst auch eingesetzt werden. Bei der *prophylaktischen Therapie* mit Antidepressiva sollte *auf MAO-Hemmer verzichtet* werden. Bei der Therapie mit Serotonin-Reuptake-Hemmern ergeben sich *bei kontrollierter Hypertonie* in der Regel keine Probleme.

Kopfschmerz bei anderen Gefäßkrankheiten

Die *Hypotonie* und die *hypotone Kreislaufdysregulation* werden häufig als Ursache von Kopfschmerzen angesehen. Von einer Hypotonie kann gesprochen werden, wenn der arterielle Blutdruck unter 105/60 mm Hg beträgt. Bei *Sportlern* findet sich eine *regulative Hypotonie*. Krankheitswert hat die Hypotonie jedoch erst, wenn unter Ruhe oder Belastungsbedingungen die Kreislaufregulation nicht ausreicht, um Hirn und Nieren genügend zu durchbluten. Die sog. *essentielle Hypotonie* betrifft bevorzugt jüngere Frauen, wobei körperliche Inaktivität und Streßfaktoren begünstigende Bedingungen darstellen können. *Symptomatische Hypotonien* können endogen, z. B. bei Hypophysenvorderlappeninsuffizienz oder Nebenniereninsuffizienz, kardiovaskulär, z. B. bei Stenosen, infektiös-toxisch, bei Immobilisation, bei Dehydratation oder medikamentös (z. B. Psychopharmaka) ausgelöst werden.

Klinisch zeigt sich eine *arterielle Hypotonie* durch *Ermüdbarkeit, Verlangsamung, kardiale Störungen in Form von Beklemmungsgefühl, Herzjagen, orthostatische Dysregulation, Schlafstörungen und depressive Verstimmung*. Auch werden Kopfschmerzen als Symptom der Hypotonie beschrieben. Eine essentielle Hypotonie kann gerade bei *jungen* Frauen in Zusammenhang mit Migräne extrem häufig bestehen, *ohne* daß in irgendeiner Weise eine gegenseitige ätiologische Wechselwirkung vorliegen muß. Im Gegensatz zu der häufigen Annahme, daß die essentielle Hypotonie eine Ursache für Kopfschmerzen ist, ergibt sich aus der Literatur dafür *keine Evidenz*. Auch eine Zurückhaltung hinsichtlich des Einsatzes von β-Rezeptorenblockern in der Prophylaxe der Migräne im Hinblick auf die mögliche blutdrucksenkende Wirkung ist nicht begründet.

Zur Therapie einer essentiellen Hypotonie sollten vasokonstriktorisch wirkende *Sympathomimetika*, wie z. B. Epinephrin oder Norphenephrin, allenfalls bei einer *akuten orthostatischen Dysregulation* (Kollaps) eingesetzt werden. Diese Wirkstoffe eignen sich *keinesfalls* für die Dauertherapie. Auch die kontinuierliche Gabe von Dihydroergotamin sollte möglichst *nicht* veranlaßt werden.

> **MERKE**
>
> Entscheidend ist, daß bei der essentiellen Hypotonie eine *regelmäßige körperliche Aktivität* mit Kreislauftraining, Hydrotherapie und aktiver Bewegung eingeleitet wird.

Die kontinuierliche Gabe von Ergotalkaloiden, α- bzw. β$_1$-Rezeptoragonisten kann dazu führen, daß bei Patienten mit primären Kopfschmerzerkrankungen wie Migräne oder Kopfschmerz vom Spannungstyp *eine Chronifizierung* des Kopfschmerzgeschehens eingeleitet und ein *Dauerkopfschmerz* unterhalten werden kann.

18. Kopf- oder Gesichtsschmerz zurückzuführen auf Erkrankungen des Schädels sowie von Hals, Augen, Ohren, Nase, Nebenhöhlen, Zähnen, Mund oder anderen Gesichts- oder Schädelstrukturen

INTERNATIONAL HEADACHE SOCIETY
IHS-Klassifikation (Code 11)

11	Kopf- oder Gesichtsschmerz zurückzuführen auf Erkrankungen des Schädels sowie von Hals, Augen, Ohren, Nase, Nebenhöhlen, Zähnen, Mund oder anderen Gesichts- oder Schädelstrukturen
11.1	Kopfschmerz zurückzuführen auf Erkrankungen der Schädelknochen
11.2	Kopfschmerz zurückzuführen auf Erkrankungen des Halses
11.2.1	Zervikogener Kopfschmerz
11.2.2	Kopfschmerz zurückzuführen auf eine retropharyngeale Tendinitis
11.2.3	Kopfschmerz zurückzuführen auf eine kraniozervikale Dystonie
11.3	Kopfschmerz zurückzuführen auf Erkrankungen der Augen
11.3.1	Kopfschmerz zurückzuführen auf ein akutes Glaukom
11.3.2	Kopfschmerz zurückzuführen auf einen Brechungsfehler
11.3.3	Kopfschmerz zurückzuführen auf eine Heterophorie oder Heterotropie (latentes oder manifestes Schielen)
11.3.4	Kopfschmerz zurückzuführen auf eine entzündliche Erkrankung des Auges
11.4	Kopfschmerz zurückzuführen auf Erkrankungen der Ohren
11.5	Kopfschmerz zurückzuführen auf eine Rhinosinusitis
11.6	Kopfschmerz zurückzuführen auf Erkrankungen der Zähne, Kiefer und benachbarterr Strukturen
11.7	Kopf- oder Gesichtsschmerz zurückzuführen auf Erkrankungen des Kiefergelenkes (OMD)
11.8	Kopfschmerzen zurückzuführen auf andere Erkrankungen des Schädels sowie von Hals, Augen, Ohren, Nase, Nebenhöhlen, Zähnen, Mund oder anderen Gesichts- oder Schädelstrukturen

AN ANDERER STELLE KODIERT:
Kopfschmerzen nach einem Kopf- oder HWS-Trauma werden unter 5. *Kopfschmerz zurückzuführen auf ein Kopf- und/oder HWS-Trauma* klassifiziert, neuralgiforme Kopfschmerzen finden sich unter 13. *kraniale Neuralgien und zentrale Ursachen von Gesichtsschmerzen.*

ALLGEMEINER KOMMENTAR
PRIMÄRER UND/ODER SEKUNDÄRER KOPFSCHMERZ?
Tritt ein neuer Kopfschmerz erstmals in engem zeitlichen Zusammenhang zu einer kraniozervikalen Störung auf, sollte der Kopfschmerz als Kopfschmerz zurückzuführen auf eine kraniozervikale Störung kodiert werden. Dies ist auch der Fall, wenn der Kopfschmerz das klinische Bild einer Migräne, eines Kopfschmerzes vom Spannungstyp oder eines Clusterkopfschmerzes aufweist. Wenn sich aber ein vorbestehender primärer Kopfschmerz in engem zeitlichen Zusammenhang mit einer kraniozervikalen Störung verschlechtert, ergeben sich zwei Möglichkeiten, die ein Abwägen erfordern. Der Patient kann entweder ausschließlich die Diagnose des vorbestehenden primären Kopfschmerzes erhalten oder aber die Diagnose des vorbestehenden primären Kopfschmerzes und eines Kopfschmerzes zurückzuführen auf eine kraniozervikale Störung. Letzteres Vorgehen empfiehlt sich bei Vorliegen folgender Punkte: Es besteht ein unmittelbarer zeitlicher Zusammenhang zur kraniozervikalen Störung; die primären Kopfschmerzen haben sich deutlich verschlechtert; es bestehen sehr gute Hinweise, dass die kraniozervikale Störung den primären Kopfschmerz verschlimmern kann und es kommt zur Besserung oder zum Verschwinden des Kopfschmerzes nach Ende der kraniozervikalen Störung.

DEFINITIV, WAHRSCHEINLICH ODER CHRONISCH?
In den meisten Fällen ist die Diagnose eines Kopf- oder Gesichtsschmerzes zurückzuführen auf Erkrankungen des Schädels sowie von Hals, Augen, Ohren, Nase, Nebenhöhlen, Zähnen, Mund oder anderen Gesichts- oder Schädelstrukturen nur endgültig, wenn der Kopfschmerz nach effektiver Be-

handlung oder einer Spontanremission der kraniozervikalen Störung verschwindet oder sich zumindest deutlich bessert. Wenn die kraniozervikale Störung nicht effektiv behandelt werden kann und sie auch keine Spontanremission aufweist oder wenn noch keine ausreichende Zeit hierfür verstrichen ist, sollte im Normalfall die Diagnose eines Kopfschmerzes wahrscheinlich zurückzuführen auf eine [bestimmte] kraniozervikale Störung gewählt werden.

Wenn die kraniozervikale Störung effektiv behandelt wurde oder spontan remittiert, der Kopfschmerz aber nicht innerhalb von einem Monat verschwindet oder sich nicht zumindest deutlich verbessert, dürfte der Kopfschmerz auf anderen Mechanismen beruhen. Nichtdestotrotz wurde ein A11.9 *chronischer Kopfschmerz nach kraniozervikaler Störung* im Anhang beschrieben. Derartige Kopfschmerzen existieren, sind jedoch nur schlecht untersucht. Ziel des Anhanges ist es, die Erforschung dieser Kopfschmerzen und ihrer Mechanismen weiter voranzutreiben.

Einleitung

Erkrankungen der Wirbelsäule und anderer Strukturen des Halses und des Kopfes wurden nicht selten als die häufigste Ursache von Kopfschmerzen überhaupt angesehen, da viele Kopfschmerzen ihren Ursprung in der Hals-, Nacken- oder Okzipitalregion haben oder dort lokalisiert sind. Darüber hinaus finden sich degenerative Veränderungen an der Halswirbelsäule bei praktisch jedem Übervierzigjährigen. Schmerzlokalisation und Röntgennachweis degenerativer Veränderungen machten es plausibel, die Halswirbelsäule als häufigste Kopfschmerzursache anzusehen. Umfangreiche kontrollierte Studien konnten jedoch zeigen, dass diese Veränderungen genauso häufig bei Menschen vorkommen, die gar nicht unter Kopfschmerzen leiden. Spondylose oder Osteochondrose können daher nicht als Ursache von Kopfschmerzen angesehen werden. Ähnliches gilt für andere weitverbreitete Erkrankungen wie chronische Sinusitiden, Kiefergelenkserkrankungen oder Brechungsfehler der Augen.

Ohne spezifische Kriterien könnten praktisch alle Kopfschmerzen in diesem Kapitel als Kopf- oder Gesichtsschmerz zurückzuführen auf Erkrankungen des Schädels sowie von Hals, Augen, Ohren, Nase, Nebenhöhlen, Zähnen, Mund oder anderen Gesichts- oder Schädelstrukturen klassifiziert werden, ein Problem, das in der Vergangenheit existierte. Es reicht nicht aus, Kopfschmerzmanifestationen einfach aufzulisten, um sie zu definieren, da diese Manifestationen nicht einzigartig sind. Das Ziel, das mit diesem Kapitel verfolgt wurde, ist nicht, Kopfschmerzen in allen ihren Formen zu beschreiben, sondern vielmehr die spezifische ursächliche Beziehung zwischen Kopfschmerz und Erkrankungen des Schädels sowie von Hals, Augen, Ohren, Nase, Nebenhöhlen, Zähnen, Mund oder anderen Gesichts- oder Schädelstrukturen herauszuarbeiten, wo sie existieren. Aus diesem Grunde war es notwendig, strikte spezifische operationalisierte Kriterien für den zervikogenen Kopfschmerz und andere Kopfschmerzursachen in diesem Kapitel festzulegen. Diagnostische Testverfahren, die unbestätigt sind oder deren Testqualität bisher nicht überprüft wurde, konnten nicht berücksichtigt werden. Stattdessen soll durch die überarbeiteten Kriterien dazu motiviert werden, zukünftig reliable und valide Testverfahren zu entwickeln, um das Ausmaß des ursächlichen Zusammenhanges zwischen Kopfschmerzen und einer kraniozervikalen Erkrankung zu bestimmen, was heute nur in sehr beschränktem Maße möglich ist.

Als Ursache von Kopfschmerzen erstmals aufgenommen wurden 11.2.3 *Kopfschmerz zurückzuführen auf eine kraniozervikale Dystonie* und 11.3.4 *Kopfschmerz zurückzuführen auf eine entzündliche Erkrankung des Auges*.

11.1 Kopfschmerz zurückzuführen auf Erkrankungen der Schädelknochen

DIAGNOSTISCHE KRITERIEN:
A. Schmerz in einem oder mehreren Bereichen des Kopfes oder Gesichtes, der die Kriterien C und D erfüllt
B. Eine Läsion im Schädelknochen, die als valide Ursache von Kopfschmerzen[1] bekannt oder allgemein akzeptiert ist, wurde klinisch, laborchemisch und/oder mittels Bildgebung nachgewiesen
C. Der Schmerz entwickelt sich in engem zeitlichen Zusammenhang zur Knochenläsion und hat dort auch sein Punktum maximum
D. Der Schmerz verschindet innerhalb von 3 Monaten nach erfolgreicher Behandlung der Knochenläsion

ANMERKUNG:
1. Die meisten Erkrankungen des Schädelknochens wie kongenitale Fehlbildungen, Frakturen, Tumoren oder Metastasen werden üblicherweise nicht von Kopfschmerzen begleitet. Wichtige Ausnahmen sind eine Osteomyelitis, ein Multiples Myelom und ein M. Paget. Kopfschmerzen können auch durch Läsionen des Mastoids oder durch eine Petrositis hervorgerufen werden.

11.2 Kopfschmerz zurückzuführen auf Erkrankungen des Halses

KOMMENTAR:
Kopfschmerz zurückzuführen auf Erkrankungen des Halses, die nicht die Kriterien eines 11.2.1 *zervikogenen Kopfschmerz*, einer 11.2.2 *retropharyngealen Tendinitis* oder einer 11.2.3 *kraniozervikalen Dystonie* erfüllen, sind nicht genügend validiert.

11.2.1 Zervikogener Kopfschmerz

FRÜHER VERWENDETE BEGRIFFE:
Zervikaler Kopfschmerz

AN ANDERER STELLE KODIERT:
Kopfschmerzen, die ursächlich mit myofaszialen Tenderpunkten assoziiert sind, werden unter 2.1.1 *sporadisch auftretender episodischer Kopfschmerz vom Spannungstyp assoziiert mit perikranialer Schmerzempfindlichkeit*, 2.2.1 *gehäuft auftretender episodischer Kopfschmerz vom Spannungstyp assoziiert mit perikranialer Schmerzempfindlichkeit* oder 2.3.1 *chronischer Kopfschmerz vom Spannungstyp assoziiert mit perikranialer Schmerzempfindlichkeit* kodiert.

DIAGNOSTISCHE KRITERIEN:
A. Schmerz, der von seinem zervikalen Ursprung in einen oder mehrere Bereiche des Kopfes und/oder des Gesichtes projiziert wird und die Kriterien C und D erfüllt
B. Eine Störung oder Läsion in der Halswirbelsäule oder den Halsweichteilen, die als valide Ursache von Kopfschmerzen[1] bekannt oder allgemein akzeptiert ist, wurde klinisch, laborchemisch und/oder mittels Bildgebung nachgewiesen
C. Der Nachweis, dass der Schmerz auf eine zervikogene Störung oder Läsion zurückzuführen ist, beruht auf wenigstens einem der folgenden Kriterien:
   1. Nachweis klinischer Zeichen, die eine zervikale Schmerzquelle nahelegen[2]
   2. Beseitigung des Kopfschmerzes nach diagnostischer Blockade einer zervikalen Struktur bzw. des versorgenden Nervens unter Verwendung einer Placebo- oder anderer adäquater Kontrolle[3]
D. Der Kopfschmerz verschwindet innerhalb von 3 Monaten nach erfolgreicher Behandlung der ursächlichen Störung oder Läsion

ANMERKUNGEN:
1. Tumoren, Frakturen, Infektionen und eine rheumatoide Arthritis der oberen Halswirbelsäule sind formell nicht als Kopfschmerzursache validiert, werden bei Nachweis im Einzelfall aber nichtsdestotrotz als valide Ursache akzeptiert. Eine zervikale Spondylose oder Osteochondritis zählen nicht zu den azeptierten Läsionen, die das Kriterium B erfüllen. Wenn myofasziale Tenderpunkten die Kopfschmerzen verursachen, sollte der Kopfschmerz unter 2. *Kopfschmerz vom Spannungstyp* kodiert werden.
2. Für klinische Zeichen müssen Reliabilität und Validität nachgewiesen sein, bevor sie für das Kriterium C1 akzeptiert werden. Eine zukünftige Aufgabe wird die Einführung solcher reliabler und valider operationalisierter Testverfahren sein. Klinische Merkmale wie Nackenschmerz, umschriebene Schmerzempfindlichkeit im Nacken, Z.n. zervikalem Trauma, mechanische Schmerzexazerbation, Einseitigkeit, zusätzliches Bestehen von Schulterschmerzen, eingeschränkte HWS-Beweglichkeit, zervikaler Beginn, Übelkeit, Erbrechen, Photophobie und anderes sind nicht spezifisch für zervikogene Kopfschmerzen. Sie können Merkmale eines zervikogenen Kopfschmerzes sein, beweisen aber keinen Zusammenhang zwischen angenommener zervikaler Schmerzquelle und Kopfschmerz.
3. Mit Beseitigung der Kopfschmerzen ist im engeren Sinne völlige Kopfschmerzfreiheit gemeint (0 auf einer visuellen Analogskala (VAS)), dennoch wird auch eine Schmerzreduktion um 90% auf einen Wert von unter 5 auf einer VAS mit den Grenzen 0 bis 100 als ausreichend angesehen, das Kriterium C2 zu erfüllen.

11.2.2 Kopfschmerz zurückzuführen auf eine retropharyngeale Tendinitis

DIAGNOSTISCHE KRITERIEN:
A. Uni- oder bilateraler nicht-pulsierender Schmerz im Nacken mit Ausstrahlung in den Hinterkopf oder den gesamten Kopf, der die Kriterien C und D erfüllt
B. Die prävertebralen Weichteile haben beim Erwachsenen auf Höhe HWK 1 bis HWK 4 eine Dicke von mehr als 7 mm (eventuell ist eine spezielle Röntgentechnik erforderlich)
C. Der Schmerz verstärkt sich deutlich bei Retroflexion des Kopfes
D. Schmerzlinerung innerhalb von 2 Wochen unter einer Therapie mit nichtsteroidalen Antiphlogistika in empfohlener Dosierung

KOMMENTAR:
Körpertemperatur und Blutsenkungsgeschwindigkeit sind normalerweise erhöht. Obwohl eine Retroflexion den Schmerz am zuverlässigsten verstärkt, kann dies auch bei Rotationsbewegungen und beim Schlucken

geschehen. Die Querfortsätze der oberen 3 Halswirbel sind üblicherweise bei Palpation druckempfindlich.

In mehreren Fällen konnte amorphes kalzifiziertes Material aus dem geschwollenen paravertebralen Gewebe aspiriert werden. Dünne Verkalkungen in den prävertebralen Weichteilen werden am besten mittels CT nachgewiesen.

Eine hohe Dissektion der A. carotis sollte ausgeschlossen sein.

11.2.3 Kopfschmerz zurückzuführen auf eine kraniozervikale Dystonie

DIAGNOSTISCHE KRITERIEN:
A. Krampf- oder Spannungsgefühl oder Schmerz im Halsbereich mit Ausstrahlung in den Hinterkopf oder den gesamten Kopf; die Kriterien C und D sind erfüllt
B. Abnorme Bewegungen oder Fehlhaltung des Halses oder Kopfes zurückzuführen auf eine muskuläre Hyperaktivität
C. Der Nachweis, dass der Schmerz auf eine muskuläre Hyperaktivität zurückzuführen ist, beruht auf wenigstens einem der folgenden Kriterien:
   1. Nachweis klinischer Zeichen, die einen hyperaktiven Muskel als Schmerzquelle nahelegen (z. B. Schmerzauslösung oder Verstärkung durch Muskelkontraktion, Bewegungen, anhaltende Stellung oder äußeren Druck)
   2. zeitgleicher Beginn von Kopfschmerz und muskulärer Hyperaktivität
D. Der Schmerz verschwindet innerhalb von 3 Monaten nach erfolgreicher Behandlung der zugrundeliegenden Erkrankung

KOMMENTAR:
Fokale Dystonien des Kopfes und des Halses, die von Schmerzen begleitet werden, sind die pharyngeale Dystonie, der spasmodische Tortikollis, die mandibuläre Dystonie, die linguale Dystonie und eine Kombination von kranialen und zervikalen Dystonien (segmentale kraniozervikale Dystonie). Die Schmerzen werden verursacht durch lokale Muskelkontraktionen und sekundäre Veränderungen.

11.3 Kopfschmerz zurückzuführen auf Erkrankungen der Augen

11.3.1 Kopfschmerz zurückzuführen auf ein akutes Glaukom

DIAGNOSTISCHE KRITERIEN:
A. Schmerz im, hinter oder oberhalb des Auges, der die Kriterien C und D erfüllt
B. Erhöhter intraokulärer Druck und wenigstens eines der folgenden Symptome:
   1. konjunktivale Injektion
   2. Hornhauttrübung
   3. Sehstörungen
C. Der Schmerz entwickelt sich gleichzeitig mit dem Glaukom
D. Der Schmerz verschwindet innerhalb von 72 Stunden nach einer effektiven Therapie des Glaukoms

11.3.2 Kopfschmerz zurückzuführen auf einen Brechungsfehler

DIAGNOSTISCHE KRITERIEN:
A. Wiederkehrender leichter Kopfschmerz im Bereich von Stirn und Augen, der die Kriterien C und D erfüllt
B. Nicht- oder fehlerhaft korrigierter Brechungsfehler (z. B. Hypermetropie, Astigmatismus, Presbyopie, Benutzung falscher Brillengläser)
C. Kopf- und Augenschmerz entwickeln sich in engem zeitlichen Zusammenhang zum Brechungsfehler, sie fehlen beim Aufwachen und verstärken sich bei längerem Blick in die Ferne oder in den Winkelbereich, in dem das Sehen gestört ist
D. Kopf- und Augenschmerz verschwinden innerhalb von 7 Tagen nach vollständiger Korrektur des Brechungsfehlers und kehren nicht zurück

11.3.3 Kopfschmerz zurückzuführen auf eine Heterophorie oder Heterotropie (latentes oder manifestes Schielen)

DIAGNOSTISCHE KRITERIEN:
A. Wiederkehrender nicht-pulsierender Kopfschmerz von leichter bis mittelstarker Intensität im Bereich der Stirn, der die Kriterien C und D erfüllt
B. Nachweis einer Heterophorie oder Heterotropie mit wenigstens einem der folgenden Punkte:
   1. intermittierendes Verschwommen- oder Doppeltsehen
   2. Fokussierungsschwierigkeiten beim Wechsel von nahen zu fernen Objekten oder umgekehrt
C. Wenigstens einer der folgenden Punkte ist erfüllt:
   1. der Kopfschmerz entwickelt sich oder verstärkt sich bei Beanspruchung der Augen, insbesondere bei Ermüdung.
   2. der Kopfschmerz verschwindet oder bessert sich beim Schließen eines Auges
D. Der Kopfschmerz verschwindet innerhalb von 7 Tagen nach geeigneter Sehkorrektur und kehrt nicht zurück

11.3.4 Kopfschmerz zurückzuführen auf eine entzündliche Erkrankung des Auges

DIAGNOSTISCHE KRITERIEN:
A. Schmerz im, hinter oder um das Auge herum, der die Kriterien C und D erfüllt
B. Nachweis einer okulären Entzündung durch eine geeignete Untersuchung
C. Der Kopfschmerz entwickelt sich während der Entzündung
D. Der Kopfschmerz verschwindet innerhalb von 7 Tagen nach Beseitigung der entzündlichen Störung

KOMMENTAR:
Entzündungen des Auges sind vielseitig und können entsprechend der Lokalisation (z.B. Iritis, Zyklitis, Choroiditis), des Verlaufes (akut, subakut, chronisch), der vermuteten Ursache (endogene oder exogene Infektion, mit der Linse zusammenhängend, traumatisch) oder des Entzündungstypes (granulomatös, nicht-granulomatös) eingeteilt werden.

11.4 Kopfschmerz zurückzuführen auf Erkrankungen der Ohren

AN ANDERER STELLE KODIERT:
Kopfschmerz zurückzuführen auf ein Akustikusneurinom wird unter 7.4.2 *Kopfschmerz direkt zurückzuführen auf ein Neoplasma* kodiert. Kopfschmerz zurückzuführen auf eine Läsion außerhalb des Ohres, die zu fortgeleiteten Otalgien führen, werden entsprechend dem Ort und der Art der Läsion kodiert.

DIAGNOSTISCHE KRITERIEN:
A. Kopfschmerz begleitet von Otalgien, der die Kriterien C und D erfüllt
B. Nachweis einer strukturellen Läsion des Ohres mittels geeigneter Untersuchung
C. Kopfschmerz und Otalgie entwickeln sich in engem zeitlichen Zusammenhang zur strukturellen Läsion
D. Kopfschmerz und Otalgie verschwinden simultan mit Remission oder effektiver Behandlung der strukturellen Läsion

KOMMENTAR:
Es gibt keinen Hinweis darauf, dass irgendeine Erkrankung der Ohren *Kopfschmerzen* ohne Zeichen einer Otalgie hervorruft. Lokale strukturelle Läsionen im Bereich von Ohrmuschel, äußerem Gehörgang, Trommelfell und Mittelohr können *primäre Otalgien* mit Kopfschmerzen verursachen.

Nur etwa 50% aller Ohrenschmerzen können jedoch auf eine strukturelle Läsion im Bereich des äußeren Ohres oder des Mittelohres zurückgeführt werden. Störungen außerhalb dieser Bereiche können als Folge einer Schmerzausstrahlung in die Ohrregion zu fortgeleiteten Otalgien führen. Sensible Fasern des 5., 7., 9. und 10. Hirnnerven projizieren in den Bereich der Ohrmuschel, des äußeren Gehörganges, des Trommelfells und des Mittelohres. Strukturelle Läsionen in jeder entfernten anatomischen Region, die von diesen Nerven versorgt wird, können daher als fortgeleitete Otalgien im Sinne eines übertragenen Schmerzes wahrgenommen werden. Da es sich nicht um Erkrankungen des Ohres handelt, werden sie an anderer Stelle entsprechend dem Ort und der Art der Läsion(en) kodiert.

11.5 Kopfschmerz zurückzuführen auf eine Rhinosinusitis

AN ANDERER STELLE KODIERT:
„Sinuskopfschmerzen"

DIAGNOSTISCHE KRITERIEN:
A. Frontaler Kopfschmerz, der von Schmerzen in einer oder mehreren Regionen des Gesichts, der Ohren oder der Zähne begleitet wird und der die Kriterien C und D erfüllt
B. Eine akute Rhinosinusitis oder eine akute Exazerbation einer chronischen Rhinosinusitis[1;2] wurde klinisch, durch nasale Endoskopie, CT- oder MRT-Bildgebung und/oder laborchemisch nachgewiesen
C. Der Kopfschmerz und/oder Gesichtsschmerz entwickeln sich simultan mit dem Beginn der akuten Rhinosinusitis bzw. der akuten Exazerbation der chronischen Rhinosinusitis
D. Der Kopfschmerz und/oder Gesichtsschmerz verschwinden innerhalb von 7 Tagen nach effektiver Behandlung oder Remission der akuten Rhinosinusitis bzw. der akuten Exazerbation der chronischen Rhinosinusitis

ANMERKUNGEN:
1. Der klinische Nachweis kann auf einer Eiteransammlung in der Nasenhöhle, einer Verlegung der Nase, Fieber, einer Hyposmie oder Anosmie beruhen.
2. Eine *chronische Sinusitis* ist als Ursache von Kopf- oder Gesichtsschmerzen nicht validiert, es sei denn, es handelt sich um eine akute Exazerbation.

KOMMENTAR:
Andere Störungen, die häufig als kopfschmerzverursachend angesehen werden, sind nicht hinreichend als solche validiert. Hierzu zählen Nasenseptumdeviationen, hypertrophierte Nasenmuscheln, atrophische Sinusmembranen und mukosaler Kontakt. Letztere Störung ist im Anhang unter A11.5.1 *Kopfschmerz zurückzuführen auf einen mukosalen Kontaktpunkt* geführt.

Migräne und Kopfschmerzen vom Spannungstyp werden aufgrund der Übereinstimmung der Schmerzlokalisation oft mit einem 11.5 *Kopfschmerz zurückzuführen auf eine Rhinosinusitis* verwechselt. Eine Untergruppe von Patienten weist neben allen Kriterien einer 1.1 *Migräne ohne Aura* auch zusätzliche Zeichen wie Gesichtsschmerz, verstopfte Nase oder Auslösen von Attacken durch Wetterwechsel auf. Keiner dieser Patienten hat jedoch eine eitrige Sekretion aus der Nase oder andere Zeichen einer akuten Rhinosinusitis. Es ist daher erforderlich einen 11.5 *Kopfschmerz zurückzuführen auf eine Rhinosinusitis* von sogenannten „Sinuskopfschmerzen" zu unterscheiden, einer häufig vergebenen, aber unspezifischen Diagnose. In den meisten Fällen erfüllen diese Kopfschmerzen die Kriterien einer 1.1 *Migräne ohne Aura*, wobei die Kopfschmerzen entweder von prominenten autonomen Symptomen in der Nase begleitet oder durch nasale Veränderungen ausgelöst werden.

11.6 Kopfschmerz zurückzuführen auf Erkrankungen der Zähne, Kiefer und benachbarter Strukturen

DIAGNOSTISCHE KRITERIEN:
A. Kopfschmerz begleitet von Schmerzen in den Zähnen und/oder im Kiefer, der die Kriterien C und D erfüllt
B. Nachweis einer Erkrankung der Zähne, des Kiefers oder verwandter Strukturen
C. Der Kopfschmerz und der Schmerz in den Zähnen und/oder im Kiefer entwickeln sich in engem zeitlichen Zusammenhang zur Störung
D. Der Kopfschmerz und der Schmerz in den Zähnen und/oder im Kiefer verschwinden innerhalb von 3 Monaten nach erfolgreicher Behandlung der ursächlichen Störung

KOMMENTAR:
Erkrankungen der Zähne rufen in der Regel Zahn- und/oder Gesichtsschmerzen hervor. Hingegen sind Störungen, die Kopfschmerzen verursachen selten. Dentogene Schmerzen können jedoch manchmal im Sinne eines fortgeleiteten Schmerzes projiziert werden und diffuse Kopfschmerzen hervorrufen. Der häufigste Grund für Kopfschmerzen ist eine Periodontitis oder Perikoronitis als Folge einer Infektion oder traumatischen Irritation in der Umgebung eines nur teilweise durchgebrochenen unteren Weisheitszahnes.

11.7 Kopf- oder Gesichtsschmerz zurückzuführen auf Erkrankungen des Kiefergelenkes (OMD)

DIAGNOSTISCHE KRITERIEN:
A. Wiederkehrender Schmerz in einer oder mehreren Regionen des Kopfes oder des Gesichtes, der die Kriterien C und D erfüllt
B. Nachweis einer Erkrankung des Kiefergelenkes mittels Röntgen, MRT und/oder Knochenszintigraphie
C. Nachweis, dass der Schmerz auf eine Erkrankung des Kiefergelenkes zurückzuführen ist, basierend auf wenigstens einem der folgenden Kriterien:
   1. der Schmerz wird durch Kiefergelenksbewegungen und/oder durch Kauen harter oder zäher Speisen hervorgerufen
   2. verminderte oder irreguläre Kieferöffnung
   3. Geräusche bei Bewegungen eines Kiefergelenkes
   4. Druckempfindlichkeit der Gelenkkapsel eines oder beider Kiefergelenke
D. Der Schmerz verschwindet innerhalb von 3 Monaten nach erfolgreicher Behandlung der Erkrankung des Kiefergelenkes und kehrt nicht wieder zurück

KOMMENTAR:
Schmerzen, die vom Kiefergelenk oder verwandten Strukturen ausgehen, sind häufig. Sie sind Folge der sogenannten temporomandibulären Erkrankungen (z. B. Verlagerungen des Meniskus, Osteoarthritis, Gelenkhypermobilität) oder einer rheumatoiden Arthritis und können mit myofaszialen Schmerzen und Kopfschmerzen assoziiert sein.

11.8 Kopfschmerzen zurückzuführen auf andere Erkrankungen des Schädels sowie von Hals, Augen, Ohren, Nase, Nebenhöhlen, Zähnen, Mund oder anderen Gesichts- oder Schädelstrukturen

DIAGNOSTISCHE KRITERIEN:
A. Kopfschmerz mit oder ohne Schmerz in einer oder mehreren Regionen des Gesichtes, der die Kriterien C und D erfüllt
B. Nachweis einer Erkrankung des Schädels oder von Hals, Augen, Ohren, Nase, Nebenhöhlen, Zähnen,

Mund oder anderen Gesichts- oder Schädelstrukturen, die oben nicht aufgeführt ist
C. Der Kopfschmerz entwickelt sich in engem zeitlichen Zusammenhang zu einer Erkrankung des Schädels sowie von Hals, Augen, Ohren, Nase, Nebenhöhlen, Zähnen, Mund oder anderen Gesichts- oder Schädelstrukturen oder es existiert ein anderer Beweis für eine kausale Beziehung
D. Der Schmerz verschwindet innerhalb von 3 Monaten nach erfolgreicher Behandlung der ursächlichen Störung

Kopfschmerz zurückzuführen auf Erkrankungen des Schädels

Erkrankungen des Schädelknochens sind nur *in außergewöhnlich seltenen Fällen* Ursachen für Kopfschmerzen. Dies hängt damit zusammen, dass der Schädelknochen nur *sehr weitmaschig mit nozizeptiven Fasern innerviert* ist. Das *Periost* ist jedoch dichter innerviert, und Erkrankungen des Schädelknochens führen *über Stimulation der dort gelegenen Fasern* zu Schmerzen. Frakturen des Schädels können mit sehr hartnäckigen chronischen Kopfschmerzen einhergehen (Abb. 18.1).

! Um bei Kopfschmerzpatienten mögliche Strukturveränderungen im Bereich des Schädelknochens zu erfassen, sollte generell bei der Untersuchung *der Schädelknochen mit der Handfläche umfahren* werden, wobei auf lokale Strukturanomalien geachtet wird.

Die IHS-Klassifikation sieht eine eigene Stelle für den Kopfschmerzphänotyp vor, der hier als *Schmerz vom Typ der lokalen Läsion* (Prototyp: Schmerzen bei Knochenmetastasen) mit der Ziffer 6 auf der 4. Stelle des Diagnosecodes angegeben werden kann. Der Kopfschmerz ist ein *nicht pulsierender Dauerkopfschmerz*, er hat ein *deutliches Maximum in einem umschriebenen Areal von 5 cm oder weniger*, kann in die *Umgebung ausstrahlen* oder sich auf weiter entfernte Gebiete erstrecken. Ein typisches Beispiel für einen solchen Kopfschmerz ist der

— *Kopfschmerz bei Plasmozytom*.

Die Myelomzellen produzieren den *osteoklastenaktivierenden Faktor (OAF)*, wodurch *lokale Osteolysen* entstehen. Auch bei *entzündlichen Erkrankungen*, wie z. B. der *Osteomyelitis*, können Kopfschmerzen vom Typ der lokalen Läsion auftreten. Die *Osteodystrophia deformans* (Morbus Paget) kann mit einer *ausgeprägten Umfangserweiterung des Schädels* einhergehen. Die Erkrankung ist in der Regel erst nach dem 40. Lebensjahr manifest. Bei aktivem Knochenumbau kann die *alkalische Serumphosphatase* erheblich erhöht sein. *Osteoplastische Prostatakarzinommetastasen* können zu ähnlichen Störungen führen, die Osteodystrophia deformans geht jedoch nicht mit einer Erhöhung der sauren Prostataphosphatase einher.

Die meisten Erkrankungen des Schädelknochens führen *nicht* zu Kopfschmerzen. Sie können jedoch Strukturveränderungen bedingen, die bei der klinischen oder apparativen Diagnostik erfaßt werden können. Dazu gehören Hämangiome, eosinophile Granulome, Osteome, Lipoidzysten und aneurysmatische Knochenzysten.

Die Behandlung erfolgt *in erster Linie kausal*, sie ist in vielen Fällen jedoch *nur symptomatisch möglich*. Es lassen sich Schmerzen bei der *Osteodystrophia deformans* durch *nichtsteroidale Antirheumatika und Kortikosteroide* reduzieren. Die *Gabe von Calcitonin* kann über eine direkte Hemmung der osteoplastischen Knochenresorption klinisch die Schmerzen reduzieren. Die Wirkung erschöpft sich jedoch in der Regel nach 1–2 Jahren.

Kopfschmerz zurückzuführen auf Erkrankungen der Halswirbelsäule

Definition

Erkrankungen der Halswirbelsäule (HWS) werden zuweilen als eine der häufigsten Quellen von Kopfschmerzen angesehen. Dies liegt daran, dass viele Kopfschmerzen *okzipital und nuchal lokalisiert* sind. Darüber hinaus bestehen bei *nahezu*

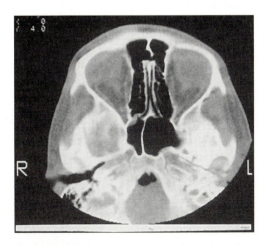

Abb. 18.1. Felsenbeinfraktur. Der Patient leidet an hartnäckigen posttraumatischen Kopfschmerzen

jedem Menschen über dem 40. Lebensjahr degenerative Veränderungen der HWS. Im Hinblick auf die korrespondierende Lokalisation der gefundenen degenerativen Veränderungen liegt es dann nahe anzunehmen, dass *Spondylose oder Osteochondrose* für das Kopfschmerzgeschehen verantwortlich sind.

! In großen Kontrolluntersuchungen zeigte sich jedoch, dass *Patienten ohne Kopf- und Nackenschmerzen* in ebenso großem Ausmaße analoge Veränderungen aufweisen. *Spondylose oder Osteochondrose* dürfen also *nicht als Erklärung für das Kopfschmerzgeschehen* angesehen werden.

Im Hinblick auf die Vielzahl von Kopfschmerzsyndromen, die mit nuchalem, okzipitalem Schmerz einhergehen, werden *nur in den seltensten Fällen* eine Störung der Beweglichkeit bei Flexion oder Extension, eine abnorme Haltung der HWS oder gravierende strukturelle Läsionen im Bereich der Halswirbelkörper, wie z. B. Frakturen, angeborene Fehlbildungen, Knochentumoren, rheumatoide Arthritis oder andere eindeutige Veränderungen aufzudecken sein. Diese sehr rigiden Kriterien finden sich in der kompletten Präsentation nur im Ausnahmefall.

! Aus diesem Grunde sind Kopfschmerzen bei Erkrankungen des Halses in diesem definierten Sinne *extrem seltene Störungen*.

Pathophysiologie

Am häufigsten werden Schmerzen im Sinne der Kriterien durch *Irritation der 2. Zervikalwurzel* bedingt. Die Wurzel C 2 bildet einen sehr kurzen Spinalnerv, der die *hintere atlantoaxiale Membran* innerviert. Weitere Äste ziehen zum *atlantoaxialen Gelenk* und bilden Verbindungen mit der 1. und der 3. Spinalwurzel. Auch die Nn. occipitalis major und minor sind Verlängerungen der Spinalwurzel C 2 und innervieren sensibel *das Hinterhaupt*. Die *Übertragung* von durch Irritationen der 2. Spinalwurzel induzierten Schmerzen auf die *Schläfen- und Augenregion* erfolgt durch Anastomosen zwischen der Spinalwurzel C 2 und dem N. trigeminus.

> **MERKE**
>
> Letzteres ist der Grund, warum *nahezu bei allen primären Kopfschmerzen mit Aktivierung des trigeminalen Systems* eine
> - erhöhte Schmerzempfindlichkeit und Schmerzen im Nacken- und Schulterbereich
>
> anzutreffen sind. Dies führt zur häufigen Fehlinterpretation der Schmerzentstehung. In Verbindung mit möglichen festgestellten
> - degenerativen Veränderungen im Bereich der HWS
>
> wird dann ein Behandlungskonzept komponiert, das den pathophysiologischen Bedingungen nicht gerecht wird.

Die *möglichen Ursachen von zervikogenen Kopfschmerzen* können sehr vielfältig sein:

- **Nichttraumatische Erkrankungen von Weichteilen und Skelett** !
    - Anomalien der HWS:
      basale Impression,
      Klippel-Feil-Syndrom,
      Dystonien (z. B. Torticollis spasmodicus);
    - Diskushernie;
    - Wirbeltumoren;
    - chronische Polyarthritis der HWS:
      atlantoaxiale Luxation,
      Spondylarthritis,
    - Spondylitis ankylosans (Morbus Bechterew),
    - entzündliche akute Spondylotiden,
    - Spondylosis hyperostotica.
- **Traumatisch bedingte zervikogene Kopfschmerzen**
    - Wirbelfrakturen:
      mit Läsion neuraler Strukturen,
      ohne Läsion neuraler Strukturen;
    - Verletzung der Bandscheiben und der paravertebralen Weichteile;
    - Schleudertrauma der HWS.

Schwierigkeiten in der Diagnostik

Die *unterschiedlichen Ansichten* zum Stellenwert der HWS in Verbindung mit der Genese von Kopfschmerzen resultieren aus der *Komplexität der beteiligten Strukturen*. Dies kann dazu führen, *dass sehr unterschiedliche Bedingungen zu völlig gleichartigen klinischen Syndromen führen*. So kann bei einem Kopfschmerz vom Spannungstyp eine sehr ähnliche Schmerzlokalisation bestehen wie bei einem Kopfschmerz in Verbindung mit einer Irritation der 2. Spinalwurzel. Ein weiteres erschwerendes Moment ist, dass Schmerzen in der Orbita oder im Temporalbereich durch eine Läsion im Bereich der HWS, *also Symptome durch räumlich weit distanziert liegende Läsionen bedingt sind*. Schließlich können *durch sekundäre Beteiligung der HWS bei primären Schmerzsyndromen* zusätz-

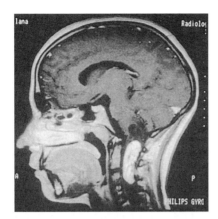

Abb. 18.2. Intraspinaler Tumor (zervikales Ependymom) mit zunehmenden zervikogenen Kopfschmerzen

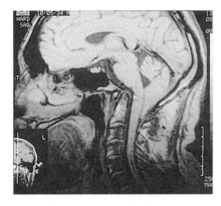

Abb. 18.3. Arnold-Chiari-Syndrom mit Denshochstand. Klinisch äußerte sich das Syndrom mit hartnäckigen bewegungsabhängigen Nacken-Kopf-Schmerzen

liche *Überlagerungen* auftreten, die zudem die klinische Interpretation erschweren. Dies ist insbesondere bei Zervikalmyogelosen im Rahmen einer Migräne oder eines Kopfschmerzes vom Spannungstyp der Fall.

Klinische Diagnostik

Neben eingehender Erhebung der Anamnese ist eine sorgfältige klinische Untersuchung erforderlich. Dazu gehört zunächst eine *allgemeine Untersuchung*, bei der insbesondere entzündliche Veränderungen oder Neubildungen erfaßt werden können, die den Halsbereich mit betreffen (Polymyalgia rheumatica, Tumor etc.). Bei der lokalen Untersuchung erfolgt zunächst eine *Inspektion* des entkleideten Patienten, wobei v. a. auf die Haltung der HWS und des Kopfes sowie auf die Durchführung spontaner Bewegungen geachtet wird. Auch die allgemeine Struktur und der Aufbau der HWS können dabei erfaßt werden. Schiefhaltung, eingeschränkte Bewegungsfähigkeit der HWS können somit einfach bestimmt werden. Bei der *aktiven lokalen Untersuchung* der HWS wird zunächst die Ruhehaltung des Kopfes bestimmt. Ein *abnorm kurzer Hals* findet sich bei *basalen Impressionen*, eine *Schiefhaltung* bei *akutem Torticollis*. Die *Bewegungsfähigkeit* der HWS und des Kopfes wird durch aktive und passive Drehung, Neigung, Inklination und Reklination erfaßt. Die *paravertebralen Muskeln und Muskelansätze sowie die Dornfortsätze* werden palpiert und auf übermäßige Schmerzempfindlichkeit hin untersucht. Durch Kompression des Kopfes mit den Händen des Untersuchers wird die HWS auf *Stauchungsschmerz* überprüft, welcher insbesondere bei *zervikalen Bandscheibenschäden* auftreten kann. Die ausführliche neurologische Untersuchung schließt sich an.

Unter der Lupe 18.1.
Untersuchung der Halswirbelsäulenfunktion

- **Normbefunde für die Beweglichkeit der HWS:**
  - *Inklination*: Kinn-Sternumabstand < 2 cm;
  - *Reklination*: Kinn-Sternumabstand > 20 cm;
  - *Rotation in aufrechter Kopfposition*: mindestens 60° nach beiden Seiten;
  - *Rotation bei maximaler Inklination*: mindestens 45° nach beiden Seiten;
  - *Rotation bei maximaler Reklination*: mindestens 40° nach beiden Seiten;
  - *Seitneigung*: mindestens 45° nach beiden Seiten.
- **Mögliche Fehlstellung der HWS** (normal: physiologische Lordose):
  - *Gestreckthaltung*,
  - *Kyphose*
  - *Skoliose*
- **Radiologischer Nachweis von Motilitätsstörungen der HWS:**
  - *Vermehrte Exkursion* bei Flexion oder Extension,
  - *Ausbildung einer Achsenknickung der Wirbelsäule* bei erhöhter Beweglichkeit eines Segments,
  - *Subluxation* mit Wirbelgleiten.

  - *Verminderte Beweglichkeit oder Blockierung* eines einzelnen Segments mit Unterschreiten folgender Normwerte:
    C 0/C 1: 15°,
    C 1/C 2: 14°,
    C 2/C 3: 11°,
    C 3/C 4: 17°,

C 4/C 5: 21°,
C 5/C 6: 22°,
C 6/C 7: 17°.

Im Hinblick auf degenerative Veränderungen der HWS, wie insbesondere Spondylose oder Osteochondrose, finden sich bei Menschen *über dem 40. Lebensjahr nur noch bei ca. 10 % Normalbefunde*. Nahezu 70 % jedoch weisen *keine Beschwerden* im Zusammenhang mit den degenerativen Veränderungen der HWS auf.

! Aus diesem Grunde dürfen radiologisch nachgewiesene degenerative Veränderungen der HWS *nicht im Sinne eines pathologischen Befundes zur Erklärung von Kopfschmerzen* herangezogen werden. Sie sind ein altersabhängiges Phänomen, das ein klinisches Schmerzsyndrom per se nicht bedingt.

Die *degenerativen Veränderungen* müssen *nicht* zu funktionellen Beeinträchtigungen führen. Erst ein Nachweis solcher *funktioneller Beeinträchtigung* durch klinische Untersuchung und radiologische Diagnostik kann als Erklärung für eine Kopfschmerzgenese dienen. Degenerative Veränderungen im Bereich der HWS können sich durch eine Reihe *unterschiedlicher Zeichen* darstellen. Radiologisch bezieht sich der Begriff der

— *Chondrose*

auf eine *isolierte Reduktion der intervertebralen Bandscheibenhöhe*. Wird dadurch funktionell eine *Instabilität oder Subluxation* des betroffenen Intervertebralraumes oder der Intervertebralgelenke bedingt, kann eine *erhöhte Schmerzempfindlichkeit der Nackenmuskulatur mit reflektorischer Tonuserhöhung* entstehen. Der Begriff der

— *Osteochondrose*

bezieht sich auf die *Reduktion der Bandscheibenhöhe und zusätzliche Sklerosierung der beteiligten Wirbelkörper*. Die Sklerosierung basiert auf einer Knochenreaktion auf die durch die Bandscheibenläsion bedingten veränderten Druck- und Zugkräfte. Unter

— *Spondylose*

versteht man eine *osteophytäre, lippenartig reaktive Auswachsung der Wirbelkörperendplatten*. Liegen diese spondylotischen Osteophyten ventral, werden meist keine klinischen Symptome erzeugt. *Dorsale oder dorsolateral gelegene spondylotische Osteophyten* können jedoch zu einer Einschränkung der Beweglichkeit bzw., zu einer Einengung des Wirbelkanals mit Kompression spinaler Strukturen führen.

Der *arthrotische Umbau der Wirbelbogengelenke mit Sklerosierung der Gelenkflächen* wird bezeichnet als

— *Spondylarthrose*.

Funktionelle Folge kann eine Subluxation der beteiligten Segmente sein.

Das *Weggleiten eines Wirbels in bezug auf den weiter kaudal gelegenen Wirbelkörper* wird bezeichnet als

— *Spondylolisthesis*.

Je nach Richtung des Gleitvorgangs unterscheidet man eine Retrolisthesis und eine Anterolisthesis.

Die *qualitativ und quantitativ abnorme Beweglichkeit der HWS-Segmente* wird bezeichnet als

— *Instabilität*.

Im Vordergrund steht eine Instabilität im Bereich des *atlantoaxialen Segments*. Besteht eine Ruptur des Lig. transversum atlantis, kann es bei Anteroflexion zum Vorgleiten des Atlasbogens mit Kompression des Myelons kommen. Das gilt insbesondere für Patienten, die an einer rheumatoiden Arthritis leiden und die über Kopfschmerzen klagen. Werden solche Patienten untersucht, muß bei der Prüfung der Beweglichkeit eine *entsprechende Läsion* in Betracht gezogen werden und *behutsam* vorgegangen werden.

> **MERKE**
>
> Entscheidend ist bei diesen Veränderungen, dass *degenerative Variationen allein* nicht als pathophysiologisch angesehen werden dürfen, sondern erst, wenn *funktionelle Folgen* auftreten, die klinisch oder radiologisch eindeutig erfaßt werden können.

Diagnostische Nervenblockaden

Liegt eine spezifische Störung von neuronalen Strukturen im Bereich der HWS vor, kann *durch eine diagnostische Nervenblockade* Schmerzfreiheit erzielt werden. Die diagnostische Blockade ist das bisher einzige in der IHS-Klassifikation anerkannte spezifische Kriterium, um die Verbindung zwischen Schmerzursache und Schmerzerleben zu belegen. Bei der Nervenblockade können unterschiedliche Strukturen blockiert werden, insbesondere

— der N. occipitalis major,
— die Spinalnerven oder
— die Spinalwurzeln sowie
— die Gelenkfacetten.

Zur *diagnostischen Evaluation* ist es erforderlich, *möglichst selektiv* eine einzelne Struktur zu blockieren, um deren Stellenwert in der Pathogenese zu bestimmen. Für eine aussagefähige Schmerzreduktion sollte der Schmerz bei der Blockade *höchstens 10 % des Niveaus* haben, das er normalerweise im klinischen Verlauf einnimmt. Bei adäquater Blockade kann der Schmerz bei einem zervikogenen Kopfschmerz

— *innerhalb von 5–10 min*

komplett remittieren. Dies betrifft nicht nur den lokalen Schmerz, sondern *auch den übertragenen Schmerz* temporal und orbital. Diese Schmerzreduktion im Bereich außerhalb der applizierten Nervenblockade *differenziert* den zervikogenen Kopfschmerz von der Migräne oder vom Kopfschmerz vom Spannungstyp, bei denen ebenfalls durch eine zervikale Blockade zeitweise eine lokale Besserung im schmerzhaften Areal erreicht werden kann.

Therapie des zervikogenen Kopfschmerzes

Die Therapie des zervikogenen Kopfschmerzes ist aufgrund der vorhandenen strukturellen Läsionen in der Regel *ein schwieriges Dauerproblem* (Abb. 18.4). Eine *operative Dekompression* der Nervenwurzeln, insbesondere der Spinalwurzel C 2, wurde versucht. Dabei wurden auch neuere Verfahren, wie z. B. eine *Hochfrequenzdenervierung*, eingesetzt. Auch eine Durchtrennung des *N. occipitalis major* wurde therapeutisch vorgeschlagen. Bis heute gibt es jedoch *noch keine wissenschaftliche Evidenz* für die Wirksamkeit solcher Verfahren, und deshalb sollten solche experimentellen Methoden in der klinischen Praxis *nicht* eingesetzt werden.

— *Therapeutische Nervenblockaden* oder die *lokale Applikation von Kortikosteroiden* können nur *zeitweise* eine Besserung bringen, ein überdauernder Erfolg und eine wesentliche Änderung des klinischen Beschwerdebildes sind damit jedoch *nicht* zu erreichen.
— Der *Einsatz von Analgetika wie Acetylsalicylsäure oder Paracetamol* sowie anderen nichtsteroidalen Antiphlogistika, wie z. B. *Indometacin*, ist häufig *über längere Zeitphasen erforderlich*.
— In schwierigen Fällen kann auch die Therapie mit *niedrigpotenten Opioidanalgetika* erforderlich werden. (s. Anhang).
— *Physikalische Therapiemaßnahmen* wie Krankengymnastik oder Massagen können *vorübergehend* die gestörte Beweglichkeit verbessern.
— Langfristig können *Maßnahmen* effektiv sein, *wie sie für die Therapie des chronischen Kopfschmerzes vom Spannungstyp beschrieben wurden*.

Zervikale Dystonien

Der *Torticollis spasmodicus* ist das häufigste Krankheitsbild in der Gruppe der zervikalen Dystonien. Episodisch oder dauernd treten Kontraktionen von Hals- oder Nackenmuskeln auf, die zu einer abnormen Positionierung des Kopfes

Abb. 18.4. Möglichkeiten in der Therapie des cervikogenen Kopfschmerzes

Physiotherapie	Krankengymnastik auf neurophysiologischer Grundlage Wärme Massagen
Analgetika	Non-Opioid-Analgetika: Aspirin (4 x 1 g), Paracetamol (4 x 1 g), aproxen (2 x 1000 mg)
	Coxibe: Refecoxib (50 mg zur Nacht), Celecoxib (2 x 200 mg), Parecoxib (2 x 20 mg)
	Opioid-Analgetika: Tramadol Retardtabletten (Aufdosierung von 2 x 50 mg bis auf 2 x 300 mg über 12 Tage, je nach Erfordernis;
	Morphin Retardtabletten (Aufdosierung von 2 x 10 mg beginnend, wenn vorgenannte Optionen nicht ausreichen. Steigerung alle 2 Tage um 2 x 10 mg bis ausreichende Analgesie erreicht. Evtl. Antiemetikum hinzufügen, Obstipationsprophylaxe mit Ernährungsanpassung und ggf. Macrogol
	Cave: Keine Einnahme von Analgetika auf Bedarfsbasis! Zur Vermeidung medikamenteninduzierter Chronifizierung und medikamenteninduzierter Dauerkopfschmerzen initial durch hohe Dosierung schnelle Schmerzlinderung anstreben. Im chronischen Verlauf, falls erforderlich, auf retardierte Opioidanalgetika umstellen.
Lokale Injektionstherapie	Kortikosteroide
	Lokalanästhetika
	Botulinum-Toxin A
Tricyklische Antidepressiva	**Amitriptylin** (25 - 150 mg oral) **Doxepin** (25 - 150 mg oral) Clomipramin (25 - 150 mg oral) Trimipramin (25 - 150 mg oral)

führen. Andere Dystonieformen im Bereich des Halses finden sich in Form des *Anterocollis*, *Retrocollis* und *Laterocollis*. Ein weites Spektrum von Dystonien mit einzelnen, sehr seltenen Erscheinungsformen existiert im Rahmen fokaler oder generalisierter Dystonien im Kopfbereich. Dazu gehören der *Blepharospasmus*, die *spasmodische Dysphonie* und der *Hemispasmus facialis*.

Insbesondere der Torticollis spasmodicus ist Ursache für einen *zervikogenen Kopfschmerz*. Medikamentöse und chirurgische Interventionen führen in der Regel *nicht* zu überzeugenden Therapieerfolgen. Die Behandlung mit

– Botulinum-Toxin A

stellt eine neue Therapieform dar, die in der Hand des damit *erfahrenen Neurologen* zu schnellen und hochwirksamen Therapieeffekten führt. Der Wirkmechanismus beruht auf einer potenten *präsynaptischen neuromuskulären Blockade*. Im Mittel werden *100 MU („mouse units")* pro Muskel injiziert. Dabei können unter *EMG-Kontrolle* die am stärksten betroffenen Muskeln identifiziert werden. Der Wirkeffekt stellt sich bei ca. *70–80 % der behandelten Patienten* ein und hält ca. 3–4 Monate an. Beschwerden bei der *schmerzhaften zervikalen Dystonie* lassen sich besonders effektiv behandeln. An *Nebenwirkungen* können in selten Fällen Schluckstörungen und eine Schwäche der Nackenmuskulatur beobachtet werden. Übelkeit oder ein Hämatom sind extreme Ausnahmen.

Wirkmechanismen von Botulinumtoxin A bei Schmerzen

Normalisierung muskulärer Hyperaktivität

Ausgeprägte analgetische Effekte von Botulinumtoxin A sind seit längerem bereits durch die Behandlung schmerzhafter kraniozervikaler Dystonien (CCD) und Spastik bekannt (s. Tabelle 18.1). Die dabei auftretenden Schmerzen sind entweder der Dauerkontraktion der Muskeln zuzuschreiben oder es können durch die muskuläre Hyperaktivität sekundär Irritationen neuraler Strukturen bedingt werden. Bei längerer Erkrankungsdauer können degenerative Veränderungen des Skelettsystems auftreten, die zusätzlich lokale Schmerzen verursachen können. Die Dauerkontraktion kann auch zur Hypertrophie der betroffenen Muskeln führen. Die Dystonie ist keine Erkrankung per se, sondern – ähnlich wie „Spastizität" oder „Kopfschmerz" – eine Syndromdiagnose. Verbindendes Kernsymptom der fokalen Dystonie ist die abnorme Bewegung oder Fehlstellung des betroffenen Körperteils. Während früher die systemische (orale) Pharmakotherapie im Vordergrund stand, hat in den letzten Jahren die lokale Injektion von Botulinumtoxin A eine entscheidende Verbesserung der CCD-Behandlung gebracht. Die therapeutische Beeinflussung der Schmerzen ist dabei besonders erfolgreich und wird bei dem größten Teil der behandelten Patienten erreicht. Die eigentliche Bewegungsstörung ist dagegen weniger effektiv beeinflußbar, bei der Therapie des Blepharospasmus und der spasmodischen Dysphonie werden in ca. 90%, bei Torticollis spasmodicus in ca. 80% der Fälle Besserungen erzielt. Die Schmerzlinderung setzt dabei häufig schon wesentlich früher ein, bevor die muskuläre Relaxation zu beobachten ist. Auch kann die Schmerzreduktion deutlich ausgeprägter sein als die muskuläre Verbesserung. Auf den ersten Blick scheint der gemeinsame Nenner schmerzhafter Erkrankungen, bei denen Botulinumtoxin A erfolgreich eingesetzt wird, die Störung der normalen Muskelaktivität zu sein. Deren Normalisierung ist ein naheliegender Grund für die Schmerzreduktion. Allerdings sprechen klinische Beobachtungen für einen komplexeren Wirkmechanismus. So kann eine Schmerzlinderung auch in Muskelarealen beobachtet werden, in denen ein reduzierter Muskeltonus sich nicht einstellt. Die Schmerzlinderung, z. B. bei der Behandlung des Torticollis spasmodicus, kann schon wenige Tage nach der Injektion eintreten, lang bevor die übermäßige Muskelkontraktion sich löst. Auch hält die Schmerzlinderung z. T. lange über den Zeitraum der Muskelentspannung an. Bei multifokalen oder segmentalen Dystonien hat die Botulinumtoxingabe oft auch eine günstige Wirkung auf die nicht behandelten Muskelgruppen. Die neuromuskuläre Denervation durch Blockade der Übertragung von Acetylcholin ist daher als Erklärung der analgetischen Therapieeffekte nicht ausreichend geeignet.

Normalisierung übermäßiger Muskelspindelaktivität

Die muskelrelaxierende Eigenschaft von Botulinumtoxin A wird bei einer Reihe weiterer Muskelerkrankungen der quergestreiften Muskulatur therapeutisch genutzt, z. B. bei der Spastik und dem myofaszialen Schmerzsyndrom. Die zunehmende und anhaltende Muskelentspannung durch Botulinumtoxin A kann bei myofaszialen Schmerzsyndromen eine Dekompression von afferenten nozizeptiven Neuronen des Muskels und der musku-

Tabelle 18.1. Klinische Merkmale von schmerzhaften kranialen und zervikalen Dystonien

Form	Klinische Hauptcharakteristika	Schmerzmerkmale
Blepharospasmus	Unwillkürliche Kontraktion des M. orbicularis oculi beider Augen, in der Regel mit Lidschluß. Versuch, die Augen zu öffnen, führt zu einer Zunahme der Aktivität der Mm. orbiculares oculi trotz gleichzeitiger Aktivierung des M. levator palpebrae. Bei dystonen Erkrankungen kann der Blepharospasmus als Symptom einer generalisierten Dystonie oder im Zusammenhang einer segmentalen Dystonie (Meige-Syndrom) vorkommen. Als fokale Dystonie wird er essentieller Blepharospasmus genannt. Als sekundäre Dystonie kommt er bei einer Reihe ophthalmologischer und neurologischer Krankheitsbilder vor.	Verkrampfungsgefühl
Mandibuläre Dystonie	Mundschließer- oder Mundöffnerdystonie. Hauptbeschwerden sind die Fehlstellung des Kiefers und die schmerzhaften Spasmen der Kaumuskulatur. Die Patienten können sich auf die Zunge beißen. In schweren Fällen führt besonders die Mundschließerdystonie zum verstärkten Abrieb oder gar zum Verlust der Zähne durch Ausbrechen.	Aufgrund hyperkontrahierter Muskeln sind Schmerzen häufig und teilweise mit großem Leidensdruck assoziiert; sekundär kann ein Kiefergelenksyndrom bzw. eine oromandibuläre Dysfunktion auftreten und Schmerzen unterhalten; Schmerzen entsprechen oft Kopfschmerz vom Spannungstyp.
Pharyngeale Dystonie	Die pharyngeale Dystonie oder spasmodische Dysphagie tritt als isolierte fokale Dystonie sehr selten auf. Häufiger ist sie ein Symptom des Meige-Syndroms, oder sie begleitet linguale und laryngeale Dystonien. Auch wenn sie das klinische Gesamtbild dominiert, finden sich in der Regel Dystonien anderer Muskelgruppen.	Sehr lästiges Verkrampfungsgefühl und Anspannung
Äußere laryngeale Dystonie	Dystone Aktivität der supra- oder infrahyoidalen Muskeln, die v. a. zu einer Fehlstellung des Kiefers oder des Zungenbeins führt.	Verkrampfungsgefühl
Torticollis spasmodicus (TS)	Hauptsymptom ist die abnorme Kopfbewegung oder -stellung. Je nach dominierender Bewegungsrichtung wird unterschieden zwischen dem rotatorischen TS, der am häufigsten vorkommt, dem Laterokollis und dem Retro- oder Anterokollis. Kombinationen dieser Stellung kommen bei etwa 66% der Patienten vor.	Schmerzen im Nackenbereich; Schmerzen sind oft Hauptsymptom der Erkrankung; Ursache der Schmerzen sind lokale Kontraktionen und sekundäre vertebragene Veränderungen, selten bis zur Wirbelkörperluxation mit Querschnittlähmung. Spricht gut auf Botulinumtoxin und NSAR an.
Linguale Dystonie	Unwillkürliches Herausstrecken der Zunge; fortlaufende Wälzbewegungen der Zunge, die bei offenem Mund besonders gut beobachtet werden können; z. T. orale Mitbewegungen.	Verkrampfungsgefühl
Segmentale kraniozervikale Dystonien	Kombinationen der oben beschriebenen kranialen und zervikalen Dystonien. Die Kombination eines Blepharospasmus mit einer oromandibulären Dystonie ist am häufigsten (Meige-Syndrom).	

lären Blutgefäße ermöglichen. Ein Einfluß auf die übermäßige Muskelspindelaktivität kann ebenfalls resultieren. Untersuchungen zeigen bereits, dass Botulinumtoxin A unmittelbar auch auf sensorische Muskeleigenschaften wirken kann. Innerhalb von 80 min nach der Applikation kann eine Blockade von γ-Fasern nachgewiesen werden. Durch eine Reduktion der Muskelspindelaktivität wird reflektorisch eine Verminderung der Aktivität der α-Motoneurone bedingt, ohne dass dafür eine Chemodenervation erforderlich ist. Andere Untersuchungen belegen, dass Botulinumtoxin A sowohl auf extrafusale als auch auf intrafusale Muskelfasern wirkt und die Veränderung der Muskelspindelaktivität einen bedeutsamen Wirkmechanismus darstellt. Die Veränderung der motorischen Reflexaktivität bleibt nicht allein auf periphere Mechanismen begrenzt, sondern kann durch Veränderung der spinalen Neurotransmitterexpression neuronale Reorganisationsprozesse initiieren. Als Resultat können zentrale afferente und efferente Kontrollmechanismen der Muskelaktivität moduliert und reorganisiert werden. Dadurch werden auch Effekte in Arealen außerhalb des Injektionsgebiets möglich.

Retrograde neuronale Aufnahme in das ZNS

Weitere Untersuchungen legen eine retrograde Aufnahme von Botulinumtoxin A im peripheren und zentralen Nervensystem nahe. Radioaktiv markiertes Botulinumtoxin A findet sich nach peripherer Injektion bereits 48 h später in der Spinalwurzel und im Rückenmark. Dies entspricht etwa auch dem Zeitpunkt, zu dem sich die schmerzlindernde Wirkung klinisch beobachten läßt. Weitere Studien zeigen, dass Botulinumtoxin A bei spinaler Applikation unmittelbar hemmend auf Motoneurone wirkt. Neuere Studien mit radioaktiv markiertem Botulinumtoxin A belegen, dass Botulinumtoxin A retrograd in das ZNS neuronal aufgenommen wird. Gleichzeitig diffundiert es in breite Areale um die muskuläre Injektionsstelle. Diese Untersuchungen deuten darauf hin, dass nicht das gesamte Protein im ZNS retrograd transportiert wird, sondern vielmehr Metaboliten. Denkbar ist, dass diese eine Wirkung auf sensorische nozizeptive Systeme haben, die weit über die periphere Chemodenervation von Botulinumtoxin A hinaus gehen und bisher unbeachtet blieben. Möglicherweise betreffen diese Wirkungen generell die Exozytose von Neurotransmittern und Neuropeptiden, die in der Auslösung und der Aufrechterhaltung von Schmerzen von Bedeutung sind.

Hemmung der Freisetzung von Substanz P und Effekt auf andere Neurotransmitter

Botulinumtoxin A hemmt nicht nur die Freisetzung von Acetylcholin, sondern auch die Freisetzung von Substanz P aus trigeminalen Nervenendigungen. Substanz P ist ein potenter Neurotransmitter in der Aktivierung einer neurogenen Entzündung. Die kalziumabhängige Substanz-P-Hemmung in Rückenmarkneuronen der Ratte kann auch zur Testung verschiedener Toxinsubtypen eingesetzt werden. Humm et al. 2000 untersuchten den Effekt der Chemodenervation mit Botulinumtoxin A auf die Expression von Enkephalin, Neurotension, Galanin, Substanz P, vasoaktivem intestinalen Polypeptid (VIP) und Neuropeptid Y im Rückenmark der Ratte nach Chemodenervation mit Botulinumtoxin A im M. gastrocnemius. Die Expression von Enkephalin wurde bilateral im Rückenmark erhöht, wobei auch entfernte Areale der betreffenden Spinalwurzel einbezogen wurden. Die maximale Aktivierung trat 7–14 Tage nach der Injektion auf, sie hielt 3 Monate an. Auch die Expression von Substanz P im Nucleus raphe kann durch Botulinumtoxin A aktiviert werden. Im Tiermodell und auch in neuronalen Zellkulturen konnte nachgewiesen werden, dass die leichte Kette von Botulinumtoxin A intrazellulär durch Inaktivierung der Transportproteine SNAP-25 und VAMP nicht nur die Freisetzung von Acetylcholin, sondern auch zahlreicher Neurotransmitter und Neuropeptide (Substanz P, CGRP, VIP, Neuropeptid Y) vermindert. Diese führen zu einer Sensibilisierung des schmerzverarbeitenden Systems („wind-up", „Schmerzgedächtnis"), deren Hemmung therapeutisch zu einer Normalisierung der Schmerzempfindlichkeit genutzt werden kann („wind-down", „Schmerzvergessen"). Auch in der Pathophysiologie der Migräne sind die genannten Neuropeptide von Bedeutung, die Übertragbarkeit auf klinische Phänomene ist jedoch noch nicht abschließend geklärt.

Aufgrund dieser In-vitro-Studien und experimenteller Daten sind unmittelbare neuromodulatorische und analgetische Effekte von Botulinumtoxin A im ZNS anzunehmen. Botulinumtoxin A kann retrograd über axonalen neuronalen Transport in das ZNS aufgenommen werden. In einer weiteren Studien fand sich allerdings bei intramuskulärer Injektion eine unveränderte Aktivität spinaler Renshaw-Zellen, bei intraspinaler Applikation dagegen konnte die cholinerge Aktivität spinaler Renshaw-Zellen moduliert werden.

Antiinflammatorische Effekte

In einer neuen Arbeit wurden zudem unmittelbare antinozizeptive Effekte von Botulinumtoxin A auf inflammatorisch ausgelöste Schmerzen im Tierexperiment nachgewiesen. Dabei zeigte sich eine dosisabhängige Reduktion der nozizeptiven Antwort bei formalininduzierter Arthritis an der Rattenpfote 12 Tage nach der Injektion. Bei einem Einsatz von 3,5 bzw. 7 Units/kg/Pfote fand sich eine Reduktion um 29% bzw. 46% im Vergleich zu Placebo. Interessanterweise zeigte sich bei den gewählten Dosierungen keine muskuläre Wirkung.

Wirkung auf muskuläre Triggerpunkte

Ein myofaszialer Triggerpunkt ist ein überempfindliches umschriebenes Muskelareal. Es liegt typischerweise in einem angespannten Streifen eines Skelettmuskels oder in einer Muskelfaszie, welches schmerzempfindlich bei Kompression ist. Triggerpunkte sind Ausgangspunkte von ausstrahlenden Schmerzen, Überempfindlichkeit und autonomen Reaktionen. Ihre klinische Erfassung kann zuverlässig erfolgen, sie erfordert jedoch Schulung. Relevante Merkmale sind in Tabelle 18.2 aufgelistet. Die Pathophysiologie der muskulären Triggerpunkte ist nur teilweise untersucht. Nach der Endplattenhypothese führt ein lokales Muskeltrauma, etwa eine zeitweise Überlastung mit Ischämie, zu einer lokal übermäßigen Ausschüttung von Acetylcholin. Folge ist eine lokalisierte Schädigung neuromuskulärer Endplatten. Eine hochfrequente Entladung von Muskelzellen führt zu Kontraktionsknoten unterhalb der betroffenen Synapse. Benachbarte inaktive Muskelfasern werden in Form von „taut bands" passiv gedehnt. Als pathophysiologisches Korrelat finden sich im Bereich der Triggerpunkte hochfrequente Spontanentladungen in Form von Endplattenrauschen. Der Pathomechanismus führt zu einem weiteren Muskeltrauma und durch den Circulus vitiosus unterhält sich das Schmerzgeschehen. Zusätzlich werden spinale und supraspinale Sensibilisierungsmechanismen aktiviert („wind-up", s. oben). Botulinumtoxin A kann hier als ursächliche Behandlungsmethode die übermäßige Acetylcholinausschüttung blockieren und das Muskeltrauma lokal beenden. Einen Überblick über die Wirkmechanismen von Botulinumtoxin A in der Schmerztherapie gibt Tabelle 18.3.

Einsatz bei zervikaler Dystonie mit Schmerzen

Die zervikale Dystonie äußert sich klinisch in Form von unfreiwilligen Muskelkontraktionen von Halsmuskeln, welche zu abnormen Hals- und Kopfbewegungen und -positionen führen, die häufig mit Schmerzen verbunden sind. Wie bereits oben näher ausgeführt, hat Botulinumtoxin A sich dabei als Therapie der 1. Wahl etabliert. Die Schmerzlinderung kann sich dabei auch bereits vor der Verbesserung der unfreiwilligen Muskelkontraktionen von Halsmuskeln einstellen. Widersprüchliche Befunde bestehen zur Dosisabhängigkeit der Schmerzlinderung, es wird eine Dosiskorrelation beschrieben, allerdings findet sich in einer weiteren Studie kein signifikanter Zusammenhang.

Temporomandibuläre Dysfunktion und schmerzhafte Hypertrophie des M. masseter

Die schmerzhafte Hypertrophie des M. masseter und andere temporomandibuläre Dysfunktionen konnten in mehreren Studien durch Botulinumtoxin-A-Behandlung gebessert werden.

Bruxismus

Bruxismus mit nächtlichem Zähneknirschen oder Zähnepressen zeigt sich in neueren Studien als mögliche Behandlungsindikation mit Botulinumtoxin A. Von Vorteil ist dabei besonders die Langzeiteffektivität. Die Studienlage ist jedoch noch sehr limitiert.

Faziale Muskelspasmen

Erkrankungen mit fazialen Muskelspasmen, wie z. B. Blepharospasmus, Spasmus hemifacialis und Meige-Syndrom gehen häufig mit Schmerzen einher und können durch Botulinumtoxin A effektiv behandelt werden.

Schmerzhafte Dystonie bei kortikobasaler Degeneration

Dystonien bei kortikobasaler Degeneration können mit sehr schmerzhafter Rigidität und fixierten

Tabelle 18.2. Klinische Merkmale und Beurteilung von Triggerpunkten. (Mod. nach Gerwin et al. 1997)

Klinische Merkmale von Triggerpunkten	Zuverlässigkeit für die Beurteilung
1. Lokaler Punkt mit hohem Druckschmerz in einem verspannten Muskelband	+++
2. Lokale Zuckungsreaktion	++
3. „Jump sign" – unwillkürliche Ausweichreaktion	+++
4. Übertragener Schmerz	+++
5. Auslösen der primären Schmerzsituation	+
6. Bewegungseinschränkung	+
7. Muskelschwäche ohne Atrophie	+
8. Autonome Symptome (z. B. lokale Rötung)	+

Tabelle 18.3. Wirkmechanismen von Botulinumtoxin A in der Schmerztherapie

Mechanismus	Effekt
Blockade der cholinergen Innervation	– Hemmung der muskulären Hyperaktivität für 3–6 Monate – Vermeidung degenerativer Veränderungen des Bewegungsapparats des Kopfes und des Halses – Dekompression nozizeptiver Afferenzen der perikranialen Muskeln – Vaskuläre Dekompression von Blutgefäßen der perikranialen Muskeln – Auflösung von Trigger- und Tender-points der perikranialen Muskeln
Normalisierung der Muskelspindelaktivität	– Normalisierung des Muskeltonus – Modulation zentraler Kontrollmechanismen der Muskelaktivität – Beseitigung der oromandibulären Dysfunktion – Beseitigung muskulärer Streßfaktoren
Retrograde Aufnahme in das ZNS	– Aktivierung der Expression von Substanz P im Rückenmark – Aktivierung der Expression von Enkephalin im Rückenmark – Aktivierung der Expression von Substanz P im Nucleus raphe („Migränegenerator")
Hemmung steriler Inflammation	– Blockade der neurogenen Entzündung als pathophysiologisches Substrat primärer Kopfschmerzen – Prävention der Sensibilisierung des nozizeptiven Systems mit Erhöhung der Migräneattackenfrequenz – Prävention medikamenteninduzierter Kopfschmerzen
Beseitigung muskulärer Triggerpunkte	– Beseitigung kompressionsbedingter Ischämie – Beseitigung der Endplattendysfunktion – Vorbeugung der Muskeldegeneration – Hemmung von Entzündungsmediatoren

Kontrakturen einhergehen, die zu großer Behinderung führen. In mehreren Fallserien konnte eine effektive Schmerzlinderung der ansonsten therapieresistenten Beschwerden berichtet werden.

Zervikogene Kopfschmerzen

Beim zervikogenen Kopfschmerz konnte eine kontrollierte Studie die positiven Ergebnisse offener Studien untermauern. Es kam sowohl zur Abnahme der Schmerzintensität als auch zur Zunahme der Kopfbeweglichkeit nach Injektion von 100 MU Botox. Myofasziale Schmerzsyndrome werden bereits seit mehreren Jahren erfolgreich mit Botulinumtoxin A behandelt. Trotz großer Fallzahlen existierten jedoch bisher keine positiven kontrollierten Studien. Porta konnte aktuell eine signifikant stärkere Abnahme der Schmerzintensität nach Injektion von Botulinumtoxin A (80–150 MU Botox) im Vergleich zur Injektion von Methylprednisolon zeigen. Darüber hinaus hielt die erzielte Wirkung länger an (s. Tabellen 18.4a,b)

Thalamusschmerz

Läsionen des Thalamus, z. B. nach einem Thalamusinfarkt, können mit extremen zentralen Schmerzen assoziiert sein. Einzelfallbeobachtungen zeigen eine Effektivität einer Behandlung mit Botulinumtoxin A.

Das sog. Zervikalsyndrom

Klinik

Der Begriff *Zervikalsyndrom* ist ein *klinischer Sammelbegriff für Schmerzen und Störungen der Bewegung im Bereich der HWS. Eine ätiologische Zuordnung ist damit nicht verbunden.*

Das sog. Zervikalsyndrom

Tabelle 18.4a. Botulinumtoxin A in der Therapie sekundärer Kopfschmerzen

Indikation	Autoren	Verum/Placebo (n)	Gesamtdosis Botulinumtoxin A	Studiendesign	Ergebnis	Rating
Zervikogener Kopfschmerz	Hobson et al. 1997	1/0	50 MU Botox	Offen (individuelle Injektionswahl)	Positiv – Abnahme der Kopfschmerzhäufigkeit um 50%	0
	Freund u. Schwartz 1999	8/0	Dosis ?	Offen	Positiv – Abnahme der Schmerzintensität – Zunahme der Kopfbeweglichkeit	0
	Freund u. Schwartz 2000	14/12	100 MU Botox	Doppelblind, placebokontrolliert (individuelle Injektionswahl)	Positiv – Abnahme der Schmerzintensität – Zunahme der Kopfbeweglichkeit	++
	Smuts u. Barnard 2000	1/0	Dosis ?	Offen (individuelle Injektionswahl)	Positiv – Positives Ergebnis (nicht genauer definiert)	0
Temporomandibuläre Dysfunktion	Moore u. Wood 1994	1/0	100 MU Botox	Offen (individuelle Injektionswahl)	Positiv – Positives Ergebnis (nicht genauer definiert)	0
	Rijsdijk et al. 1998	2/0	40–60 MU Botox	Offen (individuelle Injektionswahl)	Positiv – Bei 1 von 2 Schmerzfreiheit	0
	Freund et al. 1999	15/0	150 MU Botox	Offen (individuelle Injektionswahl)	Positiv – Abnahme der Schmerzintensität – Verbesserung der Kieferöffnung – Abnahme der Schmerzempfindlichkeit – Keine Veränderung der Beißkraft	+

Tabelle 18.4b. Botulinumtoxin A in der Therapie schmerzhafter Dystonien und myofaszialer Schmerzsyndrome

Indikation	Autoren	Verum/Placebo (n)	Gesamtdosis Botulinumtoxin A	Studiendesign	Ergebnis	Rating
Gesichtsschmerz bei Bestehen einer kranialen Dystonie	Johnstone u. Adler 1998	1/0	17 MU Botox	Offen (individuelle Injektionswahl)	Positiv — schmerzfrei	0
	Kunig et al. 1998	1/0	Dosis ?	Offen (individuelle Injektionswahl)	Positiv — schmerzfrei	0
Myofasziale Schmerzsyndrome	Acquadro u. Borodic 1994	2/0	50–150 MU Botox	Offen (individuelle Injektionswahl)	Positiv — Abnahme der Schmerzintensität	0
	Cheshire et al. 1994	6/0	50 MU Botox	Offen (individuelle Injektionswahl)	Positiv (4 von 6) — Abnahme der Schmerzintensität um mehr als 30% — Abnahme der Schmerzempfindlichkeit	0
	Alo et al. 1997	52/0	10–300 MU Botox	Offen (individuelle Injektionswahl)	Positiv — 22 von 33 mit Schmerzen im Kopf- und Halsbereich zufrieden nach 6 Monaten — 10 von 19 mit lumbosakralen Schmerzen zufrieden nach 6 Monaten	+
	Porta et al. 1998	38/0	Dosis ?	Offen (individuelle Injektionswahl)	Positiv in Kombination mit Physiotherapie — 17 von 38 schmerzfrei — 6 von 38 Schmerzreduktion	+
	Wheeler et al. 1998	22/11	50–100 MU Botox	Doppelblind, placebokontrolliert (individuelle Injektionswahl)	Negativ — Abnahme der Schmerzintensität sowohl bei Verum als auch Placebo	++
	Porta 2000	20(20)	80–150 MU Botox	Doppelblind, gegen Methylprednisolon (individuelle Injektionswahl)	Positiv — Signifikant stärkere Abnahme der Schmerzintensität gegenüber Methylprednisolon nach 2 Monaten	+

Hinsichtlich einer kausalen Differenzierung wird ein *primäres Zervikalsyndrom* von einem *sekundären Zervikalsyndrom* unterschieden. Beim

— *primären oder vertebragenen Zervikalsyndrom*

wird die Ursache der Beschwerden *im Bereich der Bauteile der HWS* gesehen. Beim

— *sekundären oder extravertebragenen oder auch reflektorischen Zervikalsyndrom*

werden die Bedingungen der Schmerzen *außerhalb der HWS-Bauelemente* angenommen. Dies können *sekundäre, reflektorische Folgen von Kopfschmerzerkrankungen* sein, aber auch von Störungen im Bereich des Schultergürtels oder in anderen entfernt gelegenen Regionen, wie z. B. viszeralen Organen. Schließlich bezeichnet der Begriff

— „Zervikobrachialsyndrom"

allein *klinisch beschreibend Schmerzen und Funktionsstörungen der Nacken-Schulter-Arm-Region*. Diese Schmerzen können sowohl vertebragen als auch extravertebragen bedingt sein.

Das sog. *vertebragene Zervikalsyndrom* äußert sich durch *dumpf-drückende Schmerzen im Bereich des Nackens*. Diese treten insbesondere im Liegen oder bei Kopfrotation auf. Die Schmerzen können sowohl *in die Schultergelenke, die Arme als auch in den Hinterkopf ausstrahlen*. Häufig findet sich eine *Schmerzverschlechterung nachts*. Die Schmerzen im Bereich des Nackens sind häufig von *klinischen Symptomen einer Nervenwurzelreizung oder einer Beteiligung des Myelons* begleitet. Es gibt primär durch Schmerzen gekennzeichnete Verläufe, andererseits primär durch radikuläre Ausfälle gekennzeichnete Verläufe. Letztere Formen werden meist *initial* durch starke Schmerzen charakterisiert, bei denen dann nach einer Latenzzeit von Stunden bis Tagen *motorische Lähmungen* folgen.

Aufgrund der anatomischen Strukturen treten *bei Beteiligung der Spinalwurzeln C 1–C 4* Schmerzen im Bereich des Nackens und des Hinterhauptes auf, die jedoch nicht von in den Arm ausstrahlenden Brachialgien begleitet sind. *Kopfschmerzen in Verbindung mit Gefühlsstörungen der homolateralen Zungenhälfte bei aktiver oder passiver Rotation des Kopfes* können auf eine *intermittierende Kompression der 2. Zervikalwurzel* zwischen Atlas und Epistropheus bezogen werden. Die Wurzel C 2 führt auch afferente Fasern aus dem N. lingualis, wodurch die Begleitstörung erklärt werden kann.

Während sich die Bezeichnung *oberes Zervikalsyndrom* auf Schmerzen im Bereich des Hinterkopfes und des Nackens bezieht, die jedoch *nicht* von neurologischen Ausfällen begleitet sind, sind solche *radikulären Störungen* beim Zervikalwurzelsyndrom der Wurzeln C 5–C 6, beim mittleren Zervikalwurzelsyndrom (C 7) und beim unteren Zervikalwurzelsyndrom (C8–Th 1) vorzufinden. *Entsprechend der Höhe* der radikulären Störung finden sich *charakteristische neurologische Befunde* mit sensiblen, motorischen und vegetativen Ausfällen.

Eine Reihe weiterer klinischer Syndrome kann durch *Stenosen des Zervikalkanals*, kongenital und/oder erworben, verursacht werden. Durch Bandscheibenprotrusion oder Bandscheibenprolaps, durch Bildung reaktiver knöcherner Randwulstbildungen oder durch Hypertrophie der Längsbänder können erworbene Formen der Zervikalstenose bedingt sein. Bei einer Reduktion des Durchmessers von *weniger als 14 mm* spricht man von einem

— *engen Spinalkanal*,

bei Werten *unter 10* mm, gleich in welchem Segment, sind die Werte *sicher pathologisch* reduziert. Die klinische Symptomatik mit Ausbildung der *neurologischen Ausfälle* kann durch eine direkte mechanische Nervenwurzelkompression oder Kompression des Rückenmarks erklärt werden. Bei *mechanischer Kompression der Rückenmarkgefäße* kommt es zu einer *indirekten Schädigung neuronaler Strukturen*. Dies tritt insbesondere bei Beeinträchtigung der A. spinalis anterior und ihrer Äste auf. Die Einengung der Intervertebralligamente kann auch zu einer *Kompression der Aa. radiculares* im Bereich des unteren Halsmarksegmentes führen. Wird zusätzlich der intraspinale Plexus venosus komprimiert, können intermittierend *Stauungen und Ödeme* entstehen. Besteht durch degenerative Veränderungen eine Einengung des Durchmessers des Wirbelkanals, kann durch größere Bewegungen *eine lokale Traumatisierung des Myelons* erfolgen, und somit können zunehmend *neurologische Störungen* auftreten. Dieses Syndrom der Myelopathie tritt insbesondere bei der *Zervikalspondylose* auf. Eine Ausstrahlung der Beschwerden in den Bereich des Nackens und des Hinterkopfs kann dabei ebenfalls auftreten. Immer finden sich dabei jedoch Zeichen der Myelopathie.

Diagnostik

Zur Diagnostik werden neben einer ausführlichen klinischen Untersuchung initial *eine anteriore und posteriore HWS-Aufnahme* und *eine seitliche Aufnahme in Neutral-null-Stellung* durchgeführt. Bei Verdacht auf eingeengte Intervertebralforamina können zusätzliche *schräge Aufnahmen* veranlaßt werden, bestehen Hinweise für eine segmentale

Bewegungsstörung, können zusätzlich *Funktionsaufnahmen* erforderlich werden. Ein *zervikales Magnetresonanztomogramm (MRT)* kann zudem die Kompression des Myelons und anderer neuraler Strukturen direkt belegen.

Therapie

Die therapeutischen Maßnahmen sind in erster Linie *ätiologisch* orientiert. Besteht eine *Rückenmarkkompression*, z. B. bei einer dorsolateralen oder dorsalen Diskushernie, ist die *absolute Indikation zur operativen Dekompression* gegeben. Bei *Zervikobrachialgien*, bei *degenerativen Veränderungen*, insbesondere bei Diskushernien, werden in der Regel durch *konservative Behandlungsmaßnahmen* gute Erfolge erzielt. Dabei sind mehrere therapeutische Phasen zu unterscheiden. In der 1. Phase der

– *Immobilisation*

werden vorwiegend *Ruhe und motorische Inaktivität* veranlaßt. Bei *sehr ausgeprägten akuten Schmerzen* kann dazu auch für die Zeit von 1–2 Wochen ein *Camp-Kragen* getragen werden. *Bettruhe* für bis zu 4 Tagen kann den therapeutischen Effekt zusätzlich erhöhen. Mobilisierende Maßnahmen in dieser Akutphase, wie z. B. Extensionsbehandlung, Krankengymnastik oder Massagen, sollten initial *nicht* durchgeführt werden. Ebenso sollten manualtherapeutische Verfahren in dieser Zeit *unterlassen* werden.

Zur *medikamentösen Therapie* können *bei schmerzhaften Muskeltonuserhöhungen* muskelrelaxierende Substanzen, wie insbesondere z. B. *Diazepam*, verabreicht werden *(Dosierung: 3mal 5 mg/Tag)*. Zur *Therapie der entzündlichen degenerativen Veränderungen* im Bereich der HWS mit Freisetzung von inflammatorischen und schmerzstimulierenden Neuropeptiden können *nichtsteroidale Antiphlogistika* verabreicht werden. Man gibt beispielsweise *3mal 50 mg Indometacin* oder vergleichbare Substanzen. Zur Nacht kann eine zusätzliche Dosierung verabreicht werden. Sind *ausgeprägte initiale Schmerzen mit ödema-tösen Quellungen* vorhanden, kann durch *Gabe von Dexamethason in einer Dosierung von 8 mg über 3 Tage* eine schnelle Linderung erzielt werden. Bei ausgeprägten Schmerzen sollten *zusätzlich mittelpotente oder ggf. auch hochpotente Opioidanalgetika* verabreicht werden, um eine entsprechende Schmerzreduktion zu erzielen. Die Analgetika sollten *in einem festen Dosierungsintervall* verabreicht werden (s. Anhang).

Nach Abklingen der akuten Beschwerden beginnt die

– *rehabilitative Phase*.

Dabei wird eine *Verstärkung und Tonisierung der paravertebralen Muskulatur* angestrebt. In der Regel sollten diese Maßnahmen *nicht vor 2 Wochen nach akuter Symptomatik* veranlaßt werden. Am besten sind *isometrische Übungen 2mal täglich* geeignet. Diese sollten unter krankengymnastischer Anleitung erlernt werden und können dann später selbständig durchgeführt werden. Besonders wichtig und zur Vermeidung von Rezidiven sind dabei Maßnahmen im Sinne der *Rückenschule*.

Bestehen *lokale Muskel- und Sehnenschmerzen im Sinne von Triggerpunkten*, kann eine *lokale Infiltration mit Procain* eine Besserung für Stunden bis Tage erbringen. Solche Maßnahmen sollten jedoch nicht durchgeführt werden, wenn eine diffuse generalisierte Schmerzsymptomatik im Bereich des Hinterkopfes, Nackens und der Schultergürtelmuskulatur besteht. Die *zusätzliche Gabe von einem Kortikosteroid* in Form von Hydrocortisonacetat kann zusätzlich die lokalen Muskelspasmen und Schmerzen reduzieren. *Physikalische Maßnahmen in Form von feuchter Wärme* oder *Anwendung von Ultraschall* können einer schmerzbedingten Muskelischämie entgegenwirken und die Beschwerden lindern.

> **MERKE**
>
> Zurückhaltung und Vorsicht sollten bei *Manipulationen im Bereich der HWS* geübt werden. Durch plötzliche kräftige Manipulationen im Bereich der HWS kann eine *Verletzung der Blutgefäße*, v. a. mit Dissektion und Hirnstamminfarkt, mitunter auch mit *tödlichem Verlauf*, induziert werden.

In Einzelfällen kann bei unerträglichen Nacken- und Kopfschmerzen eine *chirurgische Behandlung mit Denervation der Facettengelenke* oder mit Durchtrennung der 2. oder 3. Hinterwurzel eine Linderung erbringen.

Reichen konservative Maßnahmen zur Behandlung bei einem zervikalen Bandscheibenvorfall nicht aus, können *chirurgische Interventionen* indiziert sein. Dies ist insbesondere der Fall, wenn eine *Nervenwurzelkompression mit ausgeprägten neurologischen Ausfällen* besteht und sich durch konservative Behandlungsmaßnahmen, die über 10–14 Tage konsequent durchgeführt wurden, *keine Besserung* erzielen läßt.

! Bestehen *nur diskrete neurologische Ausfälle und erträgliche Schmerzen*, sollte man gegenüber operativen Maßnahmen Zurückhaltung walten lassen.

Eine *weitere Indikation für eine operative Intervention* kann ein *persistierender, therapierefraktärer Schmerz oder ein immer wieder auftretender Schmerz ohne ausreichende therapeutische Beeinflußbarkeit* sein. Aber auch hier sollte *zunächst* über 2–3 Wochen eine konsequente konservative Therapie durchgeführt werden, um deren Möglichkeit auszuschöpfen.

Bei *operativen Maßnahmen* ist zu berücksichtigen, dass in der Regel zwar die Schmerzen im Bereich der Schulter und im Bereich des Armes beeinflußt werden können, die *Nacken- und Kopfschmerzen jedoch kaum zu verbessern sind*. Aus diesem Grunde sollten solche operativen Maßnahmen nur veranlaßt werden, *wenn tatsächlich Schmerzen im Bereich der Extremitäten mit nachweisbaren strukturellen Läsionen vorliegen*; wenn allein Nacken- oder Kopfschmerzen bestehen, ist dies kein sinnvoller Operationsgrund. Bei Zeichen einer Kompression des Myelons besteht selbstverständlich eine absolute Indikation zur operativen Dekompression.

Retropharyngeale Tendinitis

Die retropharyngeale Tendinitis ist eine *außergewöhnlich seltene Störung*. Die Ätiologie der *Dauerschmerzen im Bereich des Nackens und Hinterkopfes*, die *innerhalb von 3 Wochen graduell zunehmen* und *bei der Retroflexion des Kopfes verstärkt werden*, ist nicht bekannt. In Einzelfällen kann neben den Schmerzen auch eine subfebrile oder febrile *Temperaturerhöhung* beobachtet werden. Bei Verdacht auf eine retropharyngeale Tendinitis kann die Durchführung eines CCT oder eines MRT *nach Feststellung einer Verdickung der prävertebralen Weichteile zwischen C 1 und C 4 auf mehr als 7 mm* die Diagnose bestätigen. Auch Verkalkungen in diesen Arealen sind möglich.

! Die Beschwerden können *spontan remittieren*; durch *Gabe von nichtsteroidalen Antiphlogistika, wie z. B. 3mal 50 mg Indometacin*, kann innerhalb weniger Tage eine *komplette Heilung* erzielt werden.

Kopfschmerz zurückzuführen auf Erkrankungen des Auges

Akutes Glaukom

Erkrankungen des Auges, die mit einem *erhöhten intraokulären Druck* einhergehen und zu einer *Läsion des N. opticus und Reduktion des Gesichtsfelds* führen, werden mit dem Begriff *Glaukom* beschrieben.

– Das *akute Engwinkelglaukom* äußert sich durch ! Verschwommensehen aufgrund eines Korneaödems mit farbigen Höfen um Lichtquellen. Da der Glaskörper nicht frei durch die Pupille passieren kann, entsteht eine *Druckdifferenz zwischen der hinteren und vorderen Augenkammer*. Die Folge ist eine Verdrängung der Iris nach vorn. Durch diesen Kompressionseffekt kommt es zu einem *Verschluß der Ableitewege der Augenflüssigkeit* in der vorderen Augenkammer. Die Verengung des vorderen Kammerwinkels verursacht einen *weiteren Druckanstieg*.

– Die Folge ist ein *sehr starker Schmerz, der im Bereich des Auges* lokalisiert ist, aber auch zu den Zähnen, zur Stirn, zu den Nebenhöhlen und zu den Ohren *ausstrahlen* kann. *Übelkeit und Erbrechen* können den Schmerz begleiten. Die Schmerzen können episodisch – anfallsweise – auftreten, jedoch auch kontinuierlich bestehen.

Die Diagnose wird durch die *lokalen Augenbefunde* gebahnt. Das Auge ist *gerötet* und zeigt eine *ziliare Injektion* aufgrund der erweiterten Gefäße. Die *Kornea* kann *Trübungen* aufweisen, die *Pupille ist dilatiert* und *reagiert nicht auf Licht*. Bei axialer Beleuchtung der Pupille kann

– bei vorgewölbter Iris eine *Schattenbildung*

auf der dem Licht abgewandten Seite bestehen. Bei einer Normalsituation wird dagegen die gesamte vordere Augenkammer beleuchtet, und die Iris wird ohne Schattenbildung erhellt. Der erhöhte intraokuläre Druck kann durch *orientierende Kompression mit dem Zeigefinger* erfaßt werden. Im Seitenvergleich zeigt sich dann die erhöhte Resistenz des Augapfels gegenüber Druck als Hinweis für den erhöhten Augeninnendruck.

> **MERKE**
>
> Die Kenntnis dieser Symptomatik ist notwendig, um eine *schnelle Überweisung zum Augenarzt* einzuleiten und die Sehfähigkeit des betreffenden Auges zu erhalten.

Durch die *Laseriridotomie* kann eine *Öffnung in die Iris* gesetzt werden, um einen Druckausgleich zwischen vorderer und hinterer Augenkammer herbeizuführen und dadurch den akuten Glaukomanfall zu beenden und weitere zu verhindern.

Beim wesentlich häufigeren *Weitwinkelglaukom* treten Schmerzen im Bereich des Auges oder des Kopfes in der Regel *nicht* auf.

Die *differentialdiagnostische Unterscheidung* eines akuten Glaukomanfalls vom Clusterkopfschmerz erfolgt insbesondere durch die bei Clusterkopfschmerz *nicht reduzierte Sehfähigkeit*, die beim akuten Glaukomanfall ganz im Vordergrund steht. Eine *Ptosis* und eine *Miosis*, wie häufig beim Clusterkopfschmerz anzutreffen, findet sich zudem beim akuten Glaukomanfall nicht. Für den Nichtaugenarzt ist die Kenntnis des akuten Glaukomanfalles erforderlich, da eine rasche Überweisung zum Augenarzt unbedingt erforderlich ist, um *Folgekomplikationen* zu verhindern.

Schmerzen in Verbindung mit Augenkrankheiten äußern sich in aller Regel durch Störungen, die während der Untersuchung feststellbar sind, insbesondere Augenrötung, Sehverlust oder direkte Zeichen eines Augentraumas. Liegen solche Störungen einzeln oder auch in Kombination vor, muß der Augenarzt *umgehend* hinzugezogen werden.

Brechungsfehler

Patienten, bei denen *nichtkorrigierte Brechungsfehler* bestehen, wie z. B. in Form von Hypermetropie, Astigmatismus, Presbyopie oder bei Verwendung inadäquater Brillen oder Kontaktlinsen, können unter *hartnäckigen Kopfschmerzen* leiden. Phänomenologisch stellt sich in der Regel ein *Kopfschmerz vom Spannungstyp* ein. Die genaue Kopfschmerzentstehung ist unklar. Mögliche Hypothese wäre die *kontinuierliche Regulationsleistung des Nervensystems mit Erschöpfung von Neurotransmittern*. Die *kontinuierliche Aktivierung des Ziliarmuskels* ist ebenfalls eine hypothetische Erklärungsmöglichkeit für die Kopfschmerzen. Das *Zusammenkneifen der Augenlider* zur Verkleinerung der Pupille und damit zur Realisierung einer schärferen Abbildung kann bei der Kopfschmerzgenese ebenfalls eine Rolle spielen.

> **MERKE**
>
> Von Bedeutung ist, dass bei Kopfschmerzen, die *erst im Laufe des Vormittags auftreten und im weiteren Tagesverlauf stärker werden*, am frühen Morgen aber noch nicht vorhanden sind, an einen möglichen Brechungsfehler gedacht und eine entsprechende *augenärztliche Kontrolluntersuchung* veranlaßt wird.

Heterophorie und Heterotropie

Bei der Betrachtung von nahen Objekten muß der Sehapparat *mehrere Aufgaben* lösen. Die *Konvergenzreaktion* ermöglicht, dass das Sehobjekt in beiden Augen auf der Fovea centralis abgebildet wird. Die *Akkommodation* führt zu einer Fokussierung des anvisierten Objekts. Durch die *Miosis* wird dieser Effekt unterstützt. Ist diese Aufgabenstellung für das Auge nicht möglich, wofür es verschiedene Gründe geben kann, besteht eine *ständige Regulationsbedürftigkeit* und eine *muskuläre Überbeanspruchung* der beteiligten Augenmuskeln. Die Folge können Kopfschmerzen sein, die im Sinne des *Kopfschmerzes vom Spannungstyp* auftreten. Interessanterweise kann auch bei Probanden mit normaler Konvergenzreaktion durch Prismengläser ein Kopfschmerz experimentell induziert werden.

> **MERKE**
>
> Die Möglichkeit, dass *latentes oder manifestes Schielen* für Kopfschmerzen verantwortlich sein kann, sollte immer in Betracht gezogen werden, *wenn sich Kopfschmerzen bei Augenbeanspruchungen verstärken, insbesondere bei längerer Sehtätigkeit mit Ermüdung, wenn Doppelbilder auftreten oder zeitweise Verschwommensehen besteht.*

Auch Schwierigkeiten bei der Betrachtung von Gegenständen *in der Nähe* oder *in der Ferne* und *bei der Umstellung von nah auf fern oder umgekehrt* sollten an die Möglichkeit einer Heterophorie oder Heterotropie denken lassen. In diesem Falle sollte immer ein *Augenarzt* zu Rate gezogen werden, der spezifische Untersuchungen veranlassen wird. Vor der Anpassung von Prismenbrillen oder der Durchführung operativer Maßnahmen sollte jedoch auch durch neurologische Untersuchungen geklärt werden, ob nicht *neuromuskuläre Erkrankungen*, wie z. B. eine Myasthenia gravis, bestehen.

Kopfschmerz zurückzuführen auf Erkrankungen der Ohren, Nase und Nebenhöhlen

Ohren

Ohrenerkrankungen im Zusammenhang mit Kopfschmerzen äußern sich in erster Linie mit *Hörminderung, Tinnitus und Beeinträchtigung des Vestibularorganes*. Zusätzliche Lokalbefunde im äußeren Gehörgang können durch *direkte Inspektion* erfaßt werden. Die häufige *Otitis media* geht mit typischen Ohrschmerzen einher, die sich *auf den gesamten Schädel* ausbreiten können.

Als *Komplikationen* können eine *Petrositis* sowie eine *Thrombose des Sinus lateralis* und ein *Hydrozephalus* auftreten.

Bei *entzündlichen, traumatischen oder neoplastischen Erkrankungen des Felsenbeins* können ausgeprägte Schmerzen im Ausbreitungsgebiet des 1. Trigeminusastes sowie bei Beteiligung des N. abducens zusätzlich eine Abduzensparese bestehen *(Gradenigo-Syndrom)*. Für den behandelnden Arzt ist es erforderlich, solche Möglichkeiten in Erwägung zu ziehen, durch klinische Untersuchungen zu erfassen und den Patienten umgehend an einen HNO-Arzt zu überweisen.

Nase und Nasennebenhöhlen

Klinik

Aufgrund der extrem großen Prävalenz von Kopfschmerzen und der ebenfalls extrem großen Häufigkeit von Erkrankungen der oberen Atemwege wird eine *kausale Beziehung* zwischen Nasen- und Nasennebenhöhlenerkrankungen und der Entstehung von Kopfschmerzen *sehr häufig angenommen*. Darüber hinaus werden auch sehr häufig *medikamentöse Maßnahmen veranlaßt* und auch eine Reihe von *chirurgischen Verfahren* in die Wege geleitet, um unter der Annahme einer kausalen Beziehung einen therapeutischen Effekt zu erzielen. Im Hinblick auf die sehr große Zahl von Menschen, die Erkrankungen der Nase und der Nasennebenhöhlen aufweisen, bei denen jedoch *keine* Kopfschmerzen bestehen, muß das pathophysiologische Konzept des

— *rhinogenen Kopfschmerzes*

in Frage gestellt werden. Werden Kopfschmerzen auf Erkrankungen der Nase bezogen, werden meistens *eine Septumdeviation, ein Septumkontakt mit der lateralen Nasenwand, eine vasomotorische oder allergische Rhinitis und Nasenpolypen* als Kopfschmerzursachen vermutet.

Die Entstehung von Kopfschmerzen nach *Traumata, durch intranasale Tumoren oder durch Septumhämatome sowie Verlagerung der Ostien* ist dagegen *unumstritten*.

Häufige Erkrankungen, wie z. B. die vasomotorische Rhinitis oder die Septumdeviation, sollten nicht als Ursache von Kopfschmerzen angesehen werden, solange sie nicht zu einer

— akuten Entzündung der Nasennebenhöhlen oder zu
— einer Verlagerung der Ostien

führen. Die operativen Maßnahmen zur Korrektur solcher Veränderungen führen in aller Regel *nicht* zu einer Verbesserung des Kopfschmerzgeschehens. Gleiches gilt für das Vorliegen einer *chronischen* Sinusitis. Solange keine *akute* Exazerbation einer chronischen Sinusitis besteht, kann die chronische Sinusitis nicht als verantwortlich für die Kopfschmerzgenese angesehen werden. Entsprechende therapeutische Maßnahmen werden auch keine Kopfschmerzverbesserung erzielen können. Insbesondere bei episodischen Schmerzen handelt es sich in der Regel um Kopfschmerz vom Spannungstyp oder um Migräneanfälle. Letztere können *reaktiv* zu einer nasalen Kongestion führen.

Unbestritten für die Entstehung von Kopfschmerzen ist die Bedeutung einer

— akuten Sinusitis.

Die Kopfschmerzphänomenologie ist *von der betroffenen Nasennebenhöhle abhängig*. Bei der *akuten Sinusitis frontalis* werden die Kopfschmerzen in charakteristischer Weise *über der betroffenen Stirnhöhle* empfunden. Bei einer *Sinusitis maxillaris* ist der Schmerz *über dem Gebiet der Kieferhöhlen* lokalisiert und kann in benachbarte Strukturen, insbesondere in die Zähne und den Oberkiefer, ausstrahlen. Die *Sinusitis ethmoidalis* ist durch *Kopfschmerzen zwischen und hinter den Augen* charakterisiert, die auch zur Schläfengegend ausstrahlen können. Bei *Sinusitis sphenoidalis* tritt der Kopfschmerz in der *Okzipitalregion, dem Scheitel, der Stirnregion oder hinter den Augen* auf.

Diagnostik

Liegen solche Beschwerden vor, muß nach *objektiven Zeichen einer akuten Sinusitis* gefahndet werden. Dazu gehört primär der *Nachweis einer Eiterentleerung oder eines Eiterabflusses aus dem Nasen-Rachen-Raum*, der entweder spontan vom Patienten angegeben wird, beobachtet oder durch Absaugen nachgewiesen werden kann. Als weiterer Schritt ist *apparative Diagnostik*, entweder durch

Nativröntgenaufnahmen über den Nachweis der Verschattung der betroffenen Nebenhöhle, durch *CT* oder *MRT* oder durch *Transillumination* oder *Ultraschall* möglich.

Aber selbst wenn eine akute Nasennebenhöhleninfektion vorliegt, muß für die ätiologische Beziehung noch sichergestellt werden, *dass der Kopfschmerzbeginn mit dem Beginn der Sinusitis einherging.* Dies ist wichtig, weil gerade Patienten mit chronischen Kopfschmerzerkrankungen gelegentlich ebenfalls an einer akuten Sinusitis leiden können, die *dann nicht* als Kopfschmerzursache angesehen werden darf. Zudem muß der Schmerz nach einer erfolgreichen Behandlung der akuten Sinusitis abklingen.

Bei Beachtung dieser Regeln wird man verhindern, dass Patienten *operativen Maßnahmen* unterzogen werden, die möglicherweise sekundär weitere Schmerzen verursachen, aber in keiner Weise zu einer Besserung des primär zugrundeliegenden Kopfschmerzleidens beitragen. Häufige Eingriffe im Bereich der Nasennebenhöhlen – in früheren Jahren mit der sog. Caldwell-Luc-Operation – führten zu dem Begriff des

– *Nebenhöhlenkrüppels.*

Diese Bezeichnung brachte plakativ zum Ausdruck, dass durch operative Maßnahmen *ein nicht zu beherrschendes sekundäres Schmerzleiden* generiert werden kann, das den Patienten möglicherweise arbeitsunfähig macht und von der Teilnahme am sozialen und beruflichen Leben ausschließt. Aus diesem Grunde muß die Bedingung einer akuten Sinusitis für ein Schmerzleiden eindeutig geklärt sein.

Hinweise für eine *akute Sinusitis als Verursacher* ergeben sich bei der klinischen Untersuchung aus der Tatsache, dass *der Schmerz beim Vornüberbeugen des Kopfes deutlich verstärkt wird.* Schneuzen und Aufblasen des Nasenraumes bei zugekniffenen Nasenlöchern kann den Schmerz ebenfalls verstärken. Bei *Verschluß der Luftwege*, insbesondere bei Verschluß der Nebenhöhlenostien, kann ein sogenannter

– *Vakuumkopfschmerz*

verursacht werden, der bei *Luftdruckänderungen* zu *akuten, plötzlich exazerbierenden Kopfschmerzen* führen kann. Solche Beschwerden können auch bei einem Barotrauma – z. B. bei Luftdruckänderungen im Flugzeug – ausgelöst werden.

Therapie
Die Schmerzen bei akuter Sinusitis werden durch direkte Druckeffekte in den entzündeten Nebenhöhlen und durch Freisetzung von inflammatorischen Substanzen mit Sensibilisierung von Nozizeptoren ausgelöst. Ein wichtiges therapeutisches Prinzip ist, *die Blockierung der Atemwege aufzuheben* und dadurch zu einer normalen Belüftung zu verhelfen; das *eitrige Material kann abfließen,* und die Entzündung wird nicht weiter unterhalten. Initial gibt man

– *alle 2–3 h abschwellende Nasentropfen.*

Eine effektive Installation wird dabei *in Rückenlage bei über den Bettrand hinuntergebeugtem Kopf* durchgeführt. Die Nasentropfen können somit tief in den Nasenraum hineinfließen und zu einer Abschwellung der Schleimhaut führen. Nach einigen Minuten kann sich der Patient aufrichten und durch Schneuzen den Nasenraum säubern.

– *Inhalation von Wasserdampf*

führt zusätzlich zu einer *Verflüssigung des Schleimes,* zu einer *Säuberung der Ostien* sowie zu einem *direkten antibakteriellen Effekt.* Bei *ausgeprägter akuter Sinusitis und der Gefahr der systemischen Ausbreitung* sollte zusätzlich die Gabe von

– *Antibiotika*

veranlaßt werden. Die zusätzliche Applikation von

– *Sekretolytika*

kann den Heilungsprozeß verbessern.

Akute Nasennebenhöhlenprozesse sollten *sorgfältig therapiert* werden, und bei mangelnder konservativer Therapie soll immer ein *HNO-Arzt* zu Rate gezogen werden, da bei Exazerbation einer Sinusitis *schwerwiegende Komplikationen mit Entzündungsausbreitung in den Extra- und Subduralraum sowie ins Zerebrum selbst* die Folge sein können. Darüber hinaus müssen *primäre nichtentzündliche Ursachen* einer akuten Sinusitis, wie z. B. die Obstruktion einer Nasennebenhöhle durch eine Mukozele, erfaßt werden.

Gleiches gilt für *maligne Raumforderungen* im Bereich der Nase und der Nasennebenhöhlen, die sich bei ca. der Hälfte der Patienten initial durch Kopfschmerzen äußern können. Die Kopfschmerzphänomenologie unterscheidet sich dabei in der Regel von der der primären Kopfschmerzerkrankungen. Darüber hinaus lassen sich weitere Symptome und Zeichen der Erkrankung bei der klinischen Untersuchung feststellen, wie z. B. nasale Obstruktion, Nasenbluten, Vergrößerung der Lymphknoten, Hirnnervenstörungen etc., auf die sorgfältig geachtet werden muß (Abb. 18.5).

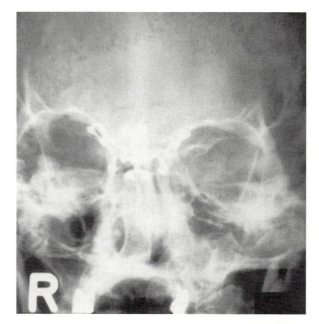

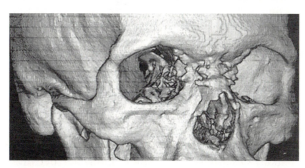

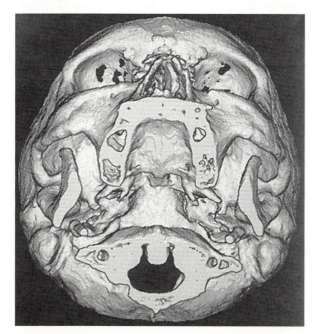

Abb. 18.5. Kopfschmerz bei Gesichtsfrakturen aufgrund eines Pferdetritts

Kopfschmerz zurückzuführen auf Erkrankungen der Zähne, der Kiefer und der benachbarten Strukturen

Zähne

Erkrankungen der Zähne sind *nur selten* spezifische Ursachen für Kopfschmerzleiden. Primär sind Zahnerkrankungen mit *Gesichtsschmerzen*, nicht mit Kopfschmerzen verbunden. Am häufigsten finden sich *dentogene Entzündungen* als Grund für Kiefer- und Gesichtsschmerzen. Die Auswirkungen der Entzündungen können *direkt*, auch vom Nichtzahnarzt, bei einer möglichen Suche nach einer Kopfschmerzquelle bei der klinischen Untersuchung erfaßt werden. Zu den klinischen Merkmalen gehören

- *Temperaturdifferenzen*,
- die *Beteiligung der Weichteile der erkrankten Seite* durch die geschwollene Wange,
- die *Rötung*,
- *übermäßige Schmerzhaftigkeit*,
- die *reflektorische Schonhaltung der beteiligten Muskelgruppen*.
- Die Schmerzen können durch *kalte oder warme Reize im Mund verstärkt* werden.

Liegen Hinweise für solche Störungen vor, muß der *Zahnarzt* hinzugezogen werden. Mögliche entzündliche Erkrankungen sind u. a. Paradontitis, periapikale Entzündungen, Pulpitis, Kieferosteomyelitis und Ostitis. Auch im Kiefer impaktierte Wurzelreste, Zahnretention, entzündlich bedingte Kieferzysten oder eine akute odontogen verursachte Sinusitis können Ursachen für *Gesichts- und Kopfschmerzen* sein.

Traumatische Irritationen von Zähnen, insbesondere z. B. ein Frontzahntrauma, Frakturen des Unterkiefers, Oberkiefers oder des Mittelgesichts sowie Weichteilverletzungen, können ebenfalls zu *Gesichts- und Kopfschmerzen* führen.

Die Zahnerkrankungen werden durch die speziellen zahnärztlichen Therapieverfahren behandelt. In der Regel sind sie effizient zu therapieren.

In Ausnahmefällen entstehen Schmerzen, *die mit dem zahnärztlichen Befund nur schwer erklärbar sind*. Diese Schmerzen wurden bezeichnet als

- atypische Odontalgie (AO).

Zusätzliche Kopfschmerzen neben den Gesichts- und Zahnschmerzen können dabei ein klinisches Symptom sein. Als diagnostische Merkmale für die atypische Odontalgie gelten: *Zahnschmerz ohne nachweisbare lokale Ursache*, der Schmerz ist *kontinuierlich vorhanden*, die *Schmerzperiode be-*

trägt länger als 4 Monate, es besteht eine *Hyperästhesie,* und eine *diagnostische Nervenblockade erbringt keinen zuverlässigen schmerzlindernden Effekt.* Ätiologisch könnte es sich bei diesem Erkrankungsbild um einen *Deafferenzierungsschmerz* bei neuronalen Läsionen im Nervenverlauf handeln. Eine Alternativerklärung wäre, dass es sich hier um *eine zentralnervöse Störung des antinozizeptiven Systems* handelt, die zu dem entsprechenden Beschwerdebild führt. Möglicherweise handelt es sich bei der atypischen Odontalgie um eine *Variation des Kopfschmerzes vom Spannungstyp,* der bekanntlich nicht nur auf den Kopf beschränkt ist, sondern auch im Gesichts- und Kieferbereich präsent sein kann.

Kiefergelenk

Klinik

Temporomandibulärer Schmerz ist im Rahmen von Kopfschmerzerkrankungen *extrem häufig* anzutreffen. Aufgrund der räumlichen Beziehung zum Kiefergelenk liegt es nahe, eine Erkrankung in dieser Struktur als Ursache anzunehmen. Tatsächlich sind jedoch nachweisbare organische Störungen im Bereich des Kiefergelenks *nur ausnahmsweise* Ursachen für diese Kopf- und Gesichtsschmerzen. Umgekehrt gibt es eine Reihe von Patienten, bei denen *ausgeprägte nachweisbare Störungen des Kiefergelenks* bestehen, die aber *nicht* über Kopf- und Gesichtsschmerzen klagen.

! Bei der Diagnose von Kopf- und Gesichtsschmerzen bei Erkrankungen des Kiefergelenks muß die *klinische Überschneidung zum Kopfschmerz vom Spannungstyp bei oromandibulärer Dysfunktion (OMD)* berücksichtigt werden.

Der Kopfschmerz vom Spannungstyp ist *am häufigsten* für temporomandibuläre Schmerzen verantwortlich. Dafür kann eine Reihe von verschiedenen Ursachen bestehen. Die OMD ist eine davon, die auf der 4. Stelle des Diagnoseschlüssels angegeben werden kann. Entscheidend *für die Diagnose eines sekundären Kopfschmerzes* bei einer Erkrankung des Kiefergelenks ist, *dass Schmerzen im Kiefer lokalisiert sind und die Schmerzen durch Kieferbewegung und/oder Zusammenbeißen der Kiefer ausgelöst werden können.* Daneben müssen jedoch noch *objektive Hinweise für einen verminderten Bewegungsspielraum, für ein Bewegungsgeräusch und für eine Druckschmerzhaftigkeit* vorliegen. Zur weiteren diagnostischen Bestätigung werden *positive radiologische Befunde oder eine Isotopenszintigraphie* gefordert.

Mögliche *Bedingungen* für die Entstehung von temporomandibulären Schmerzen bei Krankheiten des Kiefergelenks sind

- *Bruxismus,*
- *Parafunktionen,*
- *Zustand nach Kiefer- und Zahntraumata,*
- *Okklusionsstörungen,*
- *psychische Mechanismen.*

Die einzelnen Faktoren und Bedingungen sind unter dem Kapitel „Oromandibuläre Dysfunktion bei Kopfschmerz vom Spannungstyp" (s. S. 389 ff) näher erläutert.

Eine *intrakapsuläre Entzündung* aufgrund verschiedenster Bedingungen kann ebenfalls zu *Kiefergelenkschmerz* führen. Dies trifft auch für eine *Störung der Koordination* der für den Bewegungsablauf notwendigen Gelenkbestandteile zu. Eine alleinige Gelenkverlagerung mit Unregelmäßigkeiten im Bereich der intrakapsulären Strukturen geht in der Regel *nicht* mit Schmerzen einher.

Bei einer *Diskusverlagerung mit Reposition* können bei zusätzlicher inflammatorischer Veränderung im Bereich des Gelenks schmerzhafte Kiefergelenkbewegungen mit Knackgeräuschen auftreten. *Chronische oder akute Schmerzen* können dahingegen bei der *Diskusverlagerung ohne Reposition* bestehen. Dabei finden sich meist starke entzündungsbedingte Schmerzen, eine eingeschränkte Mundöffnungsmöglichkeit ohne Kiefergelenkgeräusche, eine eingeschränkte Beweglichkeit des Kiefers mit Abweichung zur betroffenen Seite und in der radiologischen Weichgewebedarstellung ein verlagerter Diskus ohne Zurückverlagerung. Besteht die Diskusverlagerung chronisch, kann der Schmerz nachlassen, während die Untersuchungsbefunde im wesentlichen gleich bleiben. Bei einer *Kiefergelenkhypermobilität* zeigt sich eine übermäßige Kondylus- und Diskusbewegung. Das Knackgeräusch ist dabei nicht mit einer festen Gelenkposition auszulösen, und Schmerzen treten dabei nur unregelmäßig auf.

Entzündliche Veränderungen im Bereich des Kiefergelenks äußern sich durch die typischen Entzündungszeichen wie lokaler Schmerz, Schwellung und beeinträchtigte Funktionsfähigkeit, insbesondere in Form von Bewegungseinschränkungen. Mögliche Ursachen können eine Synovitis, eine Kapsulitis und Arthritiden sein. Bei reinen osteoarthrotischen Veränderungen treten keine Schmerzen auf.

Therapie

Bestehen *faßbare kausale Ursachen,* wie z. B. eine systemische Arthritis oder eine psoriatische Arthritis, werden *spezifische Maßnahmen* eingeleitet.

Im Falle von *Bißanomalien mit Okklusionsstörungen* können durch einen Zahnarzt *korrigierende Maßnahmen*, z. B. durch Einschleifen oder durch Anpassen einer Aufbißschiene, veranlaßt werden. Da häufig jedoch nicht direkte Gelenkerkrankungen für die Schmerzen relevant sind, sondern die neuronale Steuerung wie auch muskuläre Effekte für das temporomandibuläre Schmerzgeschehen verantwortlich zu machen sind, müssen die Therapieprinzipien, die *beim Kopfschmerz vom Spannungstyp* ausführlich beschrieben worden sind (s. S. 438), konsequent durchgeführt werden. Dazu gehören insbesondere das Erlernen eines Entspannungstrainings, verhaltensmedizinische Maßnahmen und die medikamentöse Prophylaxe, z. B. mit Amitriptylin. Direkte operative Eingriffe im Bereich des Kiefergelenks bei Kopf- und Gesichtsschmerzen sollten erst nach einer konsequent durchgeführten konservativen Therapie veranlaßt werden. Wie im entsprechenden Kapitel bereits ausgeführt, gibt es zwischen dem Kopfschmerz vom Spannungstyp und den hier beschriebenen Mechanismen eine Reihe von Überschneidungen.

19. Kopfschmerzen zurückzuführen auf psychische Störungen

INTERNATIONAL HEADACHE SOCIETY

IHS-Klassifikation (Code 12)

12 Kopfschmerz zurückzuführen auf psychiatrische Störungen
12.1 Kopfschmerz zurückzuführen auf eine Somatisierungsstörung
12.2 Kopfschmerz zurückzuführen auf eine psychotische Störung

AN ANDERER STELLE KODIERT:
Kopfschmerz zurückzuführen auf eine Substanzabhängigkeit, deren Übergebrauch oder Entzug, Kopfschmerz zurückzuführen auf eine akute Intoxikation und Kopfschmerz bei Medikamentenübergebrauch werden unter 8. *Kopfschmerz zurückzuführen auf eine Substanz oder deren Entzug* kodiert.

ALLGEMEINER KOMMENTAR
PRIMÄRER UND/ODER SEKUNDÄRER KOPFSCHMERZ?
Tritt ein neuer Kopfschmerz erstmals in engem zeitlichen Zusammenhang zu einer psychiatrischen Störung auf, sollte der Kopfschmerz als Kopfschmerz zurückzuführen auf eine psychiatrische Störung kodiert werden. Dies ist auch der Fall, wenn der Kopfschmerz das klinische Bild einer Migräne, eines Kopfschmerzes vom Spannungstyp oder eines Clusterkopfschmerzes aufweist. Wenn sich aber ein vorbestehender primärer Kopfschmerz in engem zeitlichen Zusammenhang mit einer psychiatrischen Störung verschlechtert, ergeben sich zwei Möglichkeiten, die ein Abwägen erfordern. Der Patient kann entweder ausschließlich die Diagnose des vorbestehenden primären Kopfschmerzes erhalten oder aber die Diagnose des vorbestehenden primären Kopfschmerzes und eines Kopfschmerzes zurückzuführen auf eine psychiatrische Störung. Letzteres Vorgehen empfiehlt sich bei Vorliegen folgender Punkte: Es besteht ein unmittelbarer zeitlicher Zusammenhang zur psychiatrischen Störung; die primären Kopfschmerzen haben sich deutlich verschlechtert; es bestehen sehr gute Hinweise, daß die psychiatrische Störung primäre Kopfschmerzen verschlimmern kann und es kommt zur Besserung oder zum Verschwinden des Kopfschmerzes nach Ende der psychiatrischen Störung.

DEFINITIV, WAHRSCHEINLICH ODER CHRONISCH?
In den meisten Fällen ist die Diagnose eines *Kopfschmerzes zurückzuführen auf eine psychiatrische Störung* nur endgültig, wenn der Kopfschmerz nach effektiver Behandlung der psychiatrischen Störung oder einer Spontanremission verschwindet oder sich zumindest deutlich bessert. Wenn die psychiatrische Störung nicht effektiv behandelt werden kann und sie auch keine Spontanremission aufweist oder wenn noch keine ausreichende Zeit hierfür verstrichen ist, sollte im Regelfall die Diagnose eines *Kopfschmerzes wahrscheinlich zurückzuführen auf eine psychiatrische Störung* gewählt werden.
Chronische Kopfschmerzen zurückzuführen auf eine psychiatrische Störung, die nach deren Ende persisitieren, sind bislang nicht beschrieben.

Einleitung

Insgesamt existieren nur limitierte Hinweise auf psychiatrische Ursachen von Kopfschmerzen. Die diagnostischen Kategorien in dieser Klassifikation sind den seltenen Fälle vorbehalten, in denen Kopfschmerzen im Kontext einer psychiatrischen Erkrankung auftreten, von der bekannt ist, daß sie sich in Kopfschmerzen manifestieren kann. Dies ist z.B. der Fall, wenn ein Patient über Kopfschmerzen im Zusammenhang mit der wahnhaften Vorstellung berichtet, man habe ihm heimlich eine Metallplatte in seinen Kopf eingesetzt oder bei Kopfschmerzen als Manifestation einer Somatisierungsstörung. Bei der Mehrzahl der Kopfschmerzen, die gleichzeitig mit einer psychiatrischen

Störung auftreten, besteht kein kausaler Zusammenhang, sondern lediglich eine Komorbidität (die vielleicht ein gemeinsames biologisches Substrat widerspiegelt). Es gibt Berichte über eine Komorbidität zwischen Kopfschmerzen und einer Vielzahl psychiatrischer Störungen, einschließlich Depression, Dysthymie, Panikstörung, generalisierter Angststörung, somatoformen Störungen und Anpassungsstörungen. In diesen Fällen sollte sowohl die Diagnose der primären Kopfschmerzerkrankung als auch die begleitende psychiatrische Diagnose gestellt werden.

Die klinische Erfahrung legt jedoch nahe, daß in einigen Fällen Kopfschmerzen, die ausschließlich während verbreiteter psychiatrischer Störungen wie Depressionen, Panikstörungen, Angststörungen oder undifferenzierten somatoformen Störungen auftreten, am besten als auf diese psychiatrischen Störungen zurückzuführen eingeordnet werden sollten. Um zukünftige Untersuchungen auf diesem Gebiet zu stimulieren, wurden diagnostische Kriterien für Kopfschmerzen zurückzuführen auf diese psychiatrischen Störungen in den Anhang aufgenommen.

Bei Vorliegen einer Kopfschmerzdiagnose sollte gezielt auch auf eine Depression, Panikstörung oder generalisierte Angststörung geachtet werden und umgekehrt. Darüber hinaus bestehen Hinweise, daß das gleichzeitige Bestehen einer psychiatrischen Störung den Verlauf einer Kopfschmerzerkrankung (Migräne und/oder Kopfschmerzen vom Spannungstyp) verschlimmern kann, indem sie die Häufigkeit und die Intensität der Kopfschmerzen erhöht. Auch sprechen die Kopfschmerzen häufig schlechter auf die Behandlung an. Somit ist das Erkennen und Behandeln jeder begleitend auftretenden psychiatrischen Störung wichtig für eine erfolgreiche Behandlung von Kopfschmerzen. Bei Kindern und Jugendlichen treten Kopfschmerzen (Migräne, episodische Kopfschmerzen vom Spannungstyp und hauptsächlich chronische Kopfschmerzen vom Spannungstyp) jedoch häufig komorbid mit psychiatrischen Störungen auf. Das Auftreten von Schlafstörungen, Angststörungen, Schulphobien, Anpassungsstörungen und anderen Störungen, die in der Regel im (Klein-)kindesalter oder der Adoleszenz diagnostiziert werden (hauptsächlich Aufmerksamkeitsdefizit-/Hyperaktivitätssyndrom, Verhaltensstörungen, Lernstörungen, Enuresis, Enkopresis, Tics) sollte sorgfältig beurteilt und die Störung behandelt werden. Zu berücksichtigen sind dabei die negative Bürde einer Behinderung und die Prognose der kindlichen Kopfschmerzen.

Um zu klären, ob ein Kopfschmerz tatsächlich auf eine psychiatrische Störung zurückzuführen ist, muß zuerst die Frage geklärt werden, ob überhaupt eine psychiatrische Störung als Komorbidität vorliegt oder nicht. Im Idealfall bedeutet dies, daß eine vollständige psychiatrische Evaluation mit der Frage nach dem Vorliegen einer psychiatrischen Störung erfolgen sollte. Im Minimalfall wäre es aber wichtig, zumindest nach typischen psychiatrischen Symptomen wie generalisierter Angst, Panikattacken oder Depressionen zu fragen.

12.1 Kopfschmerz zurückzuführen auf eine Somatisierungsstörung

DIAGNOSTISCHE KRITERIEN:
A. Kopfschmerz, der das Kriterium C erfüllt. Keine charakteristischen Merkmale bekannt
B. Vorliegen einer Somatisierungsstörung nach den Kriterien der DSM-IV:
   1. Vorgeschichte mit vielen körperlichen Beschwerden, die vor dem 30. Lebensjahr begannen, über mehrere Jahre auftraten und zum Aufsuchen einer Behandlung und/oder zu einer deutlichen Beeinträchtigung in sozialen, beruflichen oder anderen wichtigen Funktionsbereichen führten
   2. wenigsten vier Schmerzsymptome, zwei gastrointestinale Symptome, ein sexuelles Symptom und ein pseudoneurologisches Symptom.
   3. trotz geeigneter Untersuchungen kann keines der Symptome durch eine bekannte Gesundheitsstörung oder die direkte Wirkung einer Substanz oder eines Medikamentes vollständig erklärt werden oder falls eine solche Gesundheitsstörung besteht, überschreiten die Beschwerden oder die Behinderung das aufgrund der Vorgeschichte, Untersuchungen oder Laborergebnisse zu erwartende Ausmaß
C. Der Kopfschmerz ist nicht auf eine andere Ursache zurückzuführen

KOMMENTAR:
Wie in der DSM-IV definiert, ist die Somatisierungsstörung eine polysymptomatische Störung, die durch multiple wiederkehrende Schmerzen sowie gastrointestinale, sexuelle und pseudoneurologische Symptome gekennzeichnet ist, über einen Zeitraum von mehreren Jahren besteht und vor dem 30. Lebensjahr auftritt. Diese Beschwerden werden per definitionem als *somatoform* angesehen, d.h. sie sind durch körperliche Symptome charakterisiert, die auf eine Gesundheitsstörung oder die direkte Einwirkung einer

12.1 Kopfschmerz zurückzuführen auf eine Somatisierungsstörung

Substanz hinweisen, aber durch solche eben nicht hinreichend erklärt werden können. In den USA werden Somatisierungsstörungen vor allem bei Frauen gefunden, ihr Lebenszeitrisiko, an einer Somatisierungsstörung zu erkranken, wurde auf 2% geschätzt, mit einem Verhältnis von Frauen zu Männern von etwa 10 : 1. In einigen anderen Kulturen (z. B. bei Griechen und Puertorikanern) ist das Verhältnis niedriger.

Angemerkt sei, daß die nach DSM-IV für die Diagnosestellung erforderlichen Symptome umfangreich sind: Es müssen im Verlauf des Lebens wenigstens acht somatoforme Symptome aufgetreten sein, von denen jedes schwer genug war, um zum Aufsuchen medizinische Hilfe oder zur Einnahme von Medikamente (verschreibungspflichtig oder freiverkäuflich) zu führen oder um einen Einfluß auf die allgemeine Funktionsfähigkeit der betreffenden Person zu haben (z. B. Fehltage bei der Arbeit). Die DSM-IV hat die Schwelle für die Diagnosestellung so hoch angesetzt, um die Wahrscheinlichkeit falsch positiver Diagnose zu reduzieren, besteht doch die Möglichkeit, daß aktuell noch „unerklärbare" Symptome tatsächlich Teil einer komplexen, bis jetzt noch nicht diagnostizierten Erkrankung mit vielfältigen Symptomen sind wie einer Multiplen Sklerose oder dem systemischen Lupus erythematodes. Somatoforme Störungen mit weniger als acht Symptomen werden in der DSM-IV als *undifferenzierte somatoforme Störungen* klassifiziert Aufgrund der mit dieser Diagnose verbundenen Unsicherheiten sind A12.6 *Kopfschmerzen zurückzuführen auf eine undifferenzierte somatoforme Störung* nur in den Anhang aufgenommen worden.

Um einschätzen zu können, ob Kopfschmerzen Teil einer somatoformen Störung sind, ist es wichtig zu fragen, ob der Patient in der Vorgeschichte multiple somatische Beschwerden hatte, da sich ein Patient ab einem bestimmten Zeitpunkt auch auf nur eine spezielle Beschwerde fokussieren kann. Folgendes Fallbeispiel sei angeführt (von Yutzy und Martin, 2003):

> Eine 35-jährige Frau stellte sich mit extremen Kopfschmerzen vor, „als wenn ein Messer durch den Hinterkopf ins Auge gestoßen würde" sowie anderen, nahezu täglich auftretenden Kopfschmerzen. Nachdem die klinische und neurologische Untersuchung keinen Hinweis auf eine spezifische Ätiologie der Kopfschmerzen ergab, war es wichtig, sorgfältig nach anderen Beschwerden in der Vorgeschichte zu fragen. In diesem Fall berichtete die Patientin über andere Schmerzen einschließlich abdomineller Schmerzen, z. T. verbunden mit Übelkeit und Erbrechen, sowie Phasen mit Obstipation gefolgt von Diarrhoen, was zur diagnostischen Abklärung einer möglichen Erkrankung der Gallenblase und eines peptischen Ulkus geführt hätte, ohne daß ein nennenswerter Befund erhoben worden sei. Es bestünden auch Schmerzen „in allen meinen Gelenken," aber insbesondere im Bereich der Knie und des Rückens. Im Alter von 27 Jahren sei hier eine degenerative Arthritis diagnostiziert worden sei, bis jetzt hätten sich aber keine deformierenden Veränderungen gezeigt. Seit der Menarche hätte sie Probleme während der Menstruation mit Schmerzen, die sie ans Bett fesselten und starken Blutungen mit „großen blauen Klumpen," welche erst nach einer Hysterektomie vor zwei Jahren im Alter von 33 verschwanden. Die Mutter von vier Kindern berichtete über eine lange Vorgeschichte von sexuellen Problemen einschließlich Schmerzen beim Geschlechtsverkehr. Ihr sei gesagt worden, daß sie eine „gekippte Gebärmutter" habe. Während ihres gesamten Lebens hätte sie nur selten einen Orgasmus erlebt und sie hätte „seit Jahren" keinen Spaß am Sex mehr gehabt. Sie berichtete über Episoden mit Verschwommensehen und „Punkten" vor den Augen, die sie zwangen, ihre Arbeit zu beenden. Phasenweise könne sie auch absolut nichts hören, als wenn „jemand seine Hände über meine Ohren halte". Sie beschrieb auch Phasen mit unkontrollierbarem Zittern und dem Gefühl, daß sie die Kontrolle über ihren Körper verliere, weshalb sie auf das mögliche Vorliegen von epileptischen Krampfanfällen untersucht worden sei. Sie berichtete, daß sie Angst habe, unter einer schweren Erkrankung zu leiden, aber „bei all den Untersuchungen, die ich hatte, hätte man, da bin ich sicher, etwas finden müssen".

Nach der Erhebung der kompletten Vorgeschichte war offensichtlilch, daß die Kopfschmerzen nur Teil eines weiterreichenden Syndroms waren. Die Frau hatte multiple körperliche Beschwerden, die vor dem 30. Lebensjahr aufgetreten waren, für die es keine adäquate medizinische Erklärung gab, die schwer genug waren, um medizinische Hilfe aufzusuchen und die eine Vielzahl von Organsystemen betrafen und damit die Kriterien für eine Somatisierungstörung erfüllten (z. B. wenigstens vier Schmerzen [Kopf-, Bauch-, Rücken- und Knieschmerzen], wenigstens zwei nicht schmerzhafte gastrointestinale Beschwerden [Übelkeit, Erbrechen, Diarrhoe, Obstipation], wenigstens eine Beschwerde im sexuellen oder reproduktiven Bereich [Schmerzen beim Verkehr, starker menstrueller Fluß, Verlust der sexuellen Lust] und wenigstens ein pseudoneurologisches Symptom [gedämpftes Hören, inkontrollierbares Zittern, Verschwommensehen, Punkte im Gesichtsfeld]). Daher sollten ihre Kopfschmerzen als 12.1 *Kopfschmerzen zurückzuführen auf eine Somatisierungsstörung* diagnostiziert werden.

12.2 Kopfschmerz zurückzuführen auf eine psychotische Störung

FRÜHER VERWENDETE BEGRIFFE:
Kopfschmerzen als Wahn

DIAGNOSTISCHE KRITERIEN:
A. Kopfschmerz, der die Kriterien C-E erfüllt. Keine charakteristischen Merkmale bekannt
B. Wahnhafte Überzeugung, daß ein Kopfschmerz vorliegt oder über die Ätiologie eines Kopfschmerzes[1], die im Zusammenhang mit einer wahnhaften Störung, Schizophrenie, depressiven Episode mit psychotischen Symptomen, manischen Episode mit psychotischen Symptomen oder einer anderen psychotischen Störung nach DSM-IV-Kriterien auftritt
C. Der Kopfschmerz tritt lediglich während des Wahnerlebens auf
D. Der Kopfschmerz verschwindet mit Abklingen des Wahnes
E. Der Kopfschmerz ist nicht auf eine andere Ursache zurückzuführen

ANMERKUNG:
1. Zum Beispiel würde die falsche Überzeugung eines Patienten, an einem Hirntumor oder einer intrakranialen Raumforderung zu leiden, die DSM-IV Kriterien einer *wahnhaften Störung, somatischer Typ* erfüllen.

KOMMENTAR:
Ein Wahn ist nach Definition der DSM-IV eine unkorrigierbar falsche Überzeugung, die auf einer falschen Beurteilung der Realität beruht und an der trotz Beweis des Gegenteils festgehalten wird.

Ein Wahn kann, wie jede andere feste Überzeugung, praktisch alles betreffen. Bei 12.2 *Kopfschmerzen zurückzuführen auf eine psychotische Störung* beinhaltet der Wahn spezifisch das Vorhandensein von Kopfschmerzen. Bei einigen Fällen schließt der Wahn die falsche Überzeugung ein, daß eine schwerwiegende Erkrankung vorliegt und Ursache der Kopfschmerzen ist (z. B. ein Hirntumor), trotz wiederholter und begründeter Versicherung, daß eine solche Erkrankung nicht besteht. In anderen Fällen ist der Inhalt des Wahnes bizarrer, z. B. der Wahn, daß ein Sender operativ in den Kopf implantiert worden sei und daß dieser Sender der Grund für die Kopfschmerzen sei.

Kopfschmerz als Wahn ist offensichtlich sehr selten, und es liegen keine empirischen Daten zu dieser Störung vor.

Somatoforme Störungen

Bestehen bei einem Patienten viele körperliche Beschwerden und wird trotz umfangreicher Diagnostik und vieler Arztwechsel keine Ursache gefunden, dann ist eine somatoforme Störungen zu erwägen. Die Bezeichnung „somatoforme Störung" verdeutlicht, daß eine psychische Störung vorliegt, die sich überwiegend in körperlichen Symptomen äußert. Die Symptome können dabei in jedem Organsystem auftreten und umfassen nachfolgende Besonderheiten:

- Die Neigung zur Selbstbeobachtung und die verlorene Fähigkeit, sich selbst zu beruhigen, führen häufig zu einem Teufelskreis der Beunruhigung.
- Die entlastende Beruhigung wird ständig bei Therapeuten gesucht, die Erleichterungen, nachdem „nichts gefunden konnte" werden immer kurzzeitiger.
- Diese „Suche nach einer Rückversicherung" wird oft zum hauptsächlichen Lebensinhalt.
- Das Denken, Handeln und die Kommunikation der Patienten engt sich auf die erlebten körperlichen Mißempfindungen ein.
- Schließlich reagiert die Umgebung zunehmend mit Ablehnung.
- Ausschließliche körperliche Behandlungen können zur Verschlimmerung und Chronifizierung beitragen.
- Die Patienten verlieren ihre Fähigkeit, sich selbst zu beruhigen immer mehr.

Die Häufigkeit somatoformer bzw. funktioneller Beschwerden wurde in der Mannheimer Kohortenstudie analysiert (s. Tabelle 19.1). Die Untersuchung von 600 repräsentativ ausgewählten Mannheimern 1983–1985 und die Nachuntersuchung 1991–1993 führte zu ähnlichen Beschwerdehäufigkeiten (untersucht wurden die Geburtsjahrgänge 1935, 1945, 1955 mit je 200 Probanden, Angaben in Prozent). Die Entstehungsfaktoren werden in Tabelle 19.2 aufgelistet.

Tabelle 19.1. Häufigkeit somatoformer bzw. funktioneller Beschwerden. (Quelle: Franz, Schmitz, Lieberz, Schepank [1998] Das mulitple somatoforme Syndrom in der Allgemeinbevölkerung. In: Rudolf G, Henningsen P (Hrsg) Somatoforme Störungen. Schattauer, Stuttgart)

	1983–1985 (A-Studie) [%]	1991–1993 (B-Studie) [%]
Kopfschmerzen	38,7	31,6
Oberbauchbeschwerden	31,7	27,1
Ermüdung/Erschöpfung	28,8	31,8
Muskel-, Skelettschmerzen	19,7	39,6
Herzschmerzen	17,8	12,9
Unterbauchbeschwerden	16,6	18,2
Appetit-, Eßstörungen	14,2	21,6
Palpitationen	13,7	14
Starkes Schwitzen	11,2	19,1
Schwindel, Ohnmacht	8,5	9,7
Schluckstörungen, Globusgefühl	7,0	6,1
Übelkeit, Erbrechen	6,7	3,4
Atembeschwerden	4,2	6,6
Alibidinie	5,8	8,1

ICD-10 und DSM-IV-Definition der somatoformen Störung

Nachfolgend wird die ICD-10-Definition und die DSM-IV-Defintion der somatoformen Störung widergegeben. Beachtet werden sollte, daß es sowohl beim ICD-10 als auch beim DSM-IV um die Beschreibung der Störungen, nicht um den Nachweis oder die Widerlegung einer psychischen Ursache geht, also eine rein phänomenologische Vorgehensweise gefordert ist.

F45 Somatoforme Störungen
Das Charakteristikum ist die wiederholte Darbietung körperlicher Symptome in Verbindung mit hartnäckigen Forderungen nach medizinischen Untersuchungen trotz wiederholter negativer Ergebnisse und Versicherung der Ärzte, daß die Symptome nicht körperlich begründbar sind. Wenn somatische Störungen vorhanden sind, erklären sie nicht die Art und das Ausmaß der Symptome, das Leiden und die innerliche Beteiligung des Patienten.

F45.0 Somatisierungsstörung
Charakteristisch sind multiple, wiederholt auftretende und häufig wechselnde kör-

Tabelle 19.2. Entstehungsrelevante Faktoren bei somatoformen Störungen. (Mod. nach Brähler E, Strauß B [Hrsg] [2000] Medizinische Psychologie und Soziologie. Ein praxisorientiertes Lehrbuch. Hogrefe, Göttingen)

	Begünstigende Faktoren	Auslösende Faktoren	Aufrechterhaltende Faktoren
Biologisch	– Genetische Faktoren – Art der Wahrnehmung von Vorgängen aus dem Körperinneren	– Traumata – Infektion oder Bagatellkrankheit	– Psychologische Prozesse (Teufelskreis)
Psychologisch	– Ungünstige Bewertungsmuster und Einstellungen – Persönlichkeitsbesonderheiten – Frühere Krankheitserfahrungen: Aufmerksamkeit überwiegend für körperliche Symptome – Belastende Kindheitserlebnisse und Mißbrauchserfahrungen – Andere psychische Störungen	– Akuter Streß/Überforderung – Einschneidende Veränderungen im Leben („kritische Lebensereignisse")	– Krankheitsängste und -überzeugungen – Unzureichende Problemlösefähigkeiten – „Somatosensorische Verstärkung"
Sozial	– Qualität der zwischenmenschlichen Beziehungen und der elterlichen Erziehung	– Aktuelle Konflikte – Berufliche Belastungen – Zwischenmenschliche Probleme und Belastungen	– Positive Verstärkung der Krankenrolle („sekundärer Krankheitsgewinn") – Chronischer Streß/Überforderung

perliche Symptome, die wenigstens 2 Jahre bestehen. Die meisten Patienten haben eine lange und komplizierte Patientenkarriere hinter sich, sowohl in der Primärversorgung als auch in spezialisierten medizinischen Einrichtungen, wo viele negative Untersuchungen und ergebnislose explorative Operationen durchgeführt sein können. Die Symptome können sich auf jeden Körperteil oder jedes System des Körpers beziehen. Der Verlauf der Störung ist chronisch und fluktuierend und häufig mit einer langdauernden Störung des sozialen, interpersonalen und familiären Verhaltens verbunden. Eine kurzdauernde (weniger als 2 Jahre) und weniger auffallende Symptomatik wird besser unter F45.1 klassifiziert (undifferenzierte Somatisierungsstörung).
Multiple psychosomatische Störung
Exklusive: Simulation (bewußte Simulation).

F45.1 Undifferenzierte Somatisierungsstörung
Wenn die körperlichen Beschwerden zahlreich, unterschiedlich und hartnäckig sind, aber das vollständige und typische klinische Bild einer Somatisierungsstörung nicht erfüllt ist, ist die Diagnose undifferenzierte Somatisierungsstörung zu erwägen.
Undifferenzierte psychosomatische Störung

F45.2 Hypochondrische Störung
Vorherrschendes Kennzeichen ist eine beharrliche Beschäftigung mit der Möglichkeit, an einer oder mehreren schweren und fortschreitenden körperlichen Krankheiten zu leiden. Die Patienten manifestieren anhaltende körperliche Beschwerden oder anhaltende Beschäftigung mit ihren körperlichen Phänomenen. Normale oder allgemeine Körperwahrnehmungen und Symptome werden von dem betreffenden Patienten oft als abnorm und belastend interpretiert und die Aufmerksamkeit meist auf nur ein oder zwei Organe oder Organsysteme des Körpers fokussiert. Depression und Angst finden sich häufig und können dann zusätzliche Diagnosen rechtfertigen.

F45.3 Somatoforme autonome Funktionsstörung
Die Symptome werden vom Patienten so geschildert, als beruhten sie auf der körperlichen Krankheit eines Systems oder eines Organs, das weitgehend oder vollständig vegetativ innerviert und kontrolliert wird, so etwa des kardiovaskulären, des gastrointestinalen, des respiratorischen oder des urogenitalen Systems. Es finden sich meist zwei Symptomgruppen, die beide nicht auf eine körperliche Krankheit des betreffenden Organs oder Systems hinweisen. Die erste Gruppe umfaßt Beschwerden, die auf objektivierbaren Symptomen der vegetativen Stimulation beruhen wie etwa Herzklopfen, Schwitzen, Erröten, Zittern. Sie sind Ausdruck der Furcht vor und Beeinträchtigung durch eine somatische Störung. Die zweite Gruppe beinhaltet subjektive Beschwerden unspezifischer und wechselnder Natur wie flüchtige Schmerzen, Brennen, Schwere, Enge und Gefühle, aufgebläht oder auseinandergezogen zu werden, die vom Patienten einem spezifischen Organ oder System zugeordnet werden.

F45.4 Anhaltende somatoforme Schmerzstörung
Die vorherrschende Beschwerde ist ein andauernder, schwerer und quälender Schmerz, der durch einen physiologischen Prozeß oder eine körperliche Störung nicht vollständig erklärt werden kann. Er tritt in Verbindung mit emotionalen Konflikten oder psychosozialen Belastungen auf, die schwerwiegend genug sein sollten, um als entscheidende ursächliche Faktoren gelten zu können. Die Folge ist meist eine beträchtlich gesteigerte persönliche oder medizinische Hilfe und Unterstützung. Schmerzzustände mit vermutlich psychogenem Ursprung, die im Verlauf depressiver Störungen oder einer Schizophrenie auftreten, sollten hier nicht berücksichtigt werden.

DSM-IV-Kriterien für die Somatisierungsstörung

A. Eine Vorgeschichte mit vielen körperlichen Beschwerden, die vor dem 30. Lebensjahr begannen, über mehrere Jahre auftraten und zum Aufsuchen einer Behandlung führten oder zu deutlichen Beeinträchtigungen in sozialen, beruflichen oder anderen wichtigen Funktionsbereichen.

B. Jedes der folgenden Kriterien muß erfüllt gewesen sein, wobei die einzelnen Symptome irgendwann im Verlauf der Störung aufgetreten sein müssen:
1) vier Schmerzsymptome,
2) zwei gastrointestinale Symptome,
3) ein sexuelles Symptom,
4) ein pseudoneurologisches Symptom.

Verhaltensmedizinische Therapie

Biologie, Erleben und Verhalten

In unserm Kulturkreis galt lange Zeit die Überzeugung, daß Körper und Seele getrennt voneinander zu sehen sind und nur begrenzt miteinander in Interaktion stehen. Daher wurden Störungen der beiden Systeme getrennt voneinander diagnostiziert und behandelt. Die Folge davon ist nicht selten eine langfristig erfolglose Behandlung und eine endlose Odyssee. In den letzten Jahrzehnten wuchs somit die Unzufriedenheit und es setzte sich zunehmend die Überzeugung durch, daß Körper und Seele in enger Wechselwirkung miteinander stehen und sich gegenseitig beeinflussen. Die Verhaltensmedizin hat sich zur Aufgabe gemacht, diese Wechselwirkung zwischen Biologie, Erleben und Verhalten bei der Diagnostik und Behandlung von Krankheiten zu berücksichtigen.

Bei dem Konzept der interdisziplinären neurologisch-verhaltensmedizinischen Schmerzbehandlung steht das ganzheitliche Zusammenwirken neurologischer und verhaltensmedizinischer Verfahren im Vordergrund. Die Vorgehensweise bezieht sich zum einen auf eine sorgfältige Diagnose und die Einleitung wissenschaftlich erprobter medikamentöser Verfahren. Die verhaltensmedizinische Konzeption geht davon aus, daß die Entstehung und Aufrechterhaltung von Schmerzzuständen u. a. durch das Verhalten und die Lebensweise und -führung geprägt ist. Verhaltensmedizinische Behandlungsansätze beziehen sich somit einerseits auf das Erlernen von Strategien zur Bewältigung chronischer Schmerzen. Andererseits sollen aber auch Strategien vermittelt werden, um fehlerhafte Verhaltensmuster abzubauen, die Schmerzen unterhalten.

Für die Schmerzentstehung und Schmerzbehandlung sind folgende Faktoren besonders wichtig:

- Aufmerksamkeit und Ablenkung
  Schmerz hat die unangenehme Eigenschaft, sich unmittelbar und intensiv in den Mittelpunkt der Aufmerksamkeit zu drängen. Dies zwingt den Schmerzpatienten dazu, seinen Alltag um den Schmerz herum zu organisieren und er wird ohne Abwehr schnell zum Opfer seiner Erkrankung. Umgekehrt kann Ablenkung bis zu einem gewissen Maß vor dem Schmerzgeschehen schützen.
- Angst und Depression
  Angst und Depression erhöhen einerseits die Schmerzempfindlichkeit drastisch. Andererseits führen Schmerzen schnell zu einer reaktiven Depression, Hoffnungslosigkeit und Ängsten. Daher müssen eine wirksame Schmerz-, Angst- und Depressionsbehandlung gleichzeitig durchgeführt werden.
- Schmerz als Strafe und Belohnung
  Das Schmerzerleben und -verhalten unterliegt, wie jedes andere Verhalten auch, bestimmten Lernprozessen, die nicht immer direkt erfahrbar werden. Nicht umsonst spielt der Schmerz in der Erziehung und Dressur eine wesentliche Rolle. Auch Schmerzen durch Erkrankungen können zu veränderten Lernprozessen führen, ein Schmerzgedächtnis baut sich auf und kann die gesamte Persönlichkeit beeinflussen.
- Bewertungsmuster und Bewältigungsstrategien
  Patienten haben oft sehr unterschiedliche Überzeugungen dazu, wie ihre Schmerzen entstanden sind und unter Kontrolle gebracht werden können.
  Manche denken, daß nur sie selbst dafür sorgen können, daß es ihnen wieder besser geht, andere suchen Verantwortung und Hilfe bei anderen kompetenten Personen. Einige Patienten fühlen sich ihren Schmerzen schicksalhaft ausgeliefert und denken, daß eh nichts aktiv gegen die Schmerzen unternommen werden kann. Neigen Patienten außerdem noch zum „Katastrophisieren", steigern sie sich also gedanklich in das Schmerzgeschehen und seine Konsequenzen hinein, ist dies für den Behandlungserfolg besonders ungünstig. Die genannten „Kontrollüberzeugungen" beeinflussen auch maßgeblich die Wirksamkeit, Verträglichkeit und Komplikationsrate von Arzneimitteln und Operationen.
- Frühere Schmerzerfahrungen
  Da Schmerzen erst einmal erfahren und erlebt werden müssen, um vom Gehirn als solche identifiziert zu werden, gibt es ein sog. „Schmerzgedächtnis". Dort werden frühere Schmerzerfahrungen in ein Bezugssystem gespeichert und mit neuen verglichen. Hat ein Patient beispielsweise in der Kindheit massive Schmerzerfahrungen gemacht oder bei anderen beobachtet und waren diese mit bestimmten Gefühlen verbunden, können diese oder ähnliche Gefühle später ein bestimmtes Schmerzgeschehen provozieren oder aufrechterhalten.
- Kulturelle Faktoren
  Kulturelle Faktoren haben ebenfalls einen wichtigen Einfluß auf das Schmerzgeschehen. Dies hängt vor allen Dingen mit der Fähigkeit des Menschen zusammen, durch Gedanken und Gefühle direkt Einfluß auf körperliche Funktionen auszuüben. Die menschliche Sexualität basiert wesentlich auf dieser Grundlage. Aber

auch Hunger, Durst, Appetit, Ekel, Gerüche oder die Verdauung werden maßgeblich durch Gedanken und Gefühle gesteuert. Für das Erleiden von Schmerzen sind Gedanken und Gefühle besonders relevant. Sie müssen daher in der Diagnostik und Behandlung thematisiert werden.

Schmerz muß nicht Schicksal sein: Ein Beispiel

Das Zusammenwirken von Verhalten, biologischen und physikalischen Faktoren bei der Entstehung von Schmerzen soll an einem Beispiel verdeutlicht werden. Legen sich zwei Menschen an den Strand in die Sonne, ist das Entstehen eines Sonnenbrands nicht allein von der Sonne (Stimulus oder Reiz) abhängig. Menschen mit heller Haut werden sehr schnell einen Sonnenbrand entwickeln. Bei Menschen mit sehr dunkler Haut dagegen entsteht überhaupt kein Sonnenbrand (Organismus, Erbanlagen, Vorerfahrung mit Sonne). Hier wird deutlich, daß die Fähigkeit, mit einem Sonnenbrand zu reagieren, in der angeborenen geringen Konzentration von dunklen Hautfarbstoffen als eigentliche Ursache begründet ist. Die Sonneneinstrahlung selbst dient nur als Auslöser und kann bei Vorliegen der Ursache „geringe Konzentration an dunklen Hautfarbstoffen" zur Krankheit führen. Entscheidend für die Entstehung ist also eine spezifische angeborene Reaktionsbereitschaft. Aber auch diese muß nicht zu einer Erkrankung führen, wenn man sich richtig zu verhalten weiß, Sonnencreme oder einen Sonnenschirm benutzt bzw. sich nur kurz der Sonne aussetzt. Ein Sonnenbrand und vielleicht sogar später ein Hautkrebs läßt sich auch vermeiden, wenn man sich gedanklich von der gesellschaftlichen Anforderung, stets jung und gebräunt auszusehen, löst. Anstatt im Sonnenstreß am Strand zu schmoren, wählt man dann lieber einen Wanderurlaub. Oft lassen sich also Dinge im Leben ändern, die auf den ersten Blick völlig unveränderbar erscheinen.

Verhaltensmedizinische Bausteine in der Schmerztherapie

Ein wesentlicher Bestandteil der Diagnostik von chronischen Schmerzerkrankungen ist die psychologisch-verhaltensmedizinische Untersuchung. Die Durchführung einer psychologischen Untersuchung heißt auf keinen Fall, daß Sie sich Ihre Schmerzen „nur einbilden". Verhaltensmaßnahmen und Lernfaktoren können jedoch dazu beitragen, daß Schmerzen langfristig unterhalten werden und sich einer Therapie widersetzen. Ähnlich wie Ihnen Ihr Zahnarzt zeigt, wie man sich hinsichtlich der Ernährung und des Zähneputzens richtig verhält, um Zahnschmerzen zu vermeiden, werden während der verhaltensmedizinischen Behandlung Tips und Techniken vermittelt, die Ihnen helfen sollen, Schmerzen vorzubeugen oder effektiv in den Griff zu bekommen.

Zumeist führen Schmerzen auch dazu, daß das Privatleben und der Beruf nur noch eingeschränkt wahrgenommen werden können. Oft gibt es auch versicherungstechnische und finanzielle Probleme sowie Schwierigkeiten am Arbeitsplatz, wie z. B. Rente, Arbeitslosigkeit oder Umschulungswünsche. Auch solche Themenbereiche müssen für eine erfolgreiche Behandlung geklärt werden.

Schritte der neurologisch-verhaltensmedizinischen Schmerztherapie

- Präzisierung, Aktualisierung und Ergänzung der neurologischen und verhaltensmedizinischen Diagnostik (multiprofessionale Einzelfalldiagnostik).
- Analyse der biologischen, psychosozialen und ökonomischen Bedingungen der Schmerzkrankheit.
- Reduktion der durch Schmerzen induzierten Behinderung der Betroffenen, d. h. weniger Arbeitsausfälle.
- Verbesserung des künftigen Leistungsvermögens, d. h. keine vorzeitige Berentung.
- Spezifische Diagnostik und Behandlung von psychischen und sozialen Krankheitsbedingungen und deren Auswirkungen auf Krankheitserleben (z. B. Depression).
- Information über die individuellen Schmerzerkrankungen, Entstehungsmechanismen, die medikamentösen und die nichtmedikamentösen Behandlungsverfahren zur Selbstkontrolle und Selbstbehandlung der Schmerzerkrankungen.
- Beratung und Information zu Fragen der verbleibenden Leistungsfähigkeit am Arbeitsplatz und evtl. Einleitung von berufsfördernden Maßnahmen.
- Angebot eines multidimensionalen stationären Behandlungskonzepts, das medikamentöse und nichtmedikamentöse Strategien verbinden soll (Ganzheitsansatz).
- Angebot einzel- und gruppentherapeutischer verhaltensmedizinischer Behandlungskonzepte zur Bewältigung akuter und chronischer Schmerzzustände.

- Alltagsbezogene verhaltensmedizinische und soziotherapeutische Maßnahmen zur Reintegration in Familie und Beruf.
- Erarbeitung von Nachsorge- und Langzeitkonzepten einschließlich Kontaktaufnahme zum Hausarzt, Betriebsarzt, Sozialdiensten und Selbsthilfegruppen.
- Individuelle Behandlung der spezifischen Schmerzerkrankung(en) und der Begleiterkrankung(en).

Schmerz ist kein elektrischer Strom im Körper, den man nur „abzuschalten" braucht. Das Schmerzgeschehen findet vielmehr auf verschiedenen Ebenen im Organismus statt. Diese muß man zunächst gemeinsam mit dem Patienten in einer Verhaltensanalyse aufspüren.

Auf der „Stimulusebene" (Stimulus = Schmerzreiz) müssen für jeden Patienten Situationen aufgespürt werden, äußere Bedingungen oder bestimmte Verhaltensweisen, die als Schmerzauslöser wirken oder schmerzverstärkend sind. Das können beispielsweise Streßfaktoren, hormonelle Schwankungen oder ein gestörter Schlaf-Wach-Rhythmus sein.

Ob diese Auslöser überhaupt Schmerzen produzieren, hängt von der „Organismusebene" ab. Diese Ebene beinhaltet alles, was der Patient als Individuum „mitbringt", um chronische Schmerzen zu entwickeln. Dies kann die Erbanlage oder eine körperliche Verletzung bzw. Schädigung sein, aber auch bestimmte Persönlichkeitsfaktoren, die beim Schmerzgeschehen ein Rolle spielen.

Auf der „Reaktionsebene" unterscheidet man körperliche, gedankliche, emotionale und verhaltensmäßige Reaktionen auf das Schmerzgeschehen. Diese 4 Unterebenen beeinflussen sich gegenseitig, so führen Schmerzen zu Depressionen, Hoffnungslosigkeit, Inaktivität und sozialem Rückzug.

Auf der Ebene der Konsequenzen finden sich die kurzfristigen und langfristigen Folgeerscheinungen des bisher geschilderten. So führt beispielsweise das Absagen einer Verabredung, um sich lieber Hinzulegen, kurzfristig möglicherweise zu einer Schmerzreduzierung, langfristig jedoch zu einem Verlust an Lebensqualität und zur sozialen Isolierung und wird damit wieder zum Streßfaktor, der das Schmerzgeschehen aufrechterhalten kann. Der Teufelskreis schließt sich.

Nachdem zu Beginn die aufrechterhaltenden Bedingungen und Folgeerscheinungen einer Schmerzerkrankung identifiziert worden sind, gilt es, diese positiv zu beeinflussen.

Zu diesem Zweck werden die Techniken in einem Schmerzbewältigungstraining vermittelt und auf die Lebenssituation des Patienten angewendet. Wichtig ist in diesem Zusammenhang auch die Entwicklung eines Aktivitäts- und Verstärkerplans, der die Lebensqualität und -zufriedenheit fördert. Dazu gehört auch die Fähigkeit, adäquat mit den eigenen Kräften zu haushalten, ein Gefühl für die eigenen Bedürfnisse zu entwickeln und diese auch sozial verträglich vor anderen vertreten bzw. durchsetzen zu können.

Schmerzbewältigungstraining

Im Schmerzbewältigungstraining lernt der Patient Techniken kennen, die es ihm ermöglichen sollen, mit den aufrechterhaltenden Bedingungen und den Folgen einer Schmerzerkrankung besser umgehen zu können und hierfür Bewältigungsstrategien zu entwickeln. Ziel ist also der Aufbau von Selbstkompetenz und die Entwicklung von Einstellungen, die sich positiv sowohl auf den Behandlungserfolg als auch auf die Lebensqualität des Patienten auswirken. Inhaltlich setzt sich das Training aus verschiedenen Themenbereichen zusammen. Die Patienten erhalten Informationen über ihre Schmerzerkrankung, sie lernen verhaltenstherapeutische Behandlungsmethoden zur Streßbewältigung, zum Problemlösen, zum Aufbau positiver Gedanken und zum Erlernen sozialer Kompetenzen kennen. Durch den Erwerb von Bewältigungsstrategien für die verschiedensten Lebenssituationen erhöht sich beim Patienten das Gefühl der Kompetenz und Selbsteffektivität. Er wird in die Lage gebracht, aus der „Opferrolle" auszusteigen und seine eigenen Initiativen gegen den Schmerz zu verbessern.

Entspannungsverfahren

In der verhaltensmedizinischen Schmerzbehandlung sind Entspannungsverfahren wichtige und wirksame Techniken. Diese können helfen, Anspannungen frühzeitig zu unterbrechen und zu vermeiden. Mit der Entspannung geht ein Gefühl von Ruhe und Ausgeglichenheit einher, das im Gegensatz zum Schmerzerleben steht. Speziell für die Anwendung bei Migräne, Kopf- und Rückenschmerzen spezielle Entspannungstrainings entwickelt.

Die progressive Muskelrelaxation ist die bekannteste Entspannungsmethode. Aufgrund der leichten Erlernbarkeit wird das Verfahren von vielen Therapeuten bevorzugt, um Tiefentspannung für therapeutische Ziele zu erzeugen. Zahlreiche wissenschaftliche Untersuchungen belegen die Wirksamkeit der progressiven Muskelrelaxation, insbesondere in der Vorbeugung von Kopfschmerzen, Migräne und anderen Schmerzerkrankungen. Die Übungen bestehen aus abwechselnder An- und Entspannung bestimmter Muskelgruppen. Dadurch gewinnt man eine aktive Sensibilität für Spannung in der Muskulatur. Diese ist die Voraussetzung eines neuen Körpergefühls für eine tiefe und anhaltende Entspannung, also Entspannung als Therapie.

Entspannung ist ein Zustand, der erst gelernt werden muß. Daher sollte man zunächst an einem psychologisch geleiteten Entspannungskursus teilnehmen, in dem Ihnen die progressive Muskelrelaxation erklärt wird und man eine Einführung in die einzelnen Muskelübungen bekommt. Das weitere Üben kann auch mit Hilfe einer CD und Kopfhörer gefördert werden. Es empfiehlt sich, am Anfang zunächst 2mal am Tag ca. 30 min lang die Muskelentspannung in der Langform zu üben. Falls es Ihnen nicht gleich gelingt, sich zu entspannen, sollte Sie das nicht beunruhigen. Sie werden sehen, daß Sie mit der Zeit immer ruhiger werden und sich mehr und mehr entspannen können. Fortgeschrittene können dann später die Kurzform nutzen. Nach weiterer Übung kann durch Verwendung der Ganzkörperentspannung eine besonders schnelle Entspannung der gesamten Muskulatur erzielt werden.

Weitere speziell für die Schmerztherapie entwickelte Verfahren sind die multimediale Entspannung, die Atem-Tiefenentspannung und die Relievision. Einzelheiten dazu finden sich unter *www.neuro-media.de*.

Biofeedback

In der Biofeedbacktherapie (*feed back* [engl.]: zurückleiten) wird vom Therapeuten in der Regel mit einem technischen Gerät eine bestimmte Körperfunktion gemessen, und diese Information an den Patienten zurückgeleitet. Bei Schmerzerkrankungen sind dies häufig die Kopfmuskelaktivität oder der Pulsschlag. In wissenschaftlichen Untersuchungen wird auch die Weite von Blutgefäßen oder die Blutflußgeschwindigkeit zu messen versucht. Die Meßergebnisse werden für den Patienten in der Regel auf einem Bildschirm oder mit einem Meßgerät angezeigt. Ändert sich die Körperfunktion, ändert sich auch die Anzeige. Durch diese Rückmeldung der Körperfunktion kann der Patient direkt sehen, ob seine Muskeln entspannt sind, sein Puls regelmäßig schlägt oder sein Blutfluß zu- oder abnimmt. In der weiteren Therapie wird dann gelernt, diese Körperfunktionen direkt und gezielt willentlich zu beeinflussen. Ziel der Biofeedbacktherapie ist es also, eine unmittelbare, willentliche Steuerung von Körperfunktionen zu ermöglichen, die normalerweise nur unwillkürlich gesteuert werden können. Biofeedback soll demnach dazu beitragen, bereits entstandene Fehlfunktionen sichtbar zu machen und willentlich in den Griff zu bekommen. Somit wird ein ganz gezielter Ausschnitt aus der Körperfunktion abgebildet und dem Patienten zur Kenntnis gebracht.

Wichtige Bausteine der neurologisch-verhaltensmedizinischen Schmerztherapie

- Schmerzimmunisierungstraining
- Streßbewältigungstraining
- Reizverarbeitungstraining
- Konkordanztherapie
- Sozialtraining
- Aktivitätstraining
- Kognitiv-verhaltensorientierte Therapie
- Biofeedback
- Entspannungstechniken
- Sozialberatung und berufsbezogene Maßnahmen
- Operante Therapie
- Medikamentenpause, zeitkontingente Medikation etc.

Autogenes Feedback

Besonderheiten

Erfahrungsgemäß zeigen einige Patienten eine gewisse Hemmschwelle im Umgang mit der Verhaltensmedizin. Dies ist verständlich, denn nicht selten werden chronische Schmerzen, die sich in der Vergangenheit als äußerst behandlungsresistent erwiesen haben, als „psychisch verursacht" abgestempelt. Natürlich fühlt sich ein Patient mit seinem Leiden in diesen Fällen nicht ernst genommen und allein gelassen.

Häufig ist auch ein Mangel an Aufklärung verantwortlich für eine gewisse Zurückhaltung, denn vielen Betroffenen ist nicht klar, was die Psyche mit Schmerz zu tun hat. Auch wissen viele Patienten nicht, was genau bei der psychologischen Schmerzbehandlung geschieht und welche verschiedenen psychotherapeutischen Methoden es gibt. Diese Hemmnisse sollten abgelegt werden. Das verhaltensmedizinische Behandlungskonzept ist äußerst erfolgreich und kann für den Patienten, dessen Schmerz bisher nur „betäubt" wurde, eine echte Chance auf Linderung seines Leidens und auf langfristig höhere Lebensqualität bedeuten.

Angst und Kopfschmerzen

Angst vor Gefahren geht mit einer *erhöhten Aktivierung und Arbeitsbereitschaft* des Körpers einher. Angst stimmt auf *Anspannung, Angriff oder Flucht* ein und bereitet so Reaktionen psychisch und körperlich vor. In dieser Situation werden *eine Reihe von Regulationsvorgängen* im ZNS und im peripheren Nervensystem ständig beansprucht. Halten solche Bedingungen länger an, kann es zu einer *Überbeanspruchung der Systeme* kommen. Ängste können *vielfältig* ablaufen (s. DSM-IV) und lassen sich entsprechend in verschiedene Gruppen einteilen:

- *Existenzängste:* Es handelt sich hier um Ängste vor der Bedrohung oder der Verletzung der körperlichen Unversehrtheit. Beispiele sind Todesangst, Ansteckungsangst, Verletzungsangst, Herzangst, Höhenangst, Tierangst, Flugangst, Angst vor Angreifern, Dunkelangst, Angst vor freien Plätzen, Wasserangst, Gewitterangst etc.
- *Leistungsangst:* Diese betrifft Angst vor Prüfungen, Angst in der Schule oder im Sport etc.
- *Soziale Angst:* Soziale Angst tritt in Situationen ein, in denen man sich der Begutachtung und Beurteilung anderer Personen ausgesetzt fühlt, z. B. als Verlegenheit, Schüchternheit oder Publikumsangst.

Depression

Die Anzeichen und Merkmale der Depression umfassen ein *vielfältiges Störungsbild:*

- Die Stimmung ist gedrückt und apathisch.
- Das Selbstbild ist negativ durch Selbsttadel und Selbstvorwürfe gefärbt.
- Es besteht der Wunsch, sich zurückzuziehen und anderen fernzubleiben.
- Oft findet sich Schlaf- und Appetitmangel sowie der Verlust des sexuellen Begehrens, manchmal besteht jedoch auch gesteigerter Appetit und Abnahme der Müdigkeit.
- Die Aktivität kann stark reduziert sein, bis hin zur Interesselosigkeit, bei anderen Menschen jedoch auch stark bis zu agitierter Unruhe gesteigert sein.
- Oft bestehen nicht vermeidbare Todes- oder Suizidgedanken.
- Das Denken kann verlangsamt sein, und Konzentrationsstörungen können bestehen.

Es gibt viele Hinweise, daß die Depression ebenfalls durch eine *Störung des serotoninergen Systems* im Gehirn entsteht. Deshalb sind wahrscheinlich auch Antidepressiva, die die Wiederaufnahme des Serotonins an den Synapsen hemmen, sowohl bei der Depression als auch beim chronischen Kopfschmerz vom Spannungstyp wirksam. Auch hier fordert die Klassifikation die Kriterien des *DSM-IV*.

Kopfschmerz als Konversionsreaktion

Kopfschmerz als *Konversionsreaktion* und *alleinige Vorstellung* bei psychischen Grunderkrankungen umfaßt Kopfschmerzen im Zusammenhang mit *Persönlichkeitsvariationen* als auch bei *schizophrenen Störungen* im Sinne von Koenästhesien. Auch hier sind wiederum die entsprechenden *DSM-IV*-Kriterien gefordert. Die Behandlung erfordert eine spezielle fachpsychiatrische Diagnostik und Therapie.

20. Kraniale Neuralgien und zentrale Ursachen von Gesichtsschmerzen

INTERNATIONAL HEADACHE SOCIETY

IHS-Klassifikation (Code 13)

13	**Kraniale Neuralgien und zentrale Ursachen von Gesichtsschmerzen**
13.1	Trigeminusneuralgie
13.1.1	Klassische Trigeminusneuralgie
13.1.2	Symptomatische Trigeminusneuralgie
13.2	Glossopharyngeusneuralgie
13.2.1	Klassische Glossopharyngeusneuralgie
13.2.2	Symptomatische Glossopharyngeusneuralgie
13.3	Intermediusneuralgie
13.4	Laryngeus-superior-Neuralgie
13.5	Nasoziliarisneuralgie
13.6	Supraorbitalisneuralgie
13.7	Neuralgien anderer terminaler Äste
13.8	Okzipitalisneuralgie
13.9	Nacken-Zungen-Syndrom
13.10	Kopfschmerz durch äußeren Druck
13.11	Kältebedingter Kopfschmerz
13.11.1	Kopfschmerzen zurückzuführen auf einen äußeren Kältereiz
13.11.2	Kopfschmerzen zurückzuführen auf Einnahme oder Inhalation eines Kältereizes
13.12	Anhaltender Schmerz verursacht durch Kompression, Irritation oder Distorsion eines Hirnnervens oder einer der oberen zervikalen Wurzeln durch eine strukturelle Läsion
13.13	Optikusneuritis
13.14	Okuläre diabetische Neuropathie
13.15	Kopf- oder Gesichtsschmerz zurückzuführen auf einen Herpes zoster
13.15.1	Kopf- oder Gesichtsschmerz zurückzuführen auf einen akuten Herpes zoster
13.15.2	Postherpetische Neuralgie
13.16	Tolosa-Hunt-Syndrom
13.17	Ophthalmoplegische „Migräne"
13.18	Zentrale Ursachen von Gesichtsschmerzen
13.18.1	Anaesthesia dolorosa
13.18.2	Zentraler Schmerz nach Hirninfarkt
13.18.3	Gesichtsschmerz zurückzuführen auf eine Multiple Sklerose
13.18.4	Anhaltender idiopathischer Gesichtsschmerz
13.18.5	Syndrom des brennenden Mundes
13.19	Andere kraniale Neuralgien oder andere zentral vermittelte Gesichtsschmerzen

Einleitung

Schmerzen im Bereich des Gesichtes und des Halses werden über afferente Fasern der Nn. trigeminus, intermedius, glossopharyngeus und vagus vermittelt, die aus den oberen zervikalen Nervenwurzeln via die Nn. occipitales. Eine Reizung dieser Nerven durch Kompression, Distorsion, Kältestimuli oder andere Formen der Irritation oder aber eine Läsion innerhalb zentraler Bahnen kann zu stechenden Schmerzen oder Dauerschmerzen führen, die im entsprechenden nervalen Versorgungsbereich wahrgenommen werden.

Häufig kennt man die Ursache wie eine Infektion beim Herpes zoster oder eine strukturelle Läsion, die in der Bildgebung nachweisbar ist, in einigen Fällen jedoch findet man keine offensichtliche Ursache der neuralgiformen Schmerzen.

Die Trigeminusneuralgie und die Glossopharyngeusneuralgie werfen Probleme bei der Terminologie auf. Sollte bei einer Operation nachgewiesen werden, daß die Schmerzen Folge einer Nervenkompression durch eine Gefäßschlinge sind, sollte die Neuralgie strikt als sekundär angesehen werden. Da viele Patienten aber nicht operiert werden, bleibt bei ihnen unklar, ob eine primäre oder sekundäre Neuralgie vorliegt. Aus diesem Grunde wurde bei den Patienten mit einer typischen Anamnese lieber der Begriff *klassisch* als *primär* verwandt, auch wenn im weiteren Verlauf eine Ursache in Form einer vaskulären Kompression aufgedeckt werden könnte. Der Begriff sekundär sollte für die Patienten reserviert bleiben, bei denen ein Neurom oder eine ähnliche Läsion nachgewiesen werden kann.

Auch die Erkrankung, die herkömmlich als *atypischer Gesichtsschmerz* bezeichnet wurde (ein ungeeigneter Begriff, da viele Patienten ein übereinstimmendes Bild aufweisen), bereitet Probleme. Die Tatsache, daß einige Fälle in Folge einer Operation oder Verletzung des Gesichtes, der Zähne oder des Zahnfleisches auftreten, legt die Annahme einer möglichen infektiösen oder traumatischen Ursache nahe. Bis man nicht mehr über die Erkrankung weiß, scheint *anhaltender idiopa-*

thischer Gesichtsschmerz eine zu bevorzugende unverbindlichere Bezeichnung zu sein.

13.1 Trigeminusneuralgie

FRÜHER VERWENDETE BEGRIFFE:
Tic douloureux

13.1.1 Klassische Trigeminusneuralgie

BESCHREIBUNG:
Die Trigeminusneuralgie ist ein einseitiger Gesichtsschmerz, der durch kurze, stromstoßartige Schmerzattacken gekennzeichnet ist, die auf das Versorgungsgebiet eines oder mehrerer Äste des N. trigeminus begrenzt sind. Der Schmerz wird gewöhnlich durch triviale Reize wie Waschen, Rasieren, Rauchen, Sprechen und/oder Zähneputzen (Triggerfaktoren) ausgelöst, kann aber auch häufig spontan auftreten. Kleine Bereiche in der Nasolabialfalte und/oder am Kinn scheinen besonders anfällig für die Auslösung von Attacken zu sein (Triggerzonen). Der Schmerz remittiert üblicherweise über unterschiedlich lange Perioden hinweg.

DIAGNOSTISCHE KRITERIEN:
A. Paroxysmale Schmerzattacken von Bruchteilen einer Sekunde bis zu 2 Minuten Dauer, die einen oder mehrere Äste des N. trigeminus betreffen und die Kriterien B und C erfüllen
B. Der Schmerz weist wenigstens eines der folgenden Charakteristika auf:
   1. starke Intensität, scharf, oberflächlich, stechend
   2. ausgelöst über eine Triggerzone oder durch Triggerfaktoren
C. Die Attacken folgen beim einzelnen Patienten einem stereotypen Muster
D. Klinisch ist kein neurologisches Defizit nachweisbar
E. Nicht auf eine andere Erkrankung zurückzuführen

KOMMENTAR:
Üblicherweise beginnt eine primäre Trigeminusneuralgie zuerst im Versorgungsbereich des 2. oder 3. Astes und betrifft dann die Wange oder das Kinn. In weniger als 5% der Fälle ist zunächst der 1.Ast betroffen. Der Schmerz wechselt niemals zur Gegenseite. Selten kann er aber bilateral auftreten. In diesen Fällen muß an eine mögliche zentrale Ursache, wie z.B. eine Multiple Sklerose gedacht werden. In der Regel besteht zwischen den Paroxysmen Beschwerdefreiheit; allerdings kann bei längeren Krankheitsverläufen ein dumpfer Hintergrundschmerz persistieren. Einer Schmerzattacke folgt gewöhnlich eine refraktäre Phase, in der keine Schmerzen ausgelöst werden können. In einigen Fällen lassen sich die Schmerzparoxysmen auch durch somatosensorische Reize außerhalb des Versorgungsbereiches des N. trigeminus wie einer Extremität auslösen oder durch andere Reize wie helles Licht, laute Geräusche oder einen intensiven Geschmack.

Häufig löst der Schmerz auf der betroffenen Seite Spasmen der Gesichtsmuskulatur aus (Tic douloureux).
Mit steigender Zahl operativer Explorationen der hinteren Schädelgrube und durch die zunehmend durchgeführte Bildgebung mittels MRT zeigte sich, daß bei vielen Patienten, wenn nicht sogar bei der Mehrzahl, eine Kompression der Trigeminuswurzel durch ein geschlängeltes oder aberrierendes Gefäß vorliegt.
Die klassische Trigeminusneuralgie spricht üblicherweise, zumindest aber initial auf eine Pharmakotherapie an.

13.1.2 Symptomatische Trigeminusneuralgie

BESCHREIBUNG:
Der Schmerz unterscheidet sich nicht von einer 13.1.1 *klassischen Trigeminusneuralgie*, wird aber durch eine andere nachweisbare strukturelle Läsion als eine Gefäßkompression hervorgerufen.

DIAGNOSTISCHE KRITERIEN:
A. Paroxysmale Schmerzattacken von Bruchteilen einer Sekunde bis zu 2 Minuten Dauer, mit oder ohne Dauerschmerz zwischen den Paroxysmen, die einen oder mehrere Äste des N. trigeminus betreffen und die Kriterien B und C erfüllen
B. Der Schmerz weist wenigstens eines der folgenden Charakteristika auf:
   1. starke Intensität, scharf, oberflächlich, stechend
   2. ausgelöst über eine Triggerzone oder durch Triggerfaktoren
C. Die Attacken folgen beim einzelnen Patienten einem stereotypen Muster
D. Nachweis einer ursächlichen Läsion anders als einer vaskulären Kompression mittels spezieller Untersuchungsmethode und/oder operativer Exploration der hinteren Schädelgrube

KOMMENTAR:
Zeichen einer Sensibilitätsstörung im Versorgungsbereich des betroffenen Trigeminusastes können vorhanden sein. Bei der 13.1.2 *symptomatischen Trigeminusneuralgie* fehlt im Gegensatz zur 13.1.1 *klassischen Trigeminusneuralgie* die refraktäre Phase zwischen den Paroxysmen.

13.2 Glossopharyngeusneuralgie

13.2.1 Klassische Glossopharyngeusneuralgie

BESCHREIBUNG:
Die Glossopharyngeusneuralgie ist durch einen starken, vorübergehenden, stechenden Schmerz im Bereich des Ohres, des Zungengrundes, der Tonsillennische oder unterhalb des Kieferwinkels gekennzeichnet. Der Schmerz wird also nicht nur im Versorgungsbereich des N. glossopharyngeus wahrgenommen, sondern auch im Versorgungsbereich der aurikulären und pharyngealen Äste des N.vagus. Der Schmerz wird

üblicherweise ausgelöst durch Schlucken, Sprechen und Husten und kann nach Art der Trigeminusneuralgie remittieren und rezidivieren.

DIAGNOSTISCHE KRITERIEN:
A. Paroxysmale Schmerzattacken im Bereich des Gesichtes von Bruchteilen einer Sekunde bis zu 2 Minuten Dauer, die die Kriterien B und C erfüllen
B. Der Schmerz weist alle folgenden Charakteristika auf:
   1. unilateral
   2. Lokalisation im hinteren Bereich der Zunge, in der Tonsillennische, im Pharynx oder unterhalb des Kieferwinkels und/oder im Ohr
   3. scharf, stechend und stark
   4. Auslösung durch Schlucken, Kauen, Sprechen, Husten und/oder Gähnen
C. Die Attacken folgen beim einzelnen Patienten einem stereotypen Muster
D. Klinisch ist kein neurologisches Defizit nachweisbar
E. Nicht auf eine andere Erkrankung zurückzuführen[1]

ANMERKUNG:
1. Andere Schmerzursachen wurden durch die Vorgeschichte, die körperliche und spezielle Untersuchungen ausgeschlossen.

13.2.2 Symptomatische Glossopharyngeusneuralgie

BESCHREIBUNG:
Schmerzen, wie unter 13.2.1 *klassische Glossopharyngeusneuralgie* beschrieben mit der Einschränkung, daß die Schmerzen zwischen den Paroxysmen persistieren können und ein sensibles Defizit im Versorgungsbereich des N. glossopharyngeus bestehen kann.

DIAGNOSTISCHE KRITERIEN:
A. Paroxysmale Schmerzattacken von Bruchteilen einer Sekunde bis zu 2 Minuten Dauer, mit oder ohne Dauerschmerz zwischen den Paroxysmen, die die Kriterien B und C erfüllen
B. Der Schmerz weist alle folgenden Charakteristika auf:
   1. unilateral
   2. Lokalisation im hinteren Bereich der Zunge, in der Tonsillennische, im Pharynx oder unterhalb des Kieferwinkels und/oder im Ohr
   3. scharf, stechend und stark
   4. Auslösung durch Schlucken, Kauen, Sprechen, Husten und/oder Gähnen
C. Die Attacken folgen beim einzelnen Patienten einem stereotypen Muster
D. Nachweis einer ursächlichen Läsion mittels spezieller Untersuchungsmethode und/oder Operation

13.3 Intermediusneuralgie

BESCHREIBUNG:
Seltene Erkrankung, die durch kurze Schmerzparoxysmen in der Tiefe des Gehörganges charakterisiert ist.

DIAGNOSTISCHE KRITERIEN:
A. Intermittierend auftretende Schmerzparoxysmen in der Tiefe des Ohres, die Sekunden oder Minuten anhalten
B. Nachweis einer Triggerzone an der Hinterwand des Gehörganges
C. Nicht auf eine andere Erkrankung zurückzuführen[1]

ANMERKUNG:
1. Andere Schmerzursachen, insbesondere eine strukturellen Läsion, wurden durch die Vorgeschichte, die körperliche und spezielle Untersuchungen ausgeschlossen.

KOMMENTAR:
Störungen der Tränen- oder Speichelsekretion und/oder des Geschmackes können die Schmerzen begleiten. Es besteht eine häufige Assoziation mit einem Herpes zoster. Im Hinblick auf die spärliche Innervation dieser Region durch den N. intermedius könnte bei einige Patienten eine otalgische Variante der Glossopharyngeusneuralgie vorliegen.

13.4 Laryngeus-superior-Neuralgie

BESCHREIBUNG:
Seltene Erkrankung, die durch starke Schmerzen in der Seitenwand des Rachens, in der Submandibularregion und unterhalb des Ohres charakterisiert ist. Auslösende Faktoren sind Schlucken, lautes Rufen oder Drehen des Kopfes.

DIAGNOSTISCHE KRITERIEN:
A. Schmerzparoxysmen im Rachen, in der Submandibularregion oder unterhalb des Ohres, die Sekunden oder Minuten anhalten und die Kriterien B–D erfüllen
B. Die Paroxysmen werden getriggert durch Schlucken, Überanstrengung der Stimme oder Drehen des Kopfes
C. Nachweis einer Triggerzone in der Seitenwand des Rachens oberhalb der Membrana hypothyroidea
D. Eine lokalanästhetische Blockade des N. laryngeus superior kann Erleichterung bringen, eine Durchtrennung des N. laryngeus superior kann zur Heilung führen
E. Nicht auf eine andere Erkrankung zurückzuführen[1]

ANMERKUNG:
1. Andere Schmerzursachen, insbesondere eine strukturellen Läsion, wurden durch die Vorgeschichte, die körperliche und spezielle Untersuchungen ausgeschlossen.

13.5 Nasoziliarisneuralgie

FRÜHER VERWENDETE BEGRIFFE:
Charlin's Neuralgie

BESCHREIBUNG:
Seltene Erkrankung, bei der die äußere Berührung eines Nasenlochs zu einem lanzierenden Schmerz führt, der mittig in die Stirnregion ausstrahlt.

DIAGNOSTISCHE KRITERIEN:
A. Stechender Schmerz in einer Nasenhälfte, der mittig in die Stirnregion ausstrahlt, Sekunden bis Stunden anhält und die Kriterien B und C erfüllt
B. Der Schmerz wird durch Berührung des Randes des ipsilateralen Nasenloches ausgelöst
C. Der Schmerz verschwindet durch Blockade oder Durchtrennung des N. nasociliaris oder nach Applikation von Kokain im Bereich des Naseneinganges der betroffenen Seite

13.6 Supraorbitalisneuralgie

BESCHREIBUNG:
Seltene Erkrankung gekennzeichnet durch Schmerzen im Bereich der Incisura supraorbitalis und in der mittleren Stirnregion, dem Versorgungsbereich des N. supraorbitalis.

DIAGNOSTISCHE KRITERIEN:
A. Paroxysmaler oder anhaltender Schmerz im Bereich der Incisura supraorbitalis und in der mittleren Stirnregion, dem Versorgungsbereich des N. supraorbitalis
B. Druckempfindlichkeit des N. supraorbitalis in der Incisura supraorbitalis
C. Der Schmerz verschwindet nach Blockade mit Lokalanästhetika oder nach Durchtrennung des N. supraorbitalis

13.7 Neuralgien anderer terminaler Äste

BESCHREIBUNG:
Verletzung oder Einklemmung anderer peripherer Äste des N. trigeminus als dem N. nasociliaris und dem N. supraorbitalis können zu Schmerzen führen, die in das Versorgungsgebiet des betroffenen Nerven ausstrahlen. Beispiele sind eine Neuralgie des N. infraorbitalis, des N. lingualis, des N. alveolaris und des N. mentalis.

DIAGNOSTISCHE KRITERIEN:
A. Der Schmerz wird im Versorgungsgebiet eines anderen peripheren Astes des N. trigeminus als dem N. nasociliaris und dem N. supraorbitalis wahrgenommen
B. Druckempfindlichkeit des entsprechenden Nerven
C. Der Schmerz verschwindet nach Blockade mit Lokalanästhetika oder Durchtrennung des entsprechenden Nerven

KOMMENTAR:
Der im Anhang beschriebene A13.7.1 *Münzkopfschmerz* ist wahrscheinlich eine umschriebene Neuralgie eines peripheren Trigeminusastes.

13.8 Okzipitalisneuralgie

BESCHREIBUNG:
Die Okzipitalisneuralgie ist gekennzeichnet durch einen paroxysmalen stechenden Schmerz im Versorgungsgebiet der Nn. occipitales minor, major oder tertius, manchmal begleitet von einer Hypästhesie oder Dysäthesie im betroffenen Gebiet. Üblicherweise geht sie mit einer Druckschmerzhaftigkeit des betroffenen Nervs einher.

DIAGNOSTISCHE KRITERIEN:
A. Paroxysmaler stechender Schmerz mit oder ohne Dauerschmerz zwischen den Attacken im Versorgungsgebiet eines N. occipitalis minor, major und/oder tertius
B. Druckempfindlichkeit des entsprechenden Nerven
C. Durch eine Blockade des entsprechenden Nervs mit Lokalanästhetika lassen sich die Beschwerden zeitweise lindern

KOMMENTAR:
Die Okzipitalisneuralgie muß von einer okzipitalen Schmerzprojektion aus dem Atlantoaxialgelenk oder den oberen Zygapophysealgelenken sowie von Triggerpunkten in der Halsmuskulatur oder ihren Ansatzstellen abgegrenzt werden.

13.9 Nacken-Zungen-Syndrom

BESCHREIBUNG:
Plötzlicher Schmerzbeginn im Bereich des Hinterkopfes oder der oberen Halsregion verbunden mit Mißempfindungen auf der gleichen Seite im Bereich der Zunge.

DIAGNOSTISCHE KRITERIEN:
A. Schmerz von Sekunden oder Minuten Dauer, mit oder ohne gleichzeitiger Dysästhesie im Versorgungsbereich des N. lingualis oder der 2. Zervikalwurzel, der die Kriterien B and C erfüllt
B. Akuter Beginn des Schmerzes
C. Der Schmerz wird üblicherweise ausgelöst durch plötzliches Drehen des Kopfes

KOMMENTAR:
Propriozeptive Fasern von der Zunge erreichen das zentrale Nervensystem über die Hinterwurzel C2 und zwar über Verbindungen zwischen dem N. lingualis und dem N. hypoglossus sowie zwischen letzterem

und der 2. Zervikalwurzel. Es gibt klinische und operative Hinweise, daß die Nervenwurzel C2 durch plötzliche Drehungen des Kopfes im Mitleidenschaft gezogen werden kann, insbesondere wenn eine Subluxation des Atlantookzipitalgelenkes besteht. Die abnorme Wahrnehmung auf der ipsilateralen Seite der Zunge kann Taubheit, Mißempfindungen oder das Gefühl einer ungewollten Bewegung beinhalten.

13.10 Kopfschmerz durch äußeren Druck

BESCHREIBUNG:
Durch anhaltende Reizung von Hautnerven durch Anwendung von Druck hervorgerufene Kopfschmerzen, z. B. durch ein Stirnband, einen engen Hut oder eine Brille, wie sie zum Schutz der Augen beim Schwimmen getragen wird

DIAGNOSTISCHE KRITERIEN:
A. Kopfschmerz, der alle folgenden Charakteristika aufweist und die Kriterien C und D erfüllt:
 1. nicht-pulsierend
 2. über Minuten zunehmend
 3. keine Begleitsymptome
B. Kontinuierliche Applikation eines äußeren Drucks auf die Stirn oder der Kopfhaut
C. Der Kopfschmerz entwickelt sich während der Druckeinwirkung und wird maximal am Ort der Druckeinwirkung empfunden
D. Der Kopfschmerz verschwindet nach Beendigung der Druckeinwirkung

KOMMENTAR:
Äußerer Druck kann zu einem stärkeren migräneartigen Kopfschmerz führen, falls der Reiz über längere Zeit anhält.

13.11 Kältebedingter Kopfschmerz

13.11.1 Kopfschmerzen zurückzuführen auf einen äußeren Kältereiz

BESCHREIBUNG:
Generalisierter Kopfschmerz, nachdem der ungeschützte Kopf einer niedrigen Umgebungstemperatur ausgesetzt war, wie etwa bei Frost oder Tauchen im kalten Wasser.

DIAGNOSTISCHE KRITERIEN:
A. Diffuser und/oder nicht-pulsierender Kopfschmerz, der die Kriterien C und D erfüllt
B. Anwesenheit eines externen Kältereizes am Kopf
C. Der Kopfschmerz entwickelt sich während eines Kältereizes
D. Der Kopfschmerz verschwindet nach Beseitigung des Kältereizes

13.11.2 Kopfschmerzen zurückzuführen auf Einnahme oder Inhalation eines Kältereizes

FRÜHER VERWENDETE BEGRIFFE:
Eiskremkopfschmerz

BESCHREIBUNG:
Kurze Schmerzattacken, die stark sein können und bei disponierten Personen ausgelöst werden, wenn kaltes (festes, flüssiges oder gasförmiges) Material bei der Passage mit Gaumen und/oder hinterer Pharynxwand in Kontakt kommen.

DIAGNOSTISCHE KRITERIEN:
A. Akuter frontaler[1] nicht-pulsierender Kopfschmerz, der die Kriterien C und D erfüllt
B. Kältereiz an Gaumen und/oder hinterer Pharynxwand als Folge der Aufnahme kalter Speisen oder Getränke bzw. der Inhalation von kalter Luft
C. Der Kopfschmerz entwickelt sich sofort und ausschließlich nach einem Kältereiz
D. Der Kopfschmerz verschwindet innerhalb von 5 Minuten nach Beseitigung des Kältereizes

ANMERKUNG:
1. Bei Migränepatienten kann der Schmerz die Seite betreffen, auf der die Migräne üblicherweise auftritt.

13.12 Anhaltender Schmerz verursacht durch Kompression, Irritation oder Distorsion eines Hirnnervens oder einer der oberen zervikalen Wurzeln durch eine strukturelle Läsion

BESCHREIBUNG:
Anhaltende Kopf- oder Gesichtsschmerzen, die durch eine Läsion verursacht werden, die afferente schmerzleitende Nervenfasern von Kopf und/oder Hals direkt in Mitleidenschaft gezogen hat. Im zugehörigen Versorgungsgebiet kann ein sensibles Defizit nachgewiesen werden.

DIAGNOSTISCHE KRITERIEN:
A. Konstanter und/oder stechender Schmerz im Versorgungsgebiet eines kranialen sensorischen Nervs, der die Kriterien C und D erfüllt
B. Nachweis einer Kompression, Irritation oder Distorsion des betroffenen kranialen Nervs
C. Schmerz und Kompression, Irritation oder Distorsion treten simultan auf und stimmen bezüglich der Lokalisation überein
D. Der Schmerz verschwindet nach Beseitigung der Kompression, Irritation oder Distorsion

KOMMENTAR:
Strukturelle Läsionen können raumfordernder Natur sein, z. B. Tumoren und Aneurysmen oder bleiben in ihren anatomischen Grenzen, z. B. Osteomyelitis des Schädelknochens. Falls kein sensibles Defizit besteht

oder der Nachweis in der Bildgebung fehlt, ist die Diagnose zweifelhaft.

Gesichtsschmerzen um das Ohr oder die Schläfe können das Ergebnis einer Infiltration des N. vagus durch ein Lungenkarzinom sein.

13.13 Optikusneuritis

BESCHREIBUNG:
Schmerzen hinter einem oder beiden Augen verbunden mit einer durch Demyelinisierung des N. opticus hervorgerufenen Störung des zentralen Sehens.

DIAGNOSTISCHE KRITERIEN:
A. Dumpfer Schmerz hinter einem oder beiden Augen mit Verstärkung durch Augenbewegungen, der die Kriterien C und D erfüllt
B. Störung des Sehens durch ein zentrales oder parazentrales Skotom
C. Der Abstand zwischen Beginn des Schmerzes und Beginn der Sehstörung beträgt weniger als 4 Wochen[1]
D. Der Schmerz verschwindet innerhalb von 4 Wochen
E. Eine komprimierende Läsion wurde ausgeschlossen

ANMERKUNG:
1. Die Schmerzen können der Sehstörung um bis zu 4 Wochen vorangehen. Während dieser Zeit ist das Kriterium B nicht erfüllt und die Diagnose ist eine wahrscheinliche Optikusneuritis.

KOMMENTAR:
Das Sehen verbessert sich in der Regel innerhalb von 4 Wochen.

Die Opikusneuritis ist eine häufige Manifestation einer Multiplen Sklerose.

13.14 Okuläre diabetische Neuropathie

BESCHREIBUNG:
Schmerzen um das Auge und im Bereich der Stirn verbunden mit der Parese eines oder mehrerer okulärer Hirnnerven (üblicherweise des 3. Hirnnerven) bei einem Patienten mit Diabetes mellitus.

DIAGNOSTISCHE KRITERIEN:
A. Bei einem Diabetiker auftretender Schmerz um ein Auge herum, der sich über einige Stunden hinweg entwickelt
B. Okulomotoriusparese oftmals unter Verschonung der Pupillenfunktion und/oder Parese des 4. oder 6. Hirnnerven
C. Die Neuropathie tritt innerhalb von 7 Tagen nach Schmerzbeginn auf[1]
D. Nicht auf eine andere Erkrankung zurückzuführen

ANMERKUNG:
1. Der Schmerz geht den Zeichen der Neuropathie weniger als 7 Tage voran. Während dieser Zeit ist das Kriterium B nicht erfüllt und die Diagnose ist eine wahrscheinliche okuläre diabetische Neuropathie.

13.15 Kopf- oder Gesichtsschmerz zurückzuführen auf einen Herpes zoster

13.15.1 Kopf- oder Gesichtsschmerz zurückzuführen auf einen akuten Herpes zoster

BESCHREIBUNG:
Kopf- oder Gesichtsschmerz hervorgerufen durch einen akuten Herpes zoster.

DIAGNOSTISCHE KRITERIEN:
A. Kopf- oder Gesichtsschmerz im Versorgungsgebiet eines Nerven oder seiner Äste, der die Kriterien C und D erfüllt
B. Herpetische Effloreszenzen treten im Versorgungsgebiet des entsprechenden Nerven auf
C. Der Schmerz geht den herpetischen Effloreszenzen weniger als 7 Tage voran[1]
D. Der Schmerz verschwindet innerhalb von 3 Monaten

ANMERKUNG:
1. Der Schmerz geht den herpetischen Effloreszenzen weniger als 7 Tage voran. Während dieser Zeit ist das Kriterium B nicht erfüllt und die Diagnose ist ein wahrscheinlicher Kopf- oder Gesichtsschmerz zurückzuführen auf einen akuten Herpes zoster.

KOMMENTAR:
Bei 10–15% der Herpes-zoster-Patienten ist das Ganglion Gasseri betroffen und bei etwa 80% dieser Patienten ausschließlich der 1. Trigeminusast. Bei einer Zosteraffektion des Ganglion Geniculi treten die Effloreszenzen im Bereich des äußeren Gehörganges auf. Bei einigen Patienten kann der weiche Gaumen oder das Versorgungsgebiet der oberen Zervikalwurzeln betroffen sein.

Ein Zoster ophthalmicus kann mit einer Lähmung des 3., 4. und/oder 6. Hirnnerven einhergehen, ein Zoster geniculi mit einer Fazialisparese und/oder Hörstörungen. Ein Zoster tritt bei etwa 10% der Patienten mit einem Lymphom und bei 25% der Patienten mit einem M. Hodgkin auf.

13.15.2 Postherpetische Neuralgie

BESCHREIBUNG:
Gesichtsschmerz, der nach einem Herpes zoster persistiert oder ≥ 3 Monate nach Beginn eines Herpes zoster erneut auftritt.

13.18 Zentrale Ursachen von Gesichtsschmerzen

DIAGNOSTISCHE KRITERIEN:
A. Kopf- oder Gesichtsschmerz im Versorgungsgebiet eines Nerven oder seiner Äste
B. Herpetische Effloreszenzen treten im Versorgungsgebiet des entsprechenden Nerven auf
C. Der Schmerz geht den herpetischen Effloreszenzen weniger als 7 Tage voraus
D. Der Schmerz hält länger als 3 Monate an

KOMMENTAR:
Die postherpetische Neuralgie als Folge eines Herpes zoster tritt mit steigendem Lebensalter häufiger auf. 50% der Patienten, die älter als 60 Jahre sind, sind betroffen. Eine Hypästhesie, Hyperalgesie oder Allodynie sind in dem betroffenen Areal üblicherweise nachzuweisen.

13.16 Tolosa-Hunt-Syndrom

BESCHREIBUNG:
Episodischer Schmerz im Bereich der Orbita verbunden mit einer Lähmung des 3., 4. und/oder 6. Hirnnervs. Die Störung klingt in der Regel spontan ab, neigt aber zum Rezidivieren und Remittieren.

DIAGNOSTISCHE KRITERIEN:
A. Einzelne oder mehrere Episoden mit einem einseitigen Schmerz im Bereich der Orbita, die unbehandelt einige Wochen andauern
B. Lähmung des 3., 4. und/oder 6. Hirnnervs oder mehrerer dieser Hirnnerven und/oder Nachweis von Granulomen mittels MRT oder Biopsie
C. Die Lähmung tritt zeitgleich mit dem Schmerzbeginn oder innerhalb von 2 Wochen nach Schmerzbeginn auf
D. Schmerz und Lähmungen verschwinden innerhalb von 72 Stunden nach Beginn einer adäquaten Kortikosteroidtherapie
E. Andere Ursachen konnten durch geeignete Untersuchungen ausgeschlossen werden[1]

ANMERKUNG:
1. Andere Ursachen einer schmerzhaften Ophthalmoplegie können Tumoren, Vaskulitiden, eine basale Meningitis, eine Sarkoidose, ein Diabetes mellitus oder eine ophthalmoplegische „Migräne" sein.

KOMMENTAR:
Es gibt Einzelfallberichte über ein Tolosa-Hunt-Syndrom mit zusätzlicher Beteiligung des N. trigeminus (üblicherweise des 1. Astes) oder der Nn. opticus, facialis oder acusticus. Die sympathische Innervation der Pupille ist gelegentlich mitbetroffen.

Das Syndrom wird verursacht durch granulomatöses Material im Sinus cavernosus, der Fissura orbitalis superior oder der Orbita, wie in einigen Fällen bioptisch nachgewiesen werden konnte.

Sorgfältige Nachuntersuchungen sind notwendig, um andere Ursachen einer schmerzhaften Ophthalmoplegie auszuschließen.

13.17 Ophthalmoplegische „Migräne"

BESCHREIBUNG:
Wiederkehrende Kopfschmerzattacken mit migräneähnlichem Charakter verbunden mit einer Lähmung eines oder mehrere okulärer Hirnnerven (üblicherweise des 3. Hirnnervs). Zugleich kann keine andere intrakraniale Läsion nachgewiesen werden als die Veränderungen des betroffenen Nerven im MRT.

DIAGNOSTISCHE KRITERIEN:
A. Wenigsten 2 Kopfschmerzattacken, die das Kriterium B erfüllen
B. Migräneähnliche Kopfschmerzen mit oder gefolgt von einer Parese eines oder mehrerer der Hirnnerven 3, 4 und 6
C. Ein parasellärer Prozeß bzw. eine Läsion im Bereich der Fissura orbitalis oder der hinteren Schädelgrube konnten durch geeignete Untersuchungen ausgeschlossen werden

KOMMENTAR:
Die Erkrankung ist sehr selten. Es ist unwahrscheinlich, daß die 13.17 ophthalmoplegische „Migräne" eine Unterform der Migräne ist, weil die Kopfschmerzen oftmals eine oder mehrere Wochen anhalten und darüber hinaus häufig eine Latenzzeit von bis zu 4 Tagen zwischen Kopfschmerzbeginn und Beginn der Ophthalmoplegie besteht. Außerdem konnte in einigen Fällen im MRT eine Gadoliniumaufnahme im zisternalen Anteil des betroffenen Hirnnerven gezeigt werden, was den Verdacht nahelegt, daß die Erkrankung möglicherweise Ausdruck einer wiederkehrenden demyelinisierenden Neuropathie ist.

13.18 Zentrale Ursachen von Gesichtsschmerzen

13.18.1 Anaesthesia dolorosa

BESCHREIBUNG:
Persistierende und schmerzhafte Anästhesie oder Hypästhesie im Versorgungsgebiet des N. trigeminus oder einer seiner Äste bzw. eines Okzipitalnervs.

DIAGNOSTISCHE KRITERIEN:
A. Anhaltender Schmerz und Dysästhesie begrenzt auf das Versorgungsgebiet eines oder mehrer Äste des N. trigeminus oder der Nn. occipitales
B. Nadelstichreize und zum Teil auch andere sensible Modalitäten werden im betroffenen Bereich vermindert wahrgenommen

C. Vorliegen einer Läsion des relevanten Nervens oder seiner zentralen Verschaltungen

KOMMENTAR:
Eine Anaesthesia tritt häufig im Zusammenhang mit einem chirurgischen Eingriff im Bereich der Nn. occipitales oder des Ganglion Gasseri auf, am häufigsten nach einer Rhizotomie oder Thermokoagulation wegen einer 13.1.1 *klassischen Trigeminusneuralgie*.

13.18.2 Zentraler Schmerz nach Hirninfarkt

BESCHREIBUNG:
Einseitiger Schmerz, der Teile oder das gesamte Gesicht mit einschließt, sowie eine Dysästhesie und Hypästhesie, die nicht durch eine Läsion des N. trigeminus erklärbar sind. Der Schmerz ist zurückzuführen auf eine Schädigung der quintothalamischen (trigeminothalamischen) Bahnen, des Thalamus oder der thalamokortikalen Projektionen. Die Symptomatik kann auch den Rumpf und/oder die Extremitäten der betroffenen *oder kontralateralen* Seite mit einbeziehen.

DIAGNOSTISCHE KRITERIEN:
A. Schmerz und Dysästhesie in einer Hälfte des Gesichtes, verbunden mit einem Verlust der Wahrnehmung von Nadelstichen, Temperatur oder Berührung, die die Kriterien C und D erfüllen
B. Eine oder beide Bedingungen sind erfüllt:
    1. Anamnese mit plötzlichem Beginn, der an eine vaskuläre Läsion (Hirninfarkt) denken läßt
    2. Nachweis einer vaskulären Läsion am entsprechenden Ort mittels CT oder MRT
C. Schmerz und Dysästhesie entwickeln sich innerhalb 6 Monaten nach einem Hirninfarkt
D. Nicht durch eine Läsion des N. trigeminus erklärbar

KOMMENTAR:
Gesichtsschmerzen in Folge einer Thalamusläsion sind normalerweise Teil eines Hemisyndroms. Bei einer lateralen Läsion der Medulla kann der halbseitige Gesichtsschmerz auch isoliert auftreten, ist aber häufiger verbunden mit einer gekreuzten Hemidysästhesie.
Schmerz und Dysästhesie persistieren typischerweise.

13.18.3 Gesichtsschmerz zurückzuführen auf eine Multiple Sklerose

AN ANDERER STELLE KODIERT:
Ein Schmerz zurückzuführen auf eine Optikusneuritis als Manifestation einer Multiplen Sklerose wird unter 13.13 *Optikusneuritis* kodiert.

BESCHREIBUNG:
Ein- oder beidseitiger Gesichtsschmerz mit oder ohne Dysästhesie, zurückzuführen auf eine demyelinisierende Läsion der zentralen Verbindungen des N. trigeminus, der üblicherweise remittiert und wieder auftritt.

DIAGNOSTISCHE KRITERIEN:
A. Schmerz mit oder ohne Dysästhesie auf einer oder beiden Seiten des Gesichtes
B. Nachweis einer Multiplen Sklerose
C. Schmerz und Dysästhesie entwickeln sich in engem zeitlichen Zusammenhang zu einer mittels MRT nachweisbaren Läsion in der Pons oder im Bereich der quintothalamischen (trigeminothalamischen) Bahnen
D. Andere Ursachen konnten durch geeignete Untersuchungen ausgeschlossen werden

KOMMENTAR:
Die Schmerzen könne tic-artig wie bei der 13.1 *Trigeminusneuralgie* oder dauerhaft sein. Eine Trigeminusneuralgie bei einem jungen Menschen bzw. das Auftreten zunächst auf der einen und dann auf der anderen Seite sollten den Verdacht auf eine Multiplen Sklerose lenken.

13.18.4 Anhaltender idiopathischer Gesichtsschmerz

FRÜHER VERWENDETE BEGRIFFE:
Atypischer Gesichtsschmerz

BESCHREIBUNG:
Anhaltender Gesichtsschmerz, der nicht die klassischen Charakteristika einer kranialen Neuralgie, wie sie oben beschrieben wurden, aufweist und auch nicht auf eine andere Erkrankung zurückzuführen ist.

DIAGNOSTISCHE KRITERIEN:
A. Gesichtsschmerz, der täglich auftritt und in der Regel den ganzen Tag bzw. die meiste Zeit des Tages vorhanden ist und der die Kriterien B und C erfüllt
B. Der Schmerz ist anfangs auf ein begrenztes Gebiet einer Gesichtshälfte beschränkt[1], sitzt tief und ist schwer zu lokalisieren
C. Der Schmerz wird nicht begleitet von einem sensiblen Defizit oder anderen körperlichen Befunden
D. Untersuchungen einschließlich Röntgendiagnostik des Gesichtes und des Kiefers zeigen keine relevanten pathologischen Befunde

ANMERKUNG:
1. Der Schmerz ist anfangs oftmals im Bereich der Nasolabialfalte oder einer Seite des Kinns lokalisiert und breitet sich dann eventuell auf den Ober- oder Unterkiefer oder weiter über Gesicht und Hals aus.

KOMMENTAR:
Die Schmerzen können durch eine Operation oder Verletzung des Gesichtes, der Zähne oder des Zahnfleisches ausgelöst werden, persistieren dann jedoch ohne nachweisbare lokale Ursache.

Gesichtsschmerzen im Bereich des Ohres oder der Schläfe können zur Entdeckung eines ipsilateralen Lungenkarzinoms führen. Es handelt sich um einen fortgeleiteten Schmerz bei Infiltration des N. vagus.

Der Begriff einer *atypischen Odontalgie* wurde für einen kontinuierlichen Schmerz im Bereich der Zähne oder der Zahnhöhle nach Extraktion verwandt, wenn andere übliche dentale Ursachen fehlen.

13.18.5 Syndrom des brennenden Mundes

BESCHREIBUNG:
Intraorale brennende Mißempfindung, für die keine medizinische oder dentale Ursache gefunden werden kann.

DIAGNOSTISCHE KRITERIEN:
A. Schmerz im Bereich des Mundes, der täglich und die meiste Zeit des Tages vorhanden ist
B. Die Mundschleimhaut weist ein normales Erscheinungsbild auf
C. Lokale oder systemische Erkrankungen konnten ausgeschlossen werden

KOMMENTAR:
Die Schmerzen können sich auch auf die Zunge beschränken (Glossodynie). Begleitend können ein subjektives Gefühl der Mundtrockenheit, Parästhesien und eine Beeinträchtigung des Geschmackes auftreten.

13.19 Andere kraniale Neuralgien oder andere zentral vermittelte Gesichtsschmerzen

Vails Vidianusneuralgie und Sluders sphenopalatine Neuralgie sind nicht ausreichend validiert. Die Anerkennung des Eagle-Syndroms (Montalbetti et al, 1995) als eigenständige Entität steht noch aus.

Kopf- und Gesichtsneuralgien – zur Begriffsbestimmung

Schmerzen bei Läsionen des peripheren oder *Zentralnervensystems* werden bezeichnet als

— neuropathische Schmerzen.

Es können die motorischen, die autonomen wie auch die sensorischen Fasern geschädigt sein. Die Symptomatik von neuropathischem Schmerz kann sich *sehr unterschiedlich* darstellen. Der Schmerz kann spontan ohne erkenntliche Provokation auftreten, er kann jedoch auch durch bestimmte Auslösesituationen, wie z. B. Hautstimulation, Druck auf den Nerven, Temperaturveränderungen oder psychische Einflüsse, provoziert werden; er kann als unangenehmes konstantes Brennen auftreten, kann dysästhetisch prickeln oder krampfartig sein.

Neben diesen, in der Regel dauernden Schmerzsensationen können auch paroxysmale, kurze, schock- oder blitzartig auftretende lanzinierende Schmerzen bestehen, die sich im Ausbreitungsgebiet des betroffenen Nervs zeigen. Diese Schmerzparoxysmen können über wenige Bruchteile einer Sekunde bis zu einigen Minuten bestehen. Es gibt eine Vielzahl von Neuropathien, die *mit oder ohne Schmerzen bestehen können. Eine einheitliche Ätiologie existiert nicht. Neben angeborenen Störungen gibt es metabolische, entzündliche, traumatische, neoplastische und toxische Ursachen. Entscheidend ist jedoch, daß eine Nervenschädigung bei der Schmerzentstehung involviert ist.*

Die Genese der Schmerzen bei Neuropathien wird bis heute nicht exakt verstanden. Die Möglichkeit, daß ein *selektiver Ausfall von Faserpopulationen* in den Nerven zu Schmerzen führt, wurde eingehend geprüft. Insbesondere sollen durch einen Verlust von dicken bemarkten Fasern oder durch eine Schädigung der Markscheiden Schmerzen bedingt werden. Allerdings zeigte sich in späteren Untersuchungen, *daß die Entstehung von Schmerzen durch die Art der Faserverteilung allein nicht zu erklären ist.* Vielmehr gibt es Hinweise darauf, daß Schmerzen bei Nervenläsionen dann entstehen, wenn *ausgeprägte Degenerationen in den Neuronen* stattfinden.

Läsionen der dünnen unbemarkten Fasern, gleich ob zusätzlich Fasern mit Myelinscheiden betroffen sind oder nicht, sind in der Regel schmerzhaft. **!**

Ein besonders bedeutsamer Faktor für die Genese von Schmerzen sind *gleichzeitige Regenerations- und Degenerationsprozesse* im Nerv, wie z. B. bei der postherpetischen Neuralgie oder bei der diabetischen Polyneuropathie.

Schmerzen bei Nervenläsionen können *durch Einflüsse des Sympathikus* erzeugt oder aufrechterhalten werden. Dies gilt insbesondere bei traumatischen Mononeuropathien.

Der Begriff der

— *Kausalgie*

wurde für einen kontinuierlich brennenden Schmerz nach Kriegsverletzungen von Nerven geprägt. In der Folge wurde eine Reihe von weiteren Begriffen für gleiche oder ähnliche pathologische und klinische Mechanismen verwendet, darunter: *sympathische Reflexdystrophie, posttraumatisches Schmerzsyndrom, Sudeck-Atrophie* usw.

Durch eine *Ischämie* im Nerv können sensorische Ausfälle, wie z. B. Parästhesien, von Schmerzen induziert werden. *Nervenischämien mit sekundären entzündlichen Prozessen* können ausgeprägt schmerzhaft sein.

Aus dem Vorgenannten folgt, daß bei Nervenläsionen *eine Vielzahl von pathologischen Bedingungen* in Verbindung mit Schmerzen stehen kann. Aufgrund mangelnder Einsichten in diese Vorgänge wurden in den vergangenen Jahrzehnten vielerlei Begriffe geprägt, die sich teilweise überlappen und die teilweise auf hypothetischen Annahmen beruhen. Zu diesen Beschreibungen von klinischen Symptomen, bei denen eine klare ätiologische Zuordnung nicht möglich war, gehören die Begriffe

- *Neuralgie* und
- *Neuritis*.

Während *Neuritis* noch ein ätiologisches Konzept im Sinne einer Entzündung verdeutlicht, kam mit der Bezeichnung *Neuralgie* die klinische Beschreibung eines Syndroms zum Ausdruck, dessen Ätiologie unbekannt war. Entsprechend gab es auch eine Reihe von Neuralgiesyndromen, die allein durch ihre verwirrenden Definitionen und überwältigende Anzahl *Ärzte davon abhalten konnten, sich mit dem Thema Kopf- und Gesichtsschmerzen auseinanderzusetzen, da eine strukturierende Ordnung in diesem Bereich offensichtlich nicht bestand.*

! Nicht zuletzt deshalb sollte der Begriff der Neuralgie heute aufgegeben werden. Er ist nirgends klar definiert und wird für Schmerzphänomene benutzt, die eine *völlig unterschiedliche Klinik* aufweisen.

So treten die Schmerzen beispielsweise bei der

- *Trigeminusneuralgie*

in Form von *wenige Sekunden* anhaltenden Schmerzparoxysmen auf. Bei der

- *postherpetischen Neuralgie*

dagegen findet sich ein *dysästhetischer Dauerschmerz*. Bei der namensverwandten

- *Kausalgie*

wiederum besteht ein nach einer Nervenverletzung auftretender *brennender kontinuierlicher* Schmerz. Der Begriff ist also weder ätiologisch noch schmerzphänomenologisch eingegrenzt und verhindert somit, daß definitorisch klar gedacht und klinisch spezifisch genug gehandelt wird.

Aus *traditionellen Gründen* wird es freilich notwendig sein, den Begriff der Neuralgie für einige Zeit weiterzuverwenden, um sich im klinischen Alltag einigermaßen verständlich zu machen. Ziel sollte es jedoch sein, *eine klare pathologische Veränderung im Sinne einer Neuropathie* zu beschreiben, die als sekundäres Symptom Schmerzen hervorruft. Ist dies nicht möglich, sollte eine *phänomenologische Beschreibung* anstatt eines diffusen, mehrdeutigen Begriffes verwendet werden. Dies wurde exemplarisch mit dem Begriff der

- *chronisch paroxysmalen Hemikranie*

realisiert, die als primäre Kopfschmerzerkrankung ebenfalls ätiologisch nicht geklärt ist, bei der jedoch im Namen eine klare Definition der klinischen Symptomatik zum Ausdruck kommt. Am Beispiel des

- *Clusterkopfschmerzes*

zeigt sich auch, wie sowohl eine wissenschaftliche als auch eine klinische Verbesserung erzielt werden kann, wenn nichtssagende diffuse Begriffe aufgegeben werden und eine phänomenologische Beschreibung bevorzugt wird. Die früheren Begriffe der Bing-Erythroprosopalgie, der ziliaren oder migränösen Neuralgie nach Harris, der Erythromelalgie des Kopfes, des Horton-Syndroms, des Histaminkopfschmerzes, der Petrosusneuralgie nach Gardner, der Neuralgie des Ganglion sphenopalatinum, der Vidianus-Neuralgie, der Sluder-Neuralgie und der Hemicrania periodica neuralgiformis sind Begriffe, die eher an den Turmbau zu Babel denken lassen als an klar strukturiertes, konzeptionelles Wissen. Auch den heute bestehenden Bezeichnungen der verschiedenen Neuralgien dürfte ein ähnliches Schicksal wie den vorgenannten beschieden sein, nämlich das *allmähliche Aussterben*.

Der Begriff des *neuralgiformen Schmerzes* ist noch ! am ehesten phänomenologisch zu verstehen. Einige Autoren bringen damit zum Ausdruck, daß

- der Schmerz im Versorgungsgebiet eines *peripheren* Nervs, eines *Nervenplexus* oder einer *Nervenwurzel* lokalisiert ist,
- allenfalls eine *diskrete Läsion* ohne angebbare neuropathische Veränderungen vorhanden ist, somit
- ein Ausfall von Nervenfunktionen *nicht* nachweisbar ist und
- der Schmerz als Symptom *maßgebliches Krankheitszeichen* im Sinne einer eigenständigen Erkrankung darstellt.

Am Beispiel der postherpetischen Neuralgie zeigt sich jedoch, daß hier die Lokalisation als Definitionselement anzutreffen ist, aber ausgeprägte neuropathische Veränderungen mit sensorischen, vegetativen und motorischen Störungen vorhanden sind.

> **MERKE**
>
> Man sollte sich deshalb vor der Annahme hüten, mit dem Begriff „Neuralgie" oder „neuralgiform" in der wissenschaftlichen oder klinischen Kommunikation ein bestimmtes Verständnis beim Kommunikationspartner zu erzielen. Der Begriff der Neuralgie ist eine überkommene Worthülse ohne inhaltliche Festlegung.

Trigeminusneuralgie

Pathophysiologie

Ein typisches Beispiel für die Konfusion der Begriffe bei der Bezeichnung von schmerzhaften Erkrankungen im Bereich des Gesichtes ist die *Trigeminusneuralgie*. Bei einem Großteil von Patienten, bei denen früher die Diagnose einer sog. *klassischen oder idiopathischen Trigeminusneuralgie* gestellt worden war, konnte von Dandy (1925) *eine vaskuläre Nervenkompression* als Ursache festgestellt werden. Zweifelsfrei hat jede Trigeminusneuralgie eine kausale Bedingung, allerdings ist diese mit den heutigen Möglichkeiten *nicht in jedem Fall aufzudecken*.

! Als klinisch entscheidendes Differenzierungsmerkmal zwischen einer *idiopathischen* und einer *symptomatischen* Trigeminusneuralgie gilt *der Ausschluß eines neurologischen Defizits und der Ausschluß einer spezifischen Ursache* durch Anamnese, körperliche Untersuchung sowie ggf. weitere Zusatzuntersuchungen.

Da symptomatische Trigeminusneuralgien in der Regel mit einer *Neuropathie des N. trigeminus von bedeutsamem Ausmaß* einhergehen, findet sich neben typischen Schmerzparoxysmen auch ein *Dauerschmerz mit Zeichen einer Sensibilitätsstörung* zwischen den einzelnen Schmerzattacken. Man kann nun annehmen, daß es sich bei der idiopathischen Trigeminusneuralgie und der symptomatischen Trigeminusneuralgie *um keine spezifisch unterschiedlichen diagnostischen Entitäten* handelt. Vielmehr besteht *ein quantitatives Kontinuum einer Neuropathie*, wobei im Falle der idiopathischen Trigeminusneuralgie die Läsion *so gering* ist, daß zwar die typischen paroxysmalen Schmerzattacken generiert werden, es zu einem weiteren Ausfall von Nervenfunktionen jedoch noch nicht gekommen ist. Dagegen bestehen bei der symptomatischen Trigeminusneuralgie neben den Schmerzparoxysmen die zusätzlichen Zeichen einer Neuropathie, deren Ätiologie auch aufzudecken ist.

Ursachen für die symptomatische Trigeminusneuralgie können eine multiple Sklerose sein, eine vaskuläre Kompression durch ein ektatisches Gefäß, durch ein Aneurysma oder durch eine arteriovenöse Malformation. Auch Neoplasmen in Form eines Meningeoms, eines Neuroms, einer Epidermoidzyste oder andere Raumforderungen können durch mechanische Kompression eine Trigeminusneuralgie hervorrufen. Entzündliche Ursachen, wie z.B. ein Herpes zoster, können ebenfalls zu dem typischen Schmerzbild einer Trigeminusneuralgie führen.

Zur *Ätiologie der Trigeminusneuralgie* gibt es eine Reihe verschiedenster Hypothesen. Jede Trigeminusneuralgie muß als *symptomatisches Geschehen* aufgefaßt werden, bei dem eine *Neuropathie des Nervs* induziert wird. Die Ausbildung eines sensiblen Defizits und eines Dauerschmerzes zwischen den einzelnen Schmerzparoxysmen weisen auf ein *quantitatives Fortschreiten* der Schädigung hin. Insofern ist die *Unterscheidung* zwischen einer idiopathischen und einer symptomatischen Trigeminusneuralgie weitgehend überholt.

Möglicherweise die häufigste Ursache für das Schmerzgeschehen ist eine

— *vaskuläre Kompression des N. trigeminus*.

Weitere Entstehungsbedingungen können sein: *raumfordernde Neubildungen, wie z.B. ein Meningeom, Epidermoidzysten, Akustikusneurinom oder demyelinisierende Prozesse bei einer multiplen Sklerose.*

Die gängigen pathophysiologischen Konzepte zur Schmerzentstehung konzentrieren sich entweder auf periphere oder auf zentrale Mechanismen. Ein Erklärungsansatz im Sinne der ersteren ist eine

— *segmentale Demyelinisation im Bereich der Trigeminuswurzel.*

Allerdings können durch diese segmentale Demyelinisation die *Auslösung durch periphere Triggerreize* sowie *die Refraktärperioden* nicht erklärt werden. Um dieses verständlich zu machen, wurde zusätzlich angenommen, daß es aufgrund regionaler Myelinisierungsdefekte zu einer

— *ephaptischen Erregungsübertragung*

von einer Faser auf die andere kommt, mit der Folge, daß *sensorische Reize* zu schmerzhaften Empfindungen führen können. Dieses Modell basiert quasi auf der Annahme von Kurzschlußeffekten zwischen den einzelnen Nervenfasern. Die lokalen Myelindefekte können dazu führen, daß die Erregung der dicken bemarkten taktilen Fasern auf die unbemarkten nozizeptiven Fasern überspringt und somit die Schmerzparoxysmen auslöst. Diese Annahme ist sehr attraktiv insbesondere im Zusammenhang mit demyelinisierenden Erkrankungen wie z. B. der multiplen Sklerose.

Diese Theorie kann auch auf die *zentrale Weiterleitung der Reize* angewendet werden. Geht man von fokalen Demyelinisierungen aus, kann vermutet werden, daß kurzschlußbedingt *abnorme Impulse von Erregungen* produziert werden und dann zu den Schmerzparoxysmen führen. Es ist auch möglich, daß durch *Demyelinisierung im spinalen Trigeminuskern* die hemmende Wirkung von Neuronen ausfällt und dadurch *taktile Reize* zu einer

— *übermäßigen Erregung von sog. „wide dynamic range neurons"* (WDRN)

führen. Durch Ausfall der Umgebungshemmung interpretieren die zentralen Neurone die Erregung als *noxisch*. Die Folge ist, daß *Triggerreize*, obwohl nicht schmerzhaft, zu einem Schmerzparoxysmus führen. Medikamente, wie z. B. Carbamazepin, sind in der Lage, die zentrale Inhibierung zu normalisieren und dadurch die Trigeminusneuralgie zu kupieren.

Weitere Erklärungsmöglichkeiten bestehen darin, daß eine

— *periphere Deafferenzierung von Trigeminusneuronen*

zu einer *transganglionären Degeneration* von Neuronen im spinalen Trigeminuskern führt und damit eine Art von zentralem Deafferenzierungsprozeß ausgelöst wird. Durch

— *Veränderung der rezeptiven Felder*

und durch eine *Störung der somatotopischen Repräsentation* kann es zu einer *erhöhten Spontanaktivität* kommen, und taktile Reize können dann zu fehlerhaften Erregungen im ZNS mit Schmerzparoxysmen führen.

Eine *geringgradige Neuropathie des N. trigeminus bei der sog. idiopathischen Trigeminusneuralgie* zeigt sich in neueren Untersuchungen, die auch hier *kleine Bereiche mit Hypästhesie oder Hypalgesie* nachweisen können. Dies weist darauf hin, daß *eine partielle Deafferenzierung* vorliegt. Die Auslösung von Schmerz durch nicht schmerzhafte Reize ist ein typisches Merkmal der Deafferenzierung. In Verbindung mit den zentralen Prozessen kann angenommen werden, daß die Trigeminusneuralgie *sowohl durch periphere als auch zentrale Bedingungen* generiert wird.

Klinik

Die Klinik der idiopathischen Trigeminusneuralgie kann als *Prototyp für den früheren Neuralgiebegriff* herangezogen werden. Spricht man von einem neuralgiformen Schmerz, denkt man an die Trigeminusneuralgie als Komparator. Hauptmerkmal dieser „neuralgiformen Phänomenologie" sind die

— *paroxysmalen Schmerzattacken*

im Gesicht oder im Stirnbereich, die wenige Sekunden bis zu 2 min andauern können. Als zweites artbildendes Charakteristikum gilt die

— *typische Ausbreitung*

im Verlauf eines oder mehrerer Äste des N. trigeminus. Bei der Erkrankung handelt es sich um die häufigste neuralgiform auftretende Schmerzproblematik bei Menschen über dem 50. Lebensjahr. Klagt ein Patient über *paroxysmal, kurzzeitig auftretende Schmerzattacken, die durch äußere Reize auslösbar sind und die dem Versorgungsgebiet eines der Trigeminusäste entsprechen*, muß die Trigeminusneuralgie differentialdiagnostisch erwogen werden. Andererseits ist die Trigeminusneuralgie *eine außerordentlich seltene Erkrankung*.

— Etwa 4 Personen pro 100000 Einwohner erkranken pro Jahr.

Damit ist die Trigeminusneuralgie wesentlich seltener als z. B. der schon sehr seltene Clusterkopfschmerz, der bei ungefähr 10 Menschen auf 100000 Einwohner pro Jahr auftritt. Trotzdem ist die Trigeminusneuralgie aufgrund der prägnanten Symptomatik eine sehr bekannte Schmerzerkrankung. Häufig wird die Diagnose auch für *Gesichtsschmerzen schlechthin* eingesetzt, die in keiner Weise mit den diagnostischen Kriterien in Einklang zu bringen sind, und auch *jede Form von Schmerzen im Bereich der Trigeminusäste* wird oft fälschlicherweise mit diesem Namen etikettiert.

Die Trigeminusneuralgie ist *eine typische Alterskrankheit*. Es besteht eine direkte Verbindung zwischen der *Arteriosklerose* im Alter und dem Auftreten der Erkrankung. Verhärtete, elongierte Gefäßschlingen üben einen besonderen mechanischen Druck auf den N. trigeminus aus. Die Trigeminusneuralgie tritt bei Männern und Frauen nahezu mit gleicher Häufigkeit auf, es besteht jedoch eine Tendenz zu etwas größerer Häufigkeit bei Frauen. Der Grund für diese Tendenz ist nicht offenkundig. Es ist jedoch möglich, daß die *hintere Schädelgrube bei Frauen enger* ausgestaltet ist als bei Männern. Dadurch besteht evtl. ein engerer Kontakt zu dem Nervengefäß, und der komprimierende Effekt könnte stärker sein. Ein weiterer einfacher – nämlich ein demographischer – Grund könnte jedoch in der bei Frauen im Vergleich zu Männern *höheren Lebenserwartung* liegen.

Ob *hormonelle Faktoren* zu einer stärkeren Arteriosklerose führen können, muß offenbleiben.

Die *Schmerzlokalisation* bei der Trigeminusneuralgie kann sich *streng auf einen einzelnen Ast* des Nervs beschränken. Es können allerdings auch *mehrere Äste* des N. trigeminus betroffen sein. Breitet sich der Schmerz jedoch über die Mittellinie hinaus aus oder ist der Nacken oder gar der Hals vom Schmerz betroffen, ist die Diagnose einer Trigeminusneuralgie *nicht kriterienkonform*. Die rechten Trigeminusäste sind öfter betroffen als die linken. Etwa 4 % der betroffenen Patienten erleiden entweder gleichzeitig oder zu unterschiedlichen Zeiten eine Trigeminusneuralgie auf beiden Gesichtshälften. Die *Schmerzparoxysmen* können zwar abwechselnd auf der einen und auf der anderen Seite auftreten; Schmerzparoxysmen gleichzeitig auf beiden Gesichtshälften im Sinne einer simultanen Auftretensweise bestehen *nicht* (Abb. 20.1).

Eine besondere Eigenart der Trigeminusneuralgie ist, daß nach einem einzelnen Schmerzparoxysmus eine

— *Refraktärperiode*

besteht, während der Triggerreize *keine neuen Schmerzen* auslösen können. Diese Zeit kann *bis zu einigen Minuten* andauern. Die Refraktärperiode ist gewöhnlich *proportional zur Intensität und zur Länge der einzelnen Schmerzparoxysmen*. Je schlimmer der Schmerzschlag ist, desto länger ist die Refraktärperiode bis zum nächsten Paroxysmus.

Als Ursache für eine *bilaterale Trigeminusneuralgie* findet sich am häufigsten eine *multiple Sklerose*. Etwa ein Drittel der betroffenen Patienten hat die Beschwerden im N. maxillaris und N. mandibularis gleichzeitig. Fast zwei Drittel leiden nahezu gleichverteilt an einer Trigeminusneuralgie in *einem* dieser beiden Äste. Außerordentlich selten ist das alleinige Auftreten einer Trigeminusneuralgie im 1. Ast. Etwa 4 % der Patienten weisen die Symptome ausschließlich im N. ophthalmicus auf.

Die Schmerzen können *spontan* auftreten, ohne daß eine erkennbare Ursache besteht. Typisch ist jedoch, daß sie *durch äußere oder innere Bedingungen*

— *getriggert*

werden. Dazu gehört beispielsweise Essen, Sprechen, Waschen, Zähneputzen, Kauen, Naserümpfen u. a. Bei besonders empfindlichen Patienten kann *allein ein leichter Windzug über die Wange* unerträgliche Schmerzparoxysmen auslösen. Aus diesem Grunde sitzen die Patienten meist zurückgezogen, rühren sich nicht, sprechen nicht und essen tagelang nichts, da Schlucken und Kauen unerträgliche Schmerzen verursacht. Diese Schmerzparoxysmen treten *ganz plötzlich und blitzartig* auf und haben deshalb den Namen *Tic douloureux* begründet. Betroffene beschreiben die Schmerzattacken meist als *elektrischen Schlag, Blitz oder Explosion im Gesicht;* sie können genau die Zeit angeben, zu der der erste Schmerzschlag auftrat. Die Schmerzintensität ist in der Regel *außerordentlich schwer*; die Schmerzen werden als lanzierend, stechend oder schlagartig und unsäglich quälend beschrieben.

Es ist wichtig, die Patienten ganz genau *nach der Dauer der Schmerzparoxysmen* zu fragen: „Wie lange dauern die „Schmerzblitze?". Sie treten meist nur Bruchteile von Sekunden bis zu 2 min auf. Damit sind die Schmerzen der Trigeminusneuralgie die *zeitlich am kürzesten auftretenden Attacken* im Vergleich zu anderen Kopfschmerzkrankheiten. Die chronisch paroxysmale Hemikranie zeigt Schmerzepisoden mit einer Dauer zwischen 2 und 45 min, der Clusterkopfschmerz mit einer Dauer zwischen 15 und 180 min und die Migräne mit einer Dauer von 4–72 h. Bei der Frage nach der Schmerz-

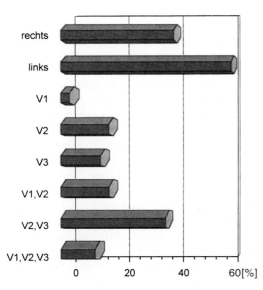

Abb. 20.1. Verteilung der Trigeminusneuralgie

dauer muß man den Patienten jedoch exakt darauf hinweisen, daß man *die einzelnen Schmerzparoxysmen* meint, nicht eine Serie von Schmerzparoxysmen. Wenn man dies nicht genau differenziert, kann man die Antwort erhalten, daß die Schmerzen bis zu 3 oder 4 h andauern. Der Patient meint damit jedoch, daß die Schmerzparoxysmen *in dieser Zeitspanne* immer wieder auftreten.

Die *aktiven Perioden* der Trigeminusneuralgie können während des Tages *von längeren Pausen* unterbrochen werden, um dann unvorhergesehen erneut aufzutreten. Auch kann es *in einzelnen Monaten* ein symptomfreies Intervall geben. Desgleichen kann *im Vorfeld* der Entstehung einer Trigeminusneuralgie ein Kopf- oder Gesichtsschmerz für unterschiedliche Zeitspannen aufgetreten sein, bevor dann die typischen Paroxysmen der Trigeminusneuralgie vorkommen. Im weiteren Verlauf kann, wenn ein sensorisches Defizit und ein Dauerschmerz nicht vorhanden sind, zusätzlich auch im Sinne einer zunehmenden Neuropathie *sowohl ein Ausfall der Nervenfunktion als auch ein Dauerschmerz* hinzukommen.

! Ganz im Gegensatz zu Clusterkopfschmerzen, bei denen nächtliche Attacken besonders prägnant sind, können Patienten mit einer Trigeminusneuralgie *typischerweise gut schlafen* und werden nicht von Schmerzparoxysmen gestört. Sollten jedoch *taktile Reize* wie z. B. das Bettkissen die Schmerzen triggern, können die Patienten ein *extremes Schlafdefizit* erleiden. Dies ist jedoch nur *ausnahmsweise* der Fall.

Das Auftreten einer *Trigeminusneuralgie ohne Zeichen einer Neuropathie* findet sich typischerweise *nach dem 50. Lebensjahr*. Treten die Schmerzparoxysmen *vor dem 50. Lebensjahr* auf, besteht in der Regel

— *Verdacht auf eine feststellbare Läsion* im Nervenverlauf.

Bei Patienten, die eine Trigeminusneuralgie *vor dem 30. Lebensjahr* erleiden, besteht als *häufigste Ursache* eine

— multiple Sklerose.

Diagnostik

Bei *jeder Trigeminusneuralgie*, wie auch bei allen anderen Kopfschmerzen, ist eine sorgfältige neurologische Untersuchung erforderlich, um Hinweise für eine direkte Nervenschädigung aufzudecken. Ergeben sich aufgrund der neurologischen Untersuchung *Hinweise für eine Neuropathie*, ist zur weiteren diagnostischen Klärung ein MRT erforderlich, um die Bedingungen der Nervenläsion zu erfassen. Insbesondere können dabei demyelinisierende Veränderungen sowie strukturelle Läsionen im Bereich des Kleinhirnbrückenwinkels aufgedeckt werden.

Etwa 1 % der Patienten, die an einer *multiplen Sklerose* leiden, weisen Symptome einer Trigeminusneuralgie auf. Dabei finden sich zumeist demyelinisierende Herde im Bereich des Hirnstamms und im Bereich der Eintrittszone der sensorischen Wurzeln im Hirnstamm. *Vaskuläre Ursachen*, wie z. B. eine arteriovenöse Malformation, ein Aneurysma oder ektatische Gefäße üben Kompressionseffekte auf den Nervenverlauf meist im Kleinhirnbrückenwinkel aus. Gleiches gilt für *Meningeome, Akustikusneurinome oder Epidermoidzysten*. Weitere *neoplastische Ursachen* für eine Trigeminusneuralgie können ein Osteom oder ein Trigeminusneurinom sein. *Raumforderungen in der mittleren Schädelgrube* zeigen meist ausgeprägte neuropathische Veränderungen mit Dauerschmerzen und sensorischen Defiziten. Die *typischen neuralgiformen Schmerzen* mit initial nur geringfügigen Funktionsausfällen werden dagegen durch *Ursachen in der hinteren Schädelgrube* bedingt. Eine Trigeminusneuralgie kann auch durch eine *kontralaterale Raumforderung* bedingt sein, die zu einer Verdrängung des Hirnstamms führt. Auch bei *supratentoriellen Raumforderungen* können kontralaterale Symptome einer Trigeminusneuralgie auftreten und die Seitenlokalisation aufgrund der klinischen Symptomatik verwirren.

Eine familiäre Häufung der Trigeminusneuralgie existiert *nicht*. Im Hinblick auf die extreme Seltenheit der Trigeminusneuralgie und die Entstehung der Erkrankung als Symptom einer zugrundeliegenden Ätiologie, die ja sehr mannigfaltig geartet sein kann, ist eine familiäre Häufung auch *nicht zu erwarten*.

In seltenen Fällen kann gleichzeitig zu einer Trigeminusneuralgie ein *Hemispasmus facialis* auftreten. Diese Kombination findet sich insbesondere bei Patienten, bei denen *eine elongierte und dilatierte A. basilaris* vorliegt und eine mechanische Kompression auf den N. trigeminus und auf den N. facialis im Bereich des Porus acusticus internus ausgeübt wird. Dies läßt sich aufdecken mittels MRT oder CT *mit doppelter Kontrastmittelkonzentration*.

Ein *sensorisches Defizit* ist *mit evozierten Potentialen ipsilateral* im entsprechenden Trigeminusast aufzudecken. Es finden sich *verlängerte Latenzen* der evozierten Potentiale. *Hirnstammläsionen* können mit *akustisch evozierten Hirnstammpotentialen* erfaßt werden. Diese neurophysiologischen

Methoden sind in der Lage, *auch geringgradige Läsionen* im Nervenverlauf aufzudecken.

Medikamentöse Therapie

Die Behandlung der Trigeminusneuralgie war bis vor wenigen Jahrzehnten noch ein ungelöstes medizinisches Problem. *Nichtopioidanalgetika und selbst potenteste Opioidanalgetika sind nicht in der Lage, die Schmerzparoxysmen, die physisch und psychisch destruierenden Schmerzen, zu kupieren.* Erst im Jahre 1942 wurde erkannt, daß

– *Phenytoin*

in der Lage ist, den Schmerzparoxysmen vorzubeugen. Im Jahre 1962 wurde schließlich

– *Carbamazepin*

in die Therapie der Trigeminusneuralgie eingeführt. Im Jahre 1976 wurde die Wirksamkeit von

– *Clonazepam*

und schließlich im Jahre 1980 die Wirksamkeit von

– *Baclofen*

beschrieben (Abb. 20.2). Aufgrund der *Irreversibilität von Läsionen im Bereich des Nervensystems* muß man sich bei jeder Therapie der Trigeminusneuralgie darüber im klaren sein, daß es sich um eine *Langzeittherapie* handelt. Dies gilt insbesondere bei der *Beachtung von Nebenwirkungen* der neurotropen und psychotropen Substanzen, v. a. in bezug auf die *Reduktion der Aufmerksamkeit und Konzentration* sowie *die potentielle Möglichkeit von Abhängigkeitsinduktion*. Bei jüngeren Menschen können solche Therapienebenwirkungen das Berufs- und Sozialleben sowie die Teilnahme am

Abb. 20.2. Möglichkeiten in der Therapie der Trigeminusneuralgie

konservativ

▷ Carbamazepin
- Soforttherapie 200 mg Carbamazepin-Suspension
- Dauertherapie:
  - initial 100 mg / d in retardierter Form [z.B. Tegretal®]
  - tägliche Dosiserhöhung um 100 mg bis Schmerzfreiheit
  - typische Dosis 2 x 400 mg / d Carbamazepin retard

▷ Baclofen
- initial 3 x 5 mg / d für 3 Tage [z.B. Lioresal®]
- alle 3 Tage Dosiserhöhung um 5 mg bis Schmerzfreiheit
- typische Dosis 5 x 10 mg / d
- wöchentliche Reduktion um 10 mg bei Schmerzfreiheit

▷ Carbamazepin *plus* Baclofen

▷ Phenytoin
- initial 100 mg / d [z.B. Zentropil®]
- alle 3 Tage Dosiserhöhung um 100 mg bis Schmerzfreiheit
- typische Dosis 500 mg / d in 3 Dosen

operativ

▷ perkutane Radiofrequenzthermokoagulation des Ganglion Gasseri

▷ Mikrovaskuläre Dekompression nach Janetta

▷ perkutane Mikrokompression des Ganglion Gasseri

▷ Alkoholinjektion im Bereich des Foramen rotundum

▷ perkutane retroganglionäre Glycerolinjektion

Straßenverkehr beeinträchtigen. Bei älteren Menschen können entsprechende Nebenwirkungen die Mobilität schwer in Mitleidenschaft ziehen. Aus diesem Grunde sollten beim Vorliegen einer Trigeminusneuralgie *keine autodidaktischen Versuche* mit der Gabe von Medikamenten durchgeführt werden, mit denen keine großen Erfahrungen vorliegen. Die Therapie mit Antiepileptika und anderen neurotropen und psychotropen Substanzen gehört zum täglichen Arbeitsgebiet des Neurologen, und Patienten mit einer Trigeminusneuralgie sollten deshalb während der Behandlungseinleitung *neurologisch* behandelt werden.

Ein weiteres Problem bei der medikamentösen Behandlung der Trigeminusneuralgie ist, daß ein *initial ausgezeichneter Therapieerfolg* im Laufe der Zeit *deutlich nachlassen kann*. So wird der initial schlagartige positive Effekt auf die Gabe von Carbamazepin sogar zuweilen von einigen Autoren als diagnostisches Kriterium angeführt. Nach 1–2 Jahren kommt es jedoch zu einem deutlichen Nachlassen der Effektivität.

Beim Einsatz der Medikamente sollte auch darauf geachtet werden, daß *initial eine ausreichend hohe Dosierung* mit entsprechendem Plasmaspiegel gegeben wird. Der Hinweis, daß dieses oder jenes schon ausprobiert worden sei, ist *keine Grundlage für die Annahme*, daß die Substanzen wirkungslos sind. Erst die Art der Durchführung, die Höhe der Dosierung und das konsequente Einnehmen über einen ausreichenden Zeitraum können über die Effektivität urteilen lassen. *Bei Nachlassen der Therapieeffektivität* nach längerer Gabe kann man mit einer *Dosiserhöhung* erneut einen ausreichenden klinischen Effekt erzielen.

! *Psychische Effekte* spielen sowohl in der Genese als auch in der Therapie der Trigeminusneuralgie *keine Rolle*. Dies zeigt sich sehr eindrucksvoll in der Tatsache, daß die

– Gabe eines Placebos völlig ineffektiv ist.

Die zentralen Mechanismen in der Schmerzwahrnehmung besitzen offensichtlich keinen bedeutenden Stellenwert.

Bei der Einstellung auf eine Therapie gilt insbesondere bei älteren Patienten, *daß mit einer niedrigen Dosierung begonnen wird, die langsam erhöht wird* („Start low, go slow"). Auf eine *permanent konstante Plasmakonzentration* sollte geachtet werden.

MERKE

Plasmaspiegel, wie für Antiepileptika angegeben, sind für die Einstellung *primär nicht relevant*. Sie werden erst dann herangezogen, wenn trotz ausreichend hoher Dosierung keine therapeutische Effektivität erzielt wird oder aber bei sehr niedrigen Dosierungen bereits Nebenwirkungen auftreten.

Die Dosierung richtet sich *allein nach der Schmerzintensität* und wird hinsichtlich der klinischen Besserung quasi *individuell titriert*. Die *Grenze für eine Höchstdosierung* ist nicht ein individuell möglicherweise völlig irrelevanter Normalwert, sondern *das Auftreten von toxischen Symptomen*. Prinzipiell sollte einer *Monotherapie* der Vorzug gegeben werden. Dabei sollte auf eine ausreichende Dosierung geachtet werden. Wenn nach ausreichender Dosierung bis zur Schwelle inakzeptabler Nebenwirkungen keine klinische Effektivität erzielt werden kann, sollte auf ein *Medikament der 2. oder 3. Wahl* übergegangen werden. Nur wenn die Monotherapie mit den verschiedenen Substanzen keinen ausreichenden Erfolg bringt, sollte die Kombinationstherapie erwogen werden.

Carbamazepin

Carbamazepin gilt als *Medikament der ersten Wahl* bei der Trigeminusneuralgie. Der Einsatz wird weniger von der Ätiologie neuropathischer Schmerzen bestimmt, sondern vielmehr von der *Phänomenologie und der Generierung der Schmerzen*. Der Wirkmechanismus von Carbamazepin beruht auf der Fähigkeit der Substanz,

– bei hochfrequenten Reizen *die Refraktärperiode zu verlängern*

und somit die Nervenerregbarkeit für in hoher Frequenz kurzzeitig auftretende Reize zu reduzieren. Phenytoin zeigt die gleiche Fähigkeit, Carbamazepin ist jedoch sowohl experimentell als auch klinisch wirksamer. *Die Sensibilität des Neurons wird nicht reduziert*, da die Weiterleitung von niederfrequenten Reizen nicht beeinträchtigt wird. Aus diesem Wirkmechanismus kann auch ein pathophysiologisches Modell für die Entstehung der Trigeminusneuralgie abgeleitet werden. So können sensorische Triggerreize, die zu Erregungen in einem Ast des N. trigeminus führen, zu einer kurzzeitigen Refraktärperiode mit mangelnder Erregbarkeit nach dem Reiz führen. Diese Poststimulushemmung wird durch Depolarisation der primären Afferenzen bedingt. Fällt diese Depolarisationsphase aus, können hochfrequente Reizserien zu einer *Dauererregung* führen und möglicherweise zu einer Übererregung des Trigeminusastes beitragen. Die Folge könnten dann die Schmerzparoxysmen sein. Wird die Refraktärperiode durch Carbamazepin *normalisiert*, wird diese temporäre Übererregung verhindert. Die sensorische Empfindlichkeit des Neurons wird dadurch nicht gestört.

Dieses Modell erklärt auch, warum z. B. hochpotente Opioidanalgetika *keinerlei Effekt* auf die Trigeminusneuralgie ausüben können, da sie diesen Mechanismus nicht beeinflussen. Das *Nachlassen der Wirksamkeit* von Carbamazepin im Langzeitverlauf könnte dadurch bedingt sein, daß durch weiteres Fortschreiten der neuropathischen Läsion die Refraktärphase durch Depolarisation *so ausgeprägt gestört* wird, daß eine Normalisierung durch die Carbamazepintherapie nicht mehr gelingt. Auch im Bereich des Ganglion ist es möglich, daß Areale mit plötzlichen überschießenden Erregungen ohne ausreichend lange Refraktärphase zu einer übermäßigen afferenten Erregung mit Schmerzparoxysmen führen. Auch diesbezüglich könnte die klinische Effektivität von Carbamazepin erklärt werden, nämlich durch eine Normalisierung der Refraktärphase.

> **MERKE**
>
> Carbamazepin hat *bei über 80 %* der erstbehandelten Patienten mit einer Trigeminusneuralgie eine prompte klinische Wirksamkeit.

Aufgrund von Nebenwirkungen muß – trotz erfolgreicher klinischer Wirksamkeit – bei ca. 5–10 % der Patienten die Therapie jedoch wieder abgebrochen werden. Carbamazepin gilt als Medikament der ersten Wahl, weil es die *größte klinische Wirksamkeit bei geringsten Nebenwirkungen* im Vergleich zu anderen wirksamen Substanzen aufweist. Bei Langzeituntersuchung zeigt sich, daß die klinische Wirksamkeit im Langzeitverlauf nachläßt. Bei Dauertherapie über 16 Jahre findet sich nur noch

— bei *56 %* der primär erfolgreich behandelten Patienten eine ausreichende klinische Effektivität.

Über die *optimale Höhe der Dosierung* gibt es nur sehr wenige Daten aus kontrollierten Studien. Eine effektive Schmerztherapie kann *mit Plasmaspiegeln zwischen 6 und 10 mg/l* erreicht werden. Allerdings gibt es dabei *erhebliche Unterschiede* zwischen den einzelnen Patienten. Als Haupteffekt jedoch erweist sich, daß die Länge der Therapiedauer positiv korreliert ist mit der erforderlichen Dosis: *Je länger die Therapie, desto höhere Dosen müssen verabreicht werden*, um den gleichen klinischen Effekt zu erzeugen.

— Zu Beginn der Therapie können tägliche Dosen von 200 mg völlig ausreichend sein.

Um einen schnellen initialen Therapieerfolg zu haben, kann Carbamazepin als *Sirup* gegeben werden. Die Resorption ist hierbei besonders schnell, und der Patient kann innerhalb *weniger Minuten* Schmerzfreiheit erzielen. Im weiteren Verlauf kann im Einzelfall eine *Dosis bis zu 1600 mg* notwendig werden, die auf 3–4 Tagesdosen verteilt wird.

Carbamazepin wird im Magen-Darm-Trakt und v. a. im Magen und im Dünndarm resorbiert. Die Absorption erfolgt langsam. *Plasmamaximalkonzentrationen* können teilweise *erst 24 h nach der Medikamenteneinnahme* beobachtet werden. Die Verteilung erfolgt ubiquitär, ohne daß eine besondere Anreicherung in speziellen Geweben zu beobachten ist. Die Plasmaproteinbindung beträgt ca. 75 %. Die langsame Resorption hat den Vorteil, daß *kontinuierliche Plasmaspiegel* erreicht werden können. Carbamazepin wird hauptsächlich nach Metabolisierung unkonjugiert im Urin ausgeschieden. Bei einer initialen Dosierung werden ca. 40 % über diesen Stoffwechselweg ausgeschieden. Nach einer Dauertherapie steigt dieser Anteil jedoch auf ca. 70 % an.

Initial zeigt sich eine *direkte Korrelation zwischen der eingenommenen Dosis und der Plasmakonzentration*. Hier unterscheidet sich Carbamazepin von anderen Epileptika, wie insbesondere Phenytoin. Bei *Phenytoin* können bei Dosiserhöhung *stufenartige Plasmaspiegelerhöhungen* beobachtet werden. Ein kleiner Anstieg der eingenommenen Dosis kann zu einer sprunghaft angestiegenen Plasmakonzentration mit entsprechenden Nebenwirkungen führen.

Die Anpassung der Dosis mit Carbamazepin an den klinischen Bedarf ist somit *gut steuerbar*. Andererseits ist jedoch bei der Langzeittherapie ein klinischer Effekt mit der gleichen Dosis im Laufe der kontinuierlichen Therapie nicht mehr zu erzielen, da sich *die Metabolisierung von Carbamazepin in der Langzeittherapie verändert*. Bei einem *zu schnellen Einstieg* in die Therapie kann eine *hohe Rate von Nebenwirkungen* bewirkt werden, was nach einer Langzeittherapie aufgrund der höheren Metabolisierung nicht mehr problematisch sein wird.

> **MERKE**
>
> Es ist deshalb erforderlich, daß man *sehr niedrig und langsam* mit der Therapie beginnt und erst im Laufe der Zeit die Dosis erhöht.

Die Autoinduktion der erhöhten Metabolisierung ist nach 3–5 Wochen abgeschlossen. Nach dieser Zeit kann man dann stabile Plasmakonzentrationen erwarten. *Während der Schwangerschaft* ist die Metabolisierung ebenfalls erhöht, so daß hier niedrige Plasmaspiegel bei gleichen Dosen resultieren. *Während des Stillens* wird eine Dosis von ca. 2–5 mg Carbamazepin an das Kind pro Tag weitergegeben. Diese Dosis rechtfertigt nicht das Abstillen und stellt keine Schädigung für den Säugling dar.

Wechselwirkungen: Vor Beginn einer Therapie mit Carbamazepin muß *eine Behandlung mit Monoaminoxidasehemmer seit mindestens 2 Wochen abgeschlossen* sein. Durch die Therapie mit Carbamazepin kann die Aktivität von Leberenzymen erhöht werden. Damit können die Plasmaspiegel von anderen Medikamenten gesenkt werden. Dies gilt für *Clonazepam, Ethosuximid, Primidon, Valproinsäure, Alprazolam, Kortikosteroide, Cyclosporin, Digoxin, Doxycyclin, Haloperidol, Imipramin, Methadon, Theophyllin, blutgerinnungshemmende Mittel sowie hormonelle Kontrazeptiva.* Bei Einnahme von hormonellen Kontrazeptiva können Zwischenblutungen auftreten, da eine Wirkungsabschwächung erfolgt. Es sollten deshalb *andere nichthormonelle Verhütungsmethoden* eingesetzt werden. Bei der zusätzlichen Therapie mit *Phenytoin* können sich sowohl Erhöhungen als auch Reduktionen der Plasmakonzentration einstellen. Dadurch können unerwartete Nebenwirkungen *bis hin zu Verwirrtheitszuständen und Koma* auftreten.

Eine Reihe von Medikamenten kann *die Plasmaspiegel von Carbamazepin reduzieren.* Dazu gehören *Phenobarbital, Phenytoin, Primidon, Clonazepam, Valproinsäure und Theophyllin.* Bei einer Kombinationstherapie von verschiedenen Antiepileptika sollte deshalb eine *Kontrolle der Plasmaspiegel* erfolgen, um Informationen über die Höhe des Wirkspiegels zu haben. Durch eine Reihe von Medikamenten kann auch *die Plasmakonzentration von Carbamazepin erhöht* sein. Dazu gehören *Makrolidantibiotika, Isoniazid, Kalziumantagonisten, Acetazolamid, Dextropropoxyphen, Viloxazin, Danazol, Nikotinamid und Desipramin.* Bei Einnahme solcher Substanzen können unter Carbamazepin *verstärkt Nebenwirkungen* auftreten, insbesondere Schwindel, Müdigkeit, Gangunsicherheit und Doppeltsehen. Das Auftreten von Nebenwirkungen kann auch bei gleichzeitiger Gabe von *Carbamazepin mit Neuroleptika* begünstigt werden. Gleiches gilt bei gleichzeitiger Einnahme von *Carbamazepin und Lithium.*

Nebenwirkungen: Nebenwirkungen treten aufgrund der obengenannten Bedingungen *häufiger bei Kombinationstherapien* auf. Deshalb sollte initial immer eine Monotherapie veranlaßt werden. Im Bereich des Zentralnervensystems und der Psyche können Nebenwirkungen in Form von *Somnolenz, Sedierung, Schläfrigkeit, Ataxie, Kopfschmerzen, Verwirrtheit und Unruhe* bestehen. Psychische Nebenwirkungen können *Depression, Aggression, Denkverlangsamung, Antriebsschwächung, Halluzinationen, Ohrensausen und Hyperakusis* sein. *Latente Psychosen können aktiviert werden.* Auch *unwillkürliche Bewegungen*, wie z. B. Tics oder Nystagmus, können auftreten. Insbesondere bei älteren Menschen sind auch *dyskinetische Störungen*, wie z. B. orofaziale Dyskinesien, zu beobachten. *Im Einzelfall* können *Sprachstörungen, Mißempfindungen, Muskelschwäche, Nervenentzündung sowie Paresen und Geschmacksstörungen* vorhanden sein. *In der Regel remittieren diese Symptome innerhalb von 2 Wochen nach Auftreten oder nach Dosisreduktion.*

Im Bereich der Augen können *vorübergehend Konjunktivitiden und Akkommodationsstörungen* auftreten. Im Bereich des Bewegungsapparates sind *Arthralgien oder Myalgien sowie Muskelkrämpfe* zu beobachten. Ebenfalls können gelegentlich *allergische Hautreaktionen* vorhanden sein. *Selten* treten *Blutbildveränderungen* in Form von Leukozytose, Eosinophilie oder Leukopenie, Thrombozytopenie auf. *Vereinzelt* wurden jedoch auch *lebensbedrohliche Blutbildveränderungen* wie Agranulozytose, aplastische Anämie oder andere Anämieformen beobachtet. Ist dies der Fall, muß Carbamazepin abgesetzt werden. Via Gastrointestinaltrakt können *Appetitlosigkeit, Mundtrockenheit, Nausea, Erbrechen sowie Diarrhö und Obstipation* auftreten. *In Einzelfällen* wurde auch über die Induktion einer *Pankreatitis* berichtet. Gelegentlich bestehen *Leberfunktionsstörungen* sowie *Störungen des Wasser- und Mineralhaushalts.* Auch die *Schilddrüsenfunktionsparameter* können beeinflußt werden. *Sensibilitätsreaktionen im Bereich der Atmungsorgane, Nierenfunktionsstörungen, Bradykardie und Herzrhythmusstörungen* sind *mögliche, aber seltene Nebenwirkungen.*

Bei *Überempfindlichkeitsreaktionen*, wie z. B. Fieber, Hautausschlag, Vaskulitis, Lymphknotenschwellung, Gelenkschmerzen, Leukopenie, Eosinophilie, Milz- oder Lebervergrößerung sowie gestörter Leberfunktion, sollte ein *Blutbild* bestimmt und *das Medikament abgesetzt werden*. Aufgrund der möglichen Nebenwirkungen sind bei der Langzeittherapie, die bei der Trigeminusneuralgie in der Regel erforderlich ist, *in regelmäßigen Abständen Blutbild, Nieren- und Leberfunktion sowie der Carbamazepinspiegel zu überprüfen*. Blutbild und Leberwerte sollten vor Beginn der Therapie als *Ausgangsbasis* erhoben werden. Anschließend sollten dann nach Therapiebeginn *in den ersten 4 Wochen in wöchentlichen Abständen* die Werte kontrolliert werden. *Nach 6monatiger Behandlung reichen dann Kontrollen in 2- bis 4monatigem Abstand aus*. Besteht ein *grüner Star*, sollte der *Augeninnendruck* regelmäßig geprüft werden. Im Hinblick auf die möglichen sedierenden Effekte sollte *auf die Teilnahme am Straßenverkehr verzichtet* werden. Dies gilt insbesondere im Zusammenhang mit der Einnahme von Alkohol.

Dosierung: In der Regel stellt sich ein Patient mit einer Trigeminusneuralgie mit akut aufgetretenen Schmerzen *notfallartig* vor. Aufgrund der unerträglichen Beschwerden ist

- *ein schneller Therapiebeginn*

notwendig. Bei Gabe einer Tablette wird die maximale Plasmakonzentration je nach Darreichungsform nach 12 h (unretardiertes Carbamazepin) bis 22 h (retardiertes Carbamazepin) erreicht. Der Patient wird in der Regel deshalb *mehrere Stunden* warten müssen, bis eine ausreichende Effektivität erzielt wird. Um diese Verzögerung zu vermeiden, sollte Carbamazepin

- *als Suspension*

verabreicht werden. Der Patient kann dann damit rechnen, daß spätestens *innerhalb von 30–180 min* eine Wirkung eintritt. Man dosiert *initial mit 200 mg Carbamazepin Suspension* und hat dann Zeit, die Dauertherapie einzuleiten. Aufgrund der Metabolisierungsinduktion sollte man die *Dosis sehr langsam ansteigen lassen*. Nimmt man den Einschleichvorgang von Carbamazepin zu schnell vor, können Nebenwirkungen in Form von Ataxie und Schwindel auftreten. Gerade bei älteren Menschen empfiehlt es sich deshalb, die Behandlung stationär einzuleiten.

MERKE

- Nach einer *Startdosis mit 100 mg* beobachtet man die Schmerzverbesserung.
- Stellt sich diese ein, beginnt man mit einer *Erhaltungsdosis von zunächst 100 mg Carbamazepin retard* pro Tag.
- Wird unter dieser Dosis Schmerzfreiheit erzielt, ist keine weitere Steigerung erforderlich.
- Ist eine ausreichende Schmerzfreiheit nicht erzielt, *erhöht man täglich um 100 mg Carbamazepin retard, bis Schmerzfreiheit eintritt*.
- In der Regel sind Tagesdosen von 400–800 mg Carbamazepin retard auf ein bis 2 Gaben pro Tag verteilt erforderlich. Bei einigen Patienten ist es auch möglich, die Dosis im Laufe der Therapie zu reduzieren und Erhaltungsdosen von 200–400 mg pro Tag fortzuführen.

Insbesondere *bei älteren Patienten* ist sehr vorsichtig zu dosieren und eine langsame Dosissteigerung durchzuführen. Die Medikamente sollten nach den Mahlzeiten mit etwas Flüssigkeit eingenommen werden. Die Dauer der Behandlung richtet sich nach dem Zeitpunkt des Einstellens der Schmerzfreiheit. Tritt diese auf, sollte jedoch nicht abgebrochen werden, *sondern die Erhaltungsdosis noch über 4–6 Wochen weitergeführt werden*. Durch *vorsichtige, langsame Dosisreduktion* kann festgestellt werden, ob dann auch nach Absetzen der Erhaltungsdosis die Schmerzfreiheit bestehen bleibt oder aber ob erneute Schmerzparoxysmen auftreten. Beim Wiederauftreten der Schmerzattacken kann mit der ursprünglichen Erhaltungsdosis weiterbehandelt werden.

Als *Zeichen einer Überdosierung und Intoxikation* treten Schwindel, Ataxie, Benommenheit, Stupor, Übelkeit, Erbrechen, Unruhe, Verwirrtheit, Dystonien, Mydriasis, Nystagmus, Harnretention sowie Reflexanomalien auf. Weitere Intoxikationszeichen sind Tremor, Erregung, Krampfanfälle, respiratorische und kardiovaskuläre Störungen mit meist hypotonen Blutdruckwerten, Tachykardie, AV-Block, Bewußtseinsstörungen bis hin zum Atem- und Herzstillstand.

Insbesondere bei der Therapie der Trigeminusneuralgie mit schwersten Schmerzparoxysmen muß auch damit gerechnet werden, *daß Patienten aus suizidaler Absicht eine Überdosis einnehmen*. Carbamazepinintoxikationen treten meist *bei sehr hohen Dosen von 4–20 g* auf. Die Plasmaspiegel liegen dabei über 20 mg/l. Ein spezifisches Antidot für akute Carbamazepinintoxikationen gibt es nicht. Es soll versucht werden, möglichst schnell *Erbrechen* auszulösen oder eine *Magenspülung* einzuleiten. Die Verminderung der Resorption kann durch *Aktivkohle* oder durch ein *Laxans* erzielt werden. Bei *Elektrolytverschiebungen* sind Korrekturen durchzuführen, und die *Respirations- und Herzfunktion* sind aufrechtzuerhalten. Die Durchführung einer forcierten Diurese oder einer Hämo- und Peritonealdialyse ist wegen der hohen Proteinbindung der Substanz weniger erfolgversprechend.

Schwangerschaft und Stillzeit: Prinzipiell sollten Frauen im gebärfähigen Alter unbedingt auf die *Notwendigkeit von Planung und ggf. Überwachung einer eventuellen Schwangerschaft* hingewiesen werden. Falls es die klinische Situation erfordert und eine Carbamazepintherapie während der Schwangerschaft und Stillzeit dringend notwendig ist, sollte insbesondere *zwischen dem 20. und 40. Schwangerschaftstag die niedrigste effektive Dosis* eingesetzt werden. Spitzenkonzentrationen sind zu vermeiden, da diese wahrscheinlich fetale Fehlbildungen auslösen. Auch die Kombinationstherapie mit anderen Medikamenten sollte möglichst vermieden werden. Wegen der enzyminduzierenden Wirkung von Carbamazepin kann die *Gabe von Folsäure* während der Schwangerschaft sinnvoll sein. Auch die Verabreichung von *Vitamin K* am Ende der Schwangerschaft an die Mutter bzw. nach der Geburt an das Neugeborene wird empfohlen. Während der Schwangerschaft sollte auf eine *genaue Kontrolle der Wirkspiegel* geachtet werden und eine Einstellung im unteren therapeutischen Bereich angestrebt werden. Nur in seltenen Fällen wurden Mißbildungen beobachtet. Carbamazepin kann zwar beim Stillen in die Muttermilch übertreten, jedoch sind die Mengen so gering, *daß in der Regel ein Abstillen nicht erforderlich ist*.

Baclofen
Baclofen gilt als *Medikament der 2. Wahl* in der Therapie der Trigeminusneuralgie. Es wird eingesetzt, wenn sich nach Carbamazepin kein ausreichender Therapieerfolg einstellt oder sich Carbamazepin als unverträglich erweist. Baclofen ist das razemische Derivat der ubiquitär im ZNS vorhandenen *g-Aminobuttersäure* (GABA). Dabei handelt es sich um den wichtigsten inhibitorischen Neurotransmitter. Das Medikament *stimuliert die GABA-b-Rezeptoren*, die sowohl prä- als auch postsynaptisch lokalisiert sind. Dadurch wird eine *Hemmung oder Dämpfung der Erregungsübertragung* erzeugt. Die Membrankaliumleitfähigkeit wird erhöht, wodurch an vielen Neuronen eine Hyperpolarisation bewirkt wird. Die Folge ist eine Reduktion der Freisetzung von exzitatorischen Aminosäuren. Im Tierversuch läßt sich eine Reduktion der Antworten bei Stimulation von mechanorezeptiven Neuronen im N. maxillaris im spinalen Trigeminuskern feststellen.

Baclofen wird sehr schnell aus dem Magen-Darm-Trakt resorbiert. *Maximale Plasmaspiegel werden bereits nach 2 h erreicht*. Die Substanz wird aus dem ZNS nur langsam zurückverteilt, so daß innerhalb von 24 h sehr *gleichmäßige Wirkspiegel* im Gehirn beobachtet werden können. Allerdings wird die Blut-Hirn-Schranke nur schwer überwunden. Die *Eliminationshalbwertszeit beträgt ca. 8 h*. Die Elimination erfolgt vorwiegend renal. Eine Kumulation wird auch nach Langzeittherapie nicht beobachtet, jedoch kann bei Vorliegen einer Nierenfunktionsstörung eine *Kumulation* nicht ausgeschlossen werden.

> **MERKE**
> - Bei *bis zu 70 %* der Patienten, die nicht auf Carbamazepin ansprechen, kann eine therapeutische Effektivität durch Baclofen erzielt werden.
> - Bei mangelndem Ansprechen auf Baclofen *und* Carbamazepin sollte *eine Kombination von Carbamazepin und Baclofen* versucht werden.
> - Dadurch ist bei weiteren 50 % eine effektive Therapie zu erwarten. Auch können durch diese Therapie Langzeiteffekte erzielt werden, die sich bei einer Monotherapie möglicherweise nicht einstellen.

Kontraindikationen: Die Substanz darf bei *Überempfindlichkeit, bei zerebralem Anfallsleiden oder bei terminaler Niereninsuffizienz* nicht eingesetzt werden. Bei *eingeschränkter Nieren- und Lungenfunktion sowie bei schweren Leberfunktionsstörungen, bei Ulzera des Magen-Darm-Trakts, bei Verwirrtheitszuständen, bei Morbus Parkinson und bei bulbärparalytischen Symptomen sowie bei Syringomyelie* sollte das Medikament nur *mit besonderer Vorsicht* eingesetzt werden.

Nebenwirkungen: Im Bereich des Zentralnervensystems können, vornehmlich am Anfang der Behandlung und bei zu rascher Dosissteigerung *Sedation, Benommenheit sowie Paresen* auftreten. Gelegentlich können *Atemdepression, Schwindel, Kopfschmerzen, Schlafstörungen, Euphorie, Parästhesien, Muskelschmerzen, Ataxie, Tremor, Nystagmus, Halluzinationen, Alpträume sowie bei älteren Patienten Verwirrtheit* bestehen. Ein *Herabsetzen der Krampfschwelle* ist möglich. *Gelegentlich* können *Akkommodationsstörungen sowie Geschmacksstörungen* auftreten. Häufig sind *Übel-

keit und Erbrechen; Mundtrockenheit, Obstipation und Diarrhö sind nur *gelegentlich* festzustellen. Im Bereich des kardiovaskulären Systems können *Hypertonie und Palpitationen* beobachtet werden. *Inkontinenz und Harnverhalten sowie Impotenz* sind ebenfalls *gelegentliche* Nebenwirkungen. *Selten* treten *Hyperhidrosis oder Exantheme* auf. Als Überempfindlichkeitswirkzonen können *Hautexantheme oder Leberfunktionsstörungen* beobachtet werden.

Zu Beginn der Therapie sind aufgrund der möglichen Nebenwirkungen *engmaschige Kontrollen in wöchentlichem Abstand* erforderlich. Auch ist eine *langsame Dosissteigerung* notwendig, insbesondere bei älteren Patienten. Da die Leberenzyme ansteigen können, sollten diese *regelmäßig* überprüft werden. Bei längerer Anwendung über 2–3 Monate können bei abrupter Dosisreduktion Konzentrationsstörungen, Verwirrtheit, Krampfanfälle und Hyperthermie auftreten. *Deshalb ist ein abruptes Absetzen zu vermeiden.*

Wechselwirkung: Bei *gleichzeitiger Anwendung von anderen psychotropen und neurotropen Substanzen* kann eine *Wirkungsverstärkung* eintreten. Dies gilt insbesondere auch für die gleichzeitige Einnahme von *Alkohol*. Bei Einnahme von *Antihypertensiva* kann eine *verstärkte Blutdrucksenkung* die Folge sein. Bei simultaner Behandlung eines Morbus Parkinson mit *L-Dopa und Lioresal* können *Konfusion, Kopfschmerz, Übelkeit, Halluzinationen und Agitationen* auftreten.

Dosierung: Der Beginn der Therapie erfolgt *immer langsam einschleichend*. Die *maximale Dosis* richtet sich *nach der klinischen Effektivität und den Nebenwirkungen.*

> **MERKE**
>
> Normalerweise beginnt man die Behandlung mit einer Dosis von *3mal 5 mg.*
> *Nach frühestens 3 Tagen steigert man die Einzeldosis um jeweils 5 mg bis zum Erreichen der effektiven Tagesdosis.*
> Die durchschnittliche Erhaltungstagesdosis liegt bei ca. 50–60 mg/Tag.

Es kann erforderlich sein, daß man aufgrund der kurzen Halbwertszeit die *Einzelgaben bis zu 6mal am Tag* verabreicht. Hat man eine Schmerzfreiheit erzielt, führt man die *Erhaltungsmedikation über 4–6 Wochen* durch. Dann kann man *graduell reduzieren*, um die Möglichkeit einer Spontanremission zu ergründen. Ein langsames Ausschleichen ist unbedingt geboten. Man reduziert die Erhaltungsdosis *um 10 mg/Woche*. Langsames Ausschleichen erhöht auch die Wahrscheinlichkeit für eine Schmerzfreiheit nach der Beendigung der Therapie.

Therapie bei Intoxikationen: Auch für Baclofen ist kein spezifisches Antidot bekannt. Aus diesem Grunde sollte man *durch Erbrechen oder durch Magenspülung* die Resorption möglichst verhindern. Durch Verabreichung von *Aktivkohle oder Abführmittel* kann die Resorption reduziert werden. Eine *forcierte Diurese* kann die Ausscheidung über die Nieren erhöhen. Bei Auftreten von *Krampfanfällen* kann *Diazepam intravenös* verabreicht werden.

Phenytoin

Indikation: Ist durch die alleinige Applikation von Carbamazepin, die alleinige Applikation von Baclofen oder aber durch Applikation von einer Kombination von Carbamazepin und Baclofen kein ausreichender Therapieerfolg zu erzielen oder besteht Intoleranz, kann *als letzte medikamentöse Möglichkeit* Phenytoin eingesetzt werden. Auch Phenytoin ist in der Lage, die Erregung im spinalen Trigeminuskern nach peripherer Aktivierung zu reduzieren. Insbesondere können paroxysmale Entladungen nach Demyelinisation in der Eintrittszone der Trigeminuswurzel reduziert werden. Eine therapeutische Wirksamkeit von Phenytoin bei der Trigeminusneuralgie kann *bei ca. 60 %* der Patienten erwartet werden. Im Hinblick auf den Vergleich zu Baclofen oder Carbamazepin gibt es jedoch kaum Studien.

Dosierung: Die Dosierung von Phenytoin sollte ebenfalls *in langsamen Schritten – einschleichend –* erhöht werden. Die Einstellung sollte in erster Linie *nach der klinischen Erfordernis im Hinblick auf die Schmerzreduktion und die Induktion von Nebenwirkungen* und erst in zweiter Linie anhand der Plasmakonzentrationen erfolgen. Man beginnt mit *100 mg/Tag*. Ist damit eine klinische Effektivität zu erzielen, steigert man nicht weiter. Bei mangelnder therapeutischer Wirksamkeit wird *in 100-mg-Schritten in Abständen von 3 Tagen auf bis zu 500 mg/Tag erhöht*. Die Erhaltungsdosis gibt man dann in *3 Einzeldosen pro Tag*. Der therapeutische Bereich der Plasmakonzentration liegt im allgemeinen zwischen 10 und 20 mg Phenytoin/ml. Konzentrationen über 25 mg Phenytoin/ml können bereits im toxischen Bereich liegen.

Die Anwendung sollte *mindestens für 4–6 Wochen* nach dem Erzielen der Schmerzfreiheit fortgeführt werden. Anschließend führt man *eine langsame Dosisreduktion* durch.

Kontraindikationen: Als *absolute Kontraindikationen* gelten *Überempfindlichkeit, Schädigungen der Blutzellen oder des Knochenmarks, ein AV-Block 2. oder 3. Grades, kranke Sinusknoten sowie ein Zustand nach Myokardinfarkt oder ausgeprägte Herzinsuffizienz*. Als *relative Kontraindikationen* gelten *manifeste Herzinsuffizienz, pulmonale Insuffizienz, schwere Hypotonie, Bradykardie, sinuatrialer Block, AV-Block 1. Grades sowie Vorhofflimmern oder Vorhofflattern. Während einer Schwangerschaft sollte Phenytoin nicht eingesetzt werden.* Frauen im gebärfähigen Alter sollten auf die Notwendigkeit der Kontrazeption hingewiesen werden.

Nebenwirkungen: Bei *etwa einem Drittel der Patienten* treten *dosisabhängig Nebenwirkungen* in Form von *Doppelbildern, Nystagmus, Ataxie, Kopfschmerzen, zunehmender Erregbarkeit, hochfrequentem Ruhetremor, Dyskinesien, Sprachstörungen, Müdigkeit, Merkfähigkeitsstörungen und Denkverlangsamung* auf. Bei *langanhaltender Überdosierung* können ein *starrer Blick, Appetitlosigkeit, Erbrechen, Gewichtsreduktion, Sedierung, Wahrnehmungs- und Bewußtseinsstörungen bis zum Koma* beobachtet werden. Selten treten *kardiale Nebenwirkungen*, z. B. in Form von *Asystolien* oder *anderen Rhythmusstörungen*, auf. Ebenfalls können *selten Blutdruckabfall, Verschlechterung einer Herzinsuffizienz oder eine Ateminsuffizienz* vorkommen. In Einzelfällen kann auch *Kammerflimmern* induziert werden. *Überempfindlichkeitsreaktionen* zeigen sich in Form einer *Gingivahyperplasie*, eines *Stevens-Johnson-Syndroms* sowie eines *Lyell-Syndroms. Hautausschläge, Blutbildveränderungen und Störungen der Leberfunktion* sind selten. In diesen Fällen muß Phenytoin abgesetzt werden. *Schwere allergische Reaktionen* können sich *im Einzelfall* durch Hautentzündungen, Fieber, Lymphdrüsenschwellungen, Knochenmarksuppression sowie Leberfunktionsstörungen zeigen. In der *Langzeittherapie* kann eine *Polyneuropathie* auftreten, die ebenfalls zu Schmerzen führen kann.

Patienten mit einer *genetisch determinierten langsamen Hydroxilierung* können bereits bei mittlerer Dosierung eine Überdosierung aufweisen. Aufgrund der möglichen Nebenwirkungen muß die Therapie *in regelmäßigen Abständen überwacht* werden. Im ersten Vierteljahr sollten *Kontrolluntersuchungen in 4wöchigem Abstand* erfolgen. Später kann dies *in halbjährlichem Abstand* veranlaßt werden. Die Kontrollen schließen *den Medikamentenwirkspiegel, das Blutbild, die Leberenzyme und die alkalische Phosphatase* ein. Eine geringgradige stabile Leukopenie sowie eine isolierte Erhöhung der γ-GT erfordern nicht unbedingt einen Therapieabbruch. Der Patient ist darauf hinzuweisen, daß aufgrund der sedierenden Wirkung die *Teilnahme am Straßenverkehr* ggf. nicht möglich ist.

Eine *Überdosierung* zeigt sich durch *zentralnervöse Nebenwirkungen in Form von Doppelbildern, Nystagmus, Tremor, Schwindel und schließlich zerebellärer Ataxie*. Es können sich dann *irreversible degenerative Kleinhirnveränderungen* sowie ein *Koma* einstellen. Zentrale Atemdepression führt möglicherweise zum Tode. Die mittlere letale Dosis wird beim Erwachsenen auf 2–5 g Phenytoin geschätzt. Ein spezifisches Antidot ist nicht bekannt. Zur Therapie soll *Erbrechen und Magenspülung* durchgeführt werden. Die *Gabe von Aktivkohle* sowie *intensivmedizinische Überwachung* sind erforderlich. Hämodialyse, forcierte Diurese und Peritonealdialyse sind wenig wirksam.

Weitere Medikamente

Über weitere medikamentöse Therapiemöglichkeiten liegen *nur Einzelberichte* vor. In der Regel beziehen sich diese auf den *Einsatz der verschiedenen Antiepileptika*. Die therapeutische Effektivität bleibt dabei jedoch unklar.

Operative Therapiemaßnahmen

Eingriffe im peripheren Verlauf des N. trigeminus

Bei mangelnder konservativer Therapiemöglichkeit können *chirurgische Therapieverfahren* zum Einsatz kommen. In der Regel wird dabei heute die *mikrovaskuläre Dekompression oder die Radiofrequenzgangliolyse* durchgeführt. In Einzelfällen, insbesondere bei älteren Patienten, können diese jedoch *nicht* durchgeführt werden. In dieser Situation besteht die Möglichkeit, *unter Lokalanästhesie einen peripheren Eingriff* durchzuführen. Ein Vorteil ist, daß die *Sensibilität der Kornea erhalten* bleibt und eine Augenschädigung somit nicht eintritt.

Es ist auch möglich, die peripheren Äste des N. trigeminus zur Erzielung einer zeitweiligen symptomatischen Schmerzlinderung, insbesondere bei älteren Patienten, *mit einem Lokalanästhetikum zu blockieren*. Bei einer erfolgreichen Schmerzreduktion können *Wiederholungsinjektionen mit Alkohol* durchgeführt werden. Dabei können *Schmerzremissionen von einigen Wochen bis Monaten* erzielt werden; allerdings ist das Wiederauftreten von Schmerzen die Regel.

Alkoholinjektion im Bereich des N. supraorbitalis und des N. supratrochlearis

Zur Injektion des N. supraorbitalis und des N. supratrochlearis *bei einer Trigeminusneuralgie des 1. Trigeminusastes, die durch Augenbewegungen getriggert werden kann*, wird der Austrittspunkt des N. supraorbitalis aufgesucht. Mit einer feinen Nadel wird zunächst eine Quaddel über dem Austrittspunkt gesetzt. Anschließend führt man die Nadel bis zum Knochen. Wenn der N. supraorbitalis berührt wird, kann der Patient eine Parästhesie im Bereich der Stirn empfinden. Nach der Korrektur des Einstichwinkels führt man die Nadel in das Foramen supraorbitale. Die erste Injektion wird *als Testgabe mit einem Lokalanästhetikum* durchgeführt. Bei erfolgreicher Blockade sollte im Versorgungsgebiet des N. supraorbitalis eine Anästhesie bestehen. Bei adäquater Lokalisation können *anschließend einige Tropfen Alkohol* injiziert werden. Nach teilweisem Rückzug der Nadel wird die Nadelspitze medial plaziert, um den N. supratrochlearis ebenfalls zu blockieren. Dabei sollte darauf geachtet werden, daß die Nadel nicht zu weit vorgeführt wird und Alkohol nicht in den Periorbitalraum injiziert wird. Bei adäquater Durchführung treten in der Regel *keine Komplikationen mit der Ausnahme eines kleinen Hämatoms im Bereich der Einstichstelle* auf.

Alkoholinjektion im Bereich des Foramen rotundum

Die Alkoholinjektion im Bereich des Foramen rotundum kann durchgeführt werden, *wenn der N. maxillaris betroffen ist und der Schmerz vorwiegend am Gaumen verspürt wird*. Alternativ ist es möglich, die *Injektion nur im Austrittspunkt des N. infraorbitalis vorzunehmen, wenn nur die Haut über dem Gaumen betroffen ist*. Das Foramen infraorbitale kann ca. 0,5 cm lateral der Nasolabialfalte durch Palpation ertastet werden. Mit einer ca. 4 cm langen dünnen Nadel wird nach Setzen einer Hautquaddel das Foramen infraorbitale aufgesucht. Die Nadelführung erfolgt dabei kraniolateral parallel zum Lumen des Foramens. Beim Kontakt des N. infraorbitalis verspürt der Patient eine Parästhesie im Versorgungsgebiet. Man führt dann die Nadel einige Millimeter in das Foramen ein. Anschließend führt man die Nervenblockade *mit einem Lokalanästhetikum* durch. Bei adäquater Position werden anschließend *einige Tropfen von reinem Alkohol* injiziert. Eine Komplikation ist die Einführung der Nadel in den *Sinus maxillaris*. Dies zeigt sich durch die *Aspiration von Luft*. In diesem Falle muß eine Reposition der Nadel erfolgen. Beim Vorführen der Nadel in das Foramen sollte darauf geachtet werden, daß die Nadel nicht zu weit eingeführt wird, um den Alkohol *nicht in die Orbita* zu instillieren. Eine adäquate Nervenblockade äußert sich in einer *Anästhesie der Oberlippe und der Mundschleimhaut*.

Die Injektion des *N. mentalis* erfolgt in analoger Weise. Es muß jedoch darauf hingewiesen werden, daß Alkoholinjektion im Bereich der peripheren Trigeminusäste

– *nur bei sehr alten Patienten*

durchgeführt werden sollte, bei denen andere Möglichkeiten entweder wirkungslos sind oder nicht eingesetzt werden können.

Exhäresen von peripheren Trigeminusästen

Alternativ stehen *Exhäresen von peripheren Trigeminusästen* zur Verfügung. Das gilt für die supraorbitale und supratrochleare Neurektomie, die infraorbitale Neurektomie und die Neurektomie des N. mentalis inferior. Diese operativen Verfahren erfordern *nur eine sehr kurze Hospitalisation von 1–2 Tagen* und können *unter Lokalanästhesie* durchgeführt werden. *Die zeitweise Schmerzlinderung kann im Mittel bis zu 30 Monate betragen*. Bei adäquater Durchführung besteht initial eine komplette Anästhesie im entsprechenden Versorgungsgebiet, die jedoch mit der Zeit nachläßt.

Die besseren Ergebnisse werden jedoch erzielt, wenn es möglich ist, eine

– *Anästhesie im Bereich der Triggerzone*

durch die Alkoholinjektion zu bewirken.

Perkutane Radiofrequenzthermokoagulation des Ganglion Gasseri

Diese Methode geht auf den Neurochirurgen Sweet zurück, der sie im Jahre 1965 einführte. Das Rationale dieses Verfahrens basiert auf der Tatsache, daß die nozizeptiven unmyelinisierten C-Fasern und nur schwach myelinisierte B-Fasern *thermisch empfindlicher* sind als die dick myelinisierten Fasern, die vorwiegend Berührungsreize vermitteln. Mit einem entsprechenden Thermogenerator und Elektroden ist es somit *bei graduell ansteigender thermischer Läsion* möglich, die nozizeptiven Fasern auszuschalten, während die taktile Sensibilität erhalten bleibt.

> **MERKE**
>
> Dieses Konzept konnte in der Praxis bestätigt werden, und die Radiofrequenzgangliolyse ist heute das am meisten durchgeführte neurochirurgische Verfahren zur Therapie der Trigeminusneuralgie.

Bei der Auswahl der Patienten, die für die Radiofrequenzgangliolyse vorgesehen sind, muß man zunächst sicherstellen, daß es sich *tatsächlich um eine Trigeminusneuralgie* handelt. Dies ist wichtig, da die Radiofrequenzgangliolyse selektiv nur bei der Trigeminusneuralgie wirksam ist, nicht aber bei anderen Gesichts- oder Kopfschmerzen, wie z. B. der postherpetischen Neuralgie, Clusterkopfschmerz, Migräne oder atypischem Gesichtsschmerz. Führt man die Radiofrequenzgangliolyse bei solchen Erkrankungen durch, wird man nicht nur den Schmerz *nicht* verbessern können, sondern man wird eine iatrogene *Gesichtshypästhesie* herbeiführen. Aus diesen Gründen fordern erfahrene Neurochirurgen klare diagnostische Voraussetzungen, nämlich daß

– die Trigeminusneuralgie sich durch die typischen elektroschockartigen Schmerzen im Ausbreitungsgebiet eines Trigeminusastes äußert,
– die Schmerzen getriggert werden können,
– Perioden einer Remission und einer Exazerbation vorliegen,
– die Attacken am gravierendsten am Morgen nach dem Aufwachen sind,
– die Attacken während des Schlafes persistieren,
– zumindest eine phasenweise deutliche, sichere Therapierbarkeit mit Carbamazepin bestand,
– der Patient über 50 Jahre alt ist.

Bei Patienten, *die jünger als 50 Jahre sind*, muß sorgfältig *nach primären Ursachen einer Trigeminusneuralgie*, wie z. B. einer multiplen Sklerose oder einem intrakraniellen Tumor, gefahndet werden. Auch unter der Voraussetzung einer typischen Trigeminusneuralgie können bei entsprechend sorgfältiger neurologischer Untersuchung primäre Ursachen aufgedeckt werden.

Neben der eingehenden klinischen Untersuchung ist deshalb die Durchführung einer *kranialen Computertomographie (CCT) in enger Schichttechnik mit und ohne Kontrastmittel und eines Magnetresonanztomogramms (MRT) mit besonderer Darstellung der hinteren Schädelgrube* erforderlich. Bei ca. 3 % der Patienten können trotz fehlender neurologischer Defizite ein *Kleinhirnbrückenwinkeltumor*, z. B. ein Meningeom oder eine Epidermoidzyste, *aberrierende Gefäße*, insbesondere die A. basilaris, *vaskuläre Malformationen* oder andere Bedingungen aufgedeckt werden. In diesen Fällen müssen natürlich die primären Bedingungen behandelt werden. Nur in Ausnahmefällen, wenn es sich um sehr alte Patienten handelt, bei denen die primären Faktoren nicht spezifisch therapierbar sind, kann trotz der symptomatischen Ursache der Trigeminusneuralgie eine Radiofrequenzthermokoagulation durchgeführt werden.

Eine *adäquate Durchführung der Pharmakotherapie* mit Carbamazepin, Baclofen oder Phenytoin durch einen *erfahrenen* Neurologen ist ebenfalls Voraussetzung, bevor eine Radiofrequenzgangliolyse initiiert wird.

Bevor die Operation durchgeführt wird, müssen der Patient und möglichst auch die Angehörigen ausführlich über *die Vor- und Nachteile des Therapieverfahrens* aufgeklärt werden. Insbesondere muß der Patient wissen, daß er die Schmerzreduktion mit dem Nachteil der *Gesichtshypästhesie* abwägen muß. Darüber hinaus kann präoperativ *nicht sicher gesagt* werden, ob durch den Eingriff nicht auch in anderen Trigeminusästen *ein sensorisches Defizit* auftritt, in Ästen, die präoperativ gar nicht von Schmerzen betroffen waren. Insbesondere besteht das Risiko bei einer Trigeminusneuralgie im 1. und 2. Trigeminusast, daß eine *Korneahypästhesie mit der Gefahr der Keratitis* auftritt. Weiter ist zu berücksichtigen, daß nach durchgeführter Operation die Schmerzparoxysmen aus dem Gedächtnis zurückgedrängt werden, während die postoperative Dysästhesie nun stündlich quälen kann. Solche peinigenden Dysästhesien können *bei 10 % der Patienten* postoperativ auftreten und müssen mit dem Patienten vorher besprochen werden. Da die meisten Patienten mit einer Trigeminusneuralgie über 60 Jahre alt sind, müssen *operative Risiken in Abhängigkeit vom fortgeschrittenen Alter* abgewogen werden. Neben dem *allgemeinen Anästhesierisiko* gehören dazu insbesondere die *Gefahr einer intrakraniellen oder extrakraniellen Blutung, Infektionen, Augenmuskelparesen sowie eine Carotis-cavernosus-Fistel*. Erfreulicherweise sind solche Komplikationen jedoch eine außerordentliche Rarität.

Als *Kontraindikation* gegen die Operation kann ein Einwand des Patienten gelten, nämlich wenn er eine mögliche Anästhesie im Versorgungsgebiet des betroffenen Gefäßastes nicht hinnehmen möchte. *Alternative Verfahren* in dieser Situation sind lediglich die *Fortführung der medikamentösen Therapie, die mikrovaskuläre Dekompression oder die Glycerolinjektion*. Allerdings sind bei letzteren auch sensorische Defizite als Komplikation möglich. *Bewegungsstörungen*, die nicht korrigierbar sind, sind ebenfalls als *Kontraindikation* anzusehen. Die Patienten müssen auch in der Lage sein, *die Schmerzbesserung und das sensorische Defizit adäquat anzugeben*. Ist dies nicht möglich, kann eine Neurektomie oder eine Glycerolinjektion als Alternative durchgeführt werden. Zur exakten Positionierung der Elektrode sollte außerdem *eine* ausreichende Beweglichkeit im Bereich der Halswirbelsäule bestehen.

Postoperativ läßt sich

– *bei nahezu 100 % der Patienten ein Sistieren* der Trigeminusneuralgie

beobachten. Im Ausnahmefall muß nach einigen Monaten eine Wiederholung des Verfahrens durchgeführt werden; dies allerdings nur dann, *wenn initial keine ausreichende Radiofrequenzläsion gesetzt werden konnte*. In Verlaufsuntersuchungen zeigt sich, daß *bei ca. 20–30 % der Patienten ein Wiederauftreten der Trigeminusneuralgie* zu beobachten ist. Bei den übrigen 70 % besteht eine andauernde Schmerzfreiheit. Bei weniger als 1 % der Patienten muß mit einer Anaesthesia dolorosa als Komplikation gerechnet werden, bei ca. 4 % mit einer Anästhesie der Kornea.

Perkutane Mikrokompression des Ganglion Gasseri

Dieses Verfahren kann insbesondere bei Patienten mit einer *Trigeminusneuralgie im 1. Trigeminusast* eingesetzt werden. Das Verfahren wird *in Vollnarkose* durchgeführt und ist für den Patienten somit komplett schmerzfrei. Der Operateur führt perkutan eine Nadel in das Foramen ovale ein. Anschließend wird ein *Ballonkatheter* über die Nadel im Cavum Meckeli plaziert. Mit wasserlöslichem Kontrastmittel wird der Ballon erweitert. Die raumfordernde Wirkung äußert sich als Schmerzreiz, und es kommt zu einem Anstieg der Herzfrequenz. Das Ausfüllen des Cavum Meckeli zeigt sich durch eine birnenförmige Struktur des Ballons. Wenn diese Struktur das komplette Ausfüllen des Cavum belegt, läßt man die Kompression *eine Minute wirken*. Längere Kompressionsdauern führen zu verstärkten Dysästhesien, so daß diese im Routineverfahren nicht eingesetzt werden. Anschließend wird im Ballon Druck abgelassen, und Katheter und Nadel werden zurückgezogen. Postoperativ besteht in der Regel *Schmerzfreiheit. Eine initiale Hypästhesie klingt zumeist innerhalb von einigen Wochen ab*, falls sie überhaupt auftritt.

Innerhalb von 5 Jahren nach dem Eingriff muß *bei mindestens 20 % der Patienten mit einem Wiederauftreten der Trigeminusneuralgie* gerechnet werden. *Ein* Vorteil der Methode ist die *relativ einfache technische Durchführbarkeit, der entscheidende jedoch,* daß die *Mortalität sehr gering ist*, wobei die *Gefahr der Dysästhesie* bei einer Wahrscheinlichkeit von 2–5 % liegt. Die Mortalität bei der *mikrovaskulären* Dekompression (s. unten) hingegen liegt bei *ca. 1 %* und ist damit von Relevanz; allerdings besteht dafür *keine Gefahr einer Dysästhesie*. Diese Probleme müssen bei der Durchführung abgewogen werden. Hinsichtlich der Effektivitätsrate gibt es keine bedeutsamen Unterschiede zwischen diesen beiden Verfahren. Insgesamt zeigt sich somit, daß bei jüngeren Patienten, bei denen das Risiko hinsichtlich einer Kraniotomie nicht besonders groß ist, die mikrovaskuläre Dekompression vorzuziehen ist.

Perkutane retroganglionäre Glycerolinjektion

Bei der perkutanen retroganglionären Glycerolinjektion wird Glycerol in die *retroganglionäre Liquorzisterne im Bereich des Cavum Meckeli* perkutan injiziert. Es handelt sich dabei um eine einfache Technik, da weder eine intraoperative sensorische Testung noch ein Radiofrequenzgenerator notwendig ist. Durch eine *intraoperative Zisternographie* ist es möglich, die Lokalisation der Glycerolinjektion genau festzustellen. *Schwerwiegende sensorische postoperative Defizite treten dabei nicht auf*. Eine Anaesthesia dolorosa ist ebenfalls sehr selten zu beobachten. Erfahrene Neurochirurgen bevorzugen diese Methode gegenüber der Radiofrequenzgangliolyse, solange die retroganglionäre Zisterne *gut lokalisierbar* ist. Bei Patienten, die älter als 65 Jahre sind, bei denen eine multiple Sklerose als Ursache der Trigeminusneuralgie besteht oder bei denen ein nicht resezierbarer Tumor der Schädelbasis vorliegt, kann die retroganglionäre Glycerolinjektion als *primäre neurochirurgische Methode* eingesetzt werden.

Postoperativ lassen sich *bei ca. 75 % der Patienten Schmerzfreiheit für einen Zeitraum von 12–18 Monaten* beobachten. Bei weiteren 16 % tritt der Schmerz nur sehr schwach auf. Im Langzeitverlauf zeigt sich nur bei ca. 15 % der behandelten Patienten eine nicht ausreichende Schmerzkontrolle. Bei ca. 15 % muß im weiteren Verlauf eine *Wiederholungsoperation* durchgeführt werden. Bei den Patienten kann häufig eine *Hypästhesie im entsprechenden Trigeminusversorgungsgebiet* auftreten, eine Anaesthesia dolorosa tritt jedoch in der Regel nicht auf. Ein weiterer Vorteil der Methode ist, daß sie *ohne Allgemeinnarkose* durchgeführt werden kann.

Mikrovaskuläre Dekompression

Dieses Operationsverfahren geht auf Dandy (1929) zurück, der als Ursache der Trigeminusneuralgie eine Kompression des N. trigeminus durch einen Gefäßast angenommen hat. Die Theorie wurde zunächst nicht akzeptiert. Erst durch die Einführung des Operationsmikroskopes und den Erfolg der Jannetta-Operation fand die Theorie Anerkennung. Die *mikrovaskuläre Dekompression* basiert auf der Annahme, daß die Trigeminusneuralgie durch eine *pulsierende Kompression durch eine*

Gefäßschlinge im Bereich des Kleinhirnbrückenwinkels ausgelöst wird. Wird dieser pulsierende komprimierende Faktor geändert, kann es zu einer Erholung der neuronalen Strukturen kommen, und die Trigeminusneuralgie remittiert. Bei der mikrovaskulären Dekompression handelt es sich also nicht um eine symptomatische Therapie, sondern vielmehr um eine kausalorientierte Methode. Obwohl eine Reihe von verschiedenen arteriellen und venösen Gefäßen in Kontakt mit dem N. trigeminus kommen können, ist *am häufigsten die A. cerebelli superior* für den pulsierenden komprimierenden Effekt verantwortlich. Die A. cerebelli superior bildet eine Schleife in unterschiedlicher Weite lateral zur Brücke. Diese Schleife kann Kontakt mit dem N. trigeminus aufnehmen. Ähnliche vaskuläre Kontakte können auch zwischen der *A. cerebelli posterior inferior* oder einer *elongierten A. basilaris* und dem N. trigeminus auftreten. Auch *die den N. trigeminus umgebenden Venen* sind in der Lage, einen komprimierenden Druck auf den N. trigeminus auszuüben (Abb. 20.3).

Ein Vorteil der Jannetta-Operation besteht darin, daß eine kausale Therapie möglich ist, ohne daß postoperativ eine Hypästhesie oder gar eine Anaesthesia dolorosa zu erwarten ist. Allerdings muß dieser Vorteil mit einer *subokzipitalen Kraniotomie* und dem damit verbundenen Risiko erkauft werden. Die Operation wird *unter Allgemeinanästhesie* durchgeführt. Die Arachnoidea wird hinter dem N. trigeminus geöffnet. Dadurch wird ein Zugang zum N. trigeminus zwischen dem Hirnstamm und dem Cavum Meckeli ermöglicht.

! Als häufigste pathologische Besonderheit findet sich eine Schleife der *A. cerebelli superior* zwischen der medialen Seite des N. trigeminus und der Brücke. Weniger häufig findet sich eine Schleife der *A. cerebelli anterior inferior*. Ebenso kann eine *elongierte A. basilaris* mit Kontakt zum N. trigeminus aufgefunden werden. Die *pontine V. transversa* bildet die häufigste Ursache für eine venöse Kompression des N. trigeminus. Der dekomprimierende Effekt zwischen dem Gefäß und den Nerven wird behoben, indem *ein kleines Schaumgummipolster* interponiert wird. Bei Interposition eines *Muskelkissens* scheint sich eine höhere Wiederauftretensrate der Schmerzen einzustellen.

Die Erfolgsrate liegt *bei knapp 80 %* an schmerzfreien Patienten nach der Operation. *Bei weiteren 19 % tritt kurz nach der Operation Schmerzfreiheit ein, oder diese Patienten können nunmehr mit geringen Dosen von Carbamazepin erfolgreich behandelt werden.* Im Langzeitverlauf zeigt sich bei ca. 73 % der Operierten eine Schmerzfreiheit in einer Beobachtungsphase von 78 Monaten. Komplikationen treten bei weniger als 3 % auf. Am häufigsten besteht dabei ein *Hörverlust auf der Seite der Operation*. Ein *Wiederauftreten* einer Trigeminusneuralgie muß im Langzeitverlauf *bei ca. 20–25 %* der Patienten erwartet werden. Sind 2 Jahre mit Schmerzfreiheit überwunden, kann davon ausgegangen werden, daß ein überdauernder Therapieeffekt besteht. Ist das Operationsrisiko zu verantworten und möchte der Patient eine postoperative Hypästhesie im Trigeminusversorgungsgebiet vermeiden, ist die mikrovaskuläre Dekompression das bevorzugte Therapieverfahren.

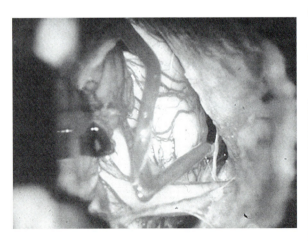

Abb. 20.3. Operationssituation bei mikrovaskulärer Dekompression nach Janetta

Prognose

- Bei ca. der Hälfte der Patienten treten *Phasen mit Spontanremissionen von mehr als 6 Monaten* auf.
- Bei ca. 20 % beträgt die Dauer der Spontanremissionsphase mehr als ein Jahr.

> **MERKE**
>
> Dies ist auch der Grund, warum bei einer kontinuierlichen Dauertherapie nach einer Schmerzfreiheit von 4–6 Wochen die medikamentöse Therapie *ausgeschlichen* werden soll, um herauszufinden, ob nicht mittlerweile die Spontanremission eingetreten ist, die ja dann die weitere Gabe des Medikaments entbehrlich macht.

Solche schmerzfreien Phasen müssen berücksichtigt werden, wenn man eingreifende operative Therapiemaßnahmen plant. Interessanterweise ist bei der multiplen Sklerose *nur extrem selten* eine Spontanremissionsphase zu erwarten. Unabhängig von der Art der Therapie, sei sie medikamentös oder chirurgisch, müssen die Möglichkeiten einer Spontanremission im Hinblick auf die Therapie in Erwägung gezogen werden.

Der Beginn der Erkrankung mit den typischen Zeichen der Trigeminusneuralgie kann von einer *Phase von Gesichtsschmerzen* eingeleitet werden, die keine exakte Diagnose zuläßt. So können sich schon Monate oder auch Jahre zuvor unklare Gesichts- oder Kopfschmerzen präsentieren, die diagnostisch nur schwer zuzuordnen sind. Allerdings sollte bei solchen klinischen Bildern die Diagnose einer Trigeminusneuralgie *streng vermieden werden*, da diese Erkrankung ja eindeutig definiert ist. Auch der weitere Verlauf solcher unklaren Schmerzzustände im Zahn-, Kiefer-, Gesichts- und Kopfbereich ist noch offen, und es kann im Einzelfall nicht gesagt werden, ob sich später eine Trigeminusneuralgie entwickelt.

! Der Begriff der atypischen Trigeminusneuralgie ist *nicht* sinnvoll. Entweder sind die Kriterien gegeben, dann handelt es sich um eine Trigeminusneuralgie, oder sie sind nicht gegeben, dann ist der Begriff der Trigeminusneuralgie nicht adäquat.

Unabhängig davon kann sich bei diesen *atypischen Gesichtsschmerzen* jedoch *später* mit einer Latenzzeit von bis zu 10 und mehr Jahren eine Trigeminusneuralgie etablieren. Man muß pathophysiologisch davon ausgehen, daß es sich um eine *Neuropathie des N. trigeminus* handelt, bei der jedoch noch nicht die charakteristischen Schmerzparoxysmen vorhanden sind.

- Im Zusammenhang mit dieser möglichen Entwicklung kann es im Einzelfall lohnend sein, wenn ein älterer Patient einen atypischen Gesichtsschmerz aufweist, jedoch keine strukturellen Läsionen trotz adäquater umfangreicher Untersuchungen aufzudecken sind, *einen Therapieversuch mit Carbamazepin oder Baclofen* durchzuführen. Dies sollte jedoch erst dann veranlaßt werden, wenn eine sorgfältige neurologische Untersuchung mit MRT sowie eine eingehende zahnärztliche und kieferchirurgische Untersuchung durchgeführt worden sind.
- Umgekehrt sollte jedoch auch daran gedacht werden, daß es sich bei unklaren Zahn- und Kieferschmerzen um eine Neuropathie des N. trigeminus handeln kann, die nicht im Sinne eines Nozizeptorschmerzes durch Störungen im Zahn-Kiefer-Bereich zu Schmerzen führt, sondern durch eine Läsion im Nerv selbst.

Glossopharyngeusneuralgie

Ebenso wie bei der Trigeminusneuralgie lassen sich auch bei der Glossopharyngeusneuralgie Formen abgrenzen, bei denen nachweisbare Ursachen aufdeckbar sind, und Formen, bei denen dieses nicht gelingt. Während bei der sog. *idiopathischen Glossopharyngeusneuralgie,* nahezu genauso wie bei der Trigeminusneuralgie, *paroxysmale Schmerzattacken von Sekunden bis zu 2 min* vorliegen, können bei der *symptomatischen Glossopharyngeusneuralgie* aufgrund der Dauer der fortgeschrittenen und nachweisbaren Neuropathie *sowohl sensorische Defizite als auch ein persistierender Dauerschmerz zwischen den einzelnen Schmerzparoxysmen* bestehen. Handelt es sich bei der Trigeminusneuralgie schon um eine außergewöhnlich seltene Erkrankung, so ist die Glossopharyngeusneuralgie noch *um den Faktor 100 seltener.* Die Schmerzen treten *im Bereich des Ohres und neben dem Kieferwinkel* auf. Die Ausbreitung des Schmerzes bezieht sich nicht nur auf das sensorische Ausbreitungsgebiet des N. glossopharyngeus, sondern kann auch *im Bereich der Ohr- und Rachenäste des N. vagus* angetroffen werden. Während die Trigeminusneuralgie sehr häufig über äußere Reize ausgelöst werden kann, sind es bei der Glossopharyngeusneuralgie *vorwiegend muskuläre Triggerfaktoren,* wie z. B. Schlucken, Kauen, Sprechen, Husten oder Gähnen (Abb. 20.4, 20.5 und 20.6).

Symptomatische Glossopharyngeusneuralgie mit zwischen den Paroxysmen persistierenden Schmerzen und Sensibilitätsdefiziten kann insbesondere gefunden werden *bei raumfordernden Neubildungen mit Kompression des Nervs, bei entzündlichen Erkrankungen sowie bei elongierten und dilatierten Gefäßschlingen,* die zu einer Kompression des Nervenstammes führen. Besteht eine Neuropathie mit vegetativen Störungen, können *zusätzlich kardiovaskuläre Symptome* in Form einer Hypotension, einer Bradykardie und gelegentlich auch transienter Asystolien auftreten.

Die *symptomatische Therapie* der Glossopharyngeusneuralgie wird *analog zu der der Trigeminusneuralgie* durchgeführt (Abb. 20.7). Sollten operative Maßnahmen bei Resistenz gegenüber konservativer Therapie erforderlich sein, wird in erster Linie die *mikrovaskuläre Dekompression* durchgeführt. Weitere Möglichkeiten bestehen in einer

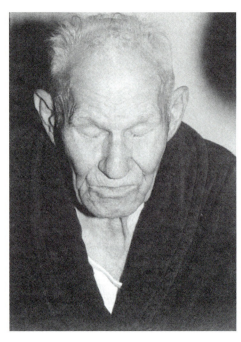

Abb. 20.4. Der 89jährige Patient sitzt regungslos, spricht und ißt nicht mehr

Durchtrennung des N. glossopharyngeus oder der oberen beiden Wurzeln des N. vagus.

Nervus-intermedius-Neuralgie

Die N.-intermedius-Neuralgie ist eine *extreme Rarität* und findet sich klinisch besonders in der reinen Form mit alleinigem Betroffensein des N. intermedius extrem selten. Charakterisiert ist die Erkrankung durch *Schmerzparoxysmen, die in der Tiefe des Ohres für wenige Sekunden oder Minuten bestehen und die durch mechanische Reize im Bereich der Hinterwand des Gehörgangs ausgelöst werden können*. Eine mögliche Überlagerung mit einer Glossopharyngeusneuralgie ist im einzelnen Fall sehr schwer abzugrenzen. Besteht bei dem Krankheitsbild zusätzlich ein *akuter Herpes zoster*, wird das Krankheitsbild als Ramsay-Hunt-Syndrom bezeichnet. Therapeutisch besteht ein *ähnliches Vorgehen wie bei der Trigeminusneuralgie*.

Nervus-laryngicus-superior-Neuralgie

Auch diese Erkrankung stellt eine *klinische Rarität* dar. Zur Diagnosestellung ist erforderlich, daß die *Schmerzparoxysmen im Rachen, in der Submandibularregion und unterhalb des Ohres* lokalisiert sind und *durch mechanische Manöver ausgelöst* werden können. Da die Schmerzen eine *Auftretensdauer von Minuten bis zu Stunden* haben können, ist der Begriff der Neuralgie, wenn man ihm überhaupt eine spezifische Bedeutung zukommen lassen will, unangebracht. Definitionsgemäß handelt es sich bei dieser Erkrankung um ein *primäres Schmerzleiden*, bei dem eine strukturelle Läsion nicht nachgewiesen werden kann. Liegt eine strukturelle Läsion vor, ist die Erkrankung unter den sekundären Kopfschmerzen einzuordnen. Gelegentlich kann das Krankheitsbild *nach einer Infektion der Atemwege* auftreten. Auch *nach einer Tonsillektomie oder nach Operationen an der A. carotis* wurde das Krankheitsbild beschrieben. Zur Diagnosesicherung kann eine *diagnostische Nervenblockade des N. laryngicus superior* durchgeführt werden, wodurch eine schnelle vorüberge-

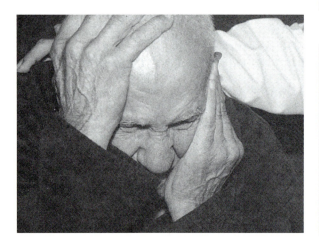

Abb. 20.5. Bei Bestreichung des Rachens mit einem Spatel wird der Patient von einer extrem starken Schmerzattacke im Kieferwinkel und Rachen heimgesucht. Es handelt sich um das typische Bild einer Glossopharyngeusneuralgie

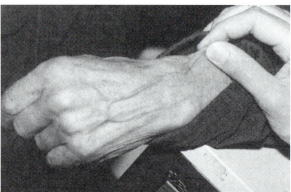

Abb. 20.6. Auswirkungen der Schmerzkrankheit. Aufgrund der Triggerung der Schmerzen durch Schlucken und Kauen hat der Patient keinerlei Nahrung mehr aufgenommen und wäre nahezu vor Schmerz verhungert und verdurstet

Abb. 20.7. Möglichkeiten in der Therapie von Kopf- und Gesichtsneuralgien, Schmerzen bei Affektionen von Nervenstämmen und Deafferenzierungsschmerzen

▷	Glossopharyngeusneuralgie	medikamentöse Therapie wie bei Trigeminusneuralgie
		mikrovaskuläre Dekompression
▷	Okzipitalneuralgie	Carbamazepin wie Trigeminusneuralgie
		trizyklische Antidepressiva
▷	Anaesthesia dolorosa	Radiofrequenzthermokoagulation der DREZ
		("dorsal root entry zone" des Nucleus caudalis n. trigemini)
▷	Thalamusschmerz	transkutane elektrische Nervenstimulation (TENS)
		trizyklische Antidepressiva, z.B. Amitriptylin
		Carbamazepin
		elektrische Stimulation tiefer Hirnstrukturen
		Radiofrequenzthermokoagulation der DREZ
		("dorsal root entry zone" des Nucleus caudalis n. trigemini)
▷	atypischer Gesichtsschmerz	entsprechend dem chronischen Kopfschmerz
		vom Spannungstyp

hende Schmerzfreiheit erzielt werden kann. Eine *anschließende Neurektomie* kann eine dauerhafte Linderung erbringen.

Okzipitalneuralgie

Bei dieser Erkrankung handelt es sich *nicht um eine dauerhafte Affektion des N. occipitalis major oder des N. occipitalis minor*, wie unter dem Abschnitt „Kopfschmerzen bei Erkrankungen des Halses" beschrieben. In der Regel ist bei der Okzipitalneuralgie die Neuropathie so weit fortgeschritten, daß *zusätzlich eine begleitende Hypästhesie oder Dysästhesie und auch eine erhöhte Druckschmerzhaftigkeit* im Nervenverlauf festzustellen sind. Die *Schmerzparoxysmen* können zusätzlich auftreten. Als diagnostisches Kriterium ist die *Blockade der Nervenäste* mit zeitweiser Linderung der Beschwerden erforderlich. Stehen die Schmerzparoxysmen im Vordergrund, kann therapeutisch *ein Versuch mit Carbamazepin* erfolgreich sein. Bei dauerhaften Beschwerden kann zusätzlich *der Einsatz von nichtsteroidalen Antirheumatika* oder aber – bei mangelndem Therapieerfolg – *von trizyklischen Antidepressiva* erforderlich werden.

Kopfschmerz zurückzuführen auf äußeren Druck

Diese Schmerzform wird wahrscheinlich durch eine *direkte mechanische Kompression des N. trigeminus oder der Nn. occipitales* bedingt.

Als therapeutische Maßnahme kann nur die *Vermeidung der mechanischen Kompression* angegeben werden.

Kältebedingter Kopfschmerz

Pathophysiologie: Bei Einwirkung von *äußerer Kälte durch kalte Außentemperaturen* werden *thermosensitive Rezeptoren des N. trigeminus* aktiviert und bei Überschreitung der Schmerzschwelle kann *direkt eine Schmerzempfindung* induziert werden. Gleiches gilt für die Applikation von Kälte im Mund-Rachen-Raum. Bei Patienten, die primäre Kopfschmerzen aufweisen, insbesondere Migräne, zeigt sich eine *erhöhte Inzidenz* für Kältekopfschmerz. Dies kann als Hinweis darauf interpretiert werden, daß bei diesen Patienten eine *primäre Überempfindlichkeit des nozizeptiven Systems* vorliegt und eine erhöhte Anfälligkeit für Kälteschmerzinduktion besteht.

Therapie: Als therapeutische Maßnahme ist eine *langsame Aufnahme von kalten Speisen und Vermeidung von äußeren Kälteeinwirkungen* zu nennen.

Kompression oder Distorsion von Hirnnerven oder der 2. oder 3. Zervikalwurzel

In diese diagnostische Kategorie fällt eine Reihe von Erkrankungen, die bereits in früheren Kapiteln beschrieben wurden. Dies betrifft insbesondere anhaltende Schmerzen bei Erkrankungen im Bereich der Halswirbelsäule (HWS) und Kompression der 2. oder 3. Zervikalwurzel. Auch Neuropathien von Hirnnerven mit anhaltendem, nicht anfallsartigem Schmerz durch Kompressionseffekte von intrakraniellen Raumforderungen oder Aneurysmen wurden bereits in vorgehenden Kapiteln beschrieben. Die Erfassung von mechanisch bedingten komprimierenden Läsionen von Nerven ist jedoch wichtig in der *differentialdiagnostischen Abklärung von demyelinisierenden, ischämischen und entzündlichen Nervenläsionen. Kompressionsbedingte Neuropathien* können sich neben dem Schmerz durch eine *verminderte Funktion des Nervs* zeigen.

Eine *Kompression des 1. Trigeminusastes* kann sich *in der gesamten Verlaufsstrecke* einstellen. Ein Keilbeinflügelmeningeom, welches den Nerv komprimiert, kann *übertragenen Schmerz* im gesamten Ausbreitungsgebiet des 1. Trigeminusastes bedingen, zusätzlich findet sich jedoch auch eine *reduzierte Sensibilität* in dem entsprechenden Versorgungsareal. Gleiches gilt, wenn der Nerv durch ein Karotisaneurysma komprimiert wird oder durch andere Raumforderungen mechanisch eingeengt wird. Eine direkte Neurombildung des N. trigeminus kann zu gleichen Symptomen führen.

Kompressionsbedingte Schmerzen anderer Hirnnerven treten *im jeweiligen Versorgungsbereich* auf und können *in benachbarte Areale projiziert werden*. Bei einer Kompression des N. intermedius ergibt sich beispielsweise ein Schmerz im äußeren Gehörgang, eine Kompression des N. glossopharyngeus äußert sich durch Schmerzen im Bereich des Zungengrundes und im Bereich der Tonsillen und eine Kompression des N. vagus durch Schmerzen innerhalb und hinter dem Ohr. Mögliche Ursachen für die Kompressionen können *nasopharyngeale Tumoren, Raumforderung im Bereich der Schädelbasis, paraselläre Meningeome, Metastasen, Hypophysentumoren, Chondrome, Chordome und retrobulbäre Tumoren* sein. Die entsprechenden Ursachen können neben der neurologischen Untersuchung durch *Computertomogramm (CT)* oder *Magnetresonanztomogramm (MRT)* aufgedeckt werden. Gründe für *vaskuläre Raumforderungen* können ein Aneurysma der A. carotis interna, eine Carotis-cavernosus-Fistel und eine Thrombose des Sinus cavernosus sein.

! Diese Symptome äußern sich insbesondere in einer *schmerzhaften Ophthalmoplegie* und weiteren neuronalen Ausfällen, je nach Kompression der verschiedenen beteiligten Hirnnerven.

Diagnostisch können die Bedingungen durch CT, MRT oder eine Angiographie geklärt werden. *Seltene Ursachen* für eine kompressionsbedingte Neuropathie von Hirnnerven können eine Mukozele im Bereich des Sinus sphenoidalis, ein Epidermoidtumor oder ein Pseudotumor orbitae sein.

Demyelinisierende Erkrankungen von Hirnnerven

Demyelinisierende Erkrankungen können *alle* Hirnnerven betreffen; *am häufigsten* wird jedoch die

– retrobulbäre Optikusneuritis

gefunden. Die Erkrankung ist durch *retrookuläre Schmerzen* charakterisiert. Die Schmerzen werden *durch Bulbusbewegungen verstärkt*. Als Begleitsymptomatik zeigt sich innerhalb von Stunden bis Tagen eine *zunehmende Sehstörung*. Die Sehstörung kann mild ausgeprägt sein mit einer verminderten Farbwahrnehmung, aber auch stärker mit deutlichen zentralen oder parazentralen Gesichtsfeldstörungen bis hin zur vollständigen Erblindung. Bei der *akuten Optikusneuritis* stellt sich der *Augenhintergrund meistens als regelgerecht* dar. Erst nach 6–8 Wochen kann sich eine *temporale Papillenabblassung* oder eine *Atrophie* abbilden. Bei 70 % der Erkrankungen kommt es zu einer *kompletten Spontanremission* innerhalb von Tagen bis mehreren Wochen. Dabei spielt die *Lokalisation* der demyelinisierten Herde im Bereich des N. opticus eine bedeutsame Rolle. Eine schlechtere Prognose hinsichtlich einer Spontanremission haben Herde *innerhalb des engen Optikuskanals*.

Häufigste Ursache für eine demyelinisierende Optikusneuritis ist die

– multiple Sklerose.

Eine isolierte Optikusneuritis kann als *Erstsymptom* auftreten. Liegen zusätzliche Zeichen eines *entzündlichen Liquorprofils* oder *demyelinisierte Areale in der Kernspintomographie* vor, beträgt das Risiko für die Entwicklung einer multiplen Sklerose mehr als 80 %.

Weitere Ursachen einer Optikusneuritis können in Form von *direkt infektiösen Prozessen*, wie z. B. einer Meningitis, Enzephalitis, oder von *parainfektiösen Mechanismen*, z. B. bei fokalen Infekten (Sinusitis) oder bei systemischen Infekten, vorhanden sein. Auch bei einer *Chorioretinitis* oder einer *Iridozyklitis* kann eine Optikusneuritis bestehen. Die *vaskuläre Papillitis*, die *Riesenzellarteriitis* und *Kollagenosen* können Ursachen für vaskulär-arteriosklerotisch bedingte Optikusneuritiden sein. Toxische oder metabolische Grundlagen für eine Optikusneuritis bestehen bei der *Tabak-Alkohol-Amblyopie*, bei der *Einnahme von Chinin, Tuberkulostatika, Methylalkohol* oder anderen Wirkstoffen. *Leukämische Infiltrate* oder ein *Optikusscheidenmeningeom* sind Beispiele für eine *neoplastisch bedingte* Optikusneuritis.

> **MERKE**
>
> Die *fachspezifische Therapie* der Optikusneuritis oder der Optikusneuropathie muß *umgehend* erfolgen, um eine bleibende Schädigung des Sehnervs zu vermeiden. Eine *hochdosierte Therapie mit Glukokortikoiden* gilt bei der demyelinisierenden Optikusneuritis bei multipler Sklerose als Mittel der Wahl (Abb. 20.8).

Hirnnerveninfarkt

Die diabetische Mononeuropathie mit *Beteiligung des N. oculomotorius* äußert sich in *Schmerzen im Bereich des betroffenen Auges und ist zusätzlich Zeichen einer meist äußeren Okulomotoriusparese*. Es können jedoch auch – sowohl doppelt als auch einseitig – eine innere und äußere Okulomotoriusparese auftreten. Neben der Läsion des N. oculomotorius kann auch eine *Störung der Funktion des N. abducens, des N. facialis, des N. trochlearis und des N. trigeminus* durch den Diabetes mellitus bedingt werden. Die Ätiologie der Störung ist bisher noch nicht eindeutig geklärt. Eine *Mikroangiopathie aufgrund einer gesteigerten Kapillarsklerose und Zunahme des endoneuralen Gefäßwiderstands und in der Folge eine Ischämie oder ein Infarkt des Nervs* sowie *eine erhöhte Permeabilität der Blut-Nerven-Schranke* können direkte vaskuläre Bedingungen für die Läsion darstellen. Aber auch *metabolische Faktoren*, wie z.B. eine erhöhte Konzentration von Glukose, eine abnorme Glyko-

Abb. 20.8.
Möglichkeiten in der Therapie von Kopf- und Gesichtsneuralgien, Schmerzen bei Affektionen von Nervenstämmen und Deafferenzierungsschmerzen

▷ **Kompression oder Distorsion von Hirnnerven oder der 2. oder 3. Zervikalwurzel**
- kausale Therapie

▷ **Hirnnerveninfarkt: diabetische Mononeuropathie**
- kausale Therapie   Diabeteseinstellung
- Analgesie   1000 mg Acetylsalicylsäure [z.B. Aspirin®], mittel- bis hochpotente Opioidanalgetika

▷ **akuter Herpes zoster**
- Aciclovir   schwere Ausprägung 3 x 10 mg / kg / d i.v. [z.B. Zovirax®] während Hauteruptionen
  leichte Ausprägung 800 mg in 5 Dosen /d oral über 7 Tage
- Vidarabin   bei Aciclovirunverträglichkeit 10 mg / kg / d i.v.
  zur Lokalbehandlung 3%ige Salbe 3 x /d
- Idoxuridin   zur Lokalbehandlung 5%ige Lösung 4 x / d
- Amantadin   2 x 500 ml Infusion /d über 14 Tage [z.B. PK-Merz®]
- Prednison   1 mg / kg /d über 7 Tage, dann Reduktion [z.B. Decortin®]

▷ **chronische postherpetische Neuralgie**
- trizyklische Antidepressiva   3 x 10 - 30 mg /d Clomipramin [z.B. Anafranil®]
- Opioidanalgetika   2 x 100 - 200 mg /d Tramadol retard [z.B. Tramal long®]
- Carbamazepin   2 x 200 - 400 mg /d Carbamazepin [z.B. Tegretal®]
- Amantadin   2 x 500 ml Infusion /d über 14 Tage [z.B. PK-Merz®]
  3 x 100 mg /d oral

lyse sowie eine Störung der Bildung von Strukturproteinen und die Bildung von toxischen Substanzen, können weitere mögliche Ursachen für die Erkrankung sein.

Zur Diagnose ist der *Nachweis der diabetischen Stoffwechsellage* erforderlich. Zusätzlich finden sich auch *weitere Hinweise für eine Polyneuropathie*. Subklinische Formen lassen sich zumindest durch *elektrophysiologische Diagnostik* aufdecken.

Therapeutisch ist eine *exakte Diabeteseinstellung mit Verlaufskontrolle* notwendig. Zur *symptomatischen Schmerztherapie* können *nichtsteroidale Antiphlogistika*, wie z. B. Acetylsalicylsäure oder Indometacin, gegeben werden. Bei starken Schmerzen kann auch die Gabe eines *mittel- oder hochpotenten Opioidanalgetikums* angezeigt sein. Die Gabe von *Carbamazepin* oder von *Thymoleptika* kann bei dauerhaften Beschwerden zusätzlich erforderlich werden.

Akuter Herpes zoster

Klinik

Die *gemeinsame Verursachung von Windpocken und Herpes zoster* ist erst seit dem Jahre 1925 bekannt. Das *Varicella-zoster-Virus* kann bei Kindern, die bisher noch keinen Kontakt mit dem Erreger hatten, *disseminierte Hauteruptionen* hervorrufen. Der Begriff Zoster leitet sich vom griechischen Wort für „Gürtel" ab und soll die *segmental ausgebreitete Hauteruption* lokalisatorisch beschreiben. Andere Bezeichnungen dafür sind schwed. „Baltros" und engl. „shingles", das vom Lateinischen „cingulum", der Gürtel, abstammt. Das Auftreten von akutem Zoster ist *bei Kindern außerordentlich* selten, jedoch *bei älteren Menschen sehr häufig*. Der Anstieg im höhren Lebensalter wird mit einem *Abfall der Antikörper* in Verbindung gebracht. Insbesondere kann der akute Zoster *bei Patienten mit Malignomen*, besonders mit lymphoproliferativen Neubildungen, und *bei iatrogener Immunsuppression* auftreten. Weitere *Störungen des Immunsystems*, z. B. durch Traumata oder Entzündungen, können zum Ausbruch einer akuten Herpes-zoster-Erkrankung führen.

In der Regel kündigt sich ein akuter Herpes zoster durch *Schmerzen* an, denen innerhalb von einer Woche *herpetische Effloreszenzen im Versorgungsgebiet des betroffenen Nervs* folgen. Neben den Schmerzen bestehen außerdem *Parästhesien, Dysästhesien und eine Allodynie*. Der Schmerz kann jedoch während der Hauteruptionen – und auch zuvor – *fehlen*. Die vesikulären Eruptionen bilden sich in der Regel innerhalb einer Woche und *heilen dann in weiteren 4 Wochen ab*. Die Vesikeln können aufgrund der Ähnlichkeit mit Hauteruptionen bei *Herpes simplex* verwechselt werden. Der *Zoster sine herpete* geht mit entsprechenden Schmerzen einher, ohne von Hauteffloreszenzen begleitet zu sein. Dies ist jedoch nur ausnahmsweise der Fall. Der Nachweis des *Antikörperanstiegs* kann die ätiologische Bedingung jedoch klären.

Die *Schmerzen* bei akutem Zoster sind *bei alten Menschen häufiger stärker ausgeprägt* als im jüngeren Lebensalter. Als Begleitreaktion können *Vesikeln über den gesamten Stamm* oder auch den ganzen Körper ausgebreitet sein (was eine Mitbeteiligung des übrigen Körpers über das direkt beteiligte Dermatom hinaus belegt). Dies bedeutet jedoch *nicht*, daß damit eine Generalisierung des Herpes zoster verbunden ist. Eine *Generalisierung* zeigt sich in der Regel nur bei *Patienten mit Immunsuppression*. Ein bilateraler Zoster ist außerordentlich selten. Keinesfalls ist der bilaterale Zoster ein Zeichen für den kurz bevorstehenden Tod, wie es in einem alten Mythos häufig geschildert wird. *Je nach betroffenem Dermatom kommt es zusätzlich zu weiteren neurologischen Störungen*. Bei Beteiligung des N. facialis treten entsprechende Paresen auf. Bei Befall von sakralen Segmenten kommt es zu Blasenentleerungsstörungen, bei lumbalem Befall zu radikulären Ausfällen. *Bei rein segmentalem Befall* ergibt sich *keine Evidenz* für ein erhöhtes Risiko eines Immundefizits oder für eine bösartige Neubildung. Neben den direkten radikulären Symptomen können zusätzliche systemische Symptome in Form von *Fieber, Nackensteifigkeit, Kopfschmerzen, Übelkeit, Erbrechen und Lymphknotenschwellungen* auftreten. Das Ausmaß dieser Begleitsymptomatik ist nicht mit der Häufigkeit von späteren Komplikationen, insbesondere der Inzidenz der postherpetischen Neuralgie, korreliert. *Besonders schwerwiegende Komplikationen* können bei einer *Beteiligung des 1. Trigeminusastes* auftreten. Bei einer Beteiligung des N. nasociliaris können Konjunktivitis, Keraditis und Iridozyklitis die Folge sein. Aufgrund dieser entzündlichen Veränderungen können sekundär zusätzliche *Schmerzen im Bereich des Auges* ausgelöst werden (s. Abb. 20.9a, b. Diese können wiederum *Schmerzen im gesamten Kopfbereich* verursachen und unterhalten. Die sorgfältige Therapie solcher *lokalen Komplikationen* ist unbedingt erforderlich, da sonst ein kompletter Sehverlust riskiert wird. Insbesondere bei älteren Patienten ist das Auftreten in einem der Trigeminusäste eine besonders häufige Lokalisation (Abb. 20.10).

Die Bedeutung von Traumata für die Enstehung eines akuten Herpes zoster ist gering. Die wieder-

Abb. 20.9a, b.
Herpes zoster, 1. Trigeminusast:
a akutes Stadium,
b chronisches Stadium

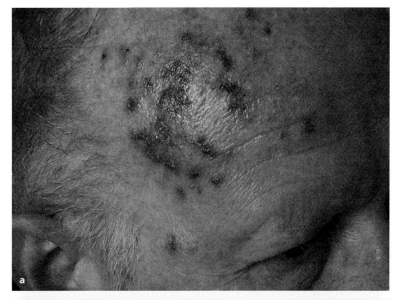

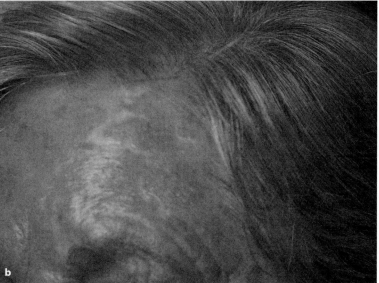

holte Auslösung eines akuten Herpes zoster ist nur im Ausnahmefall zu beobachten, und nur bei ca. 1–5 % der Patienten können wiederholte Ausbrüche auftreten. In der Regel betrifft dies Patienten, bei denen ein *Malignom* oder eine *Immunsuppression* vorliegt. Der erneute akute Herpes zoster betrifft in der Regel *das gleiche Dermatom*.

Epidemiologie

Das Auftreten des Herpes zoster ist *eindeutig altersgebunden*. Etwa *125 Menschen sind pro 100000 Einwohner pro Jahr betroffen*. Männer und Frauen erkranken gleich häufig, auch gibt es keine jahreszeitlichen Unterschiede. Bei einer *Immunsuppression oder bei einer Chemotherapie bei Malignomen* gibt es einen direkten Zusammenhang zwischen der Aggressivität der Therapie und der Inzidenz von akutem Herpes zoster (Abb. 20.11).

Pathophysiologie

Die Entstehung des akuten Herpes zoster ist noch nicht in allen Einzelheiten verstanden. Es wird angenommen, daß das Varicellavirus *durch die sensorischen Afferenzen* zu den Hinterwurzelganglien Zugang findet. Da sich weder die Neurone der Hinterwurzeln noch das Virus *replizieren* können, werden *keine pathologischen Veränderungen* bedingt. Bei einer Störung des Immunsystems kann

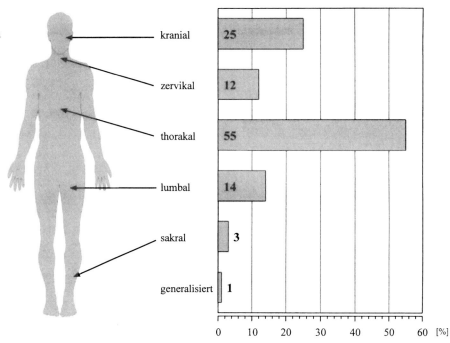

Abb. 20.10.
Häufigkeitsverteilung der vom Herpes zoster betroffenen Dermatome

das Virus jedoch *reaktiviert* werden. Die Folge ist eine

– *Läsion der Hinterwurzelneurone bis hin zur Nekrotisierung.*

Über die sensorischen Axone können die Viren *radikulär auch zu Entzündungen im Bereich der Haut* führen, und die Effloreszenzen brechen aus. Die Hauteruptionen sind gekennzeichnet durch

– *lokale Entzündungen des Koriums,* durch ein *Ödem der Epidermoidzellen* und *Riesenzellformationen* sowie *intranukleäre Einschlußkörperchen.*

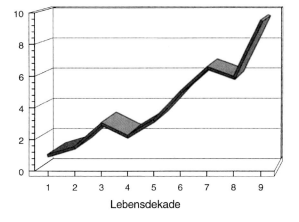

Abb. 20.11. Inzidenz des akuten Herpes zoster (Patienten pro 1000 Menschen pro Jahr) in Abhängigkeit vom Lebensalter

Neben den viral bedingten Entzündungsvorgängen können *sekundäre Entzündungen* sowie *Hautnekrosen* und *Einblutungen* auftreten. Der Heilungsvorgang stellt sich durch Verkrustungen der entzündeten Hautareale sowie verminderte Pigmentation ein. Im *Bereich der betroffenen Neurone* treten schwere Einblutungsvorgänge, Entzündungen und Nekrosen auf. Zusätzlich sind

– *Demyelinisierungsvorgänge*

zu beobachten mit Waller-Degeneration, zellulärer Infiltration und fibrotischem Umbau. Im weiteren Verlauf können gleichzeitige Regenerations- und Degenerationsmechanismen auftreten.

Die *Entstehung des Schmerzes* wird durch einen *Verlust von dicken Neuronen* aufgrund der Demyelinisierungsvorgänge und das *prozentuale Überwiegen von dünnen nozizeptiven Fasern* erklärt. Allerdings konnte bei bioptischen Untersuchungen von Neuronen bei Patienten mit postherpetischer Neuralgie und ohne postherpetische Neuralgie *kein Unterschied* in der relativen Faseranzahl von dicken und dünnen Nervenfasern aufgedeckt werden.

Diagnose

Die *typische Phänomenologie* und die *Hautläsionen* sind für die Diagnosestellung ausreichend. Bei einem Zoster sine herpete kann die Diagnose durch einen *starken Titeranstieg* in den serologischen Tests gestellt werden. Dies gelingt insbesondere durch den Nachweis fluoreszierender Antikörper gegen Membranantigene (FAMA) und durch den ELISA-Test. Die Viren können auch *mikroskopisch* auf dem Bläschengrund nachgewiesen werden (Tzanck-Test).

Therapie

> **MERKE**
>
> Bei einem akuten Zoster im Bereich des *Gesichts* sollte aufgrund der möglichen Komplikationen *immer eine stationäre Behandlung* durchgeführt werden.

Eine systemische virostatische Behandlung mit

- *Aciclovir i.v. (Zovirax) 3mal 10 mg/kg/Tag*

sollte *während der Phase der Hauteffloreszenzen* durchgeführt werden. Zur *virostatischen Lokalbehandlung* können angewendet werden:

- *Idoxuridin-Lösung 5 % 4mal täglich* oder
- *Vidarabin-Salbe 3 % 3mal täglich.*

Die *Infusionsbehandlung* mit

- *Amantadin, 2mal täglich eine Infusion mit 500 ml,*

für einen Zeitraum von *14 Tagen*, kann ebenfalls zur Linderung der Schmerzen beitragen. Nachdem der Einsatz zunächst aufgrund eines möglichen virostatischen Effekts von Amantadin erfolgte, weisen neuere Studien darauf hin, daß Amantadin als NMDA-Antagonist wirkt und exzitatorische Aminosäuren im Bereich der Neurone und die Hypersensibilisierung aktiv zu reduzieren vermag. Als Alternative ergeben sich zusätzliche *Umschläge* mit Amantadinlösung getränkten Wickeln im Bereich der befallenen Dermatome.

Die Gabe von

- *Prednison 1 mg/kg KG*

als Einmalgabe über 24 h *über 7 Tage* kann den Schmerz und insbesondere das Auftreten von Komplikationen in Form von postherpetischer Neuralgie reduzieren. Die Prednisongabe sollte *nach der Initialtherapie über 2–3 Wochen langsam reduziert* werden.

Bei einem *Zoster ophthalmicus* muß ein Augenarzt hinzugezogen werden, der eine *Lokaltherapie* einleitet. Neben der systemischen Gabe kann Aciclovir auch als Augensalbe appliziert werden.

Bei *leichter Ausprägung* des akuten Zosters kann *Aciclovir* statt intravenös auch in einer *Dosis von 800 mg 5mal täglich über 7 Tage oral* gegeben werden. Bei einer *Unverträglichkeit von Aciclovir* kann *alternativ Vidarabin 10 mg/kg KG pro Tag als Infusion für 5 Tage* appliziert werden.

Der *Einsatz von Nervenblockaden* wird sehr unterschiedlich bewertet. Interkostalblocks sind generell unwirksam. Dagegen wird der Einsatz von

- *Sympathikusblockaden*

trotz des Fehlens kontrollierter Studien von einigen Autoren empfohlen, die darauf hinweisen, daß bei rascher initialer Anwendung bei einer Mehrzahl der Patienten schnell Schmerzfreiheit erzielt werden kann. Ist jedoch *bereits eine postherpetische Neuralgie* eingetreten und wird die Sympathikolyse erst nach 4–6 Wochen durchgeführt, ist

- bei weniger als 20 % der Patienten

ein Erfolg zu beobachten. Im Hinblick auf den Spontanverlauf des akuten Herpes zoster und auf das Fehlen von kontrollierten Studien müssen solche Ergebnisse *mit Zurückhaltung bewertet* werden. Die ärztliche Überweisung der Patienten *zur Besprechung* an „weise Frauen", die regional nach wie vor regelmäßig geübt wird, führt interessanterweise *zu ähnlichen Folgen*, wenn in der Akutphase eine umgehende Besprechung veranlaßt wird. Tritt eine postherpetische Neuralgie auf und findet die Besprechung erst nach 4–6 Wochen statt, ist nur noch im Ausnahmefall ein Effekt zu erzielen.

Zur *primären analgetischen Therapie* eignet sich die *systemische Gabe von Analgetika*, wie z. B. Acetylsalicylsäure, Paracetamol oder auch mittelpotente oder hochpotente Opioidanalgetika. *Insbesondere bei jungen Patienten*, bei denen die Komplikation einer postherpetischen Neuralgie äußerst selten ist, kann auch *die alleinige analgetische Therapie* vertreten werden. *Umschläge mit wäßriger Lösung von Acetylsalicylsäure* können ebenfalls zur symptomatischen Therapie der Schmerzen mit Erfolg eingesetzt werden, desgleichen das *Auftragen von Capsaicin*. Aufgrund der möglichen Nebenwirkungen im Bereich des Gesichts mit extremer Reizung der Augen sollte jedoch bei einem trigeminalen Befall diese Substanz *zurückhaltend* eingesetzt werden.

Chronische postherpetische Neuralgie

Klinik

Die häufigste *Komplikation eines akuten Herpes zoster* stellt die postherpetische Neuralgie dar. Während die IHS-Kopfschmerzklassifikation für die postherpetische Neuralgie eine Zeitspanne von

- 6 Monaten

zwischen dem Erkrankungsbeginn und dem Persistieren von Schmerzen definiert, wird in der Literatur *in aller Regel ein Zeitraum von nur 6 Wochen (!)* zwischen Erkrankungsbeginn und Persistieren der Schmerzen zur Definition der postherpetischen Neuralgie angegeben. Im Hinblick auf die *pragmatische Behandlung* während der akuten Phase innerhalb der ersten 4 Wochen und in der chronischen Phase nach 6 Wochen ist die *Definition über den 6wöchigen Zeitraum für die Praxis zu bevorzugen*. Etwa *10 % der Patienten*, die an einem akuten Herpes zoster erkranken, erleiden eine postherpetische Neuralgie. Die Symptomatik ist *wesentlich häufiger* beim

- Alterspatienten,

darüber hinaus sind die Beschwerden ausgeprägter und dauern länger an (Abb. 20.12). Die Wahrscheinlichkeit für die Genese einer postherpetischen Neuralgie ist zusätzlich erhöht

- bei *Diabetes mellitus* und
- bei *Befall des 1. Trigeminusastes*.

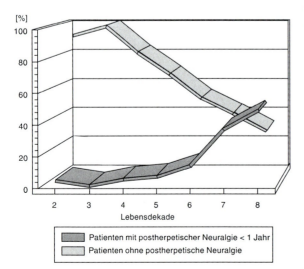

Abb. 20.12. Inzidenz der postherpetischen Neuralgie bei Patienten mit Herpes zoster in Abhängigkeit vom Lebensalter

Der Schmerz kennzeichnet sich durch ein *kontinuierliches Brennen*, das durch *überlagerte kurze dysästhetische Empfindungen*, wie z. B. Prickeln, Stechen etc., erschwert werden kann. Der Schmerz ist für viele Patienten schwer zu ertragen, denn das Leiden besteht kontinuierlich und hat einen sehr unangenehmen Charakter. Da zusätzlich meist eine *Allodynie* vorliegt und Kleidungsstücke, Windzug, Temperaturveränderungen etc. die Schmerzen verschlimmern können, sind die Patienten kaum in der Lage, am täglichen Leben teilzunehmen. Jede Bewegung kann zu Schmerzen führen, im Gesichts- und Kopfbereich kann durch Stirnrunzeln, durch Sprechen, durch Augenzwinkern und andere Bewegungen *der Schmerz extrem verschlimmert* werden. In aller Regel besteht

- ein *Basalschmerz*,

auch wenn es zu zeitweisen Fluktuationen mit an- und absteigender Schmerzintensität kommt. Schmerzfreie Intervalle für mehr oder weniger kurze oder lange Zeiträume dagegen treten *nicht* auf. *Das schmerzhafte Areal ist durch die Folgen des akuten Herpes zoster* charakterisiert, insbesondere durch eine *Hyperpigmentation* und durch *trophische Störungen*. Nahezu *jede Art von sensorischen Störungen* kann in diesem Areal gefunden werden, insbesondere Hypo- oder Hyperästhesie, Hypo- oder Hyperalgesie sowie Allodynie, Parästhesien und Hypästhesien.

Während die sichtbaren Bläschen nicht unbedingt das gesamte Dermatom erfaßt haben müssen, erstreckt sich die postherpetische Neuralgie in der Regel *auf das gesamte Nervenausbreitungsgebiet*. Diagnostisch sind der *typische Verlauf* sowie die Hauteffloreszenzen und der Schmerzcharakter wegweisend. Auch wenn die postherpetische Neuralgie für Monate nach Ausbruch des akuten Zosters noch bestehen kann, *ist in aller Regel der Schmerz nach einem Jahr abgeklungen*.

Nur im Ausnahmefall bestehen die Schmerzen länger als 2 oder 3 Jahre. Diese Information ist für die Patienten sehr wichtig, da sie sich auf eine Beendigung des Leidens einstellen können.

Therapie

Die Bedeutung der verschiedensten Therapieformen für die Remission muß *im Hinblick auf den Spontanverlauf* beurteilt werden. Da insbesondere bei jungen Menschen unter 40 Jahren kaum eine länger andauernde postherpetische Neuralgie zu beobachten ist, kann selbstverständlich jede x-

Chronische postherpetische Neuralgie

beliebige Therapieform exzellente Ergebnisse erbringen, wenn keine Kontrollen für den Behandlungsverlauf in Betracht gezogen werden.

Zur Behandlung der postherpetischen Neuralgie gibt es bis heute *kein allgemein standardisiertes Behandlungskonzept*. Dies liegt daran, daß kontrollierte Untersuchungen aufgrund der großen Variabilität der postherpetischen Neuralgie und des Behandlungsverlaufs nur schwer durchzuführen sind. Eine ätiologisch orientierte Therapie steht nicht zur Verfügung. Aus diesem Grunde können *nur symptomatische Maßnahmen* eingesetzt werden. Da es sich insbesondere um ältere Menschen handelt, muß *die Verträglichkeit der therapeutischen Interventionen* besonders berücksichtigt werden.

Bei Vorliegen eines *dysästhetischen, brennenden, permanent bestehenden Schmerzes mit Allodynie* ist die Gabe von

— trizyklischen Antidepressiva

in der Lage, die Behinderung zu reduzieren. Gerade bei älteren Menschen gilt die Regel des *Beginns mit einer niedrigen Dosis und der langsamen Steigerung* („Start low, go slow"). Man beginnt z. B. mit der *Gabe von Clomipramin 3mal 10 mg/Tag*. Reicht diese Dosierung aus, kann die Gabe genauso fortgeführt werden. Sollte sich nach einer Woche keine Linderung der Beschwerden zeigen, kann die Dosis erhöht werden auf *Clomipramin 3mal 20 mg*. Auch dann wartet man wieder eine Woche ab, läßt den Patienten einen *Schmerzkalender* führen und

Abb. 20.13. Dosierung von 5-HT-Re-uptake-Hemmern in der Therapie chronischer neuropathischer Schmerzen

kontrolliert nach einer Woche, ob eine Schmerzreduktion erzielt wird. Sollte sich auch unter dieser Maßnahme keine Verbesserung einstellen, erhöht man *auf 3mal 30 mg pro Tag*. Ist auch dies – unter Kontrolle des Schmerzkalenders – vergeblich, kann man

— additiv ein niedrigpotentes Neuroleptikum,

z. B. *Levomepromazin in einer Dosis von 3mal 10 mg*, zur Applikation des trizyklischen Antidepressivums geben. Auf *Nebenwirkungen*, wie z. B. Müdigkeit und Mundtrockenheit, ist zu achten. Der Patient sollte auf die Nebenwirkungsmöglichkeiten hingewiesen werden. Bei Mundtrockenheit kann gehäuftes Trinken sowie das Lutschen von Salmiakpastillen eine Besserung erbringen. Die Dosiserhöhung sollte *individuell* erfolgen; dabei sind Nebenwirkungen wie Sedierung, Schwindel u. a. besonders zu beachten (Abb. 20.13).

Als *Alternative* zur Gabe von trizyklischen Antidepressiva oder niederpotenten Neuroleptika können auch

— Opioidanalgetika

eingesetzt werden. Man gibt dazu z. B. *Tramadol in retardierter Form, früh am Morgen 100 mg und abends 100 mg*. Sollte sich der Schmerz unter dieser Therapieform deutlich verbessern, behält man die Applikationsrate bei. Bei mangelnder Wirksamkeit kann man nach einer Woche auf *2mal 200 mg* erhöhen. Eine *initiale Übelkeit* kann durch die Gabe von *Metoclopramid 3mal 20 mg fest dosiert über 5 Tage* kupiert werden. Weitere Nebenwirkungen können insbesondere bei älteren Menschen Sedierung und Obstipation sein (Abb. 20.14a, b).

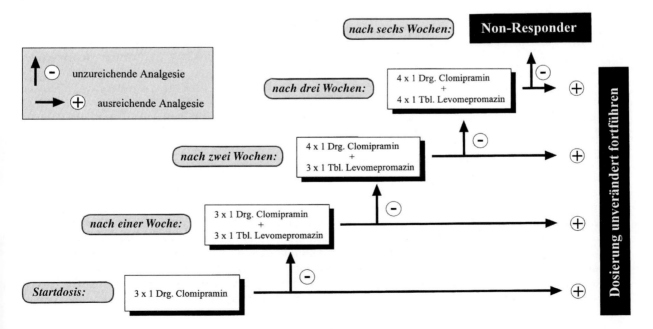

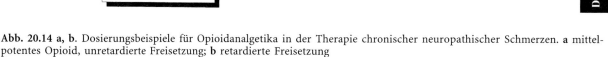
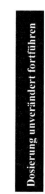

Abb. 20.14 a, b. Dosierungsbeispiele für Opioidanalgetika in der Therapie chronischer neuropathischer Schmerzen. **a** mittelpotentes Opioid, unretardierte Freisetzung; **b** retardierte Freisetzung

Bestehen *dysästhetische Schmerzen mit im Vordergrund stehenden Kribbelparästhesien*, kann die Applikation von

– *Carbamazepin*

in einer *Dosierung von 2mal 200 mg Carbamazepin retard bis 2mal 400 mg Carbamazepin retard* hilfreich sein.

Bei all diesen Therapiemaßnahmen sollte jedoch darauf geachtet werden, *möglichst maximal eine oder zwei Substanzen* zu geben, da insbesondere bei älteren Menschen schnell Nebenwirkungen und Unverträglichkeiten auftreten. Bei der Therapie mit *neurotropen und psychotropen Substanzen* sollte überdies darauf geachtet werden, daß eine *ausreichende Flüssigkeitszufuhr* sichergestellt ist. In der Regel handelt es sich um Betroffene, die im Laufe ihres langen Lebens noch nie Kontakt mit psychotropen Substanzen gehabt haben und nun im Alter entsprechend *empfindlich* mit Nebenwirkungen reagieren. Aus diesem Grunde muß sehr individuell dosiert und der Verlauf sorgfältig beobachtet werden.

Auch bei der postherpetischen Neuralgie kann die Applikation von

– *Amantadin*

sehr wirksam sein. Vorteil dieser Behandlungsmaßnahme ist, daß das Medikament *auch im Alter sehr gut verträglich* ist und *sedierende Nebenwirkungen nicht auftreten*. Amantadin gehört nach neueren Untersuchungen zur Gruppe der *NMDA-Antagonisten* und ist in der Lage, die pathophysiologischen Bedingungen in den Hinterwurzeln und im Myelon durch Blockierung von NMDA-Rezeptoren und der Wirkung von exzitatorischen

Aminosäuren zu lindern. Unter Berücksichtigung, daß es sich in der Regel bei den Betroffenen um ältere Personen handelt, die einen Krankenhausaufenthalt scheuen, kann die Therapie

— *oral mit 3mal 100 mg Amantadin*

durchgeführt werden. Die Dauer der Therapie richtet sich nach dem Bestehen der Schmerzen; klingen diese ab, kann *nach einer Phase von 1–2 Wochen* versucht werden, das Medikament abzusetzen. Sollte die Schmerzen dann erneut auftreten, kann *eine weitere Therapiephase* eingeleitet werden. Bei schwerwiegenden, hartnäckigen Fällen empfiehlt sich *die intravenöse Gabe von Amantadin als Infusion 2mal täglich 500 ml*.

Eine Therapie mit Steroiden sollte bei einer postherpetischen Neuralgie möglichst *nicht* durchgeführt werden, weil dadurch eine Veränderung der Beschwerden nicht zuverlässig erzielt werden kann. Während des chronischen Verlaufs einer postherpetischen Neuralgie können durch Nervenblockaden *keine* überzeugenden Therapieerfolge erwartet werden. Gelegentlich werden bei einer postherpetischen Neuralgie im 1. und 2. Trigeminusast

— Blockaden des Ganglion cervicale superius

als wirksam angegeben. Diese werden entweder mit Lokalanästhetika, wie z. B. 10 ml 0,25%iges Bupivacain, oder mit extrem niedrigdosierten Opioden, z. B. 0,03 mg Buprenorphin, durchgeführt. Andere Autoren berichten über die erfolgreiche Durchführung von lumbalen Grenzstrangblockaden oder vom Einsatz einer lumbalen Periduralanästhesie bzw. einer Kaudalanästhesie, je nach befallenem Dermatom.

Als mögliche *zusätzliche nichtinvasive Therapieform* kann der Einsatz von transkutaner elektrischer Nervenstimulation (*TENS*) erfolgen.

Die *Akupunktur* hat sich bei einer postherpetischen Neuralgie in mehreren Studien als *definitiv unwirksam* erwiesen und ist, angesichts der Schwere des Krankheitsbildes, eine inakzeptable *Zumutung* für die Patienten.

Als *invasive chirurgische Therapiemaßnahmen* bei therapierefraktärer postherpetischer Neuralgie wurden mehrere Techniken empfohlen. Dazu gehören die trigeminale Rhizotomie, die Alkoholinjektion, die Kryokoagulation des N. supraorbitalis, die Alkoholinjektion in das Ganglion Gasseri sowie die trigeminale Traktotomie.

Alle diese Verfahren sind *sehr unzuverlässig hinsichtlich ihres therapeutischen Erfolges*, und ihr Einsatz sollte sehr zurückhaltend erwogen werden.

— Die *Läsion der Eintrittszone der Hinterwurzel*

(„nucleus caudalis dorsal root entry zone lesion", DREZ-Operation) kann im Bereich der *postherpetischen Neuralgie des N. ophthalmicus* bei bis zu 70 % der Patienten zu einer deutlichen Linderung beitragen. Weitere Möglichkeiten bestehen in einer Stimulation von Thalamuskernen sowie in einer stereotaktischen Nukleotomie. Die Implantation von Elektroden in den Nucleus venteroposteromedialis (VPM) des Thalamus scheint dabei am effektivsten zu sein.

Tolosa-Hunt-Syndrom

Schmerzen im Zusammenhang mit einer *Plegie von Augenmuskeln* können eine Reihe von Ursachen haben. Aufgrund der engen anatomischen Beziehungen im Bereich der Orbita können *vaskuläre, demyelinisierende, neoplastische, infektiöse sowie infiltrative Ursachen* Schmerzen und Augenmuskellähmungen bedingen (Abb. 20.15). Eine *sorgfältige klinische neurologische Untersuchung* zur Erfassung solcher Bedingungen ist deshalb erforderlich (s. Tabelle 20.1).

Die alleinige klinische Untersuchung ist nicht in der Lage, die verschiedenen möglichen Ursachen für schmerzhafte Augenmuskelparesen aufzudecken. Notwendig sind *bildgebende Verfahren* wie CCT oder MRT zur Erfassung von raumfordernden und infiltrativen retroorbitalen Prozessen. Entzündliche metabolische Bedingungen können durch *Laborparameter* erfaßt werden. Bei Verdacht auf ein Aneurysma der Carotis interna kann

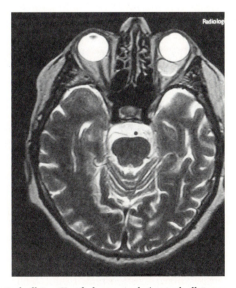

Abb. 20.15. Retrobulbäre Kopfschmerzen bei retrobulbärem Hämangiom

Tabelle 20.1. Ursachen für schmerzhafte Ophthalmoplegie

Pathophysiologie	Ursache
Neuropathisch	Diabetische Neuropathie Opthalmoplegische Migräne
Vaskulär	Aneurysma der A. carotis interna A.- carotis-Sinus- cavernosus-Fistel Sinus- cavernosus-Thrombose Arteriitis temporalis
Neoplastisch	Nasopharyngealer Tumor Tumor der Schädelbasis Parasellärer Tumor Metastasen Hypophysentumor Chondrom Chordom Retrobulbärer Tumor
Entzündlich	Aktinomykose Aspergillose Tuberkulose
Infiltrativ	Systemischer Lupus Lymphom Sarkoid Syphilis
Verschiedenes	Pseudotumor orbitae Mukozele der Nasennebenhöhlen Epidermoidtumor

zusätzlich eine *Karotisangiographie* oder ein *Angio-MRT* notwendig werden.

! Sind *spezifische Ursachen jedoch nicht aufzudecken*, liegen *einseitige Orbitaschmerzen* vor und *zusätzlich Augenmuskelparesen*, kann von der Diagnose eines *Tolosa-Hunt-Syndroms* ausgegangen werden. Die *prompte Remission nach Gabe von Kortikosteroiden* bestätigt die Diagnose.

Zunächst wurde eine *granulomatöse Entzündung* als Ursache des schmerzhaften ophthalmoplegischen Bildes angenommen. Tatsächlich konnte initial von dem Erstbeschreiber Tolosa *granulomatöses Gewebe* im intrakavernösen Verlaufsweg der A. carotis interna gefunden werden. Hunt entdeckte im Jahre 1961 die *prompte Verbesserung der Erkrankung durch Gabe von Kortikosteroiden*. Bei einer Reihe von weiteren Patienten, die in der Folge untersucht worden sind, fand man jedoch *keine regelmäßigen Hinweise für das Vorliegen einer granulomatösen Entzündung*. Vielmehr wurden nur *allgemeine Zeichen einer chronischen Entzündungsreaktion* aufgedeckt. Darüber hinaus darf

nicht erwartet werden, daß die Verbesserung der Schmerzen und der Ophthalmoplegie *nach Gabe von Kortikosteroiden* eine spezifische diagnostische Einordnung erlaubt. Auch *bei anderen Bedingungen für eine schmerzhafte Ophthalmoplegie*, wie z. B. bei Neubildungen, Aneurysmen oder bei infiltrativen Veränderungen, etwa bei einer Aktinomykose, kann durch die Gabe von Kortikosteroiden eine prompte Verbesserung erzielt werden. Zwar läßt sich mittels MRT eine *Verdickung im Bereich des Sinus cavernosus* finden, die als granulomatöse Aufquellung interpretiert werden kann, doch eine spezifische ätiologische Zuordnung ist aufgrund dieser morphologischen Besonderheit allein nicht möglich. Interessanterweise konnte in einem einzelnen Fall, bei dem sich nach einer Biopsie histologisch ein Hinweis für eine granulomatöse Entzündung ergeben hatte, der spätere Verlauf als Pilzinfektion durch Aspergillus aufgedeckt werden. Insgesamt gilt nach dem gegenwärtigen Stand der Literatur: für das Tolosa-Hunt-Syndrom existiert

— keine spezifische einheitliche Ätiologie.

Möglicherweise wird die Erkrankung durch eine *Vielzahl von unterschiedlichen Bedingungen* ausgelöst, die mit den normalen klinischen Routinemaßnahmen derzeit noch nicht zu erfassen sind.

Zur *Therapie des Syndroms* werden Kortikosteroide, wie z.B Prednison, eingesetzt. *Innerhalb von 3 Tagen* tritt eine dramatische Remission der Beschwerden ein. Man beginnt mit einer *hohen Initialdosierung über 3 Tage* mit

— 100 mg Prednisonäquivalent

und *schleicht dann über einen Zeitraum von 3–4 Wochen die Behandlung aus*.

Nacken-Zungen-Syndrom

Bei diesem Syndrom handelt es sich um ein *außergewöhnlich seltenes Krankheitsbild*, das insbesondere bei Kindern oder Jugendlichen auftreten kann. Es wird ausgelöst durch *plötzliche Bewegungen im Bereich des Halses*. Klinisch zeigt sich ein *plötzlicher stechender, schneidender Schmerz im Nacken und im Hinterkopf*. Zusätzlich kann in diesen Bezirken auch *Kribbeln oder Taubheit* eintreten. Synchron besteht bei den Patienten *eine Hypästhesie oder eine Anästhesie der ipsilateralen Zungenhälfte*. Es werden verschiedene Bedingungen angeschuldigt, die eine *mechanische Kompression der Wurzel C2* verursachen können. Dazu gehört eine *zeitweise Subluxation des Atlantoaxialgelenks* mit Induktion eines lokalen Schmerzes durch Kompression der Gelenkkapsel sowie durch Kompression des ventralen Anteils der Wurzel C 2 mit Irritation der propriorezeptiven Afferenzen der ipsilateralen Zungenhälfte. Weitere Möglichkeiten für die Auslösung der Beschwerden können *eine degenerative Spondylose, ein Morbus Bechterew* und *eine psoriatrische Arthritis* sein.

Kontrollierte Studien zur Therapie dieses seltenen Krankheitsbildes liegen nicht vor. Es werden *ähnliche Behandlungsprinzipien wie beim zervikogenen Kopfschmerz* (s. S. 645 ff) empfohlen. Andere Autoren empfehlen jedoch manualtherapeutische Manöver. Die Versteifung des Atlantoaxialgelenks sowie eine Resektion der Spinalwurzel C 2 wurden ebenfalls als therapeutische Möglichkeit beschrieben. *Allerdings sind die Beschwerden vorübergehend und meist durch eine konservative Therapie auszugleichen*, so daß sich invasive Maßnahmen nicht als notwendig erweisen.

Ophthalmoplegische Migräne

> **MERKE**
>
> Die ophthalmoplegische Migräne ist *extrem selten*. In den verschiedenen epidemiologischen Studien zeigt sich, daß ca. einer von 1000 Migränepatienten eine entsprechende Symptomatik aufweist.

Das Wissen zur *Pathophysiologie* dieser Störung ist äußerst gering. Bis heute ist unklar, welche pathophysiologischen Vorgänge zur Parese eines oder mehrerer Augenmuskelnerven im Zusammenhang mit Kopfschmerz führen. Es wird angenommen, daß eine Schwellung der A. cerebri posterior, eine Hypophysenschwellung, eine Gefäßanomalie mit Kompression des N. oculomotorius oder ein unilaterales Hirnödem für die Paresen verantwortlich ist. Bisher ist noch keine dieser Theorien bestätigt worden. Eine weitere Erklärung ist eine mögliche mikrovaskuläre Konstriktion mit einer Ischämie des N. oculomotorius. Da es bei wiederholtem Auftreten einer ophthalmoplegischen Migräne nicht zu einer Restitutio ad integrum kommt, kann angenommen werden, daß aufgrund der regionalen Ischämie auch eine Infarzierung des peripheren Nervs in zunehmendem Maße erfolgt.

Gemäß der IHS-Klassifikation ist die ophthalmoplegische Migräne durch *Kopfschmerzen bei gleichzeitigem Bestehen einer Parese der Hirnnerven III, IV oder VI* gekennzeichnet. Die Diagnose ist eine Ausschlußdiagnose und erfordert den Ausschluß einer *parasellären* Läsion. Im klinischen Bild zeigt sich der Kopfschmerz bereits 3–4 Tage *vor* Beginn der Ophthalmoplegie. In der Regel zeigt sich der Schmerz *an dem betroffenen Auge* und hat einen pulsierenden, pochenden Charakter. Er kann jedoch auch an beiden Augen oder an der Stirn bestehen. Anschließend tritt dann die Störung der Augenmuskeln auf. Es können sowohl einer als auch alle 3 Augenmuskelnerven betroffen sein. Bei unterschiedlichen Attacken können auch unterschiedliche Nerven oder auch die Augen alternierend einbezogen sein. In der Regel sind die *sympathischen Fasern läsioniert* und die *Pupille ist dilatiert* und reagiert kaum auf Licht und Konvergenz. Daneben kann eine *Ptosis* auftreten. In der Regel dauert die Kopfschmerzphase und die Lähmungsphase *1 Woche* an, es gibt jedoch auch langwierige Verläufe, bei denen die Symptomatik länger als einen Monat bestehen bleibt. Bei nicht kompletter Remission können eine *leichte Anisokorie* oder eine *Parese* des betroffenen Augenmuskels zurückbleiben.

> Ein 12jähriges Mädchen leidet seit dem 7. Lebensjahr an einer Kopfschmerzattacke pro Monat, die einen pulsierenden, pochenden Charakter besitzt, einseitig auftritt und von Übelkeit und Lärm- und Lichtempfindlichkeit begleitet ist. Die Patientin wird akut vorgestellt, weil eine Kopfschmerzattacke seit 3 Tagen nicht mehr abklingt und seit 8 h eine Lähmung des N. oculomotorius mit Mydriasis und Ptosis auffällt. Das durchgeführte MRT des Kopfes einschließlich Angio-MRT zeigen einen regelrechten Befund. Auch der Liquor cerebrospinalis ist nicht endzündlich verändert. Nach 2 Tagen klingt die Kopfschmerzphase ab. Nach weiteren 10 Tagen stellt sich eine komplette Remission der Ophthalmoplegie ein.

Vorbedingung für die Diagnose einer ophthalmoplegischen Migräne ist der *Ausschluß einer parasellären Läsion* mit Kompression der Hirnnerven III, IV und VI. Erst seit Einführung der bildgebenden Verfahren, insbesondere des MRT, ist es möglich, mit entsprechender Sicherheit eine Ausschlußdiagnostik noninvasiv durchzuführen.

! Ein normales MRT mit einer typischen Klinik einer ophthalmoplegischen Migräne erfordert keine weitere, aufwendige Diagnostik. Dies gilt jedoch *nur für Kinder unter dem 14. Lebensjahr*, da im Schulalter aneurysmatisch bedingte Kompressionen des N. oculomotorius extrem selten sind. Im

Erwachsenenalter sollte jedoch das plötzliche Auftreten von Kopfschmerz in Verbindung mit einer inneren und äußeren Ophthalmoplegie zur Durchführung einer Angiographie Anlaß geben.

Häufig findet sich in der A. communicans posterior ein *Aneurysma* als Kompressionsursache. Eine *Myasthenia gravis* kann durch den Kopfschmerz und das Fehlen der tageszeitlichen Abhängigkeit der Augenmuskelparesen sowie die fehlende Besserung im *Tensilontest* abgegrenzt werden. Der Verdacht auf eine *Subarachnoidalblutung* ist gegeben, wenn in der Vorgeschichte eine Migräneanamnese nicht besteht und ein plötzlich auftretender, schwerer Kopfschmerz („Kopfschmerz wie noch nie") mit einer kompletten Ophthalmoplegie beobachtet wird. Zur weiteren Abgrenzung der ophthalmoplegischen Migräne von anderen Erkrankungen ist es erforderlich, eine *Mononeuropathie bei Diabetes mellitus* durch einen Glykosetoleranztest einzugrenzen.

Als wichtige differentialdiagnostische Erwägung gilt auch das *Tolosa-Hunt-Syndrom*. Dieses wird durch eine granulomatöse Entzündung im Bereich des Sinus cavernosus bedingt. Solche entzündlichen Veränderungen im Bereich des Sinus cavernosus können durch MRT-Untersuchungen näher erfaßt werden. Beim Tolosa-Hunt-Syndrom sind häufig auch noch zusätzliche Hirnnerven betroffen, und die Kopfschmerzdauer als auch die Dauer der Paresen ist länger als bei der ophthalmoplegischen Migräne. Natürlich müssen bei beiden Störungen sorgfältig *raumfordernde Prozesse* ausgeschlossen werden.

Der gewöhnliche Verlauf einer ophthalmoplegischen Migräne erstreckt sich über 3 Tage bis 4 Wochen. Normalerweise ist die Attacke nach 1 Woche abgeklungen. Auch die ophthalmoplegische Migräne ist durch einen *wiederkehrenden* Verlauf gekennzeichnet, und es muß davon ausgegangen werden, daß nach Abklingen einer Attacke weitere Attacken auftreten. Die freien Intervalle sind jedoch deutlich länger als bei der Migräne ohne Aura oder bei der Migräne mit Aura. Normalerweise werden *1–2 Attacken pro Jahr* beobachtet.

Anaesthesia dolorosa

Klinik

Die Anaesthesia dolorosa bringt ein besonders hartnäckiges, unangenehmes, quälendes Schmerzgefühl mit sich. Bei dem Phänomen handelt es sich um einen *Dauerschmerz, der einen brennenden, dysästhetischen, stechenden, kribbelnden Charakter besitzt*. Das Schmerzgefühl deckt sich nicht mit sonstigen Schmerzen, die bei Reizungen der Haut erlebt werden, die Beschwerden werden von den Patienten als eine Art *unnatürliche Erregung* angegeben. Der Schmerz tritt *im Versorgungsgebiet eines Nervs* auf und geht mit einer *reduzierten Sensibilität* einher, von Hypästhesie bis Anästhesie. Besonders unangenehm und ausgeprägt ist der Schmerz im Mund- und Augenbereich. *Extrem unangenehm kann der Schmerz auf Modifikationen in der Außenwelt reagieren*, z. B. beim Trinken kalter Flüssigkeiten oder bei kaltem Luftzug. Aus diesem Grunde versuchen die Patienten, jede Veränderung zu vermeiden; sie essen extrem vorsichtig und tragen eine Wollmütze, auch wenn sie sich in Räumen aufhalten. Auch in Ruhe und unter der warmen Bettdecke können die Schmerzen extrem exazerbieren, weshalb die Betroffenen zusätzlich unter einem *Dauerschlafdefizit* leiden können.

Neben der Verursachung durch *Verletzungen im Bereich des Trigeminuskomplexes* oder durch *seltene vaskuläre Läsionen* tritt die Anaesthesia dolorosa insbesondere als *Komplikation nach einer Trigeminusrhizotomie, einer Thermokoagulation oder anderen nervendestruierenden Maßnahmen* auf. Die Beschwerden können noch Wochen oder Monate nach der Operation erstmals auftreten, auch wenn initial zunächst keine Komplikation im Sinne einer Anaesthesia dolorosa zu verzeichnen war. Unangenehmerweise können sie sich über weitere Wochen, Monate und Jahre verschlimmern, um dann im weiteren Verlauf konstant anzuhalten. *Eine spontane Remission der Beschwerden stellt sich kaum ein*. Weder die Ausbreitung noch die Intensität nimmt im Spontanverlauf ab.

! Wenn ein operativer Eingriff am N. trigeminus aufgrund einer Trigeminusneuralgie ausgeführt wurde, berichten die Patienten in der Regel, daß die Komplikation aufgrund des konstanten, permanent andauernden Schmerzes schwerwiegender ist als die primäre Trigeminusneuralgie.

Während der Begriff Anaesthesia dolorosa für *Kopf- und Gesichtsschmerz* gebraucht wird, bezieht sich der Begriff Deafferenzierungsschmerz auf Läsionen der Spinalnerven. Beide Termini beschreiben aber letztlich *den gleichen Vorgang*.

Pathophysiologie

Eine genaue Erklärung zum Entstehungsmechanismus der Anaesthesia dolorosa existiert nicht. Frühere Theorien gehen davon aus, daß der Schmerz *durch Vasospasmen oder durch eine* veränderte sympathische Aktivität induziert werden kann. Die eigentliche Schmerzentstehung wird auf das zweite, zentrale afferente Neuron bezogen. Grund für diese Annahme sind die Beobachtungen, daß *bei Herpes zoster ein sehr ähnlicher dysästhetischer Schmerz* induziert wird und bei diesem Schmerz *die Rhizotomie keine klinische Besserung erzielen kann.* Die *postoperative Degeneration des primären Neurons,* die auch den spinalen Trakt des N. trigeminus einbezieht, wird ebenfalls als Ursache für die Anaesthesia dolorosa angesehen. Die zunehmende Degeneration kann das *symptomfreie Intervall* von 2–3 Monaten nach der Operation erklären. Die *traumatische Läsion* des Nervs geht mit größeren Degenerationen einher, und dies kann auch verständlich machen, warum eine Anaesthesia dolorosa häufiger posttraumatisch auftritt als nach Operationen.

Therapie

> **MERKE**
>
> Operative Eingriffe zur Therapie der Anaesthesia dolorosa am peripheren Neuron sind völlig ineffektiv.

Zentrale Degenerationsmechanismen können auch diesen Umstand verständlich machen. Durch eine komplette Degeneration auch des zweiten afferenten Neurons im Sinne einer *transsynaptischen Degeneration* entsteht ein zentraler Schmerz, der mit einer Hypästhesie oder Anästhesie aufgrund der Degeneration verbunden ist. Interessanterweise konnte diese Theorie bei einem Patienten *bestätigt* werden, der ein Vierteljahr nach der Operation verstarb. Als operative Behandlung einer Trigeminusneuralgie wurde eine Alkoholinjektion des rechten N. trigeminus mit postoperativer klinischer Besserung durchgeführt. Im späteren Verlauf bildete sich eine Anaesthesia dolorosa aus. Bei der histologischen Untersuchung zeigte sich eine *komplette Degeneration des trigeminalen Traktes.* Der Schmerz kann durch eine *Hypersensitivität der zentralen Trigeminusfasern* aufgrund der peripheren Deafferenzierung entstehen. Die Theorie wurde bereits von dem Neurochirurgen Sjoqvist im Jahre 1938 aufgestellt. Die Sjoqvist-Operation bestand aus einem Durchtrennen der deszendierenden Fasern des bulbospinalen Trigeminustraktes in Höhe der unteren Olive. Die Operation wurde bei der postherpetischen Neuralgie, bei der Trigeminusneuralgie und bei der Anaesthesia dolorosa eingesetzt. Von anderen Neurochirurgen wurden Modifikationen dieser Operation durchgeführt, indem die bulbospinalen Trigeminusfasern ipsilateral zur Lokalisation des Schmerzes weiter kaudal durchtrennt wurden.

Spätere Neurochirurgen konnten sich auf *die neuen Erkenntnisse zur Differenzierung des Trigeminuskernes* stützen. Der Trigeminuskern besteht aus

- *Nucleus oralis,*
- *Nucleus intermedius* und
- *Nucleus caudalis.*

Die Mehrzahl der *nozizeptiven Afferenzen* zieht zum Nucleus caudalis. Darüber hinaus zeigt der Nucleus caudalis eine *spezifische topographische Organisation,* er erstreckt sich im Halsmark bis hinunter zum Segment C 3 und C 4. Dabei kommt es zu einer Überlappung mit der Eintrittszone der oberen Zervikalwurzeln. Die primären Afferenzen des N. trigeminus in den bulbospinalen Fasern werden im Nucleus caudalis auf die sekundären Afferenzen umgeschaltet.

Es ist nun möglich, diese zentralen sekundären Afferenzen im Nucleus caudalis im *Bereich der Eintrittszone der Hinterwurzeln* („dorsal root entry zone", DREZ) aufzufinden und zu durchtrennen. Dabei wird mit einer *speziellen Radiofrequenzthermoelektrode* eine Läsion gesetzt. *Es entsteht eine Hypästhesie oder Anästhesie im entsprechenden Versorgungsgebiet der Trigeminusäste, wobei die Kornea, die Mundinnenseite und die Zunge eingeschlossen sind.* Da nozizeptive Fasern vom IX. und X. Hirnnerv sekundäre afferente Neurone im Bereich des Nucleus caudalis führen, kann *zusätzlich eine Hypästhesie in der hinteren Rachenregion und ein Ausfall des Würgreflexes* auftreten. Die DREZ-Operation wird insbesondere bei der Anaesthesia dolorosa, bei der Neuropathie des N. trigeminus und bei postherpetischer Neuralgie eingesetzt. Bei konservativ nicht ausreichend therapierbaren Schmerzen kann damit *bei ca. 50 %* der Patienten ein sehr guter therapeutischer Erfolg erwartet werden. Eine gute Besserung stellt sich *bei weiteren 30 %* ein.

Thalamusschmerz

Begriff

Der Begriff des Thalamusschmerzes bezieht sich auf *einseitige Gesichtsschmerzen und Dysästhesien nach einer Läsion der trigeminothalamischen Bahnen oder des Thalamus.* Damit wird jedoch nur ein Spezialfall einer Verursachung von Schmerzen bei

Läsionen im Zentralnervensystem charakterisiert. Tatsächlich wird der Begriff Thalamusschmerz häufig unabhängig von der Genese auf alle zentralbedingten Schmerzsyndrome bezogen. Zur Präzisierung sollten jedoch nur Schmerzzustände als Thalamusschmerz bezeichnet werden, die mit einer Läsion des Thalamus einhergehen.

Klinik

Die klinischen Charakteristika des Schmerzes bei einer zentralen Läsion sind *sehr vielfältig* und können kaum eindeutig beschrieben werden. Auch ergeben sich nur wenige Prägnanztypen des Schmerzbildes, die man gesondert angeben könnte.

Zentraler Schmerz bezieht sich häufig nicht auf das periphere Versorgungsgebiet eines Nervs, sondern *dehnt sich mehr topographisch aus*.

Die Patienten können in der Regel *die Lokalisation des Schmerzes gut angeben*. Dabei wird der Schmerz von der Lokalisation der zentralen Läsion bedingt. Entsprechend können ausgedehnte Läsionen der ventroposterioren Thalamusregion einen *halbseitig lokalisierten Schmerz* bedingen. Dagegen verursachen spinale Läsionen meist bilaterale Schmerzen, die die Segmente unterhalb der Läsion einschließen. Der Schmerz kann sich auf Areale beziehen, die durch eine *begleitende Hypästhesie* charakterisiert sind, er kann jedoch auf *Ausschnitte von Arealen des Hypästhesiebereiches* begrenzt sein. Bei einer Läsion der *ipsilateralen spinalen Trigeminuskerne und des gekreuzten Tractus spinothalamicus* kann es zu einem zentralen Schmerzsyndrom *auf beiden Seiten* des Gesichts und des Kopfes kommen, wobei *der übrige Körper auf der kontralateralen Seite* einen zentralen Schmerz aufweisen kann. Eine solche Störung kann durch eine *zerebrovaskuläre Läsion in der Medulla oblongata* verursacht sein, z. B. bei einer Thrombose der A. cerebelli inferior posterior (Wallenberg-Syndrom). Bei einer *Läsion des spinothalamischen Traktes*, z. B. traumatisch oder nach einer Chordotomie, kann ein *kontralateraler Gesichtsschmerz* erzeugt werden. Eine *Syringomyelie* kann bei Beteiligung der spinalen Trigeminuskerne *Gesichtsschmerzen* hervorrufen, die Schmerzen können jedoch auch *bei kaudaler Läsion in einer Körperhälfte* auftreten und je nach Ausdehnung auch weitere Körperteile einbeziehen. Die Schmerzlokalisation kann sowohl *oberflächlich* als auch *als Tiefenschmerz* erfolgen. Im Hinblick auf die häufige Reduktion der kutanen Sensibilität steht ein Oberflächenschmerz oft im Vordergrund.

Eine *spezifische Schmerzqualität* bei zentralem Schmerz existiert nicht. Zentraler Schmerz kann

— *jede mögliche Schmerzqualität*

aufweisen. Im Vordergrund steht ein brennender, quälender, elektrisierender Schmerz. Eine „neuralgiforme" Komponente äußert sich durch Stechen, Schneiden und einschießende Sensationen. Interessanterweise hat der Schmerz jedoch *keinen gleichmäßigen Charakter*. Vielmehr können zeitlich oder auch räumlich ganz unterschiedliche Schmerzcharaktere bestehen. Eine Korrelation zwischen der Läsionslokalisation und dem Schmerzcharakter besteht *nicht*. Oft geben die Patienten jedoch an, daß die Schmerzempfindung *nicht einer natürlichen Schmerzwahrnehmung* entspricht. Der Begriff „dysästhetischer Schmerz" bringt dies zum Ausdruck.

Die *Schmerzintensität* kann sich von einem leichten Brennen, das eben wahrnehmbar ist, bis zu extrem schwerem, unerträglichem Schmerz erstrecken. Durch die *konstante Präsenz* und durch die *Dysästhesie* wird der Schmerz jedoch in der Regel als *extrem behindernd* erlebt.

Besonders starke Schmerzintensität und Behinderung finden sich bei Patienten mit Läsionen im Bereich des Hirnstammes und im Bereich des Thalamus. Suprathalamische Strukturdefekte haben die Tendenz zu weniger ausgeprägten Schmerzgraden.

Das *zeitliche Auftreten von zentralen Schmerzen* nach einer Läsion kann sehr unterschiedlich sein. Der Schmerz kann bei einer zerebrovaskulären Läsion

— schlagartig sofort mit der Läsion

auftreten, er kann jedoch auch mit einer Latenzzeit von 2–3 Jahren präsent werden. In der Regel bildet sich der zentrale Schmerz jedoch

— nach 2–6 Wochen

aus. Dem Schmerz kann eine *Phase mit sensorischen Störungen* vorausgehen. Dabei kann sich eine Phase mit Hypästhesie, später eine Phase mit Parästhesien und Dysästhesien ausbilden. Bei Läsionen, *die zeitlich zunehmen*, wie z. B. bei einer multiplen Sklerose, einer Syringomyelie oder einer vaskulären Malformation, kann nicht sicher angegeben werden, ob eine Latenzphase zwischen dem Beginn der Läsion und dem Auftreten des Schmerzes besteht, oder ob der zentrale Schmerz ab einem gewissen Level der strukturellen Läsion generiert wird. So findet sich beispielsweise bei der multiplen Sklerose zentraler Schmerz erst nach einer bestimmten Latenzzeit. In der Regel ist die Wahr-

Thalamusschmerz

scheinlichkeit, einen zentralen Schmerz aufgrund einer multiplen Sklerose zu entwickeln, *nach dem 5.–7. Jahr* deutlich größer als in den ersten Jahren der Erkrankung.

Der zeitliche Verlauf von zentralen Schmerzen ist in der Regel nicht episodisch mit schmerzfreien Intervallen, sondern

— ein *kontinuierlicher permanenter Dauerschmerzverlauf.*

Allerdings gibt es dabei auch schmerzfreie Phasen, die jedoch in der Regel *nur einige Stunden pro Tag* umfassen. Der zugrundeliegende Dauerschmerz kann durch *plötzliche, blitzartig einschießende Schmerzen* überlagert werden. Die Schmerzen können durch *körperliche Aktivität*, wie z. B. Kauen, Sprechen oder Laufen, ausgelöst werden.

Die *Prognose* von zentralen Schmerzen hinsichtlich einer Remission *ist schlecht.*

! Zentraler Schmerz bleibt meistens als Dauerschmerz über lange Jahre bestehen.

In der Mehrzahl der Fälle muß sogar *mit einem lebenslangen Vorhandensein* gerechnet werden. Ändert sich jedoch die strukturelle Läsion *mit dem Fortschreiten der Grundkrankheit,* z. B. bei einer multiplen Sklerose oder bei einem Hirninfarkt, kann es zu plötzlichen Remissionen kommen. So kann z. B. bei einem neuen supratentoriellen Hirninfarkt ein plötzliches Verschwinden des Schmerzes auftreten. Gleiches gilt für die multiple Sklerose, bei der entweder nach dem Verschwinden eines demyelinisierenden Herdes oder bei erneutem Auftreten eines demyelinisierenden Herdes an anderer Stelle der Schmerz komplett remittieren kann.

! Zentraler Schmerz kann *durch äußere Reize* und auch *durch psychische Bedingungen* extrem variiert werden.

Dazu gehören die Ausprägungen der physikalischen Umwelt im Sinne von Temperaturveränderungen, körperlicher Betätigung, Essen, Trinken etc. Vor allem kann zentraler Schmerz jedoch auch durch psychische Faktoren verändert werden, insbesondere durch *Streß, Freude, Angst und andere emotionale Einflüsse.*

Diagnose

MERKE

Zentraler Schmerz und insbesondere Thalamusschmerz beruht immer auf einer *Läsion des sensorischen Systems.* Aus diesem Grunde müssen bei der neurologischen Untersuchung Hinweise für ein *sensorisches Defizit* vorhanden sein.

Sonstige nervale Funktionen, wie z. B. Motorik, Koordination, Gleichgewicht, Sehen, Hören und höhere psychische Funktionen, müssen nicht beeinträchtigt sein. Zur sorgfältigen klinischen Untersuchung sollte eine *quantitative sensorische Testung* durchgeführt werden. Dies ist z. B. möglich durch den Einsatz von quantitativen Vibrationsmeßgeräten, Berührungsmeßgeräten, Frey-Haaren, Druckalgometer etc. Die *Ausprägungen* der sensorischen Defizite können *sehr unterschiedlich* ausfallen. Es können eben wahrnehmbare Hypästhesien bis zu einer kompletten Anästhesie bestehen. Neben quantitativen Defiziten können auch *qualitativ neue Empfindungen* auftreten. Als

— *Hypästhesie*

wird bezeichnet, wenn ein Reiz im überschwelligen Bereich eine *niedrigere Empfindung* als sonst auslöst. Werden *stärkere Reize zur Auslösung einer eben noch merklichen Wahrnehmung* (Überschreitung der Reizschwelle) benötigt, ist ebenfalls das Kriterium für das Vorliegen einer Hypästhesie erfüllt. Der Begriff

— *Hyperalgesie*

bezeichnet das Phänomen, daß ein Schmerzreiz, der normalerweise z. B. einen leichten Schmerz auslösen würde, mittelstarken, starken oder sehr starken Schmerz induzieren kann. Der Terminus

— *Allodynie*

ist dabei ein Spezialfall der Hyperalgesie und bezieht sich auf die *Auslösung von Schmerzen durch Reize, die normalerweise nicht in der Lage sind, Schmerzen zu induzieren.* Ein bekanntes Beispiel ist der Pullover, der normalerweise überhaupt nicht auf der Haut wahrgenommen wird, beim Tragen nach Sonnenbrand aber Schmerzen induzieren kann. Sehr häufig entstehen bei zentralbedingten Schmerzen:

— *Dysästhesien* (unangenehme Empfindungen, wie z. B. Brennen) und

– *Parästhesien* (unnatürliche Empfindungen, wie z. B. elektrisierendes Kribbeln).

Diese können sowohl spontan als auch durch äußere Schmerzen getriggert auftreten. Weitere typische Merkmale von zentralen Schmerzen können *die räumliche wie auch die zeitliche Ausbreitung* sein. Beispielsweise kann bei einer Berührung des Fußrückens eine Empfindung auch im Oberschenkel auftreten. Nach Berührungen kann die *Wahrnehmung verzögert* sein; *Reflexe* können *verspätet* auftreten, oder es können *nach Beendigung eines Reizes dysästhetische Empfindungen* wahrgenommen werden. In der klinisch-neurophysiologischen Testung zeigen sich *pathologische Befunde bei der Untersuchung der somatosensorisch evozierten Potentiale* (SEP). Gleiches gilt für *nozizeptive Reflexe*, die zentral moduliert werden.

Zur Diagnose des zentralen Schmerzes ist es erforderlich, daß eine *eingehende Anamnese* mit Erhebung der Vorgeschichte sowie der Erfassung von Begleiterkrankungen durchgeführt wird. Es muß eine *sorgfältige neurologische Untersuchung* zur Bestimmung der neurologischen Defizite angeschlossen werden. Aufgrund dieser klinischen Daten muß dann *gezielt die apparative Zusatzdiagnostik* eingeleitet werden. Dies schließt häufig bildgebende Verfahren ein, wie z. B. ein CT oder MRT, insbesondere aber auch *neurophysiologische* und *klinisch-chemische Untersuchungen*. Häufig bestehen Schmerzen und zentralnervöse Prozesse, die sich *nicht* gegenseitig bedingen. Ein Beispiel dafür ist etwa der Schlaganfall, bei dem zusätzlich eine Polyneuropathie mit entsprechenden Schmerzen besteht. Es ist deshalb erforderlich, aufgrund der neurologischen Untersuchung gezielt vorzugehen und in solchen Fällen zusätzlich eine *Nervenleitungsgeschwindigkeitsmessung* durchzuführen. In Verbindung mit den klinischen Daten wird auf diese Weise eine Fehldiagnose zu vermeiden sein.

Epidemiologie

Zuverlässige Zahlen zur Inzidenz und Prävalenz von zentralen Schmerzen liegen nicht vor. Am häufigsten werden zentrale Schmerzen durch *vaskuläre Störungen*, insbesondere nach ischämischen Hirninfarkten, bedingt. *90 % der zentralen Schmerzsyndrome beruhen auf vaskulären Läsionen.*

Dabei finden sich diese *überwiegend supratentoriell* aufgrund einer Hirnischämie. Findet sich eine *infratentorielle Läsion*, handelt es sich meist um ein *dorsolaterales Medulla-oblongata-Syndrom*. Zentrale Schmerzen durch Hirntumoren, Syringomyelie oder aufgrund entzündlicher Herde sind *ausgesprochen selten. Über 40 % der Patienten mit einer multiplen Sklerose* weisen jedoch Schmerzen aufgrund zentraler Läsionen auf. In diese Zahl sind jedoch auch *schmerzhafte Muskelspasmen* eingerechnet. Nach Schlaganfall treten bei etwa 1–3 % der Betroffenen zentrale Schmerzen auf.

Pathophysiologie

Prinzipiell ist *jede Art von Läsion* in allen *sensorischen* Teilen des Zentralnervensystems in der Lage, zentralen Schmerz zu bedingen. Dabei kommt es entscheidend auf die *Lokalisation* an, nicht auf die Art. Interessanterweise scheint die zeitliche Entwicklung einer Läsion *keine größere Bedeutung* für die Entwicklung von zentralen Schmerzen zu haben. So können nach plötzlichen traumatischen Läsionen, wie z. B. nach einer Querschnittslähmung, zentrale Schmerzen ausgelöst werden, aber auch bei sich sehr langsam entwickelnden Prozessen, wie z .B. bei einer arteriovenösen Malformation oder bei einem Meningeom, können im Laufe der Erkrankung Schmerzen auftreten. Auch *die Lokalisation der Läsion im Bereich der zentralen sensorischen Afferenzen* spielt keine entscheidende Rolle, da unabhängig vom Vorliegen einer Läsion in allen Teilen des Zentralnervensystems zentraler Schmerz bedingt werden kann.

Keinesfalls muß der Thalamus hinsichtlich des Auftretens der Läsion eingeschlossen sein. Allerdings zeigt sich, daß bei zentralem Schmerz nach Schlaganfall die Läsionslokalisation *in bis zu 50 %* der Fälle der Thalamus ist. Dies mag auch der Grund dafür sein, daß die

– Bezeichnung *Thalamusschmerz*

generalisiert für alle Formen von zentralem Schmerz verwendet wird. Aus neueren Untersuchungen ist bekannt, daß bei einer Beteiligung des Thalamus *eine Läsion im ventroposterioren Anteil* vorliegen muß, damit zentraler Schmerz ausgelöst wird. Es gibt eine Reihe verschiedener Ursachen für die Enstehung zentraler Schmerzen:

– Vaskuläre Läsionen im Rückenmark und Hirn (Infarkt, Blutung, vaskuläre Malformation),
– multiple Sklerose,
– Rückenmarksverletzungen (traumatisch, operativ),
– Hirnverletzungen (traumatisch, operativ),
– Syringomyelie,
– Syringobulbie,
– Tumor,
– Abszeß,
– Entzündungen,

- Epilepsie,
- degenerative Erkrankungen.

Unabhängig von der Verursachung der Läsion ist die *Lage* und die *Größe* der strukturellen Störung von wesentlicher Bedeutung für die Entstehung zentraler Schmerzen:

> **MERKE**
>
> *Kortikale Läsionen* können dann häufig zu zentralem Schmerz führen, wenn sie *klein und umschrieben* sind. Dies zeigt sich insbesondere bei Patienten nach Kriegsverletzungen. Große, ausgedehnte kortikale Läsionen führen dagegen *selten* zu zentralem Schmerz. Gleiches gilt auch für das Entstehen von schmerzhaften epileptischen Anfällen nach oberflächlichen kortikalen Läsionen.

Eine einheitliche Erklärung für die Genese von zentralem Schmerz existiert somit nicht. Allein die paradoxe Tatsache, daß umschriebene winzige Läsionen *ebenso* zu zentralem Schmerz führen können wie ausgeprägte komplexe strukturelle Defizite, weist darauf hin, daß *möglicherweise* eine einzige pathogenetische Grundlage für den zentralen Schmerz *nicht existiert*. So kann es gut möglich sein, daß verschiedene Erklärungen erforderlich sind. Eine frühere Annahme war, daß durch die Läsion ein

- *Reiz im Zentralnervensystem* gesetzt wird (Focus),

der zur Erregung von Schmerzafferenzen führt. Der

- *Ausfall einer Hemmung von Neuronen*

im nozizeptiven System, d. h. im Tractus spinothalamicus, ist eine weitere mögliche Erklärung für die Entstehung von Spontanschmerzen. Eine neue Theorie geht davon aus, daß der zentrale Schmerz nur dann entsteht, wenn der

- *Tractus spinothalamicus*

von der Läsion betroffen ist. Diese Annahme stützt sich insbesondere auf die Tatsache, daß zentraler Schmerz *immer mit sensorischen Defiziten* verbunden ist. Die Läsion im Tractus spinothalamicus wurde zusätzlich auf die *Involvierung der neospinothalamischen Projektionen, die zum ventroposterioren Thalamusgebiet ziehen*, eingegrenzt. Neuere Untersuchungen weisen darauf hin, daß aufgrund *eines Ausfalls der hemmenden Aktivität des*

- *Nucleus thalamicus reticularius*

auf die Thalamuskerne eine *abnorm hohe Aktivität* ermöglicht wird, welche zu Schmerz und Hypersensitivität führt. Tatsächlich kann durch SPECT-Untersuchungen bei zentralem Schmerz eine *erhöhte Aktivität in diesen Thalamuskernen* aufgedeckt werden. Bei erfolgreicher Behandlung mit Amitriptylin kann diese erhöhte Aktivität supprimiert werden. Die *Rolle des sympathischen Nervensystems* bei der Genese von zentralem Schmerz wurde ebenfalls ausführlich in Erwägung gezogen. Allerdings fand sich *keine überzeugende Evidenz* für die Beteiligung des Sympathikus. Auch die klinisch fehlende Effektivität von Sympathikusblockaden unterstützt diese Annahme nicht.

Der *Thalamus* wird somit als der wichtigste Ort für die Entstehung von zentralem Schmerz angesehen. Bei der Genese von zentralen Schmerzen sind insbesondere von Bedeutung:

- *Nucleus ventroposterior lateralis* (VPL),
- *Nucleus ventroposterior medialis* (VPM),
- *Nucleus ventrocaudalis* (VCPS),
- *Nucleus centralis lateralis* (NCL),
- *Nuclei intralaminares*

Wird der Thalamusschmerz durch einen Gefäßprozeß bedingt, ist am häufigsten die *A. thalamogeniculata* aus der A. cerebri posterior verantwortlich. In die genannten Kerne projizieren durchweg *spinothalamische Bahnen*. Die ventroposterioren Kerne erhalten alle *nozizeptive Erregungen*, die jedoch im äußeren Zellkomplex, der sog. Muschelzone, lokalisiert sind. Die meisten dieser Neurone sind sog. „Wide-dynamic-range-Neurone" (WDR-Neurone), die durch *eine Vielzahl von Erregungen* aktiviert werden können. Bei Patienten, die an zentralen Schmerzen nach Verletzungen des ZNS leiden, zeigt sich in den topographisch zu ortenden Regionen des ventroposterioren Thalamuskernkomplexes eine *erhöhte Aktivität*. Diese Aktivität wird *veränderten Kalziumkanälen* zugesprochen und entspricht einer erhöhten Erregbarkeit, die durch die sog. *N-Methyl-d-Aspartat-Rezeptoren* (NMDA-Rezeptoren) reguliert wird. Die erhöhte Aktivierung der

- NMDA-Rezeptoren durch *exzitatorische Aminosäuren*

könnte für die zentralen Schmerzmechanismen verantwortlich sein. Eine weitere Erklärung wird gesehen in der

- *Aktivierung von Schmerzerinnerungsvorgängen.*

Auch bei diesen Vorgängen sollen NMDA-Rezeptoren und exzitatorische Aminosäuren eine Rolle spielen. Problematisch ist die Frage, wie es möglich ist, *bei einem Ausfall des Thalamus*, z. B. aufgrund eines Infarktes, eine übermäßige Aktivierung im Thalamus als Erklärung für zentralen Schmerz heranzuziehen. Entscheidend scheint dabei jedoch, daß die Läsion den *ventroposterioren Thalamus* betrifft. Möglicherweise werden *hemmende Neurone* zerstört, wodurch die *Hyperaktivität in anderen Bereichen des ZNS* erklärt werden kann.

Therapie

Die Therapie von zentralen Schmerzen stellt sich in der Praxis als schwierig dar. Dies hat damit zu tun, daß es beim individuellen Patienten *keine sicheren Prädiktoren* gibt, die den Effekt einer geplanten Therapie wahrscheinlich machen; häufig führen nur *Versuch und Irrtum* zu einer effektiven Therapie. In dieser Situation ist es erforderlich, daß der Patient ausführlich *über die Bedingungen des Schmerzes* und *die problematische Auswahl von effektiven Therapiemaßnahmen* unterrichtet wird. Bereits zu Beginn muß auf das mögliche Erfordernis einer Therapieänderung verwiesen werden, und ein strategischer Behandlungsplan mit den verschiedenen Möglichkeiten ist mit dem Patienten zu diskutieren; insbesondere sind *Nebenwirkungen* und *Kontraindikationen* zu besprechen. Häufig handelt es sich um ältere Menschen, bei denen Nebenwirkungen stark ausgeprägt sein können oder eine besondere Empfindlichkeit besteht.

Zentraler Schmerz ist im klinischen Alltag ein *eher seltenes Schmerzproblem,* und deshalb gibt es in der Regel keine großen Erfahrungen. Man sollte sich deshalb möglichst bei der Einleitung der Behandlung an eine *spezialisierte Institution* wenden.

Ein weiteres Problem bei der Behandlung von zentralen Schmerzen ist, daß es *keine großen kontrollierten Studien* zu den verschiedenen Behandlungsstrategien gibt; folglich beruhen viele Behandlungsmaßnahmen nur auf Annahmen oder klinischen Beobachtungen. Bei der Behandlung muß auch beachtet werden, daß nicht nur eine zentrale Läsion als Schmerzerklärung herangezogen wird, sondern auch *mögliche periphere Begleiterkrankungen* erwogen werden müssen, die spezifisch behandelt werden. Es ist für den Patienten unzumutbar, wenn über Monate Behandlungsversuche unter der Annahme eines zentralen Schmerzes durchgeführt werden, aber periphere Schmerzbedingungen dabei außer acht gelassen werden und darum der Schmerz nicht beeinflußt werden kann.

Es kommen unterschiedliche Behandlungsansätze in Betracht. Man kann versuchen,

— *das Nervensystem durch verschiedene Reize zu stimulieren,*

entweder im peripheren oder im Zentralnervensystem, um damit der pathologischen Erregung bei zentralen Schmerzen *entgegenzuwirken;*

— *die übermäßige Erregung zu reduzieren,*

insbesondere durch Substanzen wie Carbamazepin, Clonazepam oder Baclofen. Antidepressiva sollen in die Lage versetzen, die

— *Aktivität des körpereigenen antinozizeptiven Systems zu erhöhen*

und damit die zentrale Hemmung der Schmerzen zu begünstigen. Durch klinisch verfügbare NMDA-Antagonisten, wie z. B. Amantadin oder Memantin, ist es möglich, die

— *erhöhte Aktivierung von NMDA-Rezeptoren zu beeinflussen.*

Eine weitere Möglichkeit besteht in der Gabe von a_2-Agonisten zur

— *Beeinflussung der Adrenorezeptoren.*

Die Behandlung von zentralem Schmerz mit Analgetika erweist sich in der Regel als *völlig ineffektiv*. Dies gilt sowohl für *Opioid-* als auch für *Nonopioidanalgetika*. Mögliche Therapieeffekte durch hochdosierte hochpotente Opioidanalgetika basieren in der Regel nicht auf dem direkten analgetischen Effekt, sondern auf *sedierenden* und *euphorisierenden* Begleitwirkungen.

Konservative Verfahren

Zur pragmatischen Therapie ist es sinnvoll, zunächst *mit möglichst wenig eingreifenden Therapiemaßnahmen* zu starten. Aus diesem Grunde sollte zunächst die transkutane elektrische Nervenstimulation (*TENS*) ausprobiert werden. Große Erwartungen sollten an diese Therapieform jedoch nicht geknüpft werden. Darüber hinaus ist sie für den Patienten *meist umständlich und aufwendig*. Ältere Menschen haben häufig auch Schwierigkeiten, die Stimulationsparameter optimal anzupassen. Im Hinblick auf die limitierten medikamentösen Möglichkeiten ist ein Therapieversuch jedoch sinnvoll.

Die Durchführung der transkutanen Nervenstimulation kann unterschiedlich erfolgen. Bei der *Hochfrequenzstimulation* im Sinne der konventionellen TENS-Applikation mit Frequenzen von 80–100 Hz versucht man, *die myelinisierten Fasern zu aktivieren*. Bei der sog. *akupunkturähnlichen transkutanen Nervenstimulation* mit niedrigfrequenten Impulsen von 1–4 Hz werden dagegen *die Motoneurone und die Muskelzellen* aktiviert. Sekundär werden motorische Efferenzen erreicht. Der Wirkmechanismus ist weitgehend hypothetisch. Es wird angenommen, daß eine *segmentale* und *suprasegmentale* Hemmung erfolgt.

Als *Medikament der ersten Wahl* sollte ein *Antidepressivum* verabreicht werden, das allerdings nicht wegen des antidepressiven Effektes eingesetzt wird, sondern *um die autonomen antinozizeptiven Systeme zu aktivieren* und eine zentralnervöse Hemmung der Schmerzempfindung zu erreichen. Kontrollierte Studien liegen zur Gabe von

— *Amitriptylin*

bei zentralem Schmerz nach Hirninfarkt vor. Zur Therapieeffektivität neuerer Antidepressiva, die selektiv wirken, gibt es nur sehr begrenzte Erfahrungen. Amitriptylin ist in der Lage, die Schmerzintensität und -dauer signifikant zu reduzieren. Es eignet sich insbesondere, wenn es sich um einen *dysästhetischen permanenten Schmerz* handelt. Schmerzparoxysmen dagegen sind weniger gut durch Amitriptylin oder verwandte Stoffe zu beeinflussen. In der Regel kann erwartet werden, daß bei *bis zu 66 % der Patienten* eine Linderung durch Amitriptylin erzielt werden kann. Ein Zusammenhang mit der antidepressiven Wirkung ist dabei jedoch nicht gegeben. Ob andere Antidepressiva eine bessere Wirkung erzielen, ist nicht genauer untersucht.

Bei *älteren Menschen* empfiehlt sich statt der Gabe von Amitriptylin der Einsatz von

— *Clomipramin*,

da Nebenwirkungen auf das Herz-Kreislauf-System bei Clomipramin milder ausgeprägt sind. Als Alternative liegen auch positive Erfahrungen vor mit

— *Doxepin*.

Die Kombination eines

— *Neuroleptikums*

mit dem Antidepressivum kann die Effektivität verbessern. Die Dosierung sowohl der Antidepressiva als auch der Neuroleptika sollte *langsam gesteigert* und *individuell angepaßt* werden (s. S. 678). Als Faustregel gilt, daß *eine ausreichende Schmerzreduktion bei hinnehmbaren Nebenwirkungen* erzielt werden soll. Die erforderliche Dosis kann dabei sehr unterschiedlich sein.

Bestehen *Kribbelparästhesien oder Schmerzparoxysmen für die Dauer von Sekunden bis Minuten*, können *Antiepileptika* wirksam sein.

— *Carbamazepin*

wird in erster Linie eingesetzt. Auch hier sollte man die Dosierung von der Reduktion der Schmerzen leiten lassen und im Einzelfall die Dosis soweit steigern, bis die Grenze der Tolerierbarkeit von Nebenwirkungen erreicht ist (s. Unterkapitel Trigeminusneuralgie).

Die Gabe von *Amantadin oder Memantin* zielt auf die Blockierung von NMDA-Rezeptoren ab. Die Nebenwirkungen dieser Medikation sind außerordentlich gering, *kontrollierte Studien zur Wirksamkeit liegen jedoch noch nicht vor*.

Der Opioidantagonist

— *Naloxon*

scheint in der Lage, bei einzelnen Patienten mit zentralen Schmerzen über längere Perioden *eine anhaltende Analgesie* zu erzeugen. Möglicherweise basiert der Therapieeffekt auf einer Blockierung von zentralen Opioidrezeptoren, die in der Pathophysiologie der zentralen Schmerzen eine Rolle spielen. Zur pragmatischen Therapie gibt man *4–8 mg Naloxon intravenös*. Kontrollierte Studien zum Langzeiteffekt liegen jedoch nicht vor.

Die Durchführung von somatischen Blockaden oder von Sympathikusblockaden sowie die ganglionäre Opioidapplikation wurden auch beim zentralen Schmerz versucht, eine therapeutische Effektivität läßt sich mit solchen Maßnahmen jedoch *nicht* erzielen.

Der Einsatz von Lokalanästhetika und Antiarrhythmika wurde ebenfalls zur Therapie von zentralem Schmerz erwogen. Empirisch wird teilweise *Lidocain intravenös* oder *Mexiletin oral* verabreicht. Kontrollierte Studien liegen nicht vor. Wenn überhaupt, kann *nur ein kurzzeitiger Therapieeffekt* erzielt werden.

Operative Verfahren

Die elektrische Rückenmarkstimulation zeigt sich erfahrungsgemäß wenig effektiv zur Beeinflussung von zentralen Schmerzen. Dagegen gibt es positivere Berichte über Erfolge bei der

— elektrischen Stimulation von tiefen Hirnstrukturen (Deep-brain-Stimulation).

Allerdings sollte die Deep-brain-Stimulation nur bei Patienten eingesetzt werden, die *extreme Schmerzen* aufweisen und bei denen konservative Therapiemaßnahmen keine Erfolge zeigen. Bevorzugt setzt man die Elektroden *im Bereich des ventroposterioren Thalamusgebietes* ein. Eine weitere mögliche Lokalisation ist der *hintere Anteil der Capsula interna*. Dieses Vorgehen weicht von der Stimulation bei Nozizeptorschmerz ab, bei der man bevorzugt das Gebiet des periaquäduktalen Graus reizt. Als Alternative besteht auch die Möglichkeit, bei zentralem Schmerz den *Motorkortex* zu stimulieren. Ersten Berichten zufolge scheint sich dadurch ein sehr guter Therapieerfolg erzielen zu lassen.

Zur Therapie von zentralen Schmerzen wurden *verschiedenartigste Versuche einer Zerstörung oder einer Ausschaltung von Strukturen im* Zentralnervensystem durchgeführt. Auch die Ausschaltung von peripheren Neuronen, insbesondere die Rhizotomie, wurde eingesetzt. Die Ergebnisse solcher ablativen chirurgischen Verfahren sind jedoch *enttäuschend*. An neurochirurgischen ablativen Verfahren wurden vorwiegend die anterolaterale Chordotomie, die Chordektomie sowie die DREZ-Operation durchgeführt. *Die besten Erfolgsquoten erzielt die DREZ-Operation.* Allerdings sind auch hier *nur Verbesserungsraten von bis zu 50%* möglich. Die Läsion wird im Bereich der oberflächlichen Schichten des Hinterhorns durchgeführt, um den Lissauer-Trakt zu zerstören. Die größere Wahrscheinlichkeit für einen positiven Operationserfolg liegt *bei Schmerzen, die intermittierend episodisch auftreten*. Dauerschmerzen sind durch solche operativen Läsionen in der Regel jedoch nicht zu verbessern. *Intrakraniale Läsionen* wurden vorwiegend in Form von *medialen und lateralen Thalamotomien, Zingulotomien und kortikaler Destruktion* durchgeführt. Diese Therapieverfahren konnten *weder Kurz- noch Langzeiterfolge* in überzeugender Weise erbringen. Wenn überhaupt, lassen sich die besten therapeutischen Effekte mit einer stereotaktischen mesenzephalen Traktotomie und/oder einer medialen Thalamotomie erzielen. *Die Komplikationsrate bei solchen Operationen ist hoch*, im Hinblick auf die limitierten Erfolgquoten müssen solche Therapieverfahren sehr zurückhaltend eingesetzt werden. Eine Indikation besteht nur in extrem therapieresistenten Ausnahmefällen.

Sympathikusblockaden

Zentrale Schmerzsyndrome zeigen in der Peripherie teilweise eine Beteiligung des sympathischen Nervensystems in Form von trophischen Störungen, Schwitzen, Temperaturveränderungen und Ödemen. Die Durchführung von Sympathikusblockaden kann tatsächlich bei einem Teil der Patienten *Kurzzeiteffekte* erzielen. Allerdings sind diese therapeutischen Effekte *nur für wenige Stunden* vorhanden; somit sind die Blockaden als Therapiemethode irrelevant. Die Ergebnisse weisen jedoch darauf hin, daß bei zentralem Schmerz periphere Komponenten eine Rolle spielen.

Ätiologisch orientierte Therapie

Alle genannten Therapieverfahren stellen *nur symptomatische Eingriffsmöglichkeiten* in das Schmerzgeschehen dar. Von entscheidender Bedeutung ist, daß bei einer direkten Behandlungsmöglichkeit der zugrundeliegenden Störung eine fachspezifische Therapie *primär* erforderlich ist. Dies gilt insbesondere beim Schlaganfall, bei multipler Sklerose, bei der Syringomyelie, bei der Syringobulbie, bei Morbus Parkinson, bei Anfallsleiden, bei entzündlichen Erkrankungen und bei Hirntumoren.

Anhaltender idiopathischer Gesichtsschmerz

Klinik

Der anhaltende idiopathische Gesichtsschmerz (AIG) ist per definitionem *eine Ausschlußdiagnose*. Gesichts- und Kopfschmerzerkrankungen, die nicht die Kriterien der Gruppe 11 oder 12 der IHS-Klassifikation erfüllen, können mit dieser Diagnose erfaßt werden. Dabei gibt es jedoch *einige entscheidende Voraussetzungen*. Es handelt sich um einen

— *Dauerkopfschmerz*,

der täglich auftritt. *Die Lokalisation ist diagnostisch weniger bedeutsam;* der Schmerz kann einseitig, aber auch beidseitig auftreten, und er muß nicht auf einen einzelnen Trigeminusast begrenzt sein. Entscheidend ist jedoch, daß

— *kein sensibles Defizit nachweisbar ist*

und daß *keine anderen strukturellen Läsionen oder Symptome* bestehen. Die betroffenen Patienten sind *meist über 30 Jahre alt, Frauen scheinen häufiger betroffen zu sein als Männer*. In der Regel zeigen sich die Schmerzen *im Bereich des 2. Trigeminusastes, über der Oberlippe und im Gaumen;* sie können brennend quälen oder sich in jeglicher anderen Form zeigen: Der Schmerzcharakter ist meist *sehr unangenehm*. Die Schmerzintensität kann *fluktuieren*.

Diagnose

Die diagnostischen Bedingungen erfordern auch, daß

— *apparative Untersuchungsverfahren*

einschließlich Röntgendiagnostik des Gesichts und der Kiefer durchgeführt werden, dabei jedoch *keine relevanten Befunde* aufgedeckt werden. Es ist möglich, daß den Schmerzen eine Operation oder eine Verletzung im Bereich des Gesichts, der Zähne oder des Zahnfleisches vorangeht. Oft werden solche Eingriffe jedoch wegen der vorbestehenden Schmerzen veranlaßt. Bei diesen Eingriffen handelt es sich also nicht primär um eine Bedingung der Schmerzen, sondern schon häufig um eine *Folge der Beschwerden*. Oft kann bei solchen Eingriffen ein pathologisches Korrelat der Schmerzen *nicht aufgedeckt* oder *gar verändert* werden. Klinische Merkmale des atypischen Gesichtsschmerzes sind, daß der Schmerz *dumpf und schlecht lokalisierbar* ist und eine *Tendenz zur Ausbreitung* zeigt. Die betroffenen Patienten zeigen häufig *psychopathologische Auffälligkeiten* in Form von Ängstlichkeit und Depressivität. Der Schmerz spricht weder *auf ein Analgetikum noch auf Nervenblockaden an und bleibt auch durch operative Eingriffe unbeeinflußt*. Wäre dies anders, handelte es sich um einen anderen als den per definitionem persistierenden Gesichtsschmerz im Sinne des atypischen Gesichtsschmerzes.

MERKE

Mit den Begriffen der atypischen Odontalgie, des Syndroms des brennenden Mundes oder des Syndroms der brennenden Zunge werden umschriebene klinische Varianten bezeichnet.

Während der Zeitphase vor dem Auftreten der Schmerzen weisen die meisten Patienten *keine psychopathologischen Besonderheiten* auf. Oft entsteht jedoch *durch die Schmerzproblematik* ein psychopathologisches Bild in Form von Ängstlichkeit und Depressivität.

Differentialdiagnose

Da der anhaltende idiopathische Gesichtsschmerz eine Ausschlußdiagnose ist, existiert keine Differentialdiagnose im eigentlichen Sinn, alle anderen möglichen Diagnosen schließen die Erkrankung aus.

Pathophysiologie

Hinsichtlich der Pathophysiologie gibt es *mehrere Theorien*. Eine sehr wahrscheinliche Annahme ist, daß es sich um nichts anderes als um

— *eine Form des Kopfschmerzes vom Spannungstyp*

handelt, der hier im Gesichtsbereich lokalisiert ist. Die gängigen Theorien zur Genese des Kopfschmerzes vom Spannungstyp können hier als relevant angesehen werden. Tatsächlich sind auch die *Therapiemethoden*, die in der *Behandlung des chronischen Kopfschmerzes vom Spannungstyp* eingesetzt werden, am erfolgreichsten in der Behandlung des atypischen Gesichtsschmerzes.

Die Annahme, daß der atypische Gesichtsschmerz eine

— *Konversionssymptomatik*

darstellt, wird ebenfalls geäußert. Dabei handelt es sich jedoch nur um eine *Subbedingung für die Entstehung des Kopfschmerzes vom Spannungstyp*. Die Vermutung, daß es sich bei einem atypischen Gesichtsschmerz um ein im Zentralnervensystem generiertes Schmerzsyndrom handelt, das enge Parallelen zum Kopfschmerz vom Spannungstyp aufweist, kann *durch mehrere Beobachtungen* gestützt werden. So ist *das klinische Bild* bei den betroffenen Patienten sehr ähnlich. Es ist daher denkbar, daß es sich um eine *Übererregbarkeit im betroffenen Versorgungsgebiet des N. trigeminus* handelt.

Es ist auch möglich, daß *durch minimale Traumata* oder *durch die operativen Eingriffe*, die nicht selten dem Schmerzsyndrom vorausgehen, im Bereich des Trigeminusastes eine

— *virale oder bakterielle Entzündung*

induziert wird, die persistiert und sich allmählich ausbreitet. Diese Erklärung kann den Schmerz im Sinne einer Analogie zur postherpetischen Neuralgie verständlich machen.

Einige Autoren gehen auch davon aus, daß es sich beim atypischen Gesichtsschmerz um eine Variante der

— *sympathischen Reflexdystrophie (SRD)*

handelt.

— Auch können atypische Gesichtsschmerzen *Vorläufersymptome* einer erst später – auch nach mehreren Jahren – eindeutig identifizierbaren Trigeminusneuralgie sein.

Therapie

Die Therapie des anhaltenden idiopathischen Gesichtsschmerzes ist genauso schwierig wie die Therapie des chronischen Kopfschmerzes vom Spannungstyp. Tatsächlich kommen *die gleichen Therapieprinzipien wie beim chronischen Kopf-*

schmerz vom Spannungstyp zur Anwendung (s. S. 438 ff.). Dazu gehören in erster Linie *der Einsatz von trizyklischen Antidepressiva* und *psychotherapeutischen Therapieverfahren*. Im Einzelfall kann auch die *Gabe von Carbamazepin oder Baclofen* erfolgreich sein.

MERKE

Invasive Eingriffe jeglicher Art sollten *möglichst vermieden* werden, da sie in der Regel zu einer Verschlimmerung der Schmerzen führen.

21. Andere Kopfschmerzen, kraniale Neuralgien, zentrale oder primäre Gesichtsschmerzen

INTERNATIONAL HEADACHE SOCIETY

IHS-Klassifikation (Code 14)

14 Andere Kopfschmerzen, kraniale Neuralgien, zentrale oder primäre Gesichtsschmerzen
14.1 Kopfschmerz nicht anderweitig klassifiziert
14.2 Kopfschmerz nicht spezifiziert

Einleitung

Um die 2. Auflage der internationalen Kopfschmerz-Klassifikation zu vervollständigen, wurden im Anschluß an zahlreiche Kopfschmerzenformen jeweils Unterkategorien für Kopfschmerzzustände angehängt, die alle Kriterien der jeweiligen Kopfschmerzenform mit einer Ausnahme erfüllen. Trotzdem dürften Kopfschmerzen existieren, die in keines der aufgeführten Kapitel passen, da sie zum ersten Mal beschrieben werden oder da bisher einfach nicht genug Informationen über diese Kopfschmerzen zur Verfügung stehen. Dieses Kapitel ist für diese Kopfschmerztypen und Subtypen gedacht.

14.1 Kopfschmerz nicht anderweitig klassifiziert

FRÜHER VERWENDETE BEGRIFFE:
Nicht klassifizierbarer Kopfschmerz

DIAGNOSTISCHE KRITERIEN:
A. Kopfschmerz mit charakteristischen Merkmalen, die auf eine eigenständige diagnostische Entität schließen lassen
B. Der Kopfschmerz erfüllt nicht die Kriterien einer in dieser Klassifikation beschriebenen Kopfschmerzerkrankungen

KOMMENTAR:
Zahlreiche neue Kopfschmerzentitäten wurden zwischen Erscheinen der ersten Auflage der Internationalen Klassifikation von Kopfschmerzen und der jetzigen zweiten Auflage beschrieben. Es ist vorauszusehen, daß noch mehr Entitäten zu beschreiben sind. Diese Kopfschmerzen können unter 14.1 *Kopfschmerz nicht anderweitig klassifiziert* kodiert werden.

14.2 Kopfschmerz nicht spezifiziert

FRÜHER VERWENDETE BEGRIFFE:
Nicht klassifizierbarer Kopfschmerz

DIAGNOSTISCHE KRITERIEN:
A. Kopfschmerz ist oder war vorhanden
B. Es stehen nicht genug Informationen zur Verfügung, um den Kopfschmerz in irgendeiner Ebene dieser Klassifikation zu kodieren

KOMMENTAR:
Es ist ebenso offensichtlich, daß bei vielen Patienten Diagnosen gestellt werden müssen, bei denen nur wenig mehr Informationen zur Verfügung stehen, die über die Feststellung hinausgehen, daß sie unter Kopfschmerzen leiden, nicht aber unter welcher Form von Kopfschmerzen. Diese Patienten werden unter 14.2 *Kopfschmerz nicht spezifiziert* kodiert. Diese Diagnose sollte aber niemals als Entschuldigung dafür dienen, nicht ausreichend exakte Informationen über Kopfschmerzen zu sammeln, wenn solche Informationen verfügbar sind. Sie sollte ausschließlich in Situation benutzt werden, wenn Informationen nicht erhältlich sind, weil Patienten tot sind, unfähig zu kommunizieren oder nicht zur Verfügung stehen.

22. Bisher nicht ausreichend validierte Kopfschmerzformen

Die erste Auflage der *Internationalen Klassifikation von Kopfschmerzerkrankungen* enthielt noch keinen Anhang. Der 2. Auflage nun ein Anhang beigefügt, der auf verschiedenen Wegen genutzt werden soll.

Das primäre Ziel ist es, Forschungskriterien für eine Vielzahl neuer Kopfschmerzentitäten zur Verfügung zu stellen, die bisher durch wissenschaftliche Studien noch nicht ausreichend validiert sind. Sowohl die Erfahrung der Mitglieder des Kopfschmerzklassifikationskommitees als auch Veröffentlichungen unterschiedlicher Qualität legen die Existenz einer Reihe von diagnostischen Entitäten nahe, die als eigenständige Erkrankungen angesehen werden können, bei denen aber weitere wissenschaftlichen Beweise erbracht werden müssen, ehe sie formal akzeptiert werden können. Damit ist zu erwarten, daß ein Teil der diagnostischen Entitäten aus dem Anhang bei der nächsten Revision der Klassifikation in den Hauptteil übernommen werden kann.

An einigen Stellen finden sich im Anhang alternative diagnostische Kriterien zu im Hauptteil der Klassifikation aufgeführten Kopfschmerztypen. Dieses Vorgehen wurde immer dann gewählt, wenn klinische Erfahrungen und eine Reihe von Veröffentlichungen alternative Kriterien sinnvoll erscheinen lassen, die wissenschaftliche Beweislage jedoch als nicht ausreichend angesehen wurde, um eine Änderung im Hauptteil bereits tatsächlich zu vollziehen. Dies ist zum Beispiel bei den Begleitsymptomen der Migräne ohne Aura der Fall. Das alternative diagnostische Kriterium D im Anhang ist einfacher zu verstehen und anzuwenden, ist aber bis jetzt noch nicht ausreichend validiert.

Schließlich soll der Anhang als erster Schritt genutzt werden, um bestehende diagnostische Entitäten zu eliminieren, die lediglich aus traditionellen Gründen in die erste Auflage aufgenommen worden waren, für deren Existenz ein ausreichender wissenschaftlicher Nachweis aber noch immer nicht erbracht wurde.

A1. Migräne

A1.1 Migräne ohne Aura

ALTERNATIVE DIAGNOSTISCHE KRITERIEN:
A. Mindestens fünf Attacken, welche die Kriterien B–D erfüllen
B. Kopfschmerzattacken, die (unbehandelt oder erfolglos behandelt) 4–72 Stunden anhalten
C. Der Kopfschmerz weist mindestens zwei der folgenden Charakteristika auf:
   1. einseitige Lokalisation
   2. pulsierender Charakter
   3. mittlere oder starke Schmerzintensität
   4. Verstärkung durch körperliche Routineaktivitäten (z. B. Gehen oder Treppensteigen) oder führt zu deren Vermeidung
B. Während des Kopfschmerzes bestehen mindestens zwei der folgenden Begleitsymptome:
   1. Übelkeit
   2. Erbrechen
   3. Photophobie
   4. Phonophobie
   5. Osmophobie
E. Nicht auf eine andere Erkrankung zurückzuführen

KOMMENTAR:
Lediglich das Kriterium D unterscheidet sich von den Kriterien im Hauptteil. Auch wenn die Alternative einfacher zu verstehen und anzuwenden ist, ist sie doch bis jetzt noch nicht ausreichend validiert.

A1.1.1 Rein menstruelle Migräne ohne Aura

DIAGNOSTISCHE KRITERIEN:
A. Attacken bei einer menstruierenden Frau, welche die Kriterien einer 1.1 *Migräne ohne Aura* erfüllen
B. Die Attacken treten ausschließlich am Tage 1±2 der Menstruation (d. h. Tag –2 bis +3)[1] der

Menstruation[2] in mindestens 2 von 3 Menstruationszyklen auf und zu keiner anderen Zeit des Zyklus

ANMERKUNGEN:
1. Der erste Tag der Menstruation ist Tag 1, der vorhergehende Tag ist Tag –1. Es gibt definitionsgemäß keinen Tag 0.
2. Für die Zwecke dieser Klassifikation wird die Menstruation als endometriale Blutung als Folge des normalen endogenen Menstruationszyklusses oder eines Entzuges von externen Gestagenen angesehen – letzteres gilt für kombinierte orale Kontrazeptiva und eine zyklische Hormonersatztherapie.

A1.1.2 Menstruationsassoziierte Migräne ohne Aura

DIAGNOSTISCHE KRITERIEN:
A. Attacken bei einer menstruierenden Frau, welche die Kriterien einer 1.1 *Migräne ohne Aura* erfüllen
B. Die Attacken treten am Tage 1±2 der Menstruation (d.h. Tag –2 bis +3)[1] der Menstruation[2] in mindestens 2 von 3 Menstruationszyklen auf, zusätzlich aber auch zu anderen Zeiten des Zyklus

ANMERKUNGEN:
1. Der erste Tag der Menstruation ist Tag 1, der vorhergehende Tag ist Tag –1. Es gibt definitionsgemäß keinen Tag 0.
2. Für die Zwecke dieser Klassifikation wird die Menstruation als endometriale Blutung als Folge des normalen endogenen Menstruationszyklusses oder eines Entzuges von externen Gestagenen angesehen -letzteres gilt für kombinierte orale Kontrazeptiva und eine zyklische Hormonersatztherapie.

A1.1.3 Nicht menstruelle Migräne ohne Aura

DIAGNOSTISCHE KRITERIEN:
A. Attacken bei einer menstruierenden Frau, welche die Kriterien einer 1.1 *Migräne ohne Aura* erfüllen
B. Die Attacken weisen keine feste Beziehung zur Menstruation auf[1]

ANMERKUNG:
1. D. h., sie erfüllen nicht das Kriterium B für A1.1.1 *rein menstruelle Migräne ohne Aura* oder A1.1.2 *menstruationsassoziierte Migräne ohne Aura*.

KOMMENTAR:
Diese Subklassifizierung der 1.1 *Migräne ohne Aura* wird nur auf menstruierende Frauen angewandt.

Die Wichtigkeit der Unterscheidung zwischen A1.1.1 *rein menstrueller Migräne ohne Aura* und A1.1.2 *menstruationsassoziierter Migräne ohne Aura* liegt darin, daß bei der rein menstruellen Migräne eine hormonelle Prophylaxe mit einer höheren Wahrscheinlichkeit effektiv ist. Die Diagnose erfordert den prospektiv dokumentierten Nachweis über ein Minimum von 3 Zyklen, da viele Frauen den Zusammenhang zwischen Menstruation und Migräne überbewerten.

Menstruelle Migräneattacken verlaufen meist ohne Auren. Hat eine Frau sowohl eine Migräne mit Aura als auch ohne Aura, ist die Migräne mit Aura anscheinend meist nicht menstruationsassoziiert.

Die Mechanismen der Migräne unterscheiden sich möglicherweise in Abhängigkeit davon, ob die endometriale Blutung als Folge des normalen endogenen Menstruationszyklusses oder eines Entzuges von externen Gestagenen (wie bei kombinierten oralen Kontrazeptiva und einer zyklischen Hormonersatztherapie). So resultiert der endogene Menstruationszyklus aus komplexen hormonellen Veränderungen der Achse von Hypothalamus, Hypophyse und Ovarien, die die Ovulation bedingen, welche wiederum durch Einnahme kombinierter oraler Kontrazeptiva unterdrückt wird. Diese Subpopulationen sollten daher in der Forschung getrennt untersucht werden. Möglicherweise sollten sich auch die Behandlungsstrategien für die Subpopulationen unterscheiden.

Es gibt Hinweise, daß zumindest bei einigen Frauen menstruelle Migräneattacken durch einen Östrogenentzug ausgelöst werden können, auch wenn möglicherweise andere hormonelle oder biochemische Veränderungen zu diesem Zeitpunkt des Zyklus ebenfalls relevant sein können. Wenn eine rein menstruelle Migräne oder menstruationsassoziierte Migräne mit einem exogenen Östrogenentzug in Zusammenhang stehen, sollten beide Diagnosen A1.1.1 *rein menstruelle Migräne ohne Aura* bzw. A1.1.2 *menstruationsassoziierte Migräne ohne Aura* und 8.4.3 *Östrogenentzugskopfschmerz* vergeben werden.

A1. Migräne

A1.2.7 Migräneaurastatus

DIAGNOSTISCHE KRITERIEN:
A. Migräneaura, die die Aurakriterien für 1.2 Migräne mit Aura oder eine der Unterformen erfüllt
B. Wenigstens 2 Auren am Tag an =5 konsekutiven Tagen

A1.3.4 Alternierende Hemiplegie des Kindesalters

BESCHREIBUNG:
Kindliche Anfälle mit einer Halbseitenlähmung, die alternierend beide Körperhälften betreffen. Sie sind verbunden mit einer progressiven Enzephalopathie, anderen paroxysmalen Phänomenen und einer geistigen Behinderung.

DIAGNOSTISCHE KRITERIEN:
A. Wiederkehrende Anfälle mit einer Halbseitenlähmung, die beide Körperhälften abwechselnd betrifft
B. Beginn vor dem 18. Lebensmonat
C. Wenigstens ein anderes paroxysmales Phänomen tritt mit den Anfällen der Hemiplegie oder unabhängig davon auf, z.B. tonische Anfälle, dystone Körperhaltung, choreoathetotische Bewegungen, Nystagmus bzw. andere Abnormitäten der Okulomotorik oder autonome Störungen
D. Nachweis eines geistigen und/oder neurologischen Defizits
E. Nicht auf eine andere Erkrankung zurückzuführen

KOMMENTAR:
Es handelt sich um eine heterogene Entität, die neurodegenrative Erkrankungen beinhaltet. Eine Beziehung zur Migräne wurde aufgrund klinischer Erfahrungen angenommen. Die Möglichkeit, daß es sich bei der Erkrankung um eine ungewöhliche Form einer Epilepsie handelt, kann jedoch nicht ausgeschlossen werden.

A1.3.5 Benigner paroxysmaler Torticollis

BESCHREIBUNG:
Wiederkehrende Episoden, in denen sich der Kopf – zum Teil leicht rotiert – zur Seite neigt und die spontan remittieren. Sie treten bei Säuglingen und Kleinkindern auf, der Beginn liegt im ersten Lebensjahr. Die Attacken können in einen 1.3.3 benignen paroxysmalen Schwindel in der Kindheit oder eine 1.2 Migräne mit Aura übergehen oder ohne weitere Symptome verschwinden.

DIAGNOSTISCHE KRITERIEN:
A. Episodische Attacken, die das Kriterium B erfüllen, bei einem jungen Kind mit allen folgenden Charakteristika:
 1. Neigung des eventuell leicht rotierten Kopfes zu einer Seite (nicht immer dieselbe Seite)
 2. halten Minuten bis Tage an
 3. remittieren spontan und neigen dazu, sich in Monatsabständen zu wiederholen
B. Während der Attacken mindestens eines der folgenden Symptome und/oder Krankheitszeichen:
 1. Blässe
 2. Reizbarkeit
 3. Unwohlsein
 4. Erbrechen
 5. Ataxie[1]
C. Normaler neurologischer Untersuchungsbefund zwischen den Attacken
D. Nicht auf eine andere Erkrankung zurückzuführen

ANMERKUNG:
1. Eine Ataxie tritt eher bei älteren Kinder in der betroffenen Altersgruppe auf.

KOMMENTAR:
Der Kopf des Kindes kann in die Neutral-Nullstellung zurückgeführt werden. Ein eventuell auftretener Widerstand kann dabei überwunden werden.
 Der A1.3.5 benigne paroxysmale Torticollis kann in einen 1.3.3 benignen paroxysmalen Schwindel in der Kindheit oder eine 1.2 Migräne mit Aura (insbesondere eine 1.2.6 Migräne vom Basilaristyp) übergehen.
 Diese Beobachtung muß jedoch mittels Patiententagebücher, strukturierter Interviews und Längsschnitterhebungen noch weiter validiert werden. Die Differentialdiagnostik beinhaltet einen gastroösophagealen Reflux, die idiopathische Torsionsdystonie und komplex partielle Anfälle. Besondere Aufmerksamkeit muß jedoch der hinteren Schädelgrube und dem Atlantookzipitalgelenk geschenkt werden, wo kongenitale oder erworbene Läsionen zu einen Torticollis führen können.

A2. Kopfschmerz vom Spannungstyp

KOMMENTAR:
Die folgenden alternativen Kriterien können auf den A2.1 *sporadisch auftretenden episodischen Kopfschmerz von Spannungstyp*, den A2.2 *gehäuft auftretenden Kopfschmerz von Spannungstyp* und den A2.3 *chronischen Kopfschmerz von Spannungstyp* angewandt werden. Sie definieren ein Kernsyndrom des Kopfschmerzes von Spannungstyp. Mit anderen Worten, diese Kriterien sind sehr spezifisch, haben aber eine nur geringe Sensitivität.

ALTERNATIVE DIAGNOSTISCHE KRITERIEN:
A. Episoden oder Kopfschmerzen, die das Kriterium A für einen 2.1 *sporadisch auftretenden episodischen Kopfschmerz vom Spannungstyp*, einen 2.2 *gehäuft auftretenden episodischen Kopfschmerz vom Spannungstyp* oder einen 2.3 *chronischen Kopfschmerz vom Spannungstyp* erfüllen sowie die unten aufgeführten Kriterien B–D.
B. Die Kopfschmerzdauer liegt zwischen 30 Minuten und 7 Tagen
C. Der Kopfschmerz weist mindestens zwei der folgenden Charakteristika auf:
    1. beidseitige Lokalisation
    2. Schmerzqualität drückend oder beengend, nicht pulsierend
    3. leichte bis mittlere Schmerzintensität
    4. keine Verstärkung durch körperliche Routineaktivitäten wie Gehen oder Treppensteigen
D. Keine Übelkeit (Appetitlosigkeit kann auftreten), Erbrechen, Photophobie oder Phonophobie
E. Nicht auf eine andere Erkrankung zurückzuführen[1;2]

ANMERKUNGEN:
1. Vorgeschichte, körperliche und neurologische Untersuchungen geben keinen Hinweis auf eine der unter 5 bis 12 aufgeführten Erkrankungen oder Vorgeschichte und/oder körperliche und/oder neurologische Untersuchungen lassen an eine solche Erkrankung denken, doch konnte diese durch geeignete Untersuchungen ausgeschlossen werden oder eine solche Erkrankung liegt vor, die Kopfschmerzen traten jedoch nicht erstmals in engem zeitlichen Zusammenhang mit dieser Erkrankung auf.
2. Im Fall von A2.3 *chronischer Kopfschmerz vom Spannungstyp* und wenn ein Medikamentenübergebrauch besteht, der das Kriterium B einer der Unterformen von 8.2. *Kopfschmerz bei Medikamentenübergebrauch* erfüllt, bleibt es solange unsicher, ob dieses Kriterium E tatsächlich erfüllt ist, solange es nicht innerhalb von 2 Monaten nach Medikamentenentzug zu keiner Besserung gekommen ist (siehe Kommentar).

KOMMENTAR:
In vielen unklaren Fällen *des chronischen Kopfschmerzes vom Spannungstyp* spielt ein Medikamentenübergebrauch eine Rolle. Erfüllt dieser das Kriterium B einer der Unterformen von 8.2. *Kopfschmerz bei Medikamentenübergebrauch* ist die Grundregel, sowohl 2.4.3 *wahrscheinlicher chronischer Kopfschmerz vom Spannungstyp* als auch 8.2.7 *wahrscheinlicher Kopfschmerz bei Medikamentenübergebrauch* zu kodieren. Sind die Kriterien A–E zwei Monate nach Ende des Medikamentenübergebrauch noch immer erfüllt, sollte allein 2.3. *chronischer Kopfschmerz vom Spannungstyp* als Diagnose gewählt und die Diagnose 8.2.7 *wahrscheinlicher Kopfschmerz bei Medikamentenübergebrauch* fallengelassen werden. Sind die Kriterien jedoch zu irgendeinem Zeitpunkt früher nicht mehr erfüllt, weil eine Verbesserung eingetreten ist, sollte 8.2 *Kopfschmerz bei Medikamentenübergebrauch* diagnostiziert werden. Die Diagnose 2.4.3 *wahrscheinlicher chronischer Kopfschmerz vom Spannungstyp* fällt dann weg.

A3. Clusterkopfschmerz und andere trigemino-autonome Kopfschmerzerkrankungen

A3.3 Short-lasting Unilateral Neuralgiform headache attacks with cranial Autonomic symptoms (SUNA)

KOMMENTAR:
Die aktuelle Klassifikation für das 3.3 *SUNCT-Syndrom* weist einige bemerkenswerte Probleme auf. Erstens impliziert der Name, daß alle Patienten sowohl eine konjunktivale Injektion als auch eine Lakrimation haben. Dies entspricht nicht den klinischen Erfahrungen des Kopfschmerzklassifikationskommitees. Es ist möglich, daß das 3.3 *SUNCT-Syndrom* eine Unterform des weitergefassten A3.3 *SUNA-Syndroms* ist. Dieser Vorschlag bedarf jedoch noch einer weiteren Validierung. Zweitens lassen sich die Schmerzen nur schwer von solchen einer 13.1 *Trigeminusneuralgie* abgrenzen, die den 1. Trigeminusastes betrifft. Ein

vorgeschlagenes Unterscheidungsmerkmal könnte die fehlende Refraktärperiode für kutane Reize beim A3.3 *SUNA-Syndrom* sein. Drittens ist die Attackenfrequenz des 3.3 *SUNCT-Syndroms* selten hilfreich, bedenkt man die Variationsbreite, die erlaubt ist. Da die Attacken gewöhnlich wenigstens täglich auftreten, ist vielleicht eine Vereinfachung der Frequenzanforderung hilfreich.

Die nachfolgend vorgeschlagenen Kiterien für A3.3 *SUNA-Syndrom*(als eine Alternative zu einem 3.3 *SUNCT-Syndrom*) dienen Forschungszwecken und bedürfen der wissenschaftlichen Überprüfung. Die kranialen autonomen Merkmale sollten im Vordergrund stehen, um diese Erkrankung von einer Neuralgie des 1. Trigeminusastes abzugrenzen.

DIAGNOSTISCHE KRITERIEN:
A. Wenigstens 20 Attacken, die die Kriterien B–E erfüllen
B. Einseitige orbital, supraorbital oder temporal lokalisierte Attacken von stechender oder pulsierender Qualität, die 2 Sekunden bis 10 Minuten andauern
C. Der Schmerz wird von einem der folgenden Symptome begleitet:
   1. konjunktivale Injektion und/oder Lakrimation
   2. nasale Kongestion und/oder Rhinorroe
   3. Lidödem
D. Die Attackenfrequenz liegt bei ≥ 1 am Tag über mehr als die Hälfte der Zeit
E. Auf Attacken, die über Triggerzonen ausgelöst wurden, folgt keine Refraktärperiode
F. Nicht auf eine andere Erkrankung zurückzuführen

A3.3.1 Episodisches SUNA-Syndrom

BESCHREIBUNG:
SUNA-Attacken, die in Perioden mit einer Dauer von sieben Tagen bis einem Jahr auftreten, die von schmerzfreien Episoden von einem Monat Dauer oder länger unterbrochen werden.

DIAGNOSTISCHE KRITERIEN:
A. Attacken, die die Kriterien A–F für A3.3 *SUNA-Syndrom* erfüllen
B. Wenigstens 2 Perioden mit Attacken (unbehandelt) mit einer Dauer von 7 Tagen bis 1 Jahr, die von einer Remissionsphase von mindestens 1 Monat Dauer unterbrochen wurden

A3.3.2 Chronisches SUNA-Syndrom

BESCHREIBUNG:
SUNA-Attacken, die über einen Zeitraum von mehr als einem Jahr ohne Remission bzw. mit Remissionsphasen von weniger als einem Monat Dauer auftreten.

DIAGNOSTISCHE KRITERIEN:
A. Attacken, die die Kriterien A–F für A3.3 SUNA-Syndrom erfüllen
B. Attacken treten über >1 Jahr ohne Remissionsphasen auf, bzw. Remissionsphasen halten <1 Monat an.

Literatur

Sjaastad O, Kruszewski P. Trigeminal neuralgia and „SUNCT" syndrome: similarities and differences in the clinical picture. An overview. Functional Neurology 1992; 7: 103–107.
Sjaastad O, Pareja JA, Zukerman E, Jansen J, Kruszewski P. Trigeminal neuralgia. Clinical manifestations of first division involvement. Headache 1997; 37: 346–357.
Goadsby PJ, Matharu MS, Boes CJ. SUNCT syndrome or trigeminal neuralgia with lacrimation. Cephalalgia 2001; 21: 82–83.

A6. Kopfschmerz zurückzuführen auf Gefäßstörungen im Bereich des Kopfes oder des Halses

A6.5.6 Karotidynie

Die Karotidynie wurde vom Hauptteil der Klassifikation in den Anhang verschoben, weil eine intensive Literaturrecherche zu dem Ergebnis geführt hat, daß es sich nicht um eine eigene Entität, sondern um eine Sammeldiagnose handelt, die viele Schmerzvariationen der Karotisregion umfasst. Insbesondere kann eine Karotidynie, wie sie in der 1. Auflage der *Internationalen Klassifikation von Kopfschmerzerkrankungen* beschrieben wurde, d.h. Schmerzen im Halsbereich, die bis zu 2 Wochen anhalten und mit einer Schmerzempfindlichkeit bei Palpation über der Karotisbifurkation einhergehen, auf eine Karotisdissektion zurückzuführen sein (was als 6.5.1 *Kopfschmerz bei arterieller Dissektion* kodiert werden sollte). Jüngst wurden einige Fallberichte einer Karotidynie veröffentlicht, bei denen sich im MRT Abnormitäten im die symptomatische Arterie umgebenden Gewebe zeigten, wie ein Intermediate-Signal in T1W1 und ein ringförmiges Enhancement nach Gadoliniuminjektion. Bis die Spezifität dieser Befunde unter Beweis gestellt ist, sollte die Karotidynie besser als ein Syndrom, denn als eine eigene Entität betrachtet werden.

A6.8 Chronischer Kopfschmerz nach vaskulären Störungen

DIAGNOSTISCHE KRITERIEN:
A. Kopfschmerz, der die Kriterien C und D erfüllt (keine typischen Charakteristika bekannt)
B. Eine vaskuläre Störung war vorhanden, wurde aber effektiv behandelt bzw. remittierte spontan
C. Der Kopfschmerz war auf die vaskuläre Störung zurückzuführen
D. Der Kopfschmerz hält >3 Monate nach effektiver Behandlung oder spontaner Remission der vaskulären Störung an

Literatur

Biousse V, Bousser MG. The myth of carotidynia. Neurology 1994; 44: 993–995.
Burton BS, Syms MJ, Petermann GW, Burgess LPA. MR imaging of patients with carotidynia. AJNR 2000; 21: 766–769.
Fay T. Atypical neuralgia. Arch Neurol Psychiat 1927; 18: 309–315.
Forwith KD, Tami TA. Carotidynia: symptom or diagnosis? Curr Opin Otolaryngol Head Neck Surg 1999; 7: 150–154.
Hill LM, Hastings G. Carotidynia: a pain syndrome. J Fam Pract 1994; 39: 71–75.

A7. Kopfschmerz zurückzuführen auf nichtvaskuläre intrakraniale Störungen

A7.9.1 Kopfschmerz nach einem radiochirurgischen Eingriff

DIAGNOSTISCHE KRITERIEN:
A. Diffuser und/oder holozephaler Kopfschmerz, der die Kriterien C und D erfüllt
B. Ein radiochirurgischer Eingriff am Hirn hat stattgefunden
C. Der Kopfschmerz entwickelt sich innerhalb von 7 Tagen nach dem radiochirurgischen Eingriff
D. Der Kopfschmerz verschwindet innerhalb von 3 Monaten nach dem radiochirurgischen Eingriff

KOMMENTAR:
Obwohl das Auftreten neuer Kopfschmerzen im Anschluß an einem radiochirurgischen Eingriff beschrieben wurde, beinhalten die meisten Studien keine detaillierte Beschreibungen der klinischen Charakteristika dieser Kopfschmerzen. Darüber hinaus ist nicht klar, ob es sich bei diesen Fällen tatsächlich um einen neuen Kopfschmerz handelt oder doch lediglich um die Exazerbation einer bereits bestehenden Kopfschmerzerkrankung. In den Fällen ohne Kopfschmerzvorgeschichte war das beschriebene Kopfschmerzsyndrom kurzlebig, trat mehr als ein Jahr nach der Behandlung auf und ähnelte einer Migräne oder einem Donnerschlagkopfschmerz. Aus diesem Grund erscheint eine ursächliche Beziehung zwischen den Kopfschmerzen und der Behandlung zumindest zweifelhaft. Weitere sorgfältig durchgeführte prospektive Studien sind notwendig, um endgültig zu klären, ob ein spezifscher Kopfschmerz nach einem radiochirurgischen Eingriff auftreten kann und, falls dies der Fall sein sollte, wie dieser in Beziehung zu Typ und Lokalisation der bestrahlten Läsion bzw. der eingesetzten Strahlendosis und dem Strahlungsfeld steht.

A7.9.2 Kopfschmerz nach Elektrokrampftherapie

DIAGNOSTISCHE KRITERIEN:
A. Kopfschmerz, der die Kriterien C und D erfüllt (keine typischen Charakteristika bekannt)
B. Eine Elektrokrampftherapie wurde durchgeführt
C. Der Kopfschmerz entwickelt sich innerhalb von 4 Stunden nach Elektrokrampftherapie und dies bei wenigstens 50% der Behandlungen
D. Der Kopfschmerz verschwindet innerhalb von 72 Stunden nach Elektrokrampftherapie

KOMMENTAR:
Eindeutige Beschreibungen von Kopfschmerzen in Verbindung mit einer Elektrokrampftherapie (EKT) sind spärlich. Die veröffentlichen Daten dürften nicht ausreichen, um brauchbare Kriterien für Kopfschmerzen nach EKT operational zu definieren.

In einigen Fallberichten wurden die Merkmale von Kopfschmerzen nach EKT beschrieben. Hawken et al. (2001) berichten über einen Patienten, der nach einer EKT jeden 2. oder 3. Tag unter einer „leichten Migräne" und jeden 7. bis 10. Tag unter einer „stärkeren Migäne" litt. (Die aufgeführten Symptome stimmten mit den diagnostischen Kriterien einer 1.1 *Migräne ohne Aura* überein). Die Kopfschmerzen entwickelten sich jeweils unmittelbar nach Wiedererlangen des Bewußtseins nach den EKT-Sitzungen. Bei einer von 6 Gelegenheiten waren die Kopfschmerzen mit Übelkeit verbunden, wohingegen andere Symptome einer Migräne in diesem Bericht nicht beschrieben wurden. Die Kopfschmerzen sprachen nicht auf Sumatriptan an, wurden aber durch eine Kombination von Propranolol und Naproxen gelindert und schienen durch eine Propranololgabe vor der EKT verhindert werden zu können. De Battista and Mueller (1995) beschrieben einen Patienten, der schwere einseitige Kopfschmerzen nach EKT entwickelte, die mit Übelkeit/Erbrechen und Photophobie einhergingen. In der Vorgeschichte des Patienten gab es ähnliche, jedoch leichtere Kopfschmerzen. Die prophylaktische Gabe von Sumatriptan schien die Kopfschmerzen verhindern zu können, wohingegen die prophylaktische Gabe eines Betablockers unwirksam war. Ghoname et al. (1999) berichteten über 5 Patienten, die unmittelbar nach einer EKT unter Kopfschmerzen litten. Die Kopfschmerzen waren schwer und in jedem Fall beidseitig (bei zweien pochend), zeigten aber keine weiteren Symptome einer Migräne. Zahlreiche weitere Fallberichte dokumentieren schwere Kopfschmerzattacken (assoziiert mit Symptomen einer Migräne oder als migräneähnlich beschrieben) bei Patienten mit einer Migräne in der Vorgeschichte, die durch eine EKT getriggert wurden (z. B. Folkerts 1995; Oms et al. 1998). Markowitz et al. (2001) berichteten über 13 mittelschwere oder schwere Kopfschmerzattacken nach EKT. Davon waren 6 verbunden mit einer erhöhten Lichtempfindlichkeit, 4 mit einer erhöhten Lärmempfindlichkeit, 3 mit Übelkeit und 1 mit Erbrechen. Alle Attacken bis auf eine besserten sich innerhalb von 1,5 Stunden nach intranasaler Gabe von 20 mg Sumatriptan

A7.10 Chronischer Kopfschmerz zurückzuführen auf eine intrakraniale Erkrankung

DIAGNOSTISCHE KRITERIEN:
A. Kopfschmerz, der die Kriterien C und D erfüllt (keine typischen Charakteristika bekannt)
B. Eine intrakraniale Erkrankung war vorhanden, wurde aber effektiv behandelt bzw. remittierte spontan
C. Der Kopfschmerz wurde auf die intrakraniale Erkrankung zurückgeführt
D. Der Kopfschmerz hält >3 Monate nach effektiver Behandlung oder spontaner Remission der intrakranialen Erkrankung an

Literatur

A7.9.1 Kopfschmerz zurückzuführen auf einen radiochirurgischen Eingriff

Kondziolka D, Lundsford LD, Flickinger JC. Gamma knife stereotactic radiosurgery for cerebral vascular malformations. In: Alexander E III, Loeffler JS, Lundsford LD eds. Stereotactic Radiosurgery. New York: McGraw Hill Inc 1993: 136–145.
Lundsford LD, Flickinger JC, Coffee RJ. Stereotactic gamma knife radiosurgery. Initial North American experience in 207 patients. Arch Neurol 1990; 47: 169–175.
Rozen TD, Swanson JW. Post-gamma knife headache: A new headache syndrome? Headache 1997; 37: 180–183.

A7.9.2 Kopfschmerz zurückzuführen auf Elektrokrampftherapie

DeBattista C, Mueller K. Sumatriptan prophylaxis for postelectroconvulsive therapy headaches. Headache 1995; 35: 502–503.
Folkerts H. Migraine after electroconvulsive therapy. Convulsive Therapy 1995; 11: 212–215.
Ghoname EA, Craig WF, White PF. The use of percutaneous electrical nerve stimulation (PENS) for treating ECT-induced headaches. Headache 1999; 39: 502–505.
Hawken ER, Delva NJ, Lawson JS. Successful use of propranolol in migraine associated with electroconvulsive therapy. Headache 2001; 41: 92–96.
Markowitz JS, Kellner CH, DeVane CL, Beale MD, Folk J, Burns C, Liston HL. Intranasal sumatriptan in post-ECT headache: results of an open-label trial. Journal of ECT 2001; 17: 280–283.
Oms A, Miro E, Rojo JE. Sumatriptan was effective in electroconvulsive therapy (ECT) headache. Anesthesiology 1998; 89: 1291–1292.
Weiner SJ, Ward TN, Ravaris CL. Headache and electroconvulsive therapy. Headache 1994; 34: 155–159.

A8. Kopfschmerz zurückzuführen auf eine Substanz oder deren Entzug

8.1.10 Kopfschmerz als akute Nebenwirkung zurückzuführen auf eine Medikation eingesetzt für andere Indikationen

Tabelle 22.1. Substanzen, die Kopfschmerzen verursachen oder vorbestehende Kopfschmerzen verstärken können

Acetazolamid	Dihydroergotamin	Kodein	Ondansetron
Ajmalin	Dipyridamol	Koffein	Paroxetin
Amantadin	Disopyramid	Meprobamat	Pentoxifyllin
Antihistaminika	Disulfiram	Methaqualon	Perhexilin
Barbiturate	Etofibrat	Metronidazol	Primidon
Beta-interferon	Ergotamin	Morphin und Derivative	Prostazykline
Bromocriptin	Gestagene	Nalidixinsäure	Ranitidin
Carbimazol	Glykoside	Nicht-steroidale Antiphlogistika	Rifampicin
Chinidin	Griseofulvin	Nifedipin	Theophyllin und Derivative
Chloroquin	Guanethidin	Nitrate	Thiamazol
Cimetidin	Immunoglobuline	Nitrofurantoin	Trimethoprim + Sulfamethoxazol
Clofibrat	Interferon	Octreotid	Triptane
Didanosine	Isoniazid	Östrogene	Sildenafil
Dihydralazin	Kalziumantagonisten	Omeprazol	Vitamin A

A8.5 Chronischer Kopfschmerz nach Substanzexposition

DIAGNOSTISCHE KRITERIEN:
A. Kopfschmerz, der die Kriterien C und D erfüllt (keine typischen Charakteristika bekannt)
B. Eine Substanzexposition fand statt, wurde aber beendet
C. Der Kopfschmerz wurde auf die Substanzexposition zurückgeführt
D. Der Kopfschmerz hält >3 Monate nach Beendigung der Substanzexposition an

A9. Kopfschmerz zurückzuführen auf eine Infektion

A9.1.6 Kopfschmerz zurückzuführen auf eine raumfordernde intrakraniale infektiöse Läsion oder Infestation

KOMMENTAR:
Neben einem Hirnabzess und einem subduralen Empyem gibt es noch andere raumfordernde intrakraniale infektiöse Läsionen, die Kopfschmerzen verursachen. Da die Pathophysiologie sehr unterschiedlich ist und die vorliegenden systematischen Studien nicht ausreichen, um diese Kopfschmerzen zu klassifizieren, werden vorläufige diagnostische Kriterien im Anhang aufgeführt

DIAGNOSTISCHE KRITERIEN:
A. Kopfschmerz, der mindestens eines der folgenden Charakteristika aufweist und die Kriterien C und D erfüllt:
 1. diffuser Dauerkopfschmerz
 2. Verstärkung durch Anstrengung
 3. begleitet von Übelkeit und/oder fokal-neurologischen Zeichen oder Symptomen
B. Nachweis einer raumfordernden intrakranialen infektiösen Läsion oder Infestation mittels zerebraler Bildgebung und/oder Laboruntersuchungen
C. Der Kopfschmerz entwickelt sich während der raumfordernden intrakranialen Infektion oder Infestation
D. Der Kopfschmerz verschwindet innerhalb von 3 Monaten[1] nach erfolgreicher Behandlung

ANMERKUNG:
1. Der Kopfschmerz verschwindet üblicherweise innerhalb eines Monats.

KOMMENTAR:
Ursächliche Mechanismen dieses Subtyps sind direkte raumfordernde Effekte, die zu einem Anstieg des intrakranialen Druckes führen und/oder eine Reizung der Meningen oder arterieller Strukturen.
 Die häufigsten Organismen, die Raumforderungen in Form von Granulomen oder Zysten im ZNS hervorrufen, sind Mykobakterien, Pilze (z.B. Cryptococcus neoformans und andere), Toxoplasma gondii, frei lebende Amöben, Cestoden

(z. B. Cysticercus cellulosae, Coenurus cerebralis, Sparganum species), Nematoden (z. B. Toxocara canis, Filarien, Onchocerca volvulus, Anisakis spp.) oder Trematoden (z. B. Schistosoma spp, insbesondere Schistosoma japonicum oder Paragonimus spp).

A9.1.7 Kopfschmerz zurückzuführen auf eine intrakraniale parasitäre Infestation

AN ANDERER STELLE KODIERT:
Ein Kopfschmerz eher zurückzuführen auf eine Raumforderung als auf einen direkten Effekt einer intrakranialen parasitären Infestation wird unter A9.1.6 *Kopfschmerz zurückzuführen auf eine raumfordernde intrakraniale infektiöse Läsion oder Infestation* kodiert.

KOMMENTAR:
Parasitäre Infektionen sind durch eine akute und eine chronische Erkrankungsphase gekennzeichnet. In der akuten Phase verursachen sie gewöhnlich Kopfschmerzen, die auf eine Meningitis zurückzuführen sind. In der chronischen Phase hingegen scheinen die Kopfschmerzen auf enzephalitische Veränderungen oder sekundär auf einen neuropsychologischen Abbau zurückzuführen zu sein. Systematische Untersuchungen zu Kopfschmerzen, die durch diese Erkrankungen verursacht werden, fehlen. Deshalb können diagnostische Kriterien nur mit großer Unsicherheit vorgeschlagen werden.

DIAGNOSTISCHE KRITERIEN:
A. Kopfschmerz mit oder ohne fokal-neurologischen Symptomen, der einen der folgenden Punkte sowie die Kriterien C und D erfüllt:
   1. Kopfschmerz mit akutem Beginn, der dem 9.1.1 *Kopfschmerz zurückzuführen auf eine bakterielle Meningitis* ähnelt.
   2. Kopfschmerz mit schleichendem Beginn und den Charakteristika einer Meningoenzephalitis
B. Nachweis einer intrakranialen parasitären Infestation mittels Liquoruntersuchung, Blutserologie und/oder zerebraler Bildgebung
C. Der Kopfschmerz entwickelt sich während der intrakranialen parasitären Infestation
D. Der Kopfschmerz verschwindet innerhalb von 3 Monaten nach erfolgreicher Behandlung der Infestation

KOMMENTAR:
Kopfschmerzen sind ein übliches Symptom und häufig auch Erstsymptom einer intrakranialen Infestation mit Parasiten. Es gibt eine große Zahl an Organismen, die eine parasitäre Infestation des zentralen Nervensystems hervorrufen können, entweder durch eine direkte oder indirekte Infestation. Während Trypanosoma cruzi (Amerikanische Trypanosomiasis, Chagas Krankheit) eine akute Meningitis verursachen kann, können Trypanosoma brucei gambiense (Westafrikanische Trypanosomiasis/Schlafkrankheit) oder rhodesiense (Ostafrikanische Trypanosomiasis/Schlafkrankheit) eine chronische Meningoenzephalitis auslösen.

Prädisponierende Faktoren schließen den Aufenthalt in tropischen und/oder subtropischen Regionen und in einigen Fällen einen gestörten Immunstatus mit ein

A9.4.2 Chronischer Kopfschmerz nach nichtbakterieller Infektion

DIAGNOSTISCHE KRITERIEN:
A. Kopfschmerz, der die Kriterien C und D erfüllt (keine typischen Charakteristika bekannt)
B. Eine nichtbakterielle Infektion lag vor, sie wurde jedoch effektiv behandelt oder remittierte spontan
C. Der Kopfschmerz wurde auf die Infektion zurückgeführt
D. Der Kopfschmerz hält >3 Monate nach effektiver Behandlung oder Spontanremission der Infektion an

KOMMENTAR:
Für die Existenz eines chronischen Kopfschmerz nach nichtbakterieller Infektion gibt es nur wenige Belege. Hier ist weitere Forschungsarbeit erforderlich.

Literatur

Westerink MA, Amsterdam D, Petell RJ, Stram MN, Apricella MA. Septicemia due to DF-2. Cause of a false-positive cryptococcal latex agglutination result. Am J Med 1987; 83: 155–158.

A10. Kopfschmerz zurückzuführen auf eine Störung der Homöostase

A10.7.1 Kopfschmerz zurückzuführen auf andere metabolische oder systemische Störungen

Kopfschmerzen, die folgenden Syndromen zugeschrieben werden, sind bislang nicht ausreichend validiert: Anämie, Hyperkapnie, Nebennierenrindeninsuffizienz, Mangel an Mineralokortikoiden, Hyperaldosteronismus, Polyzythämie, Hyperviskositätssyndrom, thrombotische thrombozytopenische Purpura, Fasten ohne Hypoglykämie, Plasmapherese-induzierter Kopfschmerz, Antikardiolipin-Antikörper-Syndrom, M. Cushing, Hyponatri-ämie, Hyperthyroidismus, Hyperglykämie, Hyperkalzämie, systemischer Lupus erythematodes, Chronic Fatigue Syndrome, Fibromyalgie. Kontrollierte, prospektive Untersuchungen werden benötigt, um die Inzidenz und die Merkmale der Kopfschmerzen, die in Verbindung mit diesen Erkrankungen auftreten, eindeutig zu bestimmen. Nur solche Patienten, die die etablierten Kriterien für diese Erkrankungen erfüllen, sollten evaluiert werden.

A10.8 Chronischer Kopfschmerz nach Störung der Homöstase

DIAGNOSTISCHE KRITERIEN:
A. Kopfschmerz, der die Kriterien C und D erfüllt (keine typischen Charakteristika bekannt)
B. Eine Störung der Homöstase lag vor, sie wurde jedoch effektiv behandelt oder remittierte spontan
C. Der Kopfschmerz wurde auf die Störung der Homöstase zurückgeführt
D. Der Kopfschmerz hält >3 Monate nach effektiver Behandlung oder Spontanremission der Störung der Homöstase an

KOMMENTAR:
Einige Patienten mögen unter persistierenden Kopfschmerzen nach Abklingen einer Störung der Homöstase leiden. Diese Kopfschmerzen waren jedoch noch nie Objekt einer systematischen Auswertung.

A11. Kopf- oder Gesichtsschmerz zurückzuführen auf Erkrankungen des Schädels sowie von Hals, Augen, Ohren, Nase, Nebenhöhlen, Zähnen, Mund oder anderen Gesichts- oder Schädelstrukturen

A11.5.1 Kopfschmerz zurückzuführen auf einen Mukosakontaktpunkt

DIAGNOSTISCHE KRITERIEN:
A. Intermittierender Schmerz periorbital, im medialen Lidwinkel oder in der Jochbeinregion, der die Kriterien C und D erfüllt
B. Nachweis von Mukosakontaktpunkten ohne akute Rhinosinusitis klinisch, durch nasale Endoskopie und/oder CT- Bildgebung
C. Der Nachweis, daß der Schmerz auf einen Mukosakontaktpunkt zurückzuführen ist, beruht auf mindestens einem der folgenden Punkte:
  1. der Kopfschmerz korrespondiert mit Veränderungen der mukosalen Kongestion in Abhängigkeit von Schwerkraftveränderungen beim Wechsel zwischen der Horizontalen und Vertikalen
  2. Verschwinden des Kopfschmerzes innerhalb von 5 Minuten nach topischer Anwendung von Lokalanästhetika in Bereich der mittleren Nasenmuschel unter Verwendung von Placebo oder anderen Kontrollen[1]
D. Der Kopfschmerz verschwindet innerhalb von 7 Tagen nach operativer Entfernung der Mukosakontaktpunkte

ANMERKUNG:
1. Mit Beseitigung der Kopfschmerzen ist völlige Kopfschmerzfreiheit gemeint (0 auf einer visuellen Analogskala (VAS))

KOMMENTAR:
Der A11.5.1 *Kopfschmerz zurückzuführen auf einen Mukosakontaktpunkt* wurde in die vorliegende Klassifikation neu aufgenommen, die Datenlage ist bisher jedoch noch limitiert. Kontrollierte Untersuchungen von Patienten, die die aufgeführten Kriterien erfüllen, sind zur Validierung erforderlich.

A11.9 Chronischer Kopfschmerz zurückzuführen auf eine kraniozervikale Störung

DIAGNOSTISCHE KRITERIEN:
A. Kopfschmerz, der die Kriterien C und D erfüllt (keine typischen Charakteristika bekannt)
B. Eine kraniozervikale Störung lag vor, sie wurde jedoch effektiv behandelt oder remittierte spontan
C. Der Kopfschmerz wurde auf die kraniozervikalen Störung zurückgeführt
D. Der Kopfschmerz hält > 3 Monate nach effektiver Behandlung oder Spontanremission der kraniozervikalen Störung an

A12. Kopfschmerz zurückzuführen auf eine psychiatrische Störung

Obwohl Kopfschmerzen häufig auf verschiedene psychiatrische Störungen zurückgeführt werden, ist die Frage nach einer Kausalität dieser Beziehung (und ihre Richtung) noch nicht abschließend geklärt. Die folgenden Kategorien werden als vorläufige Kriteriensätze vorgeschlagen, um die Erforschung eines möglichen Zusammenhanges zwischen bestimmten psychiatrischen Erkrankungen und Kopfschmerzen zu erleichtern. Wir empfehlen aber nicht, diese routinemäßig in der klinischen Praxis anzuwenden, um die Beziehung zwischen gleichzeitig auftretenden Kopfschmerzen und psychiatrischen Störungen zu beschreiben. In der Mehrzahl der Fälle dürften Kopfschmerzen, die mit psychiatrischen Erkrankungen assoziiert sind, eher gemeinsam zugrundeliegende Risikofaktoren oder Ätiologien repräsentieren.

Bevor eine der unten aufgelisteten Diagnosen gestellt wird, sollte unbedingt gesichert sein, daß die Kopfschmerzen ausschließlich während der psychiatrischen Erkrankung auftreten. D.h. die Kopfschmerzen manifestieren sich nur in der Zeit, in der auch die Symptome der psychiatrischen Störung präsent sind. Leidet zum Beispiel ein Kind unter einer emotionalen Störung mit Trennungsangst, sollten eventuell vorhandene Kopfschmerzen nur in dem Fall auf die Trennungsangst zurückgeführt werden, wenn die Kopfschmerzen auch tatsächlich im Kontext mit einer aktuellen oder drohenden Trennung auftreten. Auf ähnliche Weise sollten bei einem Erwachsenen mit einer Panikstörung Kopfschmerzen nur dann auf die Panikstörung zurückgeführt werden, wenn die Kopfschmerzen ausschließlich als eines der Symptome einer Panikattacke auftreten.

A12.3 Kopfschmerz zurückzuführen auf eine Major Depression

DIAGNOSTISCHE KRITERIEN:
A. Kopfschmerz, der die Kriterien C bis E erfüllt (keine typischen Charakteristika bekannt)
B. Vorliegen einer Major Depression nach den Kriterien der DSM-IV:
 1. eine oder mehrere Episoden, in denen während der gleichen Periode über mindestens 2 Wochen Dauer wenigstens 5 oder mehr der folgenden Symptome vorhanden sind:
  a) depressive Verstimmung
  b) Interessenverlust oder Freudlosigkeit
  c) Veränderung von Gewicht oder Appetit
  d) Insomnie oder Hypersomnie
  e) Psychomotorische Unruhe oder Gehemmtsein
  f) Müdigkeit oder Energieverlust
  g) Verlust von Selbstwertgefühl oder übertriebene Schuldgefühle
  h) Konzentrationsstörungen oder Entscheidungsunfähigkeit
  i) wiederkehrende Gedanken an den Tod, Suizidideen, -pläne oder -versuche
 2. tritt in Abwesenheit einer manischen oder hypomanischen Episode auf
 3. nicht besser auf einen Trauerfall oder direkte physiologische Effekte einer Erkrankung oder einer Substanz zurückzuführen
C. Der Kopfschmerz tritt ausschließlich während der depressiven Episoden auf
D. Der Kopfschmerz bessert sich deutlich oder verschwindet innerhalb von 3 Monaten nach vollständiger Remission der Major Depression
E. Nicht auf eine andere Ursache zurückzuführen

KOMMENTAR:
Da man weiß, daß man mit Hilfe trizyklischer Antidepressiva bestimmte Kopfschmerztypen behandeln kann, werden Kopfschmerzen tendenziell eher als durch eine depressive Störung verursacht angesehen, wenn sie remittieren, wenn die depressive Störung mit einem nicht-trizyklischen Antidepressivum behandelt wird.

A12.4 Kopfschmerz zurückzuführen auf eine Panikkstörung

DIAGNOSTISCHE KRITERIEN:
A. Kopfschmerz, der die Kriterien C bis E erfüllt (keine typischen Charakteristika bekannt)
B. Vorliegen einer Panikstörung nach den Kriterien der DSM-IV:
 1. wiederkehrende unerwartete Panikattacken, die gefolgt werden von einem Monat oder mehr mit der anhaltenden Besorgnis über das Auftreten weiterer Attacken, der Sorge über die Bedeutung der Attacken und ihre Konsequenzen oder einer deutlichen Verhaltensänderung infolge der Attacken
 2. eine Panikattacke ist definiert als eine klar abgrenzbare Periode intensiver Angst und Unbehagens, bei der mindestens 4 der nachfolgend genannten Symptome abrupt auftreten und innerhalb von 10 Minuten ihren Höhepunkt erreichen:
  a) Palpitationen
  b) Herzklopfen oder Tachykardie

c) Schwitzen, Zittern oder Beben
d) Gefühl der Kurzatmigkeit, Atemnot
e) Gefühl, zu ersticken, thorakale Schmerzen oder Beklemmungsgefühle
f) Übelkeit oder Magen-Darm-Beschwerden
g) Schwindel, Unsicherheit, Benommenheit oder Gefühl, der Ohnmacht nahe zu sein
h) Derealisation oder Depersonalisation
i) Angst, die Kontrolle zu verlieren oder verrückt zu werden
j) Angst zu sterben
k) Parästhesien
l) Hitzewallungen oder Kälteschauer
3. die Panikattacken sind nicht auf direkte physiologische Effekte einer Erkrankung oder einer Substanz zurückzuführen
C. Der Kopfschmerz tritt ausschließlich während der Panikattacken auf
D. Der Kopfschmerz verschwindet nach Abklingen der Panikattacke und tritt nicht wieder auf
E. Nicht auf eine andere Ursache zurückzuführen

A12.5 Kopfschmerz zurückzuführen auf eine generalisierte Angststörung

DIAGNOSTISCHE KRITERIEN:
A. Kopfschmerz, der die Kriterien C bis E erfüllt (keine typischen Charakteristika bekannt)
B. Vorliegen einer generalisierte Angststörung nach den Kriterien der DSM-IV:
1. übermäßige Angst oder Sorge bezüglich mehrerer Ereignisse oder Tätigkeiten, die während mindestens 6 Monaten an der Mehrzahl der Tage auftraten. Dabei hat die Person Schwierigkeiten, die Sorgen zu kontrollieren
2. die Angst oder Sorge ist verbunden mit 3 oder mehr der folgenden Punkte:
a) Ruhelosigkeit, Gefühl der Aufgedrehtheit oder Nervosität
b) leichte Ermüdbarkeit
c) Konzentrationsstörung oder die Gedanken gehen ins Leere
d) Reizbarkeit
e) Muskelanspannung
f) Schlafstörung
3. tritt nicht ausschließlich während einer Störung der Stimmung auf
4. nicht auf direkte physiologische Effekte einer Erkrankung oder einer Substanz zurückzuführen
C. Der Kopfschmerz tritt ausschließlich während der generalisierten Angststörung auf
D. Der Kopfschmerz verschwindet nach Abklingen der generalisierten Angststörung und tritt nicht wieder auf
E. Nicht auf eine andere Ursache zurückzuführen

A12.6 Kopfschmerz zurückzuführen auf eine undifferenzierte somatoforme Störung

DIAGNOSTISCHE KRITERIEN:
A. Kopfschmerz, der die Kriterien C bis E erfüllt (keine typischen Charakteristika bekannt)
B. Vorliegen einer undifferenzierten somatoformen Störung definiert durch ein somatoformes Symptom zusätzlich zum Kopfschmerz, welches die Kriterien für eine undifferenzierte somatoforme Störung nach DSM-IV erfüllt:
1. ein körperliches Symptom plus Kopfschmerz, die trotz geeigneter Untersuchungen nicht vollständig durch eine bekannte Gesundheitsstörung oder die direkte Wirkung einer Substanz oder eines Medikamentes vollständig erklärt werden können oder falls eine solche Gesundheitsstörung besteht, überschreiten die Beschwerden oder die Behinderung das aufgrund der Vorgeschichte, Untersuchungen oder Laborergebnisse zu erwartende Ausmaß
2. die körperlichen Beschwerden und die Kopfschmerzen verursachen Leiden oder Beeinträchtigung und halten wenigstens 6 Monate an
C. Der Kopfschmerz tritt ausschließlich während der übrigen körperlichen Beschwerden auf
D. Der Kopfschmerz verschwindet nach Abklingen der undifferenzierten somatoformen Störung
E. Nicht auf eine andere Ursache zurückzuführen

A12.7 Kopfschmerz zurückzuführen auf eine soziale Phobie

A. Kopfschmerz, der die Kriterien C bis E erfüllt (keine typischen Charakteristika bekannt)
B. Vorliegen einer sozialen Phobie nach den Kriterien der DSM-IV:
1. ausgeprägte und anhaltende Angst vor einer oder mehreren sozialen oder Leistungssituationen einschließlich der Schule, in denen die Person mit unbekannten Personen konfrontiert ist oder oder von anderen beurteilt werden könnte. Der Betroffene befürchtet, ein Verhalten zu zeigen, das demütigend oder peinlich sein könnte

A12. Kopfschmerz zurückzuführen auf eine psychiatrische Störung

2. entweder vermeidet die Person soziale Situationen oder erduldet sie mit merklichem Unwohlsein
3. die Phobie ist die Quelle von Unwohlsein oder verursacht eine Beeinträchtigung der sozialen oder beruflichen Funktion

C. Der Kopfschmerz tritt ausschließlich während der Phase der sozialen Phobie auf
D. Der Kopfschmerz verschwindet nach Abklingen der sozialen Phobie
E. Nicht auf eine andere Ursache zurückzuführen

A12.8 Kopfschmerz zurückzuführen auf eine emotionale Störung mit Trennungsangst

A. Kopfschmerz, der die Kriterien C bis E erfüllt (keine typischen Charakteristika bekannt)
B. Vorliegen einer emotionalen Störung mit Trennungsangst, nachgewiesen durch 3 oder mehr der folgenden Kriterien nach DSM-IV, die wenigstens 6 Monate anhält und vor dem 18. Lebensjahr begonnen hat:
   1. wiederkehrendes exzessives Unwohlsein, wenn die Trennung von zu Hause oder von einer Hauptbezugsperson stattfindet oder erahnt wird
   2. anhaltende und exzessive Sorge, Hauptbezugspersonen zu verlieren bzw. das diesen etwas zustößt
   3. anhaltende und exzessive Sorge, daß ein unglückliches Ereignis zur Trennung von einer Hauptbezugsperson führt (z. B. durch Verlorengehen oder Entführung)
   4. anhaltender Abneigung oder Weigerung zur Schule oder woanders hin zu gehen aus Angst vor Trennung
   5. anhaltende und exzessives Angst oder Abneigung allein oder ohne Hauptbezugspersonen zu Hause zu sein oder ohne bestimmte Erwachsene an einem anderen Ort
   6. anhaltende Abneigung oder Weigerung in Abwesenheit einer Hauptbezugsperson schlafen zu gehen oder fern von zu Hause zu schlafen
   7. wiederkehrende Albträume, die das Thema Trennung beinhalten
   8. wiederkehrende körperliche Beschwerden (wie Kopfschmerzen, Bauchschmerzen, Übelkeit oder Erbrechen), wenn die Trennung von Hauptbezugspersonen stattfindet oder erahnt wird
C. Der Kopfschmerz tritt ausschließlich während der Phase der emotionalen Störung mit Trennungsangst auf
D. Der Kopfschmerz verschwindet nach Abklingen der emotionalen Störung mit Trennungsangst
E. Nicht auf eine andere Ursache zurückzuführen

A12.9 Kopfschmerz zurückzuführen auf eine posttraumatische Belastungsstörung

DIAGNOSTISCHE KRITERIEN:

A. Kopfschmerz, der die Kriterien C bis E erfüllt (keine typischen Charakteristika bekannt)
B. Vorliegen einer posttraumatischen Belastungsstörung nach den Kriterien der DSM-IV:
   1. die Person wurde mit einem traumatischen Ereignis konfrontiert, bei dem die folgenden Kriterien erfüllt waren:
      a) die Person erlebte, beobachtete oder war mit einem oder mehreren Ereignissen konfrontiert, die den tatsächlichen oder drohenden Tod oder eine ernsthafte Verletzung oder die Gefährdung der körperlichen Unversehrtheit der eigenen Person oder einer anderen Person beinhalteten
      b) die Reaktion der Person umfasste intensive Furcht, Hilflosigkeit oder Entsetzen
   2. das traumatische Ereignis wird ständig auf eine (oder mehr) der folgenden Arten wieder erlebt:
      a) wiederkehrende oder eindringliche belastende Erinnerungen an das Ereignis einschließlich Bilder, Gedanken oder Wahrnehmungen
      b) wiederkehrende belastende Träume von dem Ereignis
      c) Handeln oder Fühlen, als wenn das traumatische Ereignis wiederkehrt (schließt das Gefühl ein, das Ereignis wieder zu erleben, Illusionen, Halluzinationen und dissoziative Flashback-Episoden, einschließlich jener, die beim Erwachen oder bei Intoxikation auftreten)
      d) intensive psychische Belastung bei Konfrontation mit inneren oder äußeren Hinweisreizen, die einen Aspekt des traumatischen Ereignisses symbolisieren oder ihm ähneln
      e) körperliche Reaktionen bei Konfrontation mit inneren oder äußeren Hinweisreizen, die einen Aspekt des traumatischen Ereignisses symbolisieren oder ihm ähneln
   3. anhaltende Vermeidung von Reizen, die mit dem Trauma verbunden sind und eine Verflachung der allgemeinen Reaktionsfähigkeit (nicht vorhanden vor dem Trauma). 3

(oder mehr) der folgenden Punkte liegen vor:
  a) bewußtes Vermeiden von Gedanken, Gefühlen oder Gesprächen, die mit dem Trauma in Verbindung stehen
  b) bewußtes Vermeiden von Aktivitäten, Orten oder Menschen, die Erinnerungen an das Trauma wachrufen
  c) Unfähigkeit, einen wichtigen Aspekt des Traumas zu erinnern
  d) deutlich vermindertes Interesse oder verminderte Anteilnahme an wichtigen Aktivitäten
  e) Gefühl der Trennung und Entfremdung von anderen
  f) eingeschränkte Bandbreite des Affekts (z. B. Unfähigkeit zu lieben)
  g) Gefühl einer eingeschränkten Zukunft (z. B. fehlende Erwartung einer Karriere, zu heiraten, Kinder zu bekommen, eine normale Lebenserwartung zu haben)
 4. anhaltende Symptome erhöhten Arousals (nicht vorhanden vor dem Trauma). 2 (oder mehr) der folgenden Punkte liegen vor:
  a) Schwierigkeiten ein- oder durchzuschlafen
  b) Reizbarkeit oder Wutausbrüche
  c) Konzentrationsschwierigkeiten
  d) Übermäßige Wachsamkeit
  e) Übertriebene Schreckreaktionen
 5. Symptome unter B2, B3 und B4 halten mehr als 1 Monat an
C. Der Kopfschmerz tritt ausschließlich während der Phase der posttraumatischen Belastungsstörung auf
D. Der Kopfschmerz verschwindet nach Abklingen der posttraumatischen Belastungsstörung
E. Nicht auf eine andere Ursache zurückzuführen

A13. Kraniale Neuralgien und zentrale Ursachen von Gesichtsschmerzen

A13.7.1 Münzkopfschmerz

FRÜHER VERWENDETE BEGRIFFE:
Münzförmiger Kopfschmerz

BESCHREIBUNG:
Schmerzen in einem kleinen, umschriebenen Areal des Kopfes bei fehlender struktureller Läsion der umgebenden Strukturen.

DIAGNOSTISCHE KRITERIEN:
A. Leichter bis mittelstarker Kopfschmerz, der die Kriterien B und C erfüllt
B. Der Kopfschmerz wird ausschließlich in einem runden oder elipsenförmigen Bereich von typischerweise 2 bis 6 cm Durchmesser wahrgenommen
C. Chronischer Schmerz, der entweder kontinuierlich vorhanden oder durch spontane Remissionen von Wochen bis Monaten Dauer unterbrochen ist
D. Nicht auf eine andere Erkrankung zurückzuführen

KOMMENTAR:
Frauen sind etwas häufiger betroffen.

Beim Münzkopfschmerz handelt es sich wahrscheinlich um eine umschriebene Neuralgie eines terminalen Trigeminusastes.

Das schmerzhafte Areal kann an jeder Stelle des Kopfes lokalisiert sein; es befindet sich aber am häufigsten in der Parietalregion. Die Schmerzlokalisation bleibt über die Zeit anscheinend ebenso konstant, wie Form und Größe des betroffenen Areals. Lanzierende Schmerzexazerbationen, die mehrere Sekunden anhalten oder kontinuierlich über 10 Minuten bis 2 Stunden zunehmen, können den Grundschmerz überlagern. Sowohl während der symptomatischen Phase als auch im schmerzfreien Intervall kann das Areal eine variable Kombination aus Hypästhesie, Dysästhesie, Parästhesie und Schmerzempfindlichkeit aufweisen.

Bei 38% der Patienten wurden spontane Remissionsperioden beobachtet, auf die nach Wochen bis Monaten wieder Dauerschmerzen folgten.

Anhang 1: Übersicht über wichtige Wirkstoffe in der Therapie von Kopfschmerzen

Tabelle A1.1. Medikamentöse Therapie der Migräneattacke in Abhängigkeit von verschiedenen Merkmalen des Attackenverlaufs

Strategie A: Antiemetikum und Analgetikum			
Gegen Übelkeit und Erbrechen (Tropfen, Zäpfchen, Kaugummi):	Metoclopramid 20 mg Domperidon 20 mg Dimenhydrinat 150 mg	Schmerzmittel	Acetylsalicylsäure 1000 mg Paracetamol 1000 mg Ibuprofen 800 mg Diclofenac-Kalium 50 mg Phenazon 1000 mg

Strategie B: Triptane			
Wirkstoff	Darreichungsform	Name	Auswahl bei
Sumatriptan 6 mg s.c.	Fertigspritze	Imigran	Erbrechen, soll sehr schnell wirken
Sumatriptan nasal 20 mg	Nasenspray		Erbrechen, soll schnell wirken
Sumatriptan nasal 10 mg	Nasenspray		Erbrechen, Verträglichkeit erwünscht
Sumatriptan Supp 25 mg	Zäpfchen		Erbrechen, Verträglichkeit erwünscht
Sumatriptan 100 mg	Tablette		Sehr schwere Anfälle
Sumatriptan 50 mg	Tablette		Schwere Anfälle
Zolmitriptan 2,5 mg	Tablette	Ascotop	Schwere Anfälle
Zolmitriptan 2,5 mg	Schmelztablette		Schwere Anfälle
Zolmitriptan 5 mg	Schmelztablette		Sehr schwere Anfälle, soll schnell wirken
Zolmitriptan 5 mg	Nasenspray		Sehr schwere Anfälle, soll schnell wirken
Naratriptan 2,5 mg	Tablette	Naramig	Lange Anfälle, Verträglichkeit erwünscht
Rizatriptan 10 mg	Tablette	Maxalt	Soll schnell wirken, sehr schwere Anfälle
Rizatriptan 10 mg	Schmelztablette		Soll schnell wirken, sehr schwere Anfälle
Almotriptan 12,5 mg	Tablette	Almogran	Soll schnell wirken, lange Anfälle
Eletriptan 40 mg	Tablette	Relpax	Soll schnell wirken, sehr schwere Anfälle
Eletriptan 20 mg	Tablette		Soll schnell wirken, lange Anfälle
Frovatriptan 2,5 mg	Tablette	Allegro	Lange Anfälle, Verträglichkeit erwünscht

Darreichungsformen und Dosierungen

Tabelle A1.2. Darreichungsformen, Dosis und Spanne (therapeutische Breite) sowie Einnahmefrequenz verschiedener Medikamente

Medikament	Darreichungsform	Dosis [mg]	Spanne [mg]	Einnahmefrequenz
Acetylsalicylsäure	Tabletten	1000	800–1500	Wiederholung alle 3h, falls notwendig
	Brause	1000	800–1500	Wiederholung alle 3h, falls notwendig
Paracetamol	Tabletten	1000	1000–1500	Wiederholung alle 3h, falls notwendig
Pfefferminzöl	Ethanol Lösung	10%		Wiederholung alle 15 Minuten, falls notwendig, extern auftragen
Naproxen	Tabletten	750	500–1000	Einmal pro Tag
Ibuprofen	Tabletten	400	200–800	Wiederholung alle 6h, falls notwendig
Ergotamin	Tabletten	1	1–2	Einmal pro Tag
	Inhaler	0,45	0,90	Wiederholung alle 6h, falls notwendig
	Suppositorien	1	1–2	Einmal pro Tag
	Intramuskulär	0,25	0,25–0,50	Einmal pro Tag
	Sublingual	2	1–4	Einmal pro Tag
Dihydroergotamin	Tabletten	4	2–6	Einmal pro Tag
	Intramuskulär	1	1–2	Einmal pro Tag
Metoclopramid	Tabletten	20	10–30	Wiederholung alle 6h, falls notwendig
	Suppositorien	20	10–30	Wiederholung alle 6h, falls notwendig
Domperidon	Tabletten	10	10–20	Wiederholung alle 6h, falls notwendig
Sumatriptan	Tabletten	50	25–100	Wiederholung möglich, falls notwendig
	Subkutan	6	–	Wiederholung möglich, falls notwendig
Morphin	Oral	10	5–500	Wiederholung alle 4h, festes Dosisintervall
	Retardtablette	30	10–500	Wiederholung alle 12h, festes Dosisintervall
	Intramuskulär	10		Wiederholung alle 4h, festes Dosisintervall
	Intravenös (PCA)	2		Wirkdauer ca. 30 min
	Rektal	30		Wiederholung alle 4h, festes Dosisintervall
	Epidural	3–5		Wirkdauer ca. 12h
	Intrathekal	0,3–0,5		Wirkdauer über 12h
Buprenorphin	Sublingual	0,2–0,4	0,2–0,8	Wiederholung alle 8h, festes Dosisintervall
	Intramuskulär	0,3		Wiederholung alle 8h, festes Dosisintervall
Tilidin	Oral	50–100	50–200	Wiederholung alle 4h, festes Dosisintervall
Tramadol	Oral	50	50–200	Wiederholung alle 4h, festes Dosisintervall
	Retardkapsel	100	100–200	Wiederholung alle 12h, festes Dosisintervall
	Intravenös	50		Wiederholung alle 4h, festes Dosisintervall
	Suppositorien	100	100–200	Wiederholung alle 4h, festes Dosisintervall
Amitriptylin	Oral	25–100	25–150	Retard: als abendliche Dosis, sonst über Tag verteilt
Clomipramin	Oral	25–100	25–150	Retard: als abendliche Dosis, sonst über Tag verteilt
Doxepin	Oral	25–100	25–150	Retard: als abendliche Dosis, sonst über Tag verteilt
Carbamazepin	Oral	400	200–800	Wiederholung alle 12h, festes Dosisintervall
Clonazepam	Oral	0,3	0,3–0,6	Wiederholung alle 8h, festes Dosisintervall
Phenytoin	Oral	100	100–300	Wiederholung alle 8h, festes Dosisintervall
Levomepromazin	Oral	10	10–100	Wiederholung alle 8h, festes Dosisintervall
Thioridazin	Oral	25		Wiederholung alle 8h, festes Dosisintervall
Haloperidol	Oral	0,5	0,5–2	Wiederholung alle 8h, festes Dosisintervall

Relative Wirkstärke von Opioidanalgetika

Tabelle A1.3. Relative Wirkstärke und -dauer verschiedener Opioide

Opioid	Wirk-stärke	Dosis [mg]	Wirkdauer [h]
Tramadol	1/8	50–100	2–3
Pethidin	1/8	50–100	2–3
Morphin	1	5–10	4

Vorgehen bei akuten vs. chronischen Schmerzen

Tabelle A1.4. Grundregeln der Analgetikatherapie

Anwendungs-aspekte	Akute Schmerzen	Chronische Schmerzen
Applikation	Schnelle Bioverfügbarkeit	Konstante Bioverfügbarkeit
Dosisintervall	Nach Bedarf	Nach Zeitschema
Pharmakokinetik	Schnelle Wirkung	Lange Wirkdauer
Dosis	Standarddosis	Individuell
WHO-Stufenplan	Nein	Ja
Adjuvante Medikation	Selten	Häufig

Tabelle A1.5. Vergleich der Dosierungen verschiedener Opioidanalgetika. Aufgrund der hohen Variablität sollte die erforderliche Dosis jedoch auf den Patienten individuell abgestimmt und regelmäßig überprüft werden

Buprenorphin, transdermal	35 µg/h	52,5 µg/h	70 µg/h
Buprenorphin, sublingual 0,4–0,8 mg	×		
Buprenorphin, sublingual 1,2 mg		×	
Buprenorphin, sublingual 1,6 mg			×
Buprenorphin, parenteral 0,3–0,6 mg	×		
Buprenorphin, parenteral 0,9 mg		×	
Buprenorphin, parenteral 1,2 mg			×
Fentanyl, transdermal 0,6 mg	×		
Fentanyl, transdermal 1,2 mg			×
Morphin, oral 30–60 mg	×		
Morphin, oral 90 mg		×	
Morphin, oral 120, >120 mg			×
Dihydrocodein, oral 120–240 mg	×		
Dihydrocodein, oral 360 mg		×	
Tramadol, oral 150–300 mg	×		
Tramadol, oral 450 mg		×	
Tramadol, oral 600 mg			×
Tramadol, parenteral 100–200 mg	×		
Tramadol, parenteral 300 mg		×	
Tramadol, parenteral 400 mg			×
Fentanyl, transdermal 0,6 mg	×		
Fentanyl, transdermal 1,2 mg			×

Segmentschema zur Behandlung von nichtmalignen Schmerzen

Abb. A1.1.
Segmentschema zur Behandlung von Schmerzen (Konsensusempfehlung)

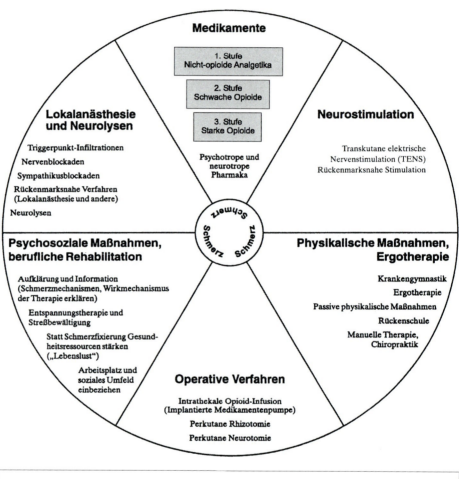

Anhang 2: Der Kieler Kopfschmerzfragebogen

Dieser kann unter www.Kopfschmerzzentrum.de eingesehen und heruntergeladen werden.

Anhang 3: Patienteninformationen zum Migränepass

Dieser kann unter www.Kopfschmerzzentrum.de eingesehen und heruntergeladen werden.

Literaturauswahl

Klassifikation, Diagnostik und Epidemiologie von Kopfschmerzen

Breslau N, Schultz LR, Stewart WF, Lipton RB, Lucia VC, Welch KM (2000) Headache and major depression: is the association specific to migraine? Neurology 54/2: 308–313

Gervil M, Ulrich V, Olesen J, Russell MB (1998) Screening for migraine in the general population: validation of a simple questionnaire. Cephalalgia 18/6: 342–348

Göbel H (1990) Zur Klassifikation von Kopfschmerzerkrankungen, Kopfneuralgien und Gesichtsschmerzen. Ärztezeitschrift Naturheilverfahren 31/6: 409–425

Göbel H (1993) Die Klassifikation von Kopfschmerzen: Kriterien und praktische Durchführung. Zeitschrift für ärztliche Fortbildung 87/6: 451–458

Göbel H (1993) Computer-aided objective headache diagnosis on the basis of the ihs-headache classification. Int J Psychophysiol 14/2: 123–124

Göbel H (1994) Paper-pencil tests for retrospective and prospective evaluation of primary headaches on the basis of the IHS criteria. Headache 34/10: 564–568

Göbel H (1999) ICD-10 – Richtlinien für die Klassifikation und Diagnostik von Kopfschmerzen. 1. Edn. Berlin, Heidelberg, New York, London, Paris, Tokyo, Hong Kong, Barcelona, Budapest: Springer, Berlin Heidelberg New York Tokio

Göbel H (2001) Epidemiologie und Kosten chronischer Schmerzen. Schmerz 15/2: 92–98

Göbel H (2001) Spezielle Schmerztherapie: Rechnet sie sich für Betroffene und Kostenträger? Schmerz 15/2: 103–109

Göbel H (2001) Classification of headaches. Cephalalgia 21/7: 770–773

Göbel H, Buschmann P (2001) Schmerzen lindern – Kosten senken. Schmerz 15/2: 79–80

Göbel H, Cordes P (1990) Circadian variation of pain sensitivity in pericranial musculature. Headache 30/7: 418–422

Göbel H, Pothmann R (1995) Klassifikation von Kopfschmerzen bei Kindern und Jugendlichen. Monatsschrift Kinderheilkunde 143: 507–514

Göbel H, Soyka D (1993) Acceptance, reliability and validity of computerized headache analysis on the basis of the IHS-headache classification. Cephalalgia 13/13: 121

Göbel H, Lindner V, Soyka D, Weinschütz T (1991) Die neue Kopfschmerzklassifikation der Internationalen Kopfschmerzgesellschaft: Erfahrungen bei der praktischen Anwendung. Schmerz 5: 15–21

Göbel H, Ensink FB, Krapat S, Weigle L, Christiani K, Soyka D (1992) Objektive und standardisierte Kopfschmerzdiagnostik mit dem Personalcomputer auf der Basis der IHS-Kopfschmerzklassifikation. Med Welt 43: 535–544

Göbel H, Weigle L, Kropp P, Soyka D (1992) Pain sensitivity and pain reactivity of pericranial muscles in migraine and tension-type headache. Cephalalgia 12/3: 142–151

Göbel H, Petersen-Braun M, Soyka D (1994) The epidemiology of headache in Germany: a nationwide survey of a representative sample on the basis of the headache classification of the International Headache Society. Cephalalgia 14/2: 97–106

Göbel H, Hamouz V, Hansen C, Heininger K et al. (1994) Chronic tension-type headache: amitriptyline reduces clinical headache-duration and experimental pain sensitivity but does not alter pericranial muscle activity readings. Pain 59/2: 241–249

Göbel H, Isler H, Hasenfratz HP (1995) Headache classification and the Bible: Was St Paul's thorn in the flesh migraine? Cephalalgia 15/3: 180–181

Göbel H, Olesen J, Prilipiko L (1997) ICD-10 Guide for Headaches. Guide to the classification, diagnosis and assessment of headaches in accordance with the *Tenth Revision of the International Classification of Diseases and Related Health Problems and its Application to Neurology*. Cephalalgia 17/19: 1–91

Göbel H, Heinze A, Kuhn K, Heuss D, Lindner V (1998) Effect of operationalized computer diagnosis on the therapeutic results of sumatriptan in general practice. Cephalalgia 18/7: 481–648

Göbel H, Buschmann P, Heinze A, Heinze-Kuhn K (2000) Epidemiology and socioeconomic consequences of migraine and headache diseases. Versicherungsmedizin 52/1: 19–23

Jensen R, Rasmussen BK, Pedersen B, Lous I, Olesen J (1993) Prevalence of oromandibular dysfunction in a general population. J Orofac Pain 7/2: 175–182

Jensen R, Rasmussen BK, Pedersen B, Olesen J (1993) Muscle tenderness and pressure pain thresholds in headache. A population study. Pain 52/2: 193–199

Lipton JA, Ship JA, Larach-Robinson D (1993) Estimated prevalence and distribution of reported orofacial pain in the United States. J Am Dent Assoc 124/10: 115–121

Lipton RB, Goadsby P, Silberstein SD (1999) Classification and epidemiology of headache. Clin Cornerstone 1/6: 1–10. Review

Lipton RB, Hamelsky SW, Kolodner KB, Steiner TJ, Stewart WF (2000) Migraine, quality of life, and depression: a population-based case-control study. Neurology 55/5: 629–365

Lipton RB, Stewart WF, Diamond S, Diamond ML, Reed M (2001) Prevalence and burden of migraine in the United States: data from the American Migraine Study II. Headache 41/7: 646–657

Lipton RB, Stewart WF, Reed M, Diamond S (2001) Migraine's impact today. Burden of illness, patterns of care. Postgrad Med 109/1: 38–40, 43–45 (Review)

Lipton RB, Stewart WF (1993) Migraine in the United States: a review of epidemiology and health care use. Neurology 43 (6 Suppl 3): S6–10 (Review)

Lykke Thomsen L, Kirchmann Eriksen M, Faerch Romer S et al. (2002) An epidemiological survey of hemiplegic migraine. Cephalalgia 22/5: 361–375

Olesen J (1996) The International Headache Society classification and diagnostic criteria are valid and extremely useful. Cephalalgia 16/5: 293–5 (Discussion: 295–296)

Rasmussen BK, Jensen R, Olesen J (1991) A population-based analysis of the diagnostic criteria of the International Headache Society. Cephalalgia 11/3: 129–134

Rasmussen BK, Jensen R, Schroll M, Olesen J (1991) Epidemiology of headache in a general population–a prevalence study. J Clin Epidemiol 44/11: 1147–1157

Rasmussen BK, Jensen R, Schroll M, Olesen J (1992) Interrelations between migraine and tension-type headache in the general population. Arch Neurol 49/9: 914–918

Rasmussen BK, Olesen J (1993) Migraine epidemiology. Cephalalgia 13/3: 216–217

Rasmussen BK, Olesen J (1992) Migraine with aura and migraine without aura: an epidemiological study. Cephalalgia 12/4: 221–228 (Discussion: 186)

Rasmussen BK, Olesen J (1992) Symptomatic and nonsymptomatic headaches in a general population. Neurology 42/6: 1225–1231

Rasmussen BK (1995) Epidemiology of headache. Cephalalgia 15: 45–68

Russell MB, Iselius L, Olesen J (1996) Migraine without aura and migraine with aura are inherited disorders. Cephalalgia 16/5: 305–309

Russell MB, Ostergaard S, Bendtsen L, Olesen J (1999) Familial occurrence of chronic tension-type headache. Cephalalgia 19/4: 207–210

Russell MB, Ulrich V, Gervil M, Olesen J (2002) Migraine without aura and migraine with aura are distinct disorders. A population-based twin survey. Headache 42/5: 332–336, PMID: 12047331

Russell MB (2001) Genetics of migraine without aura, migraine with aura, migrainous disorder, head trauma migraine without aura and tension-type headache. Cephalalgia 21/7: 778–780 (Review)

Silberstein SD, Lipton RB (2000) Chronic daily headache. Curr Opin Neurol 13/3: 277–283 (Review)

Solomon S, Lipton RB, Newman LC (1992) Migraine: clinical features and diagnosis. Compr Ther 18/5: 24–27 (Review. No abstract available)

Stewart WF, Lipton RB, Whyte J et al. (1999) An international study to assess reliability of the Migraine Disability Assessment (MIDAS) score. Neurology 53/5: 988–994

Migräne

Migräne ohne Aura

Bille B (1997) A 40-year follow-up of school children with migraine. Cephalalgia 17: 488–491

Friedman AP, Storch TJC, Merritt HH (1954) Migraine and tension headaches. A clinical study of 2000 cases. Neurology 4: 773–778

Guidetti V, Galli F (1998) Evolution of headache in childhood and adolescence: an 8-year follow-up. Cephalalgia 18/7: 449–454

Lance JW, Anthony M (1966) Some clinical aspects of migraine. Arch Neurol 15: 356–361

Lewis DW, Ashwal S, Dahl G et al. (2002) Practice parameter: evaluation of children and adolescents with recurrent headaches: report of the Quality Standards Subcommittee of the American Academy of Neurology and the Practice Committee of the Child Neurology Society. Neurology 59/4: 490–498

MacGregor EA, H Chia, RC Vohrah, M Wilkinson (1990) Migraine and menstruation: a pilot study. Cephalalgia 10: 305–310

MacGregor EA (1996) „Menstrual" migraine: towards a definition. Cephalalgia 16: 11–21

Maytal J, Young M, Shechter A et al. (1997) Pediatric migraine and the International Headache Society (IHS) criteria. Neurology 48: 602–607

Olesen J, Lipton RB (1994) Migraine classification and diagnosis. International Headache Society criteria.. Neurology 44 (Suppl 4): 6–10

Olesen J (1978) Some clinical features of the acute migraine attack. An analysis of 750 patients. Headache 18: 268–271

Rasmussen BK, Jensen R, Olesen J (1991) A population-based analysis of the diagnostic criteria of the International Headache Society. Cephalalgia 11: 129–134

Rasmussen BK, Jensen R, Schroll M et al. (1992) Interrelations between migraine and tension-type headache in the general population. Arch Neurol 49/9: 914–918

Rothner AD, Winner P (2001) Headaches in children and adolescents. In: Silberstein SD, Lipton RB, Dalessio DJ (eds) Wolff's headache and other head pain. Oxford University Press, New York, pp 539–561

Silberstein SD, Lipton RB (1994) Overview of diagnosis and treatment of migraine. Neurology 44 (Suppl 7): 6–16

Silberstein SD (1995) Migraine symptoms: results of a survey of self-reported migraineurs. Headache 35: 387–396

Somerville B (1972) The role of estradiol withdrawal in the etiology of menstrual migraine. Neurology 22: 355–365

Migräne mit Aura

Blau JN (1980) Migraine prodromes separated from the aura: Complete migraine. BMJ 281: 658–660

Blau JN (1982) Resolution of migraine attacks: sleep and the recovery phase. J Neurol Neurosurg Psychiatry 45: 223–226

Diamond S, Freitag FG, Prager J et al. (1985) Olfactory aura in migraine. N Engl J Med 312: 1390–1391

Goadsby PJ, Lipton RB, Ferrari MD (2002) Migraine–current understanding and treatment. N Engl J Med 346/4: 257–270

Goadsby PJ (2001) Migraine, aura, and cortical spreading depression: why are we still talking about it? Ann Neurol 49/1: 4–6

Jensen K, Tfelt-Hansen P, Lauritzen M, Olesen J (1986) Classic migraine, a prospective recording of symptoms. Acta Neurol Scand 73: 359–362

Lauritzen M (1994) Pathophysiology of the migraine aura. The spreading depression theory. Brain 117: 199–210

Leão AA (1944) Spreading depression of activity in cerebral cortex. J Neurophysiol 7: 359–390

Manzoni G, Farina S, Lanfranchi M et al. (1985) Classic migraine: clinical findings in 164 patients. Eur Neurol 24: 163–169

Olesen J, Friberg L, Olsen TS et al. (1990) Timing and topography of cerebral blood flow, aura, and headache during migraine attacks. Ann Neurol 28/6: 791–798

Podoll K, Robinson D (2000) Illusory splitting as visual aura symptom in migraine. Cephalalgia 20/4: 228–232

Queiroz LP, Rapoport AM, Weeks RE et al. (1997) Characteristics of migraine visual aura. Headache 37/3: 137–141

Rasmussen BK, Olesen J (1992) Migraine with aura and migraine without aura: an epidemiological study. Cephalalgia 12: 221–228

Russel MB, Olesen J (1996) A nosographic analysis of the migraine aura in a general population. Brain 119: 355–361

Russell MB, Iversen HK, Olesen J (1994) Improved description of the migraine aura by a diagnostic aura diary. Cephalalgia 14: 107–117

Selby G, Lance JW (1960) Observations on 500 cases of migraine and allied vascular headaches. J Neurol Neurosur Psychiatr 23: 23–32

Silberstein SD, Young WB (1995) Migraine aura and prodrome. Semin Neurol 15/2: 175–182

Typische Aura mit Kopfschmerzen, die nicht einer Migräne entsprechen

Matharu MJ, Goadsby PJ (2001) Post-traumatic chronic paroxysmal hemicrania (CPH) with aura. Neurology (United States) 56/2: 273–275

Peres MF, Siow HC, Rozen TD (2002) Hemicrania continua with aura. Cephalalgia 22/3: 246–248

Silberstein SD, Niknam R, Rozen TD et al. Cluster headache with aura. Neurology 2000; 54/1: 219–221

Typische Aura ohne Kopfschmerz

Evans RW, Tietjen GE (2001) Migrainous aura versus transient ischemic attack in an elderly migraineur. Headache 41/2: 201–203

Fisher CM (1980) Late-life migraine accompaniments as a cause of unexplained transient ischemic attacks. Can J Neurol Sci 7: 9–17

Lipton RB, Pfeffer D, Newman LC et al. (1993) Headaches in the elderly. J Pain Symptom Manage 8/2: 87–97

Russell MB, Olesen J (1996) A nosographic analysis of the migraine aura in a general population. Brain 119: 355–361

Whitty CVM (1967) Migraine without headache. Lancet II: 283–285

Willey RG (1979) The scintillating scotoma without headache. Ann Ophthalmol 11: 581–585

Ziegler DK, Hanassein RS (1990) Specific headache phenomena: their frequency and coincidence. Headache 30: 152–160

Familiäre hemiplegische Migräne und 1.2.5 Sporadische hemiplegische Migräne

Carrera P, Stenirri S, Ferrari M et al. (2001) Familial hemiplegic migraine: a ion channel disorder. Brain Res Bull 56/3–4: 239–241

Ducros A, Denier C, Joutel A et al. (2001) The clinical spectrum of familial hemiplegic migraine associated with mutations in a neuronal calcium channel. N Engl J Med 345/1: 17–24

De Fusco M, Marconi R, Silvestri L et al. (2003) Haploinsufficiency of ATP1A2 encoding the Na/K pump a2 subunit associated with familial hemiplegic migraine type 2. Nat Genet (Advance online publication)

Gomez-Aranda F, Canadillas F, Marti-Masso JF et al. (1997) Pseudomigraine with temporary neurological symptoms and lymphocytic pleocytosis. A report of 50 cases. Brain 120: 1105–1113

Haan J, Terwindt GM, Ferrari MD (1997) Genetics of migraine. Neurol Clin 15/1: 43–60

Ophoff RA, Terwindt GM, Vergouwe MN et al. (1996) Familial hemiplegic migraine and episodic ataxia type-2 are caused by mutations in the Ca^{2+} channel gene CACNL1A4. Cell 87/3: 543–552

Ophoff RA, Terwindt GM, Vergouwe MN et al. (1997) Wolff Award 1997. Involvement of a Ca^{2+} channel gene in familial hemiplegic migraine and migraine with and without aura. Dutch Migraine Genetics Research Group. Headache 37/8: 479–85

Staehelin-Jensen T, Olivarius B, Kraft M, Hansen H (1981) Familial hemiplegic migraine. A reappraisal and long-term follow-up study. Cephalalgia 1: 33–39

Thomsen LL, Ostergaard E, Olesen J, Russell MB (2003) Evidence for a separate type of migraine with aura: Sporadic hemiplegic migraine. Neurology 60

Thomsen LL, Eriksen MK, Roemer SF et al. (2002) A population-based study of familial hemiplegic migraine suggests revised diagnostic criteria. Brain 125: 1379–1391

Migräne vom Basilaristyp

Bickerstaff ER (1967) Basilar artery migraine. Lancet I: 1517

Diamond S (1987. Basilar artery migraine. A commonly misdiagnosed disorder. Postgrad Med 81/7: 45–46

Erdemoglu AK (1996) Psychogenic basilar migraine. Neurology 47/1: 302–303

Kuhn WF, Kuhn SC, Daylida L (1997) Basilar migraine. Eur J Emerg Med 4/1: 33–38

Merikangas K (1995) Common heredity of familial hemiplegic migraine and basilar artery migraine? Cephalalgia 15/6: 449

Muellbacher W, Mamoli B (1994) Prolonged impaired consciousness in basilar artery migraine. Headache 34/5: 282–285

Panayiotopoulos CP (1991) Basilar migraine. Neurology 41/10: 1707

Sturzenegger MH, Meienberg O (1985) Basilar artery migraine: a follow-up study of 82 cases. Headache 25/8: 408–415

Sudo K, Tashiro K (1996) Psychogenic basilar migraine. Neurology 46/6: 1786–1787

Swanson JW, Vick NA (1978) Basilar artery migraine. Neurology 28: 782–786

Thomsen LL, Eriksen MK, Roemer SF et al. (2002) A population-based study of familial hemiplegic migraine suggests revised diagnostic criteria. Brain 125 (Pt 6): 1379–1391

1.3.1 Zyklisches Erbrechen

Fleisher DR (1999) Cyclic vomiting syndrome and migraine. J Pediatr 134/5: 533–535

Haan J, Kors EE, Ferrari MD (2002) Familial cyclic vomiting syndrome [In process citation]. Cephalalgia 22/7: 552–554

Li BU (2001) Cyclic vomiting syndrome: age-old syndrome and new insights. Semin Pediatr Neurol 8/1: 13–21

Rashed H, Abell TL, Familoni BO et al. (1999) Autonomic function in cyclic vomiting syndrome and classic migraine. Dig Dis Sci 44/8 (Suppl): 74S–78S

Welch KM (1999) Scientific basis of migraine: speculation on the relationship to cyclic vomiting. Dig Dis Sci 44/8 (Suppl): 26–30

Abdomielle Migräne

Abu-Arafeh I, Russel G (1995) Prevalence and clinical features of abdominal migraine compared with those of migraine headache. Arch Dis Child 72: 413–417

Al-Twaijri WA, Shevell MI (2002) Pediatric migraine equivalents: occurrence and clinical features in practice. Pediatr Neurol 26/5: 365–368

Dignan F, Abu-Arafeh I, Russell G (2001) The prognosis of childhood abdominal migraine. Arch Dis Child 84/5: 415–418

Farquar HA (1956) Abdominal migraine in children. BMJ I: 1082–1085

Russell G, Abu-Arafeh I, Symon DN (2002) Abdominal migraine: evidence for existence and treatment options. Paediatr Drugs 4/1: 1–8

Gutartiger paroxysmaler Schwindel in der Kindheit

Drigo P, Carli G, Laverda AM (2001) Benign paroxysmal vertigo of childhood. Brain Dev (Netherlands) 23/1: 38–41

Dunn DW, Snyder CH (1976) Benign paroxysmal vertigo of childhood. Am J Dis Child 130: 1099–1100

Fenichel GM (1967) Migraine as a cause of benign paroxysmal vertigo of childhood. J Pediatr 71: 114–115

Retinale Migräne

Carrol D (1970) Retinal migraine. Headache 10: 9–13

Chronicle EP, Mulleners WM (1996) Visual system dysfunction in migraine: a review of clinical and psychophysical findings. Cephalalgia 16/8: 525–535

Hedges TR (1976) Isolated ophthalmic migraine in the differential diagnosis of cerebro-ocular ischemia. Stroke 7: 379–381

Martin TJ, Corbett JJ (2001) Disorders of the eye. In: Silberstein SD, Lipton RB, Dalessio DJ (eds) Wolff's headache and other head pain. Oxford University Press, New York, pp 459–474

Troost T, Zagami AS (2000) Ophthalmoplegic migraine and retinal migraine. In: Olesen J, Tfelt-Hansen P, Welch KMA (eds) The headaches. Lippincott Willians & Wilkins, Philadelphia, pp 511–516

Chronische Migräne

Diamond S (2000) A view of chronic daily headache. Headache Q 11: 177

Mathew NT, Stubits E, Nigam MP (1987) Transformed or evolutive migraine. Headache 27: 102–106

Mathew NT, Stubits E, Nigam MR (1982) Transformation of migraine into daily headache: analysis of factors. Headache 22: 66–68

Scher AI, Stewart WF, Liberman J, Lipton RB (1998) Prevalence of frequent headache in a population sample. Headache 38: 497–506

Silberstein SD, Lipton RB, Sliwinski M (1996) Classification of daily and near-daily headaches: field trial of revised IHS criteria. Neurology 47: 871–875

Silberstein SD, Lipton RB, Solomon S, Mathew N (1994) Classification of daily and near-daily headaches in the headache clinic. Proposed revision to the International Headache Society Criteria. In: Olesen J (ed) Frontiers in headache research, vol 4: Headache Classificaton and epidemiology. Raven Press, New York, pp 117–126

Silberstein SD, Lipton RB, Solomon S, Mathew NT (1994) Classification of daily and near-daily headaches: proposed revisions to the IHS criteria. Headache 34: 1–7

Stewart WF, Scher AI, Lipton RB (2001) Stressful life events and risk of chronic daily headache: results from the frequent headache epidemiology study. Cephalalgia 21: 279

Status migraenosus

Couch JR, Diamond S (1983) Status migrainosus. Causative and therapeutic aspects. Headache 23: 94–101

Raskin NH (1990) Treatment of status migrainosus: the American experience. Headache 30 (Suppl 2): 550–553

Persistierende Aura ohne Hirninfarkt

Ambrosini A, de Noordhout AM, Schoenen J (2001) Neuromuscular transmission in migraine patients with prolonged aura. Acta Neurol Belg 101/3: 166–170

Bento MS, Esperanca P (2000) Migraine with prolonged aura. Headache 40/1: 52–53

Evans RW, Lay CL (2000) A persistent migraine aura. Headache 40/8: 696–698
Haan J, Sluis P, Sluis IH, Ferrari MD (2000) Acetazolamide treatment for migraine aura status. Neurology 55: 1588–1589
Haas DC (1982) Prolonged migraine aura status. Ann Neurol 11: 197–199
Liu GT, Schatz NJ, Galetta SK et al. (1995) Persistent positive visual phenomena in migraine. Neurology 45: 664–668
Luda E, Bo E, Sicuro L et al. (1991) Sustained visual aura: a totally new variation of migraine. Headache 31: 582–583
Rothrock JF (1997) Successful treatment of persistent migraine aura with divalproex sodium. Neurology 48: 261–262
Smith M, Cros D, Sheen V (2002) Hyperperfusion with vasogenic leakage by fMRI in migraine with prolonged aura. Neurology 58/8: 1308–1310

Migränöser Infarkt

Bousser MG, Conard J, Kittner S et al. (2000) Recommendations on the risk of ischaemic stroke associated with use of combined oral contraceptives and hormone replacement therapy in women with migraine. The International Headache Society Task Force on Combined Oral Contraceptives & Hormone Replacement Therapy. Cephalalgia 20/3: 155–156
Chang CL, Donaghy M, Poulter N (1999) Migraine and stroke in young women: case-control study. The World Health Organisation Collaborative Study of Cardiovascular Disease and Steroid Hormone Contraception. BMJ 318 (7175: 13–18
Connor CCR (1962) Complicated migraine. A study of permanent neurological and visual defects. Lancet II: 1072–1075
MacGregor EA, Guillebaud J (1998) Combined oral contraceptives, migraine and ischaemic stroke. Clinical and Scientific Committee of the Faculty of Family Planning and Reproductive Health Care and the Family Planning Association. Br J Fam Plann 24/2: 55–60
Olesen J, Friberg L, Olsen TS et al. (1993) Ischaemia-induced (symptomatic) migraine attacks may be more frequent than migraine-induced ischaemic insults. Brain 116: 187–202
Rothrock JF, Walicke P, Swenson MR et al. (1988) Migrainous stroke. Arch Neurol 45: 63–67
Tietjen GE (2000) The relationship of migraine and stroke. Neuroepidemiology 19/1: 13–19
Tzourio C, Kittner SJ, Bousser MG et al. (2000) Migraine and stroke in young women. Cephalalgia 20/3: 190–199

Zerebrale Krampfanfälle, durch Migräne getriggert

Friedenberg S, Dodick DW (2000) Migraine-associated seizure: a case of reversible MRI abnormalities and persistent nondominant hemisphere syndrome. Headache (United States) 40/6: 487–490
Marks DA, Ehrenberg BL (1993) Migraine-related seizures in adults with epilepsy, with EEG correlation. Neurology 43: 2476–2483
Ter Berg HW (2001) Migraine-associated seizure: a case of reversible MRI abnormalities and persistent nondominant hemisphere syndrome. Headache 41/3: 326–328
Velioglu SK, Ozmenoglu M (1999) Migraine-related seizures in an epileptic population. Cephalalgia 9/9: 797–801

Wahrscheinliche Migräne

Granella F, Alessndro RD, Manzoni GC et al. (1994) International Headache Society classification: interobserver reliability in the diagnosis of primary headaches. Cephalalgia 14: 16–20
Rains JC, Penzien DB, Lipchik GL et al. (2001) Diagnosis of migraine: empirical analysis of a large clinical sample of atypical migraine (IHS 1.7: atients and proposed revision of the IHS criteria. Cephalalgia 21: 584–595
Rasmussen BK, Jensen R, Olesen J (1991) A population-based analysis of the diagnostic criteria of the International Headache Society. Cephalalgia 11: 129–134
Russell MB, Olesen J (1996) Migrainous disorder and its relation to migraine without aura and migraine with aura. A genetic epidemiological study. Cephalalgia 16: 431–435

Kopfschmerz vom Spannungstyp

Ad hoc commitee on classification of headache (1962) Classification of headache. JAMA 179: 127–128
Andersson HI, Ejlertsson G, Leden I, Rosenberg C (1993) Chronic pain in a geographically defined general population: studies. Clin J Pain 9: 174–182
Ashina M, Bendtsen L, Jensen R, Ekman R, Olesen J (1999) Plasma levels of substance P, neuropeptide Y and vasoactive intestinal polypeptide in patients with chronic tension-type headache. Pain 83: 541–547
Ashina M, Bendtsen L, Jensen R, Ekman R, Olesen J (1999) Plasma levels of substance P, neuropeptide Y and vasoactive intestinal polypeptide in patients with chronic tension-type headache. Pain 83: 541–547
Ashina M, Bendtsen L, Jensen R, Olesen J (1999) Effect of inhibition of nitric oxide synthase on chronic tension-type headache: a randomised cross-over trial. Lancet 353: 287–289
Ashina M, Bendtsen L, Jensen R, Sakai F, Olesen J (1999) Muscle hardness in patients with chronic tension-type headache: relation to actual headache state. Pain 79: 201–205
Ashina M, Lassen LH, Bendtsen L, Jensen R, Olesen J (1999) Effect of inhibition of nitric oxide synthase on chronic tension-type headache: a randomised crossover trial. Lancet 353: 287–289
Ashina M, Lassen LH, Bendtsen L, Jensen R, Olesen J (1999) Possible mechanisms of action of nitric oxide synthase inhibitors in chronic tension-type headache. Brain 122: 1629–1635
Ashina M, Lassen LH, Bendtsen L, Jensen R, Sakai F, Olesen J (1999) Possible mechanisms of action of nitric oxide synthase inhibitors in chronic tension-type headache. Brain 122: 1629–1635
Ashina M, Bendtsen L, Jensen R, Olesen J (2000) Nitric oxide-induced headache in patients with chronic tension-type headache. Brain 23: 1830–1837
Ashina M, Bendtsen L, Jensen R, Sakai F, Olesen J (2000) Possible mechanisms of glyceryl trinitrate induced headache in patients with chronic tension-type headache. Cephalalgia 20: 919–924
Ashina M, Bendtsen L, Jensen R et al. (2000) Plasma levels of calcitonin gene-related peptide in chronic tension-type headache. Neurology 55: 1335–1339
Ashina M, Bendtsen L, Jensen R, Schifter S, Olesen J (2000) Evidence for increased plasma levels of calcitonin gene-related peptide in migraine outside of attacks. Pain 86: 133–138
Ashina M, Bendtsen L, Jensen R et al. (2001) Calcitonin gene-related peptide (CGRP) in chronic tension-type headache. Adv Stud Med 1: 54–55
Ashina M, Stallknecht B, Bendtsen L et al. (2002) In vivo evidence of altered skeletal muscle blood flow in chronic tension-type headache. Brain 125: 320–326
Bach F, Langemark M, Secher NH, Olesen J (1992) Plasma and cerebrospinal fluid (-endorphin in chronic tension-type headache. Pain 51: 163–168
Bendtsen L (2000) Central sensitization in tension-type headache – possible pathophysiological mechanisms. Cephalalgia 20: 486–508
Bendtsen L, Jensen R (2000) Amitriptyline reduces myofascial tenderness in patients with chronic tension-type headache. Cephalalgia 20: 603–610
Bendtsen L, Jensen R, Jensen NK, Olesen J (1995) Pressure-controlled palpation: a new technique which increases the reliability of manual palpation. Cephalalgia 15: 205–210
Bendtsen L, Jensen R, Brennum J, Arendt-Nielsen L, Olesen J (1996) Exteroceptive suppression of temporal muscle activity is normal in chronic tension-type headache and not related to actual headache state. Cephalalgia 16: 251–256
Bendtsen L, Jensen R, Olesen J (1996) Decreased pain detection and tolerance thresholds in chronic tension-type headache. Arch Neurol 53: 373–376
Bendtsen L, Jensen R, Olesen J (1996) Qualitatively altered nociception in chronic myofascial pain. Pain 65: 259–264
Bovim G (1992) Cervicogenic headache, migraine and tension headache. Pressure pain thresholds measurements. Pain 51: 169–173
Clark GT, Sakai S, Merrill R, Flack VF, McCreary C (1995) Cross-correlation between stress, pain, physical activity, and temporalis muscle EMG in tension-type headache. Cephalalgia 15: 511–518

Diehr P, Wood RW, Barr V, Wolcott B, Slay L, Tompkins RK (1981) Acute headaches: presenting symptoms and diagnostic rules to identify patients with tension and migraine headache. J Chron Dis 34: 147–158

Drummond PD (1987) Scalp tenderness and sensitivity to pain in migraine and tension headache. Headache 27: 45–50

Evans RW, Rozen TD (2001) Etiology and treatment of new daily persistent headache. Headache 41/8: 830–832

Friedman AP, von Storch TJC, Merritt HH (1954) Migraine and tension headaches: a clinical study of two thousand cases. Neurology 4: 773–778

Friedman AP (1979) Characteristics of tension-type headache. A profile of 1420 cases. Psychosomatics 20: 451–461

Goadsby PJ, Boes C (2002) New daily persistent headache. J Neurol Neurosurg Psychiatry 72 (Suppl 2): ii6–ii9

Göbel H, Weigle L, Kropp P, Soyka D (1992) Pain sensitivity and pain reactivity of pericranial muscles in migraine and tension-type headache. Cephalalgia 12: 142–151

Göbel H, Petersen-Braun M, Soyka D (1994) The epidemiology of headache in Deutschland: a nationwide survey of a representative sample on the basis of the headache classification of the International Headache Society. Cephalalgia 14: 97–106

Hatch JP, Moore PJ, Cyr-Provost M, Boutros NN, Seleshi E, Borcherding S (1992) The use of electromyography and muscle palpation in the diagnosis of tension-type headache with and without pericranial muscle involvement. Pain 49: 175–178

Headache Classification Committee of the International Headache Society (1988) Classification and diagnostic criteria for headache disorders, cranial neuralgias and facial pain. Cephalalgia 8 (Suppl 7): 1–96

Jensen K (1990) Quantification of tenderness by palpation and use of pressure algometer. Adv Pain Res Ther 17: 165–181

Jensen R (1996) Mechanisms of spontaneous tension-type headaches: an analysis of tenderness, pain thresholds and EMG. Pain 64: 251–256

Jensen R (1999) The tension-type headache alternative. Peripheral pathophysiological mechanisms. Cephalalgia 19 (Suppl 25): 9–10

Jensen R (1999) Pathophysiological mechanisms of tension-type headache: a review of epidemiological and experimental studies. Cephalalgia 19: 602–621

Jensen R (2001) Chronic tension-type headache. Adv Stud Med 1/11: 449–450

Jensen R (2001) Mechanisms of tension-type headache. Cephalalgia 21: 786–789

Jensen R (2001) Tension-type headache. Cur Treat Opt Neurol 3: 169–180

Jensen R, Bendtsen L, Olesen J (1998) Muscular factors are of importance in tension-type headache. Headache 38: 10–17

Jensen R, Olesen J (1996) Initiating mechanisms of experimentally induced tension-type headache. Cephalalgia 16: 175–182

Jensen R, Olesen J (2000) Tension-type headache: an update on mechanisms and treatment. Cur Opin Neurol 13: 285–289

Jensen R, Rasmussen BK (1996) Muscular disorders in tension-type headache. Cephalalgia 16: 97–103

Jensen R, Rasmussen BK, Pedersen B, Lous I, Olesen J (1992) Cephalic muscle tenderness and pressure pain threshold in a general population. Pain 48: 197–203

Jensen R, Rasmussen BK, Pedersen B, Olesen J (1993) Muscle tenderness and pressure pain thresholds in headache. A population study. Pain 52: 193–199

Jensen R, Fuglsang-Frederiksen A, Olesen J (1994) Quantitative surface EMG of pericranial muscles in headache. A population study. Electroenceph clin Neurophysiol 93: 335–344

Jensen R, Fuglsang-Frederiksen A (1994) Quantitative surface EMG of pericranial muscles. Relation to age and sex in a general population. Electroenceph Clin Neurophysiol 93: 175–183

Kunkel RS (1991) Diagnosis and treatment of muscle contraction (tension-type) headaches. Med Clin North Am 75: 595–603

Langemark M, Jensen K (1988) Myofascial mechanisms of pain. In: Olesen J, Edvinson EL (eds) Basic mechanisms of headache. Elsevier, Amsterdam, pp 331–341

Langemark M, Olesen J (1987) Pericranial tenderness in tension headache. Cephalalgia 7: 249–255

Langemark M, Olesen J, Poulsen DL, Bech P (1988) Clinical characteristics of patients with tension-type headache. Headache 28: 590–596

Langemark M, Jensen K, Jensen TS, Olesen J (1989) Pressure pain thresholds and thermal nociceptive thresholds in chronic tension-type headache. Pain 38: 203–210

Langemark M, Jensen K, Olesen J (1990) Temporal muscle blood flow in chronic tension-type headache. Arch Neurol 47: 654–658

Langemark M, Bach FW, Jensen TS, Olesen J (1993) Decreased nociceptive flexion reflex threshold in chronic tension-type headache. Arch Neurol 50: 1061–1064

Langemark M, Bach FW, Ekman R, Olesen J (1995) Increased cerebrospinal fluid met-enkephalin immunoreactivity in patients with chronic tension-type headache. Pain 63: 103–107

Li D, Rozen TD (2002) The clinical characterisation of new daily persistent headache. Cephalalgia 22: 66–69

Lipchik GL, Holroyd KA, Frankreich CR et al. (1996) Central and peripheral mechanisms in chronic tension-type headache. Pain 64: 467–475

Lipton RB, Schwartz BS, Stewart WF (1997) Epidemiology of tension-type headache. Cephalalgia 17: 233

Lous I, Olesen J (1982) Evaluation of pericranial tenderness and oral function in patients with common migraine, muscle contraction headache and combination headache. Pain 12: 385–393

Marcus DA(1993) Serotonin and its role in headache pathogenesis and treatment. Clin J Pain 9: 159–167

Martin PR, Mathews AM (1978) Tension headaches: psychosociological investigation and treatment. J Psychosom Res 22: 389–399

Mennel J. Myofascial trigger points as a cause of headaches. J Manipulative Physiol Therap 1989; 12: 308–313

Mense S (1993) Nociception from skeletal muscle in relation to clinical muscle pain. Pain 54: 241–289

Olesen J (1991) Clinical and pathophysiological observations in migraine and tension-type headache explained by integration of vascular, supraspinal and myofascial inputs. Pain 46: 125–132

Olesen J, Jensen R (1991) Getting away from simple muscle contraction as a mechanism of tension-type headache. Pain 46: 123–124

Olesen J, Jensen R (1991) Getting away from the simple muscle contraction as a mechanism of tension-type headache. Pain 46: 123–124

Östergaard S, Russell MB, Bendtsen L, Olesen J (1997) Increased familial risk of chronic tension-type headache. BMJ 314: 1092–1093

Passchier J, Van der Helm-Hylkema H, Orlebeke JF (1984. Psychophysiological characteristics of migraine and tension headache patients. Differential effects of sex and pain state. Headache 24: 131–139

Peterson AL, Talcott GW, Kelleher WJ, Haddock CK (1995) Site specificity of pain and tension in tension-type headaches. Headache 35: 89–92

Pikoff H (1984) Is the muscular model of headache still viable? A review of conflicting data. Headache 24: 186–198

Quinter JL, Cohen ML (1994) Referred pain of peripheral nerve origin: An alternative to the myofascial pain construct. Clin J Pain 10: 243–251

Rasmussen BK (1993) Migraine and tension-type headache in a general population: precipitating factors, female hormones, sleep pattern and relation to lifestyle. Pain 53: 65–72

Rasmussen BK, Jensen R, Olesen J (1991) Questionnaire versus clinical interview in the diagnosis of headache. Headache 31: 290–295

Rasmussen BK, Jensen R, Olesen J (1991) A population-based analysis of the criteria of the International Headache Society. Cephalalgia 11: 129–134

Rasmussen BK, Jensen R, Olesen J (1992) Impact of headache on sickness absence and utilisation of medical services: a Danish population study. J Epidemiol Community Health 46: 443–446

Rasmussen BK, Jensen R, Schroll M, Olesen J (1991) Epidemiology of headache in a general population - A prevalence study. J Clin Epidemiol 44: 1147–1157

Sakai F, Ebihara S, Akiyama M, Horikawa M (1995) Pericranial muscle hardness in tension-type headache. A non-invasive measurement method and its clinical application. Brain 118: 523–531

Sandrini G, Antonaci F, Pucci E, Bono G, Nappi G (1994) Comparative study with EMG, pressure algometry and manual palpation in tension-type headache and migraine. Cephalalgia 14: 451–457

Sandrini G, Ruiz L, Alfonsi E, Cravera, Nappi G (1991) Antinociceptive system in primary headache disorders: A neurophysiological approach. In: Nappi G et al. (eds) Headache and depression: Serotonin pathways as a common clue. Raven Press, New York, pp 67–78

Schoenen J, Bottin D, Hardy F, Gerard P (1991) Cephalic and extracephalic pressure pain thresholds in chronic tension-type headache. Pain 47: 145–149

Schoenen J, Gerard P, De Pasqua V, Juprelle M (1991) EMG activity in pericranial muscles during postural variation and mental activity in healthy volunteers and patients with chronic tension-type headache. Headache 31: 321–324

Schoenen J, Gerard P, De Pasqua V, Sianard-Gainko J (1991) Multiple clinical and paraclinical analyses of chronic tension-type headache associated or unassociated with disorder of pericranial muscles. Cephalalgia 11: 135–139

Schoenen J, Jamart B, Gerard P, Lenarduzzi P, Delwaide PJ (1987) Exteroceptive suppression of temporalis muscle activity in chronic headache. Neurology 37: 1834–1836

Silberstein SD, Lipton RB, Solomon S, Mathew NT (1994) Classification of daily and near daily headaches: proposed revisions to the IHS-criteria. Headache 34: 1–7

Simons DG (1996) Clinical and etiological update of myofascial pain from trigger points. J Musculoskeletal Pain 4: 93–121

Solomon S, Lipton RB, Newman LC (1992) Clinical features of chronic daily headache. Headache 32: 325–329

Travell JG, Simons DG (1983) Myofascial pain and dysfunction. The trigger point manual. Williams & Wilkins, Baltimore

Ulrich V, Russel MB, Jensen R, Olesen J (1996) A comparision of tension-type headache in migraineurs and in non-migraineurs: a population-based study. Pain 67: 501–506

Wang W, Schoenen J (1994) Reduction of temporalis exteroceptive suppression by peripheral electrical stimulation in migraine and tension-type headaches. Pain 59: 327–334

Zwart JA, Sand T (1995) Exteroceptive suppression of temporalis muscle activity: a blind study of tension-type headache, migraine and cervicogenic headache. Headache 35: 338–343

Clusterkopfschmerz und andere trigemino-autonome Kopfschmerzerkrankungen

Clusterkopfschmerz

Alberca R, Ochoa JJ (1994) Cluster tic syndrome. Neurology 44: 996–999

Bahra A, May A, Goadsby PJ (2002) Cluster headache: a prospective clinical study in 230 patients with diagnostic implications. Neurology 58: 354–361

Bahra A, May A, Goadsby PJ (1999) Diagnostic patterns in cluster headache. In: Olesen J, Goadsby PJ (eds) Cluster headache and related conditions. Oxford University Press, Oxford, pp 61–65

Bing R (1930) Uber traumatische Erythromelalgie und Erthroprosopalgie. Nervenarzt 3: 506–512

de Fine Olivarius B (1971) Hemicrania neuralgiformis chronica (Chronic migrainous neuralgia) Quoted by Sjaastad O (ed) Proceedings of the Scandinavian Migraine Society, Annual Meeting, p 8

Ekbom K (1947) Ergotamine tartrate orally in Horton's „istaminic cephalalgia" (also called Harris's ciliary neuralgia) Acta Psychiatrica Scandinavia 46: 106

Ekbom K (1968) Nitroglycerin as a provocative agent in cluster headache. Archives of Neurology 19: 487–493

Eulenberg A (1878) Lehrbuch der Nervenkrankheiten, 2. Aufl. Hirschwald, Berlin

Harris W (1936) Ciliary (migrainous) neuralgia and its treatment. Br Med J 1: 457–460

Horton BT (1952) Histaminic cephalgia. Lancet II: 92–98

Kudrow L (1980) Cluster headache: Mechanisms and management. Oxford University Press, Oxford

Manzoni GC (1998) Gender ratio of cluster headache over the years: a possible role of changes in lifestyle. Cephalalgia 18: 138–142

Manzoni GC, Terzano M, Bono G et al. G (1983) Cluster headache – clinical findings in 180 patients. Cephalalgia 3: 21–30

Manzoni GC, Micieli G, Granella F et al. (1991) Cluster headache – course over ten years in 189 patients. Cephalalgia 11: 169–174

May A, Bahra A, Buchel C, Frackowiak RSJ, Goadsby PJ (1998) Hypothalamic activation in cluster headache attacks. Lancet 351: 275–278

Mulleners WM, Verhagen WIM (1996) Cluster-tic syndrome. Neurology 47: 302

Pascual J, Berciano J (1993) Relief of cluster-tic syndrome by the combination of lithium and carbamazepine. Cephalalgia 13: 205–206

Romberg MH (1840) Lehrbuch der Nervenkrankheiten des Menschen. Dunker, Berlin

Russell MB, Andersson PG, Thomsen LL, Iselius L (1995) Cluster headache is an autosomal dominantly inherited disorder in some families: a complex segregation analysis. J Med Gen 32: 954–956

Sjostrand C, Waldenlind E, Ekbom K (2000) A follow up study of 60 patients after an assumed first period of cluster headache. Cephalalgia 20: 653–657

Sluder G (1910) The syndrome of sphenopalatine ganglion neurosis. Am J Med 140: 868–878

Solomon S, Apfelbaum RI, Guglielmo KM (1985) The cluster-tic syndrome and its surgical therapy. Cephalalgia 5: 83–89

Torelli P, Cologno D, Cademartiri C, Manzoni GC (2001) Application of the International Headache Society classification criteria in 652 cluster headache patients. Cephalalgia 21: 145–150

Vail HH (1932) Vidian neuralgia. Ann Otol Rhinol Laryngol 41: 837–856

Watson P, Evans R (1985) Cluster-tic syndrome. Headache 25: 123–126

Chronische paroxysmale Hemikranie

Antonaci F, Pareja JA, Caminero AB, Sjaastad O (1998) Chronic paroxysmal hemicrania and hemicrania continua. Parenteral indomethacin: the „Indotest". Headache 38: 122–128

Antonaci F, Sjaastad O (1989) Chronic paroxysmal hemicrania (CPH: a review of the clinical manifestations. Headache 29: 648–656

Broeske D, Lenn NJ, Cantos E (1993) Chronic paroxysmal hemicrania in a young child: possible relation to ipsilateral occipital infarction. J Child Neurol 8: 235–236

Caminero AB, Pareja JA, Dobato JL (1998) Chronic paroxysmal hemicrania-tic syndrome. Cephalalgia 18: 159–161

Hannerz J (1998) The second case of chronic paroxysmal hemicraniatic syndrome [Editorial comment]. Cephalalgia 18: 124

Kudrow DB, Kudrow L (1989) Successful aspirin prophylaxis in a child with chronic paroxysmal hemicrania. Headache 29: 280–281

Sjaastad O, Dale I (1974) Evidence for a new (?) treatable headache entity. Headache 14: 105–108

Zukerman E, Peres MFP, Kaup AO, Monzillo PH, Costa AR (2000) Chronic paroxysmal hemicrania-tic syndrome. Neurology 54: 1524–1526

SUNCT

Benoliel R, Sharav Y (1998) Trigeminal neuralgia with lacrimation or SUNCT syndrome? Cephalalgia 18: 85–90

Bouhassira D, Attal N, Esteve M, Chauvin M (1994) SUNCT syndrome. A case of transformation from trigeminal neuralgia. Cephalalgia 14: 168–170

Bussone G, Leone M, Volta GD, Strada L, Gasparotti R (1991) Short-lasting unilateral neuralgiform headache attacks with tearing and conjunctival injection: the first symptomatic case. Cephalalgia 11: 123–127

De Benedittis G (1996) SUNCT syndrome associated with cavernous angioma of the brain stem. Cephalalgia 16: 503–506

Ferrari MD, Haan J, van Seters AP (1988) Bromocriptine-induced trigeminal neuralgia attacks in a patient with pituitary tumor. Neurology 38: 1482–1484

Goadsby PJ, Lipton RB (1997) A review of paroxysmal hemicranias, SUNCT syndrome and other short-lasting headaches with autonomic features, including new cases. Brain 120: 193–209

Goadsby PJ, Matharu MS, Boes CJ (2001) SUNCT syndrome or trigeminal neuralgia with lacrimation. Cephalalgia 21: 82–83

Levy MJ, Matharu MS, Goadsby PJ (2003) Prolactinomas, dopamine agonist and headache: two case reports. European Journal of Neurology 10: 169–174

Massiou H, Launay JM, Levy C et al. (2002) SUNCT syndrome in two patients with prolactinomas and bromocriptine-induced attacks. Neurology 58: 1698–1699

Matharu MS, Levy MJ, Merry RT, Goadsby PJ (2003) SUNCT syndrome secondary to prolactinoma. J Neurol Neurosurg Psychiatry (in press)

Morales F, Mostacero E, Marta J, Sanchez S (1994) Vascular malformation of the cerebellopontine angle associated with SUNCT syndrome. Cephalalgia 14: 301–302

Moris G, Ribacoba R, Solar DN, Vidal JA (2001) SUNCT syndrome and seborrheic dermatitis associated with craneosynostosis. Cephalalgia 21: 157–159

Pareja JA, Sjaastad O (1997) SUNCT syndrome. A clinical review. Headache 37: 195–202

Penart A, Firth M, Bowen JRC (2001) Short-lasting unilateral neuralgiform headache with conjunctival injection and tearing (SUNCT) following presumed dorsolateral brainstem infarction. Cephalalgia 21: 236–239

Sjaastad O, Saunte C, Salvesen R et al. (1989) Shortlasting unilateral neuralgiform headache attacks with conjunctival injection, tearing, sweating, and rhinorrhea. Cephalalgia 9: 147–156

Andere primäre Kopfschmerzen

Primärer stechender Kopfschmerz

Ammache Z, Graber M, Davis P (2000) Idiopathic stabbing headache associated with mononuclear visual loss. Arch Neurol 57: 745–746

Pareja JA, Kruszewski P, Caminero AB (1999) SUNCT syndrome versus idiopathic stabbing headache (jabs and jolts syndrome) Cephalalgia 19 (Suppl 25): 46–48

Sjaastad O, Batnes J, Haugen S (1999) The Vaga Study: an outline of the design. Cephalalgia 19 (Suppl 25): 24–30

Soriani G, Battistella PA, Arnaldi C et al. (1996) Juvenile idiopathic stabbing headache. Headache 36: 565–567

Pareja JA, Ruiz J, de Isla C, al-Sabbab H, Espejo J (1996) Idiopathic stabbing headache (jabs and jolts syndrome) Cephalalgia 16: 93–96

Martins IP, Parreira B, Costa I (1995) Extratrigeminal ice-pick status. Headache 35: 107–110

Dangond F, Spierings EL (1993) Idiopathic stabbing headaches lasting a few seconds. Headache 33: 257–8

Primärer Hustenkopfschmerz

Ertsey C, Jelencsik I (2000) Cough headache associated with Chiari type-I malformation: responsiveness to indomethacin. Cephalalgia 20: 518: 5–20

Perini F, Toso V (1998) Benign cough „cluster" headache. Cephalalgia 18: 493–494

Pascual J, Iglesias F, Oterino A, Vazquez-Barquero A, Berciano J (1996) Cough, exertional, and sexual headaches: an analysis of 72 benign and symptomatic cases. Neurology 46: 1520–1524

Calandre L, Hernandez-Lain A, Lopez-Valdes E (1996) Benign Valsalva's maneuver-related headache: an MRI study of six cases. Headache 36: 251–253

Raskin NH. The cough headache syndrome: treatment. Neurology 1995; 45: 1784

Pascual J, Berciano J (1994) Experience in the diagnosis of headaches that start in elderly people. J Neurol Neurosurg Psychiatry 57: 1255–1257

Smith WS, Messing RO (1993) Cerebral aneurysm presenting as cough headache. Headache 33: 203–204

Primärer Kopfschmerz bei körperlicher Anstrengung

Green MW (2001) A spectrum of exertional headaches. Headache 4: 1085–1092

Lance JW, Lambros J (1998) Unilateral exertional headache as a symptom of cardiac ischemia. Headache 38: 315–316

Heckmann JG, Hilz MJ, Muck-Weymann M, Neundorfer B (1997) Benign exertional headache/benign sexual headache: a disorder of myogenic cerebrovascular autoregulation? Headache 37: 597–859

Lipton RB, Lowenkopf T, Bajwa ZH et al. (1997) Cardiac cephalgia: a treatable form of exertional headache. Neurology 49: 813–816

Pascual J, Iglesias F, Oterino A, Vazquez-Barquero A, Berciano J (1996) Cough, exertional, and sexual headaches: an analysis of 72 benign and symptomatic cases. Neurology 46: 1520–1524

Silbert PL, Edis RH, Stewart-Wynne EG, Gubbay SS (1991) Benign vascular sexual headache and exertional headache: interrelationships and long term prognosis. J Neurol Neurosurg Psychiatry 54: 417–421

Edis RH, Silbert PL (1988) Sequential benign sexual headache and exertional headache. Lancet 30: 993 (Letter)

Primärer Kopfschmerz bei sexueller Aktivität

D'Andrea G, Granella F, Verdelli F (2002) Migraine with aura triggered by orgasm. Cephalalgia 22: 485–486

Jacome DE (1998) Masturbatory-orgasmic extracephalic pain. Headache 38: 138–141

Robbins L (1998) Masturbatory-orgasmic extracephalic pain. Headache 34: 214–216

Pascual J, Iglesias F, Oterino A, Vazquez-Barquero A, Berciano J (1996) Cough, exertional, and sexual headaches: an analysis of 72 benign and symptomatic cases. Neurology 46: 1520–1524

Kumar KL, Reuler JB (1993) Uncommon headaches: diagnosis and treatment. J General Internal Med 8: 333–341

Maliszewski M, Diamond S, Freitag FG (1989) Sexual headache occuring in cluster headache patients. Clin J Pain 5: 45–47

Lance JW (1976) Headaches related to sexual activity. J Neurol Neurosurg Psychiatry 39: 1226–1230

Lundberg PO, Osterman PO (1988) Intercourse and headache. In: Genazzani AR, Nappi G, Facchinetti F, Martignoni E (eds) Pain and reproduction. Parthenon Publishing: 149–153

Schlafgebundener Kopfschmerz

Ghiotto N, Sances G, Di Lorenzo G et al. (2002) Report of eight new cases of hypnic headache and a mini-review of the literature. Funct Neurol (in press)

Martins IP, Gouveia RG (2001) Hypnic headache and travel across time zones: a case report. Cephalalgia 21: 928–931

Centonze V, D'Amico D, Usai S, Causarano V, Bassi A, Bussone G (2001) First Italian case of hypnic headache, with literature review and discussion of nosology. Cephalalgia 21: 71–74

Dodick DW, Jones JM, Capobianco DJ (2000) Hypnic headache: another indomethacin-responsive headache syndrome? Headache 40: 830–835

Arjona JA, Jimenez-Jimenez FJ, Vela-Bueno A, Tallon-Barranco A (2000) Hypnic headache associated with stage 3 slow wave sleep. Headache 40: 753–754

Dodick DW (2000) Polysomnography in hypnic headache syndrome. Headache 40: 748–752

Bruni O, Galli F, Guidetti V (1999) Sleep hygiene and migraine in children and adolescents. Cephalalgia 19 (Suppl 25: 57–59

Ivanez V, Soler R, Barreiro P (1998) Hypnic headache syndrome: a case with good response to indomethacin. Cephalalgia 18: 225–226

Morales-Asin F, Mauri JA, Iniguez C, Espada F, Mostacero E (1998) The hypnic headache syndrome: report of three new cases. Cephalalgia 18: 157–158

Dodick DW, Mosek AC, Campbell IK (1998) The hypnic („alarm clock") headache syndrome. Cephalalgia 18: 152–156

Ravishankar K (1998) Hypnic headache syndrome. Cephalalgia 18: 358–35

Gould JD, Silberstein SD (1997) Unilateral hypnic headache: a case study. Neurology 49: 1749–1751

Newman LC, Lipton RB, Solomon S (1990) The hypnic headache syndrome: a benign headache disorder of the elderly. Neurology 40: 1904–1905

Raskin NH (1988) The hypnic headache syndrome. Headache 28: 534–536

Donnerschlagkopfschmerz

Landtblom AM, Fridriksson S, Boivie J, Hillman J, Johansson G, Johansson I (2002) Sudden onset headache: a prospective study of features incidence and causes. Cephalalgia 22: 354–60

Linn FHH, Wijdicks EFM (2002) Causes and management of thunderclap headache: a comprehensive review. Neurologist 8: 279–289

Garg RK (2001) Recurrent thunderclap headache associated with reversible vasospasm causing stroke. Cephalalgia 21: 78–79

Mauriño J, Saposnik G, Lepera S, Rey RC, Sica RE (2001) Multiple simultaneous intracerebral haemorrhages. Arch Neurol 58: 629–632

Sturm JW, Macdonell RAL (2000) Recurrent thunderclap headache associated with reversible intracerebral vasospasm causing stroke. Cephalalgia 20: 132–135

Witham TF, Kaufmann AM (2000) Unruptured cerebral aneurysm producing a thunderclap headache. American J Emergency Med 1: 88–90

Dodick DW, Brown RD, Britton JW, Huston J (1999) Nonaneurysmal thunderclap headache with diffuse, multifocal, segmental and reversible vasospasm. Cephalalgia 19: 118–123

Linn FHH, Rinkel GJE, Algra A, van Gijn J (1999) Follow-up of idiopathic thunderclap headache in general practice. J Neurol 246: 946–948

Linn FHH, Rinkel GJE, Algra A, van Gijn J (1998) Headache characteristics in subarachnoid haemorrhage and benign thunderclap headache. J Neurol Neurosurg Psychiatry 65: 791–793

Slivka A, Philbrook B (1995) Clinical and angiographic features of thunderclap headache. Headache 35: 1–6

Markus HS (1991) A prospective follow-up of thunderclap headache mimicking subarachnoid haemorrhage. J Neurol Neurosurg Psychiatry 54: 1117–1125

Bassi P, Bandera R, Loiero M, Tognoni G, Mangoni A (1991) Warning signs in subarachnoid hemorrhage: a cooperative study. Acta Neurol Scand 84: 277–281

Wijdicks EFM, Kerkhoff H, van Gjin J (1988) Cerebral vasospasm and unruptured aneurysm in thunderclap headache. Lancet 29: 1020

Hemicrania continua

Antonaci F, Pareja JA, Caminero AB, Sjaastad O (1997) Chronic paroxysmal hemicrania and hemicrania continua: anaesthetic blockades of pericranial nerves. Funct Neurol 1: 11–15

Antonaci F, Pareja JA, Caminero AB, Sjaastad O (1998) Chronic paroxysmal hemicrania and hemicrania continua. Parenteral indomethacin: the „Indotest". Headache 8: 235–236

Bordini C, Antonaci F, Stovner LJ, Schrader H, Sjaastad O (1991) „Hemicrania continua": a clinical review. Headache 31: 20–26

Newman LC, Lipton RB, Solomon S (1994) Hemicrania continua: ten new cases and a review of the literature. Neurology 44: 2111–2114

Pareja J, Antonaci F, Vincent M (2002) The hemicrania continua diagnosis. Cepahalalgia 7: 563–564

Pareja J, Vincent M, Antonaci F, Sjaastad O (2001) Hemicrania continua: diagnostic criteria and nosologic status. Cepahalalgia 9: 874–877

Sjaastad O, Antonaci F (1993) Chronic paroxysmal hemicrania (CPH) and hemicrania continua: transition from one stage to another. Headache 33: 551–554

Sjaastad O, Antonaci F (1995) A piroxicam derivative partly effective in chronic paroxysmal hemicrania and hemicrania continua. Headache 35: 549–550

Sjaastad O, Spierings EL (1984) Hemicrania continua: another headache absolutely responsive to indomethacin. Cephalalgia 4: 65–70

Kopfschmerz zurückzuführen auf ein Kopf- und/oder HWS-Trauma

Anonymous (1993) Definition of mild traumatic brain injury. J Head Trauma Rehabil 6: 86–87

Bono G, Antonaci F, Ghirmai S, Dángelo, Berger M, Nappi G (2000) Whiplash injuries: clinical picture and diagnosis work-up. Clin Exp Rheumatol 18 (S19: S23–S28)

Borchgrevink GE, Kaasa A, McDonagh D et al. (1998) Acute treatment of whiplash neck sprain injuries. A randomized trial of treatment during the first 14 days after a car accident. Spine 23: 25–31

Branca B, Giordani B, Lutz T, Saper JR (1996) Self-report of cognition and objective test performance in posttraumatic headache. Headache 36: 300–306

Cassidy J (ed) (1995) Scientific Monograph of the Quebec Task Force on Whiplash Associated Disorders: Redefining „whiplash" and its management. Spine 20: S 8

Cassidy JD, Carrol LJ, Cote P, Lemstra M, Berglund A, Nygren A(2000) Effect of eliminating compensation for pain and suffering on the outcome of insurance claims for whiplash injury. N Engl J Med 342: 1179–1186

Cote P, Cassidy JD, Carroll L (2000) Is a lifetime history of neck injury in a traffic collision associated with prevalent neck pain, headache and depressive symptomatology? Accid Anal Prev 32: 151–159

Elkind AH (1989) Headache and head trauma. Clin J Pain 5: 77–87

Evans RW (1992) Some observations on whiplash injuries. Neurol Clin 10: 975–998

Evans RW (1992) The postconcussion syndrome and the sequelae of mild head injury. Neurol Clin 10: 815–847

Evans RW, Evans RI, Sharrp MJ (1994) The physician survey on the posconcussion and whiplash syndromes. Headache 34: 268–274

Duckro PN, Chibnall JT, Tomazic TJ (1995) Anger, depression, and disability: a path analysis of relationships in a sample of chronic posttraumatic headache patients. Headache 35: 7–9

Gfeller JD, Chibnall JT, Duckro PN (1994) Postconcussion symptoms and cognitive functioning in posttraumatic headache patients. Headache 34: 503–507

Haas DC (1996) Chronic posttraumatic headaches classified and compared with natural headaches. Cephalalgia 16: 486–493

Hachinski VV (2000) Posttraumatic headache. Arch Neurol 57: 1780

Hagstrom Y, Carlsson J (1996) Prolonged functional impairments after whiplash injury. Scand J Rehabil Med 28: 139–146

Jiménez MD (1995) Cefalea postraumática. In: Titus F, Targa C, Láinez JM (eds) Cefaleas secundarias. Ediciones Ergon, Madrid, pp 17–36

Karlsborg M, Smed A, Jespersen H et al. (1997) A prospective study of 39 patients with whiplash injury. Acta Neurol Scand 95: 65–72

Keidel M, Ramadan N (2000) Acute posttraumatic headache. In: Olesen J, Tfeltt-Hansen P, Welch KMA (eds) The headaches. Lippincott & Wilkins. Philadelphia, pp 765–770

Keidel M, Rieschke P, Stude P et al. (2001) Antinociceptive reflex alteration in acute posttraumatic headache following whiplash injury. Pain 92: 319–326

Kelly JP, Rosenberg JH (1997) Diagnosis and management of conussion in sports. Neurology 48: 575–580

Kolbinson DA, Epstein JB, Burgess JA (1996) Temporomandibular disorders, headaches, and neck pain following motor vehicle accidents and the effect of litigation: review of the literature. J Orofac Pain 10: 101–125

Landy PJB (1998) Neurogical sequelae of minor head and neck injuries Injury 29: 129–206

Lanzi G, Balottin U, Borgatti R, De Agostini G, Pezzota S, Spanu G (1985) Late post-traumatic headache in pediatric age. Cepahahlagia 5: 211–215

Martelli MF, Grayson RL, Zasler ND (1999) Posttraumatic headache: neuropsychological and psychological effects and treatment implications. J Head Trauma Rehabil 14: 49–69

Magnusson T (1994) Extracervical symptoms after whiplash trauma. Cephalalgia 14: 223–227

Obelieniene D, Bovim G, Schrader H et al. (1998) Headache after whiplash: a historical cohort study outside the medico-legal context. Cephalalgia 18: 559–564

Obelieniene D, Schrader H, Bovim G, Miseviciene I, Sand T (1999) Pain after whiplash: a prospective controlled inception cohort study. J Neurol Neurosurg Psychiatry 66: 279–283

Packard RC, Weaver R, Ham LP (1993) Cognitive symptoms in patients with posttraumatic headache. Headache 33: 365–368

Packard RC, Ham LP (1993) Posttraumatic headache: determining chronicity. Headache 33: 133–134

Packard RC, Ham LP (1997) Pathogenesis of posttraumatic headache and migraine: a common headache pathway? Headache 37: 142–152

Packard RC (1999) Epidemiology and pathogenesis of posttraumatic headache. J Head Trauma Rehabil 14: 9–21

Packard RC (2000) Treatment of chronic daily posttraumatic headache with divalproex sodium. Headache 40: 736–739

Pettersson K, Hildingsson C, Toolanen G, Fagerlund M, Bjornebrink J (1994) MRI and neurology in acute whiplash trauma. No correlation in prospective examination of 39 cases. Acta Orthop Scand 65: 525–528

Radanov BP, Sturzenegger M, Di Stefano G, Schnidrig A, Aljinovic M (1993) Factors influencing recovery from headache after common whiplash. BMJ 307: 652–655

Radanov BP, Begre S, Sturzenegger M, Augustiny KF (1996) Course of psychological variables in whiplash injury – a 2-year follow-up with age, gender and education pair-matched patients. Pain 64: 429–434

Schrader H, Obelieniene D, Bovim G et al. (1996) Natural evolution of late whiplash syndrome outside the medicolegal context. Lancet 347: 1207–1211

Sturzenegger M, Radanov BP, Di Stefano G (1995) The effect of accident mechanisms and initial findings on the long-term course of whiplash injury. J Neurol 242: 443–449

Wallis BJ, Lord SM, Barnsley L, Bogduk N (1998) The psychological profiles of patients with whiplash-associated headache. Cephalalgia 18: 101–105

Weiss HD, Stern BJ, Goldberg J (1991) Postraumatic migraine: chronic migraine precipitated by minor head and neck trauma. Headache 31: 451–456

Yagamuchi M (1992) Incidence of headache and severity of head injury. Headache 32: 427–431

Zasler ND (1999) Posttraumatic headache: caveats and controversies. J Head Trauma Rehabil 14: 1–8

Kopfschmerz nach Kraniotomie

Feghali JG, Elowitz EH (1998) Split calvarial graft cranioplasty for the prevention of headache after retrosigmoid resection of acoustic neuromas. Laryngoscope 108/10: 1450–1452

Ferber J, Juniewicz H, Glogowska E et al. (2000) Tramadol for postoperative analgesia in intracranial surgery. Its effect on ICP and CPP. Neurologia i Neurochirurgia Polska. 34 (6 Suppl): 70–79

Fetterman BL, Lanman TH, House JW (1997) Relief of headache by cranioplasty after skull base surgery. Skull Base Surg 7: 1–4

Hanson MB, Glasscock ME, Brandes JL, Jackson CG (1998) Medical treatment of headache after subocciptial acoustic tunour removal. Laryngoscope 108: 1111–1114

Hagell P (1999) Postoperative pain control after craniotomy. J Neurosci Nursing 31: 47–49

Harner SG, Beatty CW, Ebersold MJ (1993) Headache after acoustic neuroma excision. Am J Otol 14/6: 552–555

Harner SG, Beatty CW, Ebersold MJ (1995) Impact of cranioplasty on headache after acoustic neuroma removal. Neurosurg 36: 1097–1099

Harner SG, Beatty CW, Ebersold MJ (1995) Impact of cranioplasty on headache after acoustic neuroma removal. Neurosurgery 36/5: 1097–1099

Jackler R, Pitts L (1990) Acoustic neuroma. Neurosurg Clin North Am 1: 199–223

Kaur A, Selwa L, Fromes G, Ross DA (2000) Persistent headache after supratentorial craniotomy. Neurosurgery 47/3: 633–636

Koperer H, Deinsberger W, Jodicke A and Boker DK (1999) Postoperative headache after suboccipital approach: craniotomy versus craniectomy. Minim Invasive Neurosurg 42: 175–178

Leith BA (1998) Pharmacological management of pain after intracranial surgery. J Neurosci Nursing 30: 220–224

Leith BA (1999) Pain assessment and management. Axone 21: 4–9

Lovely TJ, Lowry DW, Jannetta PJ (1999) Functional outcome and the effect of cranioplasty after retromastoid craniectomy for microvascular decompression. Surg Neurol 51/2: 191–197

Mosek AC, Dodick DW, Ebersold MJ, Swanson JW (1999) Headache after Resection of Acoustic Neuroma. Headache 39: 89–94

Nguyen A, Girard F, Boudreault D et al. (2001) Scalp nerve blocks decrease the severity of pain after craniotomy. Anesth Analg 93: 1272–1276

Parving A, Mirko T, Thomsen J, Moller H, Buchwald C (1992) Some aspect of life after surgery for acoustic neuroma. Arch Otolaryngol Head Neck Surg 118: 1061–1064

Pedrosa CA, Ahern DK, McKenna MJ, Ojemann RG, Aquadro MA (1994) Determinants and impact of headache after acoustic neuroma surgery. Am J Otol 15/6: 793–797

Schessel DA, Nedzelski JM, Rowed D, Feghali JG (1992) Pain after surgery for acoustic neuroma. Otolaryngol Head Neck Surg 107: 424–429

Schessel DA, Rowed D, Nedzelski JM, Feghali JG (1993) Postoperative pain following excision of acoustic neuroma by the suboccipital approach: observations of possible cause and potential amelioration. Am J Otol 14/5: 491–494

Soumekh B, Levine SC, Haines SJ, Wulf JA (1996) Retrospective study of postcraniotomy headaches in suboccipital approach: diagnosis and management. Am J Otol 17/4: 617–619

Tanskanen P, Kytta J, Randell T (1999) Patient-controlled analgesia with oxycodone in the treatment of postcraniotomy pain. Acta Anaesthesiol Scand 43: 42–45

Vijayan N (1995) Postoperative headache in acoustic neuroma. Headache 35/2: 98–100

Wazen JJ, Sisti M, Lam SM (2000) Cranioplasty in acoustic neuroma surgery. Laryngoscope 1294–1297

Weigand DA, Ojemann RG, Fickel V (1996) Surgical treatment of acoustic neuroma (vestibular schwannoma) in the United States: Report of the acoustic neuroma registry. Laryngoscope 106 (1, Pt 1): 58–66

Wiegand DA, Fickel V (1989) Acoustic neuroma – the patient's perspective: subjective assessment of symptoms, diagnosis, therapy, and outcome in 541 patients. Laryngoscope 99: 179–187

Kopfschmerz zurückzuführen auf Gefäßstörungen im Bereich des Kopfes oder des Halses

Ischämischer Infarkt

Ferro JM, Melo TP, Oliveira V et al. (1995) A multivariate study of headache associated with ischemic stroke. Headache 35: 315–319

Fisher CM (1968) Headache in acute cerebrovascular disease. In: Vinken PH, Bruyn GW (eds) Headache and cranial neuralgias. Handbook of clinical neurology. Elsevier, Amsterdam, 5: 124–156

Gorelick PB, Hier DB, Caplan LR, Langenberg D (1986) Headache in acute cerebrovascular disease. Neurology 36: 1445–1450

Portenoy RK, Abissi CJ, Lipton RB et al. (1984) Headache in cerebrovascular disease. Stroke 15: 1009–1012

Transitorische ischämische Attacken

Caplan LR (1991) Migraine and vertebrobasilar ischemia. Neurology 41: 55–61

Ferro JM, Costa I, Melo TP et al. (1995) Headache associated with transient ischemic attacks. Headache 35: 544–548

Fisher CM (1968) Migraine accompaniments versus arteriosclerotic ischemia. Trans Am Neurol Assoc 93: 211–213

Fisher CM (1971) Cerebral ischemia: less familiar types. Clin Neurosurg 18: 267–336

Fisher CM (1980) Late-life migraine accompaniements as a cause of unexplained transient ischemic attacks. Can J Med Sci 7: 9–17

Martsen BH, Sorensen PS, Marquardsen J (1990) Transient ischemic attacks in young patients: a thromboembolic or migrainous manifestation? A ten-year follow-up of 46 patients. J Neurol Neurosurg Psych 53: 1029–1033

Intrazerebrale Blutung

Ferro JM, Melo TP, Guerreiro M (1998) Headaches in intracerebral hemorrhage survivors. Neurology 50: 203–207

Gorelick PB, Hier DB, Caplan LR, Langenberg P (1986) Headache in acute cerebrovascular disease. Neurology 36: 1445–1450

Jensen TS, Gorrelick PB (2000) Headache associated with stroke and intracranial hematoma. In: Olesen J, Telt-Hansen P, Welch KMA (eds) The headaches, 2nd edn. Lippincott, Williams & Wilkins, Philadelphia, pp 781–787

Melo TP, Pinto AN, Ferro JM (1996) Headache in intracerebral hematomas. Neurology 47: 494–500

Schuaib A, Metz L, Hing T (1989) Migraine and intra-cerebral hemorrhage. Cephalalgia 9: 59–61

Subarachnoidale Blutung

Bassi P, Bandera R Loiero M, Togoni G, Mangoni (1991) Warning signs in subarachnoid hemorrhage: a cooperative tudy. Acta Neurol Scand 84: 277–281

Edlow JA, Caplan LR (2000) Avoiding pitfalls in the diagnosis of subarachnoid hemorrhage. N Engl J Med 342: 29–36

Evans RW (1996) Diagnostic testing for the evaluation of headaches. Neurology Clinics 14: 1–26

Linn FHH, Rinkel GJE, Algra A, van Gijn J (1998) Headache characteristics in subarachnoid haemorrhage and benign thunderclap headache. J Neurol Neurosurg Psych 65: 791–793

Mayberg MR, Batjer HH, Dacey R et al. (1994) Guidelines for the management of aneurysmal subarachnoid hemorrhage. A statement for healthcare professionals from a special writing group of the Stroke Council American Heart Association. Stroke 25: 2315–2328

Ramirez-Lassepas M, Espinosa CE, Cicero JJ et al. (1997) Predictors of intracranial pathologic findings in patients who seek emergency care because of headache. Arch Neurol 54: 1506–1509

Seymour JJ, Moscati RM, Jehle DV (1995) Response of headaches to non-narcotic analgesics resulting in missed intracranial hemorrhage. Am J Emerg Med 13: 43–45

Sidman R, Vconnolly E, Lemke T (1996) Subarachnoid hemorrhage diagnosis: lumbar puncture is still needed when the computed tomography scan is normal. Acad Emerg Med 3: 827–831

Van der Wee N, Rinkel GJE, Hasan D, van Gijn J (1995) Detection of subarachnoid hemorrhage on early CT: is lumbar puncture still needed after a negative scan? J Neurol Neurosurg Psych 58: 357–359

Verweij RD, Wijdicks EFM, van Gijn J (1988) Warning headache in aneurysmal subarachnoid hemorrhage. A case control study. Arch Neurol 45: 1019–1020

Weir B (1998) Diagnostic aspects of SAH. In: Weir B. Subarachnoid hemorrhage: causes and cures. Oxford University Press. New York, pp 144–176

Sackförmiges Aneurysma

Day JW, Raskin NH (1986) Thunderclap headache: symptom of unruptured cerebral aneurysm. Lancet 1247–1248

Linn FHH, Wijdicks EFM, van der Graaf Y, Weerdesteyn-van Vliet FAC, Bartelds A, van Gijn J (1994) Prospective study of sentinel headache in aneurysmal subarachnoid haemorrhage. Lancet 344: 590–593

Markus HS (1991) A prospective follow-up of thunderclap headache mimicking subarachnoid haemorrhage. J. Neurol Neurosurg Psych 54: 1117–1125

Mas JL, Baron JC, Bousser MG, Chiras J (1986) Stroke, migraine and inracranial aneurysm: a case report. Stroke 17: 1019–1021

Ostergard JR, Ramadan N (2000) Unruptured vascular malformations and subarachnoid hemorrhage. In: Olesen J, Tfelt-Hansen P, Welch KMA (eds) The headaches, 2nd edn. Lipincott, Williams & Wilkins. Philadelphia, pp 789–796

Raps EC, Rogers JD, Galetta DL et al. (1993) The clinical spectrum of unruptured intracranial aneurysms. Arch Neurol 50: 265–268

Schievink WI (1997) Intracranial aneurysms. N Engl J Med 336: 28–40

Wijdicks EFM, Kerkhoff H, van Gijn J (1988) Long-term follow-up of 71 patients with thunderclap headache mimicking subarachnoid haemorrhage. Lancet II: 68–70

Arteriovenöse Malformation

Bruyn GW (1984) Intracranial arteriovenous malformation and migraine. Cephalalgia 4: 191–207

Haas DC (1991) Arteriovenous malformations and migraine: case reports and an analysis of the relationship. Headache 31: 509–513

Troost BT, Mark LE, Maroon JC (1979) Resolution of classic migraine after removal of an occipital lobe AVM. Ann Neurol 5: 199–201

Durale arteriovenöse Fistel

Malek AM, Halbach VV, Dowd CF, Higashida RT (1998) Diagnosis and treatment of dural arteriovenous fistulas. Neuroimaging Clin N Am 8: 445–468

Kavernöses Angiom

De Beneditiss G (1996) SUNCT syndrome associated with cavernous angioma of the brain stem. Cephalalgia 16: 503–506

Epstein MA, Beerman PH, Schut L (1990) Cavernous angioma presenting as atypical facial and head pain. J Child Neurol 5: 27–30

Robinson JR, Awad IA, Little JR (1991) Natural history of the cavernous angioma. J Neurosurg 75: 709–714

Enzephalotrigeminale Angiomatose (Sturge-Weber-Syndrom)

Chabriat H, Pappata S, Traykov L, Kurtz A, Bousser MG (1996) Angiomatose de Sturge Weber responsable d'une hémiplégie sans infarctus cérébral en fin de grossesse. Rev Neurol (Paris) 152: 536–541

Klapper J (1994) Headache in Sturge-Weber syndrome. Headache 34: 521–522

Riesenzellarteriitis

Caselli RJ, Hunder GG (1993) Neurologic aspects of giant cell (temporal) arteritis. Rheum Dis Clin North Am 19: 941–953

Hunder GG (1990) Giant cell (temporal) arteritis. Rheum Dis Clin North Am 16: 399–409

Lee AG, Brazis PW (1999) Temporal arteritis: a clinical approach. J Am Geriatr Soc 47: 1364–1370

Solomon S, Cappa KG (1987) The headache of temporal arteritis. J Am Geriatr Soc 35: 163–165

Swannell AJ (1997) Polymyalgia rheumatica and temporal arteritis: diagnosis and management. BMJ 314: 1329–1332

Thielen KR, Wydicks EFM, Nichols DA (1998) Giant cell (temporal) arteritis: involvement of the vertebral and internal carotid arteries. Mayo Clin Proc 73: 444–446

Primäre und sekundäre Vaskulitis des ZNS

Calabrese LH, Furlan AH, Gragg LA, Ropos TH (1992) Primary angiitis of the central nervous system: diagnostic criteria and clinical approach. Cleve J Med: 59: 293–306

Calabrese LH, Duna GF, Lie JT (1997) Vasculitis in the central nervous system. Arthritis Rheum 40: 1189–1201

Chu CT, Gray L, Goldstein LB, Hulette CM (1998) Diagnosis of intracranial vasculitis: a multidisciplinary approach. J Neuropath Exp Neurol 57: 30–38

Hankey GJ (1998) Necrotizing and granulomatous angiitis of the CNS. In: Ginsberg MD, Bogousslavsky J (eds) Cerebrovascular disease. Pathophysiology, diagnosis and management, vol 2. Blackwell Science, Oxford, pp 1647–1683

Harris KG, Tran DD, Sickels WJ, Cornell SH, Yuh WTC (1994) Diagnosing intracranial vasculitis: the roles or MR and angiography. Am J Neuroradiol 15: 317–330

Kumar R, Wijdicks EFM, Brown RD, Parisi JE, Hammond CA (1997) Isolated angiitis of the CNS presenting as subarachnoid haemorrhage. J Neurol Neurosurg Psych 62: 649–651

Lie JT (1992) Primary (granulomatous) angiitis of the central nervous system: a clinicopathologic analysis of 15 new cases and a review of the literature. Hum Pathol 23: 164–171

Moore PM (1994) Vasculitis of the central nervous system. Semin Neurol 14: 313–319

Savage COS, Harper L, Cockwell P, Adu D, Howie AJ (2000) ABC of arterial and vascular disease: vasculitis. BMJ 320: 1325–1328

A.-carotis- oder A.-vertebralis-Schmerz

Biousse V, D'Anglejan-Chatillon J, Massiou H, Bousser MG (1994) Head pain in non traumatic artery dissection: a series of 65 patients. Cephalalgia 14: 33–36

Biousse V, D'Anglejan-Chatillon J, Touboul PJ, Amarenco P, Bousser MG (1995) Time course of symptoms in extracranial carotid artery dissections. A series of 80 patients. Stroke 26: 235–239

Biousse V, Woimant F, Amarenco P, Touboul PJ, Bousser MG (1992) Pain as the only manifes-tation of extracranial internal carotid artery dissection. Cephalalgia 12: 314–317

D'Anglejan Chatillon J, Ribeiro V, Mas JL, Youl BD, Bousser MG (1989) Migraine – a risk factor for dissection of cervical arteries. Headache 29: 560–561

De la Sayette V, Leproux F, Letellier P (1999) Cervical cord and dorsal medullary infarction presenting with retro-orbital pain. Neurology 53: 632–634

Duyff RF, Snidjers CJ, Vanneste JAL (1997) Spontaneous bilateral internal carotid artery dissection and migraine: a potential diagnostic delay. Headache 37: 109–112

Fisher CM (1982) The headache and pain of spontaneous carotid dissection. Headache 22: 60–65

Guillon B, Biousse V, Massiou H, Bousser MG (1998) Orbital pain as an isolated sign of internal carotid artery dissection. A diagnostic pitfall. Cephalagia 18: 222–224

Guillon B, Lévy C, Bousser MG (1998) Internal carotid artery dissection: an update. J Neurol Sci 153: 146–158

Nakatomi H, Nagata K, Kawamoto S, Shiokawa Y (1997) Ruptured dissecting aneurysm as a cause of subarachnoid hemorrhage of unverified etiology. Stroke 28: 1278–1282

Ramadan NM, Tietjen GE, Levine SR, Welch KMA (1991) Scintillating scotomata associated with internal carotid artery dissection: report of three cases. Neurology 41: 1084–1087

Silbert PL, Mokri B, Schievink WI (1995) Headache and neck pain in spontaneous internal carotid and verterbral artery dissections. Neurology 45: 1517–1522

Sturzenegger M (1994) Headache and neck pain. The warning symptoms of vertebral artery dissection. Headache 34: 187–193

Kopfschmerz bei Endarteriektomie

Breen JC, Caplan LR, DeWitt LD, Belkin M, Mackey WC, Donnell TP (1996) Brain edema after carotid surgery. Neurology 46: 175–181

De Marinis M, Zaccaria A, Faraglia V, Fiorani P, Maira G, Agnoli A (1991) Post endarterectomy headache and the role of the oculosympathetic system. J Neurol Neurosurg, Psych 54: 314–317

Ille O, Woimant F, Pruna A, Corabianu O, Idatte JM, Haguenau M (1995) Hypertensive encephalopathy after bilateral carotid endarterectomy. Stroke 26: 488–491

Leviton A, Caplan L, Salzman E.. Severe headache after carotid endarterectomy. Headache 1975; 15: 207–209

Tehindrazanarivelo A, Lutz G, Petitjean C, Bousser MG (1991) Headache following carotid endarterectomy: a prospective study. Cephalalgia 11 (Suppl 11): 353

Kopfschmerz bei Angioplastie

Dietrich EB, Ndiaye M, Reid DB (1996) Stenting in the carotid artery. Experience in 110 patients. J Endovasc Surg 3: 42–62

Gil-Peralta A, Mayol A, Gonzalez Marcos JR, Gonzalez A et al. (1996) Percutaneous transluminal angioplasty of the symptomatic atherosclerotic carotid arteries. Results, complications and follow-up. Stroke 27: 2271–2273

Mc Cabe DJH, Brown MM, Clifton A (1999) Fatal cerebral reperfusion hemorrhage after carotid stenting. Stroke 30: 2483–2486

Munari LM, Belloni G, Moschini L, Mauro A, Pezzuoli G, Porta M (1994) Carotid pain during percutaneous angioplasty. Pathophysiology and clinical features. Cephalalgia 14: 127–131

Schoser BG, Heesen C, Eckert B, Thie A (1997) Cerebral hyperperfusion injury after percutaneous transluminal angioplasty of extracranial arteries. J Neurol 244: 101–104

Kopfschmerz bei intrakranieller endovaskulärer Intervention

Martins IP, Baeta E, Paiva T, Campos J, Gomes L (1993) Headaches during intracranial endovascular procedures: a possible model for vascular headache. Headache 23: 227–233

Nichols FT, Mawad M, Mohr JP, Hilal S, Adams RJ (1993) Focal headache during balloon inflation in the vertebral and basilar arteries. Headache 33: 87–89

Nichols FT, Mawad M, Mohr JP, Stein B, Hilal S, Michelsen WJ (1990) Focal headache during balloon inflation in the internal carotid and middle cerebral arteries. Stroke 21: 555–559

Kopfschmerz bei Angiographie

Shuaib A., Hachinski VC (1988) Migraine and the risks from angiogaphy. Arch Neurol 45: 911–912

Kopfschmerz bei Hirnvenenthrombose

Aidi S, Chaunu MP, Biousse V, Bousser MG (1999) Changing pattern of headache pointing to cerebral venous thrombosis after lumbar puncture and intra venous high dose cortico-steroids. Headache 39: 559–564

Ameri A., Bousser MG (1992) Cerebral Venous Thrombosis. Neurol Clin 10: 87–111

Biousse V, Ameri A, Bousser MG (1999) Isolated intracranial hypertension as the only sign of cerebral venous thrombosis. Neurology 53: 1537–1542

Bousser MG, Ross Russell R (1997) Cerebral venous thrombosis. Major problems in neurology, 1 vol. Saunders. London (175 pp)

Crassard I, Biousse V, Bousser MG, Meyer B, Marsot-Dupuch K (1997) Hearing loss and headache revealing lateral sinus thrombosis in a patient with Factor V Leiden mutation. Stroke 28: 876–877

De Bruijn SFTM, Stam J, Kappelle LJ for CVST Study Group (1996) Thunderclap headache as first symptom of cerebral venous sinus thrombosis. Lancet 348: 1623–1625

Leker RR, Steiner I (1999) Features of dural sinus thrombosis simulating pseudotumor cerebri. Eur J Neurol 6: 601–604

Newman DS, Levine SR, Curtis VL, Welch KMA (1989) Migraine like visual phenomena associated with cerebral venous thrombosis. Headache 29: 82–85

Tehindrazanarivelo AD, Evrard S, Schaison M et al. (1992) Prospective study of cereral sinus venous thrombosis in patients presenting with benign intracranial hypertension. Cerebrovasc Dis 2: 22–27

CADASIL (zerebrale autosomal-dominante Angiopathie mit subakuter ischämischer Leukoenzephalopathie)

Chabriat H, Tournier-Lasserve E, Vahedi K et al. (1995) Autosomal dominant migraine with MRI white matter abnormalities mapping to the CADASIL locus. Neurology 45: 1086–1091

Chabriat H, Vahedi K, Iba-Zizen MT et al. (1995) Clinical spectrum of CADASIL: a study of 7 families. Lancet 346: 934–939

Joutel A, Corpechot C, Ducros A et al. (1996) „Notch 3" mutations in CADASIL, a hereditary adult-onset condition causing stroke and dementia. Nature 383: 707–710

Verin M, Rolland Y, Landgraf F et al. (1995) New phenotype of the cerebral autosomal dominant arteriopathy mapped to chromosome 19 migraine as the prominent clinical feature. J Neurol Neurosurg Psych 59: 579–585

MELAS (mitochondriale Enzephalopathie, Laktatazidose, „stroke-like episodes")

Klopstock A, May P, Siebel E, Papagiannuli E, Diener NC, Heichmann H (1996) Mitochondrial DNA in migraine with aura. Neurology 46: 1735–1738

Koo B, Becker L, Chuang S et al. (1993) Mitochondrial encephalomyopathy, lactic acidosis, stroke-like episodes (MELAS): clinical, radiological, pathological and genetic observations. Ann Neurol 34: 25–32

Ojaimi J, Katsabanis S, Bower S, Quigley A, Byrne E (1998) Mitochondrial DNA in stroke and migraine with aura. Cerebrovasc Dis 8: 102–106

Pavlakis SG, Phillips PC, Di Mauro S, De Vivo DC, Rowland P (1984) Mitochondrial myopathy, encephalopathy, lactic acidosis and stroke-like episodes: a distinct clinical syndrome. Ann Neurol 16: 481–488

Benigne Angiopathie des ZNS

Call GK, Fleming MC, Sealfon S, Levine H, Kistler JP, Fisher CM (1988) Reversible cerebral segmental vasoconstriction. Stroke 19: 1159–1170
Dodick DW, Brown RD, Britton JW, Huston J (1999) Non aneurysmal thunderclap headache with diffuse, multifocal segmental and reversible vasospasm. Cephalalgia 19: 118–1213
Lee KY, Sohn YH, Kim SH, Sunwoo IN (2000) Basilar artery vasospasm in postpartum cerebral angiopathy. Neurology 54: 2003–2005
Mc Coll GJ, Fraser K (1995) Pheochromocytoma and pseudovasculitis. J Rheumatol 22: 1441–1442
Razavi M, Bendixen B, Maley JE et al. (1999) CNS pseudovasculitis in a patient with pheochromocytoma. Neurology 52: 1088–1090
Serdaru M, Chiras J, Cujas M, Lhermitte F (1984) Isolated benign cerebral vasculitis or migrainous vasospasm ? J Neurol Neurosurg Psychiatry 47: 73–76

Hypophyseninfarkt

Carral F (2001) Pituitary apoplexy. Arch Neurol, 58: 1143–1144
Chakeres DW, Curtin A, Ford G (1989) Magnetic resonance imaging of pituitary and parasellar abnormalities. Radiol Clin North Am, 27: 265–281
Da Motta LA, de Mello PA, de Lacerda CM et al. (1991) Pituitary apoplexy. Clinical course, endocrine evaluations and treatment analysis. J Neurosurg Sci 43: 25–36
Dodick DW, Wijdicks EFM (1998) Pituitary apoplexy presenting as thunderclap headache. Neurology 50: 1510–1511
Hernandez A, Angeles Del Real M, Aguirre M et al. (1998) Pituitary apoplexy: a transient benign presentation mimicking with subarachnoid hemorrhage with negative angiography. Eur J. Neurol 5: 499–501
Lee CC, Cho AS, Carter WA (2000) Emergency department presentation of pituitary apoplexy. Am J Emerg Med 18: 328–331
McFadzean RM, Doyle D, Rampling R, Teasdale E, Teasdale G (1991) Pituitary apoplexy and its effect on vision. Neurosurgery 29: 669–675

Kopfschmerz zurückzuführen auf nichtvaskuläre intrakranielle Störungen

Liquordrucksteigerung

Corbett JJ, Mehta MP (1983) Cerebrospinal fluid pressure in normal obese subjects and patients with pseudotumor cerebri. Neurology 33: 1386–1388
Corbett JJ, Nerad JA, Tse DT, Anderson RL (1988) Results of optic nerve sheath fenestration for pseudotumor cerebri. The lateral orbitotomy approach. Arch Ophthalmol 106: 1391–1397
Corbett JJ, Thompson HS (1989) The rational management of idiopathic intracranial hypertension. Arch Neurol 46: 1049–1051
Digre KB, Corbett JJ (1988) Pseudotumor cerebri in men. Arch Neurol 45: 866–872
Durcan FJ, Corbett JJ, Wall M (1988) The incidence of pseudotumor cerebri: population studies in Iowa and Louisiana. Arch Neurol 45: 875–877
Eggenberger ER, Miller NR, Vitale S (1996) Lumboperitoneal shunt for the treatment of pseudotumor cerebri. Neurology 46: 1524–1530
Fishman RA (1992) Cerebrospinal fluid in diseases of the nervous system. Saunders, Philadelphia
Gamache FW, Patterson RH, Alksne JF (1987) Headache associated with changes in intracranial pressure. In: Dalessio DJ (ed) Wolff's headache and other head pain. Oxford University Press, New York, pp 352–355
Gardner K, Cox T, Digre K (1995) Idiopathic intracranial hypertension associated with tetracycline use in fraternal twins: case report and review. Neurology 45: 6–10
Giuseffi V, Wall M, Siegal PZ, Rojas PB (1991) Symptoms and disease associations in idiopathic intracranial hypertension (pseudotumor cerebri: A case control study. Neurology 41: 239–244
Griffin JP (1992) A review of the literature on benign intracranial hypertension. Adverse Drug React Toxicol Rev 11: 41–58
Johnson LN, Krohel GB, Madsen RW, March GA (1998) The role of weight loss and acetazolamide in the treatment of idiopathic intracranial hypertension (pseudotumor cerebri) Ophthalmol 105: 2313–2317
Johnston I, Paterson A (1974) Benign intracranial hypertension II. CSF pressure and circulation. Brain 97: 301–312
Karahalios DG, Rekate HL, Khayata MH, Apostolides PJ (1996) Elevated intracranial venous pressure as a universal mechanism in pseudotumor cerebri of varying etiologies. Neurology 46: 198–202
Kelman SE, Heaps R, Wolf A, Elman MJ (1992) Optic nerve decompression surgery improves visual function in patients with pseudotumor cerebri. Neurosurgery: 3–391
Keltner J (1988) Optic nerve sheath decompression: how does it work? Has its time come? Arch Ophthalmol 106: 1378–1383
Konomi H, Imai M, Nihei K, Kamoshita S, Tada H (1978) Indomethacin causing pseudotumor cerebri in Bartter's syndrome. N Eng J Med 298: 855
Kupersmith MJ, Gamell L, Turbin R, Peck V, Spiegel P, Wall M (1998) Effects of weight loss on the course of idiopathic intracranial hypertension in women. Neurology 50: 1094–1098
Marcelis J, Silberstein SD (1991) Idiopathic intracranial hypertension without papilledema. Arch Neurol 48: 392–399
Mathew NT, Ravinshankar K, Sanin LC (1996) Coexistence of migraine and idiopathic intracranial hypertension without papilledema. Neurology 46: 1226–1230
Nicolas J, Ramadan NM (1998) Idiopathic intracranial hypertension. Neurobase
Radhkrishnan K, Ahlskog JE, Cross SA, Kurland LT, O'Fallon WM (1993) Idiopathic intracranial hypertension (pseudotumor cerebri) Descriptive epidemiology in Rochester, Minnesota, 1976 to 1990. Arch Neurol 50: 78–80
Ramadan NM (1996) Headache related to increased intracranial pressure and intracranial hypotension. Curr Opinion Neurol 9: 214–218
Sergott RC, Savino PJ, Bosley TM (1988) Modified optic nerve sheath decompression provides long-term visual improvement for pseudotumor cerebri. Arch Ophthalmol 106: 1384–1390
Spector RH, Carlisle J (1984) Pseudotumor cerebri caused by a synthetic vitamin A preparation. Neurology 34: 1509–1511
Spence JD, Amacher AL, Willis NR (1980) Benign intracranial hypertension without papilledema: role of 24 hour cerebrospinal fluid pressure monitoring in diagnosis and management. Neurosurgery 7: 326–336
Sugerman HJ, Felton WL, Sismanis A et al. (1999) Gastric surgery for pseudotumor cerebri associated with severe obesity. Ann Surg 229: 634–640
Wall M (1990) The headache profile of idiopathic intracranial hypertension. Cephalalgia 10: 331–335
Wall M (1991) Idiopathic intracranial hypertension. Neurol Clin 9: 73–95
Wall M, George D (1991) Idiopathic intracranial hypertension. Brain 114: 155–180
Wall M, George D (1991) Idiopathic intracranial hypertension: a prospective study of 50 patients. Brain 114: 155–180
Wall M, White WN (1998) Asymmetric papilledema in idiopathic intracranial hypertension: prospective interocular comparison of sensory visual function. Inv Ophthalmol Vis Sci 39: 134–142
Wang SJ, Silberstein SD, Patterson S, Young WB (1998) Idiopathic intracranial hypertension without papilledema: A case-control study in a headache center. Neurology 51: 245–249
Weisberg LA (1975) Benign intracranial hypertension. Medicine 54: 197–207

Postpunktioneller Kopfschmerz

Bruera OC, Bonamico L, Giglio JA et al. (2000) Intracranial hypotension: the non specific nature of MRI findings. Headache 40: 848–852

Camann WR, Murray S, Mushlin PS, Lambert DH (1990) Effects of oral caffeine on postural puncture headache. A double-blind, placebo-controlled trial. Anesth Analg 70: 181–184

Christoforidis GA, Mehta BA, Landi JL, Czarnecki EJ, Piaskowski RA (1998) Spontaneous intracranial hypotension: report of four cases and review of the literature. Neuroradiology 40: 636–643

Chung SJ, Kim JS, Lee M (2000) Syndrome of cerebral fluid hypovolemia. Clinical and imaging features and outcome. Neurology 55: 1321–1327

Connelly NR, Parker RK, Rahimi A, Gibson CS (2000) Sumatriptan in patients in postdural puncture headache. Headache 40: 316–319

Dieterich M, Brandt T (1985) Is obligatory bed rest after lumbar puncture obsolete. Europ Arch Psychiatr Neurol Sci 235: 71–75

Evans RW, Armon C, Frohman EM, Goodin GS (2000) Assessment: prevention of post-lumbar puncture headaches. Report of the Therapeutics and Technology Assessment Subcommitee of the American Academy of Neurology. Neurology 55: 909–914

Fischman RA, Dillon WP (1993) Dural enhancement and cerebral displacement secondary to intracranial hypotension. Neurology 43: 609–611

Flaatten H, Kräkenes J, Vedeler C (1998) Post-dural puncture related complications after diagnostic lumbar puncture, myelography and spinal anaesthesia. Acta Neurol Scand 98: 445–451

Hochman S, Naidich TP, Kobetz SA, Fernandez-Maitin A (1992) Spontaneous intracranial hypotension with pachymeningeal enhancement on MRI. Neurology 42: 1628–1630

Kovanen J, Sulkava R (1986) Duration of postural headache after lumbar puncture: effect of needle size. Headache 26: 224–226

Levine DN, Rapalino O (2001) The pathophysiology of lumbar puncture headache. J Neurol Sci 192: 1–8

Mokri B, Atkinson JLD, Piepgras DG (2000) Absent headache despite CSF volume depletion (intraranial hypotension) Neurology 55: 1722–24

Mokri B, Maher CO, Sencavoka D(2002) Spontaneous CSF leaks: underlying disorder of connective tissue. Neurology 58: 814–816

Mokri B, Parisi JE, Scheithauer BW, Piepgras DG, Miller GM (1995) Meningeal biopsy in intracranial hypotension: Menigeal enhancement on MRI. Neurology 45: 1801–1807

Mokri B, Posner JB (2000) Spontaneous intracranial hypotension. The broadening spectrum of CSF leaks. Neurology 55: 1771–72

Mokri B (1999) Spontaneous cerebrospinal fluid leaks: from intracranial hypotension to cerebrospinal fluid hypovolemia – evolution of a concept. Mayo Clin Proc 74: 1113–1123

Morrow JI (1987) Failure of oblique needle insertion to prevent post-lumbar puncture headache. Arch Neurol 44: 795–795

O'Carroll CP, Brant-Zawadzki M (1999) The syndrome of spontaneous intracranial hypotension. Cephalalgia 19: 80–87

Olsen KS (1987) Epidural blood patch in the treatment of post-lumbar puncture headache. Pain 30: 293–301

Rabin B, Roychowdhury S, Meyer JR et al. (1998) Spontaneous intracranial hypotension: spinal MRI findings. AJNR Am J Neuroradiol 19: 1034–1039

Rando TA, Fishman RA (1992) Spontaneous intracranial hypotension: report of two cases and review of the literature. Neurology 42: 481–487

Raskin NH (1990) Lumbar puncture headache: a review. Headache 30/4: 197–200

Schievink WI, Morreale VM, Atkinson JLD et al. (1998) Surgical treatment of spontaneous spinal cerebrospinal fluid leaks. J Neurosurg 88: 243–246

Schwalbe SS, Schiffmiller MW, Marx GF (1991) Theophylline for post-dural puncture headache. Anaesthesiology 75: A1081

Sencavoka D, Mokri B, Mc Clelland RL (2001) The efficacy of epidural blood patch in spontaneous CSF leaks. Neurology 57: 1921–1923

Strupp M, Brandt T, Müller A (1998) Incidence of post-lumbar puncture syndrome reduced by reinserting the stylet: a randomized prospective study of 600 patients. Journal of Neurology 245: 589–592

Thomas SR, Jamieson DRS, Muir KW (2000) Randomised controlled trial of atraumatic versus standard needles for diagnostic lumbar puncture. BMJ 321: 986–990

Vilming ST, Ellertsen B, Troland K, Schrader H, Monstad I (1997) MMPI profiles in post-lumbar puncture headache. Acta Neurol Scand 95: 184–188

Vilming ST, Kloster R (1997) Post-lumbar puncture headache: clinical features and suggestions for diagnostic criteria. Cephalalgia 17: 778–784

Vilming ST, Kloster R (1998) The time course of post-lumbar puncture headache. Headache 18: 97–100

Neurosarkoidose, aseptische (nichtinfektiöse) Meningitis

Ainiala H, Loukkoa J, Peltola J, Korpela Migraine, Hietaharju A (2001) The prevalence of neuropsychiatric syndromes in systemic lupus erythematosus. Neurology 57: 496–500

Al-Fahad SA, Al-Araji AH (1999) Neuro-Behcet's disease in Iraq: a study of 40 patient J Neurol Sci 170: 105–111

Bachmeyer C, de la Blanchardiere A, Lepercq J et al. (1996) Recurring episodes of meningitis (Mollaret's meningitis) with one showing an association with herpes simplex virus type 2. J Infect 32: 247–248

Bakheit AM, Kennedy PG, Graham DI, More JR (1989) Idiopathic granulomatous meningitis J Neurol Neurosurg Psychiatry 52: 1286–1289

Bartleson, JD Swanson JW, Whisnant JP (1981) A migrainous syndrome with cerebrospinal fluid pleocytosis. Neurology 31: 1257–1262

Berg MJ, Williams LS (1995) The transient syndrome of headache with neurologic deficits and CSF lymphocytosis. Neurology 45: 1648–1654

Brey RL, Gharavi AE, Lockshin MD (1993) Neurologic complications of antiphospholipid antibodies Rheum Dis Clin North Am 19: 833–850

Cooper SD, Brady MB, Williams JP et al. (1988) Neurosarcoidosis: evaluation using computed tomography and magnetic resonance imaging. J Comput Tomogr 12: 96–99

Cohen BA, Rowley AH, Long CM (1994) Herpes simplex type 2 in a patient with Mollaret's meningitis: meningitis: demonstration by polymerase chain reaction Ann Neurol 35: 112–116

Chapelon C, Ziza JM, Piette JC et al. (1990) Neurosarcoidosis: signs, course and treatment in 35 confirmed cases. Medicine (Baltimore) 69: 261–276

Farah, Al-Shubaili A, Montaser A et al. (1998) Behçet's syndrome: a report of 41 patients with emphasis on neurological manifestations J Neurol Neurosurg Psychiatry 64: 382–384

Glanz BI (2001) Venkatesan A, Schur Primary Headache, Lew R, Khoshbin S: Prevalence of migraine in patients with systemic lupus erythematosus. Headache 41: 285–289

Gullapalli D, Phillips LH (2002) 2nd neurologic manifestations of sarcoidosis. Neurol Clin 20: 59–83

Hollinger P, Sturzenegger M. Mathis J, Schroth G, Hess CW (2002) Acute disseminated encephalomyelitis in adults: a reappraisal of clinical CSF, EEG and MRI findings J Neurol 249: 320–329

Jensenius M, Myrvang B, Storvold G et al. (1998) Herpes simplex virus type 2 DNA detected in cerebrospinal fluid of 9 patients with Mollaret's meningitis. Acta Neurol Scand 98: 209–212

Meng MV, St Lezin M (2000) Trimethoprim-sulfamethoxazole induced recurrent aseptic meningitis. J Urol 164: 1664–1665

Moris G, Garcia-Monco JC (1999) The challenge of drug-induced aseptic meningitis. Arch Intern Med 159: 1185–1194

Nicolas J, Ramadan NM (1998) Idiopathic Intracranial Hypertension. Neurobase

Nowak DA, Widenka DC (2001) Neurosarcoidosis: a review of its intracranial manifestation. J Neurol 248: 363–372

Omdal R, Waterloo K. Koldingsnes W, Husby G, Mellgren SI (2001) Somatic and psychological features of headache in systemic lupus erythematosus. J Rheumatol 28: 772–779

Schwarz S, Mohr A, Knauth M, Wildemann B, Storch-Hagenlocher B (2001) Acute disseminated encephalomyelitis; a follow-up study of 40 adult patients. Neurology 56: 1313–1318

Seaton Frankreich AJ (1999) Recurrent aseptic meningitis following non-steroidal anti-inflammatory drugs – a reminder. Postgrad Med J 75: 771–772

Sharma OP (1991) Neurosarcoidosis. Chest 100: 301–302

Sharma OP (1997) Neurosarcoidosis: a personal perspective based on the study of 37 patient. Chest 112: 220–228

Stamboulis E, Spengos M, Rombos A, Haidemenos A (1987) Aseptic inflammatory meningeal reaction manifesting as a migrainous syndrome. Headache 27: 439–441
Sylaja PN, Cherian PJ, Das CK, Raddhakrishnan W, Radhakrishnan K (2002) Idiopathic hypertrophic cranial pachymeningitis. Neurol India 50: 53–9
Tselis A (2001) Acute disseminated encephalomyelitis. Curr Treat Options Neurol 3: 537–542
Vinas FC, Rengachary S (2001) Diagnosis and management of neurosarcoidosis J Clin Neurosci 8: 505–513
Von Storch TJC, Merritt HH (1935) The cerebrospinal fluid during and between attacks of migraine headaches. Am J Med Sci 190: 226–231
Walker A, Tyor W (2001) Neurosarcoidosis. Curr Treat Options Neurol 3: 529–535

Kopfschmerz nach zerebralem Krampfanfall

Bernasconi A, Andermann F, Bernasconi N, Reutens DC, Dubeau F (2000) Lateralizing value of peri-ictal headache: A study of 100 patients with partial epilepsy. Neurology 56: 130–132
Isler H, Wieser HG, Egli M (1987) Hemicrania epileptica: synchronous ipsilateral ictal headache with migraine features. In: Andermann F, Lugaresi E (eds) Migraine and epilepsy. Butterworth, Boston/MA, pp 249–263
Laplante P, Saint-Hilaire JM, Bouvier G (1983) Headache as an epileptic manifestation. Neurology 33: 1493–1495
Leniger T, Isbruch K, Von den Driesch S, Diener HC, Hufnagel A (2001) Seizure-associated headache in epilepsy. Epilepsia 42: 1176–1179
Marks DA, Ehrenberg BL (1993) Migraine-related seizures in adults with epilepsy, with EEG correlation. Neurology 43: 2476–2483
Panayiotopoulos CP, Ahmed Sharoqi I, Agathonikou A (1997) Occipital seizures imitating migraine aura. J R Soc Med 90: 255–257
Schon F, Blau JN (1987) Post-epileptic headache and migraine. J Neurol Neurosurg Psychiatry 50: 1148–1152
Sturzenegger MH, Meienberg O (1985) Basilar artery migraine: a follow-up study of 82 cases. Headache 25: 408–415
Terzano MG, Parrino L, Pietrini V et al. (1993) Migraine-epilepsy syndrome: intercalated seizures in benign occipital epilepsy. In: Andermann F, Beaumanoir A, Mira L (eds) Occipital seizures and epilepsies in children. John Libbey, London, pp 93–99
Young GB, Blume WT (1983) Painful epileptic seizures. Brain 106: 537–554

Kopfschmerz bei Chiari-Malformation

Pascual J, Oterino A, Berciano J (1992) Headache in type I Chiari malformation. Neurology 42: 1519–1521
Nohria V, Oakes WJ (1990–91) Chiari I malformation: a review of 43 patients. Pediatr Neurosurg 16: 222–227
Nohria V, Oakes WJ (1993) Chiari headaches. Neurology 43: 1272
Stovner LJ (1993) Headache associated with the Chiari malformation. Headache 33: 175–181
Milhorat TH, Chou MW, Trinidad EM et al. (1999) Chiari I malformation redefined: clinical and radiographic findings for 364 symptomatic patients. Neurosurgery 44: 1005–1017
Pascual J, Iglesias F, Oterino A et al. (1996) Cough, exertional, and sexual headaches: an analysis of 72 benign and symptomatic cases. Neurology 46: 1520–154

Kopfschmerz bei Liquorlymphozytose

Bartleson, JD, Swanson, JW, Whisnant, JP (1981) A migrainous syndrome with cerebrospinal fluid pleocytosis. Neurology 31: 1257–1262
Berg MJ, Williams, LS (1995) The transient syndrome of headache with neurologic deficits and CSF lymphocytosis (Review) Neurology 45: 1648–1654
Gomez-Aranda F, Canadillas F, Marti-Masso JF et al. (1997) Pseudomigraine with temporary neurological symptoms and lymphocytic pleocytosis: A report of fifty cases. Brain 120: 1105–1113

Kopfschmerz zurückzuführen auf eine Substanz oder deren Entzug

Altura BM, Altura BT, Gebrewold A (2000) Alcohol induced spasm of cerebral blood vessels. J Mental Sci 104: 972–999
Armstrong PJ, Bersten A (1986) Normeperidine toxicity. Anesth Analg 65: 536–538
Ashina M, Bendtsen L, Jensen R, Olesen J (2000) Nitric oxide-induced headache in patients with chronic tension-type headache. Brain 123: 1830–1837
Askew GI, Finelli L, Genese CA et al. (1992) Bouillabaisse: an outbreak of methemoglobinemia in New Jersey in 1992. Pediatrics 94: 381–384
Askmark H, Lundberg PO, Olsson S (1989) Drug related headache. Headache 29: 441–444
Atkins FM (1986) A critical evaluation of clinical trials in adverse reactions to foods in adults. J Allergy Clin Immunol 78: 174–182
Beck HG, Schulze WH, Suter GM (1940) Carbon monoxide-a domestic hazard. JAMA 115
Bonnet GF, Nepveux P (1971) Migraine due to tyramine. Semin Hop 47: 2441–2445
Brewerton TD, Murphy DL, Lesem MD, Brandt HA, Jimerson DC (1992) Headache responses following m-chlorophenylpiperazine in bulimics and controls. Headache 32: 222
Catalano G, Catalano MC, Rodriguez R (1997) Dystonia associated with crack cocaine use. South Med J 90: 1050–1052
Cleophas TJ, Niemeyer MG, vanderWall EE, vanderMeulen J (1996) Nitrate-induced headache in patients with stable angina pectoris: beneficial effect of starting on a low dose. Angiology 47: 679–685
Council of Scientific Affairs (1985) Aspartame: review of safety issues. JAMA 254: 400–402
Cregler LL, Mark H (1986) Medical complications of cocaine abuse. N Engl J Med 315: 1495–1501
Dalton K (1976) Migraine and oral contraceptives. Headache 15: 247–251
Dhopesh V, Maany I, Herring C (1991) The relationship of cocaine to headache in polysubstance abusers. Headache 31: 17–19
Dhuna A, Pascual-Leone A, Belgrade M (1990) Cocaine-related vascular headaches. Proceedings from the 42nd Annual Meeting of the American Academy of Neurology: 802–806
De Marinis M, Janiri L, Agnoli A (1991) Headache in the use and withdrawal of opiates and other associated substances of abuse. Headache 31: 159–163
Ekbom K (1968) Nitroglycerin as a provocative agent in cluster headache. Arch Neurol 19: 487–493
el-Mallakh RS (1987) Marijuana and migraine. Headache 27: 442–443
el-Mallakh RS, Kranzler HR, Kamanitz JR (1991) Headaches and psychoactive substance use. Headache 31: 584–587
Forbes HS, Cobb S, Fremont-Smith F (1924) Cerebral edema and headache following carbon monoxide asphyxia. Arch Neurol Psychiatry 11: 164
Gawin FH (1991) Cocaine addiction: psychology and neurophysiology. Science 251: 1580–1586
Ghose K, Carrol JD (1984) Mechanisms of tyramine-induced migraine: similarities with dopamine and interactions with disulfiram and propranolol. Neuropsychobiol 12: 122–126
Gordon CR, Mankuta D, Shupak A, Spitzer O, Doweck I (1991) Recurrent classic migraine attacks following transdermal scopolamine intoxication. Headache 31: 172–174
Gore ME, Salmon PR (1980) Chinese restaurant syndrome: fact or fiction. Lancet 318: 251
Hannerz J, Greitz D (1992) Cerebrospinal fluid pressure and venous pressure in „dynamite headache" and cluster headache attacks. Headache 32: 436–438
Hannington E, Harper AM (1968) The role of tyramine in the etiology of migraine and related studies on the cerebral and intracerebral circulations. Headache 8: 84–97
Hansen HJ, Drewes VM (1970) The nitroglycerine ointment test-a double-blind examination. Dan Med Bull 17: 226–229
Heckerling PS, Leikin JB, Maturen A, Perkins JT (1987) Predictors of occult carbon monoxide poisoning in patients with headache and dizziness. Ann Intern Med 107: 174–176
Henderson WR, Raskin NH (1972) „Hot dog" headache: individual susceptibility to nitrite. Lancet II: 1162–1163

Hirsch AR, Rankin KM, Panelli PP (1996) Trichloroethylene exposure and headache. Headache Q 7: 126–138
Horowitz LD, Herman MV, Gorlin R (1972) Clinical response to nitroglycerine as a diagnostic test for coronary artery disease. Am J Cardiol 29: 149–153
Iversen HK, Nielsen TM, Olesen J, Tfelt-Hansen P (1989) Intravenous nitroglycerin as an experimental model of vascular headache. Basic characteristics. Pain 38: 17–24
Kenney RA, Tidball CS (1972) Human susceptibility to oral monosodium 1-glutamate. Am J Clin Nutr 25: 140–146
Kerr GR, Lee MW, elLozy M, McGandy R, Stare F (1979) Prevalence of the „Chinese restaurant syndrome". J Am Diet Assoc 75: 29–33
Krabbe AA, Olesen J (1980) Headache provocation by continuous intravenous infusion of histamine, clinical results and receptor mechanisms. Pain 8: 253–259
Larkin JM, Brahos GJ, Moylin JA (1976) Treatment of carbon monoxide poisoning: prognostic factors. J Trauma 16: 111
Lassen LH, Thomsen LL, Olesen J (1995) Histamine induces migraine via the H receptor. Support for the NO-hypothesis of migraine. Neuroreport 6: 1475–1479
Leon AS, Hunninghake DB, Bell C, Rassin DK, Tephly TR (1989) Safety of long-term doses of aspartame. Arch Int Med 149: 2318–2324
Leone M, Attanasio A, Croci D et al. (2000) The serotonergic agent m-chlorophenylpiperazine induced migraine attacks: a controlled study. Neurology 55: 136–139
Levine SR, Brust JC, Futrell N et al. (1990) Cerebrovascular complications of the use of the crack form of alkaloidal cocaine. N Engl J Med 323: 699–704
Lipton RB, Kwong CM, Solomon S (1989) Headaches in hospitalized cocaine users. 29: 228
Lowenstein DH, Massa SM, Rowbotham MC et al. (1987) Acute neurologic and psychiatric complications associated with cocaine abuse. Am J Med 83: 841–846
Luthy J, Schlatter C (1983) Biogenic amines in food: effects of histamine, tyramine and phenylethylamine in the human. Z Lebensm Unters Forsch 177: 439–443
Magos AL, Brewster E, Singh R et al. (1986) The effects of norethisterone in postmenopausal women on oestrogen replacement therapy: a model for the premenstrual syndrome. Br J Obstet Gynecol 93: 1290–1296
McCullock J, Harper AM (1978) Phenylethylamine and the cerebral circulation. In: McCullock J, Harper AM (eds) Current concepts in migraine research, Raven Press, New York, pp 85–88
Meigs JL, Hughes JP (1952) Acute carbon monoxide poisoning: an analysis of 105 cases. AMA Arch Ind Hygiene Occupat Med 6: 344–356
Merkel PA, Koroshetz WJ, Irizarry MC, Cudkovicz ME (1995) Cocaine-associated cerebral vasculitis. Semin Arthritis Rheum 25: 172–183
Merrit JE, Williams PB (1990) Vasospasm contributes to monosodium glutamate-induced headache. Headache 30: 575–580
Mitchell JD (1995) Clinical neurotoxicology: an introduction. In: DeWolff FA (ed) Handbook of clinical neurology. Elsevier Science, Amsterdam, pp 1–22
Moffet AM, Swash M, Scott DF (1974) Effect of chocolate in migraine: a double-blind study. J Neurol Neurosurg Psychiatry 37: 445–448
Monteiro JM (1993) Headache associated with single use of substances. In: Olesen J, Tfelt-Hansen P, Welch KMA (eds) The headaches. Raven Press, New York, pp 715–720
Monteiro JM, Dahlof CG (2000) Single use of substances. In: Olesen J, Tfelt-Hansen P, Welch KM (eds) The headaches. Lippincott, Williams & Wilkins, Philadelphia, pp 861–869
Murphree AB, Greenberg LA, Carrol RB (1967) Neuropharmacologic effects of substances other than ethanol in alcoholic beverages. Fed Proc 26: 1468–1473
Nappi RE, A Cagnacci, F Granella, F Piccinini, F Polatti, F Facchinetti (2001) Course of primary headaches during hormone replacement therapy. Maturitas 38: 157–163
Norton S (1975) Toxicology of the central nervous system. In: Casarett LJ, Doult J (eds) Toxicology. MacMillan, New York, pp 1019–1035
Ogata S, Hosoi T, Saji H (1966) Studies on acute alcohol intoxication. Jap J Stud Alcohol 1: 67–79

Peters GA (1953) Migraine: diagnosis and treatment with emphasis on the migraine-tension headache, provocative tests and use of rectal suppositories. Proc Mayo Clin 28: 673–686
Reif-Lehrer L (1977) A questionnaire study of the prevalence of Chinese restaurant syndrome. Fed Proc 36: 1617–1623
Sabatini U, Rascol O, Rascol A, Montastruc JL (1990) Migraine attacks induced by subcutaneous apomorphine in two migrainous Parkinson Ian patients. Clin Neuropharmacol 13: 264–267
Satel SL, Gawin FH (1989) Migraine-like headache and cocaine use. JAMA 261: 2995–2996
Schamburg HH, Byck R, Gerstl R, Mashman JH (1969) Monosodium L-glutamate: its pharmacology and role in the Chinese restaurant syndrome. Science 163: 826–828
Scher W, Scher BM (1992) A possible role for nitric oxide in glutamate (MSG)-induced Chinese restaurant syndrome, glutamate induced asthma, „hot-dog headache", pugilistic Alzheimer's disease, and other disorders. Med Hypotheses 38: 185–188
Schiffmann SS, Buckley CE, Sampson HA et al. (1987) Aspartame and susceptibility to headache. N Engl J Med 317: 1181–1185
Schnitker MT, Schnitker MA (1947) Clinical notes, suggestions and new instruments. J Am Med Assoc 135: 89
Schwartz AM (1946) The cause, relief and prevention of headache arising from contact with dynamite. N Engl J Med 235: 541–544
Scopp AL (1991) MSG and hydrolyzed vegetable protein induced headache review and case studies. Headache 31: 107–110
Seltzer S (1982) Foods and drug combinations, responsible for head and neck pain. Cephalalgia 2: 111–124
Shaw SW, Johnson RH, Keogh HG (1978) Oral tyramine in dietary migraine sufferers. In: Shaw SW, Johnson RH, Keogh HG (eds) Current concepts in migraine research. Raven Press, New York, pp 31–39
Shively M, Riegel B (1991) Effect of nitroglycerin ointment placement on headache and flushing in health subjects. Int J Nurs Stud 28: 153–161
Sicuteri F, Bene ED, Poggioni M, Bonazzi A (1987) Unmasking latent dysnociception in healthy subjects. Headache 27: 180–185
Smith I, Kellow AH, Hannington E (1970) Clinical and biochemical correlation between tyramine and migraine headache. Headache 43
Tarasoff L, Kelly MF (1993) Monosodium L-glutamate: a double-blind study and review. Food Chem Toxicol 31: 1019–1035
Thomsen LL, Kruse C, Iversen HK, Olesen J (1994) A Nitric oxide donor triggers genuine migraine attacks. Eur J Neurol 1: 71–80
Towers CV, Pircon RA, Nageotte MP, Porto M, Garite TJ (1993) Cocaine intoxication presenting as preeclampsia and eclampsia. Obstet Gyn 81: 545–5547
Trelles L, Jeri R (1995) Central nervous system stimulants: cocaine, amphetamine, nicotine. In: DeWolff FA (ed) Handbook of clinical neurology. Elsevier Science, Amsterdam, pp 251–257
Wallgreen H, Barry A (1970) Drug actions in relation to alcohol effects. In: Action of alcohol. Elsevier, New York, pp 621–714
Wilson J (1995) Cyanogenic glycosides. In: DeWolff FA (ed) Handbook of clinical neurology. Elsevier Science, Amsterdam, pp 25–179
Varon J, Marik PE, Fromm RE, Gueler A (1999) Carbon monoxide poisoning: a review for clinicians. J Emerg Med 17/1: 87–93
Yang WH, Drouin MA, Herbert M, Mao Y, Kursh J (1997) The monosodium glutamate symptom complex: assessment in a double blind, placebo controlled, randomized study. J Allergy Clin Immunol 99: 757–762

Kopfschmerz bei Medikamentenabusus

Ala-Hurula V, Myllyla V, Hokkanen E (1982) Ergotamine abuse: results of ergotamine discontinuation with special reference to the plasma concentrations. Cephalalgia 2: 189–195
Ala-Hurula V, Myllyla V, Hokkanen E, Tokola O (1981) Tolfenamic acid and ergotamine abuse. Headache 21: 240–242
Allgulander C (1986) History and current status of sedative-hypnotic drug use and abuse. Acta Psychiatr Scand 73: 465–478
Andersson PG (1975) Ergotamine headache. Headache 15: 118–121
Baar HA (1990) Treatment for headache: a four-step standardized withdrawal program for analgesic abusers. Pain Clin 3: 173–177 (Abstract)

Bennett WM, DeBroe ME (1989) Analgesic nephropathy: a preventable renal disease. N Eng J Med 320: 1269–1271

Bowdler I, Killian J, Gänsslen-Blumberg S (1990) The association between analgesic abuse and headache–coincidental or causal. Headache 30: 494

Braithwaite RA (1995) The toxicity of tricyclic and newer antidepressants. In: DeWolff FA (ed) Handbook of clinical neurology. Elsevier Science, amsterdam, pp 311–320

Brust JC (1995) Opiate addiction and toxicity. In: DeWolff FA (ed) Handbook of clinical neurology. Elsevier Science, Amsterdamp, p 356

Catarci T, Fiacco F, Argentino C (1994) Ergotamine-induced headache can be sustained by sumatriptan daily intake. Cephalalgia 14: 374–375

Centonze V, Polite BM, diBari M, Caporaletti P, Albano O (1993) Vascular injuries in ergotamine abuse: a case report. Funct Neurol 8: 265–270

Dalquen P, Fasel J, Mihatsch MJ, Rist M, Rutishauser G (1980) Phenacetinabusus IV. Sind zytologische harnuntersuchungen in der tumorvorsorge bei phenacetinabusern erfolgversprechend und anwendbar. Schweiz Med Wochenschr 110: 302–306

DeBroe ME, Elseviers MM (1993) Analgesic nephropathy–still a problem? Nephron 64: 505–513

deMarinis M, Janiri L, Agnoli A (1991) Headache in the use and withdrawal of opiates and other associated substances of abuse. Headache 31: 159–163

Diamond S, Dalessio DJ (1982) Drug abuse in headache. In: Diamond S, Dalessio DJ (eds) The practicing physician's approach to headache. Williams & Wilkins, Baltimore, pp 114–121.

Dichgans J, Diener HC (1988) Clinical manifestations of excessive use of analgesic medication. In: Diener HC, Wilkinson M (eds) Drug-induced headache. Springer, Berlin Heidelberg New York, pp 8–15

Dichgans J, Diener HD, Gerber WD et al. (1984) Analgetika-induzierter Dauerkopfschmerz. Dtsch Med Wochenschr 109: 369

Diener HC (1993) A personal view of the classification and definition of drug dependence headache. Cephalalgia 13: 68–71

Diener HC, Dahlof CG (1999) Headache associated with chronic use of substances. In: Olesen J, Tfelt-Hansen P, Welch KMA (eds) The headaches. Lippincott, Williams & Wilkins, Philadelphia, pp 871–878

Diener HC, Dichgans J, Scholz E et al. (1989) Analgesic-induced chronic headache: long-term results of withdrawal therapy. J Neurol 236: 9–14

Diener HC, Haab J, Peters C et al. (1991) Subcutaneous sumatriptan in the treatment of headache during withdrawal from drug-induced headache. Headache 31: 205–209

Diener HC, Pfaffenrath V, Soyka D, Gerber WD (1992) The-rapie des medikamenten-induzierten Dauerkopfschmerzes. MMW 134: 159–162

Diener HC, Tfelt-Hansen P (1993) Headache associated with chronic use of substances. In: Olesen J, Tfelt-Hansen P, Welch KMA (eds) The headaches. Raven Press, New York, pp 721–727

Dige-Petersen H, Lassen NA, Noer J, Toennesen KH, Olesen J (1977) Subclinical ergotism. Lancet I: 65–66

Drucker P, Tepper S (1998) Daily sumatriptan for detoxification from rebound. Headache 38: 687–690

Dubach UC, Rosner B, Pfister E (1983) Epidemiologic study of abuse of analgesics containing phenacetin. Renal morbidity and mortality (1968–1979) N Engl J Med 308: 357–362

Elkind AH (1989) Drug abuse in headache patients. Clin J Pain 5: 111–120

Elkind AH (1991) Drug abuse and headache. Med Clin N Am 75: 717–732

Evers S, Gralow I, Bauer B et al. (1999) Sumatriptan and ergotamine overuse and drug-induced headache: a clinicoepidemiologic study. Clin Neuropharmacol 22: 201–206

Fanciullaci M, Alessandri M, Pietrini U et al. (1992) Long-term ergotamine abuse: effect on adrenergically induced mydriasis. Clin Pharm Ther 51: 302–307

Fincham JE (1987) Over-the-counter drug use and misuse by the ambulatory elderly: a review of the literature. J Ger Drug Ther 21

Fincham RW, Perdue Z, Dunn VD (1985) Bilateral focal cortical atrophy and chronic ergotamine abuse. Neurology 35: 720–722

Fisher CM (1988) Analgesic rebound headache refuted. Headache 28: 666

Friedman AP, Brazil P, von Storch TJ (1955) Ergotamine tolerance in patients with migraine. JAMA 157: 881–884

Gaist D, Hallas J, Sindrup SH, Gram LF (1996) Is overuse of sumatriptan a problem? A population-based study. Eur J Clin Pharmacol 50: 161–165

Gaist D, Tsiropolus I, Sindrup SH et al. (1998) Inappropriate use of sumatriptan: population based register and interview study. Br J Med 316: 1352–1353

Granella F, Farina S, Malferrari G, Manzoni GC (1987) Drug abuse in chronic headache: a clinicoepidemiologic study. Cephalalgia 7: 15–19

Gutzwiller F, Zemp E (1986) Der analgetikakonsum in der bevölkerung und socioökonomische aspekte des analgetikaabusus. In: Mihatsch MJ (ed) Das Analgetikasyndrom. Thieme, Stuttgart, S 197–205

Hering R, Steiner TJ (1991) Abrupt outpatient withdrawal from medication in analgesic-abusing migraineurs. Lancet 337: 1442–1443

Hokkanen E, Waltimo O, Kallanranta T (1978) Toxic effects of ergotamine used for migraine. Headache 18: 95–98

Horowski R, Ziegler A (1988) Possible pharmacological mechanisms of chronic abuse of analgesics and other antimigraine drugs. In: Diener HC, Wilkinson M (eds) Drug-induced headache. Springer, Berlin Heidelberg New York, pp 95–104

Horton BT, Peters GA (1963) Clinical manifestations of excessive use of ergotamine preparations and management of withdrawal effect: report of 52 cases. Headache 3: 214–226

Isler H (1982) Migraine treatment as a cause of chronic migraine. In: Rose FC (ed) Advances in migraine research and therapy. Raven Press, New York pp 159–164

Jaffe JH (1985) Drug addiction and drug abuse. In: Gilman AG, Rall TW, Nies AS, Taylor P (eds) The pharmacological basis of therapeuticseds. Pergamon Press, New York, p 522–573

Kaiser RS (1999) Substance abuse and headache. 41st Annual Scientific Meeting: Boston/MA

Katsarava Z, Fritsche G, Muessig M, Diener HC, Limmroth V (2001) Clinical features of withdrawal headache following overuse of triptans and other headache drugs. Neurology 57: 1694–1698

Kaube H, May A, Diener HC, Pfaffenrath V (1994) Sumatriptan misuse in daily chronic headache. Br Med J 308: 1573

Kielholz P, Ladewig D (1981) Probleme des medikamentenmi betabrauches. Schweiz Ärztezeitung 62: 2866–2869

Klapper JA (1992) Rebound headache: definition, symptomatology, treatment, and prevention. Headache Q 3: 398–402

Kouyanou K, Pither CE, Rabe-Hesketh S, Wessely S (1998) A comparative study of iatrogenesis, medication abuse, and psychiatric morbidity in chronic pain patients with and without medically explained symptoms. Pain 76: 417–426

Kudrow L (1982) Paradoxical effects of frequent analgesic use. Adv Neurol 33: 335–341

Lader M (1995) Hypnotics and sedatives. In: DeWolff FA (ed) Handbook of clinical neurology. Elsevier Science, Amsterdam, pp 329–355

Lance F, Parkes C, Wilkinson M (1988) Does analgesic abuse cause headache de novo? Headache 28: 61–62

Lance JW (1990) A concept of migraine and the search for the ideal headache drug. Headache 30: 17

Limmroth V, Kazarawa S, Fritsche G, Diener HC (1999) Headache after frequent use of new 5-HT agonists zolmitriptan and naratriptan. Lancet 353: 378

Limmroth V, Katsarava Z, Fritsche G, Przywara S, Diener HC (2002) Features of medication overuse headache following overuse of different acute headache drugs. Neurology 59: 1011–1014

Lucas RN, Falkowski W (1973) Ergotamine and methysergide abuse in patients with migraine. Br J Psychiatry 122: 199–203

Ludolph AC, Husstedt IW, Schlake HP, Grotemeyer KH, Brune GG (1988) Chronic ergotamine abuse: evidence of functional impairment of long ascending spinal tracts. Eur Neurol 28: 311–316

MacGregor EA, Vorah C, Wilkinson M (1990) Analgesic use: a study of treatments used by patients for migraine prior to attending the City of London migraine clinic. Headache 30: 634–638

Manzoni GC, Micieli G, Granella F et al. (1988) Therapeutic approach to drug abuse in headache patients. In: Diener HC, Wilkinson M (eds) Drug-induced headache. Springer, Berlin Heidelberg New York, p 143–149

Marks V (1981) Reactive (rebound) hypoglycemia) In: Marks V, Rose CF (eds) Blackwell, Oxford, p 179–217

Mathew NT (1987) Amelioration of ergotamine withdrawal symptoms with naproxen. Headache 27: 130–133

Mathew NT, Kurman R, Perez F (1990) Drug induced refractory headache – clinical features and management. Headache 30: 634–638

Michultka DM, Blanchard EB, Appelbaum KA, Jaccard J, Dentinger MP (1989) The refractory headache patient – 2. High medication consumption (analgesic rebound) headache. Behav Res Ther 27: 411–420

Micieli G, Manzoni GC, Granella F et al. (1988) Clinical and epidemiological observations on drug abuse in headache patients. In: Diener HC, Wilkinson M (eds) Drug-induced headache. Springer, Berlin Heidelberg New York, p 20–28

Nicolodi M, DelBianco PL, Sicuteri F (1997) The way to serotonergic use and abuse in migraine. Int J Clin Pharmacol Res 17: 79–84

Page H (1981) Rebound headache from ergotamine withdrawal. JAMA 246: 719

Peters G, Horton BT (1951) Headache: with special reference to the excessive use of ergotamine preparations and withdrawal effects. Proc Mayo Clin 26: 153–161

Pini LA, Trenti T (1994) Case report: does chronic use of sumatriptan induce dependence? Headache 34: 600–601

Pradalier A, Dry S, Baron JF (1984) Cephalée induite par l'abuse de tartrate d'ergotamine chez les migrainieux. Concours Méd 106: 106–110

Rahman A, Segasothy M, Samad SA, Zulfiqar A, Rani M (1993) Analgesic use and chronic renal disease in patients with headache. Headache 33: 442–445

Rapoport A, Stang P, Gutterman DL et al. (1996) Analgesic rebound headache in clinical practice: data from a physician survey. Headache 36: 14–19

Rapoport A, Weeks R, Sheftell F (1985) Analgesic rebound headache: theoretical and practical implications. In: Olesen J, Tfelt-Hansen P, Jensen K (eds) Proceedings of the 2nd International Headache Congress, Copenhagen, pp 448–449

Rapoport AM (1988) Analgesic rebound headache. Headache 28: 662–665

Rapoport AM, Weeks RE (1988) Characteristics and treatment of analgesic rebound headache. In: Diener HC, Wilkinson M (eds) Drug-induced headache. Springer, Berlin Heidelberg New York, pp 162–167

Roswell AR, Neylan C, Wilkinson M (1973) Ergotamine induced headache in migrainous patients. Headache 13: 65–67

Sandler DP, Smith JC, Weinberg CR et al. (1989) Analgesic use and chronic renal disease. N Engl J Med 320: 1238–1243

Saper JR (1983a) Drug abuse among headache patients. In: Saper JR (ed) Headache disorders. PSG Publishers, Boston, pp 263–278

Saper JR (1983b) Drug overuse among patients with headache. Neurol Clin 1: 465–477

Saper JR (1990) Daily chronic headaches. Neurol Clin N Amer 8: 891–902

Saper JR, Jones JM (1986) Ergotamine tartrate dependency: features and possible mechanisms. Clin Neuropharmacol 9: 244–256

Schnider P, Aull S, Baumgartner C et al. (1996) Long-term outcome of patients with headache and drug abuse after inpatient withdrawal: five-year followup. Cephalalgia 16: 481–485

Schnider P, Aull S, Feucht M (1994) Use and abuse of analgesics in tension-type headache. Cephalalgia 14: 162–167

Schnider P, Maly J, Grunberger J, Aull S, Zeiler K, Wessely P (1995) Improvement of decreased critical flicker frequency in headache patients with drug abuse after successful withdrawal. Headache 35: 269–272

Schoenen J, Lenarduzzi P, Sianard-Gainko J (1989) Chronic headaches associated with analgesics and/or ergotamine abuse: a clinical survey of 434 consecutive outpatients. In: Rose FD (ed) New advances in headache research. Smith-Gordon, London, pp 29–43

Seller EM, Busto UE, Kaplan HL, Somer G, Baylon GJ (1998) Comparative abuse liability of codeine and naratriptan. Clin Pharmacol Ther 63: 121

Shakir RA (1995) Vitamin toxicity. In: DeWolff FA (ed) Handbook of clinical neurology. Elsevier Science, Amsterdam, pp 567

Silberstein SD, Lipton RB (1997) Chronic daily headache. In: Goadsby PJ, Silberstein SD (eds) Headache. Butterworth-Heinemann, Newton, pp 201–225

Silberstein SD, Lipton RB, Solomon S, Mathew NT (1994) Classification of daily and near daily headaches: proposed revisions to the IHS classification. Headache 34: 1–7

Silberstein SD, Silberstein JR (1992a) Analgesic/ergotamine rebound headache: prognosis following detoxification and treatment with repetitive IV DHE. Headache 32: 252

Silberstein SD, Silberstein JR (1992b) Chronic daily headache: prognosis following inpatient treatment with repetitive IV DHE. Headache 32: 439–445

Stewart JH (1978) Analgesic abuse and renal failure in Australien. Kidney Internat 13: 72–78

Sullivan JT, Sellers EM (1986) Treatment of the barbiturate abstinence syndrome. Med J Aust 145: 456–458

Taschner KL, Wiesbeck GA (1988) Psychiatric aspects of drug addiction of the barbiturate-alcohol type. In: Diener HC, Wilkinson M (eds) Drug-induced headache. Springer, Berlin Heidelberg New York, pp 80–84

Tfelt-Hansen P (1985) Ergotamine headache. In: Pfaffenrath V, Lundberg P, Sjaastad O (eds) Updating in headache. Springer, Berlin Heidelberg New York, pp 169–172

Tfelt-Hansen P (1986) The effect of ergotamine on the arterial system in man. Acta Pharmacol Toxicol 59: 1–29

Tfelt-Hansen P, Krabbe AA (1981a) Ergotamine. Do patients benefit from withdrawal? Cephalalgia 1: 29–32

Tfelt-Hansen P, Olesen J (1981b) Arterial response to ergotamine tartrate in abusing and non-abusing migraine patients. Acta Physiol Scand 48: 69–72

Tfelt-Hansen P, Paalzow L (1985) Intramuscular ergotamine: plasma levels and dynamic activity. Clin Pharmacol Ther 37: 29–35

Tfelt-Hansen P, Saxena PR, Ferrari MD (1995) Ergot alkaloids. In DeWolff FA (ed) Elsevier Science, Amsterdam, pp 61–67

Timmings PL, Richens A (1995) Neurotoxicology of antiepileptic drugs. In: DeWolff FA. (ed) Handbook of clinical neurology. Elsevier Science, Amsterdam, pp 495–513

Vasconcellos E, Pina-Garza JE, Millan EJ, Warner JS (1998) Analgesic rebound headache in children and adolescents. J Child Neurol 13: 443–447

Verhoeff NP, Visser WH, Ferrari MD, Saxena PR, vonRoyen EA (1993) Dopamine D2 receptor imaging with 123-I-iodobenzamide SPECT in migraine patients abusing ergotamine: does ergotamine cross the blood brain barrier. Cephalalgia 13: 325–329

VonKorff M, Galer BS, Stang P (1995) Chronic use of symptomatic headache medications. Pain 62: 179–186

Walker J, Parisi S, Olive D (1993) Analgesic rebound headache: experience in a community hospital. Southern Med J 86: 1202–1205

Warner JS (1999) Rebound headaches: a review. Headache Q 10: 207–219

Zed PJ, Loewen PS, Robinson G (1999) Medication-induced headache: overview and systematic review of therapeutic approaches. Ann Pharmacother 33: 61–72

Ziegler DK (2000) Opiate and opioid use in patients with refractory headache. Cephalalgia 14: 5–10

Kopfschmerz zurückzuführen auf den Entzug von akut eingenommenen Substanzen

Baumgartner GR, Rowen RC (1991) Transdermal clonidine versus chlordiazepoxide in alcohol withdrawal: a randomized, controlled clinical trial. South Med J 84: 312–321

Kopfschmerz zurückzuführen auf den Entzug von chronisch eingenommenen Substanzen

Abbott PJ (1986) Caffeine: a toxicological overview. Med J Aust 145: 518–521

Dalessio DJ (1980) Wolff's headache and other head pain. Oxford University Press, Oxford
Epstein MT, JM Hockaday, TDR Hockaday (1975) Migraine and reproductive hormones through the menstrual cycle. Lancet I: 543–548
Greden JF, Fontaine M, Lubetsky M, Chamberlin K (1978) Anxiety and depression associated with caffeinism among psychiatric inpatients. Am J Psychiatr 135: 963–966
Greden JF, Victor BS, Fontaine P et al. (1980) Caffeine-withdrawal headache, a clinical profile. Psychosomatics z: z–411
Laska EM, Sunshine A, Mueller F, Elvers WB, Siegel C, Rubin A (1984) Caffeine as an analgesic adjuvant. JAMA 251: 1711–1718
Lichten E, J Lichten, A Whitty, D Pieper (1996) The confirmation of a biochemical marker for women's hormonal migraine: the depo-oestradiol challenge test. Headache 36: 367–371
Raskin NH, Appenzeller O (1980) Headache. Saunders, Philadelphia
Silverman K, Evans SM, Strain EC, Griffiths RR (1992) Withdrawal syndrome after the double-blind cessation of caffeine consumption. N Eng J Med 327: 1109–1114
Somerville B (1975) Estrogen withdrawal migraine. Neurology 25: 239–250
vanDusseldorp M, Katan MB (1990) Headache caused by caffeine withdrawal among moderate coffee drinkers switched from ordinary to decaffeinated coffee: a 12 week double blind trial. Br Med J 300: 1558–1559
White BC, Lincoln CA, Pearcz NW, Reeb R, Vaida C (1980) Anxiety and muscle tension as consequence of caffeine withdrawal. Science 209: 1547–1548

Kopfschmerz zurückzuführen auf eine Infektion

Bakterielle Meningitis

Drexler ED (1990) Severe headache: when to worry, what to do. Posgrad Med 87: 164–170, 173–180
Francke E (1987) The many causes of meningitis. Postgrad Med 82: 175–178, 181–183, 187–188
Gedde-Dahl TW, Lettenstrom GS, Bovre K (1980) Coverage for meningococcal disease in the Norwegian morbidity and morality statistics. NIPH Ann 3/2: 31–35
Jones HR, Siekert RG (1989) Neurological manifestation of infective endocarditis. Brain 112: 1295–1315
Tonjum T (1983) Nilsson F, Bruun JH, Hanebeg B. The early phase of meningococcal disease. NIPH Ann 6: 175–181
Zhang SR, Zhang YS, Zhao XD (1989) Tuberculous meningitis with hydrocephalus: a clinical and CT syudy. Chung Hua Nei Ko Tsa Chih 28: 202–204

Lymphozytäre Meningitis

Cochius JI, Burns RJ, Willoughby JO (1989) CNS crytococcosis: unusual aspects. Clin Exp Neurol 26: 183–191
Dalton M, Newton RW (1991) Aseptic meningitis. Duv Med Child Neurol 33: 446–458
Gomez-Arada F, Canadillas F, Marti-Masso FJ et al. (1997) Pseudomigraine with temporary neurological symptoms and lymphocytic pleocytosis. Brain 120: 1105–1113
Mak Sc, Jeng JE, Jong JY, Chiang CH, Chou LC (1990) Clinical observations and virological study of aseptic meningitis in the Kaohsinug area. Taiwan I Hsueh Hui Twa Chih 89: 868–872
Pachner AR, Steere AC (1984) Neurological finfdigns of Lyme disease. Yale Biol Med 57: 481–483
Pachner AR, Steere AC (1985) The triad of neurologic manifestations of Lyme disease: meningitis, cranial neurtits, and radiculoneurtits. Neurology 35: 47–53
Singer JI, Maur PR, Riley JP, Smith PB (1980) Management of central nervous system infections during an epidemic of enteroviral asptic meningitis. J Pediatr 96: 559–563

Enzephalitis

Brooks Rg, Licitra CM, Peacock MG (1986) Encephalitis caused by Coxiella burnetii. Ann Neurol 20: 91–93
Davis LE, Mclaren LC (1983) Relapsing herpes simplex encephalitis following antiviral therapy. Ann Neurol 13: 192–195
Domachowske JB, Cunningham CK, Cummings DL et al. (1996) Acute manifestations and nuerologic sequelae of Eptein-Barr virus encephalitis in children. Pediatr Infect Dis J 15: 871–875
Kennedy PG (1988) Retrospective analsys of 46 cases simplex encephalitis seen in Glasgow between 1962 and 1985. OJM 86: 533–540
Kennedy PG, Adams IH, Graham DI, Clements GB (1998) A clinico-pathological study of herpes simplex encephalitis. Nueropathol Appl Neurobiol 14: 395–415
Poneprasert B (1989) Japanese encephalitis in children in northern Thailand. Southeast Asian J Trop Med Public health 20: 599–603
Saged JI, Weinstein Mo, Miller DC (1985) Chronic encephalitis possibly due to herpes simplex virus: two cases. Neurology 35: 1470–1472

Hirnabszess

Chalstrey S, Pfleiderer AG, Moffat DA (1991) Persisting incidence and mortality of sinogenic cerebral abscecss: a continuing reflection of late clinical diagnosis. J R Soc Med 84: 193–195
Chun CH, Johnson JD, Hofstetter M, Raff MJ (1986) Brain abscess: a study of 45 consecutive cases. Medicine 65: 415–431
Harris LF, Maccubbin DA, Triplett JN, Haws FB (1985) Brain abscess: recent experience at a community hospital. South Med J 78: 704–707
Kulay A, Ozatik N, Topucu I. Otogenic intracranial absces-ses. Acta Neurochir (Wiren) 1990; 107: 140–146
Yen PT, Chan St, Huang TS (1995) Brain abscess: with spcial reference to otolaryngologic sources of infection. Otolaryngol Heda Neck Surg 113: 15–22

Subdurales Empyem

Hodges J, Anslow P, Gillet G (1986) Subdural empyema: continuing diagonostic problems in the CT scan era. QJM 59: 387–393
McIntyre PB, Lavercombe PS, Kemp RJ, McCormack JG (1991) Subdural and epidural empyema: diagnostic and therapeutic problems. Med J Aust 154: 653–657
Sellik JA. Epidural abscess and subdural empyema. J Am Ostropath Assoc 1989; 89: 806–810

Extrakranielle Infektion

De Marinis M, Welch KM (1992) Headache associated with non-cephalic infections: classification and mechanisms. Cephalalgia 12/4: 197–201

HIV/Aids

Brew Bj, Miller J (1993) Human immunodeficiency virus-related headache. Neurology 43: 1098–1100
Denning DW (1988) The neurological features HIV infection. Biomed Pharmacother 42: 11–14
Hollander H, Strimgari S (1987) Human immunodeficiency virus-associated meningitis. Clinical course and correlations. Am J Med 83: 813–816
Evers S, Wibbeke B, Reichelt D, Suhr B, Brilla R, Husstedt IW (2000) The impact of HIV infection on primary headache. Unexpected findings from retrospective, cross-sectional, and prospective analyses. Pain 85: 191–200
Rinaldi R, Manfredi R, Azzimondi G et al. (1997) Recurrent „migrainelike" episodes in patients with HIV disease. Headache 37: 443–448
Weinke T, Rogler G, Sixt C et al. (1989) Cryptococcosis in AIDS patients: observations concerning CNS involvement. J Neurol 236: 38–42

Chronischer postinfektiöser Kopfschmerz

Bohr V et al. (1983) Sequelae from bacterial meningitis and their relation to the clinical condition during acute illness, based on 667 questionnaire returns. Part II of a three part series. J Infect 7: 102–110

Kopfschmerz zurückzuführen auf Störungen der Homöostase

Kopfschmerz zurückzuführen auf eine kardiale Erkrankung

Lipton RB, Lowenkopf T, Bajwa ZH et al. (1997) Cardiac cephalgia: A treatable form of exertional headache. Neurology 49/3: 813–816
Fleetcroft R, Maddocks JL (1985) Headache due to ischemic heart disease. J R Soc Med 78: 676
Blacky RA, Rittlemeyer JT, Wallace MR (1987) Headache angina. Am J Cardiol 60: 730
Lefkowitz D., Biller J. Bregmatic headache as a manifestation of myocardial ischemia. Arch Neurol 1982; 39: 130
Vernay D, Deffond D, Fraysse P, Dordain G (1989) Walk headache: an unusual manifestation of ischemic heart disease. Headache 29: 350–351
Bowen J, Oppenheimer G (1993) Headache as a presentation of angina: reproduction of symptoms during angioplasty. Headache 33: 238–239
Grace A, Horgan J, Breathnach K, Staunton H (1997) Anginal headache and its basis. Cephalalgia 17/3: 195–196

Hypoxie und Schlafapnoesyndrom

Appenzeller O (1972) Altitude headache. Headache 12: 126–129
Silber E, Sonnenberg P, Collier DJ et al. (2003) Clinical features of headache at altitude: A prospective study (in press)
Jameson MD, Wiegmann TB (1990) Principles, uses, and complications of hemodialysis. Med Clin North Am 74/4: 945–60
Jozefowicz RF (1989) Neurologic manifestations of pulmonary disease. Neurol Clin 7/3: 605–616
Loh NK, Dinner DS, Foldvary DO, Skobieranda F, Yew WW (1999) Do patients with obstructive sleep apnea wake up with headaches? Arch Intern Med. 159: 1765–1768
Aldrich MS, Chauncey JB (1990) Are morning headaches part of obstructive sleep apnea syndrome? Arch Intern Med 150: 1265–1267
Poceta JS, Dalessio DJ (1995) Identification and treatment of sleep apnea in patients with chronic headache. Headache 35: 586–589
Porcelli J, Gugelchuk G (1995) A trek to the top: A review of acute mountain sickness. J Am Osteopath Assoc 95/12: 718–720
Lipton RB, Mazer C, Newman LC, Solomon S (1997) Sumatriptan relieves migraine-like headaches associated with carbon monoxide exposure. Headache 37: 392–395
Ginsberg MD (1985) Carbon monoxide intoxication: clinical features, neuropathology and mechanisms of injury. J Toxicol Clin Toxicol 23: 281–288
Greene C, Lumpkin JR, Baker FJ II. (1983) Association between unsuspected carbon monoxide exposure and headache. Ann Emerg Med 244
Chisholm CD, Reilly J, Berejan B (1987) Carboxyhemoglobin levels in patients with headache. Ann Emerg Med Abstract
Heckerling PS, Leikiin JB, Maturen A, Perkins JT (1987) Predictors of occult carbon monoxide poisoning in patients with headache and dizziness. Ann Intern Med 107: 174–176

Tauchen und Hyperkapnie

Sliwka U, Kransney JA, Simon SG et al. (1998) Effects of sustained low-level elevations of carbon dioxide on cerebral blood flow and autoregulation of the intracerebral arteries in humans. Aviat Space Environ Med 69: 299–306
Edmonds RC, Greene ER, Schoene RB et al. (1992) Diving and Subacquative medicine, 3rd edn. Butterworth-Heinemann, Oxford, pp 404–406
Cheshire WP, Ott MC Jr (2001) Headache in Divers. Headache 41: 235–247

Hämodialyse

Antoniazzi AL, Bigal ME, Bordini CA (2003) In: Speciali JG (ed) Headache associated with dialysis. The IHS criteria revisited. Cephalalgia (in press)

Hypertonus

Weiss NS (1972) Relation of high blood pressure to headache, epistaxis, and selected other symptoms. The United States Health Examination Survey of Adults. N Engl J Med 287/13: 631–633
Kruszewski P, Bieniaszewski L, Neubauer J, Krupa-Wojciechowska B (2000) Headache in patients with mild to moderate hypertension is generally not associated with simultaneous blood pressure elevation. J Hypertens 18: 437–444
Gus M, Fuchs FD, Pimentel M, Rosa D, Melo AG, Moreira LB (2001) Behavior of ambulatory blood pressure surrounding episodes of headache in mildly hypertensive patients. Arch Intern Med 161: 252–255
Loh KC, Shlossberg AH, Abbott EC, Salisbury SR, Tan MH (1997) Phaeochromocytoma: a ten-year survey. Q J Med 90/1: 51–60
Mannelli M, Ianni L, Cilotti A, Conti A (1999) Pheochromocytoma in Italien: A multicentric retrospective study. Eur J Endocrinol 141/6: 619–624
Zampaglione B, Pascale C, Marchisio M, Cavallo-Perin P (1996) Hypertensive urgencies and emergencies. Prevalence and clinical presentation. Hypertension 27: 144–147
Vaughan CJ, Delanty N (2000) Hypertensive emergencies. Lancet 356: 411–417
Letter to the Editor (1999) Pre-eclampsia and eclampsia headache: classification recommendation. Cephalalgia 19: 67–9
Walker JJ (2000) Pre-eclampsia. Lancet 56: 1260–1265
Thomas JE, Rooke ED, Kvale WF (1966) The neurologists experience with pheochromocytoma. JAMA 197/10: 754–758
Dodick DW (2000) Recurrent short-lasting headache associated with paroxysmal hypertension: a clonidine-responsive syndrome. Cephalalgia 20/5: 509–514
Lance J.W., Hinterberger H (1976) Symptom of pheochromocytoma with particular reference to headache, correlated with catecholamine production. Arch Neurol 33: 281–288

Endokrinologische Störungen

Airaghi L, Catania A (1999) Endocrine headache. In: Seminars in headache management – Neuroendocrinological aspects of headache. Decker, Philadelphia, vol 4, no 4
Moreau T (1988) Headache in hypothyroidism. Prevalence and outcome under thyroid hormone therapy. Cephalalgia 18: 687–689
Fenichel NM (1948) Chronic headache due to masked hypothyroidism. Ann Intern Med 29: 456–460
Amy JR (1987) Tests of thyroid function in chronic headache patients. Headache 27: 351–3
Arafah BM et al. (2000) The dominant role of increased intrasellar pressure in the pathogenesis hypopituitarism, hyperprolactinemia, and headache in patients with pituitary adenomas. J Clin Endocrinol Metab 85/5: 1789–1793

Kopfschmerz beim Fasten

Mosek AC, Korczyn AD (1995) Yom Kippur headache. Neurology 45: 1953–1955
Service FJ (1992) Hypoglycemic disorders. In: Wyngaarden JB, Smith LH, Bennett JC (eds) Cecil's textbook of medicine, 18th edn. Saunders, Philadelphia, pp 1310–1317
Dalton K (1975) Food intake prior to migraine attacks. Study of 2,313 spontaneous attacks. Headache 15: 188–193
Pearce J (1971) Insulin induced hypoglycaemia in migraine. J Neurol Neurosurg Psychiatry 34: 154–156
Malouf R, Brust JCM (1985) Hypoglycemia: causes, neurological manifestations, and outcome. Ann Neurol 17: 421–430
Dexter JD, Roberts J, Byer JA (1978) The five hour glucose tolerance test and effect of low sucrose diet in migraine. Headache 18: 91–94

Kopf- oder Gesichtsschmerzen zurückzuführen auf Erkrankungen des Schädels sowie von Hals, Augen, Ohren, Nase, Nasennebenhöhlen, Zähnen, Mund oder anderen Gesichts- oder Schädelstrukturen

Schädelknochen

Bhatoe HS, Deshpande GU (1998) Primary cranial Ewing's sarcoma.Br J Neurosurg 12/2: 165–169

Hayashi T, Kuroshima Y, Yoshida K et al. (2000) Primary osteosarcoma of the sphenoid bone with extensive periosteal extension–case report. Neurol Med Chir (Tokyo) 40/8: 419–422

Scherer A, Engelbrecht V, Nawatny J et al. (2001) MRI of the cerebellopontine angle in patients with cleidocranial dysostosis. Röfo Fortschr Geb Rontgenstr Neuen Bildgeb Verfahr 173/4: 315–318

Zervikogene Kopfschmerzen

Antonaci F, Fredriksen TA, Sjaastad O (2001) Cervicogenic headache: clinical presentation, diagnostic criteria, and differential diagnosis. Curr Pain Headache Rep 5/4: 387–392

Antonaci F, Ghirmai S, Bono G, Sandrini G, Nappi G (2001) Cervicogenic headache: evaluation of the original diagnostic criteria. Cephalalgia 21/5: 573–583

Bogduk N, Corrigan B, Kelly P, Schneider G, Farr R (1985) Cervical headache. Med J Aust 143: 202–207

Bogduk N (2001) Cervicogenic headache: anatomic basis and pathophysiologic mechanisms. Curr Pain Headache Rep 5/4: 382–386

Bogduk N (1997) Headache and the neck. In: Goadsby PJ, Silberstein SD (eds) Headache. Butterworth-Heinemann, Boston, pp 369–381

Fredriksen TA, Sjaastad O (2000) Cervicogenic headache: current concepts of pathogenesis related to anatomical structure. Clin Exp Rheumatol 18 (2 Suppl 19): S16–18

Göbel H, Edmeads JG (2000) Disorders of the skull and cervical spine. In: Olesen J, Tfelt-Hansen P, Welch KMA (eds) The headaches, 2nd edn. Lippincott, Williams & Wilkins, Philadelphia, pp 891–898

Göbel H (1997) Die Kopfschmerzen. Ursachen, Mechanismen, Diagnostik und Therapie in der Praxis. Springer, Berlin Heidelberg New York Tokio, S 1–901

Lance JW, Anthony M (1980) Neck-Tongue Syndrome on sudden turning of the head. J Neurol Neurosurg Psychiatry 43: 97–101

Leone M, D'Amico D, Grazzi L, Attanasia A, Bussone G (1998) Cervicogenic headache: a critical review of the current diagnostic criteria. Pain 78: 1–5

Leone M, D'Amico D, Moschiano F et al. (1995) Possible identification of cervicogenic headache among patients with migraine: an analysis of 374 headaches. Headache 35: 461–464

Lord S, Barnsley L, Wallis B, Bogduk N (1994) Third occipital headache: a prevalence study. J Neurol Neurosurg Psychiatry 57: 1187–1190

Lord SM, Bogduk N (1996) The cervical synovial joints as sources of post-traumatic headache. J Musculoskel Pain 4: 81–94

Poughias L, Kruszewski P, Inan L (1997) Cervicogenic headache: a clinical review with special emphasis on therapy. Funct Neurol 12/6: 305–317

Sjaastad O, Fredriksen TA, Stolt-Nielsen A et al. (2002) Cervicogenic headache: the importance of sticking to the criteria. Funct Neurol 17/1: 35–36

Retropharyngeale Tendinitis

Eastwood JD, Hudgins PA, Malone D (1998) Retropharyngeal effusion in acute calcific prevertebral tendinitis: diagnosis with CT and MR imaging. AJNR Am J Neuroradiol 19/9: 1789–1792

Ekbom K, Torhall J, Annell K, Traff J (1994) Magnetic resonance imaging in retropharyngeal tendinitis. Cephalalgia 14/4: 266–269

Pearce JM (1996) Longus cervicis colli „myositis" (syn: retropharyngeal tendinitis) J Neurol Neurosurg Psychiatry 61/3: 324

Sarkozi J, Fam AG (1984) Acute calcific retropharyngeal tendinitis: an unusual cause of neck pain. Arthritis Rheum 27/6: 708–710

Kraniozervikale Dystonie

Csala B, Deuschl G (1994) Craniocervical dystonia. Pragmatic general concept or nosologic entity? Nervenarzt 65/2: 75–94

Friedman J, Standaert DG. Dystonia and its disorders. Neurol Clin. 2001; 19/3: 681–705

Göbel H, Deuschl G (1997) Dauerkontraktionen kranialer oder zervikaler Muskeln. MMW 139: 456–458

Göbel H, Heinze A, Heinze-Kuhn K, Austermann K (2001) Botulinum toxin A in the treatment of headache syndromes and pericranial pain syndromes. Pain 91/3: 195–199

Markham CH. The dystonias. Curr Opin Neurol Neurosurg. 1992; 5/3: 301–307

Augen

Daroff RB (1998) Ocular causes of headache. Headache 38: 661

Daum KM, Good G, Tijerina L (1988) Symptoms in video display terminal operators and the presence of small refractive errors. J Am Optom Assoc 59/9: 691–697

Gerling J, Janknecht P, Kommerell G (1998)Orbital pain in optic neuritis and anterior ischemic optic neuropathy. Neuro-Ophthalmology 19: 93–99

Göbel H, Martin TJ (2000) Ocular disorders. In: Olesen J, Tfelt-Hansen P, Welch KMA (eds) The headaches, 2nd edn. Lippincott, Williams & Wilkins, Philadelphia, pp 899–904

Gordon GE, Chronicle EP, Rolan P (2001) Why do we still not know whether refractive error causes headaches? Towards a framework for evidence based practice. Ophthalmic Physiol Opt 21/1: 45–50

Lewis J, Fourman S (1998) Subacute angle-closure glaucoma as a cause of headache in the presence of a white eye. Headache 38: 684–686

McCluskey PJ, Lightman S, Watson PG et al. (1999) Posterior Scleritis. Clinical features, systemic associations, and outcome in a large series of patients. Ophthalmology 106: 2380–2386

Ohr, Nase und Nebenhöhlen

Abu-Bakra M, Jones NS (2001) Prevalence of nasal mucosal contact points in patients with facial pain compared with patients without facial pain. J Laryngol Otol 115/8: 629–632

Blumenthal HJ (2001) Headache and sinus disease. Headache 41: 883–888

Boes CJ, Swanson JW, Dodick DW (1998) Chronic paroxysmal hemicrania presenting as otalgia with a sensation of external acoustic meatus obstruction: two cases and a pathophysiologic hypothesis. Headache 38/10: 787–791

Close LG, Aviv J (1997) Headaches and disease of the nose and paranasal sinuses. Semin Neurol 17: 351–354

De Vuyst D, De Schepper AM, Parizel PM (2001) Chronic cocaine abuse. JBR-BTR 84/2: 60

Göbel H, Baloh RW (2000) Disorders of ear, nose, and sinus. In: Olesen J, Tfelt-Hansen P, Welch KMA (eds) The headaches, 2nd edn. Lippincott, Williams & Wilkins, Philadelphia, pp 905–912

Kenny TJ, Duncavage J, Bracikowski J, Yildirim A, Murray JJ, Tanner SB (2001) Prospective analysis of sinus symptoms and correlation with paranasal computed tomography scan. Otolaryngol Head Neck Surg 125/1: 40–43

Lam DK, Lawrence HP, Tenenbaum HC (2001) Aural symptoms in temporomandibular disorder patients attending a craniofacial pain unit. J Orofac Pain 15/2: 146–157

Lanza DC, Kennedy DW (1997) Adult rhinosinusitis defined. Report of the Rhinosinusitis Task Force Committee of the American Academy of Otolaryngology Head and Neck Surgery. Otolaryngol. Head Neck Surg 117: S1-S7

Levine HL (2000) Patients with headache and visual disturbance: a differentiation between migraine and sinus headache. Arch Otolaryngol. Head Neck Surg 126: 234–235

Murphy E, Merrill RL (2001) Non-odontogenic toothache. J Ir Dent Assoc 47/2: 46–58

Pinto A, De Rossi SS, McQuone S, Sollecito TP (2001) Nasal mucosal headache presenting as orofacial pain: a review of the literature and a case report. Oral Surg Oral Med Oral Pathol Oral Radiol Endod 92/2: 180–183

Sandstrom M, Wilen J, Oftedal G, Hansson Mild K (2001) Mobile phone use and subjective symptoms. Comparison of symptoms experienced by users of analogue and digital mobile phones. Occup Med (Lond) 51/1: 25–35

Seiden AM, Martin VT (2001) Headache and the frontal sinus. Otolaryngol Clin North Am 34/1: 227–41

Sydbom A, Blomberg A, Parnia S, Stenfors N, Sandstrom T, Dahlen SE (2001) Health effects of diesel exhaust emissions. Eur Respir J 17/4: 733–746

Tosun F, Gerek M, Ozkaptan Y (2000) Nasal surgery for contact point headaches. Headache 40: 237–240

West B, Jones NS (2001) Endoscopy-negative, computed tomography-negative facial pain in a nasal clinic. Laryngoscope 111 (4 Pt 1: 581–586

Zähne und Kiefer

Allen DT, Voytovich MC, Allen JC (2000) Painful chewing and blindness: signs and symptoms of temporal arteritis. J Am Dent Assoc 131/12: 1738–1741

Ciancaglini R, Radaelli G (2001) The relationship between headache and symptoms of temporomandibular disorder in the general population. J Dent 29/2: 93–98

Egermark I, Carlsson GE, Magnusson T (2001) A 20-year longitudinal study of subjective symptoms of temporomandibular disorders from childhood to adulthood. Acta Odontol Scand 59/1: 40–48

Epstein JB, Caldwell J, Black G (2001) The utility of panoramic imaging of the temporomandibular joint in patients with temporomandibular disorders. Oral Surg Oral Med Oral Pathol Oral Radiol Endod 92/2: 236–239

Henrikson T, Ekberg EC, Nilner M (1997) Symptoms and signs of temporomandibular disorders in girls with normal occlusion and Class II malocclusion. Acta Odontol Scand 55/4: 229–235

Ivanhoe CB, Lai JM, Francisco GE (1997) Bruxism after brain injury: successful treatment with botulinum toxin-A. Arch Phys Med Rehabil 78/11: 1272–1273

Kirveskari P (2001) Prediction of demand for treatment of temporomandibular disorders. J Oral Rehabil 28/6: 572–575

Magnusson T, Egermark I, Carlsson GE (2000) A longitudinal epidemiologic study of signs and symptoms of temporomandibular disorders from 15 to 35 years of age. J Orofac Pain Fall 14/4: 310–319

Marcusson A, List T, Paulin G, Dworkin S (2001) Temporomandibular disorders in adults with repaired cleft lip and palate: a comparison with controls. EOS 23/2: 193–204

Sonnesen L, Bakke M, Solow B (1998) Malocclusion traits and symptoms and signs of temporomandibular disorders in children with severe malocclusion. Eur J Orthod 20/5: 543–59

Kiefergelenk

List T, Wahlund K, Larsson B (2001) Psychosocial functioning and dental factors in adolescents with temporomandibular disorders: a case-control study. J Orofac Pain 5/3: 218–227

Ciancaglini R, Radaelli G (2001) The relationship between headache and symptoms of temporomandibular disorder in the general population. J Dent 29/2: 93–98

Molina OF, dos Santos Junior J, Nelson SJ, Nowlin T (2000) Profile of TMD and Bruxer compared to TMD and nonbruxer patients regarding chief complaint, previous consultations, modes of therapy, and chronicity. Cranio 18/3: 205–19

Ogus H (1978) Degenerative disease of the temporomandibular joint and pain-dysfunction syndrome. J R Soc Med 71: 748–754

Jacome D (2001) Primary yawning headache. Cephalalgia 21/6: 697–699

Kopfschmerzen zurückzuführen auf psychiatrische Störungen

Curioso EP, Young WB, Shecter AL, Kaiser R (1999) Psychiatric comorbidity predicts outcome in chronich daily headache patients. Neurology 52/6), S2, A471

Canestri P, Galli F, Guidetti V, Tomaciello A (2001) Chronic Daily Headache in children and adolescents: a two years follow-up„. Cephalalgia 21/4: 288

Guidetti V, Galli F, Fabrizi P et al. (1998) Headache and psychiatric comorbidity: clinical aspects and outcome in an 8-year follow-up study. Cephalalgia 18: 455–462

Lake A (2001) Behavioral and nonpharmacologic treatments of headache. Med Clin North Am 85/4: 1055–1075

Marazzitti D, Toni C, Pedri S et al. (1999) Prevalence of headache syndromes in panic disorder. Int Clin Psychopharmacol 14/4: 247–251

Mitsikostas DD, Thomas AM (1999) Comorbidity of headache and depressive disorders. Cephalalgia 19/4: 211–217

Pakalnis A, Greenberg G, Drake ME, Paolich J(2001) Pediatric migraine prophylaxis with divalproex. J Child Neurol 16/10: 731–734

Radat F, Sakh D, Lutz G, el Amrani M, Ferreri M, Bousser MG (1999) Psychiatric comorbidity is related to headache induced by chronic substance use in migraineurs. Headache 39/7: 477–480

Radat F (2000) Psychopathology and headache. Rev Neurol 156 (Suppl 4): S62–-67

Kraniale Neuralgien und zentrale Ursachen von Gesichtsschmerzen

Trigeminusneuralgie

Barker FG II, Jannetta PJ, Bissonette DJ, Larkins MV, Jho HD (1997) The long-term outcome of microvascular decompression for trigeminal neuralgia. N Engl J Med 334: 1077–1083

Taha JM, Tew JM Jr (1997) Treatment of trigeminal neuralgia by percutaneous radiofrequency rhizotomy. Neurosurg Clin North Am 8: 31–39

Terrence CF, Jensen TS (2000) Trigeminal neuralgia and other facial neuralgias in: Olesen J, Tfelt-Hansen P, Welch KMA (eds) The headaches, 2nd edn. Lippincott, Williams & Wilkins, Philadelphia, pp 929–938

Zakrzewska JM (2002) Trigeminal neuralgia. In: Zakrzewska JM, Harrison SD (eds) Assessment and management of orofacial pain. Pain research and clinical management. Elsevier, Amsterdam, 14: 263–366

Glossopharyngeusneuralgie

Ekbom KA, Westerberg CE (1966) Carbamazepine in glossopharyngeal neuralgia. Arch Neurol 14: 595–596

Laha RK, Jannetta PJ (1977) Glossopharyngeal neuralgia. J Neurosurg 47: 316–320

Minagor A, Sheremata WA (2000) Glossopharyngeal neuralgia and MS. Neurology 54: 1368–1370

Rushton JG, Stevens JC, Miller RH (1981) Glossopharyngeal (vagoglossopharyngeal) neuralgia. A study of 217 cases. Arch Neurol 38: 201–205

Intermediusneuralgie

Bruyn GW (1986) Nervus intermedius neuralgia (Hunt) In: Rose FC (ed) Headache. Handbook of clinical neurology. Elsevier, Amsterdam, 4 (48): 487–494

Laryngeus-superior-Neuralgie

Bruyn GW (1986) Superior laryngeal neuralgia. In: Rose FC ed. Headache. Handbook of clinical neurology. Elsevier, Amsterdam, 4 (48): 495–500

Nasoziliarisneuralgie (Charlin-Neuralgie)

Bruyn GW (1986) Charlin's neuralgia. In: Rose FC ed. Headache. Handbook of clinical neurology. Elsevier, Amsterdam, 4 (48): 483–486

Supraorbitalisneuralgie

Sjaastad O, Stolt-Nielsen A, Pareja JA, Vincent M (1999) Supraorbital neuralgia. The clinical manifestation and a possible therapeutic approach. Headache 39: 204–212

Neuralgien anderer terminaler Äste

de Vries N, Smelt WL (1990) Local anaesthetic block of posttraumatic neuralgia of the infraorbital nerve. Rhinology 28: 103–106

Okzipitalisneuralgie

Bogduk N (1985) Greater occipital neuralgia. In: Long DM (ed) Current therapy in neurological surgery. Decker, Philadelphia, pp 175–180

Hammond SR, Danta A (1978) Occipital neuralgia. Clin Exp Neurol 15: 258–270

Nacken-Zungen-Syndrom

Bertoft ES, Westerberg CE (1985) Further observations on the neck-tongue syndrome. Cephalalgia 5 (Suppl 3): 312–313

Bogduk N (1981) An anatomical explanation for the neck-tongue syndrome. J Neurol Neurosurg Psychiatry 44: 202–208

Lance JW, Anthony M (1980) Neck-tongue syndrome on sudden turning of the head. J Neurol Neurosurg Psychiatry 43: 97–101

Kopfschmerz durch äußeren Druck

Pestronk A, Pestronk S (1983) Goggle migraine. N Engl J Med 308: 226

Kältebedingter Kopfschmerz

Drummond PD, Lance JW (1984) Neurovascular disturbances in headache patients. Clin Exp Neurol 20: 93–99

Odell-Smith R (1968) Ice cream headache. In: Vinken PJ, Bruyn GW (eds) Handbook of clinical neurology. Elsevier, Amsterdam, 5: 188–191

Raskin NH (1986) Ice cream, ice-pick and chemical headaches. In: Rose FC (ed) Headache. Handbook of clinical neurology. Elsevier, Amsterdam, 4 (48): 441–448

Raskin NH, Knittle SC (1976) Ice cream headache and orthostatic symptoms in patients with migraine. Headache 16: 222–225

Wolf S, Hardy JD (1941) Studies on pain. Observations on pain due to local cooling and on factors involved in the „cold pressor" effect. J Clin Invest 20: 521–533

Anhaltender Schmerz verursacht durch Kompression, Irritation oder Distorsion eines Hirnnervs oder einer der oberen zervikalen Wurzeln durch eine strukturelle Läsion

Adams RD, Victor M, Ropper AH (1997) Principles of neurology, 6th edn. McGraw-Hill, New York, pp 187–193, 1370–1385

Capobianco DJ (1995) Facial pain as a symptom of nonmetastatic lung cancer. Headache 35: 581–585

Dalessio DJ (ed) (1993) Wolff's headache and other head pain, 6th edn. Oxford University Press, New York, pp 345–364

Mokri B (1982) Raeder's paratrigeminal syndrome. Arch Neurol 39: 395–399

Schoenen J, Broux R, Moonen G (1992) Unilateral facial pain as the first symptom of lung cancer: are there diagnostic clues? Cephalalgia 12: 178–179

Optikusneuritis

Adams RD, Victor M, Ropper AH (1997) Principles of neurology, 6th edn. McGraw-Hill, New York, pp 910–911

Kaufman DI, Trobe JD, Eggenberger ER, Whitaker JN (2000) Practice parameter: the role of corticosteroids in the management of acute monosymptomatic optic neuritis. Neurology 54: 2039–2044

Shults WT (1991) Diseases of the visual pathways I. In: Swash M, Oxbury J (eds) Clinical Neurology. Churchill Livingstone, Edinburgh, pp 410–413

Okuläre diabetische Neuropathie

Kennard C (1991) Disorders of eye movements I. In: Swash M, Oxbury J (eds) Clinical Neurology. Churchill Livingstone, Edinburgh, pp 446–447

Herpes zoster

Bowsher D (1997) The management of postherpetic neuralgia. Postgrad Med J 73: 623–629

Dworkin RH, Portenoy RK (1996) Pain and its persistence in herpes zoster. Pain 67: 241–252

Ragozzino MW, Melton LJ, Kerland LT, Chu CP, Perry HO (1982) Population-based study of Herpes Zoster and its sequelae. Medicine 61: 310–316

Tolosa-Hunt-Syndrom

de Arcaya AA, Cerezal L, Canga A et al. (1999) Neuroimaging diagnosis of Tolosa-Hunt syndrome. MRI contribution. Headache 39: 321–325

Forderreuther S, Straube A (1999) The criteria of the International Headache Society for Tolosa-Hunt syndrome need to be revised. J Neurol 246: 371–377

Goadsby PJ, Lance JW (1989) Clinicopathological correlation in a case of painful ophthalmoplegia: Tolosa-Hunt syndrome. J Neurol Neurosurg Psychiatry 52: 1290–1293

Hannerz J (1985) Pain characteristics of painful ophthalmoplegia (the Tolosa-Hunt syndrome) Cephalalgia 5: 103–106

Hunt WE (1976) Tolosa-Hunt syndrome: one cause of painful ophthalmoplegia. J Neurosurg 44: 544–549

Tolosa E (1954) Periarteritic lesions of the carotid siphon with the clinical features of a carotid infraclinoidal aneurysm. J Neurol Neurosurg Psychiatry 17: 300–302

Ophthalmoplegische Migräne

Lance JW, Zagami AS (2001) Ophthalmoplegic migraine: a recurrent demyelinating neuropathy? Cephalalgia 21: 84–89

Mark AS, Casselman J, Brown D et al. (1998) Ophthalmoplegic migraine: reversible enhancement and thickening of the cisternal segment of the oculomotor nerve on contrast-enhanced MR images. Am J Neuroradiol 19: 1887–1891

Anaesthesia dolorosa

Illingworth R (1986) Trigeminal neuralgia: surgical aspects. In: Rose RD ed Headache. Handbook of clinical neurology. Elsevier, Amsterdam, 4 (48): 449–458

Pagni CA (1977) Central and painful anaesthesia. Pathophysiology and treatment of sensory deprivation syndromes due to central and peripheral nervous system lesions. Progr Neurol Surg 2: 132–257

Zentraler Schmerz nach Hirninfarkt

Bowsher D (1996) Central pain: clinical and physiological characteristics. J Neurol Neurosurg Psychiatry 61: 62–69

Bowsher D, Leijon G, Thuomas KA (1998) Central poststroke pain. Correlation of MRI with clinical pain characteristics and sensory abnormalities. Neurology 51: 1352–1358

Fitzek S, Baumgartner U, Fitzek C et al. (2001) Mechanisms and Predictors of chronic facial pain in lateral medullary infarction. Ann Neurol 49: 493–500

Multiple Sklerose

Jensen TS, Rasmussen P, Reske-Nielsen E (1982) Association of trigeminal neuralgia with multiple sclerosis: clinical pathological features. Acta Neurol Scand 65: 182–189

Anhaltender idiopathischer Gesichtsschmerz

Boivie J, Casey KL (2000) Central pain in the face and head. In Olesen J, Tfelt-Hansen P, Welch KMA eds. The headaches, 2nd edn. Lippincott, Williams & Wilkins, Philadelphia, pp 939–945

Gouda JJ, Brown JA (1997) Atypical facial pain and other pain syndromes. Differential diagnosis and treatment. Neurosurg Clin North Am 1: 87–99

Harrison SD (2002) Atypical facial pain and atypical odontalgia in Zakrzewska JM, Harrison SD (eds) Assessment and management of orofacial pain. Pain research and clinical management. Elsevier, Amsterdam, 14: 251–262

Syndrom des brennenden Mundes

Zakrzewska J (2002) Burning mouth. In Zakrzewska JM, Harrison SD (eds) Assessment and management of orofacial pain. Pain research and clinical management. Elsevier, Amsterdam, 14: 367–380

Andere kraniale Neuralgien oder andere zentral vermittelte Gesichtsschmerzen

Montalbetti L, Ferrandi D, Pergami P, Savoldi F (1995) Elongated styloid process and Eagle's syndrome. Cephalalgia 15: 80–93

Stichwortverzeichnis

A

abdominelle Migräne 147, 180
- bei Kindern 180
Acetazolamid 618, 796
Acetylcholin 210, 217, 706
Acetylsalicylsäure 207, 302–304, 331, 336, 339, 350, 366, 440, 469, 470, 495, 572, 574, 585, 588, 602, 618, 638, 673, 705, 765, 769, 803, 804
Aciclovir 673, 765, 769
ADEM 613
Ad-hoc-Komitee des National Institute of Health 6
α_2-Adrenorezeptor 207
AEP (s. akustisch evozierte Potentiale)
aggravierende Faktoren 150
α_2-Agonist 782
Agnosie 63, 64
AIDS 670
Airline-Kopfschmerz 685
Ajmalin 796
Akkomodation 716
Aktivitätstraining 570, 732
Akupressur 347
Akupunktur 346, 459, 531, 773
Akustikusneurinom 699, 745
akustische evozierte Potentiale (AEP) 243
Alarmphase 250
algogenes Psychosyndrom 253, 281
Alkohol 257, 271, 527, 652
- Alkohol-Kopfschmerz 654
- Clusterkopfschmerz 527
Alkoholinjektion 757
Allergietest 228
Allodynie 779
Almotriptan 306, 321, 803
alternierende Hemiplegie im Kindesalter 182, 791
Amalganzahnfüllung 657
Amantadin 350, 765, 769, 772, 782, 796
Amantadinsulfat 240
amaurosis fugax 595
Aminosäure 239, 522
- exzitatorische 239, 522
Amitriptylin 220, 331, 334, 337, 441, 478, 479, 483, 565, 705, 783, 804
- Wirkungsweise 479
Amnesie 65
Amöben 796
Anaesthesia dolorosa 741, 776
analgetikainduzierter Kopfschmerz 304

Analgetikanephropathie 304
Analogskala 697
- visuelle 697
Anämie 798
Anastomose 238
- kraniale arteriovenöse 238
Aneurysma 268, 578, 586–588, 592, 739, 745, 776
- intrakranielles 268
- sackförmiges 578
- zerebrales 592
Anfall 358, 671
- synkopaler 358
Angiographie 105, 231, 581
- Magnetresonanzangiographie (MRA) 230
- zerebrale 231
Angiom 578
- kavernöses 578
Angiomatose 579
- enzephalo-trigeminale 579
Angiopathie 583
- benigne des ZNS 583
angiospastische Migräne 200
Angst 392, 729, 733
- Trennungsangst 801
Angstkrankheit 281
Angststörung 800
- generalisierte 800
anhaltende somatoforme Schmerzstörung 728
anhaltender idiopathischer Gesichtsschmerz 784
Anilinderivat 471
Anisakis spp. 797
Ankündigungssymptom 302
- medikamentöse Maßnahmen 302
Antibiotika 718
Antidepressiva 334, 763, 765, 771, 782, 786
- trizyklische 763, 765, 771, 786
Antiemetika 302, 303, 565
- in der Migräneakuttherapie 303
Antihistaminika 796
Antikardiolipin-Antikörper-Syndrom 798
antinozizeptiver Hirnstammreflex 247, 411
Antiphlogistika 339, 796
- nichtsteroidale 339, 796
Antiphospholipid-Antikörper-Syndrom 605, 613
Antirheumatika 471, 481, 763
- nichtsteroidale 471, 481, 763
Aphasie 168

Apostel Paulus 157
apparative Diagnostik bei Kopfschmerzen 93
Appetitlosigkeit 174
Apraxie 64
Aquäduktstenose 619
Arachnoidalzyste 619
Arbeitsausfall 394
Arbeitsunfähigkeit 185
Arbeitszeitverlust 376
- durch Migräne 376
Arnold-Chiari-Syndrom 619, 703
- Chiari-Malformation Typ I 615
Arteria cerebelli superior 760
Arteria-carotis-Dissektion 600
Arteria-carotis-Schmerz 580, 600
Arteria-vertebralis-Dissektion 600
Arteria-vertebralis-Schmerz 580, 600
arterielle Dissektion 580
arterielle Hypertension 587, 689
Arteriitis 270, 579, 598
- primär intrakranielle 598
arteriovenöse Anastomose 238
- kraniale 238
arteriovenöse Malformation (AVM) 269, 360, 578, 586–588, 593, 745
arteriovenöser Shunt 238
Arthritis 697, 700, 702
- Osteoarthritis 700
- rheumatische 697, 700
- rheumatoide 700
- Spondylarthritis 702
Arztkonsultation 398
- Kopfschmerz vom Spannungstyp 398
aseptische Meningitis 613, 634, 672
Aspartam 258
Aspartat 239, 522
Aspirin 568, 594, 705
Aspisol 350
Assoziationskortex 232
- visueller 232
Astigmatismus 698, 716
Ataxie 585
Atenolol 330, 331
ätherische Öle 440, 445
ätiologischer Faktor 556
atlantoaxiale Luxation 702
Atlantookzipitalgelenk 739
atypische Odontalgie 719, 785
atypischer Gesichtsschmerz 439, 742
Aufbißschiene 461
Aufwachkopfschmerz 547
Augenerkrankung 698, 699, 715
- entzündliche 699

– Kopfschmerz 698, 715
Augenmuskelparese 592
Aura 47, 152, 165, 166, 225
– Geruchsaura 168
– motorische 166
– sensorische 165
– typische 144, 145
– visuelle 158
Auraphase 153, 155
Ausgleichsgymnastik 440
Auslaßdiät 227
Auslösefaktoren 45, 189, 255, 514
– Clusterkopfschmerz 514
autogenes Feedback 291, 732
autogenes Training 284
AVM (s. arteriovenöse Malformation)
Axonreflex 266
Azathioprin 521, 594

B

Baclofen 749, 754, 782, 786
bakterielle Meningitis 668
Barbiturate 796
Barotrauma 685
basale Impression 702
Basilarismigräne 167, 268, 308
Begleitsymptome 50, 174, 513
– Clusterkopfschmerz 513
Belastungsstörung 801
– posttraumatische 801
benigne Angiopathie des ZNS 583
benigne intrakranielle Hypertension 270
benigner paroxysmaler Torticollis 791
benigner wiederkehrender
   Schwindel 182
Benzodiazepine 441, 472
Bewältigungsstrategie 729
Bewegungskrankheit 357
Bewegungstherapie 568, 570
– aktive 568
– chronischer posttraumatischer Kopfschmerz 565, 566, 568
Bewegungsübungen 574
– isometrische 574
Bewußtseinsstörung 671
Bewußtseinsveränderungen 169
Biofeedback 440, 531, 570, 732
– Blutvolumenpuls-Biofeedback 291
– EMG-Biofeedback 448
– Therapie 291
– Verfahren 283
Biopsie 596
– der A. temporalis 596
Blepharospasmus 706, 707, 709
Blockade 773, 784
– des Ganglion cervicale superius 773
– Grenzstrangblockade 773
– Sympathikusblockade 784
β-Blocker 350, 362, 441
blood patch 632
Blutfluß 232, 433
– intrazerebraler 433
– regionaler zerebraler 232
Blutflußgeschwindigkeit 230, 231, 292
– Feedback 292
Blut-Hirn-Schranke 208

Blutsenkungsgeschwindigkeit
   (BSG) 579, 596
Blutung 577
– intraventrikuläre Blutung 619
– intrazerebrale 577
– nichttraumatische intrakranielle 577
– subarachnoidale (SAB) 268, 577, 588, 776
Blutvolumenpuls-Biofeedback 291
Bosentan 211
Bospirone 215
Botulinumtoxin A 342, 344, 481, 706, 710
– Anwendung 344
– Wirkmechanismen 706, 710
Bradykinin 218
Brechungsfehler 698, 716
Brennwatte 454
Bromocriptin 796
Bruxismus 709, 720
Buprenorphin 804

C

CACNL1A4 262
CADASIL (zerebrale autosomal dominante Angiopathie mit subakuter ischämischer Leukoenzephalopathie) 167, 582, 604
Calcitonin 701
calcitonine gene-related peptide
   (CGRP) 203, 207, 210, 266, 522
Caldwell-Luc-Operation 718
Camp-Kragen 574, 714
Capsaicin 207, 531, 535, 769
Carbamazepin 749, 750, 763, 765, 772, 782, 783, 786, 804
Carbimazol 796
Carboanhydrasehemmer Acetazolamid 622
Carotis-cavernosus-Fistel 592
Cavum Meckeli 757
Cephalaea 197
Cephalalgia 197
Cestoden 796
C-fos-Expression 209
CGRP (s. calcitonine gene-related peptide)
Chagas-Krankheit 797
Charlin-Neuralgie 738
Chinarestaurantsyndrom 647
Chinidin 796
Chiropraktik 346
chiropraktische Manipulation 600
1-(m-Chlorophenyl)-Piperazin
   (MCPP) 222
Chloroquin 796
Chondrose 704
Chordektomie 784
Chordotomie 784
Chorioretinitis 764
Choroiditis 699
Chromosom 19 261
Chronic Fatigue Syndrom 798
chronische interstitielle Nephritis 304
chronische Meningoenzephalitis 797
chronische Migräne 148
chronische paroxysmale Hemikranie 507, 539, 540
– Epidemiologie 540

– neurologische Begleitstörungen 539
– Verlaufsformen 539
chronische postherpetische
   Neuralgie 770
chronische Sinusitis 700, 717
chronischer Kopfschmerz 559, 561, 793, 795, 796, 798
– nach Homöostasestörung 798
– nach HWS-Beschleunigungstrauma 559
– nach intrakranialer Erkrankung 795
– nach Kraniotomie 561
– nach kraniozervikaler Störung 798
– nach Substanzexposition 796
– nach vaskulärer Störung 793
chronischer neuropathischer
   Schmerz 771
– Therapie 771
chronischer postinfektiöser Kopfschmerz 797
chronisches subdurales Hämatom 560
chronisches SUNA-Syndrom 793
Cimetidin 796
Cingulum 232
Cisaprid 217
Clofibrat 796
Clomipramin 568, 783, 804
Clonazepam 749, 782, 804
Clusterkopfschmerz 505, 506, 510–514, 523–531, 536
– Akupunktur 531
– Alkohol 514, 527
– Attackenfrequenz 510
– Auftretensalter 512
– Auslösefaktoren 514
– Begleitstörungen 513
– Biofeedback 531
– chronischer 506
– Chronobiologie 523
– episodischer 506
– Genetik 514
– Geschlechterunterschiede 510
– Histamin 514, 527
– hormonelle Veränderungen 524
– Immunsystem 525
– körperliche Aktivität 514
– kulturelle Unterschiede 510
– Löwe-Maus-Syndrom 527
– Löwengesicht 527
– Löwenstatur 527
– Manualtherapie 531
– Massagen 531
– Modell zur Pathophysiologie 528
– neuronale Veränderung 526
– Nitroglyzeringabe 514, 527
– operative Maßnahmen 536
– Pathophysiologie
– Provokation 515
– psychologische Merkmale 527
– Remissionsphase 512
– Schmerz 513
– tageszeitliche Bindung 510
– Therapie 529
– transkutane elektrische Nervenstimulation (TENS) 531
– Untersuchungen des Blutflußes 525
– verhaltensmedizinische Maßnahmen 530
– zeitlicher Verlauf 511

Stichwortverzeichnis

Clusterphase 512
Cluster-Tic-Syndrom 507, 540
CNV (s. contingente negative Variation)
Cocain 536
– intranasales 536
Codein 304, 441
Coenurus cerebralis 797
Compton-Effekt 233
Computertomographie 94
contingente negative Variation
  (CNV) 178, 243
– CNV-Amplitude 246
Cortisol 524
CPH-Tic-Syndrom 507
C-reaktives Protein (CRP) 579, 596
Cryptococcus neoformans 796
CSD (s. kortikale spreading depression)
Cyclandelat 331, 333, 362
Cyclophosphamid 594, 599
Cyproheptadin 213
Cysticercus cellulosae 797

D

Dandy-Walker-Syndrom 619
Deafferenzierungsschmerz 720
Deep-brain-Stimulation 783
Degeneration 709
– kortikobasale 709
degenerative Veränderungen 704
– der Halswirbelsäule 704
Dehydrierung 685
Déjà-vu Gefühl 168
Dekompression 759
– mikrovaskuläre 759
demyelinisierende Erkrankung 764
– von Hirnnerven 764
Demyelinisierungsvorgang 768
Depression 281, 393, 729, 733
– endogene 252
– kortikale spreading depression
  (CSD) 237
– Major-Depression 799
Dermatom 768
Desipramin 478
Desmopressin 631
deszendierende Hemmung 218
Dexamethason 324, 640, 714
Diabetes mellitus 776
– Mononeuropathie 776
Diagnostik von Kopfschmerzen 29
diagnostische Nervenblockade 704, 762
Dialyse 271
Dialysekopfschmerz 681
Diät 348
– Auslaßdiät 227
– Evers-Diät 348
– F.X.-Mayer-Diät 348
Diazepam 324, 574, 714
Diclofenac 574
Diclofenac-Kalium 303, 304, 803
Didanosin 796
digitale Subtraktionsangiographie 106
Dihydralazin 796
Dihydroergotamin 323, 331, 340, 796, 804
Diltiazem 331

Dimenhydrinat 302, 303, 306, 803
Diplopie 268
Dipyridamol 259, 796
Diskusverlagerung 720
Disopyramid 796
Dissektion 580
– Arteria-carotis-Dissektion 600
– Arteria-vertebralis-Dissektion 600
– arterielle 580
– Gefäßdissektion 270
Disulfiram 796
Dolfenaminsäure 303
Domperidon 302, 303, 306, 362, 495, 803, 804
Donnerschlagkopfschmerz 269, 548, 590
– primärer 548
Dopamin 217, 431
Dopamin-β-Hydroxylase 227
Doppelbilder 716
Dopplersonographie 104, 230
– transkranielle 230
Doxepin 331, 441, 478, 783, 804
DREZ-Operation 773, 777, 784
Druckalgometer 386, 387
Duplexsonographie 105
durale arteriovenöse Fistel 578
Dymorphine 432
Dynamit 652
Dynamitkopfschmerz 645
Dysarthrie 168, 585
Dysästhesie 779
Dysfunktion 344, 391, 427, 700, 709, 720
– oromandibuläre 344, 391, 427, 700, 720
– temporomandibuläre 709
Dysgraphie 63
Dyskalkulie 63
Dysphagie 268
Dysphasie 63
Dysphonie 706
– spasmodische 706
Dysregulation 358
– orthostatische 358
Dystonie 698, 702, 705, 707, 709
– äußere laryngeale 707
– fokale 698
– kraniozervikale 698
– linguale 698, 707
– mandibuläre 698, 707
– pharyngeale 698, 707
– schmerzhafte 709
– segmentale kraniozervikale 698, 707
– zervikale 705

E

Eagle-Syndrom 743
Echokardiographie 107
EEG (s. Elektroenzephalographie)
Einzelfaserableitung 410
Eiskremkopfschmerz 739
Eklampsie 690
Elektroenzephalographie (EEG) 96, 241
Elektrokrampftherapie 794
– Kopfschmerz 794
elektromyographische Aktivität 407

Elektronystamographie (ENG) 103
Elektrostimulation 346
Elektrotherapie 456
– lokale 456
Eletriptan 306, 319, 803
EMG-Aktivität 386
EMG-Biofeedback 448
EMG-Biofeedback-Therapie 408
emotionale Störung 801
– mit Trennungsangst 801
emotionale Theorie 434
Emotionen 255
Empyem 669, 675
– subdurales 669, 675
Endarteriektomie 581
endogene Depression 252
endogene Opioide 431
Endopeptidase 207
Endorphine 432
– β-Endorphin 227, 432
– N-Acetyl-β-Endorphin 432
endotheliale Zellaktivität 210
Endotheline 211
ENG (s. Elektronystamographie) 103
Engwinkelglaukom 715
Enkephaline 432, 708
Entspannungstechniken 283, 284, 440, 570, 731, 732
Entzündung 208, 266, 271, 361, 404, 719
– akute 361
– Nasennebenhöhlenentzündung 272
– neurogene 208, 266, 404
– periapikale 719
Enzephalitis 668, 673
enzephalo-trigeminale Angiomatose 579
– Sturge-Weber-Syndrom 579
EP (s. evozierte Potentiale) 98
Ependymom 703
– zervikales 703
Epidemiologie 179, 184, 510
– von Kopfschmerzen 111
Epidermoidzyste 745
epidurales Hämatom 560, 588
epidurals Blutpflaster 632
Epilepsie 358
– Migräne 358
epileptischer Anfall 639
Epinephrin 217
Erbrechen 671
Ergotalkaloide 207, 209, 218, 259, 271, 305, 306, 340, 350, 367, 536, 662
Ergotamin 221, 306, 441, 531, 649, 796, 804
Ergotamintartrat 532
Ergotismus 661
Erholungsphase 250
Erkrankung, demyelinisierende 764
Erkrankungsbeginn 187
Erschöpfung 255
ES (s. exterozeptive Suppression)
Etofibrat 796
Evers-Diät 348
evozierte Potentiale (EP) 98
Exhärese 757
– von peripheren Trigeminusästen 757
Exophthalmus 592
exterozeptive Suppression (ES) 247, 411, 422–426

- bei anderen Kopfschmerzerkrankungen 424
- bei anderen neurologischen
  Störungen 424
- Musculus temporalis 411
- neuronale Verschaltung 422
- pathophysiologische Bedeutung 426
- pharmakologische Modulation 424
Extr. Rad. Petasitis spissum 336, 341
exzitatorische Aminosäuren 239, 522
exzitatorische Neurotransmitter 265

F

familiäre hemiplegische Migräne
  (FHM) 145, 167, 261, 262, 308
Fangopackung 454, 458
Fasten ohne Hypoglykämie 798
faszialer Muskelspasmus 709
Feedback 732
- autogenes 732
- Biofeedback 732
- der Blutflußgeschwindigkeit 292
Fehlbildung, vaskuläre 360
Fensterung der Nervenscheide
  des N. opticus 618
Fettsäuren 256
FHM (s. familiäre hemiplegische Migräne)
Fibromyalgie 798
Fibromyalgiesyndrom 409
Fieber 671
Filarien 797
Flimmerskotom 159, 163
Flunarizin 331, 333, 350, 362
Fluoxetin 331
Flupirtin 472
Flüssigkeitszufuhr 631
- zur Vermeidung von postpunktionellen
  Beschwerden 631
Fluvoxamin 331
Föhn 259
fokale Dystonie 698
Fokalsanierung 348
follikelstimulierendes Hormon 364
fortgeleitete Otalgie 699
Fortifikationsspektrum 159, 161
Freizeitaktivitäten 395
- Beeinträchtigung durch Kopf-
  schmerz 395
Frovatriptan 302, 321, 803
Funktionsstörung 728
- somatoforme autonome 728
Furosemid 324, 622
Fußballermigräne 259
F.X.-Mayer-Diät 348

G

Gabapentin 331, 338, 531, 534
Ganglion cervicale superius 773
- Blockade 773
Ganglion Gasseri 210, 757
- perkutane Mikrokompression 759
- perkutane Radiofrequenzthermokoagu-
  lation 757
Gaumenbeißen 391

Gedächtnis 64
Gefäßdissektion 270
Gefäßfehlbildung 577
- nichtrupturierte 577
Gefäßstörungen 575
- im Bereich des Halses 575
- im Bereich des Kopfes 575
- Kopfschmerz 575
Gelenkhypermobilität 700
generalisierte Angststörung 800
genetische Faktoren 260, 262, 433
- Migräne 262
Geruchsaura 168
Geruchsüberempfindlichkeit 50
Geschlechterunterschiede 510
- Clusterkopfschmerz 510
Gesichtsfelddefekt 617
Gesichtsneuralgie 743
Gesichtsschmerz 439, 695, 735, 741, 742,
  784, 787
- anhaltender idiopathischer 742, 784
- atypischer 439, 742
- primärer 787
- zentrale Ursachen 741
- zentraler 787
Gestagene 796
Gewichtsveränderungen 176
Gewürzverstärker 654
Glasgow-Koma-Skala 61, 558
Glaukom 271, 698, 715, 716
- akutes 698, 715
- Engwinkelglaukom 715
- Weitwinkelglaukom 716
Glossodynie 743
Glossopharyngeusneuralgie 736, 737,
  761
- klassische 736
- symptomatische 737
Glutamat 238, 239, 258, 271, 522
Glycerolinjektion 759
- perkutane retroganglionäre 759
Glyceryl-Trinitrat (GTN) 652
Glykoside 796
Glyzin 522
Gradenigo-Syndrom 717
granulomatöse Vaskulitis des ZNS 579
Grenzstrangblockade 773
Griseofulvin 796
Gruppensprechstunde „Patienten-
  seminar" 295, 445
GTN (s. Glyceryl-Trinitrat)
Guanethidin 796
gutartiger paroxysmaler Schwindel 357
- in der Kindheit 148, 182
gutartiger paroxysmaler Torticollis 357
- in der Kindheit 357

H

Habituation 245, 264
Haloperidol 804
Hals 697
- Kopfschmerz durch Erkrankung 697
Halssympathikus 562
Halswirbelsäule (HWS) 464, 574,
  701–704
- Camp-Kragen 574

- degenerative Veränderungen 704
- Funktion 703
- Immobilisation 574
- Instabilität 704
- Kopfschmerz durch Erkrankung 701
- Manualtherapie 464
- Röntgen 437
Halswirbelsäulen-Beschleunigungs-
  trauma 559
- akuter Kopfschmerz 559
- chronischer Kopfschmerz 559
Halswirbelsäulenschleudertrauma 573,
  574, 702
- Immobilisation der Halswirbelsäule 574
- Krankengymnastik 574
- Pathophysiologie 573
- physikalische Therapie 574
Halswirbelsäulentrauma 557, 560
- anderes 560
- Kopfschmerz 557, 560
Hämatom 268, 560, 585, 588
- chronisches subdurales 560
- epidurales 560, 588
- intrakranielles 268
- intrazerebrales 585
- subepidurales 588
- supratentorielles 585
- zerebelläres 585
Hämodialyse 688
hämodynamische Veränderungen 230
- Migräne 230
Halswirbelsäulengymnastik 454
5-HT-Reuptake-Hemmer 220
5-HT-Rezeptor 214
5-HT-Subrezeptor 212
Hautveränderungen 175
Head-Zone 205
heiße Rolle 458
Heißhunger 154
Hemianopsie 161
- homonyme 161
Hemicrania continua 548
Hemikranie 507, 539
- chronische paroxysmale 539
- episodische paroxysmale 539
- paroxysmale 507
Hemiplegie 791
- alternierende 791
hemiplegische Migräne 308
- familiäre 308
Hemispasmus facialis 706, 748
Heredität 260
Herpes zoster 740, 745, 766, 768
- akuter 740
Herpes-simplex-Meningitis 673
Heterocrania 197
Heterophorie 698, 716
Heterotropie 698, 716
5-HIES (s. 5-Hydroxyindolessig-
  säure) 431
Hinweissymptome 46, 152
Hirnabszeß 669, 674
Hirndruckzeichen 60
Hirninfarkt 359, 742
- Migräne 359
- zentraler Schmerz 742
Hirnmetastasen 636

Stichwortverzeichnis

– Klinik 637
Hirnnerv 739, 763, 764
– demyelinisierende Erkrankung 764
– Distorsion 739, 763
– Irritation 739
– Kompression 739, 763
Hirnnerveninfarkt 765
Hirnstamm 232
Hirnstammreflex 247
– antinozizeptiver 247
Hirnstammsymptom 585
Hirntumor 634
Hirnvenenthrombose 582, 602
Histamin 207, 527
– Clusterkopfschmerz 527
Histidin 227
historische Migränetheorie 196
HIV 670
Hochdruck 689, 690
– arterieller 689
– maligner 690
Hochdruckhydrozephalus 618
Hochfrequenzdenervierung 705
Höchstdosis 309
– Triptane 309
Höhenkopfschmerz 680, 685
homonyme Hemianopsie 161
Homöostasestörung 798
– Kopfschmerz 798
Homöostasestörung 798
– chronischer Kopfschmerz 798
Hörminderung 717
Hormon 364, 631
– follikelstimulierendes 364
– luteinisierendes 364
hormonelle Veränderungen 255, 524
Hormontherapie 367
Horner-Syndrom 270
Hot-dog-Kopfschmerz 645
5-HT1-Agonisten 207
5-HT-Effekte 218
humoral-vaskuläre Theorie der Migräne 224
Hustenkopfschmerz 546, 550
– primärer 546, 550
HWS (s. Halswirbelsäule)
HWS-Trauma (s. Halswirbelsäulen-Trauma)
Hydrocephalus communicans 619
5-Hydroxyindolessigsäure (5-HIES) 220, 431
Hydrozephalus 360, 585, 611, 616
– Liquordrucksteigerung 611
Hypästhesie 779
Hyperaldosteronismus 798
Hyperalgesie 405, 779
Hyperglykämie 798
Hyperkalzämie 798
Hyperkapnie 685, 687, 798
Hypermetropie 698, 716
Hyperprolaktinämie 613
Hypertension 270, 439
– benigne intrakranielle 270
– idiopathische intrakranielle 439
Hyperthyroidismus 798
Hypertrophie 709
– M. masseter 709
hypertrophierte Nasenmuschel 700

Hyperviskositätssyndrom 798
Hypnose 347
hypochondrische Störung 728
Hypoglykämie 271, 688, 798
– Fasten 798
– Kopfschmerz 798
Hyponatriämie 798
Hypophyseninfarkt 583, 606
Hypoxie 685, 798
hypoxischer Kopfschmerz 686, 798
Hysterektomie 368

I

Ibuprofen 303, 331, 440, 470, 496, 613, 803, 804
ICD-10 9
ICD-10 Guide for Headache 8
ICD-10 NA 8
ICD-10-Klassifikation 556
– Konversionstabelle 556
idiopathische intrakraniale Drucksteigerung 616
idiopathische intrakraniale Hypertension 439, 610
idiopathische Karotidynie 269, 601
idiopathischer Gesichtsschmerz 742, 784
– anhaltender 784
Idoxuridin 765
– I.-Lösung 769
IgE-Spiegel 228
– bei Migränepatienten 228
IHS (s. International Headache Society)
IHS-Klassifikation 556
Imipramin 331, 441, 478
Immobilisation 714
– Camp-Kragen 714
Immunglobuline 613, 796
immunologische Besonderheiten 228
– bei Migränepatienten 228
Immunsuppressiva 594
Immunsystem 525
– Clusterkopfschmerz 525
Impression 702
– basale 702
Indometacin 259, 471, 542, 546, 550, 551, 705, 714, 715
Infarkt 268, 576
– Hirninfarkt 359, 742
– Hirnnerveninfarkt 765
– Hypophyseninfarkt 583, 606
– ischämischer 576
– migränöser 268
– zerebraler 576
Infektion 669, 670, 797
– bakterielle 670
– parasitäre 797
– systemische 669
– virale 670
Infestation 797
– intrakraniale infektiöse 797
Infiltration 714
– lokale 714
Informationsquellen 399
– Kopfschmerz vom Spannungstyp 399
Injektion 506, 614, 715
– Alkoholinjektion 757

– Glycerolinjektion 759
– intrathekale 614
– konjunktivale 506, 540
– Triggerpunktinjektion mit Lokalanästhetika 460
– ziliare 715
Interferone 796
– Interferon-b 796
Intermediusneuralgie 737
International Headache Society (IHS) 7
Internationale Kopfschmerzklassifikation 11, 22
Intervallphase 232
Intervention 715
– operative 715
intrakraniale Erkrankung 795
– chronischer Kopfschmerz 795
intrakraniale Infektion 668
intrakraniale infektiöse Infestation 797
– raumfordernde 797
intrakraniales Neoplasma 613
intrakranielle epidurale Druckmessung 618
intrakranielle Neubildung 634
intrakranielle Raumforderung 438, 638
intrakranielle Sarkoidose 633, 675
intrakranieller Druck 637, 639
– Zeichen 639
intrakranielles Aneurysma 268
intrakranielles Hämatom 268
intranasales Cocain 536
intranasales Lidocain 536
intrathekale Injektion 614
intraventrikuläre Blutung 619
intrazerebrale Blutung 577
intrazerebraler Blutfluß 433
intrazerebrales Hämatom 585
Iridozyklitis 764
Iritis 699
ischämische Optikusneuropathie 579
ischämischer Infarkt 576
isometrische Bewegungsübung 452, 574
Isoniazid 796

J

Jannetta 759
Japs-and-jolts-Syndrom 540, 550

K

Kaffeekonsum 257
Kälteanwendung 445
kältebedingter Kopfschmerz 550, 739, 763
Kältereiz 739
– äußerer 739
– Einnahme eines 739
Kältespray 460
Kältetherapie 346, 459
Kalziumantagonisten 332, 521, 796
kardiale Migräne 182
Karotidynie 269, 793
– idiopathische 269
Karzinoidsyndrom 225
Käse 226

Katerkopfschmerz 655
Kausalgie 743
kavernöses Angiom 578
Ketanserin 216
Kiefer 700, 719
- Kopfschmerz durch Erkrankung 700, 719
Kieferbeweglichkeit 427
Kieferbewegung 392
Kieferblockierung 427
Kiefererkrankung 700, 719
- Kopfschmerz 700, 719
Kiefergelenk 272, 700, 720
- Kopfschmerz durch Erkrankung 700
Kiefergelenkbeweglichkeit 391
Kiefergelenkgeräusche 427
Kiefergelenkhypermobilität 720
Kieferosteomyelitis 719
Kiefersperre 594
Kieferzyste 719
Kieler Fragebogen zur Schmerzvorgeschichte 35
Kieler Kopfschmerzanamnesebogen 37, 38
Kieler Kopfschmerzfragebogen 31, 32
Kieler Kopfschmerzinterview 37
Kieler Kopfschmerzkalender 31, 33
Kindheit 351, 356, 357, 791
- alternierende Hemiplegie 791
- Bewegungskrankheit 357
- gutartiger paroxysmaler Schwindel 357
- gutartiger paroxysmaler Torticollis 357
- Migräne 351
- periodische Syndrome 351
- Prägnanztypen der Migräne 356
Kinetose 182
Klassifikation von Kopfschmerzen 24
- durch Patienten 24
klassische Glossopharyngeusneuralgie 736
klassische Trigeminusneuralgie 736
klinische Untersuchung 55
Klippel-Feil-Syndrom 702
Kneipp-Theorie 347
Kodein 796
Koenästhesie 733
Koenzym Q10 606
Koffein 258, 259, 304, 441, 662, 796
kognitive Theorie 434
kognitiv-verhaltensorientierte Therapie 283, 570, 732
Kohlenmonoxid-Kopfschmerz 654
Kollagenose 764
Kolloidzyste des 3. Ventrikels 613
Kombinationskopfschmerz 267
Kombinationspräparate 304, 468, 473, 492
- pro und contra 492
Komorbidität 358
Kongestion 506, 540
- nasale 506, 540
konjunktivale Injektion 506, 540
Konkordanztherapie 295, 570, 732
kontingente negative Variation 178
Kontrazeptiva 367
- orale 367
Kontusion 563

Konvergenzreaktion 716
Konversionsreaktion 393, 733
- Kopfschmerz 733
Konversionstabelle für den ICD-10-NA und IHS-Klassifikationscode 13
Konversionstabelle für die ICD-10 556
Konzentrationsstörungen 565
- chronischer posttraumatischer Kopfschmerz 565
Kopfneuralgie 743
Kopfschmerz vom Spannungstyp 115, 246, 267, 369–376, 380–384, 390, 393, 396–401
- altersabhängige Faktoren 380
- Arztkonsultation 398
- Auswahl von therapeutischen Maßnahmen durch Patienten 399
- Begleitsymptome 380
- Chronifizierungsmechanismen 384
- chronischer 372, 373
- Dauer der Kopfschmerzepisoden 381
- Diagnosemitteilung durch unterschiedliche Berufsgruppen 401
- erstmaliges Auftreten 382
- gehäuft auftretender episodischer 371
- Informationsquellen 399
- jahreszeitliche Einflüsse 381
- Komorbidität 382
- Kopfschmerztage pro Monat 381
- körperliche Aktivität 380
- multifaktorielle Entstehung 393
- Schlaf und Depressivität 382
- sporadisch auftretender episodischer 371
- Suppressionsperioden 421
- Symptomprofil 380
- Therapie 440
- Ursachenattribution 396
- ursächliche Faktoren 390
- wahrscheinlicher 374
Kopfschmerz
- Airline-Kopfschmerz 685
- akuter 559, 561
- akuter nach HWS-Beschleunigungstrauma 559
- akuter nach Kraniotomie 561
- akuter posttraumatischer 558, 561–565
- Alkohol-Kopfschmerz 654
- als Konversionsreaktion 733
- als Nebenwirkung einer Dauermedikation 651
- analgetikainduzierter 304
- Aufwachkopfschmerz 547
- Beeinträchtigung der Freizeitaktivitäten 395
- chronischer 558, 559, 561, 565–569, 793–798
- chronischer nach HWS-Beschleunigungstrauma 559
- chronischer nach Kraniotomie 561
- chronischer nach kraniozervikaler Störung 798
- chronischer postinfektiöser 797
- chronischer posttraumatischer 558, 559, 565
- chronischer vom Spannungstyp 372, 373, 477

- chronischer nach bakterieller Meningitis 670
- Clusterkopfschmerz 505, 506, 510–514, 523–531, 536
- Diagnostik 29
- Dialysekopfschmerz 681
- Donnerschlagkopfschmerz, primärer 548
- durch akuten Blutdruckanstieg durch exogene Substanzen 683
- durch akuten Substanzgebrauch 644
- durch Alkohol 646
- durch andere metabolische Störungen 688
- durch andere Störung der Homöostase 684
- durch Angiographie 581
- durch Angioplastie der A. carotis 581
- durch arterielle Hypertonie 681
- durch äußeren Druck 550, 739, 763
- durch Cannabis 657
- durch chronischen Substanzgebrauch 657
- durch Dissektion einer Arterie 580
- durch ein Phäochromozytom 682
- durch Eklampsie 683
- durch emotionale Störung mit Trennungsangst 801
- durch Endarteriektomie 581
- durch erhöhten intrakraniellen Druck verursacht durch ein Neoplasma 613
- durch Erkrankungen der Augen 695, 698
- durch Erkrankungen der Halswirbelsäule 701
- durch Erkrankungen der Nase 695, 699
- durch Erkrankungen der Nasennebenhöhlen 695, 699
- durch Erkrankungen der Ohren 695, 699
- durch Erkrankungen der Zähne 695, 700
- durch Erkrankungen des Halses 695, 697
- durch Erkrankungen des Kiefergelenks 695, 700
- durch Erkrankungen des Munds 695, 700
- durch Erkrankungen des Schädels 695, 696, 701
- durch extrakranielle Infektion 676
- durch Fasten 684
- durch Gefäßstörungen im Bereich des Halses 575
- durch Gefäßstörungen im Bereich des Kopfes 575
- durch generalisierte Angststörung 800
- durch Homöostasestörung 679, 798
- durch Hydrozephalus verursacht durch ein Neoplasma 613
- durch Hyperkapnie 680
- durch hypertensive Enzephalopathie 682
- durch hypertensive Krise 682
- durch Hypoglykämie 798
- durch hypophysäre Über- oder Unterfunktion 614

Stichwortverzeichnis

- durch hypothalamische Über- oder Unterfunktion 614
- durch Hypothyreose 683
- durch Hypoxie 680, 798
- durch intrakraniale endovaskuläre Intervention 581
- durch intrakranielle Infektion 671
- durch kardiale Erkrankung 684
- durch Kohlenmonoxid 646
- durch Kokain 647
- durch Kolloidzyste des 3. Ventrikels 614
- durch Liquorfistel 612
- durch Major-Depression 799
- durch Medikamentengebrauch 649
- durch Meningitis carcinomatosa 613
- durch metabolische Störungen 797
- durch Mukosakontaktpunkt 798
- durch Nahrungsbestandteile und -zusätze 646
- durch Natriumglutamat 647, 654
- durch Neoplasma 613
- durch nichtvaskuläre intrakranielle Störungen 609
- durch Panikstörung 799
- durch parasitäre Infektion 797
- durch Phäochromozytom 682
- durch Phosphodiesterase-(PDE-) Hemmer 645
- durch Plasmozytom 701
- durch posttraumatische Belastungsstörung 801
- durch Präeklampsie 683
- durch psychiatrische Störung 799
- durch raumfordernde intrakraniale infektiöse Infestation 797
- durch soziale Phobie 800
- durch Stickoxid-Donatoren 645, 652
- durch systemische Störungen 797
- durch Triptanübergebrauch 649
- durch Übergebrauch von Analgetika 649
- durch Übergebrauch von Ergotaminen 649
- durch Übergebrauch von Opioiden 650
- durch Übergebrauch von Schmerzmittelmischpräparaten 650
- durch undifferenzierte somatoforme Störung 800
- Dynamitkopfschmerz 645
- Eiskremkopfschmerz 739
- Höhenkopfschmerz 680, 685
- Hot-dog-Kopfschmerz 645
- Hustenkopfschmerz 546, 550
- hypoxischer 686, 798
- kältebedingter 550, 739, 763
- Katerkopfschmerz 655
- Klassifikation 1
- Koffeinentzugskopfschmerz 651
- Kohlenmonoxid-Kopfschmerz 654
- Kombinationskopfschmerz 267
- Kopfschmerz vom Spannungstyp 115, 246, 267, 369–376, 380–384, 390, 393, 396–401
- medikamenteninduzierter 659, 662
- Migränekopfschmerz 266
- nach anderem Halswirbelsäulen-Trauma 560
- nach anderem Kopftrauma 560
- nach Elektrokrampftherapie 794
- nach Endarteriektomie 601
- nach Halswirbelsäulen-Trauma 557
- nach Infektion 668
- nach intrakranialer Erkrankung 795
- nach intrathekaler Injektion 614, 634, 676
- nach Kopftrauma 557
- nach Kraniotomie 561
- nach radiochirurgischem Eingriff 794
- nach Substanzexposition 796
- nach zerebralem Krampfanfall 614
- Natriumglutamatkopfschmerz 654
- nicht klassifizierter 787
- nicht spezifizierter 787
- Nitrat-Kopfschmerz 652
- Nitrit-Kopfschmerz 652
- Nitroglyzerinkopfschmerz 645
- Opioidentzugskopfschmerz 651
- Orgasmuskopfschmerz 547
- Östrogenentzugskopfschmerz 651
- plasmaphereseinduzierter 798
- Postlumbalpunktionskopfschmerz 685
- postpunktioneller 439, 611, 622
- posttraumatischer 272, 558, 561, 565
- Präorgasmuskopfschmerz 547
- Donnerschlagkopfschmerz 269, 548, 590
- primärer 9
- primärer bei körperlicher Anstrengung 546, 551
- primärer bei sexueller Aktivität 547, 551
- primärer stechender 545, 549
- psychiatrische Störung 723
- psychotische Störung 726
- rhinogener 717
- Schlaf-Apnoe-Kopfschmerz 681
- sekundärer 9, 38, 551
- Selbstmedikationspräparate 126
- Sinuskopfschmerz 700
- Somatisierungsstörung 724, 727, 728
- somatoforme Störung 726, 727
- Taucherkopfschmerz 680
- trigeminoautonomer 508
- Vakuumkopfschmerz 718
- vasodilatatorischer 562
- verzögerter 645
- Wiederkehrkopfschmerz 309
- zervikaler 697
- zervikogener 271, 697, 705, 710
- Kopfschmerzintensität 48
- Kopfschmerzklassifikation 1
- Kopfschmerzphase 152, 153, 172, 232
- Kopfschmerzprävalenz 353
- im Schulalter 353
- Kopfschmerzsprechstunde 277
- Kopfschmerztage pro Monat 186
- Kopftrauma 557, 560
- anderes 560
- Kopfschmerz 557, 560
- Kopfverletzung 558, 559
- leichte 558, 559
- mittlere oder schwere 558, 559
- körperliche Aktivität 380
- Kopfschmerz vom Spannungstyp 380
- körperliche Anstrengung 546, 551
- primärer Kopfschmerz 546, 551
- kortikale spreading depression (CSD) 237
- kortikobasale Degeneration 709
- schmerzhafte Dystonie 709
- Kortikoide 579
- Kortikosteroide 518, 531, 533, 534
- topische 534
- Kortikosteroide 564, 565, 597, 599, 675, 705, 714, 741, 774
- akuter posttraumatischer Kopfschmerz 564, 565
- Kosten der Migräne 128
- kraniale arteriovenöse Anastomose 238
- kraniale Neuralgie 735, 787
- kraniale Raumforderung 360
- Kraniotomie 561
- akuter Kopfschmerz 561
- chronischer 561
- kraniozervikale Dystonie 698
- kraniozervikale Störung 798
- Kopfschmerz 798
- kraniozervikaler Übergang 465
- Krankengymnastik 564, 565, 574
- akuter posttraumatischer Kopfschmerz 564
- Bewegungsübungen, isometrische 574
- Halswirbelsäulenschleudertrauma 573, 574
- krankengymnastische Übungen 461
- Stabilisierungsübungen 574
- Krankheitsverarbeitung bei Migräne 252
- Kryotherapie 346
- kurzzeitige Ruhigstellung 454

L

Lakrimation 506, 540
Langzeiteffekte nichtmedikamentöser Therapieverfahren 448
Lärmempfindlichkeit 671
Lärmüberempfindlichkeit 176
Laryngeus-superior-Neuralgie 737
Laseriridotomie 716
latentes Schielen 698
Leão 237
Lebensqualität 253
Lebenszeitprävalenz 370
- der Migräne 121
- Kopfschmerz vom Spannungstyp 121, 123
Leukotriene 521
Levomepromazin 324, 771, 804
Lichtempfindlichkeit 671
Lichtüberempfindlichkeit 176
Lidocain 456, 536
- intranasales 536
Lidödem 506
linguale Dystonie 698, 707
Liquor cerebrospinalis 216, 618, 619, 673
Liquordrucksteigerung 610, 611
- bei Hydrozephalus 611

– metabolischer, toxischer oder hormoneller Genese 611
Liquorfistel 632
Liquorleck 270
Liquorunterdruck 611
– postpunktioneller Kopfschmerz 611
Liquorunterdrucksyndrom 633
– spontanes (idiopathisches) 633
Liquoruntersuchung 100
Lisinopril 342
Lisurid 331, 337
Lithium 531, 532
Lokalanästhetika 456, 460, 564, 565, 705
– akuter posttraumatischer Kopfschmerz 564, 565
– Triggerpunktinjektion 460
lokale Elektrotherapie 456
lokale Infiltration 714
lokale Thermotherapie 454
Lokalisation 48
Löwe-Maus-Syndrom 527
Löwengesicht 527
Löwenstatur 527
LSD 213
lumbal-peritonealer Shunt 618, 622
Lumbalpunktion 270, 590, 618
Lungenkarzinom 743
Lupus erythematodes (LE) 598, 798
– systemischer 598, 798
luteinisierendes Hormon 364
Luxation 702
– atlantoaxiale 702
lymphozytäre Hypophysitis 613
Lysinacetylsalicylat 323, 324, 350

M

M. masseter 709
– Hypertrophie 709
Magnesium 239, 331, 336, 340
Magnetenzephalographie (MEG) 238
Magnetfeldtherapie 348
Magnetresonanzangiographie (MRA) 230
Magnetresonanztomographie (MRT) 96
Major-Depression 799
– Kopfschmerz 799
Malformation 360, 578, 586–588, 593, 619, 745
– arterio-venöse (AVM) 360, 578, 586–588, 593, 745
maligner Hochdruck 690
Malokklusion 429
mandibuläre Dystonie 698, 707
manifestes Schielen 698
manualtherapeutische Klassifikation 464
Manualtherapie 464, 531
manuelle Palpation 435
Marcumar 521
Massage 440, 531, 564
– akuter posttraumatischer Kopfschmerz 564
Massagetechnik 457
Medical Outcomes Study, Short Form (MOS-SF) 254
medikamenteninduzierter Kopfschmerz 659, 662

– kritische Schwellen 662
Medikamentenmißbrauch 393, 438
MEG (s. Magnetenzephalographie)
Mehysergid 207
Meige-Syndrom 709
MELAS-Syndrom (s. auch mitochondriale Enzephalopathie mit Laktatazidose und stroke-like-episodes) 262, 359, 582, 605, 614
Melatonin 43, 523
Memantin 782
Meningeom 745
Meningitis 613, 619, 634, 668, 671, 672
– akute bakterielle 671
– aseptische (nichtinfektiöse) 613, 634, 672
– bakterielle 668
– carcinomatosa 613
– lymphozytäre 668
Meningoenzephalitis 797
– chronische 797
Menopause 367
– Migräne 367
menstruationsassoziierte Migräne 181, 790
– ohne Aura 181, 790
Menstruationszyklus 246
menstruelle Migräne 181, 363, 365, 789
– ohne Aura 181, 789
– Therapie 365
MEP (s. Methionin-Enkephalin) 431
Meprobamat 796
metabolische Störungen 255, 797
– Kopfschmerz 797
Metamizol 472, 673
Methaqualon 796
Methionin-Enkephalin (MEP) 227, 431
3-Methoxy-4-Hydroxyphenylglycol (MHPG) 431
Methylprednisolon 594
Methysergid 213, 222, 308, 331, 337, 531, 533
Metoclopramid 217, 302, 303, 306, 324, 350, 366, 495, 524, 565, 771, 803, 804
Metoprolol 330–333, 350, 362, 618
Metronidazol 796
MHPG (3-Methoxy-4-Hydroxyphenylglycol) 431
Mianserin 213
Migralepsie 614
Migräne 143–150, 178–184, 272–276, 301
– abdominelle 147, 180
– allgemeine Maßnahmen 301
– angiospastische 200
– Arbeitszeitverlust 376
– Basilarismigräne 146, 308
– Beratung 274
– chronische 148
– Entstehungserklärung 277
– Epilepsie 358
– familiäre hemiplegische 145, 167, 308
– genetische Faktoren 262
– hämodynamische Veränderungen 230
– Hirninfarkt 359
– höheres Lebensalter der Frau 367
– kardiale 182
– Kosten 128

– Krankheitsverarbeitung 252
– Menopause 367
– menstruationsassoziierte ohne Aura 790
– menstruelle 181, 363
– menstruelle ohne Aura 789
– Migräne und Streß 256
– mit Aura 47, 143, 227, 230, 263, 582
– nichtmedikamentöse Therapie 273
– nichtmenstruelle ohne Aura 790
– Notfallkonsultation 323
– ohne Aura 142
– ophthalmoplegische 168, 183, 634, 741, 775
– pektanginöse 180
– posttraumatische 562
– Prognose 272
– regelmäßiger Tagesablauf 280
– Reizabschirmung 301
– retinale 148, 184, 350
– rote 200
– Schwangerschaft 365
– sporadische hemiplegische 146
– Suppressionsperioden 424
– Therapieziele 276
– Verlauf 272
– wahrscheinliche 150, 178, 351
– wahrscheinliche mit Aura 150
– wahrscheinliche ohne Aura 150
– Warnsymptome 301
Migräneakuttherapie 303
– Antiemetika 303
Migräneanfall 277, 300–305
– Analgetika 303
– Entstehung 277
– Erklärung 277
– leichter 302
– medikamentöse Therapie 300, 302
– schwerer 305
Migräneäquivalente 179, 356
Migräneattacke (s. Migräneanfall)
Migräneaura 168, 206, 266, 268, 348, 350
– Entstehungsmodell 266
– Migräneaurastatus 791
– ohne Kopfschmerz 172, 350
– Sprachstörungen 168
Migränebehandlung 365, 366
– in der Schwangerschaft 365
Migräneintervall 153, 178
Migränekomplikationen 148, 351
Migränekopfschmerz 266
– Entstehungsmodell 266
Migränepatient 228
– 10 Gebote 279
– IgE-Spiegel 228
– immunologische Besonderheiten 228, 279, 280
– regelmäßiger Tagesablauf 280
Migränepersönlichkeit 251
Migräneprävalenz 122, 272
– in höherem Lebensalter 272
Migräneprophylaxe 240, 274, 326
– allgemeine Regeln 326
– Indikationen 326
– nichtmedikamentöse 274
Migränetheorie 235, 236, 247, 263
– neurogene 263
– neuronale 236

Stichwortverzeichnis

- psychologische 247
- vaskuläre 235
Migränetrigger 229
migränöser Infarkt 149, 268
Mikrokompression 757
- Ganglion Gasseri 757
- perkutane 757
Mikroläsion 409
mikrovaskuläre Dekompression 759
Mikrozirkulation 410
Mineralokortikoide 798
Miosis 506, 540, 716
mitochondriale Enzephalopathie mit Laktatazidose und stroke-like-episodes (s. auch MELAS-Syndrom) 262, 359, 582, 605, 614
Modell zur Entstehung der Migräneaura und des Migränekopfschmerzes 266
Monoamine 521
Monoaminoxidase (MAO) 226
Mononeuropathie 776
- bei Diabetes mellitus 776
Morbus Bechterew 702
Morbus Behçet 613
Morbus Cushing 798
Morbus Paget 696, 701
Morphin 796, 804, 805
MOS-SF (s. Medical Outcomes Study, Short Form)
motorische Aura 166
Moya-Moya-Erkrankung 359
MRA (s. Magnetresonanzangiographie)
MRT (s. Magnetresonanztomographie) 96
Mukosakontaktpunkt 798
- Kopfschmerz 798
multiple Sklerose 742, 745, 764
multiples Myelom 696
Musculus temporalis 411, 247
- Aktivität des 247
- exterozeptive Suppression der Aktivität 411
Muskelentspannung 447
Muskelpalpationstechnik 387
Muskelpathologie 404
Muskelrelaxanzien 472, 477, 481, 714
Muskelrelaxation 284, 285, 565
- progressive 565
Muskelschmerz 404
Muskelschmerzempfindlichkeit 386
- perikraniale 386
Muskelspasmus 709
- faszialer 709
Muskelspindelaktivität 706
muskulärer Streß 393, 441, 450
- Prävention 450
Mutterkornalkaloide 306
Myasthenia gravis 776
Myelom 696
- multiples 696
Mykobakterien 796
myofaszialer Schmerz 700
myofasziales Schmerzsyndrom 710
Myogelose 439

N

Nackenmassage 346
Nackensteifigkeit 671
Nacken-Zungen-Syndrom 738, 774
Nadolol 330, 331
Nahrungsmittel 227, 257
Nalidixinsäure 796
Naloxon 783
Naproxen 303, 331, 336, 340, 365, 470, 804
Naratriptan 302, 318, 345
Narkolepsie 182
nasale Kongestion 506, 540
Nase 717
- Kopfschmerz durch Erkrankung 717
Nasenmuschel 700
- hypertrophierte 700
Nasennebenhöhlen 717
- Kopfschmerz durch Erkrankung 717
Nasennebenhöhlenentzündung 272
Nasenpolypen 717
Nasenseptumdeviation 700
Nasensymptome 175
Nasentropfen 718
- abschwellende 718
Nasoziliarisneuralgie 738
Nativröntgenaufnahme 93
Natriumglutamatkopfschmerz 654
Nebenhöhlenkrüppel 718
Nebennierenrindeninsuffizienz 798
Nebenwirkungen 309
- Triptane 309
Nematoden 797
Neoplasma 613, 745
- intrakraniales 613
Nephritis 304
- chronische interstitielle 304
Nervenblockade 704, 705, 762
- diagnostische 704, 762
- therapeutische 705
Nervenstimulation 445, 456
- transkutane elektrische (TENS) 346, 445, 456
Nervus-intermedius-Neuralgie 762
Nervus-laryngicus-superior-Neuralgie 762
neurale Transmission 219
Neuralgie 735–740, 743–745, 761, 762, 770, 776, 787
- Charlin-Neuralgie 738
- chronische postherpetische 770
- Gesichtsneuralgie 743
- Glossopharyngeusneuralgie 736, 737, 761
- Intermediusneuralgie 737
- Kopfneuralgie 743
- kraniale 735, 787
- Laryngeus-superior-N. 737
- Nasoziliarisneuralgie 738
- Nervus-intermedius-Neuralgie 762
- Nervus-laryngicus-superior-Neuralgie 762
- Okzipitalisneuralgie 738
- postherpetische 740
- sphenopalatine 743
- Supraorbitalisneuralgie 738
- Trigeminusneuralgie 736, 745, 776

- Vidianusneuralgie 743
Neuraltherapie 348
Neuritis 744
neurogene Entzündung 205–208, 266, 404
neurogene Migränetheorie 263
Neurokinin A 203, 207, 266
Neurokinin1-Rezeptor 210
Neuroleptika 441, 477, 565, 771, 783
- niederpotente 565, 771
neurologische Störung 424
- exterozeptive Suppression 424
neurologische Symptome 46
neuronale Erregbarkeit 252
neuronale Migränetheorie 236
neuronale Veränderung 526
- Clusterkopfschmerz 526
neuronale Verschaltung 422
- späte exterozeptive Suppression 422
Neuropathie 740
- okuläre diabetische 740
neuropathischer Schmerz 771
- chronischer 771
Neuropeptide 203, 522
- Neuropeptid Y 209
neuropsychologische Störungen 169
neuropsychologische Untersuchungsmethoden 107
Neurosarkoidose 612
Neurotransmitter 265
- exzitatorische 265
nichtmaligner Schmerz 806
- Segmentschema 806
nichtmedikamentöse Migräneprophylaxe 274
nichtmedikamentöse Migränetherapie 273, 440
nichtmenstruelle Migräne 790
- ohne Aura 790
nichtrupturierte Gefäßfehlbildung 577
nichtsaure Pyrazole 472
nichtsteroidale Antiphlogistika 339, 796
nichtsteroidale Antirheumatika 460, 471, 477, 481, 763
nichttraumatische intrakranielle Blutung 577
Nicotinamid 606
niederpotentes Neuroleptikum 565, 771
Niereninsuffizienz 304
Nifedipin 259, 271, 796
Nimodipine 331
Nitrat 271, 796
Nitrofurantoin 796
Nitroglyzerin 210, 527, 646
- Clusterkopfschmerz 527
Nitroglyzerinkopfschmerz 645
NMDA-Antagonisten 782
NMDA-Rezeptor (s. auch N-Methyl-D-Aspartat-Rezeptor) 238, 239, 781
N-Methyl-D-Aspartat-Rezeptor (NMDA-Rezeptor) 238, 239, 781
Nonopioidanalgetika 782
Noradrenalin 209
Norepinephrin 219, 224
Nortriptylin 331, 478
Notfallkonsultation 323
- Migräne 323
NSAR 309

– Kombination mit Triptanen 309
Nuclei raphe 218, 232
Nucleus caudalis 209, 267
nucleus caudalis dorsal root entry zone lesion (DREZ-Operation) 773
Nystagmus 585

O

Oberflächenschmerz 204
obstruktiver Hydrozephalus 619
Octreotide 796
Odansedron 217
Odontalgie 719, 785
– atypische 719, 785
Off-Zelle 219
Ohrenerkrankung 699, 717
– Gradenigo-Syndrom 717
– Hörminderung 717
– Kopfschmerz 717
– Otitis media 717
– Petrositis 717
– Tinnitus 717
Okklusionsstörung 720, 721
okuläre diabetische Neuropathie 740
Okulomotoriusparese 740
Okzipitalisneuralgie 738, 763
Öle, ätherische 440
– Pfefferminzöl 441, 445, 468, 469, 473, 804
Olesen, J. 232
Omeprazol 796
Onchocerca volvulus 797
Ondansetron 796
On-Zelle 219
operationalisierte Kriterien 4
operative Maßnahmen 536
– Clusterkopfschmerz 536
Ophthalmodynie 550
Ophthalmoplegie 774
– schmerzhafte 774
ophthalmoplegische Migräne 168, 183, 634, 741, 775
Opioidanalgetika 472, 640, 673, 705, 714, 765, 771, 782, 805
– relative Wirkstärke 805
Opioide 227, 431, 522, 536, 650, 657, 666, 769
– endogene 431
Opioidentzugskopfschmerz 651
Opioidrezeptor 207
Optikusneuritis 740, 764
orale Kontrazeptiva 367
orale Parafunktion 391
– Gaumenbeißen 391
– Zungenlippenbeißen 391
– Zungenpressen 391
organische Lösungsmittel 656
organisches Psychosyndrom 566
Orgasmuskopfschmerz 547
oromandibuläre Dysfunktion 344, 391, 427, 441, 700, 720
– Kieferbeweglichkeit 427
– Kieferblockierung 427
– Kiefergelenkgeräusche 427
– Parafunktionen 427
– Zahnknirschen 427

– Zahnpressen 427
orthostatische Dysregulation 358
Osmophobie 50, 176
Osteoarthritis 700
Osteochondritis 697
Osteochondrose 702, 704
Osteodystrophia deformans 701
Osteomyelitis 696, 701, 719, 739
– des Kiefers 719
Ostitis 719
Östrogen 259, 365, 796
Östrogenentzugskopfschmerz 651
Otalgie 699
– fortgeleitete 699
– primäre 699
Otitis media 717
Ovarektomie 368

P

pain cocktail 570
Palpation 386, 435
– manuelle 435
Palpationsfunktionsanalyse 466
Panikstörung 799
Papillennekrose 304
Papillenödem 270, 439, 617, 637, 639
Paracetamol 303, 304, 362, 366, 440, 469, 470, 471, 496, 572, 574, 585, 602, 618, 638, 662, 672, 673, 705, 769, 803, 804
Paradontitis 719
Parafunktion 391, 427, 720
– orale 391
Paragonimus spp 797
parasitäre Infektion 797
– Kopfschmerz 797
Parästhesie 780
parasympathische Nervenfasern 210
Parese 592, 617
– des N. abducens 617
– des N. oculomotorius 592
Paroxetin 331, 796
paroxysmale Hemikranie 507, 539
– chronische 539
– episodische 539
Pars planitis 699
Pathophysiologie 202, 517, 585, 591, 662, 745
– Clusterkopfschmerz 517
– Migräne 202
– Trigeminusneuralgie 745
pektanginöse Migräne 180
Penetranz 261
Penicillin 613
Pentoxifyllin 796
Peptidhistidinisoleucin (PHI) 210
Perhexilin 796
periapikale Entzündung 719
periaquäduktales Grau 218, 232, 247
Periduralanästhesie 773
Perikoronitis 700
perikraniale Muskelschmerzempfindlichkeit 386
periodische Stimmungsschwankung 181
periodische Syndrome 147, 182, 351
– in der Kindheit 147, 182, 351
periodischer Durchfall 180

periodischer Schlaf 181
periodisches Fieber 180
Periodontitis 700
peripherer Trigeminusast 757
– Exhärese 757
perivaskuläre sensorische Axone 203
perkutane Mikrokompression 759
– des Ganglion Gasseri 759
perkutane Radiofrequenzthermokoagulation 757
– des Ganglion Gasseri 757
perkutane retroganglionäre Glycerolinjektion 759
Persönlichkeitsstörung 282
Pestwurz 336
Pestwurzextrakt 341
PET (s. Positronen-Emissionstomographie)
Pethidin 805
Petrositis 699, 717
PET-Untersuchung 519
Pfefferminzöl 441, 445, 468, 469, 473, 804
Phäochromozytom 269, 690
pharmakologische Modulation 424
– exterozeptive Suppression 424
pharyngeale Dystonie 698, 707
Phenazetin 304
Phenazon 303, 304, 803
Phenolsulfotransferase 226
Phenytoin 749, 755, 804
Phobie 800
– Osmophobie 50, 176
– Phonophobie 50, 176
– Photophobie 50
– soziale 800
Phonophobie 50, 176
Phospholipide 521
Photic-driving-Effekt 242
Photophobie 50
Physiotherapie 450, 568, 570
– chronischer posttraumatischer Kopfschmerz 565, 566, 568
Pilze 796
Pizotifen 213, 222, 331, 334, 337, 531, 534
Placeboeffekt 229
Plasmaextravasation 207
plasmaphereseinduzierter Kopfschmerz 798
Pneuenzephalographie 634
Polymyalgia rheumatica 579, 595
Polyzythämie 798
Porenzephalie 619
Positronen-Emissionstomographie (PET) 230, 232
postherpetische Neuralgie 740
postkontusionelles Syndrom 566
Postlumbalpunktionskopfschmerz 685
postpunktioneller Kopfschmerz 439, 611, 622
posttraumatische Belastungsstörung 801
posttraumatische Migräne 562
posttraumatischer Kopfschmerz 272, 558, 561, 565
– akuter 558, 561
– chronischer 565
posttraumatisches Syndrom 566
Präeklampsie 690

prämenstruelles Syndrom 364
Präorgasmuskopfschmerz 547
Prävalenz 111, 510
- von Kopfschmerzen in Deutschland 112
Prävention von muskulärem Streß 450
Prazosin 209
Prednison 598, 765, 769, 774
Presbyopie 698, 716
primär intrakranielle Arteriitis 598
primäre Angiopathie des ZNS 606
primäre Kopfschmerzerkrankung 9
primäre Otalgie 699
primäre Vaskulitis des ZNS 579
primärer Donnerschlagkopfschmerz 548
primärer Gesichtsschmerz 787
primärer Hustenkopfschmerz 546, 550
primärer Kopfschmerz 546, 547, 551
- bei körperlicher Anstrengung 546, 551
- bei sexueller Aktivität 547, 551
primärer stechender Kopfschmerz 545, 549
primäres ZNS-Lymphom 640
Primidon 796
Procain 456, 714
- lokale Infiltration 714
progressive Muskelrelaxation 284, 285, 447, 460, 565
- akuter posttraumatischer Kopfschmerz 565
- Instruktion 285
- nach Jacobson 447, 460
Prophylaxe 222, 326, 362
- medikamentöse 362
- Migräne 222, 326
- nichtmedikamentöse 274
Propranolol 330, 331, 362, 550
Prostaglandine 228, 521
Prostazykline 796
Provokationsmanöver 387
pseudoneurasthenisches Psychosyndrom 566
Pseudotumor cerebri 270, 360, 439, 616
psychiatrische Störung 723, 799
- Kopfschmerz 723, 799
psychische Störung 441
psychische Symptome 175
psychologische Migränetheorie 247, 433
psychologische Therapieverfahren 298
- Effektivität 298
psychosozialer Streß 392
Psychosyndrom 253, 281
- algogenes 253, 281, 566
- organisches 566
- pseudoneurasthenisches 566
psychotische Störung 726
- Kopfschmerz 726
Ptosis 506
Pulpitis 719
Pulsationsamplitude der A. temporalis 229
Pupillendilatation 639
Purpura 798
- thrombotische thrombozytopenische 798
Pyrazole 472
- nichtsaure 472

Q

Quebec Task Force on Whiplash-Associated Disorders 559
Quecksilber 657

R

radiochirurgischer Eingriff 794
- Kopfschmerz 794
Radiofrequenzthermokoagulation 757
- Ganglion Gasseri 757
- perkutane 757
Ranitidin 796
Raphekern 218, 232
Raumforderung 360, 438, 619
- intrakranielle 438
- kraniale 360
Reflex 411
- antinozizeptiver 411
Reflexdystrophie 744
- sympathische 744
Refraktärperiode 258, 747
regionaler zerebraler Blutfluß 232
Reizabschirmung 301
Reizverarbeitung im Gehirn 264
Reizverarbeitungstraining 732
Remissionsphase 512
- Clusterkopfschmerz 512
REM-Phase 257
Reserpin 220, 221, 259
retinale Migräne 148, 350
retropharyngeale Tendinitis 697, 715
H3-Rezeptor 207
P2X3-Rezeptor 210
β-Rezeptorenblocker 330
rheumatoide Arthritis 697, 700
Rhinitis 717
- vasomotorische 717
rhinogener Kopfschmerz 717
Rhinorrhö 506, 540
Rhinosinusitis 699
- Kopfschmerz 699
Rhythmus 523
- zirkadianer 523
- zirkannueller 523
Riboflavin 606
Riesenzellarteriitis 579, 593, 764
Rifampicin 796
Rizatriptan 306, 320, 803
rote Migräne 200
Rotlicht 458
Rotwein 226
Rückbildungsphase 153, 178
Rückenschule 714
Ruhigstellung 454
- kurzzeitige 454

S

SAB (s. Subarachnoidalblutung)
sackförmiges Aneurysma 578
Sarkoidose 633, 675
- intrakranielle 633, 675
Sauerstoff 522, 535
Sauna 347
Schädel 701
- Kopfschmerz durch Erkrankung 700
Schädel-Hirn-Trauma 259, 272, 361
Schädelknochen 696
- Kopfschmerz durch Erkrankung 696
Schielen 698
- latentes 698
- manifestes 698
Schistosoma japonicum 797
Schistosoma spp 797
Schizophrenie 726
Schlaf-Apnoe-Kopfschmerz 681
Schlafkrankheit 797
Schlafkur 348
Schlafstörung 282
Schlaf-Wach-Rhythmus 257
Schlangengift 348
Schleudertrauma 702
- der Halswirbelsäule 702
Schmerz 700, 720, 771, 806
- Arteria-carotis-Schmerz 580, 600
- Arteria-vertebralis-Schmerz 580, 600
- chronischer neuropathischer 720, 771
- Deafferenzierungsschmerz 720
- Gesichtsschmerz 439, 695, 735, 741, 742, 784, 787
- Muskelschmerz 404
- myofaszialer 700
- neuropathischer 771
- nichtmaligner 806
- Oberflächenschmerz 204
- somatischer 204
- temporomandibulärer 720
- Thalamusschmerz 710, 777, 780
- Tiefenschmerz 204
- Tumorschmerz 805
- viszeraler 204
Schmerzbewältigungstraining 731
Schmerzcharakter 173
Schmerzgedächtnis 708, 729
schmerzhafte Dystonie 709
- bei kortikobasaler Degeneration 709
schmerzhafte Ophthalmoplegie 774
Schmerzimmunisierungstraining 565, 570, 732
- akuter posttraumatischer Kopfschmerz 565
Schmerzintensität 379
Schmerzlokalisation 173, 379
Schmerzmittelpause 663
Schmerzphase 174
- Dauer 174
Schmerzqualität 48
Schmerzstörung 728
- anhaltende somatoforme 728
Schmerzsyndrom 710
- myofasziales 710
Schmerztherapie 569, 805, 806
- Segmentschema zur Behandlung von nichtmalignen Schmerzen 806
- stationäre 569
- Stufenschema der WHO zur Behandlung von Tumorschmerzen 805
Schoenen, J. 243
Schokolade 226, 257
Schulalter 353
- Kopfschmerzprävalenz 353

Schwangerschaft 365
- Migräne 365
- Migränebehandlung 366
- Verhaltensmaßnahmen 366
schwere Migräneattacke 305
- Behandlung 305
Schwerpunktpraxis 132
Schwindel 357, 565, 585
- chronischer posttraumatischer Kopfschmerz 565
- gutartiger paroxysmaler 357
Secale cornutum 306
segmentale kraniozervikale Dystonie 698, 707
Segmentschema 806
- nichtmaligne Schmerzen 806
Sekretolytika 718
sekundäre Vaskulitis des ZNS 580
sekundärer Kopfschmerz 9, 38, 553
- Warnsymptome 38
Selbstmassage 445, 458
Selbstmedikation 487, 493
- allgemeine Regeln 493
Selbstmedikationspräparate bei Kopfschmerzen 126
Selbstsicherheit 460
Selbstsicherheitstraining 293
selektive 5-HT-reuptake-Hemmer 480
selektive Serotoninwiederaufnahmehemmer 337
sensorische Aura 165
sensorische Überempfindlichkeit 176
Septumdeviation 717
Serotonin (5-Hydroxytryptamin, 5-HT) 211, 219
Serotoninmetabolismus 430
- biochemische Untersuchungen 430
Serotoninrezeptorantagonisten 337
Serotoninwiederaufnahmehemmer 337
- selektive 337
Sertralin 331
sexuelle Aktivität 547
- Orgasmuskopfschmerz 547
- Präorgasmuskopfschmerz 547
- primärer Kopfschmerz 547
SF-36 255
short-lasting unilateral neuralgiform headache attacks (SUNA) 792
- with cranial autonomic symptoms 792
short-lasting unilateral neuralgiform headache attacks with conjunctival injection and tearing (SUNCT) 508
Shunt 238
- arteriovenöser 238
Shuntdysfunktion 622
Sick-building-Syndrom 656
Sildenafil 646, 796
Single-Photon-Emission-Computerized-Tomographie (SPECT) 106, 229, 232
Sinus cavernosus 517, 518
Sinusitis 700, 717, 718
- akute 717
- chronische 700, 717
- Rhinosinusitis 699
- Therapie 718
Sinusitis ethmoidalis 717
Sinusitis frontalis 717

Sinusitis maxillaris 717
Sinusitis sphenoidalis 717
Sinuskopfschmerz 700
Sinusthrombose 602
Sinusvenenthrombose 602
Skorpiongift 348
Skotome 159
somatischer Schmerz 204
Somatisierungsstörung 724, 727, 728
- Kopfschmerz 724, 727
- undifferenzierte 728
somatoforme autonome Funktionsstörung 728
somatoforme Störung 282, 726, 727, 800
- Kopfschmerz 726, 727
- undifferenzierte 800
Somatostatinrezeptor 208
Sozialberatung 732
soziale Phobie 799
soziale Veränderungsskala nach Holmes und Rabe 249
soziales Kompetenztraining 570
Sozialtraining 732
Spannungskopfschmerz 246, 267, 369–384, 390, 393–401, 421
- altersabhängige Faktoren 380
- Arztkonsultation 398
- Auswahl von therapeutischen Maßnahmen durch Patienten 399
- Begleitsymptome 380
- Chronifizierungsmechanismen 384
- chronischer 372, 373
- Dauer der Kopfschmerzepisoden 381
- Diagnosenmitteilung durch unterschiedliche Berufsgruppen 401
- erstmaliges Auftreten 382
- gehäuft auftretender episodischer 371
- Informationsquellen 399
- jahreszeitliche Einflüsse 381
- Komorbidität 382
- Kopfschmerztage pro Monat 381
- körperliche Aktivität 380
- multifaktorielle Entstehung 393
- Schlaf und Depressivität 382
- sporadisch auftretender episodischer 371
- Suppressionsperioden 421
- Symptomprofil 380
- Ursachenattribution 396
- ursächliche Faktoren 390
- wahrscheinlicher 374
Sparganum species 797
spasmodische Dysphonie 706
spasmodischer Tortikollis 698
Spasmus hemifacialis 709
SPECT (s. Single-Photon-Emission-Computerized-Tomographie)
sphenopalatine Neuralgie 743
Spinnengift 348
Spondylarthritis 702
Spondylarthrose 704
Spondylitis ankylosans 702
Spondylolisthesis 704
Spondylose 697, 702, 704
Spondylosis hyperostotica 702
spontanes (idiopathisches) Liquorunterdrucksyndrom 612, 633
sporadische hemiplegische Migräne 146

Sprachstörungen als Migräneaura 168
spreading depression 209, 235, 236, 265
- kortikale (CSD) 237
spreading hypoperfusion 233
spreading oligemia 233, 236
SRD (s. sympathische Reflexdystrophie)
Stabilisierungsübungen 574
stationäre Schmerztherapie 569
- chronischer posttraumatischer Kopfschmerz 569
Status migraenosus 149, 324
Stellatumblockade 347
Stenose 713
- des Zervikalkanals 713
Stickstoffmonoxid (NO) 210, 259
Stickstoffmonoxidsynthetase (NOS) 210
Stimmungsschwankungen 181
- periodische 181
Stimulation von tiefen Hirnstrukturen 783
Stimulationstechniken 459
Störungen 282, 424, 441, 583, 723, 726, 728, 793, 797–801
- affektive 282
- akute ischämische zerebrovaskläre 583
- Angststörung, generalisierte 800
- anhaltende somatoforme Schmerzstörung 728
- des Affekts 169
- emotionale 801
- hypochondrische 728
- kraniozervikale 798
- metabolische 797
- neurologische 424
- Panikstörung 799
- Persönlichkeitsstörung 282
- posttraumatische Belastungsstörung 801
- psychiatrische 723, 799
- psychische 441
- psychotische 726
- Schlafstörung 282
- Somatisierungsstörung 724, 727, 728
- somatoforme 282, 726, 727
- somatoforme autonome Funktionsstörung 728
- systemische 797
- undifferenzierte somatoforme 800
- vaskuläre 793
Strahlentherapie 640
Streß 247, 255, 256, 392, 393, 441
- Migräne 256
- muskulärer 393, 441
- psychosozialer 392
Streßbewältigungstraining 283, 292, 460, 570, 732
Streßmanagement 448
Streßreaktion 250
- Alarmphase 250
- Erholungsphase 250
- Vorphase 250
Streßtheorie 434
Stufenschema der WHO 805
- Schmerzbehandlung 805
Sturge-Weber-Syndrom (s. auch enzephalo-trigeminale Angiomatose) 579

Subarachnoidalblutung (SAB) 268, 577, 588, 776
subdurales Empyem 669, 675
subdurales Hämatom 560
- chronisches 560
subepidurales Hämatom 588
Substantia gelatinosa 218
Substanz P (SP) 203, 207, 210, 266, 522, 708
Substanzexposition 796
- chronischer Kopfschmerz 796
Substanzmißbrauch 282
Sumatriptan 207, 209, 216, 221, 232, 247, 306, 315, 350, 367, 522, 803, 804
Sumatriptan subcutan 317, 535
Sumatriptan-Nasenspray 317
Sumatriptan-Suppositorien 317
SUNA (s. short-lasting unilateral neuralgiform headache attacks)
SUNA-Syndrom 793
- chronisches 793
- episodisches 793
SUNCT (s. short-lasting unilateral neuralgiform headache attacks with conjunctival injection and tearing)
SUNCT-Syndrom 540
Suppression 411, 422–426
- exterozeptive 411, 424
- späte exterozeptive 422
Suppressionsphase 247, 421, 424
- frühe (ES 1) 247
- Kopfschmerz vom Spannungstyp 421
- Migräne 424
- späte (ES 2) 247
Supraorbitalisneuralgie 738
supratentorielles Hämatom 585
Sweet 757
Sympathikus 743
Sympathikusblockade 769, 784
sympathische Nervenfasern 209
sympathische Reflexdystrophie (SRD) 744, 785
sympathisches Nervensystem 227
symptomatische Glossopharyngeus-neuralgie 737
symptomatische Trigeminus-neuralgie 736
Symptome 46, 176
- neurologische 46
- psychische 176
- vegetative 176
Syndrom 364, 566
- periodisches in der Kindheit 351
- postkontusionelles 566
- posttraumatisches 566
- prämenstruelles 364
- S. der vorübergehenden Kopfschmerzen und neurologischen Defizite mit Liquorlymphozytose 616
- S. des brennenden Mundes 743
synkopaler Anfall 358
systemische Infektion 669
systemische Störung 797
- Kopfschmerz 797
systemischer Lupus erythematodes (LE) 598, 613, 798

T

Tagesablauf, regelmäßiger 280
- bei Migräne 280
Tanacetum parthenium 331, 341
Taucherkopfschmerz 680
Taurin 226
Tc-99 m Albumin SPECT 519
teichopsia 159
temporomandibuläre Dysfunktion 709
temporomandibulärer Schmerz 720
Temporo-Mandibular-Gelenk 392
tender-points 343
Tendinitis 697, 715
- retropharyngeale 697, 715
TENS (s. transkutane elektrische Nervenstimulation)
Tensilontest 776
Thalamusschmerz 710, 777, 780
Theophyllin 796
Theorie 433, 434
- emotionale 434
- kognitive 434
- psychologische 433
- Streßtheorie 434
therapeutische Nervenblockade 705
Therapie 298, 361, 440, 585, 732
- bei oromandibulärer Dysfunktion 459
- kognitiv-verhaltensorientierte 732
- Kopfschmerz vom Spannungstyp 440
- Neuraltherapie 348
- psychologische 298
- verhaltensmedizinische 361
Thermazet-Watte 454
Thermotherapie 454
- lokale 454
Thiamazol 796
Thioridazin 804
Thrombin 217
thrombotische thrombozytopenische Purpura 798
Thrombozyten 220
Thrombozytenaktivitätsindex 225
Thrombozytenfunktion 223, 225
Thrombozytenserotoningehalt 220
thunder clap headache 590
Thyramin 226
TIA (s. transitorische ischämische Attacke)
Tiagabin 331
Tic douloureux 736
Tiefenschmerz 204
Tilidin 804
Timolol 330, 331
Tinnitus 268, 717
Tolosa-Hunt-Syndrom 518, 634, 741, 773, 776
Topiramat 331, 335, 339, 531, 534
topische Kortikosteroide 534
Torticollis 357, 791
- gutartiger paroxysmaler 357, 791
- spasmodischer (TS) 698, 705, 707
Toxocara canis 797
Toxoplasma gondii 796
Toxoplasmose 619
Tramadol 564, 565, 568, 572, 585, 705, 771, 804, 805

transitorische ischämische Attacke (TIA) 268, 576, 584
transkranielle Dopplersonographie 230
transkutane elektrische Nervenstimulation (TENS) 346, 445, 456, 459, 531, 773, 782
Traumata 619
Trazodon 216
Trematoden 797
Trennungsangst 801
- emotionale Störung 801
trigemino-autonome Kopfschmerz-erkrankung 505
trigeminovaskuläres System 203, 209
Trigeminusast 757
- peripherer 757
Trigeminuskern 247
Trigeminusneuralgie 736, 745, 746, 756, 776
- klassische 736
- Klinik 746
- operative Therapiemaßnahmen 756
- Pathophysiologie 745
- symptomatische 736
Triggercheckliste 278
Triggerfaktoren 209, 255, 264, 250, 736
- auslösende 150
- Checkliste 46
Triggerpunkt 343, 709, 714
Triggerpunktinjektion mit Lokal-anästhetika 460
Triggerzone 736
Trimethoprim 613, 796
Triptane 305–315, 536, 649, 796
- Einnahmezeitpunkt 310
- Einnahmezeitpunktoptimierung 315
- Höchstdosis 309
- Kombination mit anderen Substanzen 312
- Kombination mit NSAR 309
- Kontraindikationen 308
- nasale Applikation 536
- Nebenwirkungen 309
- Regeln zum Einsatz 312
- Wiederkehrkopfschmerzen 309
- Wirkungsweise 307
Triptanprofile 312
Triptanrotation 310
Triptanschwelle 310, 311, 315
Triptanvergleiche 312
trizyklische Antidepressiva 477, 763, 765, 771, 786
Trypanosoma brucei gambiense 797
Trypanosoma brucei rhodesiense 797
Trypanosoma cruzi 797
TS (s. Torticollis, spasmodischer)
Tumor 739
Tumorschmerz 805
- Schmerzbehandlung 805
- Stufenschema der WHO 805
typische Aura 144, 145
- mit Kopfschmerzen, die nicht einer Migräne entsprechen 144
- mit Migränekopfschmerz 144
- ohne Kopfschmerz 145
Tyramin 258

U

Übelkeit 174, 671
Übung, isometrische 452
undifferenzierte somatoforme
    Störung 728, 800
unkonventionelle Behandlungs-
    verfahren 346
Untersuchung 55
- klinische 55
Ursachenattribution 396
- Kopfschmerz vom Spannungstyp 396

V

Vakuumkopfschmerz 718
Valproat 335
Valproinat 531
Valproinsäure 331, 338, 534
Varicella-zoster-Virus 766
vaskuläre Fehlbildung 360
vaskuläre Migränetheorie 235
vaskuläre Störung 793
- chronischer Kopfschmerz 793
vaskulärer endothelialer Relaxationsfaktor
    (EDRF) 210
Vaskulitis 579, 580
- granulomatöse des ZNS 579
- primäre des ZNS 579
- sekundäre des ZNS 580
vasoaktives intestinales Polypeptid
    (VIP) 203, 210, 522
vasodilatatorischer Kopfschmerz 562
vasomotorische Rhinitis 717
Vasopressin 631
vegetative Symptome 176
Venlafaxin 331
ventrikuloatrialer Shunt 622
ventrikuloperitonealer Shunt 618, 622
VEP (s. visuell evozierte Potentiale)
Veränderungen der Augen 175
Veränderungsskala nach Holmes und Ra-
    be 249
Verapamil 331, 521, 531, 532
Verhaltensmedizin 729
verhaltensmedizinische Behandlung von
    Kindern 449
verhaltensmedizinische Maßnahmen
    361, 570
- Aktivitätstraining 570
- Biofeedback 570
- Entspannungstechniken 570
- kognitiv-verhaltensorientierte
    Therapie 570
- Konkordanztherapie 570
- pain cocktail 570

- Schmerzimmunisierungstraining 570
- soziales Kompetenztraining 570
- Streßbewältigungstraining 570
verhaltensmedizinische Techniken 283
- Biofeedbackverfahren 283
- Entspannungsverfahren 283
- kognitive verhaltensorientierte
    Methoden 283
- Streßbewältigungsverfahren 283
Verschaltung, neuronale 422
- späte exterozeptive Suppression 422
Verschwommensehen 716
Verstärkung bei körperlicher
    Aktivität 49
Vertigo 268
verzögerter Kopfschmerz 645
Vestibularisfunktionstest 101
Vidarabin 765
Vidarabin-Salbe 769
Vidianusneuralgie 743
VIP (s. vasoaktives intestinales Polypep-
    tid)
visuell evozierte Potentiale (VEP)
visuelle Analogskala 697
visuelle Aura 158
visueller Assozationskortex 232
viszeraler Schmerz 204
Vitamin A 796
Vitamin B2 331, 342
Vitamin C 606
Vitamin K3 606
Vogt-Koyanagi-Harada-Syndrom 613
Vollheparinisierung 603
von Bingen, Hildegard 157
Vorbotensymptome 153, 154
Vorphase 250

W

wahrscheinliche Migräne 150, 178, 351
- mit Aura 150
- ohne Aura 150
wahrscheinliche trigeminoautonome
    Kopfschmerzerkrankung 508
wahrscheinlicher Kopfschmerz vom
    Spannungstyp 374
Wärmetherapie 440, 445, 458, 564
- akuter posttraumatischer Kopf-
    schmerz 564
Warnsymptome 38, 301, 638
- Migräne 301
- sekundäre Kopfschmerz-
    erkrankung 38
Weitwinkelglaukom 716
Wetter 259
Wiederkehrkopfschmerz 309

Wirbelfraktur 702
Wolff, Harold 202

X

[133]Xenon 229
[133]Xenon-Inhalationsmethode 232

Z

Zahnbehandlung 346
Zahnerkrankung 700, 719
- Kopfschmerz 719
Zahnknirschen 427, 709
Zahnpressen 427, 709
Zeichen eines erhöhten intrakraniellen
    Druckes 639
- Erbrechen 639
- Papillenödem 639
zentraler Gesichtsschmerz 787
zerebelläres Hämatom 585
zerebrale Angiographie 231
zerebraler Infarkt 576
zerebraler Krampfanfall 150, 614
- durch Migräne getriggert 150
zerebrales Aneurysma 592
zervikale Dystonie 705
zervikaler Kopfschmerz 697
zervikales Ependymom 703
Zervikalkanal 713
- Stenose 713
Zervikalsyndrom 710
Zervikalwurzel 763
- Distorsion 763
- Kompression 763
Zervikobrachialsyndrom 713
zervikogener Kopfschmerz 271, 697, 705,
    710
- Therapie 704
ziliare Injektion 715
zirkadianer Rhythmus 255, 523
zirkannueller Rhythmus 523
ZNS-Lymphom 640
- primäres 641
Zolmitriptan 306, 318, 803
Zoster ophthalmicus 740
Zoster sine herpete 740
Zunahme bei körperlicher Aktivität 173
Zungenlippenbeißen 391
Zungenpressen 391
Zwillingsstudie 261
zyklisches Erbrechen 147
zyklisches Erbrechen und Gallen-
    attacken 179
Zyklitis 699